眼内肿瘤：图谱与教程

Intraocular Tumors：an atlas and textbook

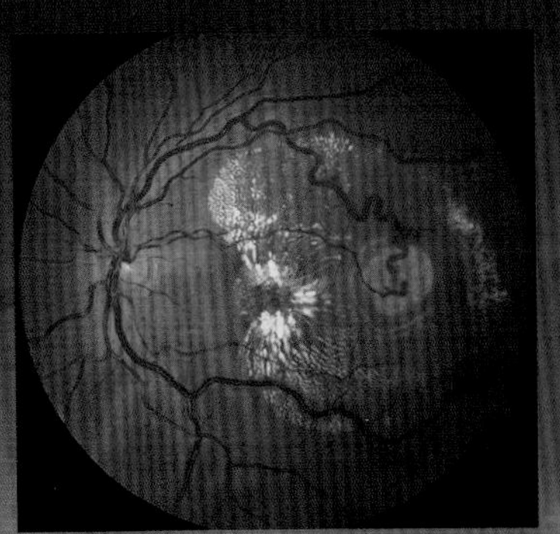
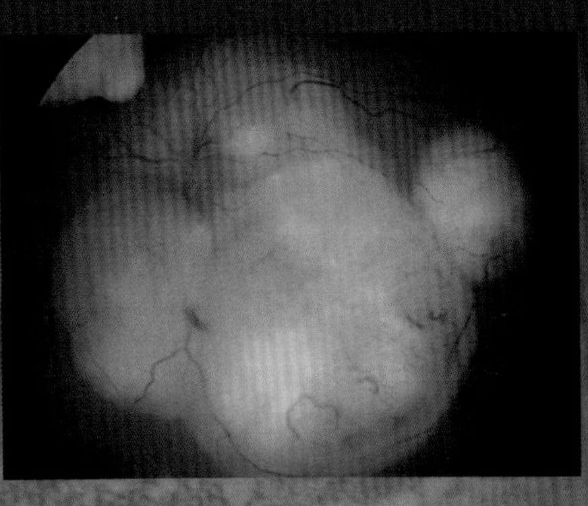
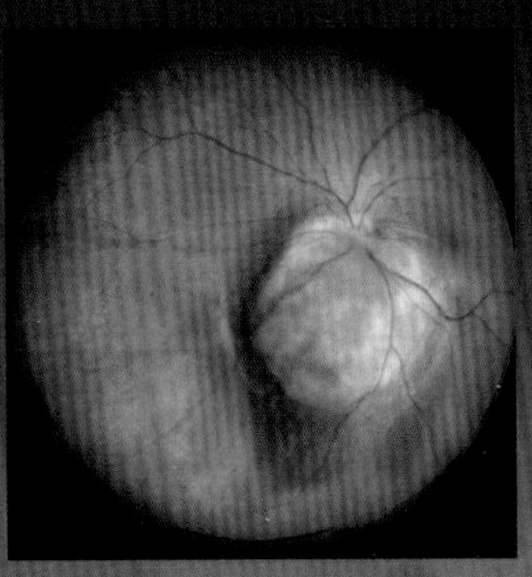

第 3 版

原著

Jerry A. Shields, MD

Wills 眼科医院眼肿瘤中心主任

Thomas Jefferson 大学眼科教授

费城，宾夕法尼亚，美国

Carol L. Shields, MD

Wills 眼科医院眼肿瘤中心共同主任

Thomas Jefferson 大学眼科教授

费城，宾夕法尼亚，美国

主审

唐罗生　魏文斌

主译

李　芸

人民卫生出版社

Jerry A. Shields, Carol L. Shields: Intraocular tumors: an atlas and textbook, 3rd ed, ISBN: 978-1-4963-2134-3

图书在版编目(CIP)数据

眼内肿瘤:图谱与教程/(美)杰里·A. 希尔兹(Jerry A. Shields)主编;李芸主译. —北京:人民卫生出版社,2018
ISBN 978-7-117-26722-9

Ⅰ.①眼… Ⅱ.①杰…②李… Ⅲ.①眼病-肿瘤-诊疗 Ⅳ.①R739.7

中国版本图书馆 CIP 数据核字(2018)第 099741 号

人卫智网	www.ipmph.com	医学教育、学术、考试、健康,购书智慧智能综合服务平台
人卫官网	www.pmph.com	人卫官方资讯发布平台

图字: 01-2017-2900

眼内肿瘤:图谱与教程

主　　译: 李　芸
出版发行: 人民卫生出版社(中继线 010-59780011)
地　　址: 北京市朝阳区潘家园南里 19 号
邮　　编: 100021
E - mail: pmph @ pmph. com
购书热线: 010-59787592　010-59787584　010-65264830
印　　刷: 北京画中画印刷有限公司
经　　销: 新华书店
开　　本: 889×1194　1/16　**印张:** 36
字　　数: 1115 千字
版　　次: 2018 年 7 月第 1 版　2018 年 7 月第 1 版第 1 次印刷
标准书号: ISBN 978-7-117-26722-9
定　　价: 398.00 元
打击盗版举报电话: 010-59787491　E-mail: WQ @ pmph. com
(凡属印装质量问题请与本社市场营销中心联系退换)

译者名单

主　审　唐罗生（中南大学湘雅二医院）
　　　　魏文斌（首都医科大学附属北京同仁医院）

主　译　李　芸（中南大学湘雅二医院）

译　者（按汉语拼音排序）

崔雪皓（上海交通大学医学院附属新华医院）
段宣初（中南大学湘雅二医院）
高　玲（中南大学湘雅二医院）
胡　也（中南大学湘雅二医院）
胡正萍（中南大学湘雅二医院）
季迅达（上海交通大学医学院附属新华医院）
雷少波（The Hospital for Sick Children, Toronto, Canada）
李　靓（中南大学湘雅二医院）
李　芸（中南大学湘雅二医院）
柳　季（New Haven Hospital of Yale University, New Haven, CT, USA）
彭颖倩（中南大学湘雅二医院）
邵　蕾（首都医科大学附属北京同仁医院）
孙　红（山东省立医院）
唐罗生（中南大学湘雅二医院）
魏文斌（首都医科大学附属北京同仁医院）
张　凤（中南大学湘雅二医院）
赵培泉（上海交通大学医学院附属新华医院）

To all the Chinese readers of this book,

We hope that you enjoy this book, cover to cover. This book is a reflection of our four decades of work in ocular oncology. Each day in our medical practice we have cared for patients with benign and malignant tumors of the eyelids, conjunctiva, intraocular structures and orbit. In this book, we illustrate the numerous types of intraocular tumors and the many variations of each tumor.

Our life has been dedicated to our patients and we have worked to improve therapies over our 45 year career. Each image represents a single patient that contributed to our understanding and care for ophthalmic neoplastic disease.

So to you, the reader of this atlas, enjoy each chapter, study each image, and learn the nuances of benign and malignant ophthalmic tumors. We wish you great satisfaction. We hope that our set of atlases leads to better understanding of ocular tumors and improved care for each patient.

With great respect,
Carol L. Shields, MD
Jerry A. Shields, MD

致中国读者：

我们希望你们喜欢这本书的所有内容。这本书是我们四十多年以来在眼肿瘤领域工作的总结。我们每天的临床工作都在治疗眼睑、结膜、眼内及眶内的各种良恶性肿瘤的患者，在本书中我们展示了各种类型的眼内肿瘤以及它们的多种变体。

我们毕生都在为患者服务，并致力于在过去的45年职业生涯里改进其治疗。书中的一张张图片代表了一例例患者，是他们使我们提高了对眼肿瘤的认识，改进了眼肿瘤的治疗。

因此，这本书的中国读者们，希望你们在阅读每章文字、研究每幅图片、细究眼部良恶性肿瘤之间的细微差别的过程中获得快乐与莫大的满足。我们希望这部图谱能让大家更好地了解眼肿瘤，从而使每一位患者得到更好的治疗。

Carol L. Shields, MD
Jerry A. Shields, MD
敬上

译 者 前 言

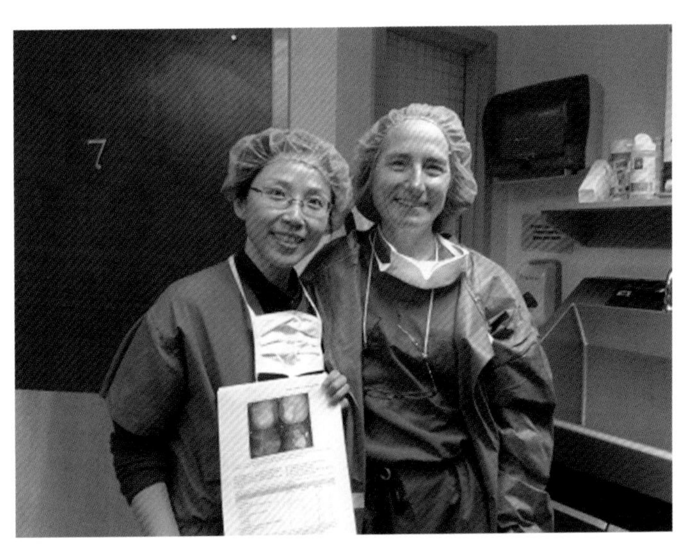

眼内肿瘤的诊断治疗在过去的几十年里取得了重大的进展,许多眼内肿瘤的预后已经大为改观。但由于其表现隐匿、发病分散,加之医者经验的不足,仍使我国不少眼肿瘤患者得不到及时的诊断与最佳的治疗。增进对眼内肿瘤诊疗的认识不仅重要,而且迫切。

《眼内肿瘤:图谱与教程》是国际眼肿瘤协会主席 Jerry A. Shields 和 Carol L. Shields 集 40 年临床经验的心血之作,对于眼肿瘤乃至整个眼科领域,都是一部非常重要的著作(本书基于原著第 3 版)。它的学术地位和实用价值,在原著序言中已有介绍,不拟赘言。

2016 年,本书的新版原著出版时,我正在 Wills 眼科医院跟随 Carol L. Shields 和 Jerry A. Shields 短期临床学习,得阅此书,开卷即不忍释手:书中呈现了大量珍贵的临床图片、罕见病例、病理资料及完善的随访(部分病例追踪近 40 年),并有大量更新,如多模影像技术对于眼肿瘤及其鉴别的新认识、新治疗的应用及效果评价等。本书内容全面、图文并茂、章节明晰、点评权威,既可作为眼科研究生、住院医师的教科书,又可以作为高年资眼科医师及眼肿瘤专科医师的工具书。特别是荟集两位 Shields 教授临床经验及最新研究成果的大量图表,可以为临床的诊断和治疗决策提供非常有益的参考。

我有了把它译成中文、介绍给更多的国内同仁的想法。两位 Shields 教授不仅欣然同意,还在与 Wolters Kluwer 出版社版权事宜上给予了大力的帮助。

为求翻译的精准,我邀请的译者均为在眼肿瘤领域有着丰富经验、并精通中英文的临床医师,并邀请中国眼肿瘤领域著名专家首都医科大学附属北京同仁医院眼科魏文斌教授及中南大学湘雅二医院唐罗生教授共同审校。

翻译此书的经历对我意义重大。同为女性眼科医师,Carol Shields 教授是我职业生涯的楷模:在眼肿瘤专业的杰出工作之外,她还养育了七个极为优秀的孩子。每当我挣扎于所谓“工作-家庭两难”时,Carol 的成就给了我极大的鞭策和鼓励;两位 Shields 教授身上严谨的学者风范和温暖的亲和气息完美融合,成为我努力的方向;本书主审唐罗生教授是我的硕士、博士导师,我学术生涯的领路人和为人处世的教导者;魏文斌教授在审校中所表现出来的博学与谦虚严谨的治学态度，给了我生动而深刻的教育。希望本书能帮助眼科同道更方便地了解眼内肿瘤的前沿知识和实用经验，从而使中国的眼肿瘤病人能得到更好的诊疗。我想，这应该是对本书的作者、译审者及相关人士最好的奖赏吧。

最后，致敬每一位参译者的辛勤劳动，并特别衷心感谢我们的家人，因为他们的支持，才使我们在繁忙的临床工作之余得以完成这样一项有意义的工作。

译本中倘有不当、错漏之处，敬请同道们批评指正。

李芸
中南大学湘雅二医院眼科

原 著 序 一

四十多年来，Jerry Shields 和 Carol Shields 在他们的专业生涯中把大量的时间和精力投入到了眼肿瘤学的研究中。他们得到了该领域几位导师的指导和启迪，尤其得益于 J. Donald M. Gass（在医学方面）和 W. Richard Green（在组织病理学方面）。费城 Wills 眼科医院毋庸置疑在该领域世界领先，而他们在该院的肿瘤中心辛勤耕耘，并收获甚丰。他们在此的主要工作没有任何其它地方可以比肩或超越，而这个传奇性的中心已经作为眼科该领域的大本营崭露头角。他们的独创、新颖和不懈的工作并不局限于脉络膜黑色素瘤、视网膜母细胞瘤和转移性脉络膜视网膜病等恶性肿瘤，还包括在退行性、炎症性、感染性和其他罕见脉络膜视网膜疾病方面的重要发现。他们的成果包括数百篇临床/科学论文，几乎均发表在同行评议期刊；作为作者和编辑出版的多部书籍；还有——或许是最重要的——对世界各地无数住院医师和视网膜/眼肿瘤专科医师的培训。

几年前，他们意识到了眼内病理学在世界范围内的重要性，尤其考虑到视力残疾的患病率和严重后果，他们进而尝试编撰一册综合性的临床图谱来满足医务人员的需求。该综合图谱成为了眼内肿瘤领域的标准参考书，为临床医师、眼科住院医师、专科医师以及眼科界的其他相关人员所阅读和参考。在他们的原创图谱之前，眼内肿瘤研究并没有一个标准。这本独一无二的图谱仍然是我们这一领域的标准。那么，为什么需要一个新版本？答案很简单。医学知识只是时间长河中的一个时刻。自第 1 版出版以来，医学-科学领域的各方面都已有进展，特别是多模式成像。新版阐述了借助相干光断层扫描及其多种技术设备、静脉血管造影及其他方法所取得的眼内肿瘤方面的新发现。通过医学科学的这些进展，特别是先进成像技术的发展，Jerry 和 Carol 现在完成了这部新的图谱，其中描述了新的疾病，原有疾病的新表现，疾病发病机制的更好阐释，以及许多治疗方式和处理方法的建议。对于读者、学生、各位杰出的同道和朋友们，新版图谱将不负众望。它将为眼内肿瘤的诊断和治疗提供知识和经验的宝库。毫无疑问，Jerry 和 Carol 的共同努力将得到临床医师、科学家、眼科医师、视网膜专家以及学生和患者们的感谢，而包括普通和专业读者在内的所有人从这部眼科肿瘤杰作中所获得的无法估量的乐趣，也是对作者的回报。

Lawrence A. Yannuzzi，MD
玻璃体视网膜黄斑疾病咨询诊所
美国，纽约州，纽约市
LuEsther T. Mertz 视网膜研究中心，
曼哈顿眼耳喉医院，
美国，纽约

原著序二

图谱一词(英文 Atlas,古希腊文 $A\tau\lambda\alpha\zeta$),在希腊神话中是撑起天空中星球的远古巨人。

而对于在眼肿瘤领域一直仰仗于 Shields 图谱的眼科医师、病理学家和肿瘤学家而言,新版提供了前所未有的帮助。

《眼内肿瘤:图谱与教程》是一项奥林匹克规格的著作:第 3 版包括了内容的扩展和更新;超过 2000 张显示各类眼肿瘤疾病的照片,包括常见和罕见的眼内肿瘤;大量的谱域深度增强成像相干光断层扫描实例,以及一系列新型超声、眼底自发荧光、荧光素血管造影、吲哚青绿血管造影、磁共振和计算机断层成像肿瘤影像。

此版图谱的更新还包括一系列的眼肿瘤诊治相关表格,其中列出了最新的分类、危险因素、临床特点、鉴别诊断和治疗选择。

本图谱可作为一本独立性的参考书使用,书目材料按大综述和小病例系列来组织,并细分为成像、遗传学/病理学、治疗和病例报告。

章节以颜色编码以便快速查阅,并有一章重点阐述扩展更新后的外科图解和照片。简言之,该第 3 版图谱进行了重大的更新和补充,是在当前技术水平下眼肿瘤综合信息方面新的极致。

Jerry 和 Carol Shields 管理着费城胡桃街 840 号高高在上的 14 楼——当然其影响延伸到世界各地——今年更获殊荣:我们将庆祝眼科肿瘤中心在 Wills 眼科医院服务 40 周年。这确实是一个适合的时间来发表这个史诗式的巨著,为这全球和史上都无与伦比的四十年眼肿瘤临床经验加冕。这是一部医学和艺术相结合的著作,反映了与一代又一代的患者及其家属以及来自世界各地的学员的英雄式的合作:树立这个领域的新标准。勇挑重担的 Shields 团队以最好的方式支持和体现了我们 Wills 的印章上的格言:富于同情的技能。这本图谱既象征着、也实际上正是这种高尚而艰巨的劳动的成果。

Julia A. Haller, MD
Wills 眼科医院首席眼科专家
William Tasman 荣誉教授
眼科教授,主任
Thomas Jefferson 大学
费城,宾夕法尼亚,美国

原著前言

眼内肿瘤治疗四十年

四十年是很长的时间。四十年是人的半生，超过了大多数人职业生涯的时间。四十年对应着我们将内科和外科实践用于眼内肿瘤研究的时间。与世界各地几乎所有其他眼科医师不同，我们专业生涯的每一分钟都专注于眼肿瘤——良性或恶性，以及许多类似肿瘤的病变。每一个工作日，日出前的清晨我们前往工作地，会诊检查病人、回顾影像和检测资料以确立诊断，进行一系列眼内肿瘤的治疗，完成一天的工作，直到傍晚回家。在这四十年里，我们发现、思考、设计、评判和进行不懈的研究，并达成许多项目，获得的信息最终推动着眼肿瘤领域向前发展。这是一种缓慢而持续的进步，但回过头看，我们参与了知识的巨大飞跃。

为什么选择这么艰辛的专业？我们的目标只有一个——改善眼内肿瘤患者的预后。四十年前，眼内肿瘤被认为罕见，患者通常需要摘除眼球。很少有医师对这个领域感兴趣。眼肿瘤亚专业根本不存在。但我们看到了病人改进治疗的需求，在 Wills 眼科医院成立了我们的眼肿瘤中心。在这四十年期间，我们参与并见证了如黑色素瘤和视网膜母细胞瘤的敷贴放疗、视网膜母细胞瘤的眼动脉靶向化疗，以及光动力疗法治疗血管瘤和其他病变等治疗的演进。

目前，眼科肿瘤已经成为一个至关重要的亚专科，不断涌现着创新的治疗和重大的成功。我们已经实现了挽救患者生命和眼球的最终目标，现在我们专注于视觉预后和最小的局部或全身毒性。每天的电子通讯和在线出版使信息在点击的瞬间即可快速传播到世界各地的偏远地区；地方、国家和国际眼肿瘤协会组织着对医师和患者的教育。眼癌的诊疗活动在世界范围内逐渐均衡化。

借助于静脉、动脉和玻璃体内化疗等新方法的帮助，视网膜母细胞瘤的治疗达到无与伦比的高度，获得了惊人的眼球挽救、患者安全和视力保存率。值得注意的是，一些儿童使用两次或三次剂量的眼动脉单药化疗后即可治愈。玻璃体视网膜母细胞瘤种植，一个先前意味着注定失败的发现，现在可以用玻璃体腔化疗逆转，以前这种技术因担心肿瘤的眼外种植而不被采用，但现在这种治疗途径因未见并发症和可靠的成功率开始发展。

葡萄膜黑色素瘤治疗已经获得明显的进步，肿瘤早期检出和基因组状态的揭示允许我们更准确地估计最终的转移风险。将细针插入肿瘤中吸出仅 10 或 20 个细胞用于 DNA 或 RNA 分析获得肿瘤的遗传图谱，可以预测转移风险的高低。现在采用相干光断层扫描（OCT）并参考已确立的危险因素，可以检测出小至厚度 1～2mm 以下的葡萄膜黑色素瘤。想象一下：检出毫米级的微小黑色素瘤，意味着带来更好的生存希望。

回顾过去四十年，特别是自我们图谱第 2 版以来的过去十年，我们为眼科肿瘤学领域的巨大进步感到自豪。一个患视网膜母细胞瘤的小女孩，在 20 世纪 70 年代会失去眼球，而现在将保存眼球、无外观畸形，并且可能具有良好的视力。在过去可能因为大的黑色素瘤而失去眼球的大叔现在可能在 2.0mm 阶段就检出肿瘤并获得良好的预后。眼科肿瘤学的这一显著进展是通过世界各地的合作来实现的。

我们的《眼内肿瘤：图谱与教程》（第 3 版）展示了眼肿瘤领域无与伦比的进展。我们基于肿瘤的解剖起源组织内容，广泛记录了几乎每一个眼内肿瘤——良性或恶性——的临床和影像特点。这本书是一个藏宝箱，供您阅读和享用，并作为患者诊治的指引。

Jerry A. Shields, MD
Carol L. Shields, MD

原 著 致 谢

这本图谱是我们的倾力之作,也是我们的代表作,代表着我们在眼肿瘤领域的专业生涯。它不仅代表我们的工作,而且体现了我们团队的工作。这个合作的团队每天在患者诊治和研究中努力协作,以实现一个宏伟而专一的目标:眼肿瘤学科的卓越发展。这个团队包括医师、护士、技术员、摄影师、行政人员和秘书等。

感谢我们的教授教导我们对各种眼部良恶性肿瘤的基本概念。这些知识为我们的理解和进一步探索眼内肿瘤提供了坚实的基础。感谢我们的病人给予我们提供医疗服务、并协助他们做出医疗决定的荣幸。每个患者的故事,起起伏伏,增加了我们对眼内肿瘤的理解。在 Wills 眼科医院的眼肿瘤中心,我们要感谢我们杰出的眼科摄影师团队:Tika Siburt、Tessa Tintle、Jacqueline Hanable 和 Sandor Ferenczy,他们在捕捉眼肿瘤的特征时展现了杰出的才能,每张照片都是肿瘤特征的璀璨展现。我们感谢 Linda Warren 富于说明性的手术绘图。重要的是,我们要赞扬 Wills 眼科医院眼肿瘤中心的所有工作人员在 David Lashinsky 的领导下为患者作出的奉献和服务。我们特别感谢 Sandra Dailey 在帮助与本书相关的日常事务方面所做的工作。我们的员工是团队协作和奉献精神的典范,我们真正的关心和尊重每个病人。

我们感谢 Thomas Jefferson 大学 Wills 眼科医院的医务人员,包括首席眼科专家 Julia Haller,病理学、视网膜、葡萄膜炎、角膜、眼整形、儿童眼科、青光眼、神经眼科及其他专科的成员,他们协助我们的患者,和我们分享观点。

我们一直在费城地区的几家医疗机构中为我们的病人寻求最好的医疗服务。特别感谢 Thomas Jefferson 大学医学肿瘤科的全体工作人员,特别是 Takami Sato 医师,他致力于研究和治疗葡萄膜黑色素瘤的全身转移。此外,我们感谢神经外科血管内专科 Pascal Jabbour 医师,他有着世界级的、特别精确的导管技术,为全世界数百名婴儿提供了动脉内化疗,真正改变了这些患者的生活。

此外,我们希望向费城儿童医院的儿童肿瘤科同仁们,特别是取得杰出成就的 Anne Leahey 医师致谢,她为患有眼内癌症的儿童设计并提供全身的化疗方案。对于她给我们的患者和数百名世界各地患者的指导,我们感激不尽。我们信赖 Thomas Jefferson 大学 Dupont Nemours 儿童医院 Emi Caywood 医师的优秀工作,她负责监测所有接受动脉内化疗的儿童。我们致意 Drexel 大学医学院 Hahnemann 医院的肿瘤放疗专家团队,过去 40 年,在 Lydia Komarnicky 医师的指导下,他们为我们的患者提供了最前沿的放射治疗,包括个体定制的敷贴放射治疗和立体定向远距离放射治疗等。我们还认可宾夕法尼亚大学的遗传学团队的功劳,在 Arupa Ganguly 博士的指导下,他们巧妙而权威地在视网膜母细胞瘤和黑色素瘤遗传评估方面进行着前沿工作。

重要的是,我们认可我们眼肿瘤中心的同事们的功劳,他们共同参与了我们患者的内科和外科治疗。包括 Arman Mashayekhi 医师,一位在眼内肿瘤和激光治疗方面的卓越专家;Sara Lally 医师,一位内科和外科手术方面具有卓越技术的临床大师,以及具有极高研究能力的杰出专家 Emil Say 医师。此外,眼肿瘤中心数百名专科医师和访问学者们在眼肿瘤领域的努力也应该得到承认和赞扬。

有一个人值得特别认可:我们长期的朋友、眼病理学家 Ralph C. Eagle Jr 医师。我们一起工作的多年里,他提供了出色的眼科肿瘤组织病理学咨询,其中大多数特别富有挑战性。我们感谢他的奉献精神和完美的敏锐诊断。这本书中 Eagle 医师提供了大量的高品质大体和微观标本照片，证明了他丰富的病理经验和优秀的摄影技能。我们还要感谢来自 Fox Chase 癌症中心的杰出的细胞病理学家 Hormoz Eyha 医师，他能够根据几个漂浮细胞就作出肿瘤的诊断。

最后，我们要感谢我们的七个孩子给予了我们完成第 3 版图谱的时间和支持。当我们编写第 1 版时，他们还是婴幼儿；第 2 版时，他们是小童和青少年；现在的第 3 版时，他们是正在展开自己职业生涯的成年人。

我们已经说得够多了。现在是时候让您坐下来细品这本图谱教程的魅力。您将注意到第 3 版中有许多新内容，包括新的插图、更新的参考文献和正文、指导性表格和分类，以及前沿成像技术包括自发荧光和谱域相干光断层扫描的使用。最终，我们希望您会欣赏本书，并发现它对您的临床实践有用。

Jerry A. Shields，MD

Carol L. Shields，MD

目　录

第一篇 1 葡萄膜肿瘤

第 1 章　先天性葡萄膜病变 …… 3
第 2 章　虹膜基质黑色素细胞瘤 …… 16
第 3 章　类似虹膜黑色素瘤的病征 …… 44
第 4 章　虹膜囊肿 …… 52
第 5 章　脉络膜痣 …… 70
第 6 章　视盘和后葡萄膜黑色素细胞瘤 …… 82
第 7 章　后部葡萄膜黑色素瘤:临床特征 …… 96
第 8 章　后部葡萄膜黑色素瘤:病理学 …… 130
第 9 章　后部葡萄膜黑色素瘤:诊断方法 …… 139
第 10 章　后部葡萄膜黑色素瘤:治疗 …… 154
第 11 章　类似后部脉络膜黑色素瘤及其他眼内肿瘤的非肿瘤性病变 …… 192
第 12 章　葡萄膜、视网膜和视盘转移瘤 …… 212
第 13 章　血管瘤和葡萄膜畸形 …… 245
第 14 章　骨性、肌原性、神经源性、纤维性和组织细胞性葡萄膜肿瘤 …… 277

第二篇 2 视网膜与视盘肿瘤

第 15 章　视网膜母细胞瘤:总论、遗传学、临床特征及分类 …… 305
第 16 章　视网膜母细胞瘤:诊断方法 …… 329
第 17 章　视网膜母细胞瘤:病理学 …… 336
第 18 章　视网膜母细胞瘤:治疗 …… 342

第 19 章 类视网膜母细胞瘤样的视网膜疾病 …… 365
第 20 章 视网膜和视盘血管性肿瘤 …… 381
第 21 章 视盘视网膜的神经胶质瘤 …… 417

第三篇 3 视网膜色素上皮、非色素上皮肿瘤，淋巴瘤及白血病

第 22 章 视网膜色素上皮肿瘤及相关病变 …… 441
第 23 章 睫状体无色素上皮肿瘤 …… 489
第 24 章 眼内淋巴组织肿瘤和白血病 …… 508
第 25 章 眼内肿瘤的手术处理 …… 537

PART

第一篇

葡萄膜肿瘤

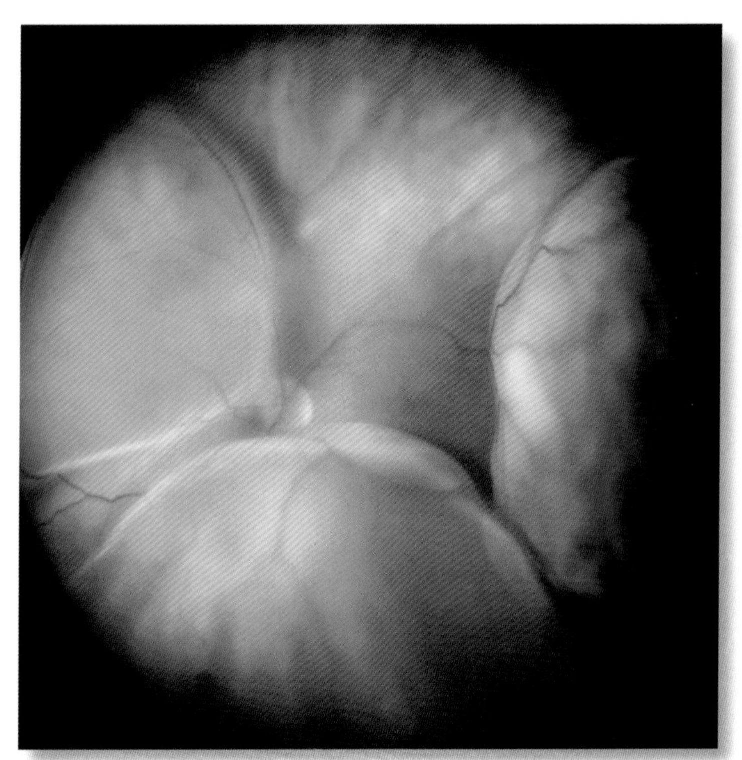

第 1 章

先天性葡萄膜病变

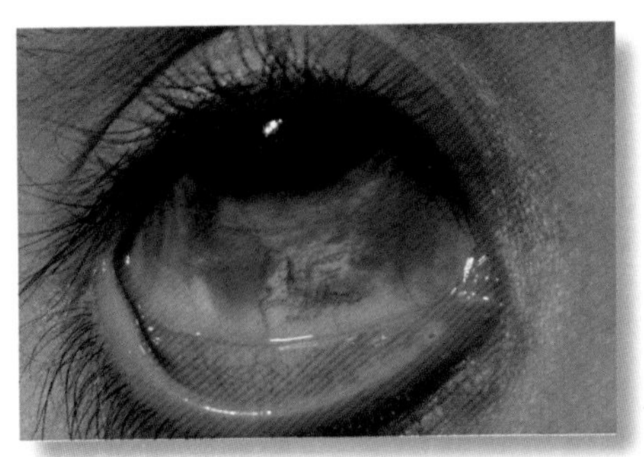

总论

葡萄膜有多种先天性异常,如葡萄膜缺损和先天性无虹膜,但大多数并不与眼内肿瘤的鉴别诊断直接相关。尽管特发性无虹膜和肾母细胞瘤之间的关系众所周知,但它通常不与眼内肿瘤相关。除了后续章节中将讨论到的全身性错构瘤和视网膜母细胞瘤之外,仅有少数几个先天性葡萄膜异常在眼科肿瘤学领域具有重要性。类似虹膜肿瘤的先天性虹膜囊肿,会在第4章(先天性和获得性囊肿)中适当讨论。此处讨论的两个肿瘤为眼内泪腺迷芽瘤和先天性眼黑色素细胞增多症。

异位泪腺组织可发生在眼眶、结膜或眼球。眼内泪腺迷芽瘤罕见,而且大多数发生在虹膜,偶尔同时涉及虹膜和睫状体。如今已有几种关于眼内泪腺迷芽瘤的发病机制的理论发表(2)。

临床特征

临床上,眼内泪腺迷芽瘤通常在婴儿早期就被发现。表现为肉质的粉色偏红的虹膜和(或)睫状体赘生物(1-11)。它的表面略微分叶,其外观与在眼眶手术时所见正常泪腺几乎完全相同。有时在临床病程的早期,病变内可以出现透明囊肿。这些透明囊肿一直被比作为泪腺囊肿(泪腺透明囊肿)。关于眼内泪腺迷芽瘤的自然病程,肿块主体部分趋于不再有显著生长,但是病变内的囊肿可以逐渐扩大,并引起虹膜萎缩、白内障、继发性青光眼和前房积血。鉴别诊断包括虹膜痣、黑色素瘤、青少年黄色肉芽肿和年轻病人中的其他虹膜肉芽肿。虽然我们的经验主要限于较大的病变,泪腺迷芽瘤也很可能发生为小的无症状病变,并无明显临床意义。在这种情况下可应用针刺细胞活检(fine needle aspiration biopsy,FNAB)作出诊断(8)。

病理

组织病理学上,眼内泪腺迷芽瘤是由形态正常的泪腺组织组成的一种肿块。有些情况下,病变内的导管或腺泡由于积累了透明液体(很有可能是眼泪)而变得膨胀扩张,这就解释了临床上有时所观察到的“囊肿”。

治疗

因为虹膜泪腺迷芽瘤通常在幼儿期被诊断并且常

眼内泪腺迷芽瘤

常静止或生长缓慢，定期观察通常是一种可接受的初始处理。如前所述，针刺细胞活检下可见符合泪腺组织的典型良性上皮细胞可作出诊断。在这种情况下，因为许多病例会保持相对稳定，初期可以观察。但是，我们认为病变内进行性增大的囊肿的出现则提示应及早手术去除肿块以预防青光眼和视力损害(9)。如果必须手术切除病变，可能需要采用虹膜切除术去除整个病变(2，9)。囊肿抽吸作为一种暂时性的手段应该也是可行的，尽管我们还没有对这种罕见情形进行过囊肿抽吸。

参考文献

1. Green WR, Zimmerman LE. Ectopic lacrimal gland tissue. Report of eight cases with orbital involvement. *Arch Ophthalmol* 1967;78:318–327.
2. Shields JA, Eagle RC Jr, Shields CL, et al. Natural course and histopathologic findings of lacrimal gland choristoma of the iris and ciliary body. *Am J Ophthalmol* 1995; 119:219–224.
3. Conway VH, Brownstein S, Chisholm IA. Lacrimal gland choristoma of the ciliary body. *Ophthalmology* 1985;92;449–453.
4. Morgan G, Mishin A. Ectopic intraocular lacrimal gland tissue. *Br J Ophthalmol* 1972;56:690–694.
5. O'Donnell BA, Martin FJ, Kan AE, et al. Intraocular lacrimal gland choristoma. *Austral N Z J Ophthalmol* 1990;18:211–213.
6. Kluppel M, Muller W, Sundmacher R. Lacrimal gland choristoma of the iris. *Arch Ophthalmol* 1999;117:110–111.
7. Shields JA, Hogan RN, Shields CL, et al. Intraocular lacrimal gland choristoma involving iris and ciliary body. *Am J Ophthalmol* 2000;129:673–675.
8. Kobrin EG, Shields CL, Danzig CJ, et al. Intraocular lacrimal gland choristoma diagnosed by fine-needle aspiration biopsy. *Cornea* 2007;26(6):753–755.
9. Ramasubramanian A, Shields CL, Kytasty C, et al. Resection of intraocular tumors (partial lamellar sclerouvectomy) in the pediatric age group. *Ophthalmology* 2012;119(12):2507–2513.
10. Ranganathan D, Lenhart P, Hubbard GB, Grossniklaus H. Lacrimal gland choristoma in a preterm infant, presenting with spontaneous hyphema and increased intraocular pressure. *J Perinatol* 2010;30(11):757–759.
11. Kim BH, Henderson BA. Intraocular choristoma. *Semin Ophthalmol* 2005;20(4): 223–229.

眼内泪腺迷芽瘤

眼内泪腺迷芽瘤具有典型的临床特征,局部切除术通常能控制病情。有些病例由于病变的大小和范围,切除可能会有困难。以下显示两类临床病理联系。

1. Shields JA, Eagle RC Jr, Shields CL, et al. Natural course and histopathologic findings of lacrimal gland choristoma of the iris and ciliary body. *Am J Ophthalmol* 1995;119:219-224.
2. Shields JA, Hogan RN, Shields CL, et al. Intraocular lacrimal gland choristoma involving iris and ciliary body. *Am J Ophthalmol* 2000;129:673-675.

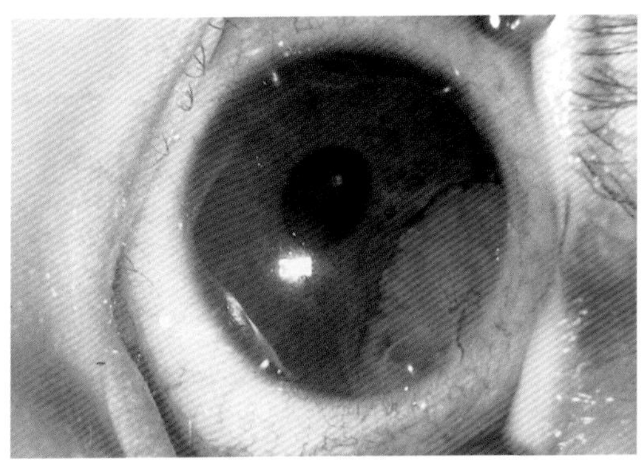

图 1.1　7 周龄女婴左眼虹膜的泪腺迷芽瘤外观。注意病变的粉红颜色,以及肿块的下部的明显囊肿。病变最初仅随访而未治疗

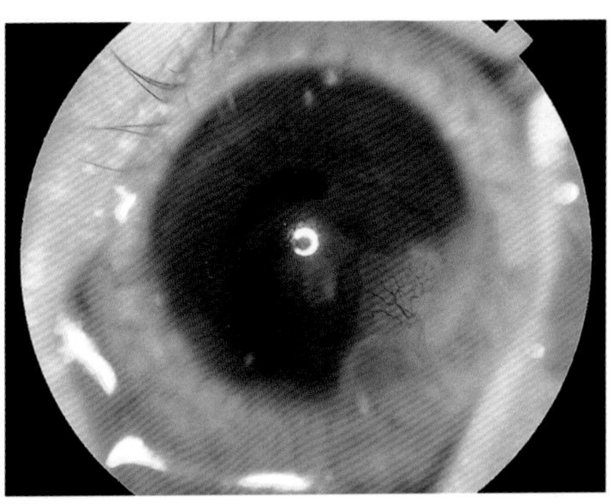

图 1.2　该婴儿 19 个月大时的肿块的临床外观。现在肿块的周边出现了血管化的角膜血管翳。下方囊肿没有改变,但是一个新的囊肿从肿块生成并填充着颞下方几乎半个前房,遮盖了部分瞳孔。病变通过节段性虹膜切除术去除。大约 1 年后发生了视网膜脱离,并在外院进行了手术修复。根据未经证实的病史,眼球最终在外院摘除

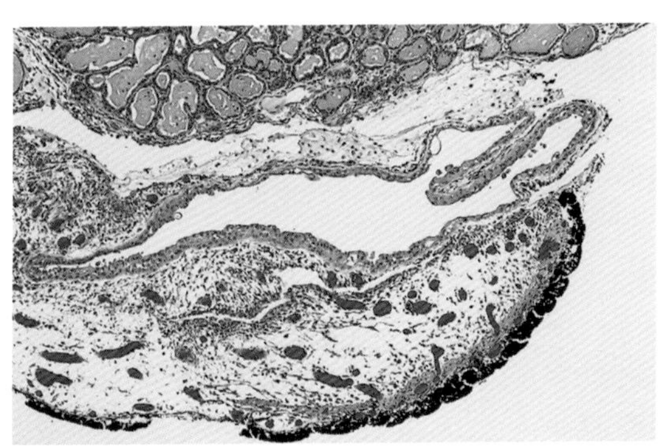

图 1.3　低倍显微镜下照片显示腺泡样肿块(上)以及不规则,部分塌陷的囊肿(下)。(苏木精-伊红染色×10)

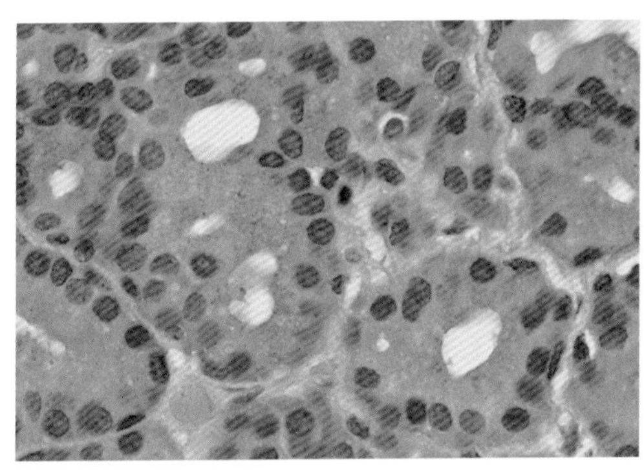

图 1.4　病变实体部分的显微镜下照片,显示与正常泪腺相同的腺泡组织。(苏木精-伊红染色×200)

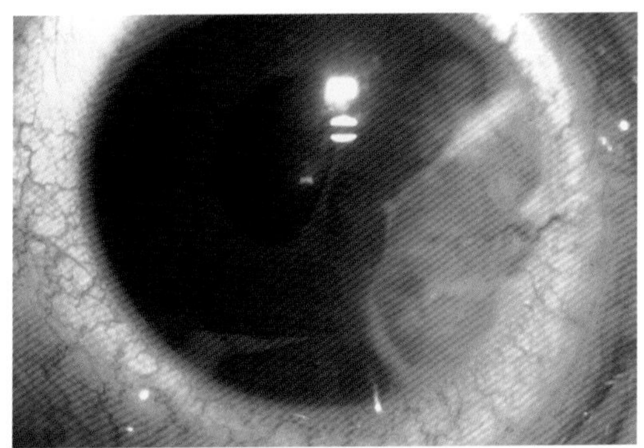

图 1.5　另一名 12 个月大男童的虹膜和睫状体泪腺迷芽瘤的临床外观。病变自出生以来就一直存在。注意其与前面病例显著的相似性

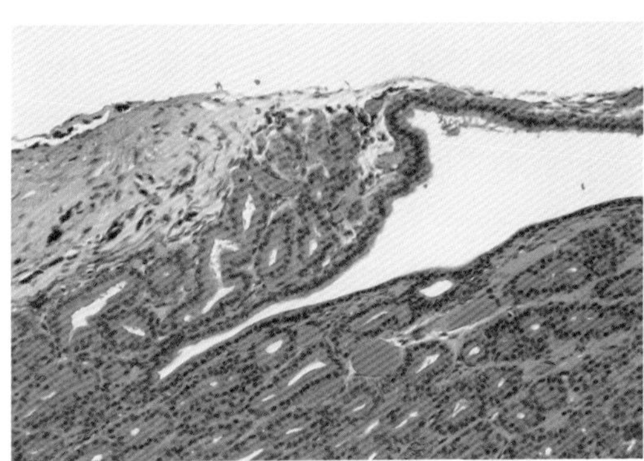

图 1.6　图 1.5 病例中病变的组织病理学。展示了致密的纤维组织(上)和正常泪腺组织(下)。(苏木精-伊红染色×40)

先天性眼黑色素细胞增多症

总论

先天性眼黑色素细胞增多症是一种被许多文献报道而众所周知的病症,主要是由于其与葡萄膜黑色素瘤的关系(1-31)。它可以分为眼黑色素细胞增多和眼皮肤黑色素细胞增多,或太田痣(Ota痣)(1-5,10-12)。它们具有相同的表层巩膜和葡萄膜色素沉着,但后者还具有眼周皮肤色素沉着。两者都倾向于发生葡萄膜黑色素瘤,黑色素瘤还可能发生在这种病症中存在过量黑色素细胞的区域,如同侧皮肤、眼眶、脑膜和中枢神经系统。据估计,每400名具有眼或眼皮肤色素细胞增多症的高加索人中约有1人会发生葡萄膜黑色素瘤,有时在儿童期即发生(6,9,11,12)。反之,约3%的葡萄膜黑色素瘤患者有眼黑色素细胞增多症(11)。在极少数情况下,巩膜色素沉着可引起黑色素瘤。

有些双侧眼黑色素细胞增多症患者可发展为双侧葡萄膜黑色素瘤(11)。最近发现,与眼黑色素细胞增多相关的葡萄膜黑色素瘤临床过程侵袭性更强,有更大的转移可能(11,12)。约10%的眼部黑色素细胞增多患者表现同侧眼压升高,似乎与前房角的黑色素细胞色素过度沉着有关(5)。

临床表现

最明显的表现是单侧(偶尔双侧)巩膜和葡萄膜色素过度沉着。巩膜色素沉着的特征是平坦的、灰色到棕色的色素沉着斑块,而葡萄膜黑色素瘤的眼外蔓延是更为局限的结节,两者截然不同(11,12)。

葡萄膜和巩膜色素都可以呈弥漫性或区域性分布。虹膜异色通常是主要的特征,部分或全部受累的虹膜比对侧眼的虹膜颜色更深。脉络膜色素沉着多于对侧眼。这种情况最常见于整个脉络膜,但也可以在脉络膜中呈部分或节段区域分布(10)。随着时间的推移,脉络膜受累区域上覆的视网膜色素上皮发生变性,并可见许多玻璃疣。现已认识到,患眼的视神经黑色素细胞瘤的发病率也会较高(16)。患眼黑色素细胞增多的患者可以见到多发性黑色素瘤(24,29)。脉络膜黑色素细胞增多病灶上橙色色素的存在显示病变正在变得更厚,并可能向脉络膜黑色素瘤发展。

眼黑色素细胞增多症的另一个有趣的变化是虹膜乳头样突起(22,25,28),是占据虹膜前表面大量的、绒毛状、致密的黑褐色结节。在患眼黑色素细胞增多症的大多数患者中可以发现不同程度的这种病变。某些情况下患者只表现出虹膜乳头样突起,这可以看做是眼黑色素细胞增多症的不完全表达(顿挫型)(25)。它们也在一些神经纤维瘤病患者中观察到,但不同于离散的虹膜Lisch结节。眼黑色素细胞增多症和色素血管性斑痣性错构瘤以及火焰痣的关联最近也被认识到,受累的患者也有更大的患葡萄膜黑色素瘤的风险(14)。

诊断方法

眼部和眼皮肤黑色素细胞增多症最好的诊断方法是基于上述的典型临床特征的识别。近年来相干光断层扫描的使用已证实了色素沉着区域的脉络膜厚度增加,并且这些区域必须定期进行检查以发现非常早期的黑色素瘤(15)。

病理

组织学上,眼黑色素细胞增多症的特征是在受累的葡萄膜中存在大量致密的有色素的黑色素细胞(16,17)。眼黑色素细胞增多症患者的黑色素瘤通常发生在脉络膜和/或睫状体,可见于任何年龄(9-12)。眼黑色素细胞增多症患者中虹膜黑色素瘤罕见。然而,我们在一个患有眼黑色素细胞增多症儿童身上观察到一个由节段性虹膜黑色素增多发展而来的虹膜结节性黑色素瘤(30)。

治疗

由于黑色素瘤患者的发病率增加,眼黑色素细胞增多症应该定期进行仔细的全身检查,监测葡萄膜,眼眶或脑黑色素瘤的迹象。

先天性眼黑色素细胞增多症

参考文献

大型病例系列

1. Gonder JR, Shields JA, Albert DM, et al. Uveal malignant melanoma associated with ocular and oculodermal melanocytosis. *Ophthalmology* 1982;89:953–960.
2. Gonder JR, Ezell PC, Shields JA, et al. Ocular melanocytosis. A study to determine the prevalence rate of ocular melanocytosis. *Ophthalmology* 1982;89:950–952.
3. Gonder JR, Nichol J, Augsburger JJ, et al. Ocular and oculodermal melanocytosis. *Can J Ophthalmol* 1985;20:176–178.
4. Teekhasaenee C, Ritch R, Rutnin U, et al. Ocular findings in oculodermal melanocytosis. *Arch Ophthalmol* 1990;108:1114–1120.
5. Teekhasaenee C, Ritch R, Rutnin U, et al. Glaucoma in oculodermal melanocytosis. *Ophthalmology* 1990;97:562–570.
6. Singh AD, De Potter P, Fijal BA, et al. Lifetime prevalence of uveal melanoma in Caucasian patients with ocular (dermal) melanocytosis. *Ophthalmology* 1998;105:195–198.
7. Singh AD, Shields CL, Shields JA, et al. Bilateral primary uveal melanoma. Bad luck or bad genes? *Ophthalmology* 1996;103:256–262.
8. Shields CL, Shields JA. Tumors of the conjunctiva and cornea. *Surv Ophthalmol* 2004;49:3–24.
9. Shields CL, Kaliki S, Arepalli S, et al. Uveal melanoma in children and teenagers. *Saudi J Ophthalmol* 2013;27(3):197–201.
10. Shields CL, Qureshi A, Mashayekhi A, et al. Sector (partial) oculo(dermal) melanocytosis in 89 eyes. *Ophthalmology* 2011;118(12):2474–2479.
11. Shields CL, Kaliki S, Livesey M, et al. Association of ocular and oculodermal melanocytosis with the rate of uveal melanoma metastasis: analysis of 7872 consecutive eyes. *JAMA Ophthalmol* 2013;131(8):993–1003.
12. Mashayekhi A, Kaliki S, Walker B, et al. Metastasis from uveal melanoma associated with congenital ocular melanocytosis: a matched study. *Ophthalmology* 2013;120(7):1465–1468.

小型病例系列

13. Donoso LA, Shields JA, Nagy RM. Epibulbar lesions simulating extraocular extension of uveal melanomas. *Ann Ophthalmol* 1982;14:1120–1123.
14. Shields CL, Kligman BE, Suriano M, et al. Phacomatosis pigmentovascularis of cesioflammea type in 7 patients: combination of ocular pigmentation (melanocytosis or melanosis) and nevus flammeus with risk for melanoma. *Arch Ophthalmol* 2011;129(6):746–750.

影像学

15. Pellegrini M, Shields CL, Arepalli S, Shields JA. Choroidal melanocytosis evaluation with enhanced depth imaging optical coherence tomography. *Ophthalmology* 2014:121:257–261.

病理

16. Zimmerman LE. Melanocytes, melanocytic nevi and melanocytomas. The Jonas S. Friedenwald Memorial Lecture. *Invest Ophthalmol* 1965;4:11–41.
17. Ticho BH, Rosner M, Mets MB, et al. Bilateral diffuse iris nodular nevi. Clinical and histopathologic characterization. *Ophthalmology* 1995;102:419–425.

病例报告

18. Kiratli H, Bilgig S, Satilmis M. Ocular melanocytosis associated with intracranial melanoma. *Br J Ophthalmol* 1996;80:1025.
19. Gonder JR, Shields JA, Shakin JL, et al. Bilateral ocular melanocytosis and malignant melanoma of the choroid. *Br J Ophthalmol* 1981;65:843–845.
20. Gunduz K, Shields JA, Shields CL, et al. Choroidal melanoma in a 14-year-old patient with ocular melanocytosis. *Arch Ophthalmol* 1998;116:1112–1114.
21. Cu-Unjieng AB, Shields CL, Shields JA, et al. Iris melanoma in congenital ocular melanocytosis. *Cornea* 1995;14:206–209.
22. Swann PG. Iris mammillations in ocular melanocytosis. *Clin Exp Optom* 2001;84:35–38.
23. Laquis SJ, Freeman JM, Fleming JC, et al. A rapidly growing choroidal melanoma. *Am J Ophthalmol* 2002;133:580–581.
24. Honavar SG, Shields CL, Singh AD, et al. Two discrete choroidal melanomas in an eye with ocular melanocytosis. *Surv Ophthalmol* 2002;47:36–41.
25. Gunduz K, Shields CL, Shields JA, et al. Iris mammillations as the only sign of ocular melanocytosis in a child with choroidal melanoma. *Arch Ophthalmol* 2000;118:716–717.
26. Patel BC, Egan CA, Lucius RW, et al. Cutaneous malignant melanoma and oculodermal melanocytosis (nevus of Ota): report of a case and review of the literature. *J Am Acad Dermatol* 1998;38:862–865.
27. Kiratli H, Irkec M. Melanocytic glaucoma in a child associated with ocular melanocytosis. *J Pediatr Ophthalmol Strabismus* 1997;34:380–381.
28. Ragge NK, Acheson J, Murphree AL. Iris mammillations: significance and associations. *Eye* 1996;10:86–91.
29. Shields CL, Eagle RC, Ip MS, et al. Two discrete uveal melanomas in a child with ocular melanocytosis. *Retina* 2006;26:684–687.
30. Shields JA, Shields CL, Davidson R, et al. Iris melanoma arising from sector congenital ocular melanocytosis in a child. *Cornea* 2009;28(10):1191–1193.
31. Louwagie CR, Baratz KH, Pulido JS, et al. Episcleral melanoma as a complication of ocular melanocytosis. *Graefes Arch Clin Exp Ophthalmol* 2008;246(9):1351–1353.

先天性眼黑色素细胞增多:外眼特征

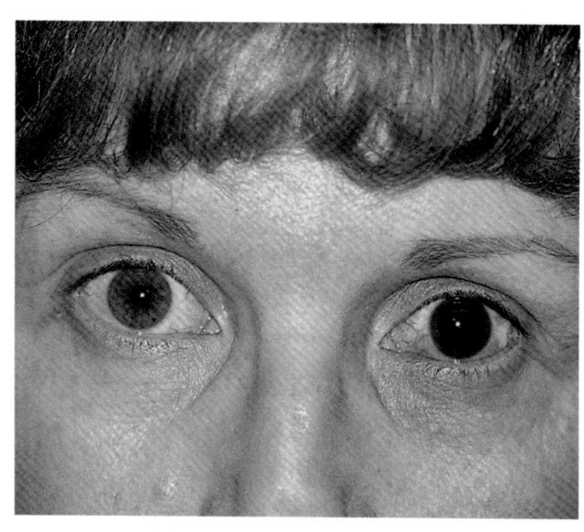

图1.7 一名48岁女性,左眼表现继发于黑色素细胞增多症的虹膜异色。注意患者左眼虹膜较暗。也请注意在患者的巩膜和左下眼睑的细微的皮肤过度色素沉着。这些都是典型的眼皮肤黑色素细胞增多症(Ota痣)的表现

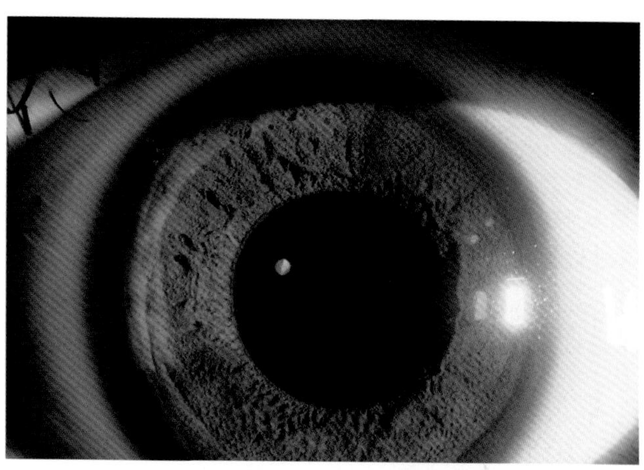

图1.8 先天性眼黑色素细胞增多症的虹膜的近距观察。注意大部分虹膜是深棕色,同时有许多被称为乳头样变的小结节,在下部虹膜最易见

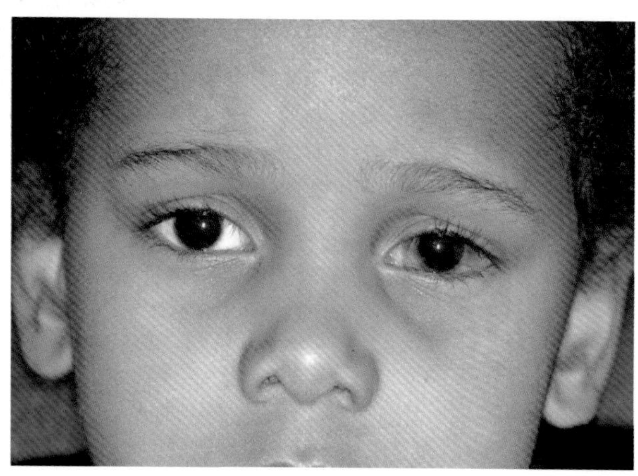

图1.9 明显累及巩膜的患眼黑色素细胞增多症的一名儿童。注意该儿童也有细微的左下眼睑色素沉着,符合眼皮肤黑色素细胞增多的标准

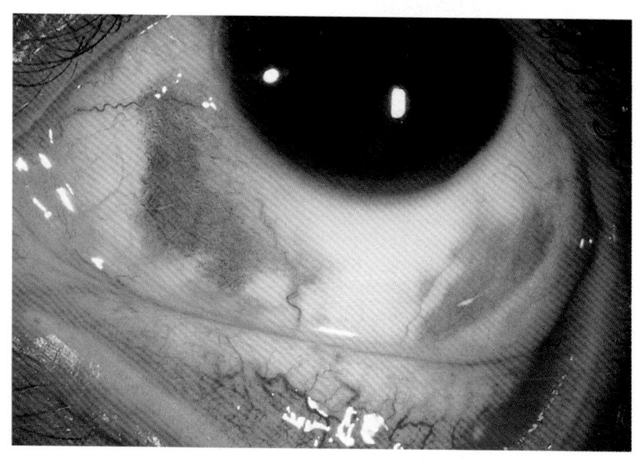

图1.10 一例56岁女性的下部巩膜黑色素细胞增多症

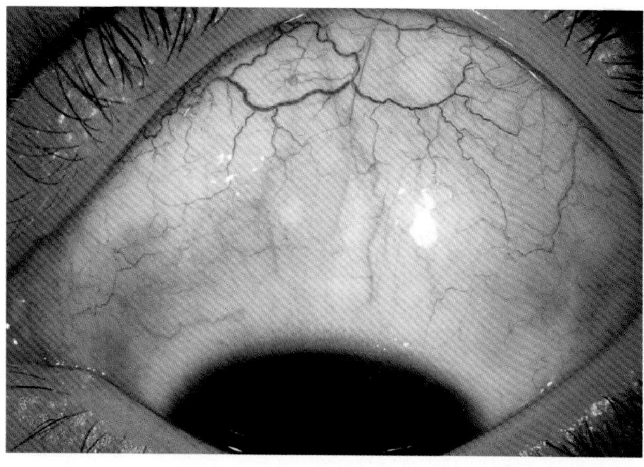

图1.11 一例40岁男性的上部巩膜黑色素细胞增多症

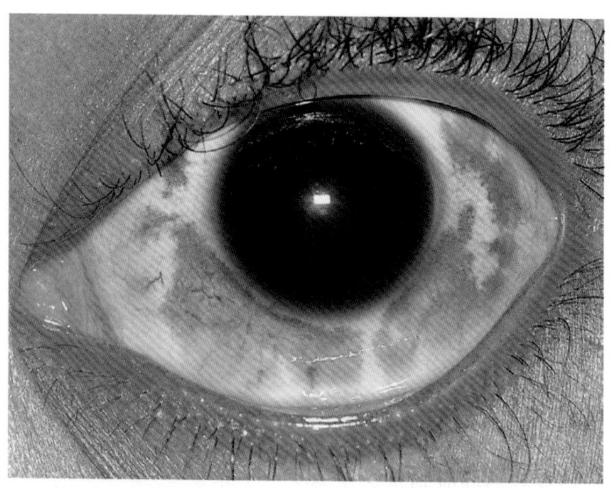

图1.12 一例30岁女性左眼更严重的黑色素细胞增多症。注意在这个病例巩膜色素呈蓝灰色

先天性眼黑色素细胞增多：眼底特征

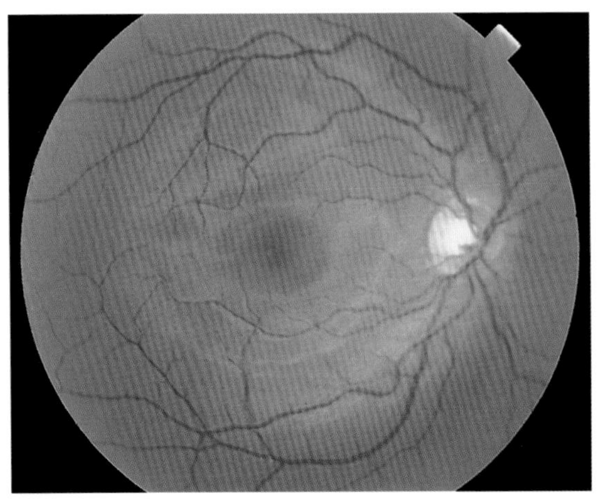

图 1.13　未累及的右眼眼底照片，患者对侧眼患有黑色素细胞增多症。眼底背景颜色正常

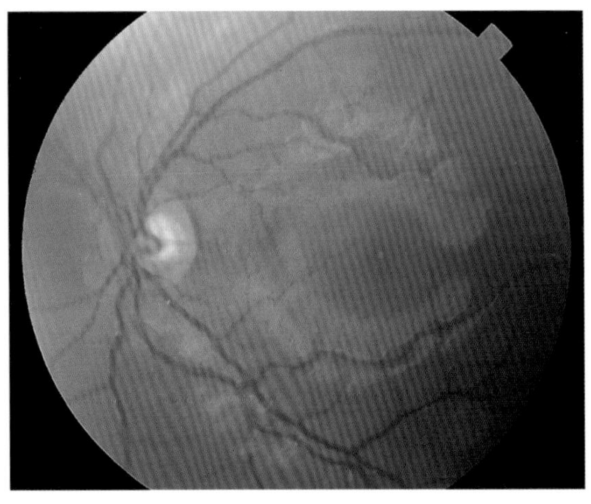

图 1.14　图 1.13 所示的患者受累的左眼眼底照片。眼底背景颜色比右眼更暗

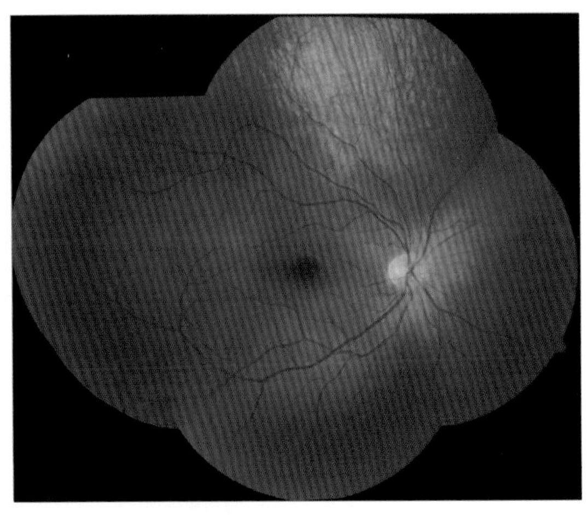

图 1.15　患区域性脉络膜黑色素细胞增多症的一位年轻男性患者眼底拼图。在该病例中，脉络膜色素过度沉着在鼻侧、下方和颞侧，但未累及上方象限

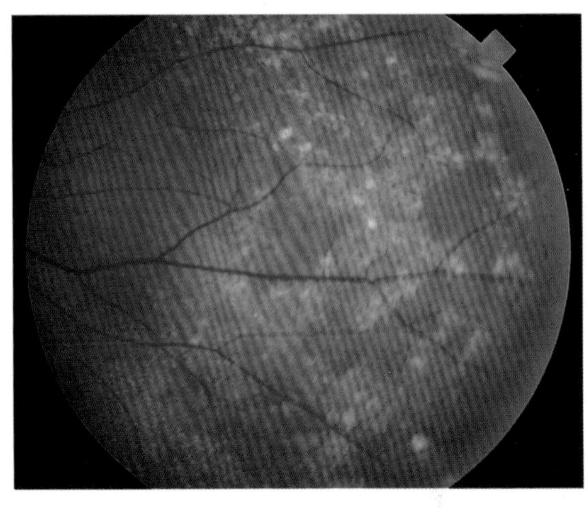

图 1.16　48 岁的眼黑色素细胞增多症患者的典型周边视网膜色素上皮改变和玻璃疣。这些色素上皮改变的范围和程度随年龄增加而增加

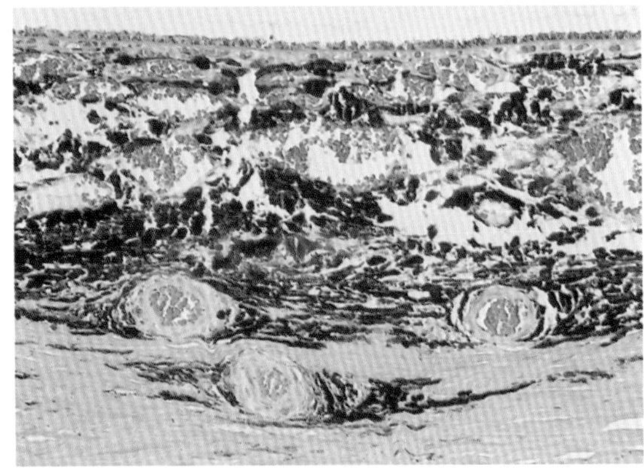

图 1.17　一名黑色素细胞增多症患者脉络膜的组织病理学。脉络膜的增厚和色素过度沉着继发于脉络膜黑色素细胞数量的增加。（苏木精-伊红染色×40）

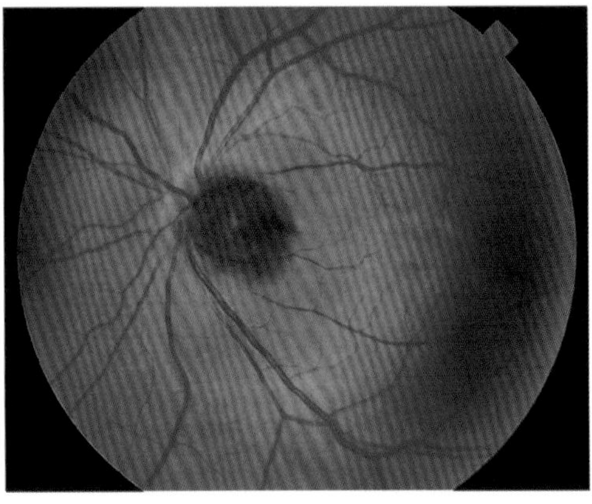

图 1.18　视盘黑色素细胞瘤。患者的对侧眼中患有巩膜黑色素细胞增多症。视盘黑色素细胞瘤的发病率在眼黑色素细胞增多症患者中似乎有轻微增加（个人观察结果）。注意视盘旁病变的脉络膜部分

非高加索人中的眼皮肤黑色素细胞增多症(Ota 痣)

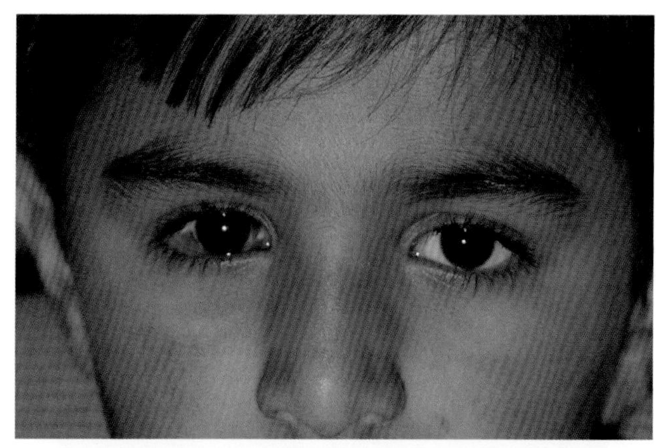

图 1.19 8 岁印度男童右眼的眼皮肤黑色素细胞增多症

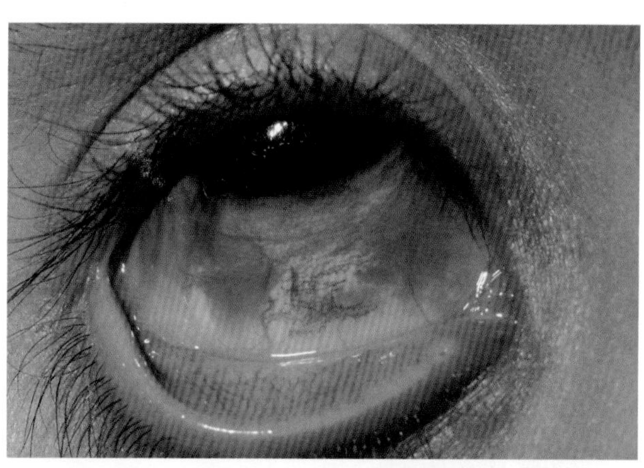

图 1.20 图 1.19 中患者的重度巩膜色素沉着

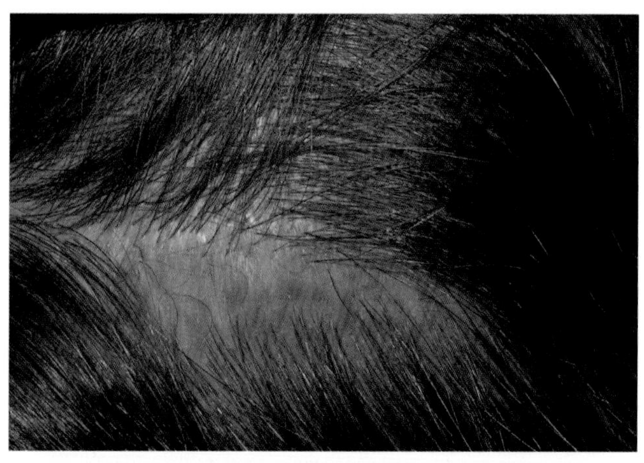

图 1.21 图 1.19 患者可见同侧的蓝色头皮黑色素细胞增多症

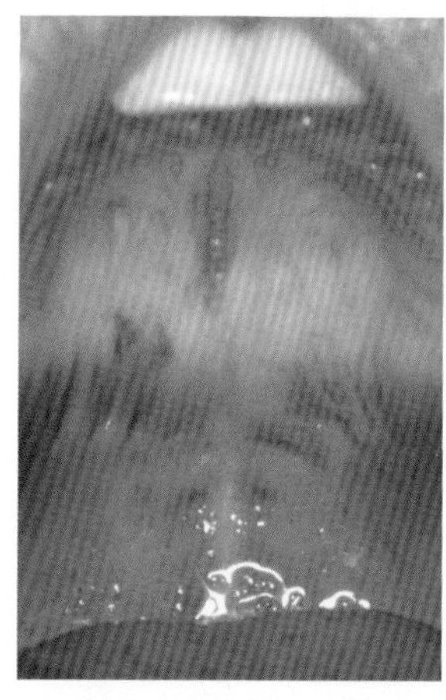

图 1.22 图 1.19 患者的同侧上颚细微的色素沉着。这种细微的色素沉着在眼皮肤黑色素细胞增多患者中易被忽略

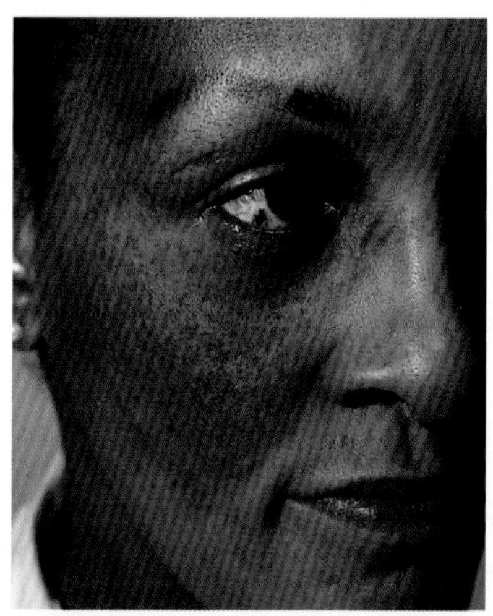

图 1.23 36 岁非裔美国人患者的右侧眼皮肤黑色素细胞增多症。眼皮肤黑色素细胞增多症在深色皮肤的个体中可能更难以诊断。但是,与白人患者一样,受影响的黑人患者在色素区域也有较高的黑色素瘤发病率

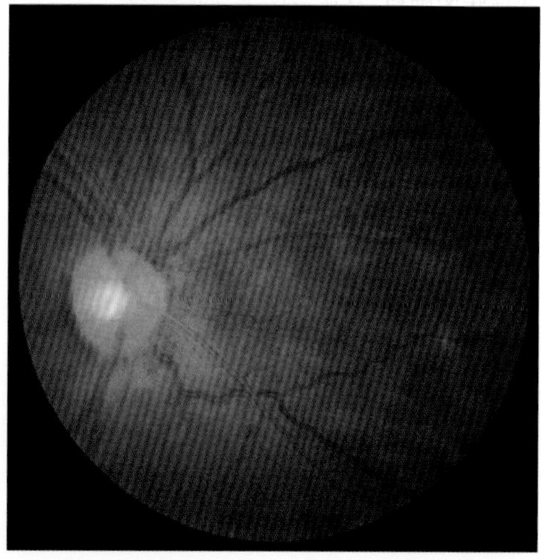

图 1.24 图 1.23 中患者的右眼眼底。注意继发于增厚的、色素过度沉着的脉络膜的显著色素上皮改变

眼皮肤黑色素细胞增多症相关的脉络膜黑色素瘤

Gunduz K, Shields JA, Shields CL, et al. Choroidal melanoma in a 14-year-old patient with ocular melanocytosis. *Arch Ophthalmol* 1998;116:1112-1114.

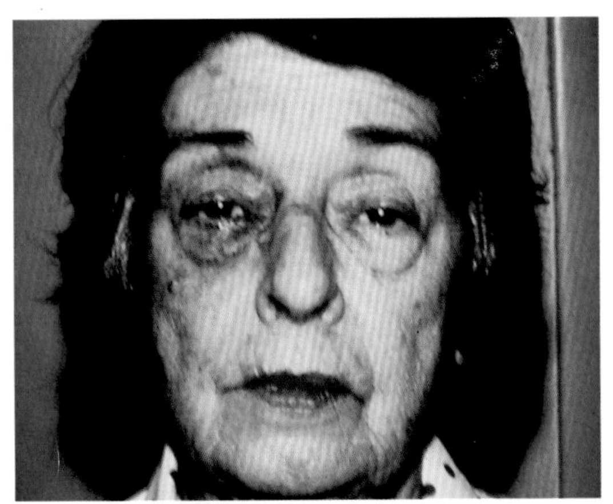

图 1.25　65 岁女性右眼皮肤黑色素细胞增多症。她因为最近右眼诊断为脉络膜黑色素瘤而转来就诊

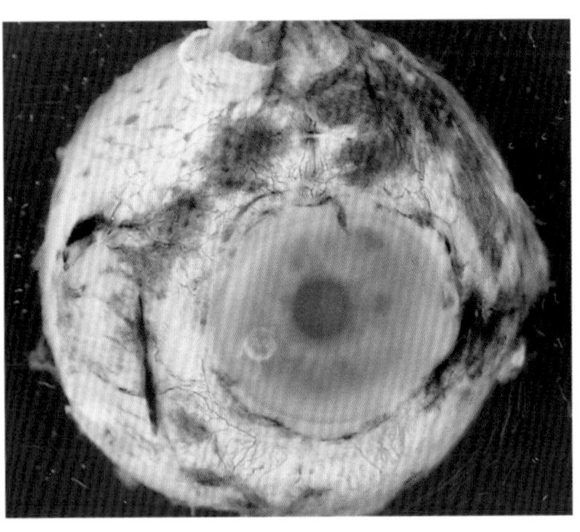

图 1.26　含黑色素瘤的右眼摘除后的大体形态，显示巩膜和表层巩膜色素沉着

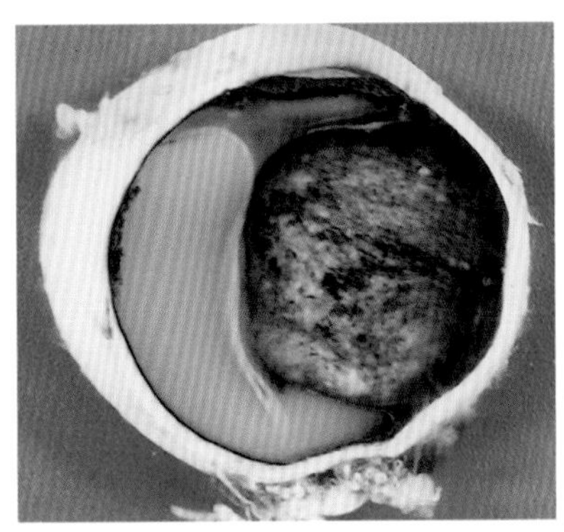

图 1.27　黑色素细胞增多症合并黑色素瘤眼剖面，显示巨大的、圆顶状的肿块，是典型的脉络膜黑色素瘤，同时合并继发性视网膜全脱离

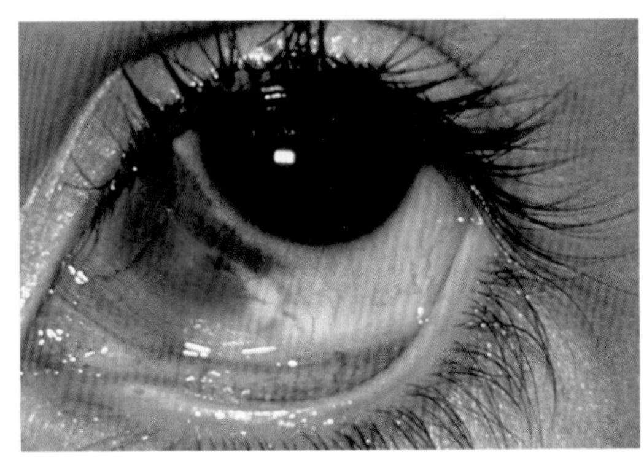

图 1.28　显著的巩膜和表层巩膜黑色素细胞增多症。这名 14 岁的男孩受累的左眼视力严重受损。眼科检查显示黄斑脉络膜黑色素瘤。该眼球摘除

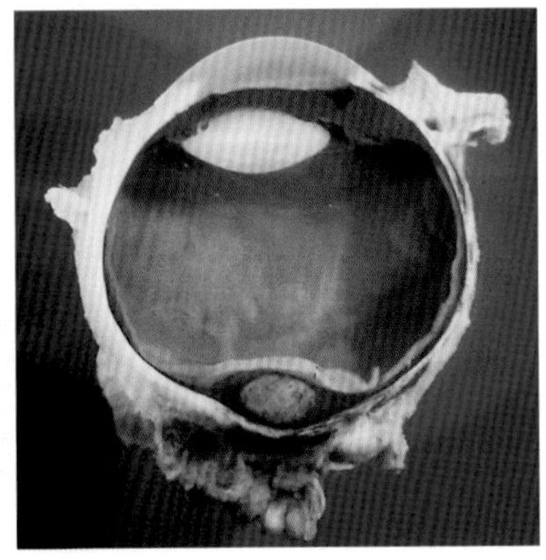

图 1.29　图 1.28 患者的摘除眼剖面，显示由弥散性脉络膜黑色素细胞增多症引起的无色素性脉络膜黑色素瘤。注意肿块后方致密的巩膜和表层巩膜黑色素细胞增多。矛盾的是，从有致密色素沉着的眼黑色素细胞增多症和黑色素细胞瘤发生的黑色素瘤常常为无色素性的

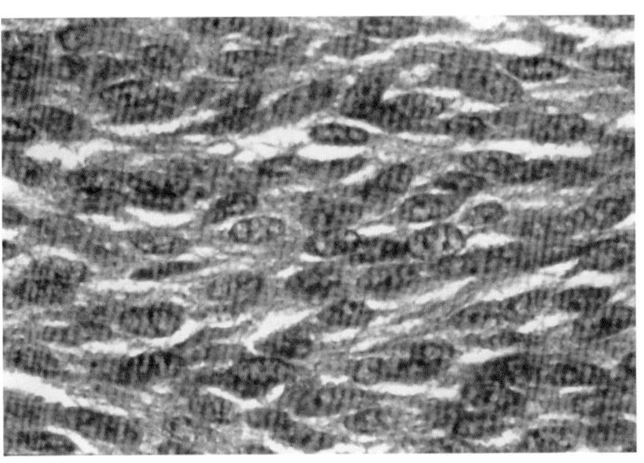

图 1.30　图 1.29 病变的组织病理学，显示梭型恶性黑色素瘤细胞。（苏木精-伊红染色×150）

先天性眼黑色素细胞增多症相关的多灶性和双侧葡萄膜黑色素瘤

在弥漫性眼黑色素细胞增多症的眼中可以发生多灶性分离的葡萄膜黑色素瘤。此外，双侧眼黑色素细胞增多患者可以发生双眼葡萄膜黑色素瘤。两种情况我们都观察到了数个实例。每种情况各选一个实例描述如下。

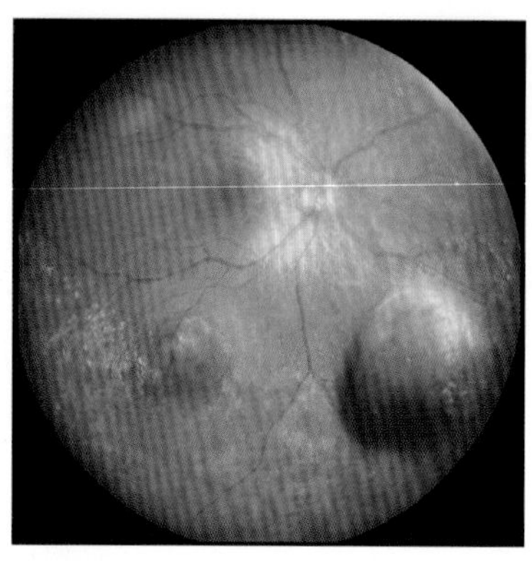

图 1.31 一名中年女性患者广角眼底照片。这位患者因眼皮肤黑色素细胞增多症已随访了 20 多年。在这次检查中，发现她有三个新发的黑色素瘤，分别位于鼻下、颞下和颞上（无色素性的）

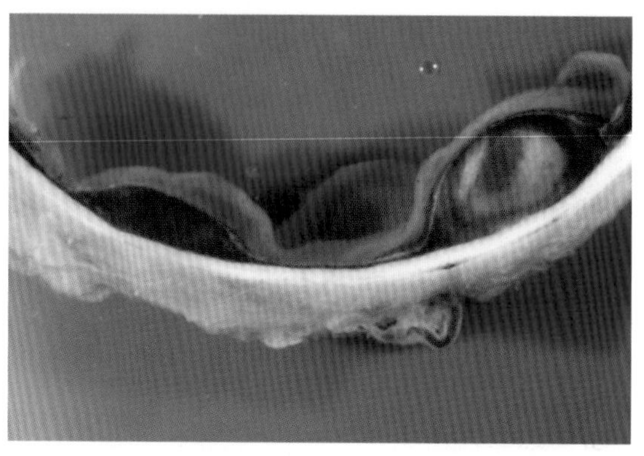

图 1.32 图 1.31 中患者眼球摘除后记录了三个独立的黑色素瘤。图中显示两个下方的黑色素瘤

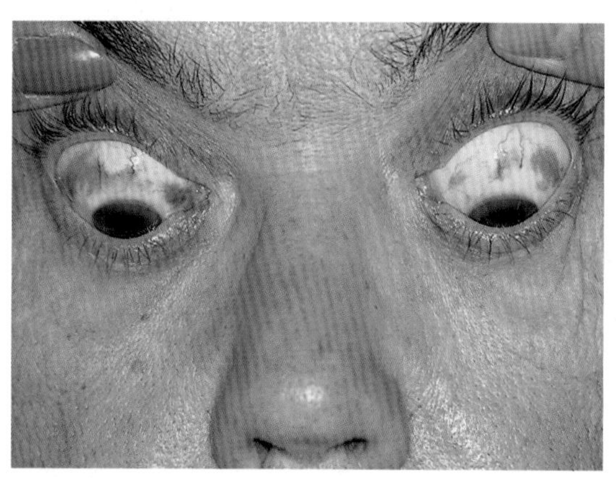

图 1.33 一名 54 岁男性的双侧脉络膜黑色素瘤病例，双侧可见眼黑色素细胞增多症的特征性表层巩膜色素沉着。病变自出生以来就存在。左眼的巨大黑色素瘤导致了眼球摘除

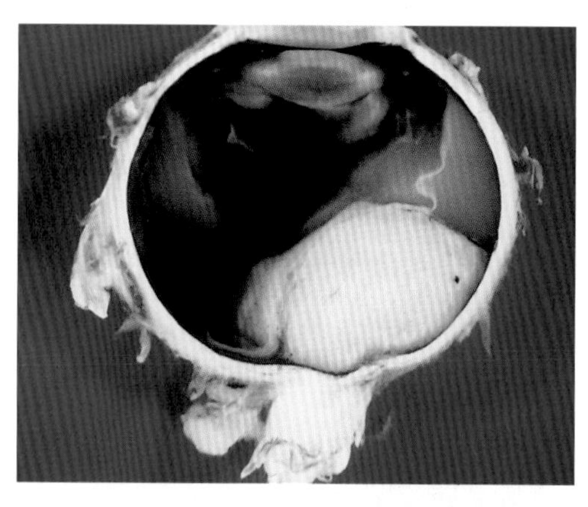

图 1.34 图 1.33 中患者摘除的左眼大体剖面图，显示巨大的，几乎是无色素性的脉络膜黑色素瘤

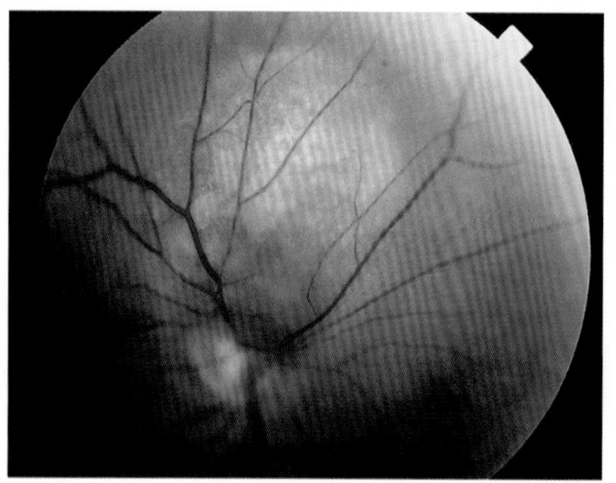

图 1.35 图 1.33 中患者剩余右眼 9 年后的眼底图，显示视盘上方黑色素瘤，表面有橙色色素。患者拒绝治疗

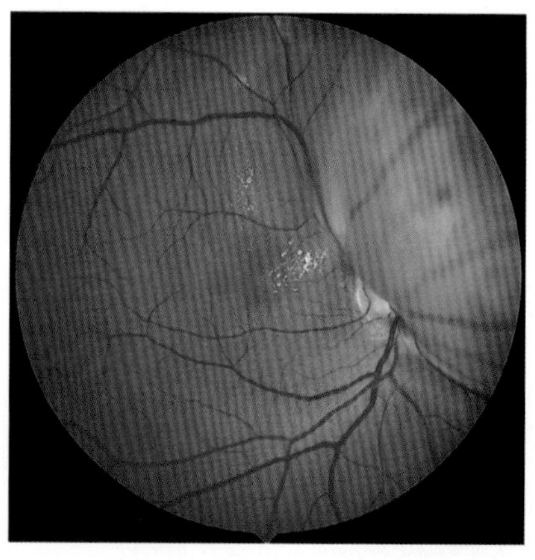

图 1.36 两年后右眼的眼底照片，显示视盘鼻上方巨大脉络膜黑色素瘤的边缘。患者接受了放射治疗，但最终患者视力丧失，并死于转移性黑色素瘤

弥漫性和区域性眼皮肤黑色素细胞增多症与相关的黑色素瘤

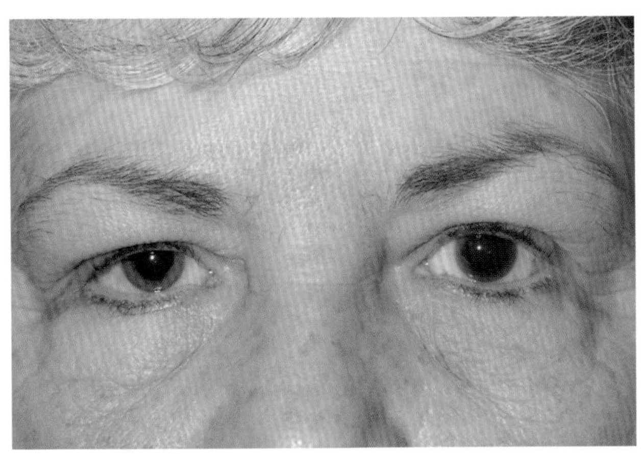

图 1.37　弥漫性眼皮肤黑色素细胞增多引起的左眼深色虹膜异色

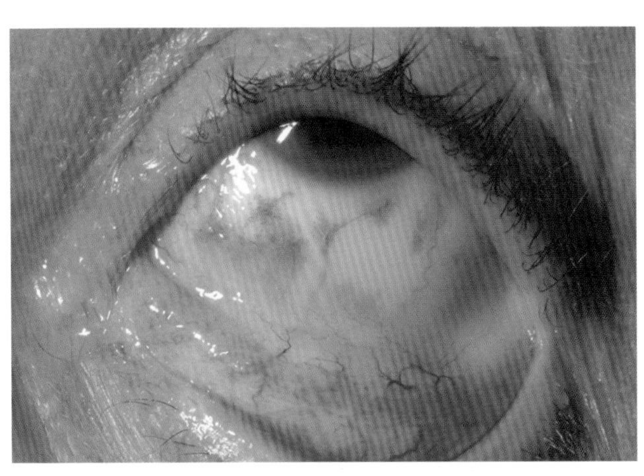

图 1.38　图 1.37 所示患者的弥漫性、散在的巩膜黑色素细胞增多

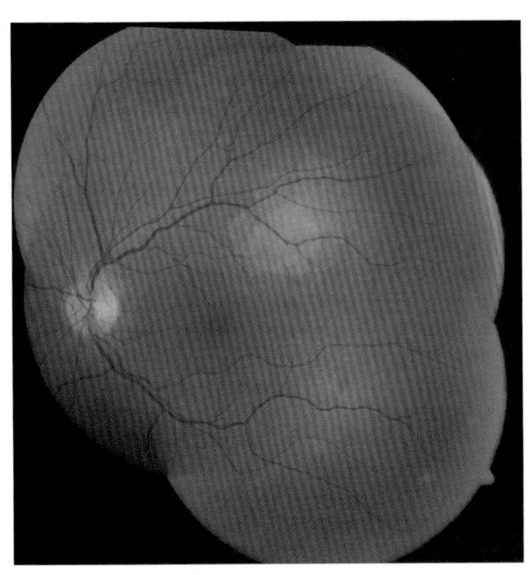

图 1.39　图 1.37 所示患者发生在黄斑区域的小脉络膜黑色素瘤，并伴有视网膜下液和橙色色素沉着

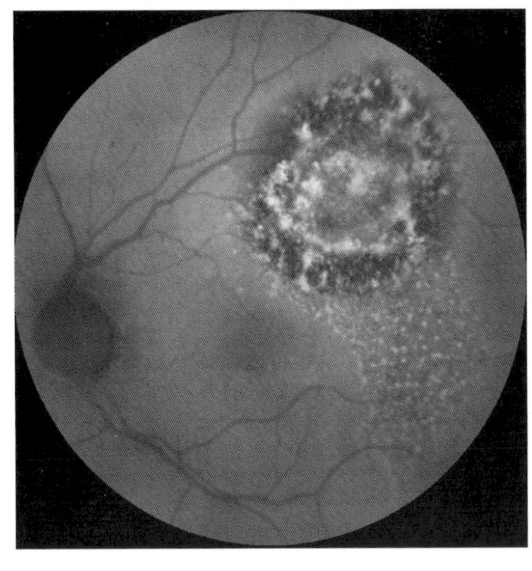

图 1.40　自发荧光摄影显示了图 1.39 所示肿块表面覆盖的橙色色素和肿瘤视网膜下液内的明亮的高自发荧光斑点

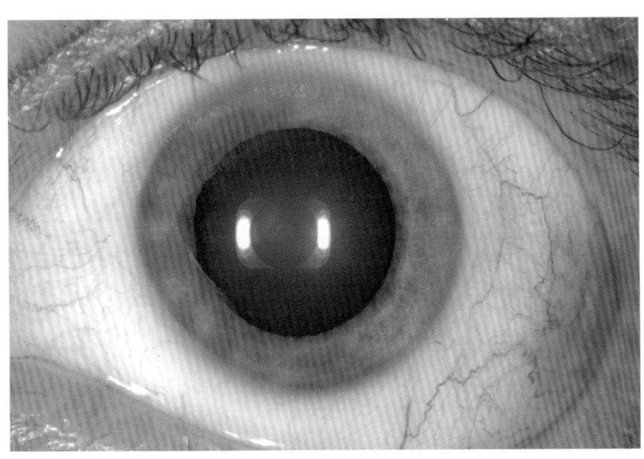

图 1.41　左眼鼻侧区域性眼黑色素细胞增多

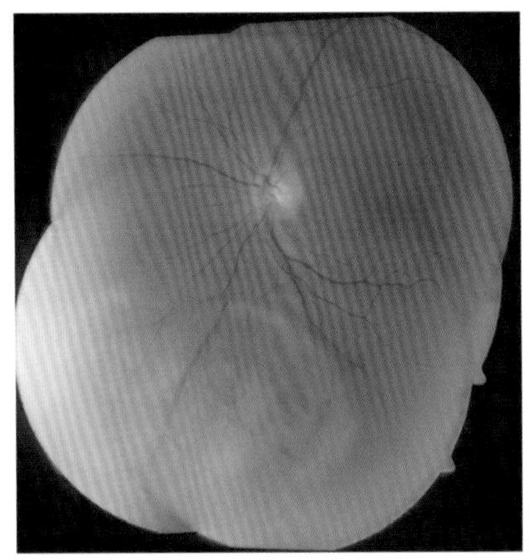

图 1.42　图 1.41 所示患者的区域性脉络膜黑色素细胞增多及鼻下方脉络膜黑色素瘤

与先天性眼黑色素细胞增多症相关的颅内黑色素瘤

如文中所提到的，在患有眼和眼皮肤黑色素细胞增多症的患者中葡萄膜黑色素瘤的发病率增加；虽然不如葡萄膜显著，但受累患者的颅内黑色素瘤的发病率也增加。两个实例报道如下。

Kiratli H, Bilgig S, Satilmis M. Ocular melanocytosis associated with intracranial melanoma. *Br J Ophthalmol* 1996;80:1025.

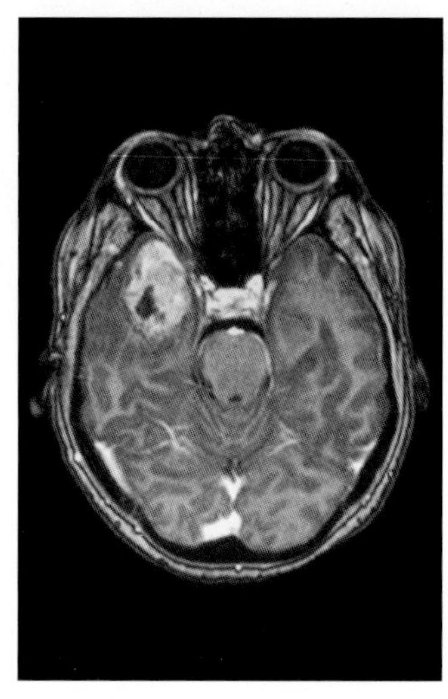

图 1.43 46岁患有严重头痛的女性的脑部水平面磁共振成像。注意右颞叶的大型肿块。切除肿瘤的组织病理学显示恶性黑色素瘤。虽然怀疑是转移性黑色素瘤，但没有发现原发性黑色素瘤。患者被转诊进行眼部检查以排除原发性葡萄膜黑色素瘤

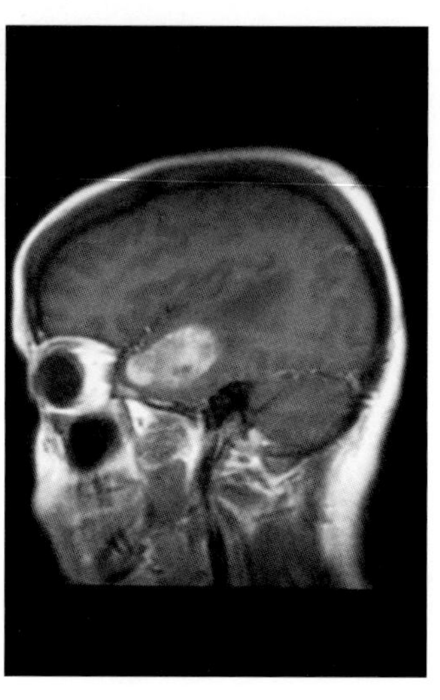

图 1.44 矢状面磁共振成像，显示同一病变

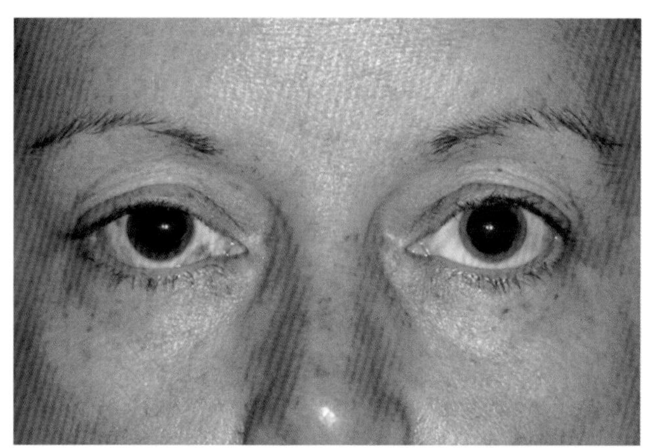

图 1.45 图1.43中患者双眼的外观。注意右眼的虹膜颜色比左眼更暗，这一体征自出生以来就存在。注意右眼的表层巩膜色素沉着。患者有弥漫性脉络膜黑色素细胞增多症，但无葡萄膜黑色素瘤。结论认为肿瘤为原发性脑黑色素瘤，起源于眼皮肤黑色素细胞增多症患者中的颅内黑色素细胞增多，但无眼内黑色素瘤

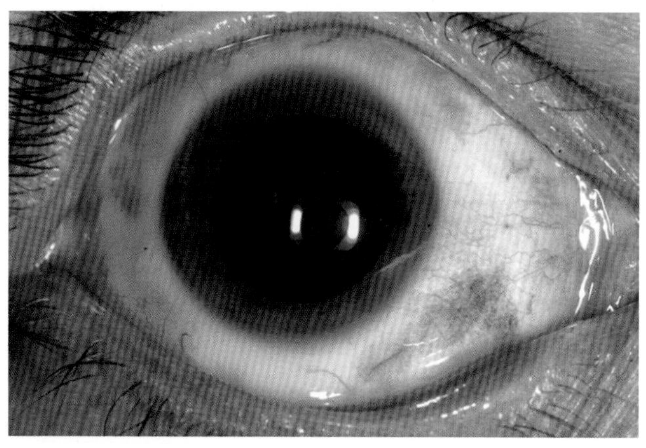

图 1.46 近距观察右眼，显示巩膜黑色素细胞增多，并有右眼脉络膜弥漫性色素过度沉着，但没有葡萄膜黑色素瘤

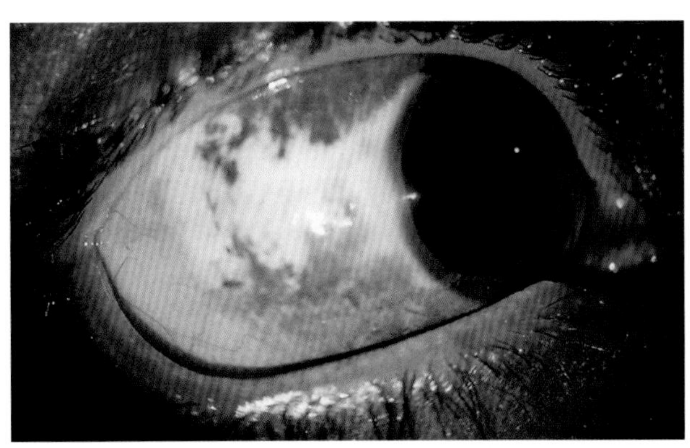

图 1.47　右眼显著的眼黑色素细胞增多症。这名 33 岁的女性因右侧面部麻痹而就诊。(由 HayyamKiratli 医师友情提供)

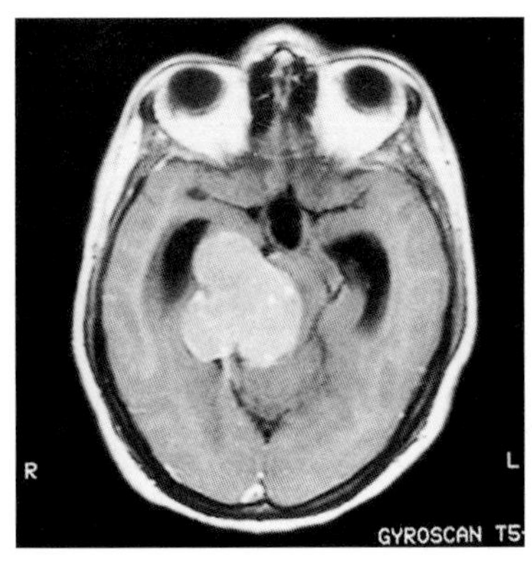

图 1.48　图 1.47 中患者大脑的水平面磁共振成像,注意颅内的大型肿块。大脑病变切除后证实是黑色素瘤。患者没有葡萄膜黑色素瘤。(由 HayyamKiratli 医师提供)

(柳季　译)

第 2 章

虹膜基质黑色素细胞瘤

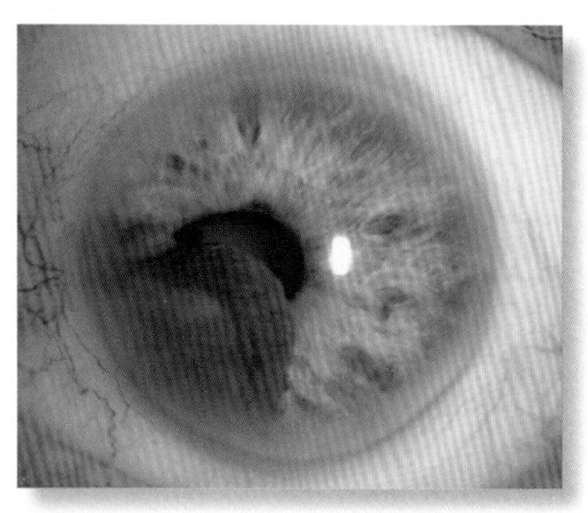

总论

虹膜寻常痣在文献报道中已有清晰的认识(1-42)。与虹膜雀斑相反,虹膜痣侵犯了虹膜基质的结构。虹膜雀斑发生在约60%的人群中,很可能没有恶变的潜质;而虹膜痣发生在约少于5%的人群中,极少数会引起恶性黑色素瘤。关于虹膜痣和脉络膜黑色素瘤之间的关系的报道仍不一致(3,8,9,12)。如其他黑色素细胞性葡萄膜肿瘤一样,虹膜痣倾向发生于高加索人种,临床上于青春期或青年时显现。在一项对3,680例虹膜肿瘤的调查显示,虹膜黑色素细胞痣是其中最常见的实体瘤,占此类病例总数的42%(1)。

临床特征

不同病例中虹膜痣的大小,形状和色素沉着可以各有差异(1,2,13,14)。这种肿瘤可以是小而局限的,或大而弥散的,或平坦,或圆顶状,有时周边相邻的虹膜可出现尘状或卫星状播散。它可以是完全无色透明的,也可以是深色的,80%以上位于虹膜的下半(1,13)。过去认为不规则瞳孔,房角受累,继发性白内障,继发性囊肿,木薯样变,或附近的跨巩膜扩张是恶性转化的迹象。然而,我们现在知道许多稳定的虹膜痣可以产生这样的继发变化(1)。总体而言,转诊到眼科肿瘤专科的临界疑似虹膜色素性病变大约有4%在十年内出现了增长,并演变为低度恶性的黑色素瘤(5,13)。已发表的ABCDEF指南可用于预测虹膜痣转变为黑素色瘤的危险因素(13)(表2.1)。

与虹膜痣相关的继发性青光眼极为罕见,所以任何色素性虹膜病变并发眼内压升高应引起虹膜黑色素瘤的怀疑(1,14,16)。有意思的是虹膜痣的正后方可以出现相关的虹膜色素上皮囊肿。我们已经多次观察到这一现象。

有一种虹膜痣的变异是黑色素细胞瘤。这种病变可以类似黑色素瘤,并以发生在视盘上的最为人所知。与普通痣和黑色素瘤相比,它的色素更深,并且可以发生自发性坏死和色素播散,诱发继发性青光眼(16)。黑色素细胞瘤引起的青光眼是由于黑色素细胞瘤细胞坏死释放色素,吞噬了这种色素的黑色素巨噬细胞阻塞小梁网所致。因此,这种情况被称为黑色素细胞瘤裂解性青光眼(16)。

虹膜痣

表 2.1　虹膜痣转化为虹膜黑色素瘤的 ABCDEF 预测因素指南

字母	特征	后果		危险几率
		生长成为黑色素瘤(%)n=27	未生长成为黑色素瘤(%) n=1584	
A	年龄(≤40 岁)	3	97	3
B	出血	25	75	9
C	下方钟点向分布	2	98	9
C	弥散样形态	17	83	14
E	虹膜外翻	4	96	4
F	羽状边缘	4	96	3

数据来自 Shields CL, Kaliki S, Hutchinson A, et al. Iris nevus growth into melanoma: Analysis of 1611 consecutive eyes. The ABCDEF guide. *Ophthalmology* 2013;120:766-72.

组织病理学证实成人和儿童的虹膜黑色素细胞瘤临床上可以显示增大,而并无恶变(10)。在某些情况下,虹膜黑色素细胞瘤可表现为较大的睫状体黑色素细胞瘤的前部延伸(11)。像其他虹膜痣一样,虹膜黑色素细胞瘤很少会发生恶性转化(1,10,11)。虹膜痣的其他变异包括节段性痣,木薯样痣和弥漫性虹膜痣。节段性虹膜痣在文献中极少提及。此病变表现为从瞳孔到房角界限清晰的节段性色素加深。它的大小通常是 3 到 4 个钟时,但范围可以从 1 到 11 个钟时。这种病变可能是先天性的,我们认为它是一种局限性的眼黑色素细胞增多症。

木薯样痣可以有无色的多结节的表面,类似于木薯布丁。此类木薯样痣倾向于具有几乎无色透明的外观,并可以呈多灶性播散到房角。木薯样痣可以非常类似于木薯样黑色素瘤,将在后面讨论。虽然我们没有发现关于木薯样痣的文献,但是我们已经诊断了多例。

弥漫性虹膜痣综合征,或称 Cogan-Reese 综合征,是包括在虹膜角膜内皮(ICE)综合征内的一种病症,将在第 3 章讨论。

影像学检查

虹膜痣的影像学检查包括荧光血管造影,超声生物显微镜(UBM)和前节相干光断层扫描(OCT)(18-24)。大多数痣在血管造影时显示强度较低的高荧光。这些病变在超声生物显微镜下倾向于显示高回声并稍增厚(21,23,24)。前节相干光断层扫描显示高反射伴声影(21,24)。

病理

组织病理学上,虹膜痣细胞通常表现为纤细的梭形细胞,但偶尔可以表现为饱满的圆形细胞,如黑色素细胞瘤中所见(25-27)。偶尔,良性上皮样细胞占优势时也意味着黑色素瘤的诊断。在临界病例中,虹膜痣可能难以从显微镜下与低度恶性黑色素瘤相区分。当有黑色素细胞瘤恶变时,黑色素瘤的成分可以由无色素的梭形的细胞克隆组成,它们与圆形而深色的黑色素细胞瘤细胞明显不同。

治疗

关于治疗,应该告知患者其虹膜痣恶性转化为黑色素瘤的机会相对较低。建议每 6 至 12 个月进行一次眼科检查以监测其生长,并基于上述 ABCDEF 指南告知患者其恶性转化的机会(13)。初诊时的房角镜检查和照片,以及前节相干光断层扫描,或超声生物显微镜可以有助于早期检测到病变的增大。荧光血管造影在区分虹膜痣与黑色素瘤上几乎没有帮助。无论诊断如何,无色素肿瘤显示高荧光,而深色素细胞显示低荧光。超声生物显微镜有助于检测相邻的睫状体是否受累,并追踪病变生长。它可以帮助区分在房角的痣和囊肿。如果有照片证据记载了增长,则应该考虑干预性治疗。这将在下一节虹膜黑色素瘤中讲述。

参考文献

大型病例系列

1. Shields CL, Kancherla S, Patel J, et al. Clinical survey of 3680 iris tumors based on patient age at presentation. *Ophthalmology* 2012;119(2):407–414.
2. Shields JA, Sanborn GE, Augsburger JJ. The differential diagnosis of malignant melanoma of the iris. A clinical study of 200 patients. *Ophthalmology* 1983;90:716–720.
3. Michelson JB, Shields JA. The relationship of iris nevi to posterior uveal melanoma. *Am J Ophthalmol* 1977;83:694–696.
4. Shields CL, Shields JA, Shields MB, et al. Prevalence and mechanisms of secondary intraocular pressure elevation in eyes with intraocular tumors. *Ophthalmology* 1987;94:839–846.
5. Territo C, Shields CL, Shields JA, et al. Natural course of melanocytic tumors of the iris. *Ophthalmology* 1988;95:1251–1255.
6. Workman DM, Weiner JW. Melanocytic lesions of the iris—a clinicopathological study of 100 cases. *Aust N Z J Ophthalmol* 1990;18:381–384.
7. van Klink F, de Keizer RJ, Jager MJ, et al. Iris nevi and melanomas: a clinical follow-up study. *Doc Ophthalmol* 1992;82:49–55.
8. Bataille V, Sasieni P, Cuzick J, et al. Risk of ocular melanoma in relation to cutaneous and iris naevi. *Int J Cancer* 1995;60:622–626.
9. Harbour JW, Brantley MA Jr, Hollingsworth H, et al. Association between posterior uveal melanoma and iris freckles, iris naevi, and choroidal naevi. *Br J Ophthalmol* 2004;88:36–38.
10. Demirci H, Mashayekhi A, Shields CL, et al. Iris melanocytoma: clinical features and natural course in 47 cases. *Am J Ophthalmol* 2005;139:468–475.
11. Shields JA, Shields CL, Eagle RC Jr. Melanocytoma (hyperpigmented magnocellular nevus) of the uveal tract. The 34th G. Victor Simpson Lecture. *Retina* 2007;27:730–739.
12. Weis E, Shah CP, Lajous M, et al. The association of cutaneous and iris nevi with uveal melanoma: a meta-analysis. *Ophthalmology* 2009;116(3):536–543.
13. Shields CL, Kaliki S, Hutchinson A, et al. Iris nevus growth into melanoma: analysis of 1611 consecutive eyes: the ABCDEF guide. *Ophthalmology* 2013;120(4):766–772.
14. Shields CL, Shields PW, Manalac J, et al. Review of cystic and solid tumors of the iris. *Oman J Ophthalmol* 2013;6(30):159–164.

小型病例系列

15. Jakobiec FA, Silbert G. Are most iris "melanomas" really nevi? *Arch Ophthalmol* 1981;99:2117–2132.
16. Fineman M, Eagle RC Jr, Shields JA, et al. Melanocytomalytic glaucoma in eyes with necrotic iris melanocytoma. *Ophthalmology* 1998;105:492–496.
17. Kathil P, Milman T, Finger PT. Characteristics of anterior uveal melanocytomas in 17 cases. *Ophthalmology* 2011;118(9):1874–1880.

影像学/病理

18. Hodes BL, Gildenhar M, Choromokos E. Fluorescein angiography in pigmented iris tumors. *Arch Ophthalmol* 1979;97:1086–1088.
19. Nordlund JR, Robertson DM, Herman DC. Ultrasound biomicroscopy in management of malignant iris melanoma. *Arch Ophthalmol* 2003;121:725–727.
20. Malandrini A, Mittica V, Tosi GM, et al. Clinical and ultrasound biomicroscopic features in iris melanocytoma. *Ophthalmic Surg Lasers Imaging* 2009;40(1):46–49.
21. Bianciotto C, Shields CL, Guzman JM, et al. Assessment of anterior segment tumors with ultrasound biomicroscopy versus anterior segment optical coherence tomography in 200 cases. *Ophthalmology* 2011;118(7):1297–1302.
22. Doro D, Parrozzani R, Midena E. Ultrasound biomicroscopy examination of anterior uveal tumors: information on location and size only? *Acta Clin Croat* 2012;51(Suppl 1):37–44.
23. Giuliari GP, Krema H, McGowan HD, et al. Clinical and ultrasound biomicroscopy features associated with growth in iris melanocytic lesions. *Am J Ophthalmol* 2012;153(6):1043–1049.
24. Razzaq L, Emmanouilidis-van der Spek K, Luyten GP, et al. Anterior segment imaging for iris melanocytic tumors. *Eur J Ophthalmol* 2011;21(5):608–614.
25. Grossniklaus HE, Oakman JH, Cohen C, et al. Histopathology, morphometry, and nuclear DNA content of iris melanocytic lesions. *Invest Ophthalmol Vis Sci* 1995;36:745–750.
26. Ozdemir Y, Onder F, Cosar CB, et al. Clinical and histopathologic findings of iris nevus (Cogan-Reese) syndrome. *Acta Ophthalmol Scand* 1999;77:234–237.
27. Schalenbourg A, Uffer S, Zografos L. Utility of a biopsy in suspicious pigmented iris tumors. *Ophthalmic Res* 2008;40(5):267–272.

病例报告

28. Shields JA, Annesley WH, Spaeth GL. Necrotic melanocytoma of iris with secondary glaucoma. *Am J Ophthalmol* 1977;84:826–829.
29. Shields JA, Augsburger JJ, Bernardino V Jr, et al. Melanocytoma of the ciliary body and iris. *Am J Ophthalmol* 1980;89:632–635.
30. Nakazawa M, Tamai M. Iris melanocytoma with secondary glaucoma. *Am J Ophthalmol* 1984;97:797–799.
31. Shields JA, Karan DS, Perry HD, et al. Epithelioid cell nevus of the iris. *Arch Ophthalmol* 1985;103:235–237.
32. Cialdini AP, Sahel JA, Jalkh AE, et al. Malignant transformation of an iris melanocytoma. A case report. *Graefes Arch Clin Exp Ophthalmol* 1989;227:348–354.
33. Paridaens D, Lyons CJ, McCartney A, et al. Familial aggressive nevi of the iris in childhood. *Arch Ophthalmol* 1991;109:1552–1554.
34. Sneed SR, Vine AK. Spontaneous collapse of a primary iris cyst associated with an iris nevus. *Arch Ophthalmol* 1991;109:21–22.
35. Teichmann KD, Karcioglu ZA. Melanocytoma of the iris with rapidly developing secondary glaucoma. *Surv Ophthalmol* 1995;40:136–144.
36. Carlson DW, Alward WL, Folberg R. Aggressive nevus of the iris with secondary glaucoma in a child. *Am J Ophthalmol* 1995;119:367–368.
37. Biswas J, D'Souza C, Shanmugam MP. Diffuse melanotic lesion of the iris as a presenting feature of ciliary body melanocytoma: report of a case and review of the literature. *Surv Ophthalmol* 1998;42:378–382.
38. Kiratli H, Bilgic S, Gedik S. Late normalization of melanocytomalytic intraocular pressure elevation following excision of iris melanocytoma. *Graefes Arch Clin Exp Ophthalmol* 2001;239:712–715.
39. Shields JA, Eagle RC Jr, Shields CL, et al. Progressive growth of an iris melanocytoma in a child. *Am J Ophthalmol* 2002;133:287–289.
40. Sagoo MS, Shields CL, Eagle RC Jr, et al. Brown trabeculectomy bleb from necrotic iris melanocytoma. *Acta Ophthalmol Scand* 2007;85(5):571-572.
41. Qian Y, Zakov ZN, Schoenfield L, et al. Iris melanoma arising in iris nevus in oculo(dermal) melanocytosis. *Surv Ophthalmol* 2008;53(4):411–415.
42. Song WK, Yang WI, Lee SC. Iris naevus with recurrent spontaneous hyphema simulating an iris melanoma. *Eye (Lond)* 2009;23(6):1486–1488.

虹膜雀斑与虹膜痣:色素性的多种变体

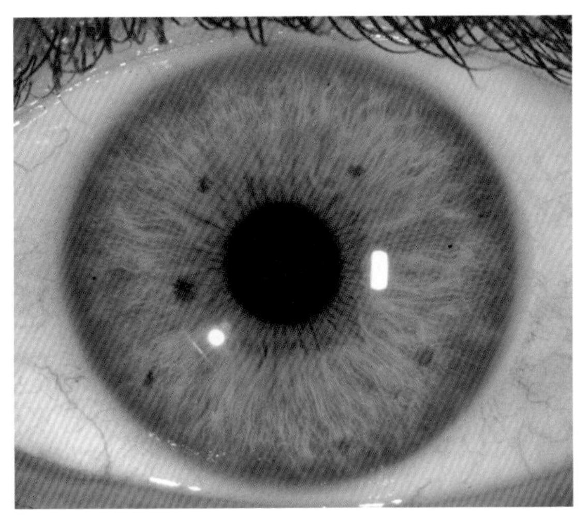

图 2.1　多发性虹膜雀斑。雀斑不会消除或改变正常虹膜结构

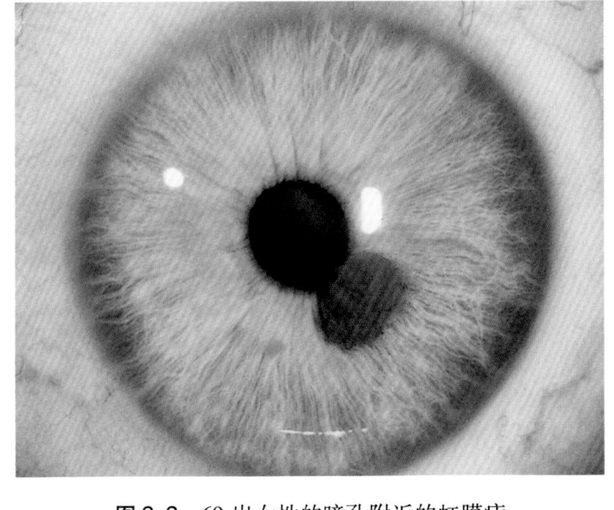

图 2.2　69 岁女性的瞳孔附近的虹膜痣

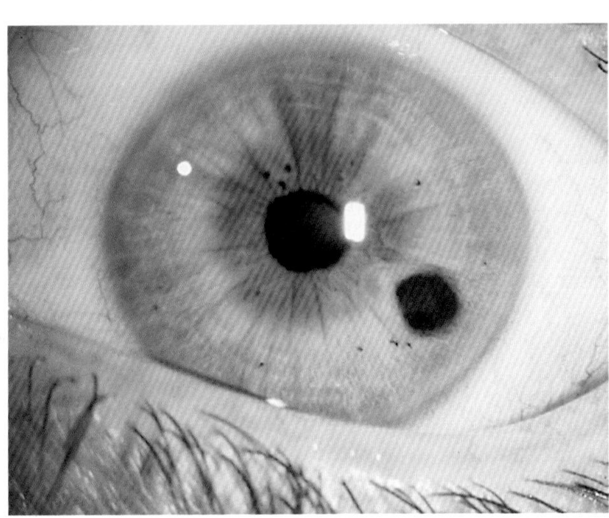

图 2.3　40 岁女性的虹膜中部虹膜痣

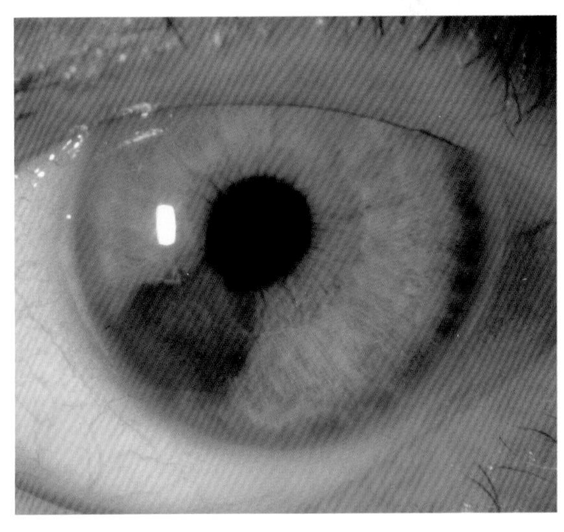

图 2.4　中年女性的左眼虹膜鼻下象限稍大的虹膜痣

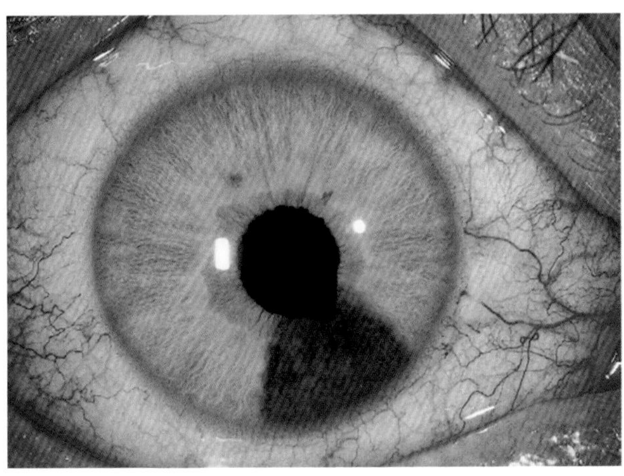

图 2.5　39 岁男性的虹膜下部节段性虹膜痣。大多数此类节段性痣在出生时或出生之后不久出现,它们可能是局限性眼黑色素细胞增多的表现

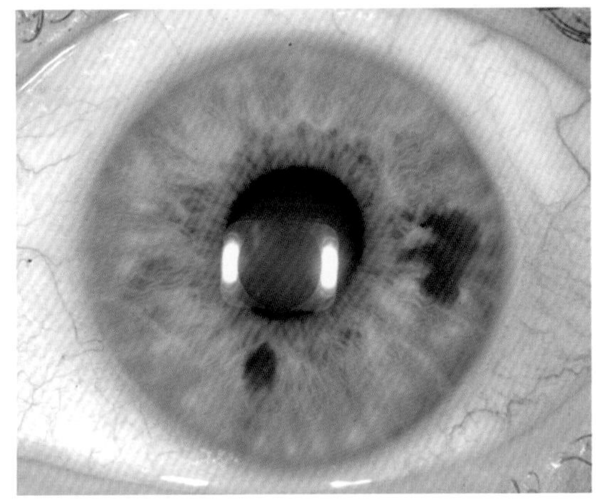

图 2.6　在一只眼睛的两个色素性痣。注意此例并存有几个虹膜雀斑

虹膜痣:无色素性和微色素性的多种变体

无色素性或微色素性虹膜痣可类似于平滑肌瘤、转移癌、淋巴瘤和其他非色素性虹膜病变。为了简便,这里使用术语“无色素”,即使有一些可能含有轻微的色素沉着。选择的部分示例见插图。

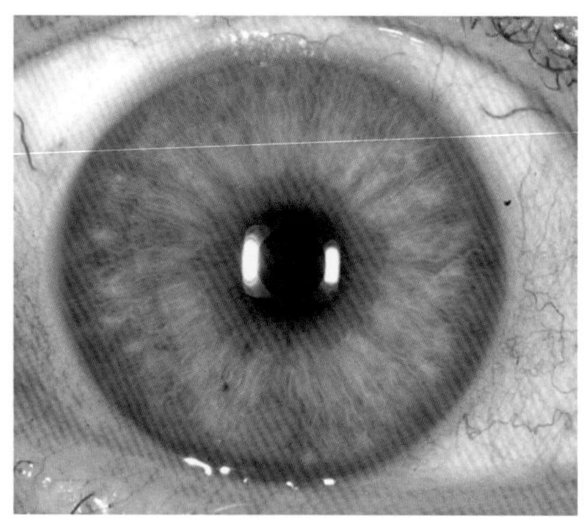

图 2.7 虹膜下方基质的局限性的无色素虹膜痣

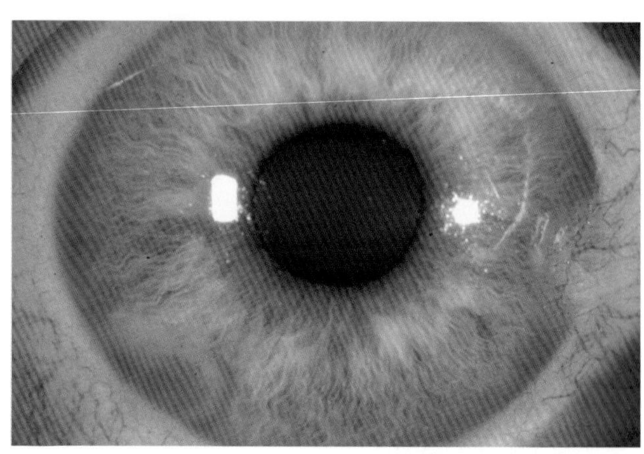

图 2.8 颞下周边虹膜上非常细微的无色素虹膜痣。鼻侧翼状胬肉与此并无关联

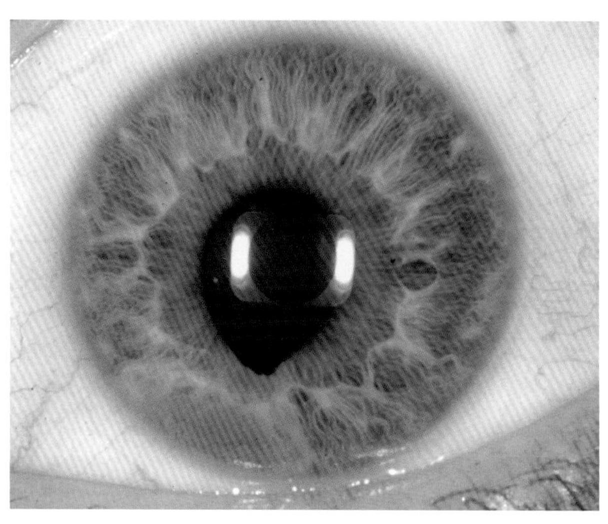

图 2.9 虹膜下部 6 点到 7 点位置间的无色素虹膜痣。注意瞳孔向下突出并轻微外翻

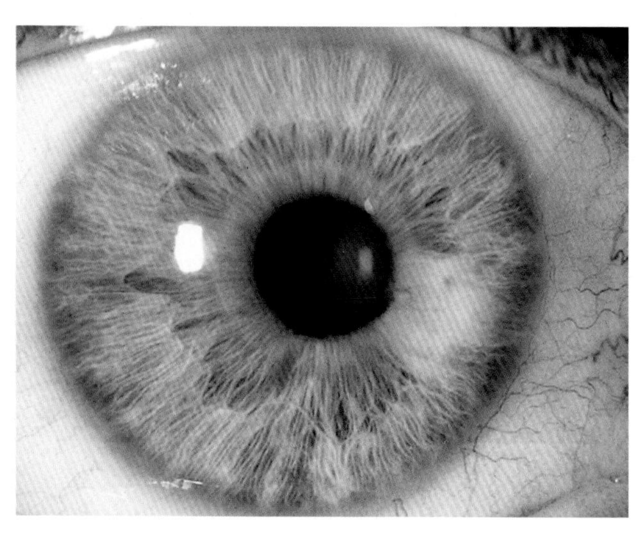

图 2.10 左眼瞳孔附近的非色素虹膜痣

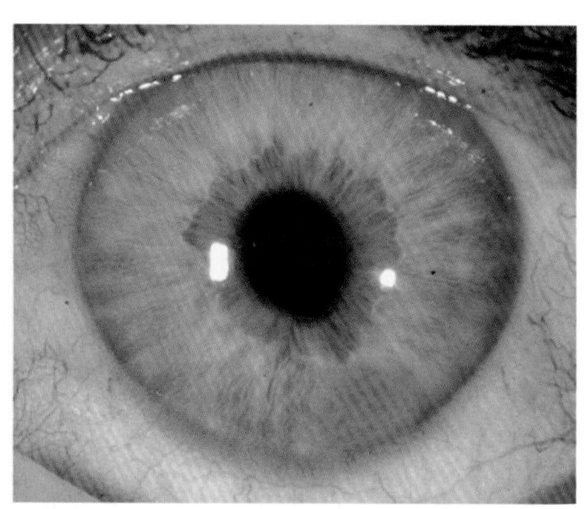

图 2.11 左眼虹膜 5 点位置的周边无色素虹膜痣

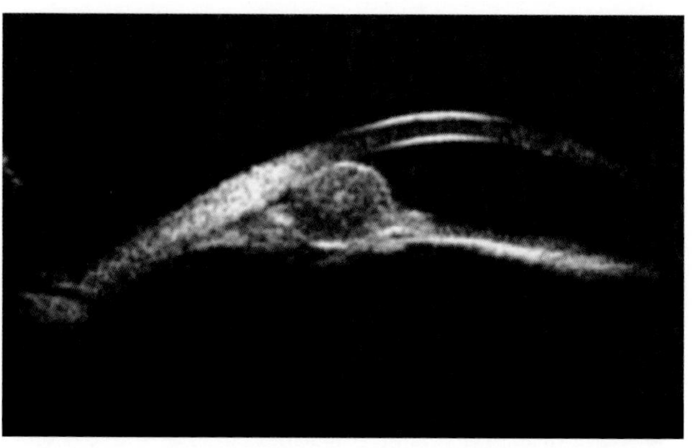

图 2.12 如图 2.11 所示病变的超声生物显微镜。注意增厚的周边虹膜和房角结构,和圆形肿块中相对较低的内部回声

虹膜痣：对邻近结构的影响

虹膜痣可扭曲相邻的瞳孔，累及前房角，产生继发性白内障或继发性囊肿，甚至可出现穿透巩膜的受累。这些表现可能与痣同时发生，但并不一定表示病变是恶性的。

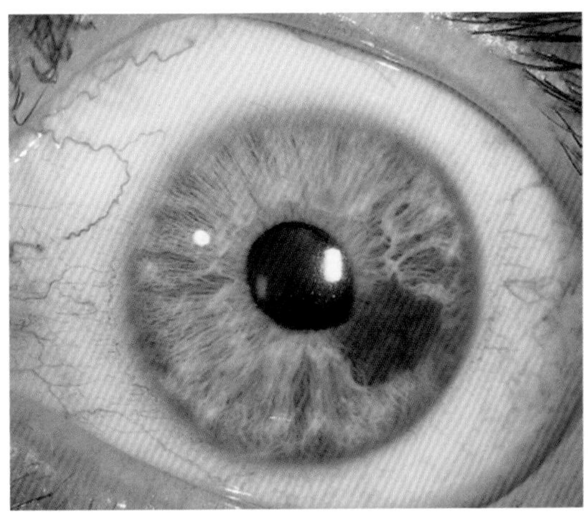

图 2.13　32 岁男性继发于虹膜痣的瞳孔变形

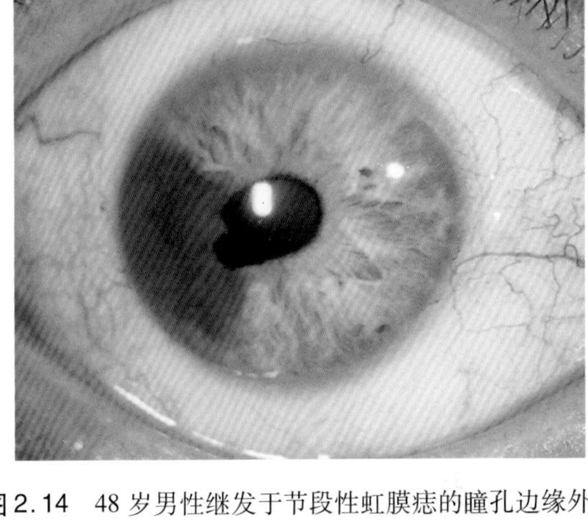

图 2.14　48 岁男性继发于节段性虹膜痣的瞳孔边缘外翻

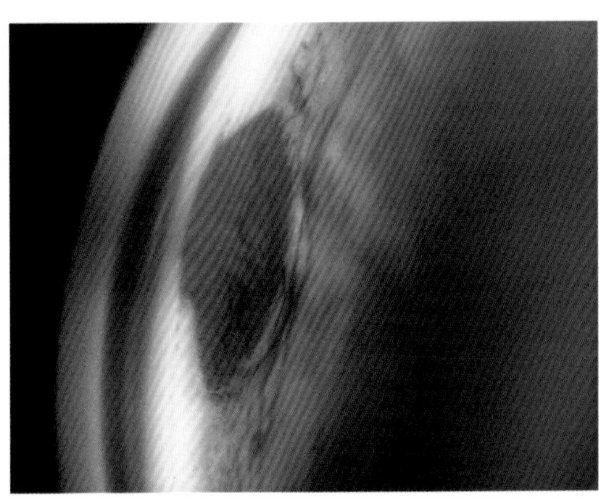

图 2.15　房角镜显示周边虹膜痣影响了房角结构并在 Schwalbe 线处突然停止

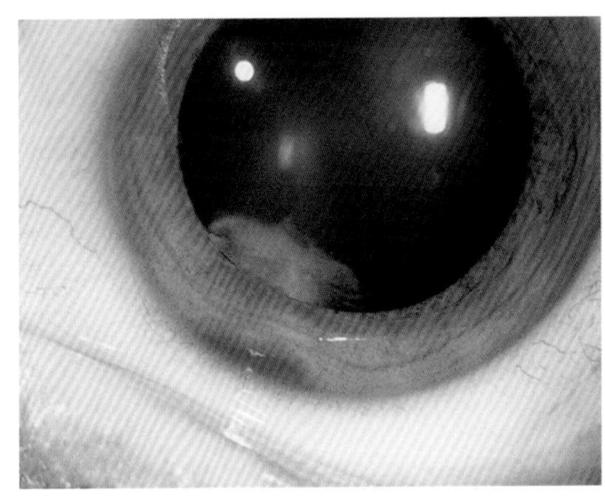

图 2.16　继发于周边虹膜痣的局限性皮质性白内障。这种白内障可以与虹膜痣并发，但透照检查、房角镜检查和超声生物显微镜可用于排除睫状体的累及

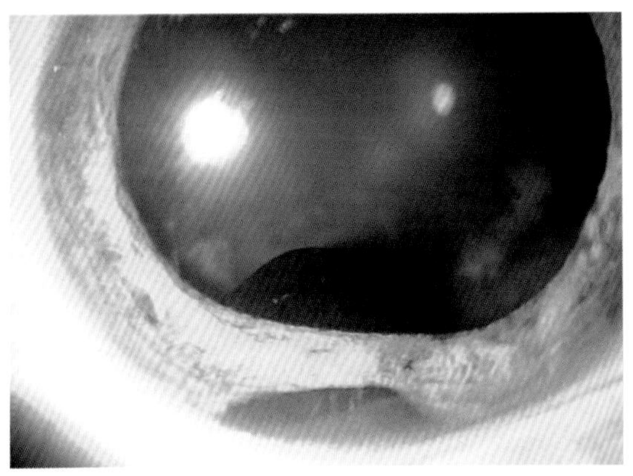

图 2.17　裂隙灯显示在虹膜痣后方的继发性虹膜色素上皮囊肿。这样的囊肿不应被误认为恶性黑色素瘤或黑色素瘤内的囊肿腔

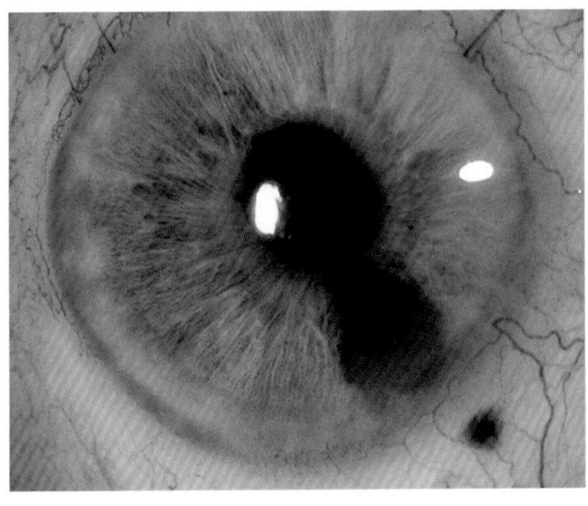

图 2.18　虹膜痣及其穿透巩膜的受累表现。这样的发现不一定意味着肿瘤已经侵入巩膜。它可能是先天性痣的透巩膜组成部分，而不是恶性黑色素瘤的眼外蔓延

虹膜黑色素细胞瘤

黑色素细胞瘤是黑色素细胞痣的深色素变异。虽然大多数是稳定的，但有一些可以显示非常缓慢的增长和肿瘤种植，与黑色素瘤相似。

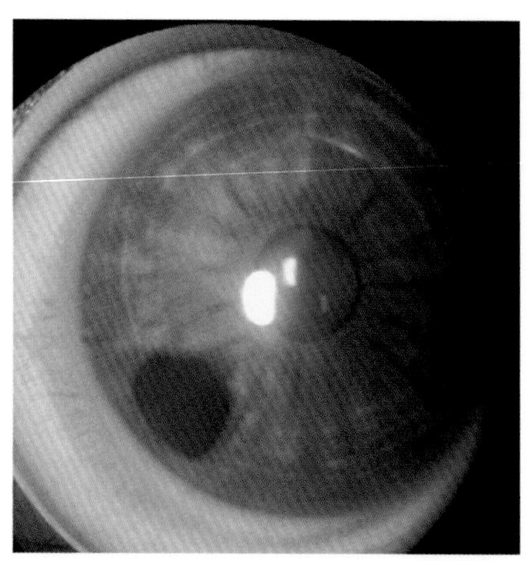

图 2.19　年轻男性的右眼虹膜颞下方的深色素病变，拟诊为黑色素细胞瘤，见于 1972 年

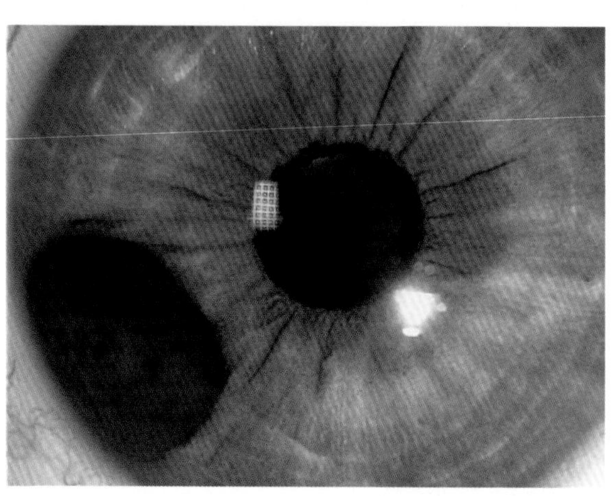

图 2.20　2005 年时的同一病变，显示轻微增长。患者选择不进行治疗，因为行文时已有 33 年而生长极慢

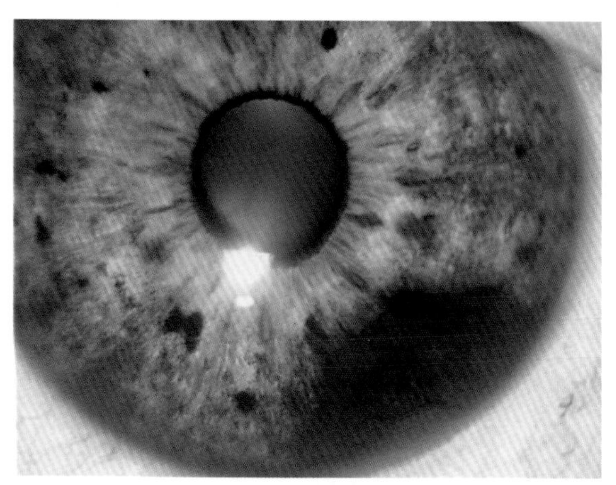

图 2.21　易碎的虹膜黑色素细胞瘤与前房种植。细针抽吸后的细胞病理诊断为黑色素细胞瘤。由于潜在的继发性青光眼、恶性转化和针刺活检取样误差的可能，患者被密切地随访

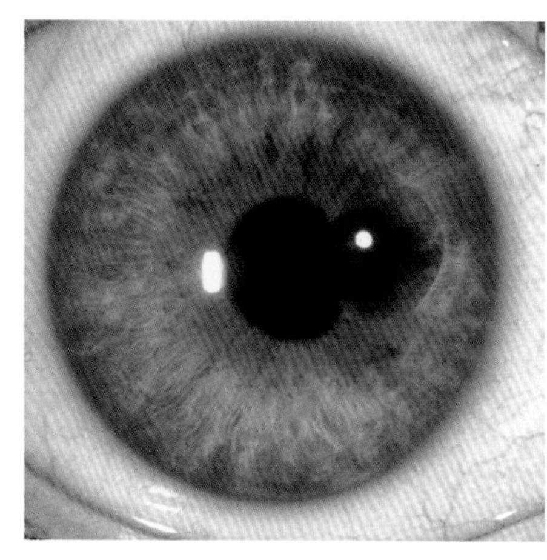

图 2.22　近瞳孔边缘的黑色素细胞瘤。突出的病变呈深棕色和粗糙的苔藓样外观。病变经节段性虹膜切除术去除

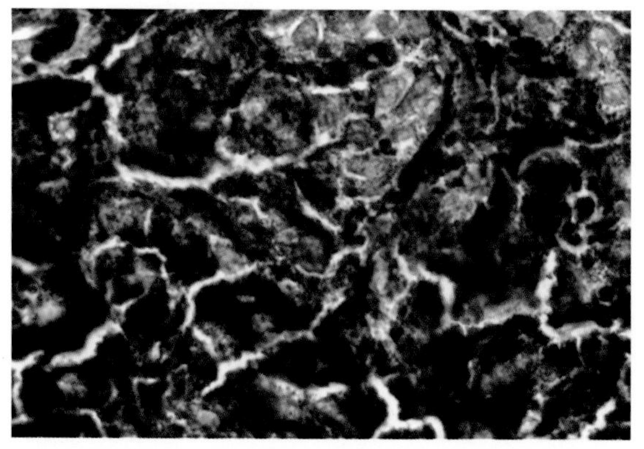

图 2.23　图 2.22 所示病变的组织病理学显示致密的细胞浆内黑色素，致使细胞的细节无法看清。（苏木精-伊红染色×150）

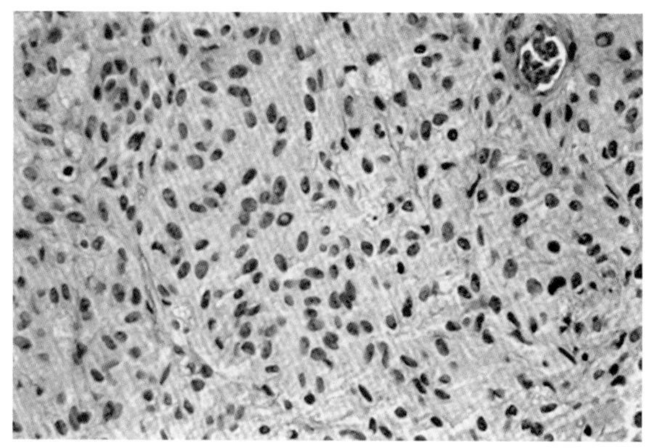

图 2.24　图 2.23 所示病变的脱色素切片，可更好的观察细胞的细节和黑色素细胞瘤的特征。（苏木精-伊红染色×75）

虹膜黑色素细胞瘤与继发性青光眼(黑色素细胞瘤裂解性青光眼)

虹膜黑色素细胞瘤是深色素型的虹膜痣。它具有自发性坏死、色素播散和青光眼(黑色素细胞瘤裂解性青光眼)的倾向。它很少能转化为恶性黑色素瘤。

1. Shields JA, Annesley WH, Spaeth GL. Necrotic melanocytoma of iris with secondary glaucoma. *Am J Ophthalmol* 1977;84:826-829.
2. Fineman M, Eagle RC Jr, Shields JA, et al. Melanocytomalytic glaucoma in eyes with necrotic iris melanocytoma. *Ophthalmology* 1998;105:492-496.

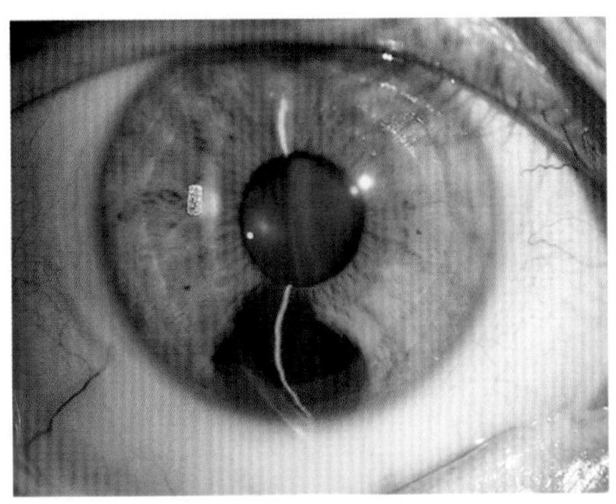

图2.25　40岁女性的虹膜下方黑色素细胞瘤。病变引起了房角种植和继发性青光眼

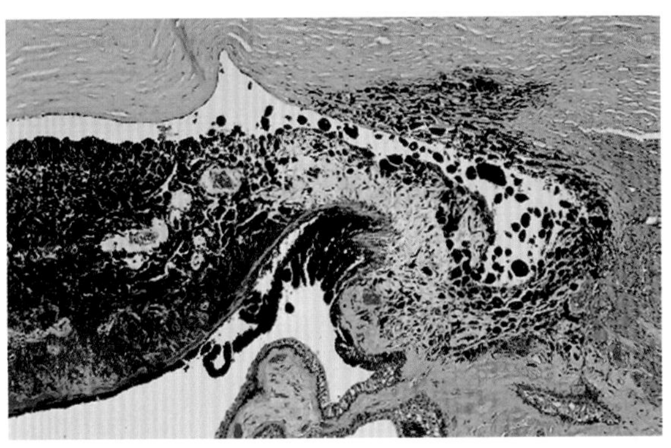

图2.26　如图2.25所示病变经虹膜睫状体切除术去除后的显微照片。注意在虹膜、小梁网和睫状体基底部的致密色素沉着。(苏木精-伊红染色×10)

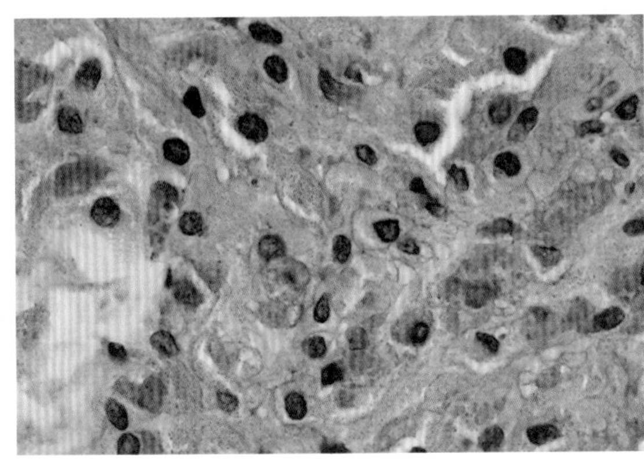

图2.27　如图2.25所示病变的显微照片。脱色素切片显示圆形饱满的,具有相对匀称细胞核的细胞。(苏木精-伊红染色×250)

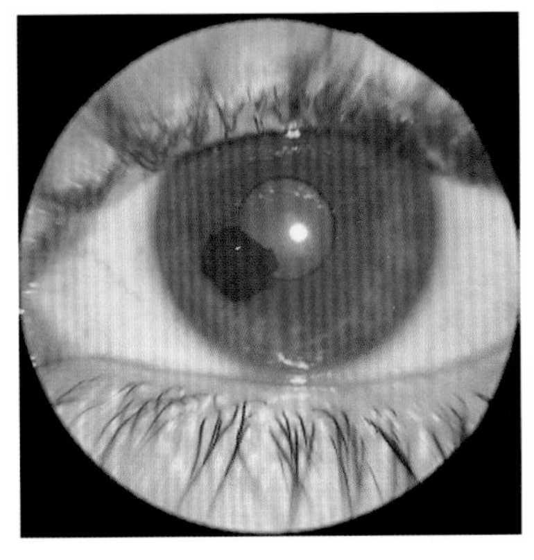

图2.28　1972年时一名23岁男性的虹膜黑色素细胞瘤

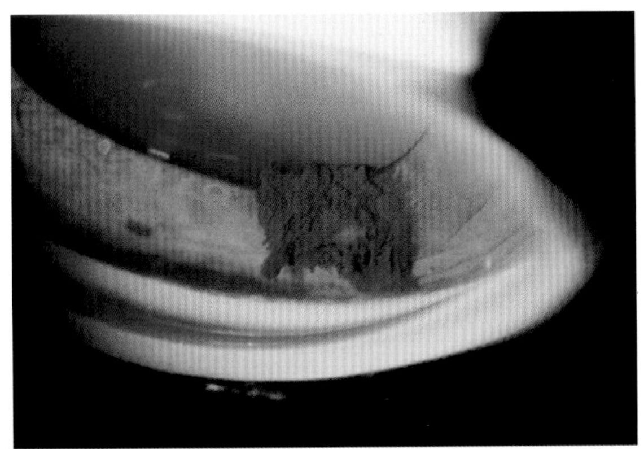

图2.29　图2.28所示病变3年后的房角镜检查。病变已产生卫星种子,前房角色素沉积和继发性青光眼。虽然曾考虑过眼球摘除,最终还是选择了虹膜切除术去除病变

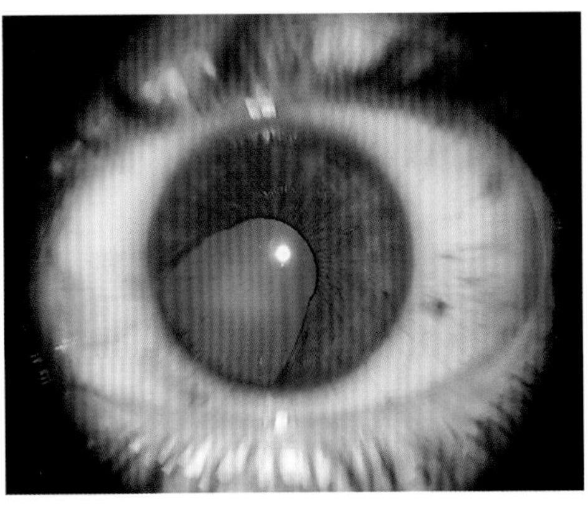

图2.30　去除主要肿瘤后的外观。卫星病灶和房角色素沉积随后消退。青光眼也消失了。患者视力良好,30多年后肿瘤仍无复发

可记录到生长的虹膜黑色素细胞瘤

即使虹膜黑色素细胞瘤是良性的，它仍可以显示缓慢的增大并类似虹膜黑色素瘤。这种增长更有可能发生在幼儿。图示为一病例。

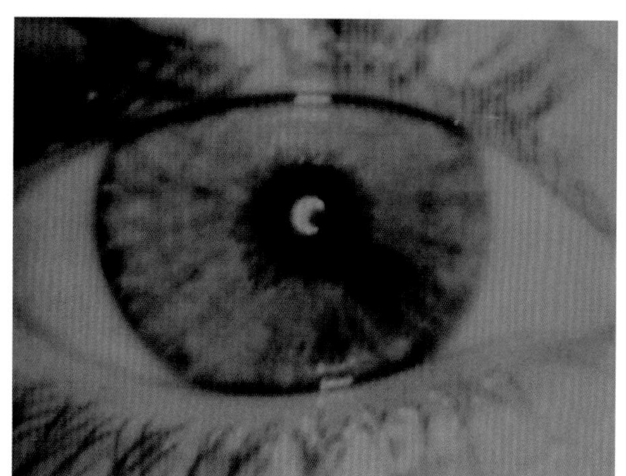

图 2.31 1994 年患者 3 岁时虹膜病变外观

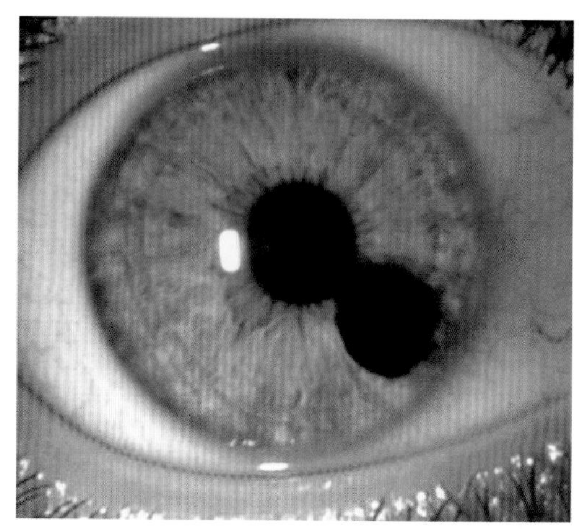

图 2.32 2000 年时相同的病变，显示出显著的增大

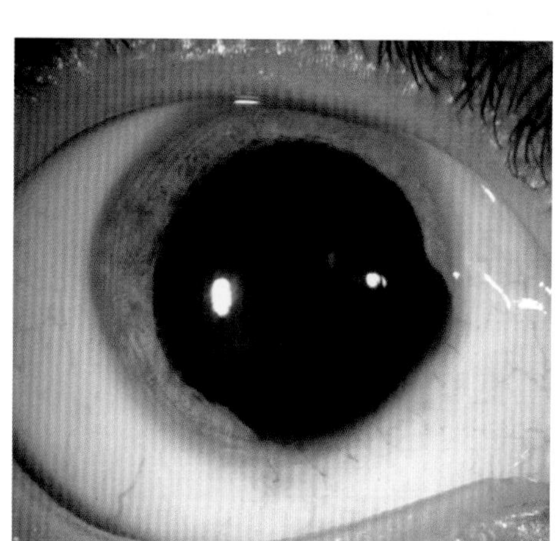

图 2.33 经节段虹膜切除术去除肿瘤后的外观。瞳孔属药物性扩大

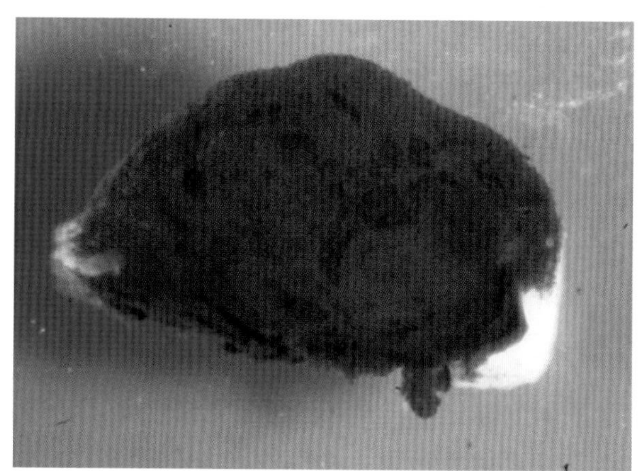

图 2.34 切除的肿瘤的大体标本，显示局限性的黑色病变。注意病变结构疏松

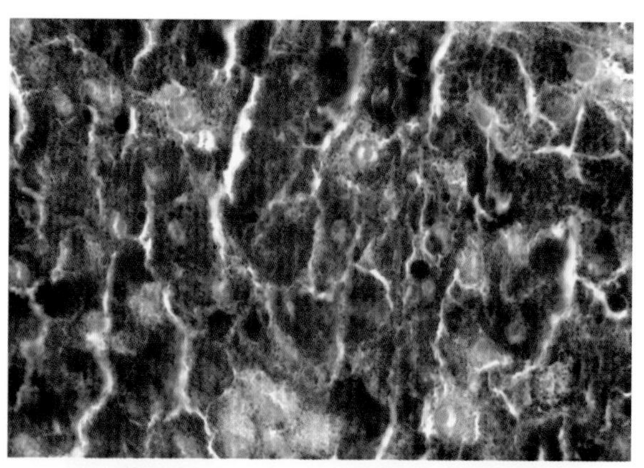

图 2.35 组织病理学显示致密的细胞浆内黑色素使细胞的细节无法辨明的视图。（苏木精-伊红染色×250）

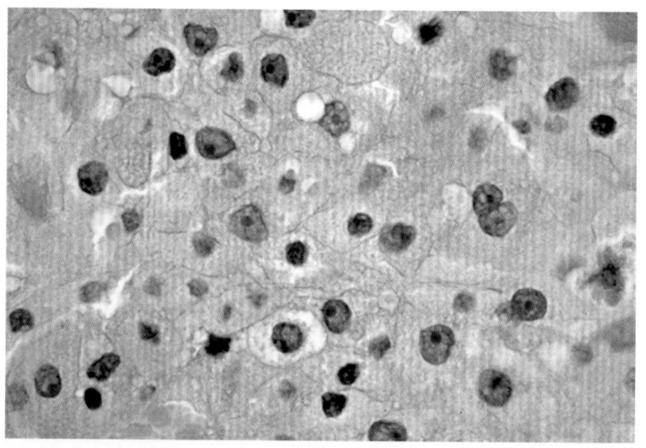

图 2.36 脱色素切片，显示典型的黑色素细胞瘤的细胞学特征。虽有几个突出的核仁，但除此之外肿瘤在细胞学上仍为良性。（苏木精-伊红染色×200）

虹膜黑色素瘤

总论

虹膜黑色素瘤是由黑色素细胞在虹膜基质生成的恶性肿瘤(1-59)。本节仅提供一个概述,建议读者参阅所附的大量参考文献以了解更多细节。虹膜黑色素瘤约占所有葡萄膜黑色素瘤的 4%,并高度好发于白种人(98%)(5)。虹膜黑色素瘤有几种临床变化,包括局限型,弥漫型,木薯样型和小梁网型。

临床特征

局限型的黑素瘤表现为色素程度不等的、边界相当清楚的肿块,好发在虹膜基质和虹膜的下部,有>80%位于水平中线的下方(1,7)。黑色素瘤可以是深度色素、中度色素或无临床可见色素。局限型的虹膜黑色素瘤的大小和形状在病例之间亦有显著差异。一些较小而平,而另一些隆起呈圆顶状。虹膜黑色素瘤显示的平均基底直径为 6. 2mm,平均厚度为 2. 3mm(1)。边缘可以是清楚的,也可以是不明确的。与虹膜痣一样,它可以导致不规则的瞳孔和瞳孔边缘外翻。

虹膜黑色素瘤存在有几种其他临床变异类型,包括弥漫性的、小梁网型的和木薯样的黑色素瘤。弥漫性黑色素瘤是一种罕见的亚型,倾向于表现典型的临床特征,即由于扁平黑色素瘤导致的获得性深色虹膜异色和由于肿瘤浸润小梁网引起的继发性青光眼。弥漫性的虹膜黑色素瘤最初易被误诊为色素沉着性青光眼或色素播散综合征,所以常会延误诊断(1,17)。有一种弥漫性黑色素瘤的变异是小梁网的环形黑色素瘤,其肿瘤主要限于小梁网,极少累及虹膜,并且沿着前房角生长,引起继发性青光眼而几乎无占位效应(16)。这种类型的黑色素瘤可通过房角镜检查发现。木薯样黑色素瘤的命名是由 Reese 及同事引入,以描述虹膜黑色素瘤的一种变异,呈多发性、无色素、近乎透明的微小的肿瘤结节,其表面呈现如木薯布丁的外观(29,30)。

裂隙灯生物显微镜检查如发现典型的临床特征,应怀疑虹膜黑色素瘤。由 Shields 等对 317 例虹膜黑色素瘤患眼的分析表明(1),相关特征包括瞳孔异位(45%),虹膜外翻(24%),青光眼(35%),房角种植(28%),前房积血(3%)和眼外扩展(3%)。虹膜黑色素瘤可通过多种机制引起继发性青光眼,包括直接浸润小梁网,虹膜新生血管形成房角关闭,或虹膜炎性后粘连并发虹膜膨隆(1,4)。诊断通常困难。虹膜黑色素瘤可以表现为自发性的前房积血,出血可掩盖其下面的肿瘤。另外黑色素瘤坏死可引起炎症,类似虹膜睫状体炎。虹膜黑素瘤偶尔可以压迫角膜,引起继发性角膜钙化带状变性。虽然虹膜黑素瘤通常由裂隙灯生物显微镜就可以诊断,超声生物显微镜可用于检测睫状体的扩展,并区分虹膜黑色素瘤与类似黑色素瘤的囊性病变(21-27)。

美国联合癌症委员会(American Joint Cancer Committee,AJCC,第 7 版)建立了虹膜黑色素瘤的分类,以协助预测肿瘤的预后(32)。列表如下:

表 2.2　美国联合癌症委员会(AJCC,第 7 版)的虹膜黑色素瘤分类

原发性肿瘤(T)	
T1	肿瘤限于虹膜
T1a	肿瘤限于虹膜≤3 个时钟
T1b	肿瘤限于虹膜≥3 个时钟
T1c	肿瘤限于虹膜并伴随继发性青光眼
T2	肿瘤扩展到睫状体,脉络膜或两者
T2a	肿瘤扩展到睫状体,脉络膜或两者,并伴随继发性青光眼
T3	肿瘤扩展到睫状体,脉络膜或两者,并伴随巩膜扩展
T3a	肿瘤扩展到睫状体,脉络膜或两者,并伴随巩膜扩展和继发性青光眼
T4	肿瘤扩展到巩膜外
T4a	肿瘤扩展到巩膜外,直径≤5mm
T4b	肿瘤扩展到巩膜外,直径≥5mm

来源:Edge SB,Byrd DR,Compton CC,et al,eds. Malignant Melanoma of the Uvea. In:*AJCC Cancer Staging Manual*. 7th ed. New York,NY:Springer,2010:550-551.

病理学

高度异形的虹膜痣和低度恶性的黑色素瘤可以有相似的组织病理学表现。在一些情况下,它们的鉴别即使对于有经验的眼科病理学家而言可能也具有相当的挑战性。一般来说, 较小的虹膜黑色素瘤由低度恶

虹膜黑色素瘤

性黑色素瘤细胞组成，通常为A型或B型梭形细胞，但体积较大、粘聚性较差的肿瘤中通常包含有上皮样黑色素瘤细胞，预示着预后较差(28,34)。

最近对虹膜黑色素瘤细胞遗传学检测记录到第3对染色体的完全或部分单体性(35)。这些突变一度认为在年龄较大的患者和高度恶性细胞类型的肿瘤中被发现。

治疗

虹膜黑素瘤的治疗仍有争议。这里表达的观点是基于作者个人40多年数百例病例的经验而言(38-52)。根据原始报道，未经治疗的临界性黑色素细胞性虹膜病变在发现之后5年内只有约5%显示生长(7)。因此，大多数局限性黑色素细胞性虹膜病变可能是良性的痣，不需要立即治疗。如果高度怀疑恶性肿瘤，细针抽吸活检(FNAB)可以帮助诊断虹膜黑色素瘤，然而该方法有其局限，因为梭形细胞痣和黑色素瘤可以非常相似(33,34)。如果几乎可以确定病变将需要用虹膜切除术或虹膜睫状体切除术去除，我们则一般不推荐诊断性细针抽吸活检，因为足够的组织标本会使组织病理学的诊断更确定。然而，如果预计将摘除眼球或使用敷贴放射治疗的话，细针抽吸活检可用于确认诊断。此外，细针抽吸活检在细胞遗传学评估时可以用于生存率的预测(35-37)。大的色素性虹膜病变(>5mm)或病变显示生长则需要治疗。

直径小于6mm的局限性虹膜黑色素瘤的最佳治疗是通过局部虹膜切除术(如无房角累及)，虹膜房角切除术(如有房角累及)，或虹膜房角睫状体切除术(如有睫状体累及)去除病灶(38-52)。如果有残余或复发的肿瘤，可以通过近距离敷贴放疗进行补充治疗(46)。对于肿瘤累及虹膜大于6mm的，或者有虹膜或前房角种植的肿瘤，应优先选用初期敷贴放射治疗(39,41,42,52)。当有一半以上的虹膜和小梁网被肿瘤受累且继发晚期青光眼时，若对侧眼仍有有用的视力，有时是有必要摘除眼球的。当选择局部切除、敷贴放疗或眼球摘除时，重要的是要强调治疗指征和并发症的综合考虑。虽然通常虹膜黑色素瘤经敷贴放疗能够获得良好的控制，我们认为该技术仅应该用于特定的、增长中的虹膜黑色素瘤，即当肿瘤无法切除或当肿瘤位于患者仅存的有用眼时。根据我们的经验，外科手术切除局部虹膜黑色素瘤与放疗相比通常具有非常良好的效果和较少的并发症。

弥漫性的虹膜黑色素瘤合并继发性青光眼的治疗一般是摘除眼球。然而对那些敷贴放疗治疗的患者的观察显示，放射治疗对许多过去须眼球摘除的肿瘤而言是一种可接受的选择(52)。在一项对144例虹膜黑色素瘤眼的敷贴放疗评估中，用Kaplan Meier法估计第7年转移几率为1%，而眼球摘除后的转移几率为12%(52)。发生黑色素瘤相关性继发性青光眼的患眼进展结果与无青光眼的相比类似。

关于预后，经显微镜检查证实的虹膜黑色素瘤显示，9%的患者在10年的随访中有肝脏或其他器官的远处转移(1)。转移更有可能发生在那些年龄较大的患者中，或患者的肿瘤累及虹膜根部和房角，并且存在有眼内压升高或眼外扩展时(1,3)。最近，进行细针抽吸可以用于细胞遗传学研究，从而可能帮助识别转移高风险的患者(35-37)。

表2.3 虹膜黑色素瘤转移和死亡的累积几率：儿童、中青年人和老年人之间的比较

后果：转移*	%第3年[95% CI]	%第5年[95% CI]	%第10年[95% CI]	%第20年[95% CI]
所有年龄段	2.0	5.2	8.8	11.3
年龄≤20岁	0	9.1	9.1	—
年龄21～60岁	0	2.4	7.9	7.9
年龄>60岁	6.4	9.9	9.9	19.9
后果：死亡				
所有年龄段	0.6	2.2	3.3	6.0
年龄≤20岁	0	9.1	9.1	
年龄21～60岁	0	1.3	2.9	2.9
年龄>60岁	1.9	1.9	1.9	14.2

数据来自：Shields CL，Kaliki S，Shah SU，et al. Iris melanoma：features and prognosis in 317 children and adults. J AAPOS 2012；16(1)：10-16.

参考文献

大型病例系列

1. Shields CL, Kaliki S, Shah SU, et al. Iris melanoma: features and prognosis in 317 children and adults. *J AAPOS* 2012;16(1):10–16.
2. Shields CL, Kancherla S, Patel J, et al. Clinical survey of 3680 iris tumors based on patient age at presentation. *Ophthalmology* 2012;119(2):407–414.
3. Shields CL, Shields JA, Materin M, et al. Iris melanoma: risk factors for metastasis in 169 consecutive patients. *Ophthalmology* 2001;108:172–178.
4. Shields CL, Materin M, Shields JA, et al. Factors associated with elevated intraocular pressure in eyes with iris melanoma. *Br J Ophthalmol* 2001;85:666–669.
5. Shields CL, Kaliki S, Furuta M, et al. Clinical spectrum and prognosis of uveal melanoma based on age at presentation in 8,033 cases. *Retina* 2012;32(7):1363–1372.
6. Rones B, Zimmerman LE. The production of heterochromia and glaucoma by diffuse malignant melanomas of the iris. *Trans Am Acad Ophthalmol Otolaryngol* 1957;61:447–463.
7. Territo C, Shields CL, Shields JA, et al. Natural course of melanocytic tumors of the iris. *Ophthalmology* 1988;95:1251–1255.
8. Shields JA, Shields CL, Ehya H, et al. Fine needle aspiration biopsy of suspected intraocular tumors. The 1992 Urwick Lecture. *Ophthalmology* 1993;100:1677–1684.
9. Shields CL, Shields JA, Shields MB, et al. Prevalence and mechanisms of secondary intraocular pressure elevation in eyes with intraocular tumors. *Ophthalmology* 1987;94:839–846.
10. Shields CL, Shields JA, DePotter P, et al. Treatment of nonresectable malignant iris tumors with custom designed plaque radiotherapy. *Br J Ophthalmol* 1995;79:306–312.
11. Shields CL, Kaliki S, Arepalli S, et al. Uveal melanoma in children and teenagers. *Saudi J Ophthalmol* 2013;27(3):197–201.
12. Shields CL, Kaliki S, Hutchinson A, et al. Iris nevus growth into melanoma: analysis of 1611 consecutive eyes: the ABCDEF guide. *Ophthalmology* 2013;120(4):766–772.
13. Kaliki S, Shields CL, Mashayekhi A, et al. Influence of age on prognosis of young patients with uveal melanoma: a matched retrospective cohort study. *Eur J Ophthalmol* 2013;23(2):208–216.
14. Weis E, Shah CP, Lajous M, et al. The association of cutaneous and iris nevi with uveal melanoma: a meta-analysis. *Ophthalmology* 2009;116(3):536–543.
15. Shields CL, Qureshi A, Mashayekhi A, et al. Sector (partial) oculo(dermal) melanocytosis in 89 eyes. *Ophthalmology* 2011;118(12):2474–2479.

小型病例系列

16. Demirci H, Shields CL, Shields JA, et al. Ring melanoma of the anterior chamber angle. A report of 14 cases. *Am J Ophthalmol* 2001;132:33–42.
17. Demirci H, Shields CL, Shields JA, et al. Diffuse iris melanoma: a report of 25 cases. *Ophthalmology* 2002;109:1553–1560.
18. Demirci H, Shields CL, Shields JA, et al. Ring melanoma of the ciliary body: report on twenty-three patients. *Retina* 2002;22:698–706.
19. Jakobiec FA, Silbert G. Are most iris "melanomas" really nevi? *Arch Ophthalmol* 1981;99:2117–2132.
20. Shields CL, Shields MV, Viloria V, et al. Iridocorneal endothelial syndrome masquerading as iris melanoma in 71 cases. *Arch Ophthalmol* 2011;129(8):1023–1029.

影像学

21. Nordlund JR, Robertson DM, Herman DC. Ultrasound biomicroscopy in management of malignant iris melanoma. *Arch Ophthalmol* 2003;121:725–727.
22. Torres VL, Allemann N, Erwenne CM. Ultrasound biomicroscopy features of iris and ciliary body melanomas before and after brachytherapy. *Ophthalmic Surg Lasers Imaging* 2005;36:129–138.
23. Giuliari GP, McGowan HD, Pavlin CJ, et al. Ultrasound biomicroscopic imaging of iris melanoma: a clinicopathologic study. *Am J Ophthalmol* 2011;151(4):579–585.
24. Bianciotto CG, Shields CL, Romanelli M, et al. Assessment of anterior segment tumors with ultrasound biomicroscopy versus anterior segment optical coherence tomography in 200 cases. *Ophthalmology* 2011;118:1297–1302.
25. Razzaq L, Emmanouilidis-van der Spek K, Luyten GP, et al. Anterior segment imaging for iris melanocytic tumors. *Eur J Ophthalmol* 2011;21(5):608–614.
26. Doro D, Parrozzani R, Midena E. Ultrasound biomicroscopy examination of anterior uveal tumors: information on location and size only? *Acta Clin Croat* 2012;51(Suppl 1):37–44.
27. Giuliari GP, Krema H, McGowan HD, et al. Clinical and ultrasound biomicroscopy features associated with growth in iris melanocytic lesions. *Am J Ophthalmol* 2012;153(6):1043–1049.

病理/细胞学/遗传学

28. Zimmerman LE. Clinical pathology of iris tumors: the Ward Burdick Award Contribution. *Am J Clin Pathol* 1963;39:214–228.
29. Reese AB, Mund ML, Iwamoto T. Tapioca melanoma of the iris. I. Clinical and light microscopy studies. *Arch Ophthalmol* 1972;74:840–850.
30. Viestenz A, Conway RM, Kuchle M. Tapioca melanoma of the iris mimicking a vascular tumour: a clinicopathological correlation. *Clin Experiment Ophthalmol* 2004;32:327–330.
31. Starr OD, Patel DV, Allen JP, et al. Iris melanoma: pathology, prognosis and surgical intervention. *Clin Experiment Ophthalmol* 2004;32:294–296.
32. Khan S, Finger PT, Yu GP, et al. Clinical and pathologic characteristics of biopsy-proven iris melanoma: a multicenter international study. *Arch Ophthalmol* 2012;130(1):57–64.
33. Shields CL, Manquez ME, Mashayekhi A, et al. Fine needle aspiration biopsy of iris tumors in 100 consecutive cases. Technique and complications. *Ophthalmology* 2006;113:2080–2086.
34. Schalenbourg A, Uffer S, Zografos L. Utility of a biopsy in suspicious pigmented iris tumors. *Ophthalmic Res* 2008;40(5):267–272.
35. Shields CL, Ramasubramanian A, Ganguly A, et al. Cytogenetic testing of iris melanoma using fine needle aspiration biopsy in 17 patients. *Retina* 2011;31(3):574–580.
36. Mensink HW, Vaarwater J, de Keizer RJ, et al. Chromosomal aberrations in iris melanomas. *Br J Ophthalmol* 2011;95(3):424–428.
37. Harbour JW, Wilson D, Finger PT, et al. Gene expressing profiling of iris melanomas. *Ophthalmology* 2013;120(1):213.

治疗

38. Conway RM, Chua WC, Qureshi C, et al. Primary iris melanoma: diagnostic features and outcome of conservative surgical treatment. *Br J Ophthalmol* 2001;85:848–854.
39. Shields CL, Naseripour M, Shields JA, et al. Custom-designed plaque radiotherapy for nonresectable iris melanoma in 38 patients: tumor control and ocular complications. *Am J Ophthalmol* 2003;135:648–656.
40. Bianciotto C, Shields CL, Kang B, Shields JA. Treatment of iris melanoma and secondary neovascular glaucoma using bevacizumab and plaque radiotherapy. *Arch Ophthalmol* 2008;126(4):578–579.
41. Razzaq L, de Keizer RJ. Ruthenium plaque radiation for iris and iridociliary melanomas: development of dry eyes? *Br J Ophthalmol* 2010;94(11):1549–1550.
42. Thomson RM, Furutani KM, Pulido JS, et al. Modified COMS plaques for 125I and 103Pd iris melanoma brachytherapy. *Int J Radiat Oncol Biol Phys* 2010;78(4): 1261–1269.
43. Petousis V, Finger PT, Milman T. Multifocal iris melanoma treated with total anterior segment palladium-103 plaque radiation therapy. *Graefes Arch Clin Exp Ophthalmol* 2011;249(6):937–940.
44. Scanderbeg DJ, Vasudev D, Rice RK, et al. A modified COMS plaque for iris melanoma. *J Contemp Brachytherapy* 2011;3(3):131–133.
45. Tsimpida M, Hungerford J, Arora A, et al. Plaque radiotherapy treatment with Ruthenium-106 for iris malignant melanoma. *Eye (Lond)* 2011;25(12):1607–1611.
46. Shah SU, Shields CL, Bianciotto C, et al. Plaque radiotherapy for residual or recurrent iris melanoma after surgical resection in 32 cases. *Ophthalmology* 2012;119(4):838–842.
47. Razzaq L, Keunen JE, Schalij-Delfos NE, et al. Ruthenium plaque radiation therapy for iris and iridociliary melanomas. *Acta Ophthalmol* 2012;90(3):291–296.
48. Yousef YA, Finger PT. Lack of radiation maculopathy after palladium-103 plaque radiotherapy for iris melanoma. *Int J Radiat Oncol Biol Phys* 2012;83(4):1107–1112.
49. Klauber S, Jensen PK, Prause JU, et al. Surgical treatment of iris and ciliary body melanoma: follow-up of a 25-year series of patients. *Acta Ophthalmol* 2012;90(2):122–126.
50. Razzaq L, Marinkovic M, Jager MJ, et al. Corneal endothelial cell density after ruthenium plaque radiation therapy for iris melanoma patients. *Acta Ophthalmol* 2012;90(7):e577–e579.
51. Konstantinidis L, Roberts D, Errington RD, et al. Whole anterior segment proton beam radiotherapy for diffuse iris melanoma. *Br J Ophthalmol* 2013;97(4):471–474.
52. Shields CL, Shah SU, Bianciotto CG, et al. Iris melanoma management with iodine-125 plaque radiotherapy in 144 patients: impact of melanoma-related glaucoma on outcomes. *Ophthalmology* 2013;120(1):55–61.

病例报告

53. Browning DJ, Perkins SL, Lark KK. Iris cyst secondary to latanoprost mimicking iris melanoma. *Am J Ophthalmol.* 2003;135:419–421.
54. Shields JA, Shields CL. Hepatic metastases of diffuse iris melanoma 17 years after enucleation. *Am J Ophthalmol* 1988;106:749–750.
55. Honavar S, Singh AD, Shields CL, et al. Iris melanoma in a patient with neurofibromatosis. *Surv Ophthalmol* 2000;45:231–236.
56. Singh AD, Shields JA, Eagle RC Jr, et al. Iris melanoma in a 10-year-old boy with familial atypical mole-melanoma (FAM-M) syndrome. *Ophthalmic Pediatr Genet* 1994;15:145–149.
57. Shah PG, Shields CL, Shields JA, et al. Band keratopathy secondary to an iris melanoma. *Cornea* 1991;10:67–69.
58. Shields JA, Shields CL, Davidson R, et al. Iris melanoma arising from sector congenital ocular melanocytosis in a child. *Cornea* 2009;28(10):1191–1193.
59. Skalicky SE, Giblin M, Conway RM. Diffuse iris melanoma: report of a case with review of the literature. *Clin Ophthalmol* 2007;1(3):339–342.

虹膜黑色素瘤:色素性的多种变体

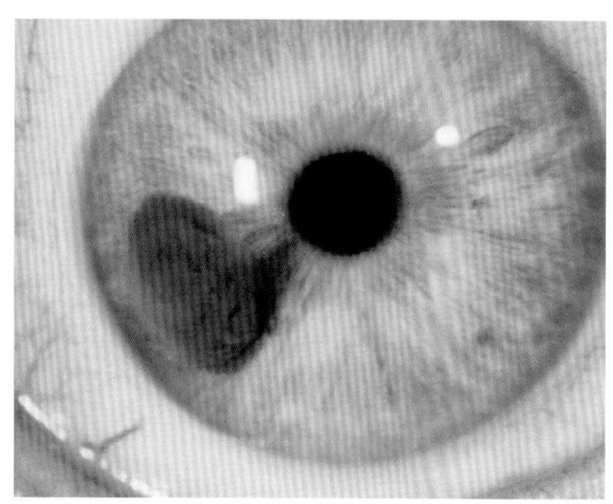

图2.37 记录到生长的虹膜黑色素瘤,位于一名40岁女性的虹膜中间部分

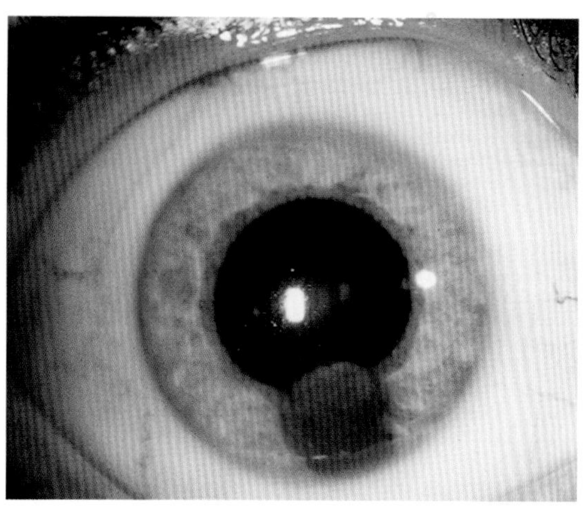

图2.38 36岁女性的虹膜下部突然隆起的黑色素瘤。病变扩展越过瞳孔不大可能是虹膜痣

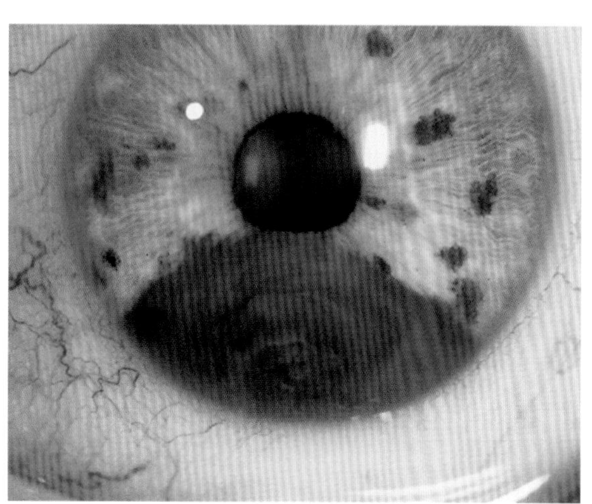

图2.39 53岁女性的黑色素瘤占据了大半虹膜下部。病变已坏死并且产生色素沉积在虹膜表面,这些发现提示这是痣的黑色素细胞瘤变异,随后将会更详细地讨论

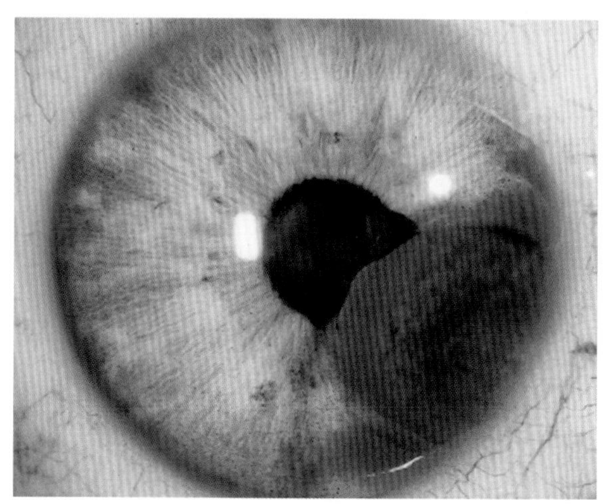

图2.40 60岁男性的大型黑色素瘤,导致了不规则的瞳孔并接触到角膜内皮

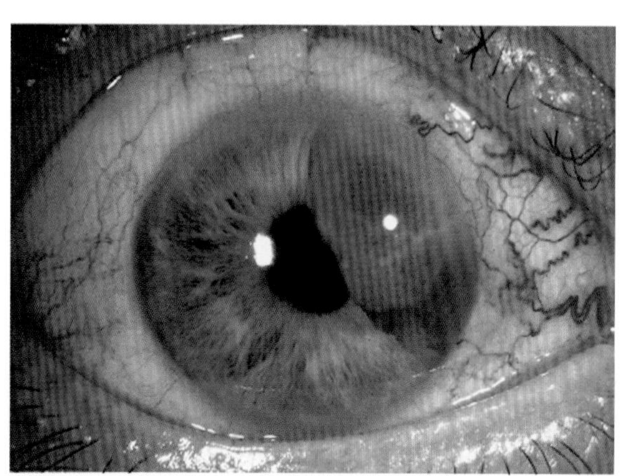

图2.41 虹膜鼻上方的大型轻度色素性黑色素瘤。病变非典型的上方位置令人怀疑肿瘤是从睫状体扩展到虹膜中。在这个病例中,病变证实主要在虹膜中。大部分真正的虹膜黑色素瘤位于虹膜的下方

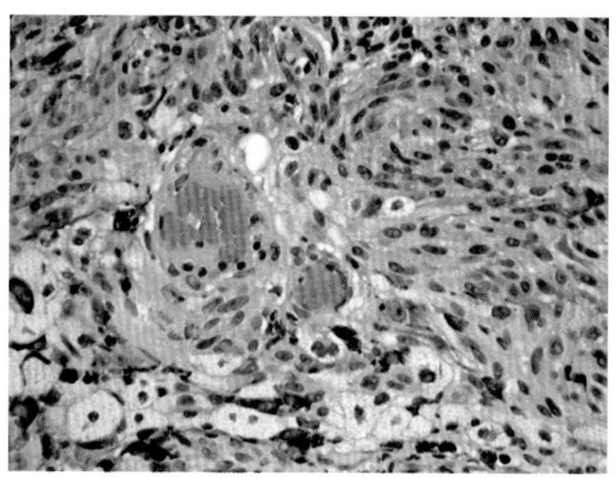

图2.42 虹膜黑色素瘤的组织病理学,显示低度恶性的梭形黑色素瘤细胞,并偶有气球样细胞。下方还显示了几个巨噬细胞。(苏木精-伊红染色×100)

虹膜黑色素瘤:无色素性的多种变体

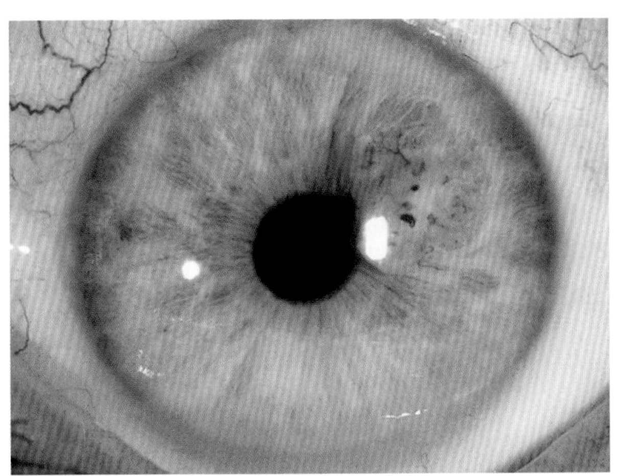

图 2.43　63 岁女性的瞳孔附近的无色性虹膜黑色素瘤

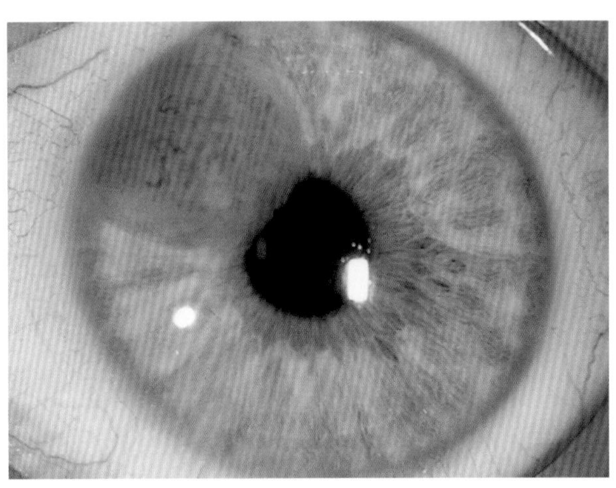

图 2.44　35 岁女性的无色性虹膜黑色素瘤占据了虹膜的一个象限

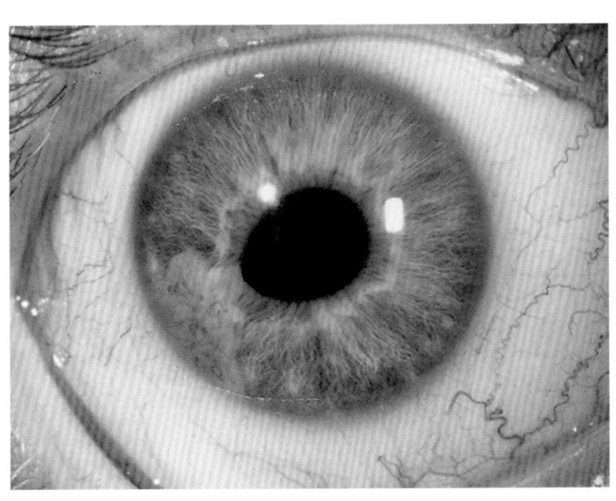

图 2.45　35 岁女性的虹膜颞下部不规则病变,造成了不规则的瞳孔,摄于 1979 年。病变仅随访而未进行治疗

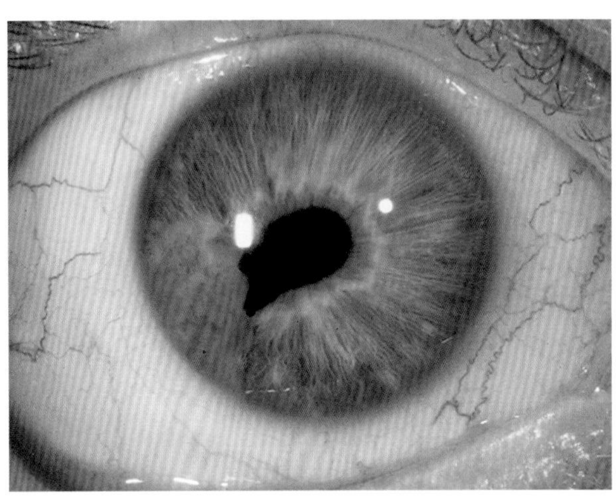

图 2.46　如图 2.45 所示的相同病变,9 年之后。注意肿瘤略有增长,瞳孔更加不规则

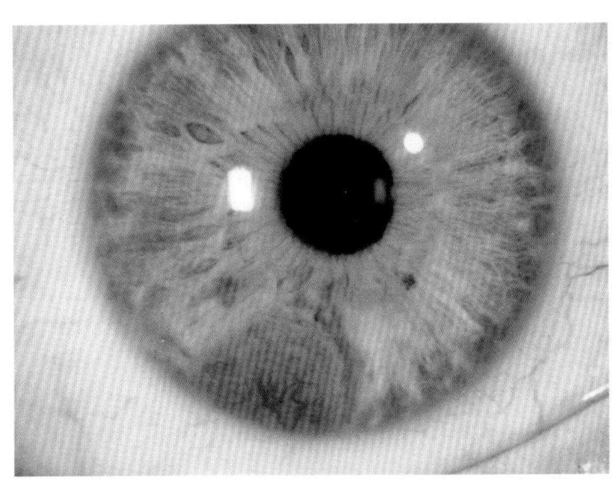

图 2.47　20 岁女性的无色木薯样黑色素瘤。在房角有许多分散的木薯样结节。细针活检证实了黑色素瘤的诊断。由于小梁网的广泛累及,眼球被摘除

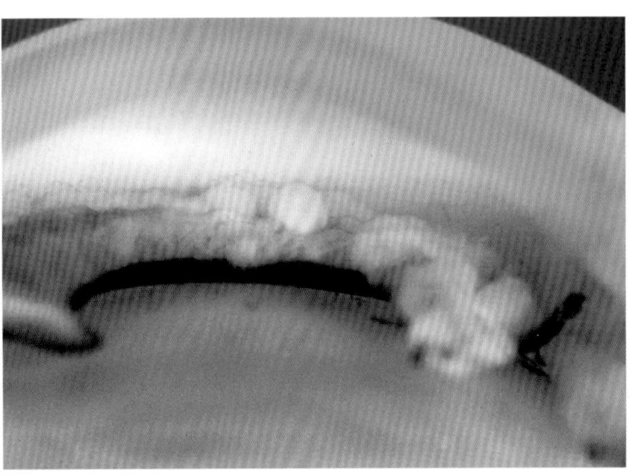

图 2.48　如图 2.47 所示患眼摘除后的眼球前节剖面大体照片。注意在虹膜和房角的球状白色结节

虹膜黑色素瘤：非典型的临床变异

在一些情况下，虹膜黑素瘤可以具有非典型的临床特征，例如多结节生长模式、小梁网种植、继发性的自发性前房积血、继发性囊肿形成和角膜带状变性。

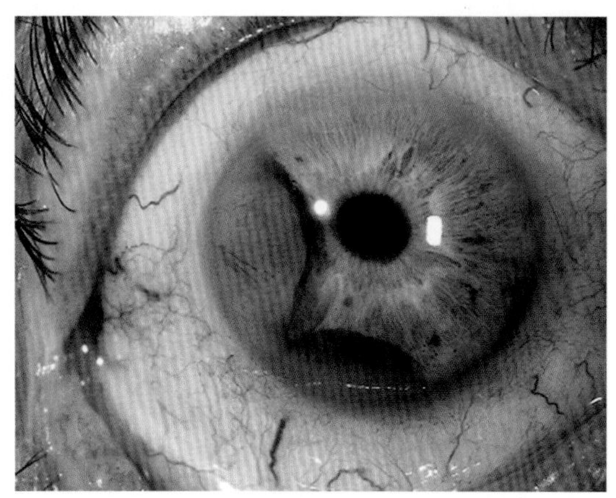

图2.49 81岁男性周边虹膜的双叶环状黑色素瘤。上方的结节无色素而下方的结节是深色素的

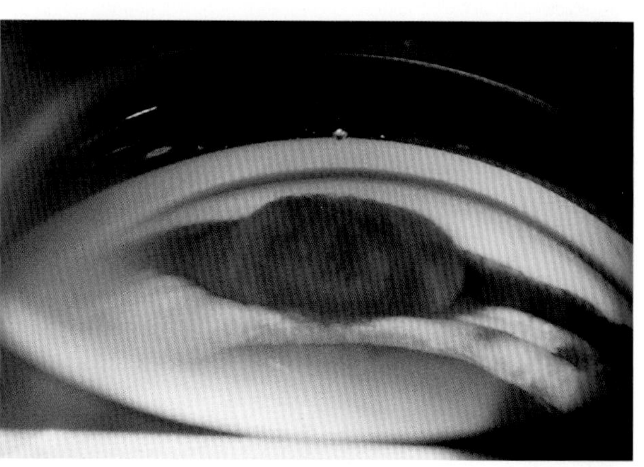

图2.50 66岁女性的房角镜像显示了一个松散的局限性虹膜黑色素瘤，有广泛的肿瘤细胞种植，并释放色素到小梁网

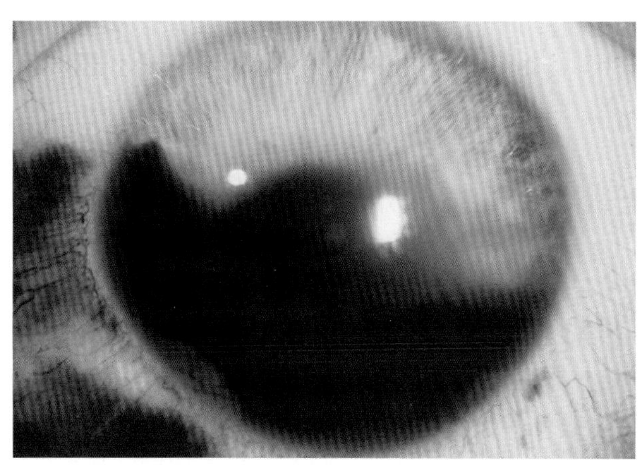

图2.51 23岁男性的黑色素瘤以自发性前房积血为首发特征

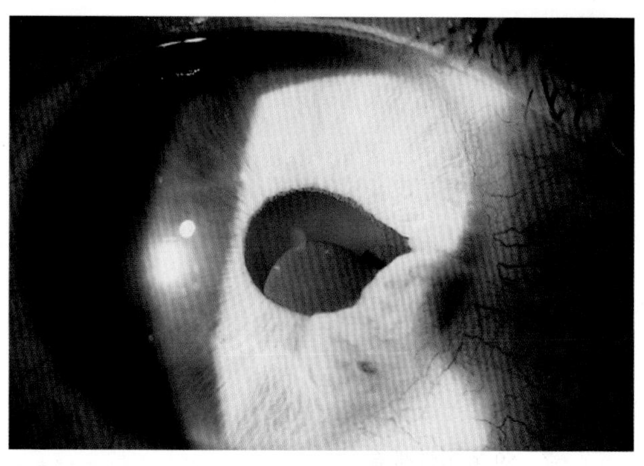

图2.52 28岁女性的虹膜色素上皮囊肿与虹膜黑素瘤毗邻。注意瞳孔缘附近的第二个小囊肿

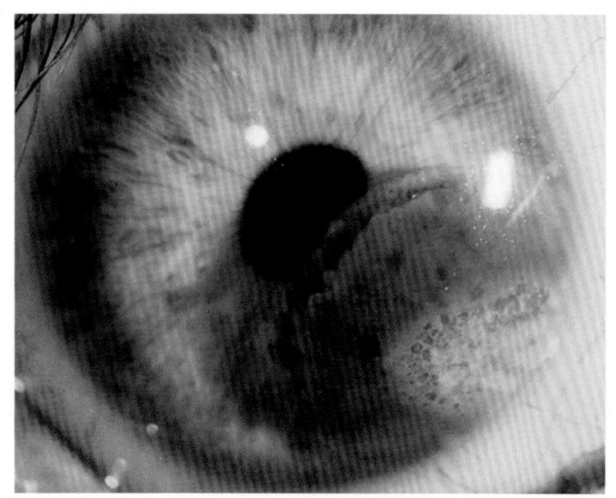

图2.53 27岁男性的虹膜大黑色素瘤在接触角膜后引起继发性的角膜带状变性

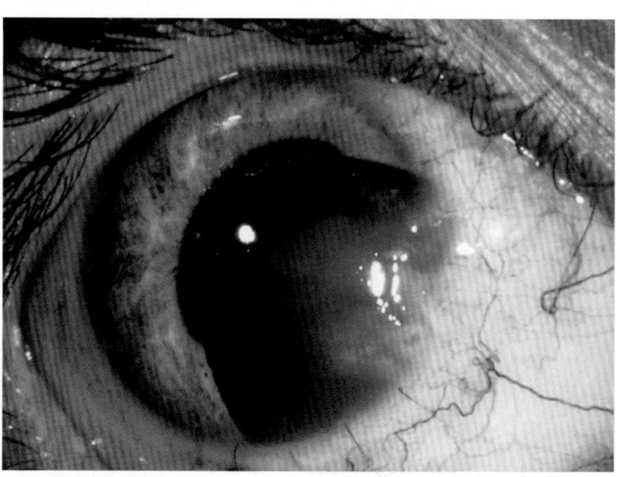

图2.54 图2.53中所示患眼在通过节段性虹膜切除术去除肿瘤后的术后外观。注意角膜带状变性仍然存在

虹膜黑色素瘤:非典型的临床变异

虹膜黑色素瘤的非典型临床特征描述如下。此外,儿童患该肿瘤的病例也在此描述。

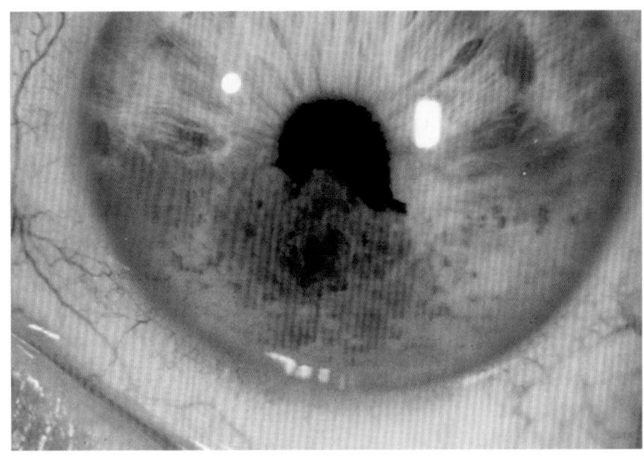

图 2.55　53 岁男性虹膜下方的弥漫性出血性黑色素瘤,类似血管瘤

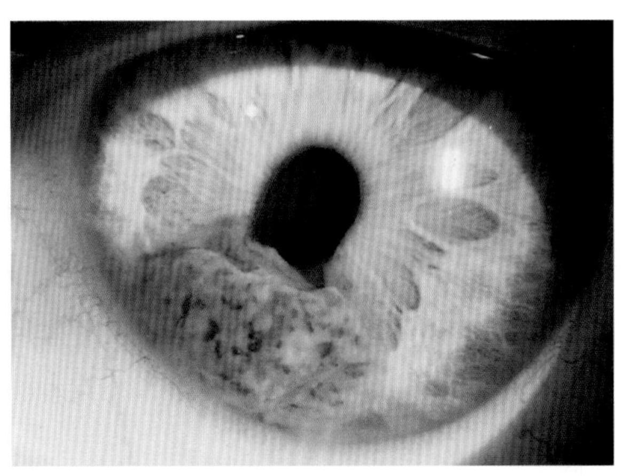

图 2.56　53 岁女性富含血管的无色素黑色素瘤牵拉了瞳孔缘

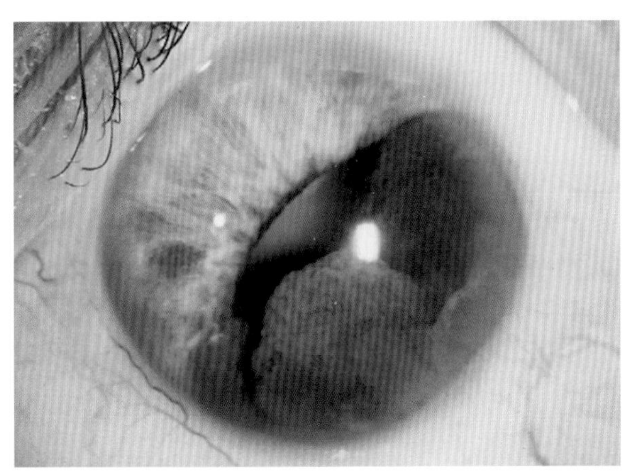

图 2.57　59 岁男性带有部分色素的双叶黑色素瘤几乎覆盖了整个瞳孔

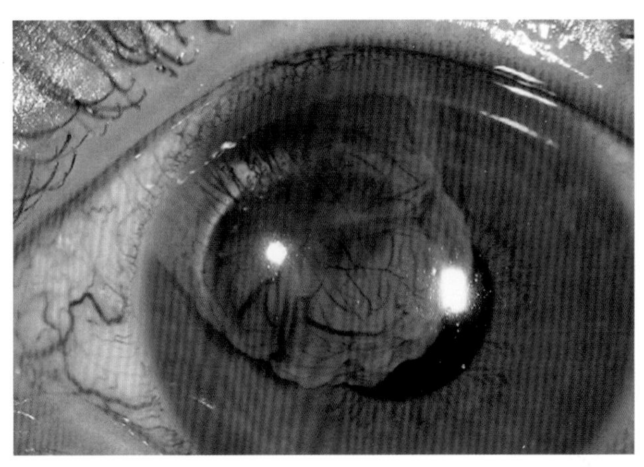

图 2.58　13 岁男孩的虹膜上方高度带蒂的黑色素瘤。部分睫状体有累及。眼球摘除。尚无法清楚地确定肿瘤起源是在虹膜还是在睫状体中

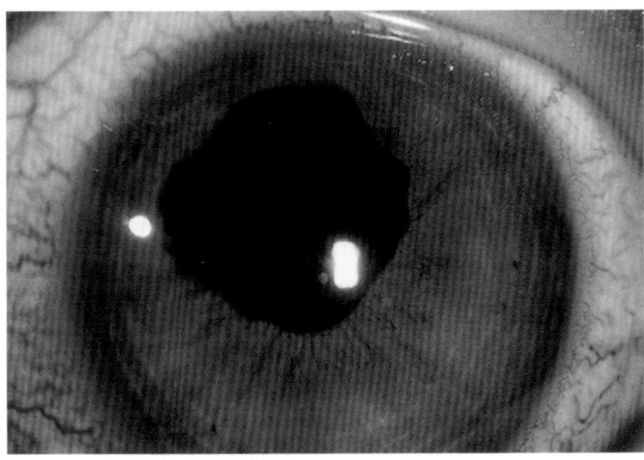

图 2.59　12 岁的女孩发生在近瞳孔缘的、有明显色素的带蒂的黑色素瘤,覆盖了整个瞳孔。照片中不易看出肿瘤的明显隆起

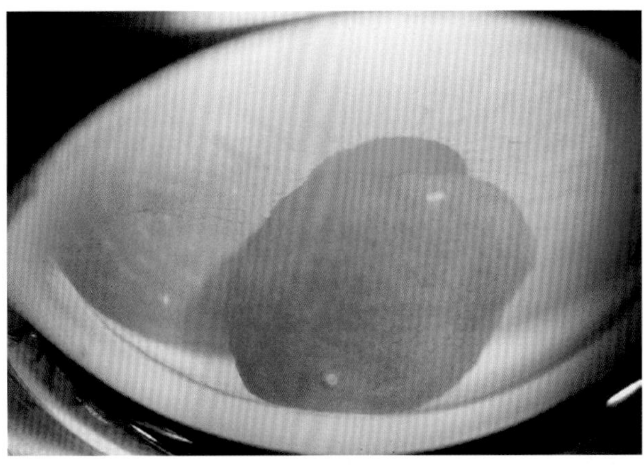

图 2.60　如图 2.58 所示病变的房角镜像。注意肿瘤明显的带蒂形态。节段性虹膜切除术后证实是混合细胞型黑色素瘤

虹膜黑色素瘤：木薯样类型

木薯样黑色素瘤具有非常典型的多结节的外观，其在裂隙灯检查时可能有闪烁。木薯样变化在常规摄影中非常难以捕获，但通过裂隙灯生物显微镜可以清楚地观察到结节。在许多病例中，只有一部分虹膜黑色素瘤具有典型的木薯样外观。

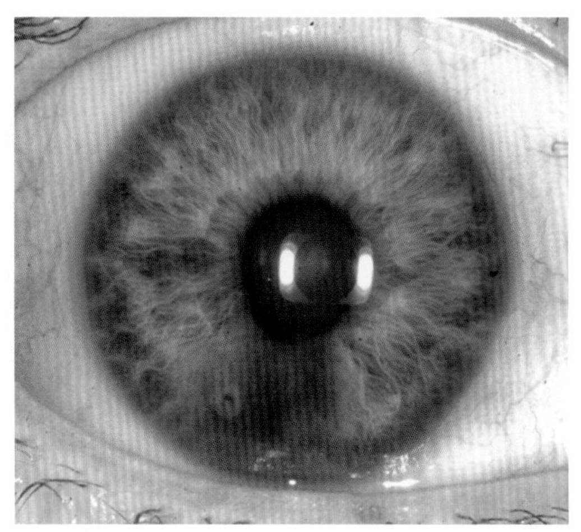

图2.61　在虹膜下方的木薯样黑色素瘤

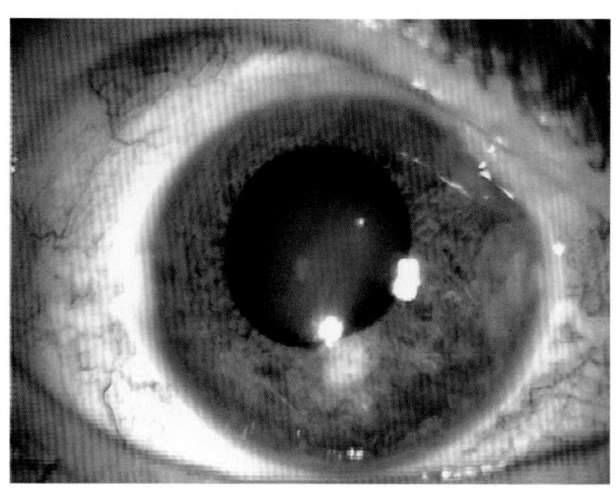

图2.62　具有弥漫性多发结节构造的木薯样黑色素瘤

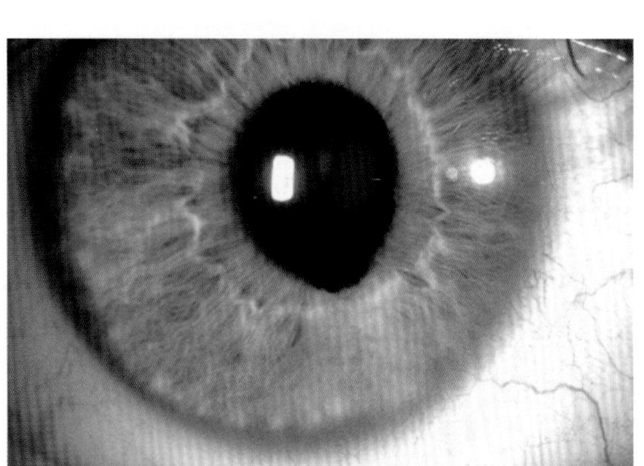

图2.63　木薯样黑色素瘤引起的不规则瞳孔和局部虹膜外翻。组织病理学确认病变为低度恶性黑色素瘤

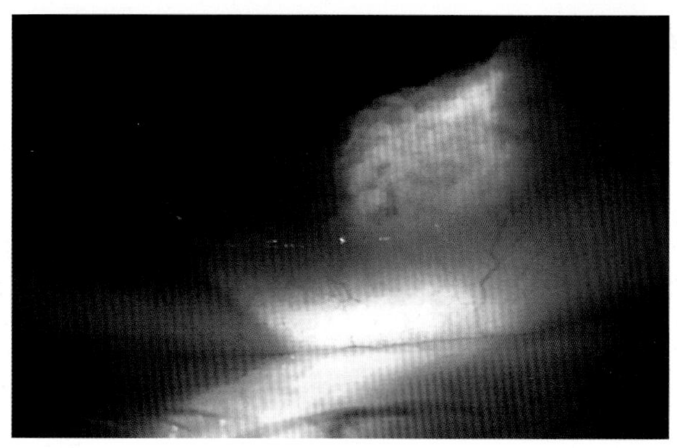

图2.64　图2.63所示病变的房角镜像，更好地显示了木薯样结节

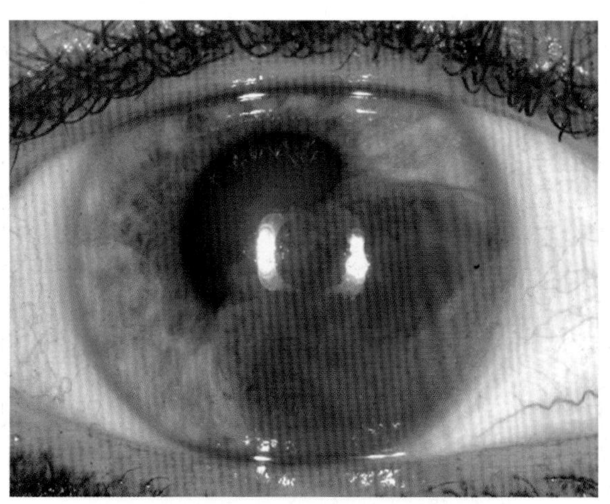

图2.65　中度着色的大型木薯样黑色素瘤

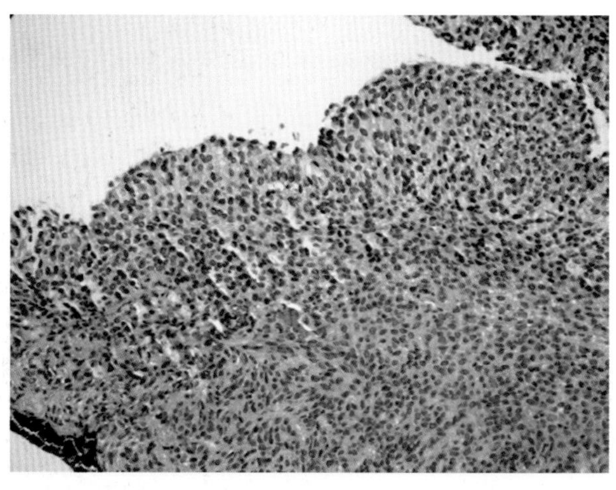

图2.66　图2.65所示病变的组织病理学，显示肿块不规则结节状的前表面。肿瘤主要由梭形黑色素瘤细胞组成。（苏木精-伊红染色×50）

虹膜黑色素瘤:类似 Cogan-Reese 综合征的木薯样类型

木薯黑素瘤的结节可以类似神经纤维瘤病的 Lisch 结节,或眼黑色素细胞增多症的乳头状突起,以及 Cogan-Reese 综合征的虹膜结节。在下面的这个病例中,该患者由于单侧青光眼接受了长期的青光眼治疗,直到怀疑木薯样黑色素瘤。

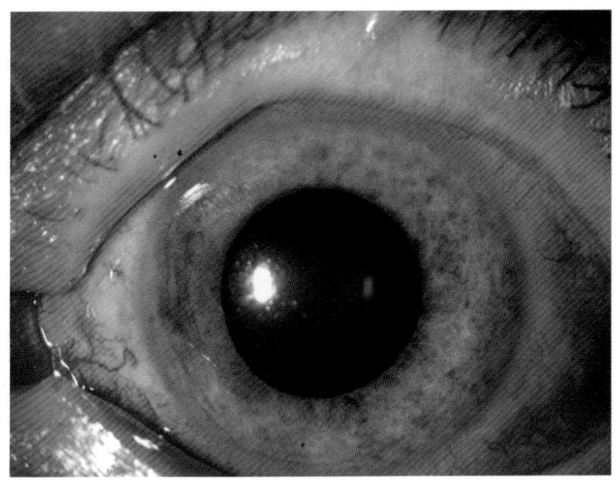

图2.67　注意虹膜表面有多发的淡棕色结节,特别是颞上和颞下

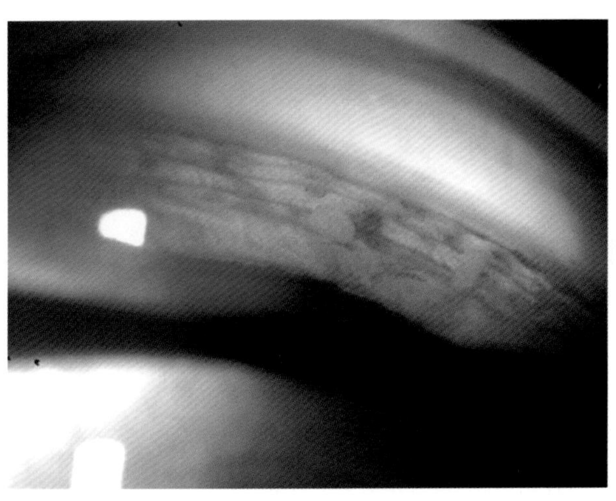

图2.68　房角镜检查可见大小不同的结节,有一些累及前房角

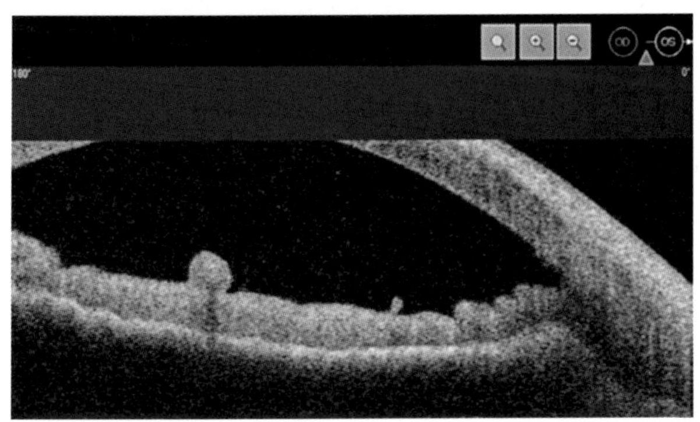

图2.69　超声生物显微镜可见虹膜表面明显的多个结节

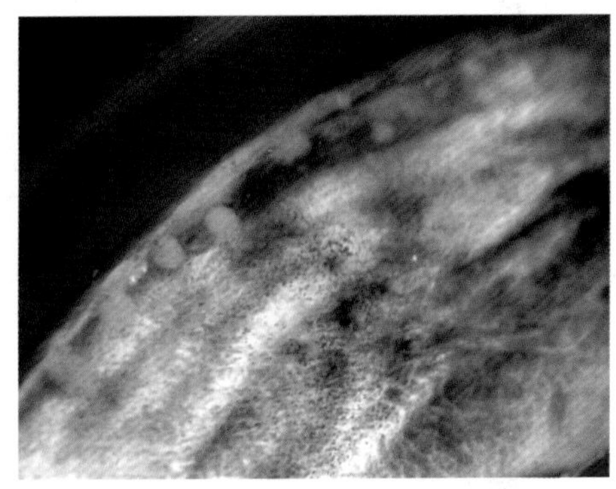

图2.70　眼球摘除后,大体病理检查发现虹膜表面和房角广泛存在木薯样结节。可见虹膜表面上的肿瘤粉尘

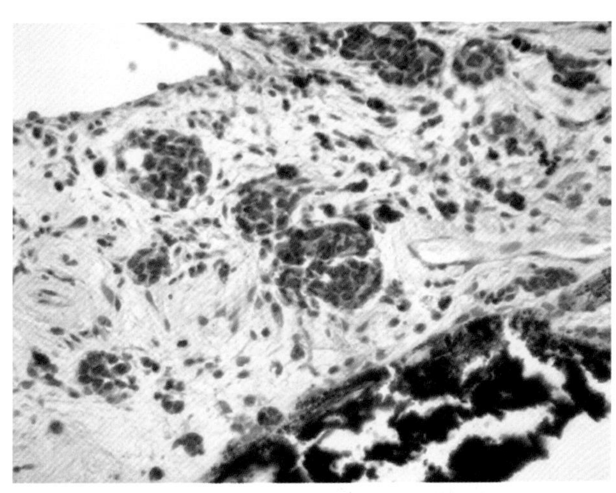

图2.71　组织病理学显示了虹膜基质中螺纹状的黑色素瘤细胞团

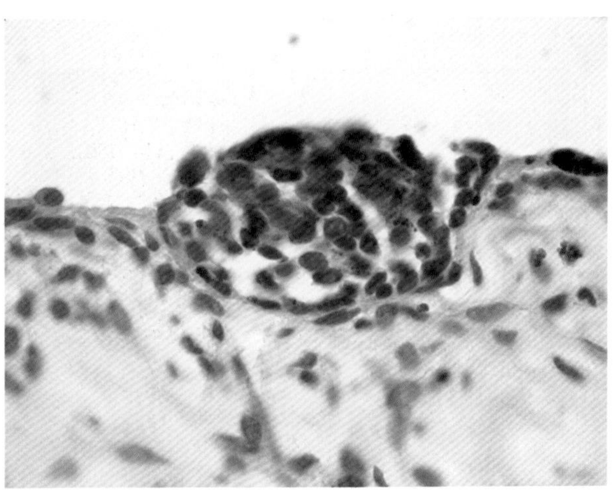

图2.72　组织病理学显示了虹膜表面相对低度恶性的黑色素瘤

弥漫性虹膜黑色素瘤

一些弥漫性的黑色素瘤呈不规则的斑块样生长,给人以肿瘤为多灶性的印象。

1. Shields CL,Kaliki S,Shah SU,et al. Iris melanoma:features and prognosis in 317 children and adults. *J AAPOS* 2012;16(1):10-16.
2. Demirci H,Shields CL,Shields JA,et al. Diffuse iris melanoma:a report of 25 cases. *Ophthalmology* 2002;109:1553-1560.

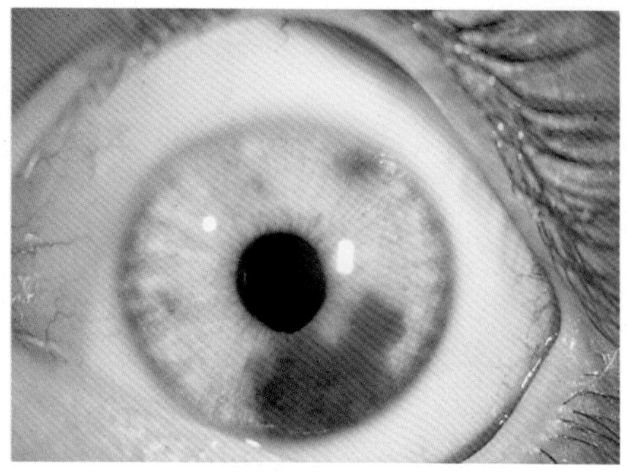

图2.73　10 岁女孩的虹膜下方弥漫性色素性病变。病变予以保守随访

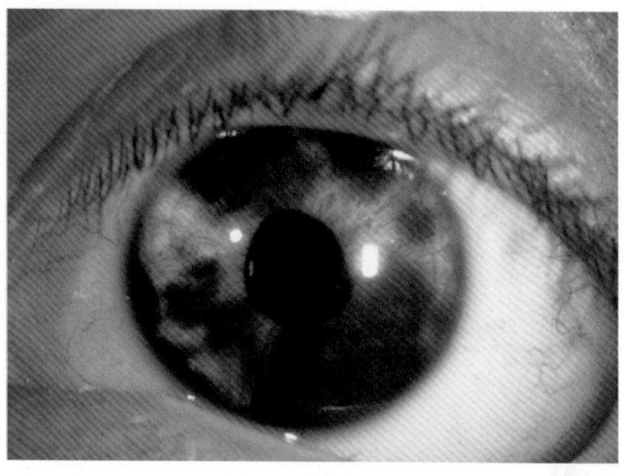

图2.74　如图 2.67 所示的病变在 3 年以后。注意斑块样色素沉着已变得更加广泛。随后发生了继发性青光眼。眼球摘除后,组织病理学显示为弥漫性的虹膜黑色素瘤,累及了小梁网

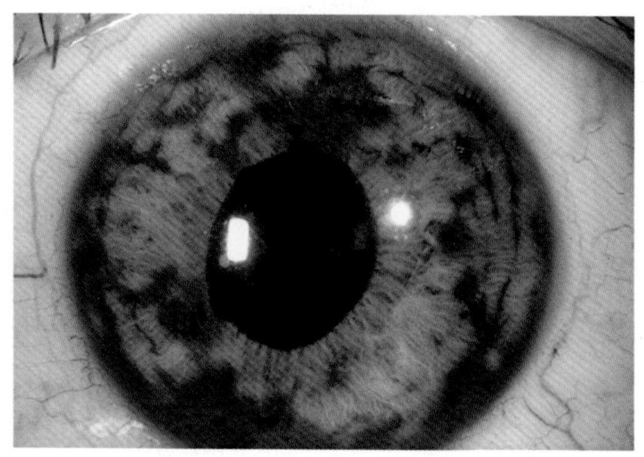

图2.75　18 岁患者的弥漫性斑块状虹膜黑色素瘤。继发性青光眼随后发生。眼球摘除后的组织病理学显示弥漫性的虹膜黑色素瘤累及了小梁网

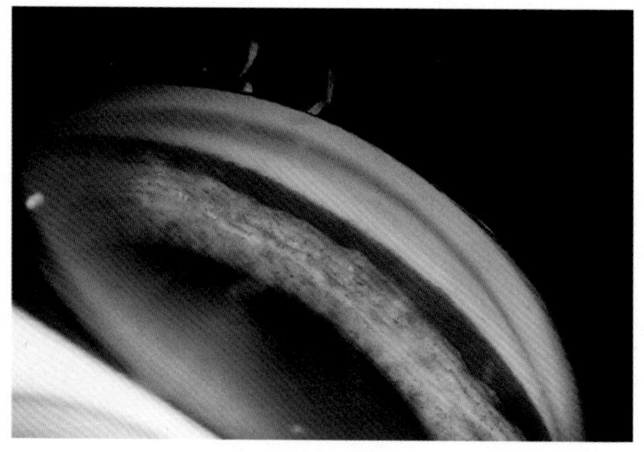

图2.76　59 岁男性的局限在小梁网区域的黑色素瘤。这种小梁网黑色素瘤(前房角环状黑素瘤)是弥漫性虹膜黑色素瘤的罕见变异

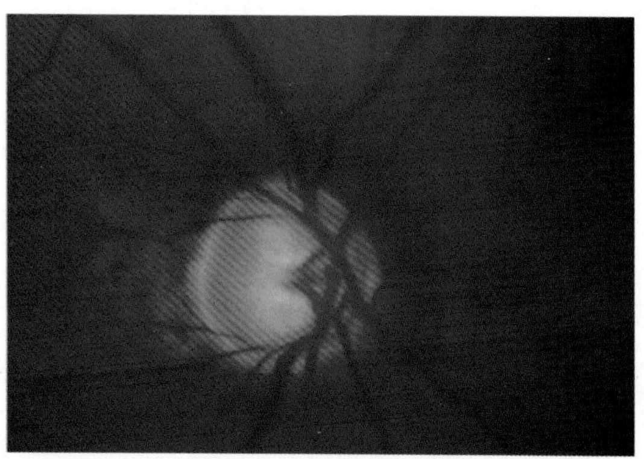

图2.77　如图 2.70 所示患者视盘的青光眼杯

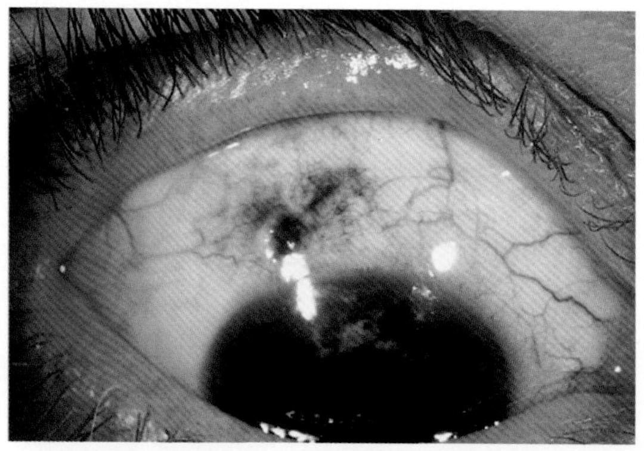

图2.78　弥漫性虹膜黑色素瘤患者,之前由于不明原因的青光眼而进行了滤过性手术。注意弥漫性虹膜黑色素瘤和上方过滤泡内的黑色素瘤色素。弥漫性虹膜黑素瘤患者常被作为“特发性”青光眼治疗,直到后来发现肿瘤

虹膜黑色素瘤的影像特点：超声生物显微镜和前节相干光断层扫描

Bianciotto C, Shields CL, Guzman JM, et al. Assessment of anterior segment tumors with ultrasound biomicroscopy versus anterior segment OCT in 200 cases. *Ophthalmology* 2011;118(7):1297-1302.

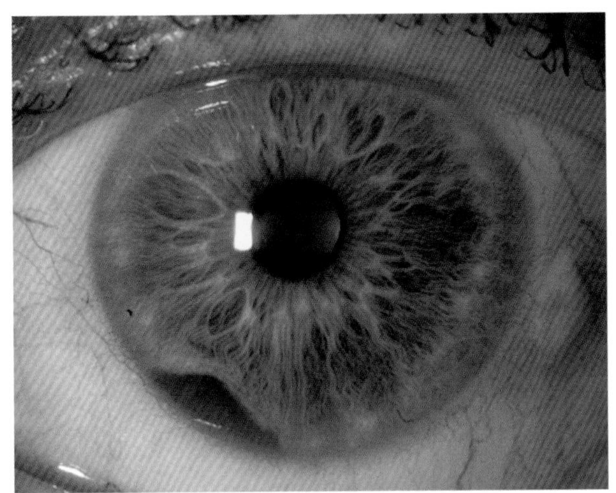

图 2.79　前房角的色素性虹膜黑色素瘤

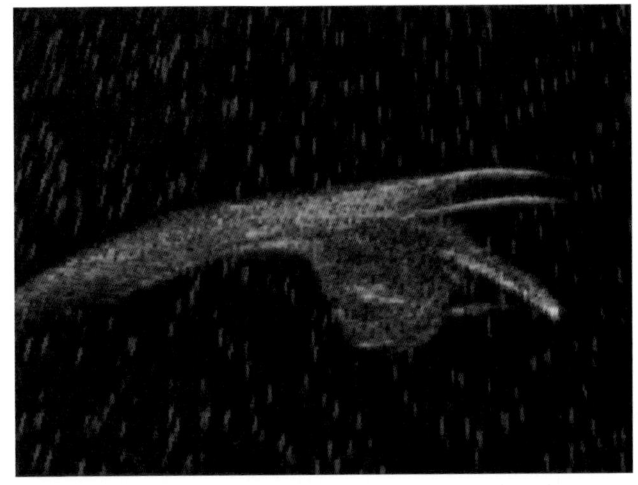

图 2.80　超声生物显微镜揭示了图 2.79 所示眼内的虹膜睫状体实体肿块

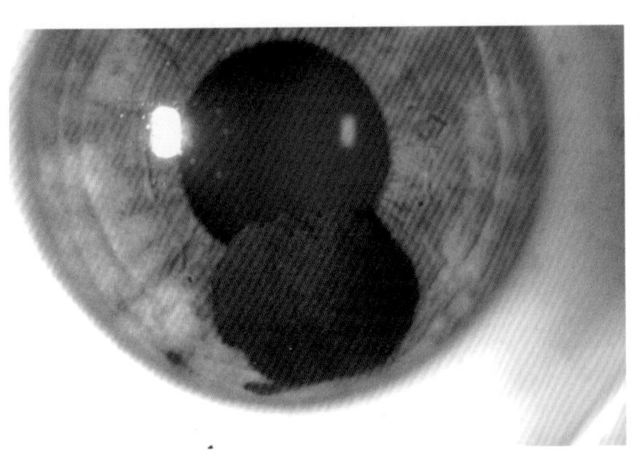

图 2.81　虹膜下方的色素性虹膜黑色素瘤

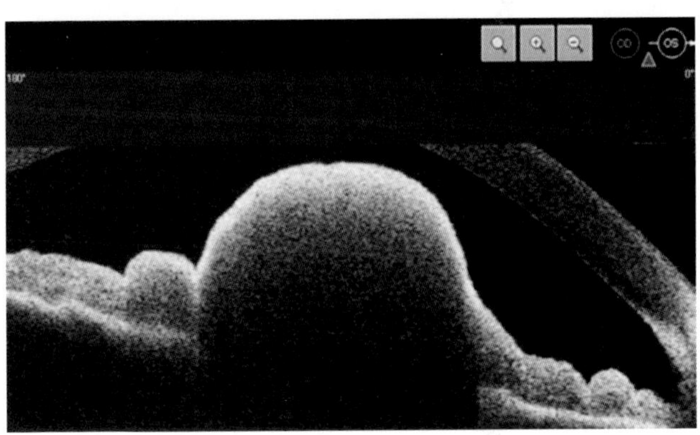

图 2.82　眼前节相干光断层扫描显示了图 2.81 中的眼内陡峭隆起的虹膜肿块和其后的阴影

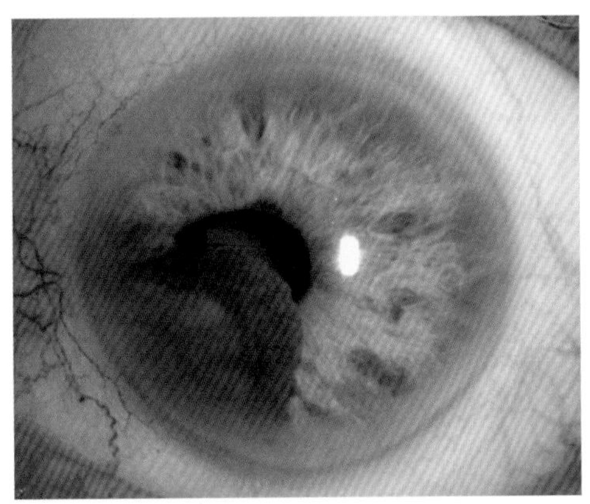

图 2.83　接触角膜内皮的巨大色素性虹膜黑色素瘤

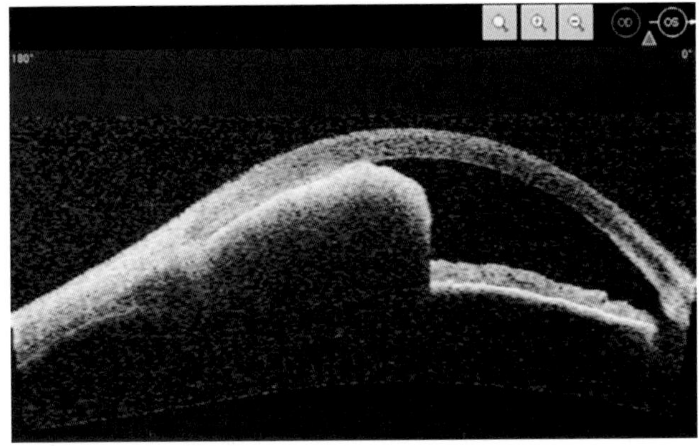

图 2.84　眼前节相干光断层扫描显示了图 2.83 中挤压内皮的肿瘤和其后的阴影

眼球摘除治疗弥漫性虹膜黑色素瘤

Shields JA, Shields CL. Hepatic metastases of diffuse iris melanoma 17 years after enucleation. *Am J Ophthalmol* 1989;106:749-750.

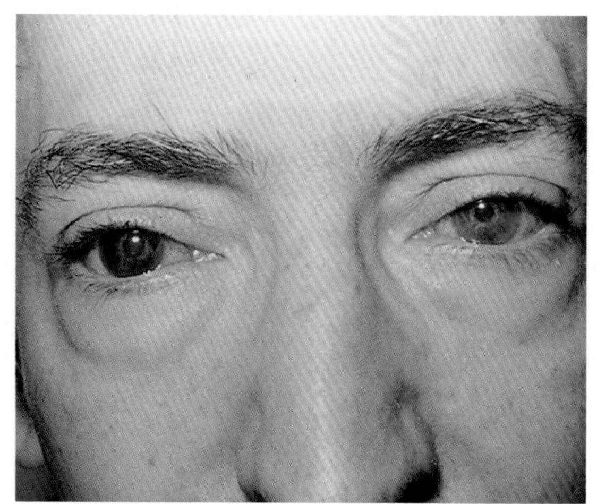

图 2.85 52 岁男性的获得性深色性虹膜异色症。他的受累眼眼内压有 50mmHg

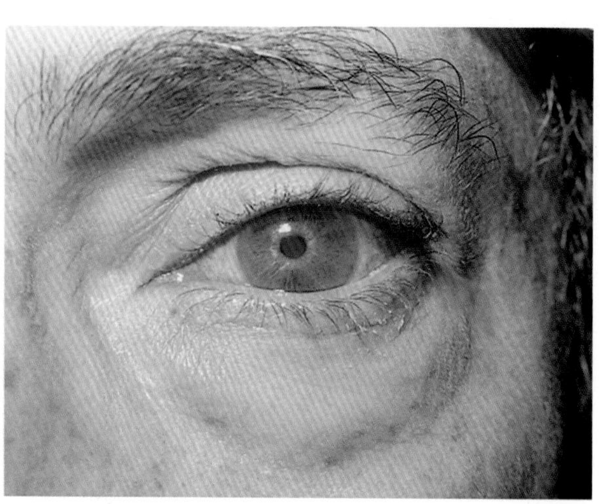

图 2.86 正常左眼的虹膜。虹膜的颜色是蓝色的

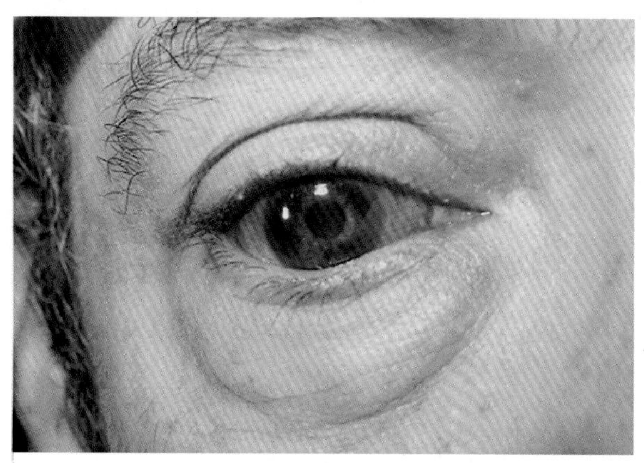

图 2.87 受累的右眼虹膜，显示弥漫性色素沉着。虹膜已经在 5 年内从蓝色变成棕色

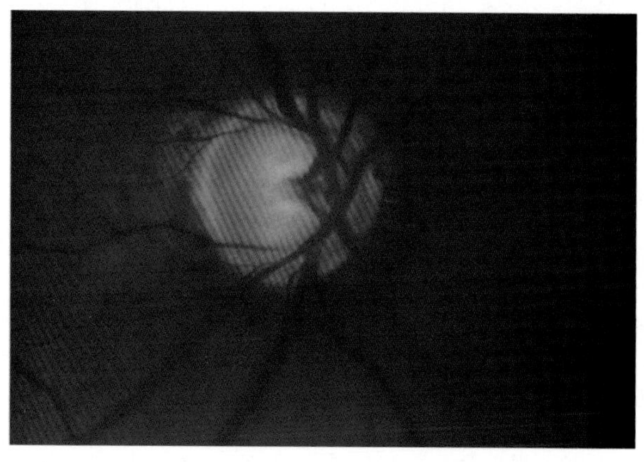

图 2.88 眼底照片显示右眼视盘的青光眼杯

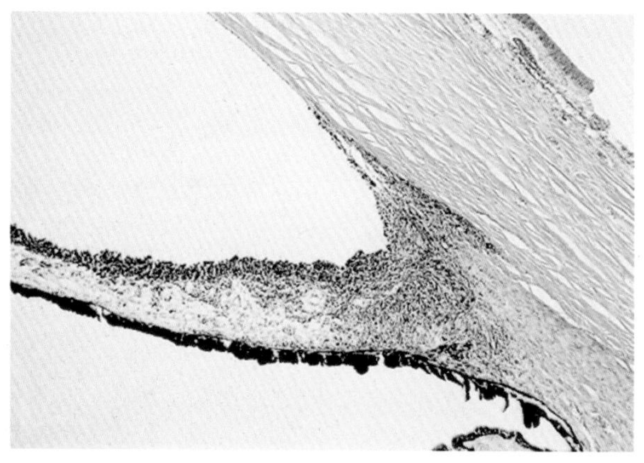

图 2.89 眼球摘除后的右眼前节显微照片。注意在虹膜和小梁网中的致密色素沉着。（苏木精-伊红染色×15）

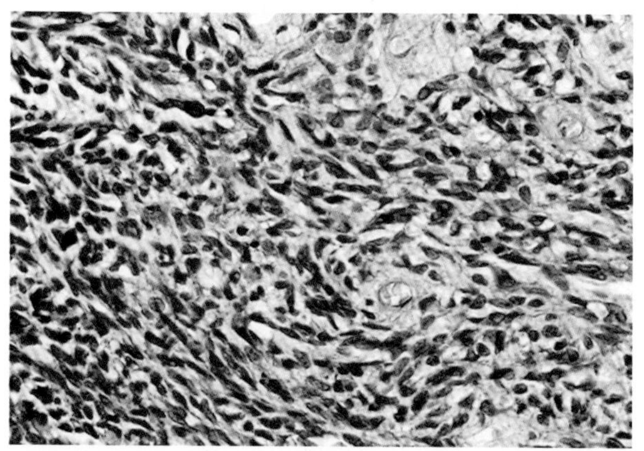

图 2.90 虹膜肿瘤的组织病理学显示了肿瘤内的低度恶性的梭形细胞组成。患者一直没有发生进一步的问题，直到 17 年后他发展成肝转移，并在不久之后死亡。在眼眶内没有肿瘤的局部复发

弥漫性虹膜黑素瘤的治疗

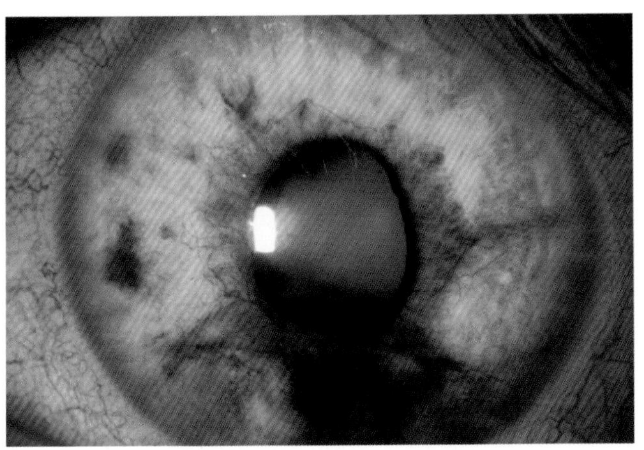

图 2.91　慢性弥漫性虹膜黑色素瘤广泛的肿瘤种植和虹膜新血管形成

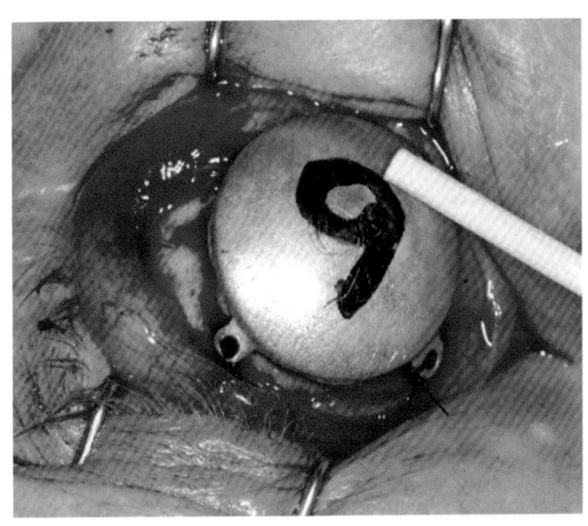

图 2.92　图 2.91 所示的弥漫性虹膜黑色素瘤的治疗：敷贴放射治疗联合前房内贝伐单抗注射

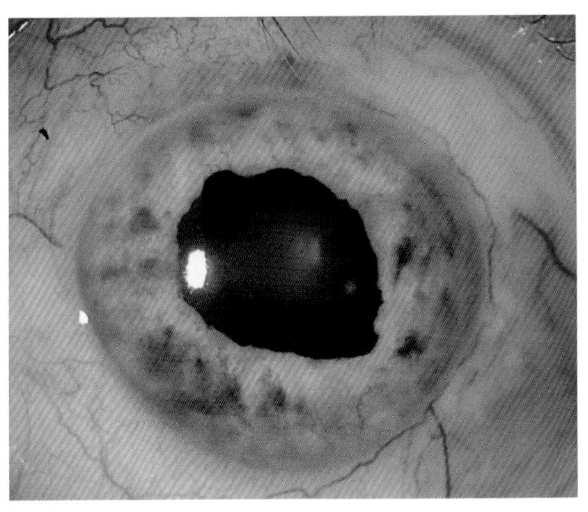

图 2.93　慢性弥漫性虹膜黑色素瘤广泛的葡萄膜外翻，合并继发性青光眼之前经小梁切除术治疗

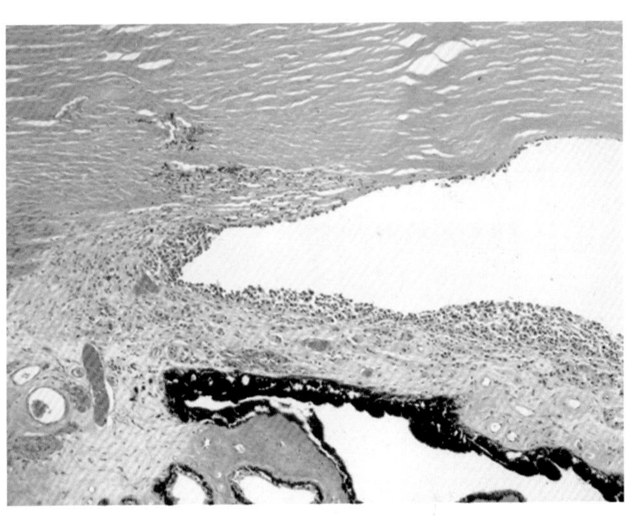

图 2.94　如图 2.93 所示弥漫性虹膜黑色素瘤摘除后的眼球显示了虹膜和内皮表面广泛的肿瘤生长和深度浸润

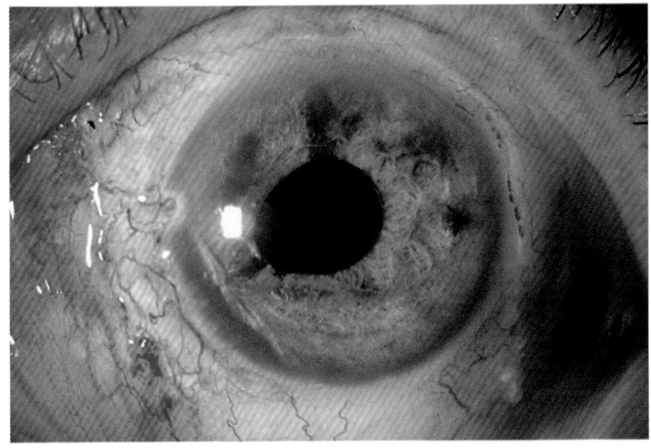

图 2.95　弥漫性虹膜黑色素瘤和继发性青光眼，以前曾用小梁切除术治疗

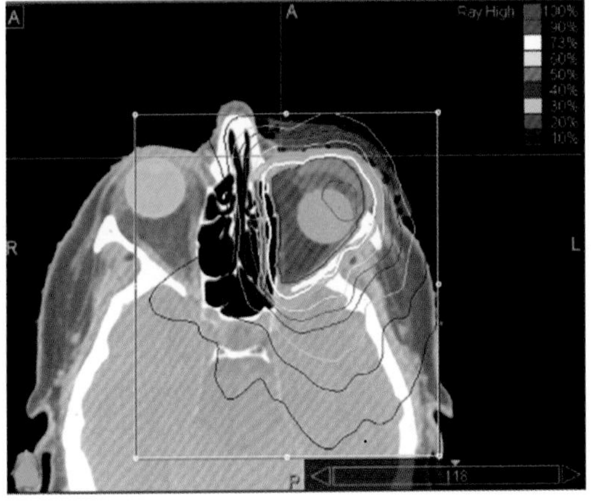

图 2.96　在图 2.95 所示虹膜黑色素瘤眼摘除后，对眼眶进行了射波刀放射治疗

用敷贴近距离放射治疗的弥漫性虹膜黑色素瘤

近年来,许多弥漫性虹膜黑色素瘤患者通过敷贴近距离放射治疗的特殊技术进行了治疗。将一个包含碘-125种子的定制设计的敷片直接放置在角膜上并缝合到适当的位置。角膜似乎能够很好的耐受辐射。在特定的病例中这种方法已被证明是替代眼球摘除的一个很好的方法。它主要用于受累眼视力良好,并且没有严重继发性青光眼的老年患者。一例病例展示如下。

1. Shields CL, Naseripour M, Shields JA, et al. Custom-designed plaque radiotherapy for nonresectable iris melanoma in 38 patients: tumor control and ocular complications. *Am J Ophthalmol* 2003;135:648-656.
2. Shields CL, Shah SU, Bianciotto CG, et al. Iris melanoma management with iodine-125 plaque radiotherapy in 144 patients: impact of melanoma-related glaucoma on outcomes. *Ophthalmology* 2013;120(1):55-61.

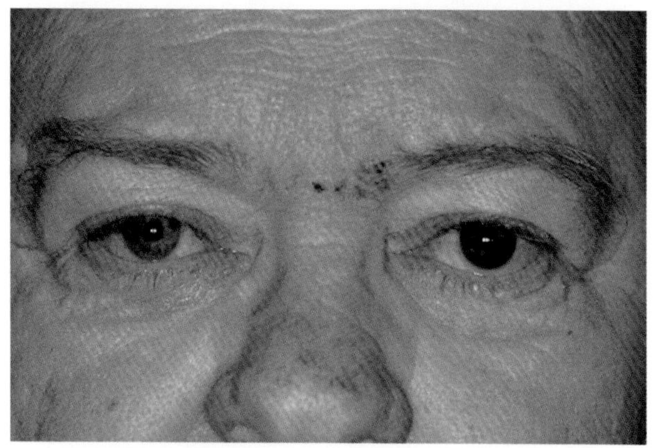

图2.97 获得性深色性虹膜异色症的老年男性,左眼虹膜显示出比右眼更深的颜色

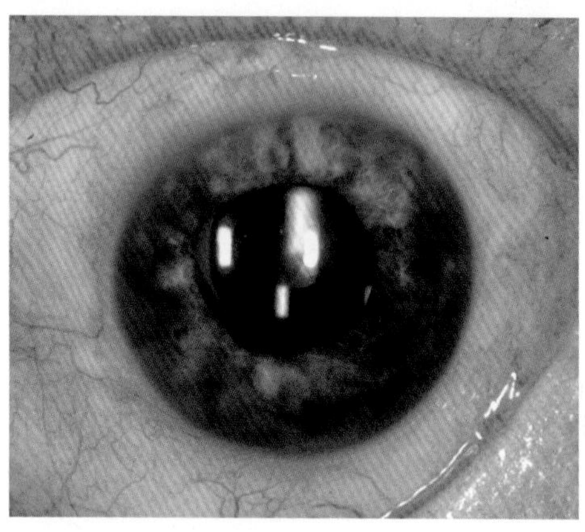

图2.98 弥漫性的、带有不规则的色素的虹膜基质增厚,是弥漫性虹膜黑素瘤的特征

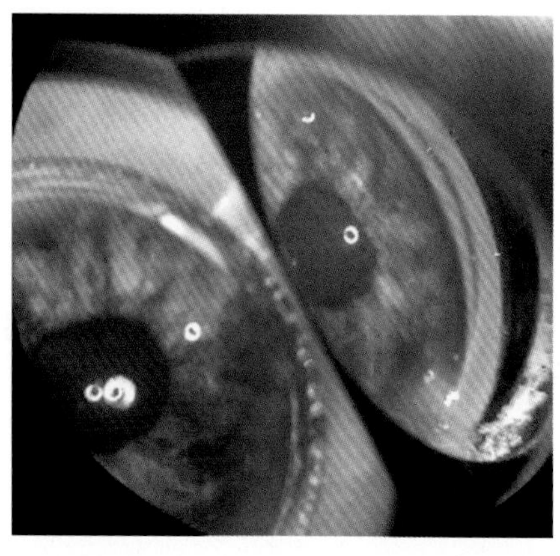

图2.99 房角镜像,显示了小梁网中色素增加

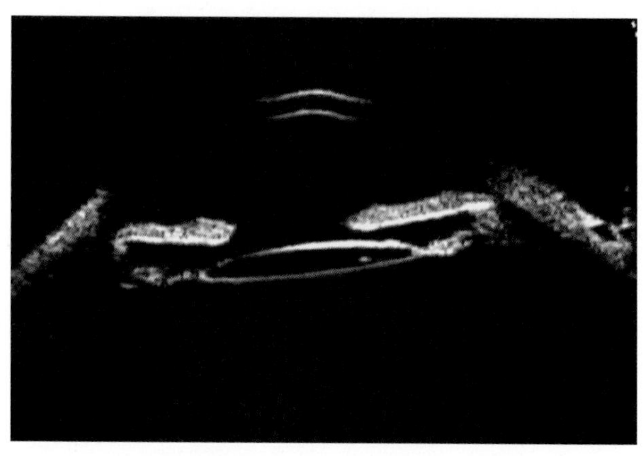

图2.100 超声生物显微镜显示弥漫性虹膜增厚,但没有可证实的睫状体的累及

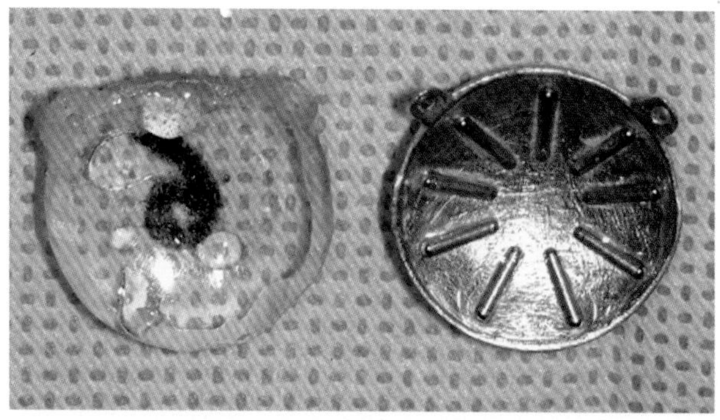

图2.101 未装种子的模拟敷片(左)和活性敷片(右)的设计显示碘-125种子的分布。模拟敷片用于在活性敷片放置之前进行缝线校准

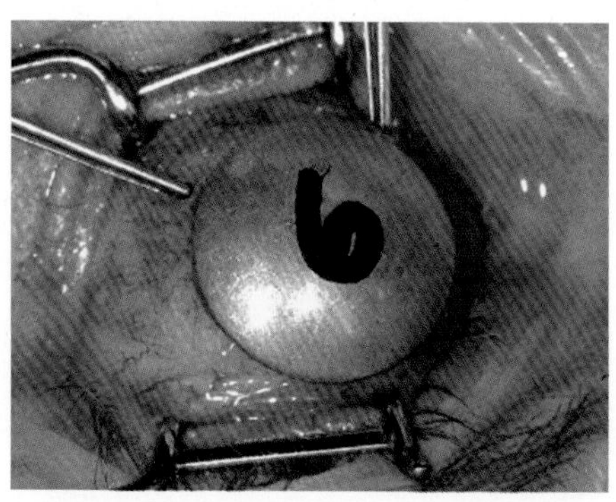

图2.102 敷片放置后的位置。下一步(在此未显示)是移动结膜,在敷片留置于眼球上的3~4天时间内用于覆盖敷片

家族性非典型性痣综合征的患者的虹膜黑色素瘤(发育不良性痣综合征)

发育不良性痣综合征是一种家族性病症,由多发非典型皮肤痣及皮肤、葡萄膜和结膜黑色素瘤的高发病率组成。

Singh AD, Shields JA, Eagle RC Jr, et al. Iris melanoma in a 10 year old boy with familial atypical mole-melanoma(FAM-M) syndrome. *Ophthalmic Pediatr Genet* 1994;15:145-149.

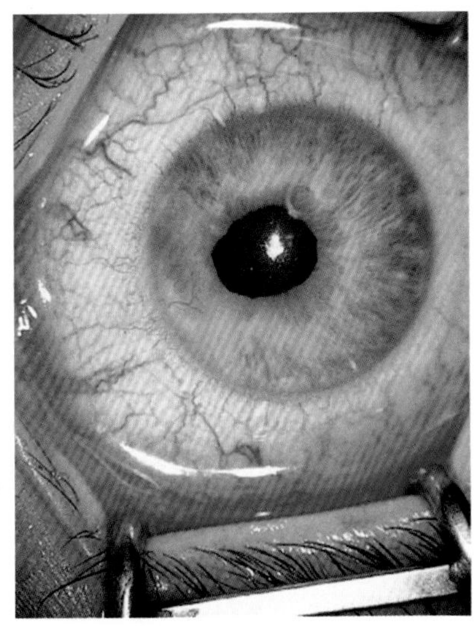

图 2.103　10 岁男孩的无色性虹膜肿瘤合并继发性青光眼

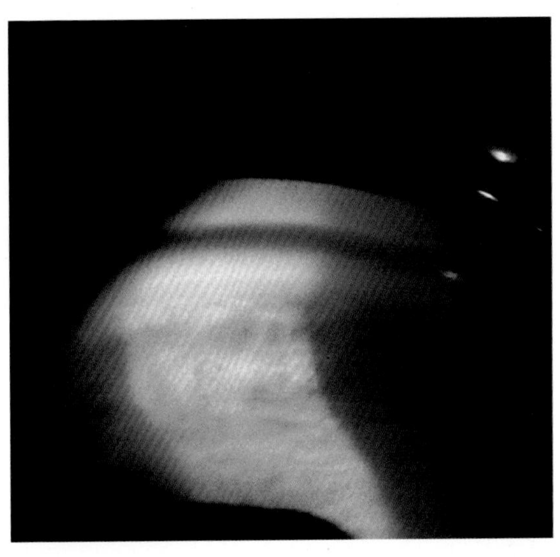

图 2.104　房角镜像显示了房角的无色异常组织。在其随访中显示生长后,病变经虹膜切除术去除

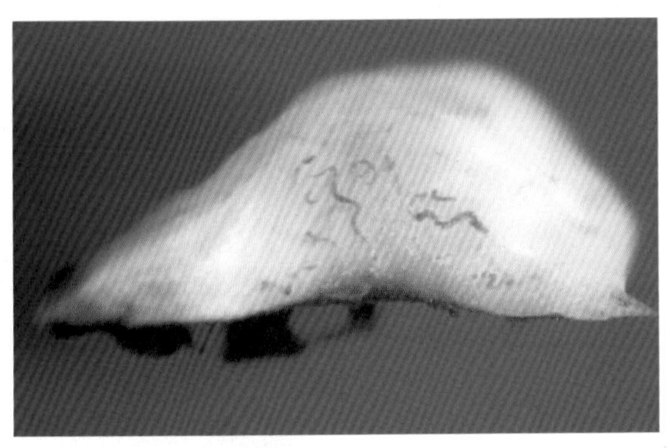

图 2.105　切下病变的标本大体外观,显示白色血管肿瘤

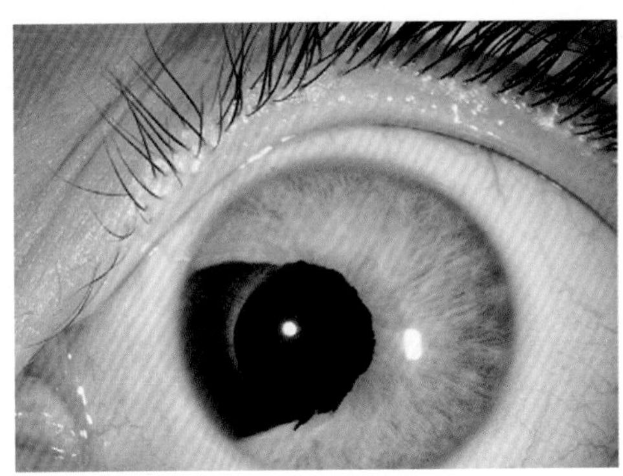

图 2.106　虹膜切除术成功后的眼前节外观。肿瘤切除后青光眼自发消退,患者在 10 年后仍具有 20/20 的视力

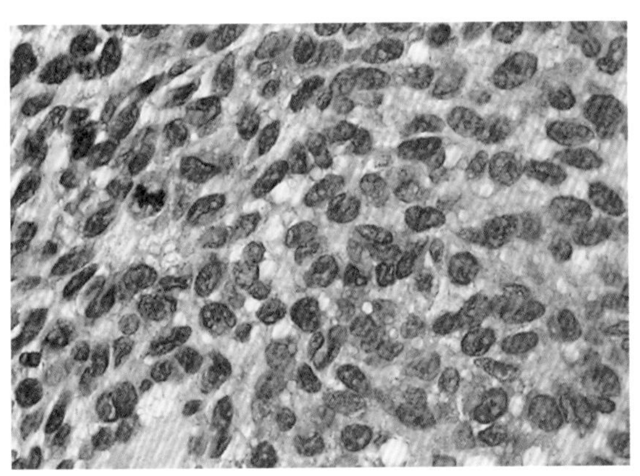

图 2.107　肿瘤显微照片,显示混合细胞型黑色素瘤,主要为饱满的梭形细胞。注意在左上角的有丝分裂相

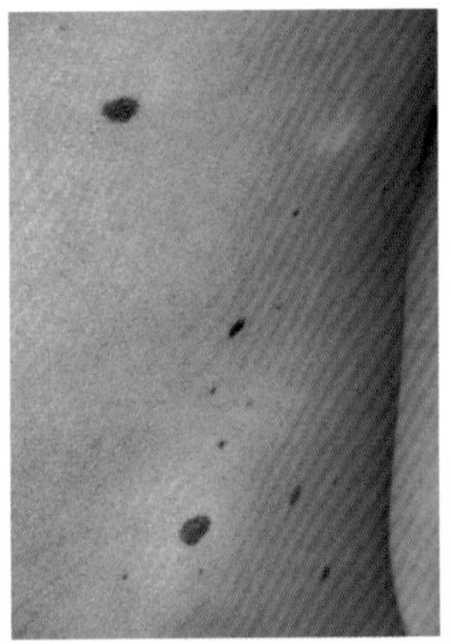

图 2.108　病人的背部皮肤外观,显示几个发育不良的痣。他还尚未发生皮肤黑色素瘤

虹膜黑色素瘤：节段性虹膜切除术及虹膜房角睫状体切除术

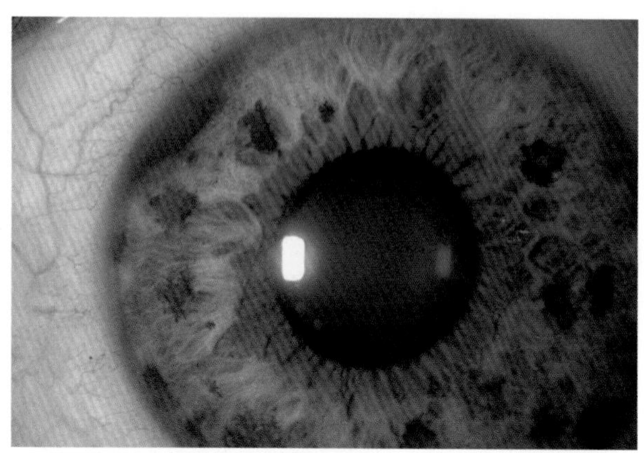

图 2.109 色素性睫状体黑色素瘤的虹膜根部蔓延

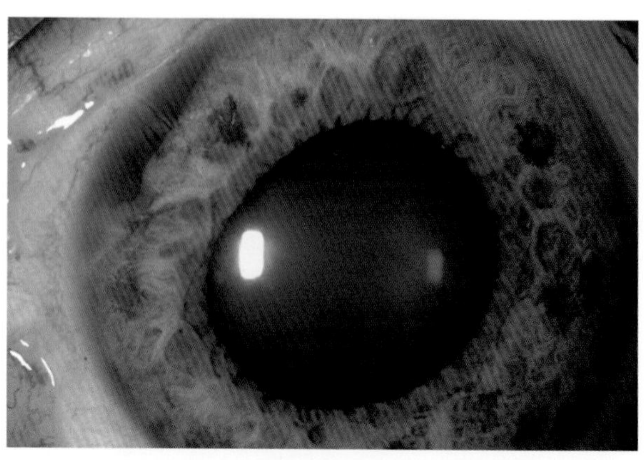

图 2.110 图 2.109 所示的同一患眼，术后 2 周，显示切除的周边虹膜和保持了圆形的瞳孔。这一病例避免了节段性虹膜切除术，而是通过睫状体切除术和周边虹膜切除术去除了病变。瞳孔的半扩张是由于术后使用的阿托品引起

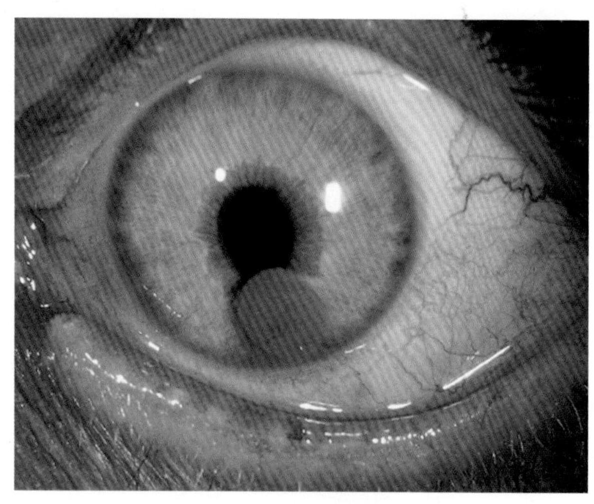

图 2.111 51 岁女性的虹膜下方的黑色素瘤，在 1 年内进行性增大

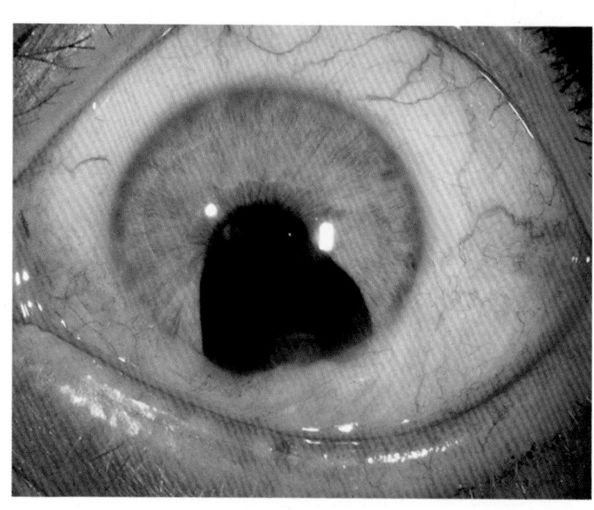

图 2.112 如图 2.111 所示患眼节段性虹膜切除术后的外观

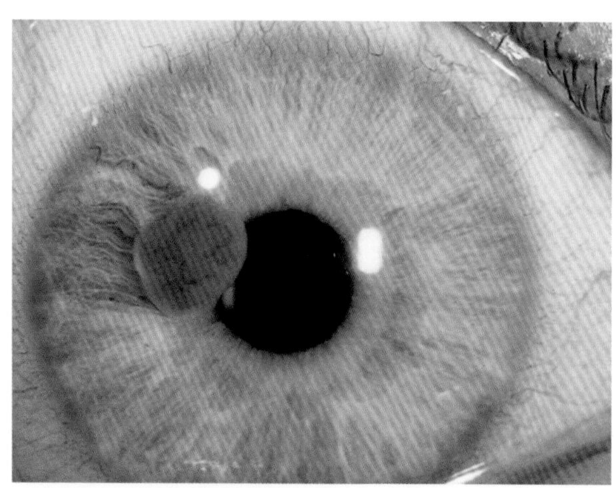

图 2.113 25 岁男性的颞侧虹膜黑色素瘤在 1 年内进行性增大，并产生复发性前房积血

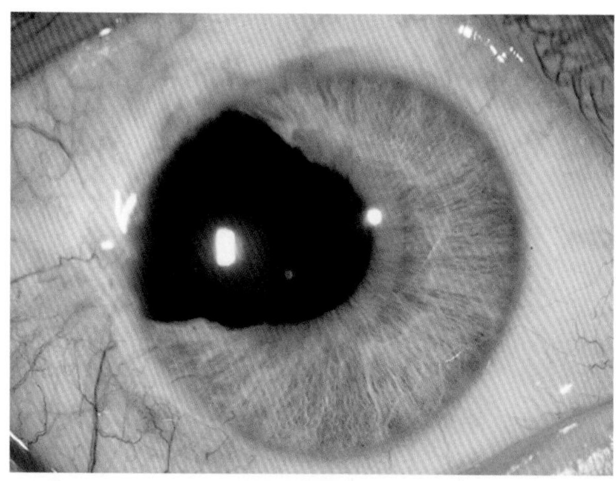

图 2.114 如图 2.113 所示眼节段性虹膜切除术后的外观

虹膜黑色素瘤：节段虹膜切除术和瞳孔成形术治疗

当肿瘤的范围小于 2 个钟时，并且虹膜切除范围可以足够小的时候，肿瘤切除后留下的缺损可以使用 10-0 的不可吸收缝合线（聚丙烯）进行部分缝合，给予患者相对圆形而不是钥匙孔样的瞳孔。

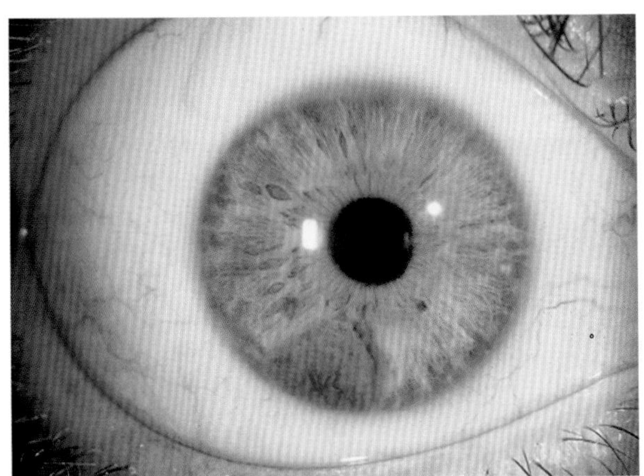

图 2.115　20 岁女性的虹膜下方黑色素瘤，记录到有增长

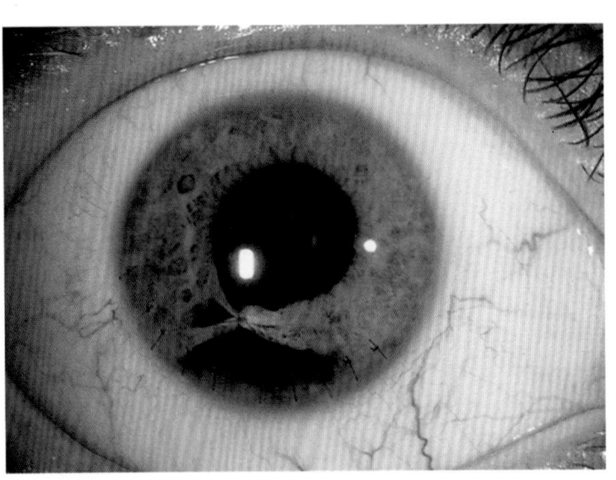

图 2.116　如图 2.115 所示患眼病变经手术切除和瞳孔成形后的外观

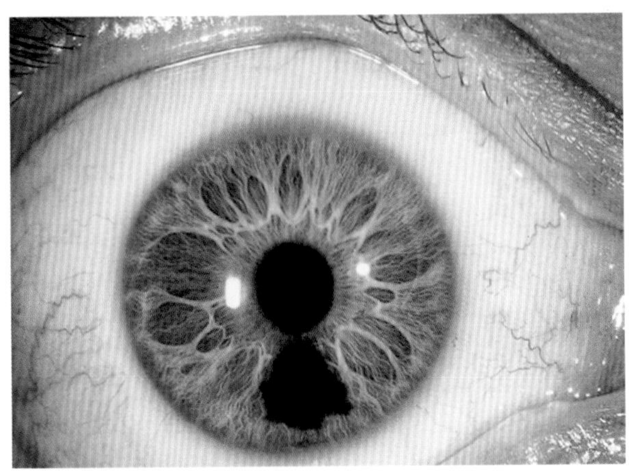

图 2.117　27 岁男性的虹膜下方记录到有增长的黑色素瘤。切除后组织病理学证明病变是恶性黑色素瘤

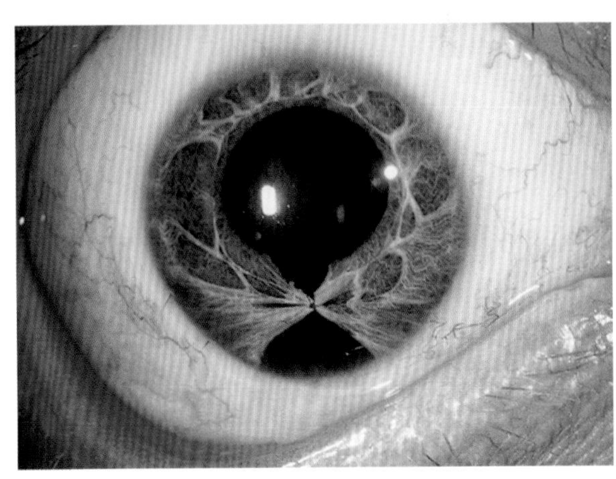

图 2.118　如图 2.117 所示患眼病变经手术切除和瞳孔成形后的外观

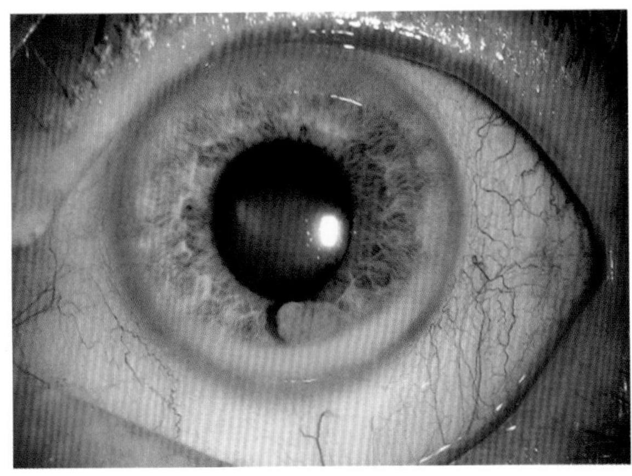

图 2.119　73 岁女性的无色带蒂黑色素瘤，根据记录有增长并有复发性前房积血

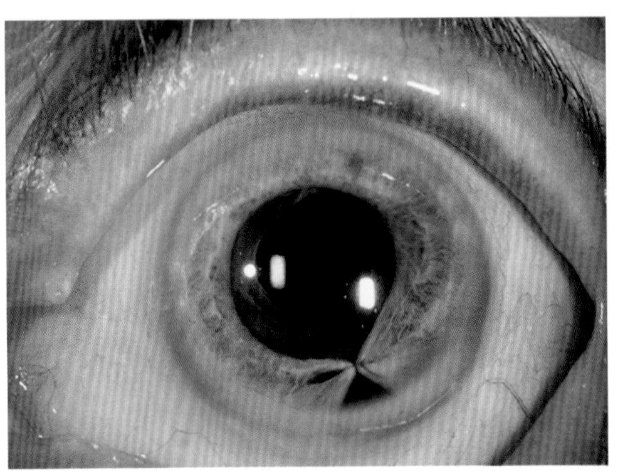

图 2.120　如图 2.119 所示患眼病变经手术切除和瞳孔成形后的外观。照片拍摄时瞳孔处于药物性扩张状态

虹膜黑色素瘤:无法手术切除的肿瘤的治疗——细针穿刺活检和敷贴放疗

某些情况下,虹膜黑色素瘤虽然无法手术切除,但仍可以避免摘除眼球,即用细针穿刺活检以明确诊断,然后用放射性虹膜敷贴治疗肿瘤。范例如下。

1. Shields CL, Manquez ME, Mashayekhi A, et al. Fine needle aspiration biopsy of iris tumors in 100 consecutive cases. Technique and complications. *Ophthalmology* 2006;113:2080-2086.
2. Shields CL, Shah SU, Bianciotto CG, et al. Iris melanoma management with iodine-125 plaque radiotherapy in 144 patients: impact of melanoma-related glaucoma on outcomes. *Ophthalmology* 2013;120(1):55-61.

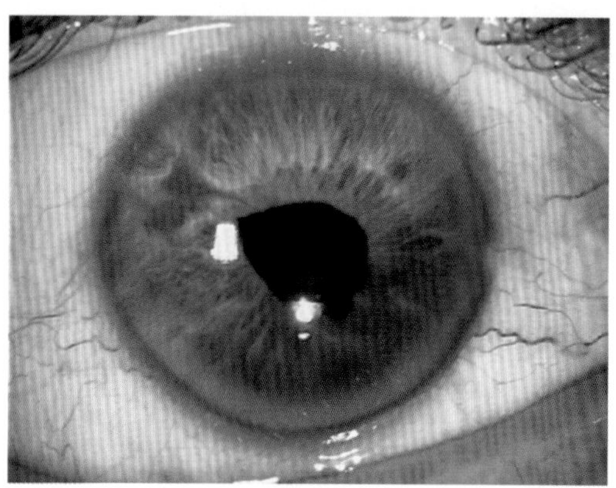

图 2.121　高度可疑的非典型色素性虹膜肿块

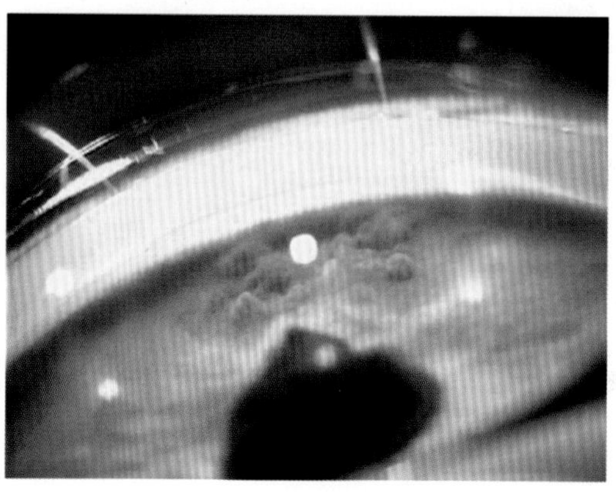

图 2.122　房角镜检查显示弥漫性生长模式与血管化的肿瘤结节,并累及小梁网

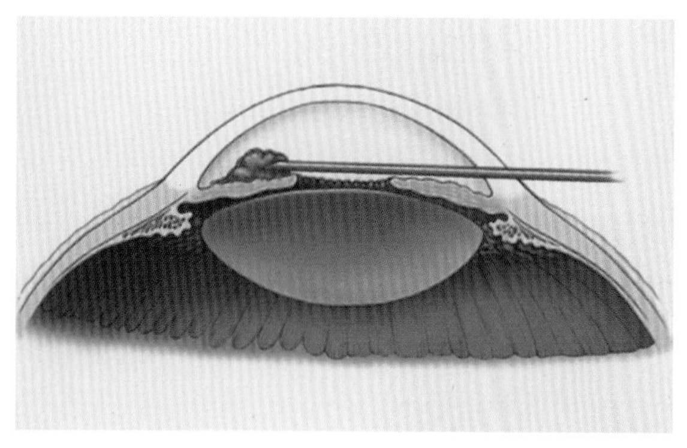

图 2.123　虹膜细针穿刺活检技术

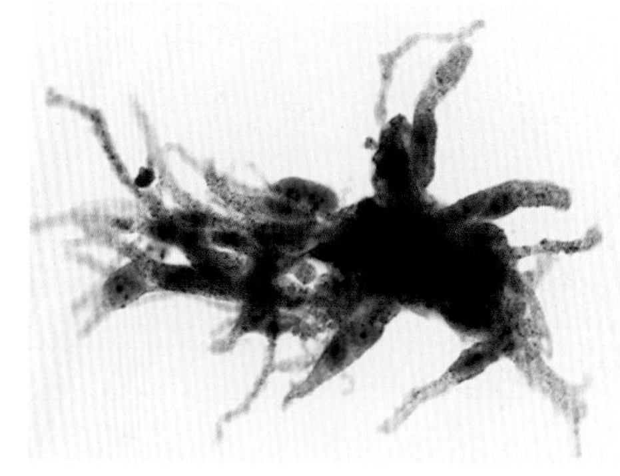

图 2.124　细胞病理学显示有色素性的梭形黑色素瘤细胞(巴氏染色×400)

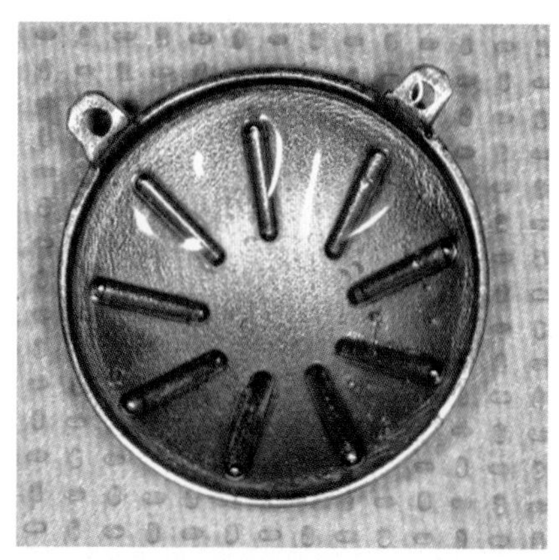

图 2.125　虹膜放射敷贴照片,显示碘-125 种子的分布

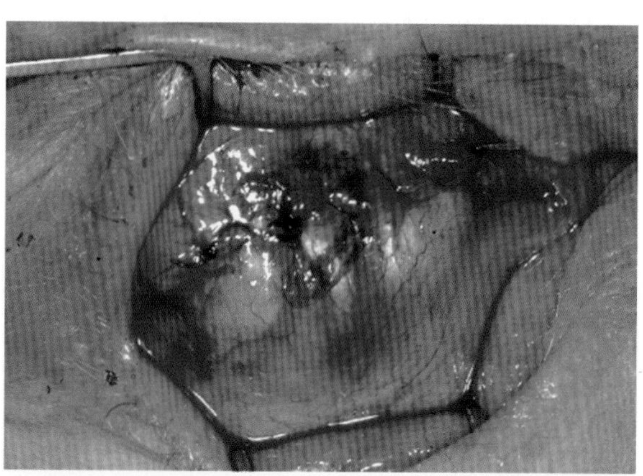

图 2.126　将敷片置于角膜上后,松动结膜并缝合盖在敷片上,直到完成放疗后敷片被移除,那时将球结膜重新缝合到其在角巩膜缘的原始位置

虹膜黑色素瘤：无法手术切除的肿瘤的治疗——敷贴放疗

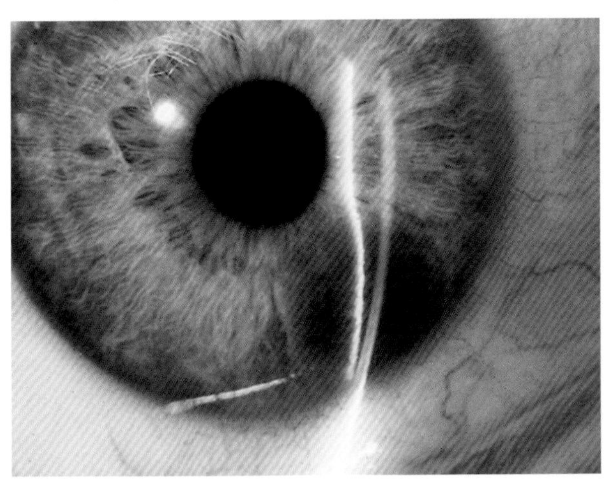

图 2.127　37 岁男性的有轻度色素的木薯样黑色素瘤的裂隙灯图。累积下方房角超过 180°，不宜手术切除

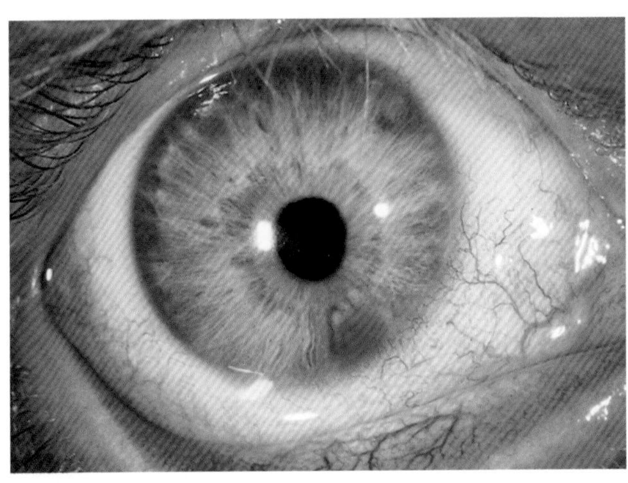

图 2.128　如图 2.127 所示的肿瘤 3 年后的外观，显示肿瘤的显著退化。注意角膜保持了透明性

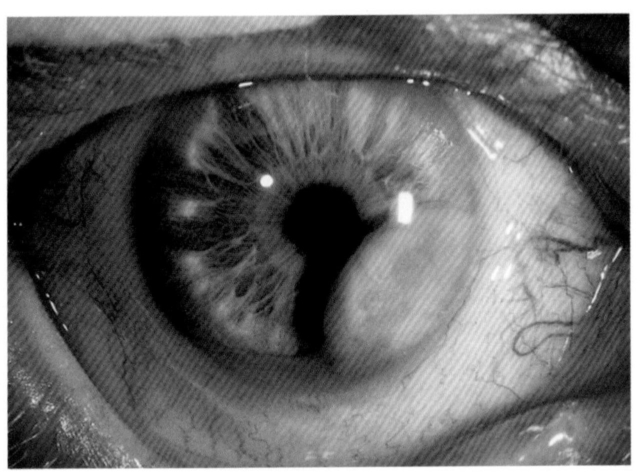

图 2.129　60 岁男性的结节样黑色素瘤占据了下方虹膜的一半。他的对侧眼由于童年时的外伤而致盲

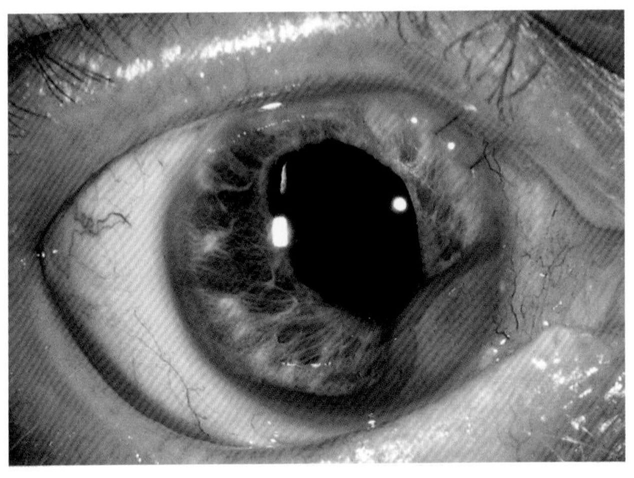

图 2.130　如图 2.129 所示眼放疗之后 2 年的外观。肿瘤没有复发，放射引起的白内障已被去除并植入了眼内晶体

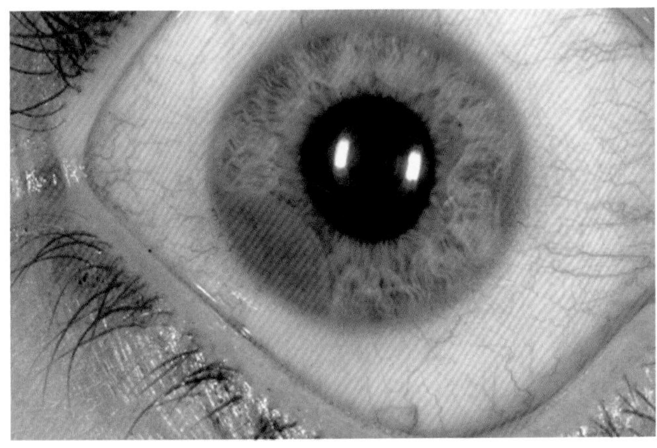

图 2.131　20 岁女性的两个分开的无色性病变的不寻常外观。没有证据表明两处病变有连续性。两处病变经细针穿刺活检证实后，用特意设计的能覆盖 180°房角的单个放射性敷片治疗

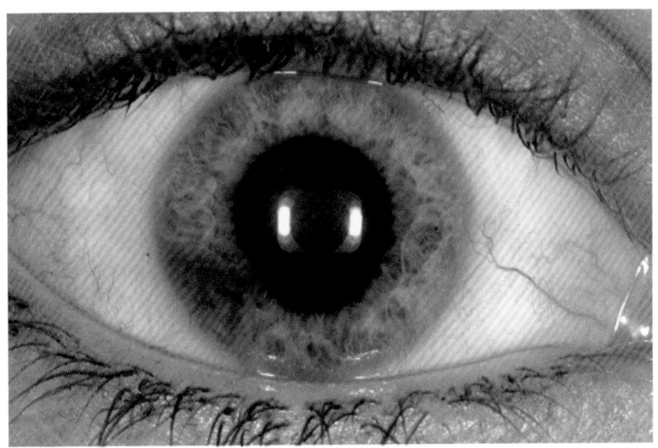

图 2.132　两年以后的外观，显示两个肿瘤中等程度的消退

（柳季　译）

第 3 章

类似虹膜黑色素瘤的病征

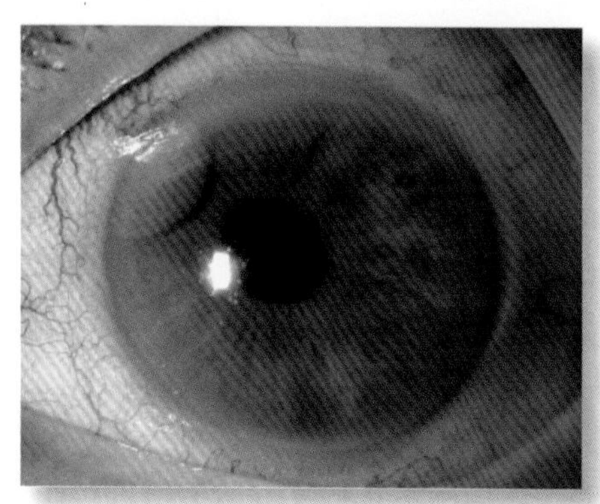

临床上许多病征可以类似虹膜黑色素瘤(1-34)。类似虹膜黑色素瘤的肿瘤和囊肿在本图集的其他地方有更详细的讨论。此处提及是由于它们涉及虹膜黑色素瘤的鉴别诊断。本章涵盖了其他特定的非肿瘤性,非囊性的病征,它们有时与虹膜黑色素瘤相似,包括虹膜角膜内皮(ICE)综合征,异物,虹膜色素上皮的良性上皮瘤(腺瘤)等特定情形。

最常见的假性黑色素瘤是虹膜痣(1-3)。这一肿瘤已在前面讨论过。另一个常见的类似于虹膜黑色素瘤的肿瘤是虹膜色素上皮的上皮瘤(腺瘤)。与黑色素瘤相比,它一般呈深黑色,并且往往从后方推动穿过虹膜基质。它和黑色素瘤由虹膜基质产生不同(10)。淋巴样肿瘤可以局限于虹膜并且可以类似于黑色素瘤(14)。

虹膜色素上皮的囊肿常常因为被怀疑是虹膜或睫状体黑色素瘤而被转诊(11-13),它们在第 4 章中有详细讨论。瞳孔缘的囊肿在临床上很少会与黑色素瘤混淆,但中部和周边的囊肿临床上可能会与黑色素瘤非常相似。

虹膜角膜内皮综合征是一种特发性病征,通常单侧发病,主要发生在成年女性中,并且具有特征性的角膜内皮细胞小滴,角膜水肿,周边前粘连,虹膜基质劈裂,特征性的虹膜结节,和继发性青光眼(4-9)。不同患者的表现各异,从而构成了一组疾病,包括有主要呈角膜改变的(Chandler 综合征),主要呈虹膜改变的(特发性虹膜萎缩),还有些主要表现为虹膜结节的(虹膜痣综合征或 Cogan-Reese 综合征)。它应与弥漫性虹膜黑色素瘤相鉴别,后者不会显示特征性的内皮变化和虹膜裂孔。Shields 等(9)描述了一大组误诊为虹膜黑色素瘤的虹膜角膜内皮综合征患者人群,并比较了虹膜角膜内皮综合征与虹膜黑色素瘤的特点。

我们已经观察到的类似虹膜黑色素瘤的其他病变包括虹膜异物、肉芽肿、非典型性的出血、残留的晶状体组织、疱疹感染性虹膜改变、先天性虹膜外翻等其他情况(17-34)(表 3.1)。

类似虹膜黑色素瘤的病征

表 3.1 类似虹膜肿瘤或黑色素瘤的非肿瘤性病变

诊断	人数(%)				
	所有年龄（N=198 个肿瘤）	儿童 0~20 岁（N=49 个肿瘤）	青年成人 21~40 岁（N=36 个肿瘤）	中年成人 41~60 岁（N=64 个肿瘤）	老年成人 >60 岁（N=49 个肿瘤）
虹膜萎缩	42(21%)	4(8%)	5(14%)	22(34%)	11(23%)
虹膜角膜内皮综合征	42(21%)	0(0%)	10(28%)	21(33%)	11(23%)
异物	20(10%)	2(4%)	3(8%)	5(8%)	10(21%)
缺损	20(10%)	17(35%)	2(6%)	1(2%)	0(0%)
色素播散	11(6%)	0(0%)	2(6%)	5(8%)	4(8%)
虹膜脱色素	3(6%)	1(3%)	6(3%)	0(0%)	2(4%)
先天性虹膜异色	19(10%)	10(20%)	2(6%)	4(6%)	3(6%)
先天性虹膜色素减少	2(1%)	2(4%)	0(0%)	0(0%)	0(0%)
先天性虹膜外翻	6(3%)	2(4%)	2(6%)	1(2%)	1(2%)
虹膜痣综合征	6(3%)	0(0%)	4(11%)	1(2%)	1(2%)
虹膜肉芽肿	13(7%)	5(10%)	4(11%)	0(0%)	4(8%)
虹膜根部断离	3(2%)	1(2%)	1(3%)	1(2%)	0(0%)
念珠菌病	1(<1%)	1(2%)	0(0%)	0(0%)	0(0%)
虹膜劈裂症	4(2%)	1(2%)	0(0%)	2(3%)	1(2%)
不明原因	3(2%)	1(2%)	0(0%)	1(2%)	1(2%)

数据来自 Shields CL, Kancherla S, Patel J, et al. Clinical survey of 3680 iris tumors based on patient age at presentation. *Ophthalmology* 2012;119(2):407-414.

参考文献

大型病例系列

1. Shields CL, Shields PW, Manalac J, et al. Review of cystic and solid tumors of the iris. *Oman J Ophthalmol* 2013;6(30):159–164.
2. Shields CL, Kancherla S, Patel J, et al. Clinical survey of 3680 iris tumors based on patient age at presentation. *Ophthalmology* 2012;119(2):407–414.
3. Shields JA, Sanborn GE, Augsburger JJ. The differential diagnosis of malignant melanoma of the iris. A clinical study of 200 patients. *Ophthalmology* 1983;90:716–720.

小型病例系列

4. Campbell DG, Shields MB, Smith TR. The corneal endothelium and the spectrum of essential iris atrophy. *Am J Ophthalmol* 1978;86:317–324.
5. Shields MB. Progressive essential iris atrophy, Chandler's syndrome and the iris nevus (Cogan-Reese) syndrome. A spectrum of disease. *Surv Ophthalmol* 1979;24:3–10.
6. Donders PC. Ring melanoma of the iris. Iridocorneal endothelial syndrome. *Int Ophthalmol* 1985;7:161–167.
7. Eagle RC Jr, Font RL, Yanoff M, et al. Proliferative endotheliopathy with iris abnormalities: the iridocorneal endothelial syndrome. *Arch Ophthalmol* 1979;97:2104–2112.
8. Shields MB. Progressive essential iris atrophy, Chandler's syndrome, and the iris nevus (Cogan-Reese) syndrome: a spectrum of disease. *Surv Ophthalmol* 1979;24:3–20.
9. Shields CL, Shields MV, Viloria V, et al. Iridocorneal endothelial syndrome masquerading as iris melanoma in 71 cases. *Arch Ophthalmol* 2011;129(8):1023–1029.
10. Shields JA, Shields CL, Mercado G, et al. Adenoma of the iris pigment epithelium: a report of 20 cases: the 1998 Pan-American Lecture. *Arch Ophthalmol* 1999;117:736–741.
11. Shields JA. Primary cysts of the iris. *Trans Am Ophthalmol Soc* 1981;79:771–809.
12. Lois N, Shields CL, Shields JA, et al. Primary cysts of the iris pigment epithelium. Clinical features and natural course in 234 patients. *Ophthalmology* 1998;105:1879–1885.
13. Shields JA, Shields CL, Lois N, et al. Iris cysts in children: classification, incidence, and management. The 1998 Torrence A Makley Jr Lecture. *Br J Ophthalmol* 1999;83:334–338.
14. Mashayekhi A, Shields CL, Shields JA. Iris involvement by lymphoma: a review of 13 cases. *Clin Experiment Ophthalmol* 2013;41(1):19–26.

病理

15. Eagle RC Jr, Shields JA. Iridocorneal endothelial syndrome with contralateral guttate endothelial dystrophy. A light and electron microscopic study. *Ophthalmology* 1987;94:862–870.
16. Eagle RC Jr, Font RL, Yanoff M, et al. The iris naevus (Cogan-Reese) syndrome: light and electron microscopic observations. *Br J Ophthalmol* 1980;64:446–452.

病例报告

17. Eagle RC Jr, Shields JA, Canny CL, et al. Intraocular wooden foreign body clinically resembling a pearl cyst. *Arch Ophthalmol* 1977;95:835–836.
18. Shields JA, Eagle RC Jr, Shields CL, et al. Progressive growth of benign adenoma of the pigment epithelium of the ciliary body. *Arch Ophthalmol* 2001;119:1859–1861.
19. Shields CL, Shields JA, Cook GR, et al. Differentiation of adenoma of the iris pigment epithelium from iris cyst and melanoma. *Am J Ophthalmol* 1985;100:678–681.
20. Shields JA, Augsburger JJ, Sanborn GE, et al. Adenoma of the iris pigment epithelium. *Ophthalmology* 1983;90:735–739.
21. Shields JA, Shields CL, DePotter P, et al. Free-floating cyst in the anterior chamber of the eye. *J Pediatr Ophthalmol Strabismus* 1996;33:330–331.

类似虹膜黑色素瘤的病征

22. Alward WL, Ossoinig KC. Pigment dispersion secondary to cysts of the iris pigment epithelium. *Arch Ophthalmol* 1995;113:1574–1575.
23. Olsen TW, Lim JI, Grossniklaus HE. Retained lens material masquerading as a growing, pigmented iris tumor. *Arch Ophthalmol* 1996;114:1154–1155.
24. Ritch R, Forbes M, Hetherington J Jr, et al. Congenital ectropion uveae with glaucoma. *Ophthalmology* 1984;91:326–331.
25. Gupta K, Hoepner JA, Streeten BW. Pseudomelanoma of the iris in herpes simplex keratoiritis. *Ophthalmology* 1986;93:1524–1527.
26. Klien BA, Farkas TG. Pseudomelanoma of the iris after herpes zoster ophthalmicus. *Am J Ophthalmol* 1964;57:392–397.
27. Yanoff M, Zimmerman LE. Pseudomelanoma of anterior chamber caused by implantation of iris pigment epithelium. *Arch Ophthalmol* 1965;74:302–305.
28. Sodhi PK. Iris cyst secondary to latanoprost mimicking iris melanoma. *Am J Ophthalmol* 2003;136:780.
29. Sharma MC, Shields CL, Shields JA, et al. Benign lymphoid infiltrate of the iris simulating a malignant melanoma. *Cornea* 2002;21:424–425.
30. Shields JA, Augsburger JJ, Gonder JR, et al. Localized benign lymphoid tumor of the iris. *Arch Ophthalmol* 1981;99:2147–2148.
31. Shakin EP, Augsburger JJ, Eagle RC, et al. Multiple myeloma involving the iris. *Arch Ophthalmol* 1988;106:524–526.
32. Hykin PG, Shields JA, Shields CL, et al. Recurrent systemic B-cell lymphoma of the iris. *Br J Ophthalmol* 1996;80:929–930.
33. Manjandavida FP, Arepalli S, Tarlan B, Shields CL. Optical coherence tomography characteristics of epi-iridic membrane in a child with recurrent hyphema and presumed juvenile xanthogranuloma. *J AAPOS* 2014;18(1):93–95. doi: 10.1016/j.jaapos.2013.10.022.
34. Shields JA, Shields CL, Pulido J, et al. Iris varix simulating an iris melanoma. *Arch Ophthalmol* 2000;118:707–710.

虹膜角膜内皮综合征

Shields CL, Shields MV, Viloria V, et al. Iridocorneal endothelial syndrome masquerading as iris melanoma in 71 cases. *Arch Ophthalmol* 2011;129(8):1023-1029.

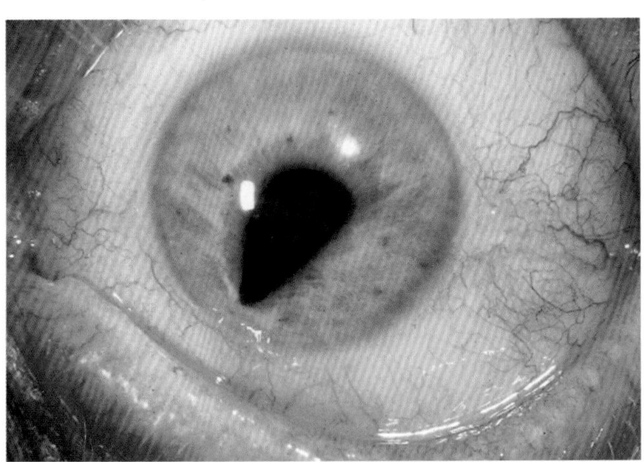

图 3.1 70 岁女性的虹膜角膜内皮综合征，显示瞳孔朝向下方周边前粘连的方向移位。虹膜裂孔尚未发生

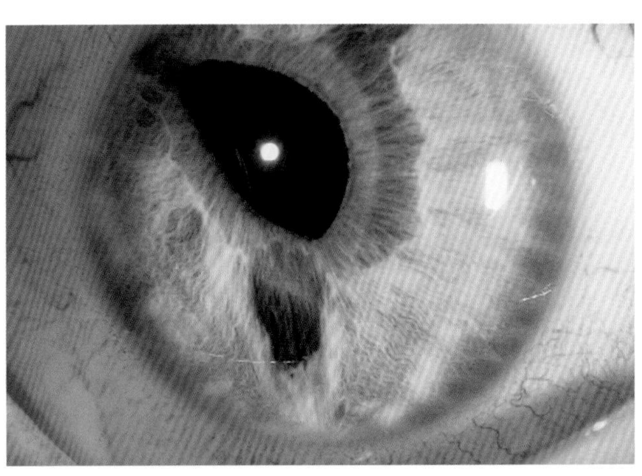

图 3.2 45 岁女性的虹膜角膜内皮综合征，显示瞳孔朝向上方粘连的方向移位，继发了下方的虹膜基质裂孔

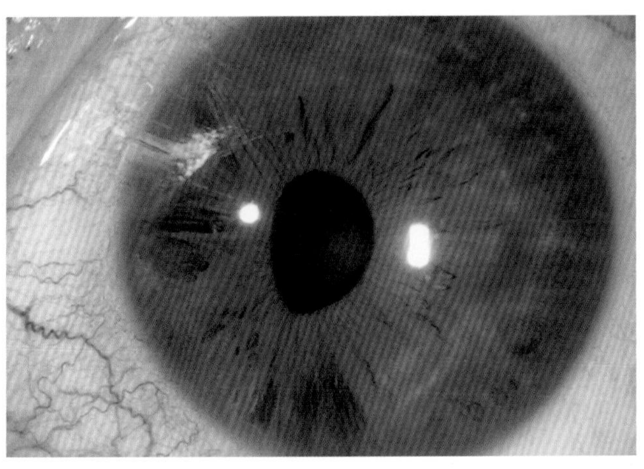

图 3.3 40 岁女性的虹膜角膜内皮综合征，显示不规则的瞳孔和两处虹膜裂孔

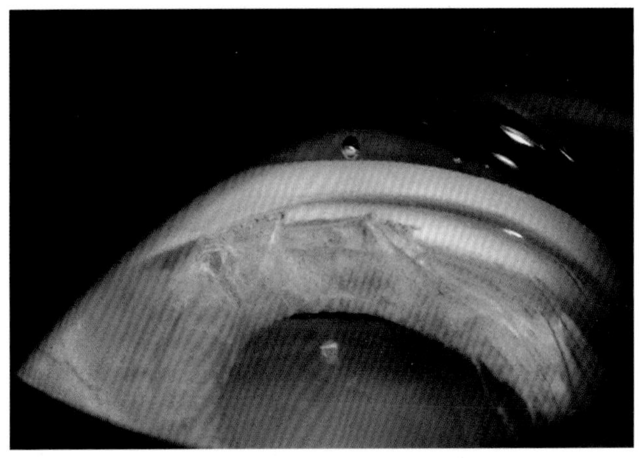

图 3.4 64 岁女性的虹膜角膜内皮综合征的周边前粘连的房角镜像

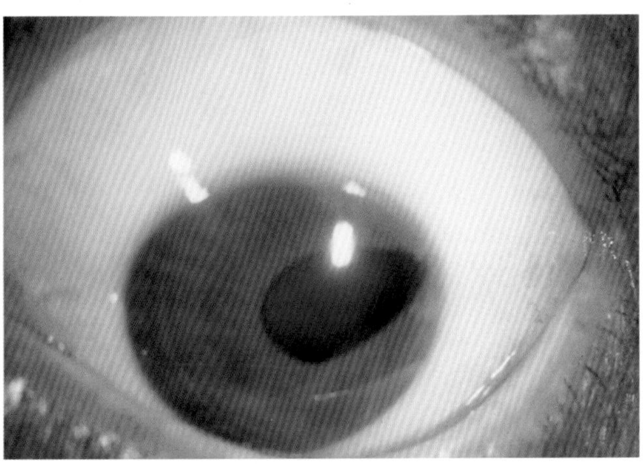

图 3.5 49 岁女性的虹膜角膜内皮综合征的瞳孔的颞上方向移位。注意此时没有虹膜裂孔

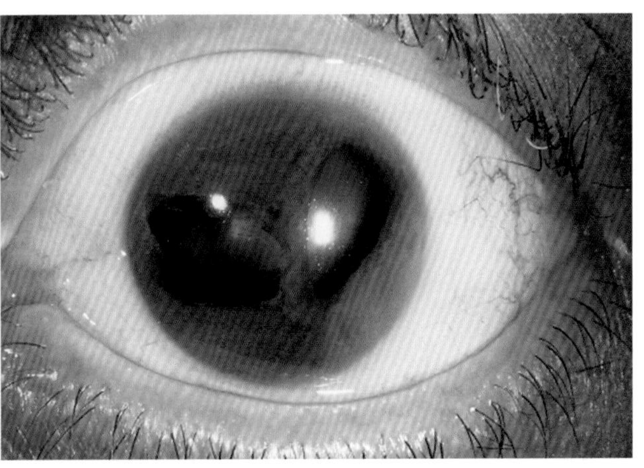

图 3.6 图 3.5 所示的同一患者 5 年后所见。注意鼻侧已经形成了一个大的虹膜裂孔

类似虹膜黑色素瘤的虹膜异物

在偶然的情况下，患者被诊断患有虹膜黑色素瘤或其他虹膜肿瘤，但病变经进一步评估证明为异物。根据我们的经验，此类患者通常不记得任何先前的外伤，尽管事实显示异物曾从前方穿透了眼球。金属异物通常可以通过其生锈的金属外观来识别。如果黑色素瘤是一个郑重考虑的诊断，超声或计算机断层扫描可能揭示病变的性质。这里展示的一些病例中，患者被转诊来排除虹膜黑色素瘤。

Olsen TW, Lim JI, Grossniklaus HE. Retained lens material masquerading as a growing, pigmented iris tumor. *Arch Ophthalmol* 1996;114: 1154-1155.

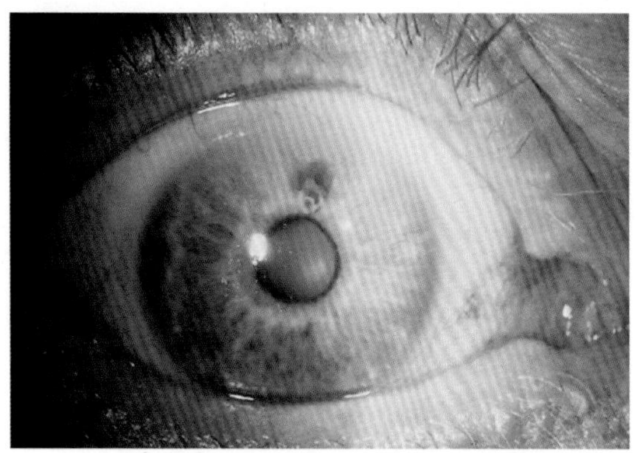

图 3.7 73 岁男性上方虹膜的金属异物

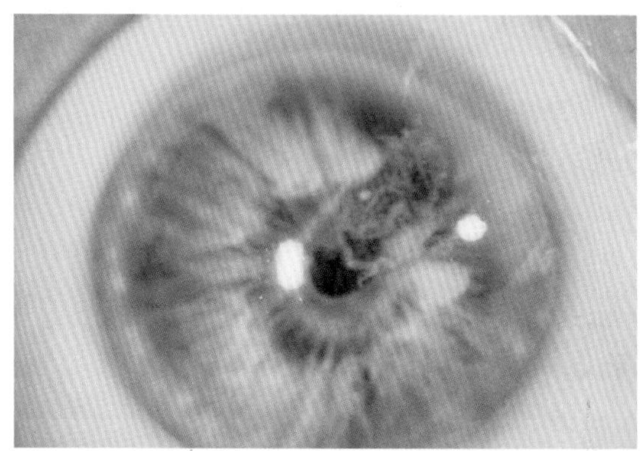

图 3.8 71 岁男性上方虹膜的金属异物

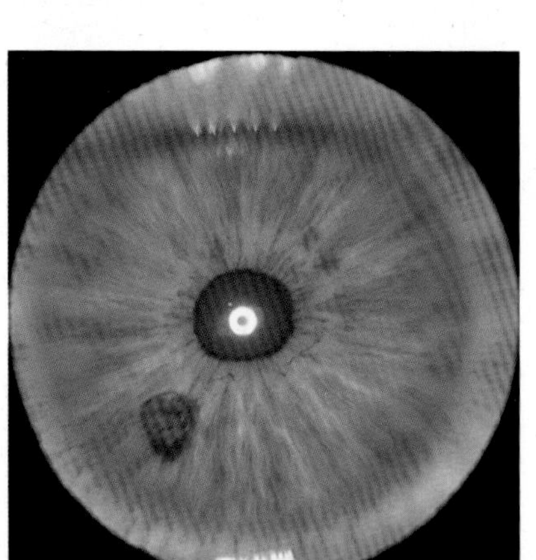

图 3.9 19 岁男性下方虹膜的金属异物

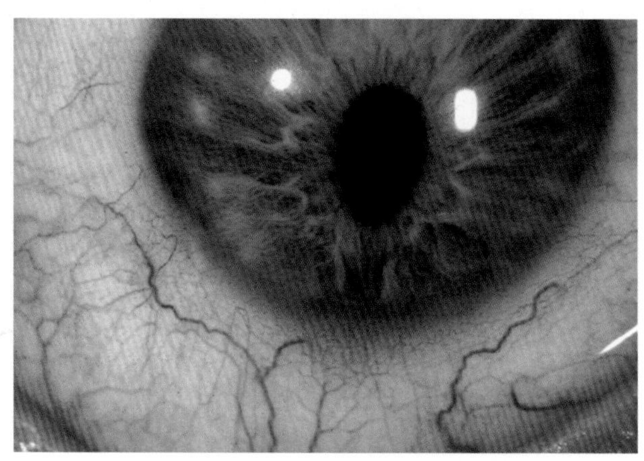

图 3.10 下方前房角的金属异物导致瞳孔向下移位

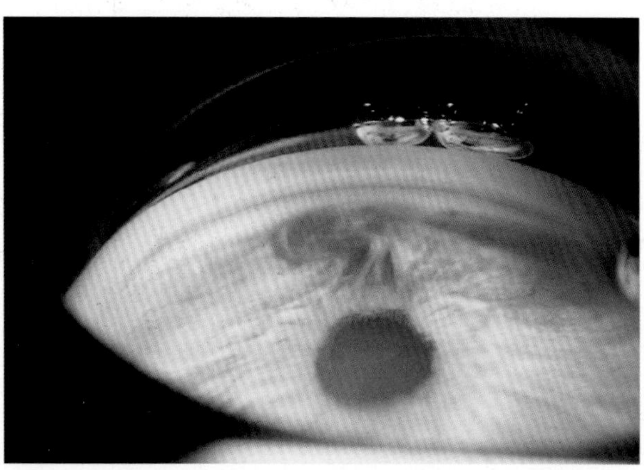

图 3.11 图 3.10 所示眼的房角镜像，显示在下方虹膜基质中的金属异物

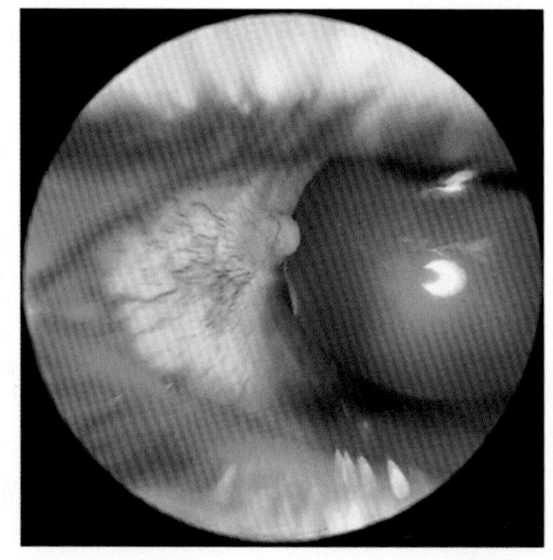

图 3.12 在一个年轻男孩周边虹膜的木质异物，类似肿瘤

类似虹膜黑色素瘤的各种非肿瘤性疾病

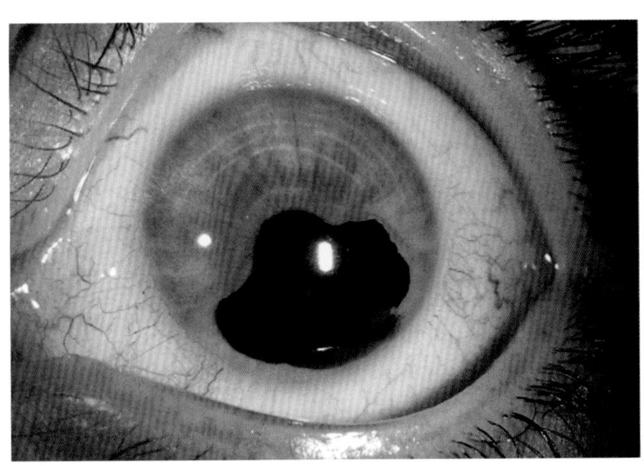

图 3.13　29 岁女性的先天性虹膜外翻。它显然从出生开始就存在

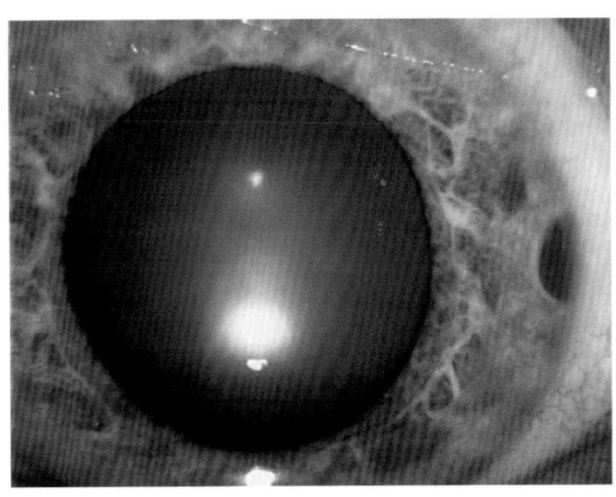

图 3.14　虹膜色素上皮的周边(虹膜睫状体)囊肿侵蚀并穿透了虹膜,类似虹膜黑色素瘤

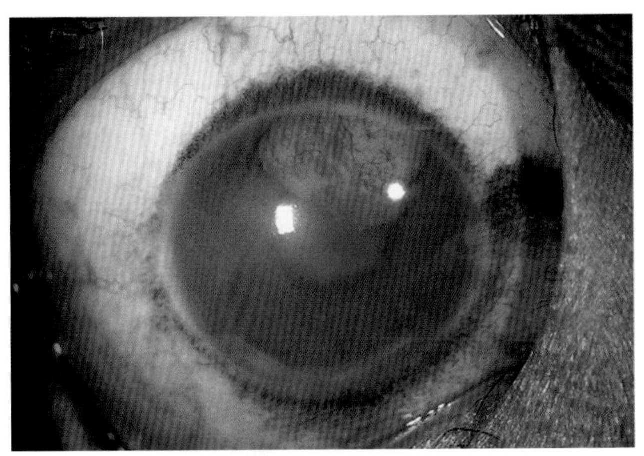

图 3.15　继发于结节病的上方虹膜肉芽肿

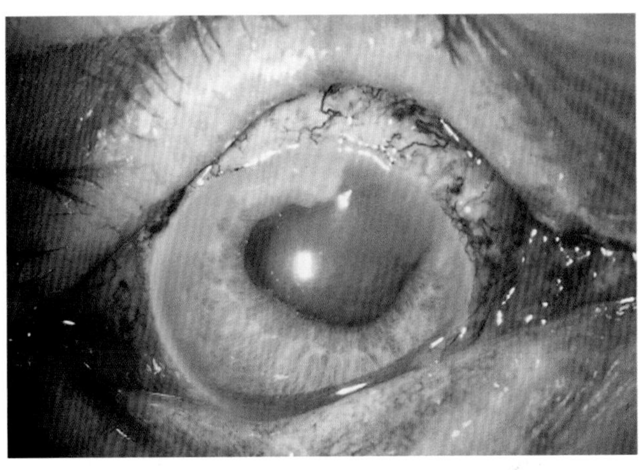

图 3.16　非典型的球形前房积血,推测是由于白内障的伤口引起,最终消除

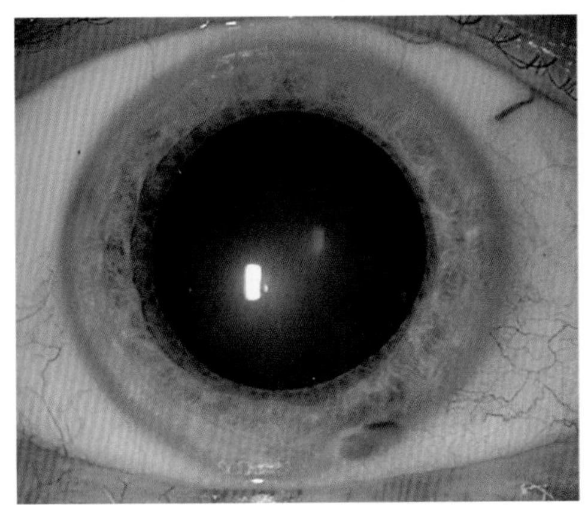

图 3.17　虹膜脱出于角膜内,类似黑色素瘤,推测是由未被发现的外伤引起

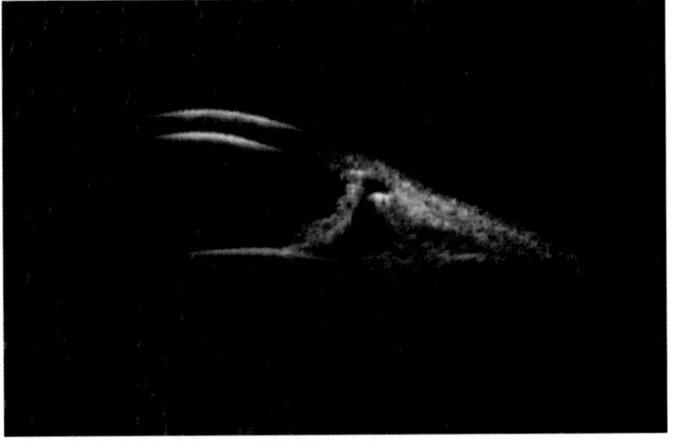

图 3.18　图 3.17 中病变的超声生物显微镜显示了来自虹膜的角膜内囊性包块

类似虹膜黑色素瘤的其他各种肿瘤

其他的一些病变也可以类似虹膜痣和黑色素瘤。选择部分病例显示如下

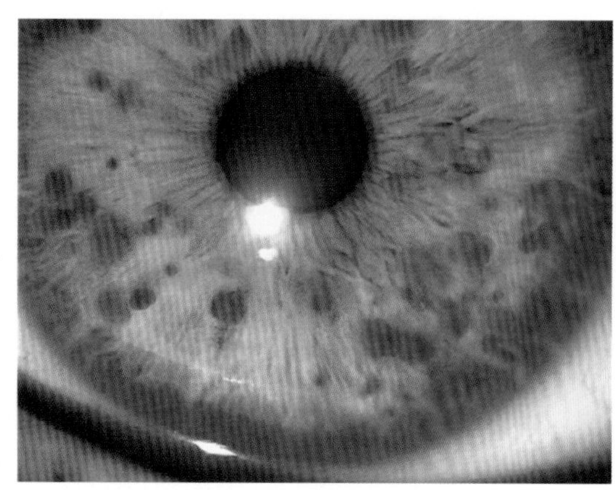

图3.19 神经纤维瘤病1型患者的Lisch结节。这些结节是胶质-黑色素细胞错构瘤表现，临床上通常5岁前发生。他们不应该与多发性痣，原发性黑色素瘤或转移性虹膜黑色素瘤相混淆。有时典型的Lisch结节也发生在没有神经纤维瘤病临床表现的患者中

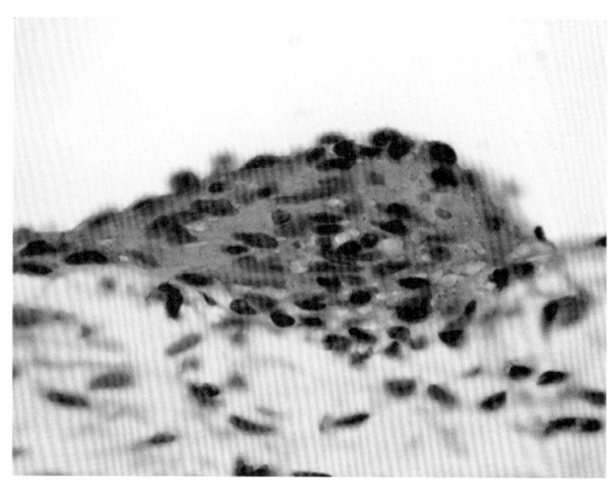

图3.20 神经纤维瘤病1型患者虹膜前表面上Lisch结节的组织病理学显示隆起的病变由纺锤样痣细胞组成。患眼由于晚期脉络膜黑色素瘤而摘除。（苏木精-伊红染色×50）

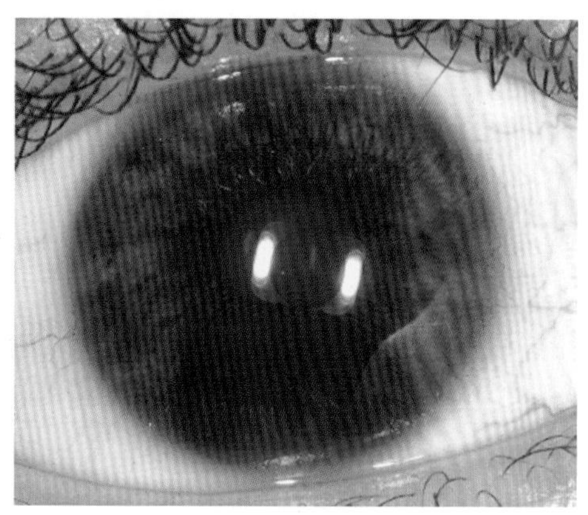

图3.21 类似黑色素瘤的虹膜黑色素细胞瘤。这个专题在第2章中已详细讨论

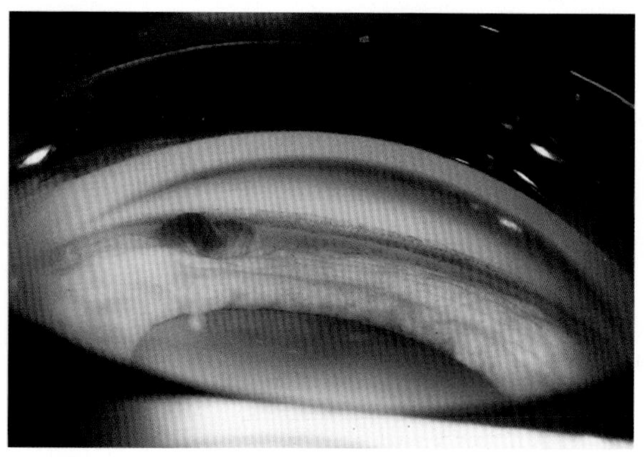

图3.22 虹膜色素上皮的良性上皮瘤（腺瘤）房角镜像。这个专题在第22章讨论

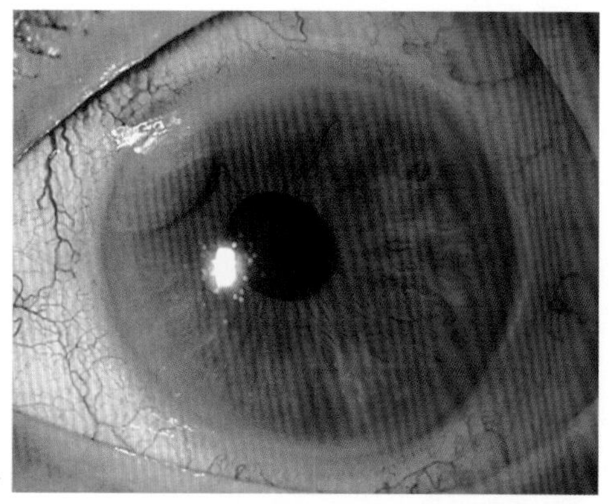

图3.23 肾细胞癌的虹膜转移类似无色素性的黑色素瘤

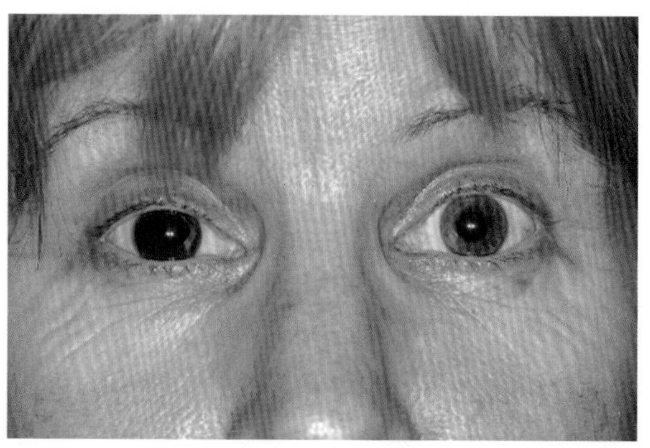

图3.24 虹膜的弥漫性转移性皮肤黑色素瘤，类似原发性弥散性虹膜黑色素瘤。它产生的获得性高色素性虹膜异色症与原发性肿瘤相似，但它是作为全身性转移性黑色素瘤一种表现发生

类似虹膜黑色素瘤的虹膜中部色素上皮囊肿

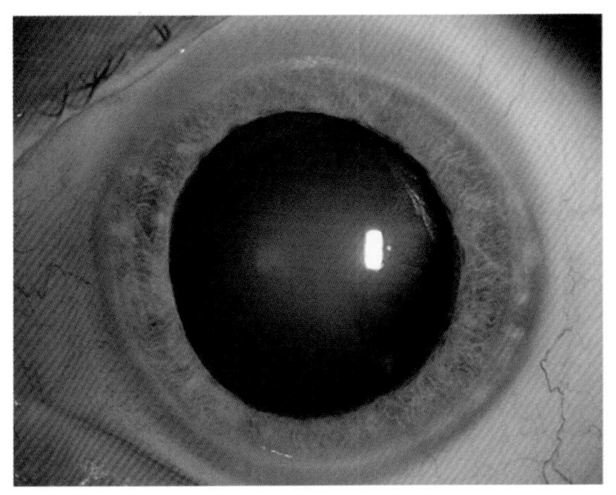

图 3.25　在 4:00 子午线上的中间区囊肿隐约可见

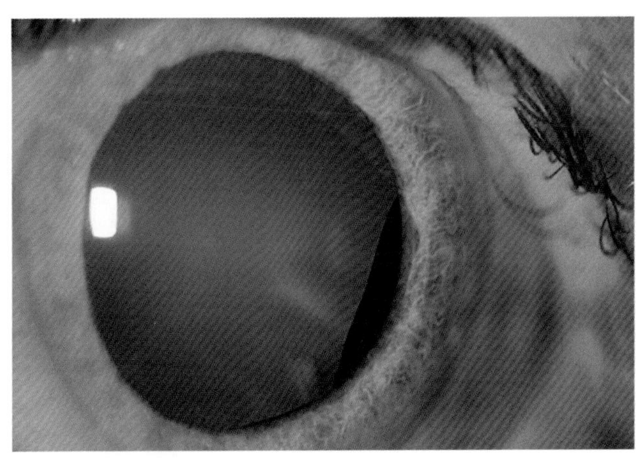

图 3.26　弥散照明法显示图 3.25 中的病变，可见到虹膜后囊肿的光滑表面

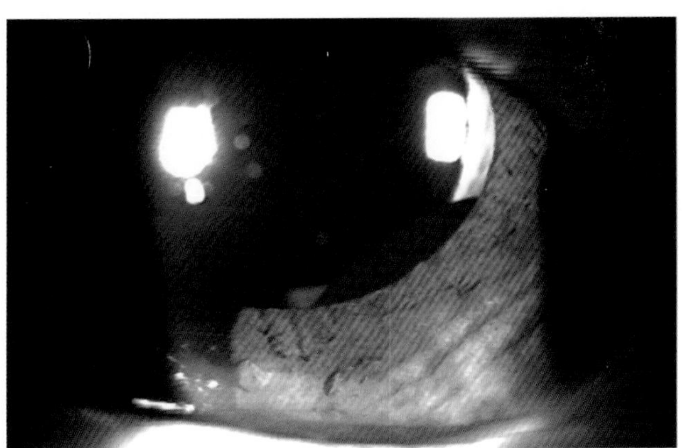

图 3.27　在一老年患者白内障手术后 4:00 子午线上可见中间区囊肿

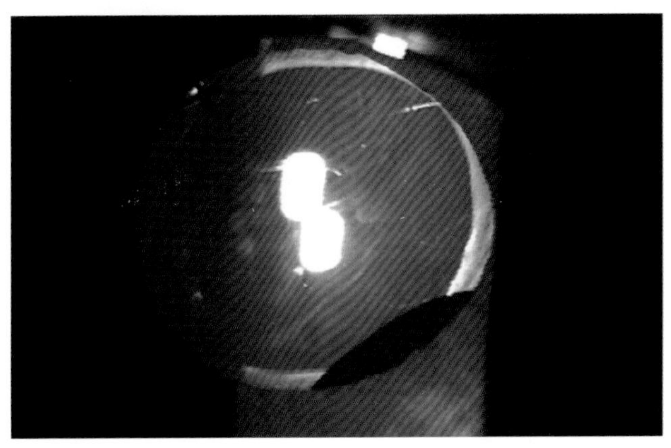

图 3.28　后部照明法显示的图 3.25 中的囊肿，可见到其光滑的轮廓

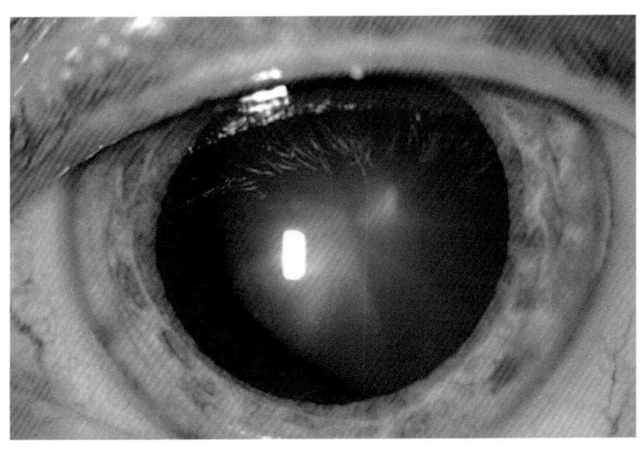

图 3.29　在虹膜基质后方的大型中间区囊肿，类似虹膜黑色素瘤

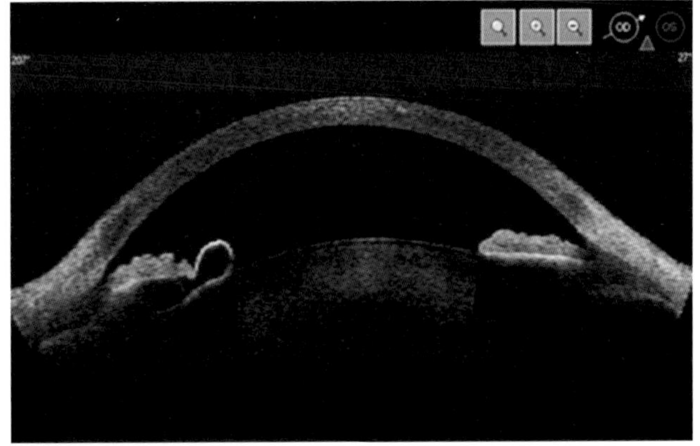

图 3.30　前节相干光断层扫描显示了中间区囊肿的薄壁和清晰的囊腔

（柳季　译）

第4章

虹膜囊肿

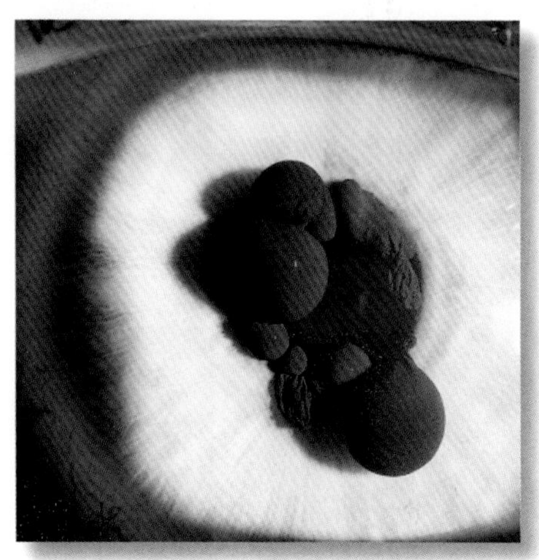

虹膜囊肿可以有多种临床变异。将其分类、临床特点、病理和治疗简单总结如下。

以下是虹膜囊肿的分类：

虹膜色素上皮囊肿

总论

虹膜色素上皮(iris pigment epithelium,IPE)囊肿根据解剖可分为中央性、中间性、周边性和脱落性(1,2)(表4.1,表4.2)。

中央性(瞳孔区)囊肿。瞳孔区囊肿可单发或多发。单发囊肿是发生在瞳孔边缘的非家族性、圆形、深棕色病灶。多发囊肿多为散发,但也可为常染色体显性遗传,表现为围绕瞳孔的不同大小的、深棕色病灶,多双眼发病。多发囊肿常常自发塌陷、再生,形成不规则的、褶皱的病灶,称为虹膜绒球。囊肿大部分能在整个疾病过程中保持相对稳定,且即使病灶广泛扩大,也不会影响视力。虽然虹膜绒球与家族性夹层主动脉瘤无系统相关性,但是与之可能有特殊的关联。

表4.1 虹膜囊肿的分类

Ⅰ.原发性虹膜囊肿
- A. 虹膜色素上皮型囊肿
  - 1. 中央性(瞳孔区)
  - 2. 中间性(虹膜区)
  - 3. 周边性(虹膜睫状体区)
  - 4. 脱落性
    - a. 前房
    - b. 玻璃体腔
- B. 虹膜基质型囊肿
  - 1. 先天性
  - 2. 获得性

Ⅱ.继发性虹膜囊肿
- A. 上皮型囊肿
  - 1. 上皮内生性囊肿
    - a. 手术后
    - b. 外伤后
  - 2. 珍珠样囊肿
- B. 药源性囊肿
- C. 寄生虫性囊肿
- D. 肿瘤性囊肿及空腔
  - 1. 睫状体髓上皮瘤
  - 2. 睫状体黑色素瘤(空腔型)

改编自 shields JA. Primary cysts of the iris. Theses, American Ophthalmological society. *Trans Am OphthalmolSoc*1981;79:771-809.

虹膜色素上皮囊肿

表 4.2 672 例 IPE 囊肿病例根据年龄的分类

诊断	人数(%)				
	各年龄段 (N=672)	儿童 0~20 岁 (N=127)	青年 21~40 岁 (N=229)	中年 41~60 岁 (N=176)	老年 >60 岁 (N=140)
IPE 囊肿,中央性	49(7%)	18(14%)	16(7%)	11(6%)	4(3%)
IPE 囊肿,中间性	188(28%)	29(23%)	30(13%)	50(28%)	79(56%)
IPE 囊肿,周边性	424(63%)	78(61%)	181(79%)	112(64%)	53(38%)
IPE 囊肿,脱落性	11(2%)	2(2%)	2(1%)	3(2%)	4(3%)

数据来自 Shields CL, Kancherla S, Patel J, et al. Clinical survey of 3680 iris tumors based on patient age at presentation. *Ophthalmology* 2012;119:407-414

中间性(虹膜后)囊肿。中间性虹膜囊肿在常规裂隙灯显微镜检查下常为在瞳孔缘的呈圆形或梭形的、光滑的、深棕色的病灶。可单眼发病、也可双眼发病,可单发或多发。散瞳后囊肿被拉长,其中央部的边界有时会跨过瞳孔缘向前卷曲,这种特征可以帮助与睫状体黑色素瘤相鉴别。它与黑色素瘤同样的会阻挡光线的透过(15)。

周边性(虹膜睫状体区)囊肿。更为常见的周边性囊肿常单眼发病,且常发生在年轻女性中。表现为无症状的、局部的、虹膜基质前突起,常发生在颞侧,往往是在裂隙灯显微镜检查下偶然发现。瞳孔充分扩大后,有时可在裂隙灯或前房角镜下更直观地观察到囊肿,因为囊肿部分被非色素性睫状上皮覆盖,故常可透过光线。超声生物显微镜(ultrasound biomicroscopy, UBM)能更好地显示病灶及其囊性特征。在 UBM 检查中,发现病人通常不止一个囊肿,且囊壁很薄,中央部分是空的,而肿瘤通常为实性固体,空腔型黑色素瘤可以表现为囊性,但它的囊壁较厚(9,10,12,13)。

脱落性虹膜色素上皮(IPE)囊肿。任何种类的 IPE 囊肿都可以脱落并自由地漂浮在玻璃体或者前房中(17,22),自由漂浮的囊肿可以最终在房角沉积固定下来。与房角的黑色素瘤不同,固定的囊肿为锐利陡峭的边界而不是平缓广基的边界。UBM 和前节 OCT 是判断所有类型虹膜囊肿很好的手段。

病理

每个 IPE 囊肿都是被一层 IPE 细胞包绕且囊腔内常为透明液体

治疗

IPE 囊肿一般不需要治疗,除了少数刚好遮挡视轴的囊肿。扩大瞳孔后,光线能够进入眼内则可避免手术,如果仍遮住视轴则用细针抽吸活检(fine needle aspiration biopsy, FNAB)使囊肿缩小或者可考虑使用激光破坏病灶。我们建议优先选用 FNAB,因为它是一种可以控制的术式,且不会使囊内毒素播散到眼内。

根据 Shields 等人对 672 例 IPE 囊肿病人的大样本分析,各类型分布见表 4.2。

参考文献

大型病例系列

1. Shields JA. Primary cysts of the iris. Theses, American Ophthalmological Society. *Trans Am Ophthalmol Soc* 1981;79:771–809.
2. Shields JA, Kline MW, Augsburger JJ. Primary iris cysts. Review of the literature and report of 62 cases. *Br J Ophthalmol* 1984;68:152–166.
3. Shields CL, Kancherla S, Patel J, et al. Clinical survey of 3680 iris tumors based on patient age at presentation. *Ophthalmology* 2012;119:407–414.
4. Lois N, Shields CL, Shields JA, et al. Primary cysts of the iris pigment epithelium: clinical features and natural course in 234 patients. *Ophthalmology* 1998;105:1879–1885.
5. Shields JA, Shields CL, Lois N, et al. Iris cysts in children: classification, incidence, and management. The 1998 Torrence A Makley Jr Lecture. *Br J Ophthalmol* 1999;83:334–338.
6. Shields CL, Shields PW, Manalac J, et al. Review of cystic and solid tumors of the iris. *Oman J Ophthalmol* 2013;6(30):159–164.

小型病例系列

7. Rao A, Gupta V, Bhadange Y, et al. Iris cysts: a review. *Semin Ophthalmol* 2011;26(1):11–22.
8. Shields JA, Shields CL, Mercado G, et al. Adenoma of the iris pigment epithelium: a report of 20 cases: the 1998 Pan-American Lecture. *Arch Ophthalmol* 1999;117:736–741.
9. Lois N, Shields CL, Shields JA, et al. Cavitary melanoma of the ciliary body. A study of eight cases. *Ophthalmology* 1998;105:1091–1098.
10. Zhang JJ, Demirci H, Shields CL, et al. Cavitary melanoma of ciliary body simulating a cyst. *Arch Ophthalmol* 2005;123:569–571.
11. Kaliki S, Shields CL, Eagle RC Jr, et al. Ciliary body medulloepithelioma: analysis of 41 cases. *Ophthalmology* 2013;120(12):2552–2559.

虹膜色素上皮囊肿

影像学

12. Kozart DM. Echographic evaluation of primary cysts of the iris pigment epithelium. *Am J Ophthalmol* 1996;121:100–101.
13. Bianciotto C, Shields CL, Guzman JM, et al. Assessment of anterior segment tumors with ultrasound biomicroscopy versus anterior segment optical coherence tomography in 200 cases. *Ophthalmology* 2011;118(7):1297–1302.

病例报告

14. Shields CL, Shields JA, Cook GR, et al. Differentiation of adenoma of the iris pigment epithelium from iris cyst and melanoma. *Am J Ophthalmol* 1985;100:678–681.
15. Lewis RA, Merin LM. Iris flocculi and familial aortic dissection. *Arch Ophthalmol* 1995;113:130–131.
16. Alward WL, Ossoinig KC. Pigment dispersion secondary to cysts of the iris pigment epithelium. *Arch Ophthalmol* 1995;113:1574–1575.
17. Shields JA, Shields CL, De Potter P, et al. Free-floating cyst in the anterior chamber of the eye. *J Pediatr Ophthalmol Strabismus* 1996;33:330–331.
18. Verma L, Venkatesh P, Sen S, et al. Surgical removal of a free floating cyst of the iris pigment epithelium causing disturbing visual symptoms. *Ophthalmic Surg Lasers* 1999;30:223–225.
19. Sallo FB, Hatvani I. Recurring transitory blindness caused by primary marginal pigment epithelial iris cysts. *Am J Ophthalmol* 2002;133:407–409.
20. Obata R, Suzuki S, Numaga J, et al. Congenital iris bombe induced by large iris cysts. *Arch Ophthalmol* 2003;121:906–907.
21. Lai IC, Kuo MT, Teng LM. Iris pigment epithelial cyst induced by topical administration of latanoprost. *Br J Ophthalmol* 2003;87:366.
22. Lally DR, Shields JF, Shields CL, et al. Free floating vitreous cyst of pigment epithelial origin. *J Pediatr Ophthalmol Strabismus* 2008;45(1):47–48.

虹膜色素上皮囊肿：中央性

Kytasty C, Mahmood Z, Parvus BJ, et al. Spontaneous deflation of iris pigment epithelial cyst documented with anterior segment optical coherence tomography. *Ophthalmic Surg Lasers Imaging* 2010;28:41 Online:e1-e3.

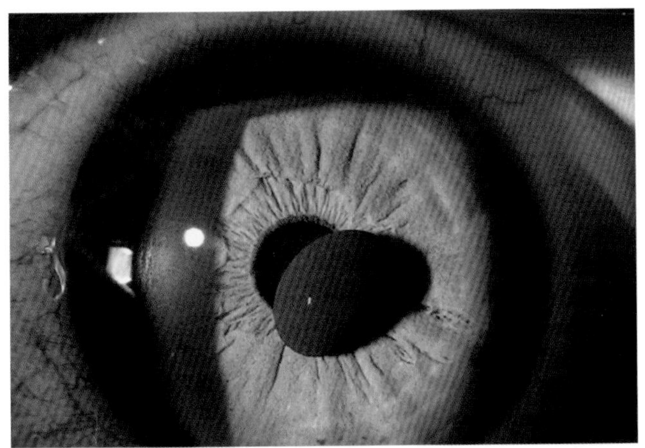

图4.1　38岁男性患者较大的单个瞳孔缘虹膜色素上皮囊肿，病灶从患者儿童时期起一直保持相对稳定

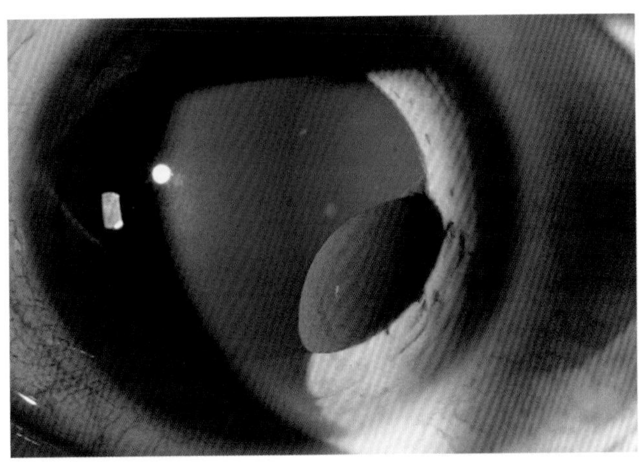

图4.2　图中病变扩大瞳孔后，注意病灶被更多地拉入瞳孔区内，其边缘越过瞳孔缘向前方卷曲

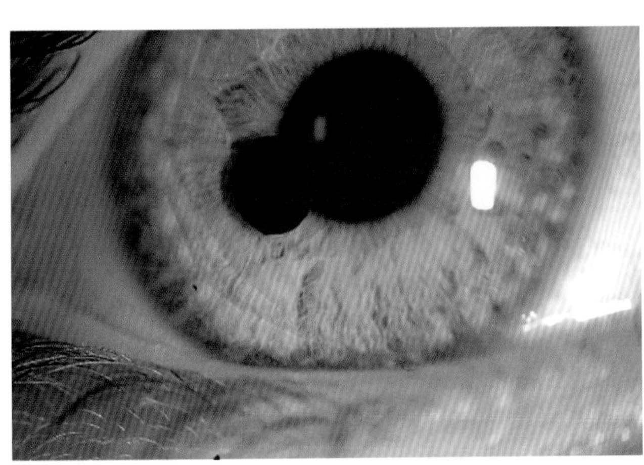

图4.3　2岁儿童充盈的瞳孔缘虹膜色素上皮囊肿

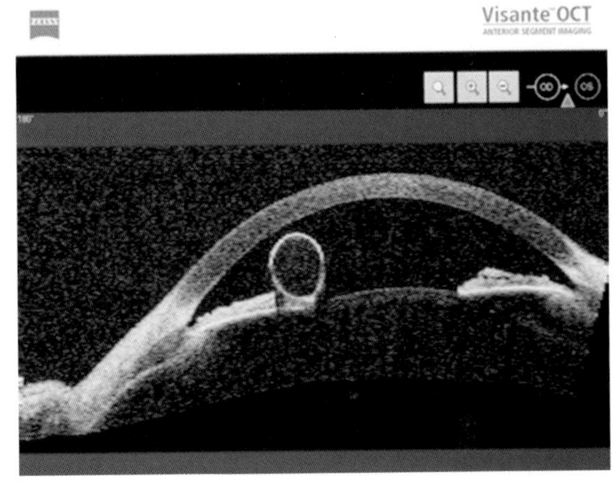

图4.4　前节OCT显示的瞳孔缘充盈的囊肿

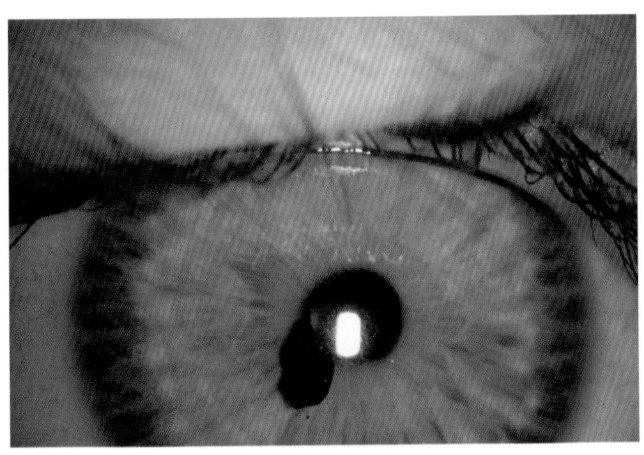

图4.5　几个月后囊肿自发缩小

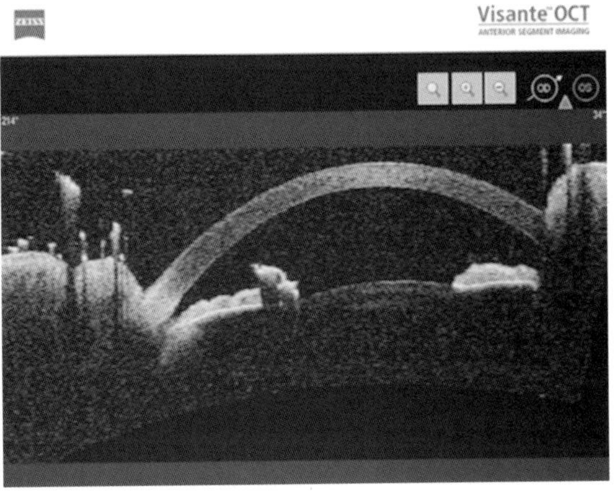

图4.6　前节OCT显示缩小的囊肿

虹膜色素上皮囊肿:中央性,与主动脉夹层相关的类型

在少数病例中,虹膜色素上皮囊肿与潜在致命性的主动脉夹层有关。以下是一个随访了几十年的病人,这个病人最终发展成为了主动脉夹层,但是在症状轻的时候被发现并修复,阻止了严重并发症的发生。

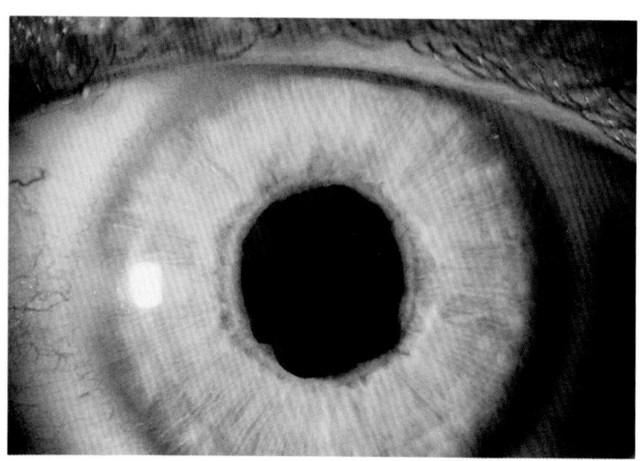

图 4.7 18 岁男性无症状双眼的虹膜色素上皮囊肿,图示右眼的多发囊肿

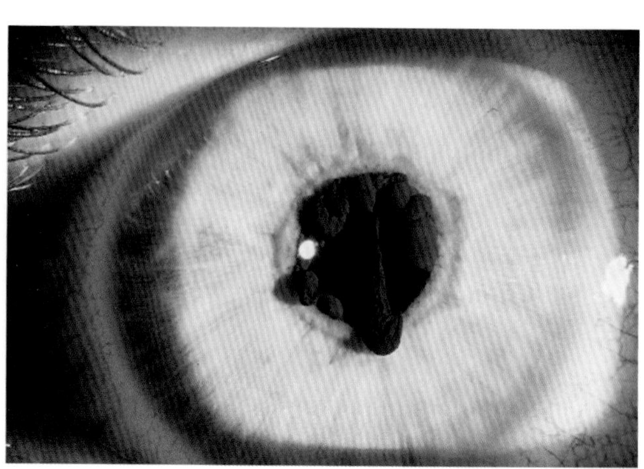

图 4.8 该病人左眼多发囊肿,且部分病灶缩小

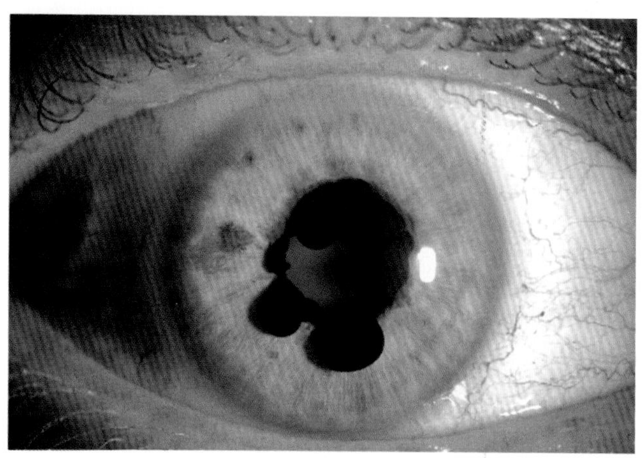

图 4.9 30 年后,该病人 48 岁时,右眼的囊肿仍存在,只发生了轻微改变

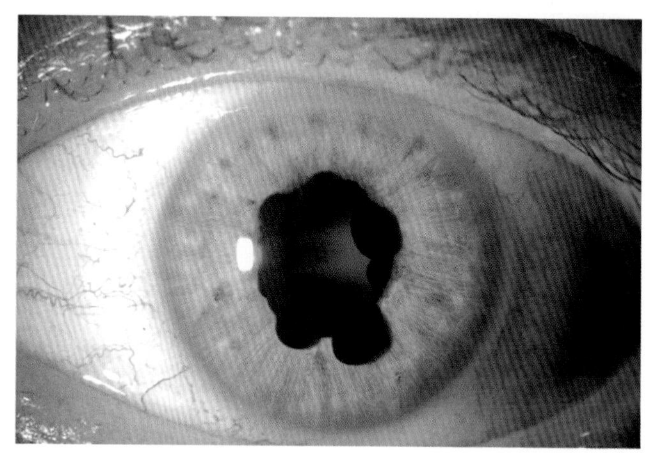

图 4.10 与此同时,左眼囊肿也仅发生轻微改变

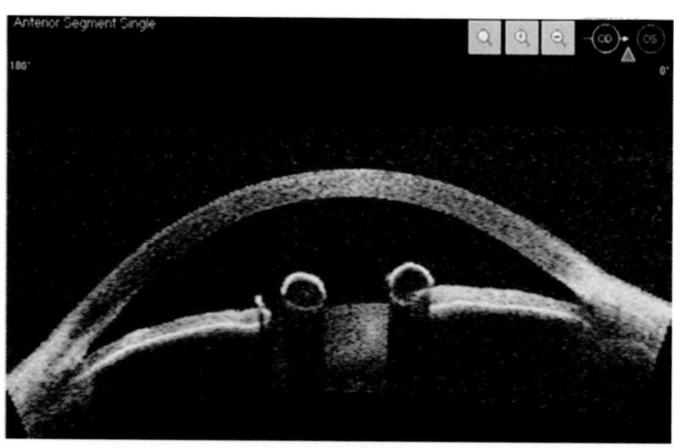

图 4.11 前节 OCT 显示瞳孔缘的囊肿

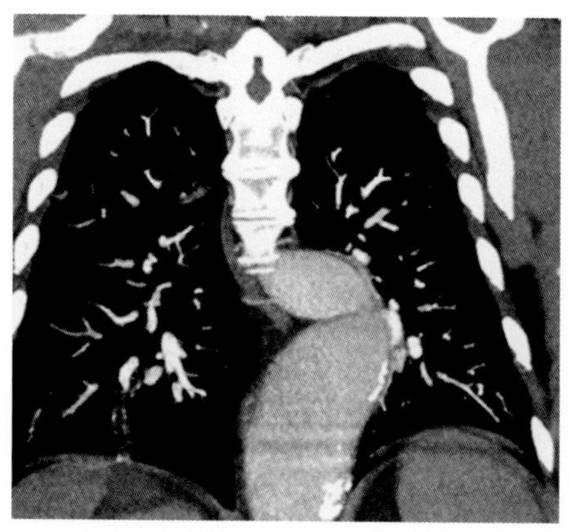

图 4.12 此时胸部 CT 显示需要紧急治疗的主动脉夹层

虹膜色素上皮囊肿：中间性

中间性虹膜色素上皮囊肿与虹膜或睫状体黑色素瘤相似。然而，黑色素瘤通常不会从虹膜后表面长出且悬垂在虹膜边缘。此外，瞳孔扩大后，中间性囊肿会拉直，但黑色素瘤不会。与周边 IPE 囊肿（之后会讨论）相反，中间性囊肿会阻挡光线的传播。

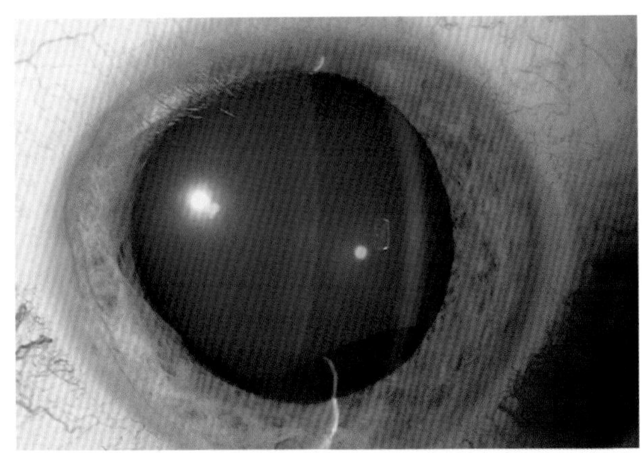

图 4.13　图示在裂隙灯显微镜检查下，用窄细光带观察，一个 40 岁男性下方的中间性虹膜色素上皮囊肿

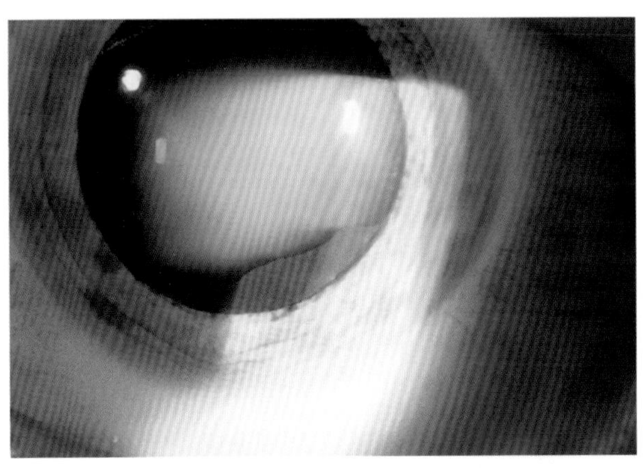

图 4.14　65 岁女性的下方中间性虹膜色素上皮囊肿

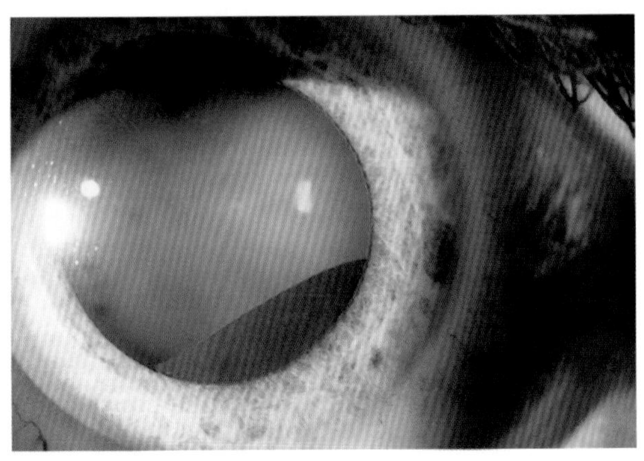

图 4.15　42 岁男性的下方中间性虹膜色素上皮囊肿

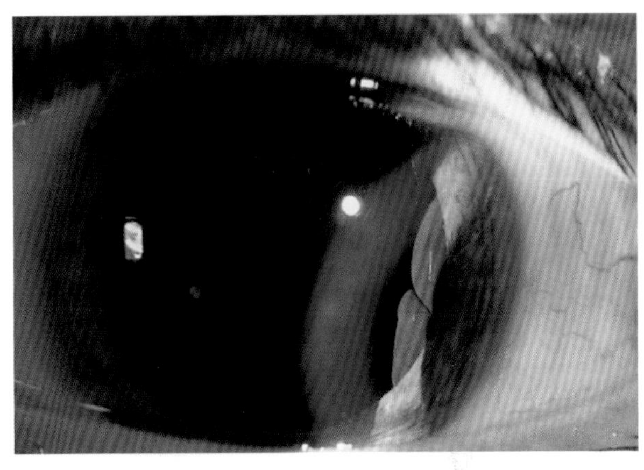

图 4.16　43 岁女性的双叶型中间性虹膜色素上皮囊肿

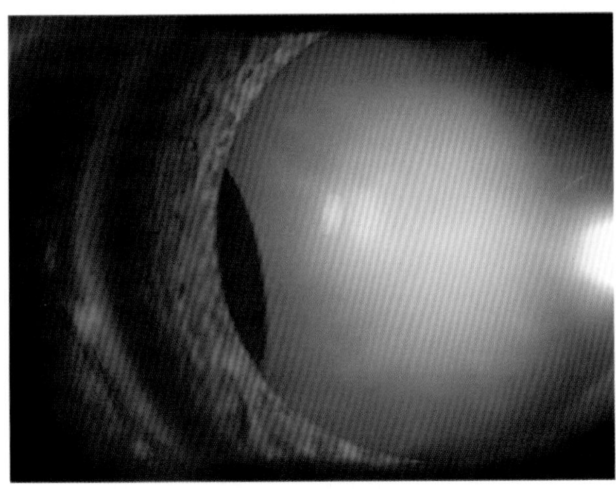

图 4.17　右眼位于颞侧的中间性虹膜色素上皮囊肿

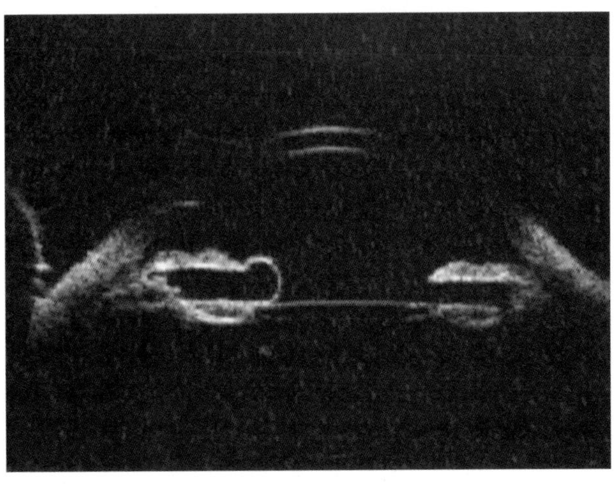

图 4.18　UBM 示一例中间性虹膜色素上皮囊肿，显示为一拉长的、薄壁的、紧贴于虹膜后的囊肿

虹膜色素上皮囊肿:显著增大、需要针吸减容的中间性囊肿

大多数中间性虹膜色素上皮囊肿只需观察。而少数囊肿,囊肿增大到遮挡视轴,导致视力丧失,并且可能使前房角变窄发展成为青光眼,所以需要针吸或者切除囊肿。

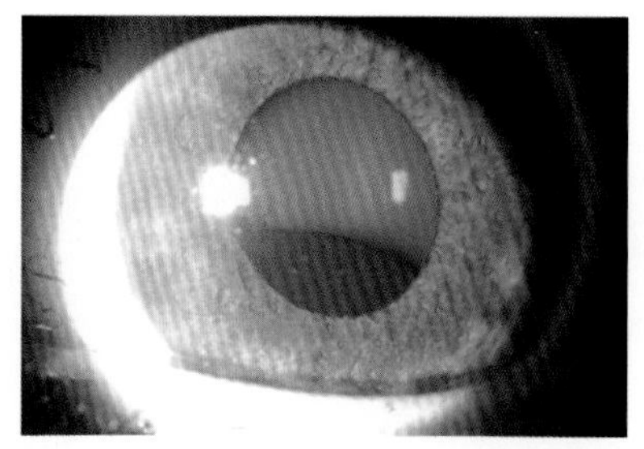

图4.19　中年妇女右眼的中间性囊肿

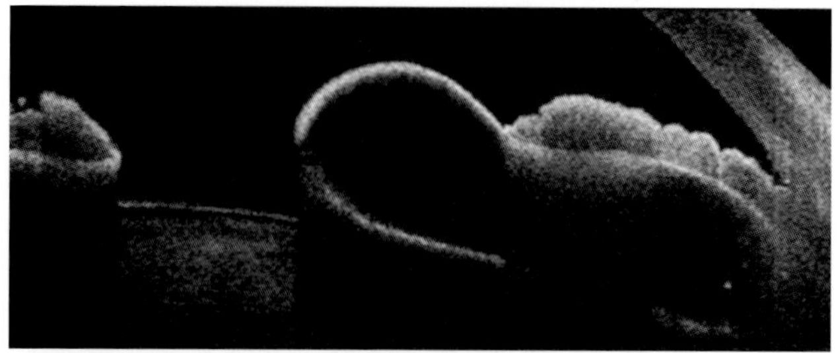

图4.20　前节 OCT 显示囊肿从虹膜后表面形成并进入瞳孔区

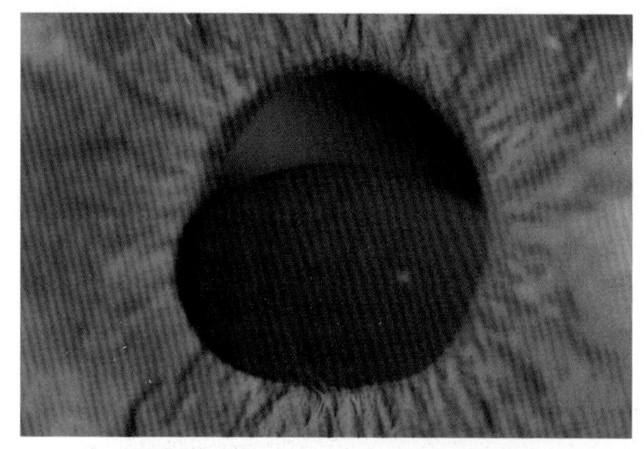

图4.21　2 年后,这个囊肿增大至遮挡视轴,导致视力下降

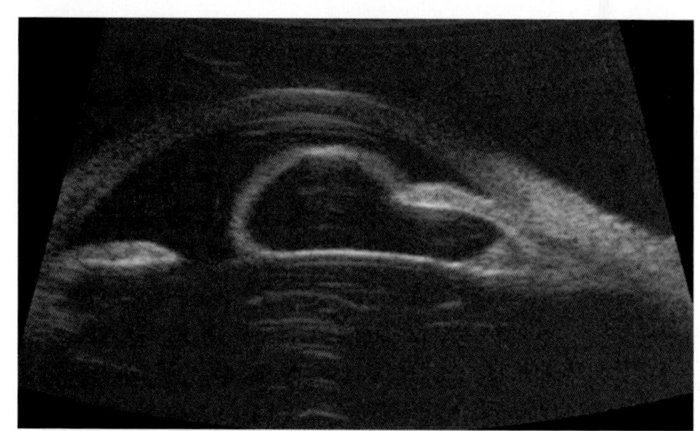

图4.22　UBM 证实囊肿增大

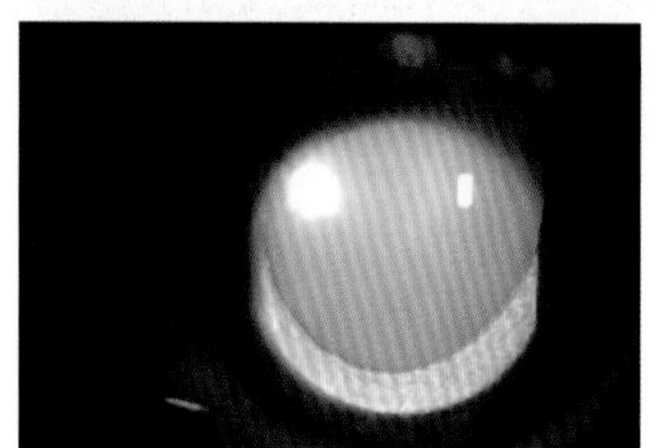

图4.23　囊肿通过细针穿刺抽吸后缩小

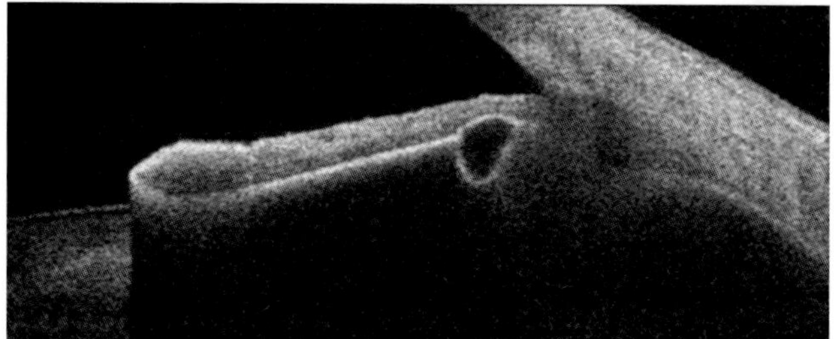

图4.24　前节 OCT 证实了囊肿缩小成一个残留在睫状沟中的小囊肿

虹膜色素上皮囊肿：中间性（虹膜后）类型

这是虹膜色素上皮囊肿最常见的一种类型。在临床上，因为它在裂隙灯下为周边虹膜向前的膨出，经常与虹膜或睫状体黑色素瘤相混淆。

然而，虹膜黑色素瘤位于虹膜基质而不是虹膜后。此外，虹膜睫状体囊肿可以透过光线，然而大多数黑色素瘤用透照法无法透过光线。UBM 在确诊方面很有价值。

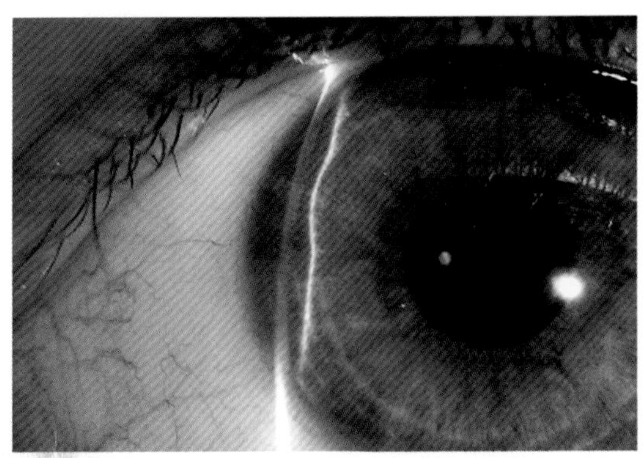

图 4.25　40 岁女性裂隙灯下可见的虹膜睫状体区的 IPE 囊肿。用窄光束可以注意到虹膜基质向前移位

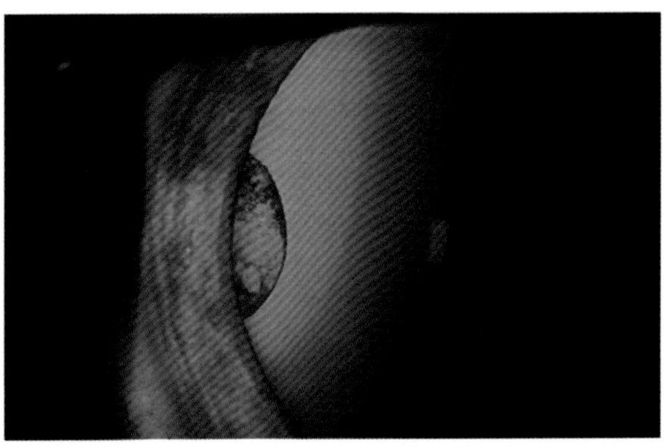

图 4.26　瞳孔扩大后，后照法观察到虹膜睫状体性 IPE 囊肿，透照试验显示出典型的光透过囊肿。在 UBM 未发明以前，这是确诊虹膜睫状体性 IPE 囊肿的唯一可靠的方式

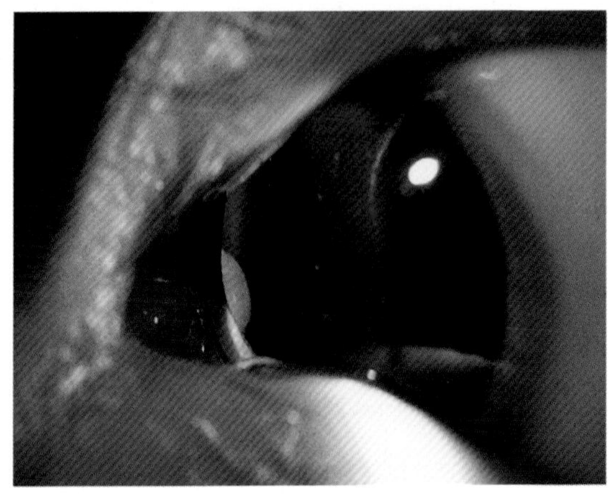

图 4.27　12 岁男孩的鼻侧虹膜睫状体囊肿。该囊肿在充分扩瞳后且将裂隙灯光源调整至侧面时可以很好地观察到

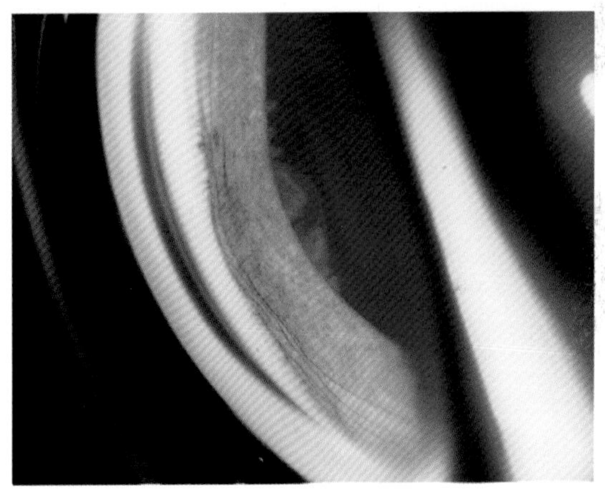

图 4.28　一例 25 岁男孩用前房角镜观察到的虹膜睫状体囊肿。图中可看到在透明的囊肿后方有两个睫状突，这与黑色素瘤不同

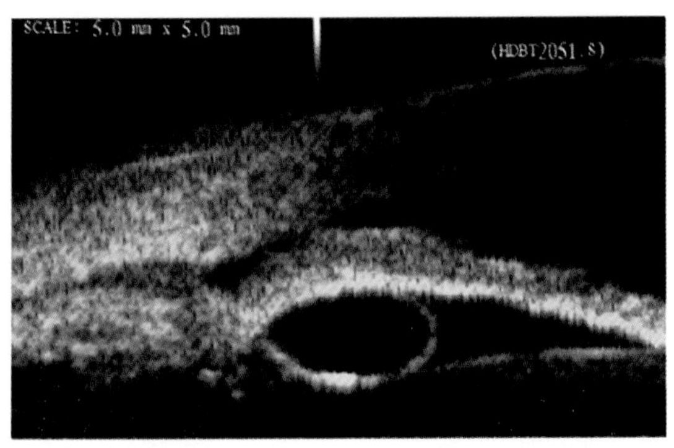

图 4.29　UBM 显示的虹膜睫状体 IPE 囊肿。该技术可以用来确诊可疑的囊性病灶。也可以用来发现意想不到的虹膜睫状体 IPE 囊肿，表明这种囊肿要比以往认知的更为常见

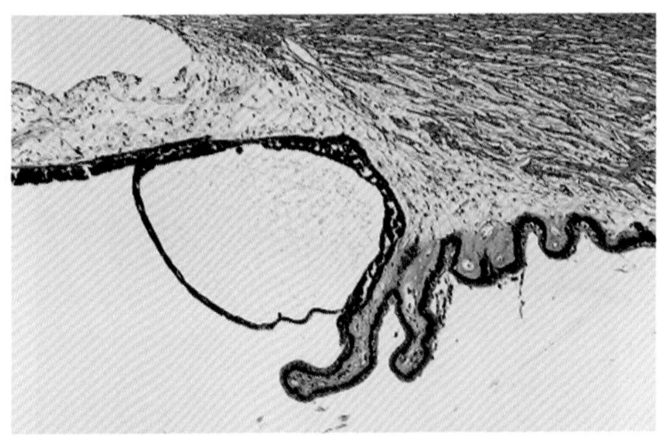

图 4.30　一例摘除眼的组织病理学常规切片上发现的一与脉络膜黑色素瘤无关的虹膜睫状体囊肿。注意位于虹膜睫状体沟中的圆形薄壁囊肿。还请注意它与 UBM 检查中的外观极其相似。（苏木精-伊红染色×10）

虹膜色素上皮囊肿：自由漂浮型

自由漂浮型虹膜囊肿很可能大多数情况下是发生在虹膜睫状体沟中，并且脱落到邻近的眼内液中。囊肿比房水要重，因此它下沉到眼球的相关结构的底部。

Shields JA, Shields CL, De Potter P, et al. Free-floating cyst in the anterior chamber of the eye. *J Pediatr Ophthalmol Strabismus* 1996;33: 330-331.

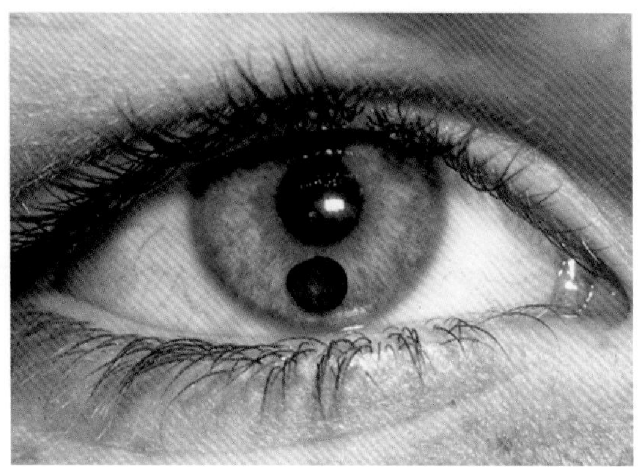

图 4.31　12 岁女孩右眼的前房自由漂浮型 IPE 囊肿

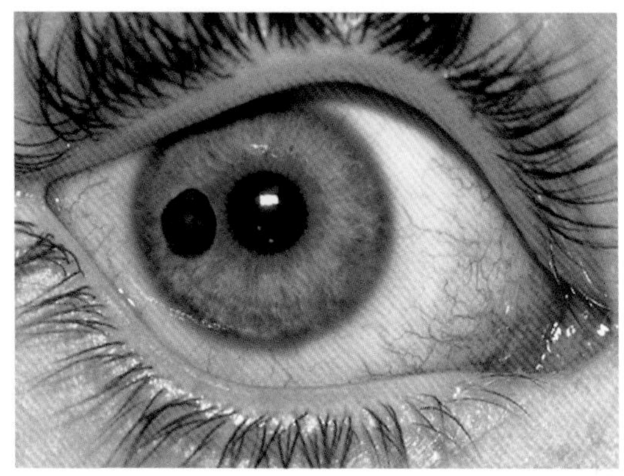

图 4.32　病人向右侧平躺时，图 4.31. 的病灶

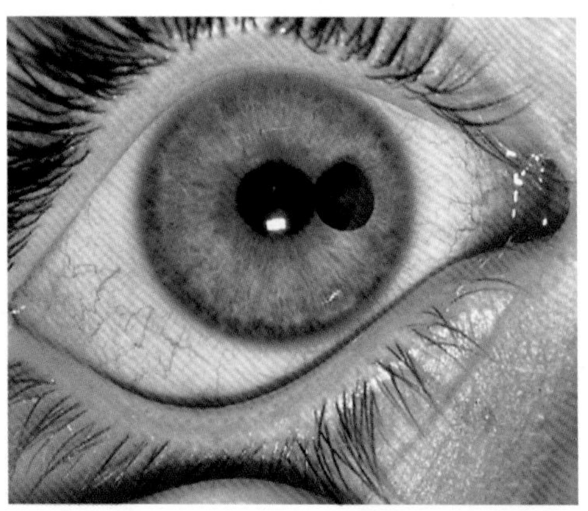

图 4.33　病人向左侧平躺时的同一个病灶

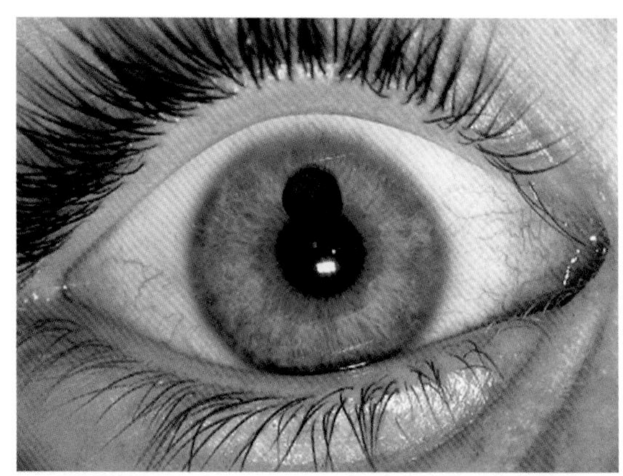

图 4.34　当病人倾斜头部向后时，同一个病灶

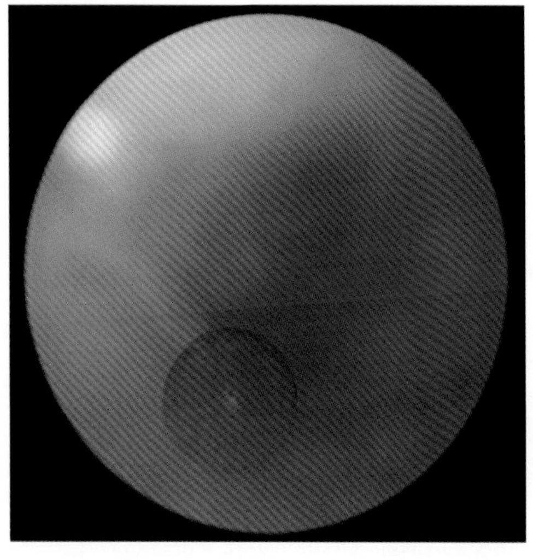

图 4.35　位于玻璃体腔中部的自由漂浮型 IPE 囊肿。囊肿聚焦清晰，但是囊肿后面的视网膜不在焦点上

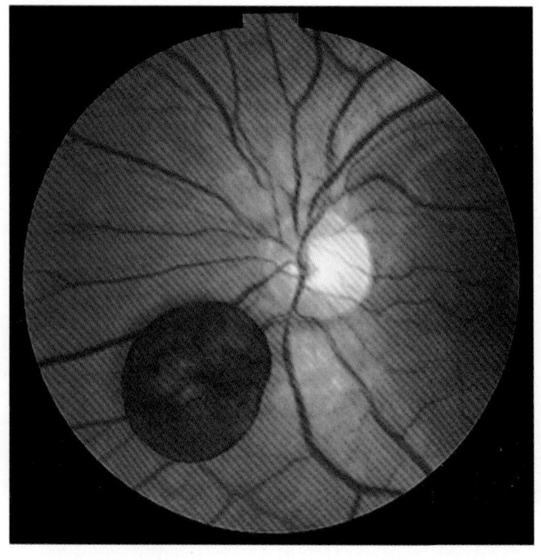

图 4.36　在视网膜表面自由漂浮的玻璃体腔内囊肿。囊肿和视网膜都能清晰显示

虹膜色素上皮囊肿:自由漂浮型并且随后固定于前房角

囊肿可以从其色素上皮发生部位脱落,移动到前房,随后固定在前房角上。

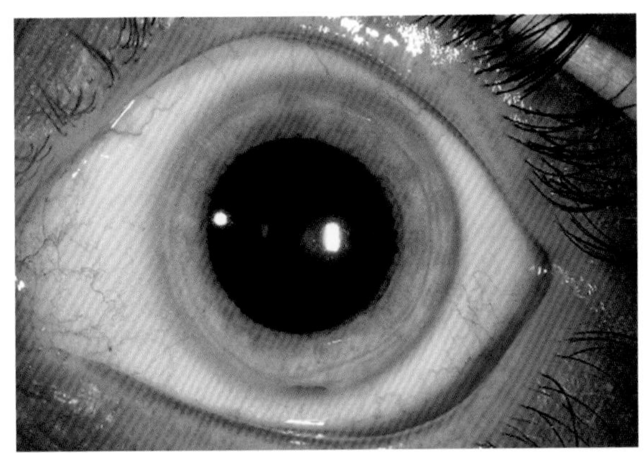

图 4.37　6 点钟方向的固定在前房角的色素上皮囊肿。从这张图片看,病灶类似于痣或者黑色素瘤

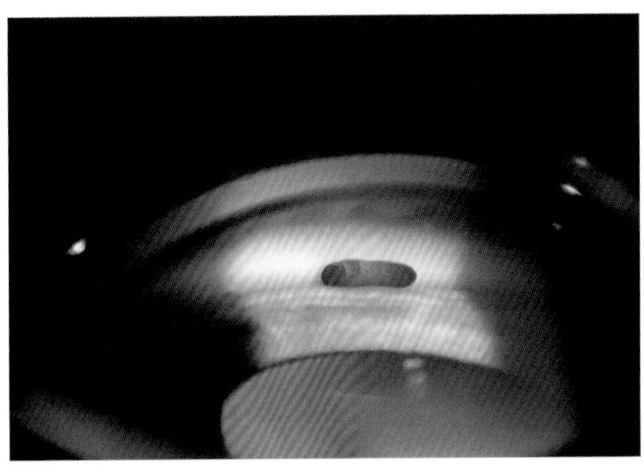

图 4.38　图 4.37 中病灶的前房角镜下影像。注意其陡而圆的边界,且位于虹膜基质前。痣或黑色素瘤有更广基的形状并且位于虹膜基质中

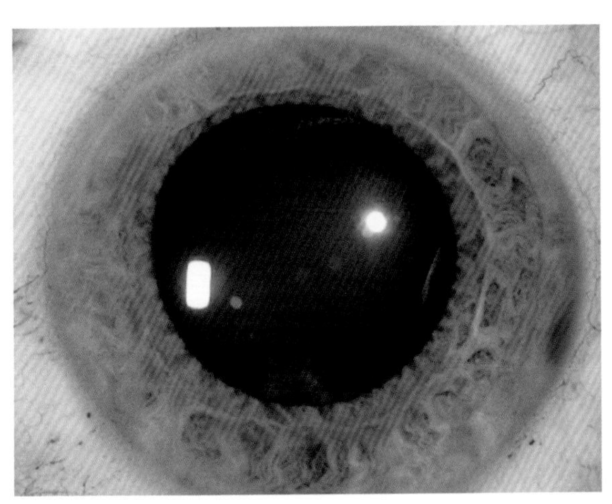

图 4.39　53 岁女性右眼的鼻侧病灶(图片的右侧)

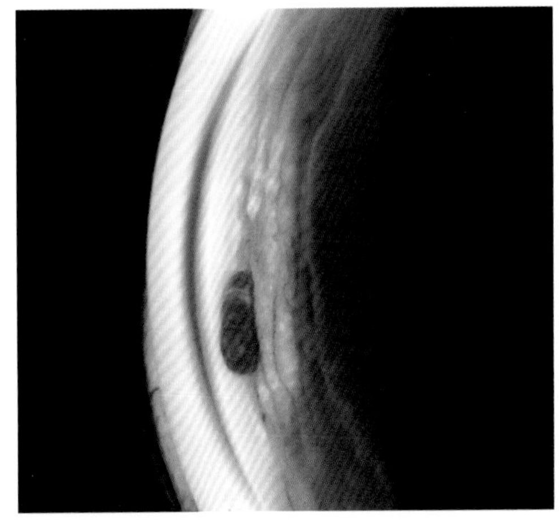

图 4.40　图 4.39 中的病灶显示于前房角镜下

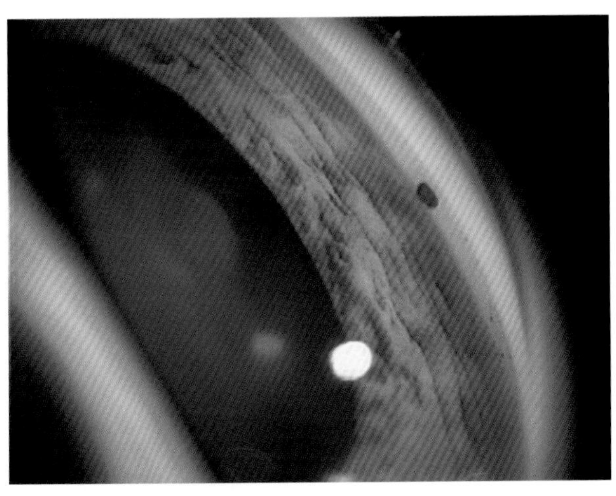

图 4.41　常规前房角镜检查下发现的固定的小虹膜色素上皮囊肿

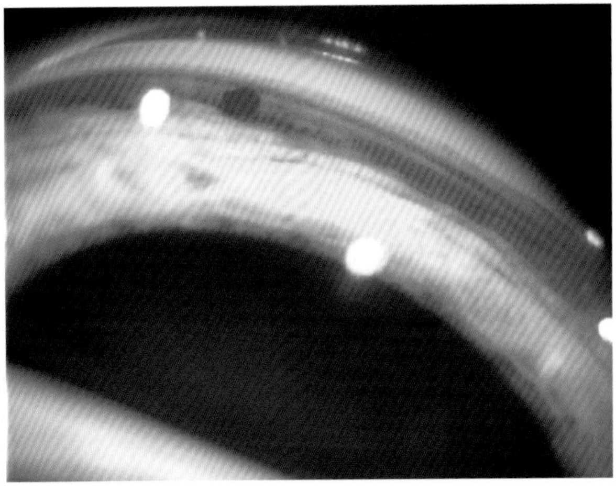

图 4.42　前房角镜下发现的另一小的固定虹膜色素上皮囊肿

虹膜基质囊肿

总论

虹膜基质中的囊肿因其长在虹膜基质的纤维里而被称为基质囊肿。它们常常外表清楚并且被表面上皮而不是色素上皮包绕，更好的命名应为基质内表面上皮囊肿。可分为先天性和获得性(1-27)。先天性虹膜基质囊肿经常在幼儿时期即被诊断，81%在10岁以前可以被发现(1-5,9)。有些人出生时即十分明显，而另一些则会在之后自发出现。获得性虹膜基质囊肿可以是特发的，或在眼穿通伤或眼内手术后发生。

临床特征

临床上，虹膜基质囊肿壁薄，生长在虹膜基质并且在这个组织内分离出一个平面。囊肿腔通常包含清澈或稍混浊的液体，有时可有液平面。透明的囊壁后面经常可见到虹膜色素上皮。先天性囊肿增大缓慢并且侵占瞳孔区，导致视力障碍。儿童的病灶比青少年和成人的更加具有侵袭性。成人的获得性基质囊肿有相似的外观但是较稳定且增长缓慢。两种类型因为囊肿壁的小破裂都可以周期性地缩小和膨胀，但是这种自发性的破裂常常导致前葡萄膜炎。

84例虹膜基质囊肿的大样本研究(表4.3)，其类型包括：

表4.3　84例虹膜基质囊肿基于年龄的分类

诊断	人数(%)				
	总数 (N=84)	儿童 0~20岁 (N=31)	青年 21~40岁 (N=12)	中年 41~60岁 (N=18)	老年 >60岁 (N=23)
先天性虹膜基质囊肿	35(42%)	25(81%)	2(17%)	4(22%)	4(17%)
获得性虹膜基质囊肿	49(58%)	6(7%)	10(83%)	14(78%)	19(83%)

Data from Shields CL, Kancherla S, Patel J, et al. Clinical survey of 3680 iris tumors based on patient age at presentation. *Ophthalmology* 2012;119:407-414.

病理

组织病理学上，虹膜基质囊肿为薄壁、未角化、偶尔夹杂着杯状细胞的复层上皮细胞所包绕。发病机理并不清楚，但是先天性的囊肿可能继发于胚胎发育过程中结膜上皮细胞在虹膜组织中的错位，产前羊膜穿刺术时表面细胞位移至前房也被推测与该疾病相关。免疫组织化学上，囊肿上皮细胞显示高分子量的角化蛋白荧光着色阳性而S-100蛋白荧光着色阴性，支持了这些细胞来源于表皮外胚层而非神经外胚层的观点。

治疗

虹膜基质囊肿的治疗可能比较困难(12-20)。当病变发展到瞳孔区时，我们可以考虑用一30G的针头逐渐抽吸囊液来使囊肿缩小。可以经靠近角膜缘的巩膜在病变的基底部作冷冻或者烧灼治疗。如果病变复发，可重复使用抽吸或使用其他治疗方法。囊壁的激光治疗也有使用，但是治疗后复发率高，且存在上皮细胞内生的风险。如果对上述的治疗措施都无良好的反应，应考虑行虹膜切除术或虹膜睫状体切除术去除病灶。然而，囊肿术后仍存在复发可能。

近年来，囊腔内注射硬化剂，比如丝裂霉素C或者无水酒精被用来治疗该疾病。经显微镜下囊内注射无水酒精并仔细清洗，百分之九十的患者囊肿有明显的缩小。该病的儿童患者需要验光，如有必要应进行适当的遮盖对侧眼的弱视训练。

虹膜基质囊肿

参考文献

大型病例系列

1. Shields CL, Shields PW, Manalac J, et al. Review of cystic and solid tumors of the iris. *Oman J Ophthalmol* 2013;6(30):159–164.
2. Shields JA. Primary cysts of the iris. Theses, American Ophthalmological Society. *Trans Am Ophthalmol Soc* 1981;79:771–809.
3. Shields JA, Kline MW, Augsburger JJ. Primary iris cysts. Review of the literature and report of 62 cases. *Br J Ophthalmol* 1984;68:152–166.
4. Shields JA, Shields CL, Lois N, et al. Iris cysts in children: classification, incidence and management. The 1998 Torrence A Makley Jr. Lecture. *Br J Ophthalmol* 1999;83:334–338.
5. Shields CL, Kancherla S, Patel J, et al. Clinical survey of 3680 iris tumors based on patient age at presentation. *Ophthalmology* 2012;119:407–414.

小型病例系列

6. Waeltermann JM, Hettinger ME, Cibis GW. Congenital cysts of the iris stroma. *Am J Ophthalmol* 1985;100:549–554.
7. Paridaens AD, Deuble K, McCartney AC. Spontaneous congenital non-pigmented epithelial cysts of the iris stroma. *Br J Ophthalmol* 1992;76:39–42.
8. Capo H, Palmer E, Nicholson DH. Congenital cysts of the iris stroma. *Am J Ophthalmol* 1993;116:228–232.
9. Lois N, Shields CL, Shields JA, et al. Primary iris stromal cysts: a report of 17 cases. *Ophthalmology* 1998;105:1317–1322.
10. Rosenthal G, Klemperer I, Zirkin H, et al. Congenital cysts of the iris stroma. *Arch Ophthalmol* 1998;116:1696.

影像学

11. Bianciotto C, Shields CL, Guzman JM, et al. Assessment of anterior segment tumors with ultrasound biomicroscopy versus anterior segment optical coherence tomography in 200 cases. *Ophthalmology* 2011;118(7):1297–1302.

治疗

12. Kawaguchi K, Yamamoto S, Nagae Y, et al. Treatment of recurrent giant iris cyst with intracyst administration of mitomycin C. *Br J Ophthalmol* 2000;84:800–801.
13. Shin SY, Stark WJ, Haller J, et al. Surgical management of recurrent iris stromal cyst. *Am J Ophthalmol* 2000;130(1):122–123.
14. Casey M, Cohen KL, Wallace DK. Recurrence of iris stromal cyst following aspiration and resection. *J AAPOS* 2002;6(4):255–256.
15. Haller JA, Stark WJ, Azab A, et al. Surgical management of anterior chamber epithelial cysts. *Am J Ophthalmol* 2003;135:309–313.
16. Behrouzi Z, Khodadoust A. Epithelial iris cyst treatment with intracystic ethanol irrigation. *Ophthalmology* 2003;110:1601–1605.
17. Gupta A, Pandian DG, Babu KR, et al. Primary stromal iris cysts treated successfully with ab externo laser Nd:YAG photocoagulation. *J Pediatr Ophthalmol Strabismus* 2010;47:e1–e4.
18. Kemmanu V, Yadav NK, Rachna VK, et al. Iris stromal cyst with cataract managed by cyst aspiration and diode laser photocoagulation in a child. *Indian J Ophthalmol* 2011;59(4):333–334.
19. Wiwatwongwana A, Ittipunkul N, Wiwatwongwana D. Ab externo laser photocoagulation for the treatment of spontaneous iris stromal cyst. *Graefes Arch Clin Exp Ophthalmol* 2012;250(1):155–156.
20. Shields CL, Arepalli S, Lally SE, et al. Iris stromal cyst management with absolute alcohol-induced sclerosis in 16 patients. *JAMA Ophthamol* 2014;132:703–708.

病例报告

21. Sanborn GE, Shields JA. Epithelial cyst of the anterior segment following cataract surgery. *Ophthalmologica* 1981;183:221–224.
22. Paul TO, Spencer WH, Webster R. Congenital intrastromal epithelial cyst of the iris. *Ann Ophthalmol* 1994;26:94–96.
23. Finger PT, McCormick SA, Lombardo J, et al. Epithelial inclusion cyst of the iris. *Arch Ophthalmol* 1995;113(6):777–780.
24. Brent GJ, Meisler DM, Krishna R, et al. Spontaneous collapse of primary acquired iris stromal cysts. *Am J Ophthalmol* 1996;122(6):886–887.
25. Gupta M, Puri P, Rundle P, et al. Primary iris stromal cyst with pseudohypopyon: an atypical presentation. *Br J Ophthalmol* 2001;85(7):887.
26. Casey M, Cohen KL, Wallace DK. Recurrence of iris stromal cyst following aspiration and resection. *J AAPOS* 2002;6:255–256.
27. Kodjikian L, Gain P, Donate D, et al. Cataract formation with a primary iris stromal cyst. *J Pediatr Ophthalmol Strabismus* 2004;41(4):232–235.

虹膜基质囊肿：先天性

部分典型案例在此列出，一些年长的病例需要手术切除。目前，初始治疗方法包括针吸术，有时也可注射丝裂霉素 C 或者无水酒精。

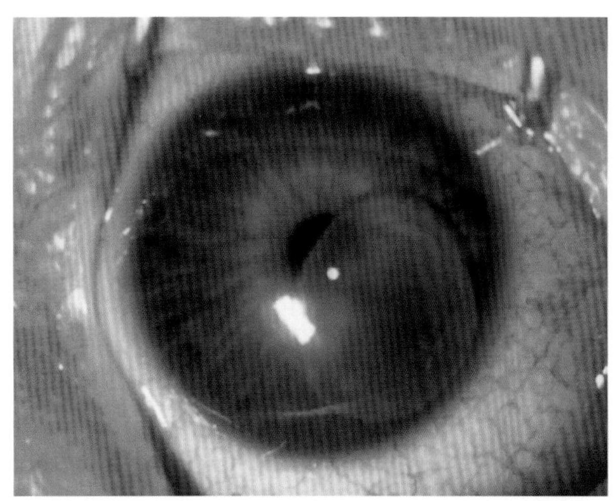

图 4.43 一例 8 周女婴鼻下方的先天性虹膜基质囊肿

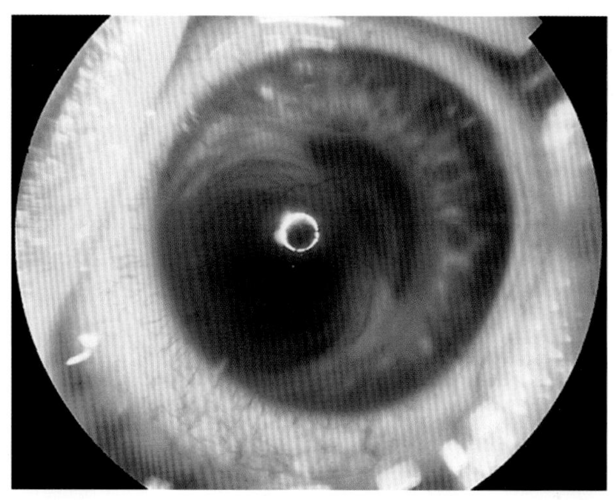

图 4.44 一例 7 周龄孩子位于颞下方的先天性虹膜基质囊肿

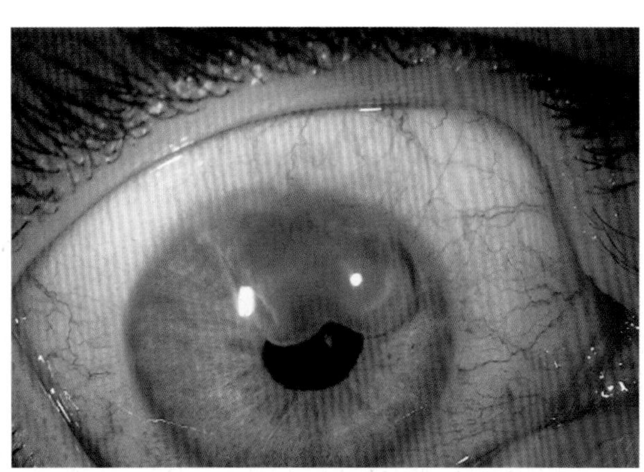

图 4.45 几年前在一例 10 周龄孩子身上看到的上方的先天性虹膜基质囊肿，这个病灶经过针吸术后复发，需要手术切除

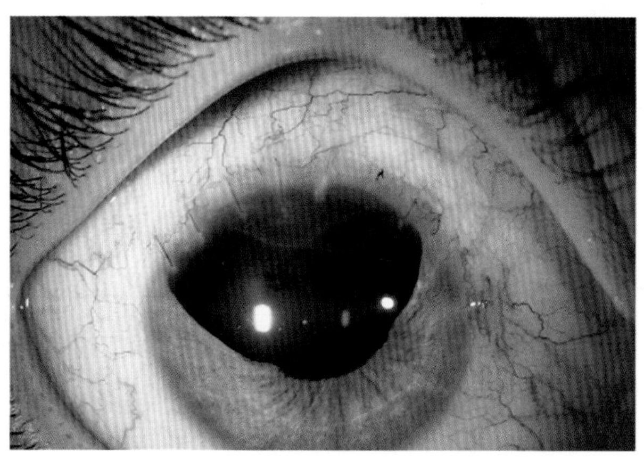

图 4.46 图 4.45 中经过手术切除囊肿后眼睛的外观，注意切除虹膜是必要的。现在，可选用针吸术和囊腔内注射丝裂霉素 C 或者无水酒精

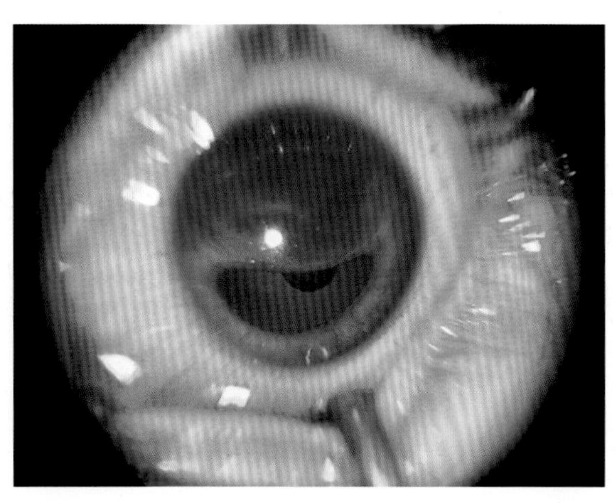

图 4.47 几年前一例 8 周龄孩子的双眼上方双叶型先天性虹膜基质囊肿。最终需要虹膜切除

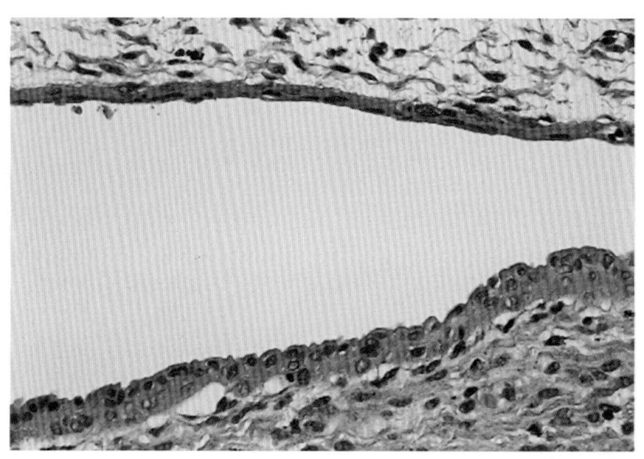

图 4.48 图 4.47 中的组织病理切片显示囊肿被非角化性复层上皮包绕，周围为虹膜基质组织。（苏木精-伊红染色×15）

先天性虹膜基质囊肿:针吸术和酒精灌洗术

近些年来,一些先天性虹膜基质囊肿选择了针吸术和酒精灌洗术治疗。前期随访观察表示这种技术是安全并且可靠的。举一个例。

Shields CL, Arepalli S, Lally SE, et al. Iris stromal cyst management with alcohol-induced sclerosis in 16 patients. *JAMA Ophthamol* 2014; in press.

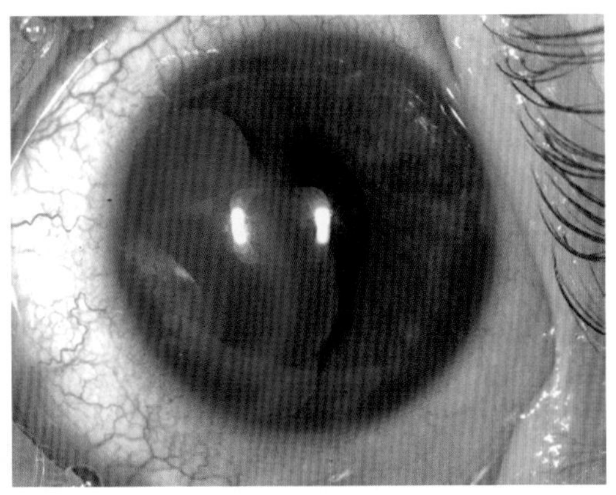

图4.49 一例8月女孩的先天性虹膜基质囊肿在单纯针吸术后复发

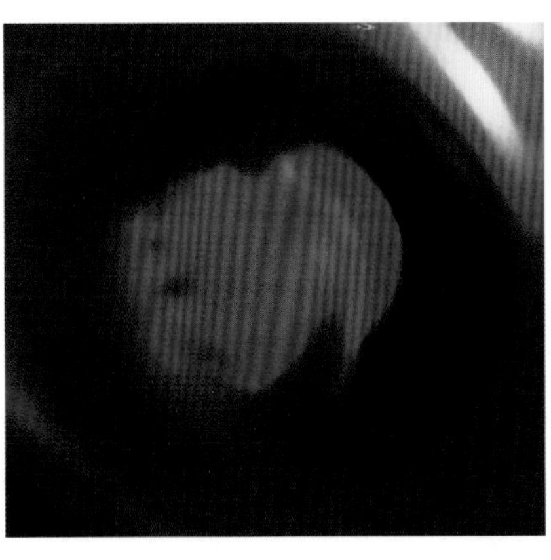

图4.50 透照法显示了光的透射,表明扩大的囊肿造成了虹膜色素上皮的显著萎缩

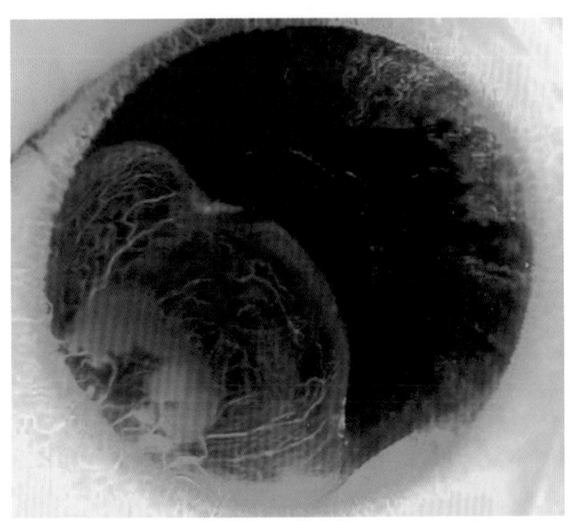

图4.51 荧光血管显像,显示血管在囊肿表面呈分支状分布

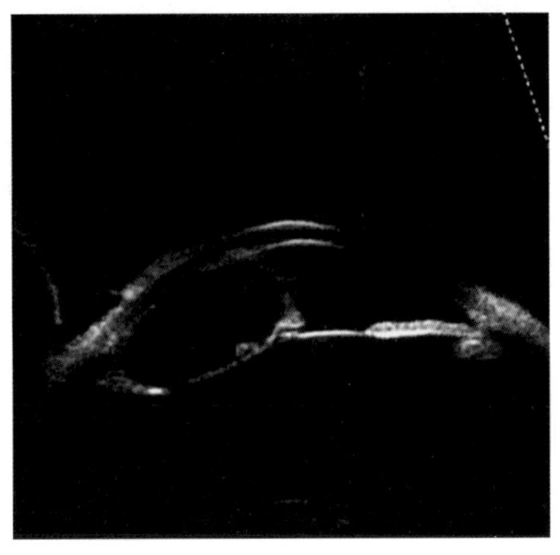

图4.52 UBM 显示一个占据虹膜和部分睫状体的大的清晰的囊肿

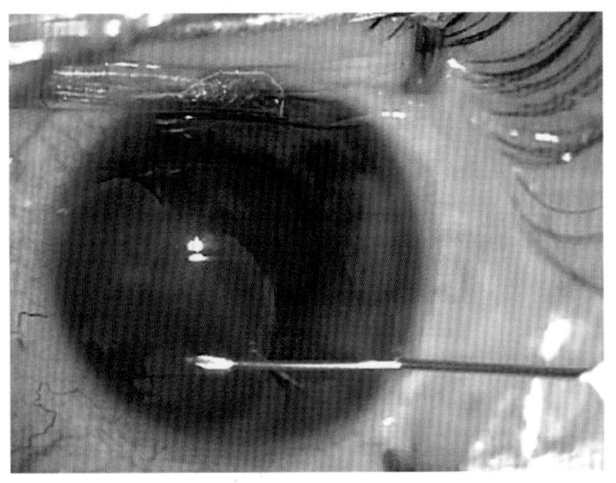

图4.53 用30G的细针进行针吸和灌洗法

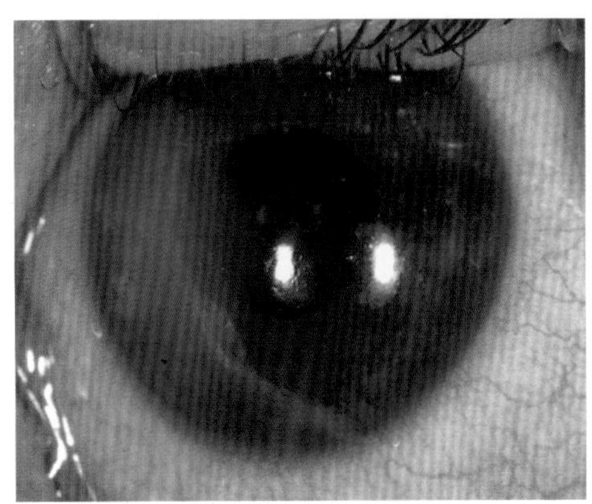

图4.54 经过针吸和酒精灌洗术后的外观,该病灶经过18个月的随访后没有复发

虹膜基质囊肿:原发性获得性囊肿

这种类型的囊肿偶尔发生,常常发生在没有外伤或眼内手术的成年人。与获得性色素上皮囊肿不同的是,这种病灶有时能缓慢增长并且引起炎症反应,导致眼压增高,引起视力丧失。在一些病例当中,这种囊肿在一段时间内有增大的趋势,然后自发地缩小,之后又再膨胀。其临床表现与原发性先天性虹膜基质囊肿相似。

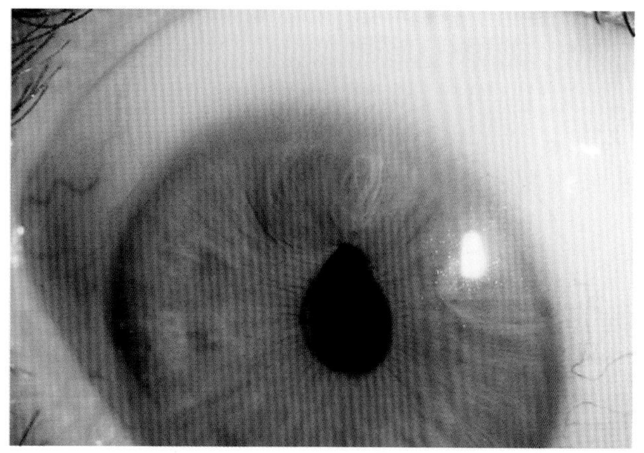

图 4.55 45 岁男性患者上方原发性获得性虹膜基质囊肿

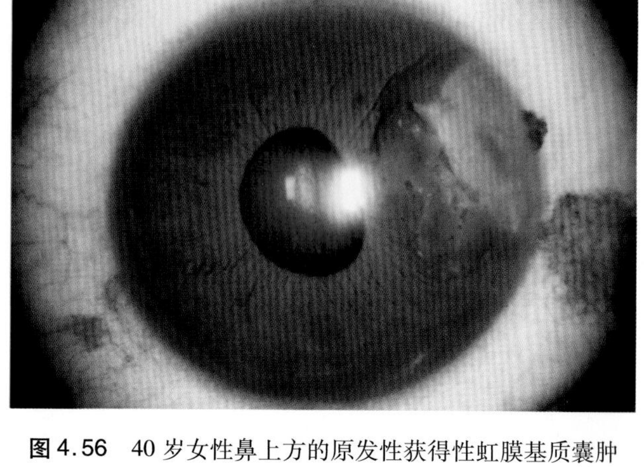

图 4.56 40 岁女性鼻上方的原发性获得性虹膜基质囊肿

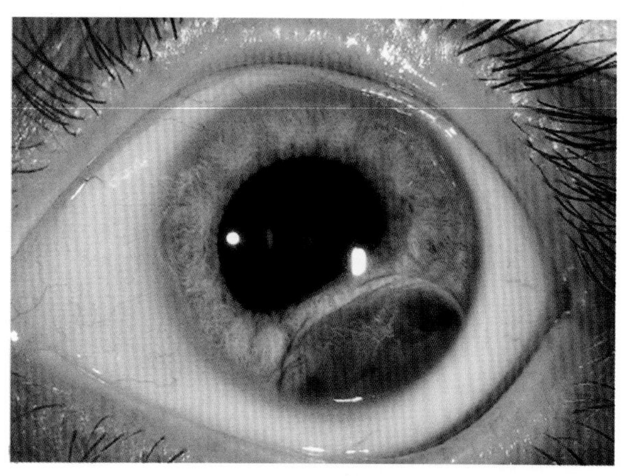

图 4.57 34 岁女性下方的原发性获得性虹膜基质囊肿

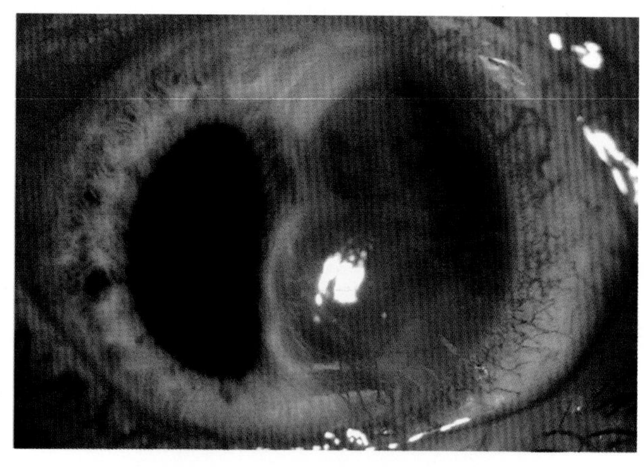

图 4.58 32 岁男性的虹膜基质囊肿

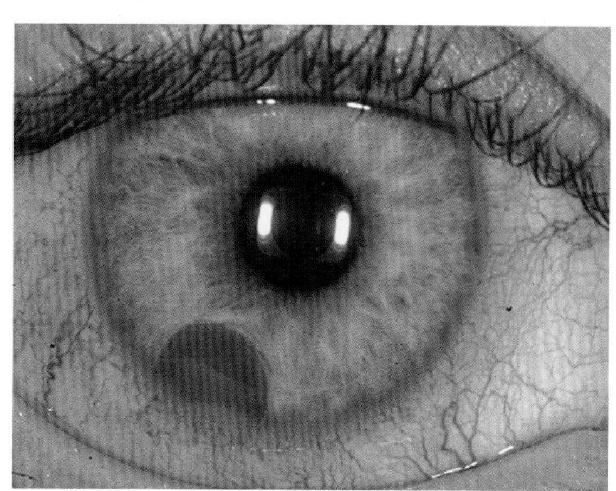

图 4.59 17 岁男性的下方原发性获得性虹膜基质囊肿

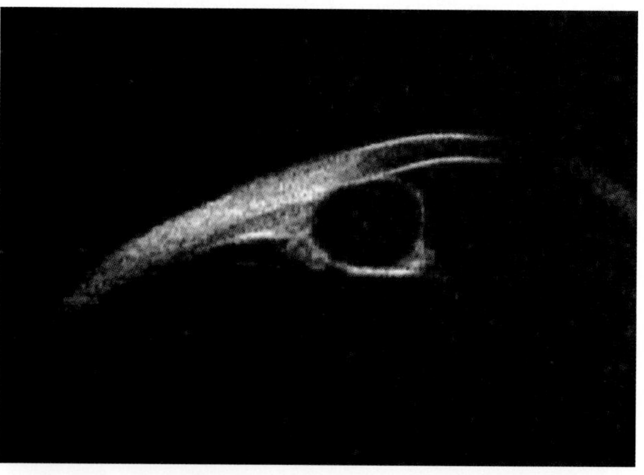

图 4.60 图 4.59 所示病灶的 UBM,注意生长在虹膜基质的典型圆形囊肿已替代虹膜基质层。因为囊肿持续进展,该病人的最终进行了针吸和酒精灌洗

虹膜基质囊肿：前节 OCT 和 UBM 成像检查

虹膜基质囊肿可以通过前节 OCT(相对无创的方式)或 UBM(一种需要将水浴装置放在眼球上的方法)成像。UBM 可提供更多虹膜后被干扰的解剖学信息,而前节 OCT 提供了高分辨率的虹膜、前房和角膜的影像。

Bianciotto C, Shields CL, Guzman JM, et al. Assessment of anterior segment tumors with ultrasound biomicroscopy versus anterior segment optical coherence tomography in 200 cases. *Ophthalmology* 2011;118(7):1297-1302.

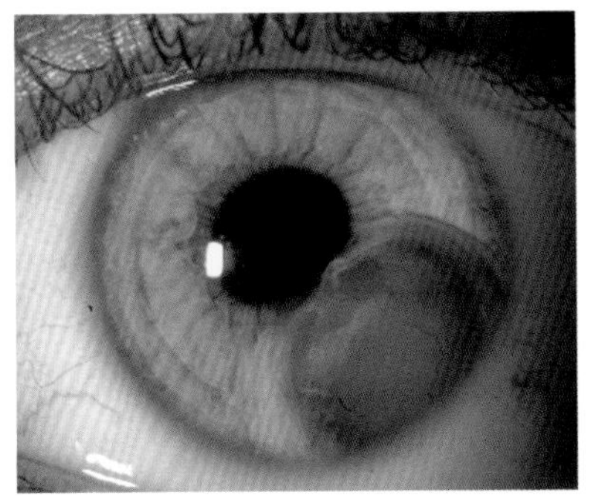

图 4.61　儿童的虹膜基质囊肿

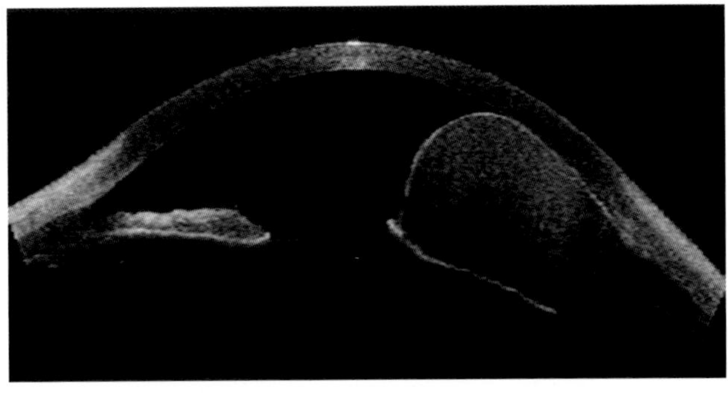

图 4.62　前段 OCT 成像显示的囊性肿块

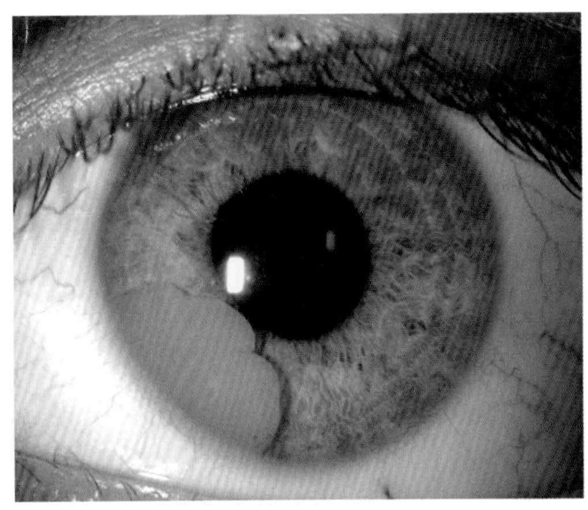

图 4.63　成人的虹膜基质囊肿

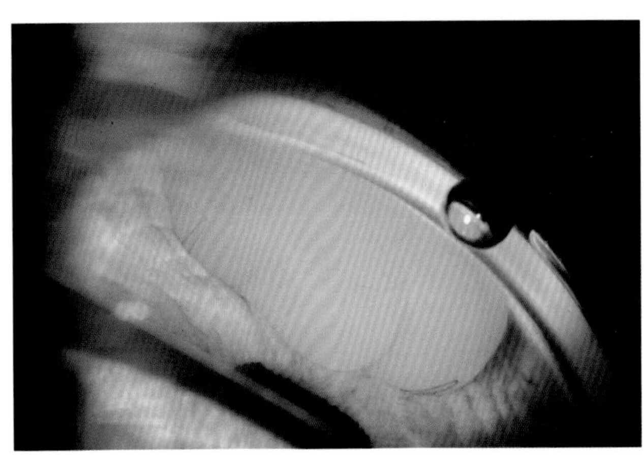

图 4.64　前房角镜显示累及房角结构的囊肿

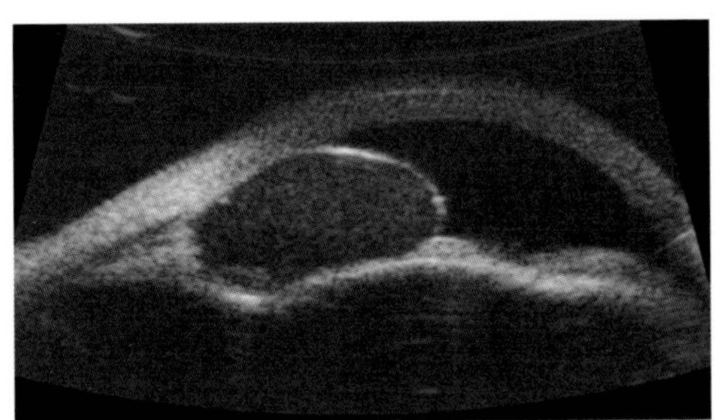

图 4.65　UBM 显示囊肿和被压迫的虹膜,睫状体未受累

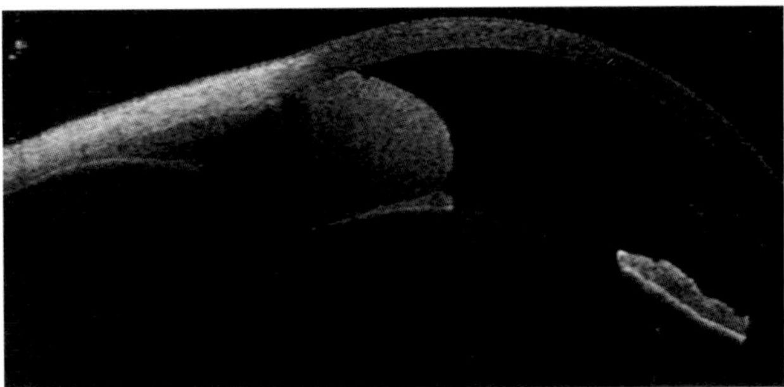

图 4.66　前节 OCT 显示囊肿和被压迫的虹膜,当前的仪器系统无法观察到更深层的细节

虹膜基质囊肿:原发性获得性囊肿,自然病程和治疗

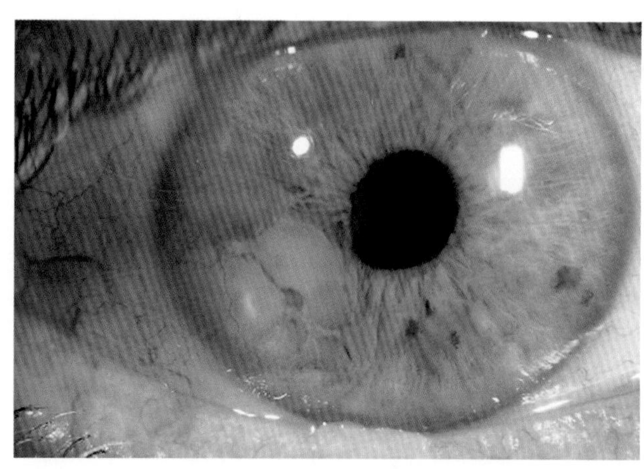

图 4.67 71 岁男性患者鼻下方的原发性获得性虹膜基质囊肿。注意囊腔的混浊表现和囊肿内部不明显的下方假性积脓平面

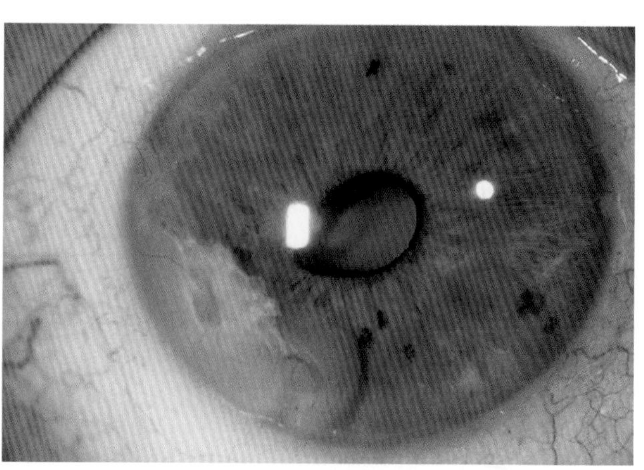

图 4.68 图 4.67 的病灶,一年后,显示病变稍有增大并且使瞳孔更加不规则

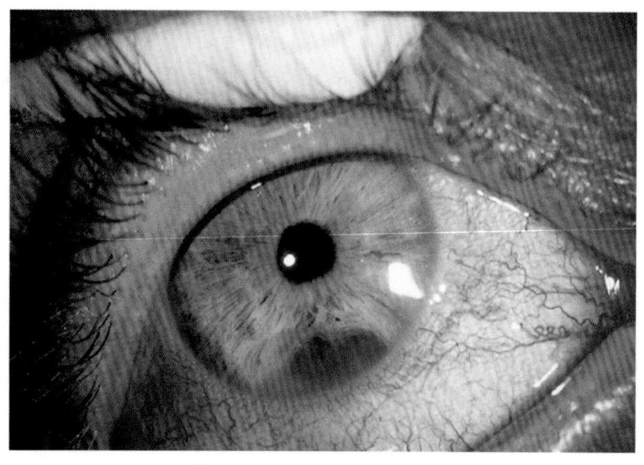

图 4.69 61 岁的男性鼻下方的原发性获得性虹膜基质囊肿。虹膜基质完全消失和囊肿后虹膜色素上皮的暴露使囊肿呈深色

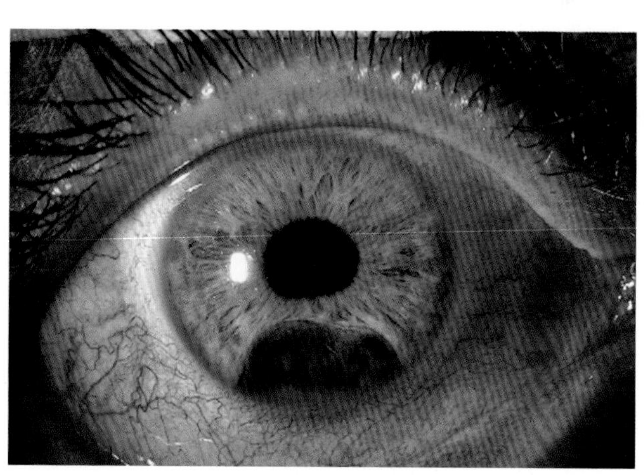

图 4.70 病灶 6 个月后的外观,显示囊肿增大

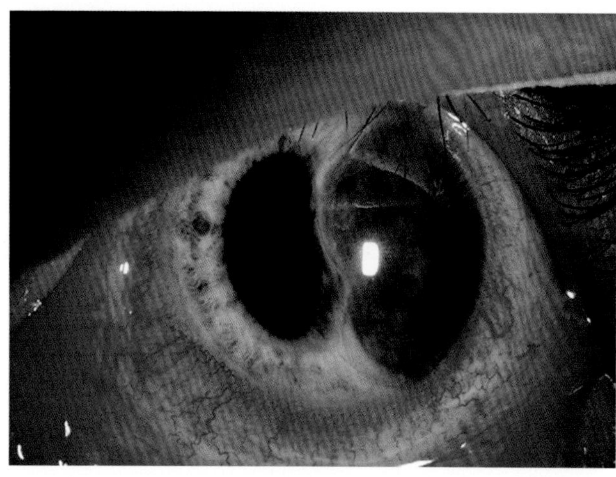

图 4.71 例 36 岁男性患者颞侧原发性获得性虹膜基质囊肿

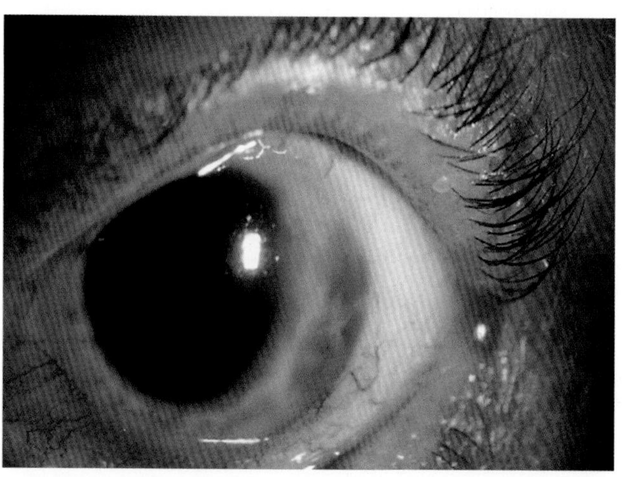

图 4.72 数月之后图 4.71 中的病灶外观,显示囊肿针吸法和在角膜缘附近的囊肿基底部冷冻疗法的良好效果。这是在我们开始使用针吸联合酒精灌洗法之前所采用的治疗方法

虹膜基质囊肿：继发于非手术性和手术性创伤的继发性获得性囊肿

前房内的上皮细胞内生通常表现为平板状上皮细胞层，但是偶尔也可以是囊肿的形式。上皮内生的囊肿随着白内障手术技术的精细以及外伤修复手术的发展变得越来越少见了。

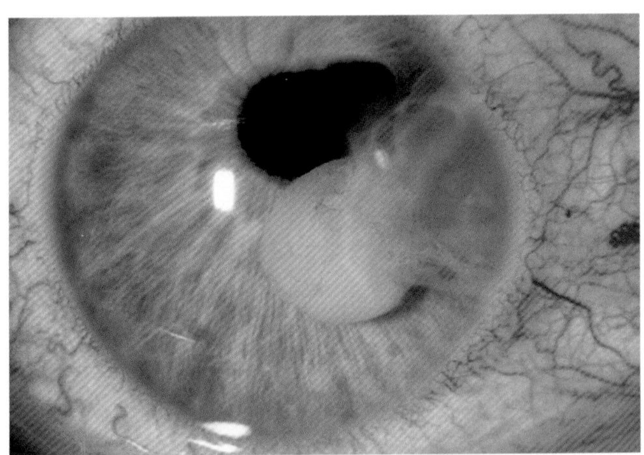

图 4.73　52 岁男性中角膜缘穿通伤口部位的带蒂上皮内生囊肿

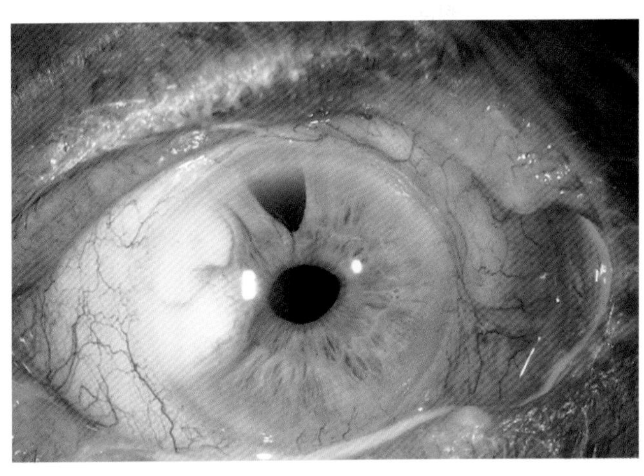

图 4.74　白内障手术切口的颞侧边缘出现上皮内生囊肿

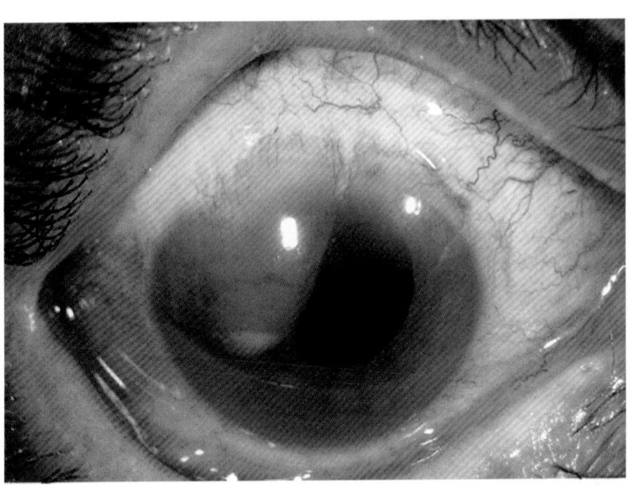

图 4.75　白内障手术切口颞侧边缘出现的上皮内生囊肿，注意“假性积脓”是由于囊肿下方的上皮碎片形成的

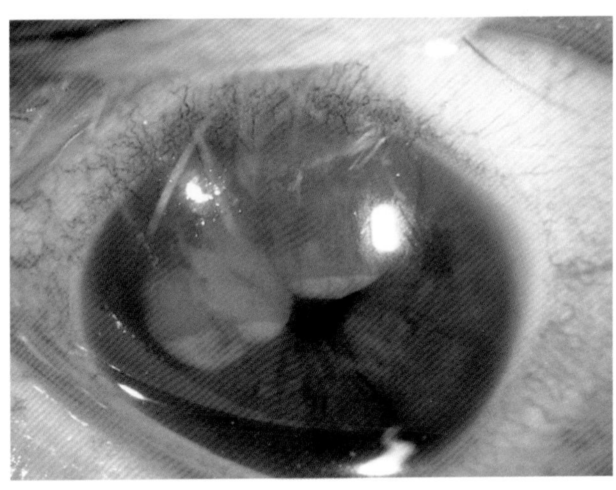

图 4.76　以前的白内障手术切口生长出的多囊性上皮内生囊肿，注意每个囊肿区域内的“假性积脓”液平面

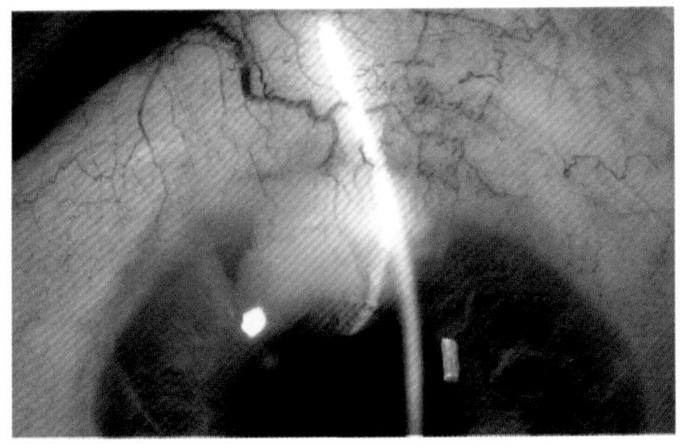

图 4.77　52 岁男性患者白内障伤口出现的上皮向下生长囊肿。因为反复发作的眼内炎症，病灶被切除

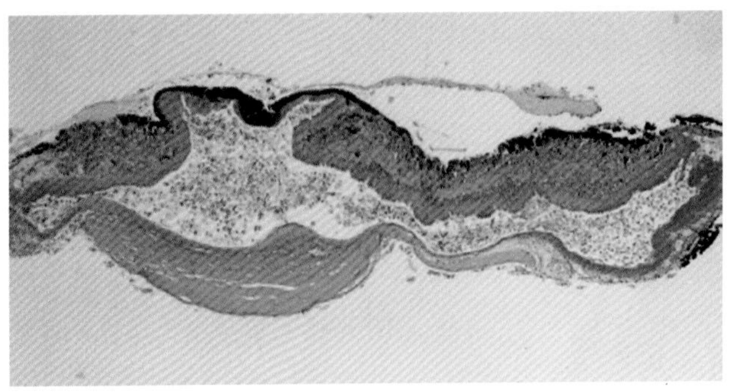

图 4.78　图 4.77 中病灶的组织病理切片，显示囊肿壁覆以复层鳞状上皮。在囊肿腔内可见上皮细胞碎片。（苏木精-伊红染色×20）

（张凤　段宣初 译）

第 5 章

脉络膜痣

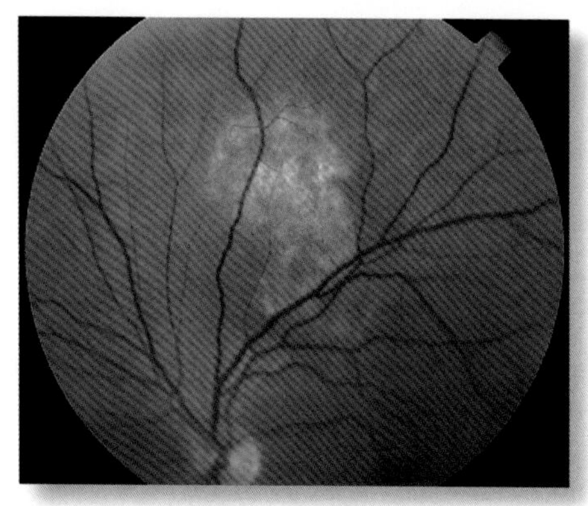

总论

脉络膜黑色素细胞痣是最常见的原发眼内肿瘤，已有多篇相关文章发表(1-42)。大约 7% 的成年白种人发生这种疾病(3)。它可能是大多数脉络膜黑色素瘤的前体。因此，临床医师应该警惕脉络膜痣及其变异。

临床表现

尽管脉络膜痣可能是先天性的，却很少在儿童中观察到(1)。前体细胞可能在出生时即存在，只是到青春期才在临床上表现出来，还有一部分原因也许是因为原来无色素病灶获得了色素。脉络膜痣通常是在成年后首次发现，可能不长大或者缓慢增大，可表现为有色素性或无色素性的。Sumich 等(3)基于人群的蓝山研究中，发现 49 岁及以上的白种人 7% 有脉络膜痣，痣的平均直径是 1.5mm。Shields 等(1)基于临床资料的大样本研究发现脉络膜痣转诊至眼肿瘤中心的平均年龄为 60 岁且平均直径为 5.5mm。大多数脉络膜痣厚度<2mm。随着时间推移表面出现玻璃膜疣。视网膜色素上皮(retinal pigment epithelium，RPE)脱离发生率大约为 10%(26，27)，覆盖在脉络膜痣上的脉络膜新生血管发生率<1%(1，36-39)。一些脉络膜痣很大(直径>10mm)，但是仍然缺乏危险因素，这些被归类为巨大脉络膜痣(14)。另外一个关于痣的有趣发现是在 5% 的脉络膜痣中可见无色素的晕环(13)。脉络膜晕环痣与曾经诊断皮肤黑色素瘤相关，可能代表着一种自体免疫反应。晕环痣是一个良好的信号，意味着发生恶变的机会较少。

脉络膜痣生长或者发展成为黑色素瘤的频率在一些报告里已经估计过了(2-7)。从数字上说，估计 8845 例中有一例脉络膜痣会发展成为黑色素瘤。识别痣增长转化为黑色素瘤的统计危险因素包括初始的肿瘤厚度>2mm、视网膜下液、有自觉症状、覆盖橙色色素，及接近视盘 3mm 以内(1，4-6，10)(表 5.1)。最近增加的肿瘤生长因素包括超声挖空征、晕环缺失、玻璃膜疣缺失。

脉络膜痣的增大被认为是高度提示向恶性黑色素瘤转化。不过一些痣也可以缓慢增长，经过多年长大约 1mm 或者更少，仍为良性。

脉络膜痣

表 5.1 2514 例连续病例中脉络膜痣向黑色素瘤转化的危险因素。助记短句为"To Find Small Ocular Melanoma Using Helpful Hints Daily"

首字母	助记词	特征	危害比	特征出现时痣发展成为黑色素瘤的百分比	特征缺如时痣发展成为黑色素瘤的百分比
T	To	Thickness(厚度)>2mm	2	19%	5%
F	Find	Fluid(网膜下液)	3	27%	5%
S	Small	Symptoms(症状)	2	23%	5%
O	Ocular	Orange pigment(橘红色素)	3	30%	5%
M	Melanoma	Margin≤3mm to disc(到视盘边缘距离)	2	13%	4%
UH	Using Helpful	Ultrasound Hollow(超声控空征)	3	25%	4%
H	Hints	Halo absent(无晕征)	6	7%	2%
D	Daily	Drusen absent(无玻璃膜疣)	na	na	na

data from shields Cl, Furuta M, Berman El, et al. Choroidal nevus transformation into melanoma: analysis of 2514 consecutive cases. *Arch Ophthalmol* 2009; 127(8):981-987.

na,"玻璃膜疣缺失"这个危险因素被认为在其他研究中有很大意义,所以包含在这个助记口诀里面

诊断方法

脉络膜痣的诊断有最新进展。荧光造影的特点多样,从小的、暗色的低荧光病变到大的、低色素的较高荧光病灶都可见到。超声诊断价值有限,但是可以用来测量基线厚度以定期追踪扩大的病损。加强深度成像相干光断层扫描(enhanced depth imaging optical coherence tomography, EDI-OCT)越来越多地用于检测微量视网膜下液、视网膜囊样水肿、和覆盖的橙色色素,从而在早期辨别危险因素(24-28)。自发荧光通常用于检测覆盖的橙色色素,它是向恶性转化的一种相对危险因素(29-32)。

病理

从组织病理学上来说,脉络膜痣是由高分化、纺锤状、卵圆或圆形、细胞质有不等色素的黑色素细胞组成(33)。一个特殊类型的痣:黑色素细胞瘤,稍后讨论。邻近组织的继发性改变(34)接下来在后部葡萄膜黑色素瘤的病理中将进行讨论。

治疗

一个典型的脉络膜痣一般不需要积极的治疗。在最先开始阶段,应该对患者进行基线情况的眼底照相、自发荧光照相、超声和 EDI-OCT 检查,并且患者应该每 6～12 个月进行一次检查以便观测病灶的生长或其他危险因素的形成和转移。在继发有症状的视网膜下液或者 CNV 的病例,特定的激光光凝术、经瞳孔温热疗法、光动力学疗法、或抗血管内皮生长因子(antivascular endothelial growth factor, anti-VEGF)注射等治疗的应用可以有助于相关的视网膜下液的吸收(1. 36-39)。病变增长或者有与增长和转移相关的两个或两个以上的危险因素的病变通常会考虑进行治疗,因其有为早期黑色素瘤的可能。下面会涉及到这个主题。

参考文献

大型病例系列

1. Shields CL, Furuta M, Mashayekhi A, et al. Clinical spectrum of choroidal nevi based on age at presentation in 3422 consecutive eyes. *Ophthalmology* 2008;115(3):546–552.
2. Ganley JP, Comstock GW. Benign nevi and malignant melanomas of the choroid. *Am J Ophthalmol* 1973;76:19–25.
3. Sumich P, Mitchell P, Wang JJ. Choroidal nevi in a white population. *Arch Ophthalmol* 1998;116:645–650.
4. Shields CL, Shields JA, Kiratli H, et al. Risk factors for metastasis of small choroidal melanocytic lesions. *Ophthalmology* 1995;102:1351–1361.
5. Shields CL, Cater JC, Shields JA, et al. Combination of clinical factors predictive of growth of small choroidal melanocytic tumors. *Arch Ophthalmol* 2000;118:360–364.
6. Shields CL, Furuta M, Berman EL, et al. Choroidal nevus transformation into melanoma: analysis of 2514 consecutive cases. *Arch Ophthalmol* 2009;127(8):981–987.
7. Singh AD, Kalyani P, Topham A. Estimating the risk of malignant transformation of a choroidal nevus. *Ophthalmology* 2005;112:1784–1789.
8. Hale PN, Allen RA, Straatsma BR. Benign melanomas (nevi) of the choroid and ciliary body. *Arch Ophthalmol* 1965;74:532–538.
9. Brown GC, Shields JA, Augsburger JJ. Amelanotic choroidal nevi. *Ophthalmology* 1981;88:1116–1120.
10. Augsburger JJ, Schroeder RP, Territo C, et al. Clinical parameters predictive of enlargement of melanocytic choroidal lesions. *Br J Ophthalmol* 1989;73: 911–917.
11. Shields CL, Furuta M, Mashayekhi A, et al. Visual acuity in 3422 consecutive eyes

脉络膜痣

with choroidal nevus. *Arch Ophthalmol* 2007;125(11):1501–1507.
12. Mashayekhi A, Siu S, Shields CL, Shields JA. Slow enlargement of choroidal nevi: a long-term follow-up study. *Ophthalmology* 2011;118(2):382–388.
13. Shields CL, Maktabi AM, Jahnle E, et al. Halo nevus of the choroid in 150 patients: the 2010 Henry van Dyke Lecture. *Arch Ophthalmol* 2010;128(7):859–864.
14. Li HK, Shields CL, Mashayekhi A, et al. Giant choroidal nevus clinical features and natural course in 322 cases. *Ophthalmology* 2010;117(2):324–333.
15. Shields CL, Shields JA. Clinical features of small choroidal melanoma. *Curr Opin Ophthalmol* 2002;13:135–141.

小型病例系列

16. Mims J, Shields JA. Follow-up studies on suspicious choroidal nevi. *Ophthalmology* 1978;85:929–943.
17. Pro M, Shields JA, Tomer TL. Serous detachment of the fovea associated with presumed choroidal nevi. *Arch Ophthalmol* 1979;96:1374–1377.
18. Zografos L, Mantel I, Schalenbourg A. Subretinal choroidal neovascularization associated with choroidal nevus. *Eur J Ophthalmol* 2004;14:123–131.
19. Gonder JR, McCarthy EF, Augsburger JJ, et al. Visual loss associated with choroidal nevi. *Ophthalmology* 1982;89:961–965.
20. Shields CL, Ramasubramanian A, Kunz WB, et al. Choroidal vitiligo masquerading as large choroidal nevus: a report of four cases. *Ophthalmology* 2010;117(1):109–113.
21. Shields CL, Nickerson S, Al-Daamash S, et al. Waardenburg syndrome: iris and choroidal hypopigmentation: findings on anterior and posterior segment imaging. *JAMA Ophthalmol* 2013;131:1167–1173.
22. You QS, Xu L, Jonas JB, et al. Change in choroidal nevi during a 5-year follow-up study: the Beijing Eye Study. *Br J Ophthalmol* 2010;94(5):575–578.

影像学

23. Johnson RN, McDonald HR, Ai E, et al. Camera artifacts producing the false impression of growth of choroidal melanocytic lesions. *Am J Ophthalmol* 2003;135:711–713.
24. Muscat S, Parks S, Kemp E, et al. Secondary retinal changes associated with choroidal naevi and melanomas documented by optical coherence tomography. *Br J Ophthalmol* 2004;88:120–124.
25. Espinoza G, Rosenblatt B, Harbour JW. Optical coherence tomography in the evaluation of retinal changes associated with suspicious choroidal melanocytic tumors. *Am J Ophthalmol* 2004;137:90–95.
26. Shields CL, Mashayekhi A, Materin MA, et al. Optical coherence tomography of choroidal nevus in 120 consecutive patients. *Retina* 2005;25:243–252.
27. Shah SU, Kaliki S, Shields CL, et al. Enhanced depth imaging optical coherence tomography of choroidal nevus in 104 cases. *Ophthalmology* 2012;119(5):1066–1072.
28. Shields CL, Kaliki S, Rojanaporn D, et al. Enhanced depth imaging optical coherence tomography of small choroidal melanoma: comparison with choroidal nevus. *Arch Ophthalmol* 2012;130(7):850–856.
29. Lavinsky D, Belfort RN, Navajas E, et al. Fundus autofluorescence of choroidal nevus and melanoma. *Br J Ophthalmol* 2007;91(10):1299–1302.
30. Shields CL, Pirondini C, Bianciotto C, et al. Autofluorescence of choroidal nevus in 64 cases. *Retina* 2008;28(8):1035–1043.
31. Gündüz K, Pulido JS, Ezzat K, et al. Review of fundus autofluorescence in choroidal melanocytic lesions. *Eye (Lond)* 2009;23(3):497–503.
32. Almeida A, Kaliki S, Shields CL. Autofluorescence of intraocular tumors. *Curr Opin Ophthalmol* 2013;24:222–232.

病理

33. Naumann GO, Hellner K, Naumann LR. Pigmented nevi of the choroid. Clinical study of secondary changes in the overlying tissue. *Trans Am Acad Ophthalmol Otolaryngol* 1971;75:110–123.
34. Shields JA, Rodrigues MM, Sarin LK, et al. Lipofuscin pigment over benign and malignant choroidal tumors. *Trans Am Acad Ophthalmol Otolaryngol* 1976;81:871–881.

治疗

35. Shields, JA, Shields CL, Peairs R, et al. Laser photocoagulation of small melanocytic choroidal lesion. Sixteen year follow up and rationale for treatment. *Ophthalmic Lasers Surg* 2006;37:79–81.
36. Parodi MB. Transpupillary thermotherapy for subfoveal choroidal neovascularization associated with choroidal nevus. *Am J Ophthalmol* 2004;138:1074–1075.
37. Stanescu D, Wattenberg S, Cohen SY. Photodynamic therapy for choroidal neovascularization secondary to choroidal nevus. *Am J Ophthalmol* 2003;136:575–576.
38. García-Arumí J, Amselem L, Gunduz K, et al. Photodynamic therapy for symptomatic subretinal fluid related to choroidal nevus. *Retina* 2012;32(5):936–941.
39. Chiang A, Bianciotto C, Maguire JI, et al. Intravitreal bevacizumab for choroidal neovascularization associated with choroidal nevus. *Retina* 2012;32(1):60–67.

病例报告

40. Naseripour M, Shields CL, Shields JA, et al. Pseudohypopyon of orange pigment overlying stable choroidal nevus. *Am J Ophthalmol* 2001;132: 416–417.
41. Sarici AM, Shah SU, Shields CL, et al. Cutaneous halo nevi following plaque radiotherapy for uveal melanoma. *Arch Ophthalmol* 2011;129(11):1499–1501.
42. Hashmi F, Rojanaporn D, Kaliki S, et al. Orange pigment sediment overlying small choroidal melanoma. *Arch Ophthalmol* 2012;130:937–938.

脉络膜痣色素性改变

大多数脉络膜痣都有一定程度的色素沉着且位于后部的脉络膜。长期存在或轻微隆起的痣能引起玻璃膜疣的覆盖。

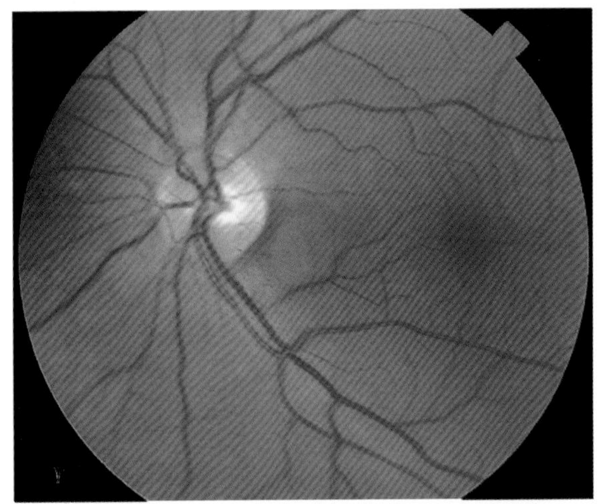

图 5.1　39 岁男性视盘颞侧边缘的脉络膜痣

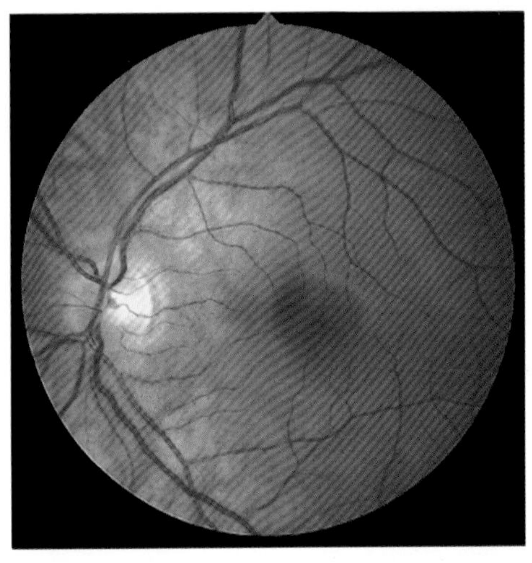

图 5.2　20 岁男性的位于中心凹区域的典型小脉络膜痣

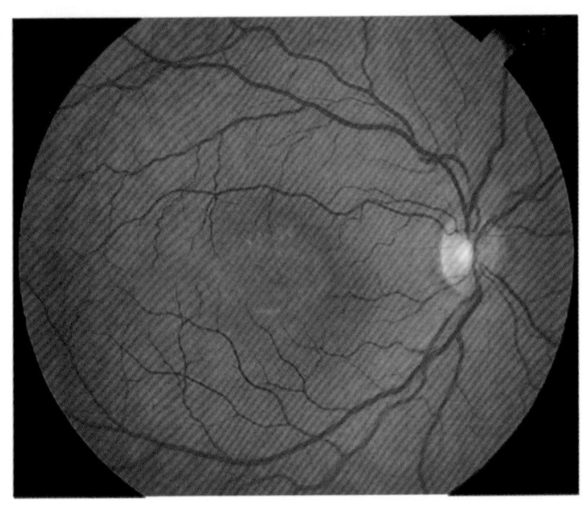

图 5.3　位于中心凹的稍大的脉络膜痣。这种病变最终可因光感受器的变性导致视力丧失，但此时的脉络膜痣仍是良性的

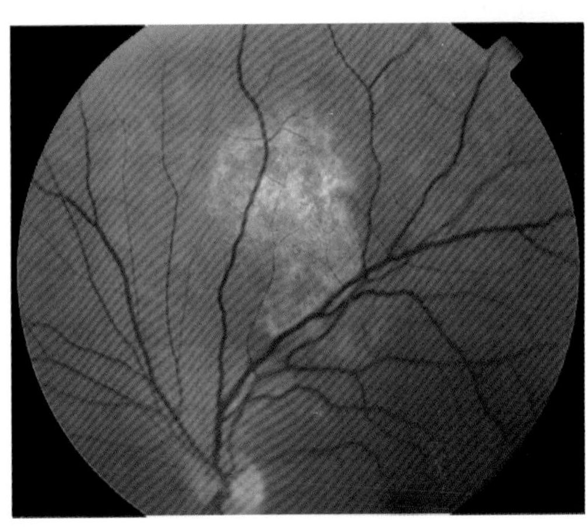

图 5.4　46 岁男性的稍大的、隆起的脉络膜痣，其表面可见玻璃膜疣

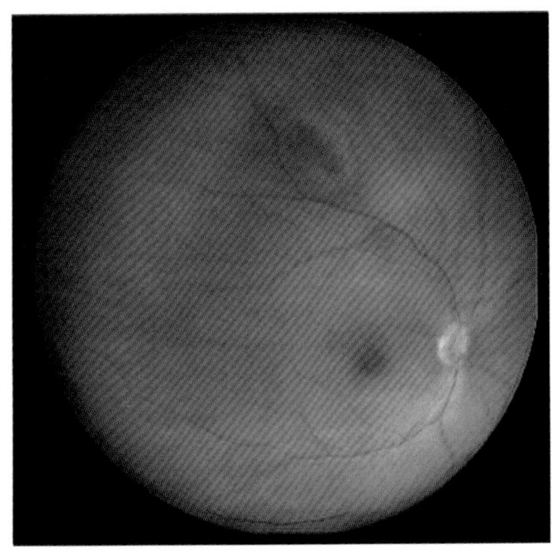

图 5.5　广角眼底照片示上方赤道部附近的痣

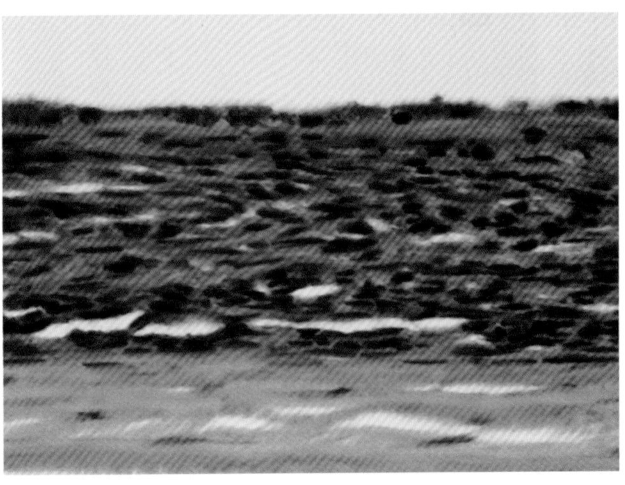

图 5.6　脉络膜痣的组织病理学显示严密紧凑的良性梭形细胞（苏木精-伊红染色×15）

脉络膜痣:无色素变体

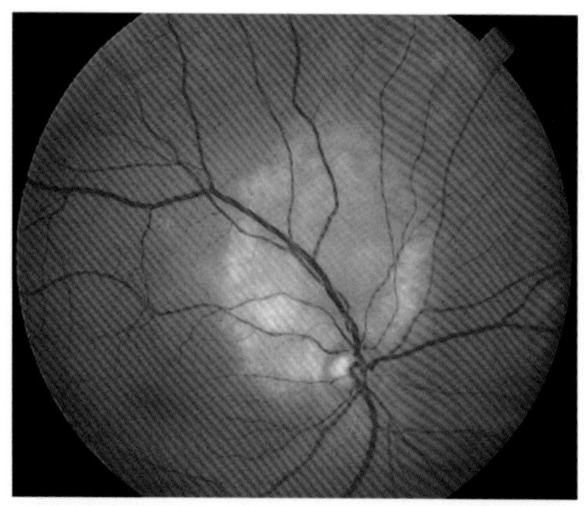

图 5.7 62 岁女性近视盘的无色素脉络膜痣

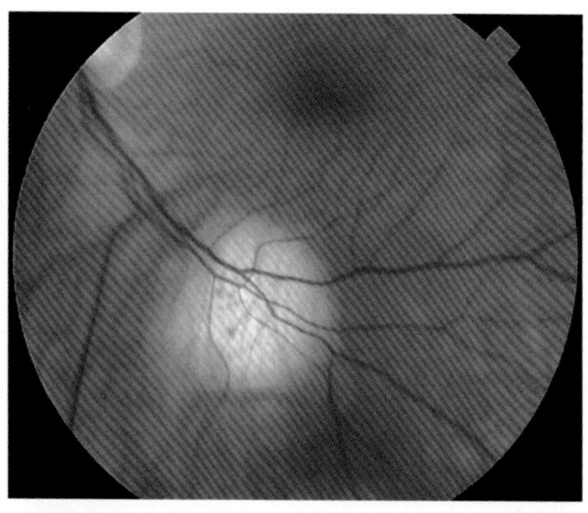

图 5.8 46 岁男性在血管弓下方的无色素脉络膜痣,病变表面的玻璃膜疣和隐约可见的脉络膜血管显示病变是黑色素细胞性病变而不是脉络膜转移或者血管瘤

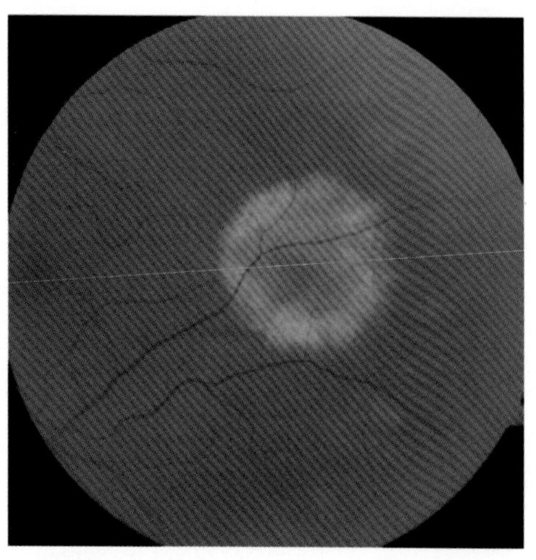

图 5.9 在眼底上方的无色素脉络膜痣

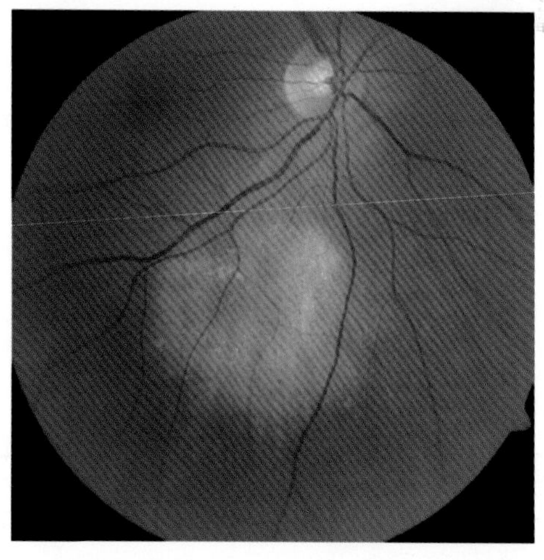

图 5.10 视盘颞下方的无色素脉络膜痣。注意病变上方的轻微色素改变

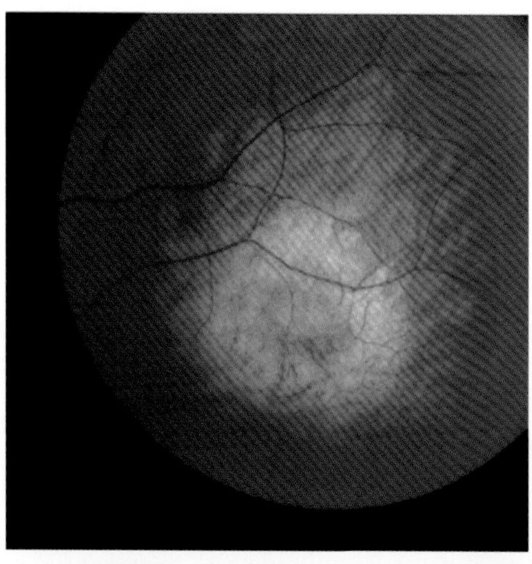

图 5.11 左眼颞侧的大型无色素脉络膜痣。在痣或黑色素瘤上经常可以见到明显的血管,但是在脉络膜转移瘤、脉络膜血管瘤或单个肉芽肿中并不常见

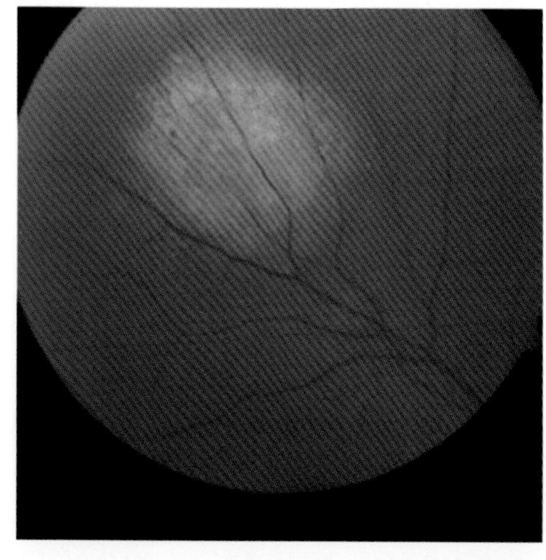

图 5.12 右眼颞上方赤道附近的大型无色素脉络膜痣

脉络膜痣：临床变体

Shields CL, Maktabi AM, Jahnle E, et al. Halo nevus of the choroid in 150 patients: the 2010 Henry van Dyke Lecture. *Arch Ophthalmol* 2010;128(7):859-864.

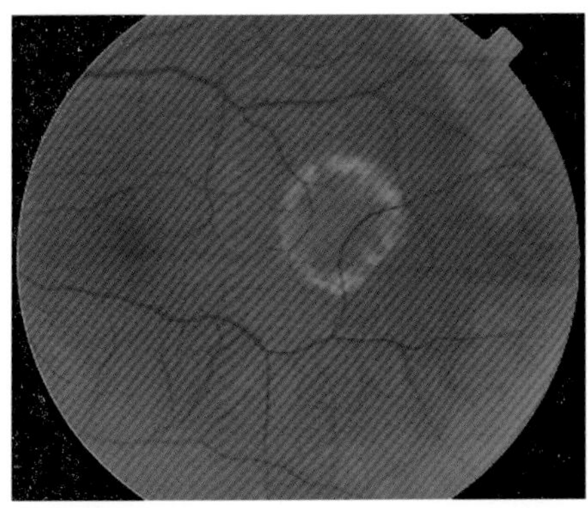

图 5.13 有晕环的脉络膜痣，中央部分为色素性，周边一圈呈无色素环。大多数的晕环痣都有这种结构。晕环有时是因为肿瘤外围部分的细胞气球样变性形成的

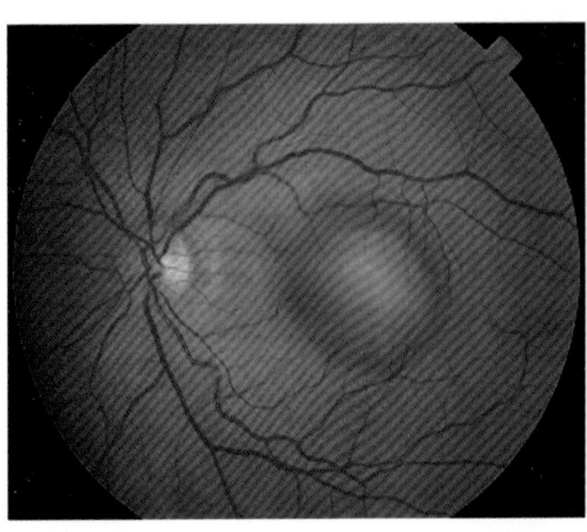

图 5.14 30 岁女性的反向晕痣，病灶周围部分带有色素环

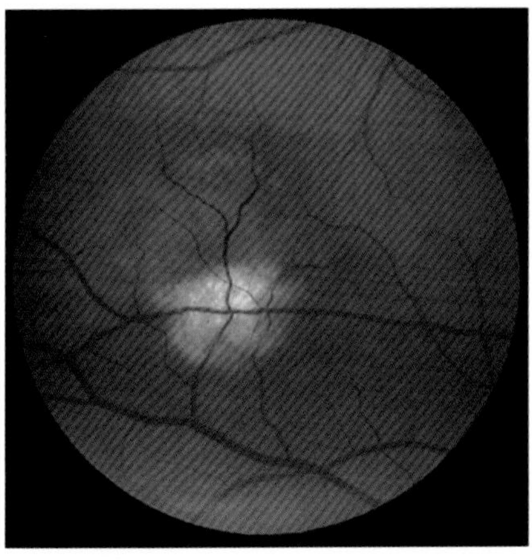

图 5.15 62 岁男性的脉络膜痣，其上半部分有色素沉着，下半部分无色素沉着

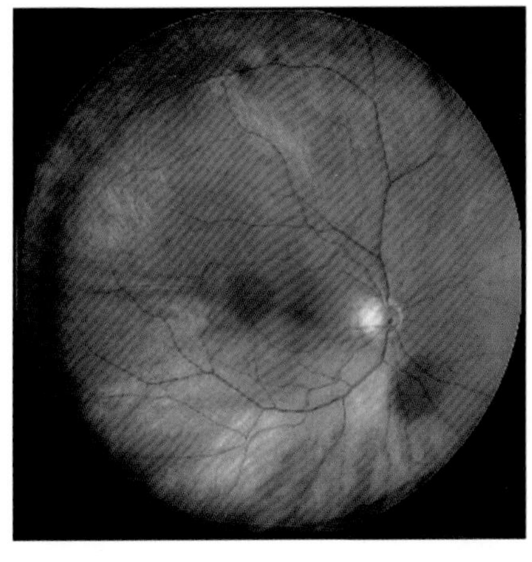

图 5.16 多发脉络膜痣。右眼眼底的广角照相，显示两个显著的小脉络膜痣

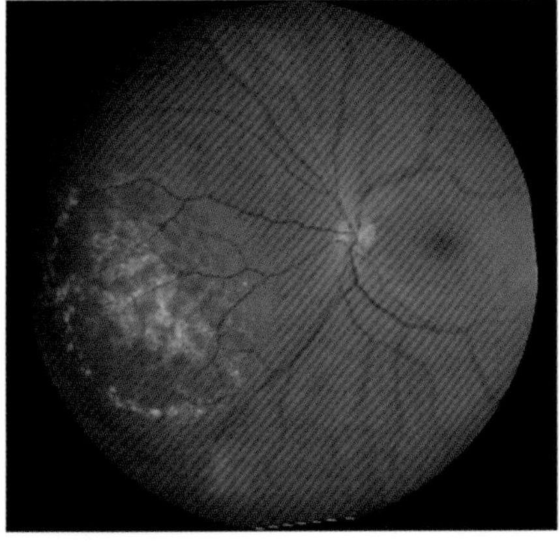

图 5.17 眼底广角照片，鼻侧拟诊为大的脉络膜痣。虽然病变的直径大，但是其厚度<2mm，且有许多玻璃膜疣，无继发性视网膜下积液。它一直在临床上保持稳定好几年了。这种病变叫做“巨型”痣

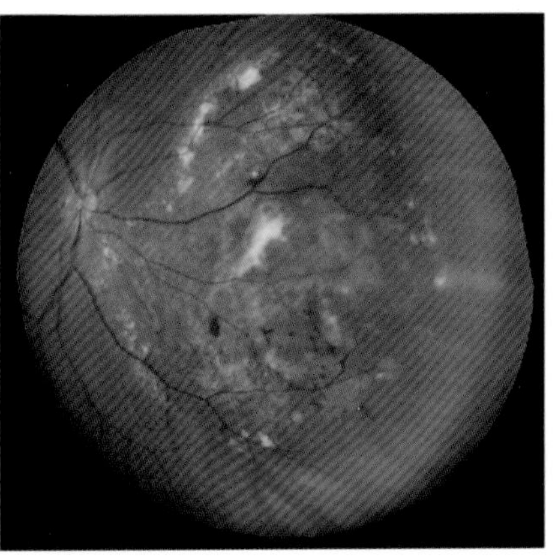

图 5.18 右眼鼻侧的“巨型”脉络膜痣，类似于图 5.17 中的病变。随访 15 年无变化

脉络膜痣:对邻近结构的影响

除了前面所提到的覆盖玻璃膜疣和橘黄色色素,隆起的脉络膜痣可偶尔引起继发性浆液性视网膜脱离、RPE 脱离、或 CNV。

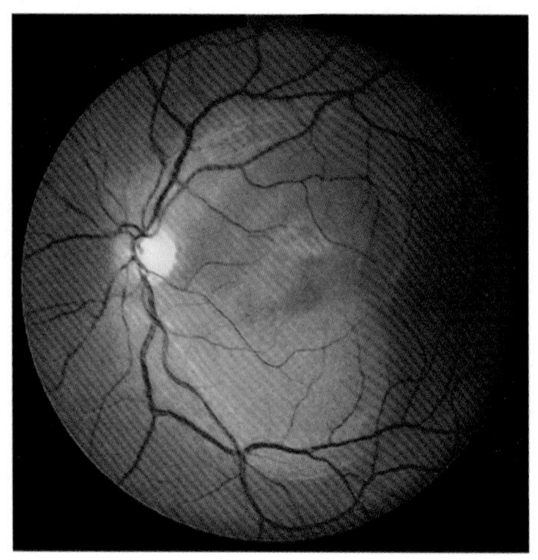

图 5.19 28 岁男性的脉络膜痣继发浆液性视网膜脱离,影响中心凹区域

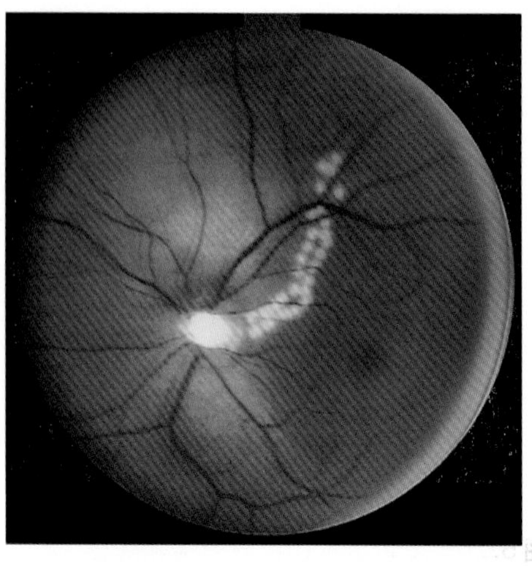

图 5.20 另外一例脉络膜痣,伴有局部继发性视网膜浅脱离并扩展到中心凹区域而导致视力丧失。拦截性氩激光光凝术被应用于该患者视网膜下积液的治疗。当痣的边缘距离黄斑中心凹>1.5mm 时,可以使用拦截性激光而不会引起视力损伤

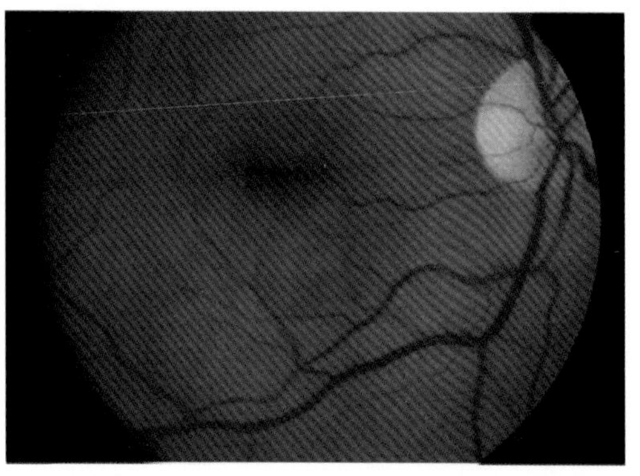

图 5.21 脉络膜痣合并视网膜色素上皮层(RPE)的脱离。注意环绕色素上皮层脱离区的典型轻微橘黄色色素环,位于脉络膜痣(或黑色素瘤)上

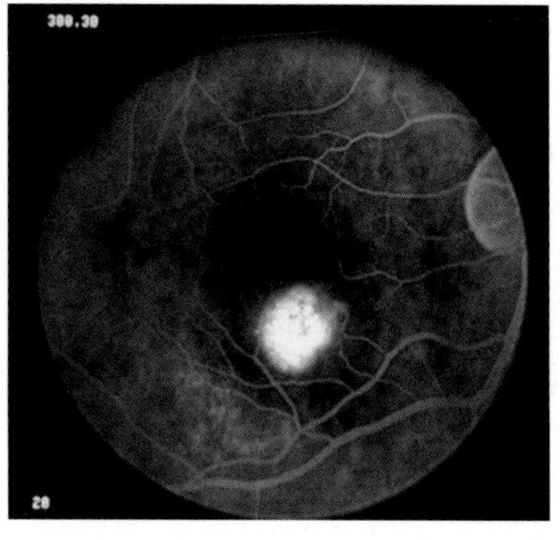

图 5.22 图 5.21 中病变的荧光素血管造影后期影像,显示特征性的视网膜色素上皮脱离的高荧光

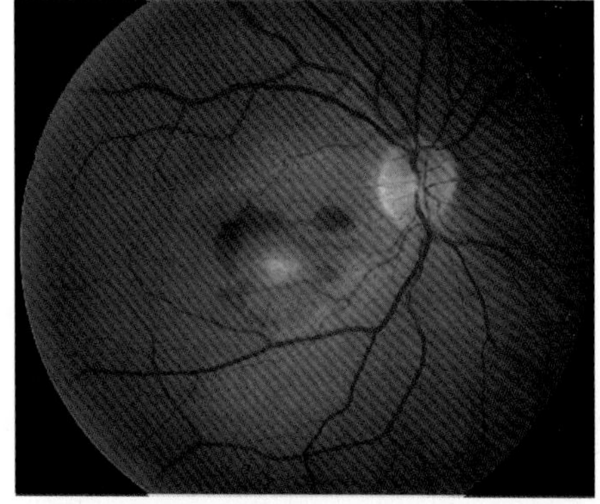

图 5.23 68 岁女性的覆盖着脉络膜新生血管的脉络膜痣。注意新生血管膜旁边的典型的新月形出血。脉络膜新生血管出现前,这一典型的痣已经观察好几年了。新生血管膜的出现并不总是意味着恶变

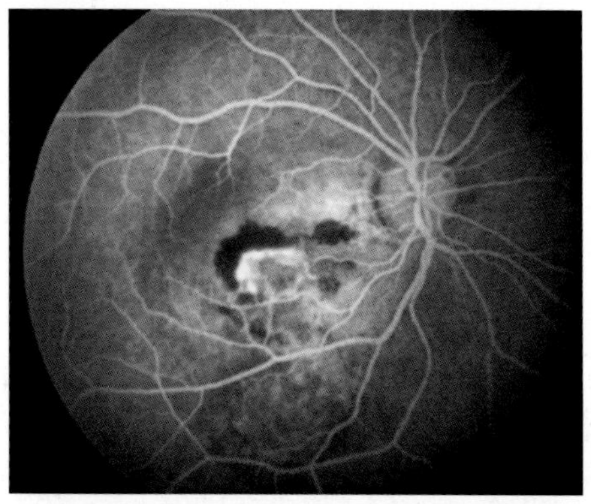

图 5.24 图 5.23 的痣的荧光素血管造影的再循环阶段。注意脉络膜来源的视网膜下新生血管膜的典型的高荧光

脉络膜痣:荧光血管造影

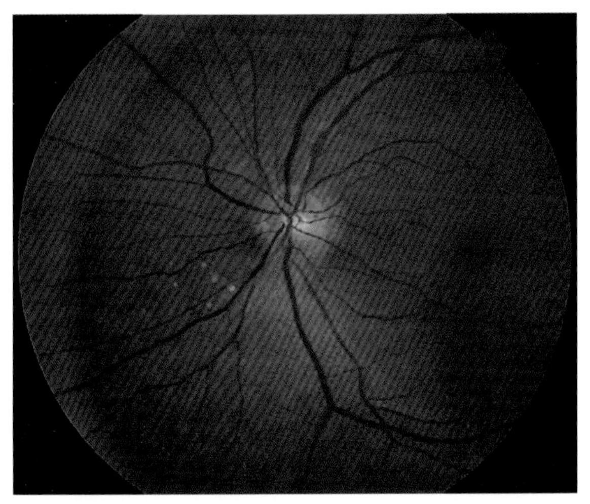

图 5.25 52 岁女性的视盘鼻侧的典型脉络膜痣

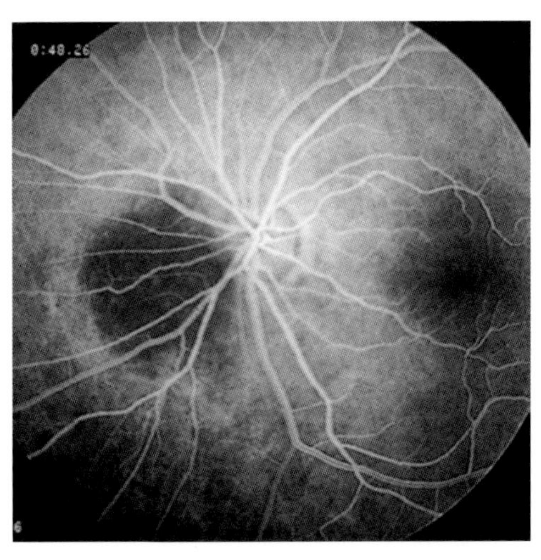

图 5.26 荧光血管造影术显示图 5.25 中病变的再循环期的低荧光

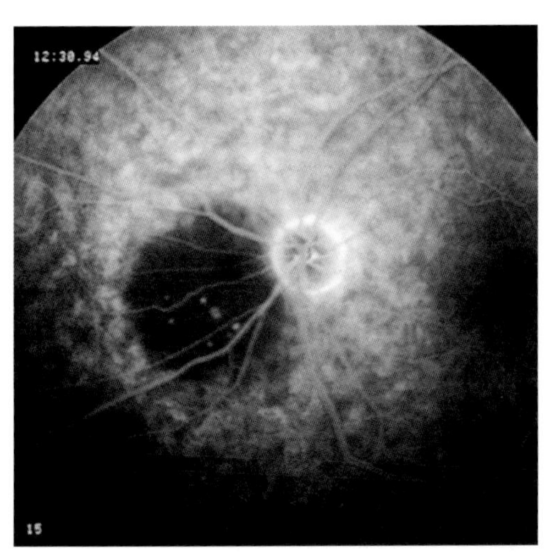

图 5.27 晚期血管造影,显示图 5.25 中痣的持续低荧光

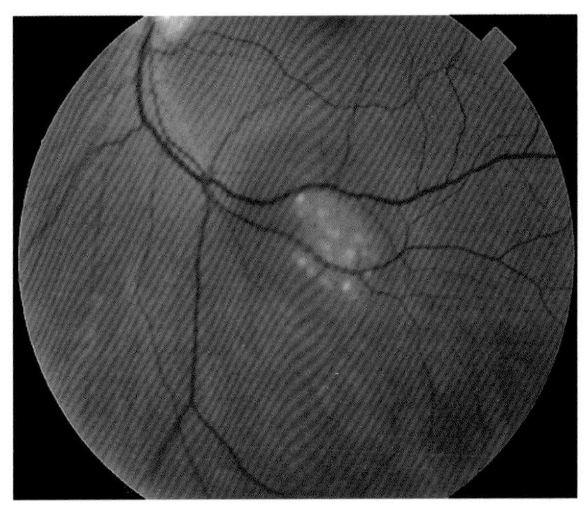

图 5.28 44 岁男性的脉络膜痣,其上覆有玻璃膜疣

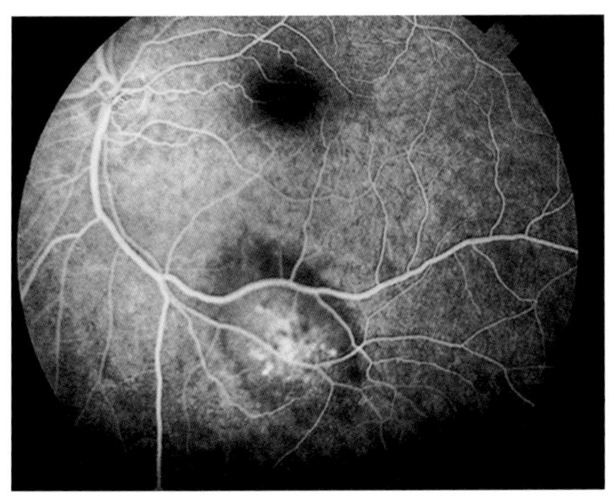

图 5.29 图 5.28 中的病变荧光素血管造影再循环期的表现,色素沉着区域低荧光,其上覆有的玻璃膜疣显示高荧光

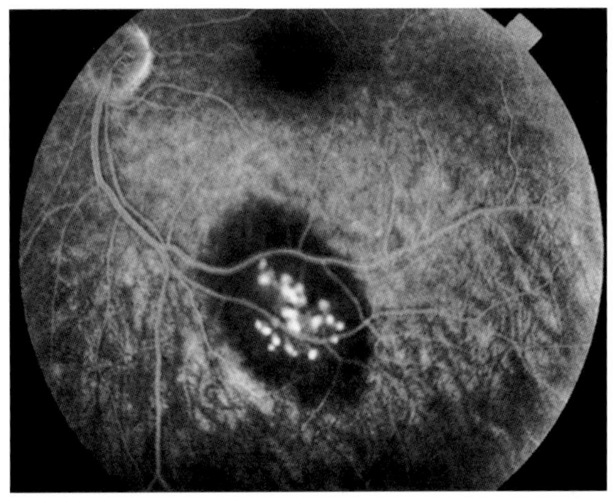

图 5.30 图 5.28 中病变的晚期血管造影,显示痣的持续低荧光及玻璃膜疣的持续、边界清晰的高荧光

脉络膜痣:相干光断层扫描(optical coherence tomography,OCT)

深度增强的谱域相干光断层扫描(EDI-OCT)使得脉络膜痣及相邻脉络膜组织及其上覆盖的视网膜变得可见。这种方法提供了常规临床检查中无法提供的关于肿瘤特征及视敏度的信息。一些特征如新鲜的视网膜下液可以作为肿瘤活动性的间接证据。

1. Shields CL, Mashayekhi A, Materin MA, et al. Optical coherence tomography of choroidal nevus in 120 patients. *Retina* 2005;25:243-252.
2. Shields CL, Kaliki S, Rojanaporn D, et al. Enhanced depth imaging optical coherence tomography of small choroidal melanoma: comparison with choroidal nevus. *Arch Ophthalmol* 2012;130(7):850-856.

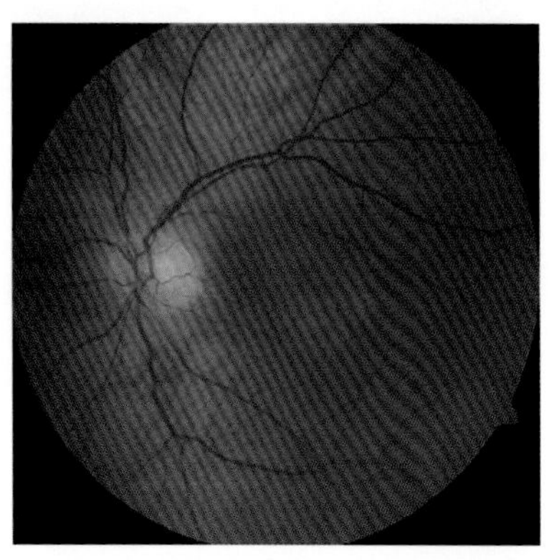

图 5.31　在黄斑下的脉络膜痣及局部视网膜色素上皮缺失,提示视网膜下液

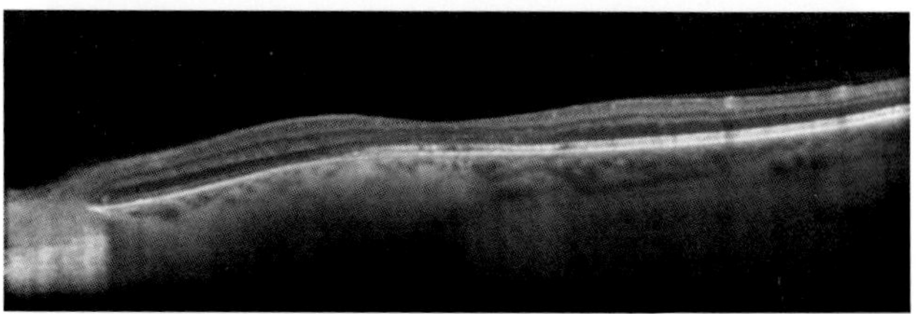

图 5.32　OCT 显示脉络膜肿块压迫内层脉络膜组织、覆盖其上的椭圆体带和光感受器不规则,有浅视网膜下液

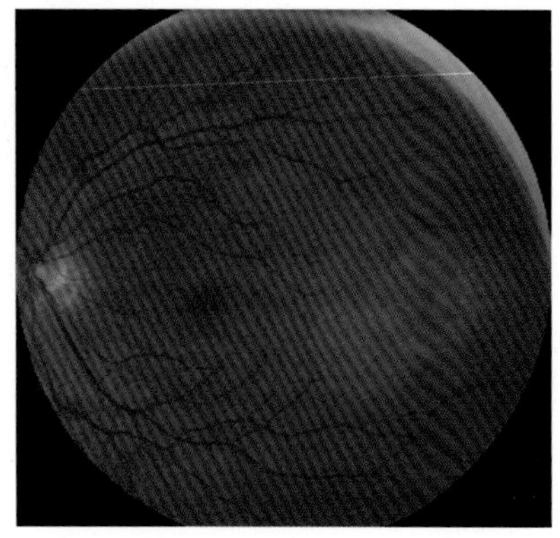

图 5.33　在黄斑颞侧的脉络膜痣,其上覆盖玻璃膜疣,可能有浅层视网膜下液

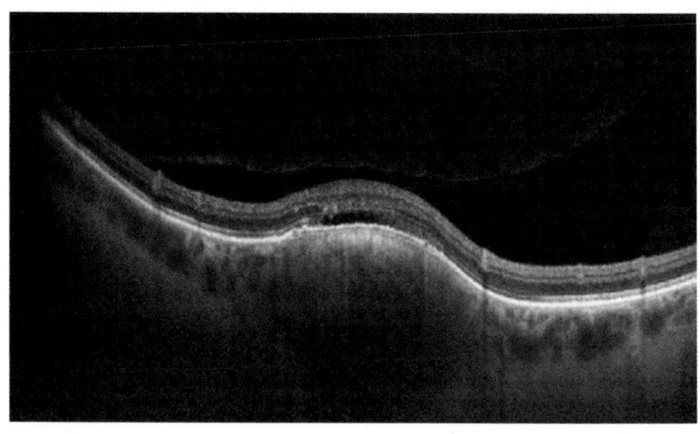

图 5.34　OCT 证实了增大的脉络膜肿块及脉络膜细微结构的消失。注意浅的视网膜下液性裂隙伴光感受器的退缩,提示积液为慢性

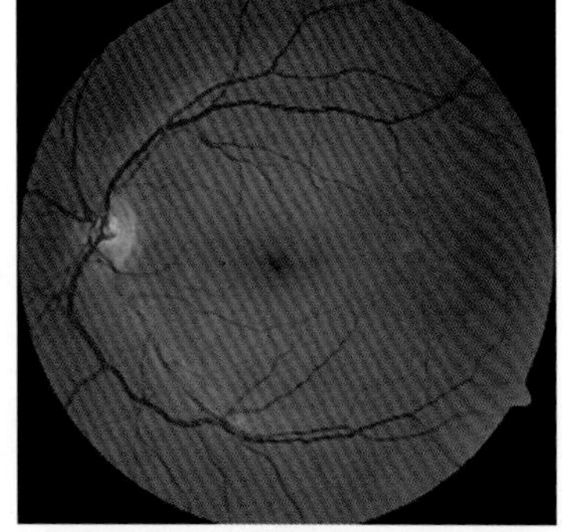

图 5.35　黄斑区颞侧的脉络膜痣,其上覆盖玻璃膜疣和中央视网膜色素上皮的萎缩

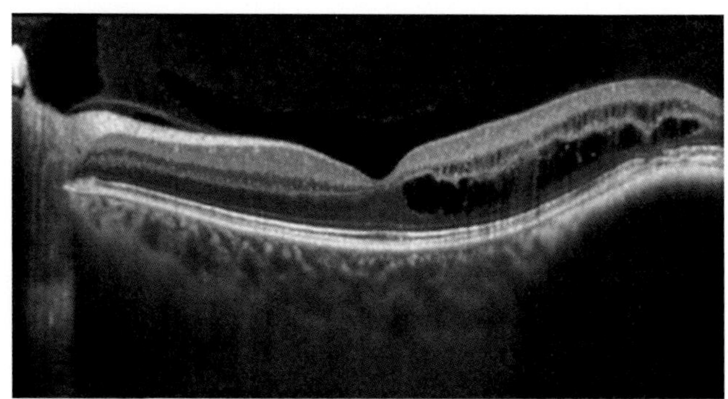

图 5.36　OCT 显示脉络膜肿块,其上覆盖的外层视网膜有明显囊样水肿,视网膜色素上皮层和外层视网膜不规则

脉络膜痣:自发荧光

自发荧光的眼底照片显示 RPE 的状态,如果被激活或含有脂褐质,则组织表现为高自发荧光;如果有萎缩或者瘢痕则表现为低自发荧光。这种特征对于脉络膜痣是否为慢性的判断很重要。

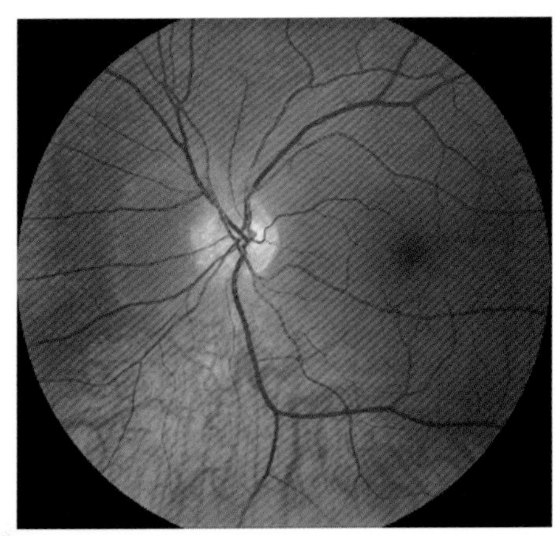

图5.37 视盘旁的小脉络膜痣,可能覆盖有橘红色色素

。

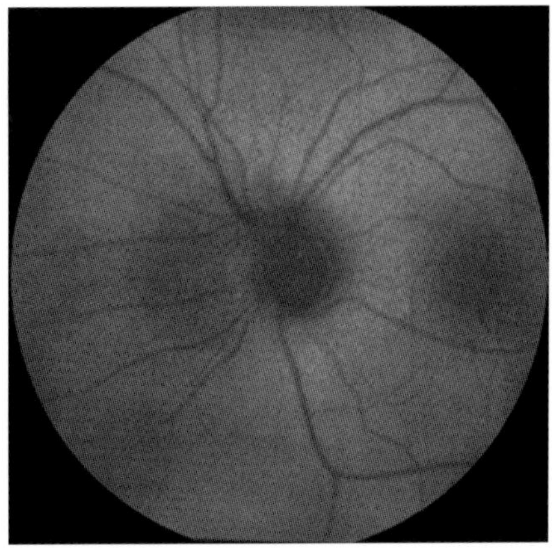

图5.38 自发荧光显示视网膜色素上皮萎缩的低自发荧光,未见橘红色色素(脂褐质)的高自发荧光

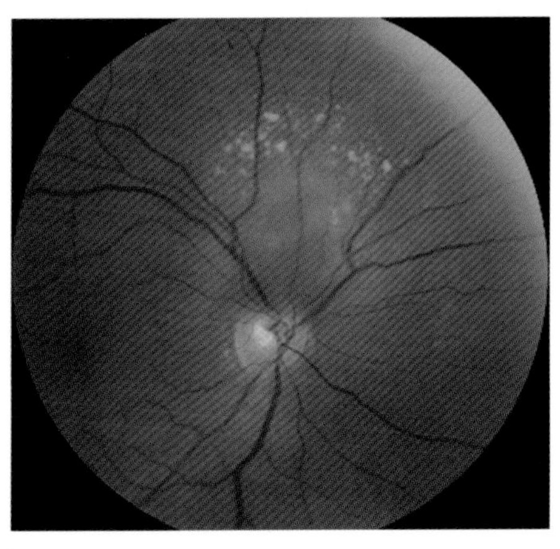

图5.39 视盘旁的脉络膜痣及覆盖于其上的玻璃膜疣

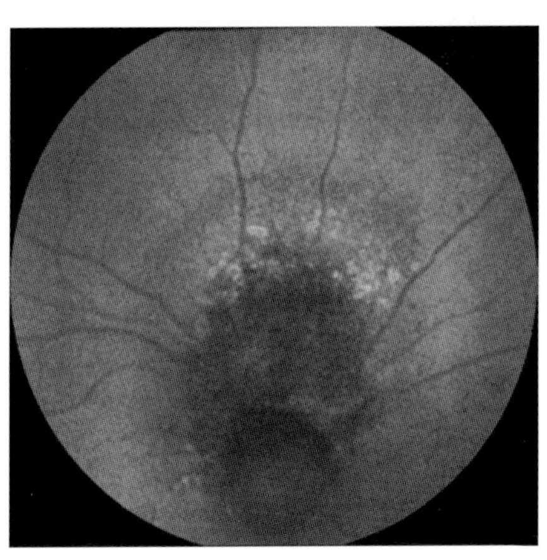

图5.40 自发荧光显示近视盘的低自发荧光的视网膜色素上皮萎缩,以及环状高自发荧光的玻璃膜疣

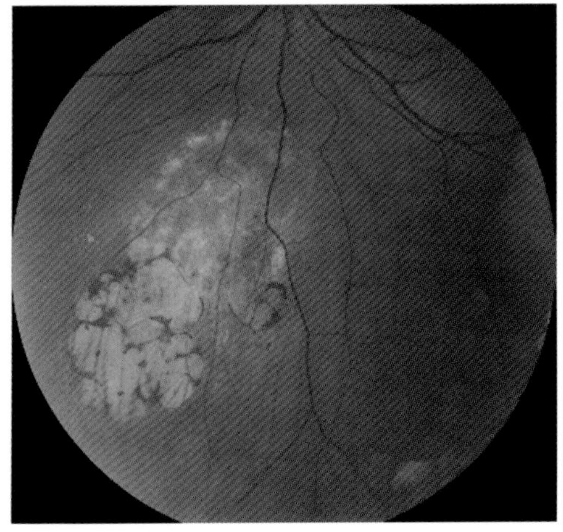

图5.41 脉络膜痣伴随覆盖的玻璃膜疣及视网膜色素上皮增生、纤维上皮化生和萎缩

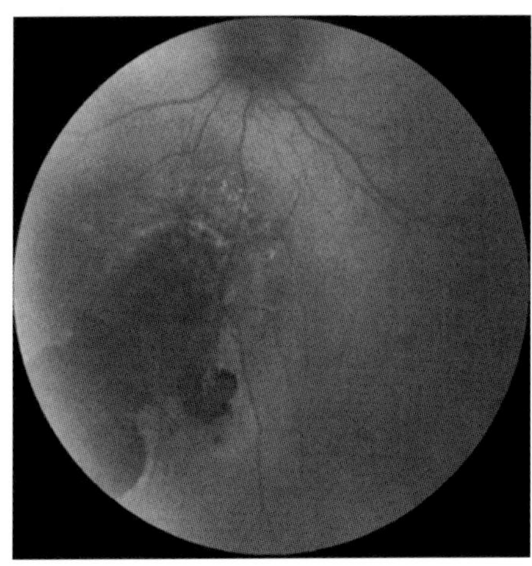

图5.42 自发荧光显示低自发荧光的视网膜色素上皮异常

脉络膜痣:生长为脉络膜黑色素瘤

尽管大多数脉络膜黑色素瘤可能来自于一个先前存在的痣,但是大多数黑色素瘤并没有照片证明这种转化。以下显示三例由小的可疑脉络膜痣增大成为脉络膜黑色素瘤的例子。

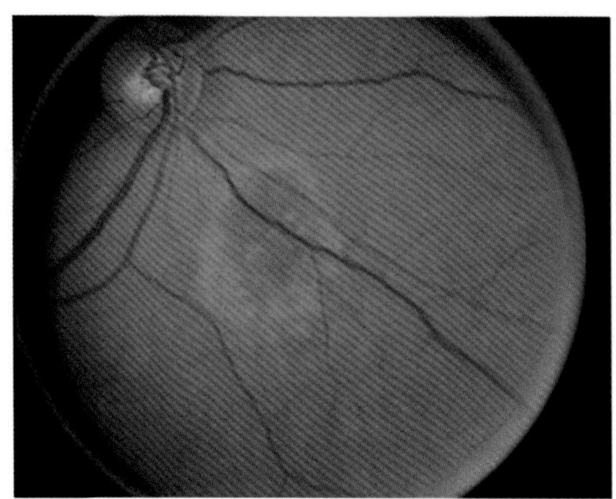

图5.43 60岁女性的视盘鼻下方的晕环痣

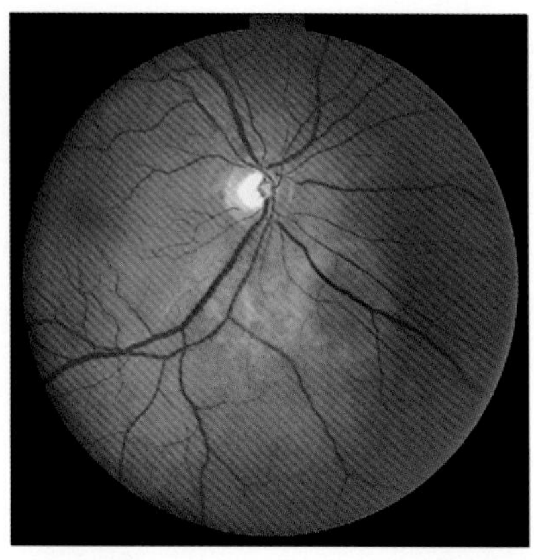

图5.44 4年后,图5.37中的病变的外观,显示病变向颞侧的增长及其表面橘黄色色素的堆积。该肿瘤后通过激光光凝术临床根除

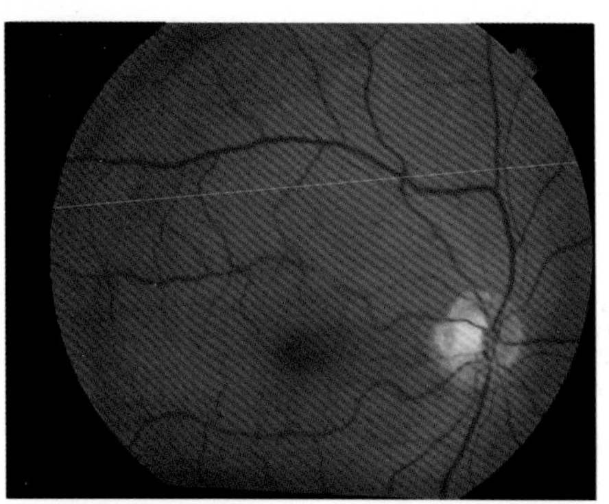

图5.45 65岁男性黄斑中心凹颞侧的小型脉络膜痣

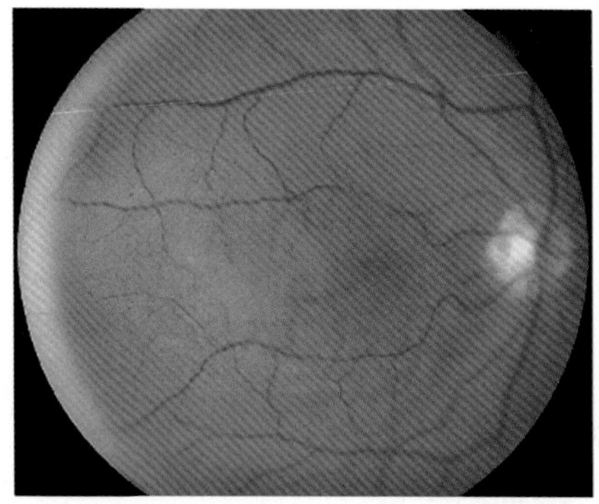

图5.46 3年后,图5.39中所示的病变的外观,显示了病变的增长及橘红色色素的堆积,对该患者进行了眼球摘除,但病人最终发生了肿瘤转移病灶

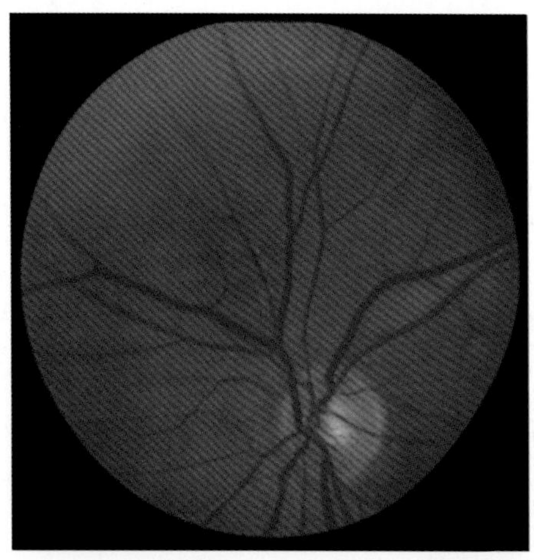

图5.47 60岁男性的视盘鼻上方的小型脉络膜痣。病变在随访10年间未发生变化

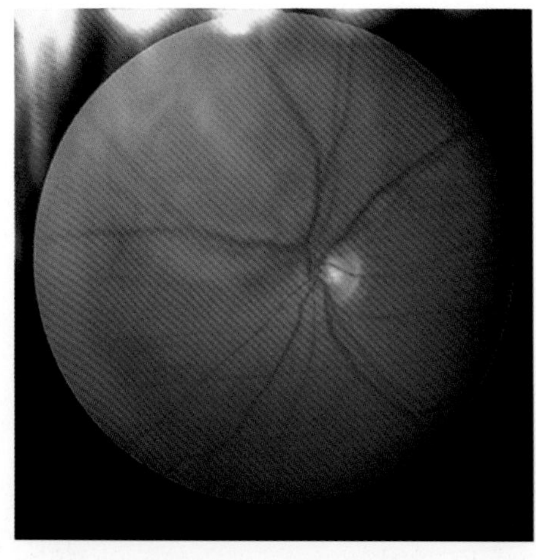

图5.48 图5.41中病变经过10年随访期一直保持稳定,在其之后的一年的外观。痣迅速增长成为黑色素瘤。尽管立刻进行了手术摘除眼球,但该病人最终仍在肝脏发现了黑色素瘤的转移病灶

脉络膜痣：生长为脉络膜黑色素瘤

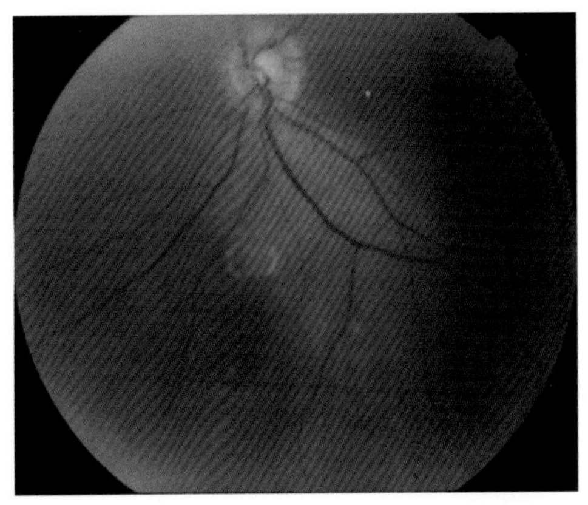

图 5.49　小型脉络膜痣，基线测量大小为 3mm，且无危险因素

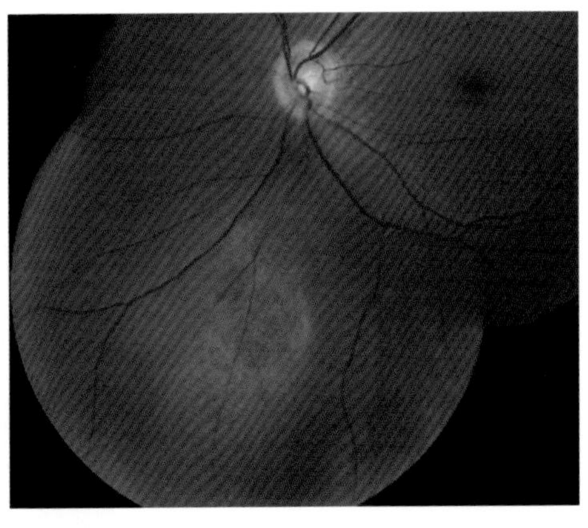

图 5.50　20 个月后，图 5.43 的病变增长成为一个圆形的黑色素瘤，并且有橘黄色色素沉着及浅层视网膜下液

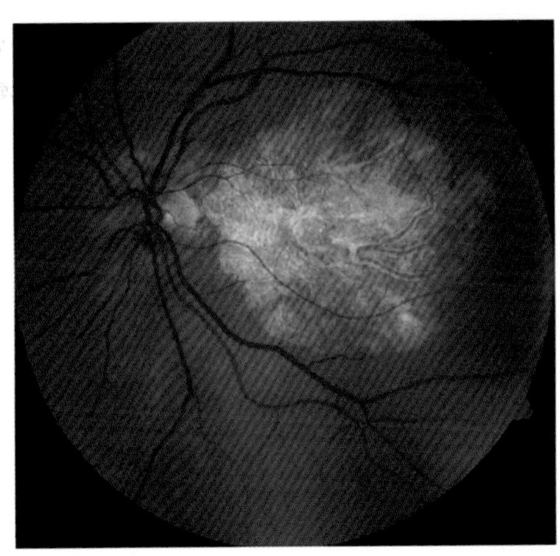

图 5.51　老年患者呈地图状萎缩的黄斑变性眼底，并显示一个近视盘的小脉络膜痣，直径为 3mm

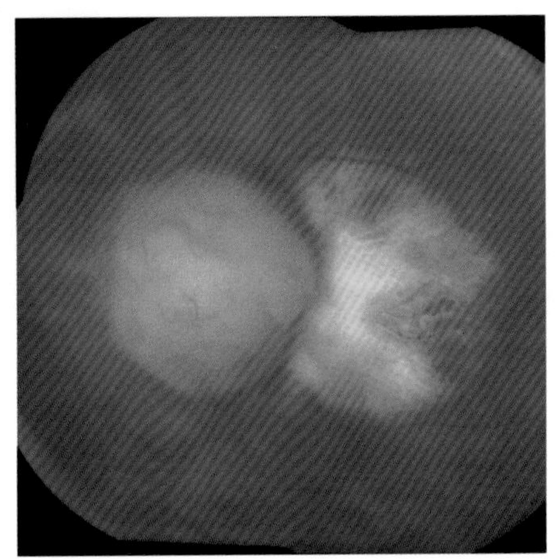

图 5.52　7 年后，图 5.45 所示的病变已经长成了一个蘑菇状的脉络膜黑色素瘤

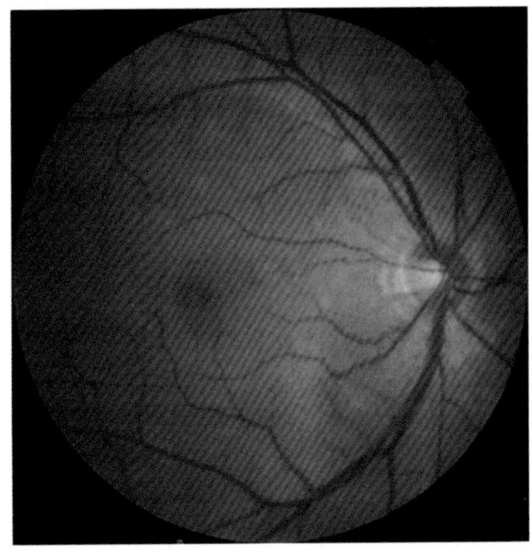

图 5.53　位于黄斑区的小脉络膜痣，基线测量大小为 4mm

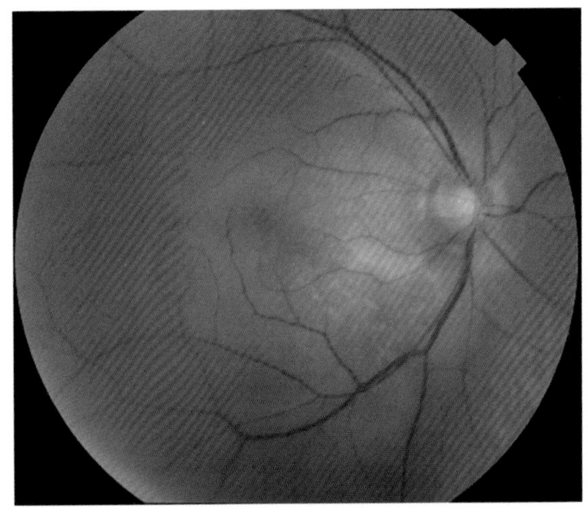

图 5.54　11 年后，图 5.47 中的病变已经长成了一个环绕视盘的弥漫性脉络膜黑色素瘤，并有橘黄色的色素沉着及浅层视网膜下积液

（彭颖倩　段宣初 译）

第 6 章

视盘和后葡萄膜黑色素细胞瘤

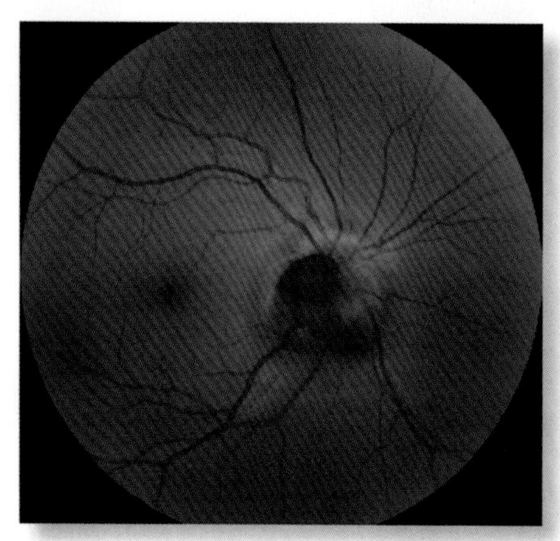

总论

黑色素细胞瘤是黑色素细胞痣一种变异，其典型病变位于视盘。自从 Zimmerman 阐明了视神经黑色素细胞瘤的本质之后，有很多关于这种眼内肿瘤的文章发表(1-45)。推测黑色素细胞瘤是先天性、非遗传的深色素病变，且常全部或者部分位于视神经盘上。与葡萄膜黑色素瘤不同的是，视盘黑色素细胞瘤并不偏向于白种人，可以发生在所有种族。从前，视盘黑色素细胞瘤在临床和组织病理学上都被认为是恶性黑色素瘤。但是，今天，它的典型临床表现已为人所知，它与大多数黑色素细胞瘤不同，错误的眼球摘除已经很少被用于这种良性病变了。

虽然最初被认为是只发生于视盘，现在发现它也可以发生在虹膜、睫状体和脉络膜。虹膜黑色素细胞瘤已在第 2 章进行了讨论，因为它是虹膜痣的一种变异。因为大多数的脉络膜黑色素细胞瘤在临床上无法与其他深色素脉络膜痣区分，它们也往往无法获得组织病理学评估。

临床特征

后葡萄膜黑色素细胞瘤的临床表现取决于病变是位于视神经、脉络膜、还是睫状体。

视盘黑色素细胞瘤 最近对 115 位视盘黑色素细胞瘤的病人进行了回顾性研究来描述这个肿瘤的人口统计学特征。病变 99% 为单侧、100% 表现为深棕色。与黑色素细胞瘤相关的视觉方面的症状发生率为 24%，9% 发现有传入性的瞳孔阻滞。肿瘤平均直径为 2mm，平均厚度为 1mm。相关发现包括：脉络膜累及(54%)、视网膜累及(30%)、视盘水肿(25%)、视网膜水肿(16%)、局部视网膜下液(14%)、视网膜渗出(12%)、视网膜出血(5%)、玻璃体颗粒(4%)和视网膜静脉阻塞(3%)(4)。最近报道它与视网膜中央动脉阻塞有关(21)。

视盘黑色素细胞瘤有明显的自发坏死倾向，从而导致严重的视力丧失。大约 10% ~15% 的病人显示在几年中病变有轻微的增大，但是这通常不意味着恶性变。发生恶变为黑色素瘤的几率为 1% ~2%(4)。(表6.1)

视盘和后葡萄膜黑色素细胞瘤

表 6.1　视盘黑色素细胞瘤的结局

结局	Kaplan-Meier 估计			
	第 1 年	第 5 年	第 10 年	第 20 年
肿瘤增大	0%	11%	32%	38%
视力丧失两行	4%	10%	18%	33%

Data from shields JA, Demirci H, Mashayekhi A, et al. Melanocytoma of the optic disc in 115 cases. The 2004 samuel Johnson Memorial lecture. *Ophthalmology* 2004;111:1739-1746.

局部脉络膜黑色素细胞瘤　与视盘黑色素细胞瘤不同的是，脉络膜黑色素细胞瘤并不具有非常特殊的临床特征。因为它是脉络膜痣的变异，因此可能无法与其他深色素脉络膜痣从临床上相鉴别。怀疑诊断可以基于检眼镜的检查显示病变为深棕色到黑色，并且从定义上说，病灶是不会呈无色素的。如前所述，大多数小型睫状体和脉络膜黑色素细胞瘤在组织病理上无法确诊，也没有建立高度可信的临床诊断标准。荧光素血管造影和超声对做出诊断可能无益。尽管缺乏病理证实，黑色素细胞瘤很少在黄斑区被发现。

睫状体黑色素细胞瘤　睫状体黑色素细胞瘤与脉络膜黑色素细胞瘤一样，没有任何特定的诊断标准。它似乎与其他深色素睫状体肿瘤如黑色素瘤、睫状体色素上皮腺瘤相似。然而，某些情况下基于肿瘤的深黑色和来自于肿瘤的玻璃体种植(可能是由于坏死)，我们可以对睫状体黑色素细胞瘤进行准确的诊断。

扩散的葡萄膜黑色素细胞瘤　在一些典型眼内黑色素细胞增多症的患者中，眼球因脉络膜黑色素瘤而被摘除，在摘除的眼球中我们发现整个葡萄膜被与黑色素细胞瘤具有相同细胞特征的深色素细胞所增厚。Zimmerman 在其关于这个方面的早期出版物中已经指出了(13,14)。有人认为扩散的黑色素细胞瘤与眼内黑色素细胞增多症代表了同一种疾病。扩散的葡萄膜黑色素细胞瘤与眼内黑色素细胞增多症一样，可局限、多发、弥散，并且每种类型都能引发葡萄膜黑色素细胞瘤(4,25,26,30)。

诊断方法

视盘黑色素细胞瘤的荧光素血管造影在整个血管造影过程中显示低荧光，有时因视盘继发性水肿或者视网膜色素上皮萎缩而显示高荧光。它对区分脉络膜或睫状体黑色素细胞瘤与黑色素瘤、痣或者色素上皮肿瘤可能毫无价值。报道中的 EDI-OCT 的发现显示高光学密度的圆顶形外观伴显著的阴影，偶见玻璃体混浊(12)。好几次，我们通过细针穿刺活检的细胞学病理学检查得以确诊虹膜或睫状体黑色素细胞瘤。

病理

从组织病理学上说，视盘黑色素细胞瘤有深色素是因为细胞质中存在丰富的大黑色素体(13-15)。脱色处理后细胞显现为卵圆形有着大量细胞质，较小的细胞核及一些显著的核仁。Zimmerman 同意黑色素细胞瘤一词为非特指性，并赞同 Cogan 推荐的某处大细胞痣的命名。在那些有确定组织病理学结果的案例，坏死是一个常见特征，并且有时可见包含着自由浮动噬黑色素细胞的假性囊肿。虹膜、睫状体和脉络膜的黑色素细胞瘤有完全相同的细胞学特征。

治疗

少数情况下，视盘的黑色素细胞瘤会转化成为恶性黑色素瘤(4,25,26,30)。因此，需要每年 1 次或者 2 次进行眼底照相和临床评估。小幅度的生长不意味着恶变，但是更迅速的生长和视力丧失提示向恶性转化。眼球摘除术可能是有增长或严重视力丧失的视盘黑色素细胞瘤最好的治疗方法。可以先行细针穿刺活检确证向黑色素瘤的转化。可疑的脉络膜或睫状体黑色素细胞瘤可以象相等大小的黑色素瘤一样观察或处理，参照后文“后葡萄膜黑色素瘤的治疗”所述。我们的临床印象是由黑色素细胞瘤转化的黑色素瘤为低度恶性，通常预后良好。

视盘和后葡萄膜黑色素细胞瘤

参考文献

大型病例系列

1. Shields JA. Melanocytoma of the optic nerve head. A review. *Int Ophthalmol* 1978;1:31–37.
2. Joffe L, Shields JA, Osher R, et al. Clinical and follow-up studies of melanocytomas of the optic disc. *Ophthalmology* 1979;86:1067–1078.
3. Reidy JJ, Apple DJ, Steinmetz RL, et al. Melanocytoma: nomenclature, pathogenesis, natural history and treatment. *Surv Ophthalmol* 1985;29:319–327.
4. Shields JA, Demirci H, Mashayekhi A, et al. Melanocytoma of the optic disc in 115 cases. The 2004 Samuel Johnson Memorial Lecture, part 1. *Ophthalmology* 2004;111:1739–1746.
5. Shields JA, Shields CL, Demirci H, et al. Melanocytoma of the optic nerve: Review. *Surv Ophthalmol* 2006;51:93–104.
6. Shields JA, Shields CL, Eagle RC Jr. Melanocytoma (hyperpigmented magnocellular nevus) of the uveal tract. The 34th G. Victor Simpson Lecture. *Retina* 2007;27:730–739.
7. Howard GM, Forrest AW. Incidence and location of melanocytomas. *Arch Ophthalmol* 1967;77:61–67.

小型病例系列

8. Osher RH, Shields JA, Layman PR. Pupillary and visual field evaluation in patients with melanocytoma of the optic disc. *Ophthalmology* 1979;97:1096–1099.
9. Mazzuca DE Jr, Shields CL, Sinha N, et al. Progressive retinal invasion and vitreous seeding from optic disc melanocytoma. *Clin Experiment Ophthalmol* 2012;40(1):e123–e125.
10. Shields CL, Kligman BE, Suriano M, et al. Phacomatosis pigmentovascularis of cesioflammea type in 7 patients: combination of ocular pigmentation (melanocytosis or melanosis) and nevus flammeus with risk for melanoma. *Arch Ophthalmol* 2011;129(6):746–750.

影像学

11. Mohamed MD, Gupta M, Parsons A, et al. Ultrasound biomicroscopy in the management of melanocytoma of the ciliary body with extrascleral extension. *Br J Ophthalmol* 2005;89:14–16.
12. Shields CL, Perez B, Benavides R, et al. Optical coherence tomography of optic disk melanocytoma in 15 cases. *Retina* 2008;28(3):441–446.

病理/细胞学

13. Zimmerman LE, Garron LK. Melanocytoma of the optic disc. *Int Ophthalmol Clin* 1962;2:431–440.
14. Zimmerman LE. Melanocytes, melanocytic nevi, and melanocytomas: The Jonas S. Friedenwald Memorial Lecture. *Invest Ophthalmol* 1965;4:11–40.
15. Juarez CP, Tso MO. An ultrastructural study of melanocytomas (magnocellular nevi) of the optic disk and uvea. *Am J Ophthalmol* 1980;90:48–62.
16. Shields JA, Shields CL, Ehya H, et al. Fine needle aspiration biopsy of suspected intraocular tumors. The 1992 Urwick Lecture. *Ophthalmology* 1993;100:1677–1684.
17. El-Harazi SM, Kellaway J, Font RL. Melanocytoma of the ciliary body diagnosed by fine-needle aspiration biopsy. *Diagn Cytopathol* 2000;22:394–397.

治疗

18. Raichand M, Peyman GA, Juarez CP, et al. Resection of uveal melanocytoma: clinicopathological correlation. *Br J Ophthalmol* 1983;67:236–243.
19. Shields JA, Shields CL. Surgical approach to lamellar sclerouvectomy for posterior uveal melanomas: the 1986 Schoenberg Lecture. *Ophthalmic Surg* 1988;19:774–780.
20. Ramasubramanian A, Shields CL, Kytasty C, et al. Resection of intraocular tumors (partial lamellar sclerouvectomy) in the pediatric age group. *Ophthalmology* 2012;119:2507–2513.

病例报告

21. Shields JA, Shields CL, Eagle RC Jr, et al. Central retinal vascular obstruction secondary to melanocytoma of the optic disc. *Arch Ophthalmol* 2001;119:129–133.
22. Croxatto JO, Ebner R, Crovetto L, et al. Angle closure glaucoma as initial manifestation of melanocytoma of the optic disc. *Ophthalmology* 1983;90:830–834.
23. Garcia-Arumi J, Salvador F, Corcostegui B, et al. Neuroretinitis associated with melanocytoma of the optic disc. *Retina* 1994;14:173–176.
24. Wiznia RA, Price J. Recovery of vision in association with a melanocytoma of the optic disc. *Am J Ophthalmol* 1974;78:236–238.
25. Apple DJ, Craythorn JM, Reidy JJ, et al. Malignant transformation of an optic nerve melanocytoma. *Can J Ophthalmol* 1984;19:320–325.
26. Meyer D, Ge J, Blinder KJ, et al. Malignant transformation of an optic disc melanocytoma. *Am J Ophthalmol* 1999;127:710–714.
27. Shields JA, Shields CL, Piccone M, et al. Spontaneous appearance of an optic disc melanocytoma. *Am J Ophthalmol* 2002;134:614–615.
28. Shields JA, Shields CL, Lavrich J. Melanocytoma of optic disc in a patient with type 2 neurofibromatosis. *Retina* 2002;22:222–223.
29. Shields JA, Shields CL, Ehya H, et al. Total blindness from presumed optic nerve melanocytoma. *Am J Ophthalmol* 2005;139:1113–1114.
30. Roth AM. Malignant change in melanocytomas of the uveal tract. *Surv Ophthalmol* 1978;22:404–412.
31. Reidy JJ, Apple DJ, Steinmetz RL, et al. Melanocytoma: nomenclature, pathogenesis, natural history and treatment. *Surv Ophthalmol* 1985;29:319–327.
32. Shields JA, Font RL. Melanocytoma of the choroid clinically simulating a malignant melanoma. *Arch Ophthalmol* 1972;87:396–400.
33. Shields JA, Augsburger JJ, Bernardino V, et al. Melanocytoma of the ciliary body and iris. *Am J Ophthalmol* 1980;89:632–635.
34. Jurgens I, Roca G, Sedo S, et al. Presumed melanocytoma of the macula. *Arch Ophthalmol* 1994;112:305–306.
35. Heitman KF, Kincaid MC, Steahly L. Diffuse malignant change in a ciliochoroidal melanocytoma in a patient of mixed racial background. *Retina* 1988;8:67–72.
36. Shields JA, Shields CL, Eagle RC, et al. Malignant melanoma associated with melanocytoma of the optic disc. *Ophthalmology* 1990;97:225–230.
37. Agarwal S, Shanmugam MP, Gopal L, et al. Necrotic melanocytoma of the optic disk with central retinal vascular obstruction. *Retina* 2005;25:364–367.
38. Shanmugam MP, Khetan V, Sinha P. Optic disk melanocytoma with neuroretinitis. *Retina* 2004;24:317–318.
39. Robertson DM, Campbell RJ, Salomao DR. Mushroom-shaped choroidal melanocytoma mimicking malignant melanoma. *Arch Ophthalmol* 2002;120:82–85.
40. Shields JA, Shields CL, Eagle RC Jr, et al. Malignant melanoma arising from a large uveal melanocytoma in a patient with oculodermal melanocytosis. *Arch Ophthalmol* 2000;118:990–993.
41. Meyer D, Ge J, Blinder KJ, et al. Malignant transformation of an optic disk melanocytoma. *Am J Ophthalmol* 1999;127:710–714.
42. Shukla SY, Shields JA, Eagle RC, et al. Transformation of optic disc melanocytoma into melanoma over 33 years. *Arch Ophthalmol* 2012;130(10):1344–1347.
43. Rishi P, Venkatesh R. Central retinal artery occlusion secondary to optic disk melanocytoma. *Retinal Cases & Brief Reports* 2012;6:212–215.
44. Reichstein DA, Shields JA, Uyen T, et al. Unusual multifocal pigmented lesions of the uvea in a patient with ocular melanocytosis. *Retinal Cases & Brief Reports* 2013;7:399–401.
45. Shields JA, Eagle RC Jr, Shields CL, et al. Pigmented adenoma of the optic nerve head simulating a melanocytoma. *Ophthalmology* 1992;99:1705–1708.

视盘黑色素细胞瘤

以下展示了一些几乎局限于视盘的、在视盘外部仅有极少扩展的黑色素细胞瘤的病例。视盘黑色素细胞瘤的病理也有展示。

Shields JA, Demirci H, Mashayekhi A, et al. Melanocytoma of the optic disc in 115 cases. The 2004 Samuel Johnson Memorial Lecture. *Ophthalmology* 2004;111:1739-1746.

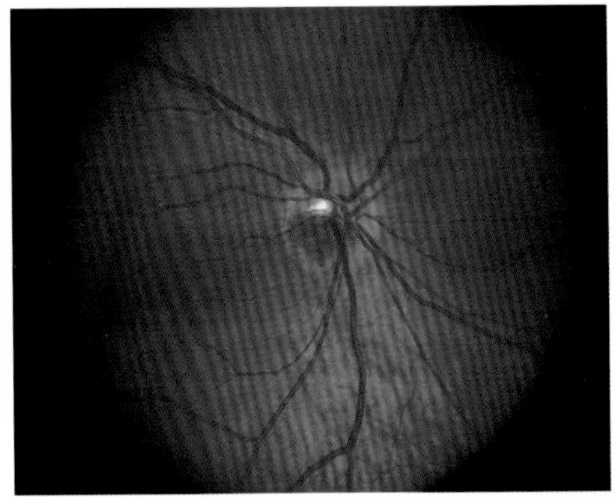

图6.1 22岁男性的小型视盘黑色素细胞瘤

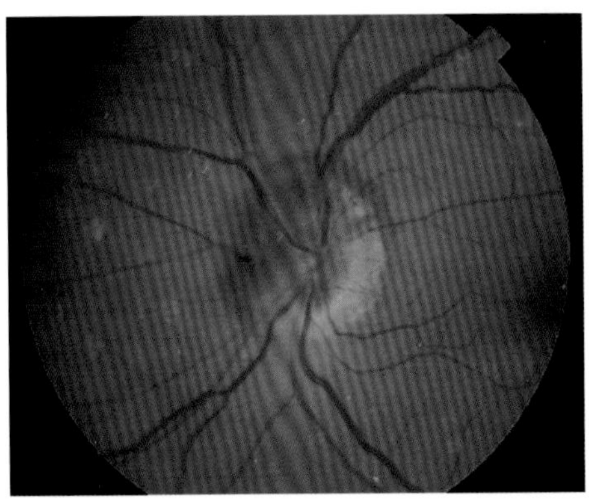

图6.2 60岁女性的视盘黑色素细胞瘤

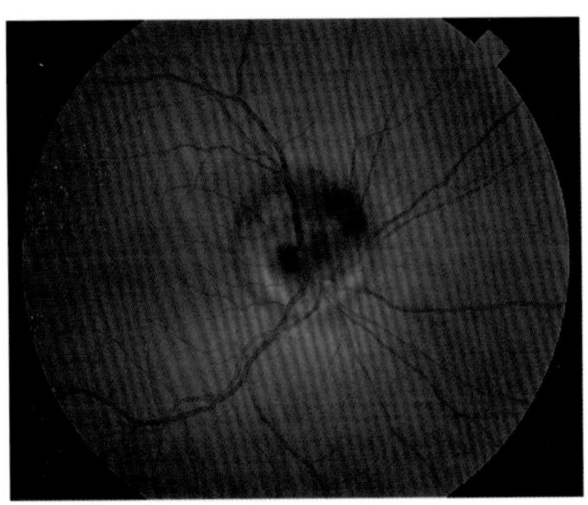

图6.3 34岁男性的视盘黑色素细胞瘤

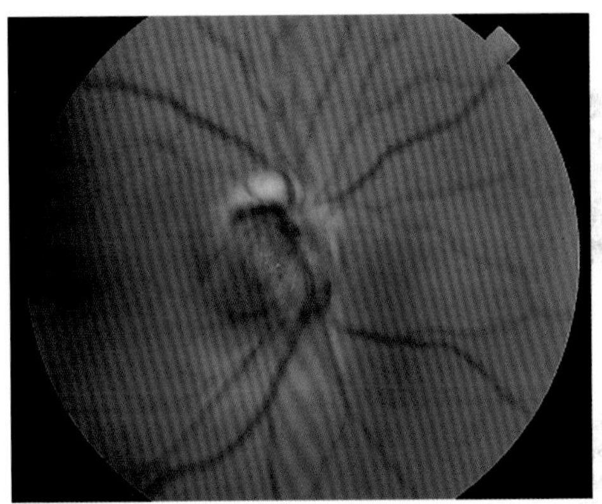

图6.4 47岁女性的视盘黑色素细胞瘤

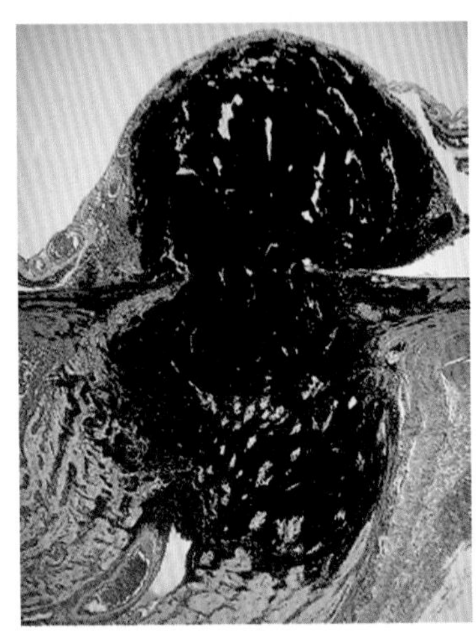

图6.5 视盘黑色素细胞瘤的低倍显微照片，显示深色素的病变造成视神经隆起且扩展至筛板后部的视神经。这是一个较老的病例，该患者因被怀疑视盘黑色素瘤而在其他处进行了眼球摘除术。(苏木精-伊红染色×20)(华盛顿特区，军队病理研究所 Lorenz Zimmerman 医师提供)

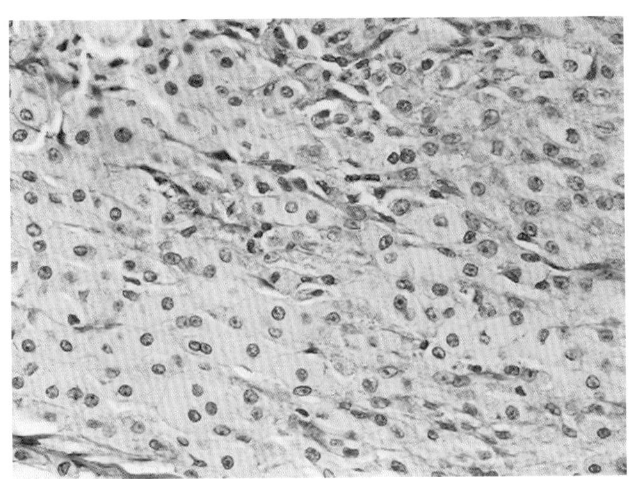

图6.6 黑色素细胞瘤经过脱色处理后显示有丰富细胞质和均匀细胞核的圆形细胞

视盘黑色素细胞瘤：视网膜神经纤维层受累

这些病变因为近视盘神经纤维的解剖排列而具有羽毛状或纤维样的边缘。

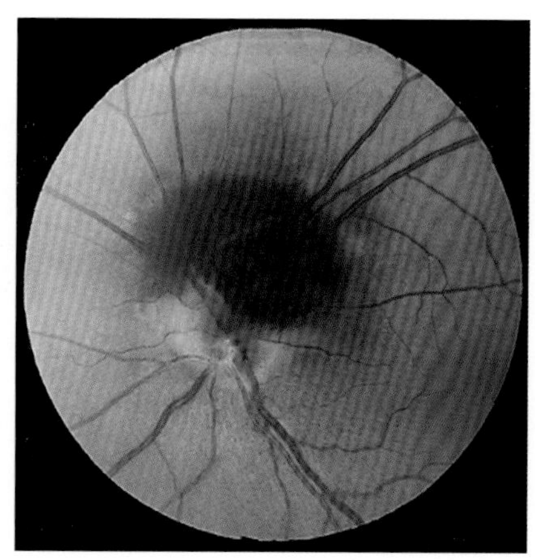

图6.7 1977年所见的一例40岁女性的视盘上方的黑色素细胞瘤。这个病变随访从1960年到1996年都未显示出可见的变化

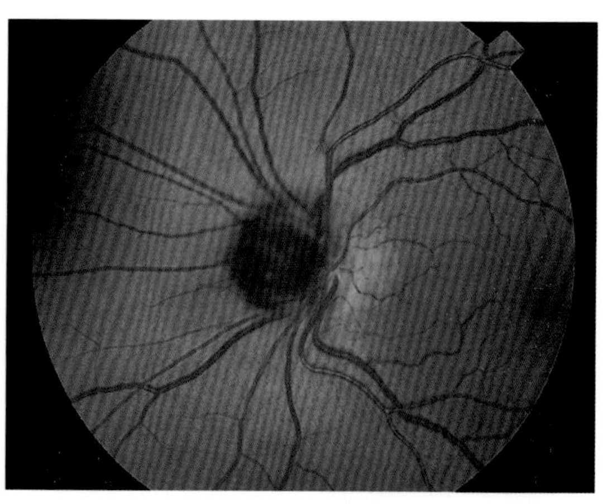

图6.8 40岁女性的视盘鼻侧的黑色素细胞瘤

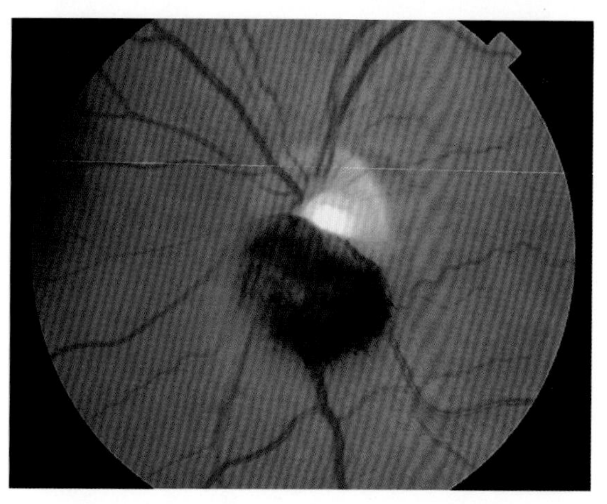

图6.9 51岁男性的视盘下方的黑色素细胞瘤

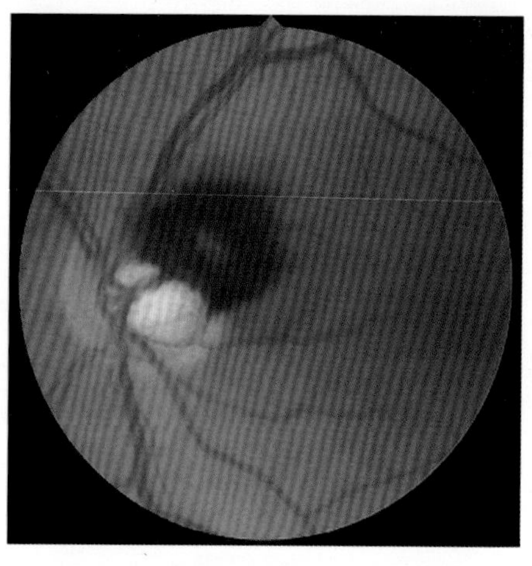

图6.10 30岁男性的视盘颞上方的黑色素细胞瘤

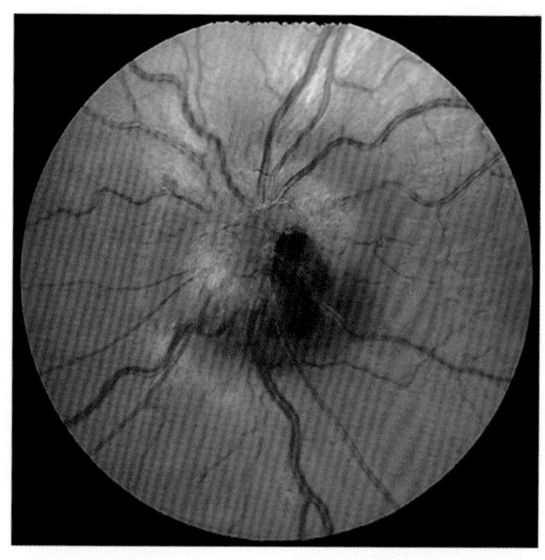

图6.11 1977年所见一例16岁男孩的视盘下方的黑色素细胞瘤

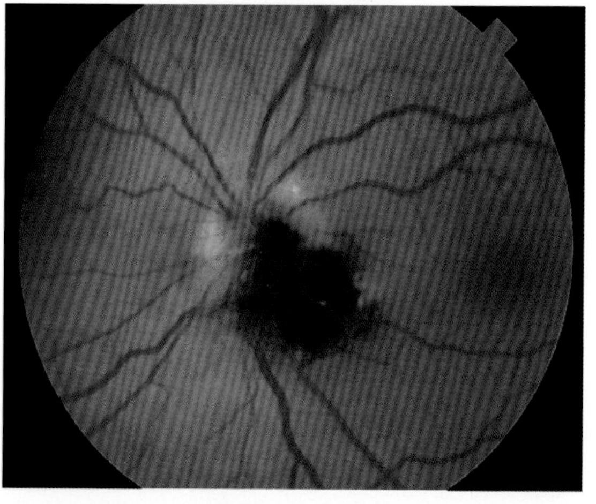

图6.12 图6.11中的病变在1993年时随访的外观，显示在16年间病变未发生明显改变

视盘黑色素细胞瘤：近视盘脉络膜受累

以下所示病变是近视盘的黑色素细胞痣，其部分病变累及脉络膜层并且临床上表现在视盘表面。在很多病例中，视盘上的部分色素更深而脉络膜部分色素较浅，因为脉络膜上覆盖的视网膜色素上皮层使其深色显示不出来。

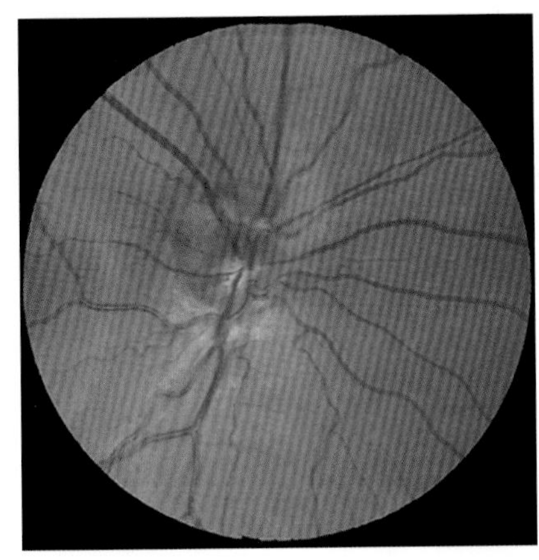

图6.13　12岁女孩的累及小部分视盘的近视盘脉络膜黑色素细胞瘤

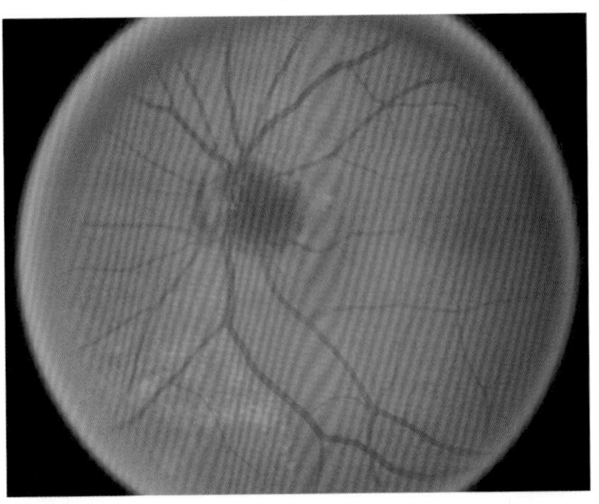

图6.14　60岁男性的视盘颞侧的黑色素细胞瘤

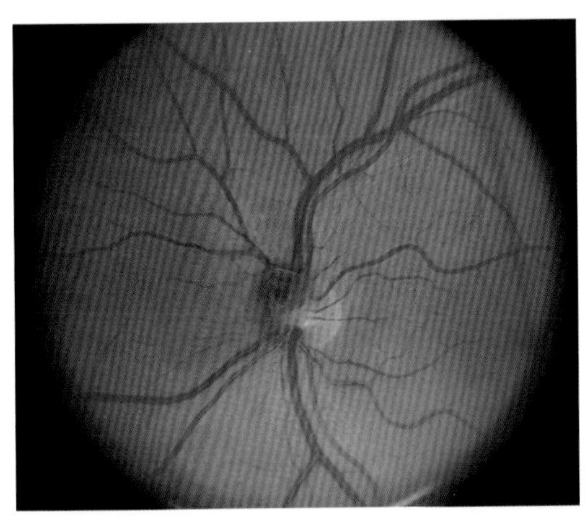

图6.15　30岁男性的视盘鼻侧部分的黑色素细胞瘤

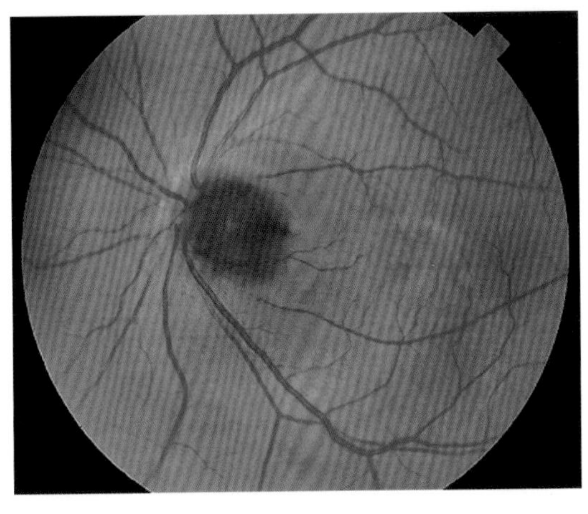

图6.16　60岁男性的视盘颞侧的黑色素细胞瘤

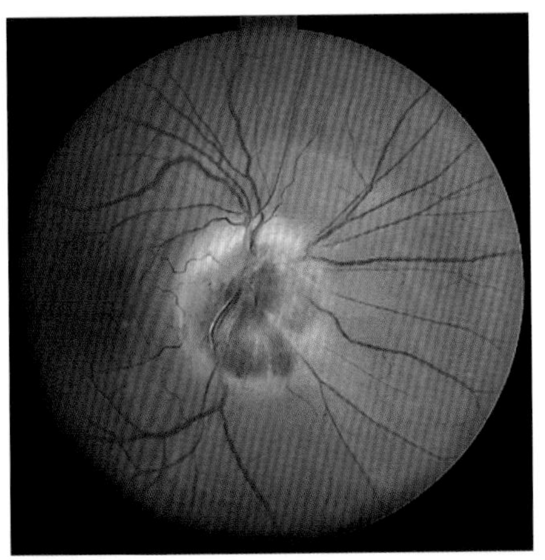

图6.17　19岁女性的视盘颞下方的黑色素细胞瘤

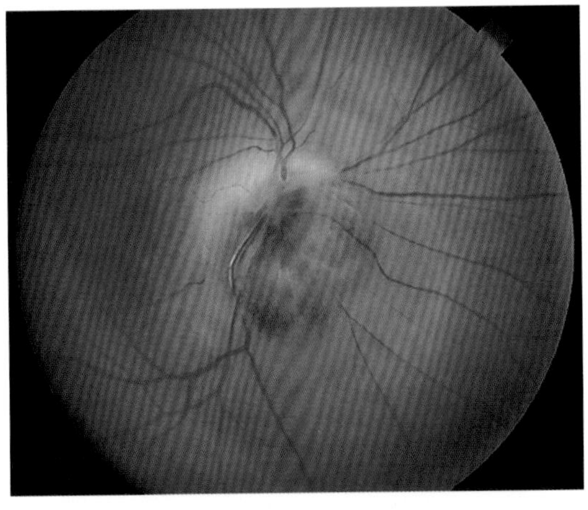

图6.18　图6.17中的病变在12年后的外观。仅仅显示可疑的增大。至2007年，经过30年随访后，视力已经下降到指数，这个病变稍有增大，可考虑行眼球摘除术

视盘黑色素细胞瘤:荧光素血管造影和相干光断层扫描

1. Shields JA, Demirci H, Mashayekhi A, et al. Melanocytoma of the optic disc in 115 cases. The 2004 Samuel Johnson Memorial Lecture. *Ophthalmology* 2004;111:1739-1746.
2. Shields JA, Shields CL, Demirci H, et al. Melanocytoma of the optic nerve. *Surv Ophthalmol* 2006;51:93-104.
3. Shields CL, Perez B, Benavides R, et al. Optical coherence tomography of optic disk melanocytoma in 15 cases. *Retina* 2008;(3)28:441-446.

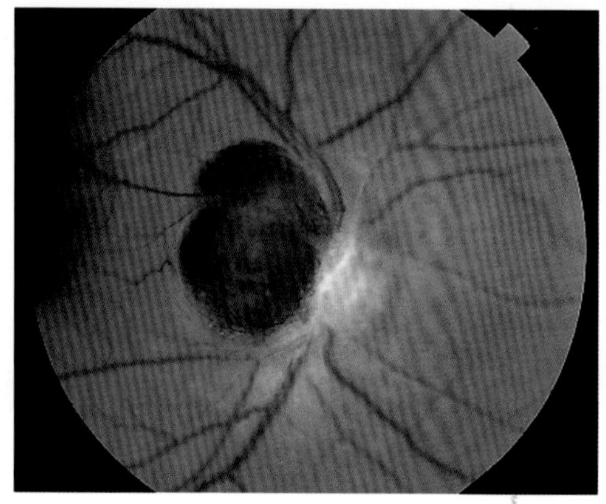

图6.19　28岁男性的视盘颞侧的黑色素细胞瘤

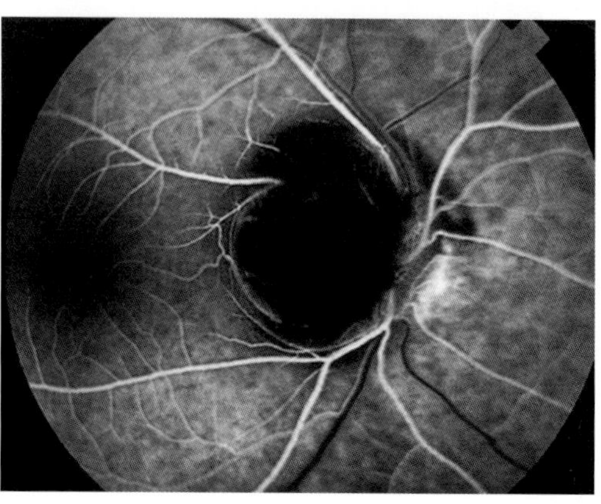

图6.20　在早期静脉层流阶段荧光素血管造影,病变显示低荧光改变

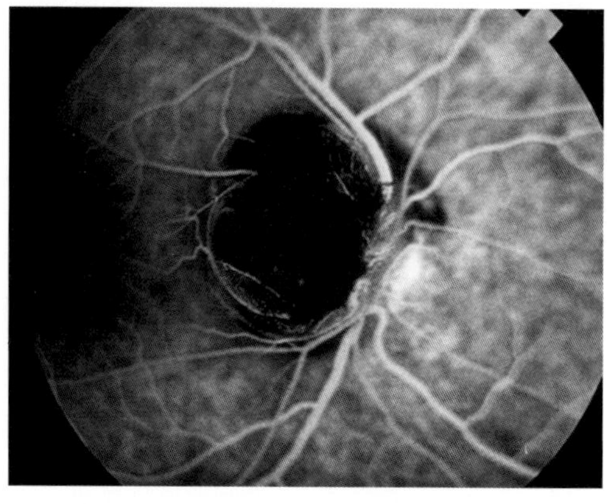

图6.21　全静脉期荧光素血管造影显示病变的持续低荧光

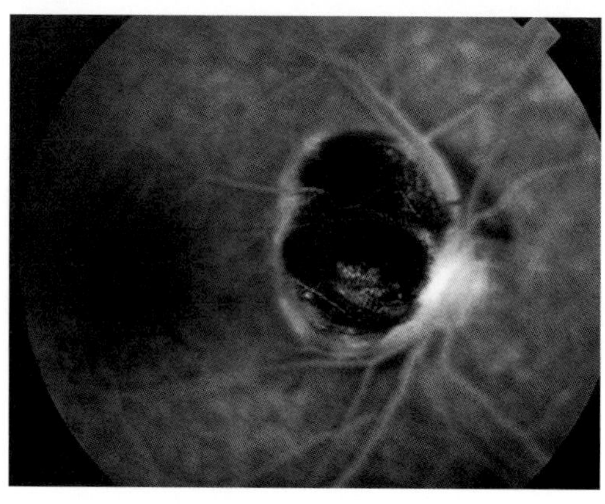

图6.22　荧光素血管造影的晚期显示病变的持续低荧光,仅有轻微局灶着染

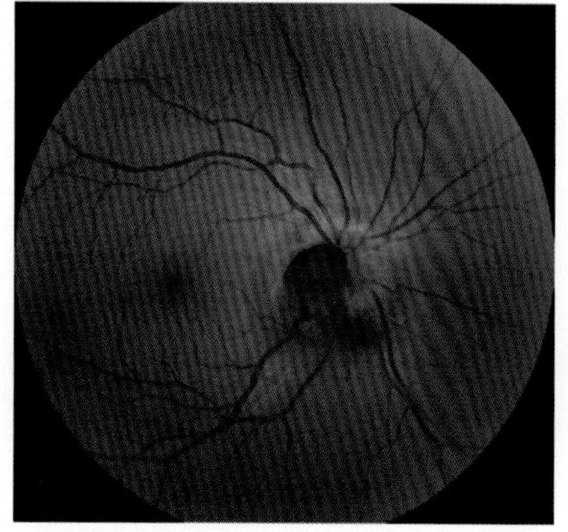

图6.23　视盘黑色素细胞瘤,可见视盘前成分、轻微视盘水肿和下方细微的玻璃体种植

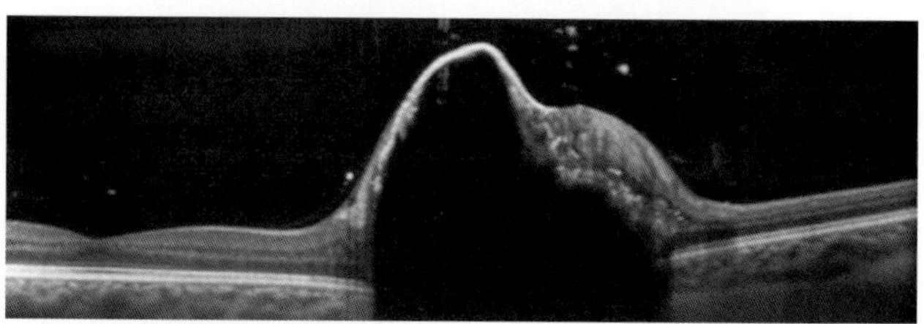

图6.24　图6.23中病变的OCT,显示视盘区域陡峭的隆起,后方完全的阴影和几团玻璃体种植

视盘黑色素细胞瘤：关联和临床变异

黑色素细胞瘤似乎更加常见于有眼部黑色素细胞增多症和先天性视网膜色素上皮细胞肥大的病人中。也发现过一例罕见的、可能为视网膜黑色素细胞瘤的病人。

Jurgens I, Roca G, Sedo S, et al. Presumed melanocytoma of the macula. *Arch Ophthalmol* 1994;112:305-306.

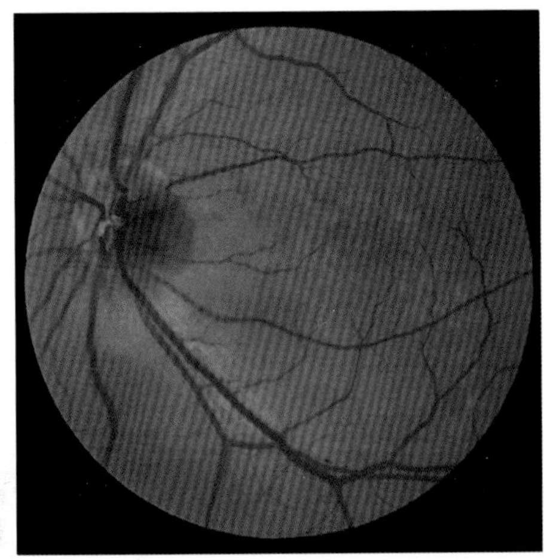

图 6.25　43 岁男性的左眼视盘及近视盘脉络膜的黑色素细胞瘤

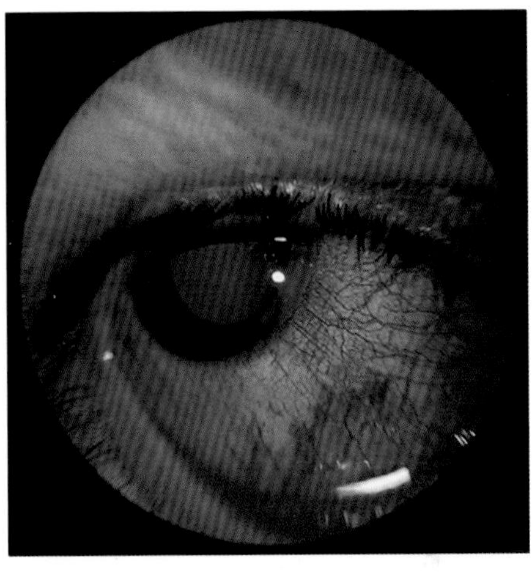

图 6.26　图 6.25 中的病人对侧眼（右眼）的眼内黑色素细胞增多。虽然黑色素细胞瘤与黑色素细胞增多之间有轻微联系，但该病例中的发现可能是一个巧合

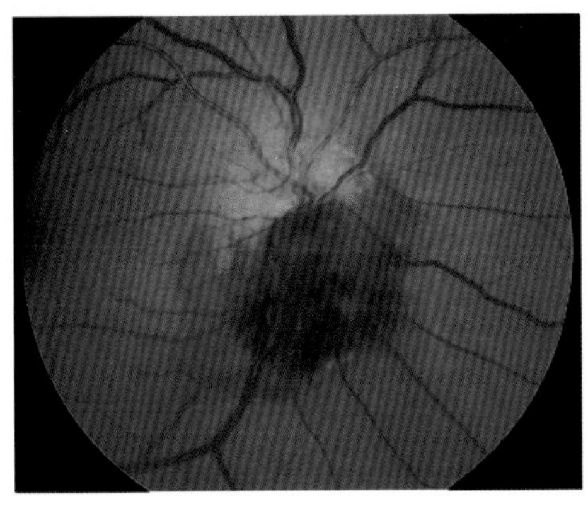

图 6.27　45 岁非裔美国病人的视盘黑色素细胞瘤

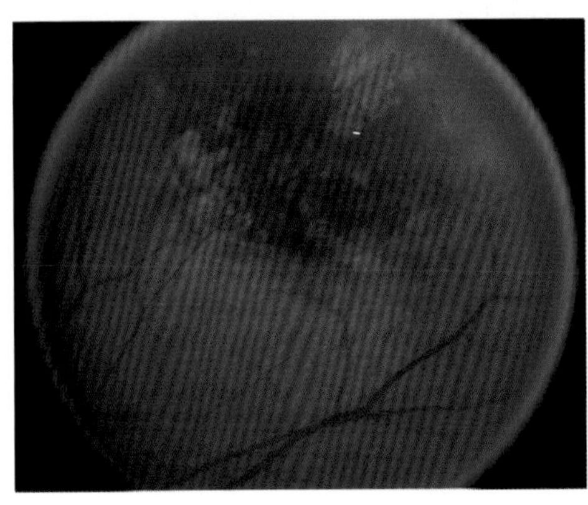

图 6.28　图 6.27 中同一只眼的先天性视网膜色素上皮细胞肥大。这两种情况有着一些联系

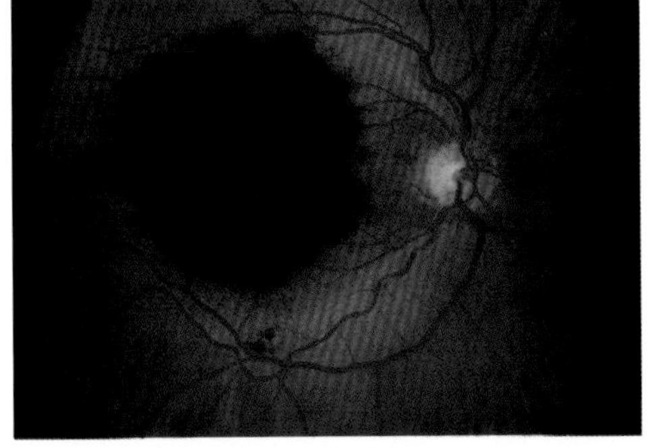

图 6.29　拟诊为黄斑区神经视网膜的黑色素细胞瘤。注意临近的视网膜和玻璃体的种植，提示病变已经发生坏死。有可能这种病变是色素上皮的增生或者上皮瘤；该例被诊断为黑色素细胞瘤。（由 Manuel Quintana 博士提供）

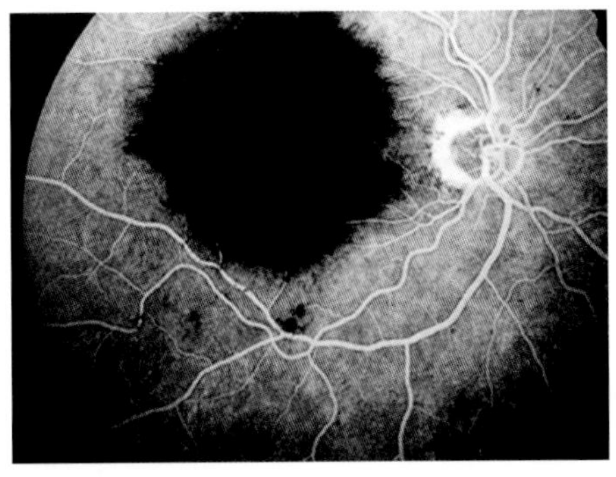

图 6.30　图 6.29 所示病变的荧光血管造影在再循环期显示病变的低荧光改变。（由 Manuel Quintana 博士提供）

视盘黑色素细胞瘤:肿瘤坏死所致的视力丧失

一些黑色素细胞瘤的患者受累的眼睛可有疼痛和视力丧失。这种情况可能发生在任何人,但是在年轻的非裔患者中更常见。这些患者的黑色素细胞瘤质地松散并且与附近玻璃体肿瘤细胞有相关性,提示肿瘤的坏死。这些肿瘤在血管荧光造影下为低荧光,提示肿瘤坏死及血液供应不足,如下两例所示。

Shields JA, Shields CL, Ehya H, et al. Total blindness from presumed optic nerve melanocytoma. *Am J Ophthalmol* 2005;139:1113-1114.

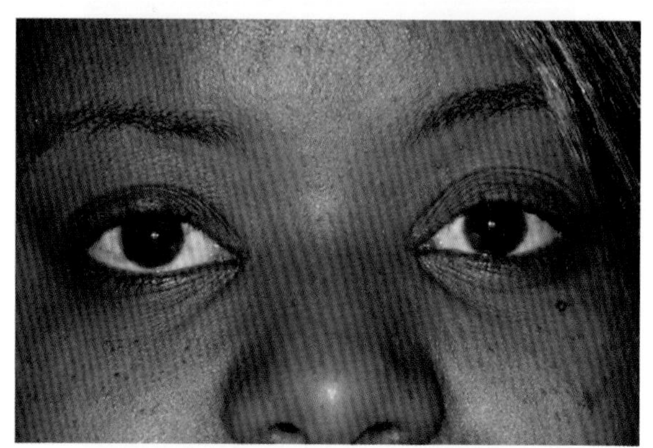

图6.31 30岁女性的面部外观,她已经经历了好几个月的左眼持续性疼痛。从外观上看,她的眼睛是正常的,眼内压也是正常的,无法解释眼部的疼痛

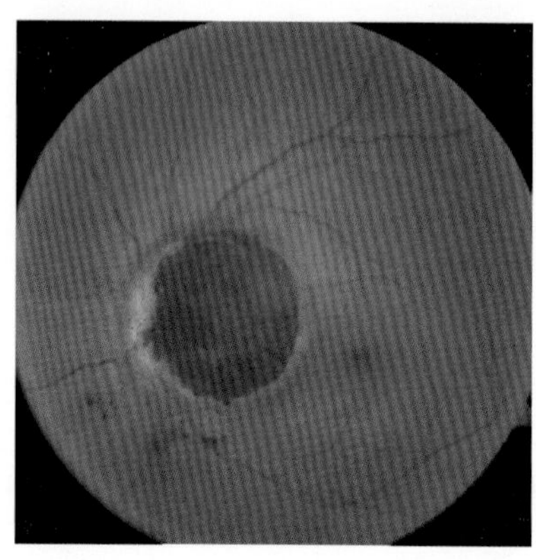

图6.32 图6.31中病人左眼的眼底图,注意隆起的黑色素细胞瘤和玻璃体内团状的色素细胞

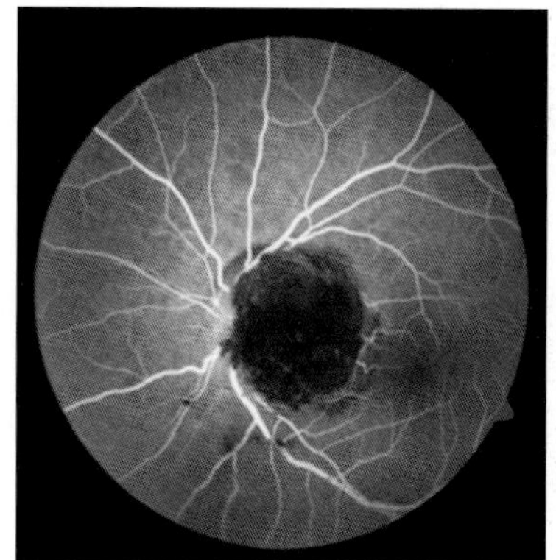

图6.33 图6.32中病变的荧光素血管造影再循环期,显示该肿块低荧光

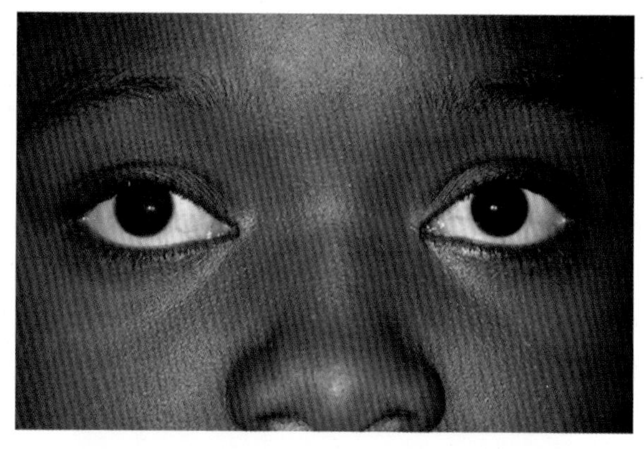

图6.34 12岁女孩的面部外观,她的右眼已经完全丧失了视力,无光感

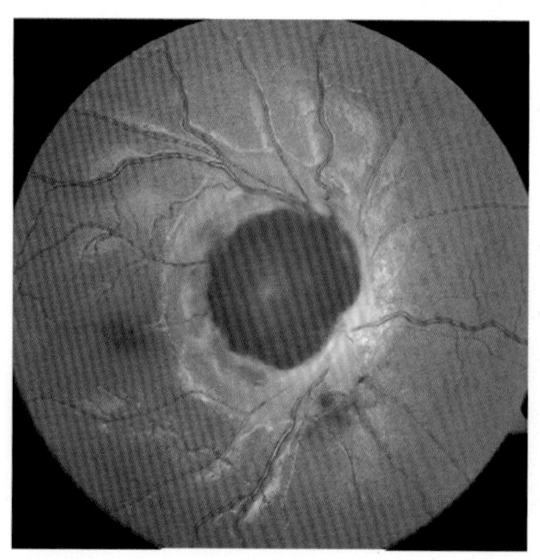

图6.35 图6.34中病人的右眼眼底图,显示黑色素细胞瘤并伴随有瘤体下方的玻璃体内细胞

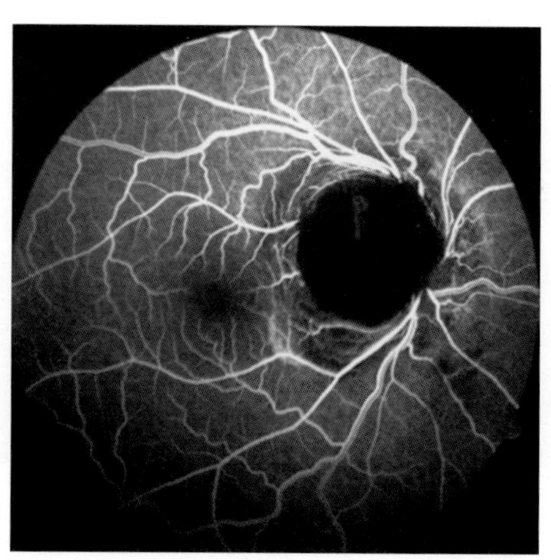

图6.36 图6.35中病变的荧光血管造影,显示该肿块低荧光

视盘黑色素细胞瘤：因视网膜中央血管阻塞所致的视力丧失

视盘黑色素细胞瘤的患者发生视力丧失的另外一个原因是视网膜中央血管阻塞和视网膜出血。在这种情况下，肿瘤发生坏死。下图显示了临床病理的相关性。

Shields JA, Shields CL, Eagle RC Jr, et al. Central retinal vascular obstruction secondary to melanocytoma of the optic disc. *Arch Ophthalmol* 2001;119:129-133.

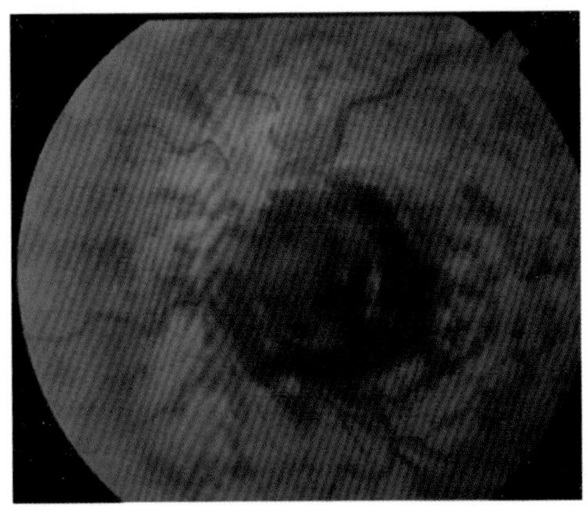

图 6.37　一个非裔年轻成年男性的眼底图显示在视盘上的一个色素性肿块且有视网膜出血

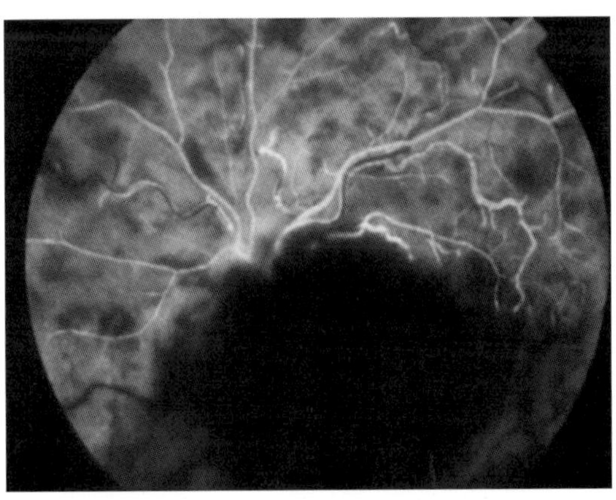

图 6.38　荧光血管造影显示不均匀的脉络膜荧光，上方视网膜血管血流减少，下方的血流更少

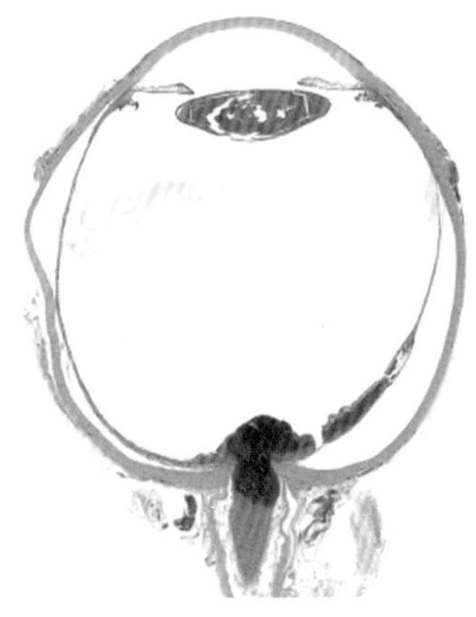

图 6.39　眼球摘除术后，可见黑色的视神经内肿块。（苏木精-伊红染色×2）

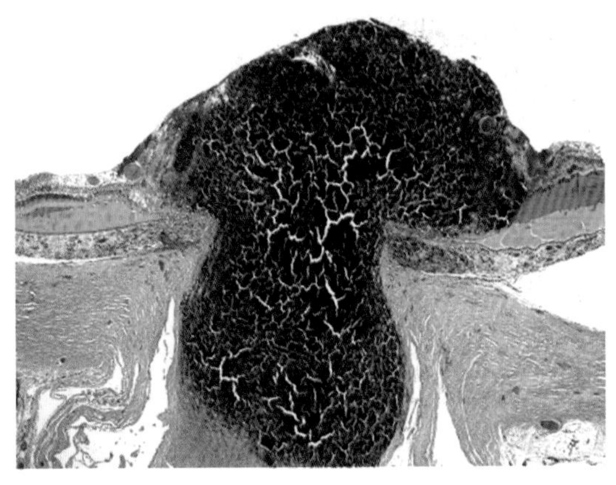

图 6.40　显微照片未脱色部分显示肿瘤替代了视盘。脱色的部分显示细胞核缺乏，细胞核和细胞质的比例低。（苏木精-伊红染色×150）

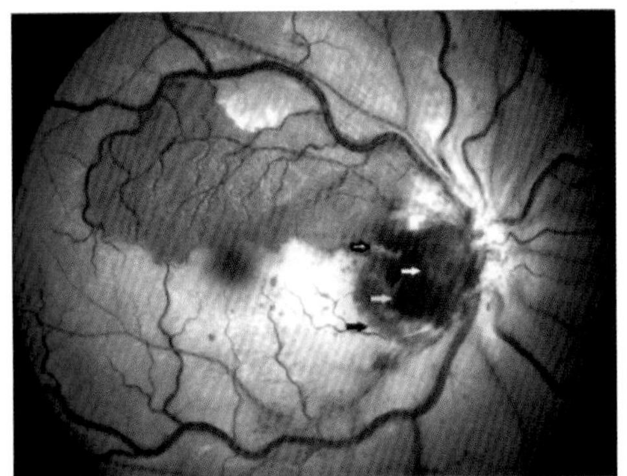

图 6.41　视盘黑色素细胞瘤（黄色箭头）和视网膜中央动脉阻塞，累及睫状视网膜动脉（白色箭头），使黄斑区域呈苍白色（黑色箭头），颞上方部分区域幸免（黑框的白色箭头）

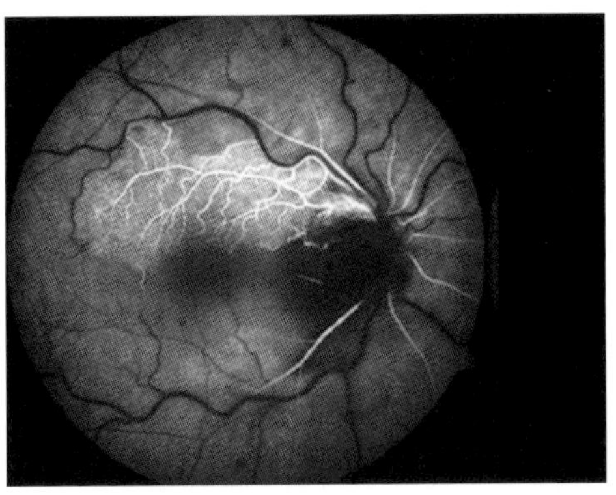

图 6.42　图 6.41 中病变的荧光血管造影证实黑色素细胞瘤造成除颞上方以外的动脉阻塞

视盘黑色素细胞瘤:演变成为恶性黑色素瘤

完整记录到视盘黑色素细胞瘤转化为黑色素瘤的病例十分罕见。

Shields JA, Shields CL, Eagle RC, et al. Malignant melanoma associated with melanocytoma of the optic disc. *Ophthalmology* 1990;97:225-230.

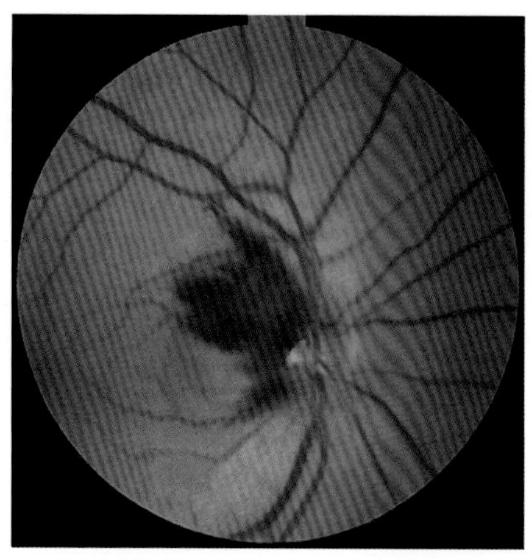

图 6.43　54 岁的男性的视盘黑色素细胞瘤累及视盘旁、脉络膜和视网膜神经纤维层

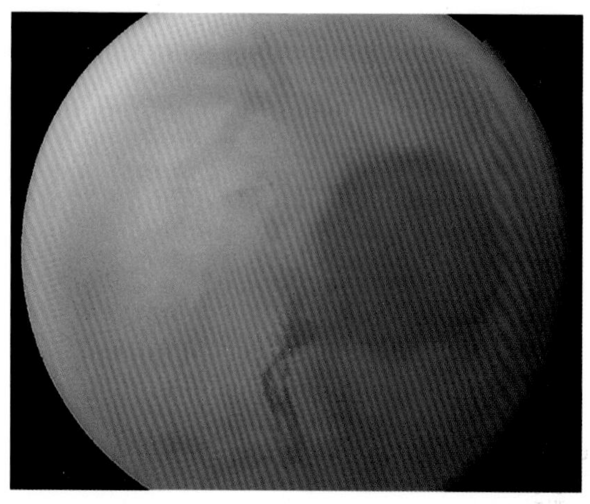

图 6.44　同一病变 6 年后,显示病变显著地增长,有来自坏死肿瘤的玻璃体种植

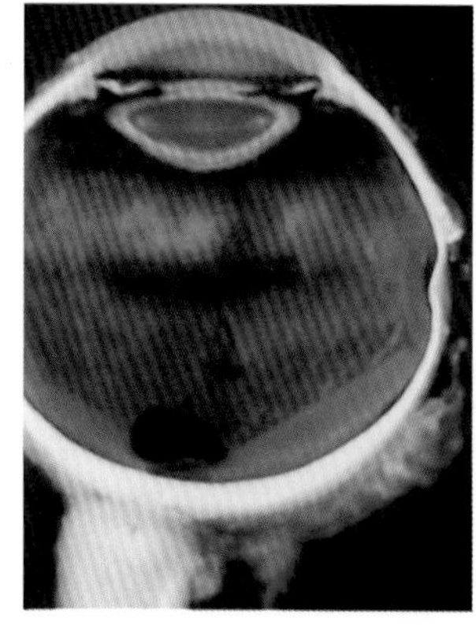

图 6.45　摘除眼球的切面,显示眼后极部的色素性肿瘤。注意玻璃体播散的色素细胞

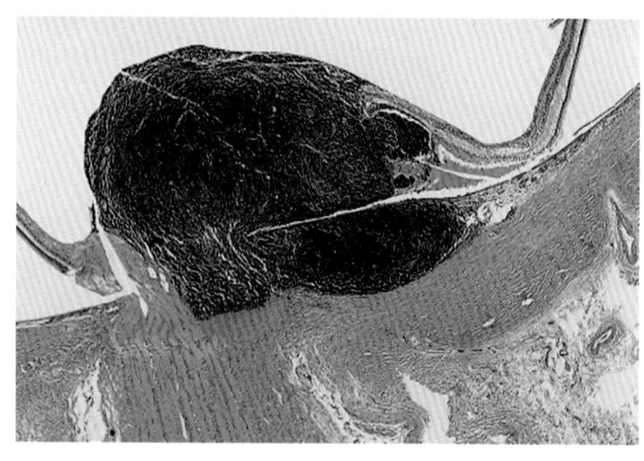

图 6.46　组织病理学,显示一深色素性病变位于脉络膜、视乳头区和神经视网膜。切片需要脱色处理来看到细胞的细节。(苏木精-伊红染色×10)

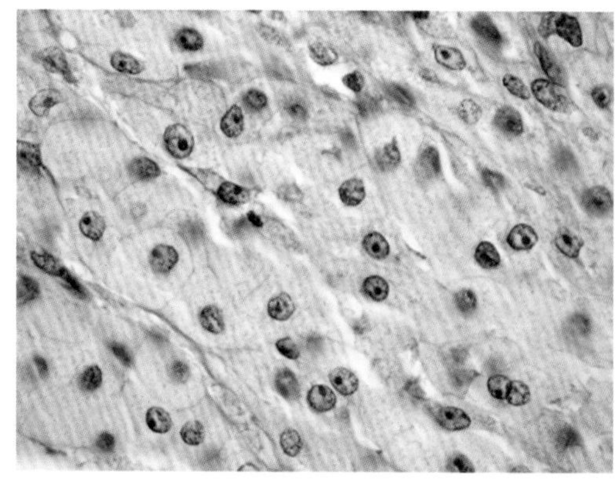

图 6.47　脱色切片显示肿瘤的一个区域内细胞符合黑色素细胞瘤。细胞大且圆并有突出的核仁,但是细胞核非常均匀。(苏木精-伊红染色×250)

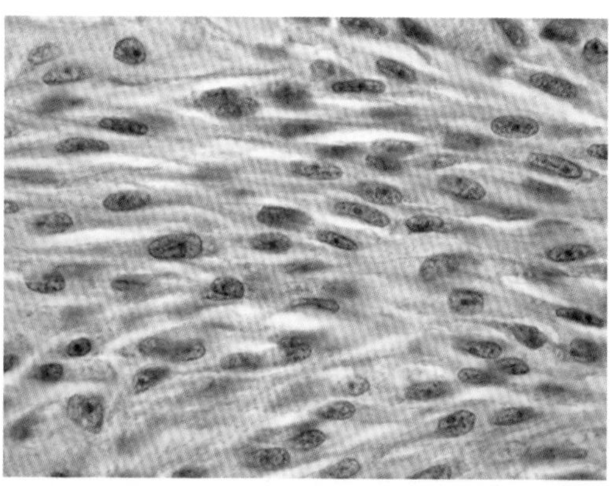

图 6.48　该肿瘤另外一个区域的脱色切片,显示细胞符合梭形黑色素瘤细胞。(苏木精-伊红染色×250)

睫状体黑色素细胞瘤

睫状体黑色素细胞瘤体积可以很大并且在细胞学上仍是良性的，下面例举两个例子。

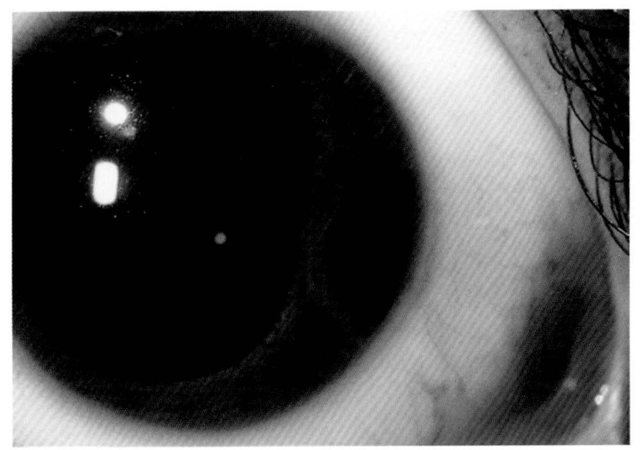

图 6.49　1979 年所见一例 29 岁女性睫状体黑色素细胞瘤伴虹膜扩展。在当时，被怀疑为黑色素瘤，于是这个病人选择行眼球摘除术。现在我们建议对这种肿瘤进行局部切除，黑色素细胞瘤是可能的诊断

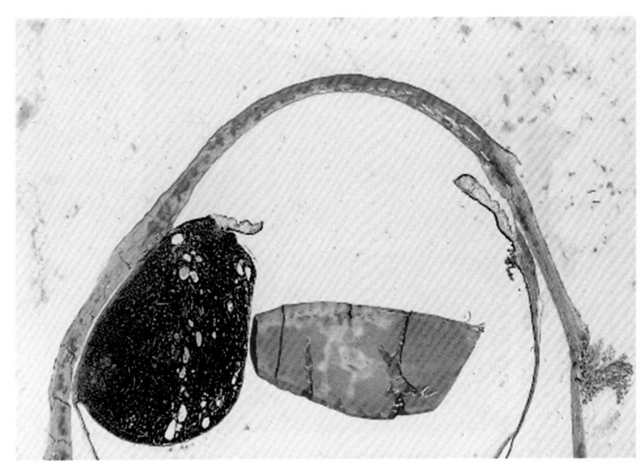

图 6.50　图 6.49 所示眼摘除后的低倍显微照片，显示界限清楚的睫状体团块通过虹膜根部扩展（苏木精-伊红染色×3）

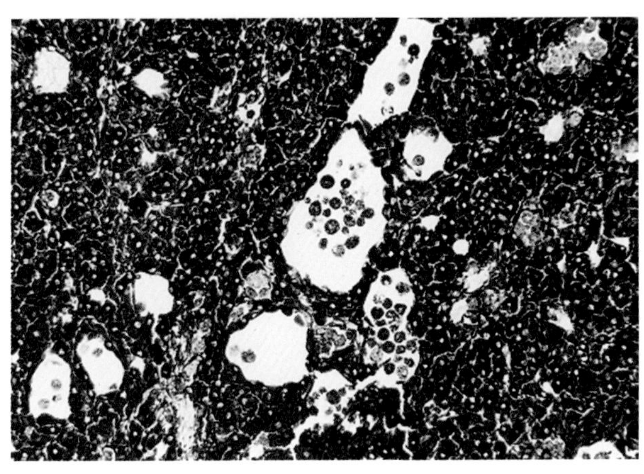

图 6.51　图 6.49 中的病变的显微照片。显示深色素肿瘤细胞中的假性囊肿和内含游离色素的巨噬细胞。（苏木精-伊红染色×50）

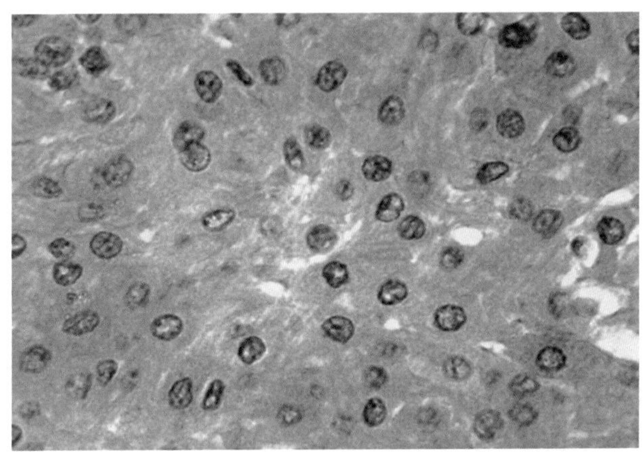

图 6.52　图 6.49 中病变的脱色切片的显微照片，注意典型的黑色素细胞瘤细胞。（苏木精-伊红染色×200）

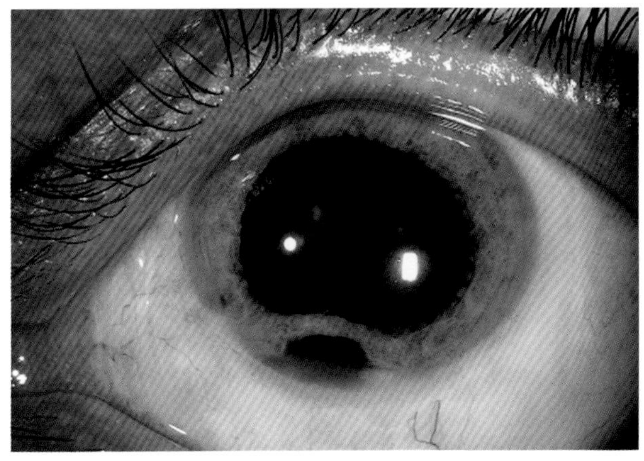

图 6.53　48 岁男性的睫状体黑色素细胞瘤，伴继发的虹膜侵袭，病变经虹膜睫状体切除术成功切除，并经组织病理学确诊

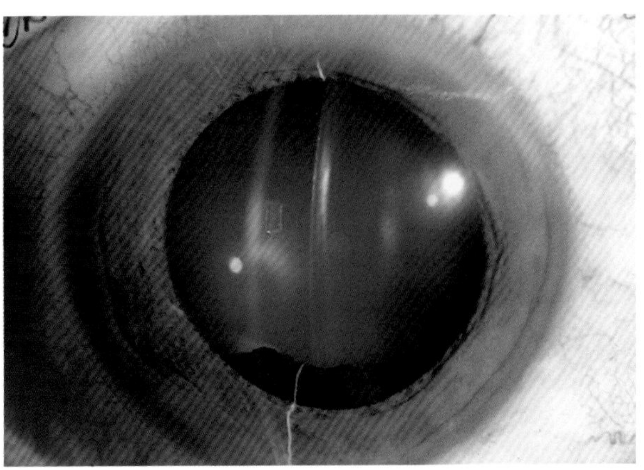

图 6.54　49 岁男性的睫状体黑色素细胞瘤，病变经虹膜睫状体切除术成功切除，并经组织病理学确诊

脉络膜黑色素细胞瘤

局部性脉络膜黑色素细胞瘤可以与弥漫性的葡萄膜、巩膜和表层巩膜黑色素细胞瘤同时发生。局部肿瘤与其他脉络膜痣相似，但是颜色为深棕色到黑色。弥漫性的黑色素细胞瘤与其相似但是显得相对平坦。

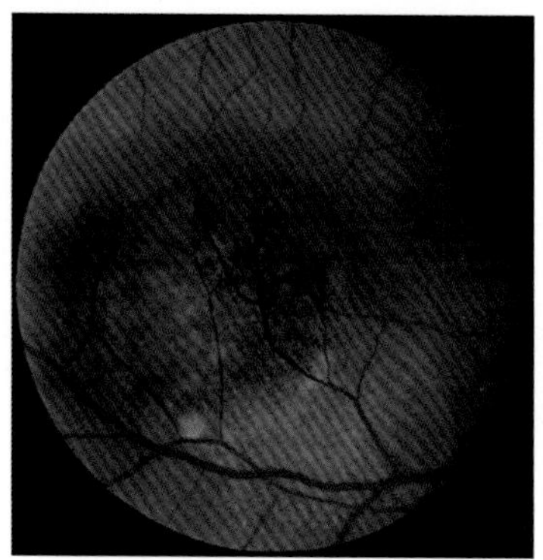

图6.55 脉络膜颞侧到中心凹的黑色素细胞瘤。1970 年时，该眼因被怀疑为脉络膜黑色素瘤而被摘除。现在，一个像这样的小病变会首先采取观察，敷贴放疗或者经瞳孔的温热疗法而不是眼球摘除术

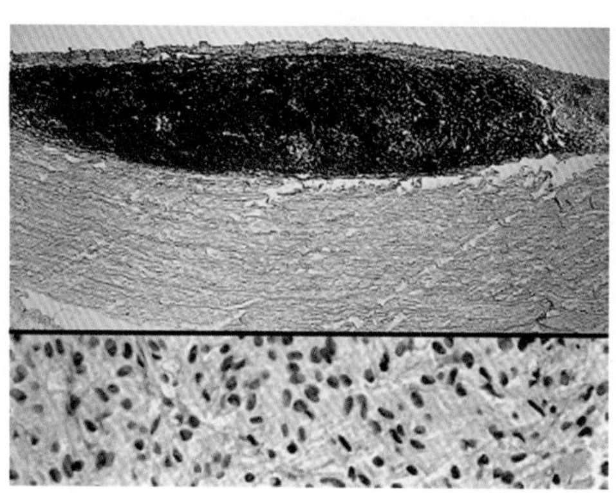

图6.56 图 6.55 中病变的显微照片，视网膜被人为分离。注意包含了整个脉络膜厚度的深色素板状病变（苏木精-伊红染色×5）。位于下半的插图是黑色素细胞瘤的脱色切片所显示的圆形的良性细胞。（苏木精-伊红染色×120）

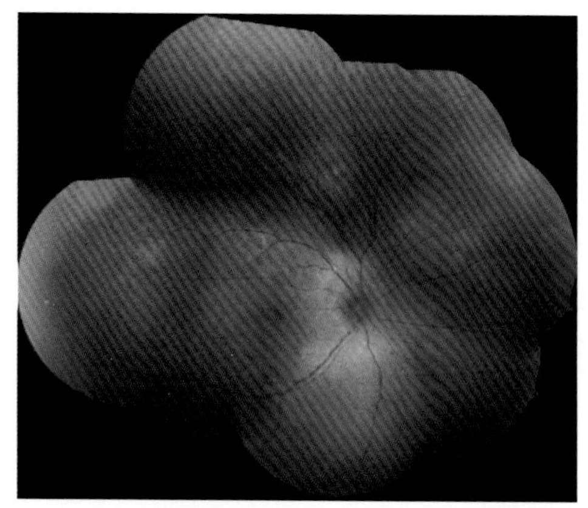

图6.57 14 岁女孩右眼的拼接照片显示一个弥漫的脉络膜团块及广泛的表面橘黄色色素。有继发性视网膜脱离和移动的视网膜下液。这个病人在节段性虹膜、睫状体和巩膜的过度色素沉着

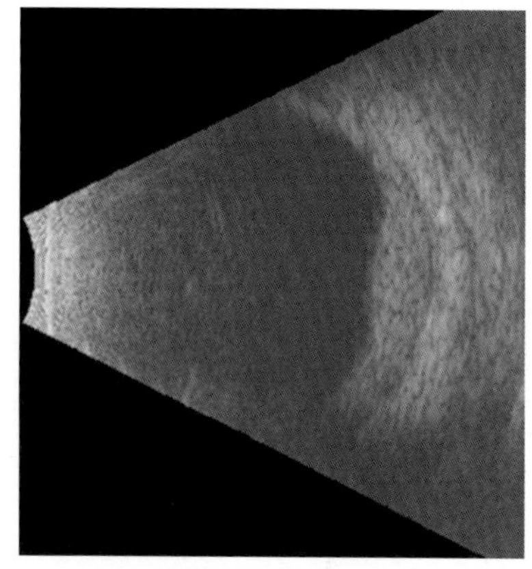

图6.58 图 6.57 中的病变的 B 超图，显示弥漫性的脉络膜增厚

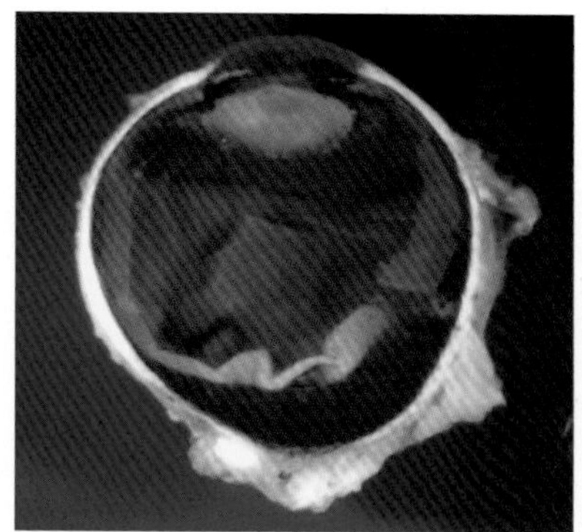

图6.59 眼球摘除后，切开的眼球内呈现弥漫增厚的后部脉络膜和增厚的睫状体和虹膜

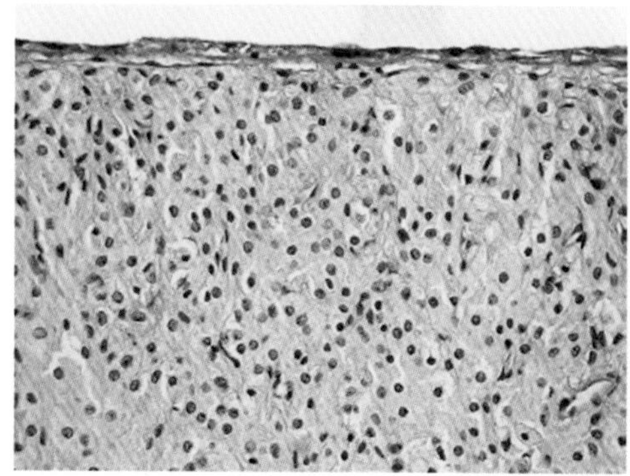

图6.60 脱色切片的组织病理显示小的、圆形到椭圆形有均一细胞核的细胞，是黑色素细胞瘤的典型特征。多个切片显示同样的结果，未发现恶性黑色素瘤的可信的证据。（脱色的苏木精-伊红染色×150）

脉络膜黑色素细胞瘤：眼皮肤黑色素细胞增多症患者的巨大弥漫性脉络膜病变转变为黑色素瘤

葡萄膜黑色素细胞瘤和眼黑色素细胞增多症似乎有非常密切的关系，这两者可能代表着同样的组织病理本质的不同临床变化。当这种状况恶变后，黑色素瘤常常无色素且为梭形细胞型，与原发病变的细胞很不同。举一个案例说明。

Shields JA, Shields CL, Eagle RC Jr, et al. Malignant melanoma arising from a large uveal melanocytoma in a patient with oculo dermal melanocytosis. *Arch Ophthalmol* 2000;118:990-993.

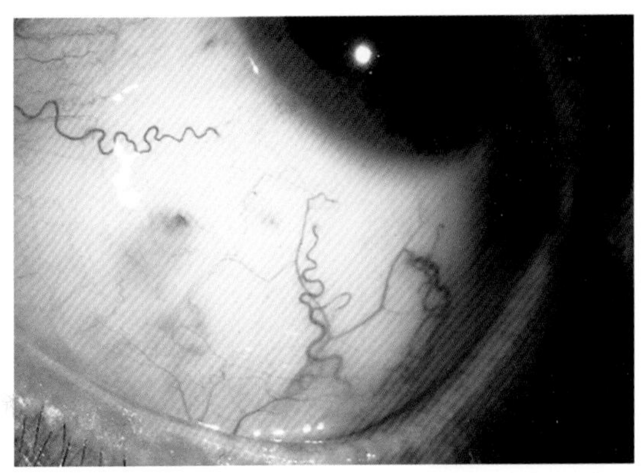

图 6.61　51 岁男性的表层巩膜色素，符合眼黑色素细胞增多症

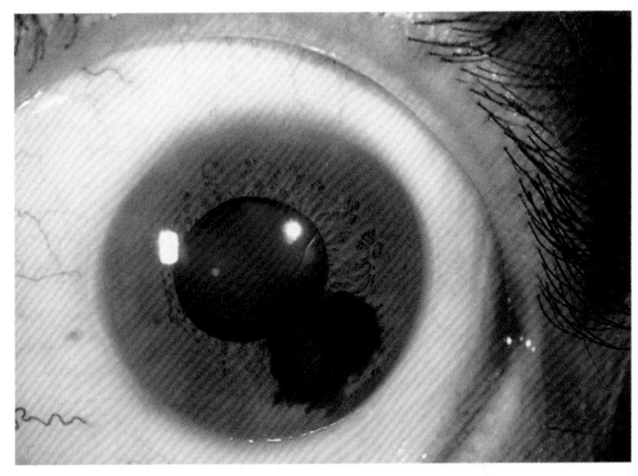

图 6.62　同一只眼的节段性虹膜色素病变

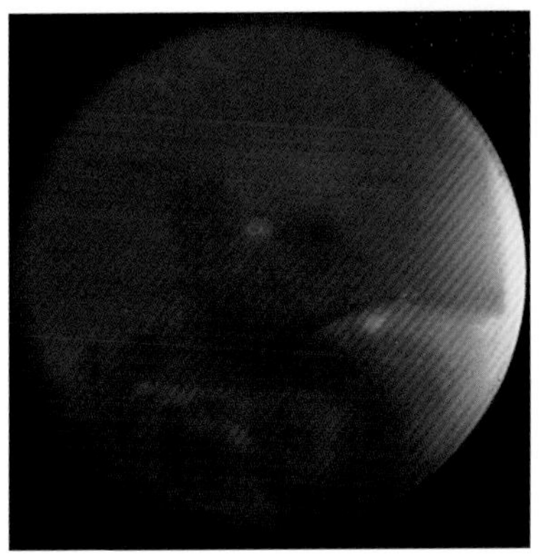

图 6.63　广角眼底照片显示一个弥漫性隆起肿块，累及眼底的下半和视盘的周边

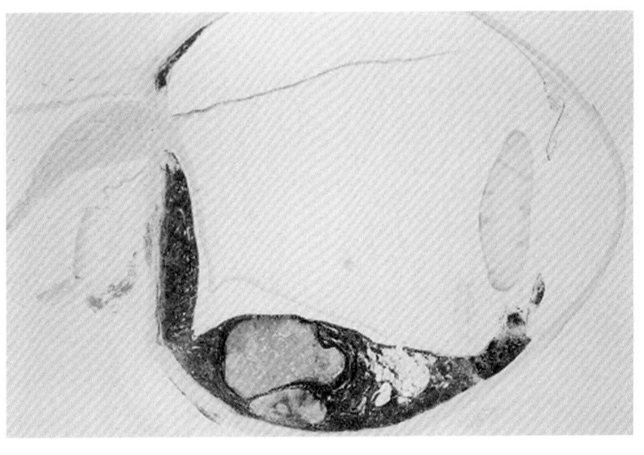

图 6.64　低倍率显微照片，描绘出下方的弥漫性色素病变。深色素病变中可见透巩膜的受累区域。注意色素性的病变内有岛状无色素性肿瘤

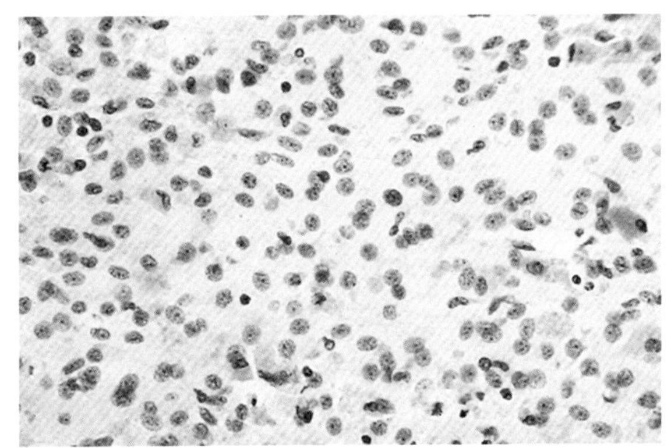

图 6.65　有色素沉着的病变区域的脱色切片的显微照片，显示典型的黑素细胞瘤细胞。（苏木精-伊红染色×150）

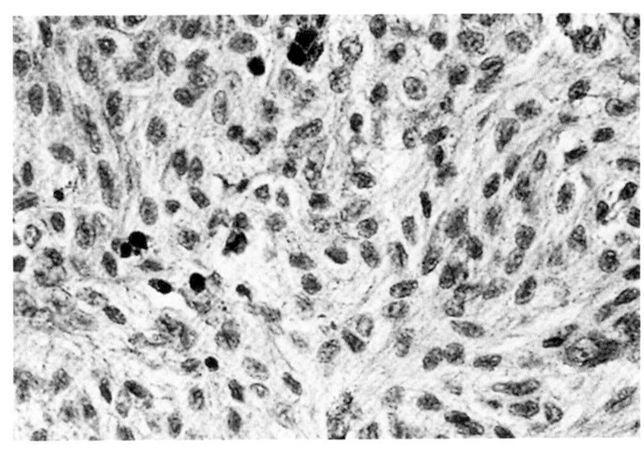

图 6.66　无色素区域的组织切片的显微照片，显示典型的梭形黑素瘤细胞。（苏木精-伊红染色×150）

（胡也　段宣初 译）

第 7 章

后部葡萄膜黑色素瘤：临床特征

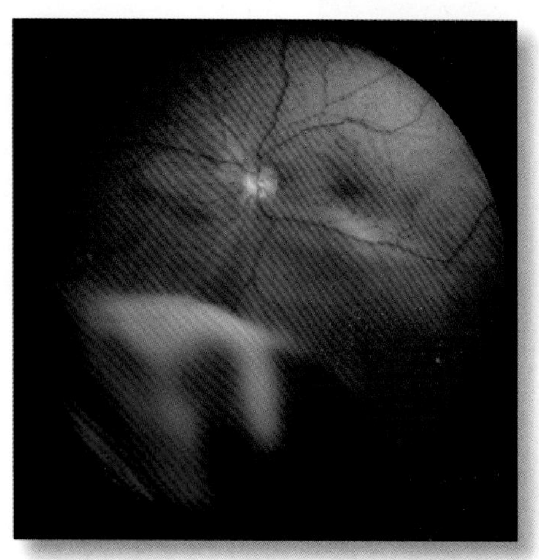

总论

后部葡萄膜(睫状体和脉络膜)黑色素瘤是眼科医师最常遇到的眼内原发恶性肿瘤,其流行病学和临床特征已得到广泛认知(1-42)。这一恶性肿瘤起源于后部葡萄膜的黑色素细胞。在美国,矫正年龄后的年发病率约为6/100万(1,7)。这一疾病明确地常见于成年白种人,在儿童和深肤色个体中则较为少见(1,2)。葡萄膜黑色素瘤的易感因素包括:脉络膜痣病史、眼黑色素细胞增多症、高加索人种,还可能包括发育不良痣综合征。这一肿瘤可致失明、眼球摘除和死亡,故眼科医生应该熟悉睫状体和脉络膜黑色素瘤的临床特征。

睫状体黑色素瘤的临床特征

与虹膜黑色素瘤不同,睫状体黑色素瘤常隐藏于虹膜之后,临床诊断时瘤体已经很大。但是某些外眼体征可提示诊断,其中最重要的体征是肿瘤所处位置对应的巩膜上出现一根或多根扩张的巩膜表面血管(前哨血管)。第二个重要体征为眼球外出现色素性病变,代表肿瘤经巩膜扩散(2)。当瞳孔被充分散大时,在病变区域可以看到半球形的睫状体肿瘤。少数情况下,肿瘤呈弥漫环形生长方式(环形黑色素瘤)(1,2,5,11,13)。睫状体黑色素瘤可以推挤晶状体,造成晶状体半脱位和白内障。它可以向后生长累及脉络膜(睫状体脉络膜黑色素瘤),向前生长累及前房角和虹膜(虹膜睫状体黑色素瘤)。这一恶性肿瘤也可以侵犯小梁网,引起继发性青光眼。

脉络膜黑色素瘤的临床特征

脉络膜黑色素瘤常表现为神经视网膜下方的无蒂的穹窿状或蘑菇形的实性肿物(表7.1)。较小的后部脉络膜黑色素瘤可以有位于视网膜色素上皮层(retinal pigment epithelium,RPE)水平的橘色色素。

常继发非孔源性视网膜脱离。孔源性视网膜脱离的视网膜下液通常不移动;而与此相反,黑色素瘤或其他肿瘤的视网膜下液会随着病人头位的变化而移动。少数脉络膜黑色素瘤病例可以部分或完全无色素。无色素性肿瘤可以在检眼镜下看到肿瘤血管。脉络膜黑色素瘤继续生长,可突破 Bruch 膜,形成蘑菇样外观。此时,肿瘤有出血倾向,且玻璃体积血或视网膜下出血有时会遮挡其下的肿瘤的观察。脉络膜黑色素瘤也可以表现为低平隆起的弥漫生长(5,11,13)。在有些病例中,睫状体或脉络膜黑色素瘤可导致全白内障、继发性青光眼或眼外蔓延至眶内。这样的肿瘤通常较大,且预后差(1,2)。

表 7.1　7748 例后部葡萄膜黑色素瘤的临床特征

黑色素瘤特征	后部葡萄膜黑色素瘤(睫状体和脉络膜黑色素瘤)n=7748 眼
象限	
上方	1742(22%)
鼻侧	1627(21%)
下方	1616(21%)
颞侧	2186(28%)
弥漫型	221(3%)
黄斑	356(5%)
前后径中心点	
睫状体	492(6%)
锯齿缘到赤道部	1217(16%)
赤道部到黄斑	5622(73%)
黄斑	417(5%)
距离(mm)	
到黄斑	4.4,3.0(0~25.0)
到视盘	4.6,3.5(0~25.0)
肿瘤大小	
基底径	11.3,11.0(2.0~33.0)
厚度	5.6,4.5(1~23.0)

脉络膜黑色素瘤的自行消退

在一些特殊情形中,脉络膜黑色素瘤被记录到有自行消退现象(23,24)。自行消退的黑色素瘤通常隆起度低或呈扁平形;存在无色素区域,这些区域代表肿瘤内的坏死区;RPE 改变的区域提示曾有的活动性视网膜脱离现已复位。另一典型表现为界限清晰的视网膜劈裂(视网膜层间囊肿)区,其基底部为特征性的火山口样肿瘤形态。极少数有坏死区的黑色素瘤在数月或数年后再次复发成活跃的肿瘤。

小的黑色素细胞性脉络膜病变生长和转移的危险因素

小黑色素细胞性脉络膜病变的生长和转移现已明确一些重要危险因素(8-10)(表 7.2)。与肿瘤生长具有统计学意义的相关危险因素包括:初诊时肿瘤厚度大于 2mm,肿瘤表面有视网膜下液和橘色色素,距视盘小于 3mm,以及患者存在症状。预示小的黑色素瘤最终可能发生转移的临床因素有:初诊时肿瘤厚度>2mm,肿瘤接近视盘,患者有症状,以及记录到肿瘤体积的增大。在与患者讨论时,应明确上述因素的存在,以决定病变应该定期观察还是积极治疗。

已有研究证明黑色素瘤厚度每增加 1mm,转移的风险增加约 5%(表 7.3)。

表 7.2　助记短语"To Find Small Ocular Melanoma-Using Helpful Hints Daily"可帮助鉴别小的脉络膜黑色素瘤和其他厚度≤3mm 的肿瘤

首字母	记忆	特征	危险比	如果这一特征出现,痣演变成脉络膜黑色素瘤的比率(%)
T	To	Thickness(厚度)>2mm	2	19
F	Find	Fluid(网膜下液)	3	27
S	Small	Symptoms(症状)	2	23
O	Ocular	Orange pigment(橘红色素)	3	30
M	Melanoma	Margin≤3mm to disc(到视盘边缘距离)	2	13
UH	Using Helpful	Ultrasound Hollow(超声挖空征)	3	25
H	Hints	Halo absent(无晕环)	6	7
D	Daily	Drusen absent(无玻璃膜疣)	na	na

Na,危险因素"drusen absent"在其他研究中被认为具有重要性,包含在了这一记忆口诀中。

数据改编自 Shields CL, Furuta M, Berman, EL, et al. Choroidal nevus transformation into melanoma. Analysis of 2514 comsecutive cases. Arch Ophthalmol 2009;127(8);981-987.

表 7.3 基于肿瘤厚度的 7354 例后部葡萄膜黑色素瘤预后分析

黑色素瘤厚度(mm)	后部葡萄膜黑色素瘤	全身转移的 Kaplan-Meier 评估
	病人数	@10 年(%)
0~1.0	68	7
1.1~2.0	535	13
2.1~3.0	1467	10
3.1~4.0	1247	16
4.1~5.0	809	24
5.1~6.0	611	27
6.1~7.0	513	27
7.1~8.0	512	39
8.1~9.0	403	49
9.1~10.0	381	53
>10.0	808	58
合计	7354	25

数据来自于 Shields CL, Furuta M, Thangappan A, et al. Metastasis of uveal melanoma millimeter-by-millineter in 8033 consecutive eyes. Arch Ophthalmol 2009;127(8):989-998.

后部葡萄膜黑色素瘤的美国癌症联合委员会(AJCC)分级

AJCC 的后部葡萄膜黑色素瘤分级体现了与患者预后的关系。医生首先应该对肿瘤分类(表 7.4),之后确定亚类(表 7.5),最后分期,以确定患者预后(表 7.6)。

表 7.4 脉络膜黑色素瘤 AJCC 分类(第 7 版):肿瘤类型

黑色素瘤厚度(mm)	类型						
>15	4	4	4	4	4	4	4
12.1~15	3	3	3	3	3	4	4
9.1~12	3	3	3	3	3	3	4
6.1~9	2	2	2	2	3	3	4
3.1~6	1	1	1	2	2	3	4
≤3	1	1	1	1	2	2	4
	≤3	3.1~6	6.1~9	9.1~12	12.1~15	15.1~18	>18
	黑色素瘤基底部直径(mm)						

此表改编自 Shields CL, Furuta M, et al. American Joint Committee on Cancer classification of uveal melanoma(tumor size category) predicts prognosis in 7731 patients. Ophthalmology 2013; 120:2066-2071.

表 7.5　后部葡萄膜黑色素瘤 AJCC 分类(第 7 版):亚类

原发肿瘤(T)	特　征
T1	肿瘤基底<3 ~ 9mm,厚度≤6mm
	肿瘤基底介于 9.1 ~ 12mm,厚度≤3mm
T1a	T1 期肿瘤未累及睫状体,没有球外扩散
T1b	T1 期肿瘤累及睫状体
T1c	T1 期肿瘤未累及睫状体,球外扩散直径≤5mm
T1d	T1 期肿瘤累及睫状体,球外扩散直径≤5mm
T2	肿瘤基底小于 9mm,厚度介于 6 ~ 9mm
	肿瘤基底介于 9.1 ~ 12mm,厚度介于 3.1 ~ 9mm
	肿瘤基底介于 12.1 ~ 15mm,厚度≤6mm
	肿瘤基底介于 15.1 ~ 18mm,厚度≤3mm
T2a	T2 期肿瘤未累及睫状体,没有球外扩散
T2b	T2 期肿瘤累及睫状体
T2c	T2 期肿瘤未累及睫状体,球外扩散直径≤5mm
T2d	T2 期肿瘤累及睫状体,球外扩散直径≤5mm
T3	肿瘤基底介于 3.1 ~ 9mm,厚度介于 9.1 ~ 12mm
	肿瘤基底介于 12.1 ~ 15mm,厚度介于 6.1 ~ 15mm
	肿瘤基底介于 15.1 ~ 18mm,厚度介于 3.1 ~ 12mm
T3a	T3 期肿瘤未累及睫状体,没有球外扩散
T3b	T3 期肿瘤累及睫状体
T3c	T3 期肿瘤未累及睫状体,球外扩散直径≤5mm
T3d	T3 期肿瘤累及睫状体,球外扩散直径≤5mm
T4	肿瘤基底介于 12.1 ~ 15mm,厚度>15mm
	肿瘤基底介于 15.1 ~ 18mm,厚度>12mm
	肿瘤基底>18mm,厚度不限
T4a	T4 期肿瘤未累及睫状体,没有球外扩散
T4b	T4 期肿瘤累及睫状体
T4c	T4 期肿瘤未累及睫状体,球外扩散直径≤5mm
T4d	T4 期肿瘤累及睫状体,球外扩散直径≤5mm
T4e	任何大小的肿瘤球外扩散直径>5mm

来源:Edge SB, Byrs DR, Compton CC, et al, eds. Malignant Melanoma of the Uvwa. In: AJCC Cancer Staging Manual. 7th ed. New York, NY: Springer, 2010;555-557.

表7.6 基于AJCC分类的后部葡萄膜黑色素瘤分期

肿瘤分期	原发肿瘤(T)	区域淋巴结(N)	远处转移(M)
Ⅰ期	T1a	N0	M0
Ⅱ期	T1b-d,T2a-b,T3a	N0	M0
ⅡA期	T1b-d,T2a	N0	M0
ⅡB期	T2b,T3a	N0	M0
Ⅲ期	T2c-d,T3b-d,T4a-c	N0	M0
ⅢA期	T2c-d,T3b-c,T4a	N0	M0
ⅢB期	T3d,T4b-c	N0	M0
ⅢC期	T4d-e	N0	M0
Ⅳ期	任何T	N1	M0
	任何T	任何N	M1

来源:Edge SB,Byrs DR,Compton CC,et al,eds. Malignant Melanoma of the Uvwa. In:AJCC Cancer Staging Manual. 7th ed. New York,NY:Springer,2010:555-557.

参考文献

大型病例系列

1. Shields CL, Manalac J, Das C, et al. Choroidal melanoma. Clinical features, classification, and top ten pseudomelanomas. *Current Opinion in Ophthal* 2014;25(3):177–185.
2. Shields CL, Kaliki S, Furuta M, et al. Clinical spectrum and prognosis of uveal melanoma based on age at presentation in 8033 cases. *Retina* 2012;32:1363–1372.
3. Shields CL, Furuta M, Thangappan A, et al. Metastasis of uveal melanoma millimeter-by-millimeter in 8033 consecutive eyes. *Arch Ophthalmol* 2009;127(8):989–998.
4. Shields CL, Shields JA, Shields MB, et al. Prevalence and mechanisms of secondary intraocular pressure elevation in eyes with intraocular tumors. *Ophthalmology* 1987;94:839–846.
5. Shields CL, Shields JA, DePotter P, et al. Diffuse choroidal melanoma: clinical features predictive of metastasis. *Arch Ophthalmol* 1996;114:956–963.
6. Biswas J, Kabra S, Krishnakumar S, et al. Clinical and histopathological characteristics of uveal melanoma in Asian Indians. A study of 103 patients. *Ind J Ophthalmol* 2004;52:41–44.
7. Scotti J, Fraumeni JF Jr, Lee JH. Melanomas of the eye and other noncutaneous sites: epidemiologic aspects. *J Natl Cancer Inst* 1976;56:489–491.
8. Shields CL, Shields JA, Kiratli H, et al. Risk factors for growth and metastasis of small choroidal melanocytic lesions. *Ophthalmology* 1995;102:1351–1361.
9. Shields CL, Cater JC, Shields JA, et al. Combination of clinical factors predictive of growth of small choroidal melanocytic tumors. *Arch Ophthalmol* 2000;118:360–364.
10. Shields CL, Furuta M, Berman EL, et al. Choroidal nevus transformation into melanoma. Analysis of 2514 consecutive cases. *Arch Ophthalmol* 2009;127(8);981–987.
11. Shields CL, Kaliki S, Furuta M, et al. Diffuse versus non-diffuse small (≤ 3 millimeters thickness) choroidal melanoma: Comparative analysis in 1,751 cases. The 2012 F. Phinizy Calhoun lecture. *Retina* 2013;33:1763–1776.

小型病例系列

12. Kivelä T. Diagnosis of uveal melanoma. *Dev Ophthalmol* 2012;49:1–15.
13. Font RL, Spaulding AG, Zimmerman LE. Diffuse malignant melanomas of the uveal tract. *Trans Am Acad Ophthalmol Otolaryngol* 1968;72:877–895.
14. Shields JA, Shields CL. Massive orbital extension of posterior uveal melanoma. *J Ophthalmic Plast Reconstr Surg* 1991;7:238–251.
15. Brown GC, Shields JA. Choroidal melanomas and paving-stone degeneration. *Ann Ophthalmol* 1983;15:705–708.
16. Demirci H, Shields CL, Shields JA, et al. Ring melanoma of the ciliary body: report on twenty-three patients. *Retina* 2002;22:698–706.
17. Lois N, Shields CL, Shields JA, et al. Cavitary melanoma of the ciliary body. A study of eight cases. *Ophthalmology* 1998;105:1091–1098.
18. Shields CL, Shields JA, Milite J, et al. Uveal melanoma in teenagers and children. A report of 40 cases. *Ophthalmology* 1991;98:1662–1666.
19. Singh AD, Shields CL, Shields JA, et al. Uveal melanoma in young patients. *Arch Ophthalmol* 2000;118:918–923.
20. Shields CL, Kaliki S, Arepalli S, et al. Uveal melanoma in children and teenagers. *Ophthalmol* 2013;27:197–201.
21. Shields CL, Kaliki S, Arepalli S, et al. Uveal melanoma in children and teenagers. *Saudi J Ophthalmol* 2013;27:197–201.
22. Phillpotts BA, Sanders RJ, Shields JA, et al. Uveal melanomas in black patients: a case series and comparative review. *J Nat Med Assoc* 1995;87:709–714.
23. Shields CL, Shields JA, Santos CM, et al. Incomplete spontaneous regression of choroidal melanoma associated with inflammation. *Arch Ophthalmol* 1999;117:1245–1247.
24. Rishi P, Shields CL, Khan MA, et al. Headache or eye pain as the presenting feature of uveal melanoma. *Ophthalmology* 2013;120:1946–1947.

影像学

25. Shields CL, Manalac J, Das C, et al. Review of spectral domain enhanced depth imaging optical coherence tomography (EDI-OCT) of tumors of the choroid. *Ind J Ophthalmol* 2015;63(2):117–121.
26. Shields CL, Pellegrini M, Ferenczy SR, et al. Enhanced depth imaging optical coherence tomography (EDI-OCT) of intraocular tumors. From placid to seasick to rock and rolling topography. The 2013 Francesco Orzalesi Lecture. *Retina* 2014;34(8):1495–1512.
27. Say EA, Shah SU, Ferenczy S, et al. Optical coherence tomography of retinal and choroidal tumors. *J Ophthalmol* 2012;2012:385058.
28. Shah SU, Kaliki S, Shields CL, et al. Enhanced depth imaging optical coherence tomography of choroidal nevus in 104 cases. *Ophthalmology* 2012;119(5):1066–1072.
29. Shields CL, Kaliki S, Rojanaporn D, et al. Enhanced depth imaging optical coherence tomography of small choroidal melanoma: comparison with choroidal nevus. *Arch Ophthalmol* 2012;130(7):850–856.
30. Sayanagi K, Pelayes DE, Kaiser PK, et al. 3D Spectral domain optical coherence tomography findings in choroidal tumors. *Eur J Ophthalmol* 2011;21(3):271–275.
31. Materin MA, Raducu R, Bianciotto C, et al. Fundus autofluorescence and optical coherence tomography findings in choroidal melanocytic lesions. *Middle East Afr J Ophthalmol* 2010;17(3):201–206.
32. Torres VL, Brugnoni N, Kaiser PK, et al. Optical coherence tomograph enhanced depth imaging of choroidal tumors. *Am J Ophthalmol* 2011;151(4):586–593.

病理

33. Shields JA, Rodrigues MM, Sarin LK, et al. Lipofuscin pigment over benign and malignant choroidal tumors. *Trans Am Acad Ophthalmol Otolaryngol* 1976;81:871–881.

病例报告

34. Eagle RC, Shields JA. Pseudoretinitis pigmentosa secondary to preretinal malignant melanoma cells. *Retina* 1982;2:51–55.
35. Lambert SR, Char DH, Howes E Jr, et al. Spontaneous regression of a choroidal melanoma. *Arch Ophthalmol* 1986;104:732–734.
36. Shields JA, Shakin EP, Shields CL, et al. Diffuse amelanotic balloon cell melanoma of the choroid. *Ophthalmic Practice* 1992;10:226–228.
37. Singh AD, Shields CL, Shields JA, et al. Occurrence of retinoblastoma and uveal melanoma in the same patient. *Retina* 2000;20:305–306.
38. Spaide RF, Spirn MJ. Saccular aneurysms in a case of choroidal melanoma. *Retina* 2003;23:726–728.
39. Shields JA, Shields CL, Kimmel A, et al. Contralateral blindness from chiasmal extension of unsuspected choroidal melanoma. *Ophthalmic Plast Reconstr Surg* 2004;20:384–387.
40. Shields JA, Naseripour M, Shields CL, et al. Choroidal melanoma in an immunosuppressed child with minimal change nephrotic syndrome. *Retina* 2004;24:454–455.
41. Zhang JJ, Demirci H, Shields CL, et al. Cavitary melanoma of ciliary body simulating a cyst. *Arch Ophthalmol* 2005;123:569–571.
42. Manquez ME, Shields CL, Demirci H, et al. Choroidal melanoma in a teenager with Klippel Trenaunay syndrome. *J Ped Ophthalmol Strabism* 2006;43:197–198.

睫状体黑色素瘤:前哨血管

尽管扩张的巩膜表层血管常提示其下存在睫状体黑色素瘤,但该现象也可见于某些其他罕见肿瘤,如睫状体转移癌、平滑肌瘤、神经鞘瘤、黑色素细胞瘤、非色素性或色素性睫状上皮瘤(腺瘤)。在极少数情况下,扩张的巩膜上血管可能为正常变异而非睫状体肿瘤的前哨血管。

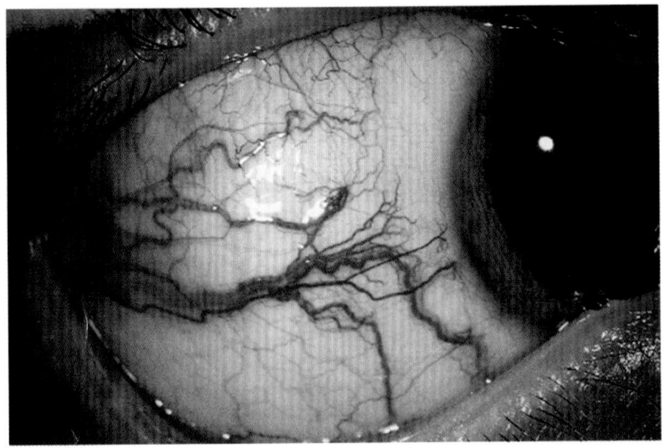

图7.1 38岁男性患者,颞侧可见典型的粗大前哨血管

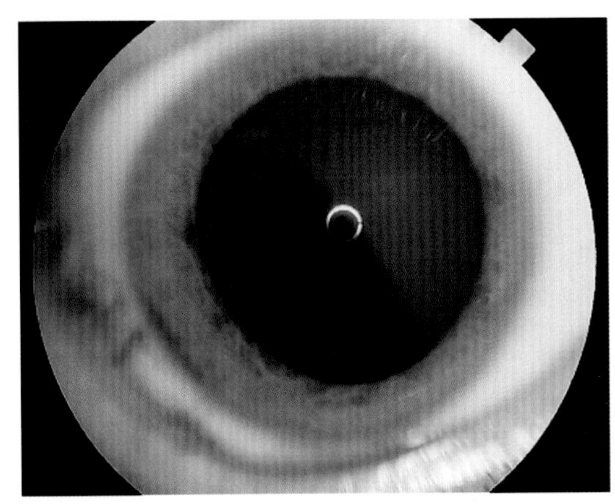

图7.2 图7.1所示患者散瞳照相,清晰显示睫状体色素性肿物

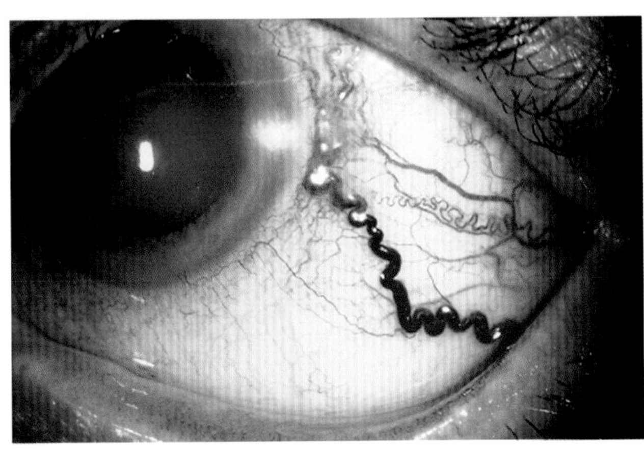

图7.3 60岁男性,睫状体黑色素瘤之上可见一条粗大的前哨血管

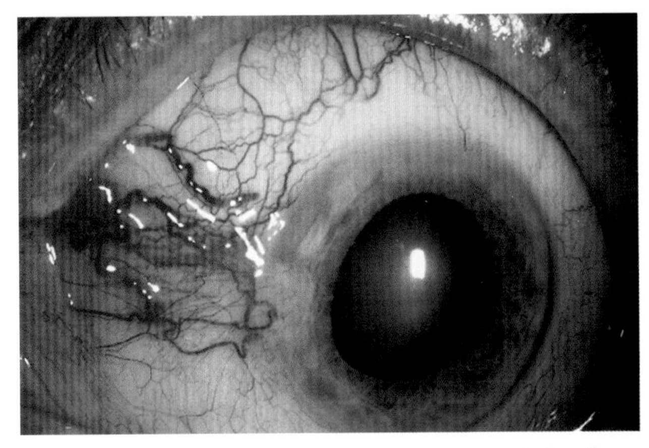

图7.4 77岁男性,睫状体黑色素瘤上方多根前哨血管

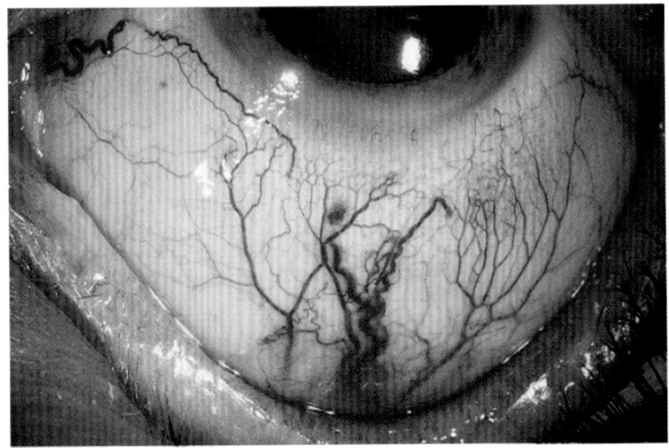

图7.5 84岁女性下方和鼻侧前哨血管,位于一个体积较大的睫状体黑色素瘤表面

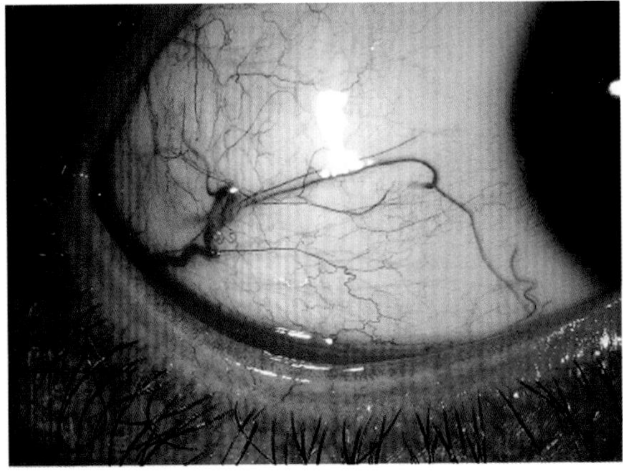

图7.6 27岁患者的假性前哨血管,除此之外该眼正常。进行了直接检眼镜、前房角镜、超声生物显微镜及透照实验,证实没有小的隐匿的黑色素瘤

睫状体黑色素瘤:经巩膜扩散

睫状体黑色素瘤常经导水管扩散,出现在表层巩膜组织中,有时形成一个外眼肿物。这种情况易发生于体积较大且侵袭性强的肿瘤,特别是呈环形生长的肿瘤。在少数病例中,向前蔓延可侵袭其表面的结膜,经巩膜蔓延常预示全身预后差。

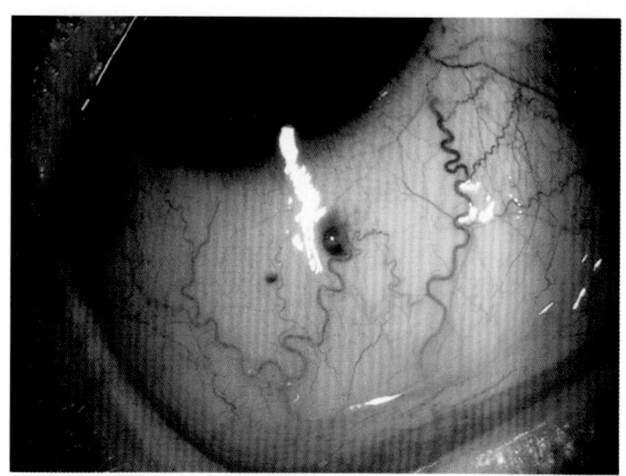

图7.7 65岁男性,下方可见2处经巩膜蔓延的小病灶

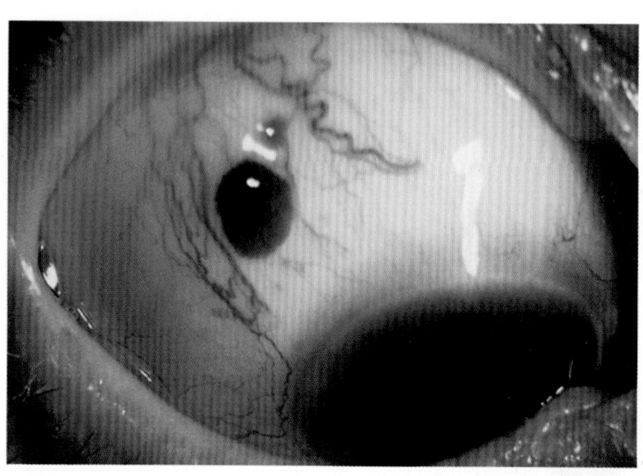

图7.8 77岁女性,上方巩膜可见更加明显的经巩膜蔓延形成的结节

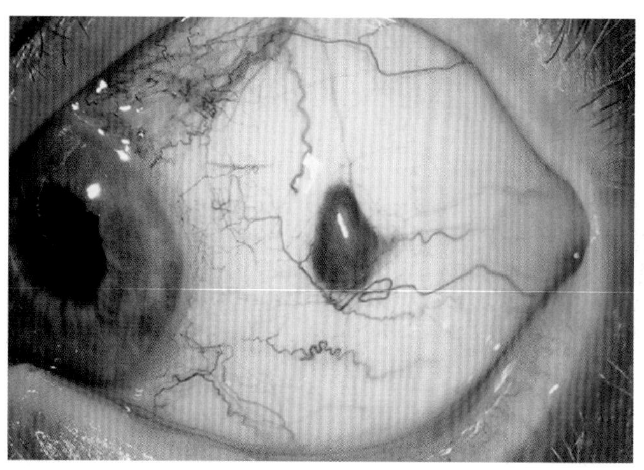

图7.9 83岁男性,稍后方可见一经巩膜蔓延的局限性结节

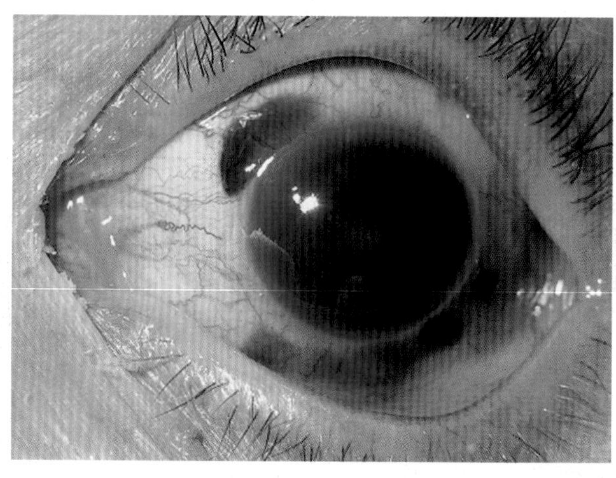

图7.10 70岁女性,继发于环形睫状体黑色素瘤的多发经巩膜蔓延病灶。发生经巩膜扩散的环形黑色素瘤预后更差

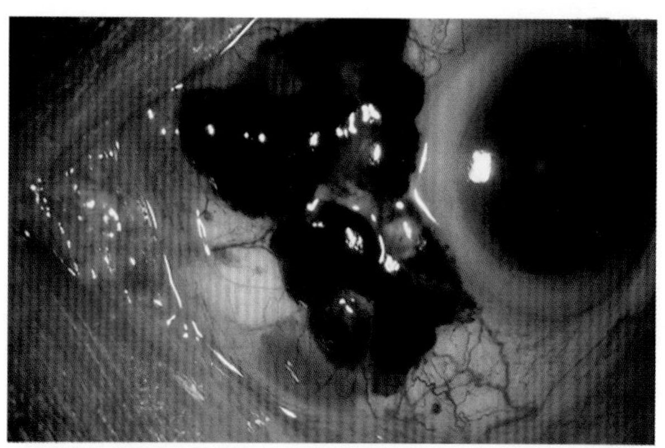

图7.11 患睫状体黑色素瘤的58岁男性,巨大的经巩膜扩散侵袭其上的结膜

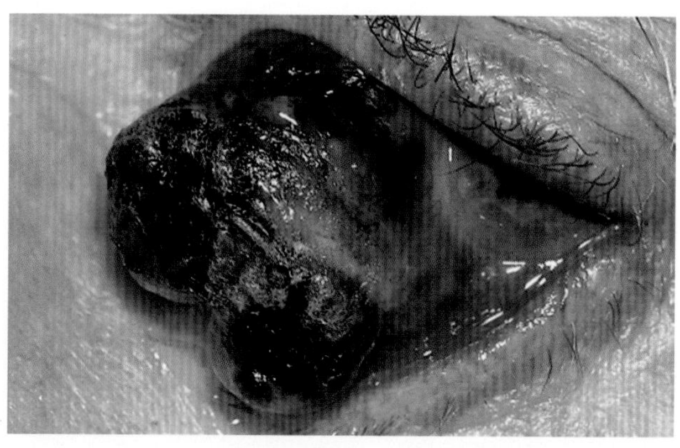

图7.12 80岁男性患者中未治疗的睫状体黑色素瘤的巨大球外扩散,需进行眶内容剜除术。该患者3年前发现一个相对小的睫状体黑色素瘤时拒绝治疗

睫状体黑色素瘤:虹膜扩散

睫状体黑色素瘤可以穿过虹膜根部生长,在周边虹膜形成肿物,形态与原发性虹膜肿瘤相似。但与原发性虹膜肿瘤不同的是,睫状体黑色素瘤向前的扩散往往穿过虹膜根部并造成肿瘤诱导的虹膜根部离断。

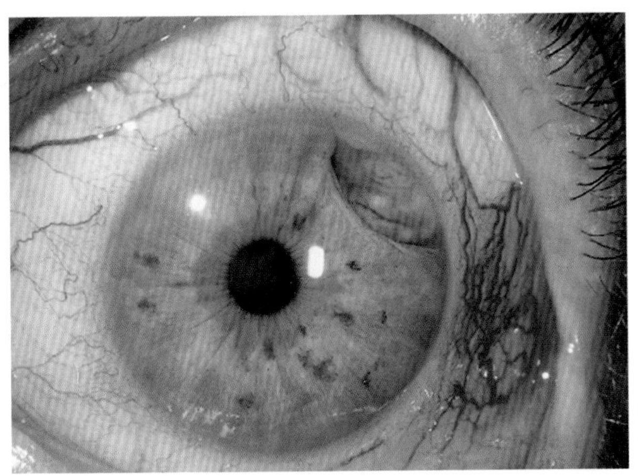

图 7.13　70 岁女性,颞上睫状体黑色素瘤虹膜扩散,注意前哨血管

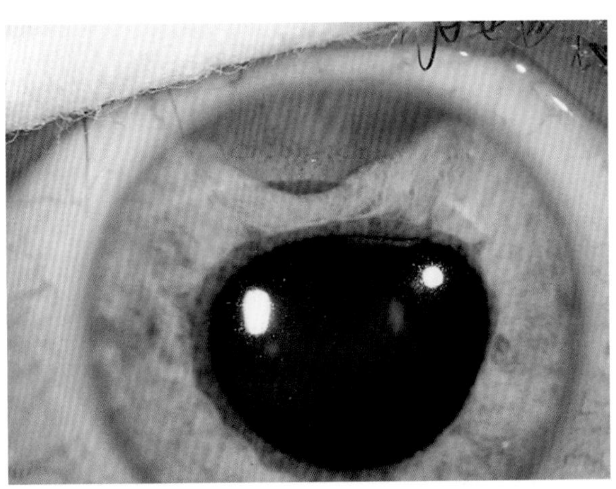

图 7.14　52 岁女性,上方睫状体黑色素瘤的虹膜扩散

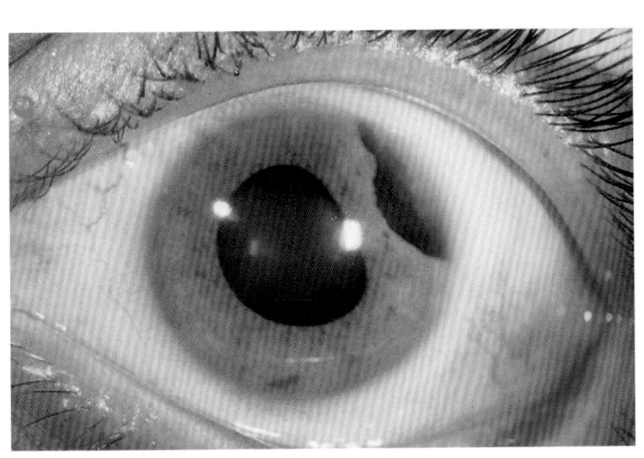

图 7.15　37 岁女性,上方睫状体黑色素瘤虹膜扩散

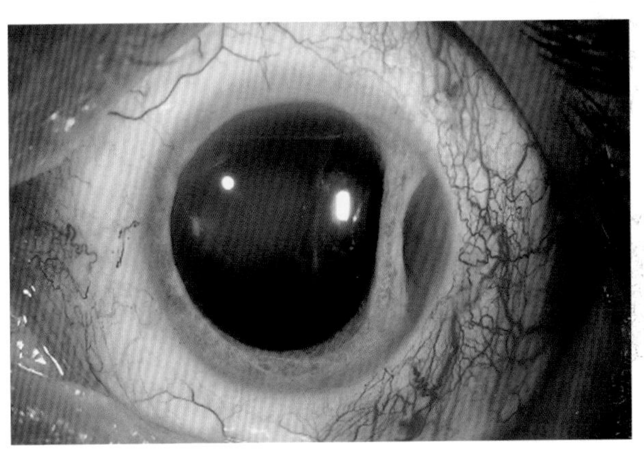

图 7.16　54 岁男性,颞侧睫状体黑色素瘤虹膜扩散,注意前哨血管和手风琴样的虹膜皱褶。散瞳后可见肿瘤的睫状体部分

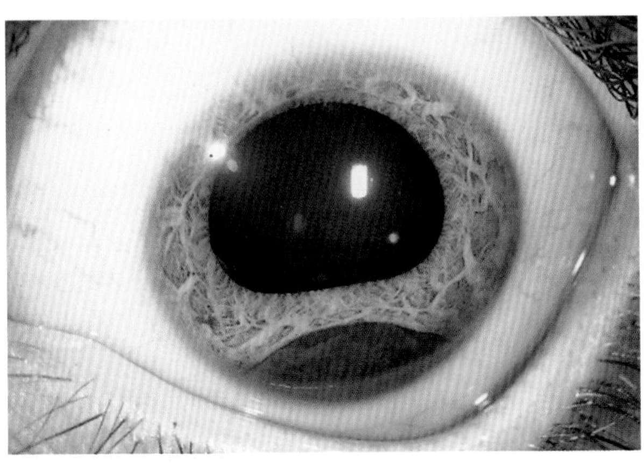

图 7.17　16 岁女孩,下方睫状体黑色素瘤虹膜扩散

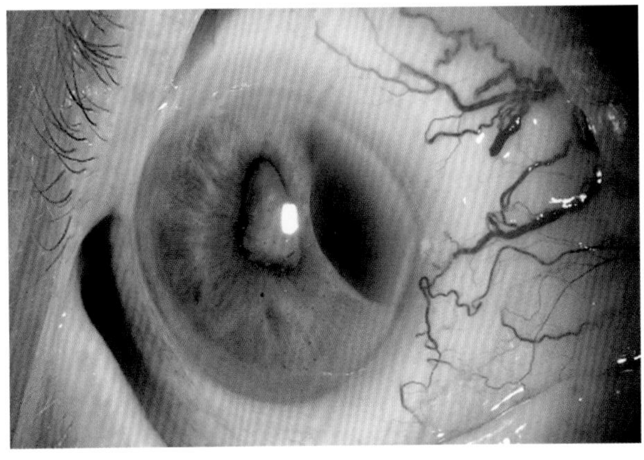

图 7.18　85 岁男性,颞侧较大的睫状体黑色素瘤,有虹膜扩散和继发性白内障。注意多根前哨血管

睫状体黑色素瘤:散瞳后的表现

睫状体黑色素瘤通常表现为穹顶样色素性肿物,可以侵犯晶状体,导致晶状体半脱位和白内障。可以向后扩散至脉络膜(睫状体脉络膜黑色素瘤)。少数情况下呈环形生长而不呈结节状。

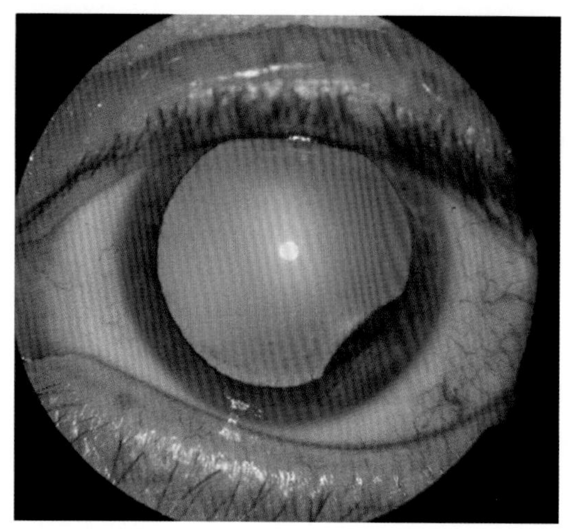

图7.19 位于左眼颞下部位相对较小的睫状体黑色素瘤。注意穿过周边虹膜的微小蔓延

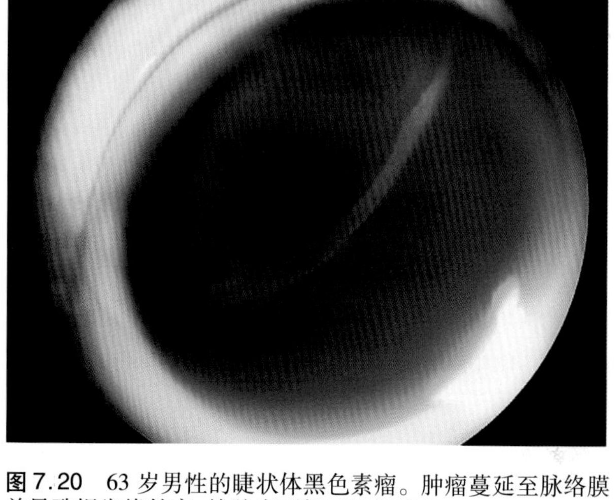

图7.20 63岁男性的睫状体黑色素瘤。肿瘤蔓延至脉络膜并导致锯齿缘抬高,故肿瘤顶部可见锯齿缘

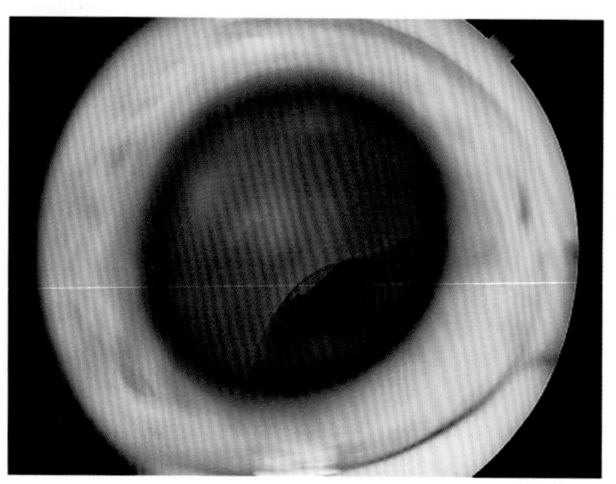

图7.21 47岁男性,表面不规则的睫状体黑色素瘤

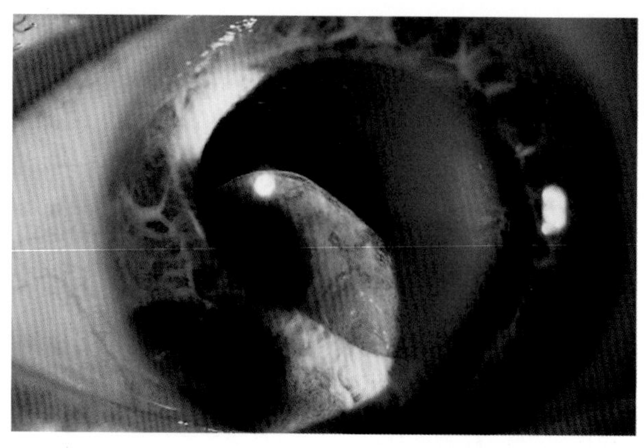

图7.22 54岁男性,穹顶状的睫状体黑色素瘤

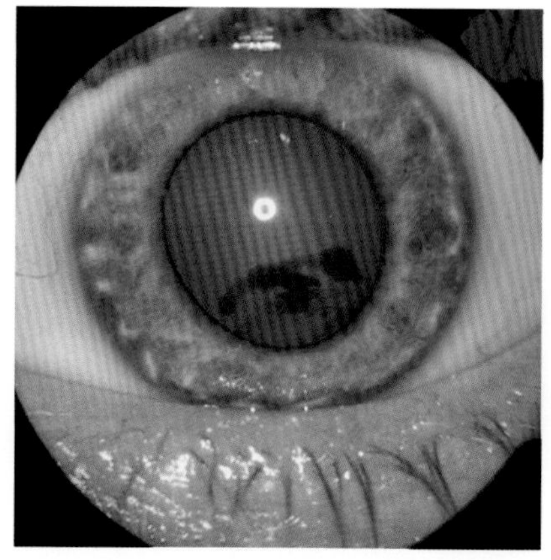

图7.23 睫状体黑色素瘤伴相应区域玻璃体积血

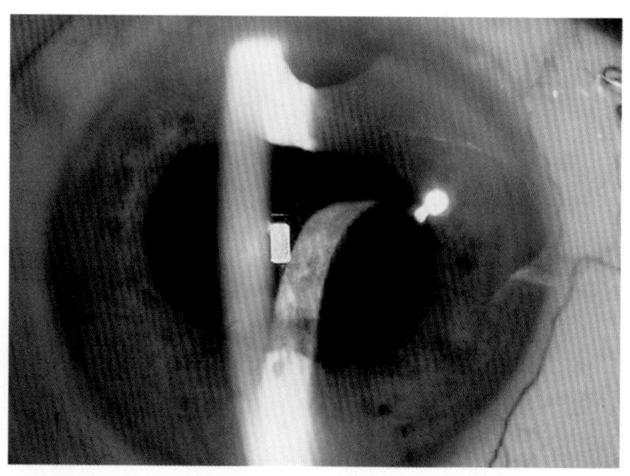

图7.24 63岁男性,睫状体黑色素瘤。在未排除黑色素瘤的情况下,进行了单侧白内障摘除术。对任何无法解释的单侧白内障患者,应检查是否存在睫状体黑色素瘤

睫状体黑色素瘤:广角眼底照相

睫状体黑色素瘤位置非常隐蔽,用传统的间接检眼镜不能窥其全貌。最近,广角成像和照相技术的出现为此类疾病提供了更好的全景观察手段。

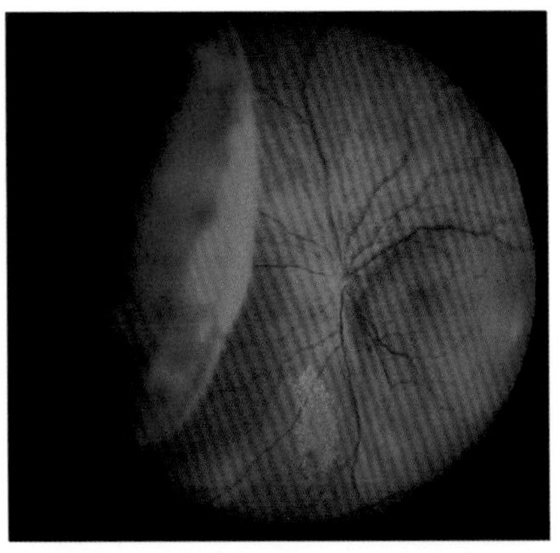

图 7.25　体积较大的鼻侧睫状体黑色素瘤。有下半视网膜脱离,累及黄斑区

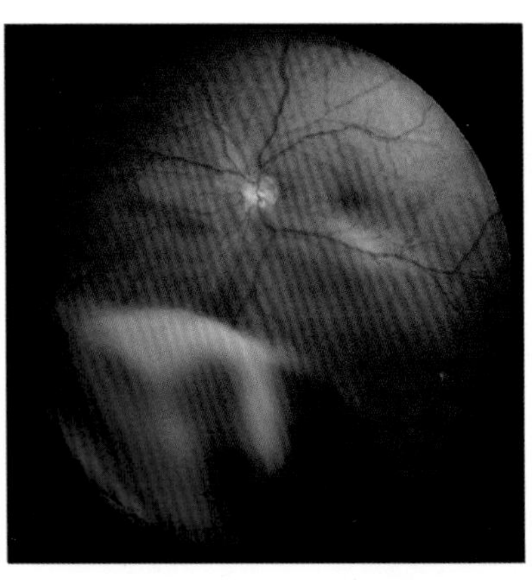

图 7.26　下方睫状体黑色素瘤,拍照时聚焦于后极,所以瘤体表面未能聚焦

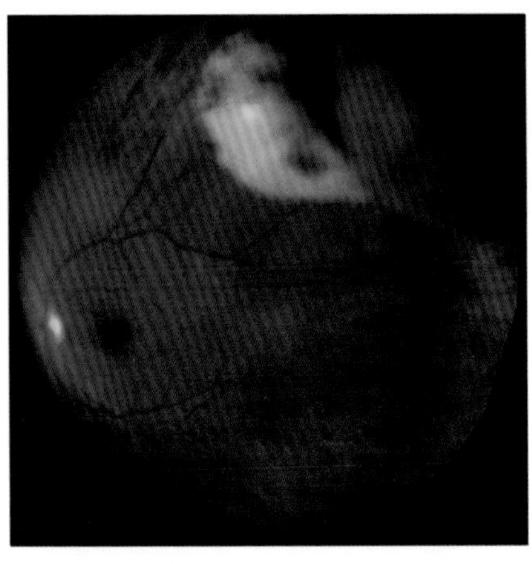

图 7.27　颞上睫状体黑色素瘤,由于病变在锯齿缘后通过不规则的裂口突破 Bruchs 膜,使得病变呈两叶

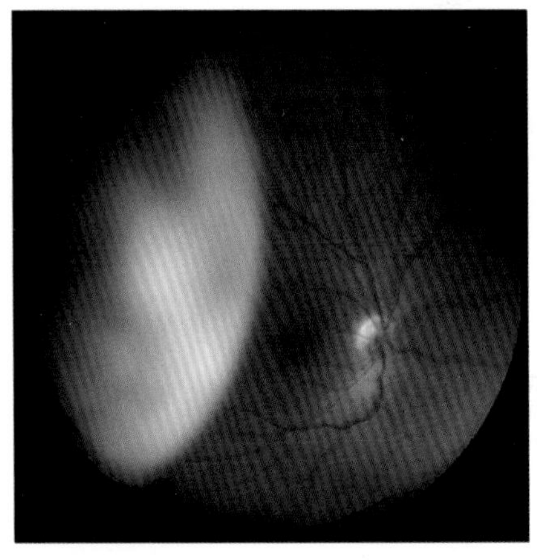

图 7.28　较大的颞侧睫状体黑色素瘤。瘤体在焦点外,照片显示其下方视网膜浅脱离

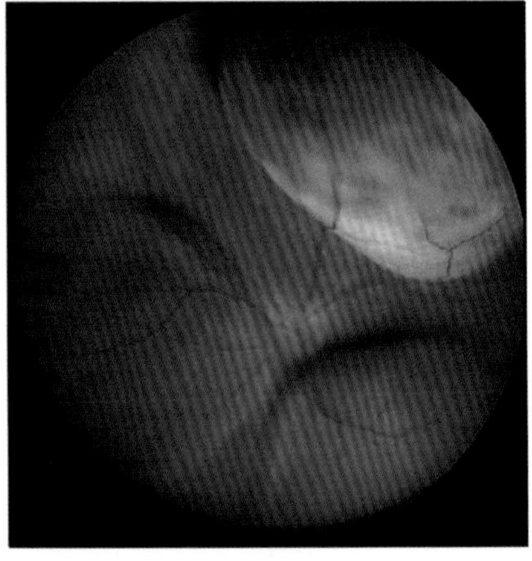

图 7.29　颞上少色素的睫状体黑色素瘤。瘤体较大,注意下方继发形成两个半球形视网膜脱离,照片是在病人坐位时拍摄的,坐位时视网膜下液向下移动

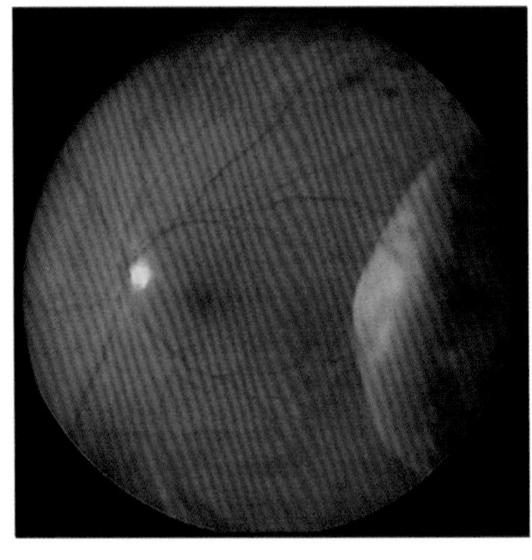

图 7.30　左眼颞侧睫状体黑色素瘤

睫状体黑色素瘤：空腔型

有时，睫状体黑色素瘤也可以发展为大的空腔样改变，B 超检查可以发现囊腔改变。这种类型的黑色素瘤需要与睫状体囊肿鉴别。下述一个此类病例的临床病理相关资料。

Zhang JJ, Demirci H, Shields CL, et al. Cavitary melanoma of ciliary body simulating a cyst. *Arch Ophthalmol* 2005; 123:569-571.

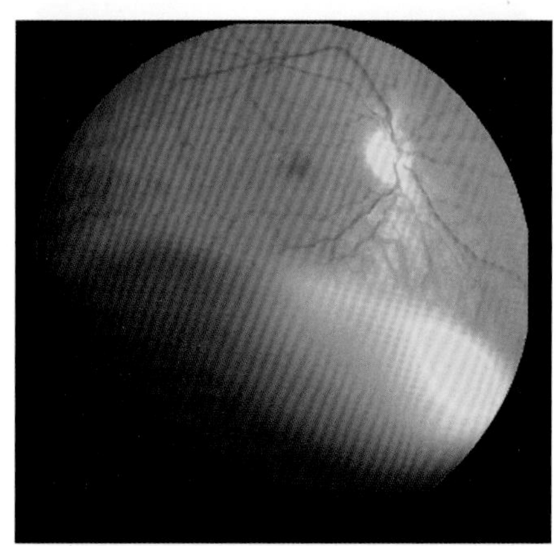

图 7.31 38 岁男性的眼底像，为一较大的睫状体黑色素瘤

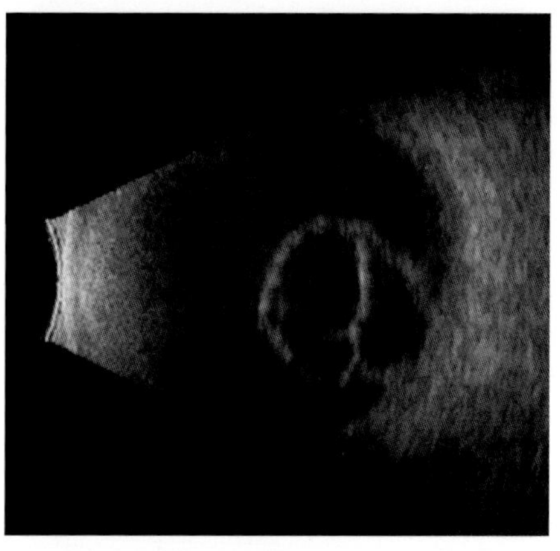

图 7.32 B 超显示病变呈囊样质地。B 超结果提示睫状体囊肿的诊断。我们根据类似病例的诊疗经验怀疑该例为囊腔型黑色素瘤，并行眼球摘除术

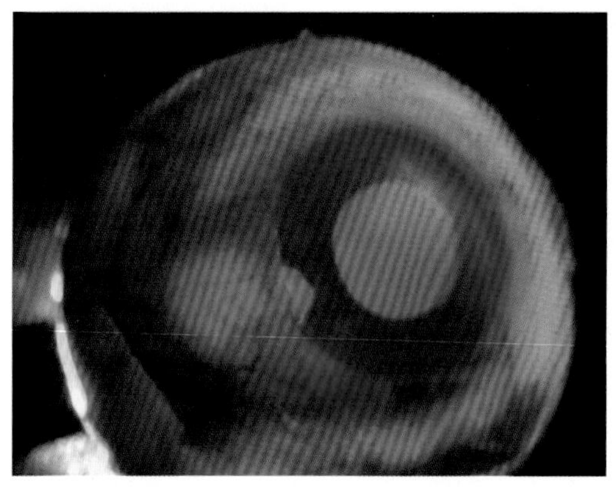

图 7.33 摘除的眼球行透光实验。注意光束穿透的睫状体区域与病变处相对应。这点似乎与色素性的黑色素瘤透照实验应为阴性相矛盾

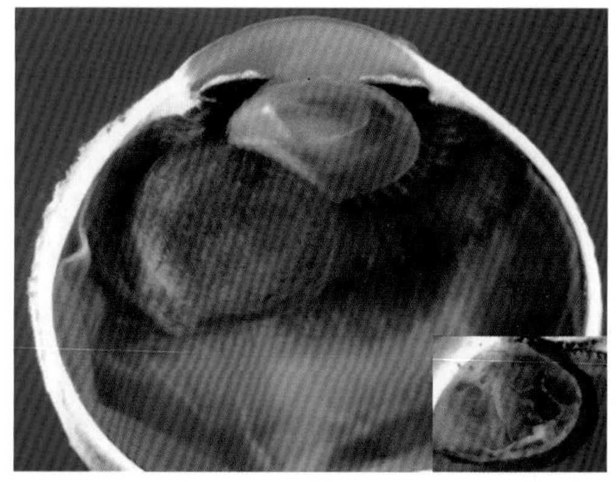

图 7.34 摘除眼球的截面图，可以看到一个大的睫状体肿物，导致晶状体半脱位。小图显示了这一富含色素的厚壁囊样病变的近貌

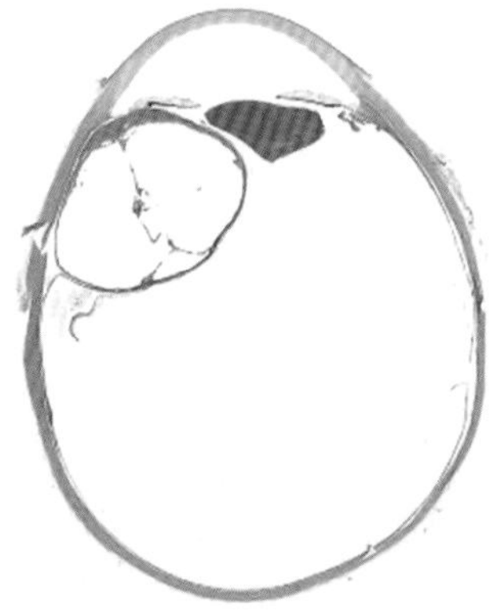

图 7.35 摘除眼球的染色切片图像，图中看似一个清亮的睫状体囊肿，但该囊样病变的壁比囊肿厚，在前壁尤为明显

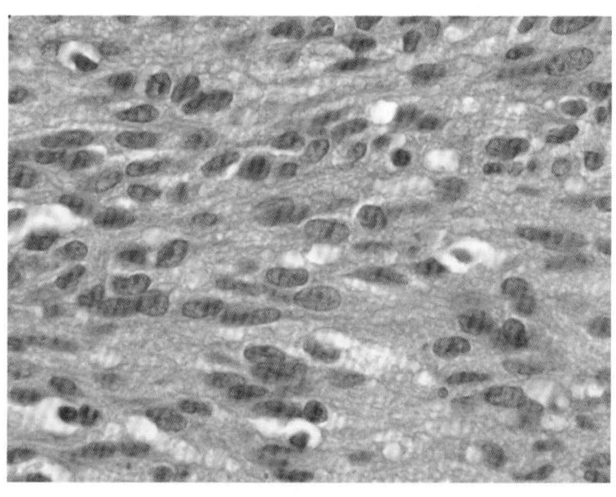

图 7.36 囊腔壁组成细胞的显微照片，为梭形和类上皮形黑色素瘤细胞

睫状体黑色素瘤:环形黑色素瘤伴有眼外扩散和继发性青光眼

在一些病例中,睫状体黑色素瘤可导致白内障和继发性青光眼。临床中,有部分病例接受了青光眼手术后仍没有考虑到黑色素瘤的可能。举一例说明。

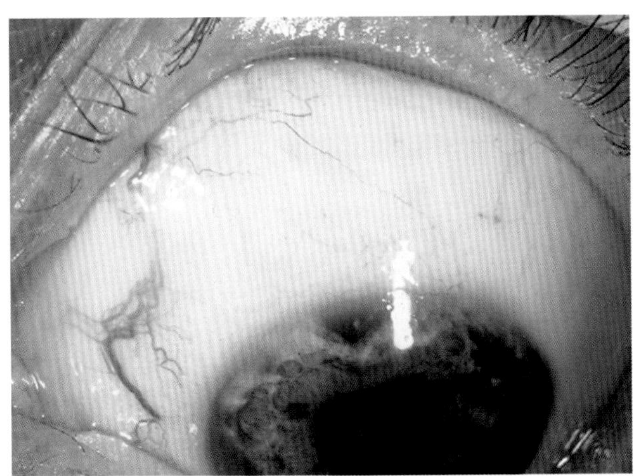

图 7.37　一名老年女性,因无法解释的单侧青光眼行小梁切除术,可见上方滤过泡

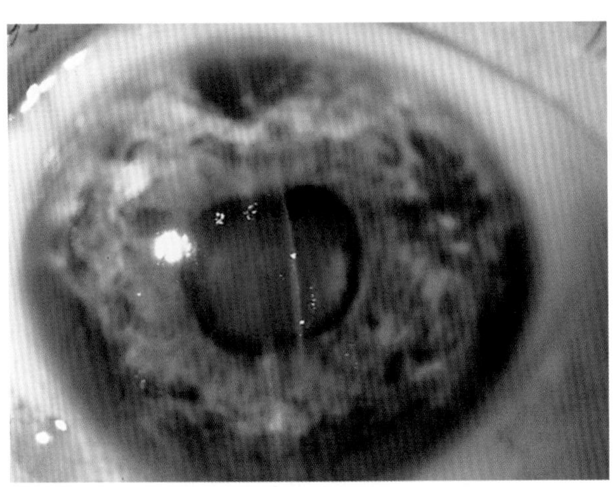

图 7.38　弥漫的斑片状虹膜色素沉积。这种色素分布常与睫状体环形黑色素瘤相关

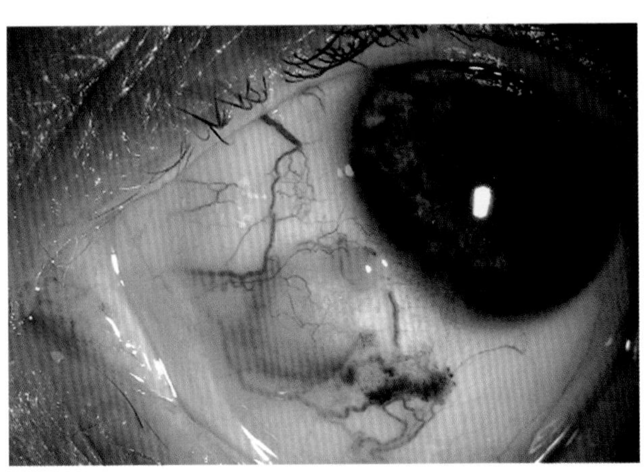

图 7.39　鼻下方无色素的结节为肿瘤球外扩散

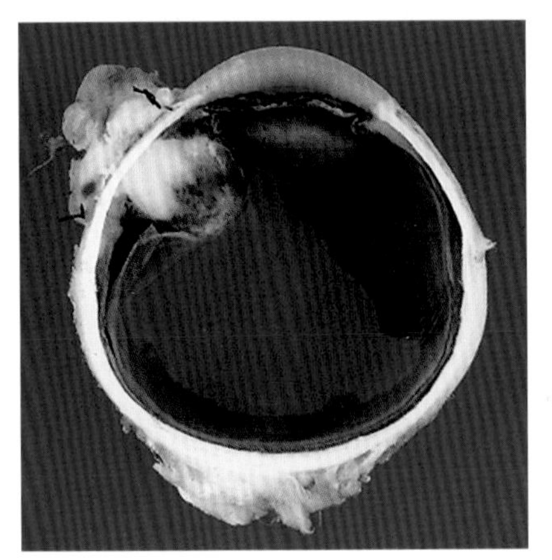

图 7.40　眼球摘除后剖面,显示睫状体结节和眼外占位

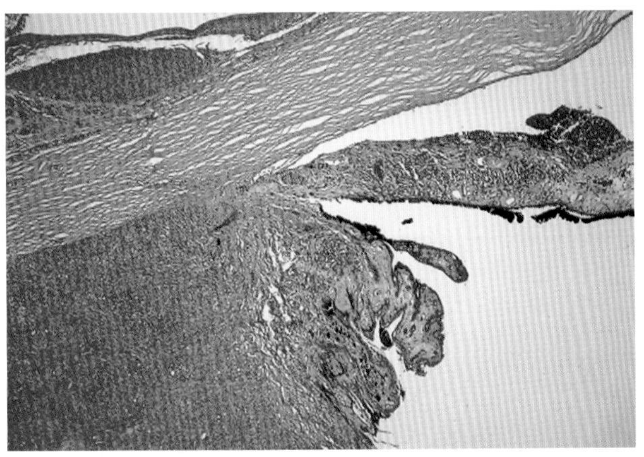

图 7.41　显微镜下的前节图像示睫状体肿物。肿瘤沿睫状体弥漫扩散,有一个如图 7.40 所示的明显结节。(苏木精-伊红染色×5)

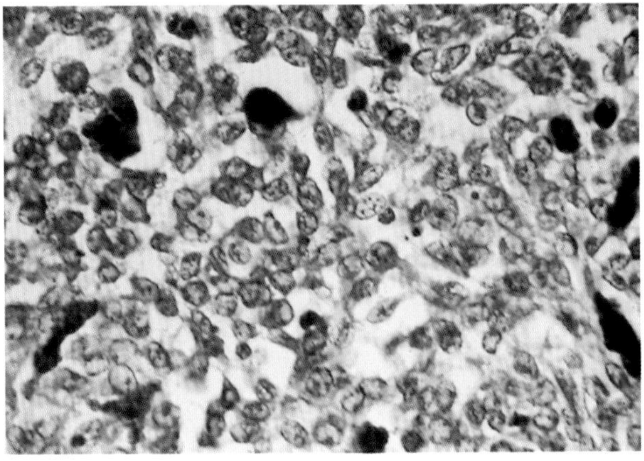

图 7.42　显微图片示松散连接的类上皮型黑色素瘤细胞。(苏木精-伊红染色×5)

脉络膜黑色素瘤：用眼底自发荧光和相干光断层扫描检测小的黑色素瘤

一些病变介于大的脉络膜痣和小的脉络膜黑色素瘤之间。这类病变其生长和转移的危险因素在本章开始的讨论部分也有提及。厚度等因素可以通过超声检查进行测量，脂褐质（橘红色色素）可以通过自发荧光检测，少量的视网膜下液可用OCT检测。

1. Shields CL, Cater JC, Shields JA, et al. Combination of clinical factors predictive of growth of small choroidal melanocytic tumors. *Arch Ophthalmol* 2000;118:360-364.
2. Shields CL, Kaliki S, Rojanaporn D, et al. Enhanced depth imaging optical coherence tomography of small choroidal melanoma. Comparison with choroidal nevus. *Arch Ophthalmol* 2012;130:850-856.

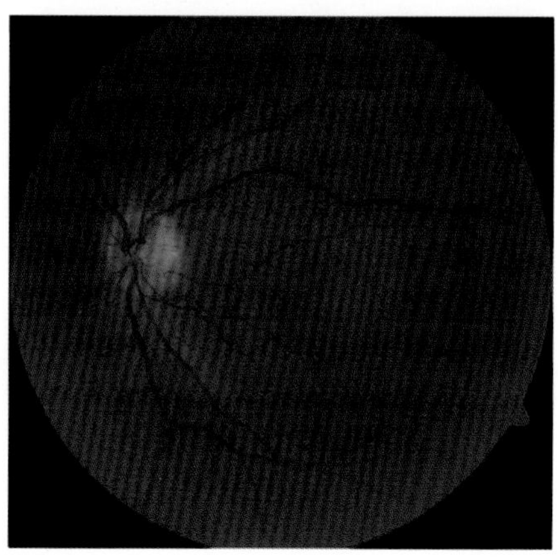

图7.43　较小的黑色素细胞性脉络膜病变，有三个肿瘤生长的危险因素：橘红色色素，视网膜下液和患者有症状

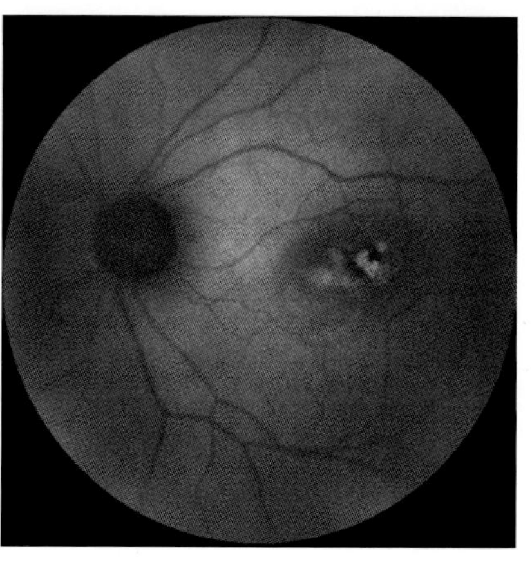

图7.44　图7.43中所示病变的自发荧光显示高自发荧光的脂褐质（橘红色色素）和少量的视网膜下液，显示为散在的荧光团

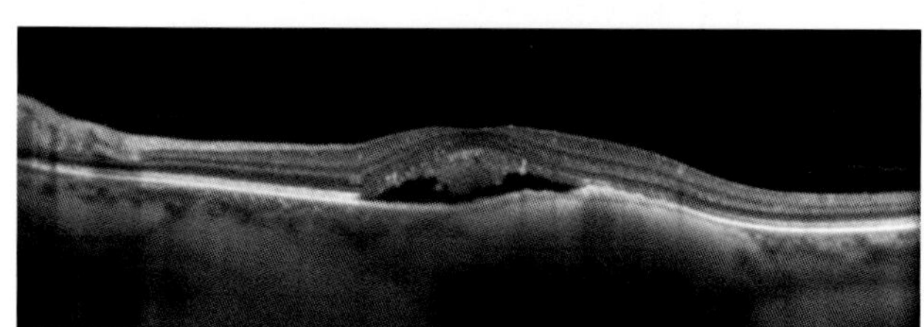

图7.45　图7.43中所示病变的相干光断层扫描结果，显示隆起的脉络膜占位，表面浆液性视网膜脱离和视网膜后表面不规则碎片样病变（粗糙且不规则的光感受器细胞）

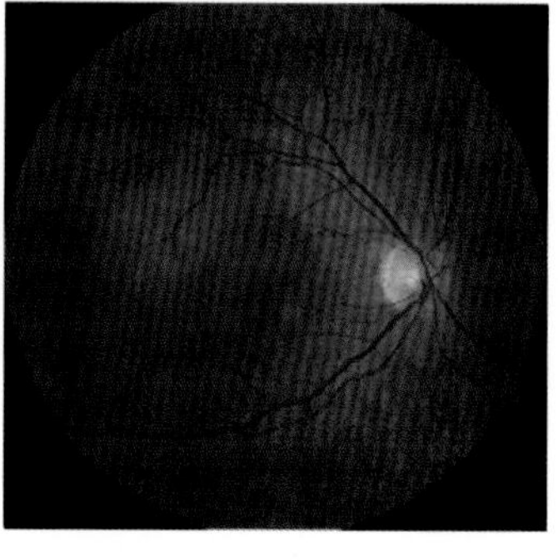

图7.46　脉络膜黑色素细胞性病变，界限不清，颞侧散在的橘红色色素和视网膜下液

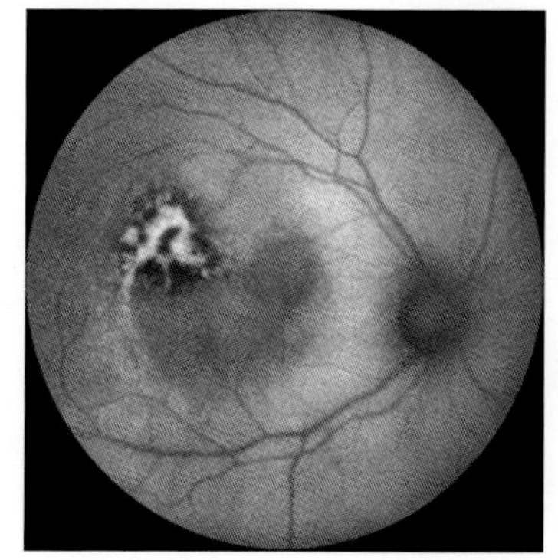

图7.47　图7.46所示病变的自发荧光，显示强自发荧光性脂褐质（橘红色色素）和显示为散在荧光团的颞侧少量视网膜下液

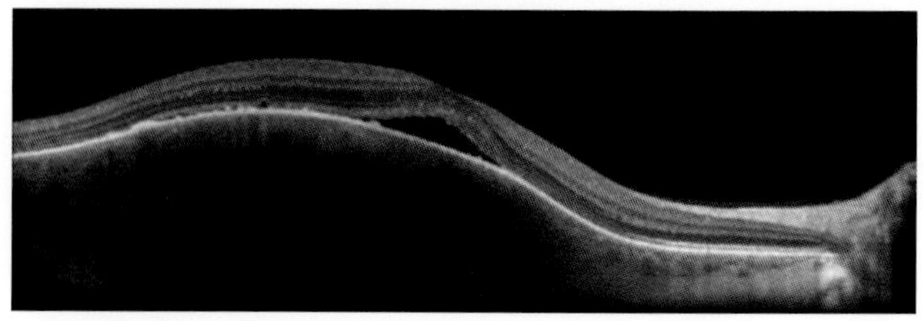

图7.48　图7.46图像中所示病变的OCT图像，显示隆起的脉络膜肿物，表面浆液性视网膜脱离和视网膜后表面不规则碎片样病变（粗糙且不规则的光感受器细胞）

脉络膜黑色素瘤:色素性改变

脉络膜黑色素瘤最典型的特征是隆起的色素性脉络膜占位。较小的病灶表面更常见典型的橘红色色素。大的脉络膜黑色素瘤通常导致继发性非孔源性视网膜脱离。

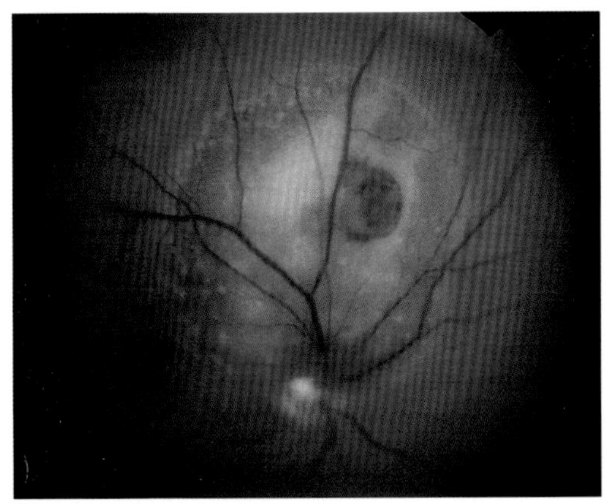

图 7.49　66 岁女性,视盘上方脉络膜黑色素瘤。注意肿瘤中央表面及周围环形的橘红色色素

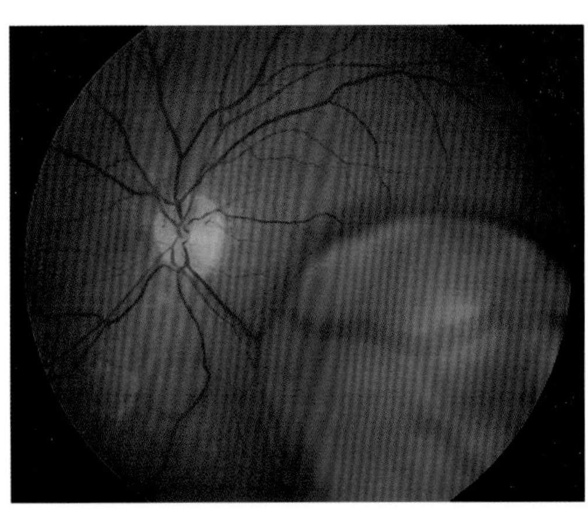

图 7.50　73 岁男性黄斑区下方脉络膜黑色素瘤

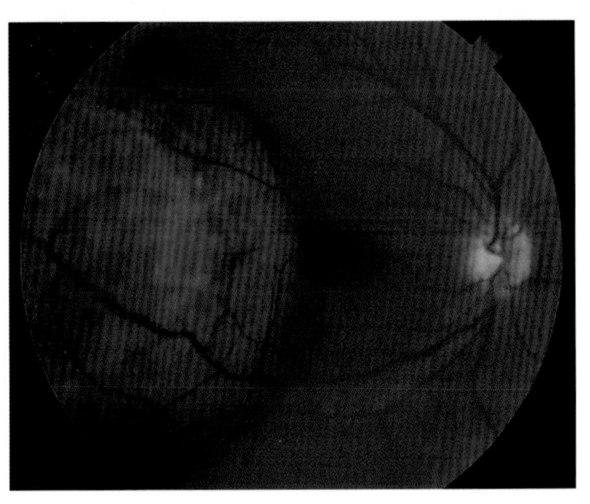

图 7.51　38 岁男性黄斑颞侧脉络膜黑色素瘤

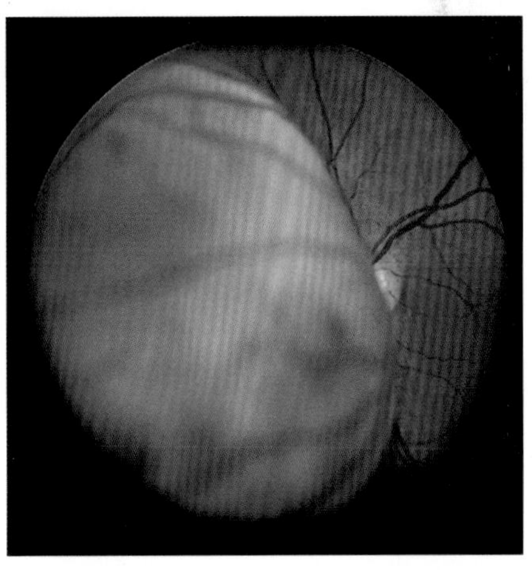

图 7.52　40 岁男性,悬于视盘上方的穹窿状脉络膜黑色素瘤

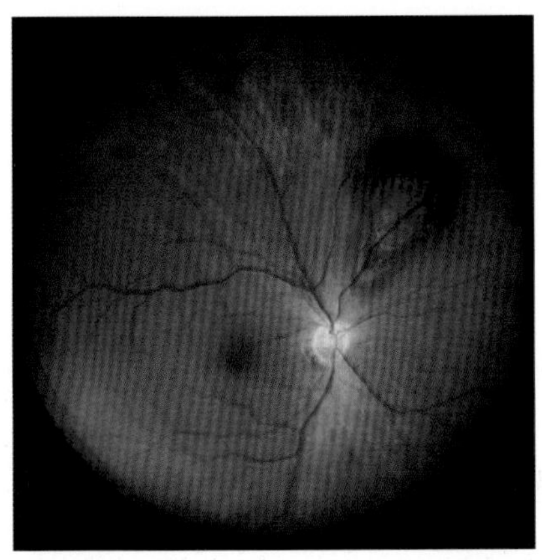

图 7.53　一例右眼鼻上方脉络膜黑色素瘤的广角成像,瘤体较小,色深

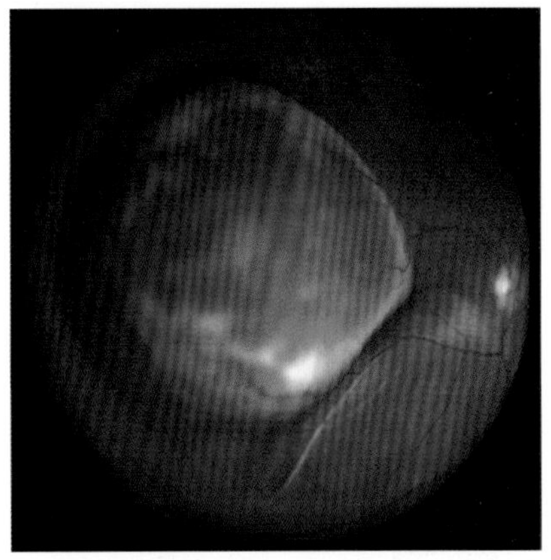

图 7.54　一例右眼颞侧色素性脉络膜黑色素瘤的广角成像,体积较大,从黄斑区延伸到赤道部。注意下方继发性视网膜脱离

脉络膜黑色素瘤：部分色素性改变

有时脉络膜黑色素瘤为部分有色素部分无色素。尽管无色素部分提示其他诊断的可能，比如脉络膜转移癌，但任何病变自身富含色素都提示病变极可能为黑色素瘤。

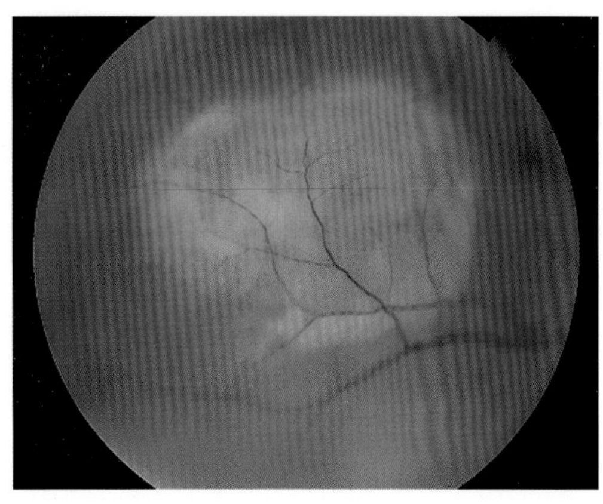

图 7.55 43 岁男性的脉络膜黑色素瘤，仅病变下部显示有色素

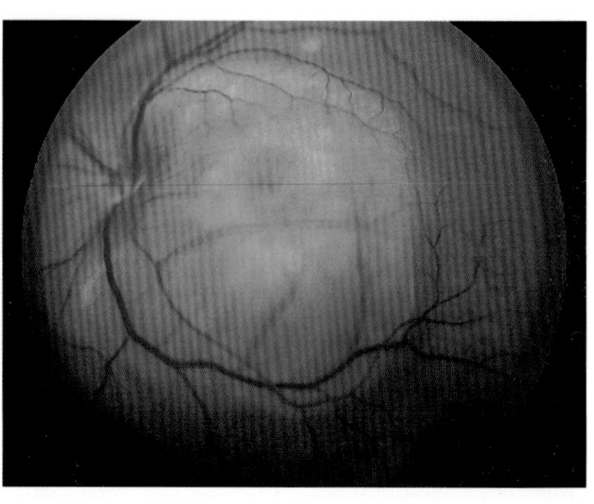

图 7.56 61 岁男性，黄斑部脉络膜黑色素瘤，病变颞下部可见一小片色素

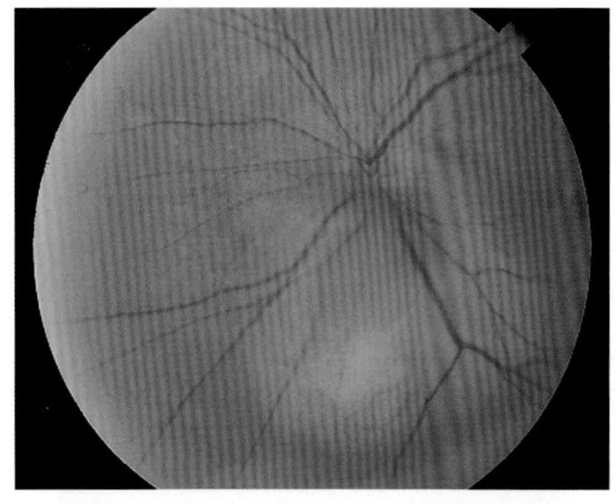

图 7.57 71 岁女性，视盘附近的脉络膜黑色素瘤。在本例中，平坦的肿瘤基底部富含色素，垂直生长的隆起部分是非色素性的

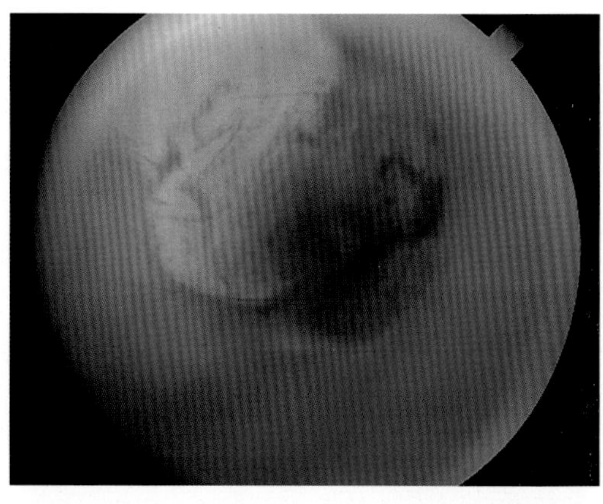

图 7.58 72 岁男性，高度隆起的脉络膜黑色素瘤，部分有色素部分无色素

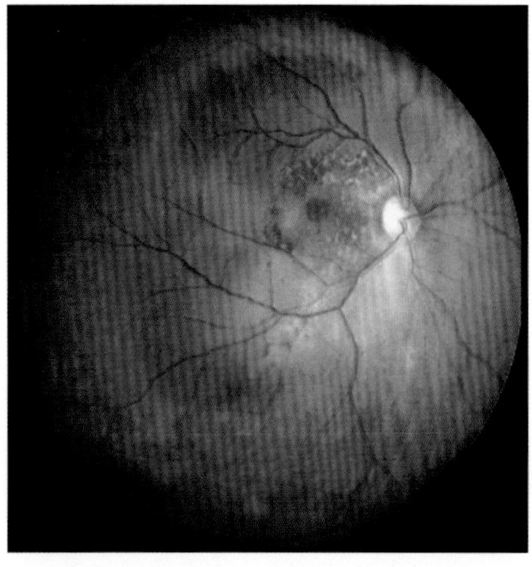

图 7.59 脉络膜黑色素瘤广角成像，肿瘤上部明显色素沉积，下部色素较少

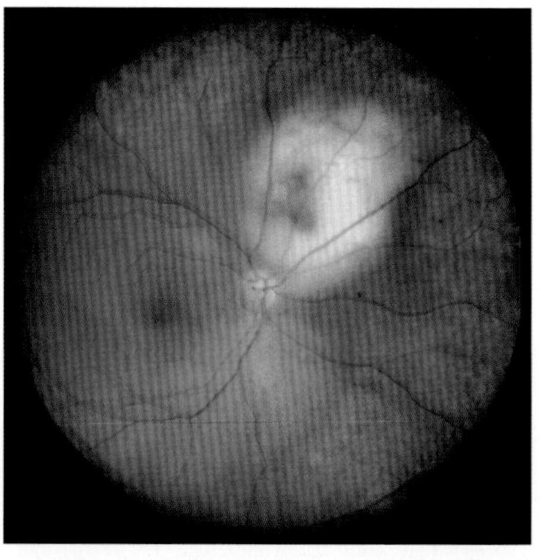

图 7.60 中央有一小块色素的无色素性脉络膜黑色素瘤广角成像。尽管肿瘤大部分是无色素的，一小块色素沉积提示此病变为黑色素瘤而不是脉络膜转移癌或其他非色素性的肿瘤

脉络膜黑色素瘤:无色素性改变

当黑色素瘤临床表现为无色素性时,与脉络膜转移癌、血管瘤、淋巴瘤、骨瘤,以及其他脉络膜肿瘤的鉴别就更难。但是检眼镜下可以看到清晰的肿瘤内部血管,这也提示黑色素瘤。此外,脉络膜黑色素瘤隆起度较高,玻璃膜疣和色素上皮层增生通常也比转移癌明显。在无色素型脉络膜黑色素瘤中,辅助检查,比如荧光血管造影、超声检查在诊断中有更重要的作用。

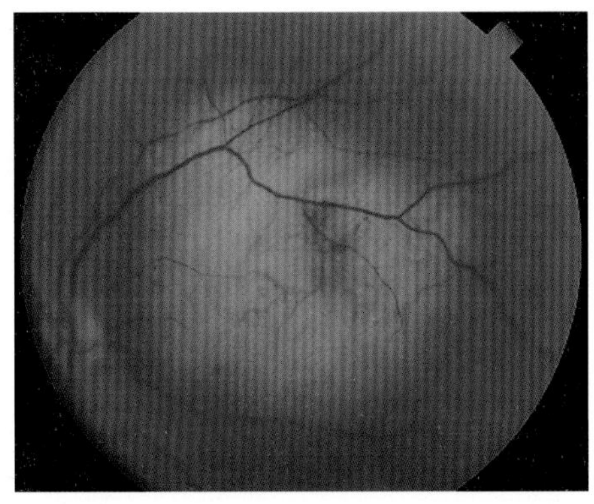

图7.61　62岁女性,黄斑区黄色的无色素性黑色素瘤,注意瘤体内很明显的自体血管,这提示黑色素瘤的诊断,而不是脉络膜转移癌或血管瘤

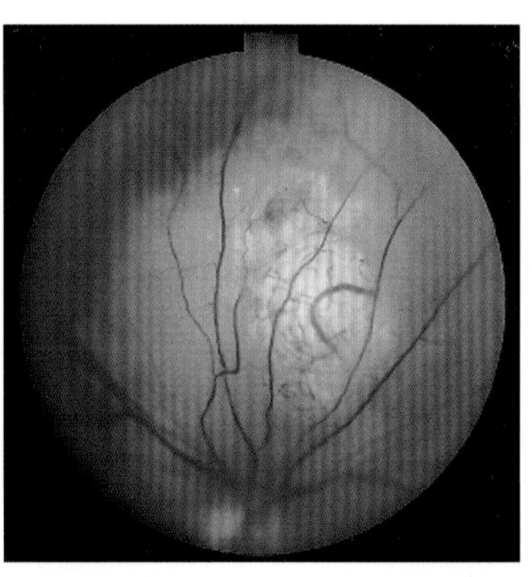

图7.62　52岁女性,视盘上方黄色无色素型黑色素瘤。肿瘤内部血管很明显

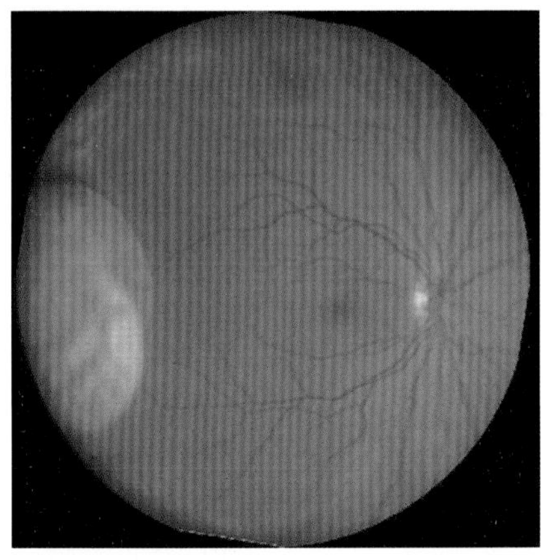

图7.63　右眼颞侧赤道部无色素性脉络膜黑色素瘤

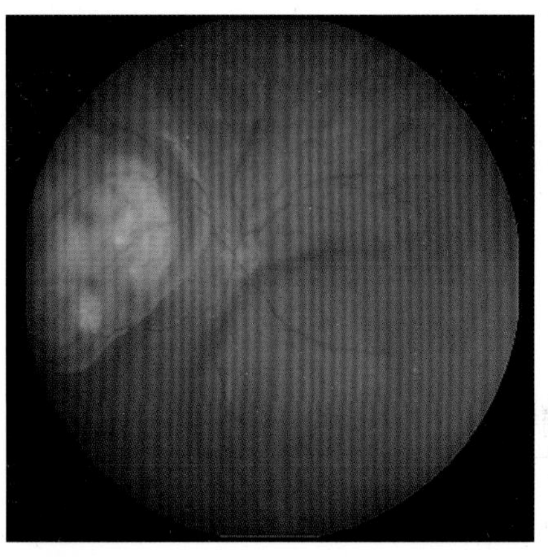

图7.64　左眼鼻侧多发结节状外观的无色素性脉络膜黑色素瘤。注意肿瘤表面继发性视网膜脱离,延伸累及下半视网膜

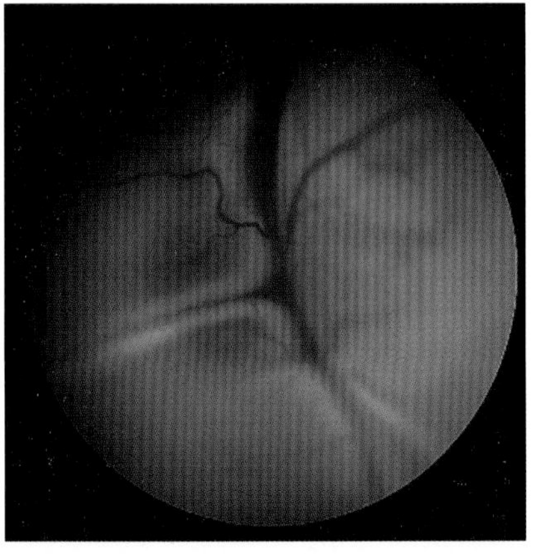

图7.65　51岁男性脉络膜黑色素瘤(右侧)和继发性视网膜脱离(左侧)

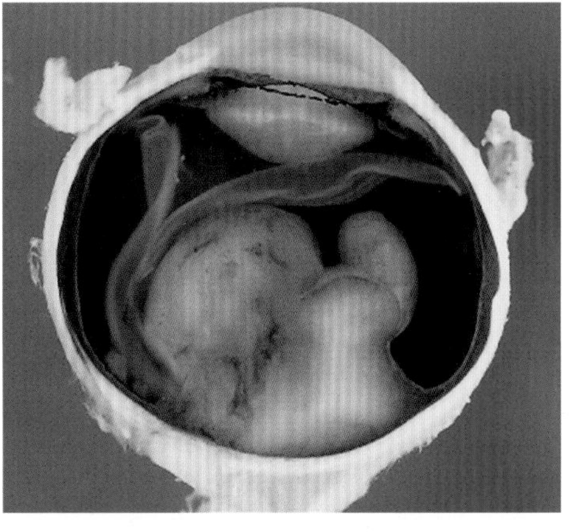

图7.66　图7.65所示眼球摘除后切面图。注意少色素的黑色素瘤,体积较大,从2个裂口突破Bruch膜,表面不规则,视网膜脱离至晶状体后方

脉络膜黑色素瘤:顶部富含色素的蘑菇形肿瘤

当脉络膜黑色素瘤生长突破了 Bruch 膜,即表现为一蘑菇形外观的肿物。肿瘤顶部若有色素遮挡,其内部的血管则不易观察。当肿瘤邻近视盘,则可能沿 Bruch 膜向后极方向生长,而非突破 Bruch 膜形成蘑菇样外观。当黑色素瘤突破 Bruch 膜,常继发脉络膜、视网膜下或玻璃体积血。

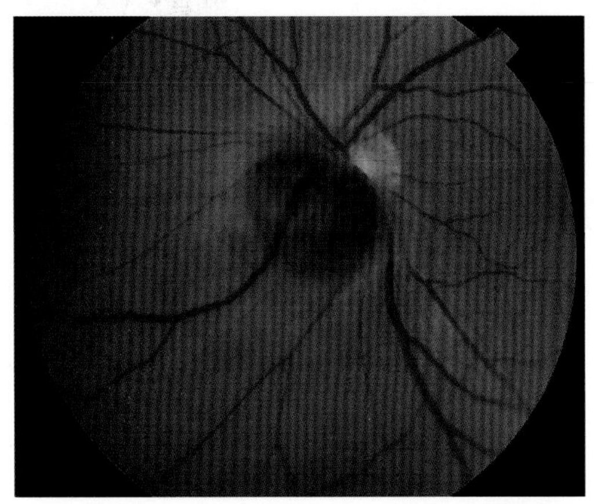

图 7.67 56 岁男性,邻近视盘的蘑菇形脉络膜黑色素瘤。此例中,黑色素瘤表现为沿着 Bruch 膜的后部止端生长。这被认为是视盘旁的黑色素瘤,而非黑色素细胞瘤

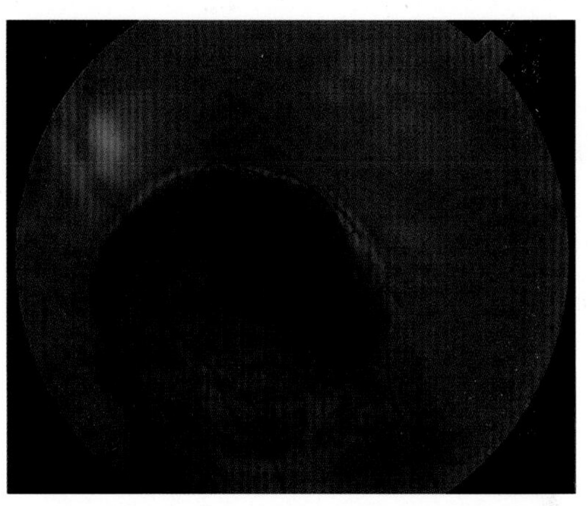

图 7.68 43 岁男性,蘑菇样的脉络膜黑色素瘤

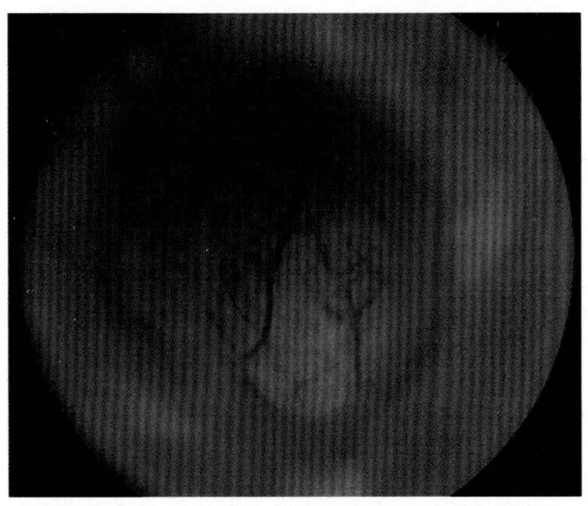

图 7.69 61 岁男性,蘑菇样的脉络膜黑色素瘤

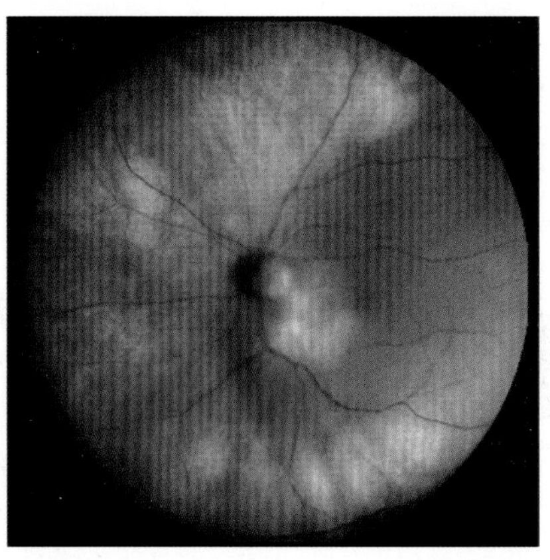

图 7.70 广角照相显示视盘下方脉络膜黑色素瘤,表现为明显的蘑菇样外观

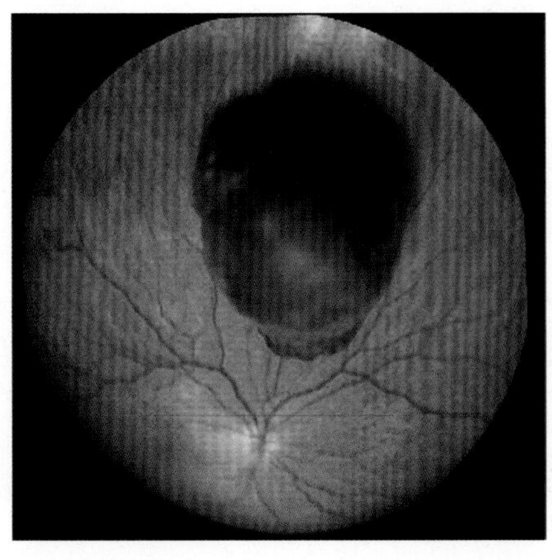

图 7.71 广角照相显示一例体积大、色素沉着深的蘑菇样脉络膜黑色素瘤

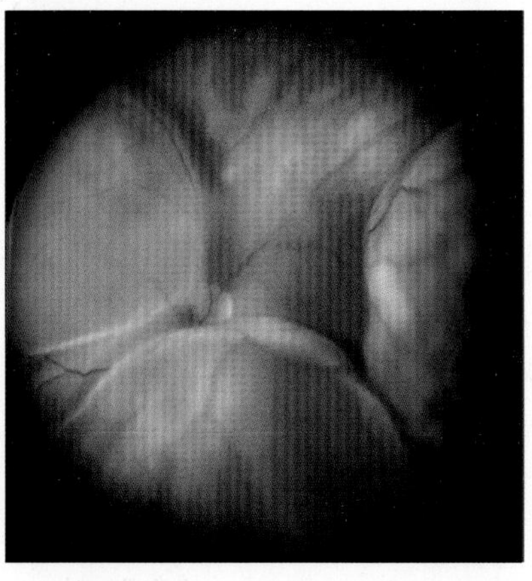

图 7.72 广角照相显示一例体积大、色素沉着深的蘑菇样脉络膜黑色素瘤,此瘤体偏心生长,具有不规则的外观

脉络膜黑色素瘤:顶部富含色素的蘑菇形肿瘤的广角成像

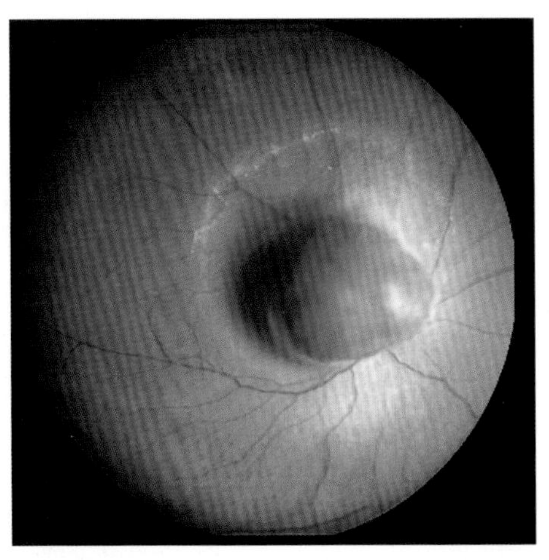

图 7.73　隆起的黑色素瘤遮挡了视盘的外观

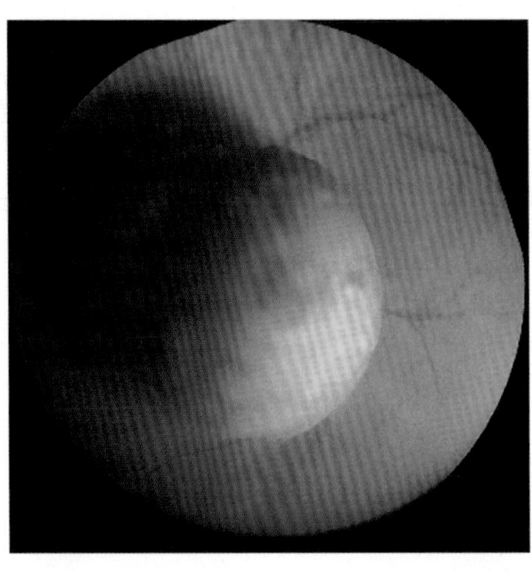

图 7.74　基底较平坦的黑色素瘤,但在 Bruch 膜前呈较大的球型,其顶部也遮挡视盘

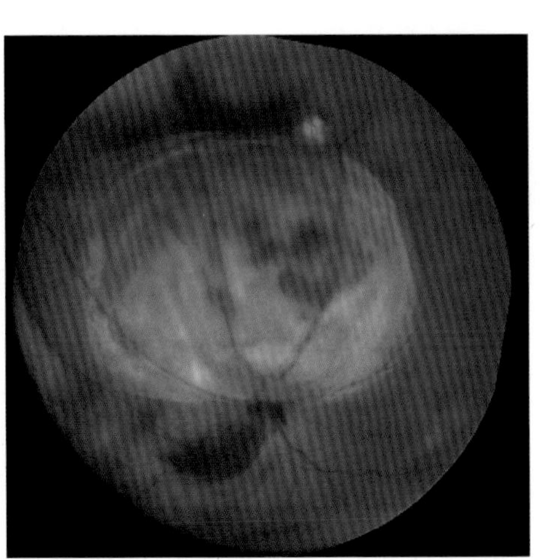

图 7.75　环绕视盘的脉络膜黑色素瘤在视盘旁突破 Bruch 膜

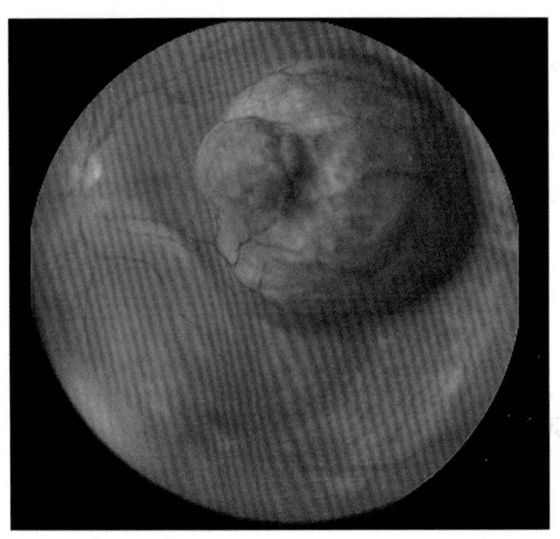

图 7.76　部分突破 Bruch 膜的脉络膜黑色素瘤合并早期视网膜侵袭

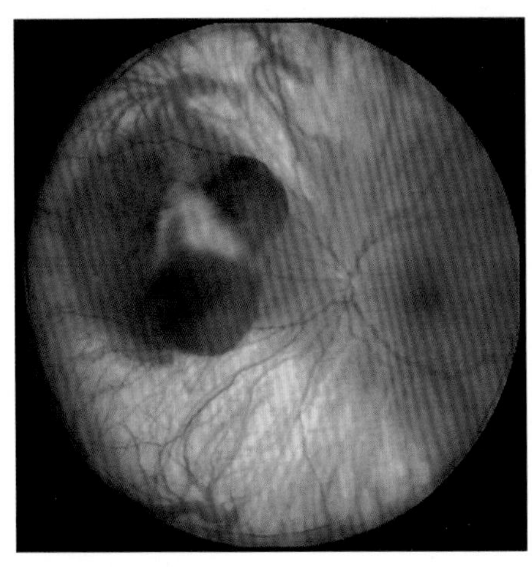

图 7.77　色素深的黑色素瘤,有两处突破 Bruch 膜且均合并视网膜侵袭

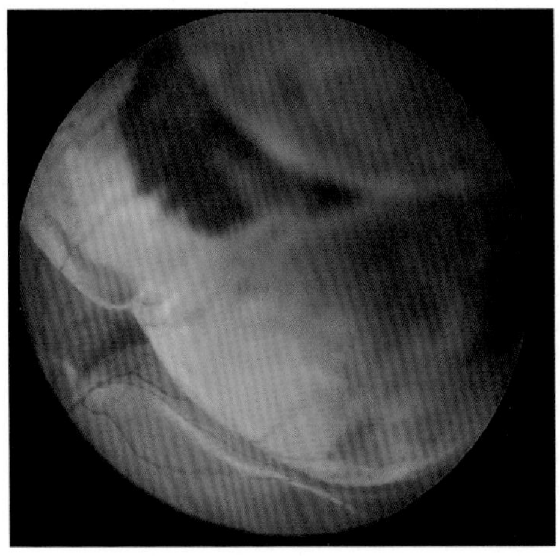

图 7.78　大体积的黑色素瘤,有大的 Bruch 膜突破口,可见全视网膜脱离及局部的玻璃体积血

脉络膜黑色素瘤：顶部无色素的蘑菇形肿瘤

当黑色素瘤的蘑菇样顶部无色素时，瘤体内部主要的血管一般会显示得非常明显。这一特征高度提示脉络膜黑色素瘤可能。注意以下各例中显著的特征性血管。

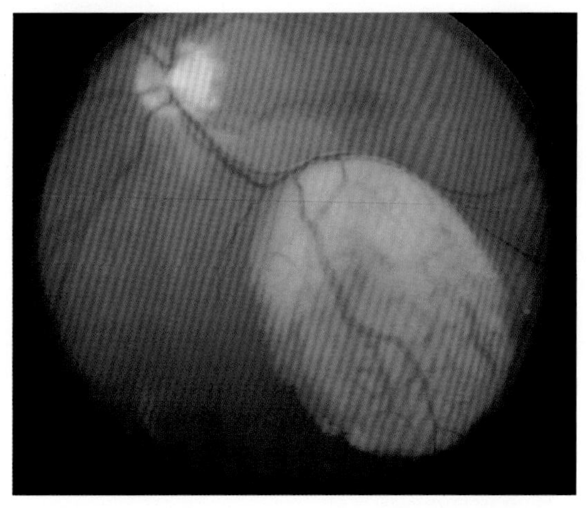

图7.79　在视盘颞下方顶部无色素的蘑菇形黑色素瘤

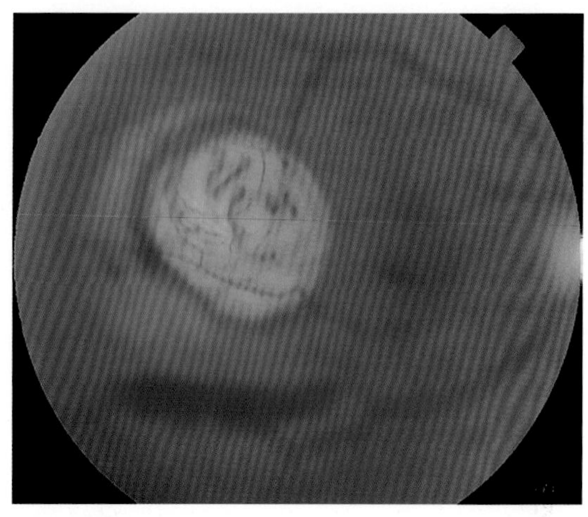

图7.80　63岁男性患者，无色素蘑菇样黑色素细胞瘤。注意瘤体下方视网膜下出血

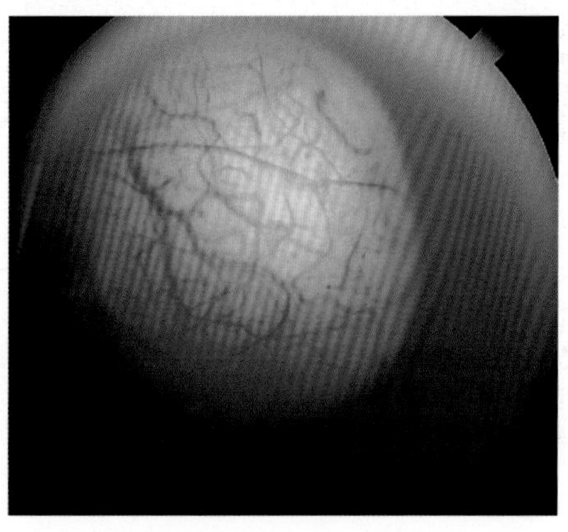

图7.81　无色素性隆起的蘑菇形黑色素瘤。此例中隆起的穹顶如此之大，以至于常规的眼底照相无法窥见瘤体的基底部

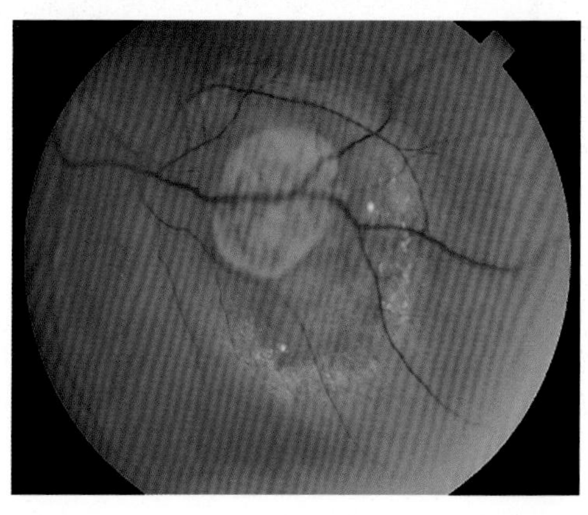

图7.82　49岁男性患者。小的、隆起的无色素蘑菇样黑色素瘤。此例中肿瘤的基底有色素沉着，靠近中心凹的上方边界有橘色色素，下方的基底可见玻璃膜疣

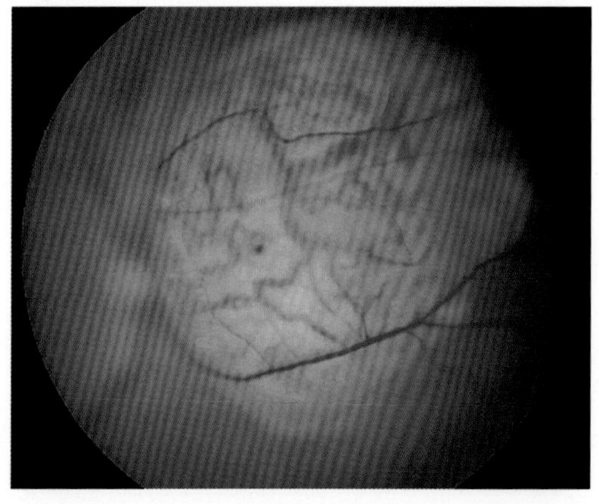

图7.83　45岁男性患者顶部无色素的蘑菇样黑色素瘤，中心位于黄斑区

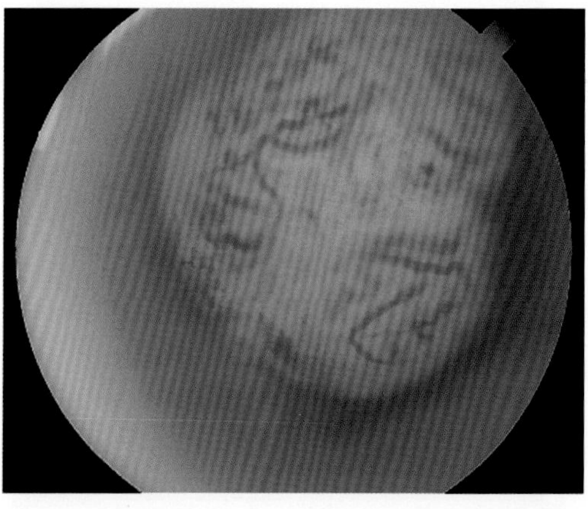

图7.84　68岁男性患者。顶部无色素的蘑菇样黑色素瘤伴有弥漫的玻璃体积血

脉络膜黑色素瘤:顶部无色素的蘑菇形肿瘤的广角成像。展示更多不同大小及不同形态的脉络膜黑色素瘤病例

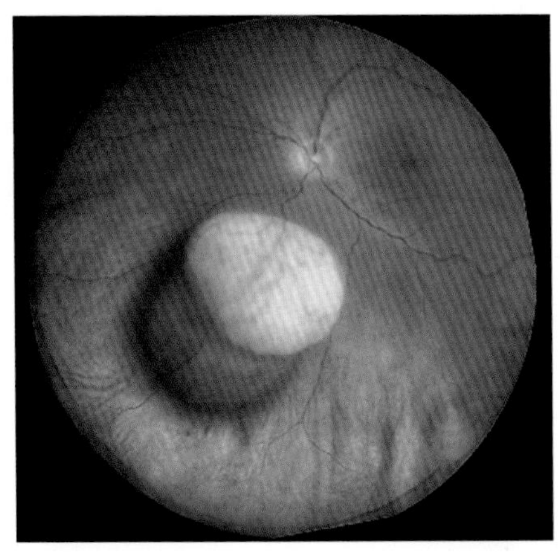

图 7.85　基底部富含色素、顶部无色素的黑色素瘤

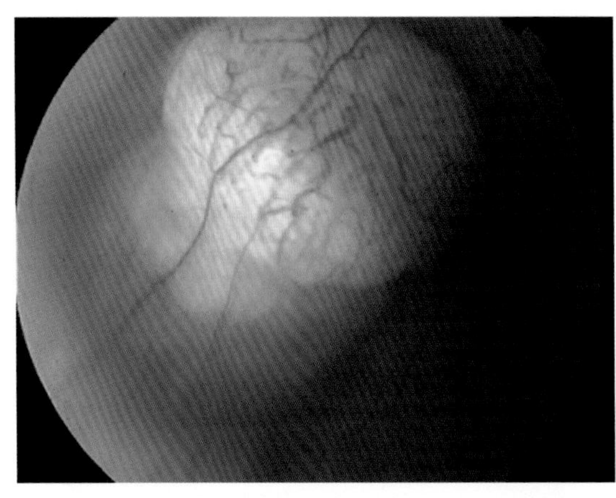

图 7.86　体积较大、基底及顶部色素相对较少的黑色素瘤

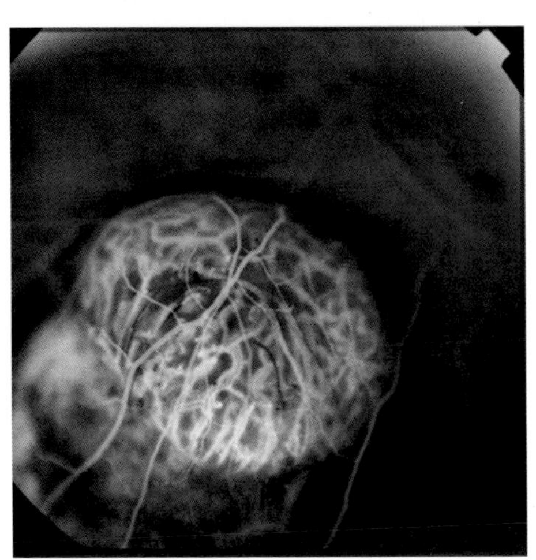

图 7.87　图 7.86 所示病变的荧光血管造影。显示瘤体顶部显著的血管及覆于其上的视网膜血管的血流("双循环征")

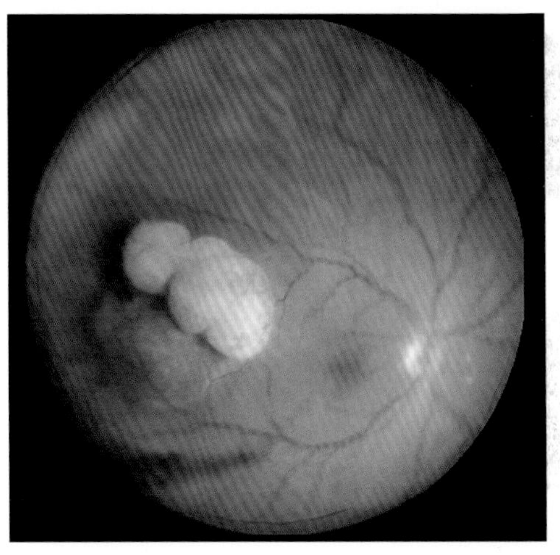

图 7.88　瘤体基底部色素深,从三处裂口突破 Bruch 膜,顶部形成无黑色素的融合病灶

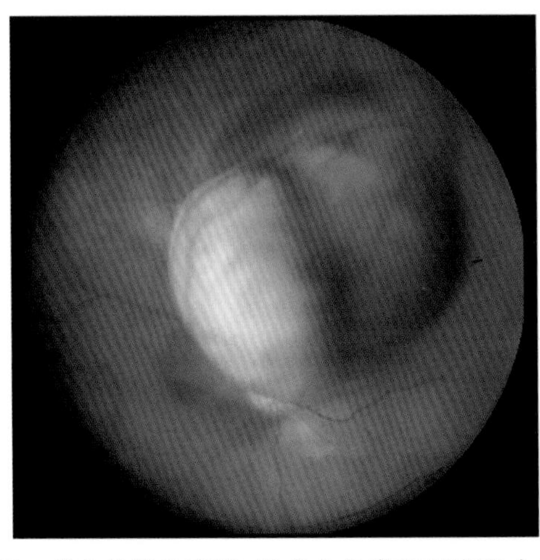

图 7.89　较大的黑色素瘤,具有含色素的基底及中等大小的无色素顶部

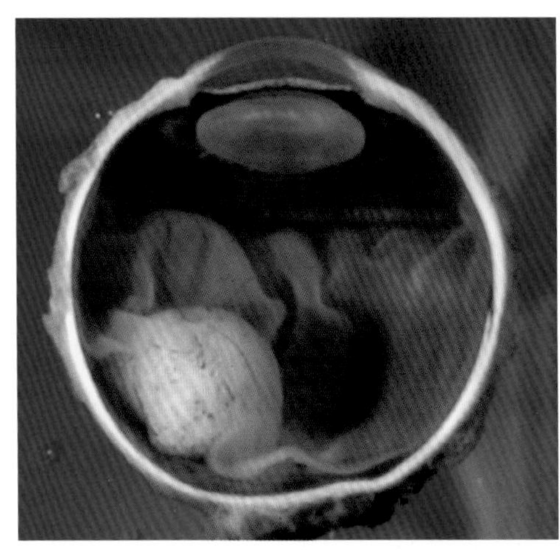

图 7.90　图 7.89 所示病变大体的外观。注意无黑色素的瘤体顶部。可见富含色素的黑色素瘤体基底部从后部向前,直到右侧

脉络膜黑色素瘤:对邻近结构的影响

脉络膜黑色素瘤可导致邻近眼部结构的改变。黑色素瘤可以导致 RPE 的萎缩或增殖,又或由于吞噬脂褐质的 RPE 来源的巨噬细胞在瘤体表面沉积而产生橘红色的色素。脉络膜黑色素瘤可诱导 RPE 的纤维化生。邻近视盘的黑色素瘤偶尔可以侵犯视盘,导致视盘充血、水肿。在极少数情况下,脉络膜黑色素瘤可导致瘤体边缘出现黄色的网膜内或网膜下渗出。在某些病例中,肿瘤可以导致周边脉络膜缺血,从而使肿瘤所处象限内出现扇形铺路石样变性的外观。

Shields CL, Kaliki S, Furuta M, et al. Clinical spectrum and prognosis of uveal melanoma based on age at presentation in 8033 cases. *Retina* 2012;32:1363-1372.

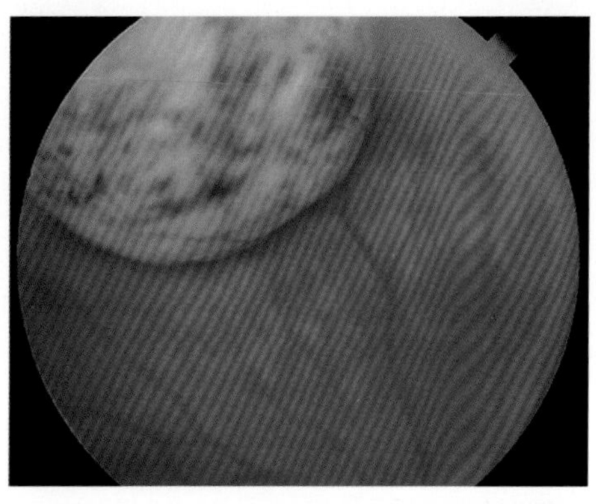

图 7.91　40 岁女性的脉络膜黑色素瘤,上方视网膜色素上皮细胞增殖及萎缩

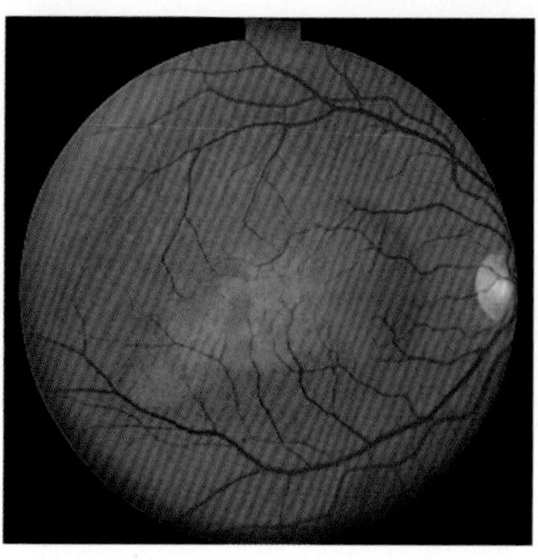

图 7.92　54 岁男性的脉络膜黑色素瘤,瘤体表面可见丰富的橘色色素

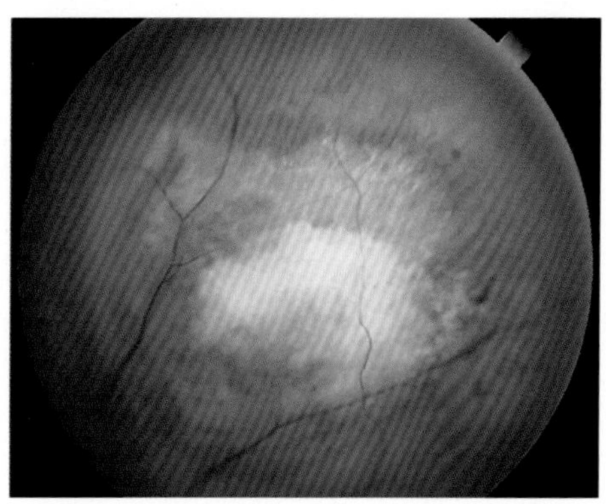

图 7.93　41 岁女性的脉络膜黑色素瘤,上方伴有色素上皮纤维化生

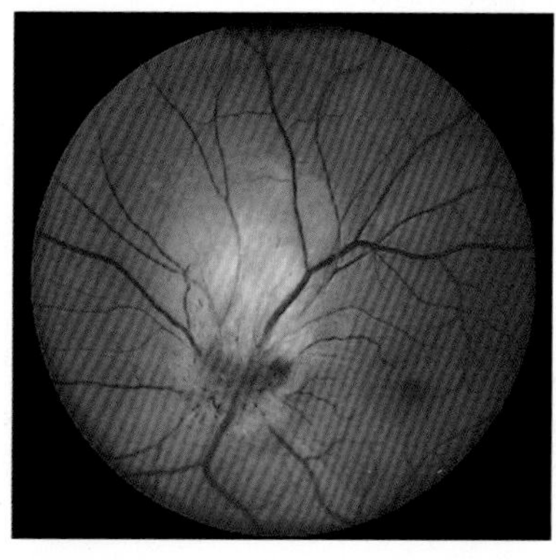

图 7.94　视盘旁脉络膜黑色素瘤侵犯视盘造成充血及视盘水肿

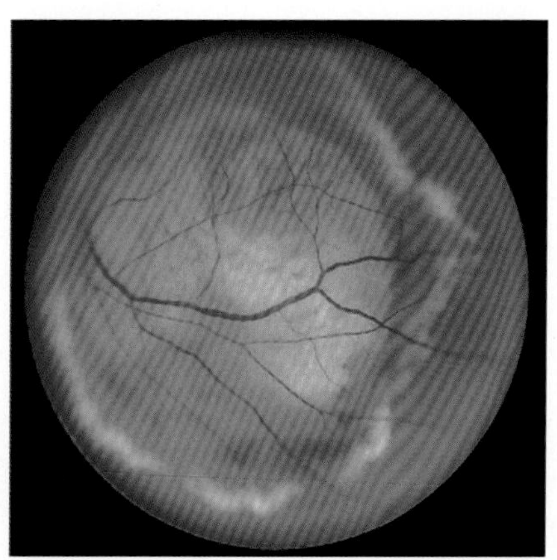

图 7.95　50 岁男性患者。伴有环形渗出的脉络膜黑色素瘤。这在脉络膜黑色素瘤中非常少见但常见于视网膜色素上皮瘤中。最终由眼球摘除后的组织病理确诊

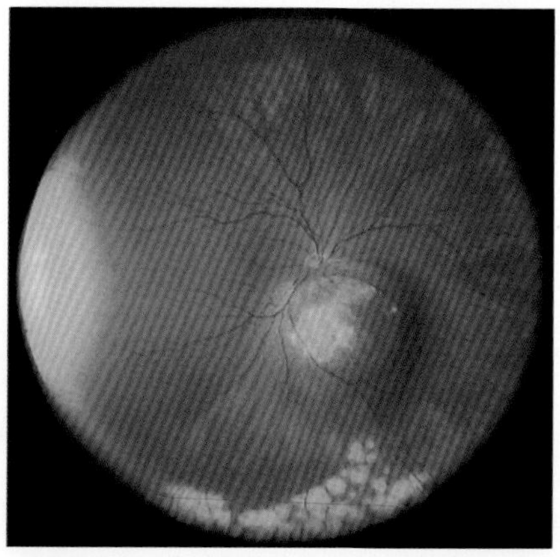

图 7.96　40 岁女性患者。脉络膜黑色素瘤的广角成像。瘤体所在象限的下方可见脉络膜萎缩(铺路石样变性)

脉络膜黑色素瘤:侵犯视网膜及玻璃体

脉络膜黑色素瘤有时可侵及其上方的神经视网膜并可突破视网膜进入玻璃体腔。视网膜及玻璃体侵犯常见于蘑菇样黑色素瘤但有时也可见于穹窿状及弥散样的黑色素瘤。散播的色素有时可在眼底镜或造影检查中表现为“假性视网膜色素变性”。

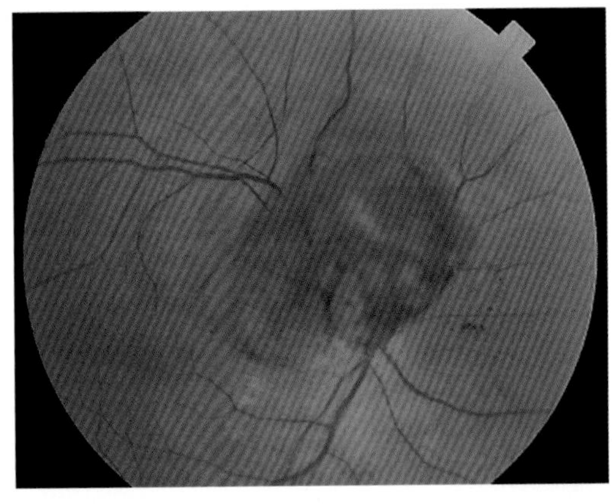

图 7.97 54 岁女性患者。视盘旁脉络膜黑色素瘤侵犯视网膜

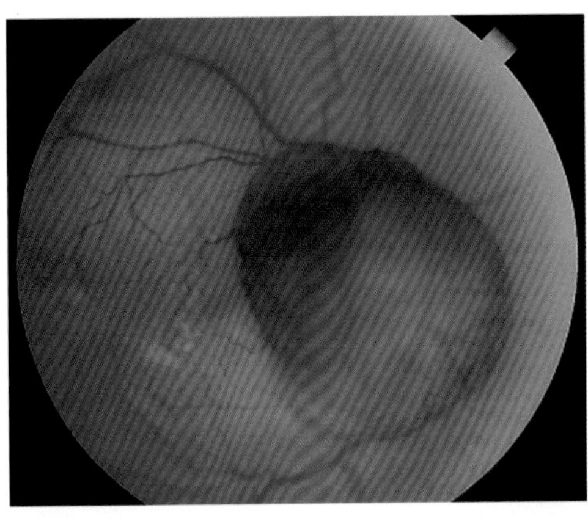

图 7.98 73 岁女性患者。蘑菇样的脉络膜黑色素瘤侵犯视网膜

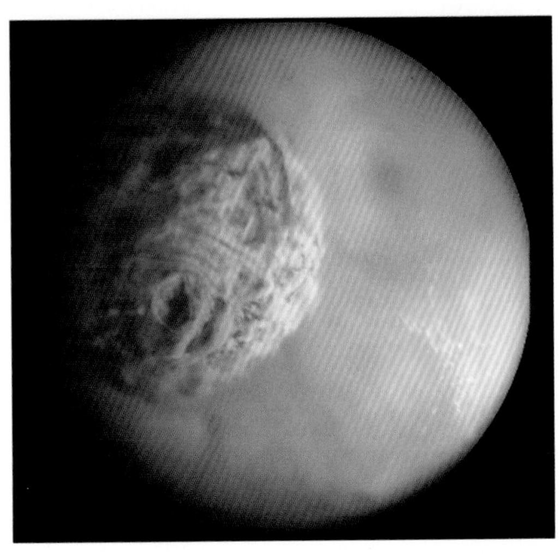

图 7.99 大体积、蘑菇样的脉络膜黑色素瘤,具广泛的视网膜侵犯

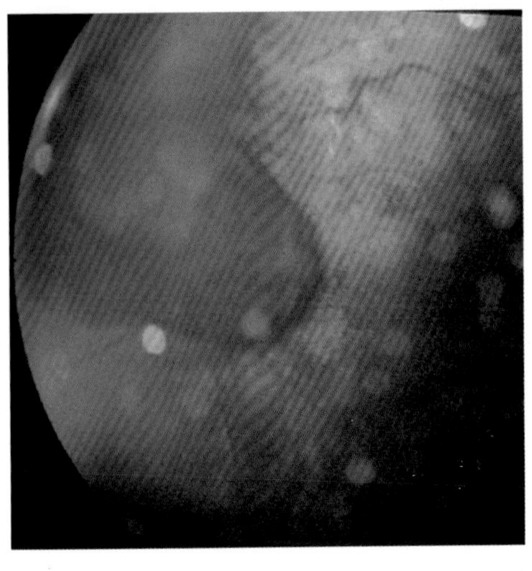

图 7.100 70 岁女性患者。带蒂的坏死性脉络膜黑色素瘤,侵犯视网膜及玻璃体

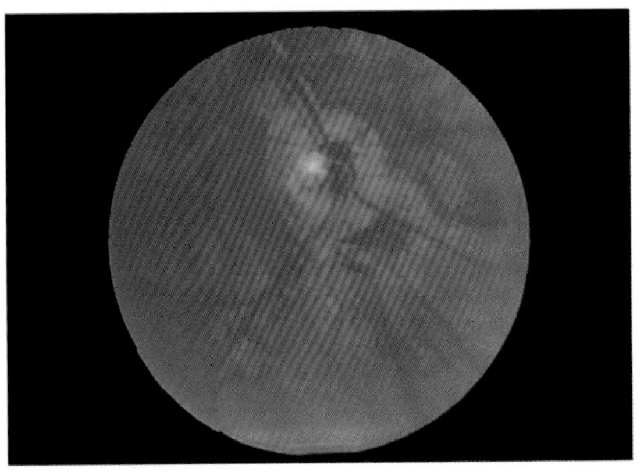

图 7.101 64 岁女性患者。侵犯视网膜及玻璃体的黑色素瘤表现为“假性视网膜色素变性”的外观

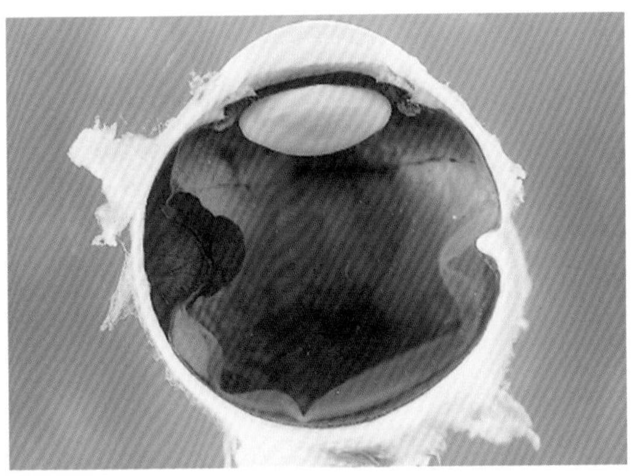

图 7.102 图 7.101 所示患者的眼球切片。注意赤道部色深的蘑菇形脉络膜黑色素瘤侵犯视网膜及玻璃体。玻璃体基底部可见线形色素沉积

脉络膜黑色素瘤：继发于视网膜侵袭的视网膜静脉扩张

在某些脉络膜黑色素瘤侵犯视网膜的病例中，肿瘤静脉支汇入的视网膜静脉表现为迂曲扩张。根据我们观察多例此类病变的经验，与视网膜毛细血管瘤表现的动静脉迂曲扩张不同，黑色素瘤只表现特征性的静脉异常。以下的病例的临床病理相关表现将说明此现象。

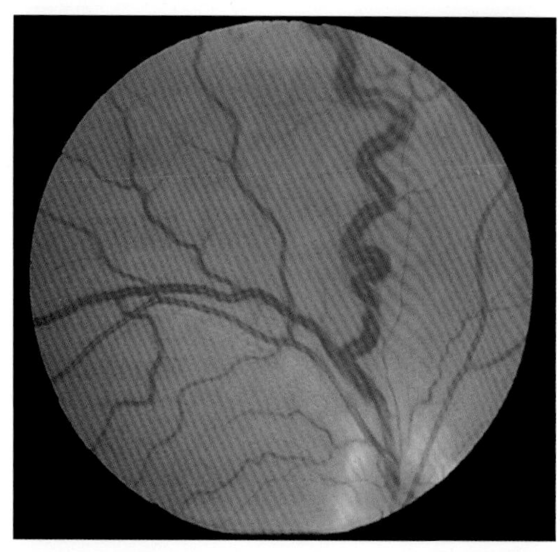

图 7.103　35 岁男性患者。视盘上方视网膜大静脉扩张。同时可见视盘上方边缘的有髓视网膜神经纤维

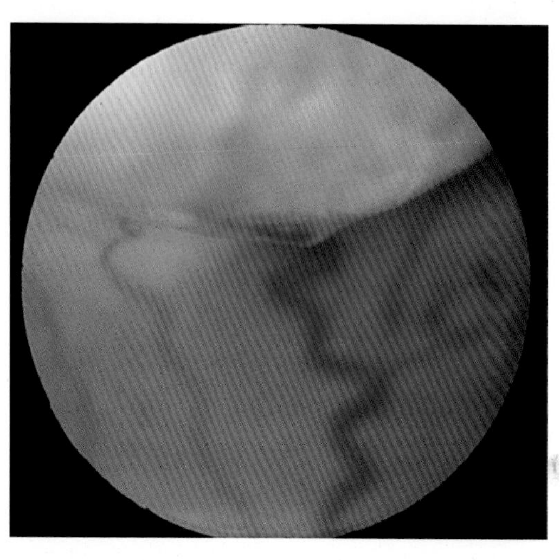

图 7.104　上方眼底可见大的无色素肿瘤累及神经视网膜及脉络膜

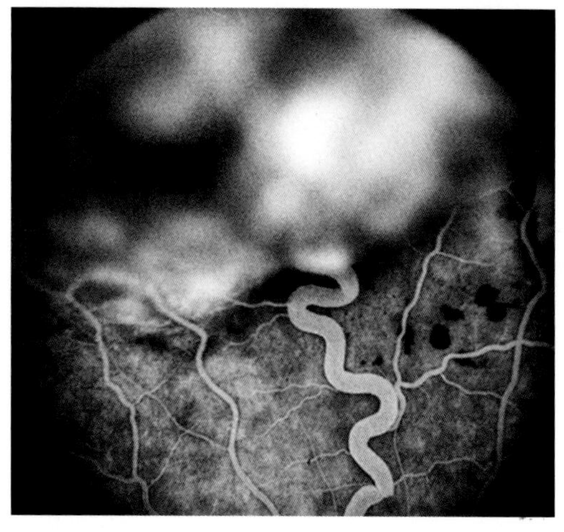

图 7.105　荧光造影静脉期显示迂曲扩张的静脉但未见相应的动脉扩张

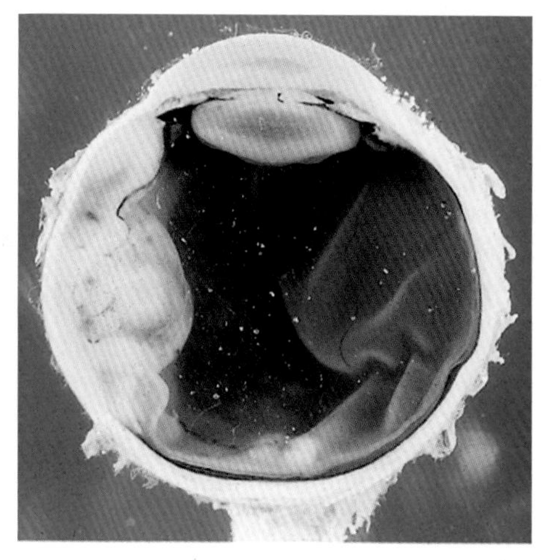

图 7.106　摘除的眼球标本示无色素脉络膜肿瘤

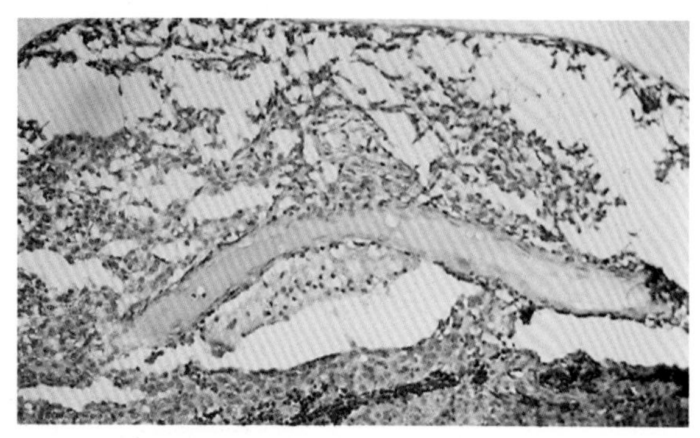

图 7.107　肿瘤浸润视网膜处的病理切片，可见大血管的纵向切面。（苏木精-伊红染色×15）

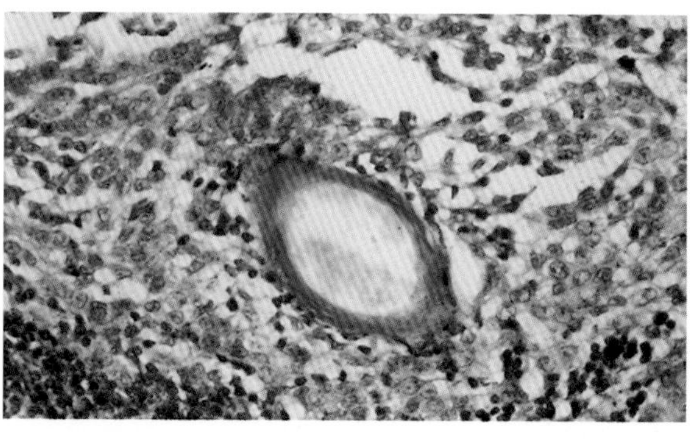

图 7.108　光镜下肿瘤视网膜部分的显微照相，显示扩张大血管的横断面。（苏木精-伊红染色×100）

脉络膜黑色素瘤:弥散生长型

脉络膜黑色素瘤可呈弥散或扁平生长,而非一般特征性的蘑菇样或结节样生长。与典型的脉络膜黑色素瘤相比,弥散型脉络膜黑色素瘤通常侵袭性更高,细胞的恶性度亦更高,易于往巩膜外扩散,预后较差。

1. Shields CL, Shields JA, DePotter P, et al. Diffuse choroidal melanoma: clinical features predictive of metastasis. *Arch Ophthalmol* 1996; 114:956-963.
2. Shields CL, Kaliki S, Furuta M, et al. Diffuse versus non-diffuse small(≤3 millimeters thickness) choroidal melanoma: Comparative analysis in 1751 cases. The 2012 F. Phinizy Calhoun Lecture 2012; *Retina* 2013;33:1763-1776.

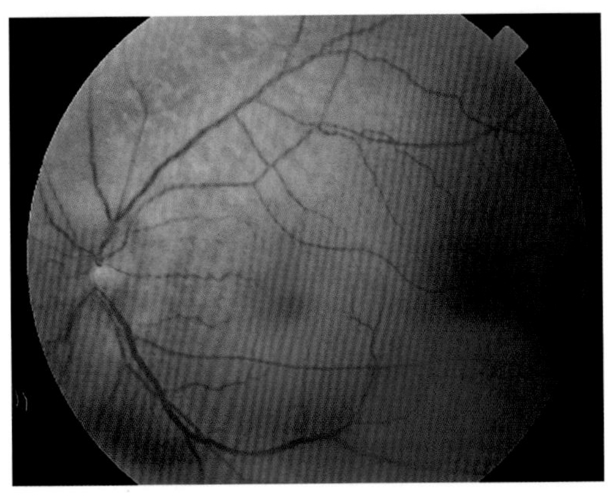

图7.109　58岁男性患者。后极部与上方眼底弥散型脉络膜黑色素瘤。注意瘤体表面丰富的橘色色素

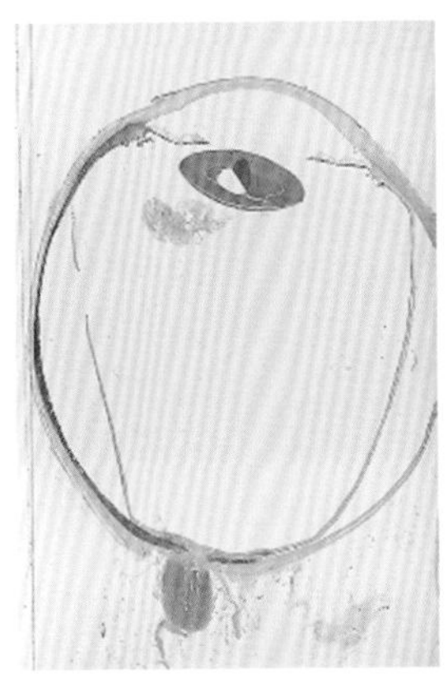

图7.110　图7.109所示眼摘除后,瘤体最厚处切片的显微照相。可见左侧的脉络膜弥漫增厚,对应的是上方眼底

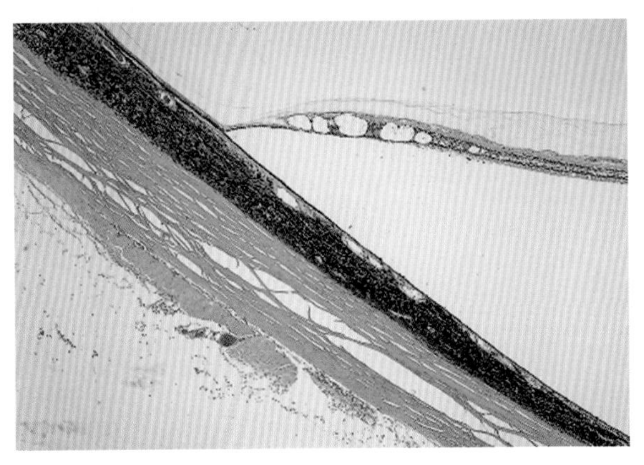

图7.111　图7.109所示眼的光镜下显微照相显示锯齿缘脉络膜色素性的增厚

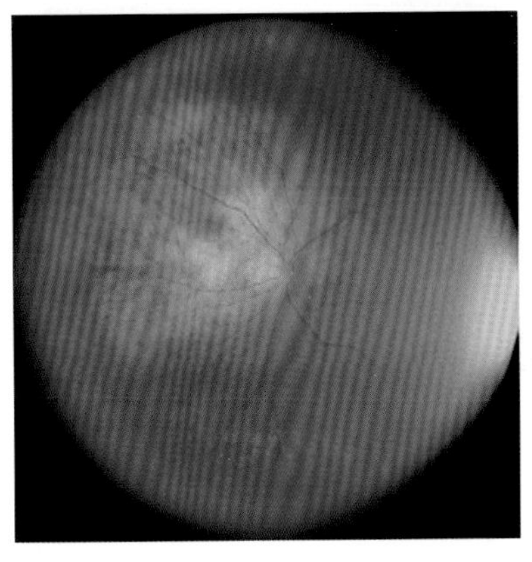

图7.112　55岁女性患者。广角眼底照相显示鼻侧脉络膜弥散型无色素增厚

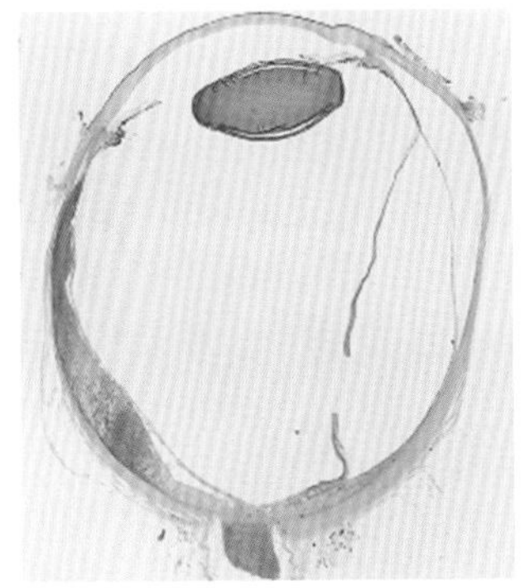

图7.113　图7.112的眼摘标本,瘤体最厚处切片的显微照相

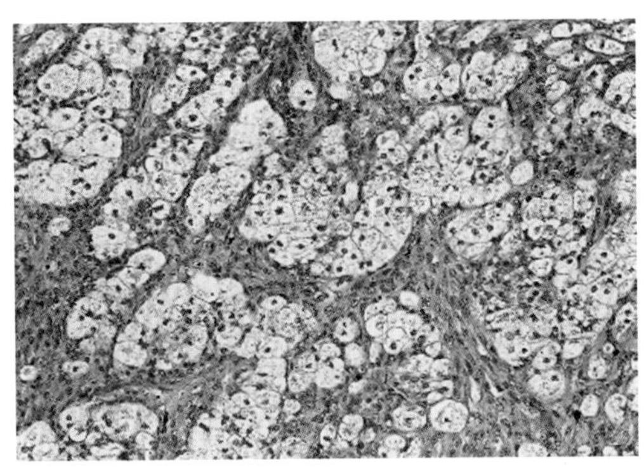

图7.114　图7.112光镜下显微照相。可见大而清晰、如气球样的黑色素瘤细胞。很可能是这些气球样细胞造成了病灶的黄色外观。(苏木精-伊红染色×200)

脉络膜黑色素瘤:弥散型肿瘤的广角成像

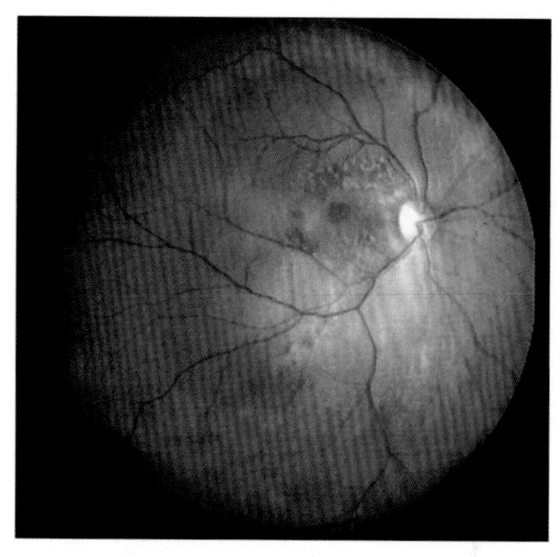

图7.115 弥散的脉络膜黑色素瘤占据黄斑及视盘旁区域

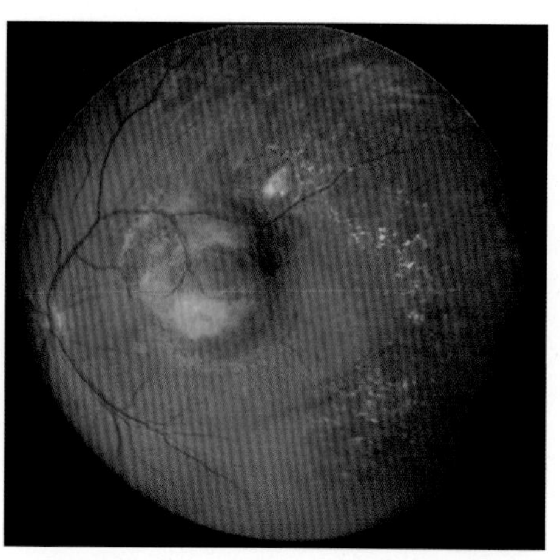

图7.116 弥散的脉络膜黑色素瘤位于黄斑中心。在中心处的病灶表现为更为凸起的结节样形态,可能对应着侵袭性更强的细胞克隆

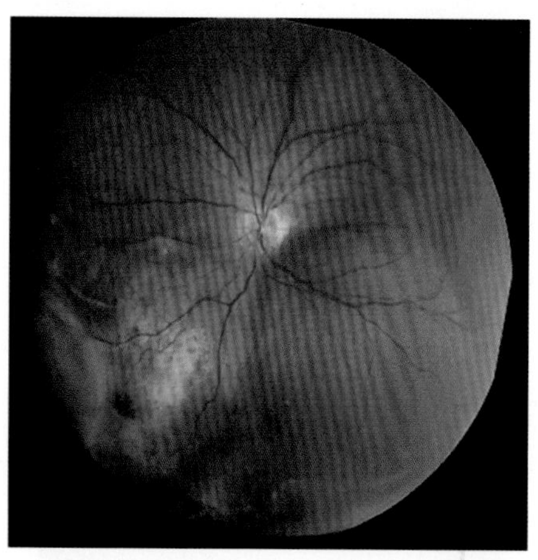

图7.117 弥散型脉络膜黑色素瘤兼具无色素及色素成分,占据整个鼻下方的脉络膜。相对扁平无色素的区域常代表肿瘤坏死区域,下方的继发性视网膜脱离在远离主瘤体的颞下方更好观察

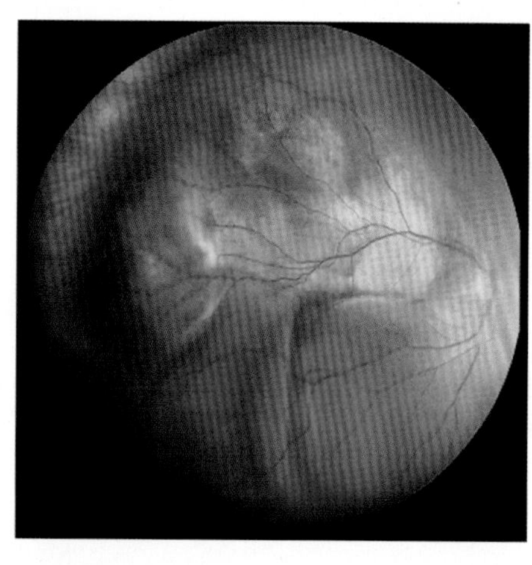

图7.118 弥散的多结节脉络膜黑色素瘤,位于继发性视网膜全脱离的颞上方

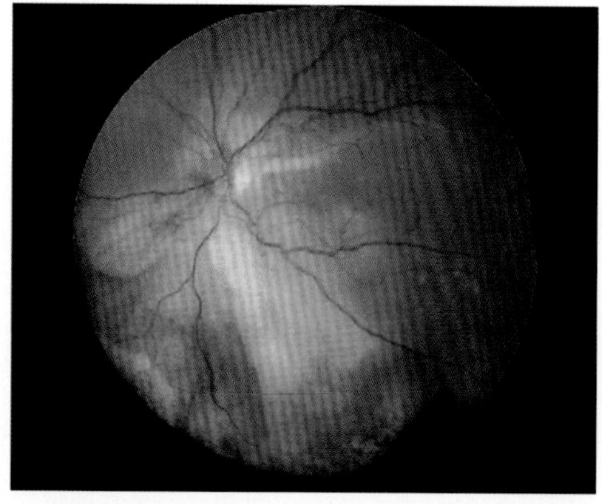

图7.119 弥散的脉络膜黑色素瘤占据下方三分之二的脉络膜并围绕着视盘

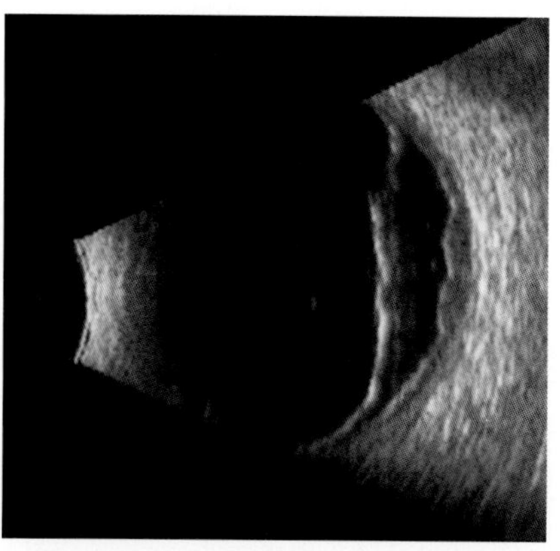

图7.120 图7.119所示病变的B超显示相对平坦的脉络膜黑色素瘤及继发的视网膜脱离

脉络膜黑色素瘤:侵犯视神经的弥散型肿瘤

虽然大部分典型结节样黑色素瘤罕有侵犯视神经的倾向,但弥散的脉络膜黑色素瘤侵袭性较高,并常侵犯视神经。以下揭示了弥散型脉络膜黑色素瘤向视盘侵袭生长的临床病理关系。

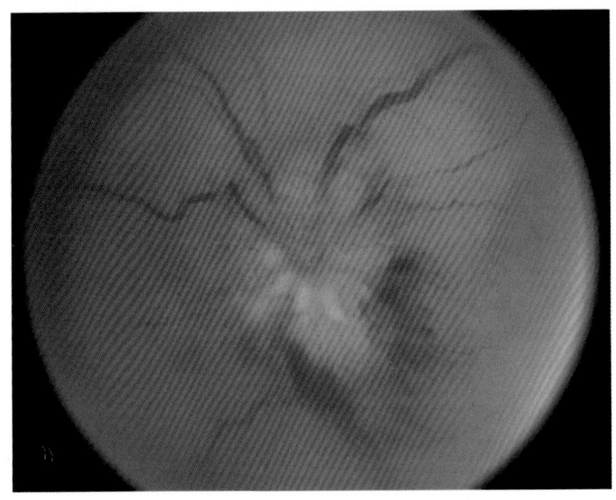

图 7.121　66 岁男性患者。视盘及弥散的脉络膜增厚。怀疑弥散型黑色素瘤并行眼球摘除

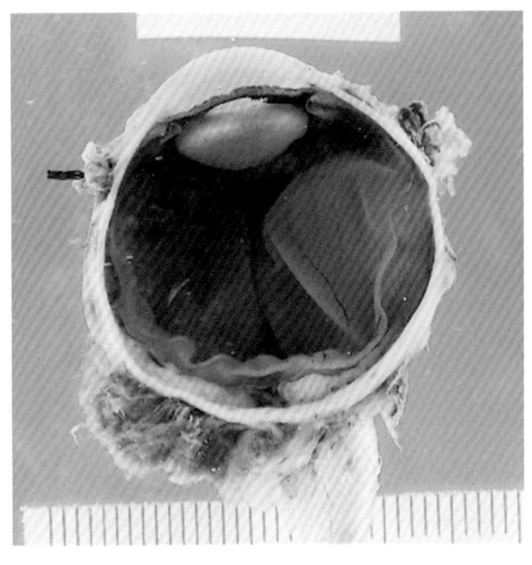

图 7.122　摘除眼球的大体切片显示后极脉络膜弥散无色素的肿瘤

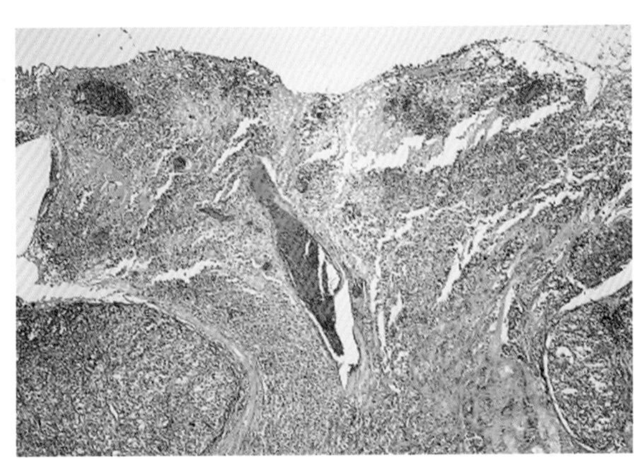

图 7.123　视盘的显微光镜照相可见肿胀且具有粗大血管的视盘

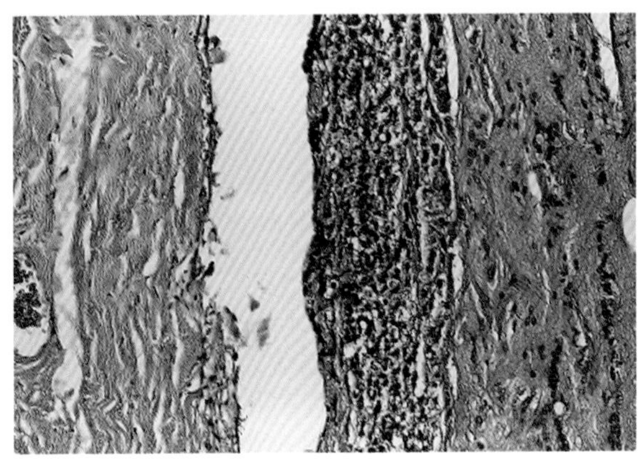

图 7.124　显微光镜图片显示位于蛛网膜下腔的黑色素瘤细胞。(苏木精-伊红染色×40)

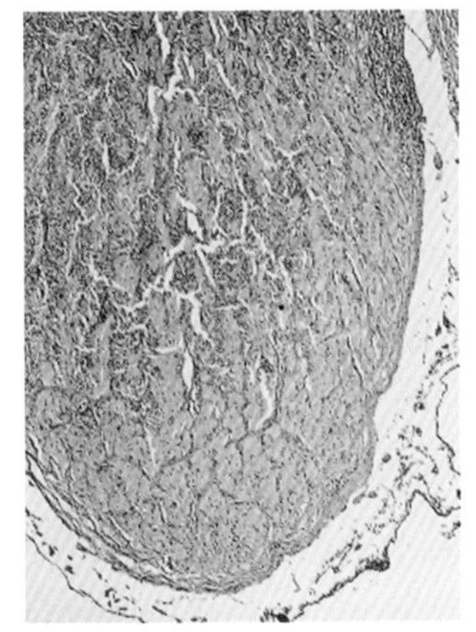

图 7.125　显微光镜下的视神经纵切面,显示肿瘤细胞的浸润。(苏木精-伊红染色×40)

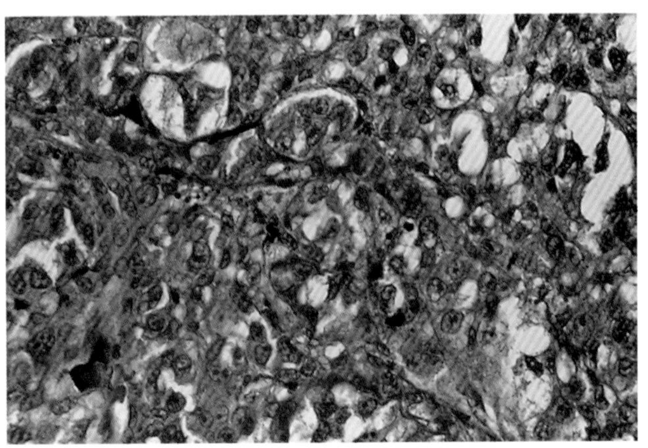

图 7.126　显微光镜下显示混合细胞型的黑色素瘤。(苏木精-伊红染色×100)

脉络膜黑色素瘤：表现为非典型眼外蔓延的弥散型肿瘤

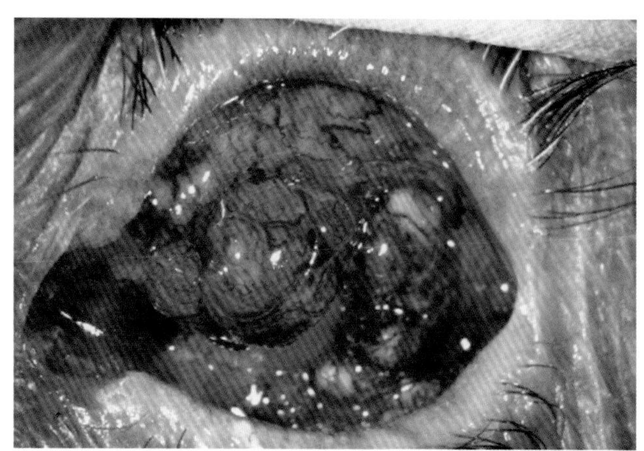

图 7.127　患者在不明原因的单眼白内障摘除术 5 年后，发生了弥散型葡萄膜黑色素瘤的多结节性眼外蔓延。行眶内容物剜除治疗

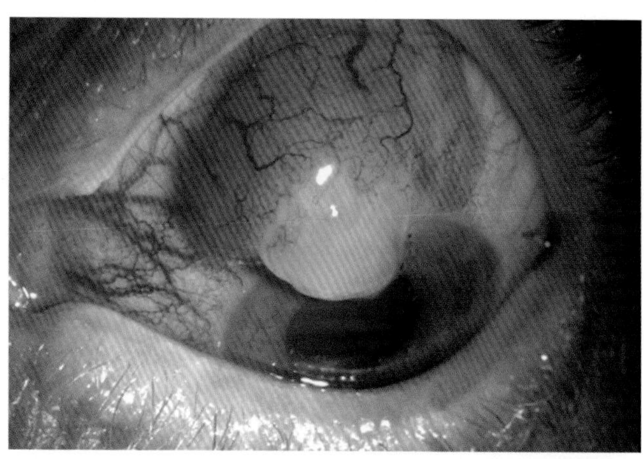

图 7.128　一个老年男性的眼部表现为特殊的鲑鱼色肿块及不透明的囊肿。下方的肿瘤表现为一黄色、囊样结构，此结构可能为肿瘤局部坏死灶

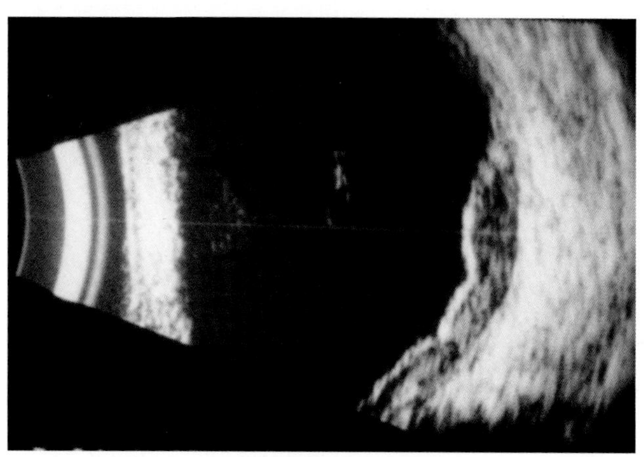

图 7.129　图 7.128 所示眼的 B 超显示弥散增厚的脉络膜，其内部呈中等回声，视网膜浅脱离

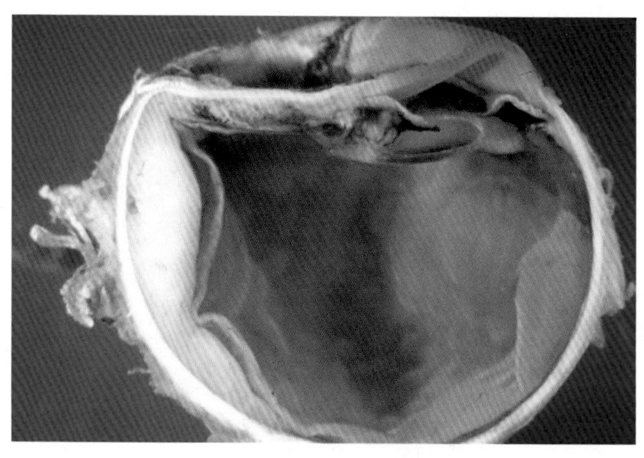

图 7.130　眼球大体切片显示葡萄膜弥散性无色素肿瘤

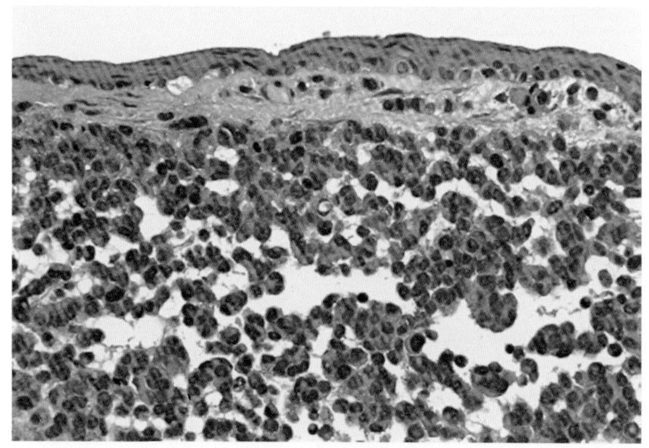

图 7.131　病理切片示眼表的肿物由疏松排列、圆形、细胞质无色素的恶性细胞组成。（苏木精-伊红染色×200）

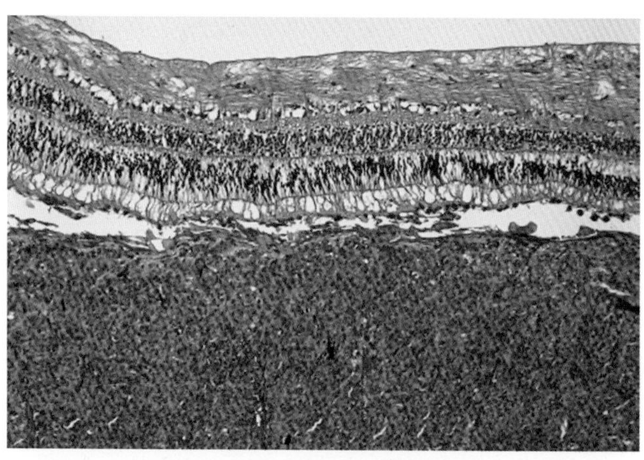

图 7.132　更靠后极部的肿瘤由具有活跃的有丝分裂相的上皮样细胞组成。（苏木精-伊红染色×150）所有的肿瘤细胞都表现出黑色素瘤特异性抗原 HMB-45 免疫组化反应阳性

脉络膜黑色素瘤:晚期肿瘤造成的急性青光眼

大部分葡萄膜黑色素瘤在相对早期得以诊断,此时肿瘤仍然处于球内并尚未导致继发青光眼或严重炎症征象。然而,在某些情况下,一些未被诊断的黑色素瘤可造成严重的充血性青光眼、球结膜水肿,类似于眼内炎。

Shields CL, Shields JA, Shields MB, et al. Prevalence and mechanisms of secondary intraocular pressure elevation in eyes with intraocular tumors. *Ophthalmology* 1987;94:839-846.

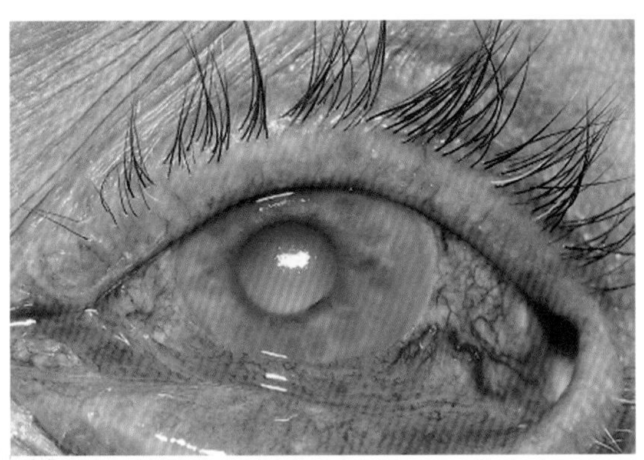

图 7.133　70 岁男性患者,脉络膜黑色素瘤继发白内障及急性充血性青光眼。B 超显示穹顶状脉络膜黑色素瘤

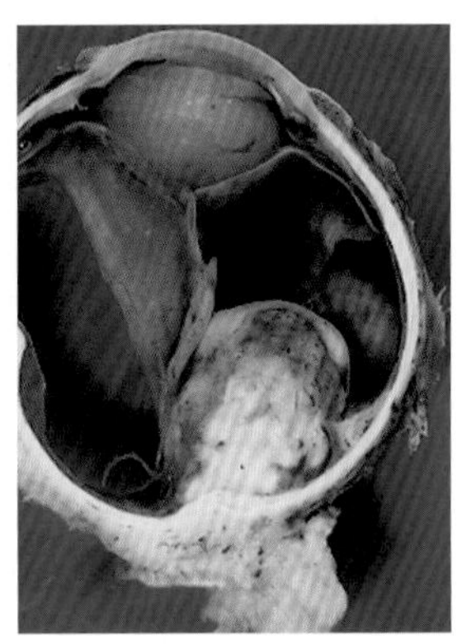

图 7.134　脉络膜黑色素瘤眼摘后的大体切片,可见全视网膜脱离,白内障的晶体前移导致继发性青光眼

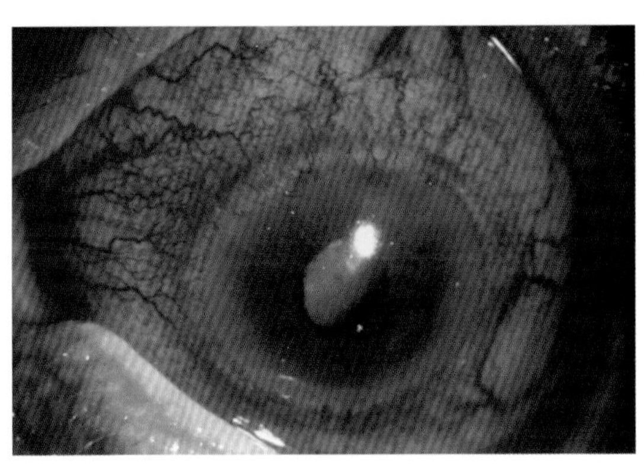

图 7.135　另一例老年患者,表现为急性青光眼、结膜充血、全白内障。B 超显示一穹窿状的脉络膜黑色素瘤。最终施行眼球摘除手术

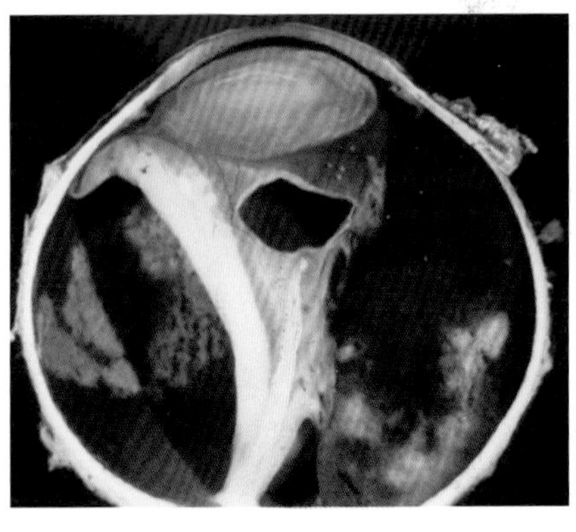

图 7.136　图 7.135 眼球摘除后的大体切面。注意黑色素瘤(右侧),漏斗型视网膜全脱离(中间),视网膜下出血机化(左侧),白内障晶状体前移导致前房消失

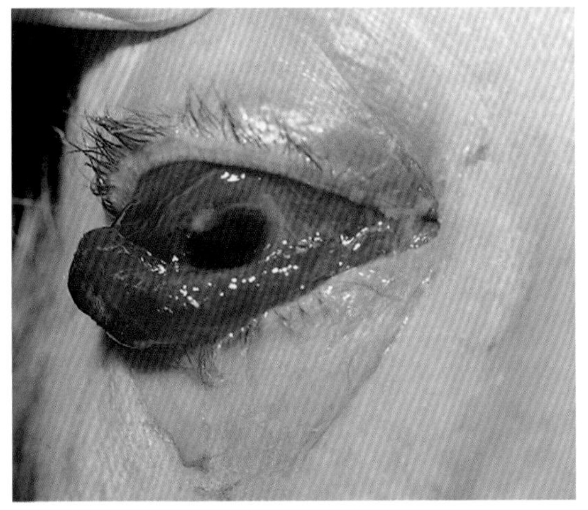

图 7.137　82 岁女性脉络膜黑色素瘤患者,表现为急性青光眼、球结膜水肿,类似眼内炎

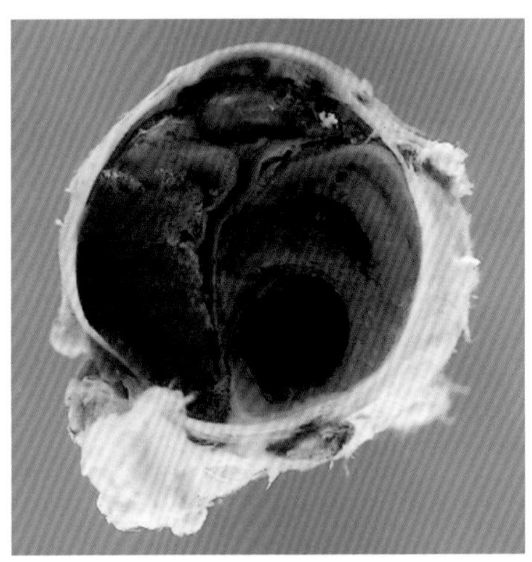

图 7.138　眼球摘除后大体标本切面显示坏死的黑色素瘤及视网膜下出血。坏死的肿瘤可能诱发了眶内炎症反应,表现类似全眼球炎

脉络膜黑色素瘤：晚期肿瘤造成的大量眼外扩散

葡萄膜黑色素瘤可经原发巩膜扩散或于眼球摘除后复发而发生在后部眼眶。如果眼眶受累较少且局限，则可考虑经眶外侧壁切开入路行改良的眼球摘除术而不行眶内容剜除术。有时肿瘤眶内复发在眼摘术后多年仍可发生。眼眶黑色素瘤详见眼眶肿瘤图谱相关章节。

Shields JA, Shields CL. Massive orbital extension of posterior uveal melanoma. *J Ophthalmic Plast Reconstr Surg* 1991;7:238-251.

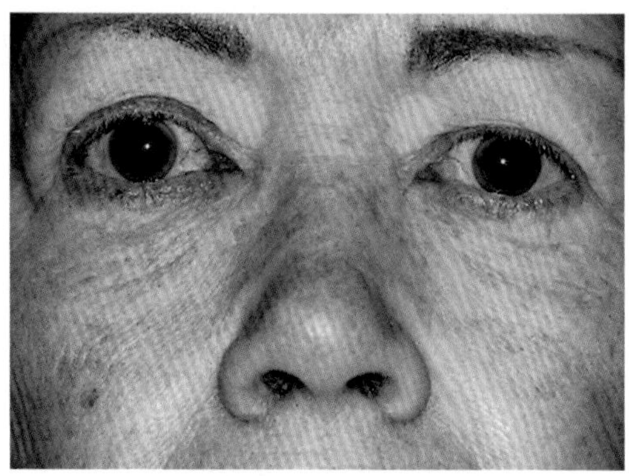

图7.139　67岁女性患者右眼眼球突出。眼底检查发现一相对平坦、弥散的脉络膜肿物，轴位CT显示位于眼内肿瘤后部的眼眶肿物。最终施行改良的眼球摘除术（次全眶内容剜除）

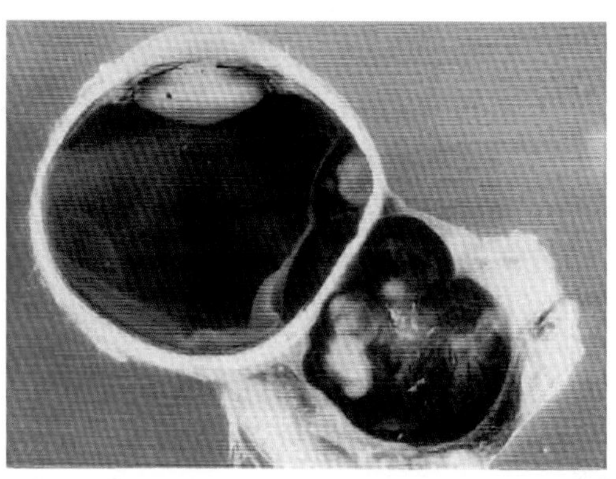

图7.140　图7.139所示患者的手术切片标本，显示较小的眼内脉络膜黑色素瘤及眼眶内更大的肿块，表示脉络膜黑色素瘤侵犯至眼眶

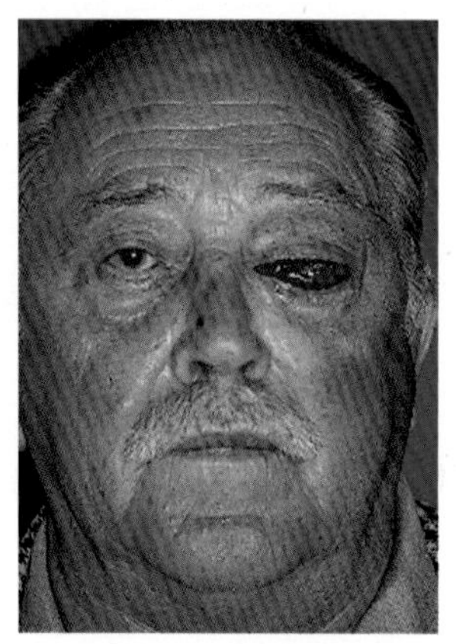

图7.141　71岁男性患者。葡萄膜黑色素瘤眶内扩散继发的结膜充血、眼球突出。患者16年前有视网膜脱离手术病史但未发现视网膜裂孔

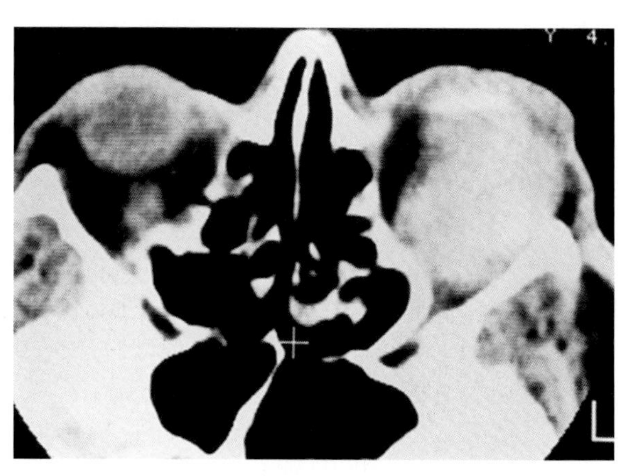

图7.142　眼眶CT显示黑色素瘤充填整个眼球及眼眶。最终施行眶内容剜除术

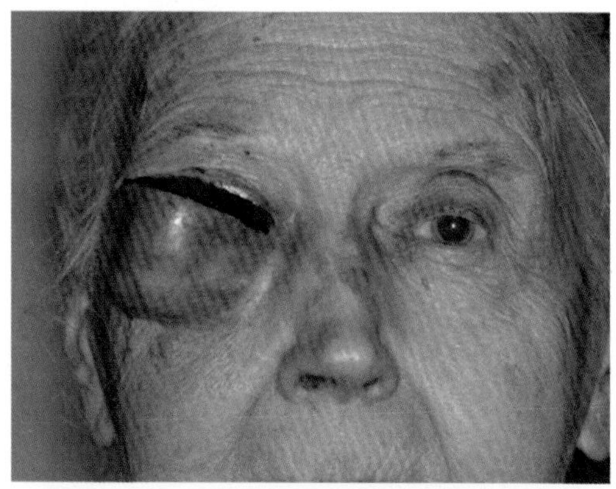

图7.143　老年女性，右眼明显突出并向上移位

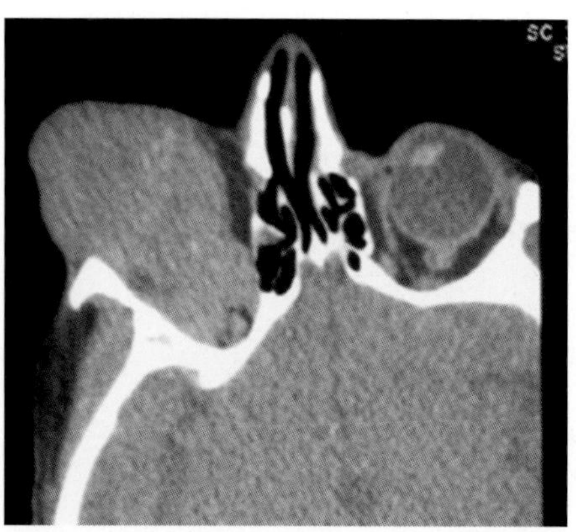

图7.144　图7.143患者的轴向CT显示眼球及眼眶被大肿物所占满。眶内容剜除术后证实为晚期脉络膜黑色素瘤

脉络膜黑色素瘤:未怀疑肿瘤的患者发生颅内转移导致双目失明

在极少数葡萄膜黑色素瘤的案例中,葡萄膜黑色素瘤可由视盘扩散至视交叉造成对侧眼的失明。下面将描述一个这样的案例。

Shields JA, Shields CL, Kimmel A, et al. Contralateral blindness from chiasmal extension of unsuspected choroidal melanoma. *Ophthalmic Plast Reconstr Surg* 2004;20:384-387.

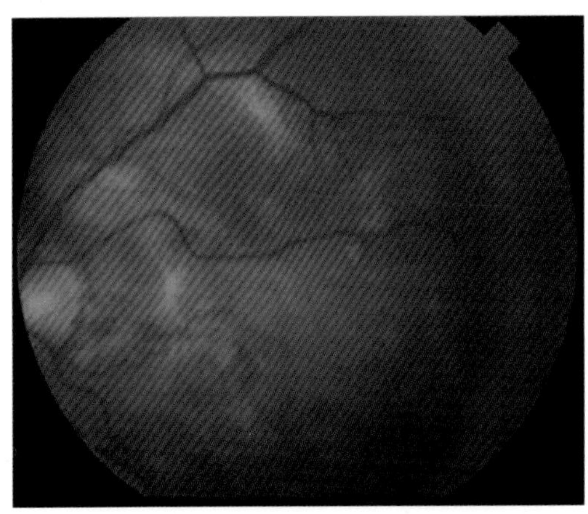

图 7.145　1996 年时的左眼底像,黄斑区可见纤维化的盘状斑痕。患者曾在外院诊断为黄斑变性,当时的报告称周边眼底正常

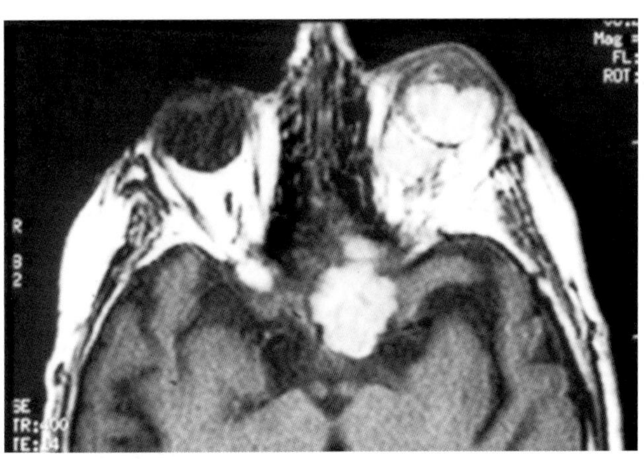

图 7.146　8 年后,患者左眼无光感,右眼视力手动。此时的增强 MRI T1 加权相。注意左眼视神经增粗,海绵窦、视交叉处可见颅内肿块。肿块占据眼球大部

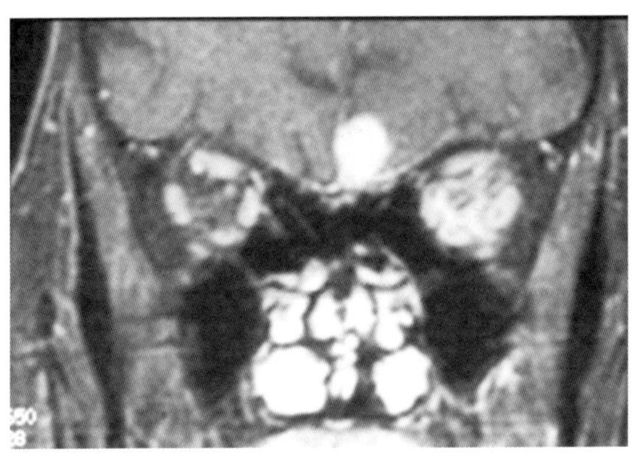

图 7.147　增强 MRI T1 加权相,冠状位扫描,显示颅内肿物增强信号

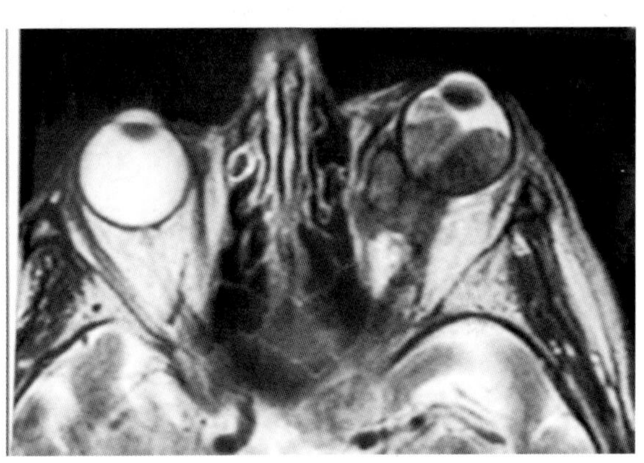

图 7.148　MRI T2 加权相,冠状位扫描,示左眼穹窿状的脉络膜肿物,和眼外蔓延至鼻侧眼眶的肿瘤

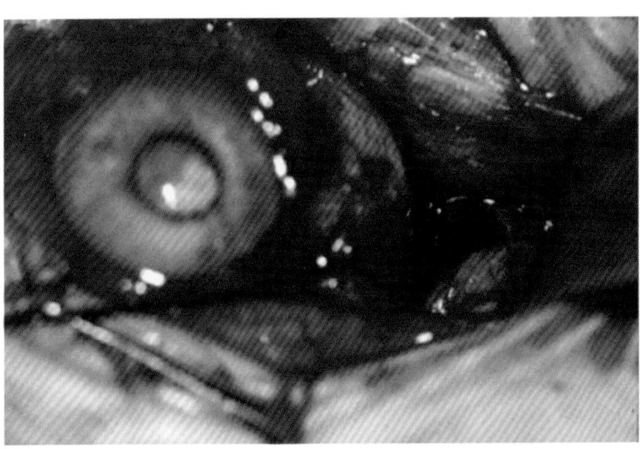

图 7.149　鼻侧眶切开术的术中照相显示眼眶的黑色肿物。行切开活检

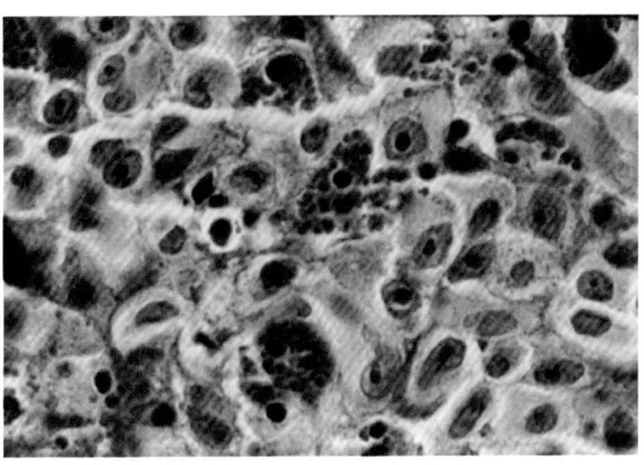

图 7.150　眶肿瘤组织病理示间变性类上皮黑色素瘤细胞(苏木精-伊红染色×200)。此患者拒绝进一步治疗并于短时间内死亡

年轻患者的脉络膜黑色素瘤

超过90%的葡萄膜黑色素瘤患者发生在中老年人。然而，葡萄膜黑色素瘤也可发生于年轻人。大部分患者没有相关的全身表现。但有些患者会伴有其他系统性的疾病，如微小病变肾病综合征及 Klippel-Trenaunay-Weber 综合征。目前还不清楚与这些疾病相关的意义。

1. Shields CL, Shields JA, Milite J, et al. Uveal melanoma in teenagers and children. A report of 40 cases. *Ophthalmology* 1991;98:1662-1666.
2. Shields CL, Kaliki S, Arepalli S, et al. Uveal melanoma in children and teenagers. *Saudi J Ophthalmol* 2013;27:197-201.
3. Kaliki S, Shields CL, Ganesh A, et al. Infl uence of age on young patients with uveal melanoma: A matched retrospective cohort study. *European J Ophthalmol* 2013;43(3):208-216.

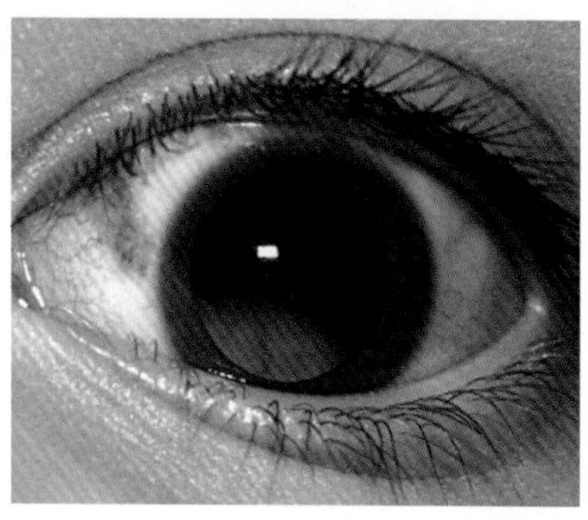

图7.151　8岁女童前节像，瞳孔区可见眼底巨大的肿物

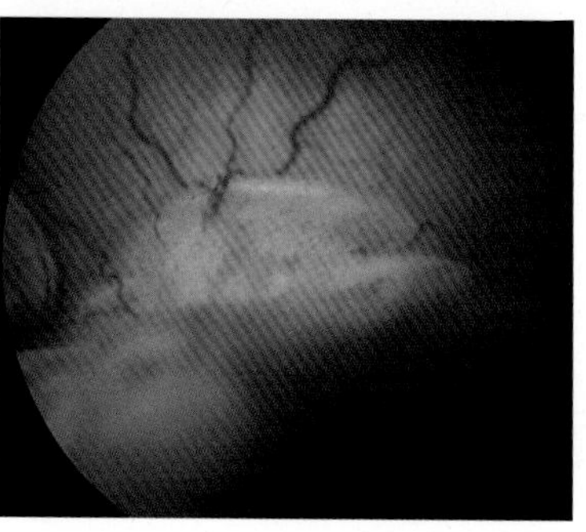

图7.152　后极部眼底可见无黑色素性大肿物环绕视盘。眼球摘除后证实为混合细胞型黑色素瘤。患儿5年后死于黑色素瘤转移

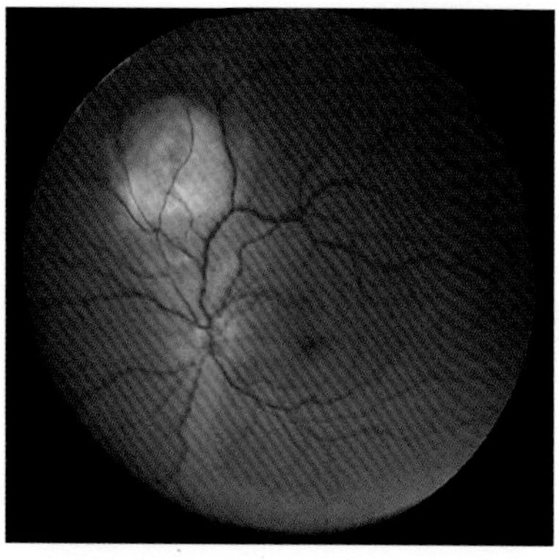

图7.153　16岁微小病变肾病综合征男性患者左眼眼底相显示视盘上方穹顶状的脉络膜肿物

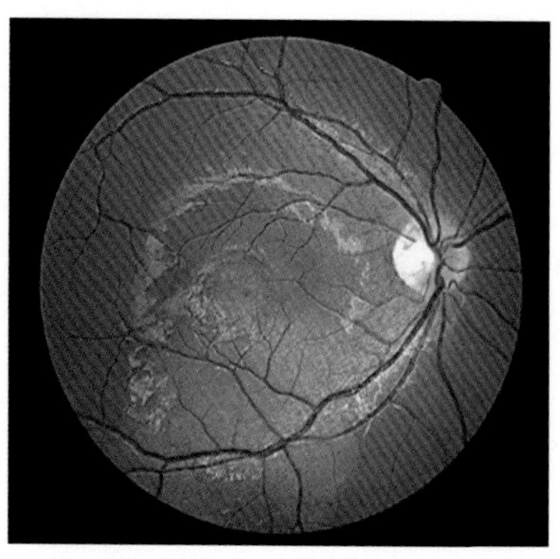

图7.154　21岁脉络膜黑色素瘤男性患者。记录病变增大并予以放射敷贴联合经瞳孔温热激光治疗

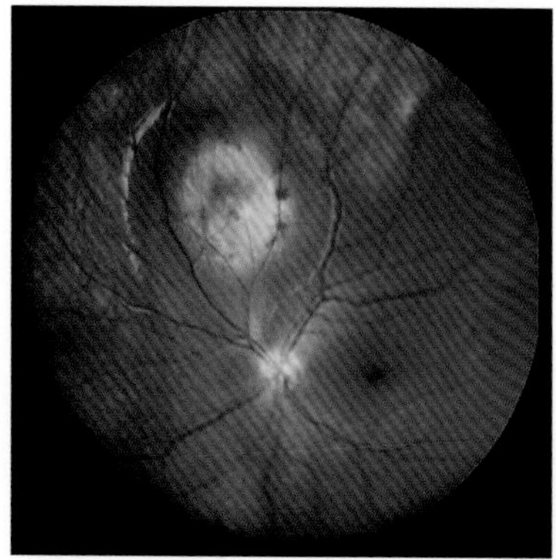

图7.155　17岁脉络膜黑色素瘤男性患者。行放射敷贴联合经瞳孔温热激光治疗

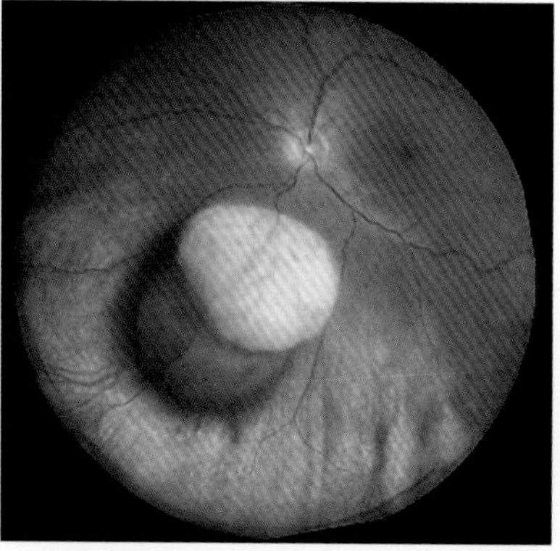

图7.156　15岁男性患者的蘑菇样脉络膜黑色素瘤，他也合并有 Klippel-Trenaunay-Weber 综合征的临床表现。行放射敷贴治疗

脉络膜黑色素瘤:非白色人种的脉络膜黑色素瘤

大于 95% 的葡萄膜黑色素瘤发生在白种人。然而,葡萄膜黑色素瘤亦可发生在非白色人种的患者身上。虽然普遍认为发生于非白色人种的脉络膜黑色素瘤极其少见,但我们仍见到许多发生在黑色人种、亚裔人种及西班牙人种的葡萄膜黑色素瘤病例。

1. Phillpotts BA, Sanders RJ, Shields JA, et al. Uveal melanomas in black patients: a case series and comparative review. *J Nat Med Assoc* 1995; 87: 709-714.
2. Shields CL, Kaliki S, Cohen MN, et al. Prognosis of uveal melanoma based on race in 8100 patients. The 2015 Doyne Lecture. Eye 2015; in press.

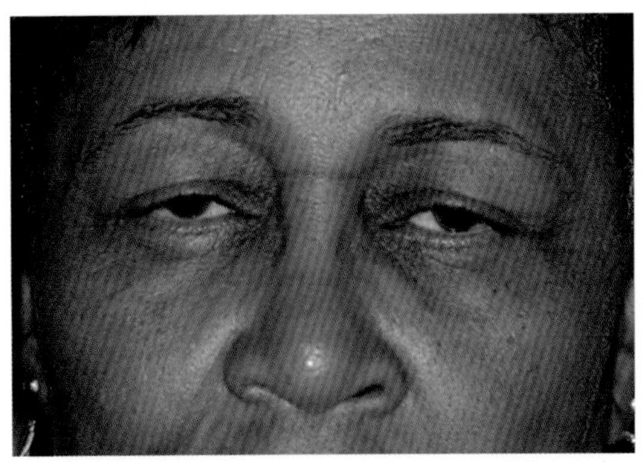

图 7.157　60 岁非洲裔女性面部

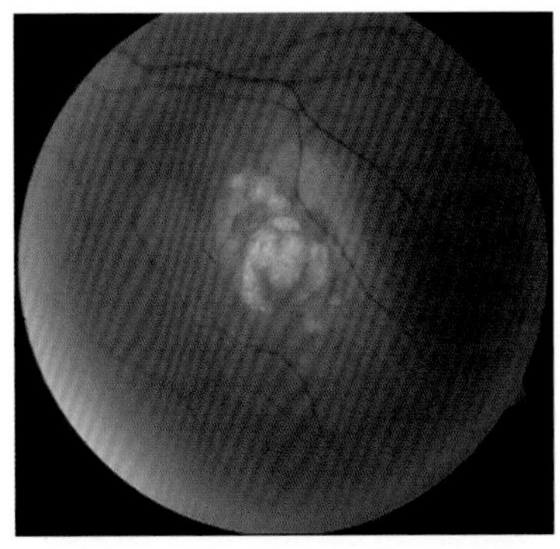

图 7.158　图 7.157 中患者的眼底相显示穹窿状的脉络膜黑色素瘤,厚度约 4mm。肿瘤周围可见视网膜下液。予以放射敷贴联合经瞳孔温热激光疗法

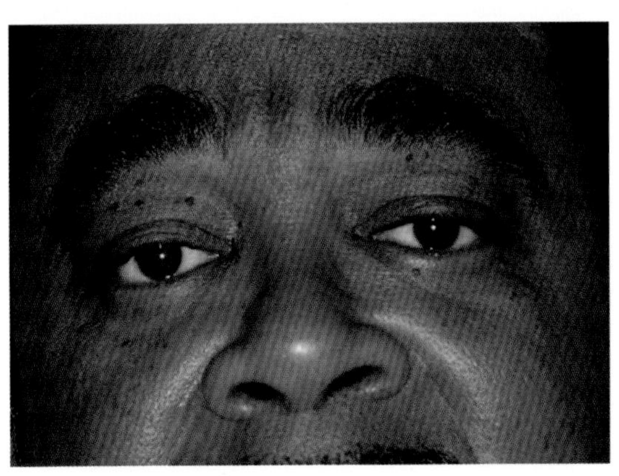

图 7.159　67 岁非洲裔美国男性面部

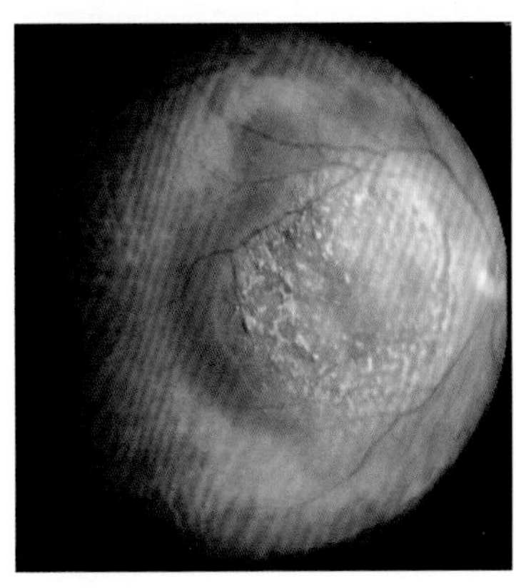

图 7.160　图 7.159 中患者的眼底相显示弥散型的脉络膜黑色素瘤,可见明显的橘色色素及视网膜下液。予以放射敷贴联合经瞳孔温热激光疗法

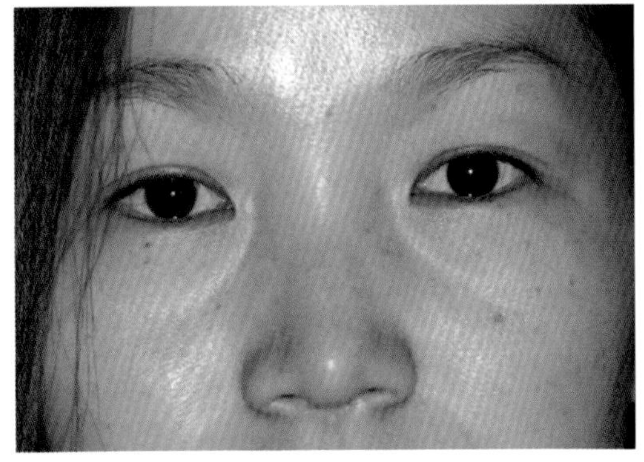

图 7.161　38 岁亚裔女性患者面部

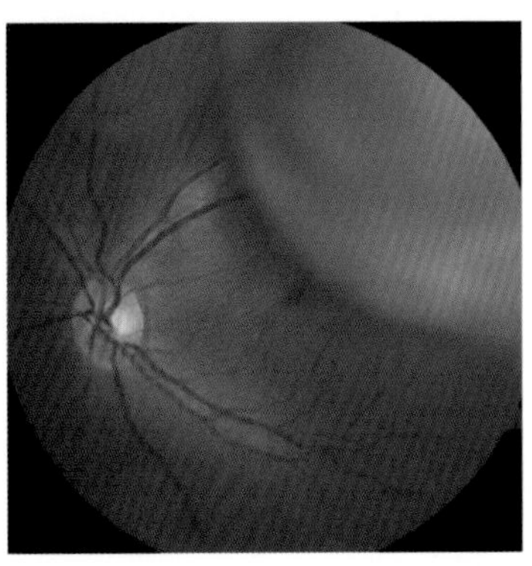

图 7.162　图 7.161 中患者的眼底相显示颞上方高耸的脉络膜黑色素瘤悬于黄斑区。予以放射敷贴联合经瞳孔温热激光疗法

脉络膜黑色素瘤：自发坏死及退行

葡萄膜黑色素瘤偶尔可发生无明确原因的自发坏死及退行转归。此类的肿瘤表现为低陷的苍白区域，其上覆盖的局部视网膜劈裂及色素散播。他们与黑色素瘤被射线照射后的表现极为相似，但没有放射性视网膜血管病变的表现。有此种表现的病灶需定期随访，因为其有时会再次生长，甚至于病灶稳定数年后发生。这里列举的病例皆为脉络膜黑色素瘤自发退行后的，但缺少病灶退行前的初始图片。将它们拟诊为脉络膜黑色素瘤的自发退行。

Shields CL, Shields JA, Santos CM, et al. Incomplete spontaneous regression of choroidal melanoma associated with in flammation. *Arch Ophthalmol* 1999;117:1245-1247.

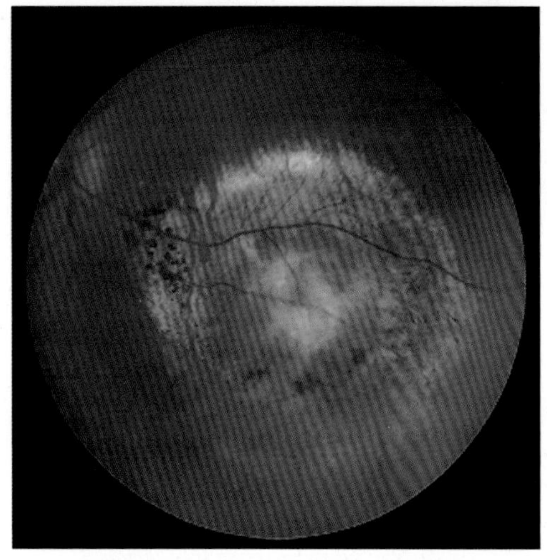

图 7.163　25 岁女性患者。退行的脉络膜黑色素瘤伴周围色素上皮环形萎缩

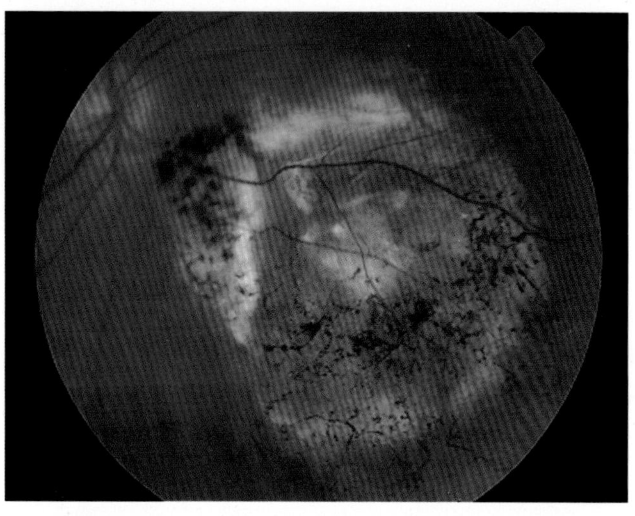

图 7.164　图 7.163 中病灶处 13 年后显示病灶始终呈现退行状态，未再生长

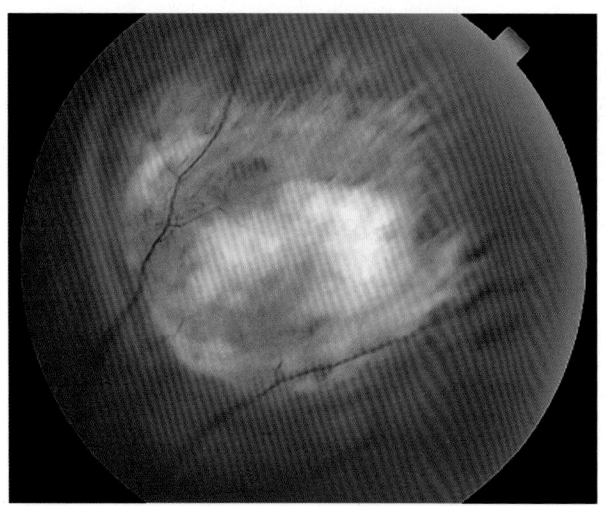

图 7.165　49 岁女性患者。脉络膜黑色素瘤自发坏死。黄白色的区域为肿瘤坏死区域的纤维组织

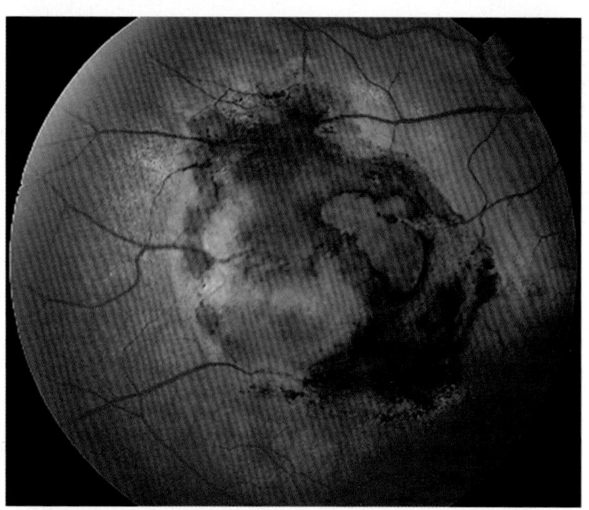

图 7.166　25 岁女性患者。自发退行的脉络膜黑色素瘤

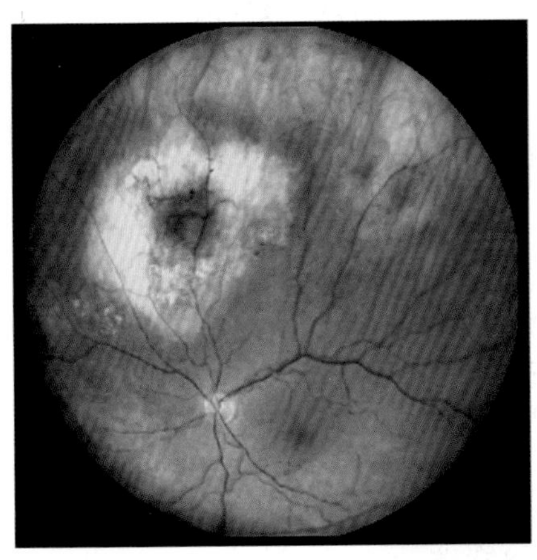

图 7.167　左眼视盘上方脉络膜黑色素瘤的广角眼底相。推测病灶处自发坏死且 2 年后仍无变化

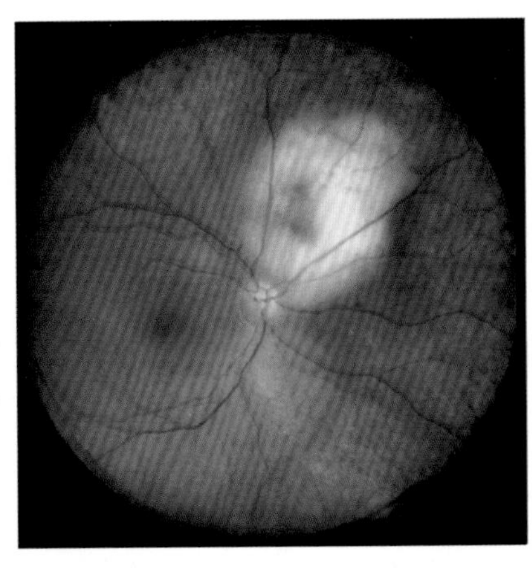

图 7.168　右眼视盘鼻上方脉络膜黑色素瘤可能的部分自发退行。该病灶 3 年后仍无变化

（邵蕾　魏文斌　译）

第 8 章

后部葡萄膜黑色素瘤：病理学

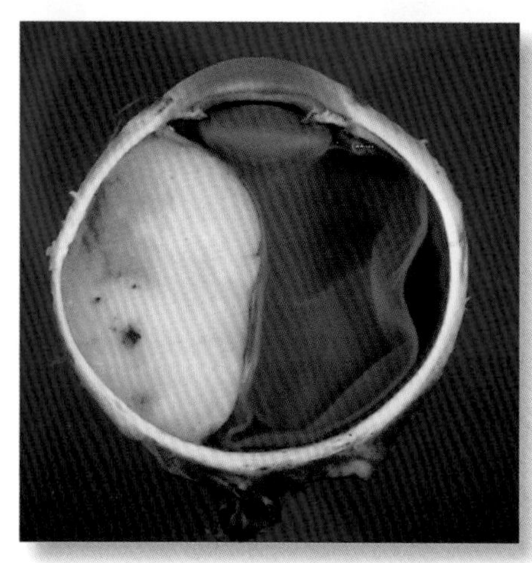

本章简要讨论葡萄膜黑色素瘤病理学，常规大体标本和光学显微镜检查的表现，并介绍了其与预后相关性的最新科研进展（1-28）。后部葡萄膜黑色素瘤的大体标本和显微镜检查都有一定的特征（8-14）。观察摘除眼球大体标本中肿瘤的生长方式，有助于临床医生理解肿瘤的生物学行为和评估预后。摘除眼球的大体标本可观察到巩膜的黑色素增多、巩膜外的肿块浸润、肿瘤的生长方式、继发性视网膜脱离的范围，以及其他重要体征。总之，脉络膜或睫状体的黑色素瘤可以是穹隆状、蘑菇状或弥散的。黑色素瘤形成蘑菇状源于肿瘤生长突破了 Bruch 膜。黑色素瘤可以是富含色素、部分色素的或无色素的。它可以造成继发性视网膜脱离、晶状体半脱位或并发性白内障。它可以侵犯前房，造成继发性青光眼，或者经巩膜蔓延。弥散型的黑色素瘤可以在睫状体上形成环形突起，或者在脉络膜上呈扁平的、微隆起的外观。

低倍显微镜下观察葡萄膜黑色素瘤可以提供类似的信息，包括其生长方式和周围组织侵袭的范围，例如：巩膜、涡静脉、视神经、视网膜色素上皮、视网膜神经纤维层和玻璃体（表 8.1）。偶尔可见肿瘤的局灶性坏死区。肿瘤表面还可出现视网膜下液，以及富含脂褐素的巨噬细胞聚集在视网膜色素上皮层面形成的橘色色素（14）。

1931 年，Callender 提出了目前广泛使用的葡萄膜黑色素瘤的细胞学分类法，这种方法把黑色素瘤细胞分成梭形细胞 A 型、梭形细胞 B 型、束状细胞型、混合细胞型、类上皮细胞型以及坏死细胞型。随后，来自军事病理研究所的 McLean 等，改良了 Callender 分型方法，去除了其中的束状细胞型和坏死细胞型。混合细胞型是梭形细胞型和类上皮细胞型的结合。现今，大部分的眼病理学家依据 McLean 改良分类法对葡萄膜黑色素瘤进行细胞学分类（8,9）。

葡萄膜黑色素瘤的细胞学分型与预后密切相关已达成广泛共识（5）。仅由梭形细胞组成的葡萄膜黑色素瘤的预后较好，而有类上皮细胞参与构成的肿瘤（包括混合细胞型和上皮细胞型）的预后较差。有丝分裂活性较低的黑色素瘤，其预后较好，而有丝分裂活性较高的预后较差。如果肿瘤发生巩膜外浸润，患者的死亡率较高。最近，组织病理研究发现，如果肿瘤中出现封闭的血管网或其他异常的血管结构，则预后较差。发生淋巴细胞浸润的葡萄膜黑色素瘤的患者其生存率亦会下降。

眼部黑色素瘤协作研究（Collaborative Ocular Melanoma Study，COMS）报道了 1526 只摘除眼大体标本

的组织病理学研究结果(10)。表 8.1 提供了其细胞类型、周围组织浸润和肿瘤坏死情况的相关信息。

细胞学和遗传因素与葡萄膜黑色素瘤的预后相关(1-3,8-14,15-28)。黑色素瘤基本的遗传改变在 DNA 和 RNA 水平十分明显。黑色素瘤的 3 号染色体单体合并 8q 臂扩增是预后极差的指征(15-17,19-25,27,28)。

表 8.1 1526 例葡萄膜黑色素瘤的组织病理学特征

黑色素瘤特征	黑色素瘤大小		总数
	中等	大	
细胞种类			
梭形细胞型	66(12%)	71(7%)	137(9%)
混合细胞型	454(85%)	858(87%)	1312(86%)
上皮细胞型	16(3%)	61(6%)	77(5%)
总数	536	990	1526
侵袭视网膜	31%	59%	
侵袭玻璃体	13%	32%	
侵袭涡静脉	17%	25%	
侵袭肿瘤血管	10%	16%	
侵袭引流淋巴管	53%	57%	
Bruch 膜破裂	78%	93%	
坏死	33%	58%	
巨噬细胞浸润	63%	75%	

肿瘤浸润的数据完全来自出版物。

数据来自 Collaborative Ocular Melanoma Study Group. Histopathologic characteristics of uveal melanomas in eyes enucleated from the collaborative ocular melanoma study COMS report no. 6. *Am J Ophthalmol* 1998;125:745-766.

参考文献

大型病例系列

1. Shields JA, Shields CL. Prognostic factors for uveal melanoma. In: Gospodarowicz M, O'Sullivan B, Sobin LH, eds. *Prognostic Factors in Cancer*, 3rd ed. Hoboken, NJ: Wiley-Liss, 2006:269–272.
2. Mooy CM, De Jong PT. Prognostic parameters in uveal melanoma: a review. *Surv Ophthalmol* 1996;41:215–228.
3. Isager P, Ehlers N, Overgaard J. Prognostic factors for survival after enucleation for choroidal and ciliary body melanomas. *Acta Ophthalmol Scand* 2004;82:517–525.
4. Kujala E, Makitie T, Kivela T. Very long-term prognosis of patients with malignant uveal melanoma. *Invest Ophthalmol Vis Sci* 2003;44:4651–4659.
5. Shields CL, Furuta M, Thangappan A, et al. Metastasis of uveal melanoma millimeter-by-millimeter in 8033 consecutive eyes. *Arch Ophthalmol* 2009;127(8):989–998.
6. Kujala E, Damato B, Coupland SE, et al. Staging of ciliary body and choroidal melanomas based on anatomic extent. *J Clin Oncol* 2013;31(22):2825–2831.
7. Shields CL, Shields JA, De Potter P, et al. Diffuse choroidal melanoma. Clinical features predictive of metastasis. *Arch Ophthalmol* 1996;114:956–963.

病理

8. McLean IW, Foster WD, Zimmerman LE, et al. Modifications of Callender's classification of uveal melanoma at the Armed Forces Institute of Pathology. *Am J Ophthalmol* 1983;96:502–509.
9. McLean IW, Zimmerman LE, Evans RM. Reappraisal of Callender's spindle A type of malignant melanoma of choroid and ciliary body. *Am J Ophthalmol* 1978;86:557–564.
10. Collaborative Ocular Melanoma Study Group. Histopathologic characteristics of uveal melanomas in eyes enucleated from the collaborative ocular melanoma study COMS report no.6. *Am J Ophthalmol* 1998;125:745–766.
11. Folberg R, Mehaffey M, Gardner LM, et al. The microcirculation of choroidal and ciliary body melanomas. *Eye* 1997;11:227–238.
12. Makitie T, Summanen P, Tarkkanen A, et al. Microvascular loops and networks as prognostic indicators in choroidal and ciliary body melanomas. *J Natl Cancer Inst* 1999;91:359–367.
13. Durie FH, Campbell AM, Lee WR, et al. Analysis of lymphocytic infiltration in uveal melanoma. *Invest Ophthalmol Vis Sci* 1990;31:2106–2110.
14. Shields JA, Rodrigues MM, Sarin LK, et al. Lipofuscin pigment over benign and malignant choroidal tumors. *Trans Am Acad Ophthalmol Otolaryngol* 1976;81:871–881.

细胞遗传学

15. Prescher G, Bornfeld N, Hirche H, et al. Prognostic implications of monosomy 3 in uveal melanoma. *Lancet* 1996;347:1222–1225.
16. Sisley K, Rennie IG, Parsons MA, et al. Abnormalities of chromosomes 3 and 8 in posterior uveal melanoma correlate with prognosis. *Genes Chromosomes Cancer* 1997;19:22–28.
17. Scholes AG, Damato BE, Nunn J, et al. Monosomy 3 in uveal melanoma: Correlation with clinical and histologic predictors of survival. *Invest Ophthalmol Vis Sci* 2003;44:1008–1011.
18. Onken MD, Worley LA, Ehlers JP, et al. Gene expression profiling in uveal melanoma reveals two molecular classes and predicts metastatic death. *Cancer Res* 2004;64:7205–7209.
19. Kilic E, van Gils W, Lodder E, et al. Clinical and cytogenetic analyses in uveal melanoma. *Invest Ophthalmol Vis Sci* 2006;47:3703–3707.
20. Shields CL, Materin MA, Teixiera L, et al. Small choroidal melanoma with chromosome 3 monosomy on fine needle aspiration biopsy. *Ophthalmology* 2007;114:1919–1924.
21. Damato B, Duke C, Coupland SE, et al. Cytogenetics of uveal melanoma: A 7-year clinical experience. *Ophthalmology* 2007;114:1925–1931.
22. Shields CL, Ganguly A, Materin M, et al. Chromosome 3 analysis of uveal melanoma using fine needle aspiration biopsy at the time of plaque radiotherapy in 140 consecutive cases. The Deborah Iverson MD Lectureship. *Arch Ophthalmol* 2007;125:1017–1024.
23. Shields JA, Shields CL, Materin MA, et al. Role of cytogenetics in the management of uveal melanoma. *Arch Ophthalmol* 2008;126:416–419.
24. Shields CL, Ganguly A, Bianciotto CG, et al. Prognosis of uveal melanoma in 500 cases using genetic testing of needle aspiration biopsy specimens. *Ophthalmology* 2011;118:396–401.
25. Shields CL, Ramasubramanian A, Ganguly A, et al. Cytogenetic testing of iris melanoma using fine needle aspiration biopsy in 17 patients. *Retina* 2011;31:574–580.
26. Harbour JW, Onken MD, Roberson ED, et al. Frequent mutation of BAP1 in metastasizing uveal melanomas. *Science* 2010;330:1410–1413.
27. Damato B, Dopierala JA, Coupland SE. Genotypic profiling of 452 choroidal melanomas with multiplex ligation-dependent probe. *Clin Cancer Res* 2010;16:6083–6092.
28. Shields CL, Ganguly A, O'Brien J, et al. Uveal melanoma trapped in the Temple of Doom. Editorial. *Am J Ophthalmol* 2012;154:219–221.

睫状体黑色素瘤：大体病理特征

以下图片展示的是眼球摘除术取得的睫状体黑色素瘤大体标本。时至今日，这其中的有些病例更可能会接受放射治疗。

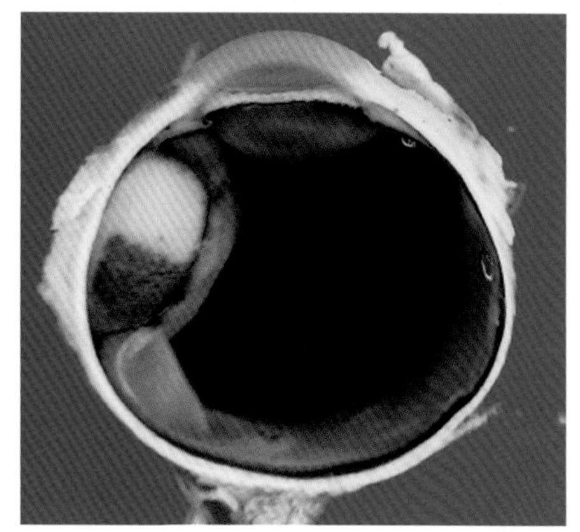

图 8.1　部分色素部分无色素的睫状体脉络膜黑色素瘤

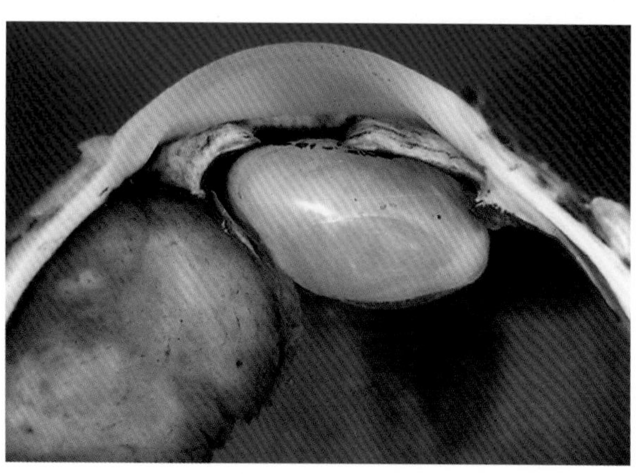

图 8.2　色素型睫状体黑色素瘤所致的晶状体半脱位

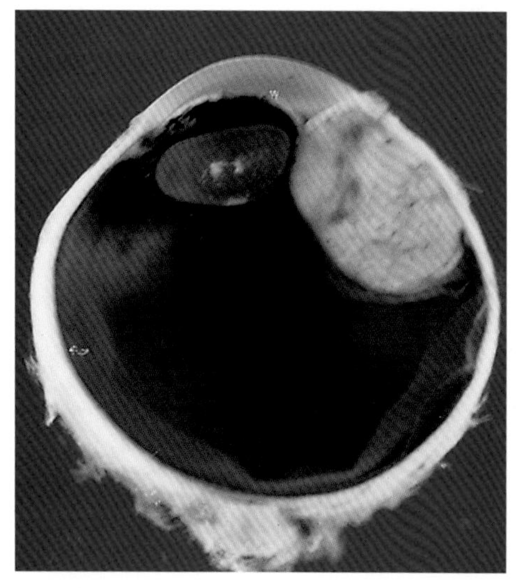

图 8.3　含少量色素的睫状体黑色素瘤，引起晶状体半脱位

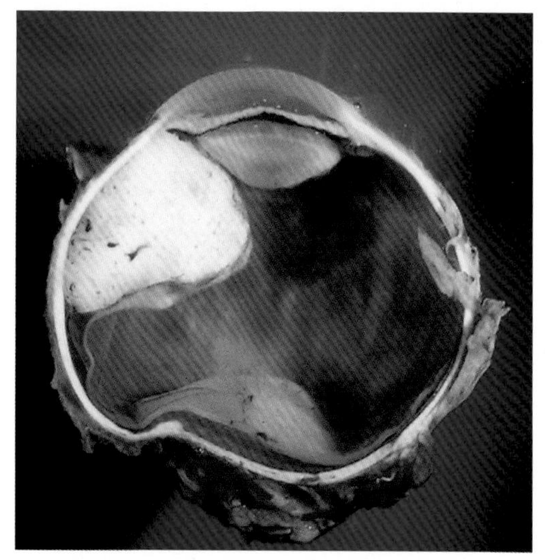

图 8.4　无色素睫状体黑色素瘤推挤晶状体

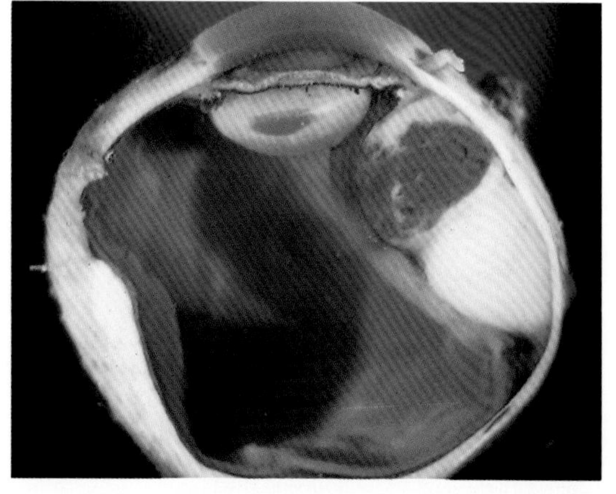

图 8.5　部分色素部分无色素的睫状体脉络膜黑色素瘤

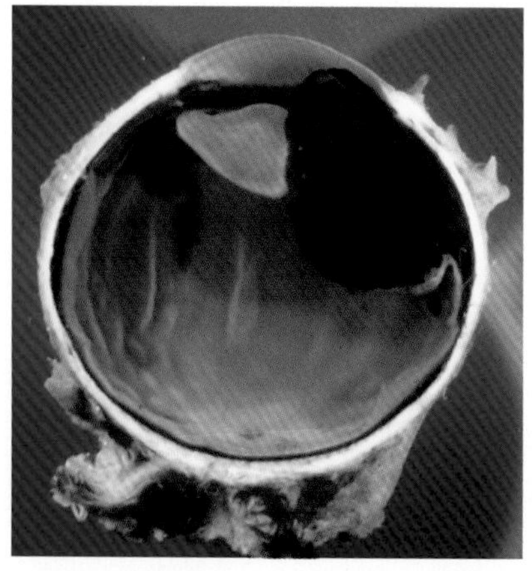

图 8.6　富含色素的睫状体黑色素瘤导致显著的晶体半脱位

脉络膜黑色素瘤:大体病理特征

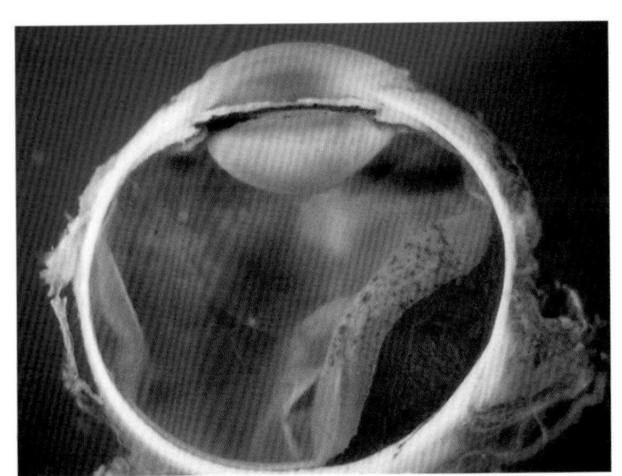

图 8.7　富含色素的脉络膜黑色素瘤

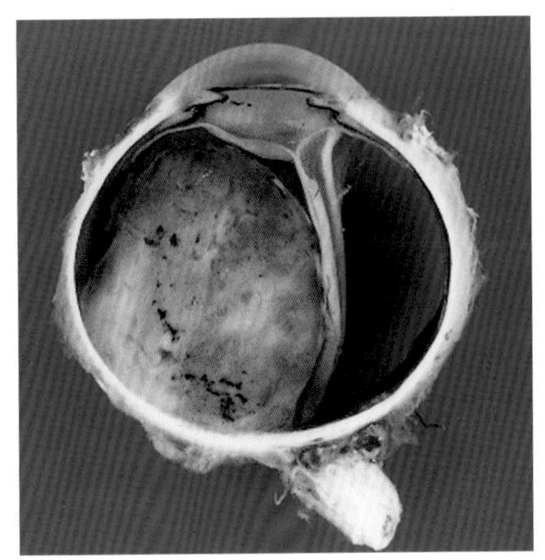

图 8.8　体积较大的含色素脉络膜黑色素瘤,导致全视网膜脱离

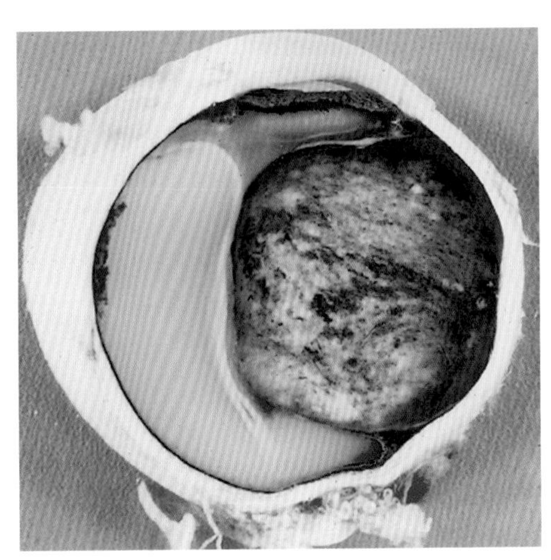

图 8.9　另一例色素型大脉络膜黑色素瘤导致全视网膜脱离

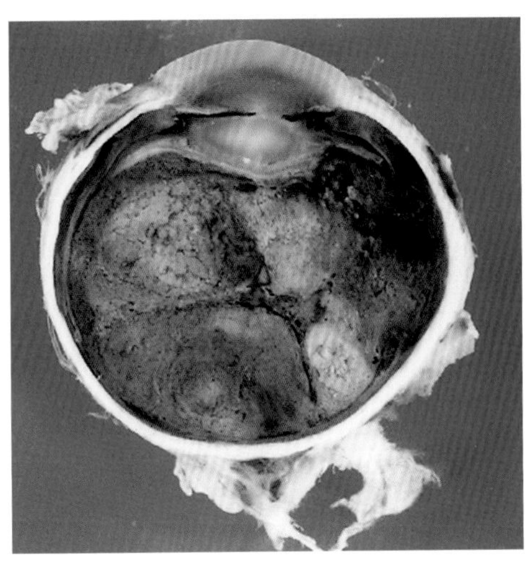

图 8.10　色素型黑色素瘤填充了整个眼球

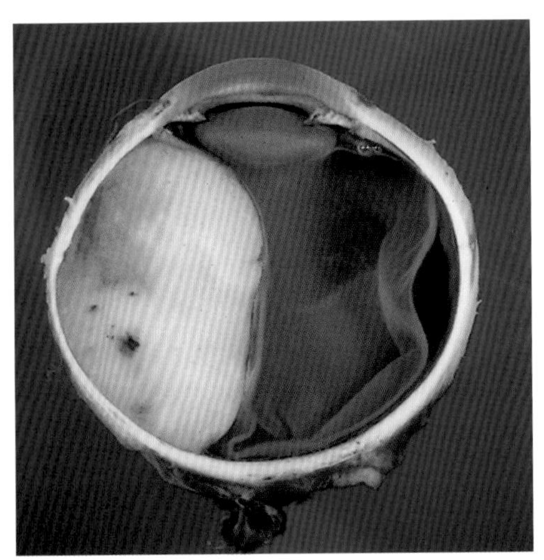

图 8.11　体积较大的无色素、穹顶形脉络膜黑色素瘤

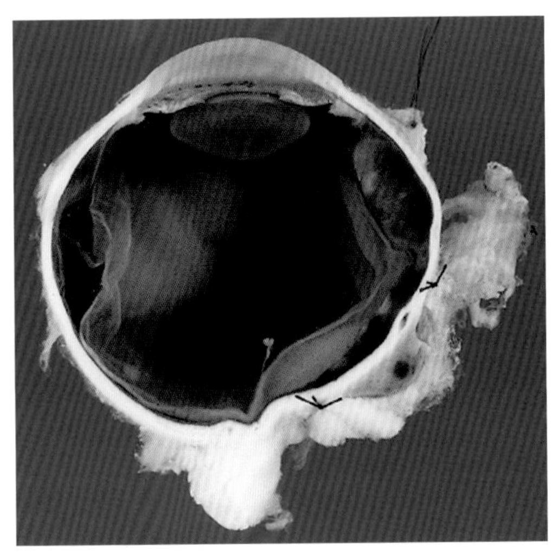

图 8.12　弥漫性脉络膜黑色素瘤伴巩膜外结节形浸润。在行改良眼球摘除术前,通过超声影像检查发现瘤体

脉络膜黑色素瘤：蘑菇状外观

突破 Bruch 膜的黑色素瘤通常表现为蘑菇状(领扣状)外观，也可以呈现出多种外观变异。以下选择部分病例进行说明。

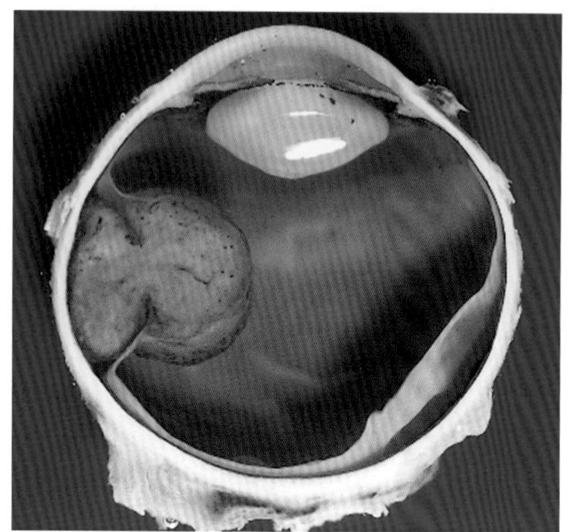

图8.13　位于眼球赤道附近的色素型蘑菇状黑色素瘤

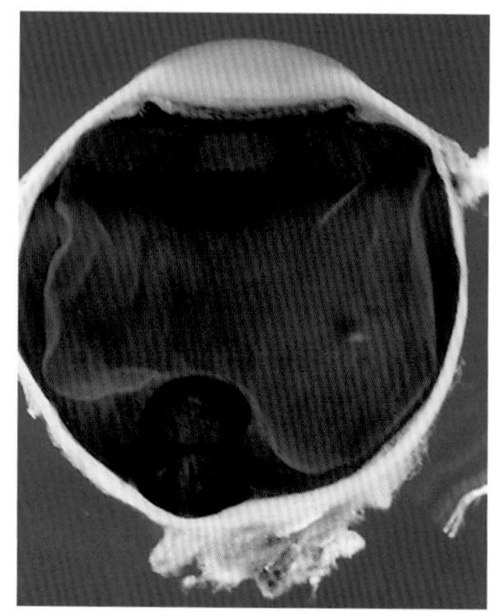

图8.14　位于后极部脉络膜的色素型蘑菇状黑色素瘤

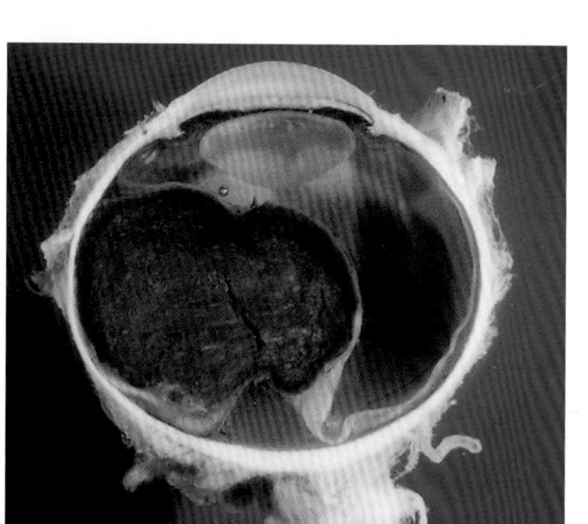

图8.15　赤道部的蘑菇状大黑色素瘤合并全视网膜脱离

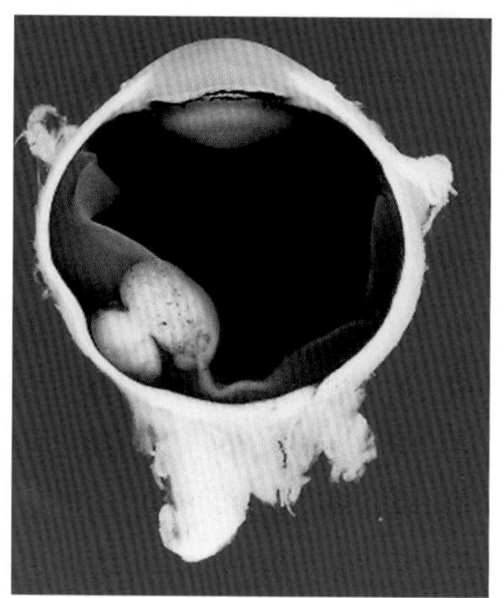

图8.16　蘑菇状的无色素黑色素瘤。此病例中，蘑菇的圆顶比基底大

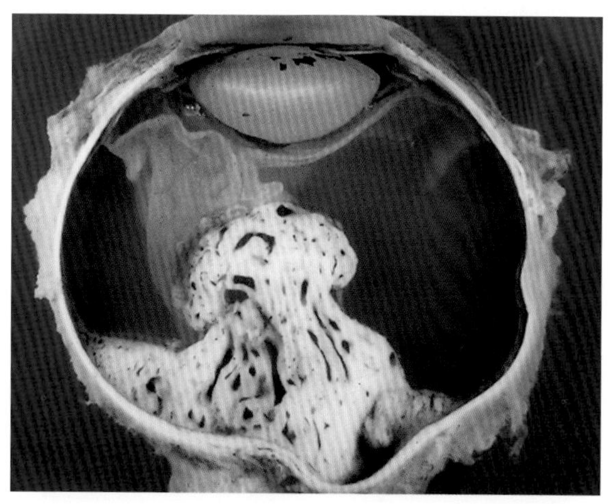

图8.17　蘑菇状无色素、血供丰富的大黑色素瘤

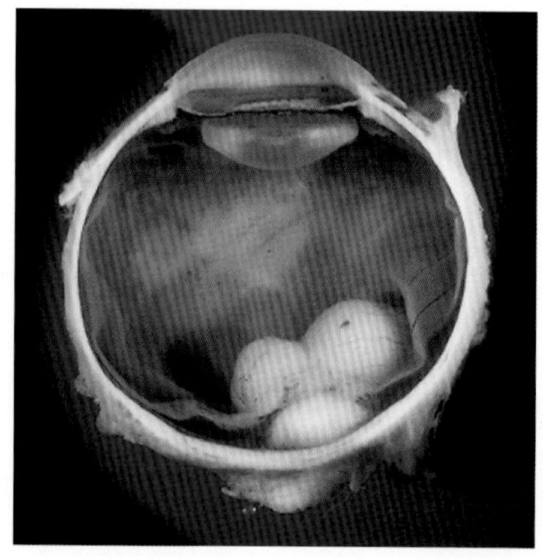

图8.18　在 Bruch 膜上有两个突破口的无色素黑色素瘤

后部葡萄膜黑色素瘤:细胞类型

葡萄膜黑色素瘤一般通过显微镜下观察样本切片即可诊断。通过显微镜,可以明确葡萄膜黑色素瘤的位置、生长方式、是否含色素及眼外蔓延情况,但是肿瘤细胞的类型则必须通过更高倍数的放大才能观察到。

葡萄膜黑色素瘤的细胞类型传统上依据 Callender 分类方法进行描述。这种分类方法应用于虹膜、睫状体和脉络膜黑色素瘤。此外,还有一种在 Callender 分类法基础上进行改良的分类法也应用于部分病理实验室。这种新的分类法去除了束状细胞型和坏死型的分类,从而将葡萄膜黑色素细胞病变分为 4 类,即梭形细胞痣、梭形细胞型黑色素瘤、混合细胞型黑色素瘤和上皮细胞型黑色素瘤。光镜显微切片图像由 Ralph C. Eagle, Jr 医生提供。

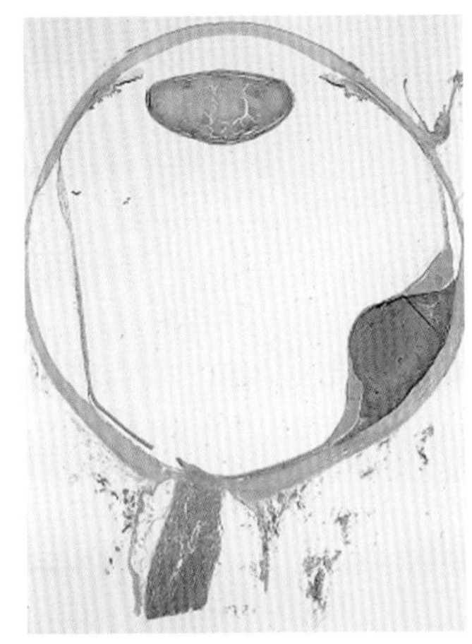

图 8.19　光镜玻璃切片示位于赤道后的穹隆形脉络膜黑色素瘤,Bruch 膜上有一个小裂口

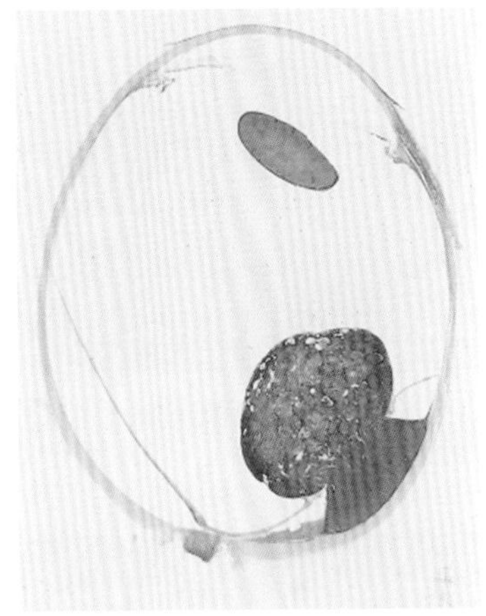

图 8.20　光镜玻璃切片示蘑菇状脉络膜黑色素瘤

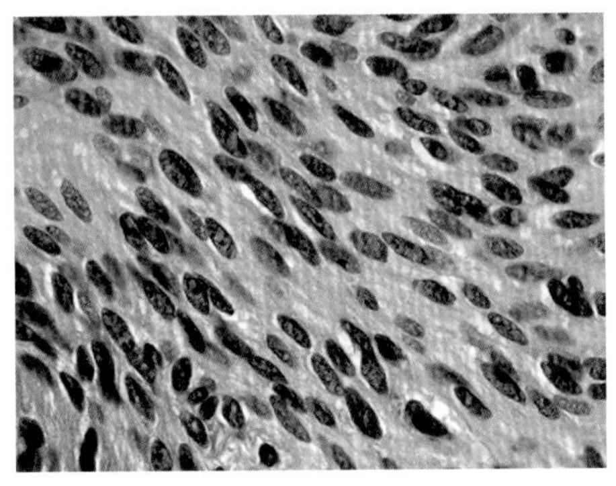

图 8.21　低度恶性的梭形细胞型黑色素瘤。(苏木精-伊红染色×200)

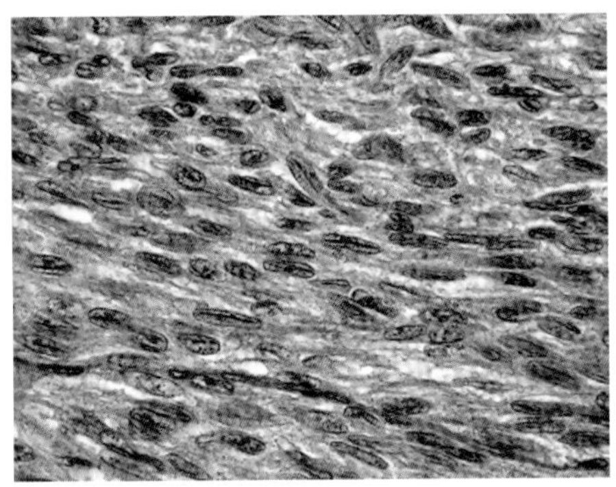

图 8.22　在超微结构上,梭形细胞 A 型葡萄膜黑色素瘤中许多细胞核中表现出“核条带”改变,这是由于细胞核膜折叠造成的。(苏木精-伊红染色×200)

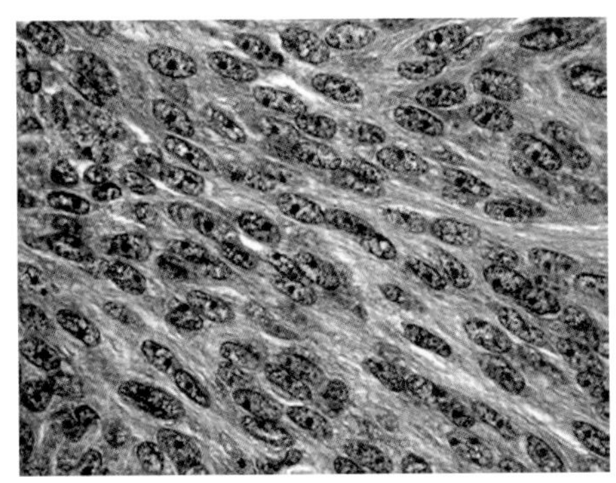

图 8.23　梭形细胞 B 型葡萄膜黑色素瘤。(苏木精-伊红染色×200)

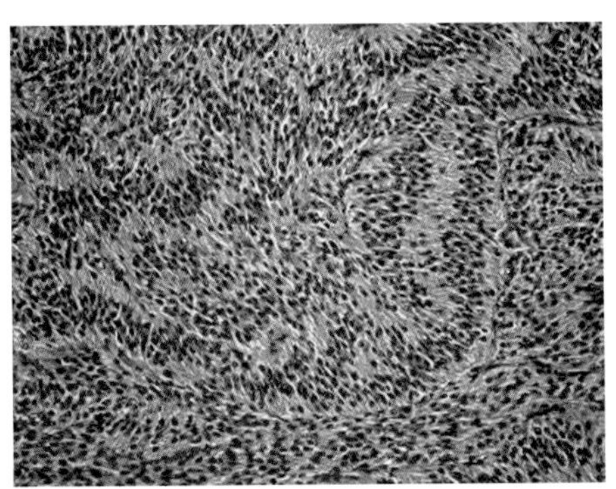

图 8.24　束状细胞型黑色素瘤。这是一种具有类似神经鞘瘤束状生长方式的梭形细胞型黑色素瘤。(苏木精-伊红染色×75)

后极葡萄膜黑色素瘤：细胞类型（接上）

光镜显微切片图像由 Ralph C. Eagle，Jr 医生提供。

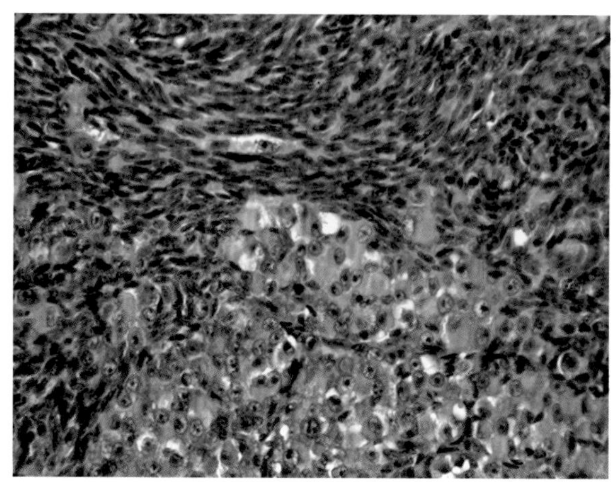

图 8.25　混合细胞型葡萄膜黑色素瘤。注意图片上方的梭形细胞和下方较大的类上皮细胞。（苏木精-伊红染色×200）

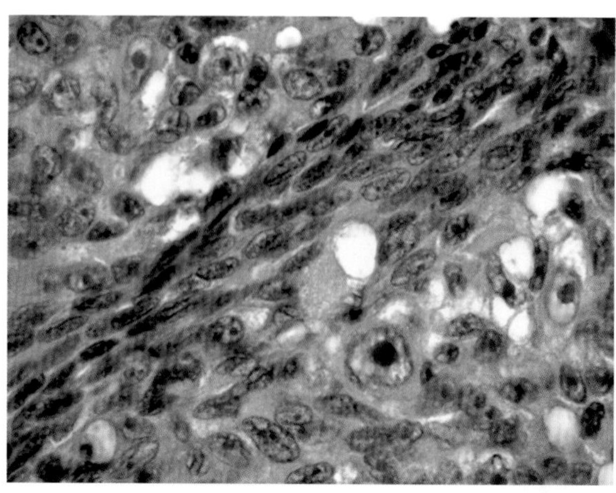

图 8.26　混合细胞型葡萄膜黑色素瘤。再次注意图中的梭形细胞成分和较大的类上皮细胞。（苏木精-伊红染色×200）

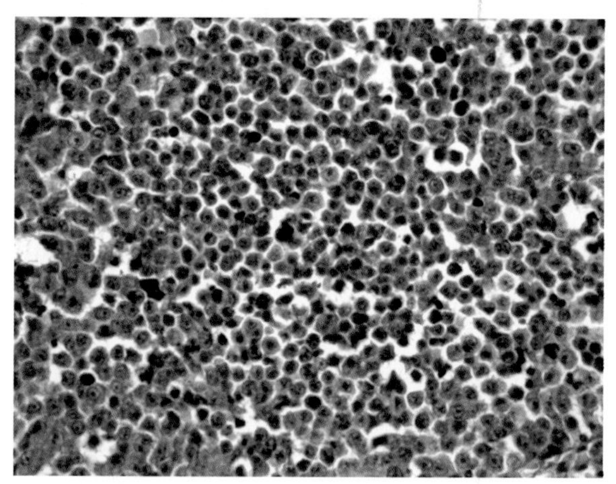

图 8.27　由小的类上皮细胞组成的黑色素瘤。（苏木精-伊红染色×200）

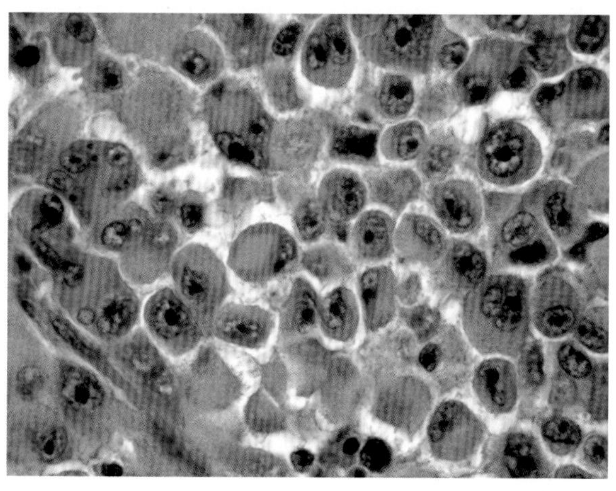

图 8.28　由大的类上皮细胞组成的黑色素瘤。（苏木精-伊红染色×200）

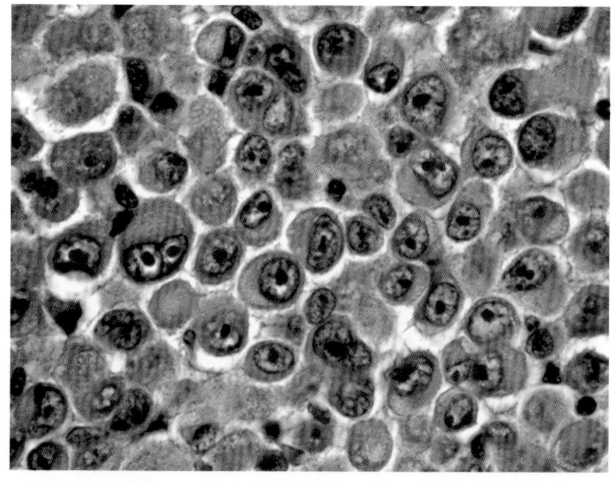

图 8.29　由大的类上皮细胞组成的黑色素瘤。（苏木精-伊红染色×200）

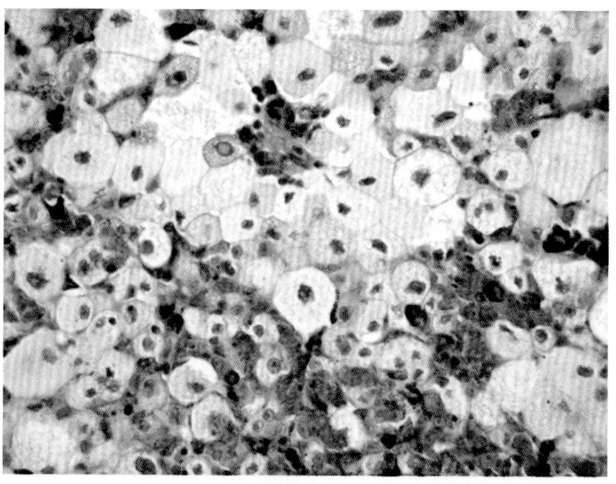

图 8.30　气球细胞样脉络膜黑色素瘤。注意图中的大而圆的、细胞质透亮的类上皮细胞。（苏木精-伊红染色×200）

脉络膜黑色素瘤:临床病理相关性

建立葡萄膜黑色素瘤临床广角眼底照相和其大体标本表现之间的联系,有助于理解肿瘤的生长方式。

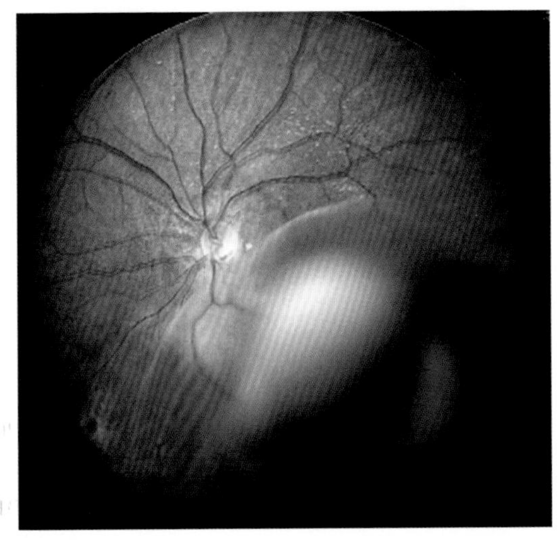

图 8.31　下方脉络膜黑色素瘤临床上的眼底表现

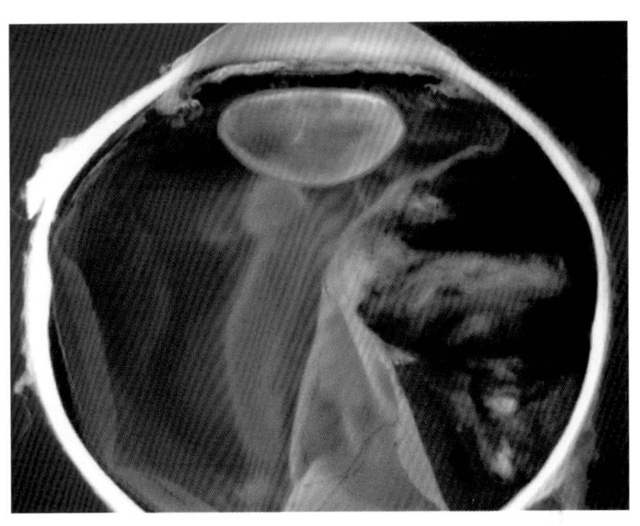

图 8.32　图 8.31 病变的大体标本表现

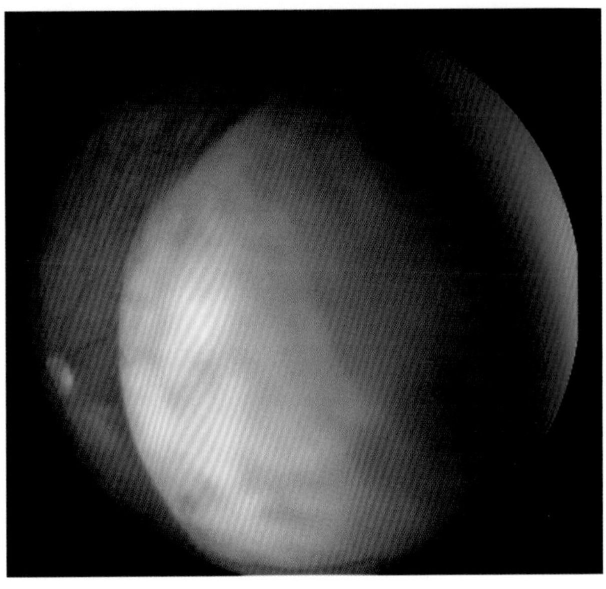

图 8.33　无色素大脉络膜黑色素瘤临床上的眼底表现

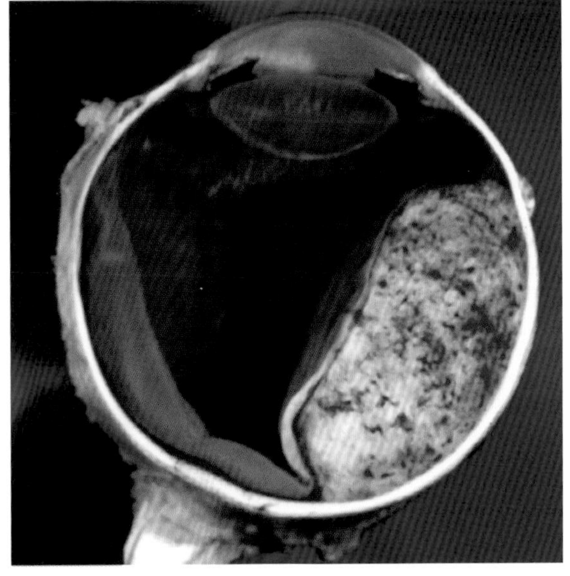

图 8.34　图 8.33 中病变的大体标本表现。注意肿物中较大且扩张的海绵状血管

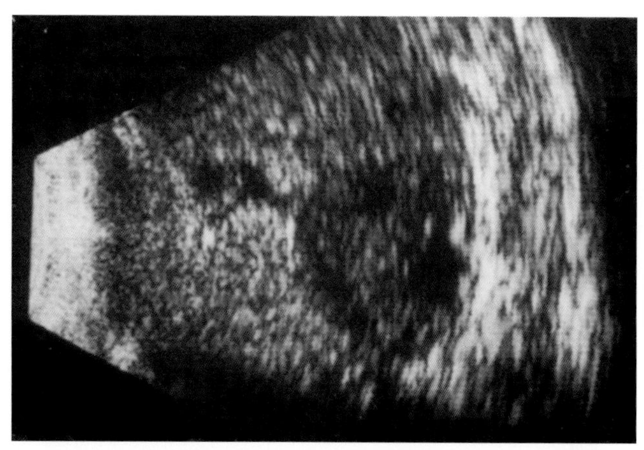

图 8.35 一例前房积血和严重青光眼病人的 B 超影像。提示眼球内有穹顶状肿物合并视网膜脱离和严重的视网膜下积血

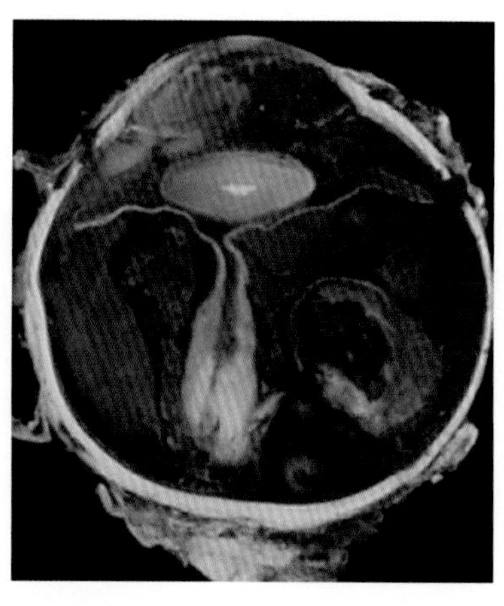

图 8.36 图 8.35 中病变的大体标本表现。可见全视网膜脱离、大量的前房积血、广泛的视网膜下出血，以及右侧的穹顶形黑色素瘤，内部可见出血坏死灶

（邵蕾 魏文斌 译）

第 9 章

后部葡萄膜黑色素瘤：诊断方法

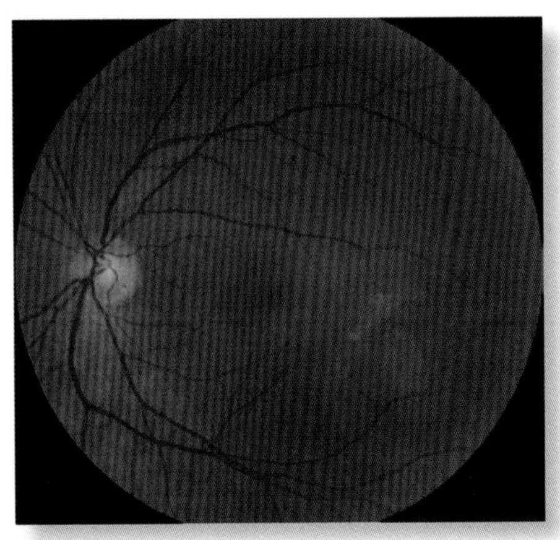

总论

通常根据裂隙灯或间接检眼镜下的典型特征表现，就可以诊断睫状体和脉络膜黑色素瘤。然而，选择适当的辅助检查有助于进一步明确诊断、判断肿瘤病变范围。这些辅助检查包括：透照实验、荧光血管造影（fluorescein angiography，FFA）、吲哚菁绿血管造影（indocyanine green angiography ICGA）、超声检查、超声生物显微镜（ultrasound biomicroscopy UBM）、相干光断层扫描（optical coherence tomography OCT）、眼底自发荧光检查、计算机断层扫描（computed tomography CT）、磁共振成像（magnetic resonance imaging MRI）和细针穿刺活检（fine-needle aspiration biopsy FNAB）（1-34）。尽管很多年前放射性磷（^{32}P）摄取检查被广泛应用，但随着FNAB技术的不断发展和完善，现在FNAB已经能够提供更明确的诊断，因此^{32}P检查已经不再使用。对于那些眼底表现不典型的病例，辅助检查在诊断中作用更为重要。

诊断葡萄膜黑色素瘤最重要的辅助检查包括超声检查、荧光血管造影、CT和MRI，而^{32}P检查很少需要。当病变表现不典型，诊断不明确时，FNAB是最可靠的诊断方法。

透照实验

在某些情况下，透照实验是诊断睫状体和前部脉络膜黑色素瘤的重要手段。透照实验有几个不同的操作方法，其中包括经巩膜检查和经瞳孔检查。透照实验的方法是，将明亮的聚光灯置于眼内肿瘤对侧的结膜穹窿处，在暗室中观察巩膜的正常透光情况。在色素性睫状体黑色素瘤中肿瘤相应位置可见投影。与此相反，囊性病变、平滑肌瘤和其他病变可以透光，不会产生投影。该方法通常可以测量肿瘤病变的直径，为敷贴放射治疗方案的制订提供依据。

荧光血管造影和吲哚菁绿造影

荧光血管造影血管充盈期，脉络膜黑色素瘤表现为斑驳样的高荧光，晚期可见肿物处弥漫性的荧光着染及视网膜下液处的荧光积存。较大的无色素黑色素瘤、尤其是穿透Bruch膜的肿瘤中，特征性的双循环表现，即视网膜血管和肿瘤内的脉络膜血管双重显现更加清晰。

后部葡萄膜黑色素瘤:诊断方法

在血管造影的整个过程中,肿瘤侵袭的视网膜感光区域始终为低荧光表现。ICGA 检查中,薄的、血供少的黑色素瘤在表现为低荧光,而较大、较厚的肿瘤表现为高荧光(6)。ICGA 对于显示肿瘤脉络膜血管形态,特别是血流有重叠时,具有重要价值。该检查更常用于脉络膜血管瘤的诊断中,详见第 13 章。

超声检查

A 超检查中,脉络膜黑色素瘤通常表现为中低内回声,而 B 超检查中表现为脉络膜肿物,并可见无回声区和脉络膜挖空征。肿物形态可为扁平样(弥漫性)、穹窿样或蘑菇样。超声可显示肿瘤向眶内延伸形成的小结节。超声检查特别有助于观察继发性白内障或玻璃体积血引起的屈光间质浑浊的患眼。该方法在诊断葡萄膜黑色素瘤和放射治疗前后测量肿瘤大小方面具有重要应用价值。在某些情况下,超声检查可发现睫状体黑色素瘤病变中存在具有厚的、实性壁的空腔,这种病变被称为空腔型黑色素瘤(5)。空腔型黑色素瘤需要与睫状体囊肿相鉴别,后者囊壁通常较薄。

超声生物显微镜

UBM 是另一种形式的超声检查,在临床上常用于测量周边虹膜和睫状体肿瘤的大小和病变范围。UBM 的重要用途在于确定周边虹膜肿瘤是否向后浸润到睫状体,并为这类肿瘤制定手术切除或敷贴放射治疗方案。该方法也可用于鉴别睫状体囊肿和黑色素瘤或其他实性肿瘤(8-11)。

计算机断层扫描和磁共振成像

CT 和 MRI 可用于观察葡萄膜黑色素瘤,并可准确描述肿瘤眶内蔓延的范围。它们通常不用于葡萄膜黑色素瘤的诊断,因为通过更简单和更便宜的检查方法,如检眼镜和超声检查,已经可以诊断大多数的病例。MRI 可用于鉴别诊断视网膜下出血和黑色素瘤;因为注射钆造影剂后出血不会增强而黑色素瘤有增强表现。

细针穿刺活检

对于那些无创检查不能确诊的疑难脉络膜黑色素瘤,FNAB 是重要的确诊方法(30)。最常用的方法是在间接检眼镜引导下,使用 25～27 号穿刺针,经睫状体平坦部或玻璃体取材。FNAB 最有价值的临床应用是鉴别黑色素瘤和转移癌、视网膜色素上皮肿瘤、淋巴瘤及其他病变,需要与熟悉眼科病理学的细胞病理学家合作。一些文献中以及本书第 22 章都对该技术进行了详细描述(30)。FNAB 也被用于葡萄膜黑色素瘤的细胞遗传学研究中,后面会就这一主题进行讨论(31-34)。

放射性磷摄取实验

本章提及放射性磷摄取实验(^{32}P 实验)仅为回顾历史。该方法可以用于诊断一些疑难病例(29)。^{32}P 实验因准确、可靠曾被广泛应用,但由于其他诊断技术,尤其是可提供细胞病理学的诊断证据的 FNAB 技术的发展和完善,^{32}P 实验现在已经很少被应用。

相干光断层扫描(OCT)

OCT 是一种最近出现的成像技术,在许多眼底疾病,尤其是黄斑变性的诊断和治疗中有重要辅助作用。在脉络膜黑色素瘤中,OCT 可用于观察微小的视网膜下积液,橘色色素,或脉络膜病灶上的视网膜异常(12-23)。扫描深度的增加使得我们可以进一步评估肿物自身的本质特征。因此,OCT 在早期发现脉络膜痣转化为黑色素瘤的已知危险因素方面很有价值。与超声检查相比,OCT 在测量小肿瘤厚度方面更有优势。根据现有文献报道,小的脉络膜黑色素瘤表现为光滑的穹窿样形态,表面存在视网膜下积液,可见新鲜的、绒毛状光感受器形态(19、22、23)。尽管 OCT 尚不能特异性的鉴别脉络膜黑色素瘤和色素痣及其他肿瘤,但最近增强深度扫描模式(enhanced depth imaging OCT,EDI-OCT)的出现有希望为这方面提供更多精确的信息。

自发荧光检查

自发荧光眼底照相的重要用途是早期发现小的脉络膜黑色素瘤。由于肿瘤表面 RPE 细胞中富含脂褐质,自发荧光检查时,肿瘤常表现为明亮的、地图样的高荧光,这与临床可见的肿瘤表面橘黄色素相对应(24-28)。

后部葡萄膜黑色素瘤:诊断方法

参考文献

大型病例系列

1. Shields CL, Manalac J, Das C, et al. Choroidal melanoma. Clinical features, classification, and top ten pseudomelanomas. *Curr Opin* 2014;25:177–185.
2. Kivelä T. Diagnosis of uveal melanoma. *Dev Ophthalmol* 2012;49:1–15.
3. Shields JA, McDonald PR, Leonard BC, et al. The diagnosis of uveal melanomas in eyes with opaque media. *Am J Ophthalmol* 1977;82:95–105.
4. Shields CL, Furuta M, Thangappan A, et al. Metastasis of uveal melanoma millimeter-by-millimeter in 8033 consecutive eyes. *Arch Ophthalmol* 2009;127(8):989–998.

小型病例系列

5. Lois N, Shields CL, Shields JA, et al. Cavitary melanoma of the ciliary body. A study of eight cases. *Ophthalmology* 1998;105:1091–1098.

影像学

6. Shields CL, Shields JA, De Potter P. Patterns of indocyanine green angiography of choroidal tumors. *Br J Ophthalmol* 1995;79:237–245.
7. Coleman DJ, Silverman RH, Chabi A, et al. High-resolution ultrasonic imaging of the posterior segment. *Ophthalmology* 2004;111:1344–1351.
8. Maberly DA, Pavlin CJ, McGowan HD, et al. Ultrasound biomicroscopic imaging of the anterior aspect of peripheral choroidal melanomas. *Am J Ophthalmol* 1997;123:506–514.
9. Marigo FA, Finger PT, McCormick SA, et al. Iris and ciliary body melanomas: ultrasound biomicroscopy with histopathologic correlation. *Arch Ophthalmol* 2000;118:1515–1521.
10. Nordlund JR, Robertson DM, Herman DC. Ultrasound biomicroscopy in management of malignant iris melanoma. *Arch Ophthalmol* 2003;121:725–727.
11. Bianciotto CG, Shields CL, Romanelli M, et al. Assessment of anterior segment tumors with ultrasound biomicroscopy versus anterior segment optical coherence tomography in 200 cases. *Ophthalmology* 2011;118:1297–1302.
12. Muscat S, Parks S, Kemp E, et al. Secondary retinal changes associated with choroidal naevi and melanomas documented by optical coherence tomography. *Br J Ophthalmol* 2004;88:120–124.
13. Shields CL, Mashayekhi A, Materin MA, et al. Optical coherence tomography of choroidal nevus in 120 consecutive patients. *Retina* 2005;25:243–252.
14. Shields CL, Materin MA, Shields JA. Review of optical coherence tomography for intraocular tumors. *Current Opinion Ophthalmol* 2005;16:141–154.
15. Singh AD, Belfort RN, Sayanagi K, et al. Fourier domain optical coherence tomographic and auto-fluorescence findings in indeterminate choroidal melanocytic lesions. *Br J Ophthalmol* 2010;94(4):474–478.
16. Sayanagi K, Pelayes DE, Kaiser PK, et al. 3D Spectral domain optical coherence tomography findings in choroidal tumors. *Eur J Ophthalmol* 2011;21(3):271–275.
17. Torres VL, Brugnoni N, Kaiser PK, et al. Optical coherence tomograph enhanced depth imaging of choroidal tumors. *Am J Ophthalmol* 2011;151(4):586–593.
18. Shah SU, Kaliki S, Shields CL, et al. Enhanced depth imaging optical coherence tomography of choroidal nevus in 104 cases. *Ophthalmology* 2012;119(5):1066–1072.
19. Shields CL, Kaliki S, Rojanaporn D, et al. Enhanced depth imaging optical coherence tomography of small choroidal melanoma: comparison with choroidal nevus. *Arch Ophthalmol* 2012;130(7):850–856.
20. Say EA, Shah SU, Ferenczy S, et al. Optical coherence tomography of retinal and choroidal tumors. *J Ophthalmol* 2012;2012:385058.
21. Mrejen S, Spaide RF. Optical coherence tomography: imaging of the choroid and beyond. *Surv Ophthalmol* 2013;58(5):387–429.
22. Shields CL, Manalac J, Das C, et al. Review of spectral domain enhanced depth imaging optical coherence tomography (EDI-OCT) of tumors of the choroid. *Ind J Ophthalmol* 2015;63(2):117–121.
23. Shields CL, Pellegrini M, Ferenczy SR, et al. Enhanced depth imaging optical coherence tomography (EDI-OCT) of intraocular tumors. From placid to seasick to rock and rolling topography. The 2013 Francesco Orzalesi Lecture. *Retina* 2014;34:1495–1512.
24. Shields CL, Bianciotto C, Pirondini C, et al. Autofluorescence of orange pigment overlying small choroidal melanoma. *Retina* 2007;27:1107–1111.
25. Shields CL, Bianciotto C, Pirondini C, et al. Autofluorescence of choroidal melanoma in 51 cases. *Br J Ophthalmol* 2008;92:617–622.
26. Shields CL, Pirondini C, Bianciotto C, et al. Autofluorescence of choroidal nevus in 64 cases. *Retina* 2008;8:1035–1043.
27. Materin MA, Raducu R, Bianciotto C, et al. Fundus autofluorescence and optical coherence tomography findings in choroidal melanocytic lesions. *Middle East Afr J Ophthalmol* 2010;17(3):201–206.
28. Almeida A, Kaliki S, Shields CL. Autofluorescence of intraocular tumours. *Curr Opin Ophthalmol* 2013;24(3):222–232.
29. Shields JA. Accuracy and limitation of the P-32 test in the diagnosis of ocular tumors. An analysis of 500 cases. *Ophthalmology* 1978;85:950–966.

细胞学

30. Shields JA, Shields CL, Ehya H, et al. Fine needle aspiration biopsy of suspected intraocular tumors. The 1992 Urwick Lecture. *Ophthalmology* 1993;100:1677–1684.

细胞遗传学

31. Shields CL, Materin MA, Teixiera L, et al. Small choroidal melanoma with chromosome 3 monosomy on fine needle aspiration biopsy. *Ophthalmology* 2007;114:1919–1924.
32. Shields CL, Ganguly A, Bianciotto CG, et al. Prognosis of uveal melanoma in 500 cases using genetic testing of needle aspiration biopsy specimens. *Ophthalmology.* 2011;118:396–401.
33. Shields JA, Shields CL, Materin MA, et al. Role of cytogenetics in the management of uveal melanoma. *Arch Ophthalmol* 2008;126:416–419.
34. Shields CL, Ramasubramanian A, Ganguly A, et al. Cytogenetic testing of iris melanoma using fine needle aspiration biopsy in 17 patients. *Retina* 2011;31:574–580.

脉络膜黑色素瘤：穹顶状肿瘤的荧光血管造影表现

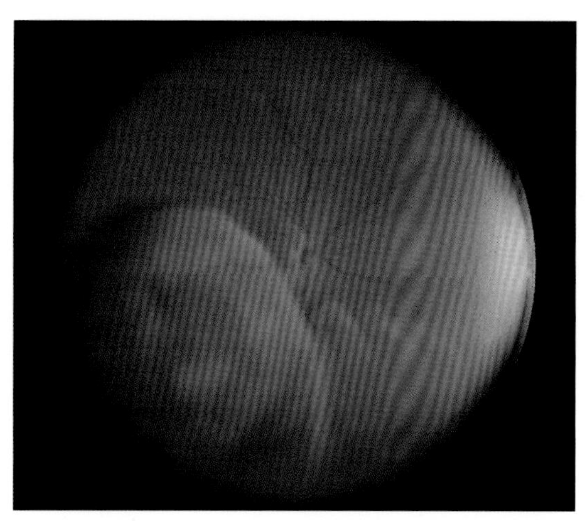

图 9.1 男性，29 岁，广角眼底照相可见颞下方脉络膜黑色素瘤

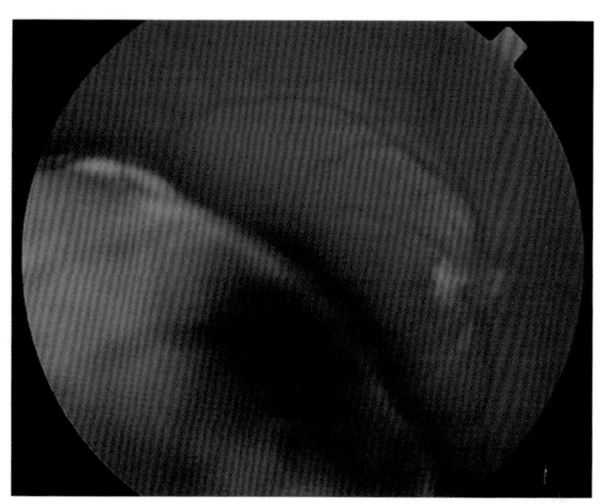

图 9.2 同一病变的标准眼底照相

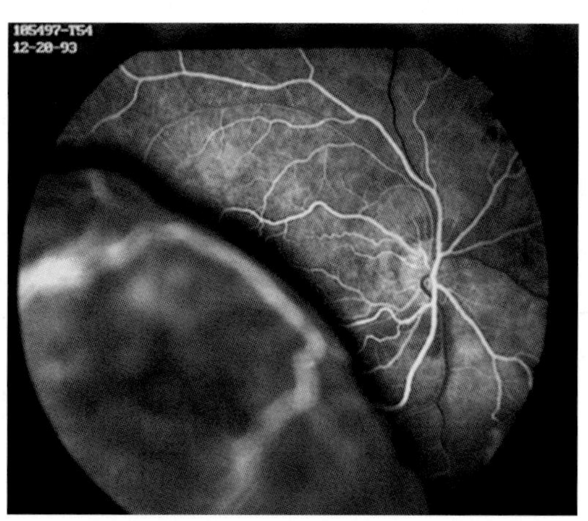

图 9.3 荧光血管造影动脉期晚期，焦点位于视盘，可见肿瘤表面视网膜动脉充盈，肿瘤轻度高荧光

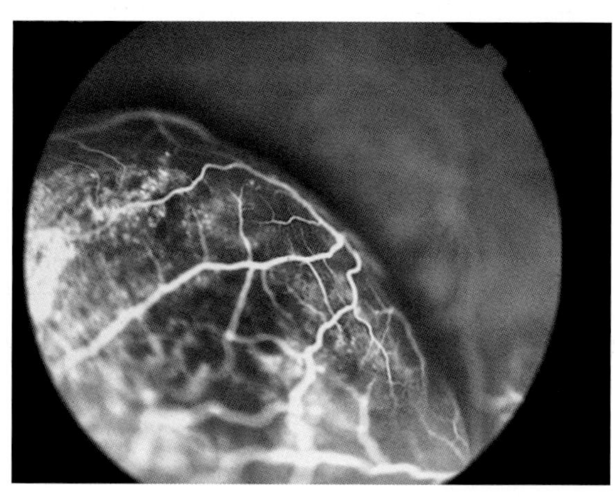

图 9.4 静脉期，肿瘤的高荧光进一步增强，肿瘤表面的视网膜动静脉均表现为高荧光

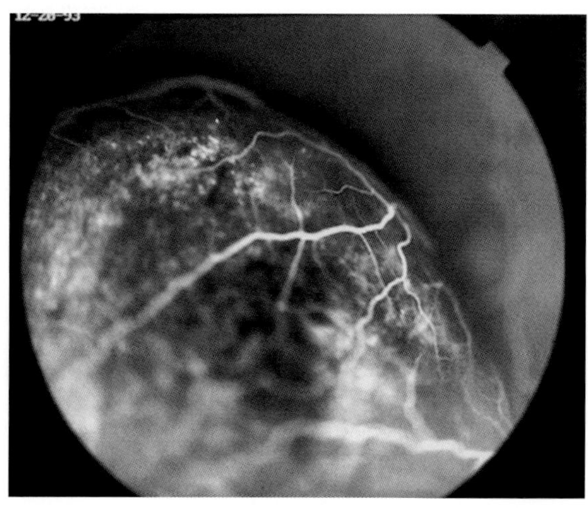

图 9.5 再循环期早期

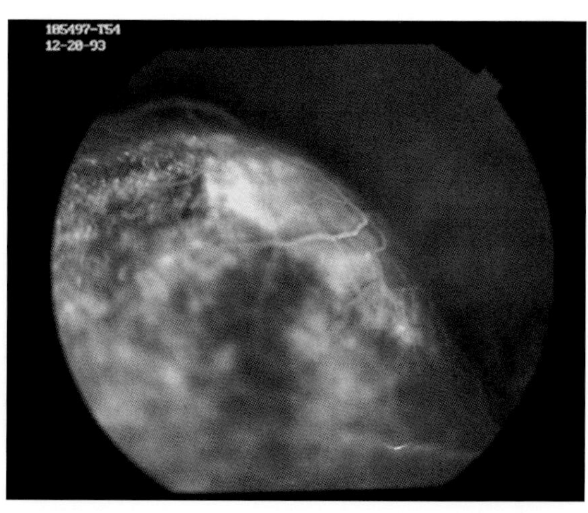

图 9.6 造影晚期，肿瘤表现为持续高荧光

脉络膜黑色素瘤:蘑菇状肿瘤的荧光血管造影表现

无色素的蘑菇状脉络膜黑色素瘤中可见清晰的血管结构,这使得肿瘤病灶具有“假血管瘤”的外观。

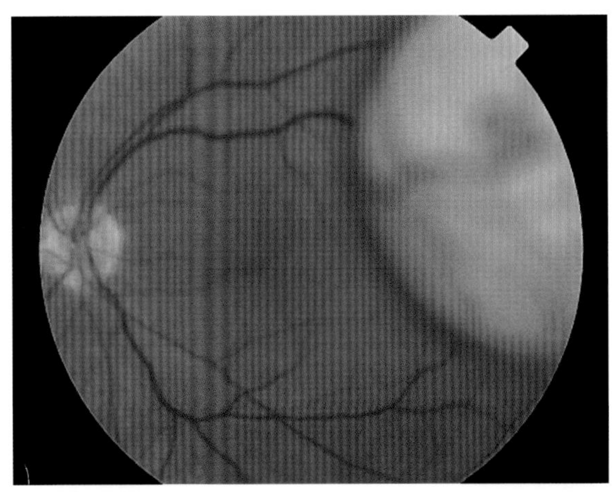

图 9.7　黄斑颞侧无色素黑色素瘤的眼底表现,眼底照相聚焦于背景视网膜上

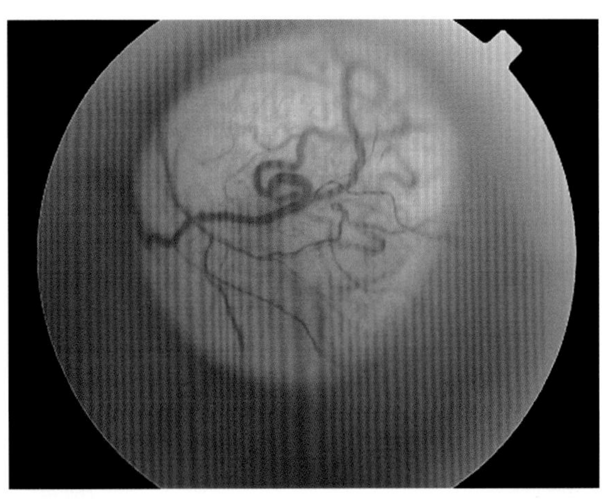

图 9.8　图 9.7 中的同一肿瘤,眼底照相聚焦于蘑菇样肿物的顶部,可见显著的视网膜及肿瘤血管

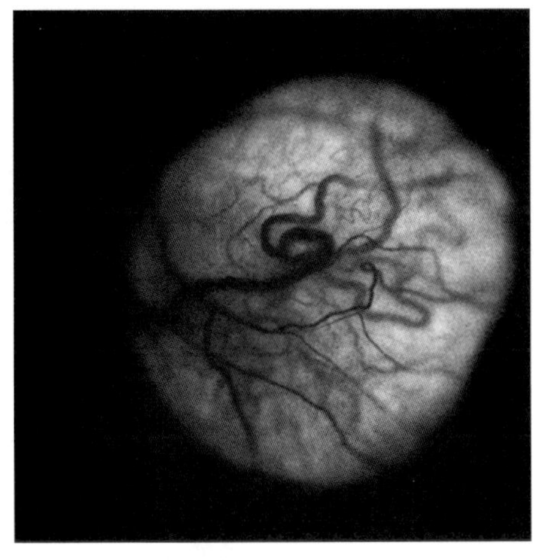

图 9.9　无赤光眼底照相使视网膜和脉络膜显著的血管清晰显示

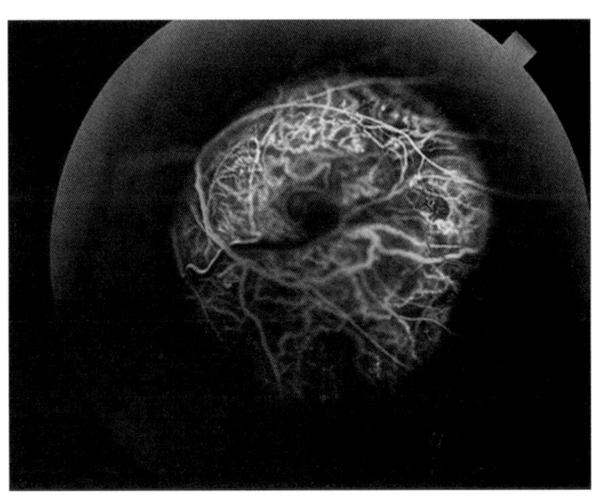

图 9.10　血管造影静脉层流期早期,可见视网膜和肿瘤的血管(“双循环”)

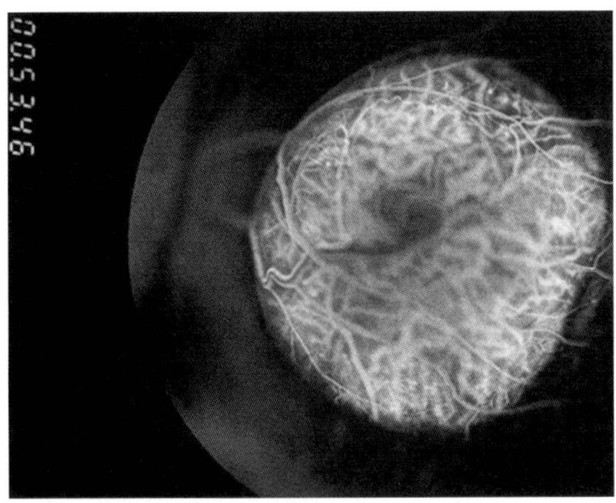

图 9.11　造影再循环期早期,可见肿物内血管持续高荧光。注意表面视网膜静脉仍存在层流

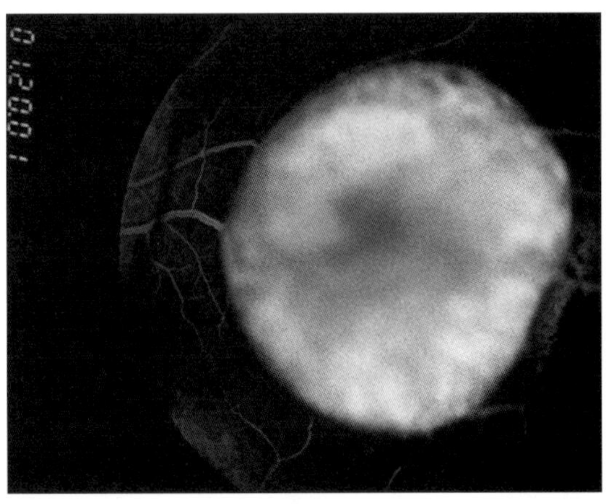

图 9.12　造影晚期,可见由于肿瘤内血管渗漏,肿物表现为明显的高荧光

脉络膜黑色素瘤：表面存在脉络膜新生血管膜的肿瘤的荧光血管造影表现

脉络膜痣或脉络膜黑色素瘤表面的脉络膜新生血管非常罕见。这种新生血管的临床表现和血管造影表现均与年龄相关性黄斑变性中的脉络膜新生血管相似。

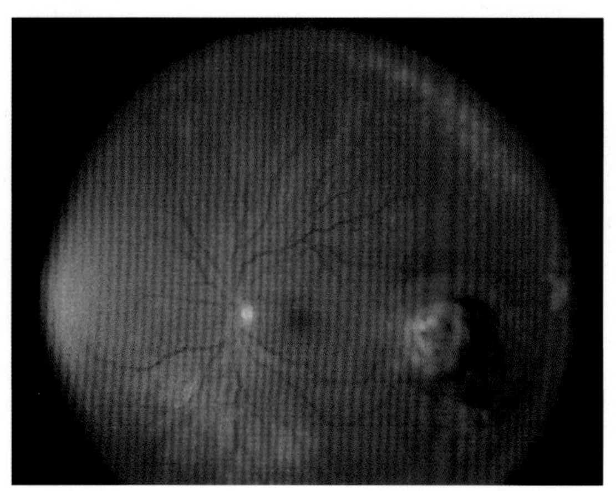

图 9.13　40 岁男性患者，左眼颞侧蘑菇样黑色素瘤的广角眼底照相图

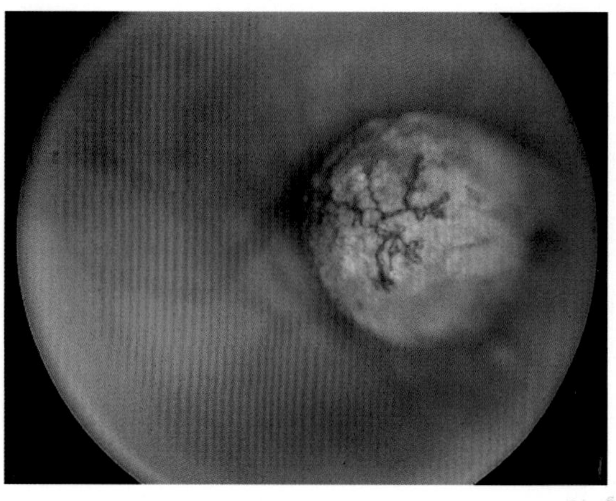

图 9.14　标准眼底照相可见肿瘤表面的树枝状血管

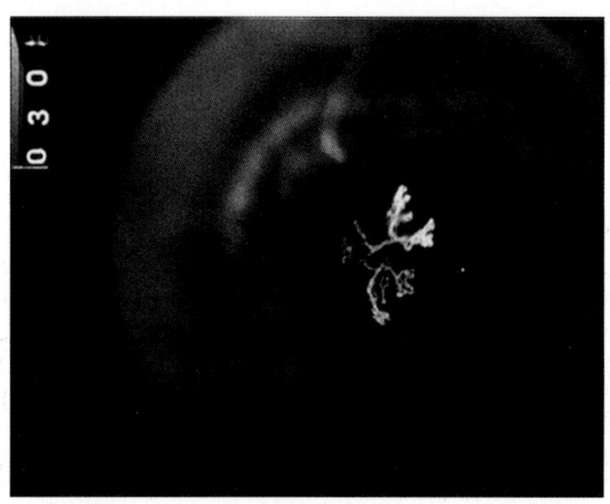

图 9.15　动脉期，肿瘤表面新生血管膜表现为边界清晰的高荧光。值得注意的是没有视网膜血管供应新生血管，提示新生血管起源于肿瘤内脉络膜来源的血管

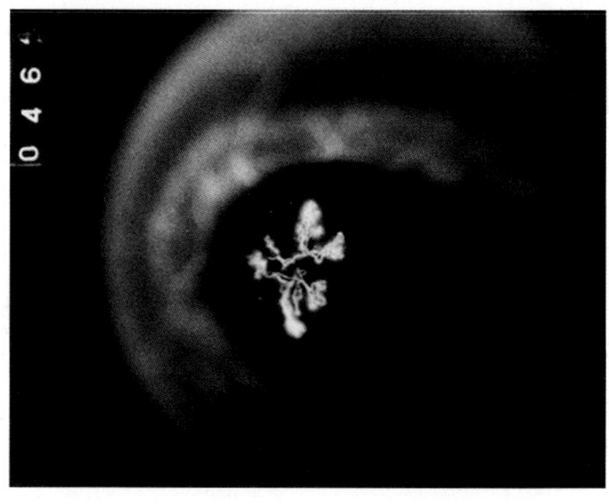

图 9.16　静脉期晚期，可见新生血管膜早期渗漏

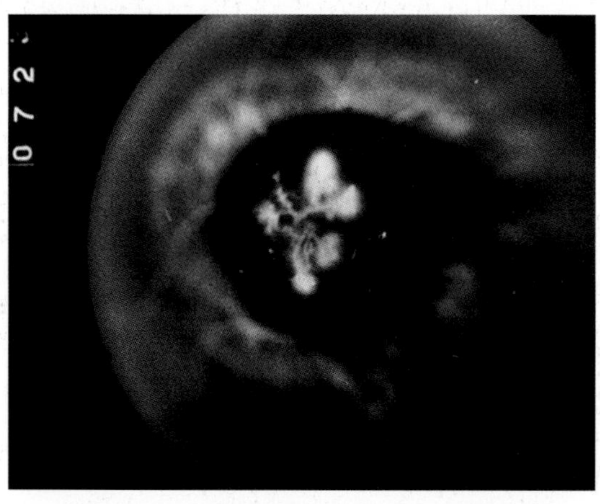

图 9.17　再循环期早期，可见持续地渗漏

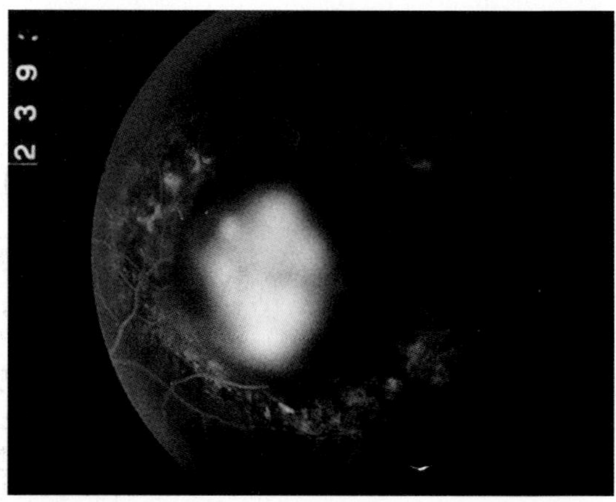

图 9.18　再循环期晚期，新生血管膜的渗漏表现为边界不清的高荧光

脉络膜黑色素瘤:吲哚菁绿血管造影

吲哚菁绿血管造影可以显示脉络膜黑色素瘤典型特征,但不能以此确定诊断。

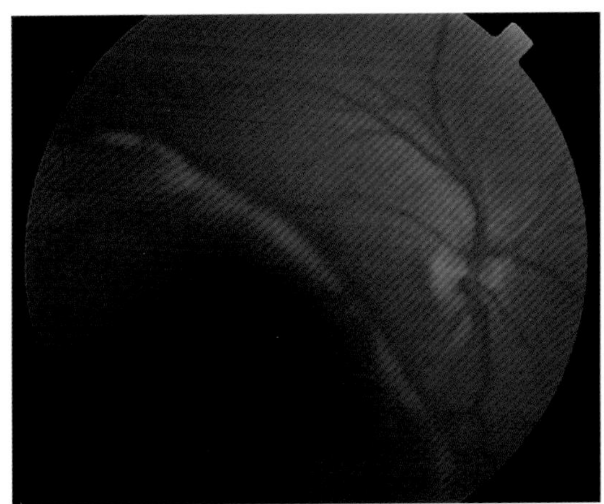

图 9.19　男性,29 岁,临床眼底照片,右眼颞下方脉络膜黑色素瘤

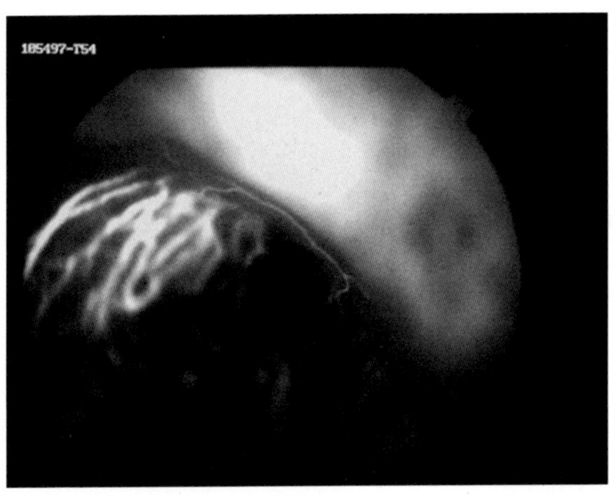

图 9.20　吲哚菁绿血管造影早期,可见肿瘤表面显著的视网膜血管及肿瘤血管的少量渗漏

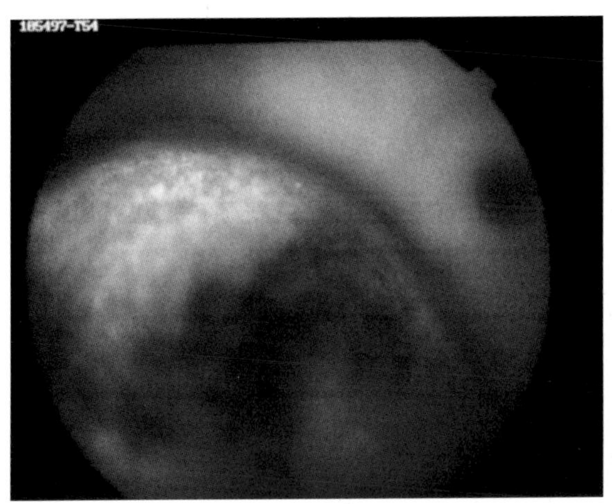

图 9.21　吲哚菁绿血管造影晚期,可见肿瘤呈中等程度的强荧光。

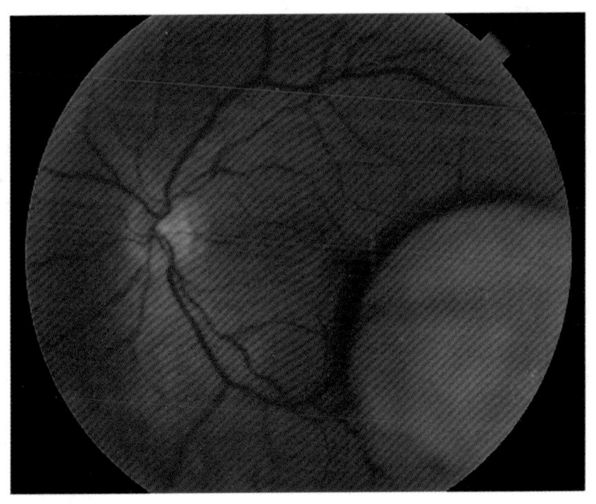

图 9.22　51 岁男性的临床眼底照片,中心凹颞下方的脉络膜黑色素瘤

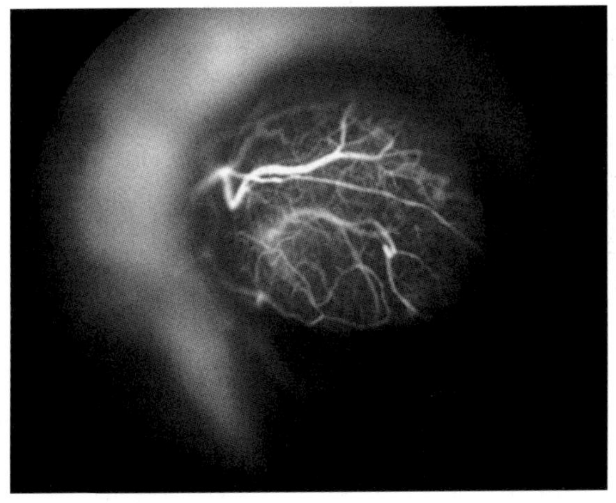

图 9.23　吲哚菁绿血管造影早期,可见肿瘤表面视网膜血管及肿瘤血管的少量渗漏

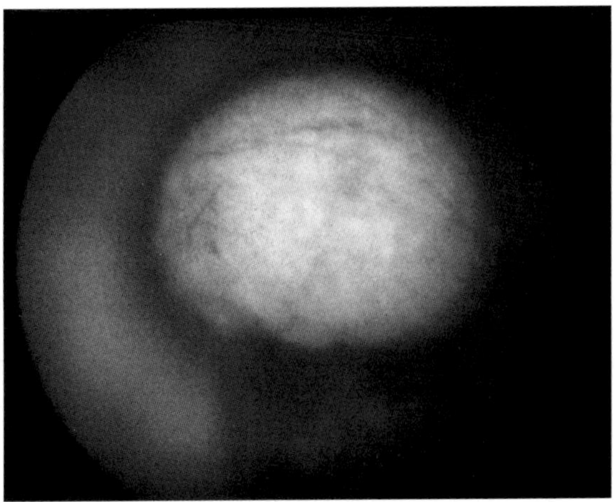

图 9.24　吲哚菁绿血管造影晚期,可见肿瘤呈中等程度的强荧光

脉络膜及睫状体黑色素瘤：超声和超声生物显微镜检查（UBM）

A 型超声或者 B 型超声检查是一种常用技术，许多眼科机构有现成的设备。其典型特征可以有助于脉络膜或睫状体黑色素瘤的诊断。对于角膜水肿、白内障或者玻璃体积血所致屈光介质不清的病例，行超声检查可以定位并描述掩藏其中的肿瘤。超声生物显微镜（UBM）也是一项重要的超声诊断模式，它可以发现使用检眼镜或者标准超声检查很难发现的睫状体小肿瘤。

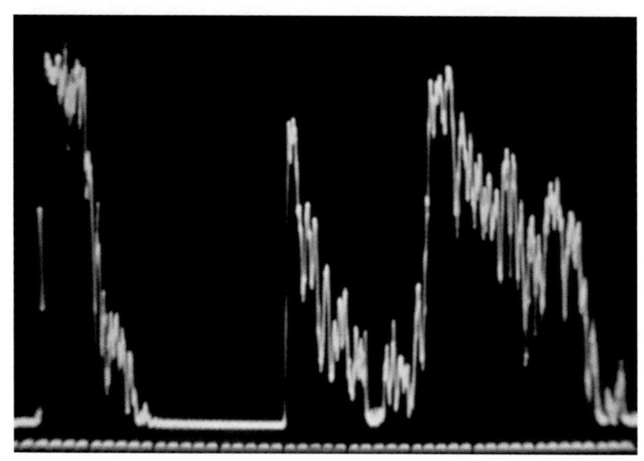

图 9.25 脉络膜黑色素瘤的 A 型超声表现为肿瘤中的振幅渐进性下降（kappa 角）

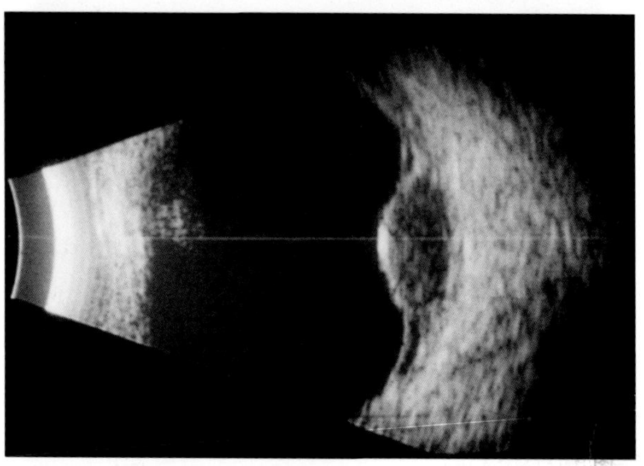

图 9.26 B 型超声检查示中等大小，穹隆状脉络膜黑色素瘤，可见特征性“挖空征”和脉络膜凹陷

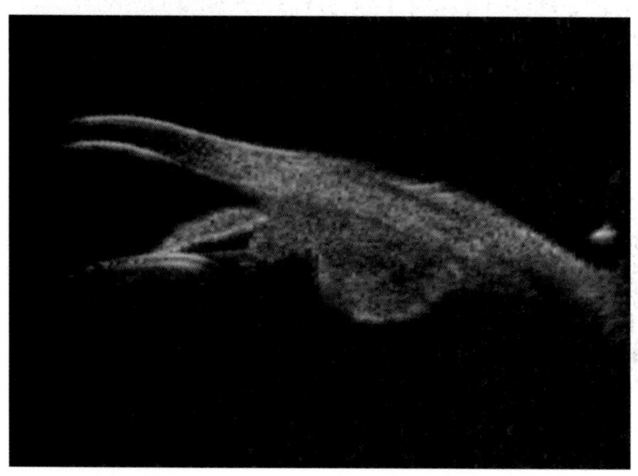

图 9.27 UBM 显示一厚度为 3mm 的睫状体黑色素瘤

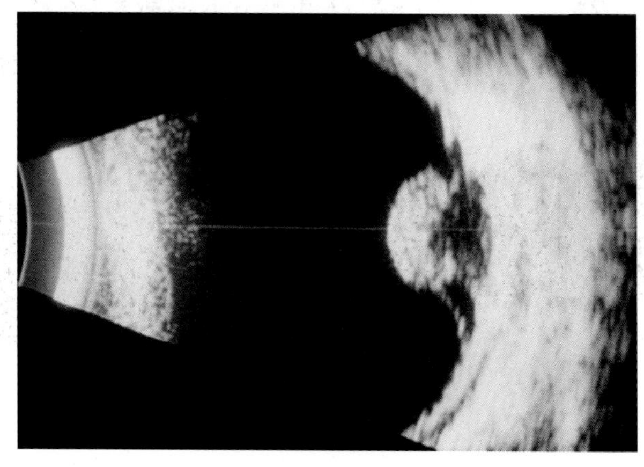

图 9.28 B 型超声示中等大小蘑菇形的脉络膜黑色素瘤，可见近肿瘤顶端典型的实性声影和肿瘤基底部的挖空征及脉络膜凹陷

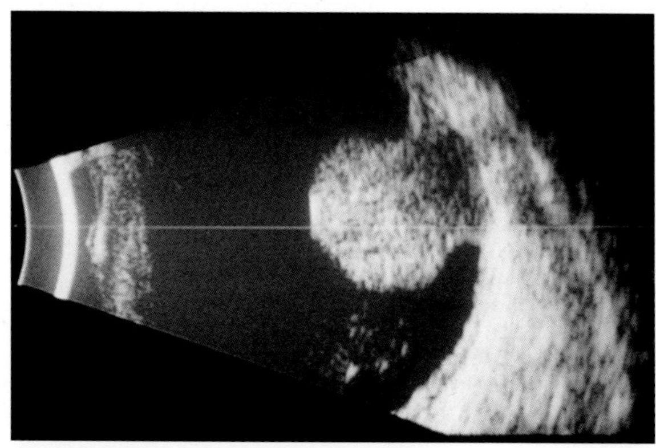

图 9.29 B 型超声示蘑菇型脉络膜黑色素瘤，可见近肿瘤顶端较多实性声影，提示肿瘤血管充血、混合细胞型或肿瘤坏死

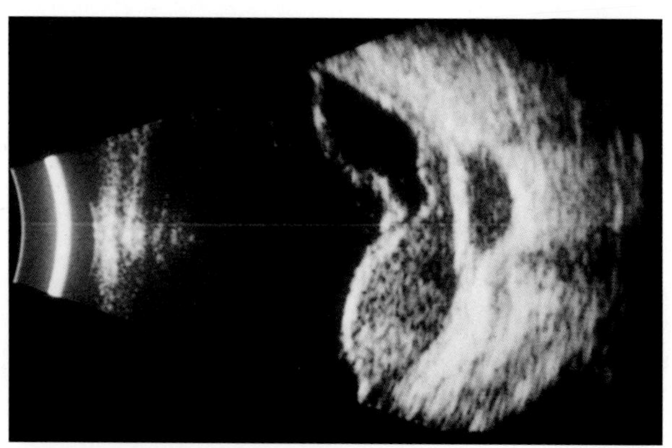

图 9.30 B 型超声示脉络膜黑色素瘤巩膜外扩散，眶脂肪中无回声区为巩膜外的肿瘤结节，注意实性肿瘤上方曲线形的强回声显示发生了继发性的视网膜脱离

脉络膜及睫状体黑色素瘤:计算机体层摄影(CT)和磁共振成像(MRI)

虽然 CT 和 MRI 可以显示后部的葡萄膜黑色素瘤,但亦难以提供检眼镜和超声无法获取的临床信息。然而,对于某些体积较大并向眼眶扩散的葡萄膜黑色素瘤病例,这些技术相比于超声检查,能更好地显示肿瘤的完整范围。

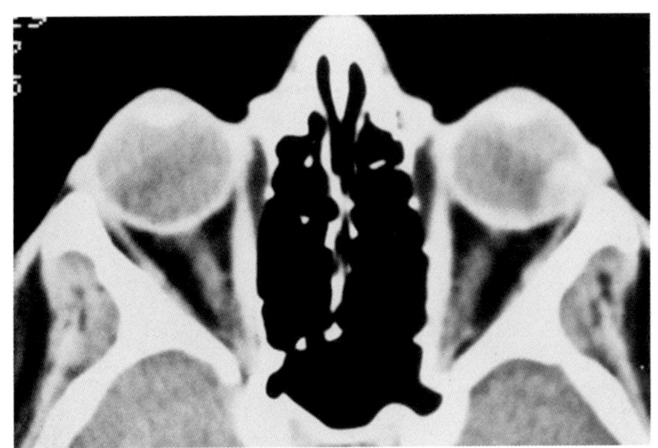

图 9.31　轴位 CT 扫描,左眼颞侧赤道部脉络膜黑色素瘤

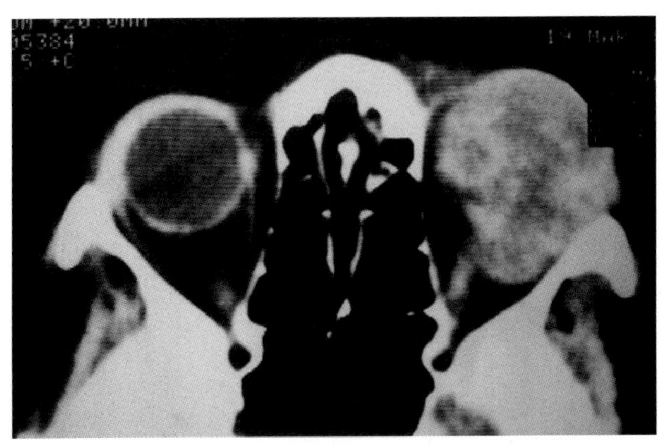

图 9.32　轴位 CT 扫描,脉络膜黑色素瘤经巩膜向眼眶蔓延

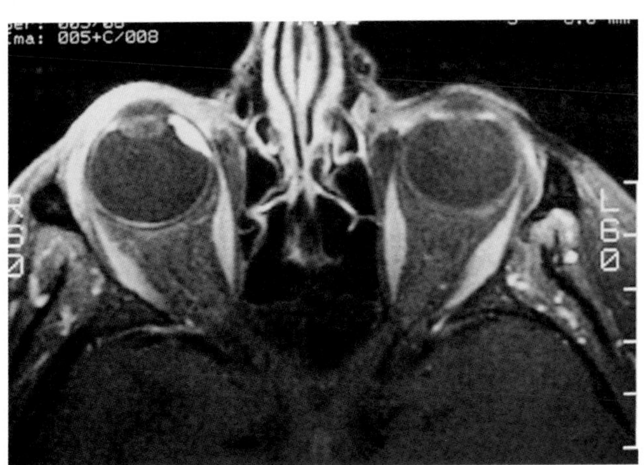

图 9.33　轴位 MRI T1WI 扫描,脂肪抑制及增强模式,可见右眼睫状体肿块,病变信号比玻璃体信号高

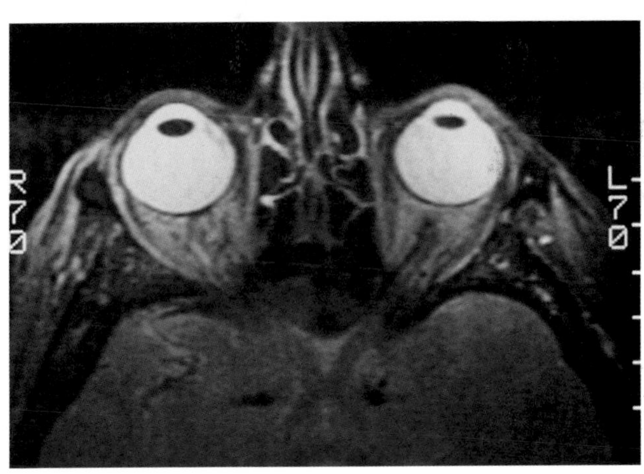

图 9.34　为图 9.33 相同肿瘤的轴位 MRI T2WI 扫描,可见黑色素瘤信号较玻璃体的信号稍低

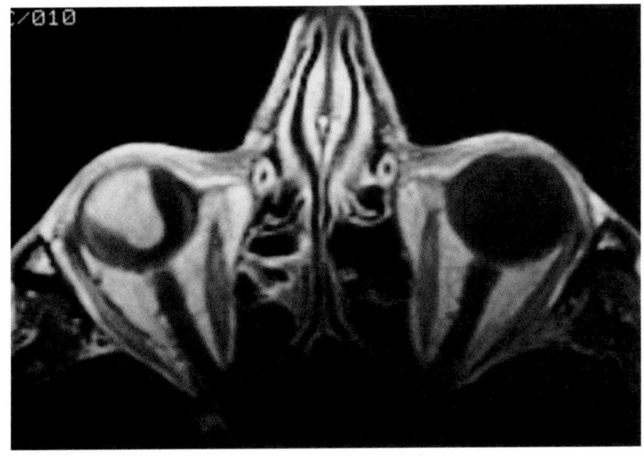

图 9.35　轴位 MRI T1WI 扫描,增强模式,可见蘑菇形的睫状体黑色素瘤,信号较玻璃体高

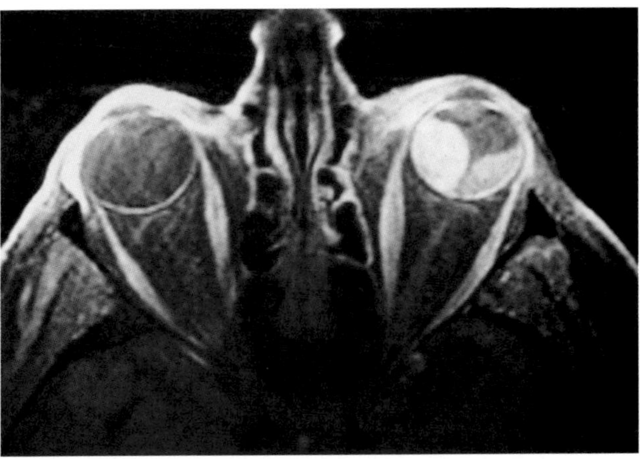

图 9.36　轴位 MRI T1WI 扫描,脂肪抑制及增强模式,可见左眼穹隆状脉络膜黑色素瘤(左侧)和继发视网膜脱离(右侧)

脉络膜及睫状体黑色素瘤:深度增强模式的相干光断层扫描

1. Shields CL, Kaliki S, Rojanaporn D, et al. Enhanced depth imaging optical coherence tomography of small choroidal melanoma: comparison with choroidal nevus. *Arch Ophthalmol* 2012;130(7):850-856.
2. Shields CL, Pellegrini M, Ferenczy SR, et al. Enhanced depth imaging optical coherence tomography(EDI-OCT) of intraocular tumors. From placid to seasick to rock and rolling topography. The 2013 Francesco Orzalesi Lecture. *Retina* 2014;34:1495-512.

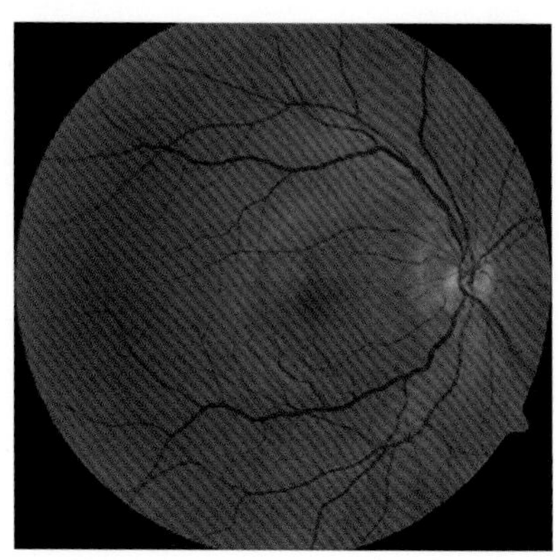

图 9.37 近视盘的小脉络膜黑色素瘤,可见肿瘤表面少量橘红色色素和视网膜下液

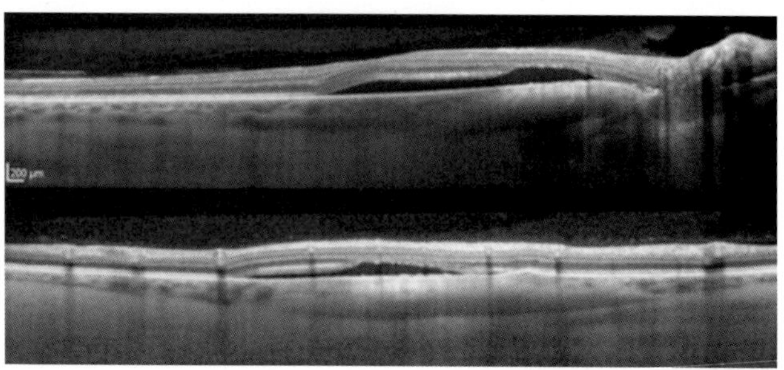

图 9.38 图 9.37 病变的 OCT 中心凹区的水平切面(上方)及肿瘤的垂直切面(下方),显示视网膜浅脱离及视网膜后表面不规则碎屑样病变(粗糙的光感受器细胞)

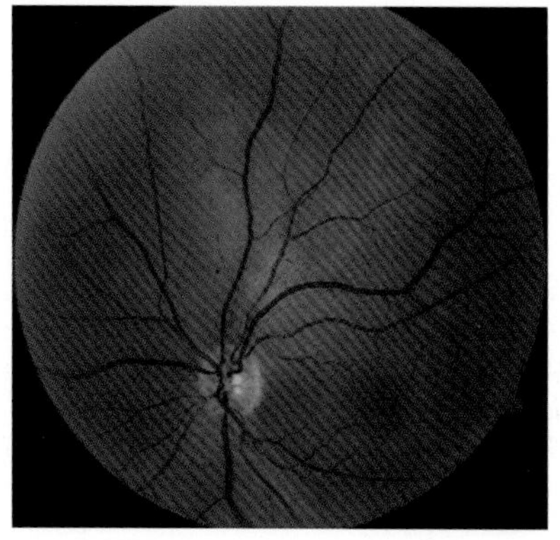

图 9.39 弥散型脉络膜黑色素瘤,可见肿瘤表面橘红色色素和视网膜下液

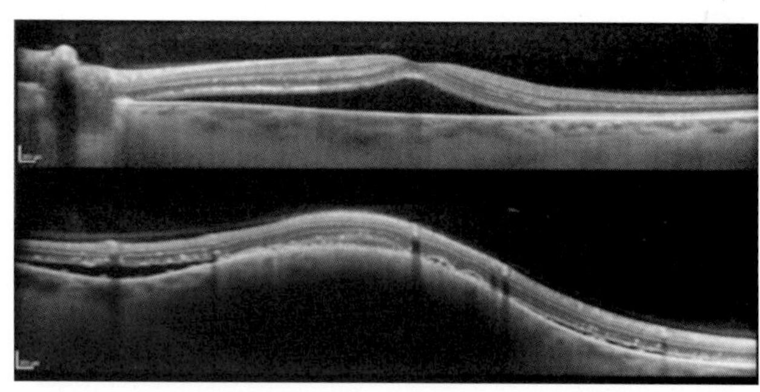

图 9.40 示图 9.39 病变 OCT 的中心凹区的水平切面(上图)及肿瘤的垂直切面(下图),显示中心凹下的视网膜浅脱离及后表面绒毛状的碎屑样病变(粗糙的光感受器细胞)

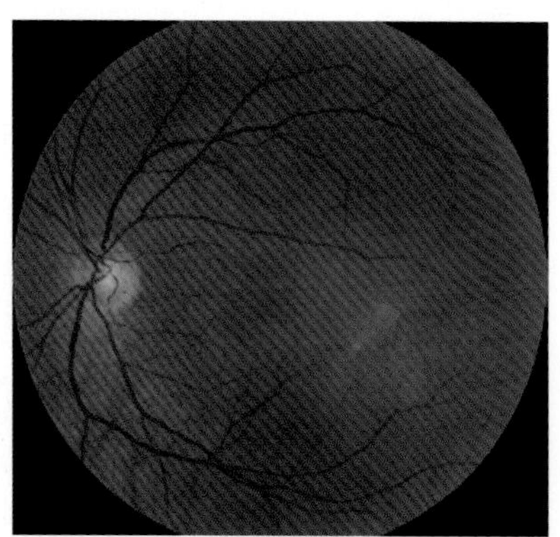

图 9.41 黄斑区脉络膜黑色素瘤,可见表面橙色色素和视网膜下液

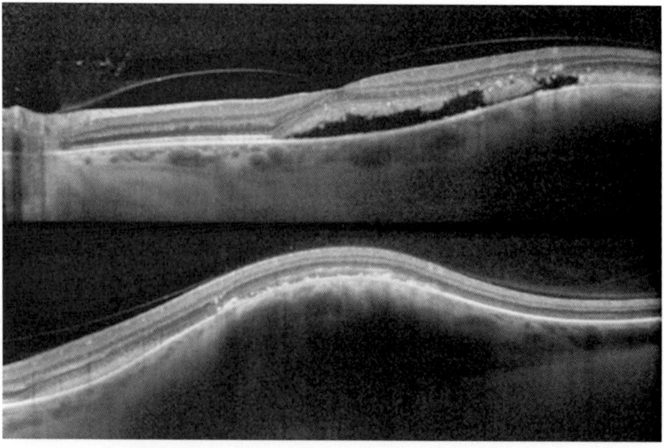

图 9.42 图 9.41 病变的中心凹区的水平切面(上图)及肿瘤的垂直切面(下图),显示浆液性视网膜脱离及视网膜后表面不规则碎屑样病变(粗糙的光感受器细胞)

脉络膜黑色素瘤:眼底自发荧光

1. Shields CL,Bianciotto C,Pirondini C,et al. Autofluorescence of choroidal melanoma in 51 cases. *Br J Ophthalmol* 2008;92:617-622.
2. Almeida A,Kaliki S,Shields CL. Autofluorescence of intraocular tumours. *Curr Opin Ophthalmol* 2013;24(3):222-232.
3. Hashmi F,Rojanaporn D,Kaliki S,et al. Orange pigment sediment overlying small choroidal melanoma. *Arch Ophthalmol* 2012;130:937-938.

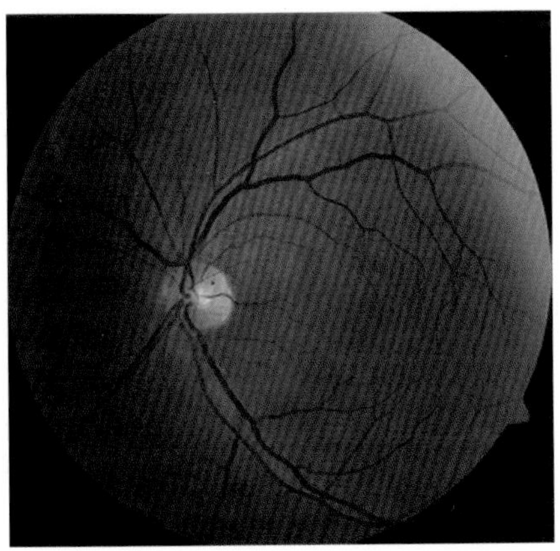

图9.43 近视盘的小脉络膜黑色素瘤,可见表面橙色色素和中心凹下网膜下液

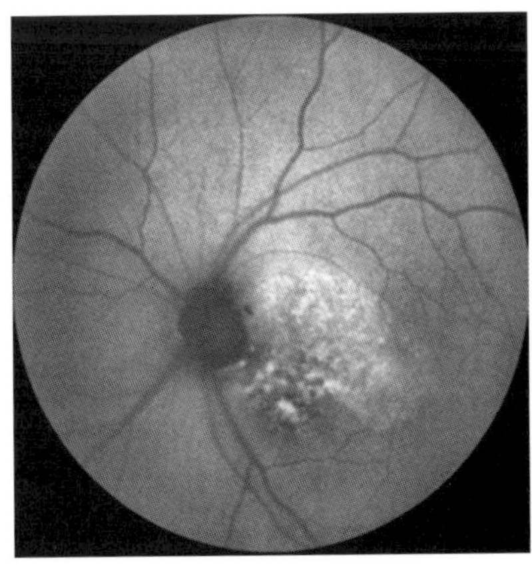

图9.44 自发荧光眼底相,可见高自发荧光的脂褐质(橘色色素),以及视网膜下液中的游离荧光团

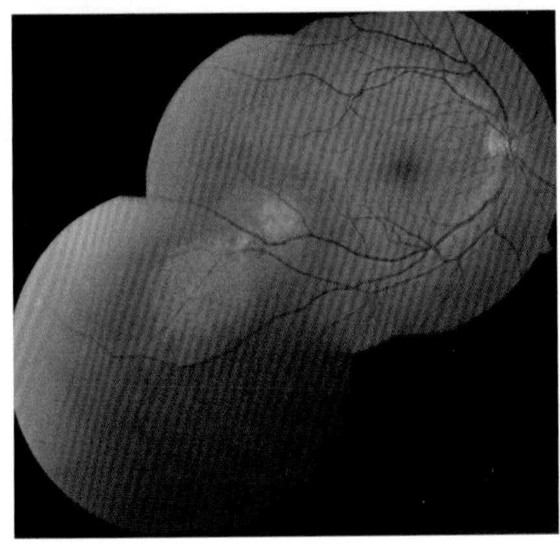

图9.45 黄斑区的小脉络膜黑色素瘤,其表面及网膜下间隙内可见橘色色素

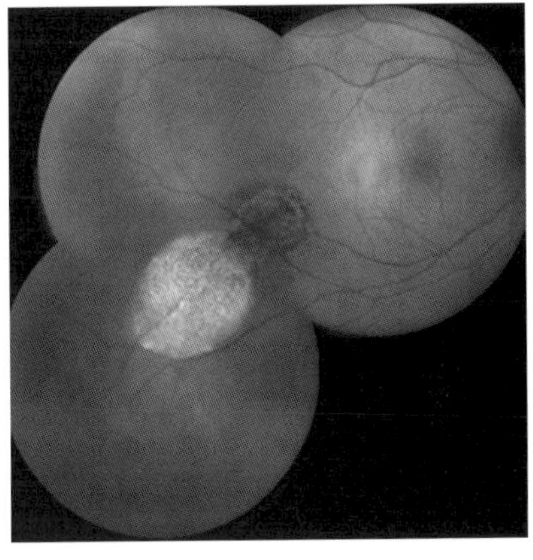

图9.46 自发荧光眼底相,可见肿瘤表面及视网膜下液区域内的脂褐质(橘色色素)表现为强自发荧光

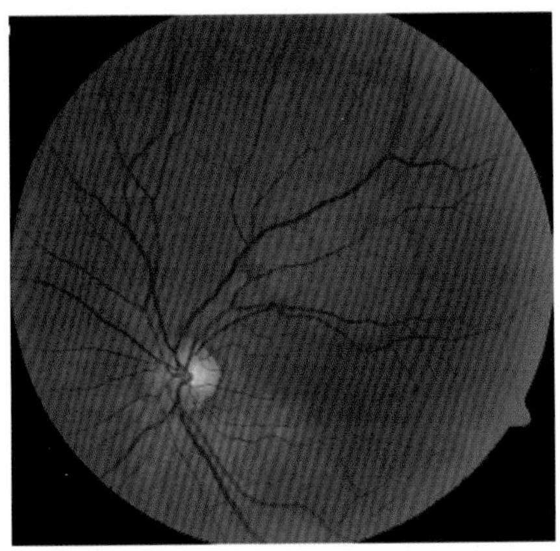

图9.47 弥漫型脉络膜黑色素瘤,肿瘤表面明显的橘色色素分层形成沉积物

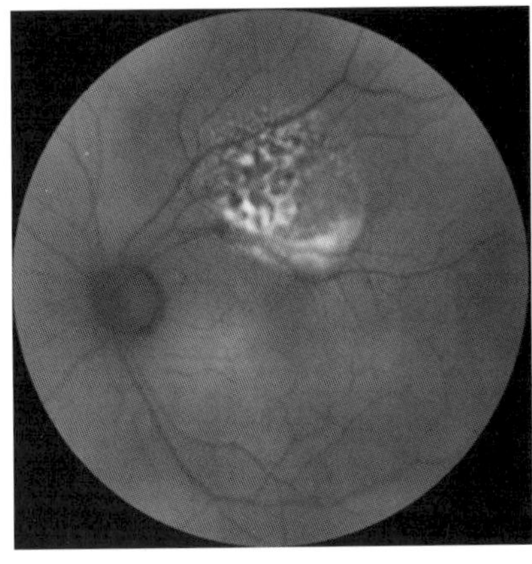

图9.48 自发荧光眼底相,可见脂褐质(橘色色素),表现为斑驳状强自发荧光并且分层形成沉积物覆盖于肿瘤表面

脉络膜及睫状体黑色素瘤：放射性磷摄取试验和细针穿刺活检(FNAB)

对于难以鉴别黑色素瘤和相似良性病变的病例，放射性磷摄取试验是明确诊断的可靠手段。虽然其曾是诊断恶性黑色素瘤疑难病例的标准方法，但 FNAB 技术已日臻完善，并能提供更明确的诊断，因此目前已很少应用放射性磷摄取试验。

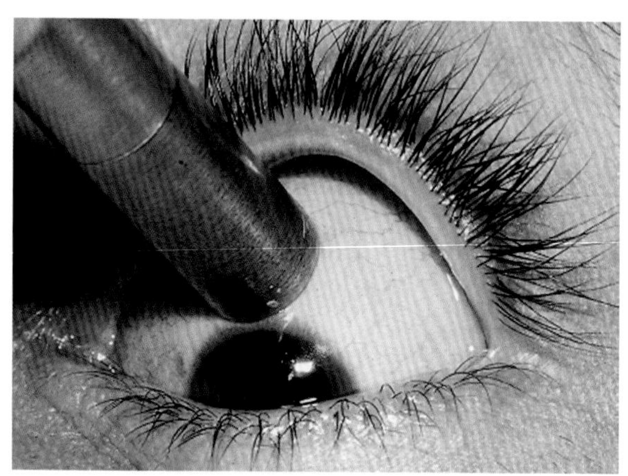

图 9.49 在一例睫状体病变中行经结膜的放射性磷摄取试验。即将盖革计数器直接放置在肿瘤通过透照法确定的基底部

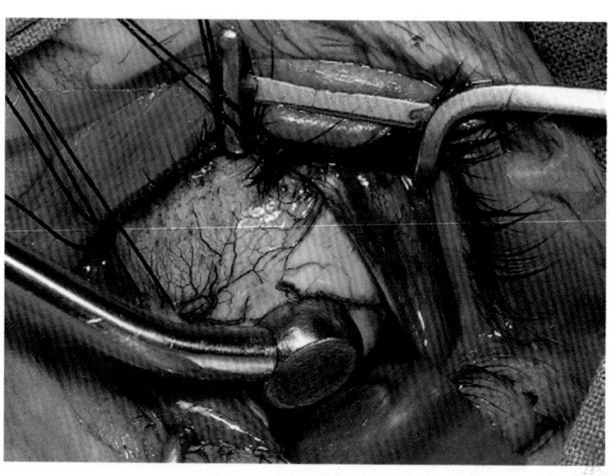

图 9.50 后部脉络膜病变，经巩膜的放射性磷摄取试验。对于此类的后部病变，需通过结膜切口到达经透照法确定的肿瘤基底部的相应巩膜进行实验

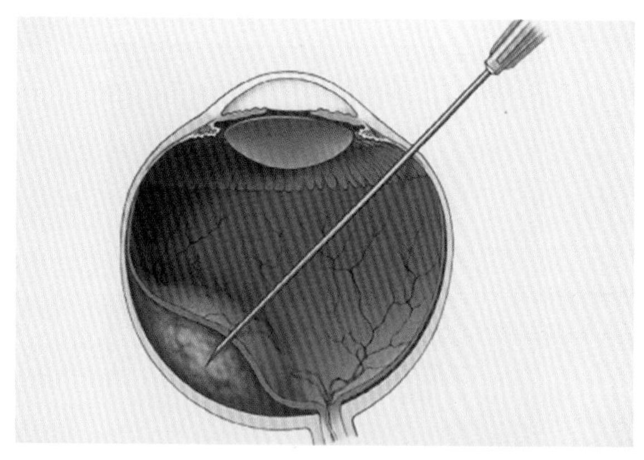

图 9.51 经睫状体平坦部及玻璃体的细针穿刺活检技术，该技术需使用间接检眼镜来引导穿刺针

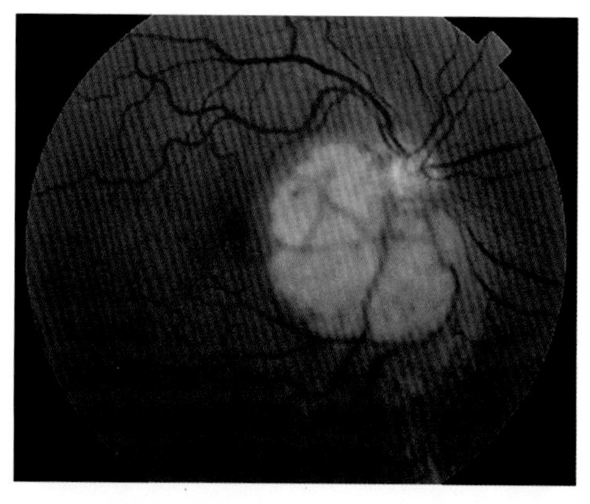

图 9.52 通过细针穿刺活检技术对非典型的近视盘病变进行诊断。荧光造影检查及超声检查均未表现出典型的黑色素瘤特征

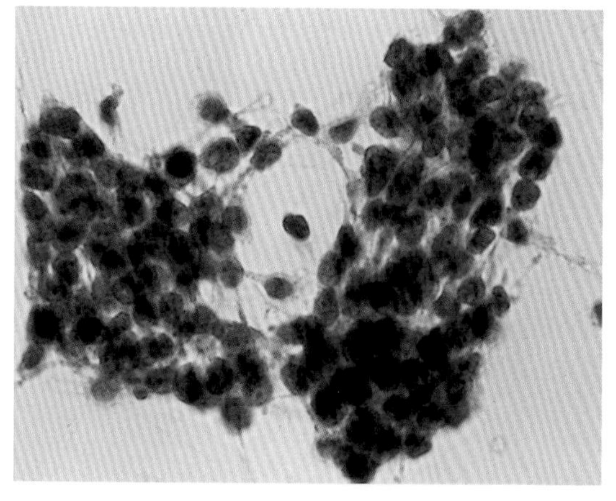

图 9.53 图 9.40 所示病变的细胞病理学检查，显示梭形细胞符合黑色素瘤诊断。(巴氏染色×100)

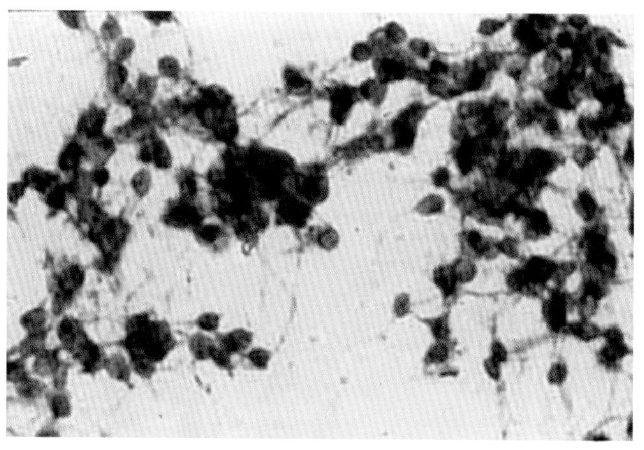

图 9.54 图 9.41 所示病变的免疫组织化学染色，为黑色素瘤特异性抗原染色阳性。(HMB-45×100)

脉络膜黑色素瘤:细针穿刺活检(FNAB)

下述一位患者被考虑为脉络膜转移瘤,另一位被考虑为神经纤维瘤和神经鞘瘤。

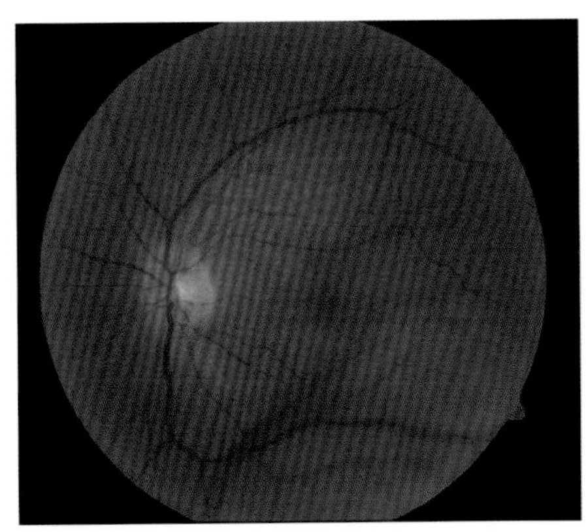

图9.55　深色的眼底病变伴脉络膜皱褶。临床诊断为脉络膜黑色素瘤,但患者要求在放射性敷贴治疗前行组织病理学检查确诊

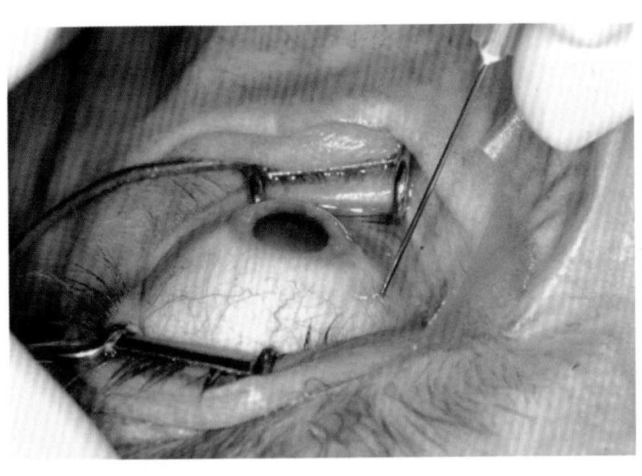

图9.56　如图9.39所示肿块的经结膜-睫状体平坦部-经玻璃体途径的细针穿刺活检

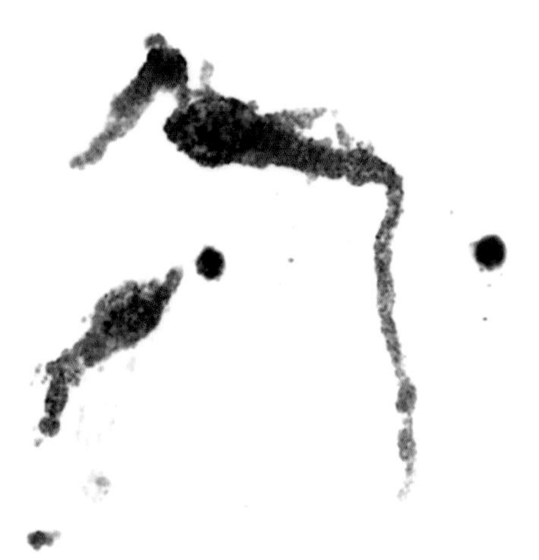

图9.57　细胞病理学检测示恶性梭形细胞及细胞质内色素,与黑色素瘤诊断相符。(巴氏染色×400)

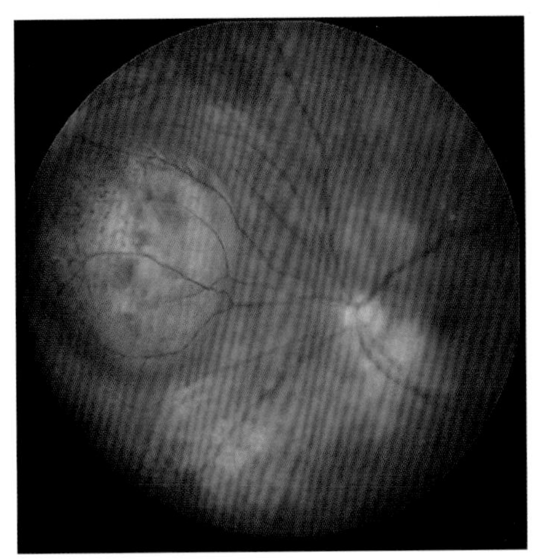

图9.58　一位Ⅰ型神经纤维瘤病的病人眼底相,可见色素性脉络膜肿块,需鉴别该眼底病变是恶性脉络膜黑色素瘤还是色素性的周围神经鞘瘤(神经鞘瘤或神经纤维瘤)

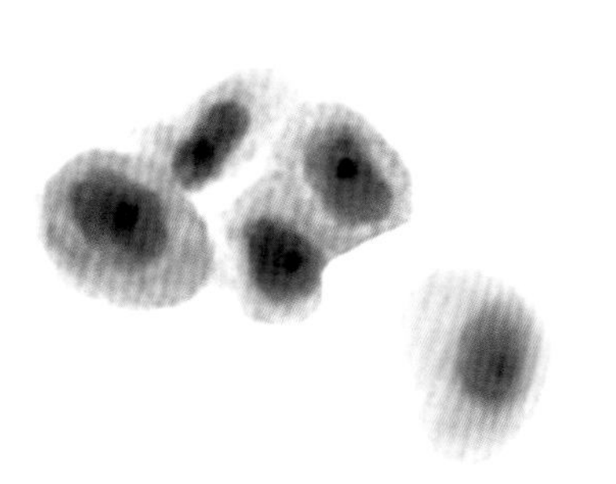

图9.59　图9.46所示病变的细胞病理学检测示上皮形黑色素瘤细胞,无符合周围神经鞘瘤诊断的细胞。(巴氏染色×400)

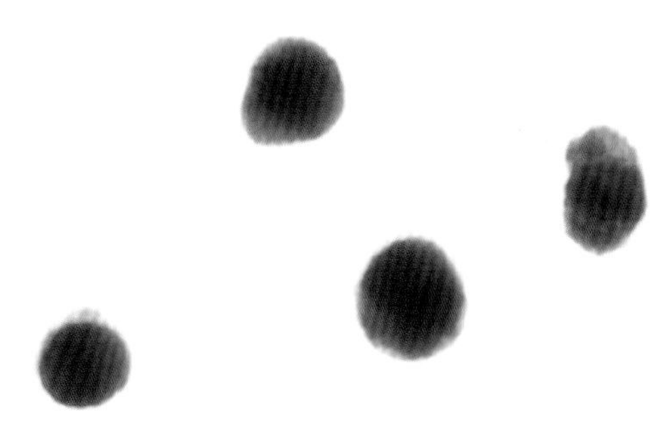

图9.60　图9.46中所示病变的细胞的黑色素瘤特异性抗原(HMB-45)免疫组织化学反应阳性

脉络膜黑色素瘤：合并玻璃体积血的细针穿刺活检(FNAB)

脉络膜黑色素瘤有时可出现玻璃体积血。在这样的情况下，精确引导下的FNAB可以提供细胞病理学诊断。显微镜检的相关研究示细针穿刺巩膜的部位无肿瘤细胞接种到针道。

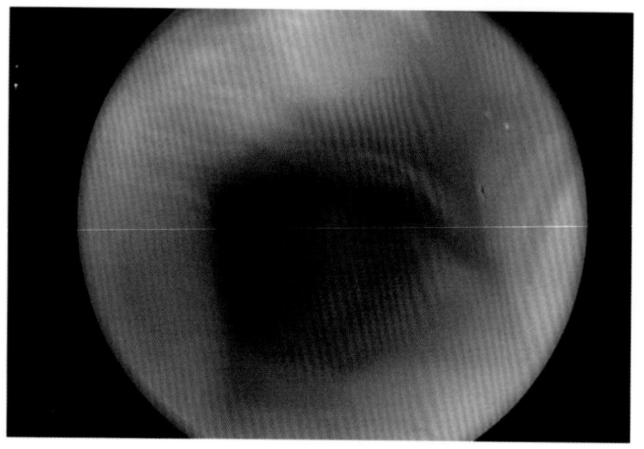

图9.61 中年男性，玻璃体积血致眼底模糊，有迹象表明出血下方有肿块

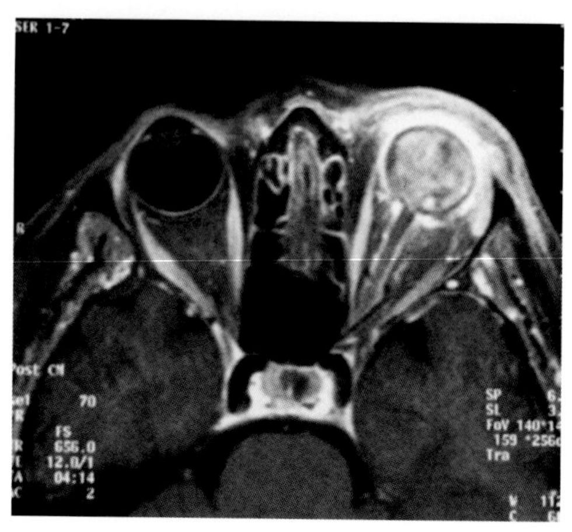

图9.62 轴向MRI示广泛的玻璃体积血

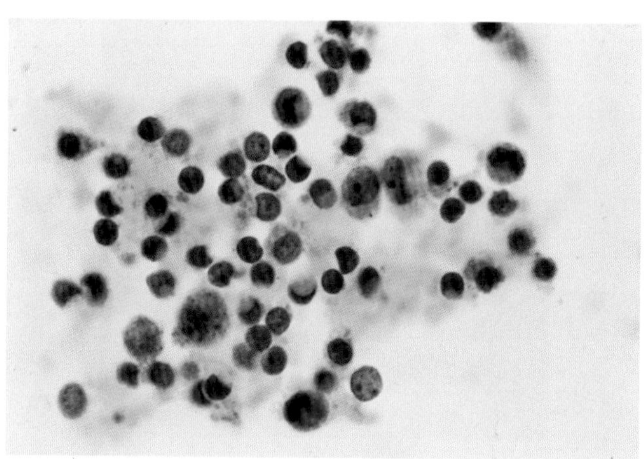

图9.63 细针穿刺活检行细胞病理学检查，可见类上皮型黑色素瘤细胞。(巴氏染色×300)据此对其行眼球摘除手术

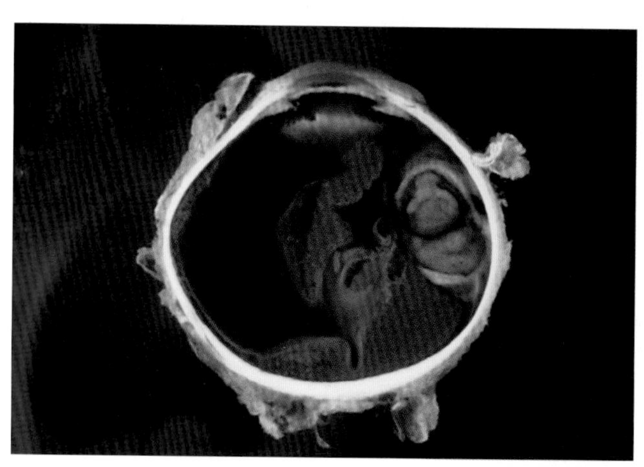

图9.64 摘除的眼球切面，可见坏死的黑色素瘤(右侧)和广泛的视网膜下和玻璃体积血

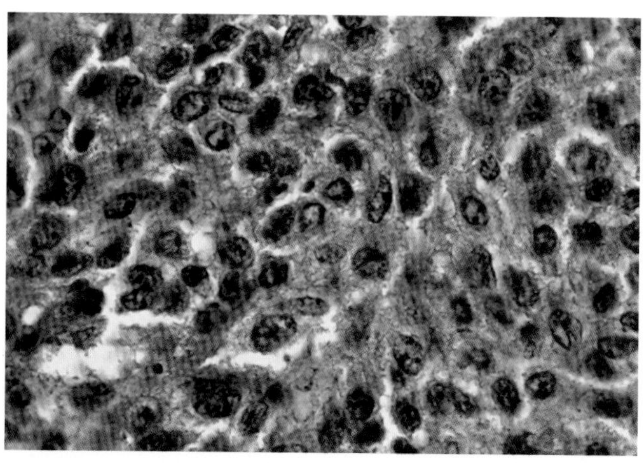

图9.65 组织病理学检查可见类上皮型黑色素瘤细胞。(苏木精-伊红染色×200)

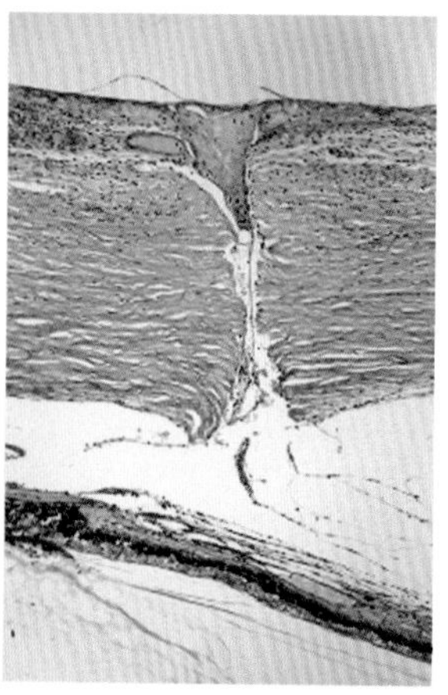

图9.66 通过睫状体平坦部针道处的组织病理学切片，可见针道中无肿瘤细胞。(苏木精-伊红染色×10)

脉络膜黑色素瘤:使用细针穿刺活检(FNAB)行基因检测

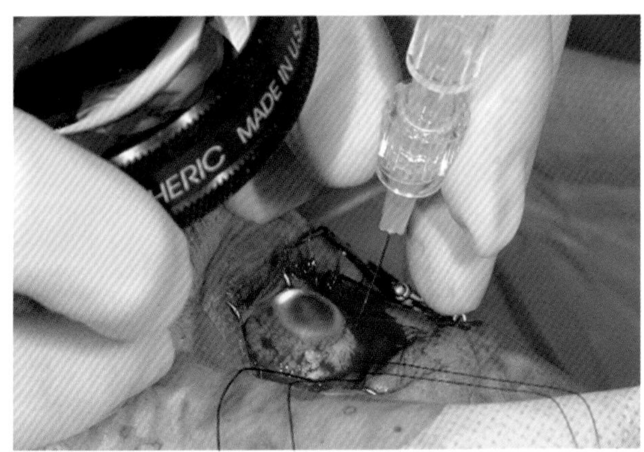

图 9.67　在间接检眼镜下行经睫状体平坦部的细针穿刺活检

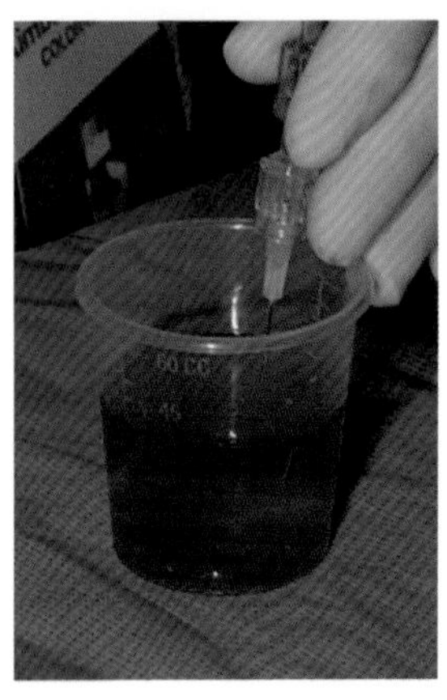

图 9.68　加入 Hanks 防腐剂以固定细胞

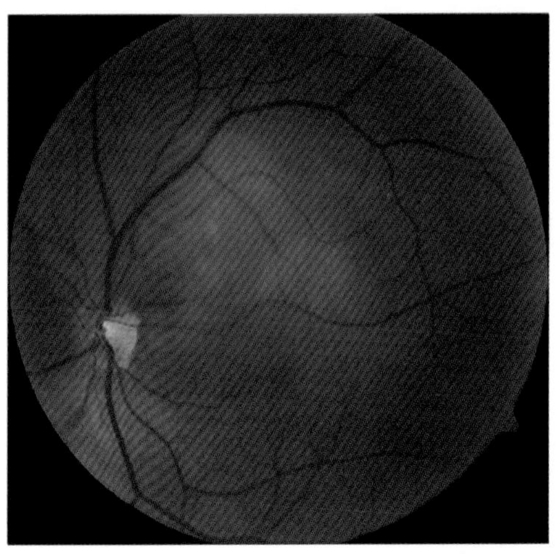

图 9.69　小脉络膜黑色素瘤,其细胞遗传学结果示 3 号染色单体

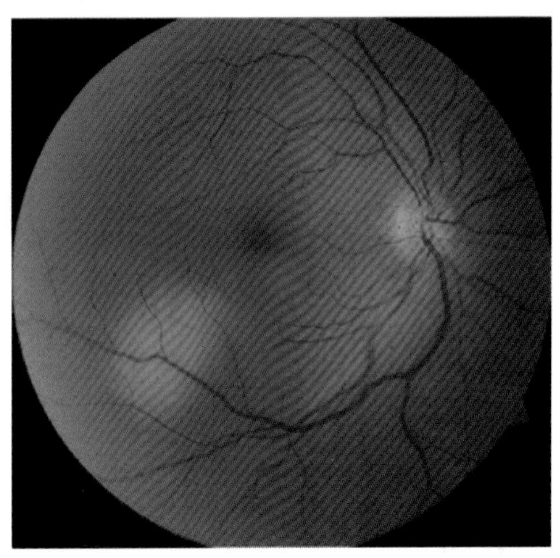

图 9.70　另一色素不均的黄斑部脉络膜黑色素瘤,其细胞遗传学结果示 3 号染色单体

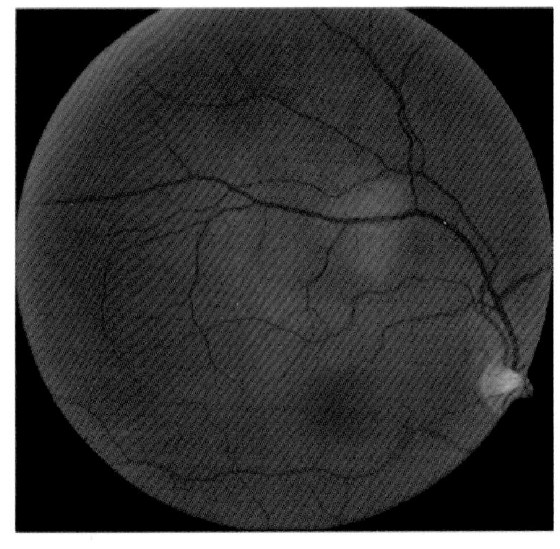

图 9.71　弥散型的脉络膜黑色素瘤,细胞遗传学结果示 3 号染色单体

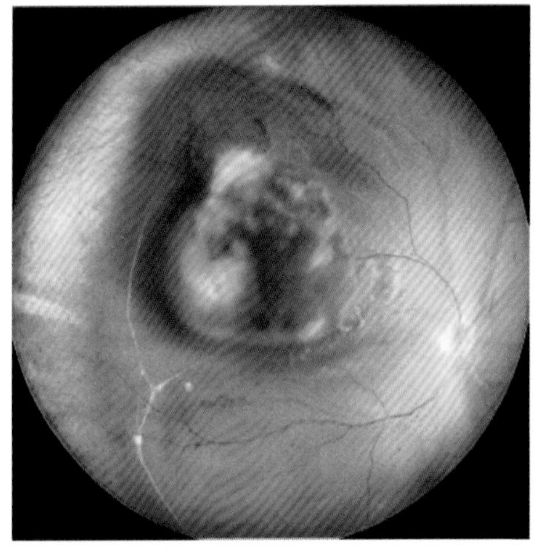

图 9.72　大脉络膜黑色素瘤,其细胞遗传学结果示 3 号染色单体

(邵蕾　魏文斌 译)

第 10 章

后部葡萄膜黑色素瘤：治疗

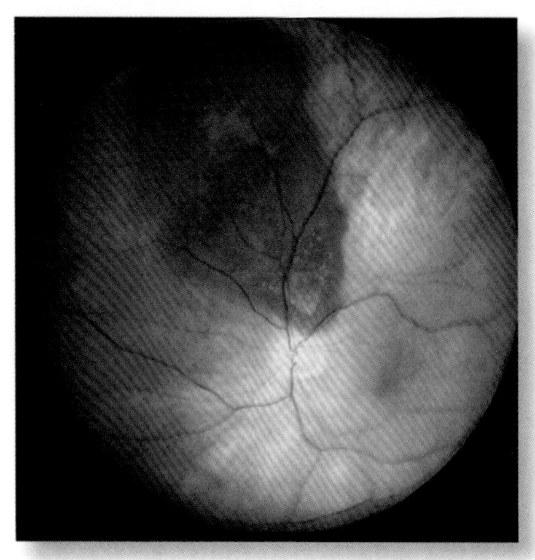

近年来，脉络膜黑色素瘤的治疗进展不少，现有多种治疗方法可供选择(1-100)。治疗方法的选择应依据多种因素如肿瘤大小、位置、活动性、对侧眼的情况以及患者的年龄、全身情况和心理状况。每位患者都应接受详细的眼科检查，并准确记录肿瘤的大小和范围。在给出治疗建议(16-19)之前，还应考虑影响肿瘤生长和转移的危险因素(4-6)。

眼部脉络膜黑色素瘤联合研究(Collaborative Ocular Melanoma Study，COMS)提供了一些有价值的信息。该研究证实，中等大小的脉络膜黑色素瘤接受敷贴放射治疗与眼球摘除的预后没有显著差异；对于较大的肿瘤来说，眼摘前进行放射治疗亦不能改善预后(92-95)。

观察

脉络膜黑色素细胞痣多采取保守观察。近年来，有学者认为对于难以鉴别其为脉络膜痣或脉络膜黑色素瘤的交界性病变，应该在决定治疗方案之前，通过眼底照相和眼超声检查进行随访并记录肿瘤的生长情况。对于小而高危的脉络膜黑色素细胞性病变，当今的理念更趋向于积极的治疗，而不是观察(4-8)。近期的研究发现肿瘤转移的几率与其相关危险因素在统计学上显著相关(4-6)。鉴别小的脉络膜黑色素瘤和黑色素痣可以通过口诀“TFSOM-UHHD”(To Find Small Ocular Melanoma，Using Helpful Hints Daily)来记忆。口诀中的字母 T 表示厚度(厚度>2mm)，F 表示网膜下液，S 表示有症状，O 表示橘色色素，M 表示肿物边缘接触视盘，UH 表示超声中的挖空征，H 表示肿瘤边缘无晕环，D 表示无玻璃膜疣。没有以上危险因素的脉络膜黑色素细胞性肿瘤有 3% 的可能在五年内生长，其诊断更倾向于脉络膜痣。有 2 个以上危险因素的肿瘤有 50% 以上会在五年内有生长(4-6)。

激光光凝治疗

较小和中等大小的脉络膜黑色素瘤可以通过激光来治疗(22)。传统的激光光凝应用较少，而多使用经瞳孔温热治疗(TTT)，其使用二极管激光传送系统，在红外线波段进行光凝，对于适合激光治疗的患者来说，可获得满意的治疗效果。

后部葡萄膜黑色素瘤:治疗

经瞳孔温热治疗

TTT 通过二极管激光传送系统发射的红外线(810nm)来加热肿瘤。这种治疗对厚度≤2.5mm 的较小的生长性脉络膜黑色素瘤疗效最佳,尽管有文献报道 TTT 曾成功应用于厚度达 4mm 的肿瘤治疗(23-35)。合适的肿瘤选择是治疗成功与否的关键。以往经验表明,厚度>3mm 的肿瘤应通过敷贴放疗结合 TTT 来治疗。对于邻近视盘、视盘上的肿瘤,或需要三疗程以上治疗来控制肿瘤的患者,如果只使用 TTT 治疗会增加复发风险。TTT 的潜在并发症包括视网膜分支静脉阻塞、视网膜牵拉,以及不常见的继发性孔源性视网膜脱离(34)。然而,许多病人还是可以在肿瘤被完全破坏的同时保留较好的视力。一项长达 20 年的随访研究发现,经过仔细筛选,肿瘤厚度小于 2.5mm、未达视盘且视网膜下液很少的患者,TTT 治疗效果最好,复发及发生并发症的几率小于 15%。

带电粒子放射治疗

带电粒子放疗技术对脉络膜黑色素瘤也有较好的疗效(52-62),研究表明其生存指数及对肿瘤的控制与敷贴放疗相似。像敷贴放射治疗一样,带电粒子(质子束或氦离子)可用于治疗中等大小和较大的后部脉络膜黑色素瘤并有可能保留部分视力。但也存在前、后节产生放射性毒性损伤的可能。

敷贴放射治疗

敷贴放射治疗是治疗葡萄膜黑色素瘤最常用的方法。大量经验表明,敷贴放疗可以较好地控制肿瘤,我们的资料显示其有效率高达 98%。该方法可达到和眼球摘除术相同的预后并保留有效的视力(36-51)。敷贴放疗需要眼部肿瘤学家、放射肿瘤学家和放射物理学家之间的密切合作。虽然多数患者治疗后会出现明显的视力损失,但敷贴放疗可用于治疗较大的黑色素瘤(47)、黄斑黑色素瘤,睫状体黑色素瘤(43),以及蔓延至眼外的葡萄膜黑色素瘤。眼球摘除术对于有剧烈眼痛的继发性青光眼患者和肿瘤复发的患者来说,可能是必要的治疗方法(37)。带电粒子放疗也有相似的疗效,然而其前节并发症大于敷贴放射治疗(53)。

COMS 的研究,比较了敷贴放疗和眼摘的转移率与死亡率,并证实了上述结果。COMS 长达 12 年的随访结果显示,中等大小的脉络膜黑色素瘤患者进行放射性 I^{125} 敷贴放射治疗与眼球摘除的死亡率比较没有差异(92-95)。

其他放疗方法

其他放射治疗脉络膜黑色素瘤的方法尚在研究中,其中包括立体定向放射治疗、伽马刀和射波刀。

局部切除

位于睫状体和周边脉络膜的黑色素瘤可行局部切除术(63-74)。几年前,全层眼球壁切除联合巩膜移植术经常被应用(63)。近年来,部分板层巩膜切除术(PLSU)较常用(64-70)。这种手术难度较大,要求术者经验丰富且技术高超,术后效果通常非常理想。如果肿瘤恶性程度较高且离手术切除范围边缘较近,可以补充敷贴放射治疗。

近期有学者报道了通过玻切设备进行眼内葡萄膜黑色素瘤的切除(71-74)。这种手术通常在质子束放射治疗之后进行,旨在预防肿瘤毒性综合征,其表现为放射损伤导致肿瘤坏死引起的严重的眼内炎和新生血管性青光眼(73)。

眼球摘除术

眼球摘除术主要适用于较大的脉络膜黑色素瘤,特别是保守治疗视力保留希望渺茫及包绕或侵入视盘的肿瘤。在临床上,尽管基于其他临床因素可能有一定的例外,我们一般对直径大于 18mm、厚度大于 10mm 的肿瘤患者倾向于进行眼球摘除,因为这么大的肿瘤放疗后的死亡率较高。

眼眶内容物充填及替代技术有许多种。近年来我们常用的是眼库取材的巩膜包裹 20mm 羟基磷灰石义眼台植入眼眶进行填充。最近,我们开始应用聚合物涂覆的羟基磷灰石义眼台(82)。对于一些较大瘤体延伸到眼眶的脉络膜黑色素瘤,我们采用外侧壁开眶入路摘除瘤体代替眶内容剜除术(84)。还有一些学者推荐植入聚乙烯替代物(MEDPOR),另一些人推荐更简易的硅胶球植入。

后部葡萄膜黑色素瘤：治疗

眼球摘除术前行外放射治疗一直颇具争议。一个 COMS 的研究报告证实了早前的报告结果，即发现脉络膜黑色素瘤患者眼摘前做外放射治疗与行单纯眼球摘除术的生存率没有显著差异(78)。

眶内容物剜除

有时，葡萄膜黑色素瘤在初诊时就已有大量的眼眶转移，这种情况下，通常需行眶内容物摘除术。对此类病例，我们一般使用保留眼睑的技术，详见 25 章。

联合治疗

近年来，越来越多的医师采用多种方法联合来治疗后部葡萄膜黑色素瘤。许多病人会进行敷贴放疗联合 TTT、局部切除后再行敷贴放疗以及其他联合方式进行治疗。截止到写稿前，我们对脉络膜黑色素瘤患者主要应用敷贴放疗联合 TTT 的方法治疗。通过这种方法，局部肿瘤控制率可达 98%(83)。有一项正在进行论证的治疗规范，即通过在敷贴放疗术后进行玻璃体腔注射抗 VEGF 药物来使放射性视网膜病变和黄斑囊样水肿的损伤降到最低，目前其前期结果表现良好(100)。

遗传研究

近期遗传研究发现葡萄膜黑色素瘤的 1,3,6,8,11 和 13 号染色体存在异常。其中，3 号染色体单体是预示生存预后不良最显著的标志(96-100)。细胞遗传学分析也可通过细针穿刺活检来检测(98,99)。应对 3 号染色单体的患者进行更加严格的随访并进行系统性化疗或免疫治疗。对于有多系统肿瘤或有葡萄膜黑色素瘤家族史的患者，应另外进行 GNAQ,GNA11 和 BAP-1 基因检测。

全身治疗

以往对于后部葡萄膜黑色素瘤的治疗主要由眼肿瘤科医师完成，包括眼球摘除、眼部放疗、局部切除、激光治疗及其他的局部治疗。不幸的是，患者的生存率并无提高。早期的诊断和治疗能够改善预后。此外，愈加强调针对肝脏和其他部位转移或亚临床转移的靶向治疗(86,87,89,90)。现在可以应用基因研究判断哪些患者有较差的预后，这类患者将会被提供上述这些新的治疗方法。

各类药物进行肝动脉化疗栓塞治疗以及局部切除远处孤立的转移瘤方面都成效有限。在未来，葡萄膜黑色素瘤的主要治疗可能将更多地针对消除亚临床的远处转移(90)。最可能的理想治疗方法为极早期发现和及时地治疗体积较小的葡萄膜黑色素瘤联合化疗、免疫治疗、基因治疗和(或)其他形式的全身治疗。

参考文献

大型病例系列

1. Shields CL, Manalac J, Das C, et al. Choroidal melanoma. Clinical features, classification, and top ten pseudomelanomas. *Curr Opin Ophthalmol* 2014;25:177–185.
2. Shields CL, Shields JA. Recent developments in the management of choroidal melanoma. *Curr Opin Ophthalmol* 2004;15:244–251.
3. Shields JA, Shields CL, Donoso LA. Management of posterior uveal melanomas. *Surv Ophthalmol* 1991;36:161–195.
4. Shields CL, Shields JA. Clinical features of small choroidal melanoma. *Curr Opin Ophthalmol* 2002;13:135–141.
5. Shields CL, Shields JA, Kiratli H, et al. Risk factors for growth and metastasis of small choroidal melanocytic lesions. *Ophthalmology* 1995;102:1351–1361.
6. Shields CL, Furuta M, Berman EL, et al. Choroidal nevus transformation into melanoma. Analysis of 2514 consecutive cases. *Arch Ophthalmol* 2009;127(8); 981–987.
7. Shields CL, Furuta M, Thangappan A, et al. Metastasis of uveal melanoma millimeter-by-millimeter in 8033 consecutive eyes. *Arch Ophthalmol* 2009;127(8): 989–998.
8. Shields CL, Kaliki S, Furuta M, et al. American Joint Committee on Cancer classification of posterior uveal melanoma (tumor size category) predicts prognosis in 7731 patients. *Ophthalmology* 2013;120(10):2066–2071.

观点

9. Zimmerman LE, McLean IW, Foster WD. Does enucleation of the eye containing a malignant melanoma prevent or accelerate the dissemination of tumour cells? *Br J Ophthalmol* 1978;62:420–425.
10. Manschot WA, Van Peperzeel HA. Choroidal melanoma—enucleation or observation? A new approach. *Arch Ophthalmol* 1980;98:71–77.
11. Straatsma BR, Fine SL, Earle JD. The collaborative ocular melanoma study research group. Enucleation versus plaque irradiation for choroidal melanoma. *Ophthalmology* 1988;95:100–104.
12. Shields JA. Counseling the patient with a posterior uveal melanoma. Editorial. *Am J Ophthalmol* 1988;106:88–91.
13. Benson WE. The COMS: why was it not stopped sooner? *Arch Ophthalmol* 2002;120(5):672–673.
14. Shields JA. Management of posterior uveal melanoma. Past, present, future. Editorial. *Retina* 2002;22:139–142.
15. Robertson DM. Changing concepts in the management of choroidal melanoma. *Am J Ophthalmol* 2003;136:161–170.
16. Shields JA. Posterior segment tumors: management 25 years ago. *Retina* 2006;26(6 Suppl):S34–S36.
17. Damato B. Progress in the management of patients with uveal melanoma. The 2012 Ashton Lecture. *Eye (Lond)* 2012;26(9):1157–1172.
18. Shields CL, Ganguly A, O'Brien J, et al. Uveal melanoma trapped in the Temple of Doom. Editorial. *Am J Ophthalmol* 2012;154:219–221.
19. Shields CL, Shields JA. Surgical removal of intraocular tumors: Dismissing Old Wives' Tales. *Am J Ophthalmol* 2013;156:3–4.

治疗

观察

20. Gass JDM. Observation of suspected choroidal and ciliary body melanomas for evidence of growth prior to enucleation. *Ophthalmology* 1980;87:523–528.
21. Murray TG, Sobrin L. The case for observational management of suspected small choroidal melanoma. *Arch Ophthalmol* 2006;124:1341–1343.

经瞳孔温热疗法

22. Foulds WS, Damato BE. Low energy long-exposure laser therapy in the management of choroidal melanoma. *Graefes Arch Clin Exp Ophthalmol* 1986;224:26–31.
23. Shields JA, Glazer LC, Mieler WF, et al. Comparison of xenon arc and argon laser photocoagulation in the treatment of choroidal melanomas. *Am J Ophthalmol* 1990;109:647–655.
24. Oosterhuis JA, Journee-de Korver HG, Kakebeeke-Kemme HM, et al. Transpupillary thermotherapy in choroidal melanomas. *Arch Ophthalmol* 1995;113:315–321.

25. Shields CL, Shields JA, DePotter P, et al. Transpupillary thermotherapy in the management of choroidal melanoma. *Ophthalmology* 1996;103:1642–1650.
26. Shields CL, Shields JA, Cater J, et al. Transpupillary thermotherapy for choroidal melanoma. Tumor control and visual outcome in 100 consecutive cases. *Ophthalmology* 1998;105:581–590.
27. Shields CL, Shields JA. Transpupillary thermotherapy for choroidal melanoma. *Curr Opin Ophthalmol* 1999;10:197–203.
28. Godfrey DG, Waldron RG, Capone A Jr. Transpupillary thermotherapy for small choroidal melanoma. *Am J Ophthalmol* 1999;128:88–193.
29. Shields CL, Shields JA, Perez N, et al. Primary transpupillary thermotherapy for small choroidal melanoma in 256 consecutive cases: outcomes and limitations. *Ophthalmology* 2002;109:225–234.
30. Zaldivar RA, Aaberg TM, Sternberg P Jr, et al. Clinicopathologic findings in choroidal melanomas after failed transpupillary thermotherapy. *Am J Ophthalmol* 2003;135:657–663.
31. Rem AI, Oosterhuis JA, Journee-de Korver HG, et al. Transscleral thermotherapy: short- and long-term effects of transcleral conductive heating in rabbit eyes. *Arch Ophthalmol* 2003;121:510–516.
32. De Potter P, Jamart J. Adjuvant indocyanine green in transpupillary thermotherapy for choroidal melanoma. *Ophthalmology* 2003;110:406–413.
33. Harbour JW, Meredith TA, Thompson PA, et al. Transpupillary thermotherapy versus plaque radiotherapy for suspected choroidal melanomas. *Ophthalmology* 2003;110:2207–2214.
34. Mashayekhi A, Shields CL, Lee SC, et al. Retinal break/rhegmatogenous retinal detachment as a complication of transpupillary thermotherapy of choroidal melanoma. *Retina* 2008;28(2):274–281.
35. Chojniak MM, Chojniak R, Nishimoto IN, et al. Primary transpupillary thermotherapy for small choroidal melanoma. *Graefes Arch Clin Exp Ophthalmol* 2011;249(12):1859–1865.

放疗：放射敷贴(近距离治疗)

36. Shields JA, Augsburger JJ, Brady LW, et al. Cobalt plaque therapy of posterior uveal melanomas. *Ophthalmology* 1982;89:1201–1207.
37. Shields CL, Shields JA, Karlsson U, et al. Reasons for enucleation after plaque radiotherapy for posterior uveal melanoma. *Ophthalmology* 1989;96:919–924.
38. Shields CL, Shields JA, Karlsson U, et al. Enucleation following plaque radiotherapy for posterior uveal melanoma. Histopathologic findings. *Ophthalmology* 1990;97:1665–1670.
39. Shields JA, Shields CL, DePotter P, et al. Plaque radiotherapy for uveal melanoma. In: Shields JA, ed. *Update on Malignant Ocular Tumors. International Ophthalmology Clinics.* Boston, MA: Little, Brown, 1993;33:129–135.
40. DePotter P, Shields CL, Shields JA, et al. The impact of enucleation versus plaque radiotherapy in the management of juxtapapillary choroidal melanoma on patient survival. *Br J Ophthalmol* 1994;78:109–114.
41. Shields CL, Shields JA, Gunduz K, et al. Radiation therapy for uveal malignant melanoma. *Ophthalmic Surg Lasers* 1998;29:397–409.
42. Gunduz K, Shields CL, Shields JA, et al. Radiation complications and tumor control after plaque radiotherapy of choroidal melanoma with macular involvement. *Am J Ophthalmol* 1999;127:579–588.
43. Gunduz K, Shields CL, Shields JA, et al. Plaque radiotherapy of uveal melanoma with predominant ciliary body involvement. *Arch Ophthalmol* 1999;117:170–177.
44. Gunduz K, Shields CL, Shields JA, et al. Plaque radiotherapy for management of ciliary body and choroidal melanoma with extrascleral extension. *Am J Ophthalmol* 2000;130:97–102.
45. Shields CL, Shields JA, Cater J, et al. Plaque radiotherapy for uveal melanoma. Long-term visual outcome in 1106 patients. *Arch Ophthalmol* 2000;118:1219–1228.
46. Shields CL, Cater J, Shields JA, et al. Combined plaque radiotherapy and transpupillary thermotherapy for choroidal melanoma in 270 consecutive patients. *Arch Ophthalmol* 2002;120:933–940.
47. Shields CL, Naseripour M, Cater J, et al. Plaque radiotherapy for large posterior uveal melanoma (>8 mm in thickness) in 354 consecutive patients. *Ophthalmology* 2002;109:1838–1849.
48. Chang MY, McCannel TA. Local treatment failure after globe-conserving therapy for choroidal melanoma. *Br J Ophthalmol* 2013;97(7):804–811.
49. Singh AD, Pabon S, Aronow ME. Management of radiation maculopathy. *Ophthalmic Res* 2012;48(Suppl 1):26–31.
50. Bansal AS, Bianciotto CG, Maguire JI, et al. Safety of pars plana vitrectomy in eyes with plaque-irradiated posterior uveal melanoma. *Arch Ophthalmol* 2012;130(10):1285–1290.
51. Shah SU, Shields CL, Bianciotto CG, et al. Intravitreal bevacizumab injection at 4-month intervals for prevention of macular edema following plaque radiotherapy of uveal melanoma. *Ophthalmology* 2014;121:269–275.

放疗：远距离治疗

52. Gragoudas ES, Goitein M, Verhey L, et al. Proton beam irradiation. An alternative to enucleation for intraocular melanomas. *Ophthalmology* 1980 89:571–581.
53. Char DH, Quivey JM, Castro JR, et al. Helium ions versus iodine 125 brachytherapy in the management of uveal melanoma. A prospective, randomized, dynamically balanced trial. *Ophthalmology* 1993;100:1547–1554.
54. Gragoudas ES. Long-term results after proton irradiation of uveal melanomas. *Graefes Arch Clin Exp Ophthalmol* 1997;235:265–267.
55. Char DH, Kroll SM, Castro JK. Ten-year follow-up of helium ion therapy of uveal melanoma. *Am J Ophthalmol* 1998;125:81–89.
56. Leung SW, Hsiung CY, Chen HC, et al. Management of choroidal melanomas with linear accelerator-based stereotactic radiosurgery. *Acta Ophthalmol Scand* 1999;77:62–65.
57. Emara K, Weisbrod DJ, Sahgal A, et al. Stereotactic radiotherapy in the treatment of juxtapapillary choroidal melanoma: preliminary results. *Int J Radiat Oncol Biol Phys* 2004;59:94–100.
58. Krema H, Somani S, Sahgal A, et al. Stereotactic radiotherapy for treatment of juxtapapillary choroidal melanoma: 3-year follow-up. *Br J Ophthalmol* 2009;93(9):1172–1176.
59. Wen JC, McCannel TA. Treatment of radiation retinopathy following plaque brachytherapy for choroidal melanoma. *Curr Opin Ophthalmol* 2009;20(3):200–204.
60. Wen JC, Oliver SC, McCannel TA. Ocular complications following I-125 brachytherapy for choroidal melanoma. *Eye (Lond)* 2009;23(6):1254–1268.
61. Somani S, Sahgal A, Krema H, et al. Stereotactic radiotherapy in the treatment of juxtapapillary choroidal melanoma: 2-year follow-up. *Can J Ophthalmol* 2009;44(1):61–65.
62. Krema H, Heydarian M, Beiki-Ardakani A, et al. A comparison between 125Iodine brachytherapy and stereotactic radiotherapy in the management of juxtapapillary choroidal melanoma. *Br J Ophthalmol* 2013;97(3):327–332.

外路肿瘤切除

63. Peyman GA, Raichand M. Full-thickness eye wall resection of choroidal neoplasms. *Ophthalmology* 1979;86:1024–1036.
64. Foulds WS, Damato BE. Alternative to enucleation in the management of choroidal melanoma. *Aust N Z J Ophthalmol* 1986;14:19–27.
65. Damato BE, Foulds WS. Ciliary body tumours and their management. *Trans Ophthalmol Soc U K* 1986;105:257–264.
66. Shields JA, Shields CL. Surgical approach to lamellar sclerouvectomy for posterior uveal melanomas. The 1986 Schoenberg Lecture. *Ophthalmic Surg* 1988;19:774–780.
67. Shields JA, Shields CL, Shah P, et al. Partial lamellar sclerouvectomy for ciliary body and choroidal tumors. *Ophthalmology* 1991;98:971–983.
68. Shields JA, Shields CL, DePotter P. Local resection of posterior uveal tumors. In: Shields JA, ed. *Update on Malignant Ocular Tumors. International Ophthalmology Clinics.* Boston, MA: Little, Brown; 1993;33:137–142.
69. Damato BE. Local resection of uveal melanoma. *Bull Soc Belge Ophthalmol* 1993;248:11–17.
70. Damato B, Groenewald C, McGalliard J, et al. Endoresection of choroidal melanoma. *Br J Ophthalmol* 1998;82:213–218.

内路肿瘤切除

71. Kertes PJ, Johnson JC, Peyman GA. Internal resection of posterior uveal melanomas. *Br J Ophthalmol* 1998;82:1147–1153.
72. Karkhaneh R, Chams H, Amoli FA, et al. Long-term surgical outcome of posterior choroidal melanoma treated by endoresection. *Retina* 2007;27(7):908–914.
73. Cassoux N, Cayette S, Plancher C, et al. Choroidal melanoma: Does endoresection prevent neovascular glaucoma in patients treated with proton beam irradiation? *Retina* 2013;33:1441–1447.
74. Saito Y, Shirao Y, Takahira M, et al. Long-term progression in a case of transvitreal endoresection of a posterior choroidal malignant melanoma. *Nihon Ganka Gakkai Zasshi* 2008;112(7):607–614.

眼球摘除

75. Wilson RS, Fraunfelder FT. "No touch" cryosurgical enucleation: a minimal trauma technique for eyes harboring intraocular malignancy. *Ophthalmology* 1978;85:1170–1175.
76. Zimmerman LE, McLean IW. An evaluation of enucleation in the management of uveal melanomas. *Am J Ophthalmol* 1979;87:741–760.
77. Seigel D, Myers M, Ferris F, et al. Survival rates after enucleation of eyes with malignant melanoma. *Am J Ophthalmol* 1979;87:751–765.
78. Char DH, Phillips TL, Andejeski Y, et al. Failure of pre-enucleation radiation to decrease uveal melanoma mortality. *Am J Ophthalmol* 1988;106:21–26.
79. Dutton JJ. Coralline hydroxyapatite as an ocular implant. *Ophthalmology* 1991;98:370–377.
80. Shields CL, Shields JA, De Potter P. Hydroxyapatite orbital implant after enucleation. Experience with 100 consecutive cases. *Arch Ophthalmol* 1992;110:333–338.
81. Shields CL, Shields JA, DePotter P. Hydroxyapatite orbital implant after enucleation for intraocular tumors. In: Shields JA, ed. *Update on Malignant Ocular Tumors. International Ophthalmology Clinics.* Boston, MA: Little, Brown, 1993;33:83–93.
82. Shields CL, Uysal Y, Marr BP, et al. Experience with the polymer-coated hydroxyapatite implant following enucleation in 126 patients. *Ophthalmology* 2007;114:367–373.

眶内容物

83. Shields JA, Shields CL, Suvarnamani C, et al. Orbital exenteration with eyelid sparing: indications, technique and results. *Ophthalmic Surg* 1991;22:292–297.
84. DePotter P, Shields JA, Shields CL, et al. Modified enucleation via lateral orbitotomy for choroidal melanomas with massive orbital extension. *Ophthalmic Plast Reconstr Surg* 1992;8:109–113.
85. Shields JA, Shields CL, Demirci H, et al. Experience with eyelid-sparing orbital exenteration. The 2000 Tullos O. Coston Lecture. *Ophthalmic Plast Reconstr Surg* 2001;17:355–361.

全身治疗

86. Mavligit GM, Charnsangevej C, Carrasco H, et al. Regression of ocular melanoma metastatic to the liver after hepatic arterial chemoembolization with cisplatin and polyvinyl sponge. *JAMA* 1988;260:974–976.
87. Gunduz K, Shields JA, Shields CL, et al. Surgical removal of solitary hepatic metas-

tasis from choroidal melanoma. *Am J Ophthalmol* 1998;125:407–409.
88. Nathan FE, Berd D, Sato T, et al. BOLD +interferon in the treatment of metastatic uveal melanoma: first report of active systemic therapy. *J Exp Clin Cancer Res* 1997;16:201–208.
89. Aoyama T, Mastrangelo MJ, Berd D, et al. Protracted survival following resection of metastatic uveal melanoma. *Cancer* 2000;89:1561–1568.
90. Patel K, Sullivan K, Berd D, et al. Chemoembolization of the hepatic artery with 1,3-bis (2-chloroethyl)-1-nitrosourea (BCNU) for metastatic uveal melanoma: results of phase 2 study. *Melanoma Res* 2005;15:297–304.
91. Shields JA, Perez N, Shields CL, et al. Orbital melanoma metastatic from contralateral choroid: management by complete surgical resection. *Ophthalmic Surg Lasers* 2002;33:416–420.

眼黑色素瘤联合试验

92. The Collaborative Ocular Melanoma Study Group. The COMS randomized trial of iodine 125 brachytherapy for choroidal melanoma. III: Initial mortality findings. COMS report no. 18. *Arch Ophthalmol* 2001;119:969–982.
93. The Collaborative Ocular Melanoma Study Group. The collaborative ocular melanoma study (COMS) randomized trial of pre-enucleation radiation of large choroidal melanoma. II: Initial mortality findings. COMS report no. 10. *Am J Ophthalmol* 1998;126:779–796.
94. Gilson MM, Diener-West M, Hawkins BS. Comparison of survival among eligible patients not enrolled versus enrolled in the Collaborative Ocular Melanoma Study (COMS) randomized trial of pre-enucleation radiation of large choroidal melanoma. *Ophthalmic Epidemiol* 2007;14(4):251–257.
95. The Collaborative Ocular Melanoma Study Group. COMS randomized trial of iodine 125 brachytherapy for choroidal melanoma. V. Twelve-year mortality rate and prognostic factors: COMS report no. 28. *Arch Ophthalmol* 2006;124:1684–1693.

细胞遗传学

96. Sisley K, Rennie IG, Cottan DW, et al. Cytogenetic findings in 6 posterior uveal melanomas: involvement of chromosomes 3, 6, and 8. *Genes Chromosomes Cancer* 1990;2:205–209.
97. Prescher G, Bornfeld N, Hirshe H, et al. Prognostic implications of monosomy 3 in uveal melanoma. *Lancet* 1996;347:122–125.
98. Shields CL, Ganguly A, Materin M, et al. Chromosome 3 analysis of uveal melanoma using fine needle aspiration biopsy at the time of plaque radiotherapy in 140 consecutive cases. *Ophthalmology* 2011;118:1747–1753.
99. Shields CL, Ganguly A, Bianciotto CG, et al. Prognosis of uveal melanoma in 500 cases using genetic testing of needle aspiration biopsy specimens. *Ophthalmology* 2011;118:396–401.
100. Böhm MR, Tsianakas A, Merté RL, et al. Mutational analysis of GNAQ and GNA11 to aid therapy management of a choroidal melanoma metastatic to the contralateral orbit. *JAMA Ophthalmol* 2013;131(6):812–814.

脉络膜黑色素瘤:观察

厚度小于 2mm 伴表面玻璃膜疣,且表面没有橙色色素或视网膜下液的肿瘤,通常能够进行随访观察,直到可以明确地记录到该病变的厚度或直径的增长。其他相对可采取观察随访的情况包括黄斑中心凹旁的小病灶且视力好,病变恰好位于患者唯一有用的好眼,以及年纪较大或全身情况较差的患者。随着对转移危险因素认识的不断提高,使得许多既往建议观察的病例采取了早期干预。以下显示的这些病例,根据目前的理论应该暂时观察而不是进行治疗,但应该意识到在将来当这个问题获得更多信息时,这类病变可能会被更迅速的治疗。

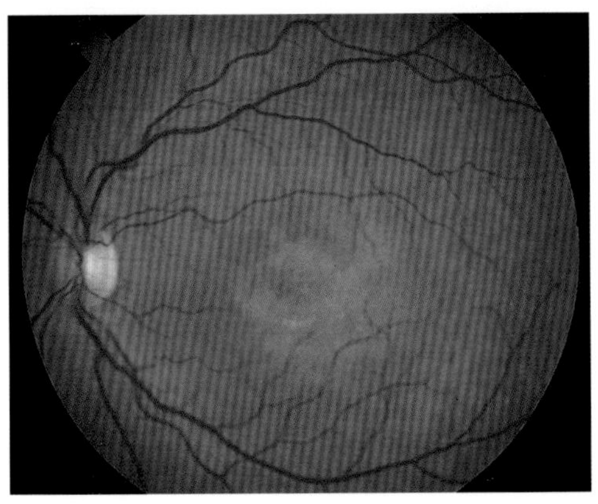

图 10.1 55 岁女性,可疑的中心凹下无症状病变

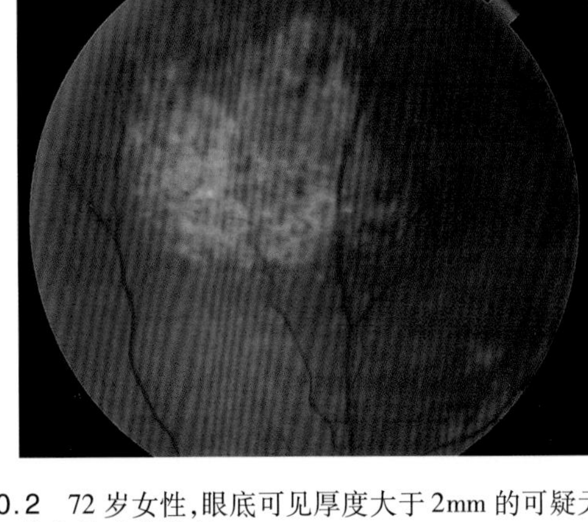

图 10.2 72 岁女性,眼底可见厚度大于 2mm 的可疑无症状病变,伴大量玻璃膜疣

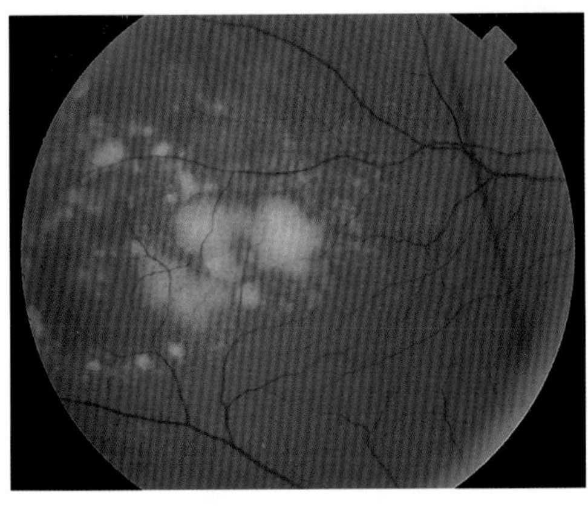

图 10.3 67 岁女性,无症状,中心凹旁可疑病变,肿瘤表面大片融合玻璃膜疣,表明病变处于相对静止状态

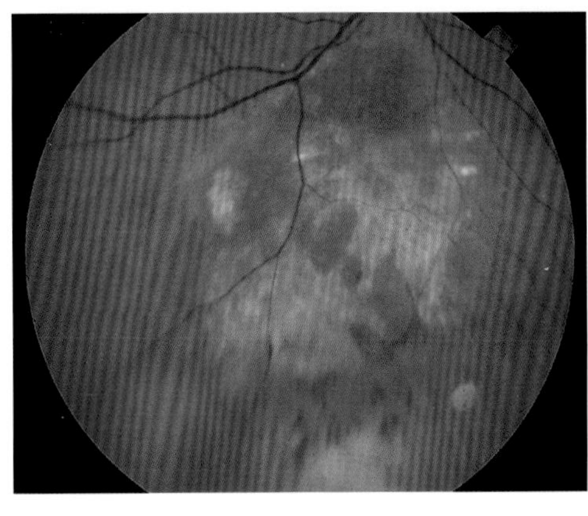

图 10.4 75 岁女性,无症状,可见视网膜色素上皮纤维化,覆盖可疑病变

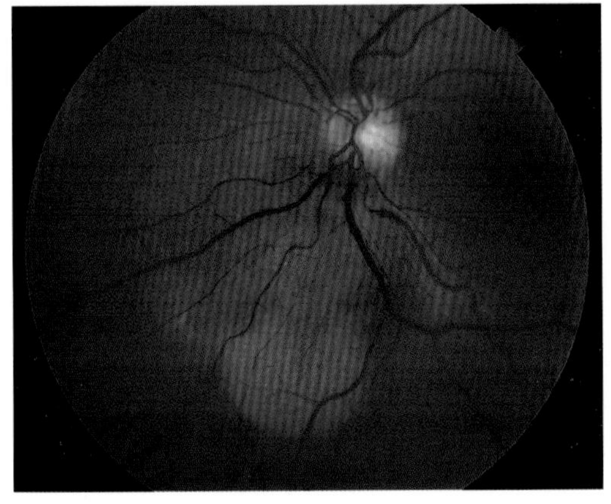

图 10.5 48 岁女性,视盘下方可疑无症状病变。下方视网膜浅脱离是一个令人不安的征象,但并非意味着此小病变一定为恶性

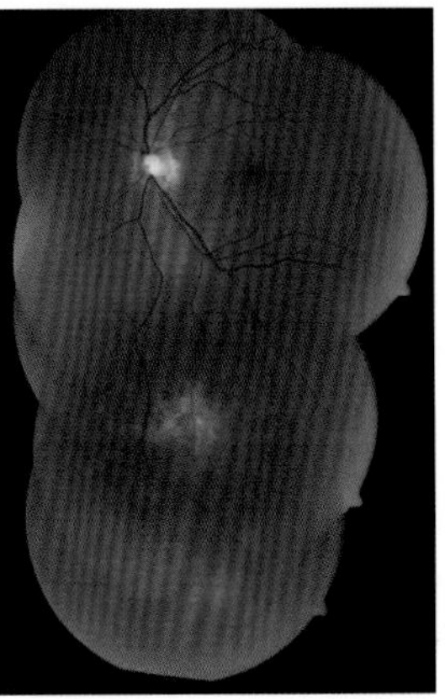

图 10.6 作为脉络膜黑素瘤转诊的患者,但检查发现瘤体表面覆盖玻璃膜疣和视网膜色素上皮萎缩,提示该病变为慢性色素痣,因此建议观察

脉络膜黑色素瘤：早期进行观察随访体积较小的肿瘤最终生长并发生转移

并不是所有小的拟诊为脉络膜痣的病变都能保持性质稳定。我们有许多有信息记录的相关病例资料，证明最初观察的体积较小的病变，在随访中病变增长，到一定程度后进行了眼摘或敷贴放疗，最后继续发展并出现转移。近期，随着对转移危险因素认识的不断提高，使得许多既往建议观察的病例采取了早期干预。某些没有转移危险因素的小病变应该暂时观察，但随访中一旦发现肿瘤增长，则通常应予以积极的治疗。

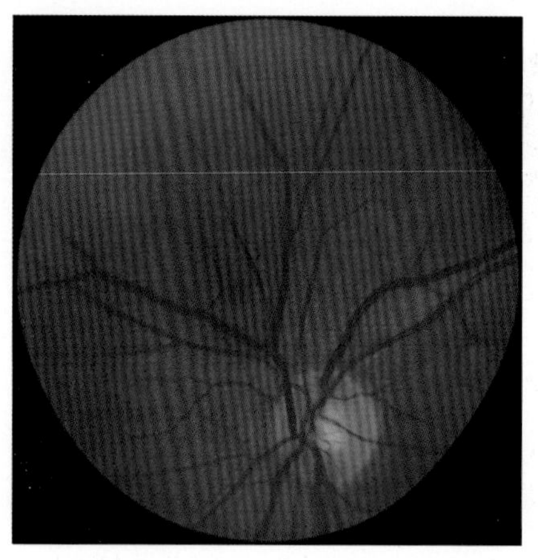

图 10.7 70 岁老年男性发现小的拟诊脉络膜痣的病变，位于视盘鼻上方。随访 10 年，病变无进展

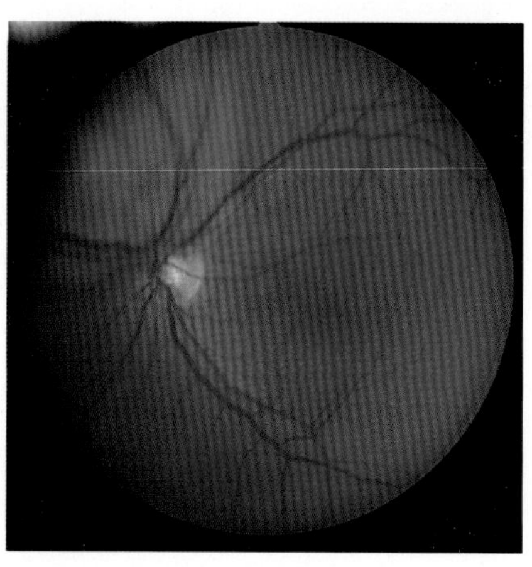

图 10.8 图 10.7 所示病变随访第 11 年。病变呈明显增长。行眼球摘除术，但 5 年后发生肝转移

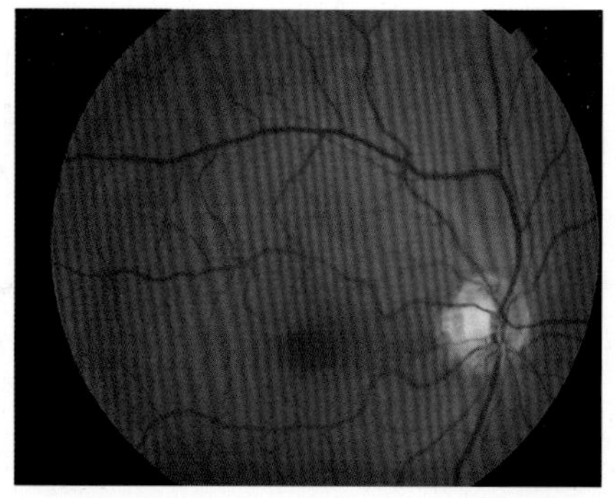

图 10.9 75 岁男性，中心凹颞侧拟诊脉络膜痣的小病变

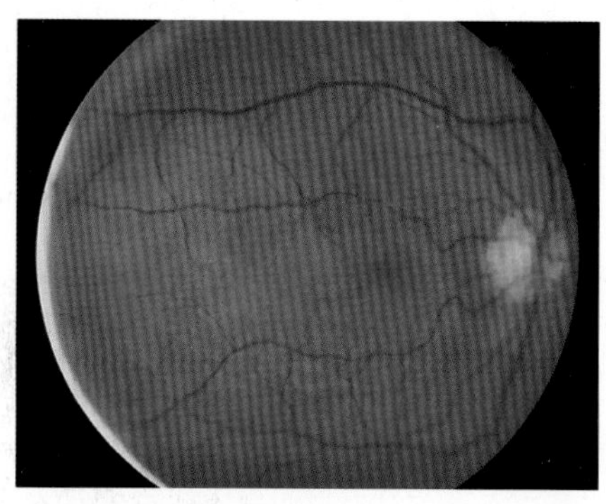

图 10.10 图 10.9 所示病变 3 年后，病变明显增长，并伴有橘色色素。之后很快发生了肝转移

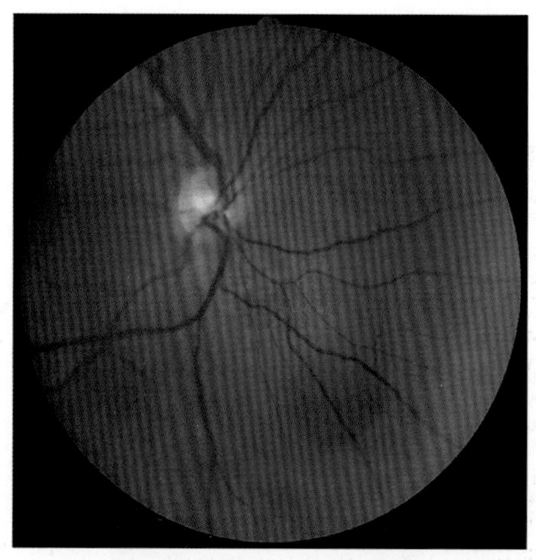

图 10.11 38 岁女性在 1986 年发现视盘下方小的脉络膜黑色素细胞性病变。这个病变具有的危险因素包括临近视盘，隆起，以及橘色色素，但当时进行随访观察而并未予以治疗

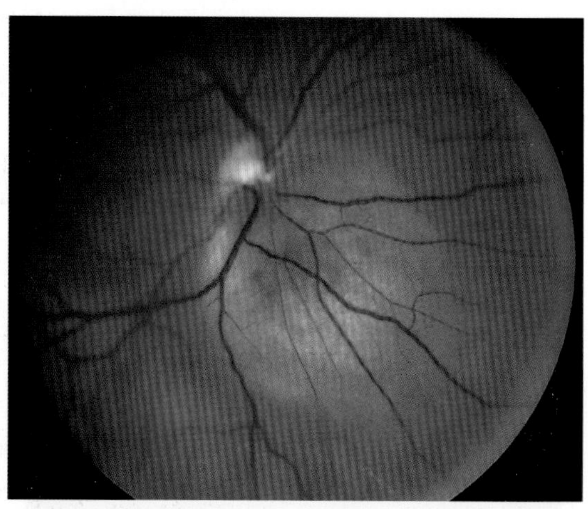

图 10.12 图 10.11 所示病变 1 年后，病变增长，行眼球摘除术，确诊为混合细胞型黑色素瘤并于 8 年后发生肝转移

脉络膜黑色素瘤:氩离子激光光凝或经瞳孔温热疗法治疗较小的瘤体

氩离子激光是一种治疗特定的位于视盘鼻侧较小的脉络膜黑色素瘤的有效方法。近年来,TTT 或敷贴放疗联合 TTT 已成为此类病例优先选择的治疗方式。

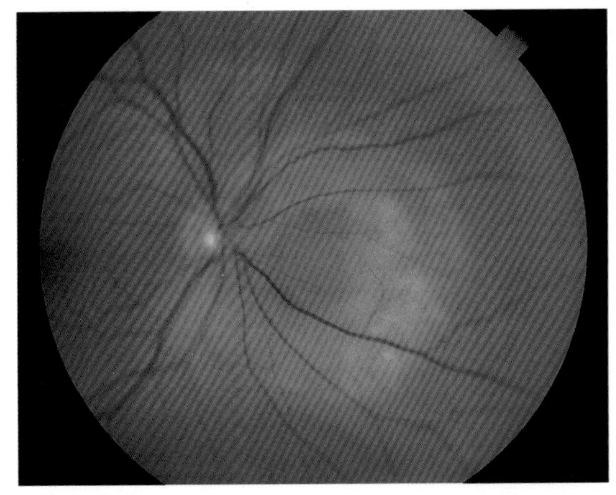

图 10.13　37 岁女性在 1992 年 1 月发现视盘鼻侧的小病变

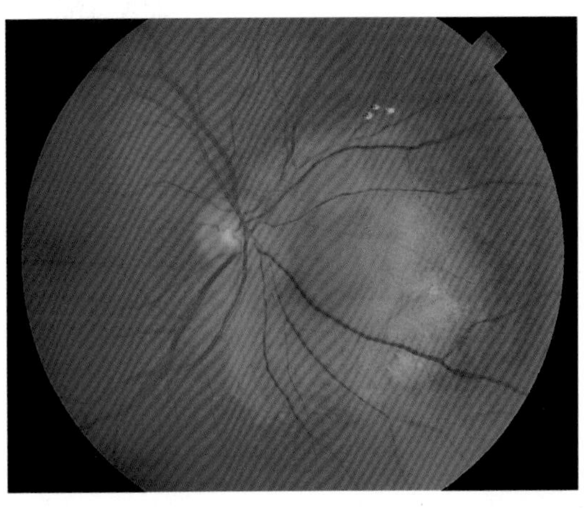

图 10.14　同样的病变在 1993 年 7 月,显示明确的增长

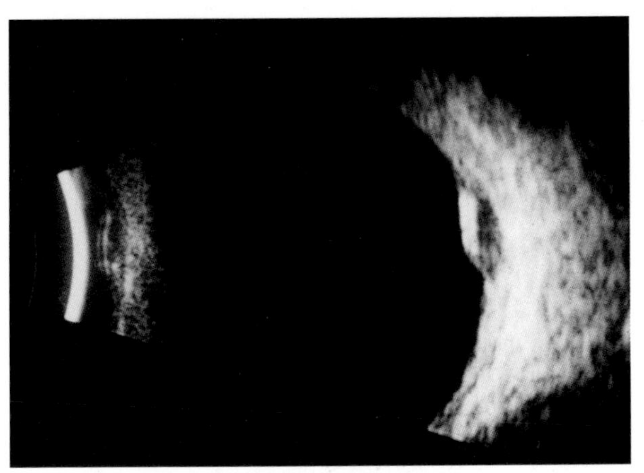

图 10.15　B 超显示病变厚度为 2mm

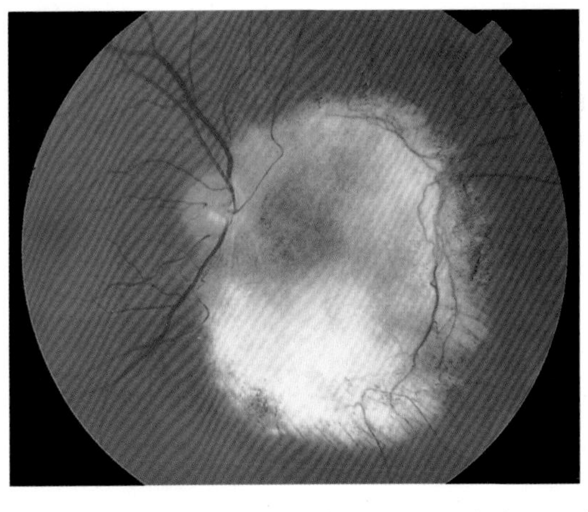

图 10.16　1994 年 7 月,显示瘤体完全破坏,病变处网膜残留少量色素但平伏

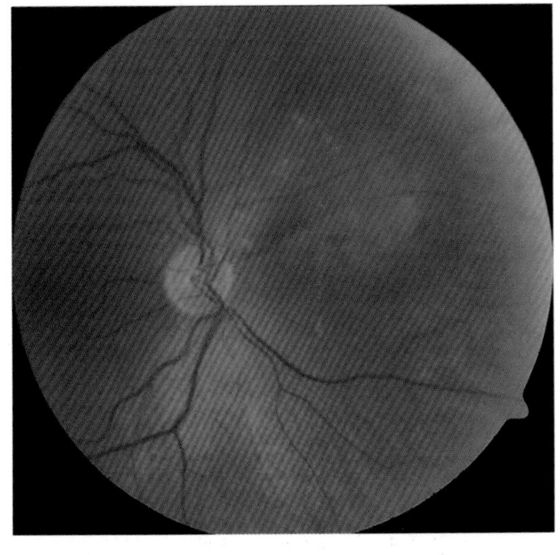

图 10.17　发生在糖尿病视网膜病变患者的小黑色素瘤

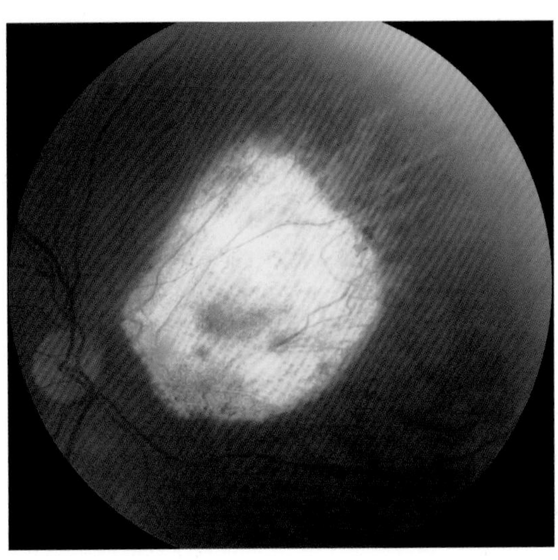

图 10.18　瞳孔温热治疗后,肿瘤显示完全消退,形成萎缩瘢痕

脉络膜黑色素瘤：经瞳孔温热疗法治疗较小的脉络膜黑色素瘤

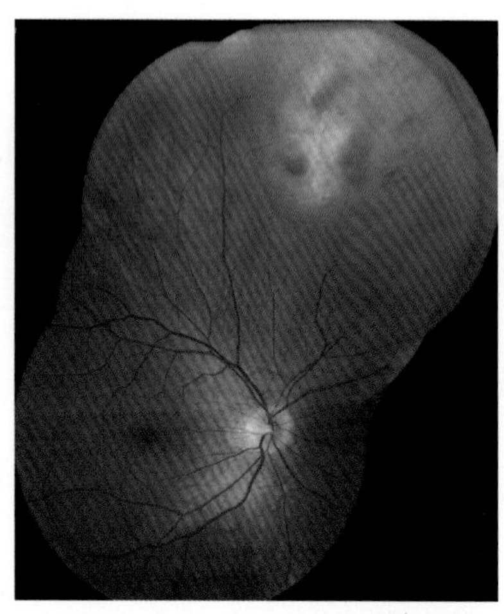

图 10.19 厚度为 3.2mm 的周边部脉络膜黑色素瘤

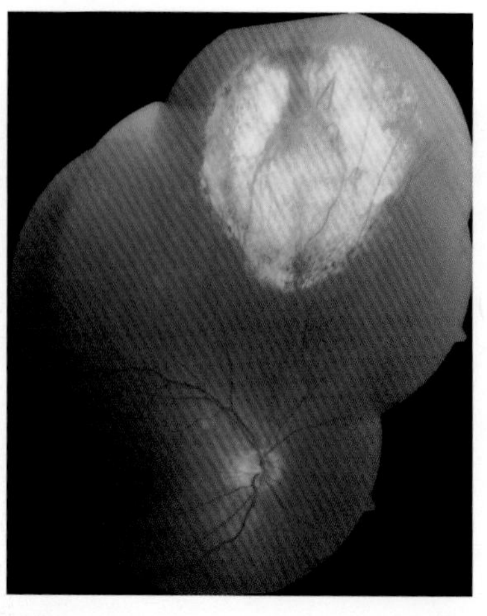

图 10.20 瞳孔温热治疗后，肿瘤显示完全消退，仅留萎缩瘢痕和裸露的巩膜

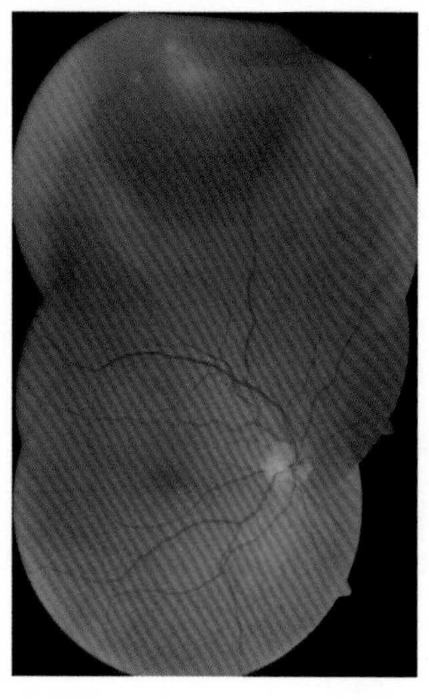

图 10.21 周边部脉络膜黑色素瘤，厚度为 3mm，伴有少量视网膜下液

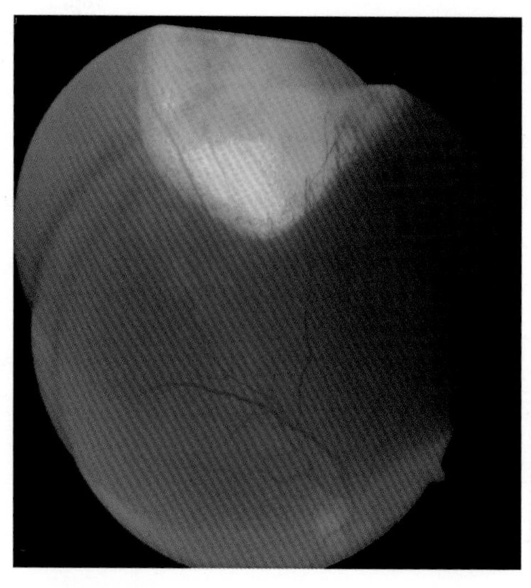

图 10.22 瞳孔温热治疗后，肿瘤显示完全消退，仅存一个边界清楚的萎缩瘢痕和裸露的巩膜

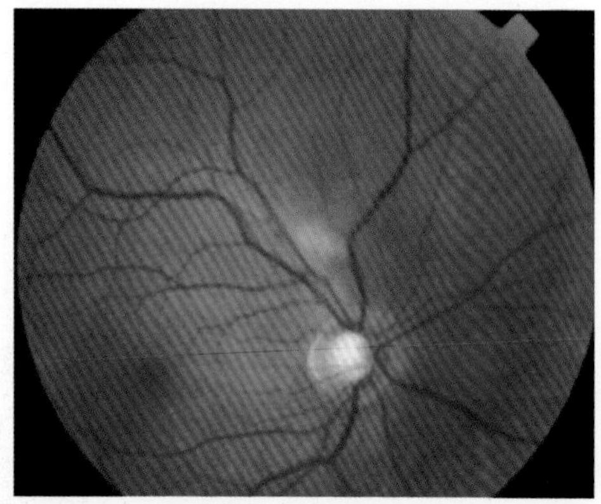

图 10.23 邻近视盘脉络膜黑色素瘤伴有橘色色素和少量的网膜下液

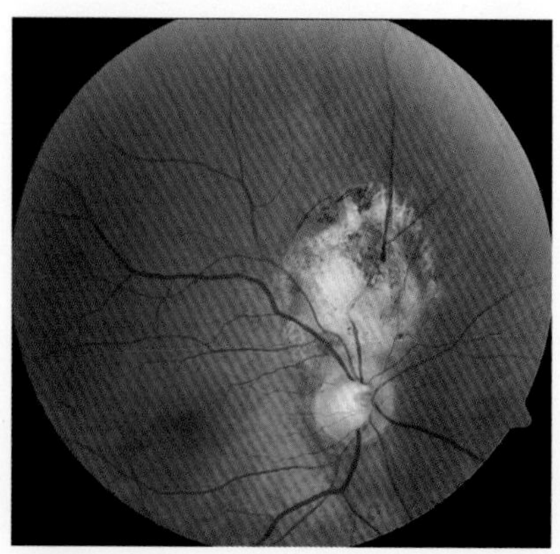

图 10.24 瞳孔温热治疗后，肿瘤消退，病变处残留纤维化萎缩瘢痕和视网膜牵拉

脉络膜黑色素瘤:经瞳孔温热疗法(transpupillary thermotherapy,TTT)治疗较小的生长性肿瘤

与氩离子激光光凝不同,TTT 使用的光斑较大。下例为经 TTT 治疗的一个体积较小的脉络膜黑色素瘤。

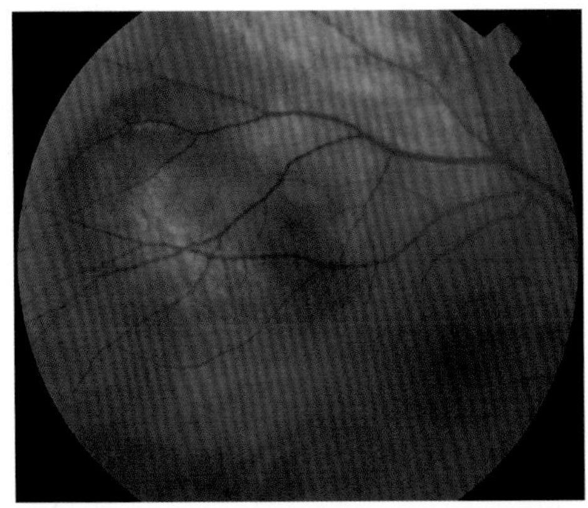

图 10.25 33 岁男性,黄斑区颞侧可见一较小的脉络膜黑色素瘤,近期发现该病变体积已增大 1 倍

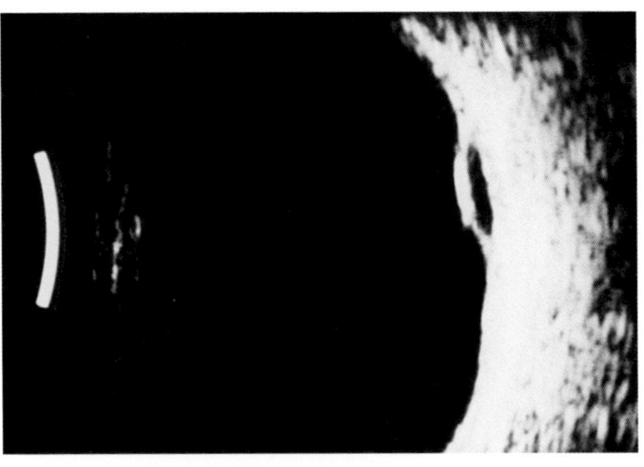

图 10.26 B 型超声扫描示肿瘤厚度约为 2mm,可见挖空征象,符合脉络膜黑色素瘤的表现

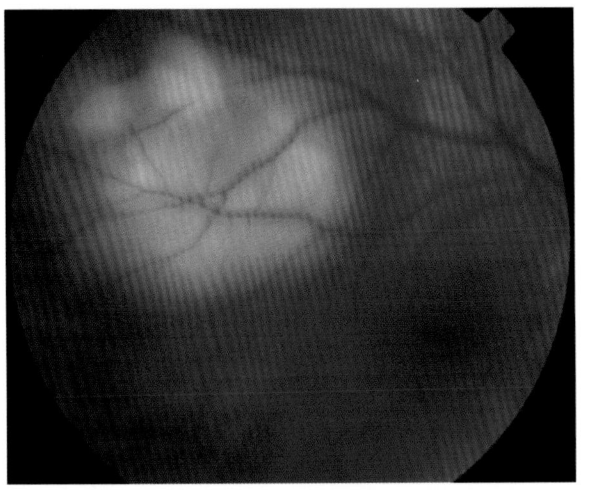

图 10.27 第一次 TTT 治疗后即时外观,病灶变为白色

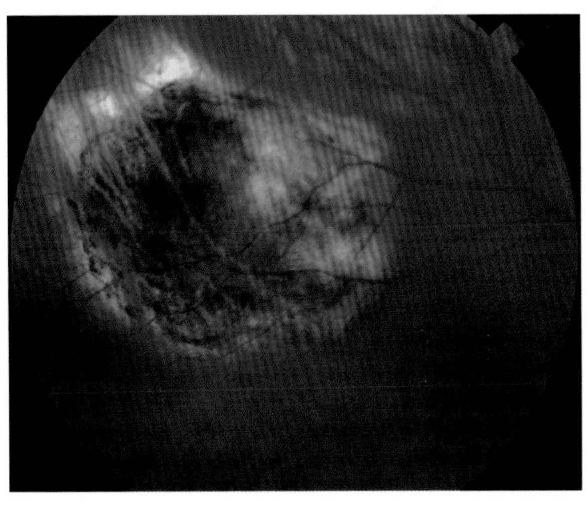

图 10.28 TTT 治疗 3 月后的病灶外观。此时进行了 TTT 治疗的第二个疗程

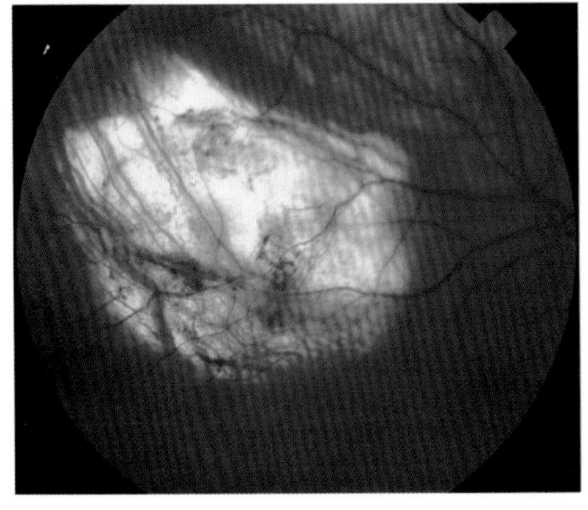

图 10.29 TTT 治疗 9 月后的最终病灶外观。临床意义上病灶已完全消除,并保持稳定长达 10 年

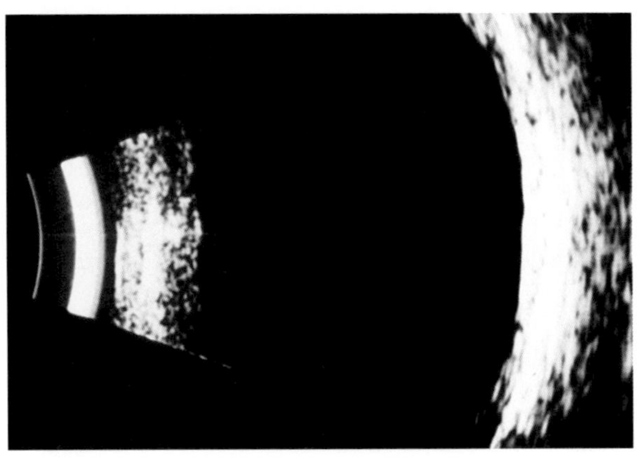

图 10.30 与图 10.29 同时期的超声影像。可见病变部位球壁平坦

脉络膜黑色素瘤：经瞳孔温热疗法

对于经过适当筛选的小脉络膜黑色素瘤病例，TTT 可将肿瘤根除，从解剖及外观意义上其治疗效果等效甚至优于巩膜敷贴放射疗法或带电粒子放射疗法。

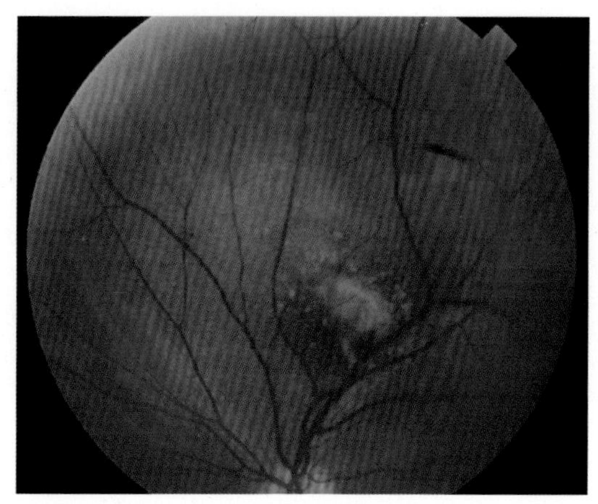

图 10.31　50 岁男性患者，左眼视盘上方持续生长的脉络膜黑色素瘤，经超声测量肿瘤厚度约为 3mm

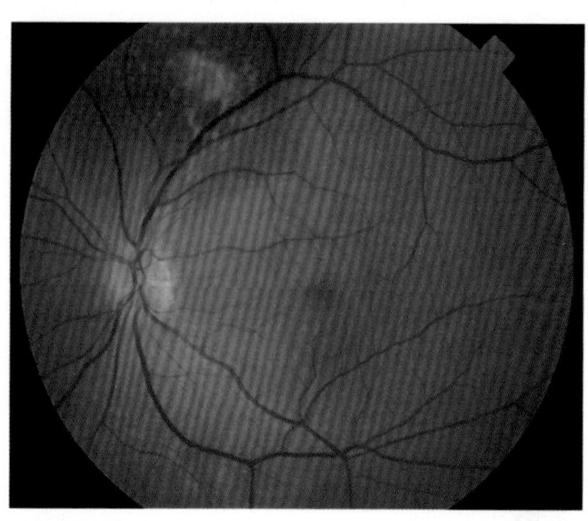

图 10.32　黄斑区眼底照相。黄斑中心凹下方浆液性视网膜浅脱离致使患者视力为 20/40

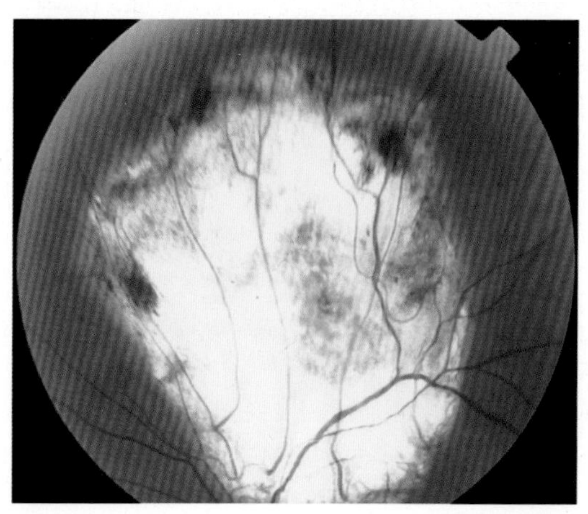

图 10.33　TTT 治疗上述肿瘤 3 个疗程后，可见肿瘤已完全消除

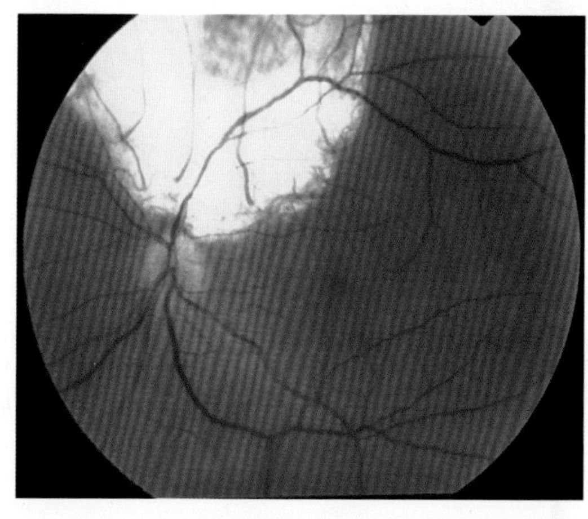

图 10.34　与图 10.33. 同时期的黄斑区眼底表现。患者的视力恢复至 20/20，并维持此视力超过 5 年

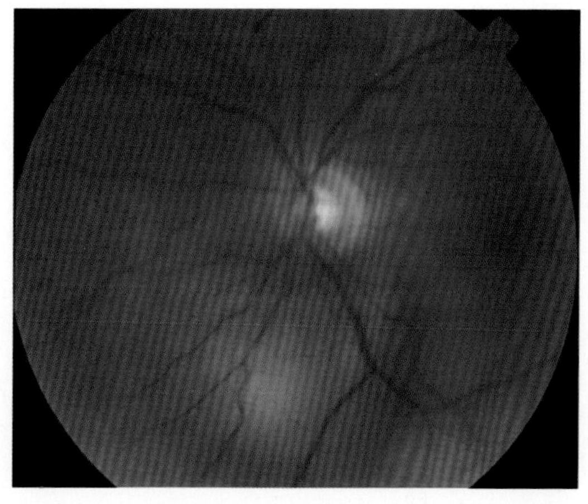

图 10.35　另一例患者，其左眼视盘下方可见一体积较小、持续生长的脉络膜黑色素瘤

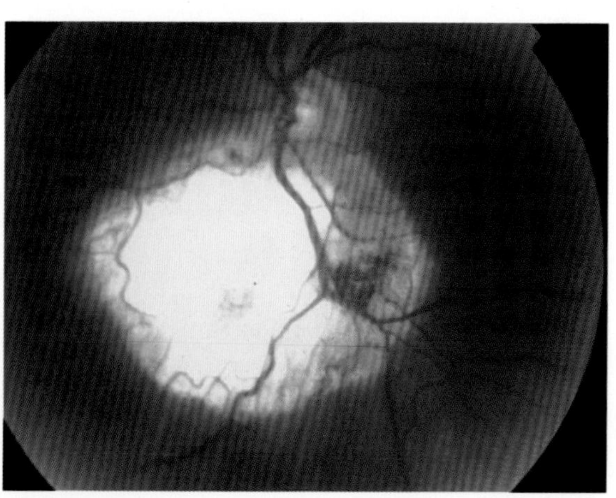

图 10.36　图 10.35 的患者完成 3 个疗程的 TTT 治疗后，肿瘤已完全消除，患者视力为 20/20

脉络膜黑色素瘤:经瞳孔温热疗法

以下是另外 3 例仅通过 TTT 治疗的小脉络膜黑色素瘤,显示出色的肿瘤破坏能力且未发生并发症。

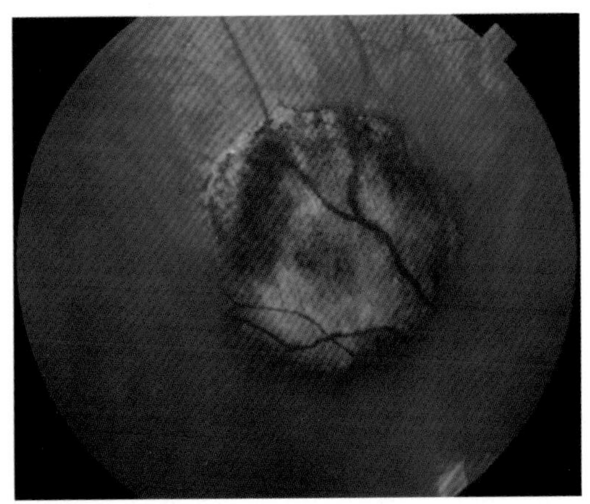

图 10.37　TTT 治疗 1 个疗程后的瘤体外观

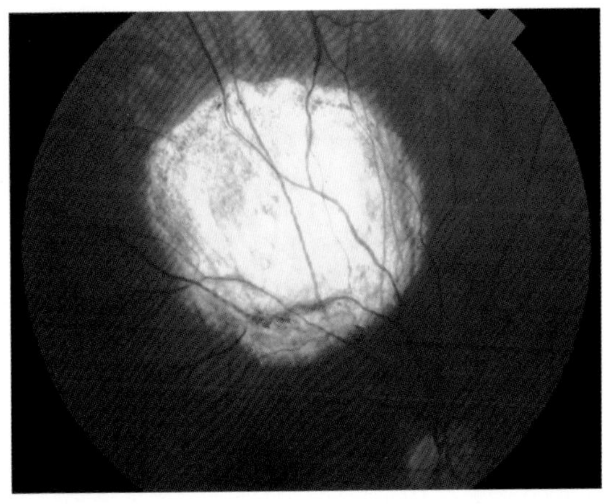

图 10.38　TTT 治疗 3 个疗程后的瘤体外观

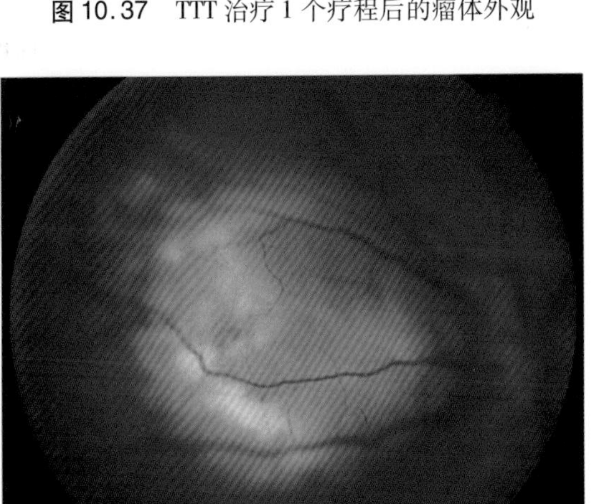

图 10.39　TTT 治疗前的无色素性黑色素瘤。该患者进行了吲哚菁绿增强的 TTT 治疗

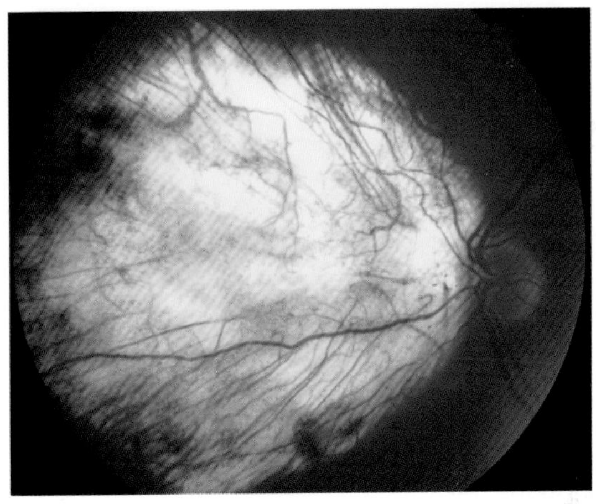

图 10.40　上图所示患者经 TTT 治疗后的眼底表现

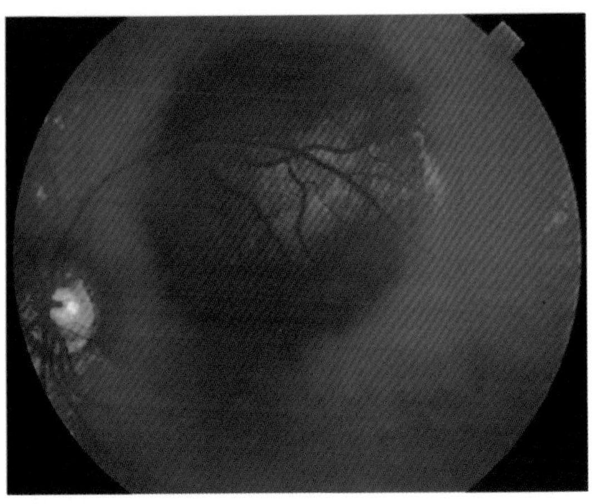

图 10.41　位于黄斑中心凹正上方的病灶,TTT 治疗前

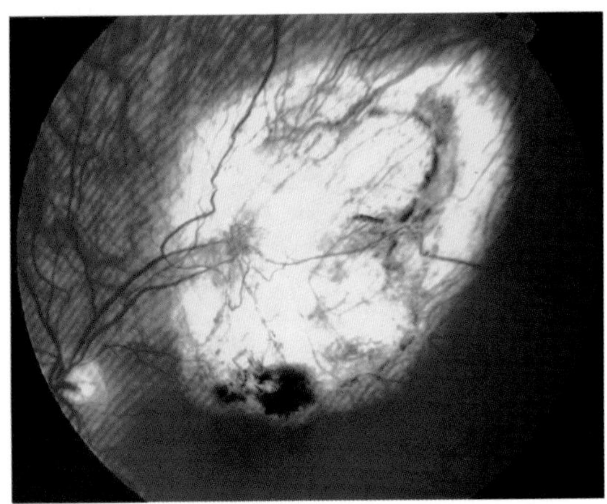

图 10.42　上图所示患者经 TTT 治疗后的病灶外观。由于其位置紧邻黄斑中心凹,若放在今时今日,为了控制肿瘤并尽量保留中心视力,该患者应在巩膜敷贴放射治疗后联合中心凹外经瞳孔温热疗法

脉络膜黑色素瘤：经瞳孔温热疗法的副作用

在一些病例中，脉络膜黑色素瘤经 TTT 治疗后会出现局部并发症或肿瘤复发。以下几组图片示相关并发症，包括视网膜静脉阻塞、部分性视神经萎缩、视网膜牵拉，以及侵袭性黑色素瘤复发。

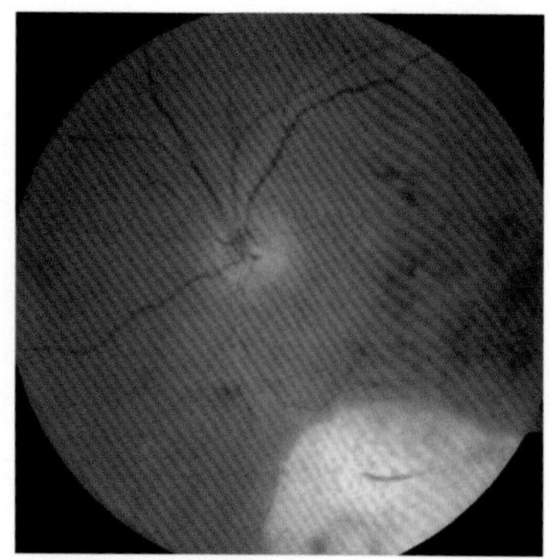

图 10.43　经瞳孔温热疗法成功治疗脉络膜黑色素瘤后，继发视网膜分支静脉阻塞及黄斑囊样水肿

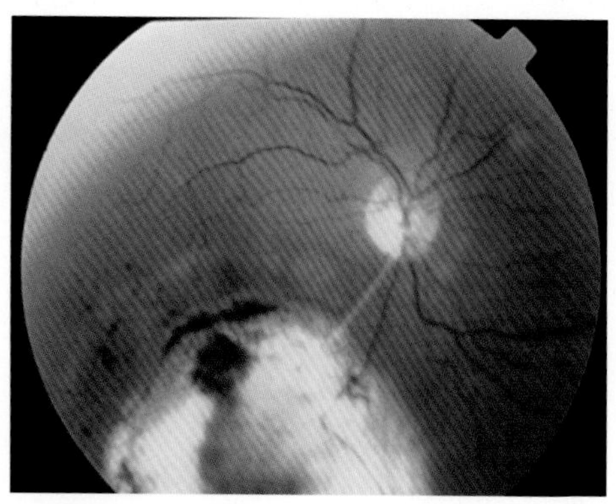

图 10.44　经瞳孔温热疗法治疗脉络膜黑色素瘤 5 年后，颞侧视神经萎缩

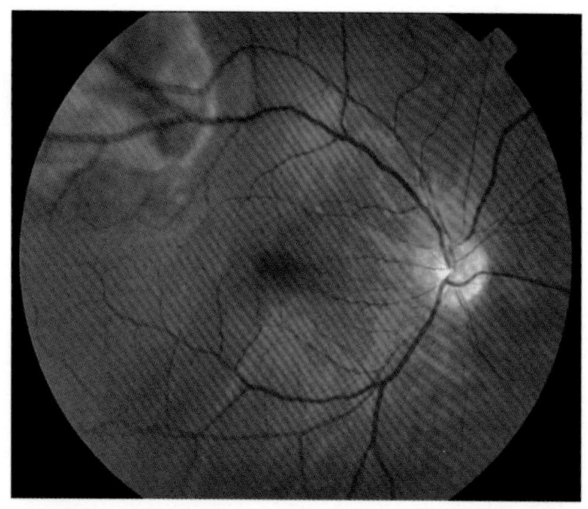

图 10.45　经瞳孔温热疗法治疗前，黄斑区颞上方的黑色素瘤

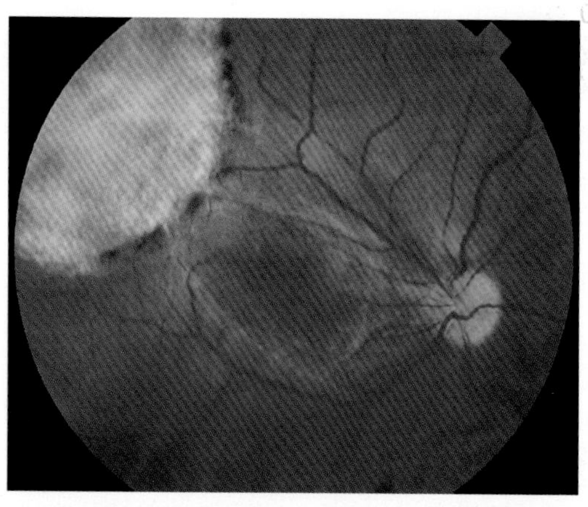

图 10.46　图 10.45 所示肿瘤经过 TTT 治疗后，肿瘤组织已被完全破坏，眼底可见轻度的视网膜牵拉，黄斑区视网膜被拉向治疗区域

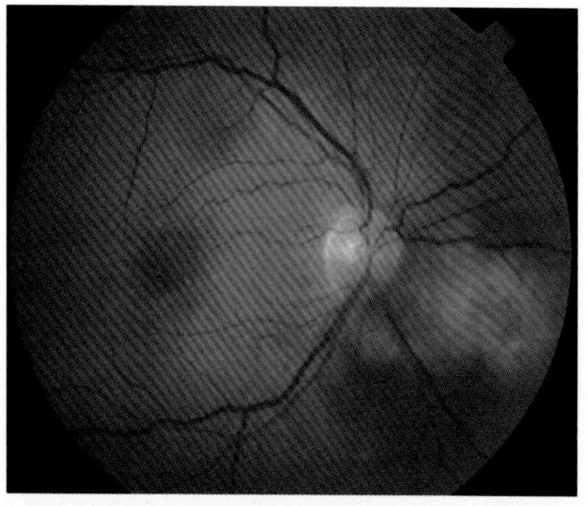

图 10.47　与视盘鼻下方相连的脉络膜黑色素瘤，之后的经瞳孔温热疗法看起来成功清除了肿瘤

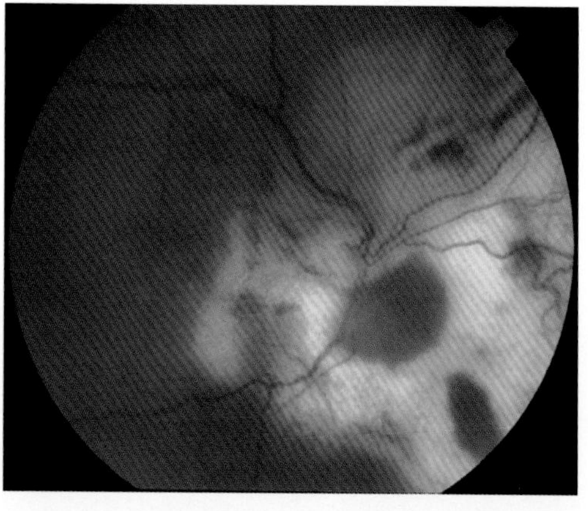

图 10.48　图 10.47 所示患者 2 年后眼底出现多灶的侵袭性肿瘤复发(包括治疗范围内及治疗范围边缘)。在视盘上方曾经未被累及的区域也发现了一处无色素肿瘤。不久后，该患者确诊了肿瘤的肝脏转移

脉络膜黑色素瘤:敷贴放射疗法治疗较小至中等大小的肿瘤

敷贴放射疗法是目前治疗后部葡萄膜黑色素瘤最常用的方法。该疗法可用于治疗体积较小、中等大小及部分体积较大的黑色素瘤。敷贴的具体操作方法见第 25 章。我们用广角眼底照相向大家举例说明敷贴放射疗法的治疗效果。所有病例超声测量均可见瘤体厚度的降低。如今,这些病例可能通过敷贴放射疗法联合经瞳孔温热疗法来治疗。

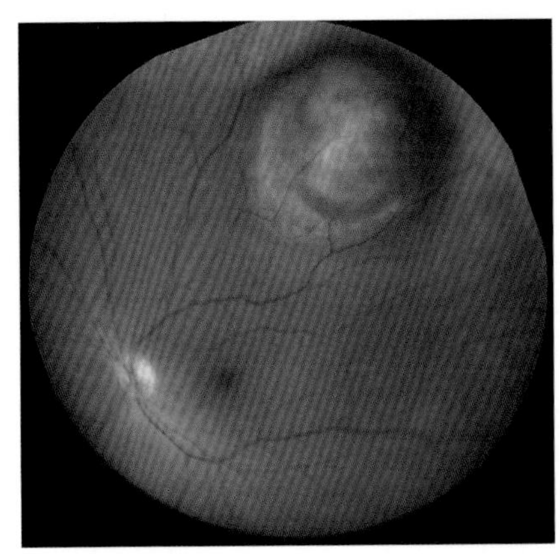

图 10.49　敷贴放射治疗前,位于颞上方赤道部的脉络膜黑色素瘤

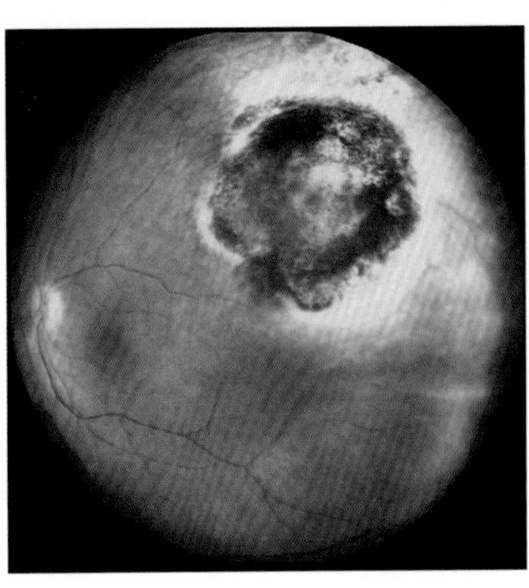

图 10.50　图 10.50 所示病灶经敷贴放射治疗 3 年后的图像

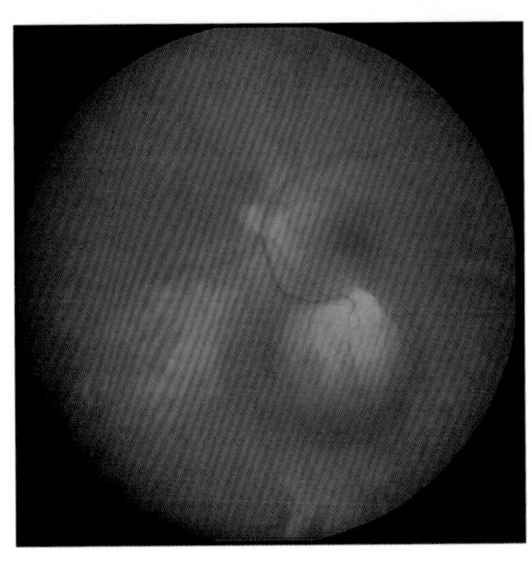

图 10.51　敷贴放射治疗前,位于黄斑下方的脉络膜黑色素瘤

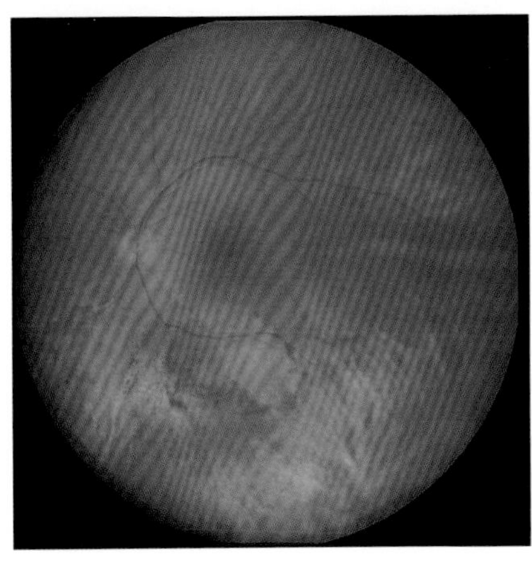

图 10.52　图 10.51 所示病灶经敷贴放射治疗 3 个月后,可见肿瘤明显消退

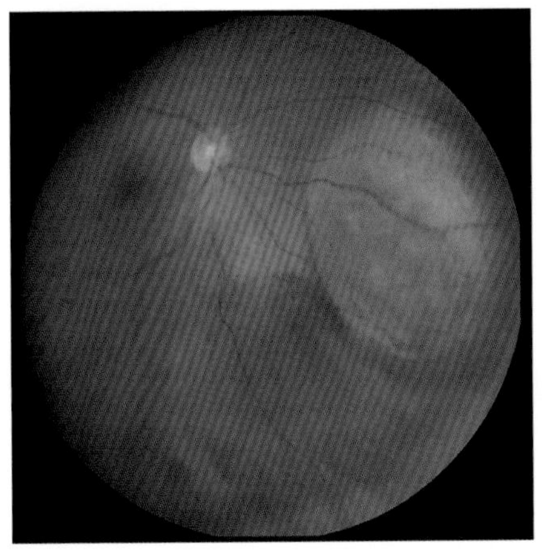

图 10.53　敷贴放射治疗前,右眼鼻侧近赤道部的脉络膜黑色素瘤

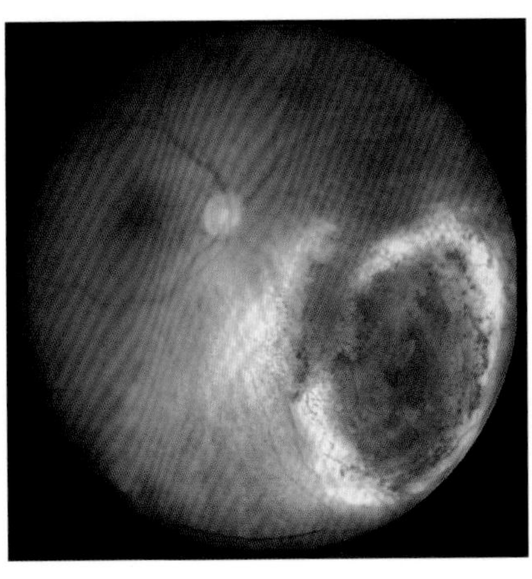

图 10.54　上图病灶经敷贴放射治疗 2 年后,可见肿瘤明显消退

脉络膜黑色素瘤：敷贴放射疗法治疗中等大小的肿瘤。广角眼底照相。

以下广角眼底照片展示的是另外一些病例。这些都是比较久远的敷贴放射治疗病例，他们使用的是现今已很少使用的钴-60巩膜敷贴器。这些照片亦是由比较早期的广角眼底照相机所拍摄的。

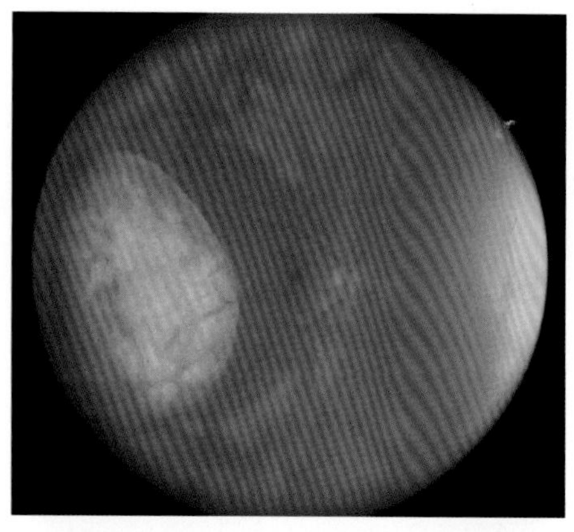

图 10.55 敷贴放射治疗前，位于颞侧赤道部的脉络膜黑色素瘤

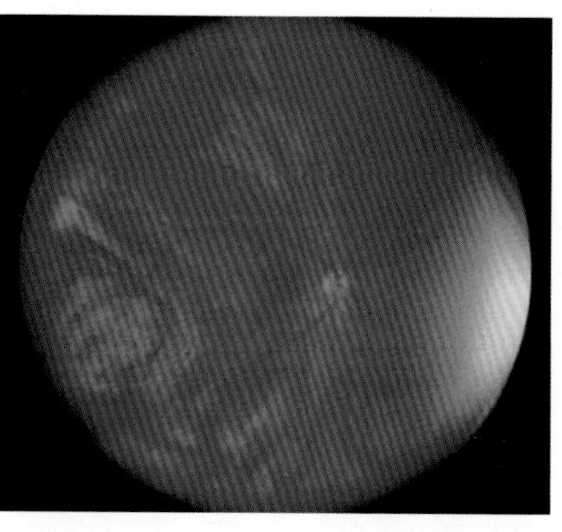

图 10.56 图 10.56 黑色素瘤经敷贴放射治疗 13 个月后的眼底表现

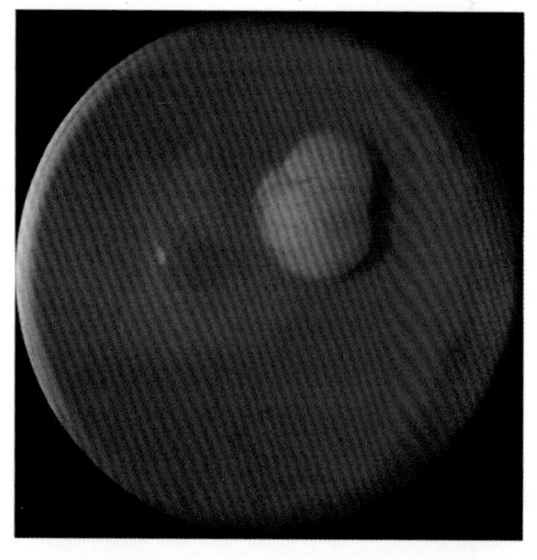

图 10.57 57 岁女性患者行敷贴放射治疗前，颞侧黑色素瘤

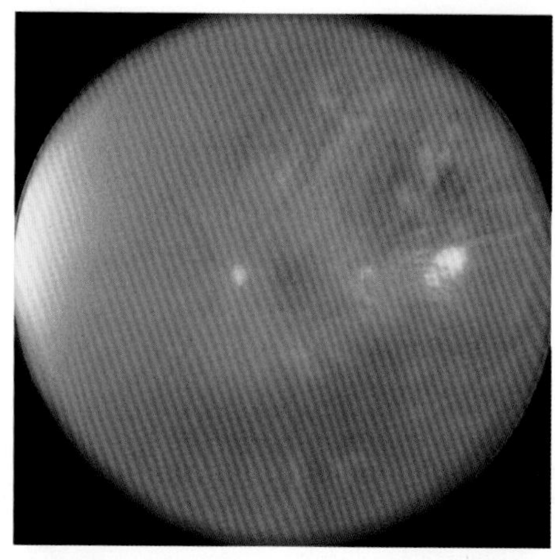

图 10.58 图 10.57 黑色素瘤经敷贴放射治疗 3 年后的眼底表现

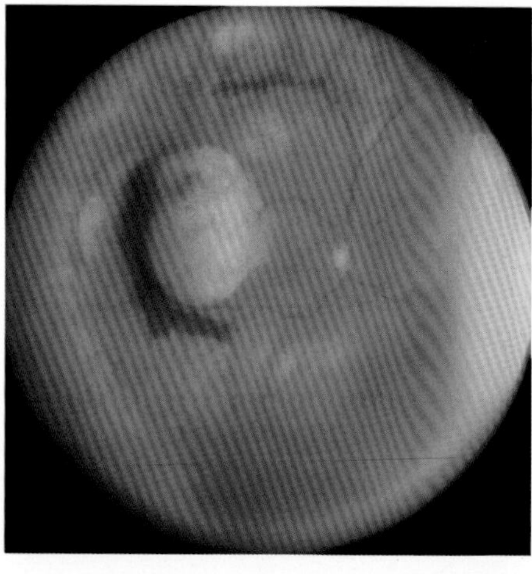

图 10.59 76 岁女性患者，眼内黑色素瘤治疗前。注意局部视网膜下出血

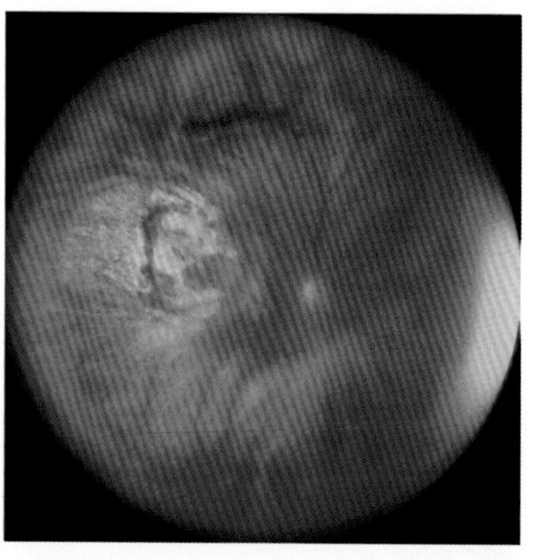

图 10.60 图 10.59 肿瘤经敷贴放射治疗 3 年后的眼底表现

脉络膜黑色素瘤:敷贴放射疗法治疗中等大小及体积较大的肿瘤。广角眼底照相。

以下眼底照片显示,敷贴放射治疗后 1 ~ 2 年内,病灶对治疗的初期反应性良好。然而经过长时间的随访发现,大多数中等大小及体积较大的眼内黑色素瘤患者可能会出现白内障或严重的放射性视网膜病变。

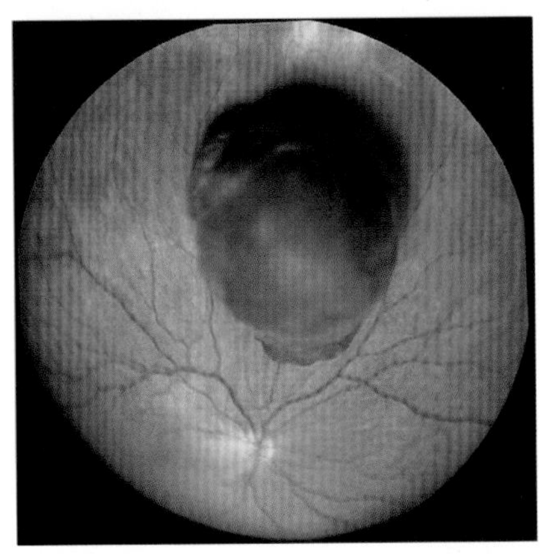

图 10.61　可见眼底上方色素较深的、蘑菇形黑色素瘤

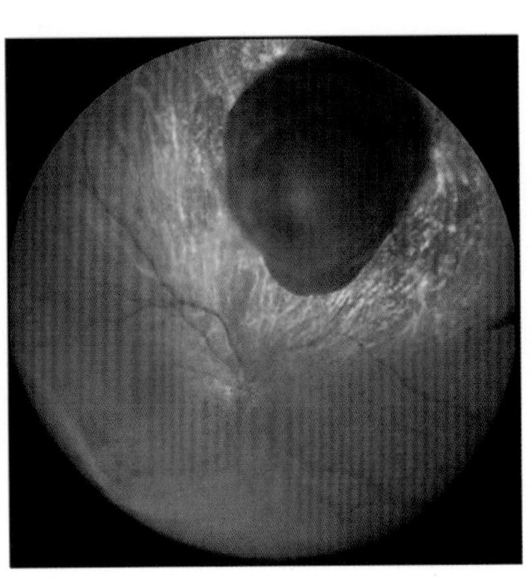

图 10.62　图 10.62. 所示肿瘤经敷贴放射治疗 2 年后的眼底表现

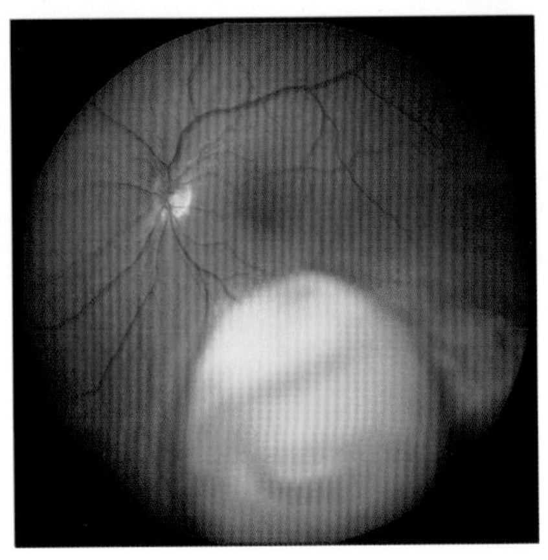

图 10.63　左眼底可见下方体积较大的无色素型脉络膜黑色素瘤

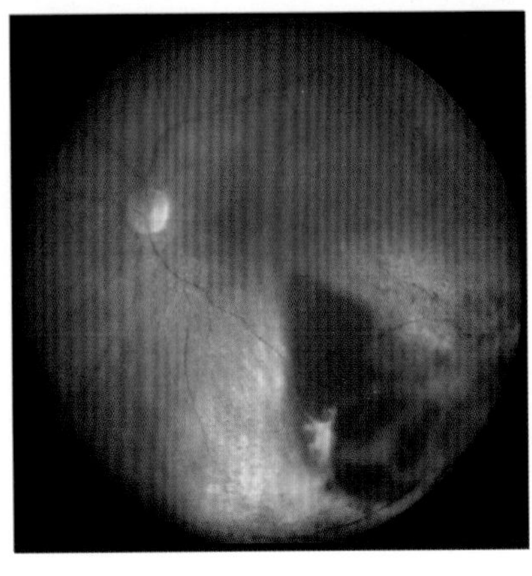

图 10.64　上图肿瘤经敷贴放射治疗 1 年后的眼底表现

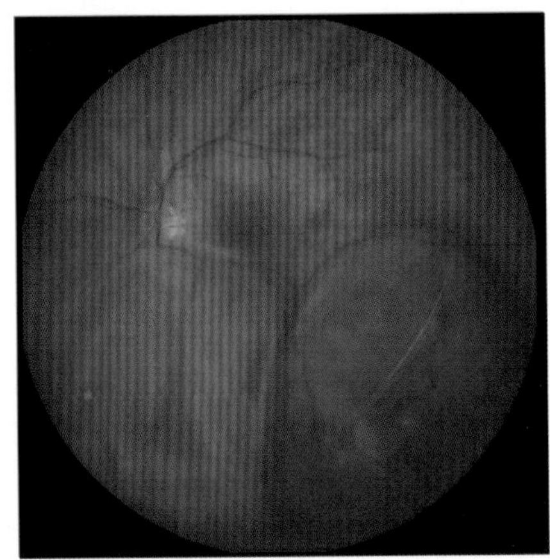

图 10.65　左眼颞下方较大的脉络膜黑色素瘤,伴广泛的视网膜脱离

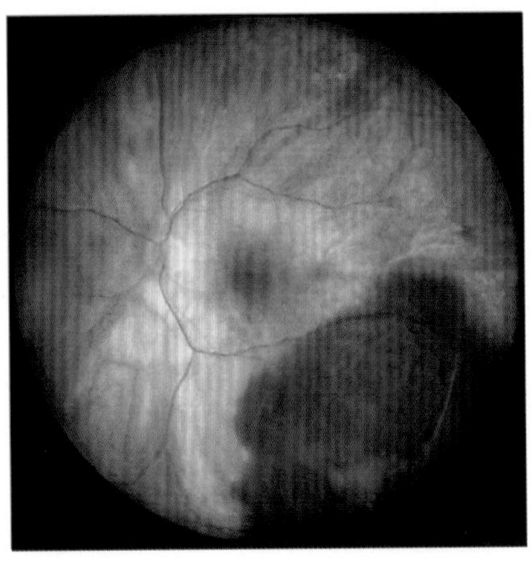

图 10.66　图 10.65. 所示肿瘤经敷贴放射治疗 2 年后,肿瘤消退良好,脱离的视网膜也已复位

脉络膜黑色素瘤：敷贴放射疗法的早期效果

以下图像的获取使用了标准的眼底照相而非广角眼底照相，展示了脉络膜黑色素瘤行敷贴放射治疗的早期效果。其早期效果常明显而且令人满意，然而也有不少患者在长期的随访过程中出现了放射性并发症。

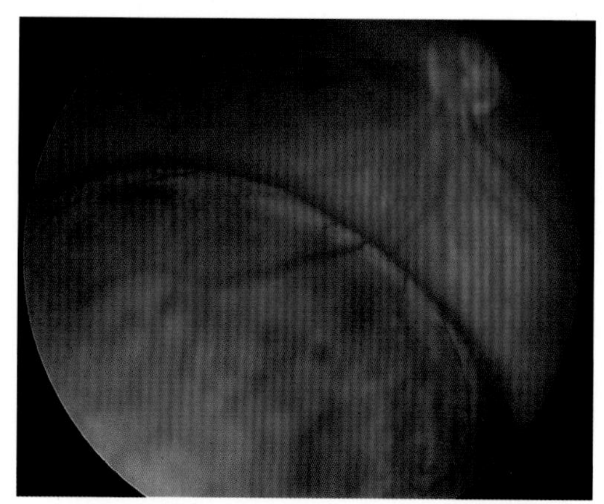

图 10.67　敷贴放射治疗前，颞下方的脉络膜黑色素瘤

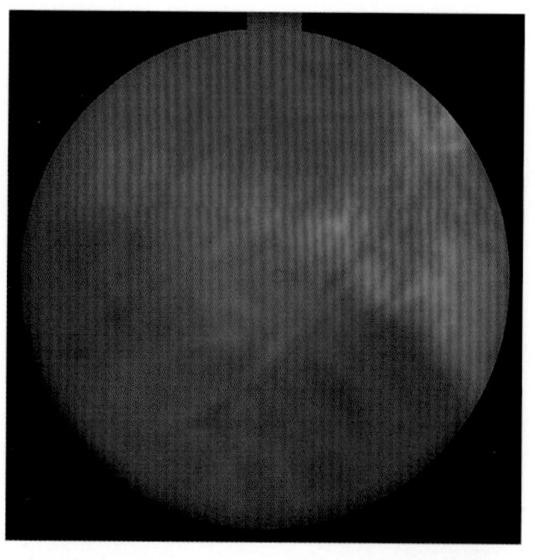

图 10.68　图 10.67 所示肿瘤经敷贴放射治疗 4 个月后的眼底表现

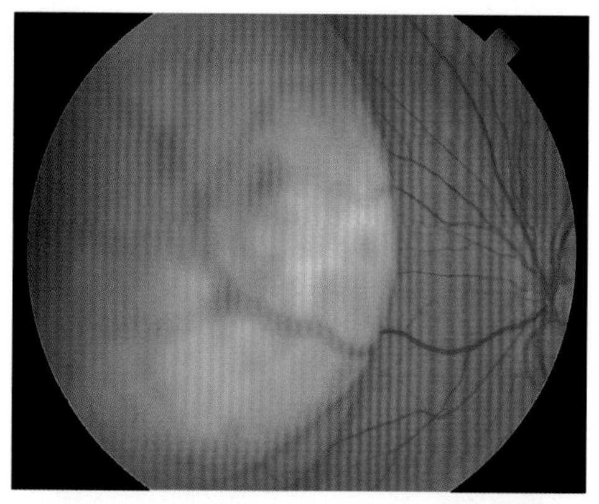

图 10.69　35 岁男性敷贴放射治疗前，颞侧黑色素瘤

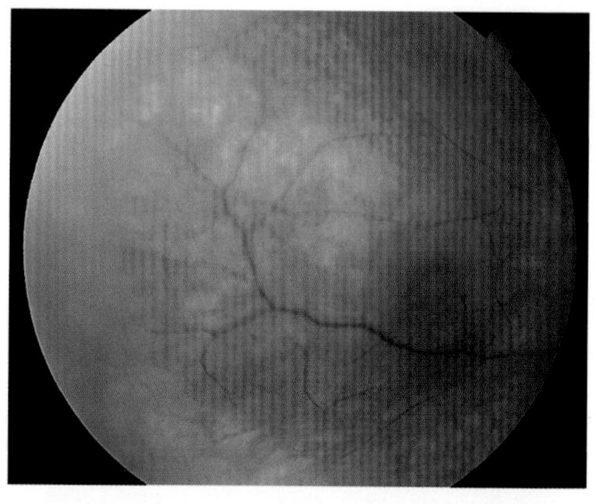

图 10.70　图 10.69 所示肿瘤经敷贴放射治疗 7 个月后的眼底表现

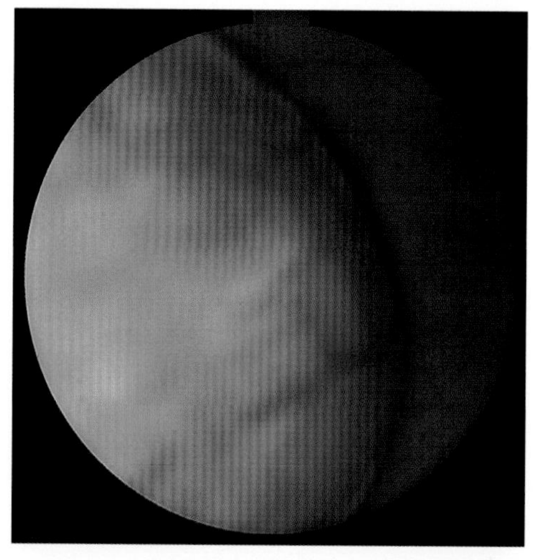

图 10.71　敷贴放射治疗前，颞侧黑色素瘤

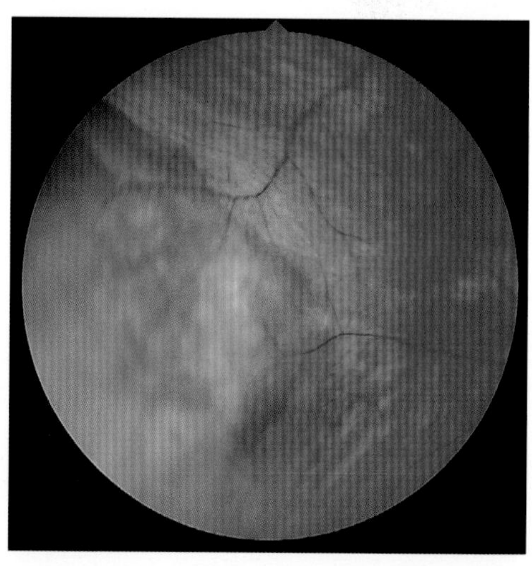

图 10.72　图 10.71 肿瘤经敷贴放射治疗 13 个月后的眼底表现

脉络膜黑色素瘤:敷贴放射疗法治疗较大的肿瘤

之前提到,敷贴放射疗法在治疗早期效果显著。以下这些广角眼底照相展示了敷贴放射治疗较大的脉络膜黑色素瘤的短期效果。然而,这种治疗方式也会引起不少的远期问题,如白内障、放射性视网膜病变,以及(或)放射后继发性青光眼。敷贴放射治疗可能的并发症详见之后的章节。

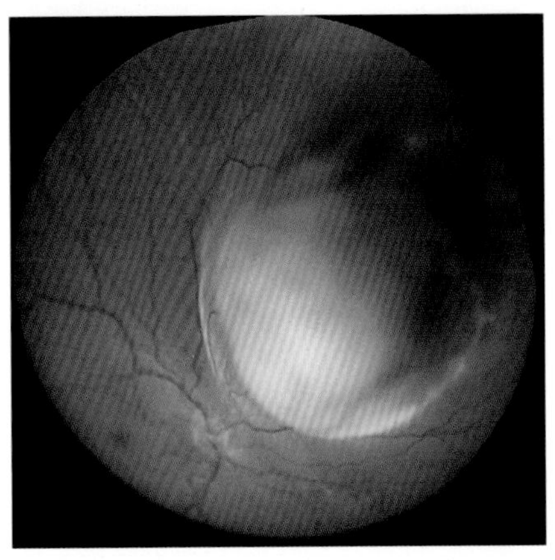

图 10.73　巨大的脉络膜黑色素瘤,位于鼻上方

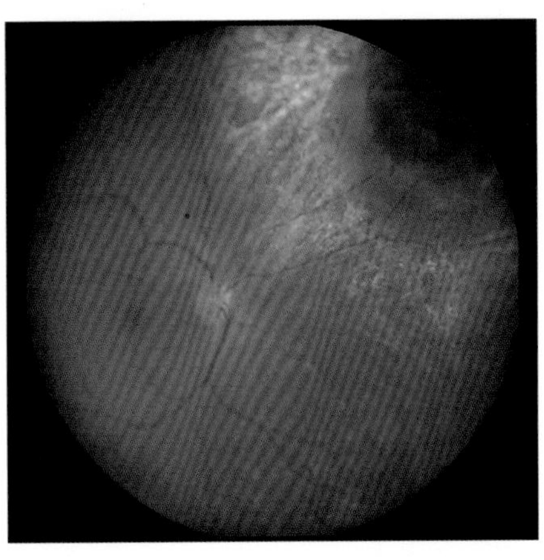

图 10.74　图 10.73 所示的肿瘤,经敷贴放射治疗 1 年后的眼底表现

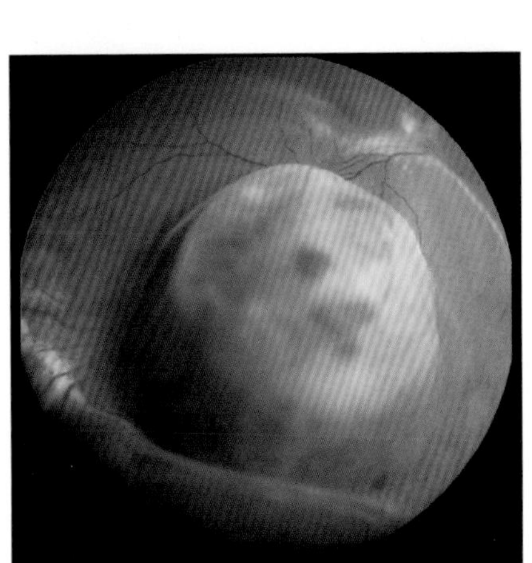

图 10.75　位于颞下方的巨大睫状体脉络膜黑色素瘤

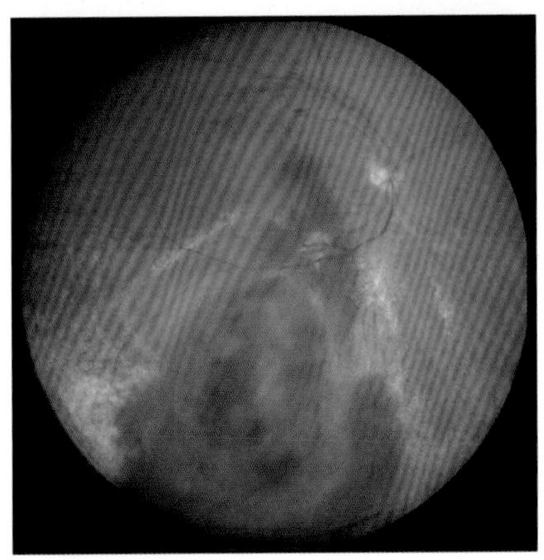

图 10.76　图 10.75 所示的肿瘤,经敷贴放射治疗 1 年后的眼底表现

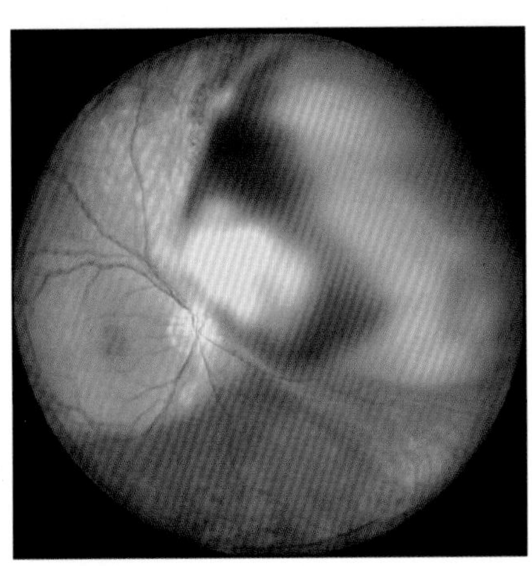

图 10.77　位于鼻侧的体积较大的脉络膜黑色素瘤,可见玻璃体积血及视网膜下出血

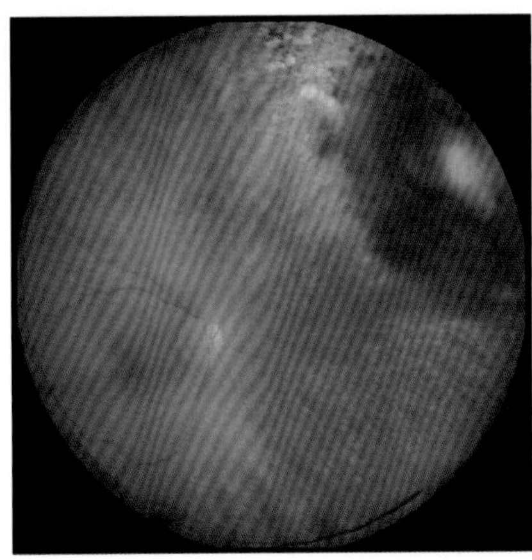

图 10.78　图 10.77 所示的肿瘤,经敷贴放射治疗 6 月后的眼底表现

脉络膜黑色素瘤:敷贴放射疗法治疗蘑菇形肿瘤

穿透 Bruch 膜的脉络膜黑色素瘤也可以选择敷贴放射疗法进行治疗。在这类病例的治疗过程中,肿瘤的基底部通常会减小,然而隆起的瘤体依然存在,如下病例:

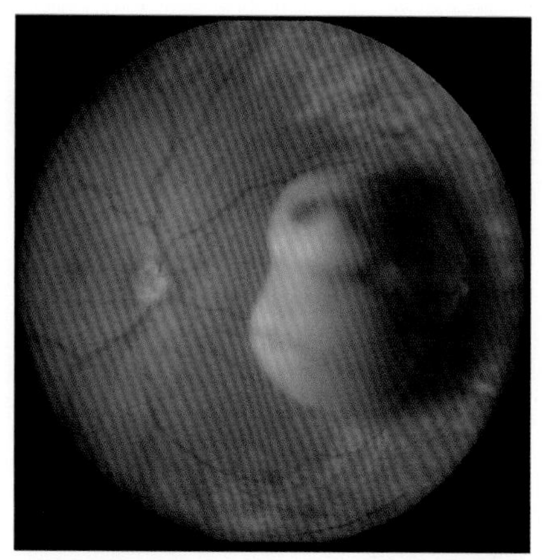

图 10.79　一个富含色素、蘑菇形的脉络膜黑色素瘤

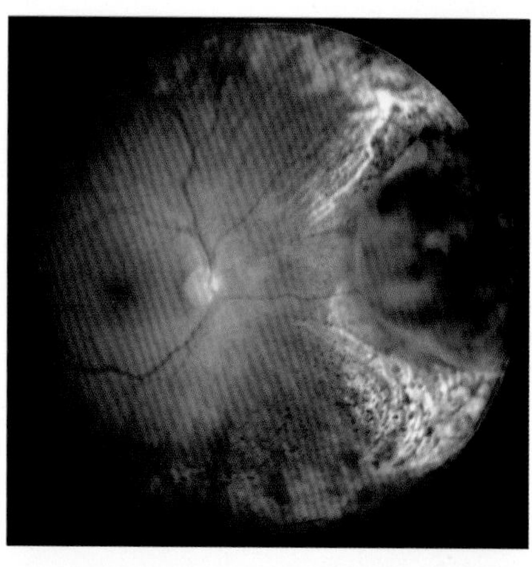

图 10.80　图 10.79 所示的肿瘤,经敷贴放射治疗 1 年后的眼底表现

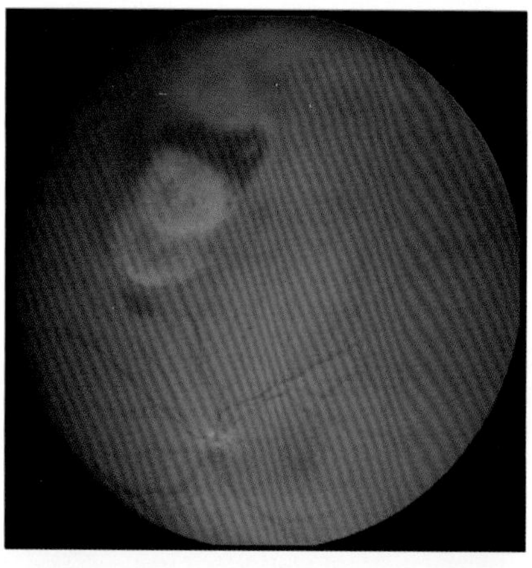

图 10.81　色素较深蘑菇形的脉络膜黑色素瘤,肿瘤顶部无色素,伴轻度的视网膜下及玻璃体积血

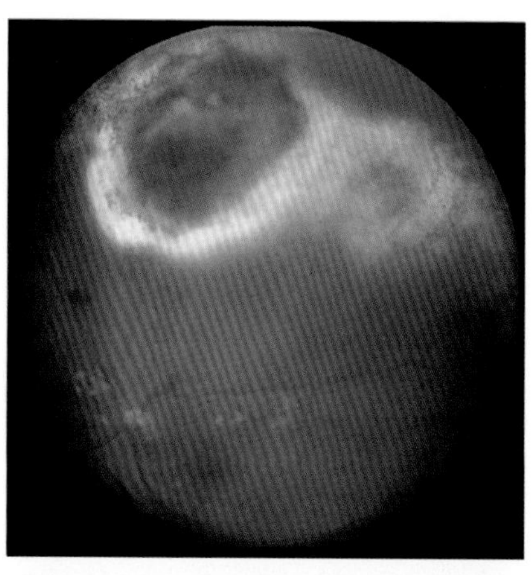

图 10.82　图 10.81 所示的肿瘤,经敷贴放射治疗 18 个月后的眼底表现

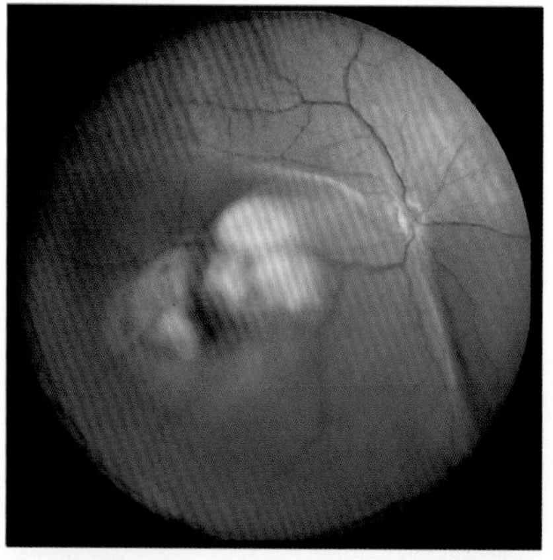

图 10.83　蘑菇形黑色素瘤,继发出血性视网膜脱离

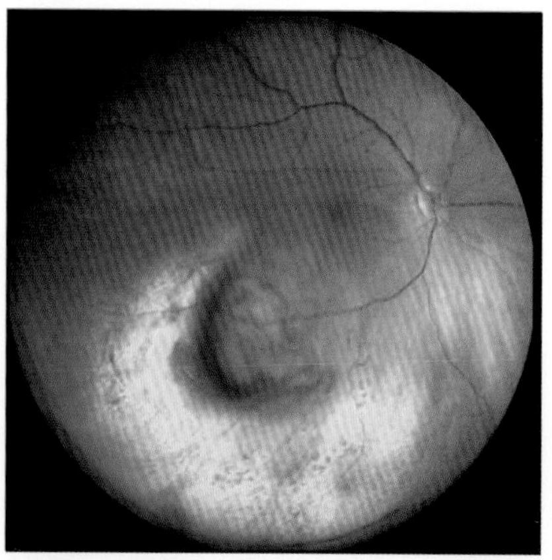

图 10.84　图 10.83 所示的肿瘤,经敷贴治疗 6 个月后,可见肿瘤组织显著退行,出血性视网膜脱离已复位,视盘及黄斑此时外观正常

睫状体黑色素瘤:敷贴放射疗法

敷贴放射疗法也可以用于治疗睫状体黑色素瘤。多数患者会继发白内障,但可以通过手术摘除,并植入人工晶体而恢复视力。具体病例如下。肿瘤经敷贴放射治疗后,超声测量每例厚度均有明显的减低。

Gunduz K,Shields CL,Shields JA,et al. Plaque radiotherapy of uveal melanoma with predominant ciliary body involvement. *Arch Ophthalmol* 1999;117:170-177.

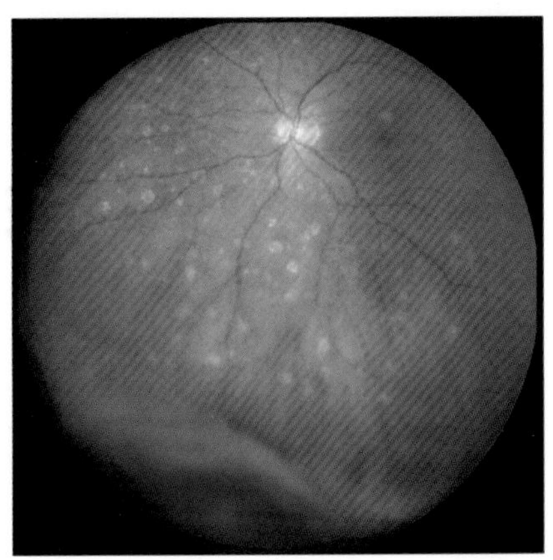

图 10.85　下方富含色素的黑色素瘤

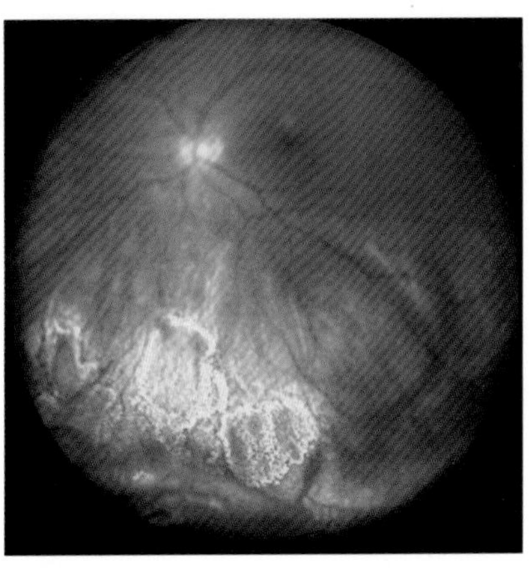

图 10.86　图 10.85 所示肿瘤敷贴放射治疗 1 年后,治疗效果良好

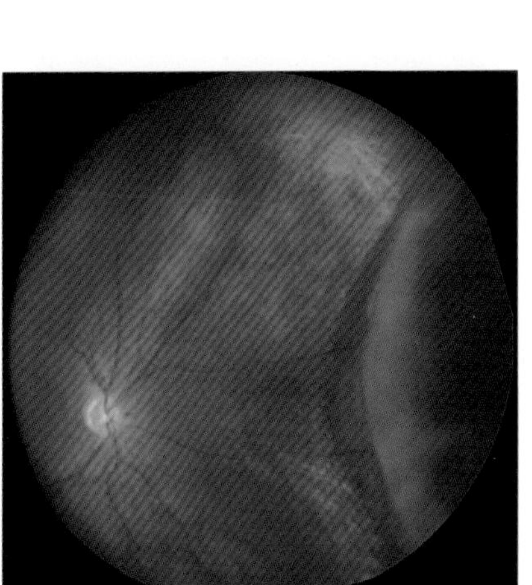

图 10.87　靠近鼻侧赤道部富含色素的睫状体黑色素瘤

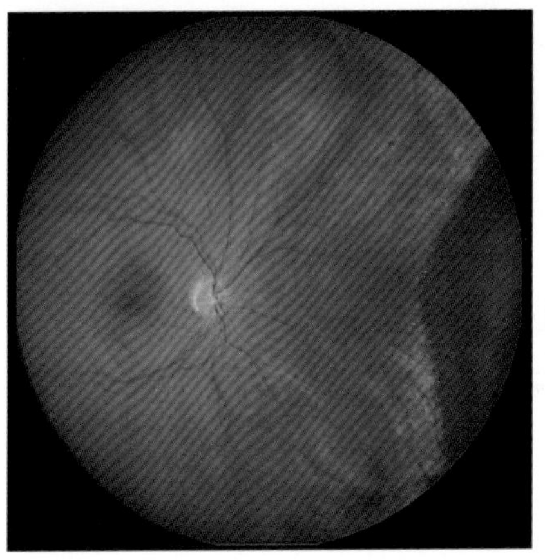

图 10.88　图 10.87 所示肿瘤敷贴放射治疗 1 年后,显示初期治疗效果良好

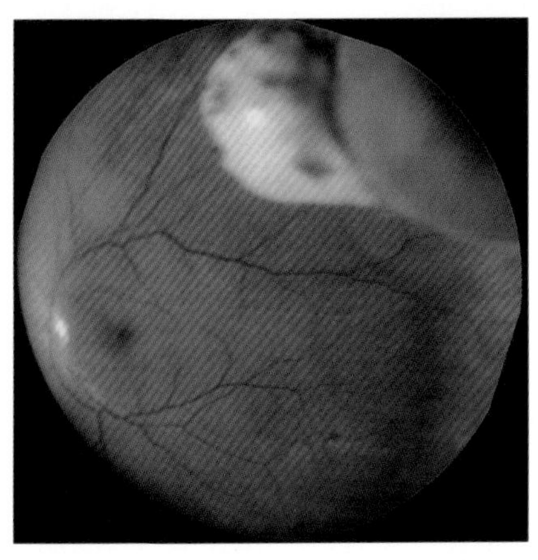

图 10.89　颞上方的蘑菇形睫状体黑色素瘤

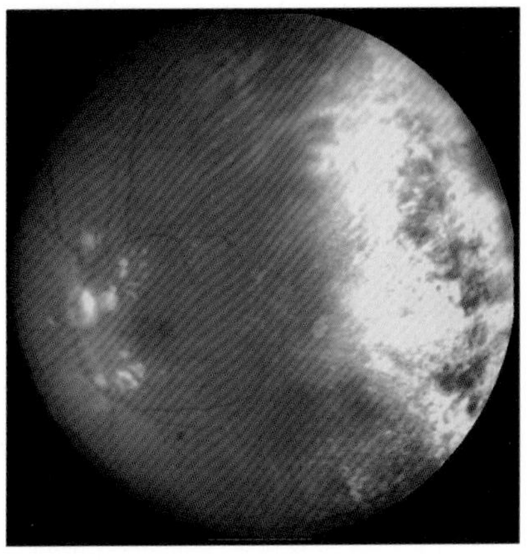

图 10.90　上图肿瘤敷贴放射治疗 1 年后,初期治疗效果显著

脉络膜黑色素瘤:敷贴放射联合经瞳孔温热疗法治疗邻近视盘的黑色素瘤

紧邻视盘生长的黑色素瘤称视盘旁黑色素瘤。由于肿瘤位于后极部,治疗极具挑战性,对于放射精准度及手术技巧的要求很高。敷贴器的设计上一般需要在后方设计一个视盘大小的缺口,使放射治疗的作用范围局限于瘤体。

Sagoo MS, Shields CL, Mashayekhi A, et al. Plaque radiotherapy for juxtapapillary choroidal melanoma. Tumor control in 650 consecutive cases. *Ophthalmology* 2011;118:402-407.

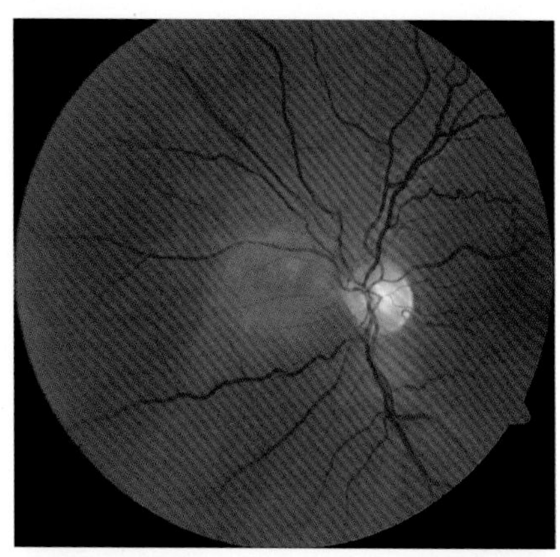

图 10.91 持续生长的小脉络膜黑色素瘤,可见视网膜下液,表面脂褐质沉积

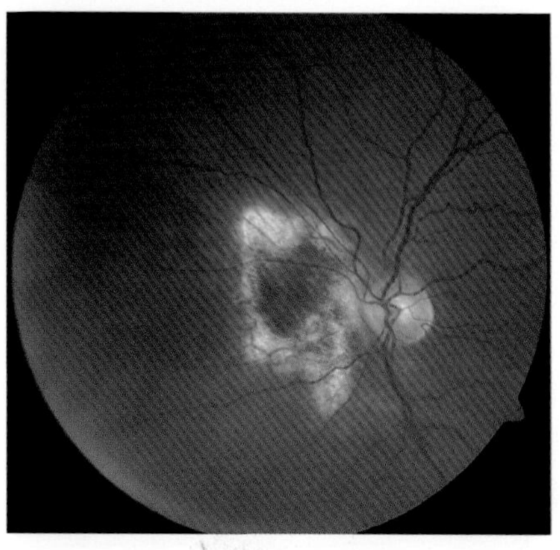

图 10.92 上图肿瘤,经过带缺口的敷贴放射联合温热治疗后,肿瘤消退形成扁平瘢痕

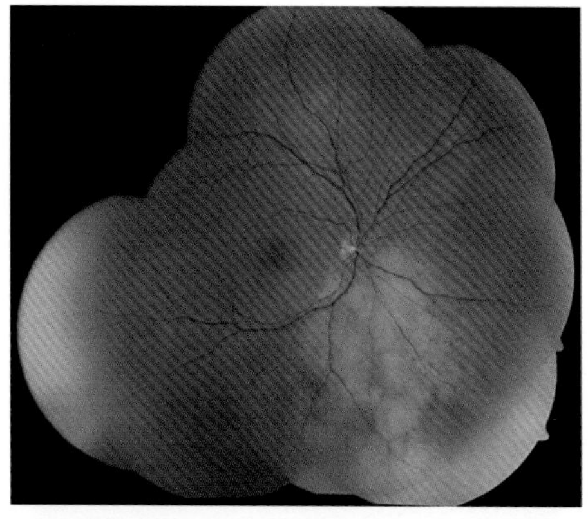

图 10.93 临近视盘的脉络膜黑色素瘤,可见视网膜下液,肿瘤边界不清

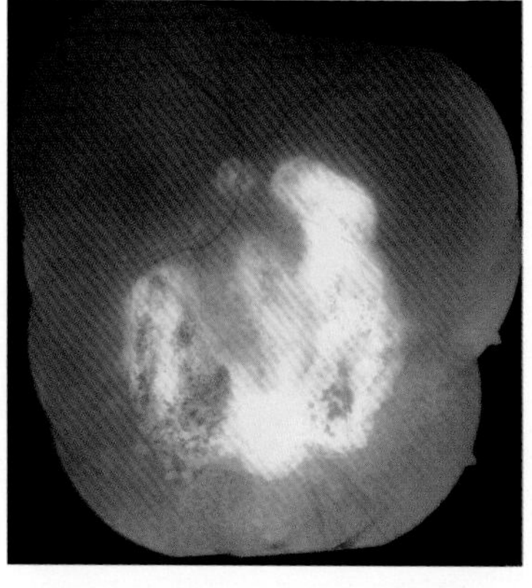

图 10.94 上图肿瘤,经带缺口的敷贴放射联合避开黄斑区的温热治疗后,肿瘤消退形成扁平瘢痕灶

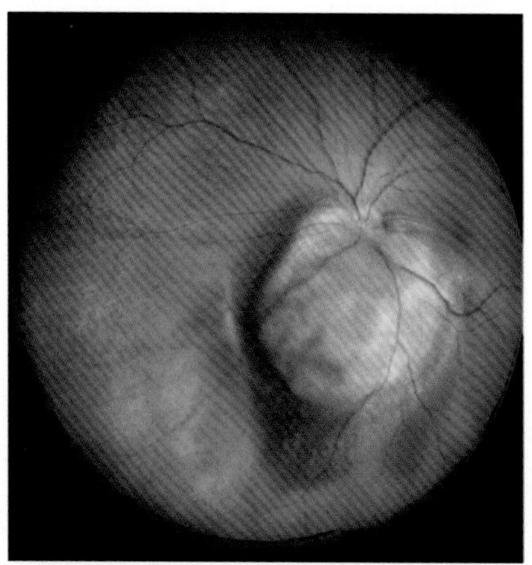

图 10.95 环视盘的脉络膜黑色素瘤,可见广泛视网膜下液

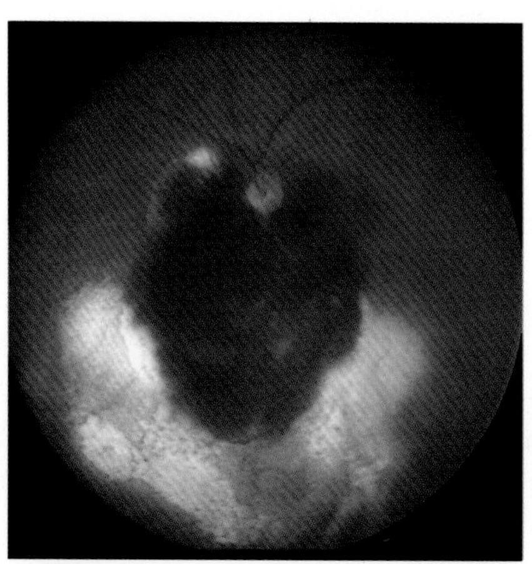

图 10.96 上图肿瘤,经深槽型敷贴放射治疗联合温热治疗后,肿瘤完全消退,在之后 11 年的随访中,始终保持稳定

脉络膜黑色素瘤:敷贴放射治疗联合经瞳孔温热疗法

普遍认为,视盘旁脉络膜黑色素瘤经敷贴放射治疗后有一定的复发的风险。为了减少复发的几率,这种类型的黑色素瘤可以通过带缺口的敷贴放射联合激光光凝或TTT来治疗。现在TTT的使用频率更高。激光或TTT的第一次治疗是在敷贴器取出的时候,然后间隔3~4个月再进行2~3次的治疗。

Shields CL, Cater J, Shields JA, et al. Combined plaque radiotherapy and transpupillary thermotherapy for choroidal melanoma in 270 consecutive patients. *Arch Ophthalmol* 2002;120:933-940.

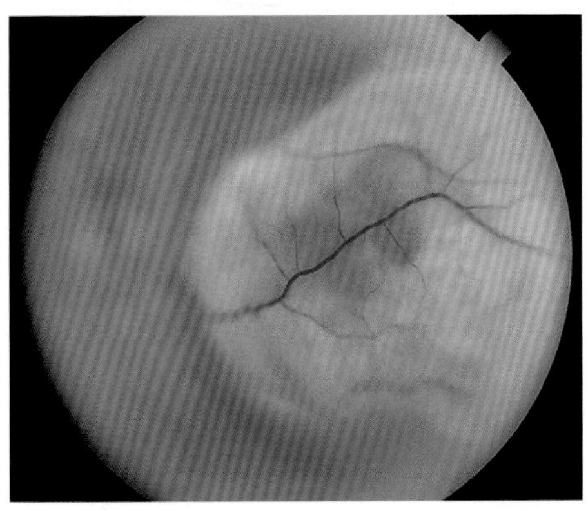

图10.97　52岁女性,位于视盘鼻侧的脉络膜黑色素瘤

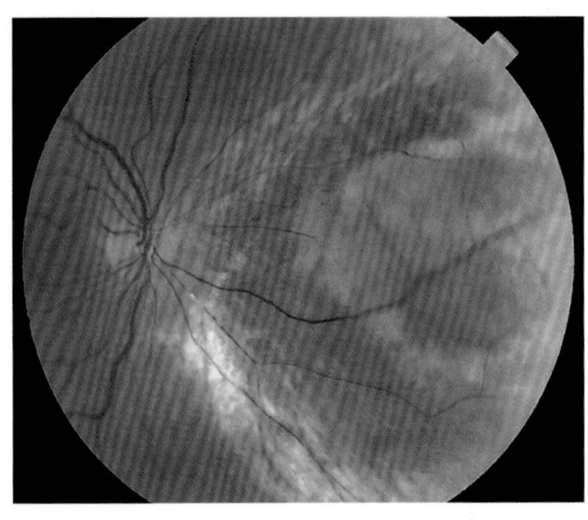

图10.98　上图的肿瘤,经敷贴放射治疗后近2年,氩离子激光光凝治疗完成1年后的眼底表现

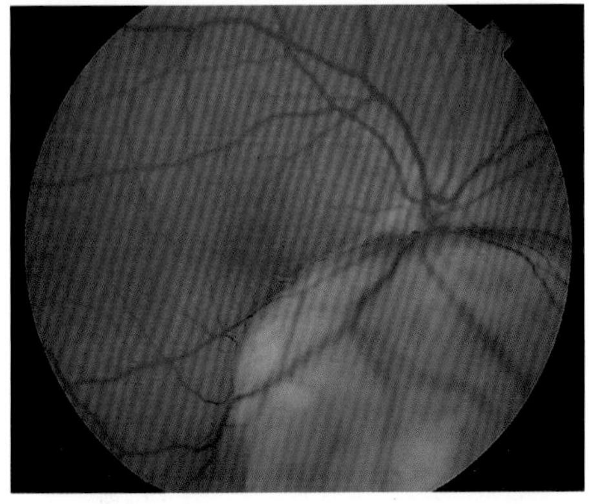

图10.99　32岁女性,视盘下方的视盘旁黑色素瘤

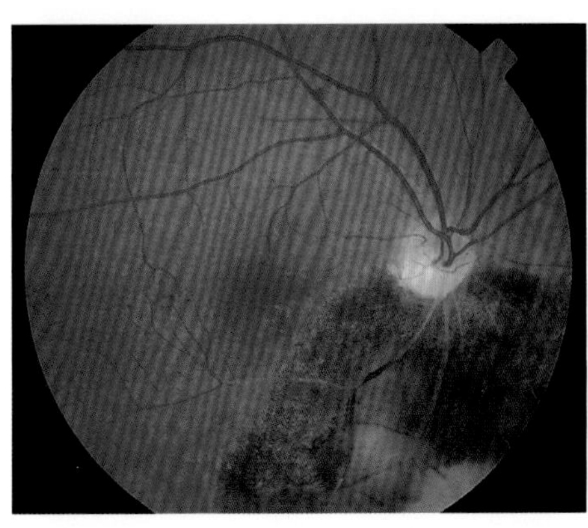

图10.100　图10.99所示的肿瘤,敷贴放射联合经瞳孔温热治疗后的眼底表现。注意视盘下方苍白

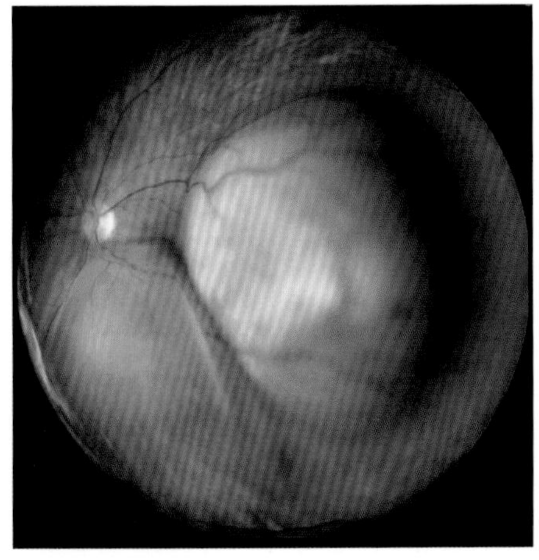

图10.101　颞侧可见巨大的脉络膜黑色素瘤。视盘下方继发泡状视网膜脱离

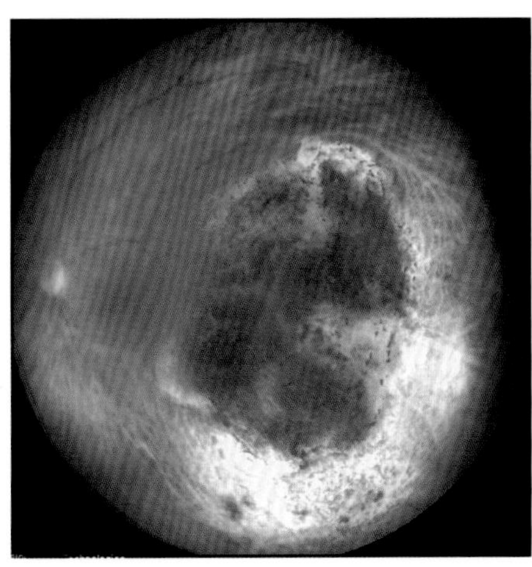

图10.102　图10.101所示的肿瘤,经敷贴放射联合经瞳孔温热治疗2年后,肿瘤明显消退,下方的视网膜脱离复位

睫状体黑色素瘤：敷贴放射疗法治疗眼外蔓延的肿瘤

眼外蔓延的葡萄膜黑色素瘤不一定要行眼球摘除或眶内容剜除术。无论肿瘤的眼外蔓延位于睫状体部位还是位于眼后段，大多数病例目前都可以通过敷贴放射疗法进行治疗。

Gunduz K, Shields CL, Shields JA, et al. Plaque radiotherapy for management of ciliary body and choroidal melanoma with extrascleral extension. *Am J Ophthalmol* 2000;130:97-102.

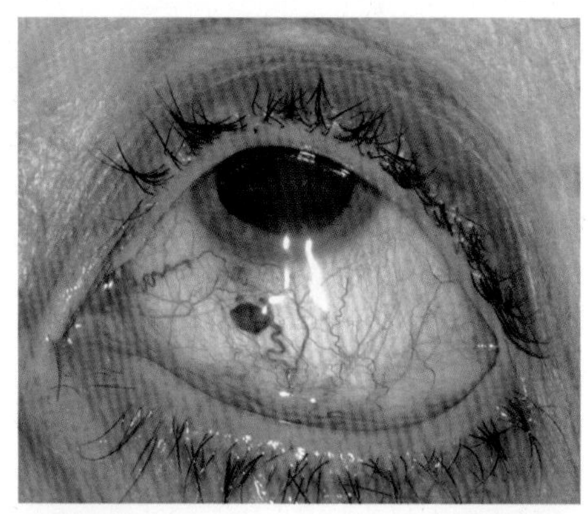

图 10.103　蔓延至球壁外的睫状体脉络膜黑色素瘤，注意结膜下位于巩膜表面的深色结节

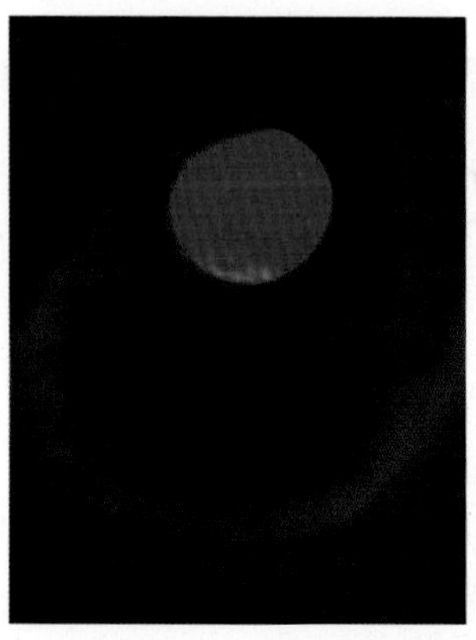

图 10.104　透照法可见睫状体肿物的投影

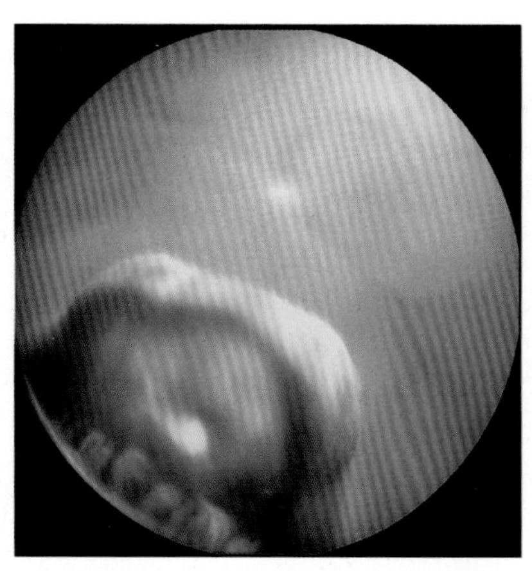

图 10.105　广角眼底照相示瘤体形态。注意照片中可以见到睫状突，提示肿瘤累及睫状突并使其增厚

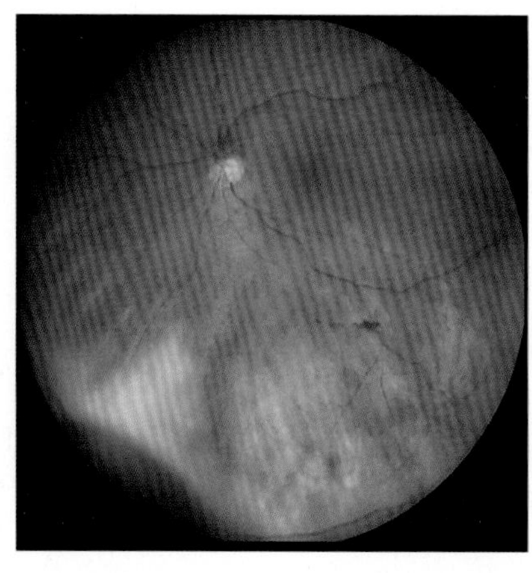

图 10.106　敷贴治疗 1 年后，广角眼底照相示睫状体脉络膜肿物明显消退，同时，蔓延至球壁外的肿瘤组织也显示相应的消退

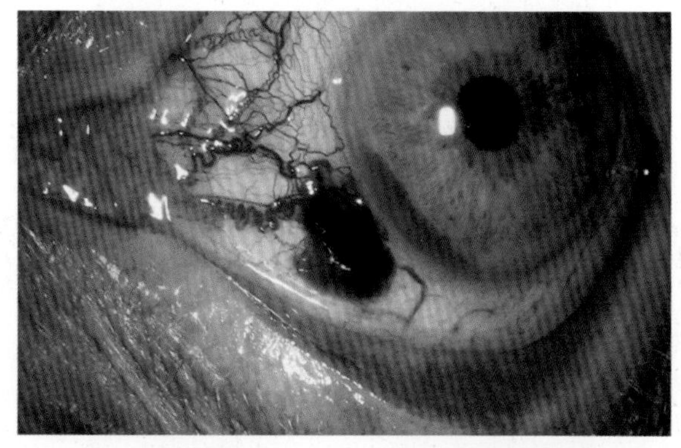

图 10.107　一个体积较大的睫状体黑色素瘤穿透球壁蔓延至巩膜外。注意虹膜受累。该患者接受了 ^{125}I 敷贴放射治疗，未行肿瘤活体组织检查

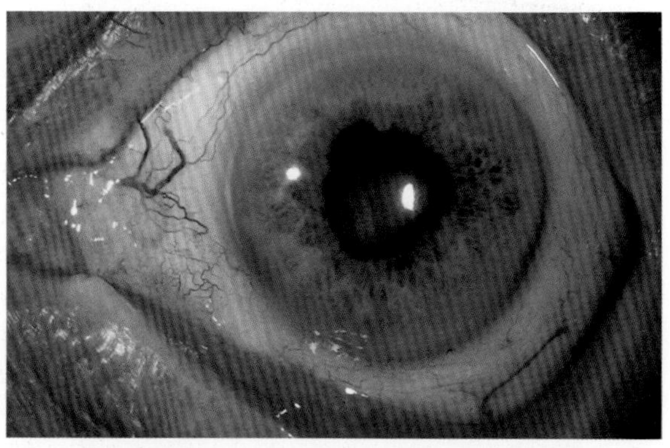

图 10.108　图 10.107 所示肿瘤敷贴治疗后 2 年，眼外及虹膜上的肿瘤明显消退，睫状体部的肿瘤（图像未显示）也表现良好的治疗反应

睫状体黑色素瘤:敷贴放射治疗后的超声影像学表现

患者在接受敷贴放射治疗前,均进行了眼超声检查的基线测量以及彩色眼底像的检查。患者在术后复查时再次进行上述检查,以证明肿瘤确实已缩小。以下图像展示了治疗前后患眼的 B 型超声扫描结果。根据经验,肿瘤的逐渐缩小为预后良好的特征,然而快速且彻底的消退则可能意味着发生转移的可能性大。

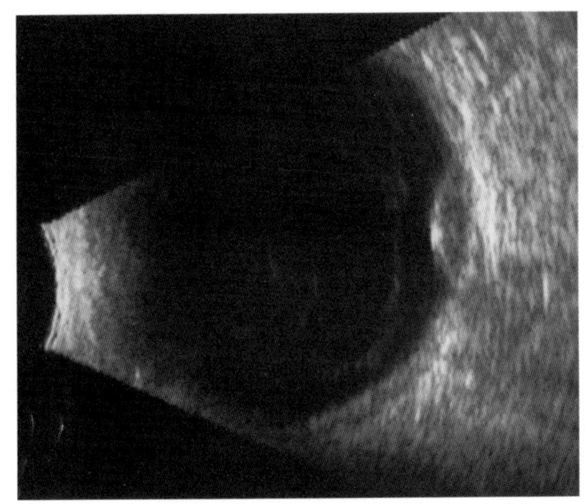

图 10.109　一个较小的脉络膜黑色素瘤治疗前的 B 超图像

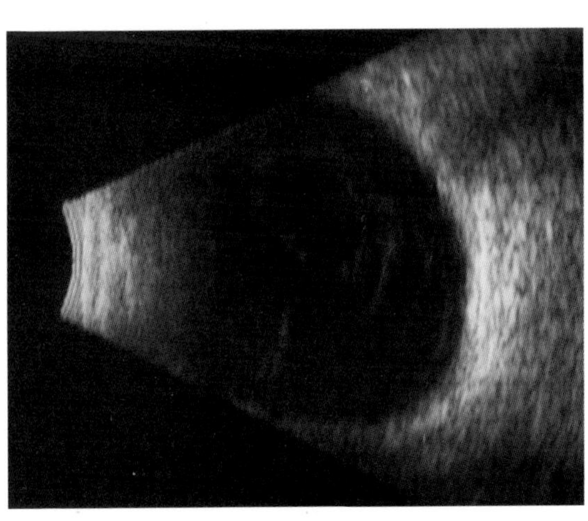

图 10.110　敷贴放射治疗 15 个月后,可见肿瘤组织完全消失

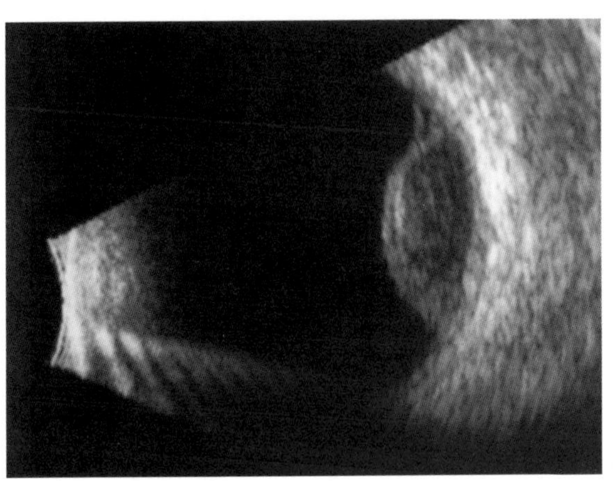

图 10.111　一个中等大小的脉络膜黑色素瘤治疗前的 B 超图像

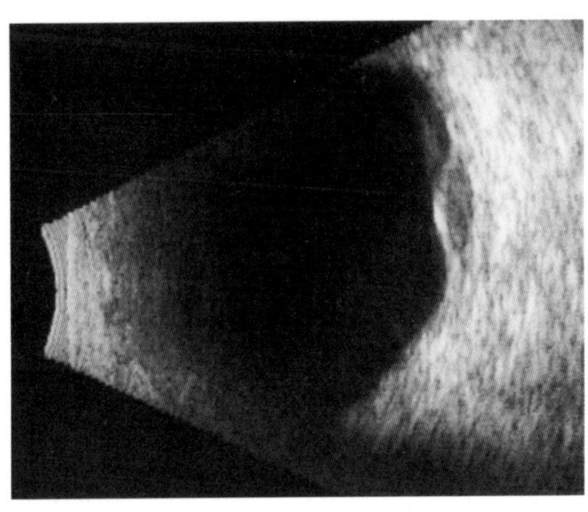

图 10.112　治疗 18 个月后,可见肿瘤组织明显消退

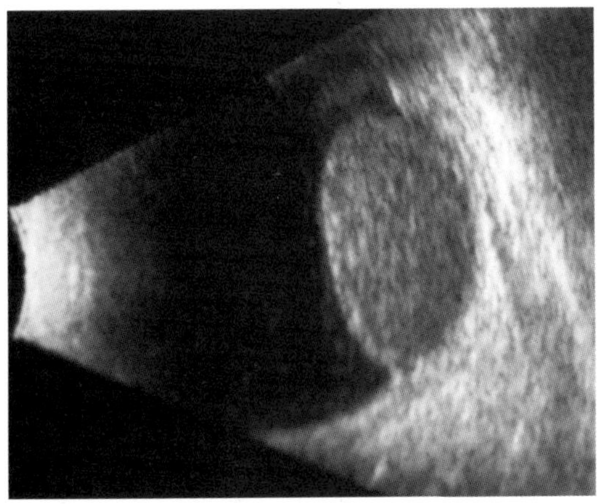

图 10.113　一个体积较大的脉络膜黑色素瘤治疗前的 B 超图像

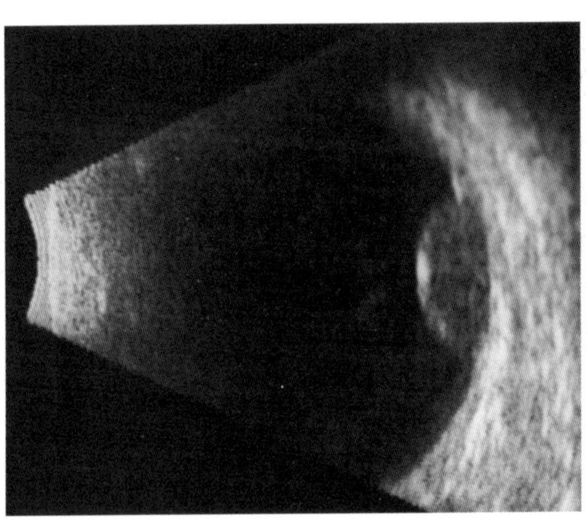

图 10.114　治疗 2 年后,可见肿瘤组织消退良好

脉络膜黑色素瘤：敷贴放射治疗的副作用

多数放射治疗的副作用发生于放射治疗后的1～5年。对后部脉络膜黑色素瘤的放射治疗可能导致显著的放射性黄斑或视盘病变；在前部脉络膜和睫状体则可能诱发白内障，甚至极少数情况下会发生表面巩膜溶解，尤其易发生于敷贴治疗过程中去除直肌时。多数情况下，巩膜溶解不需要治疗，严重的病例可用巩膜植片进行修补。

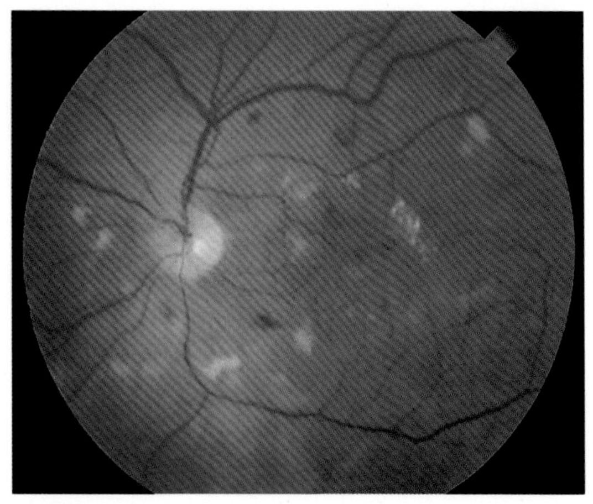

图10.115　放射性视网膜病变，示邻近脉络膜黑色素瘤的治疗部位的后极部视网膜神经纤维层出现梗死及出血

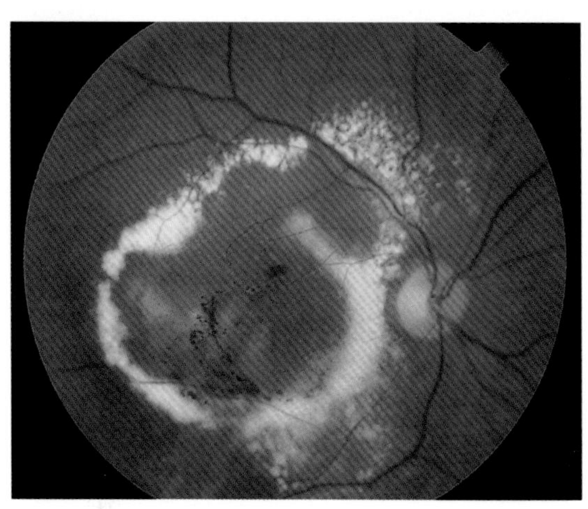

图10.116　放射性视网膜病变表现为视网膜下及视网膜内积存的黄色渗出物环绕后极部残留的脉络膜黑色素瘤

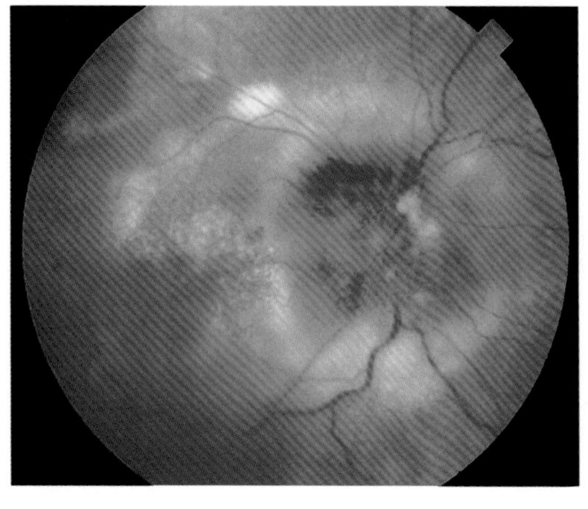

图10.117　黄斑颞上方脉络膜黑素瘤敷贴治疗后，继发严重的放射性视神经病变

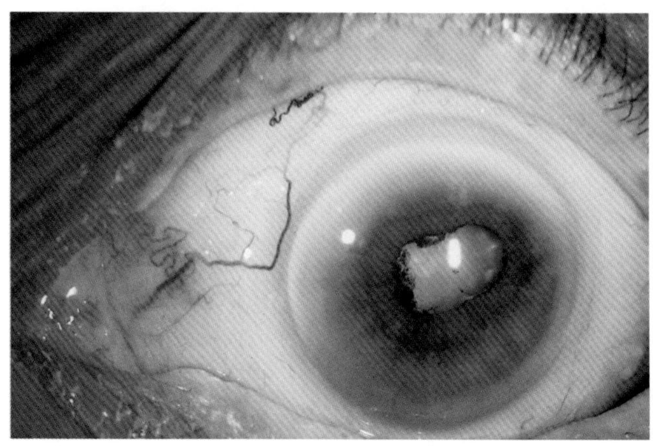

图10.118　敷贴放疗后发生眼前段缺血性炎症并继发放射性白内障和虹膜后粘连

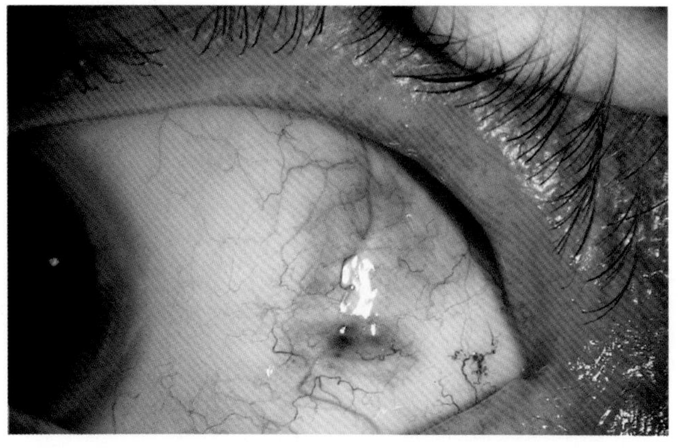

图10.119　继发于睫状体脉络膜黑色素瘤敷贴治疗后的巩膜消融，用巩膜植片进行修补

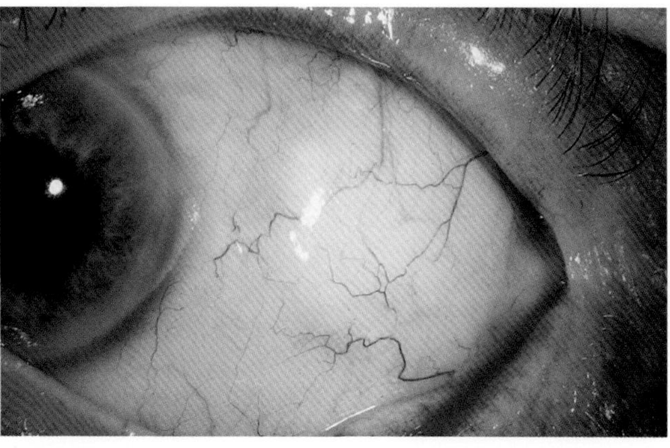

图10.120　图10.119所示区域，成功的巩膜植片修复术后8年的外观

睫状体脉络膜黑色素瘤:通过部分板层睫状体脉络膜切除术局部切除肿瘤

侵犯脉络膜和睫状体的黑色素瘤和其他肿瘤可通过部分板层巩膜葡萄膜切除术(partial lamellar sclerouvectomy,PLSU)切除。该术式难度大且需要经验丰富的医师完成,但效果令人满意。PLSU 技术将在第 25 章中讨论。手术的目标是切除肿瘤的同时保留外部巩膜、视网膜和玻璃体。该术式尤其适用于厚度>6mm 的肿瘤,在这种情况下,若使用敷贴治疗将使眼部正常结构受到更高剂量的辐射。

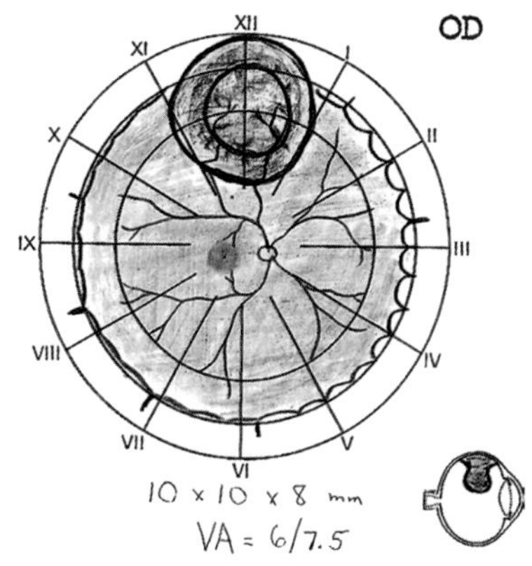

图 10.121　眼底绘图:69 岁男性患者上方赤道部蘑菇样黑色素瘤

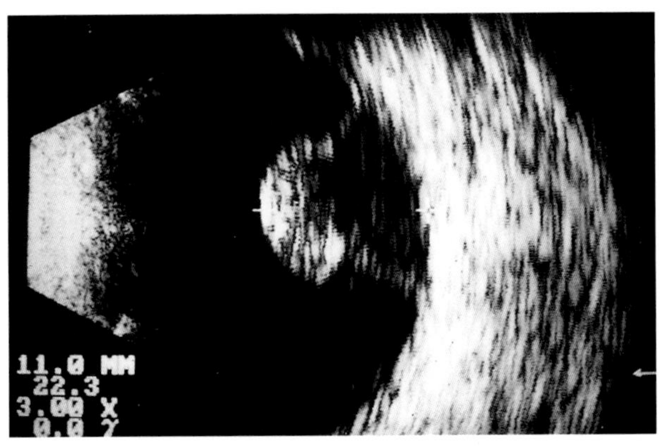

图 10.122　图 10.121 中病变的 B 超表现为蘑菇形病变

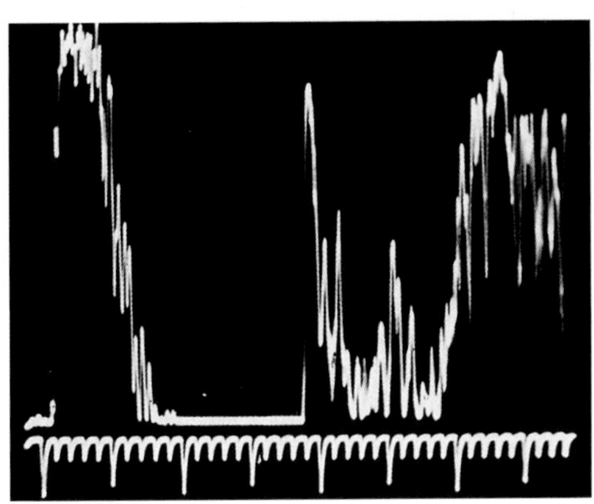

图 10.123　A 超显示黑色素瘤的特征性波形

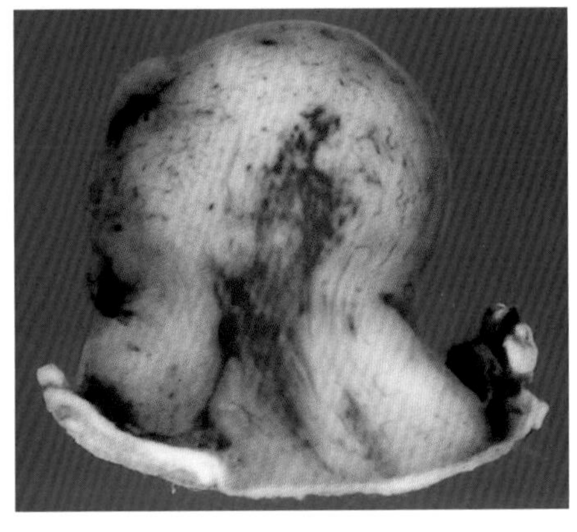

图 10.124　蘑菇样黑色素瘤经 PLSU 切除后的切面观

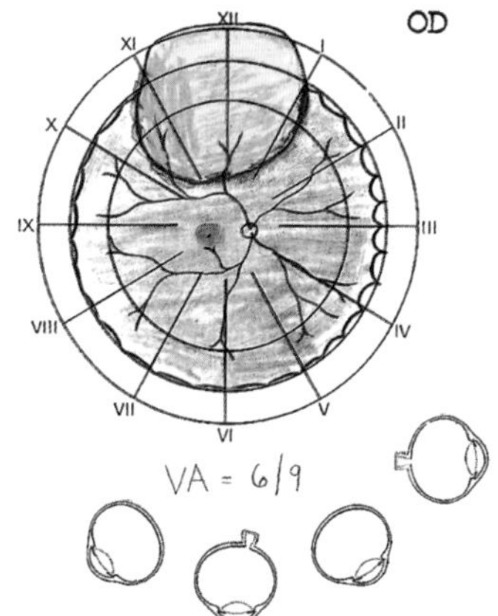

图 10.125　术后眼底图,显示后极部视网膜平伏,视盘和黄斑区未见异常。平坦黄色部分为去除肿瘤和色素上皮后暴露的巩膜,保留了完整的神经视网膜

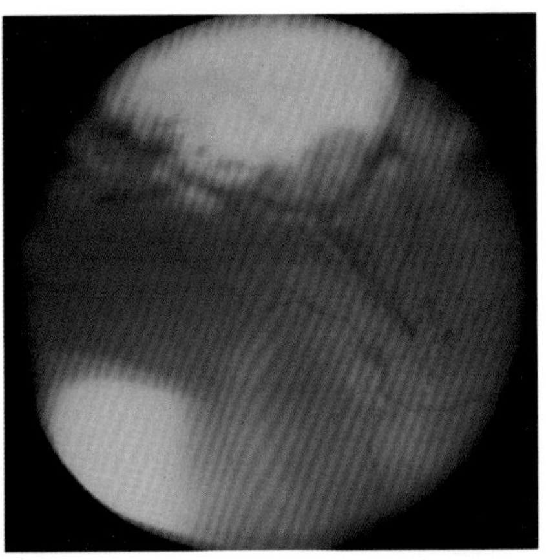

图 10.126　术后广角眼底彩照,显示上方切除区及正常的后极部。下方明亮区域是由于使用透照法进行拍照

睫状体脉络膜黑色素瘤：合并大范围视网膜脱离眼行部分板层睫状体脉络膜切除术局部切除肿瘤

广泛视网膜脱离不应被视为 PLSU 的禁忌证。事实上，视网膜脱离可能更利于切除肿瘤，而不损害视网膜感觉层。

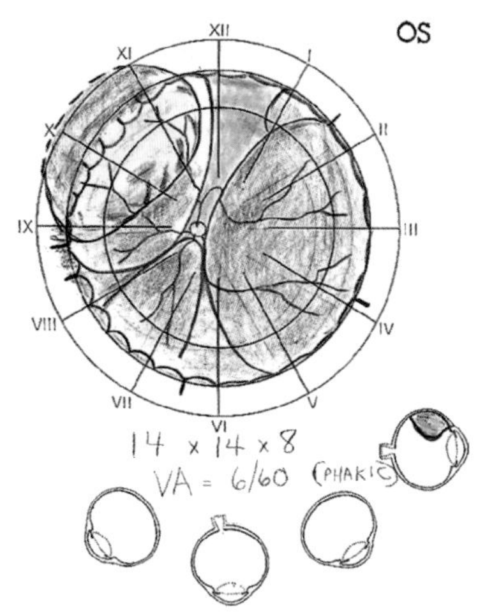

图 10.127　眼底图示 68 岁女性患者，周边部脉络膜、睫状体黑色素瘤合并视网膜脱离（蓝色部分）

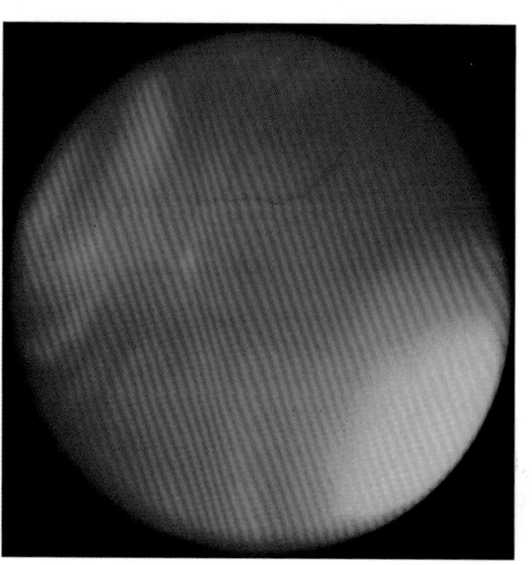

图 10.128　广角眼底彩照示图 10.127 中所示病变

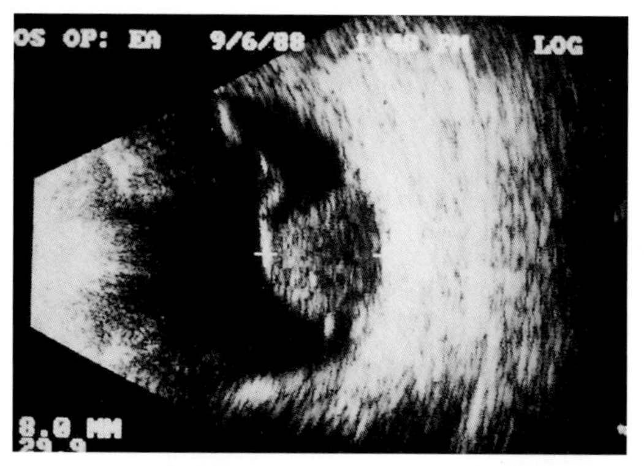

图 10.129　B 超示黑色素瘤合并大范围视网膜脱离

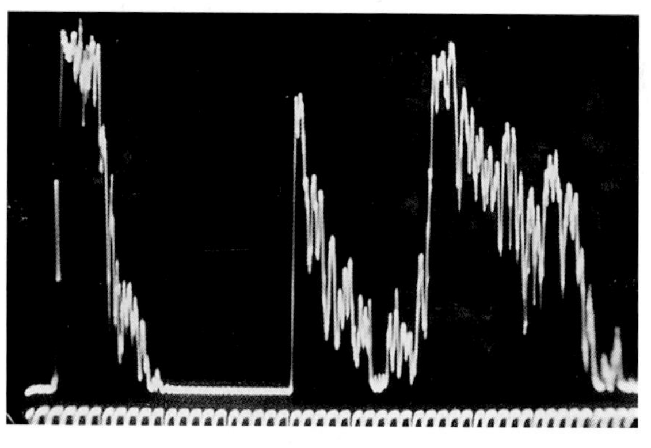

图 10.130　A 超显示黑色素瘤的特征性波形

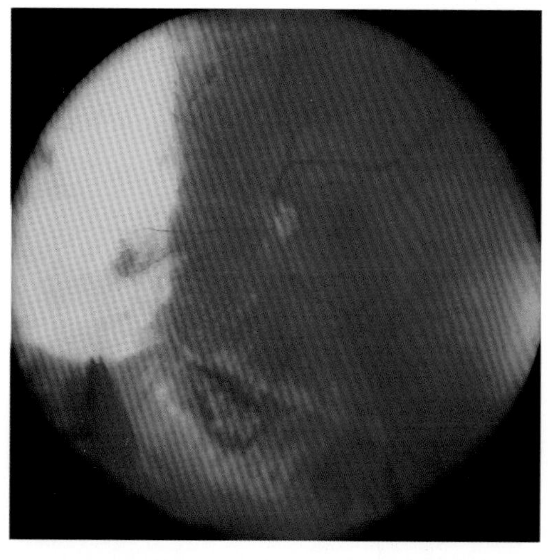

图 10.131　肿瘤切除术后行广角眼底彩照，显示肿瘤切除区域（鼻上）和正常视盘、黄斑结构，视网膜脱离已复位

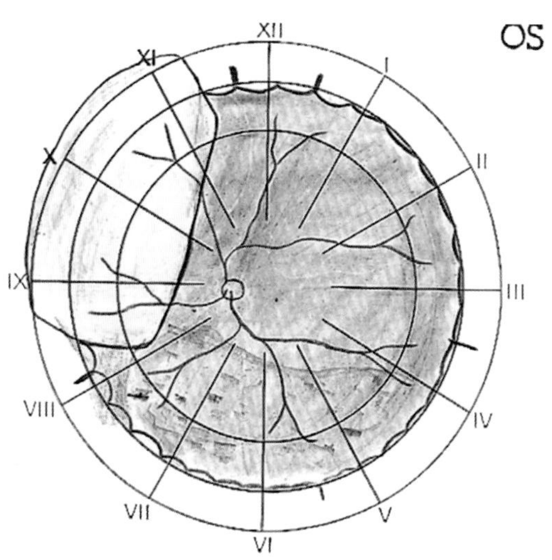

图 10.132　眼底图示肿瘤切除术后

睫状体脉络膜黑色素瘤:PLSU 预后及长期随访结果

PLSU 虽然存在玻璃体积血、视网膜脱离、白内障等潜在并发症可能,但通常术后效果理想,且可以避免摘除眼球和敷贴放射治疗所致的损伤。虹膜和睫状体黑色素瘤的虹膜睫状体切除术预后在第 2 章展示。

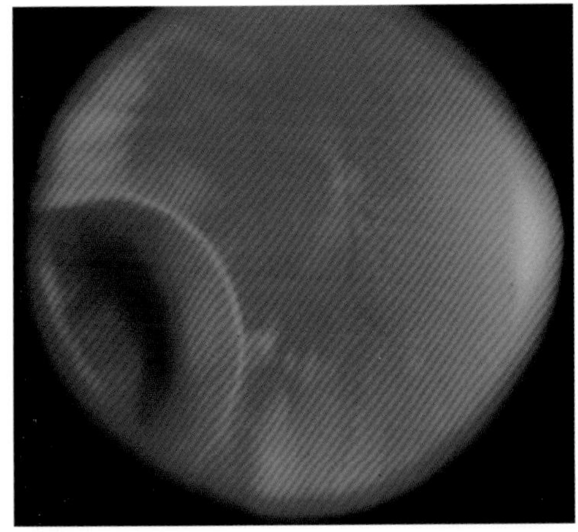

图 10.133　广角眼底彩照显示一 59 岁女性患者颞下睫状体脉络膜黑色素瘤

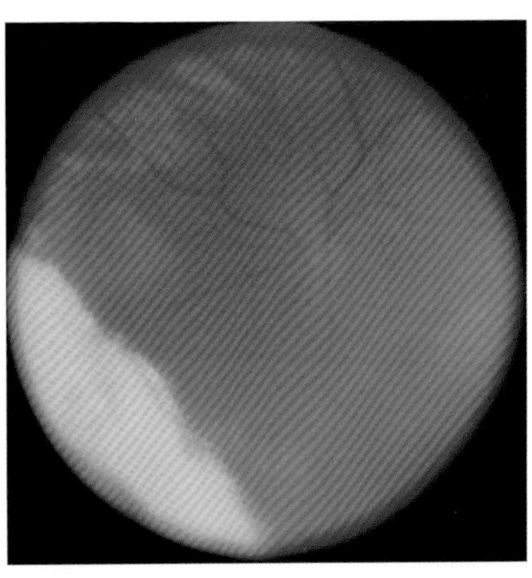

图 10.134　图 10.133 所示眼 PLSU 术后,显示切除区域及平伏的视网膜

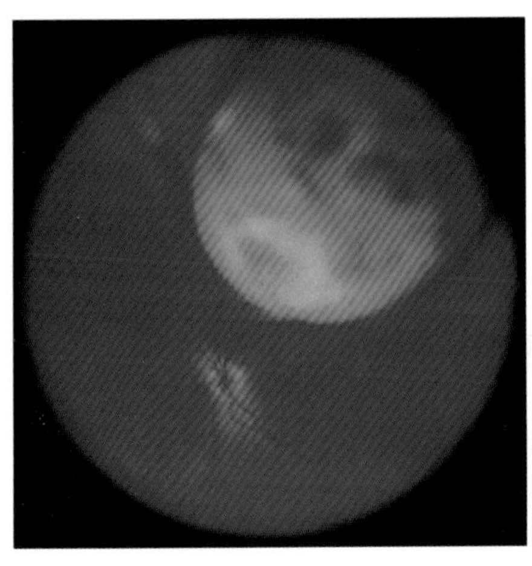

图 10.135　广角眼底彩照示 26 岁女性的颞上脉络膜黑色素瘤,患者拒绝行眼球摘除术

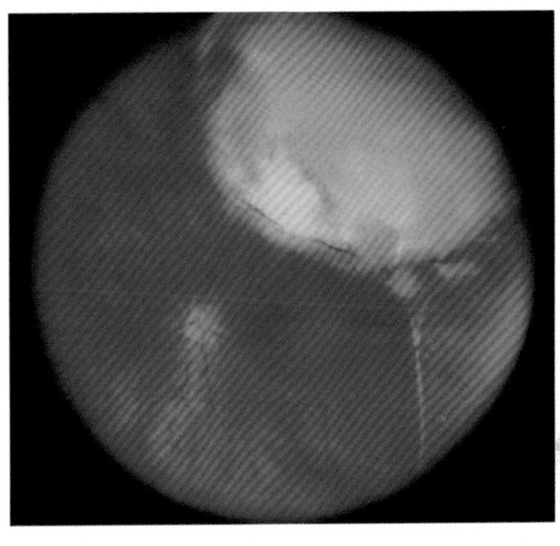

图 10.136　图 10.135 所示眼 PLSU 术后,显示切除区域及平伏的视网膜

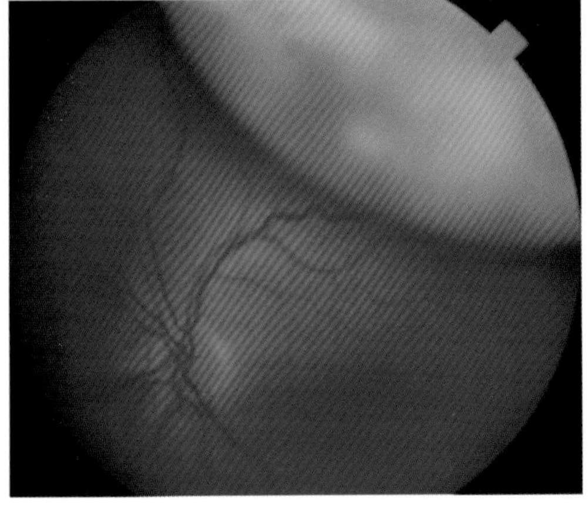

图 10.137　图 10.135 所示病变的标准 45 度眼底彩照,显示肿瘤与黄斑区域的邻近关系

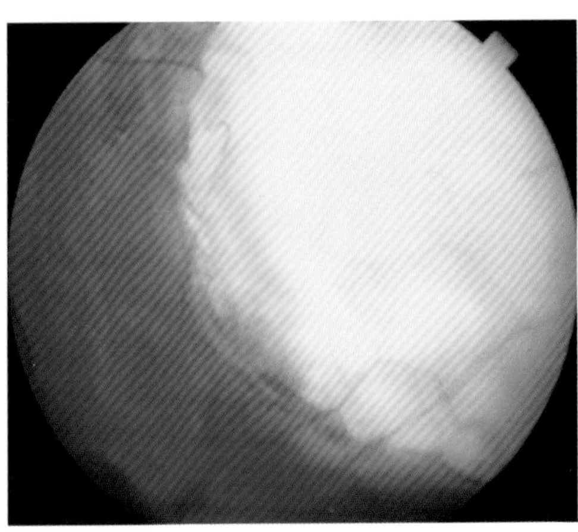

图 10.138　图 10.137 所示眼术后。可见切除区域边缘光滑

脉络膜黑色素瘤：通过部分板层巩膜脉络膜切除术局部切除肿瘤后 20 年的随访

选择一例脉络膜黑色素瘤 PLSU 术后随访 20 年效果良好病例展示。虽然本例术后效果极佳，但目前对于此类病变更宜行敷贴放射治疗。

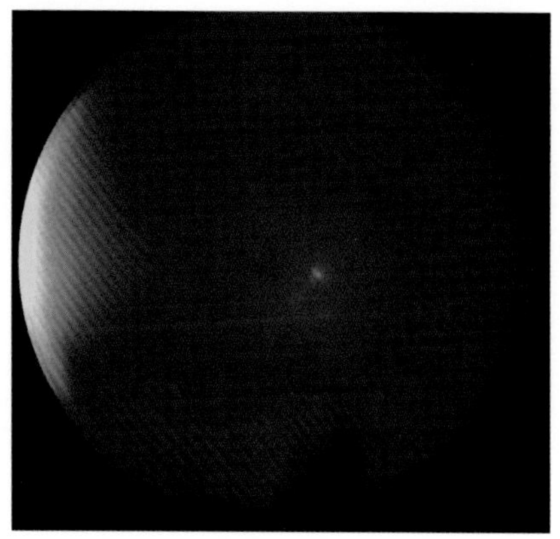

图 10.139 广角眼底彩照显示 1985 年就诊的一 41 岁女性患者，可见赤道下方黑色素瘤

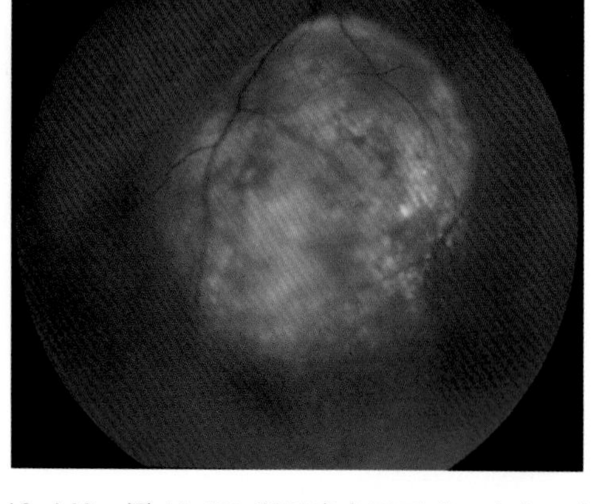

图 10.140 图 10.139 所示病变近面观。病变已突破 Bruch 膜

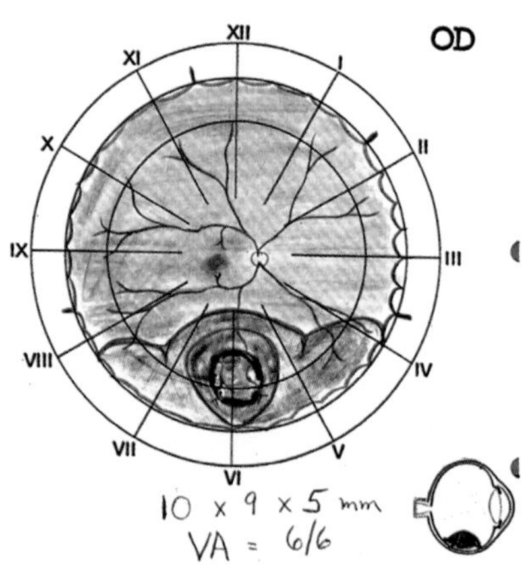

图 10.141 眼底图示肿瘤周边继发视网膜脱离的程度（蓝色部分）

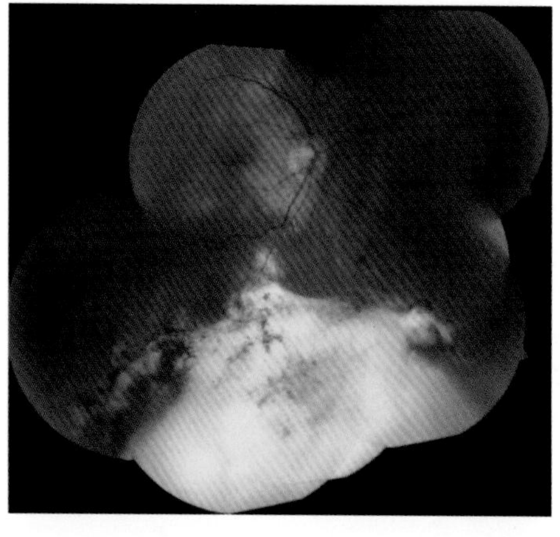

图 10.142 约 30 年后眼底彩照拼图显示脉络膜视网膜瘢痕，可见巩膜及上方覆盖菲薄的视网膜

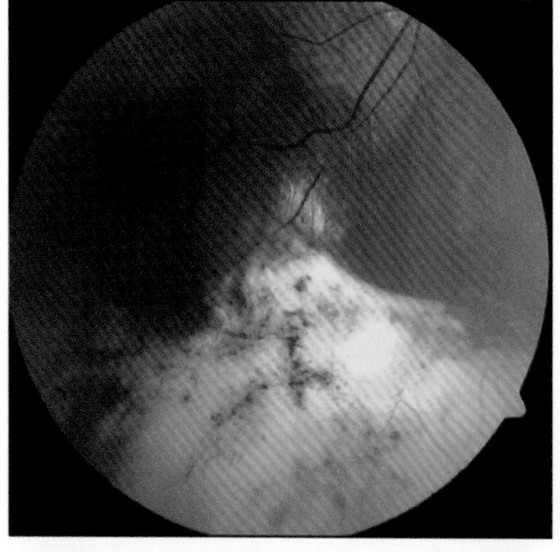

图 10.143 图 10.142 中切除区域的近面观。注意切除区域上方仍可见视网膜血管，表明脉络膜肿瘤被切除后，上方覆盖视网膜感觉层保留完整

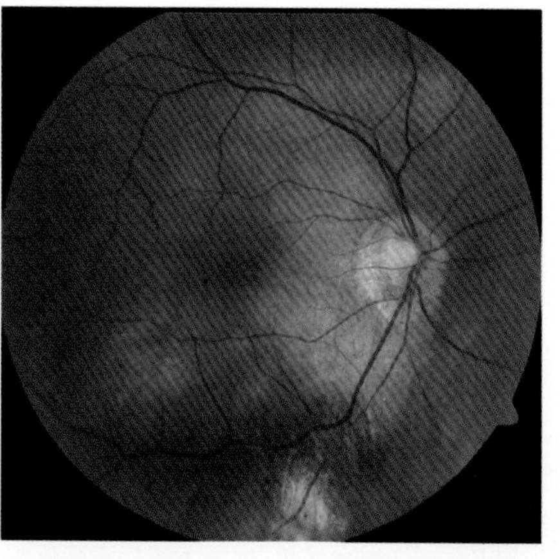

图 10.144 显示 30 年后眼底后极部正常黄斑区域。患者患眼视力保持 20/20 水平

脉络膜黑色素瘤:大肿瘤的眼球摘除术。应用 Equator-Plus 相机行广角照相

脉络膜黑色素瘤何时应行眼球摘除术并没有严格的标准,必须考虑所有的临床情况。一般情况下,肿瘤直径大于 18mm 和厚度大于 10mm 最好通过眼球摘除术进行治疗,因为此类肿瘤行敷贴放射或局部切除术后复发率较高。然而,对于黑色素瘤位于较好眼的老年患者,可先不采取眼球摘除术,而行放射治疗。如下广角眼底彩照所示的病例适行眼球摘除术,因为瘤体过大,任何形式的敷贴放射治疗术后并发症发生率都较高,且患者放疗术后的生活质量更容易受损。

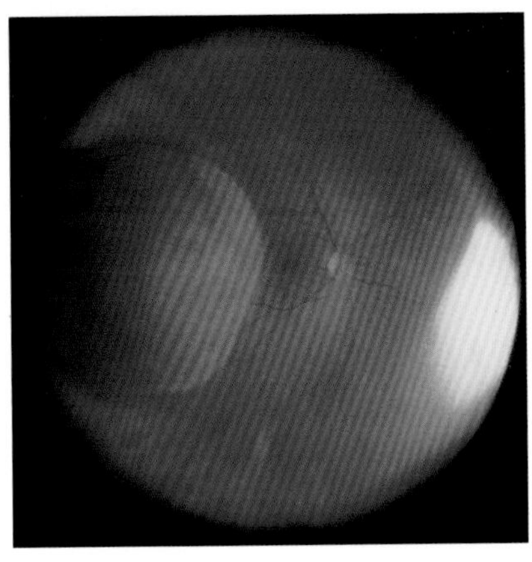

图 10.145　40 岁女性患者,颞侧较大的脉络膜黑色素瘤,体积约 18mm×17mm×10mm

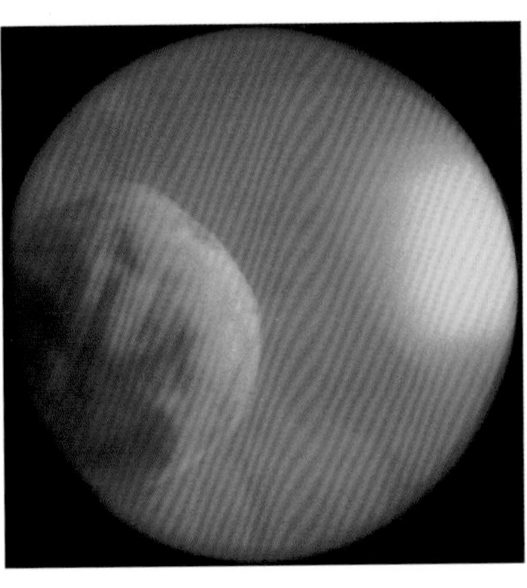

图 10.146　35 岁男性患者,体积大、呈蘑菇样外观的脉络膜黑色素瘤,约 20mm×19mm×12mm

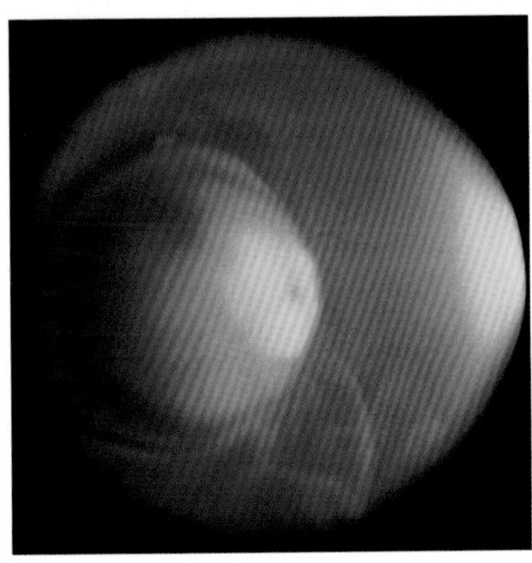

图 10.147　58 岁女性患者,鼻侧黑色素瘤,体积约 19mm×19mm×12mm,继发全视网膜脱离

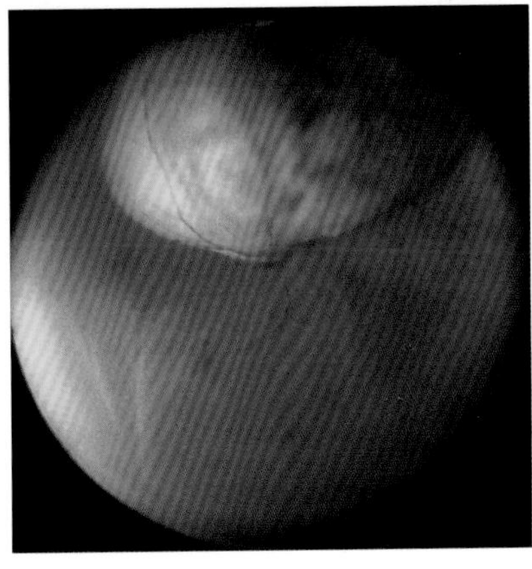

图 10.148　72 岁男性患者,上方黑色素瘤,体积约 19mm×17mm×11mm,继发全视网膜脱离

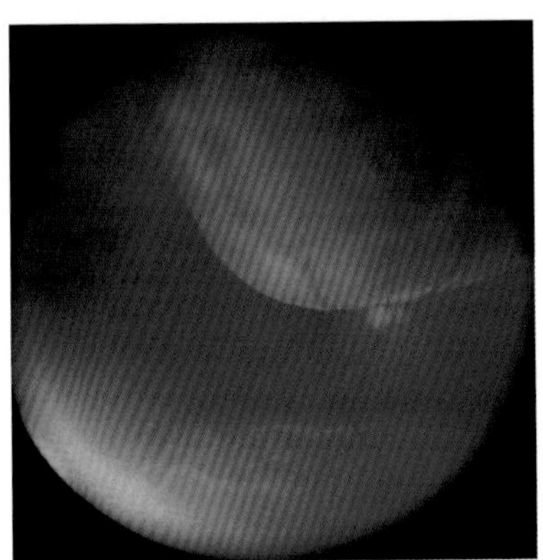

图 10.149　45 岁男性患者,上方黑色素瘤,体积约 20mm×19mm×13mm,继发全视网膜脱离

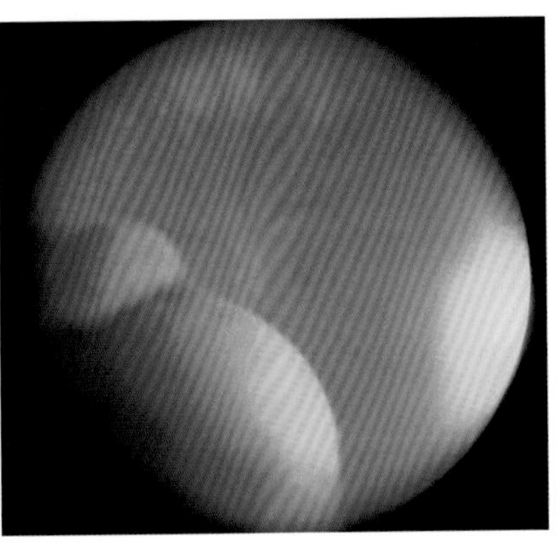

图 10.150　23 岁女性患者,可见双叶型睫状体脉络膜黑色素瘤,体积约 22mm×18mm×12mm

脉络膜黑色素瘤：大肿瘤的眼球摘除。广角眼底彩照

虽然目前大部分葡萄膜黑色素瘤患者采取保留眼球治疗，但当进展性肿瘤体积过大或位置不适于保守治疗时，一期眼球摘除术是最好的治疗选择。眼球摘除的相对指征已在前面部分讨论。目前，约有15%的葡萄膜黑色素瘤患者须行一期眼球摘除术。

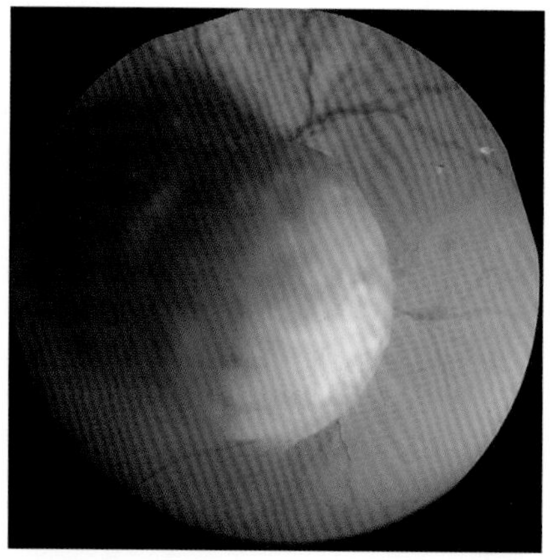

图10.151　视盘下方蘑菇样黑色素瘤，体积约15mm×15mm×15mm，遮挡视盘和黄斑区

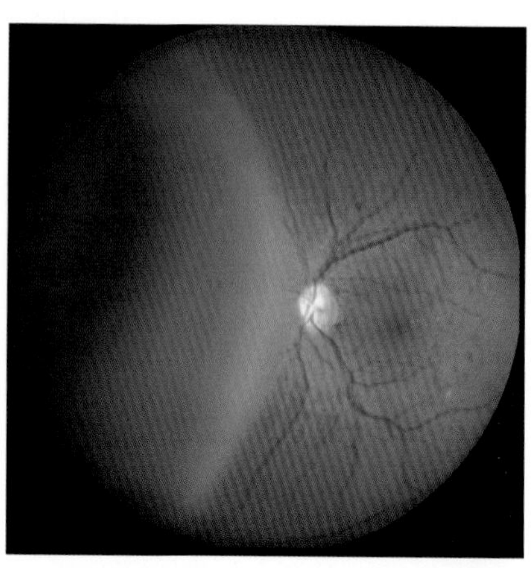

图10.152　穹顶状黑色素瘤，体积约18mm×18mm×16mm

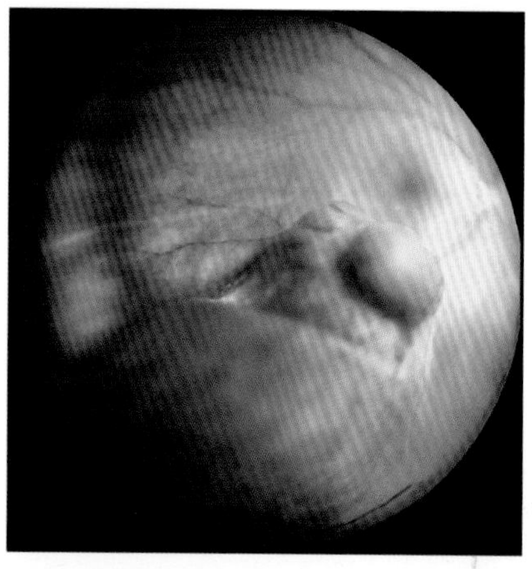

图10.153　黑色素瘤，体积约20mm×15mm×12mm，从睫状体延伸至黄斑区域

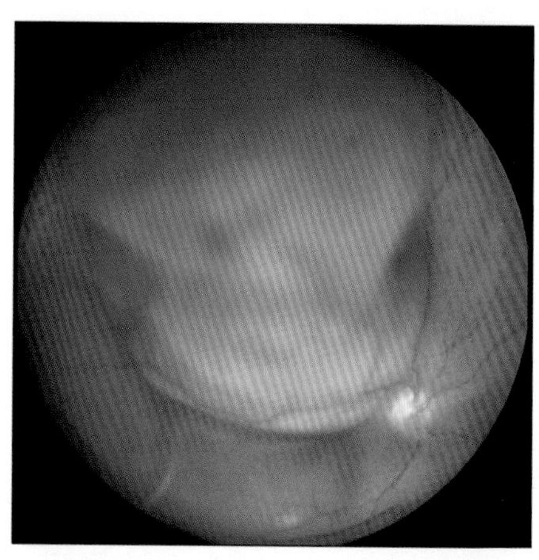

图10.154　上方蘑菇样黑色素瘤，体积约20mm×15mm×15mm

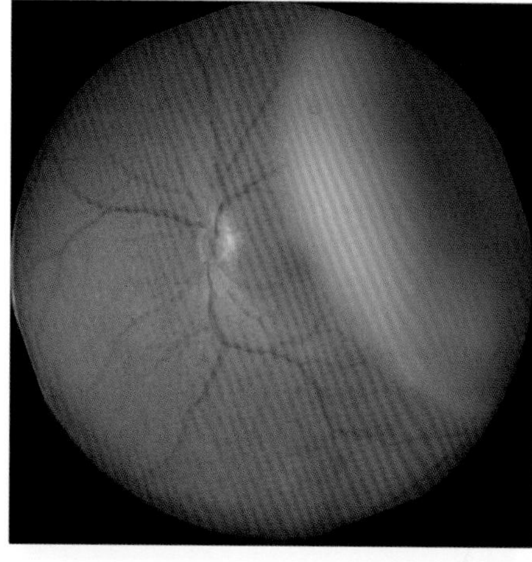

图10.155　颞侧睫状体脉络膜黑色素瘤，体积约15mm×15mm×15mm

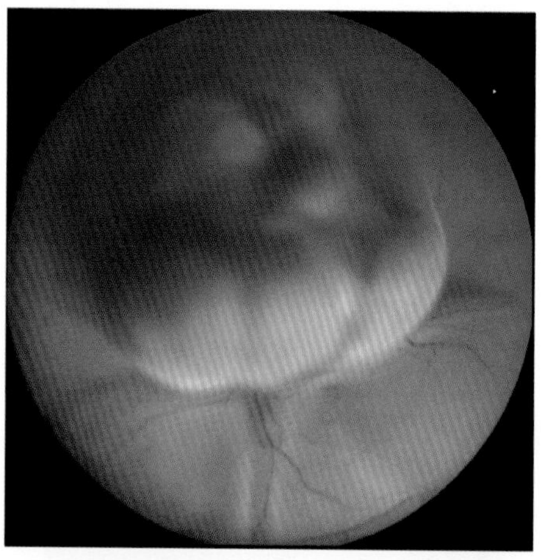

图10.156　黑色素瘤，体积约20mm×20mm×15mm，继发全视网膜脱离

脉络膜黑色素瘤:体积较小及中等大小肿瘤行眼球摘除术

对于一些较小或中等大小的肿瘤,眼球摘除术也可能是最佳治疗方案。尤其是对于视力预后较差的年轻患者,肿瘤在视神经周围、侵袭视神经者,或者肿瘤呈蔓延式生长患者。然而如今对于视盘周边和视盘的黑色素瘤趋于使用敷贴放射治疗。

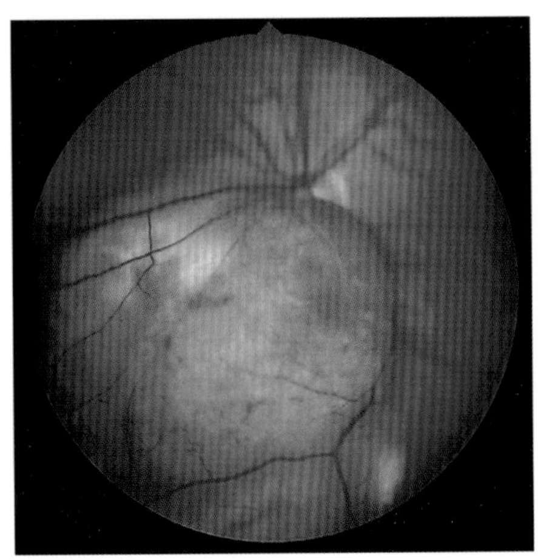

图 10.157　34 岁女性患者,黄斑区的脉络膜黑色素瘤累及视盘。该患者可以考虑敷贴治疗,但考虑其肿瘤位置和年龄尚轻后选择眼球摘除术

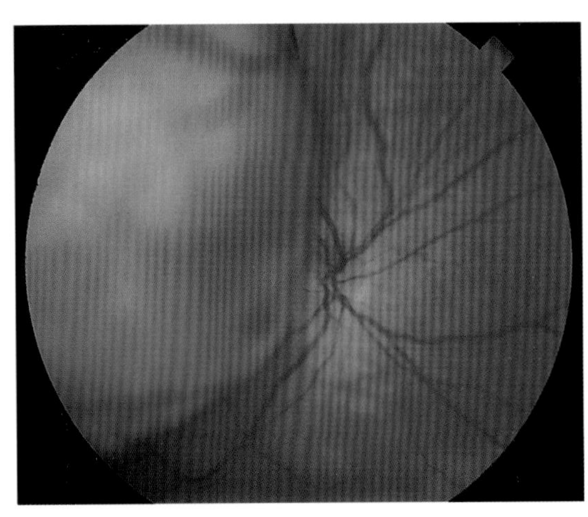

图 10.158　14 岁女性患儿,黄斑区脉络膜黑色素瘤。同样,考虑其肿瘤位置和年龄后选择眼球摘除术

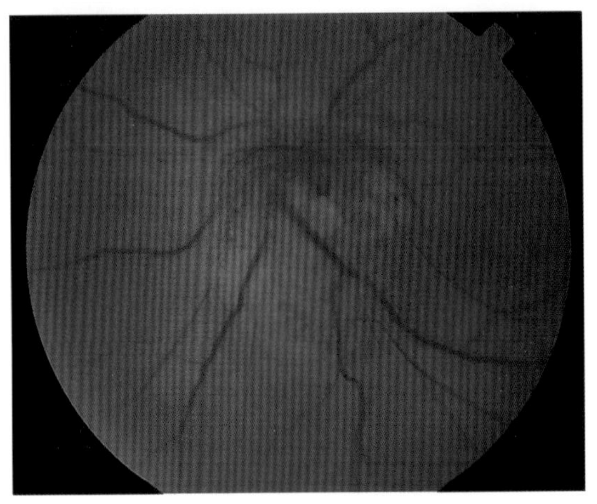

图 10.159　小脉络膜黑色素瘤侵袭视神经

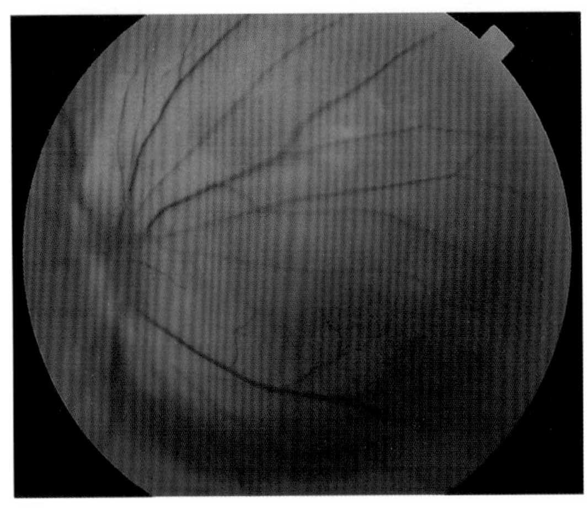

图 10.160　中等大小的黑色素瘤围绕、侵袭视神经

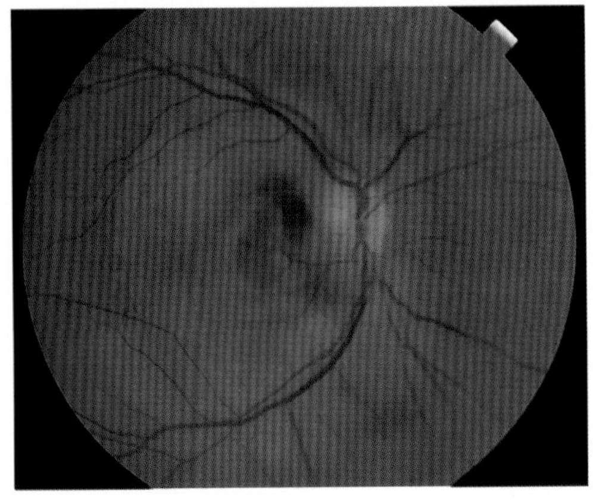

图 10.161　视盘周围弥漫性脉络膜黑色素瘤,体积较小

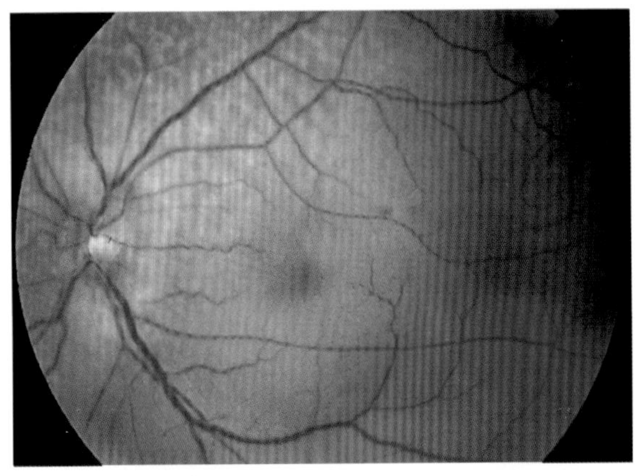

图 10.162　较大的视盘周围、黄斑中心凹下的弥漫性黑色素瘤。肿瘤占据了整个上方眼底

脉络膜黑色素瘤：体积较小及中等大小肿瘤的眼球摘除术

下面显示体积较小但适宜眼球摘除术的一些脉络膜黑色素瘤病例。

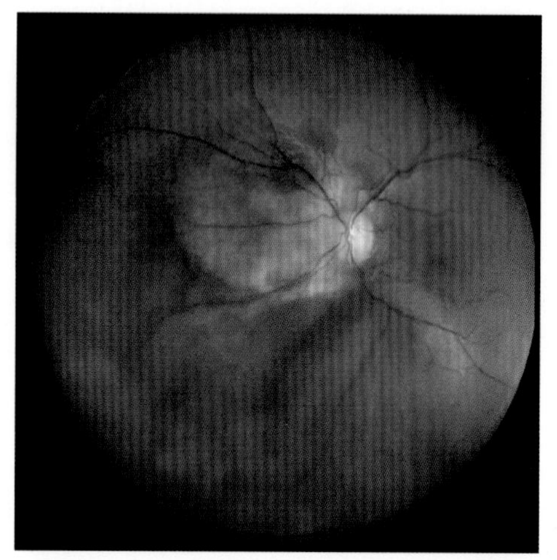

图 10.163　视盘周围脉络膜黑色素瘤

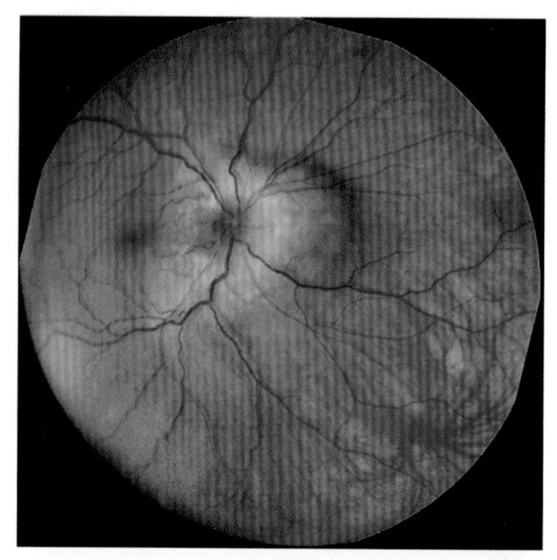

图 10.164　视盘周围脉络膜黑色素瘤合并视盘充血

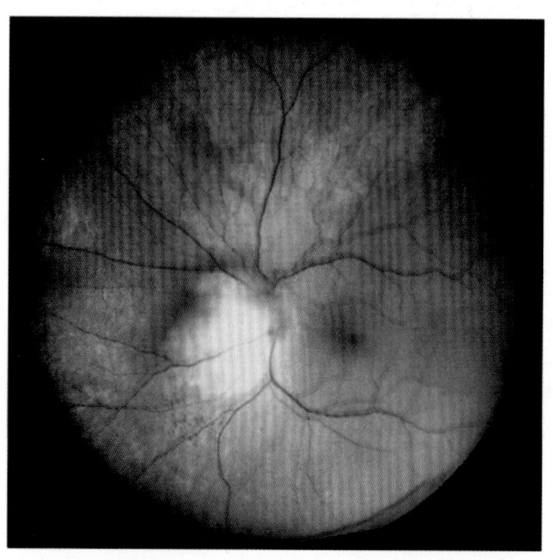

图 10.165　小黑色素瘤累及视盘

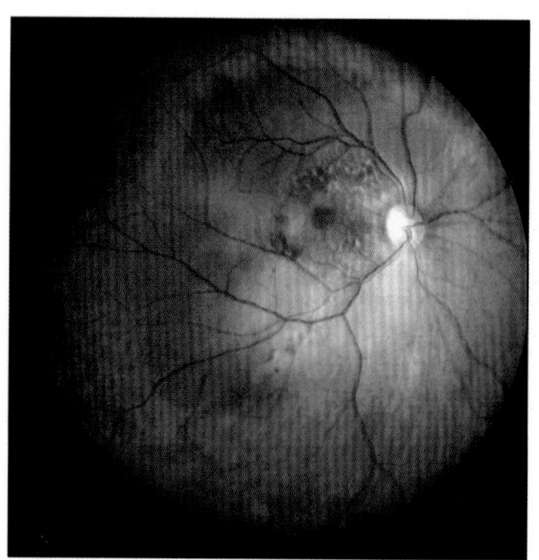

图 10.166　弥漫性视盘周围黑色素瘤延伸至黄斑下

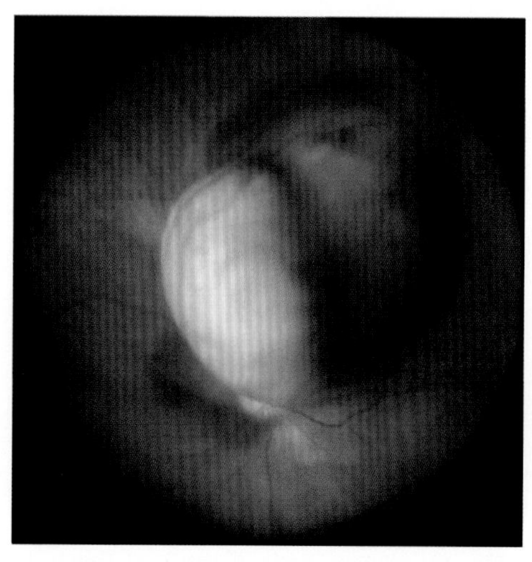

图 10.167　视盘周围黑色素瘤，突破 Bruch 膜

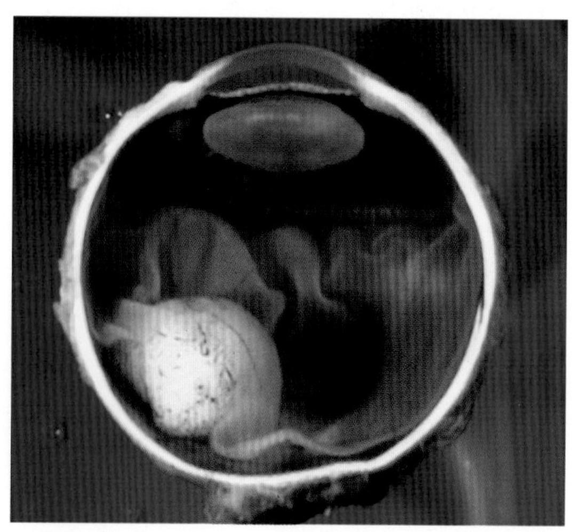

图 10.168　图 10.167 所示病变眼球摘除术后的大体切片

脉络膜黑色素瘤:改良眼球摘除术——使用外侧眶切开术治疗肿瘤眼眶较大量蔓延的患者

葡萄膜黑色素瘤偶尔可出现局限性的眼眶蔓延。对于这些病例,是否行眶内容剜除术尚存争议,有时整个肿瘤可通过外侧眶切开术完整取出。之后可考虑眼台或眶内假体。此类病例中临床与病理的相关表现如下所示。

DePotter P, Shields JA, Shields CL, et al. Modified enucleation via lateral orbitotomy for choroidal melanomas with massive orbital extension. *Ophthalmic Plast Reconstr Surg* 1992;8:109-113.

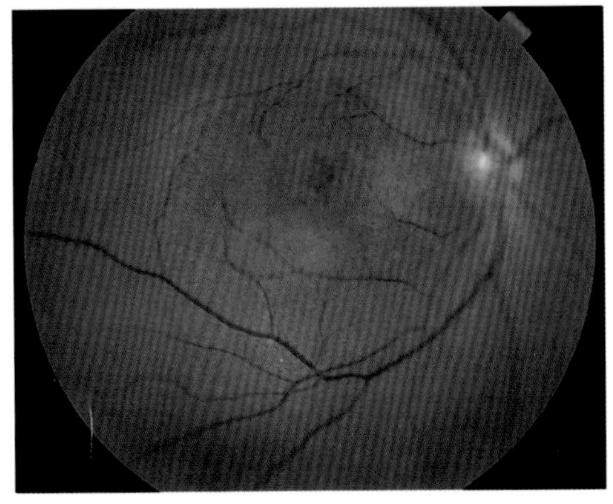

图 10.169　黄斑区小黑色素瘤,表面可见橘色色素

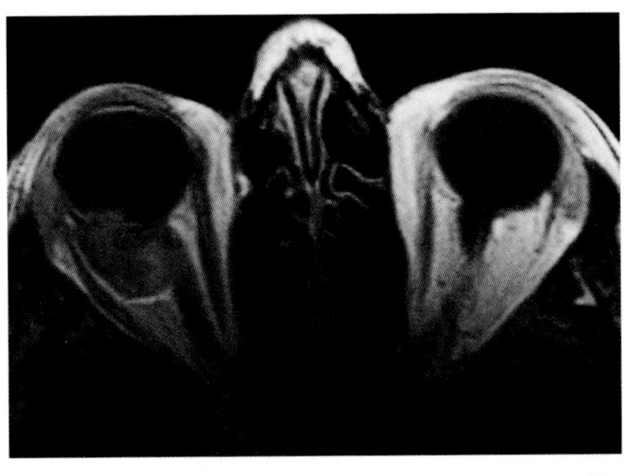

图 10.170　眼眶 MRI T1 加权相,显示球后局限性眼眶肿瘤

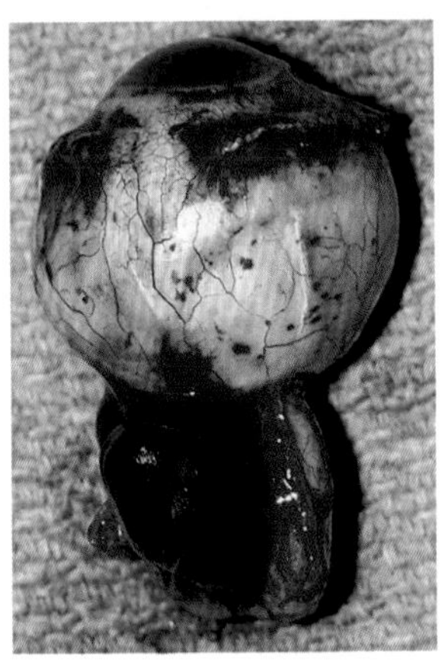

图 10.171　该患者经外侧眶切开术后眼球摘除大体标本。注意眶内完整黑色肿瘤和较长的视神经截面

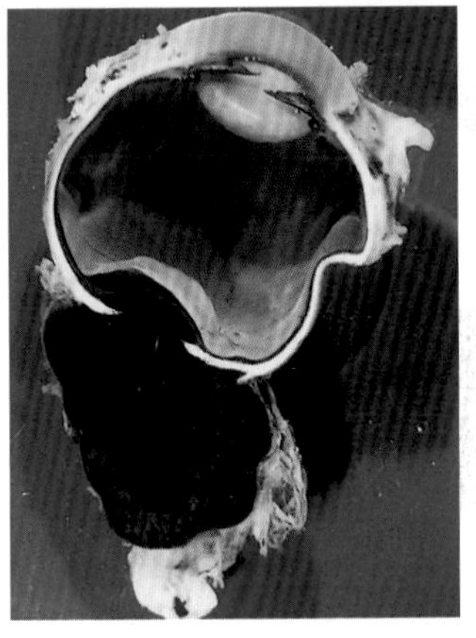

图 10.172　本例大体标本切面观,示眼球内及眶内肿瘤结构

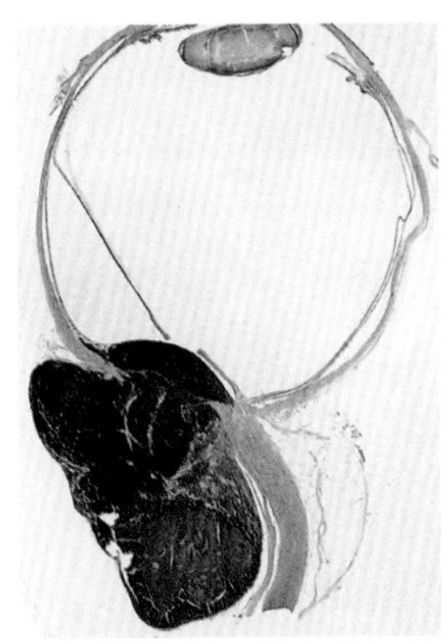

图 10.173　显微切片下眼球内和眼眶内肿瘤形态结构,证实其为混合细胞型黑色素瘤

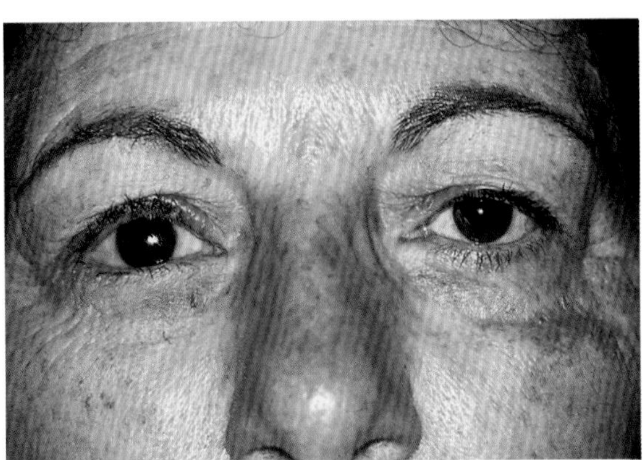

图 10.174　该患者行眼球摘除、羟基磷灰石和聚乙二醇(PEG)植入术后 6 年外眼像。该患者身体健康,无证据显示转移

后部葡萄膜黑色素瘤：眶内容剜除术与改良眼球摘除术应用于葡萄膜黑色素瘤治疗后复发性眼眶内肿瘤

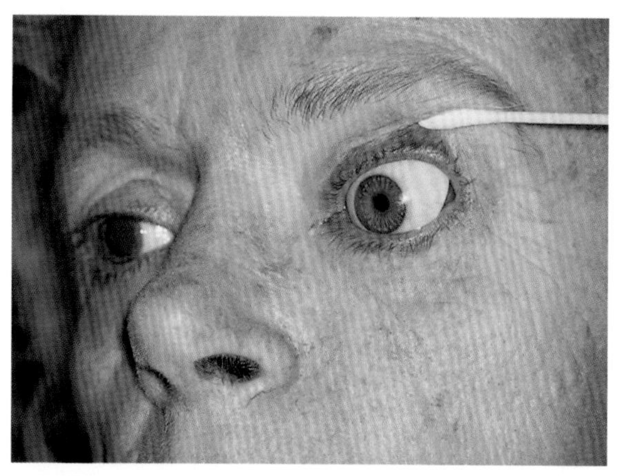

图 10.175 20 年前行脉络膜黑色素瘤眼球摘除术的患者左眼植入假体突出。回顾分析，摘除眼球的组织病理可见一个小灶性的梭型黑色素瘤细胞透巩膜扩散

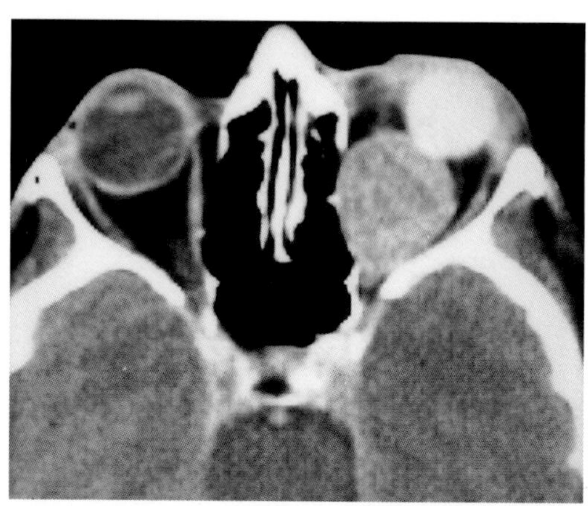

图 10.176 图 10.175 所示病人的轴向 CT，可见眶植入物后方一巨大卵形肿物。该患者行保留眼睑的眶内容剜除术

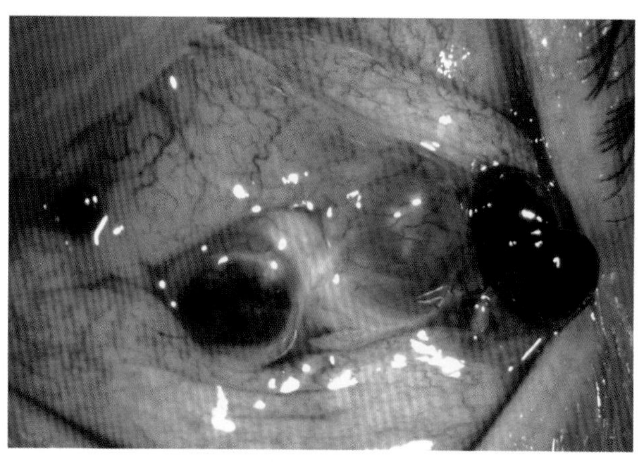

图 10.177 眼球摘除术后 5 年，眶内高侵袭性的睫状体脉络膜黑色素瘤复发。注意结膜面特征性黑色结节。行眶内容剜除术

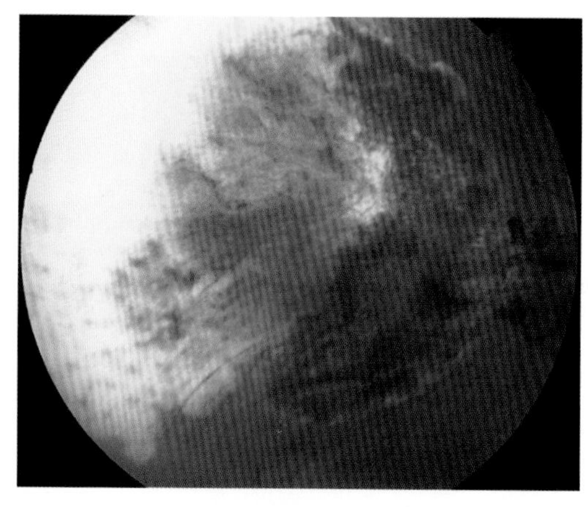

图 10.178 一中年妇女眼底表现，数年前行左眼视盘鼻侧脉络膜黑色素瘤敷贴、激光治疗，在解剖结构上恢复良好

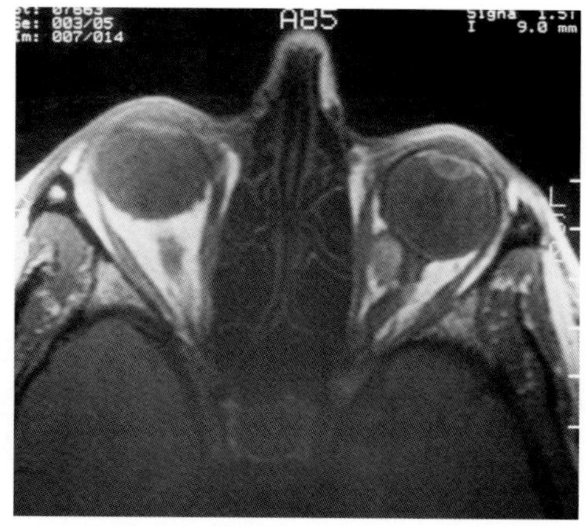

图 10.179 图 10.178 所示病人的轴向 MRI T1 加权相，球后可见视盘鼻侧一球形肿物

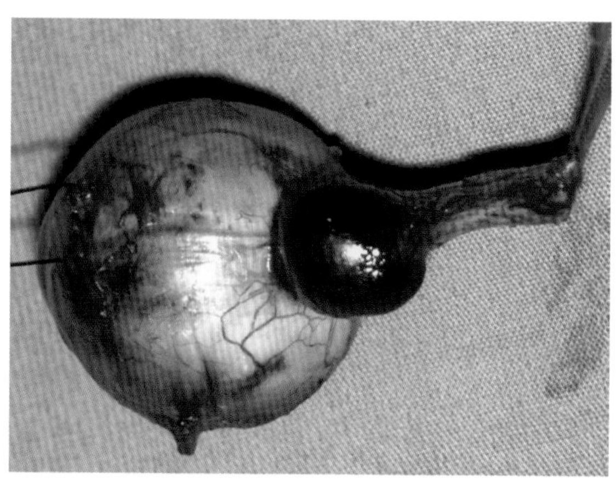

图 10.180 行改良眼球摘除术后的大体标本，眼球和眶内视神经旁黑色的局限性黑色素瘤

后部葡萄膜黑色素瘤:眶内容剜除术应用于肿瘤眼眶内大量蔓延的患者

对经巩膜蔓延至眶内软组织的黑色素瘤,一般采用眶内容剜除术进行治疗。该方法在第 25 章介绍。

Shields CL, Shields JA, Yarian DL, et al. Intracranial extension of choroidal melanoma via the optic nerve. *Br J Ophthalmol* 1987; 71: 172-176.

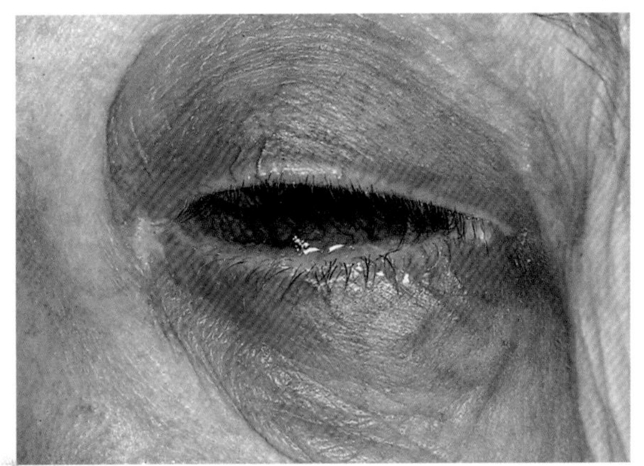

图 10.181　62 岁女性患者左眼外观,表现为眼球突出、眼睑肿胀

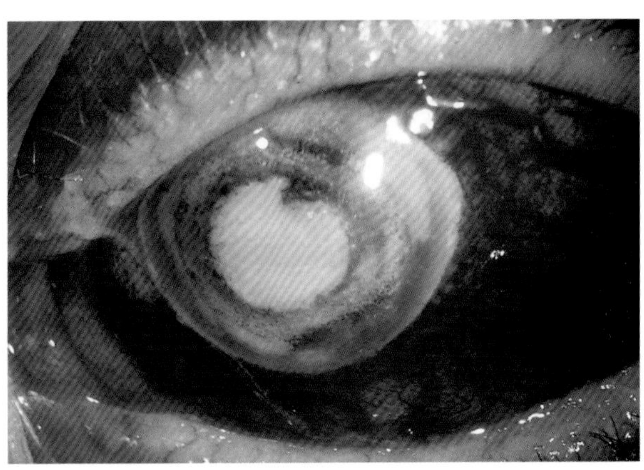

图 10.182　左眼近观,可见眼球表面充血,浅前房,虹膜萎缩和白内障

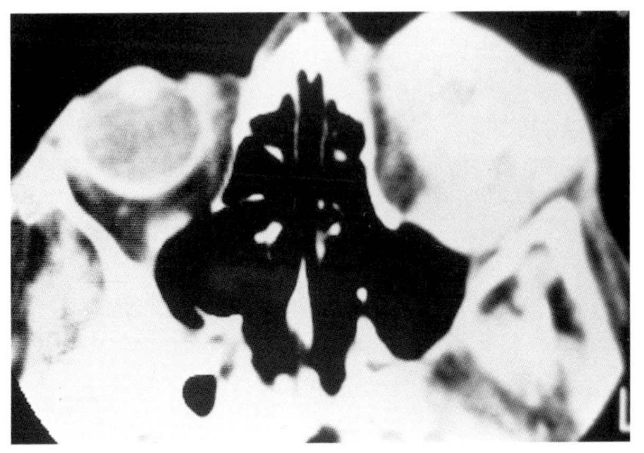

图 10.183　眼眶轴向 CT,可见眼球及眼眶被肿物充满

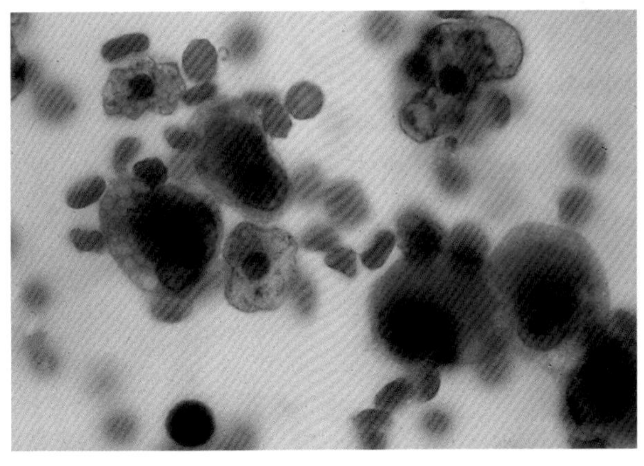

图 10.184　结膜下穹隆细针穿刺活检细胞学检查,示类上皮型黑色素瘤细胞。(巴氏染色×300)

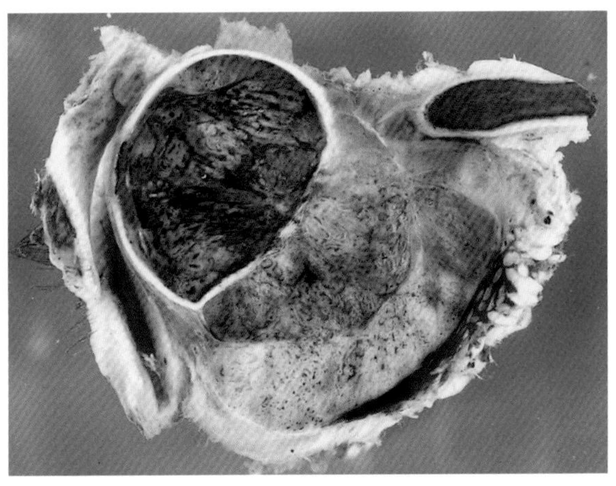

图 10.185　剜除内容物大体切面标本,显示黑色素瘤占据眼球、眼眶,并侵袭视神经。视神经切除至视交叉部,无残留肿瘤

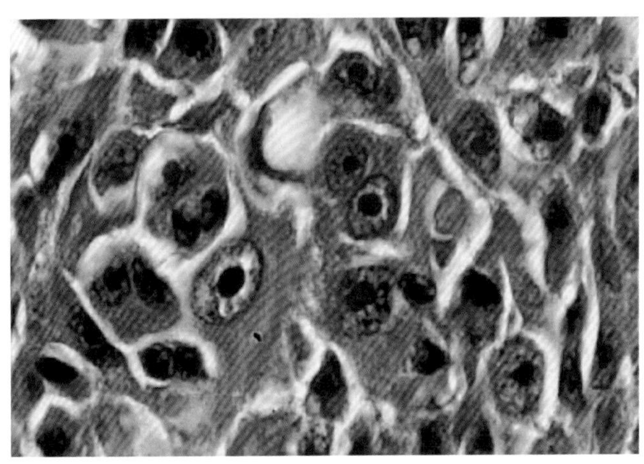

图 10.186　组织病理学显示上皮细胞型黑色素瘤。(HE 染色×250。)患者未发生转移,但 5 年后死于不相关的疾病

后部葡萄膜黑色素瘤:伪装为眼内炎,在外院未被怀疑的葡萄膜黑色素瘤而行眼内容剜除,术后再行眶内容剜除术的患者

严重的眼内炎以及全眼球炎可行眼球内容剜除术。然而葡萄膜黑色素瘤可以诱导炎症反应,伪装成眼内炎表现,所以临床医师应排除黑色素瘤的可能性后再进行眼内容剜除术。下面两例患者,在外院未排除黑色素瘤的情况下行眼内容剜除术,我们随后接收上述患者并行眶内容剜除术进行治疗。

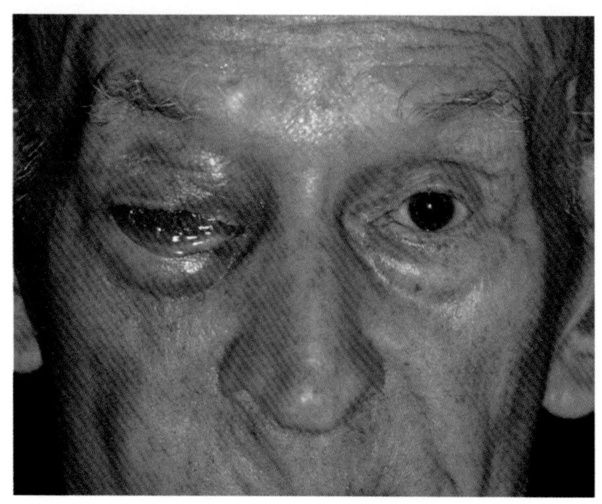

图 10.187 老年男性患者在外院初诊为眼内炎而行眼球内容剜除术后持续性结膜水肿、眼球突出。组织病理学发现黑色素瘤细胞

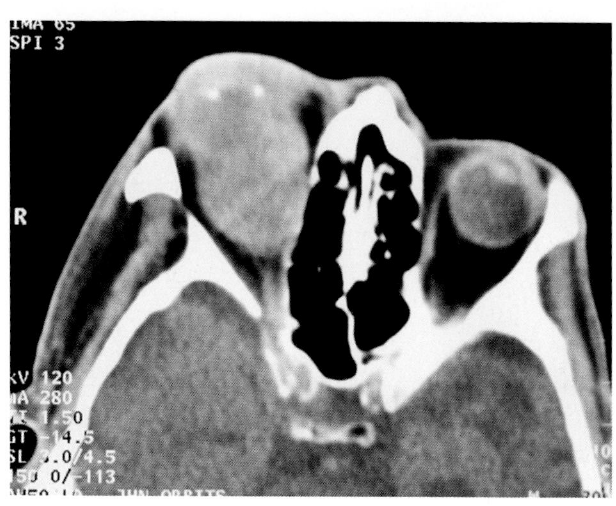

图 10.188 图 10.187 患者的轴向 CT。注意眼内内容物结构紊乱,右眼眶内可见大肿物,内容物剜除后证实是眼眶的黑色素瘤

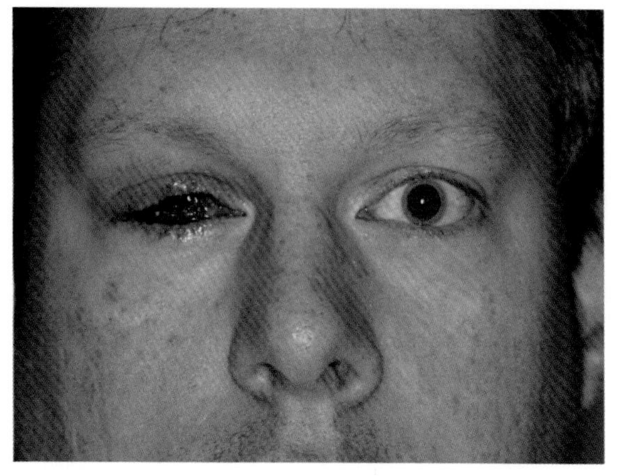

图 10.189 中年男性患者外院初诊眼内炎而行眼内容物剜除术后持续结膜水肿、眼球突出。组织病理学示黑色素瘤细胞

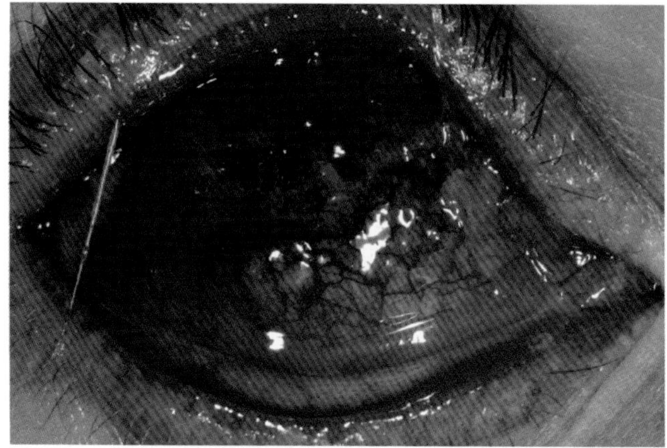

图 10.190 内容剜除术后外眼前面观。CT 显示眼眶肿物

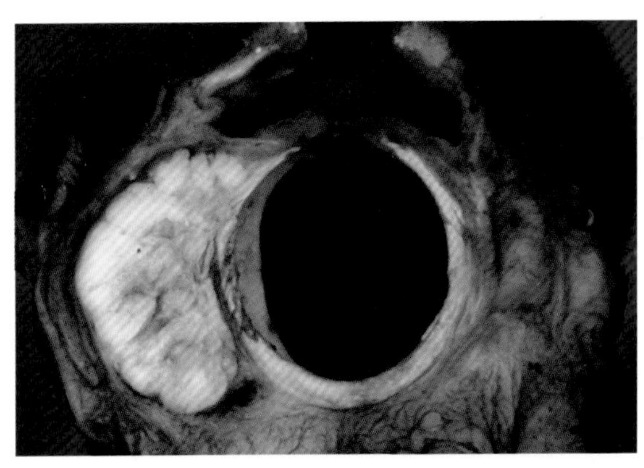

图 10.191　图 10.190 患者的眼内容物大体标本切面观。注意巩膜旁无色素肿物。眼内大部分内容物(右侧),包括坏死的葡萄膜黑色素瘤在眼内容剜除术时被切除

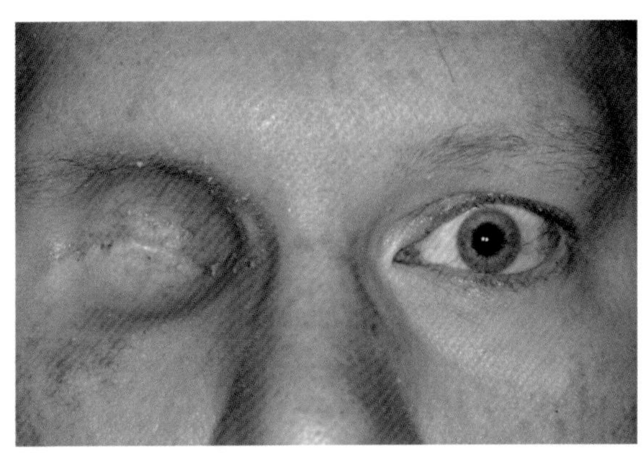

图 10.192　该患者行保留眼睑的眶内容剜除术后外眼相,随后植入眼眶内假体

(邵蕾　魏文斌 译)

第 11 章

类似后部脉络膜黑色素瘤及其他眼内肿瘤的非肿瘤性病变

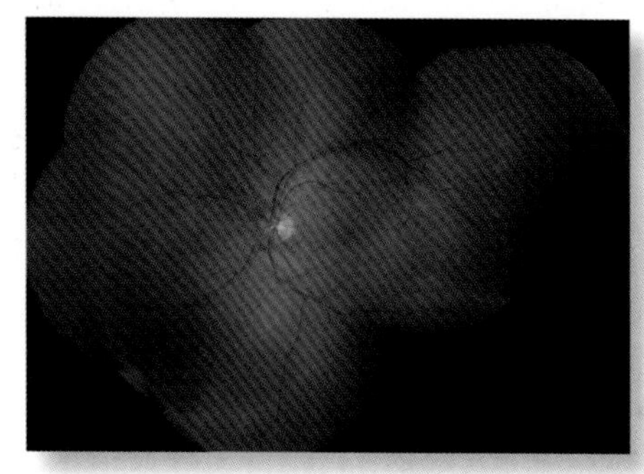

有些病变临床上类似后部葡萄膜黑色素瘤(1-40)。最近来自 Wills Eye Hospital 眼肿瘤中心的调查提供了多种假性黑色素瘤病变及其频率(1,5)(表 11.1)。其他与葡萄膜黑色素瘤相似的眼内肿瘤性病变将在本书的其他相应章节中讨论。本书中所描述的几乎每一种眼底肿瘤在其生长的某个阶段均可能出现与脉络膜或睫状体黑色素瘤相似的特点。本章仅选择性地讨论在本书的其他章节中未提及的一些非肿瘤性的情况。下面的内容是对这些眼肿瘤临床实践中可能见到的假性黑色素瘤样病变的简要概括、讨论和图示。

A. 血管和出血性病变

1. 年龄相关性黄斑变性(age-related macular degeneration,ARMD;CEHCR)

2. 周边渗出性出血性脉络膜视网膜病变(peripheral exudative hemorrhagic chorioretinopathy,PEHCR)

3. 出血性视网膜大动脉瘤

4. 各种视网膜下和视网膜内出血

5. 特发性脉络膜新生血管膜

6. 局灶性脉络膜出血

7. 涡静脉曲张

B. 炎症和感染性病变

1. 结节状后巩膜炎

2. 葡萄膜渗漏

3. 肉芽肿(结节病,结核,孤立性特发性脉络膜炎)

4. 孤立的感染性病灶

C. 各种其他相似病变

1. 双侧弥漫性葡萄膜黑色素细胞增生症(bilateral diffuse uveal melanocytic proliferation,BDUMP)

2. 巩膜脉络膜钙化

3. 孔源性视网膜脱离

4. 视网膜脱离巩膜外垫压修复术后

5. 大泡样变性视网膜劈裂

6. 睫状体脉络膜脱离

7. 半脱位的晶状体

8. 眶内肿瘤压迫眼球壁

9. 葡萄肿

10. 手术后脉络膜脱出

类似后部脉络膜黑色素瘤及其他眼内肿瘤的非肿瘤性病变

表 11.1 1739 例假性脉络膜黑色素瘤样病变，前 30 位最常见误诊诊断

排名	诊断	例数	构成比(%)
1	脉络膜色素痣	851	49
2	周边渗出性出血性脉络膜视网膜病变	139	8
3	先天性视网膜色素上皮肥大	108	6
4	特发性出血性视网膜或色素上皮脱离	86	5
5	局灶性脉络膜血管瘤	79	5
6	年龄相关性黄斑变性	76	4
7	视网膜色素上皮增生	42	2
8	视盘黑色素细胞瘤	37	2
9	脉络膜转移癌	34	2
10	出血性脉络膜脱离	29	2
11	血管增生性肿瘤	20	1
12	孔源性视网膜脱离	18	1
13	脉络膜脱离	17	1
14	葡萄膜渗漏综合征	17	1
15	脉络膜或视盘肉芽肿	14	1
16	视网膜色素上皮或睫状体色素上皮腺瘤	13	<1
17	巩膜脉络膜钙化	12	1
18	巩膜葡萄肿	12	1
19	白内障	10	1
20	视网膜毛细血管瘤或海绵状血管瘤	10	1
21	睫状体无色素上皮腺瘤	10	<1
22	睫状体平滑肌瘤	10	<1
23	变性性视网膜劈裂	8	<1
24	视网膜海绵状血管瘤	7	<1
25	脉络膜视网膜疤痕	7	<1
26	涡静脉曲张	7	<1
27	玻璃体积血	7	<1
28	脉络膜骨瘤	5	<1
29	黄斑区视网膜前胶质增生	5	<1
30	巩膜炎	5	<1

Data adapted from Shields JA, Mashayekhi A, Ra S, et al. Pseudomelanomas of the posterior uveal tract. The 2006 Taylor Smith Lecture. *Retina* 2005;25:767-771

类似后部脉络膜黑色素瘤及其他眼内肿瘤的非肿瘤性病变

参考文献

大型病例系列

1. Shields CL, Manalac J, Das C, et al. Choroidal melanoma. Clinical features, classification, and top ten pseudomelanomas. *Curr Opin* 2014;25:177–185.
2. Ferry AP. Lesions mistaken for malignant melanoma of the posterior uvea. *Arch Ophthalmol* 1964;72:463–469.
3. Shields JA, Zimmerman LE. Lesions simulating malignant melanomas of the posterior uvea. *Arch Ophthalmol* 1973;89:466–471.
4. Shields JA, Augsburger JJ, Brown GC, et al. The differential diagnosis of posterior uveal melanoma. *Ophthalmology* 1980;87:543–548.
5. Shields JA, Mashayekhi A, Ra S, et al. Pseudomelanomas of the posterior uveal tract. The 2006 Taylor Smith Lecture. *Retina* 2005;25:767–771.

脉络膜

6. Gass JD, Gieser RG, Wilkinson CP, et al. Bilateral diffuse uveal melanocytic proliferation in patients with occult carcinoma. *Arch Ophthalmol* 1990;108:527–533.
7. Rohrbach JM, Roggendorf W, Thanos S, et al. Simultaneous bilateral diffuse melanocytic uveal hyperplasia. *Am J Ophthalmol* 1990;110:49–56.
8. Ritland JS, Eide N, Tausjø J. Bilateral diffuse uveal melanocytic proliferation and uterine cancer. A case report. *Acta Ophthalmol Scand* 2000;78:366–368.
9. Duong HV, McLean IW, Beahm DE. Bilateral diffuse melanocytic proliferation associated with ovarian carcinoma and metastatic malignant amelanotic melanoma. *Am J Ophthalmol* 2006;142:693–695.
10. Sen J, Clewes AR, Quah SA, et al. Presymptomatic diagnosis of bronchogenic carcinoma associated with bilateral diffuse uveal melanocytic proliferation. *Clin Experiment Ophthalmol* 2006;34:156–158.
11. Pulido JS, Flotte TJ, Raja H, et al. Dermal and conjunctival melanocytic proliferations in diffuse uveal melanocytic proliferation. *Eye (Lond)* 2013;27:1058–1062.
12. Rahimy E, Coffee RE, McCannel TA. Bilateral diffuse uveal melanocytic proliferation as a precursor to multiple systemic malignancies. *Semin Ophthalmol* 2013; [Epub ahead of print].
13. Hong PH, Jampol LM, Dodwell DG, et al. Unifocal helioid choroiditis. *Arch Ophthalmol* 1997;115:1007–1013.
14. Gunduz K, Shields CL, Shields JA, et al. Presumed choroidal granuloma with vitreous hemorrhage resembling choroidal melanoma. *Ophthalmic Surg Lasers* 1998;29:422–425.
15. Shields JA, Shields CL, Demirci H, et al. Solitary idiopathic choroiditis. Richard B. Weaver Lecture. *Arch Ophthalmol* 2002;120:311–319.
16. Fung AT, Kaliki S, Shields CL, et al. Solitary idiopathic choroiditis. Enhanced depth imaging optical coherence tomography in 10 cases. *Ophthalmology* 2013;120:852–858.
17. Schepens CL, Brockhurst RJ. Uveal effusion. 1. Clinical picture. *Arch Ophthalmol* 1963;70:189–201.
18. Gass JD, Jallow S. Idiopathic serous detachment of the choroid, ciliary body, and retina (uveal effusion syndrome). *Ophthalmology* 1982;89:1018–1032.
19. Regillo C, Shields CL, Shields JA, et al. Ocular tuberculosis. *JAMA* 1991;266:1490.
20. Demirci H, Shields CL, Shields JA, et al. Ocular tuberculosis masquerading as ocular tumors. *Surv Ophthalmol* 2004;49:78–89.
21. Phillips W, Shields CL, Shields JA, et al. Nocardia choroidal abscess. *Br J Ophthalmol* 1992;76:694–696.
22. You JY, Finger PT, Iacob C, et al. Intraocular schwannoma. *Surv Ophthalmol* 2013;58(1):77–85.
23. Frota AC, Bakalian S, Grégoire FJ, et al. Pseudomelanoma in a patient with prostate adenocarcinoma. *Can J Ophthalmol.* 2007;42:305–306.
24. Fung AT, Fulco EM, Shields CL, et al. Choroidal hemorrhage simulating choroidal melanoma. *Retina* 2013;33:1726–1728.
25. Morgan CM, Gragoudas ES. Limited choroidal hemorrhage mistaken for a choroidal melanoma. *Ophthalmology* 1987;94:41–46.
26. Gunduz K, Shields CL, Shields JA. Varix of vortex vein simulating choroidal melanoma. Report of four cases. *Retina* 1998;18:343–347.

视网膜

27. Silva VB, Brockhurst RJ. Hemorrhagic detachment of the peripheral retinal pigment epithelium. *Arch Ophthalmol* 1976;94:1295–1313.
28. Hiss PW, Shields JA, Augsburger JJ. Solitary retinovitreal abscess as the initial manifestation of cryptococcosis. *Ophthalmology* 1988;96:162–165.
29. Shields CL, Salazar P, Mashayekhi A, et al. Peripheral exudative hemorrhagic chorioretinopathy (PEHCR) simulating choroidal melanoma in 173 eyes. *Ophthalmology* 2009;116:529–535.
30. Grunwald L, Kligman B, Shields CL. Acute exudative polymorphous paraneoplastic vitelliform maculopathy in a patient with carcinoma, not melanoma. *Arch Ophthalmol* 2011;129:1104–1105.
31. Al-Daamash S, Shields CL, Bianciotto C, et al. Acute exudative paraneoplastic polymorphous vitelliform maculopathy in five cases. *Ophthalmic Surg Lasers Imaging* 2012;43:366–373.

巩膜

32. Watson PG, Hayreh SS. Scleritis and episcleritis. *Br J Ophthalmol* 1976;60:163–191.
33. Benson WE, Shields JA, Tasman WS, et al. Posterior scleritis. *Arch Ophthalmol* 1979;97:1482–1486.
34. Demirci H, Shields CL, Honavar SG, et al. Long-term follow-up of giant nodular posterior scleritis simulating choroidal melanoma. *Arch Ophthalmol* 2000;118:1290–1292.
35. Arevalo JF, Shields CL, Shields JA. Giant nodular posterior scleritis simulating choroidal melanoma and birdshot retinochoroidopathy. *Ophthalmic Surg Lasers Imaging* 2003;34:403–405.
36. Shields JA, Shields CL. Sclerochoroidal calcification. Review. The 2001 Harold Gifford lecture. *Retina* 2002;22:251–261.
37. Honavar SG, Shields CL, Demirci H, et al. Sclerochoroidal calcification: Clinical manifestations and systemic associations. *Arch Ophthalmol* 2001;119:833–840.
38. Fung AT, Arias JD, Shields CL, et al. Sclerochoroidal calcification is primarily a scleral condition based on enhanced depth imaging optical coherence tomography. *JAMA Ophthalmol* 2013;131:960–963.
39. Shields CL, Hasanreisoglu M, Saktanasate J, et al. Sclerochoroidal calcification: Clinical features, outcomes and relationship with hypercalcemia and parathyroid adenoma in 179 eyes. *Retina* 2015;35(3):547–554.

其他

40. Shields CL, Pellegrini M, Kligman BE, et al. Ciliary body and choroidal pseudomelanoma from ultrasonographic imaging of hypermature cataract in 20 cases. *Ophthalmology* 2013;120:2546–2551.

类似脉络膜黑色素瘤的年龄相关性黄斑变性

年龄相关性黄斑变性(age-related macular degeneration,ARMD)是引起老年患者视力下降的常见原因。它常引起眼底出血而在临床上类似色素性脉络膜黑色素瘤。下图所示病例均因怀疑为脉络膜黑色素瘤转诊而来。一般来讲,与 ARMD 病灶大小相当的脉络膜黑色素瘤不太可能引起眼底大量出血;ARMD 患者眼底常可见渗出、出血吸收后遗留的纤维组织及视网膜色素上皮(retinal pigment epithelium,RPE)增殖,这些眼底表现也很少见于脉络膜黑色素瘤。

1. Shields CL,Manalac J,Das C,et al. Choroidal melanoma. Clinical features,classification,and top ten pseudomelanomas. *Curr Opin* 2014;25:177-185.
2. Shields JA,Mashayekhi A,Ra S,et al. Pseudomelanomas of the posterior uveal tract. The 2006 Taylor Smith Lecture. *Retina* 2005;25:767-771.

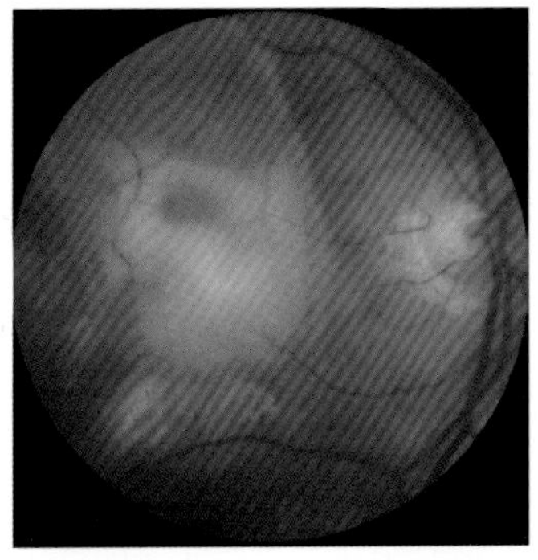

图 11.1　一例 80 岁年龄相关性黄斑变性男性患者出血吸收过程中眼底的椭圆形病灶,形似脉络膜黑色素瘤。注意黄色纤维组织由原出血吸收所致

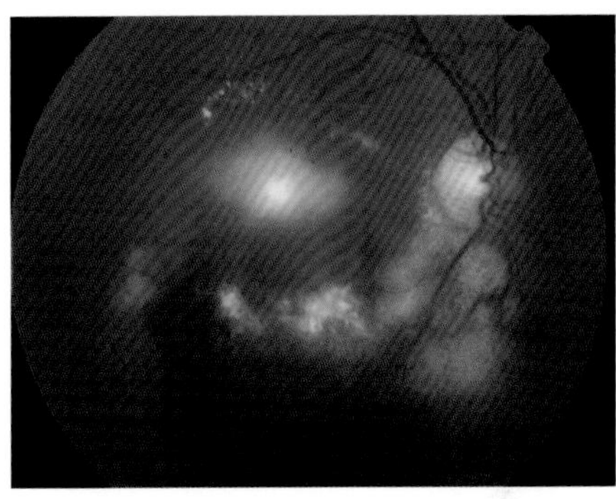

图 11.2　年龄相关性黄斑变性:分布于黄斑区和颞下血管弓的视网膜渗出和出血

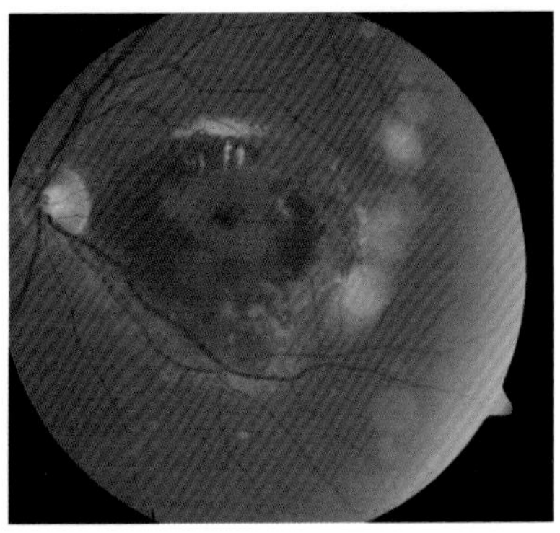

图 11.3　出血吸收中的出血性年龄相关性黄斑变性合并黄斑中心区继发性视网膜色素上皮增殖。注意病灶上缘黄色的视网膜内渗出

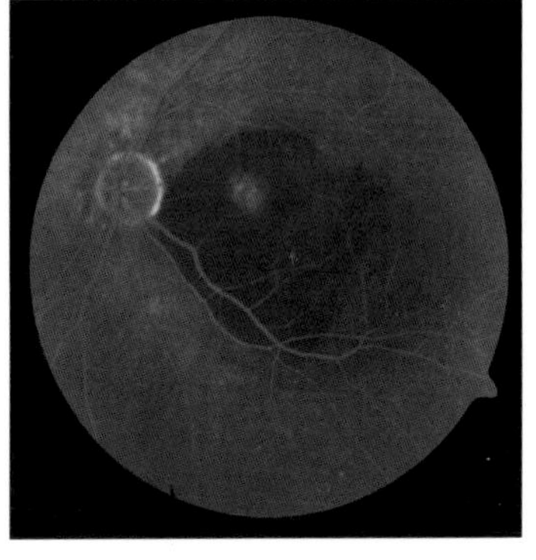

图 11.4　图 11.3 中病例的荧光眼底血管造影晚期显示病灶呈现低荧光。乳斑束中的局限高荧光处为引起出血的脉络膜新生血管,吲哚菁绿造影会显示得更清晰

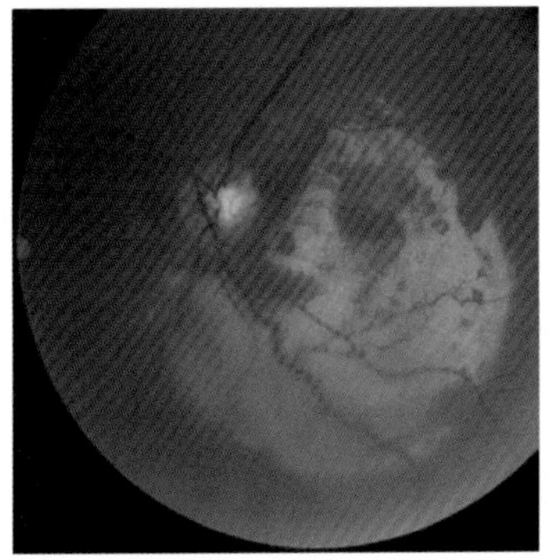

图 11.5　年龄相关性黄斑变性,出血完全吸收后残留灰黄色纤维组织。这是大量出血吸收后的典型表现,不应将其误诊为无色素性脉络膜黑色素瘤

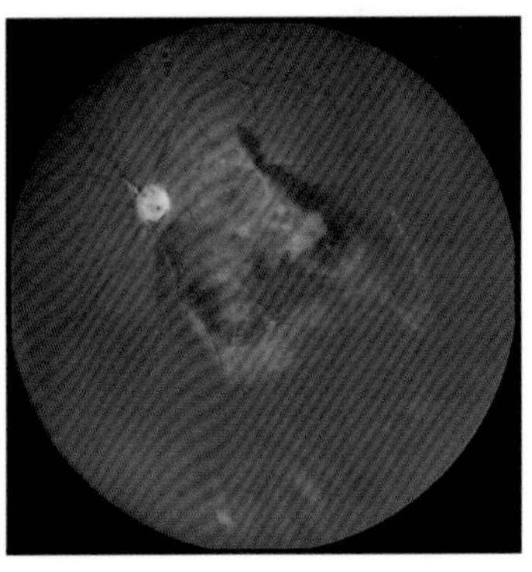

图 11.6　年龄相关性黄斑变性的广角眼底成像,可见新鲜出血、吸收的陈旧出血、色素上皮脱离和增殖等,这些眼底表现一般不会见于黑色素瘤

类似脉络膜黑色素瘤的周边渗出性出血性脉络膜视网膜病变

周边渗出性出血性脉络膜视网膜病变(peripheral exudative hemorrhagic chorioretinopathy,PEHCR)一词用来定义一种发生于周边视网膜的、与视网膜中央区的ARMD临床表现类似的情况,也称为周边盘状变性、偏心盘状变性、或周边出血性视网膜色素上皮脱离。与年龄相关性黄斑变性类似,它主要发生于老年人,有时类似脉络膜黑色素瘤。在我们最近有关假性黑色素瘤样病变的研究报道中,PEHCR居于常见误诊病变的第二位,仅次于脉络膜色素痣。下面图示为该病的广角眼底像。

1. Shields CL, Salazar P, Mashayekhi A, et al. Peripheral exudative hemorrhagic chorioretinopathy(PEHCR) simulating choroidal melanoma in 173 eyes. *Ophthalmology* 2009;116:529-535.
2. Shields CL, Manalac J, Das C, et al. Choroidal melanoma. Clinical features, classification, and top ten pseudomelanomas. *Curr Opin* 2014;25:177-185.

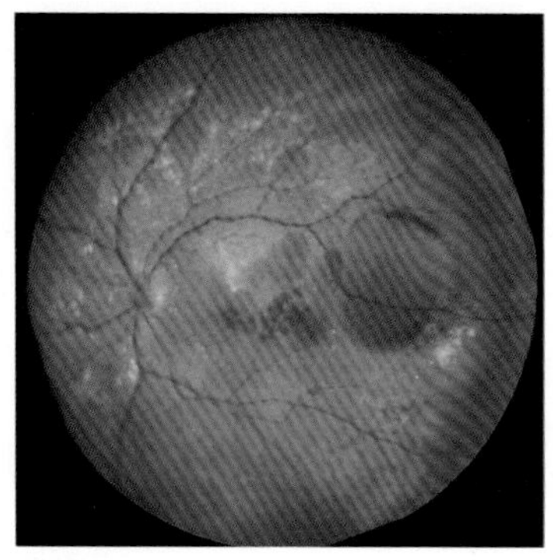

图11.7　左眼颞侧赤道部的周边渗出性出血性脉络膜视网膜病变,表现为特征性的出血性视网膜色素上皮脱离

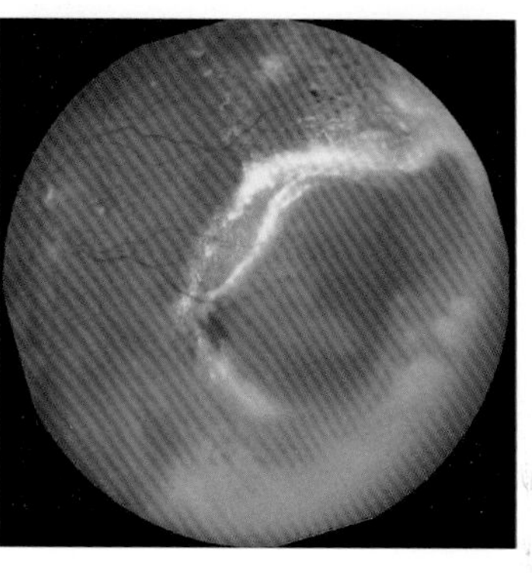

图11.8　颞侧赤道部的周边渗出性出血性脉络膜视网膜病变表现为视网膜浅层和深层出血以及黄色环状渗出

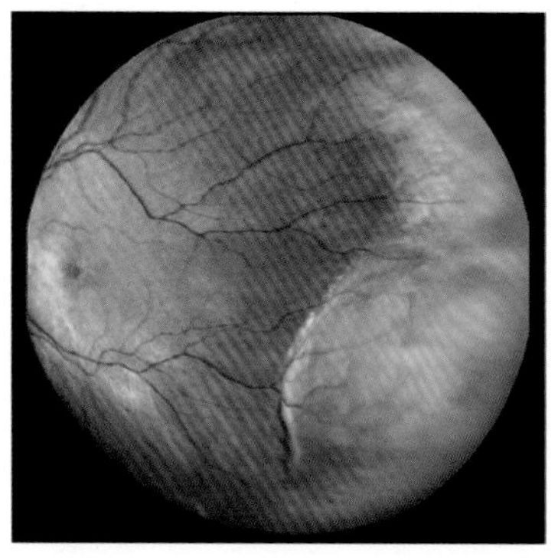

图11.9　位于左眼颞下方的周边渗出性出血性脉络膜视网膜病变,可见局限的大片视网膜下出血正在吸收中

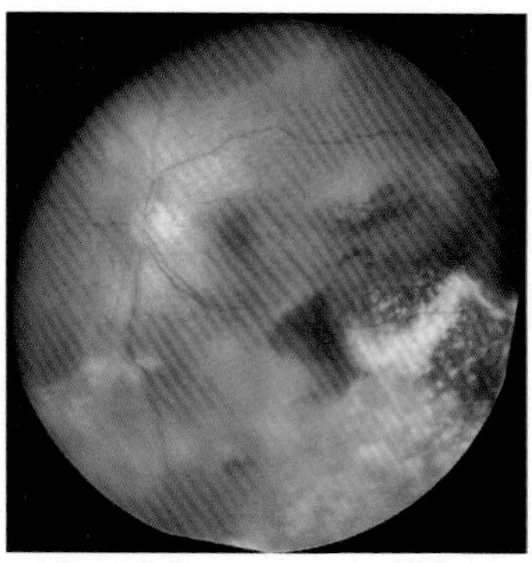

图11.10　左眼下方和颞侧的周边渗出性出血性脉络膜视网膜病变,可见大量出血、色素增殖、广泛渗出和黄斑颞侧视网膜色素上皮脱离的隆起

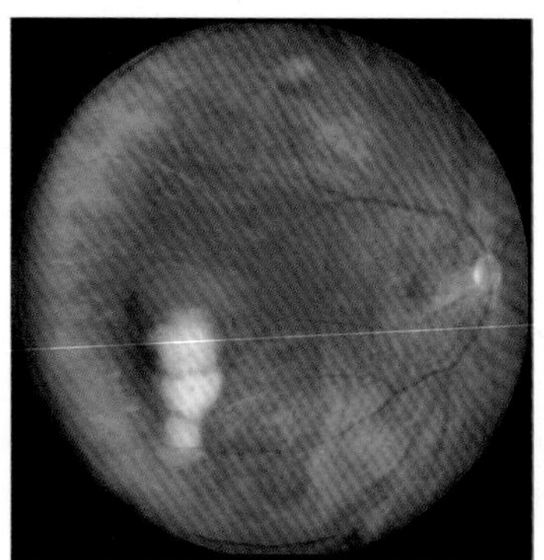

图11.11　右眼颞下象限周边渗出性出血性脉络膜视网膜病变,病灶处出血已完全吸收,残留不规则白色纤维瘢痕,其瘢痕并不像无色素性脉络膜黑色素瘤

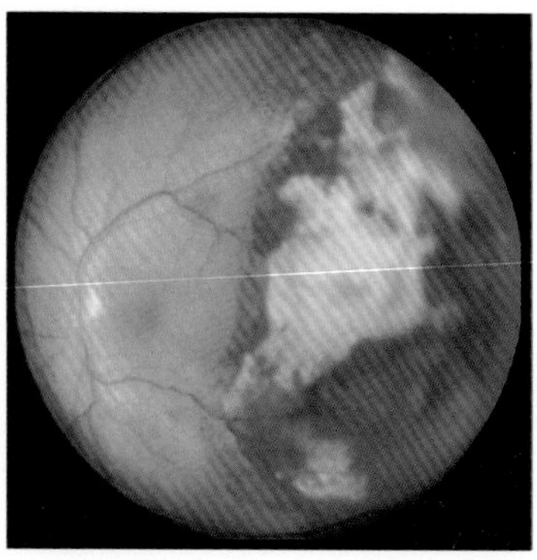

图11.12　左眼底颞侧可见大片纤维组织,及继发的视网膜色素上皮增殖

类似脉络膜黑色素瘤的周边渗出性出血性脉络膜视网膜病变

下面展示更多这类重要的假性黑色素瘤的病例。

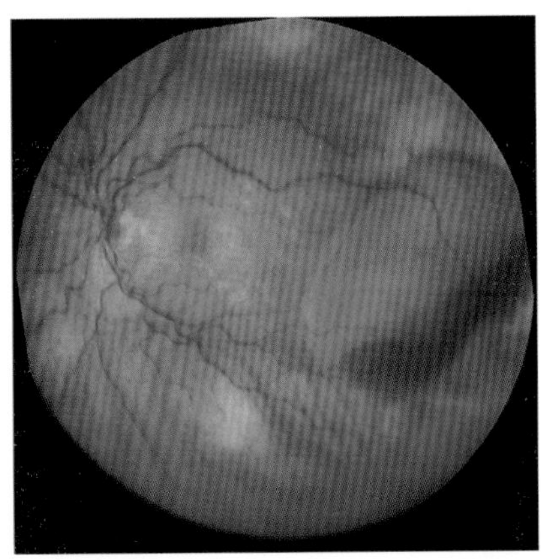

图 11.13　左眼颞侧可见大的浆液性和出血性混合的视网膜色素上皮脱离，注意在色素上皮脱离层下，浆血性液体位于上方，而新鲜出血位于其下方

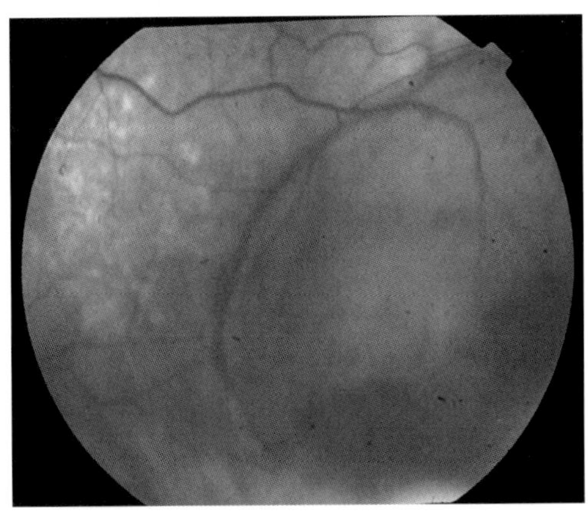

图 11.14　图 11.13 中病变的无赤光眼底像近观。注意病变与低色素性脉络膜黑色素瘤的相似性

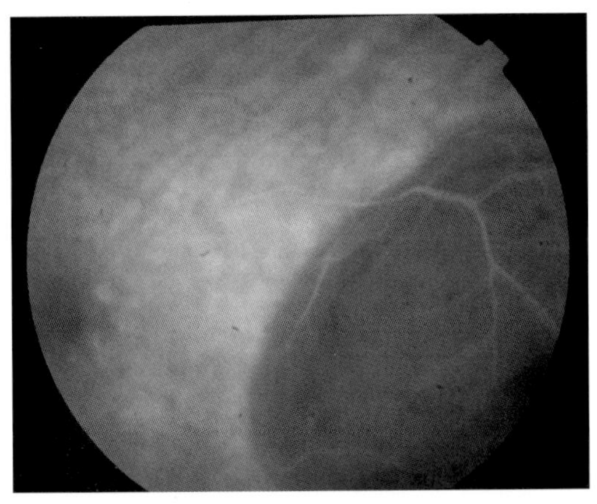

图 11.15　眼底荧光血管造影再循环期显示该病变呈现低荧光，而与它相反，低色素性脉络膜黑色素瘤应该会呈现高荧光

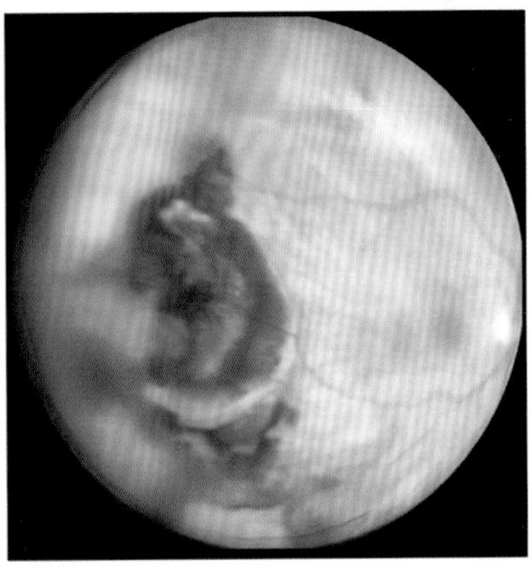

图 11.16　右眼颞侧近赤道部可见大片周边渗出性出血性脉络膜视网膜病变病灶

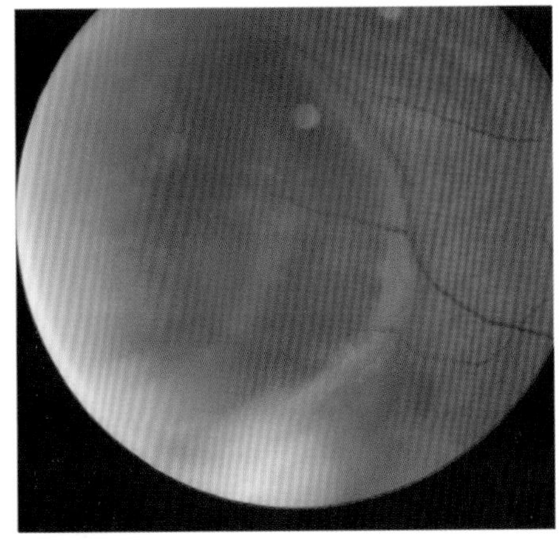

图 11.17　图 11.16 中病灶近观，注意其与穹顶状的睫状体脉络膜黑色素瘤非常类似

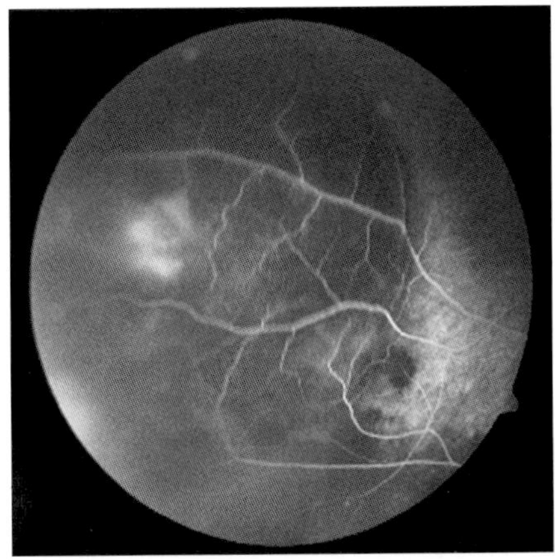

图 11.18　图 11.17 中病变的眼底荧光血管造影，静脉晚期该病变呈现低荧光，点状的高荧光应为导致出血的新生血管膜的一部分。与之相比，脉络膜黑色素瘤应该呈现出更广泛的高荧光

类似脉络膜黑色素瘤的视网膜大动脉瘤出血

视网膜大动脉瘤是一种常见的血管异常，常发生于系统性高血压患者。它可以表现为眼底的一个无并发症的孤立性病变，或者合并有渗出或出血。当它合并有出血时，常因表现为一个暗黑的视网膜病灶而易于与脉络膜黑色素瘤相混肴。

Shields JA, Mashayekhi A, Ra S, et al. Pseudomelanomas of the posterior uveal tract. The 2006 Taylor Smith Lecture. *Retina* 2005; 25: 767-771.

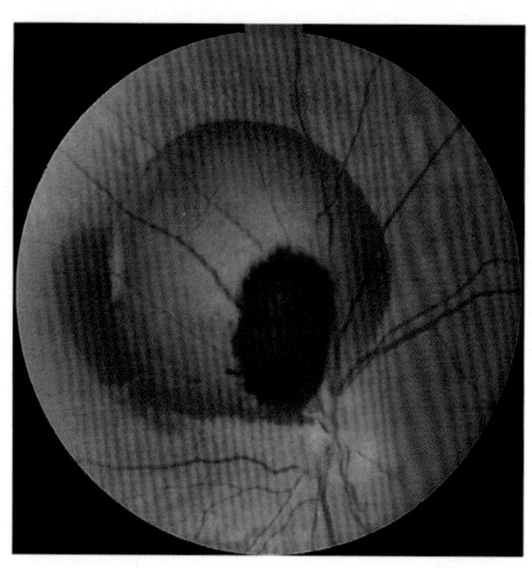

图 11.19 60 岁女性的视网膜下和视网膜前出血，很可能继发于视网膜大动脉瘤。她被诊断为蘑菇状脉络膜黑色素瘤而转诊

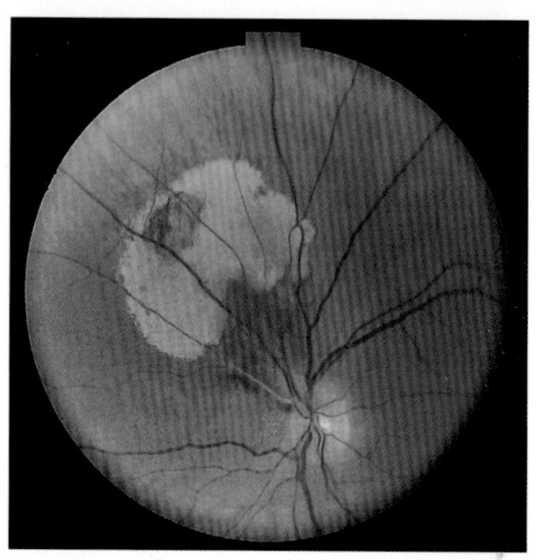

图 11.20 图 11.19 中所示病变 3 个月后，出血完全吸收。视网膜大动脉瘤已消退

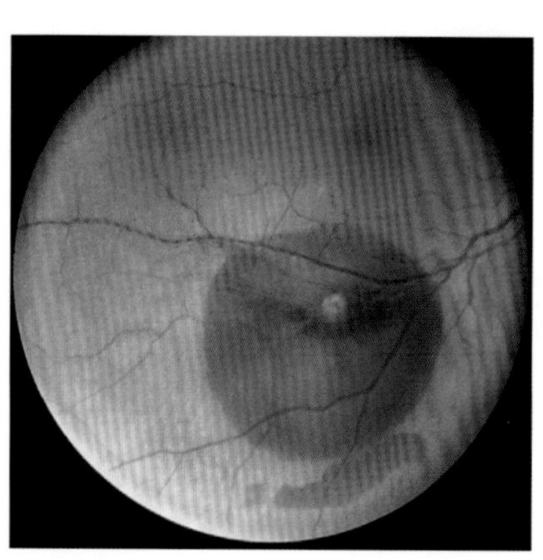

图 11.21 视网膜颞下支动脉大动脉瘤出血，形成一个暗黑血肿。血肿中浅色的部位是动脉瘤，不应误认为是脉络膜黑色素瘤突破了 Bruch 膜

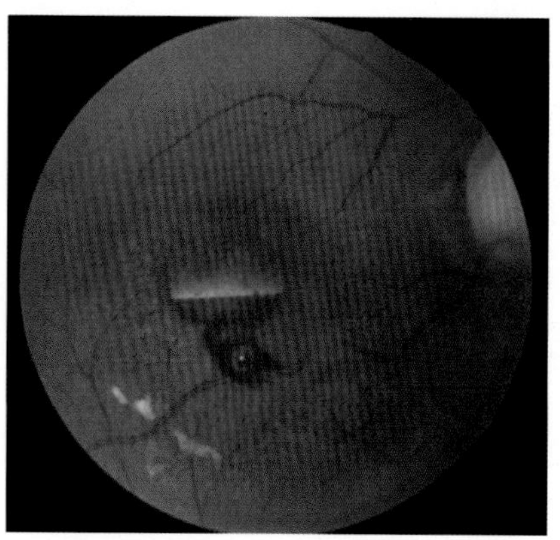

图 11.22 非典型的视网膜大动脉瘤引起视网膜出血并向上方进入中心凹区域。显然出血正在吸收，病灶内上方可见浆液而下方仍见致密出血。注意明显的大动脉瘤和颞下方的黄色渗出

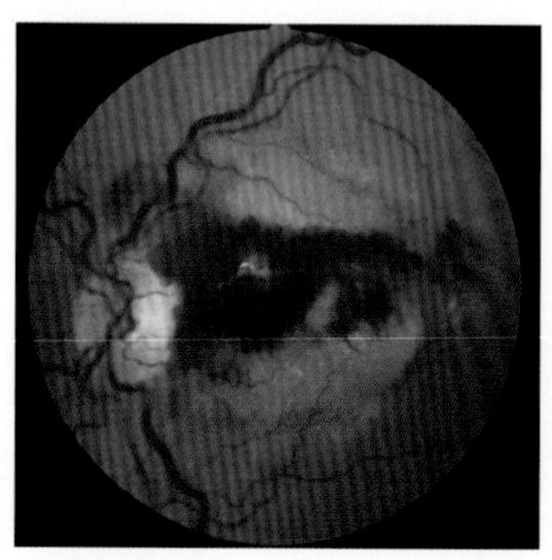

图 11.23 乳斑束的视网膜大动脉瘤，造成出血进入视网膜下、神经网膜层和玻璃体内

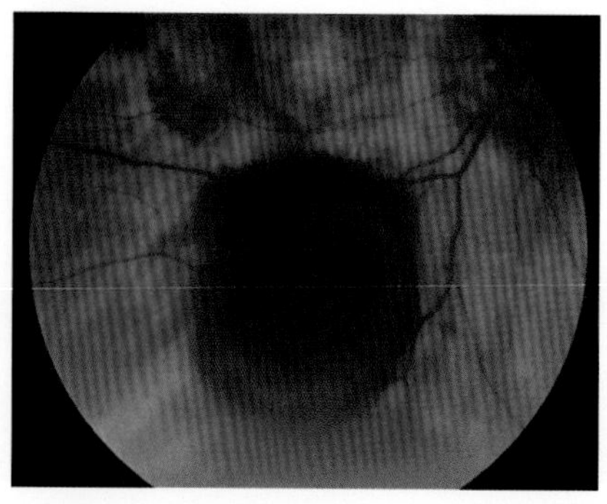

图 11.24 沿颞下血管弓分布的均匀一致的视网膜出血，推测系由出血内被遮蔽的大动脉瘤而引起的

类似脉络膜黑色素瘤的各种视网膜下和视网膜内出血

有些情况下，视网膜下或视网膜内可能出现无明确诱因的自发出血，使人考虑到色素性脉络膜黑色素瘤的诊断。致出血发生的可能原因包括隐匿的外伤、隐匿的脉络膜新生血管、眼球变形、咳嗽、高血压、使用阿司匹林或双香豆素等抗凝剂、以及 Valsalva 动作。这些出血会随着时间推移而吸收，留下典型的纤维瘢痕组织。

1. Shields CL, Manalac J, Das C, et al. Choroidal melanoma. Clinical features, classification, and top ten pseudomelanomas. *Curr Opin* 2014; 25:177-185.
2. Shields JA, Mashayekhi A, Ra S, et al. Pseudomelanomas of the posterior uveal tract. The 2006 Taylor Smith Lecture. *Retina* 2005;25: 767-771.

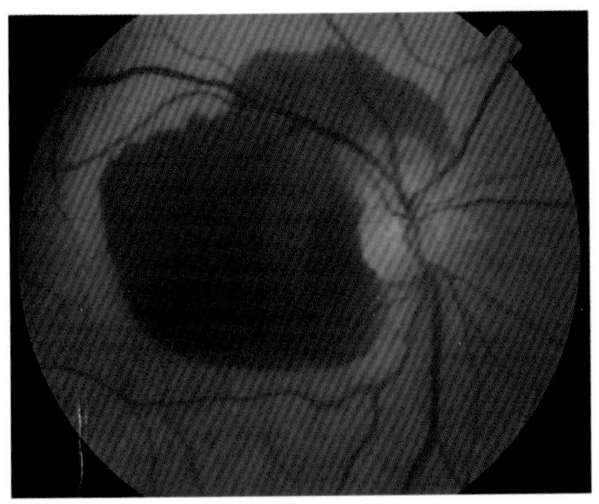

图 11.25　黄斑区视网膜前和视网膜下出血

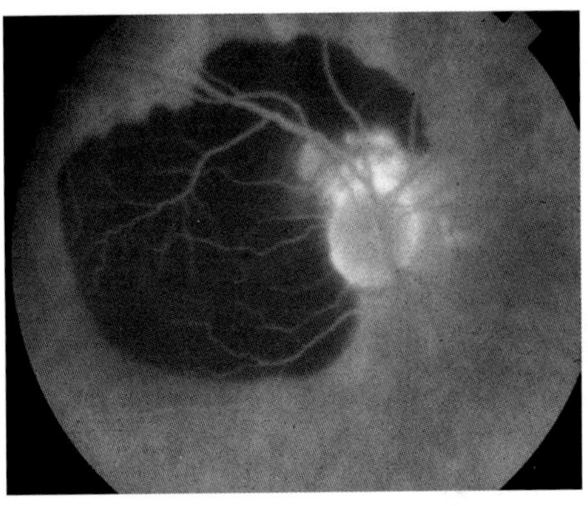

图 11.26　荧光血管造影显示图 11.25. 中病灶在再循环期呈现低荧光

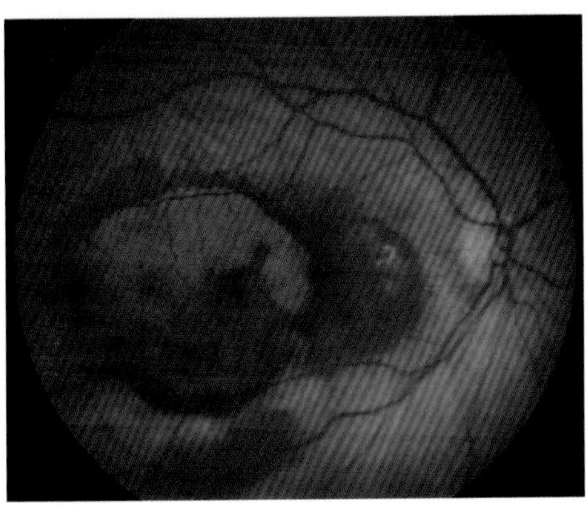

图 11.27　黄斑区致密的视网膜出血

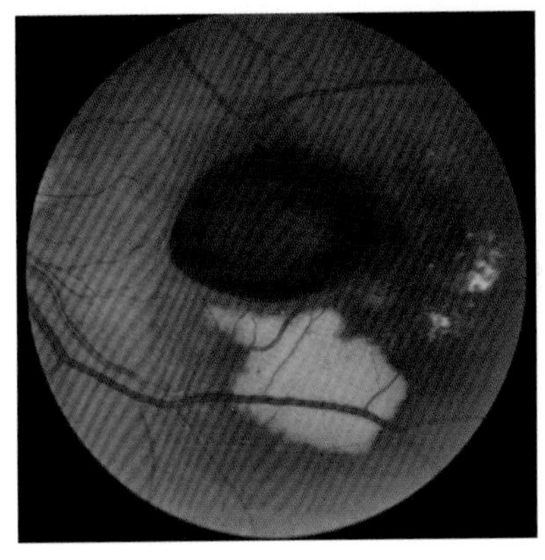

图 11.28　不明原因的黄斑区出血和渗出。未显示有脉络膜新生血管或视网膜大动脉瘤的征象

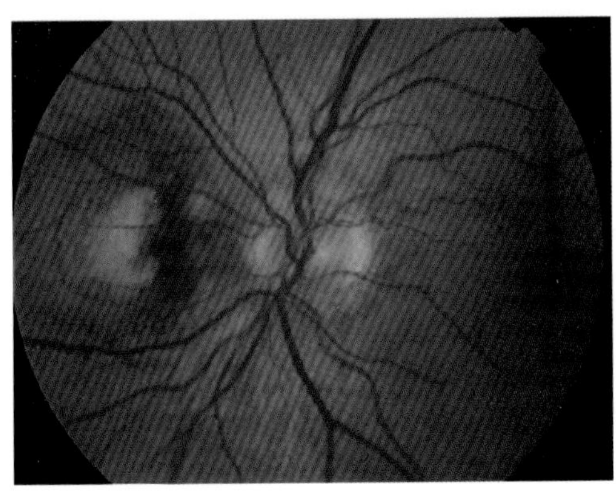

图 11.29　视盘鼻侧正在吸收的出血。虽然病因不确定，但可能与视盘深部的埋藏玻璃疣有关

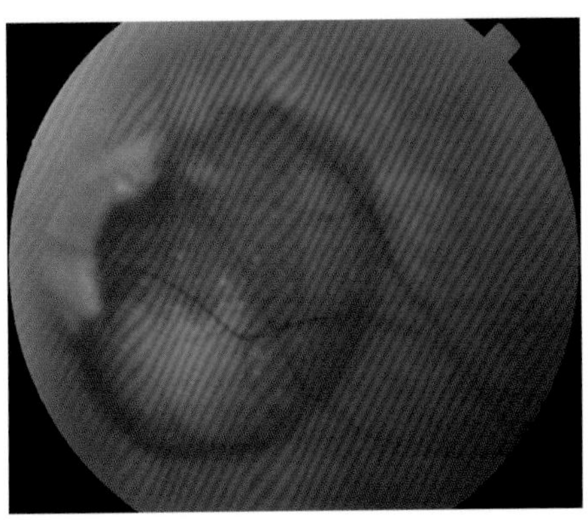

图 11.30　位于右眼黄斑颞上方的大片特发性视网膜下出血

年轻患者中见到的似脉络膜黑色素瘤和色素痣的脉络膜新生血管膜

有时,不会发生 ARMD 的年轻患者中可见到呈灰色的特发性脉络膜新生血管膜,促使医师转诊以排除小的脉络膜黑色素瘤或色素痣。以下为一些被转诊来排除早期脉络膜黑色素瘤的病例。

Shields JA, Mashayekhi A, Ra S, et al. Pseudomelanomas of the posterior uveal tract. The 2006 Taylor Smith Lecture. *Retina* 2005;25:767-771.

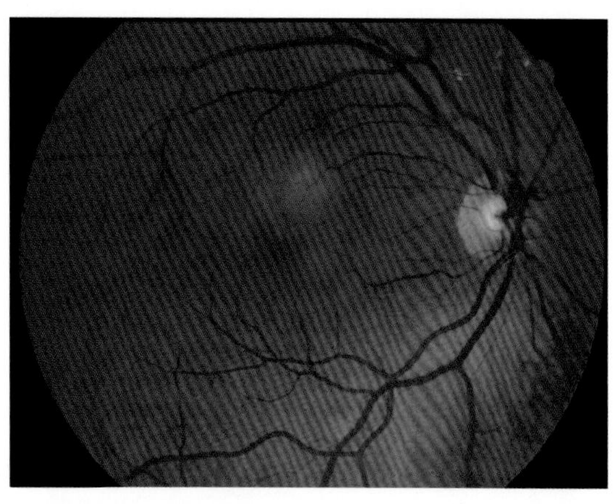

图 11.31　中心凹部位的灰色病变。患者因被怀疑为小的脉络膜黑色素瘤转诊而来

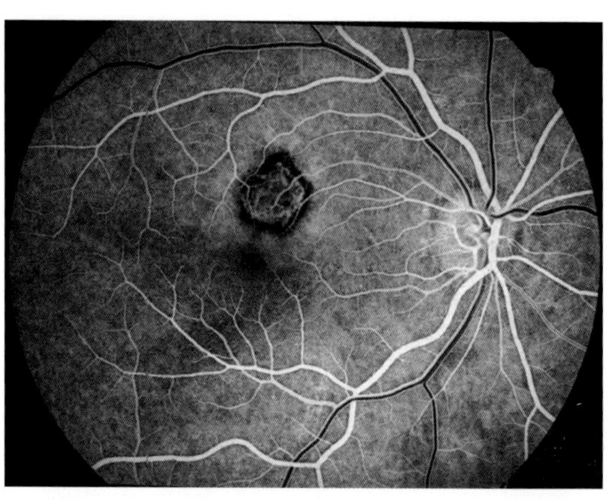

图 11.32　荧光血管造影显示静脉期图 11.31 中病变内可见网状高荧光

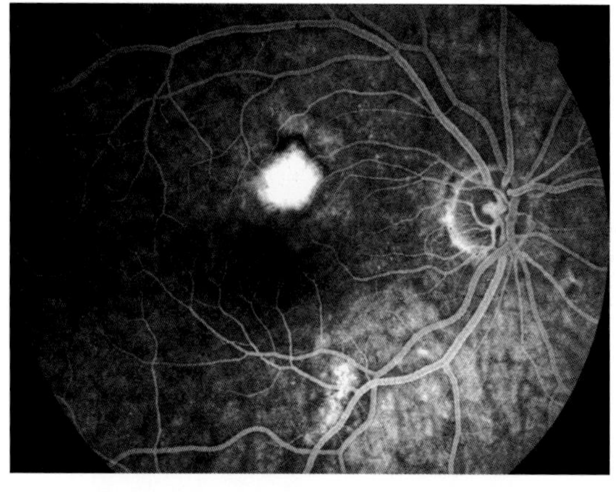

图 11.33　同一病变荧光血管造影晚期,病变内显示脉络膜新生血管特有的弥漫强高荧光

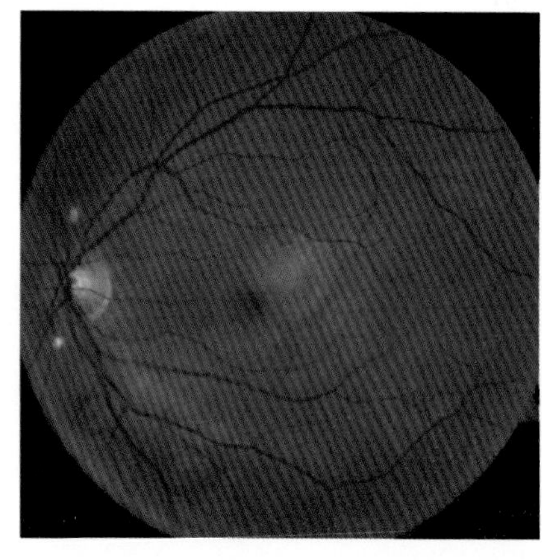

图 11.34　另一患者左眼紧邻中心凹的颞上方眼底可见一灰色病变

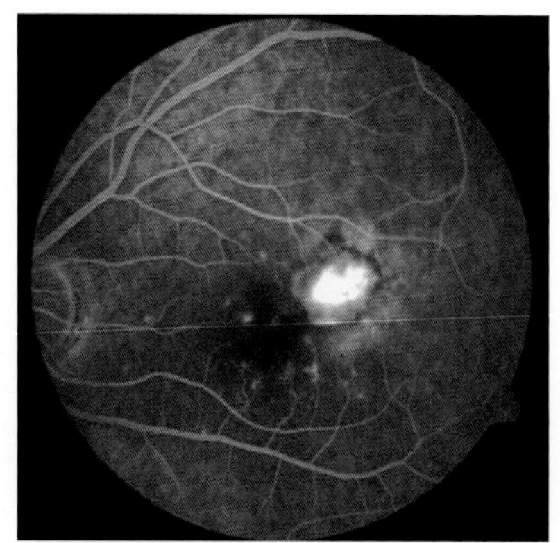

图 11.35　图 11.34 中病变荧光血管造影晚期,呈现符合脉络膜新生血管膜的高荧光

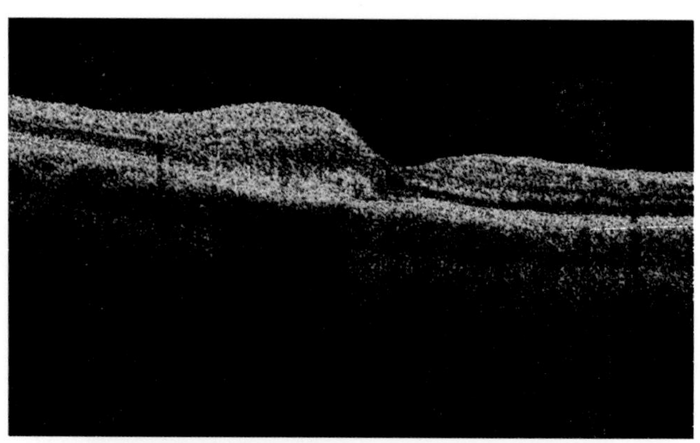

图 11.36　图 11.35 中病变部位的 OCT,注意中心凹旁强反射的视网膜深层病灶及视网膜早期囊样改变,符合脉络膜新生血管和早期视网膜囊样水肿的表现

类似脉络膜黑色素瘤的脉络膜出血

在白内障手术后或其他一些术中可能引起短暂眼内压下降的手术后，有时会出现局灶性脉络膜出血。这种出血在眼底镜下的表现可以与脉络膜黑色素瘤非常相似。但与脉络膜黑色素瘤不同的是出血性病灶在荧光血管造影时呈现相对低荧光，而且几周后病变会自行吸收。

1. Fung AT, Fulco EM, Shields CL, et al. Choroidal hemorrhage simulating choroidal melanoma. *Retina* 2013;33:1726-1728.
2. Morgan CM, Gragoudas ES. Limited choroidal hemorrhage mistaken for a choroidal melanoma. *Ophthalmology* 1987;94:41-46.

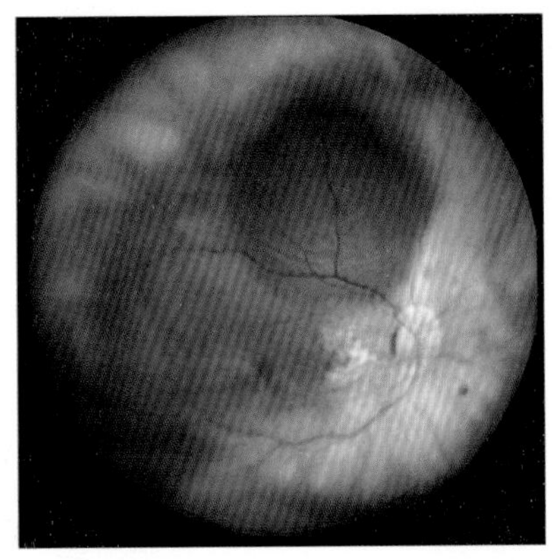

图 11.37　右眼视盘上方局灶性脉络膜出血的广角眼底成像，与脉络膜黑色素瘤非常相似

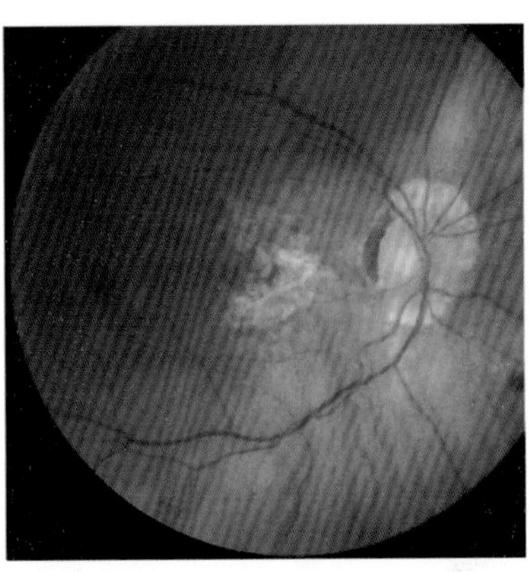

图 11.38　近观图 11.37 中病灶的后缘。该患者有与出血病灶无关的萎缩性年龄相关性黄斑变性病灶

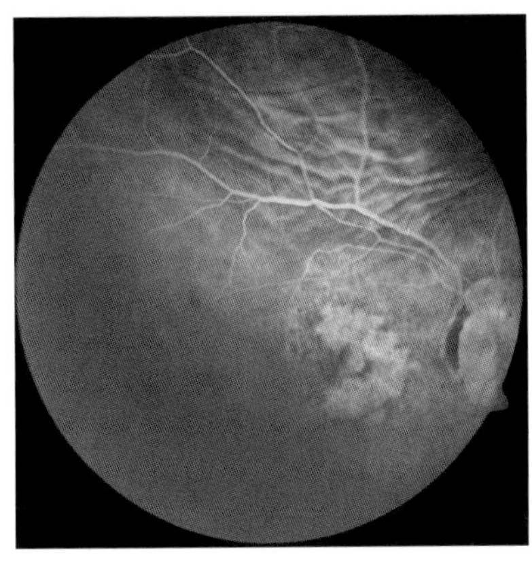

图 11.39　同一病变，在荧光血管造影再循环期，可见在脉络膜血肿中常见的高荧光、同心圆样排列的脉络膜皱褶

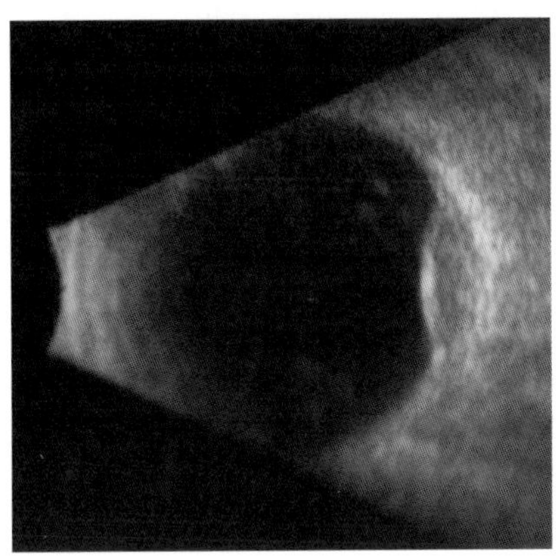

图 11.40　同一病变 B 超图像，呈中等内回声的穹顶状脉络膜病灶，非常像脉络膜黑色素瘤

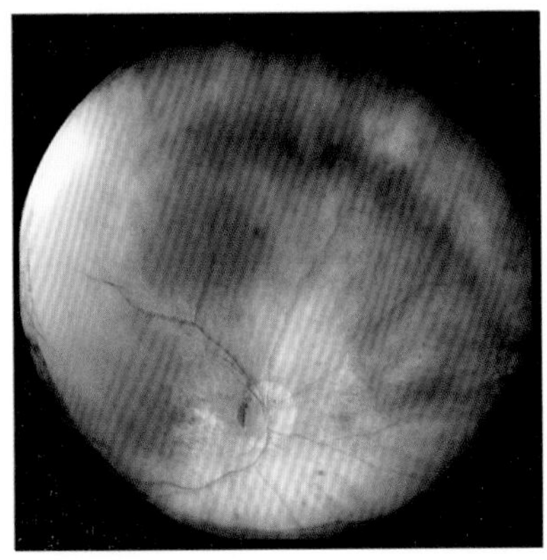

图 11.41　图 11.37 所示病变 2 个月后的广角眼底成像，注意与图 11.37 相比病灶明显吸收消退

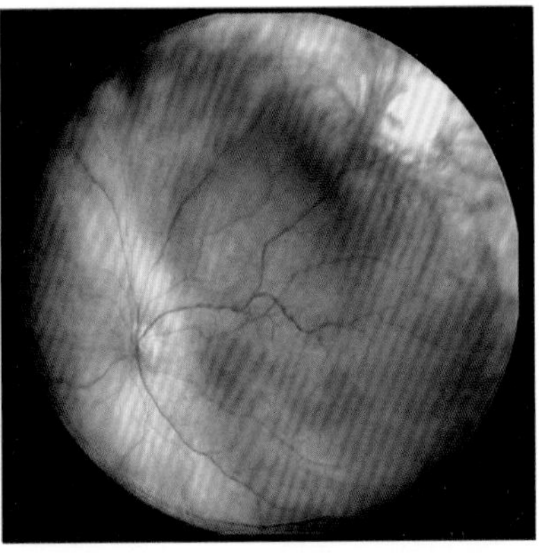

图 11.42　另一例白内障术后局灶性脉络膜出血的患者的广角眼底像，表现出与前例患者相似的病灶吸收过程。两例患者的 B 超随访均显示病灶处完全平伏，符合出血吸收的表现

类似脉络膜黑色素瘤的涡静脉曲张

涡静脉曲张是一种有趣的现象：当患者注视某一方位时，眼底某些象限的涡静脉会明显扩张呈结节状隆起，而当患者转向另一方位注视时，结节状隆起会消失变平，就像动脉瘤的潮汐回缩一样。出现涡静脉曲张膨胀的原因被认为是由于上斜肌或下斜肌的运动阻碍了部分静脉回流所致。结节状的膨胀与脉络膜黑色素瘤相似(16)。小的涡静脉曲张在常规眼底检查时很常见，但因为不明显，并不常被当做脉络膜黑色素瘤转诊。

Gunduz K, Shields CL, Shields JA. Varix of vortex vein simulating choroidal melanoma. Report of four cases. *Retina* 1998;18:343-347.

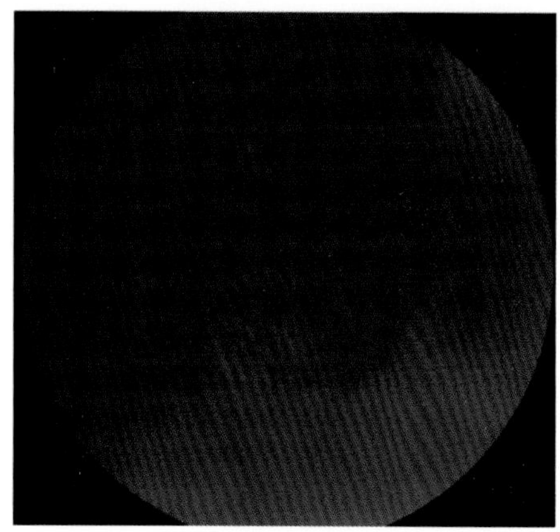

图 11.43　原位注视时眼底正常。注意静脉分支处

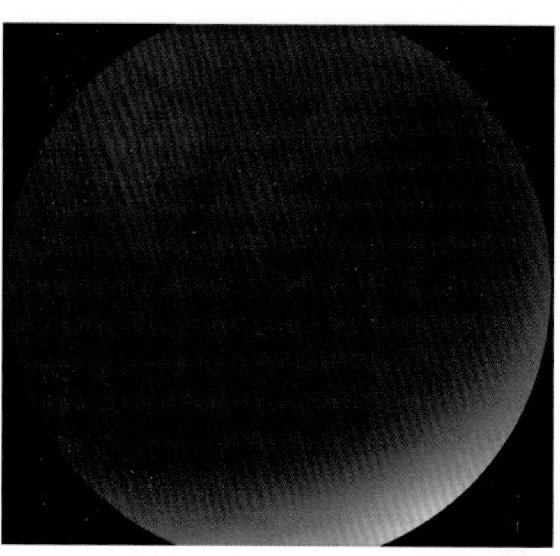

图 11.44　向下注视时，涡静脉壶腹因充满血液而隆起，正好位于静脉分支的下面

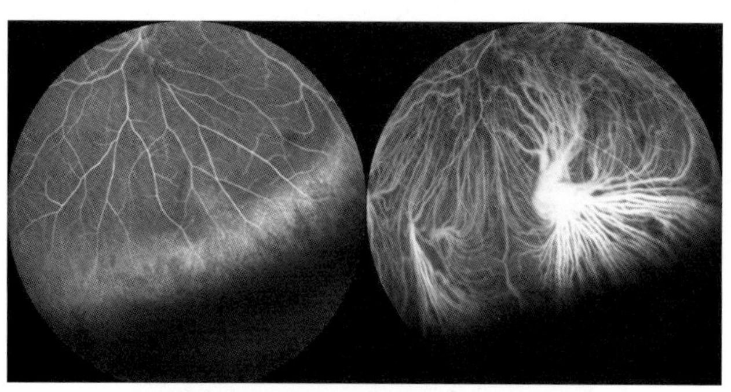

图 11.45　荧光血管造影(左图)显示正常，但吲哚菁绿造影(右图)显示涡静脉壶腹内充盈的血液

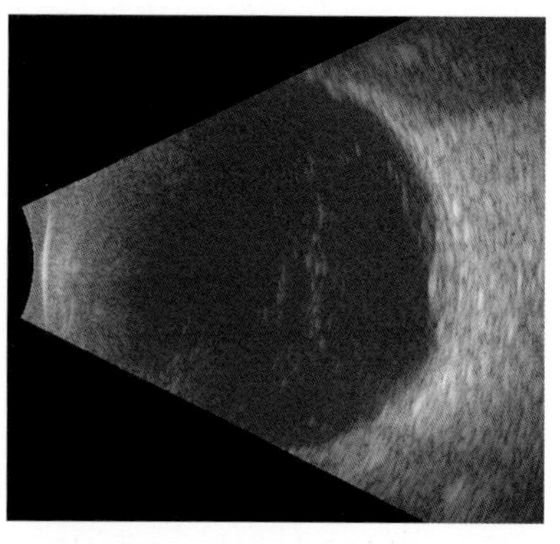

图 11.46　B 超显示隆起肿块，被怀疑为脉络膜黑色素瘤转诊而来，但最终被证实为涡静脉曲张

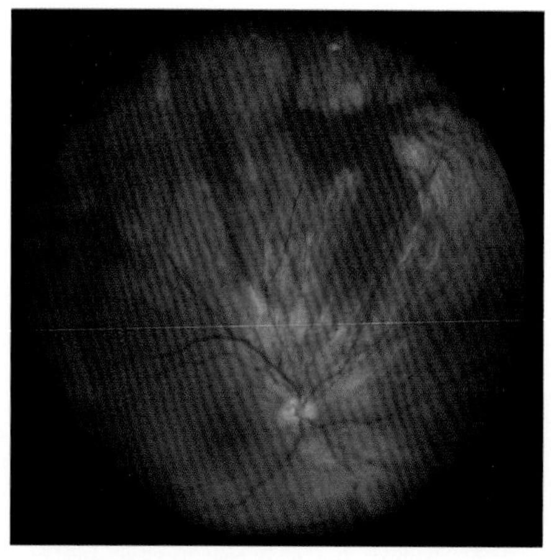

图 11.47　另一例患者在向上注视时出现暗色隆起的病灶，其边缘不规则，与涡静脉壶腹的形态一致

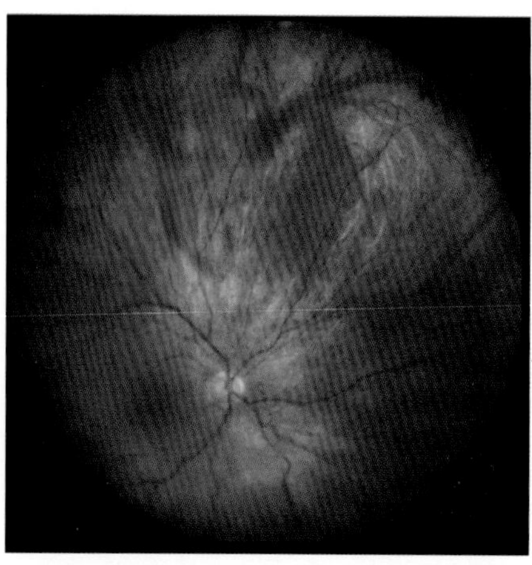

图 11.48　患者向前注视时，图 11.47 中隆起病灶消失。涡静脉仍可见，但隆起的血管曲张处已变平

类似脉络膜黑色素瘤的结节性后巩膜炎

结节性后巩膜炎可以表现为一个看起来位于脉络膜内的肿块，因此非常类似眼内肿瘤尤其是无色素性脉络膜黑色素瘤。与脉络膜黑色素瘤不同的是它通常呈无色素性并常见脉络膜皱褶。下图所示是一个巨大的后巩膜炎病例，经激素治疗后病变无消褪，且经过近 20 年的随访，病变有非常缓慢的增大。然而大部分的结节状后巩膜炎病灶较小且对激素治疗有一定的反应。

1. Arevalo JF, Shields CL, Shields JA. Giant nodular posterior scleritis simulating choroidal melanoma and birdshot retinochoroidopathy. *Ophthalmic Surg Lasers Imaging* 2003;34:403-405.
2. Demirci H, Shields CL, Honavar SG, et al. Long-term follow-up of giant nodular posterior scleritis simulating choroidal melanoma. *Arch Ophthalmol* 2000;118:1290-1292.

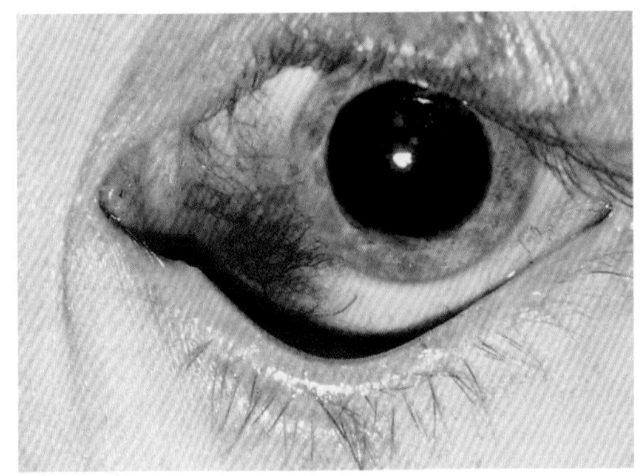

图 11.49　30 岁女性，鼻下方眼球表面充血

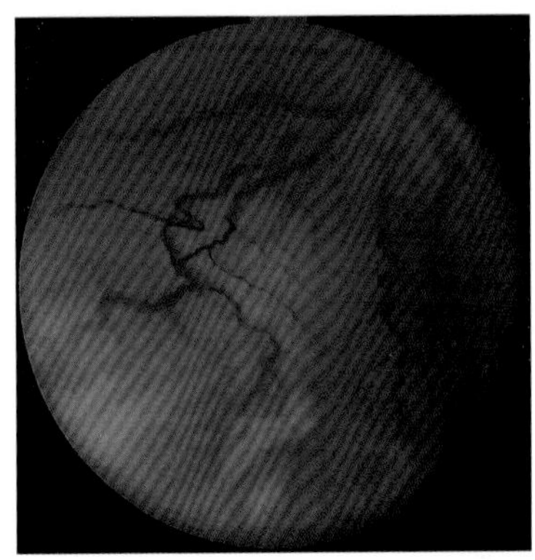

图 11.50　眼底像显示鼻下方可见一无色素性肿块

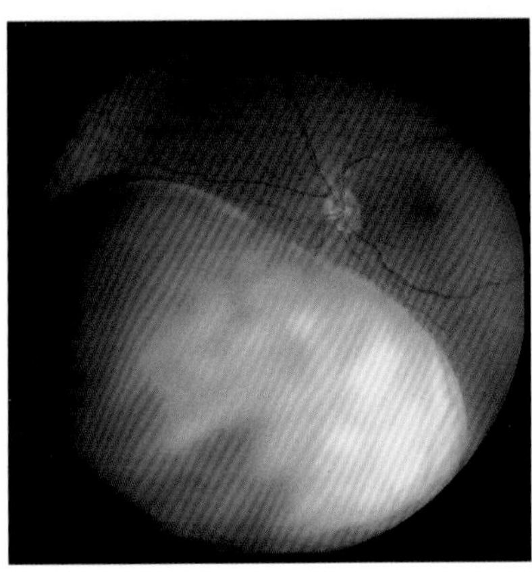

图 11.51　广角眼底像显示鼻下方病变的全貌

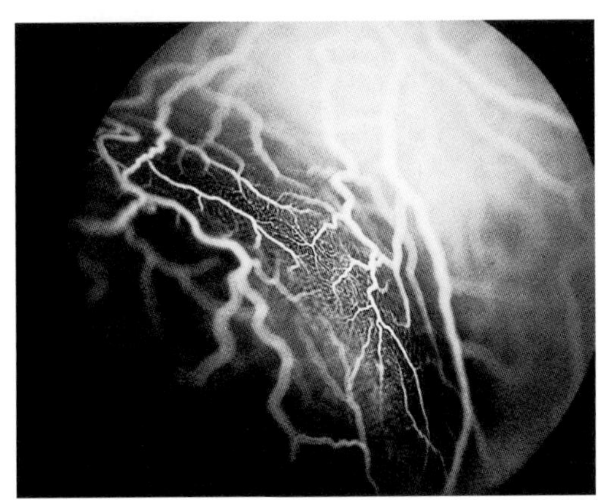

图 11.52　荧光血管造影静脉充盈期，肿物呈现低荧光，晚期有轻微高荧光

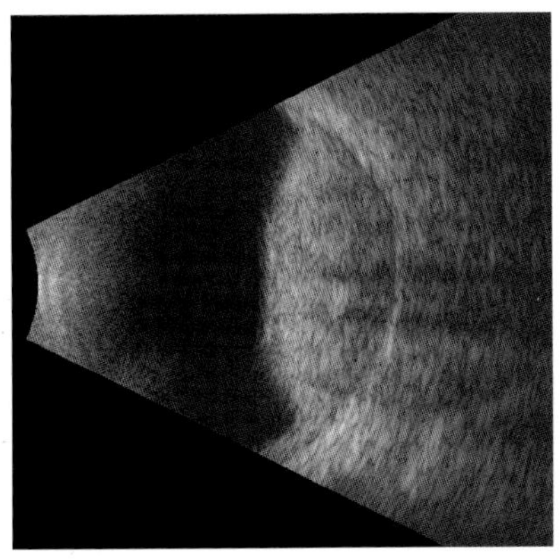

图 11.53　B 超显示继发于巩膜增厚的、内回声较高的肿块

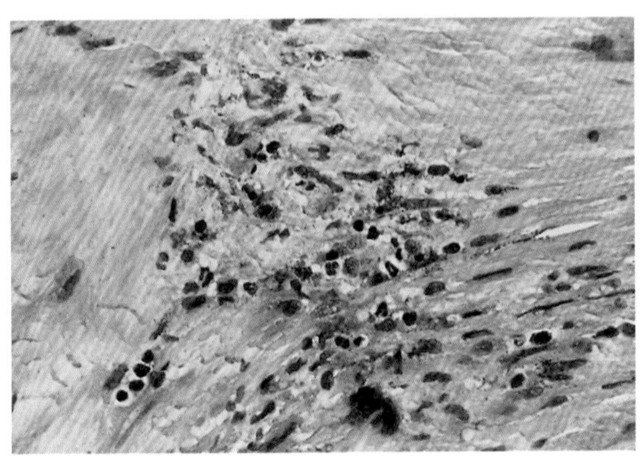

图 11.54　该患者行巩膜活检后的组织病理，显示在巩膜胶原中可见慢性炎症细胞。（苏木精-伊红染色×100）

类似脉络膜黑色素瘤的脉络膜渗漏

脉络膜渗漏综合征是一种独特的疾病。它以睫状体和周边脉络膜的浆液性脱离隆起为特征，常合并有轻度炎症。临床上有时会将它与累及睫状体和周边脉络膜的环状黑色素瘤相混淆。与大多数黑色素瘤不同的是，它可呈多叶状隆起，并且在巩膜透照试验时可透光。大部分病例中病因不明。有些病例有远视或表现为小眼球。

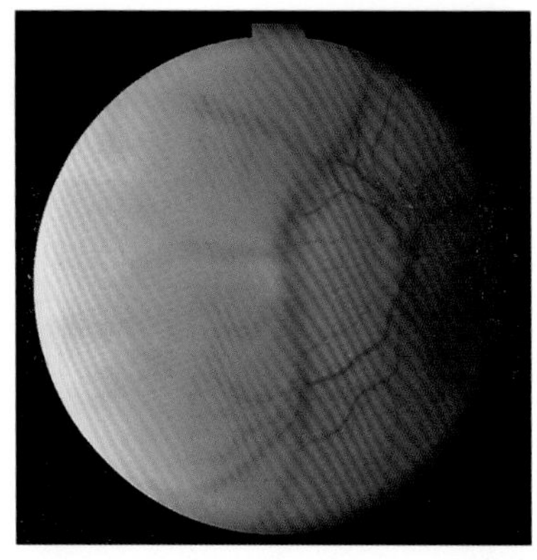

图 11.55 特发性脉络膜渗漏综合征的 69 岁男性患者的周边脉络膜脱离，患者同时合并有向后极部延伸的非孔源性视网膜脱离

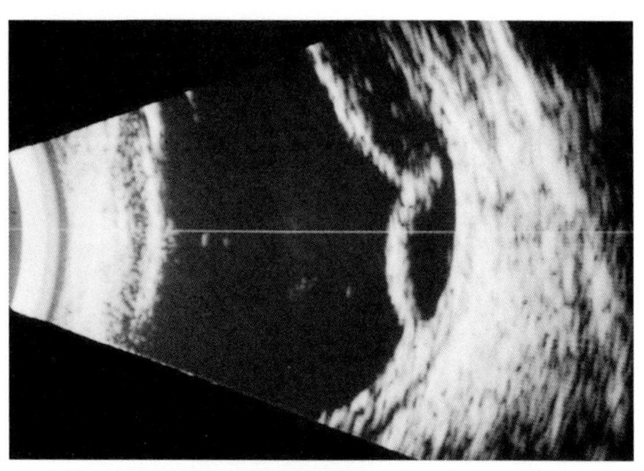

图 11.56 特发性脉络膜渗漏综合征患者的 B 超显示有典型的脉络膜脱离征象

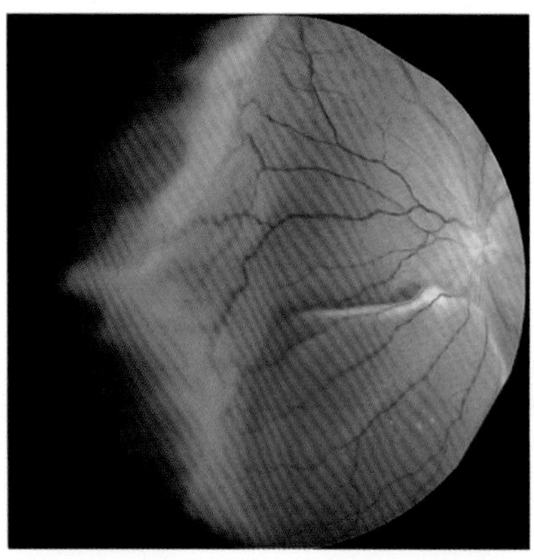

图 11.57 特发性脉络膜渗漏综合征患者的广角眼底像显示位于鼻侧的双叶状睫状体脉络膜脱离及位于下方的浆液性视网膜脱离。圆齿状区域是锯齿缘，在未做巩膜顶压的情况下窥见

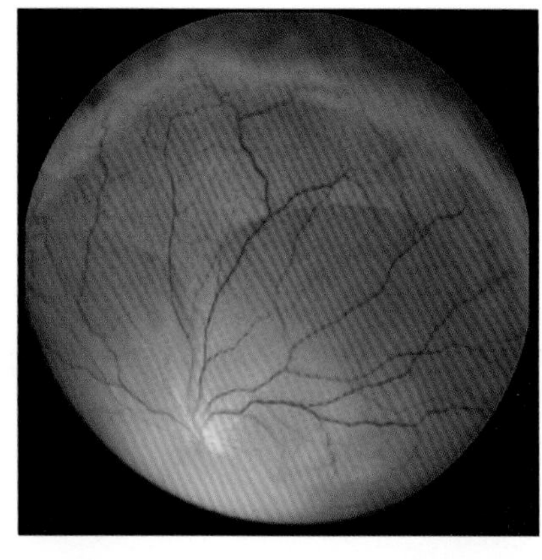

图 11.58 图 11.57 中患者的眼底上方也可见睫状体脉络膜渗漏和延伸到血管弓上方的浆液性视网膜脱离。可见上方锯齿缘

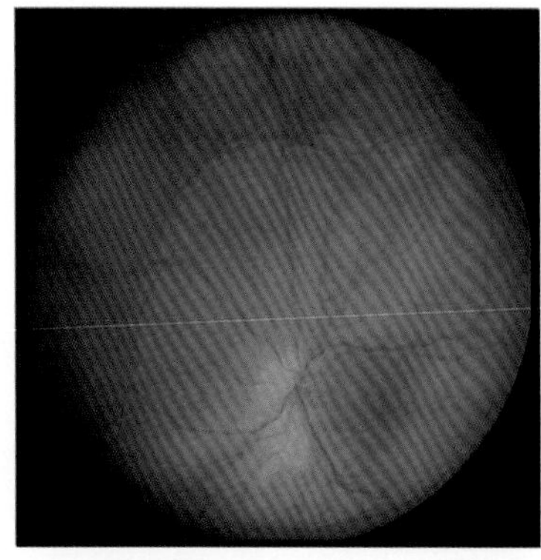

图 11.59 另一位脉络膜渗漏综合征患者的左眼广角眼底像。鼻侧及上方可见暗色的多叶状的脉络膜和睫状体脱离，很像一个环状黑色素瘤

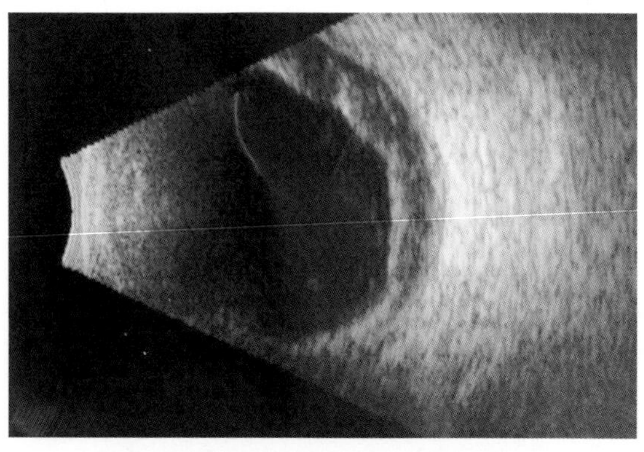

图 11.60 图 11.59 中患者的 B 超显示弥漫的、低回声的脉络膜隆起

类似脉络膜黑色素瘤的脉络膜肉芽肿(结节病和结核病)

脉络膜炎性肉芽肿可以表现为眼底的局灶性肿块,有时非常像一个无色素性脉络膜黑色素瘤。许多病例是特发性的,但有些病例可能证实由特定病因,如结节病或结核病引起。

Shields JA, Shields CL, Demirci H, et al. Solitary idiopathic choroiditis. Richard B. Weaver Lecture. *Arch Ophthalmol* 2002;120:311-319.

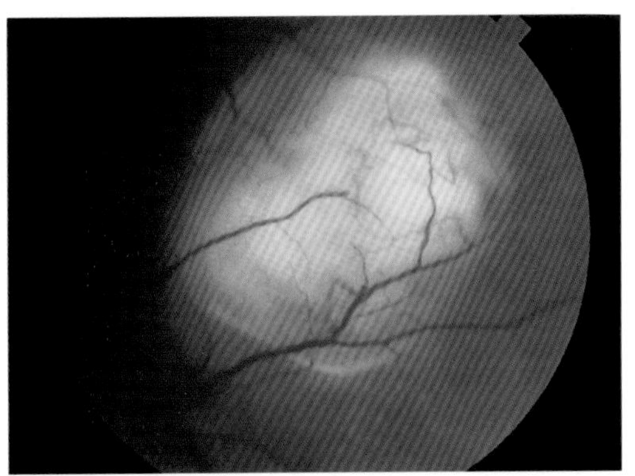

图 11.61　30 岁男性患者中较大的肉芽肿,且被认为是为结节病性的脉络膜肉芽肿

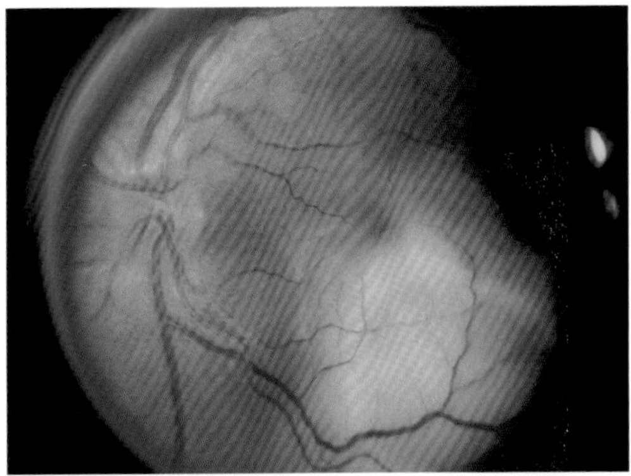

图 11.62　继发于结节病的后部脉络膜肉芽肿

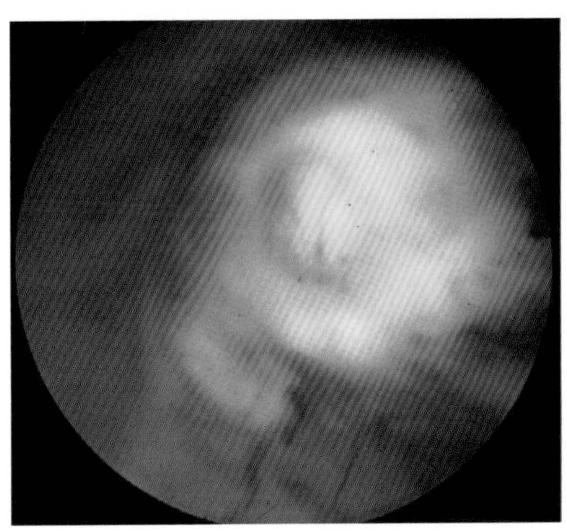

图 11.63　25 岁非洲裔男性患者眼底可见一黄色脉络膜视网膜肿块。此眼底像拍摄后两周,该患眼因失明和眼痛而被摘除

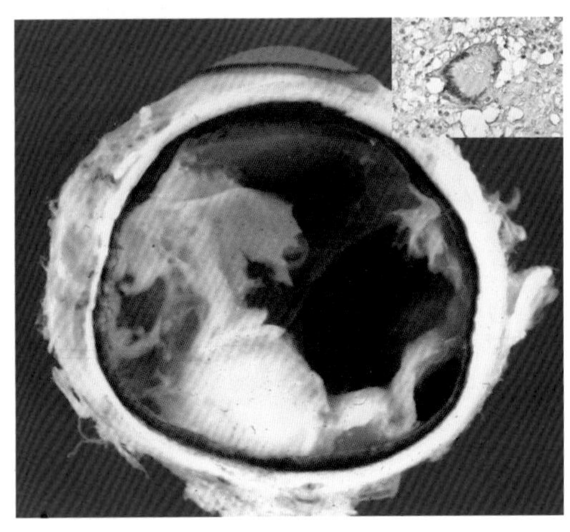

图 11.64　图 11.63 所示患者摘除的眼球病理,眼球剖面的大体照片显示眼内一穹顶状白色肿块。右上角插图中可见朗汉斯巨细胞,抗酸染色证实了结核性肉芽肿的诊断

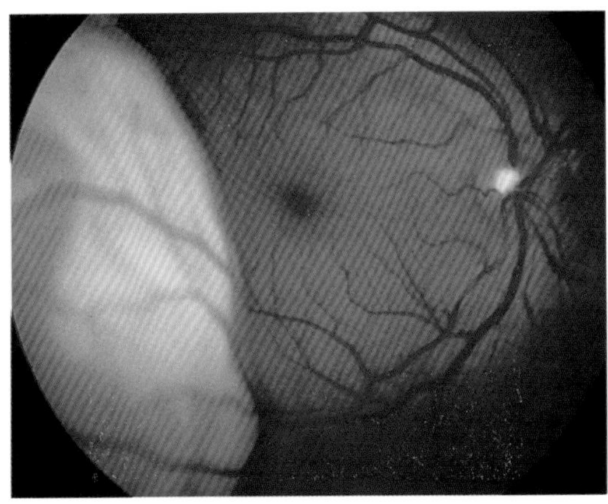

图 11.65　累及右眼颞侧眼底的无色素性脉络膜肿块。尽管考虑有肿瘤的可能,但全身检查确诊为结核病。(由 A. Verbeek 医师提供)

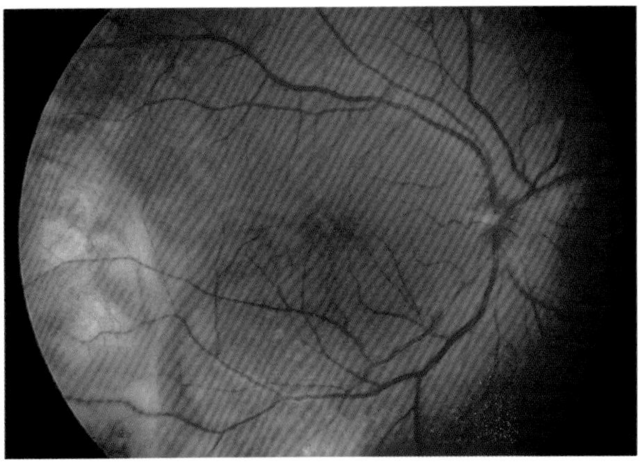

图 11.66　抗结核治疗后,图 11.65 中病灶的外观,显示病变消退良好。(由 A. Verbeek 医师提供)

● 类似无色素性脉络膜黑色素瘤的孤立性特发性脉络膜肉芽肿

我们选择用“孤立性特发性脉络膜肉芽肿”一词来描述那些经过标准的全身和实验室检查找不到明确特异性致病原因、而临床拟诊断为脉络膜肉芽肿的单个黄白色脉络膜病变。因病灶外观很像太阳,它也被称为“太阳状(helioid)脉络膜炎”。我们已报道了60例此病患者,他们因被怀疑为无色素性脉络膜黑色素瘤、转移癌或其他眼内肿瘤而被转诊。推测此病变是由过去曾经活动的肉芽肿转为静止而形成。

1. Hong PH, Jampol LM, Dodwell DG, et al. Unifocal helioid choroiditis. *Arch Ophthalmol* 1997;115:1007-1013.
2. Shields JA, Shields CL, Demirci H, et al. Solitary idiopathic choroiditis. Richard B. Weaver Lecture. *Arch Ophthalmol* 2002;120:311-319.

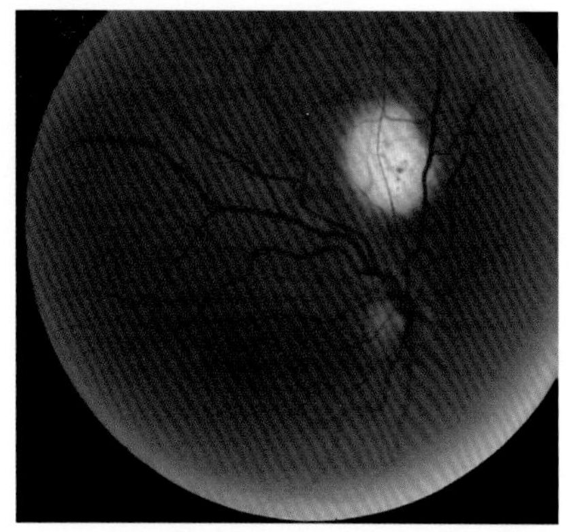

图 11.67 视盘上方的孤立性特发性脉络膜炎

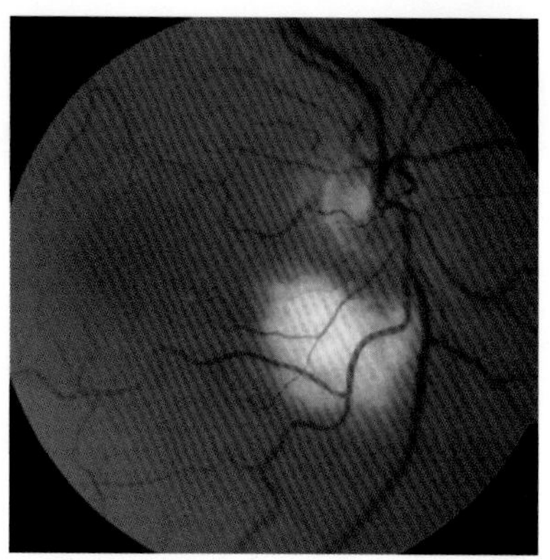

图 11.68 视盘下方的孤立性特发性脉络膜炎

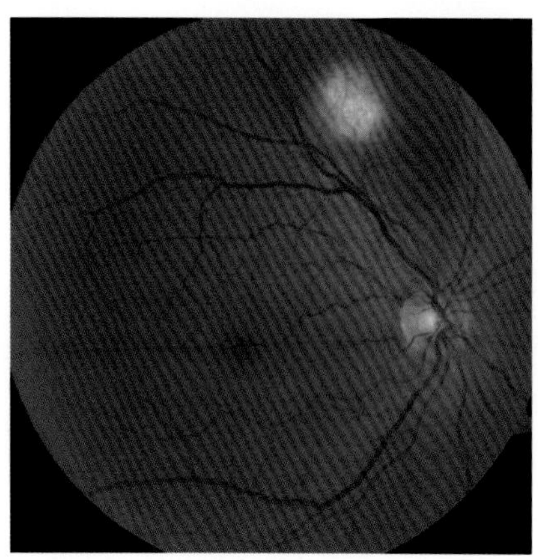

图 11.69 右眼底上方的孤立性特发性脉络膜炎。注意病灶周围环绕的红色晕环,是此病常见的表现

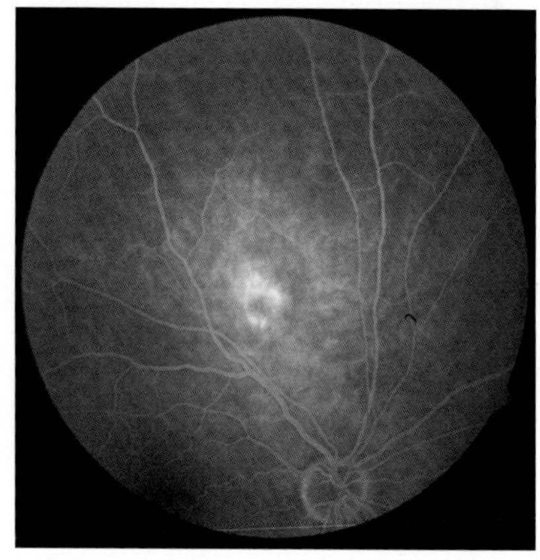

图 11.70 图 11.69 中病变的荧光血管造影晚期像显示病灶呈现高荧光

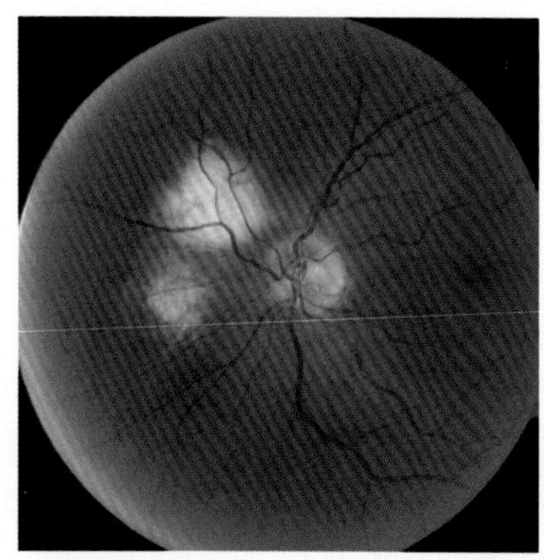

图 11.71 视盘鼻上方的孤立性特发性脉络膜炎。黄白色病灶下方的浅色区域很可能是视网膜色素上皮萎缩斑,继发于炎症活动期时曾产生的视网膜下液

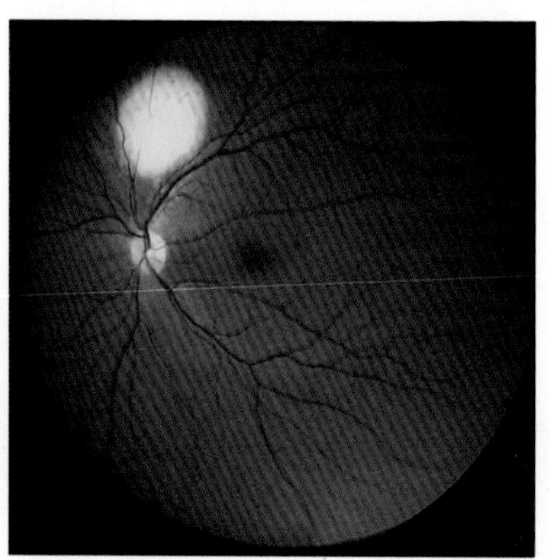

图 11.72 位于左眼视盘上方的亮黄色的孤立性特发性脉络膜炎

似脉络膜黑色素瘤的孤立性感染性眼底病变

偶尔，由细菌或真菌引起的局灶性感染性眼底病变看起来很像肿瘤。有时可通过细针穿刺活检来明确诊断。

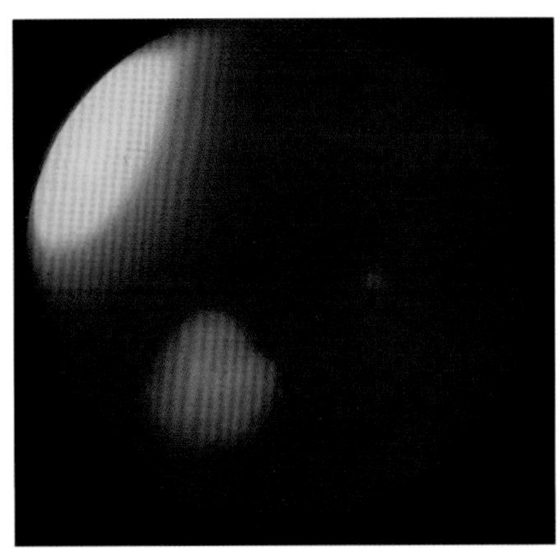

图 11.73　老年男性患者周边眼底的黄色肿块样病变，他因长期使用糖皮质激素治疗关节炎而处于免疫抑制状态

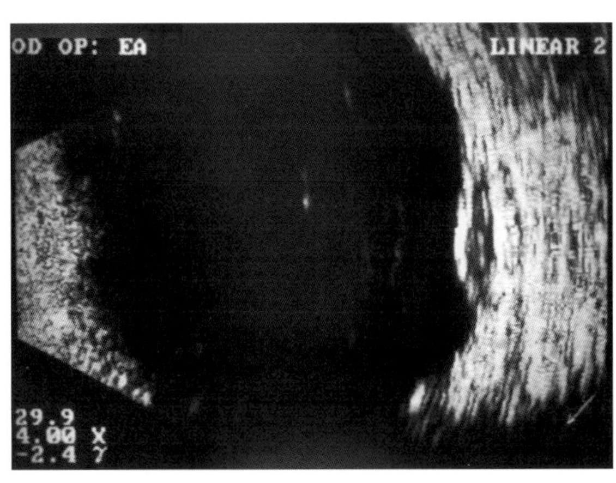

图 11.74　B 超显示图 11.73. 中病变内部呈挖空样，类似脉络膜黑色素瘤的表现

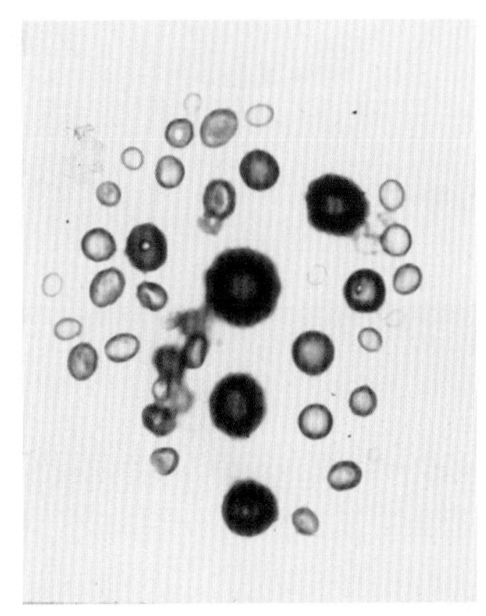

图 11.75　对图 11.73 中病变做细针穿刺活检后的细胞病理检查符合新型隐球菌的出芽酵母

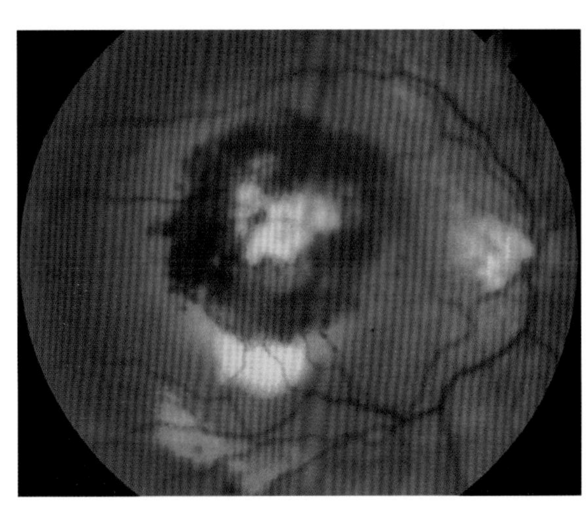

图 11.76　成年男性患者黄斑区的黄色出血性肿块

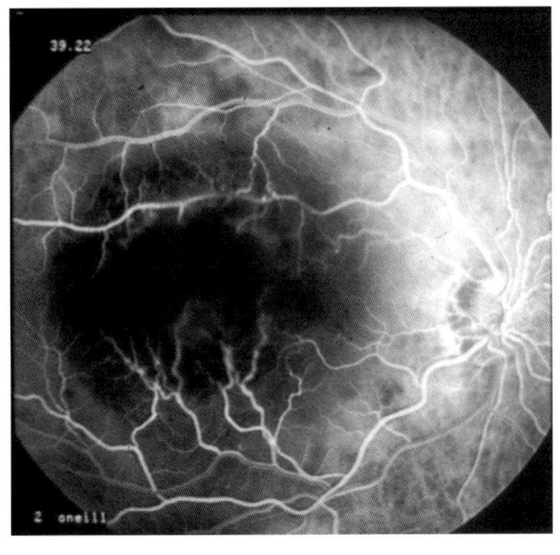

图 11.77　图 11.76. 中病变的荧光血管造影早期像

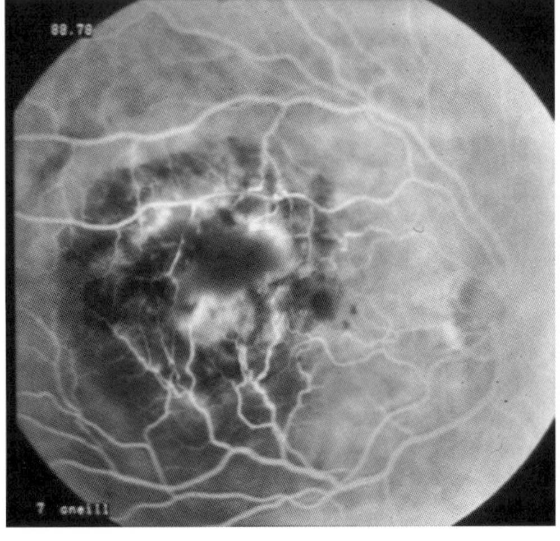

图 11.78　同一病变的荧光血管造影晚期像。细针穿刺活检证实为诺卡菌病

双侧弥漫性葡萄膜黑色素细胞增生症:临床变异

双侧弥漫性葡萄膜黑色素细胞增生症(bilateral diffuse uvealmelanocytic proliferation,BDUMP)是一种独特的副肿瘤综合征,患者常伴有全身恶性肿瘤,尤其常见卵巢癌、小细胞肺癌和其他一些肿瘤。平均诊断年龄是63岁。不像真正的脉络膜黑色素瘤,此病患者通常表现为双眼弥漫性、不规则的葡萄膜增厚,可在整个脉络膜上、有时包括睫状体和虹膜上看到多发、大小不一的色素病灶。临床、荧光血管造影及自发荧光检查均可见视网膜色素上皮破坏及典型斑驳状表现,因此有时被称为"长颈鹿样"眼底。患眼常合并有轻度炎症,迅速出现及进展的白内障。病因不明,激素及放射治疗均无效。最近的研究发现血浆置换法有一定疗效。下面描述一例患有卵巢癌的66岁BDUMP女性患者的眼部表现。

Rahimy E, Coffee RE, McCannel TA. Bilateral diffuse uveal melanocytic proliferation as a precursor to multiple systemic malignancies. *Semin Ophthalmol* 2013; [Epub ahead of print].

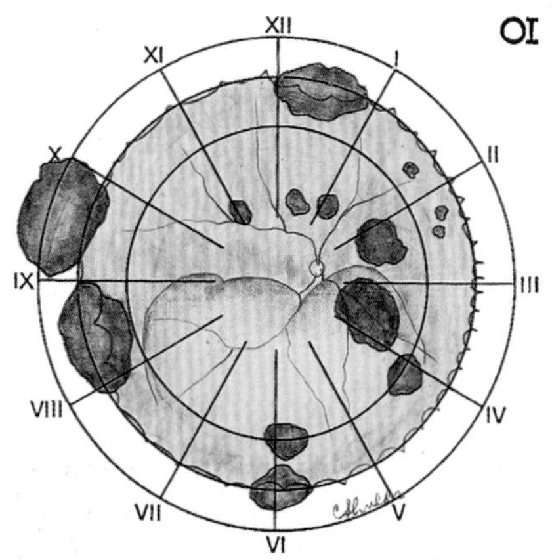

图11.79　右眼眼底绘图,可见多个色素性结节病灶及下方视网膜脱离

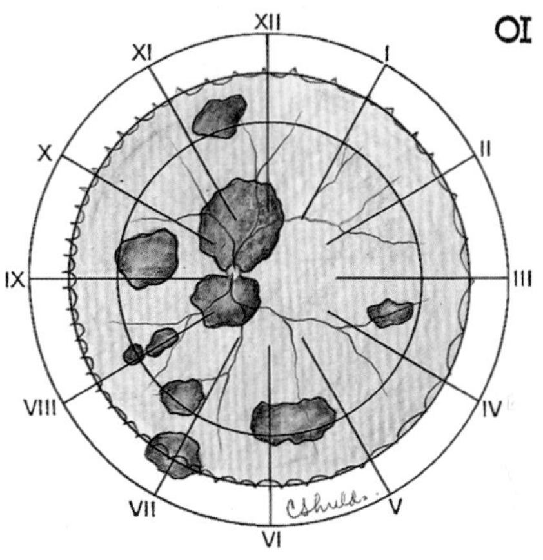

图11.80　左眼眼底绘图,可见多个色素性结节病灶但无视网膜脱离

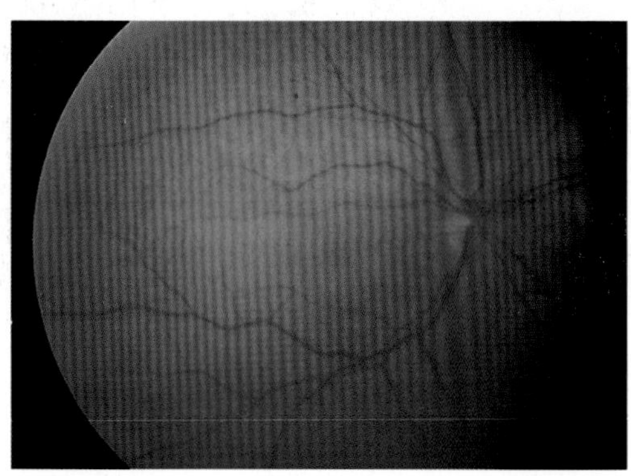

图11.81　右眼黄斑区可见视网膜脱离和轻度视网膜色素上皮改变

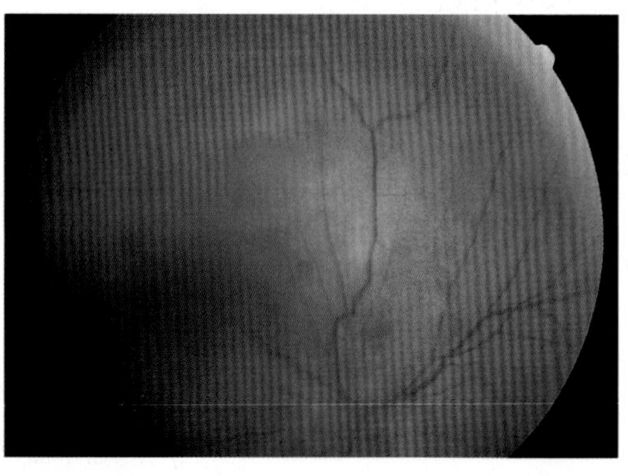

图11.82　左眼视盘上方眼底像,可见典型的弥漫性葡萄膜色素增生

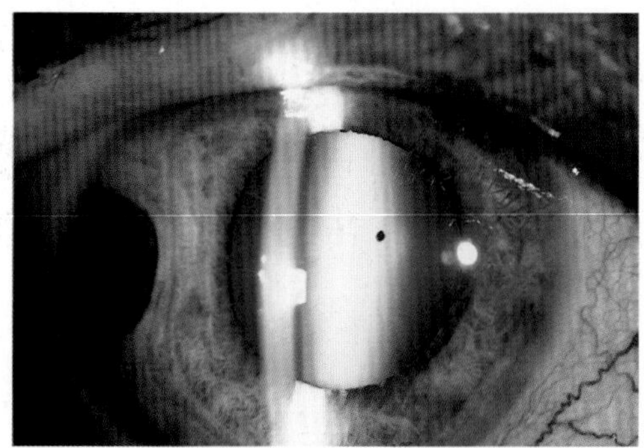

图11.83　同一患者前节检查可见右眼白内障和虹膜色素性肿瘤

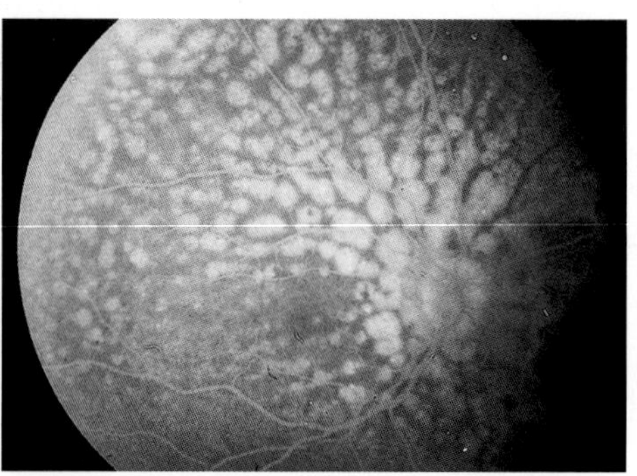

图11.84　右眼荧光血管造影晚期可见典型的斑驳状高荧光,为双侧弥漫性葡萄膜黑色素细胞增生症的特征性表现

类似脉络膜黑色素瘤的双侧弥漫性葡萄膜黑色素细胞增生症

除了有眼球内色素沉着外,患者还可能发生眼外皮肤及黏膜的色素沉着。

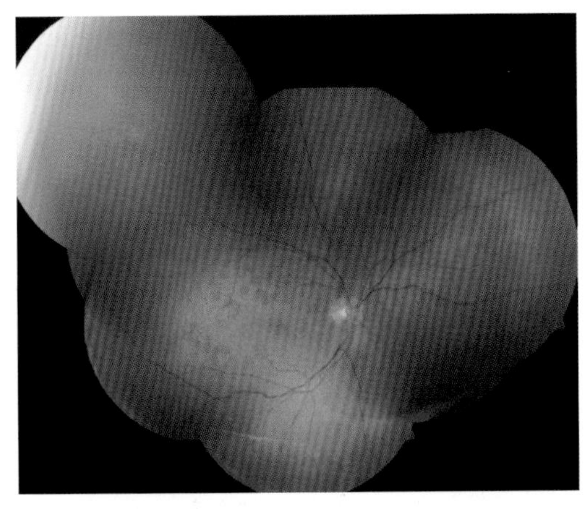

图 11.85　双侧弥漫性黑色素细胞增生症患者的右眼黄斑区,可见明显的呈橘黄色的脂褐质色素

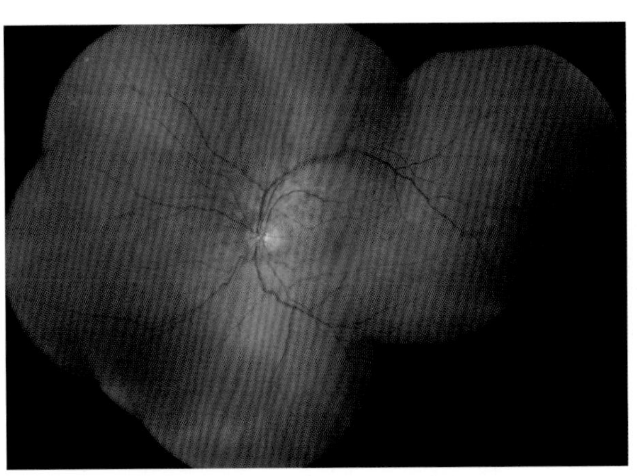

图 11.86　左眼底有类似的表现

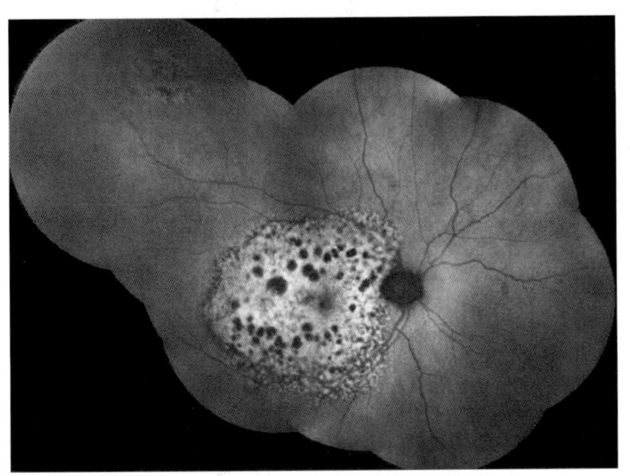

图 11.87　右眼底自发荧光像,黄斑区脂褐质色素呈现自发高荧光

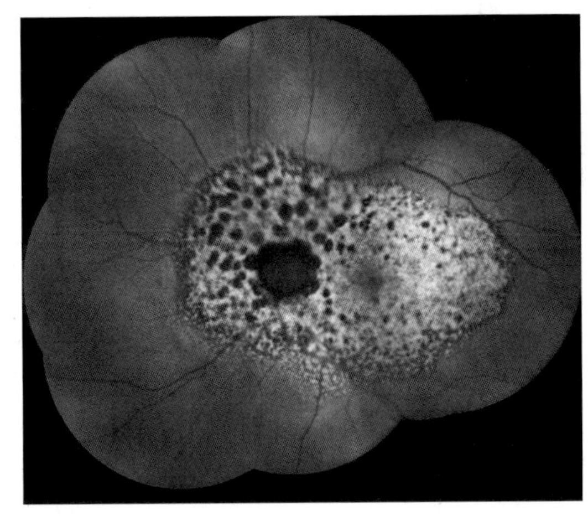

图 11.88　左眼底自发荧光像有类似的表现

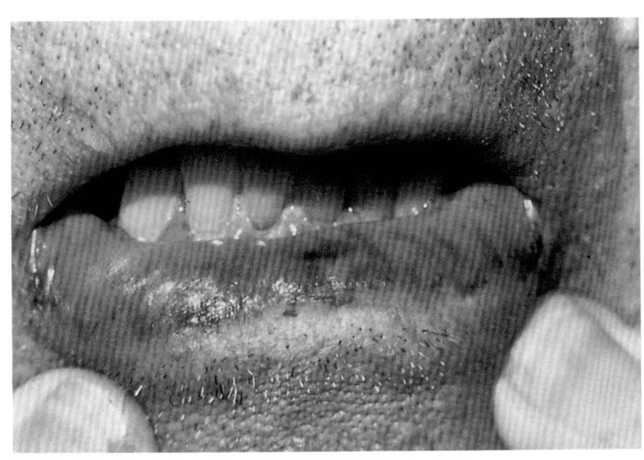

图 11.89　双侧弥漫性黑色素细胞增生症患者唇部可见获得性色素沉着。(由 J. Donald M. Gass 医师提供)

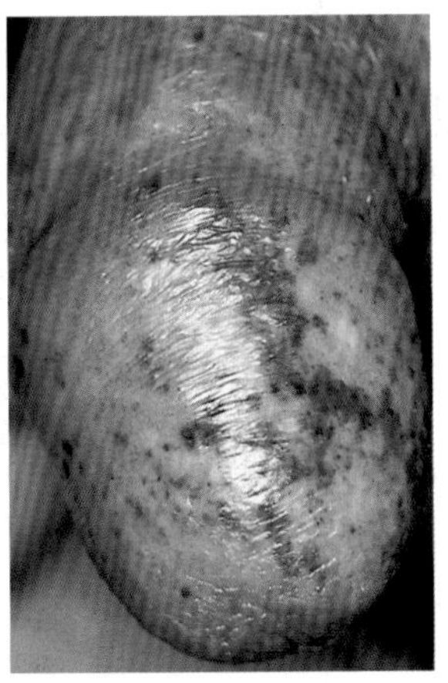

图 11.90　图 11.89 中患者阴茎也可见获得性色素沉着。(由 J. Donald M. Gass 医师提供)

类似后部葡萄膜黑色素瘤的其他各种病变

下面这些病例均是因被怀疑为脉络膜黑色素瘤而被转诊的。这些病例包括特发性巩膜脉络膜钙化(36-39)、孔源性视网膜脱离、视网膜脱离巩膜外垫压术后、大疱性变性性视网膜劈裂和内眼手术后的睫状体脉络膜脱离。

1. Shields CL, Hasanreisoglu M, Saktanasate J, et al. Sclerochoroidal calcification: Clinical features, outcomes and relationship with hypercalcemia and parathyroid adenoma in 179 eyes. *Retina* 2015; 35(3): 547-554.
2. Shields JA, Shields CL. Sclerochoroidal calcification. Review. The 2001 Harold Gifford Lecture. *Retina* 2002; 22: 251-261.

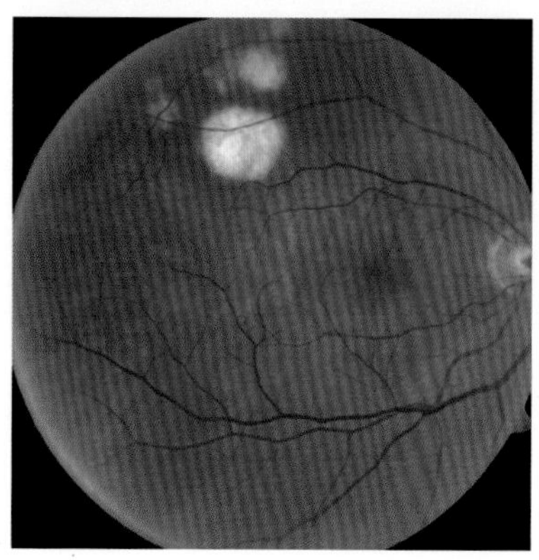

图11.91 右眼巩膜脉络膜钙化,可见沿颞上血管弓分布的3个黄白色病灶

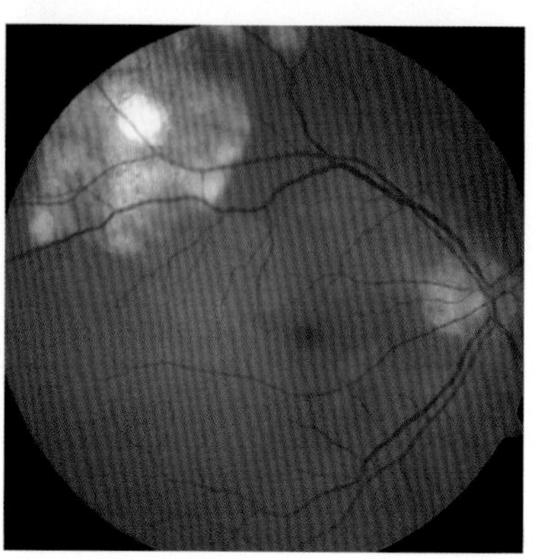

图11.92 另一患者右眼的一沿颞上血管弓走向的孤立的较大巩膜脉络膜钙化病灶

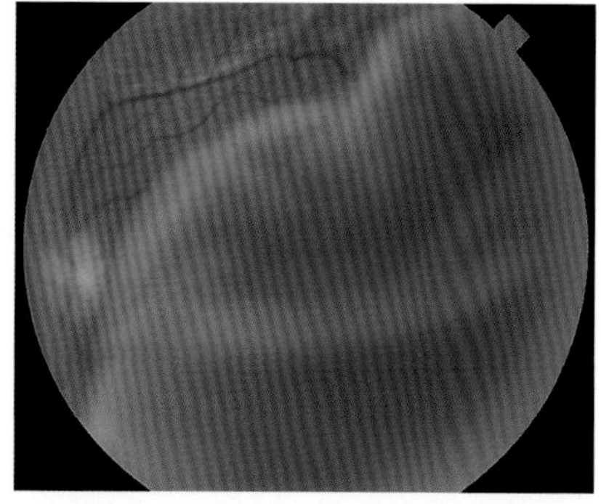

图11.93 一例未找到裂孔的孔源性视网膜脱离,因疑为脉络膜黑色素瘤而被转诊。隆起的视网膜呈波纹状并发现视网膜裂孔可以将其与脉络膜黑色素瘤相鉴别

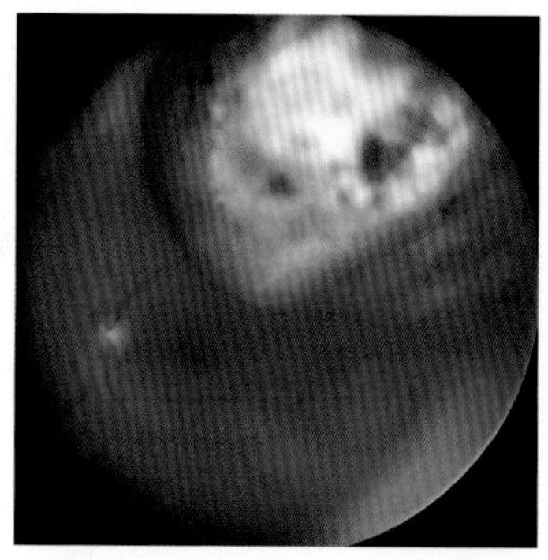

图11.94 视网膜脱离修复术后高度隆起的巩膜外垫压嵴被误诊为脉络膜黑色素瘤

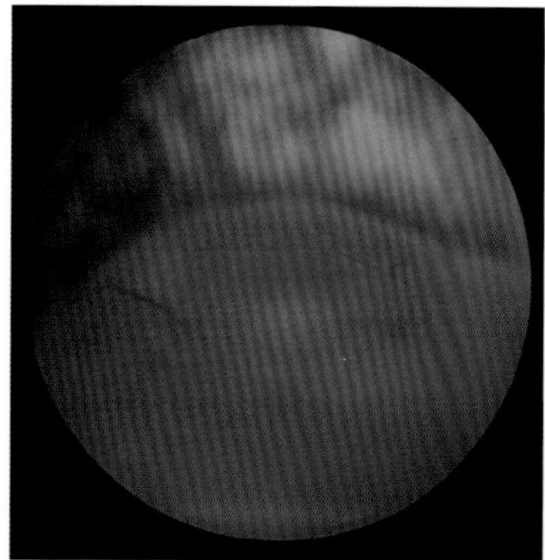

图11.95 似脉络膜黑色素瘤的大疱性视网膜劈裂。与脉络膜黑色素瘤不同的是,透过劈裂病灶可看到平坦的脉络膜血管。当外层视网膜孔周围有色素聚集时,偶尔可与黑色素瘤相似

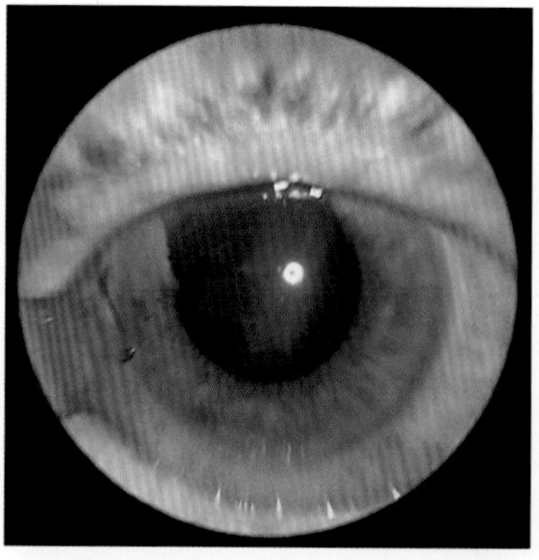

图11.96 白内障术后早期出现睫状体脉络膜脱离,很像睫状体脉络膜黑色素瘤。注意通过散大的瞳孔可看到锯齿缘,这进一步地支持了睫状体脉络膜脱离的诊断。与脉络膜黑色素瘤不同,睫状体脉络膜脱离在做巩膜透照时可完全透光。这是多年前的患者,当时白内障的手术方式为囊内摘除和虹膜周切术

类似后部葡萄膜黑色素瘤的其他各种病变

其他貌似黑色素瘤的非肿瘤性病变包括半脱位的白内障、白内障摘除术后的睫状体囊肿、眶内肿瘤压迫眼底、巩膜葡萄肿和手术后的脉络膜脱出。

Shields CL, Pellegrini M, Kligman BE, et al. Ciliary body and choroidal pseudomelanoma from ultrasonographic imaging of hypermature cataract in 20 cases. *Ophthalmology* 2013;120(12):2546-2551.

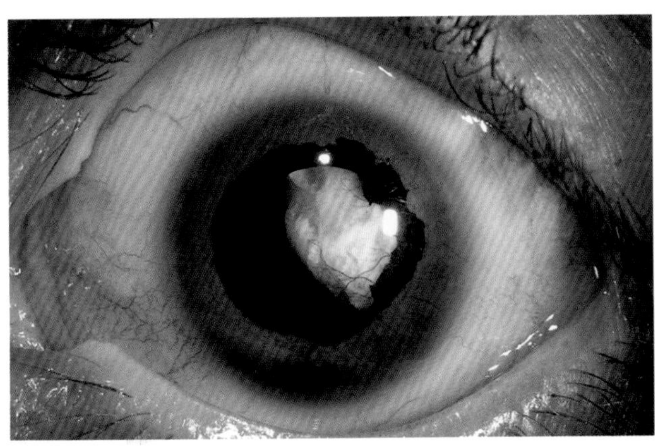

图 11.97　半脱位的成熟白内障，类似睫状体黑色素瘤

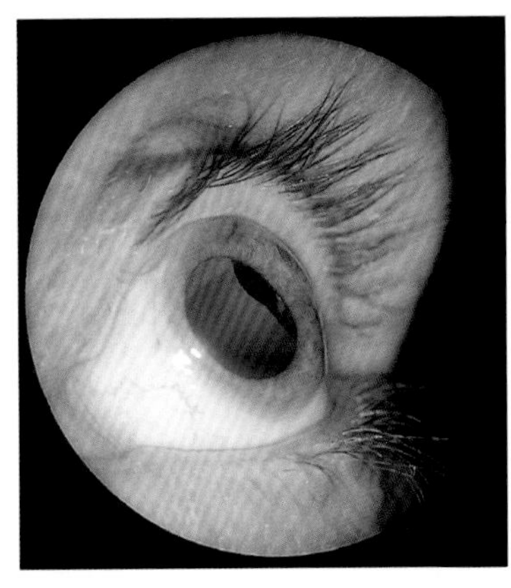

图 11.98　白内障摘除术后形似黑色素瘤的睫状体囊肿

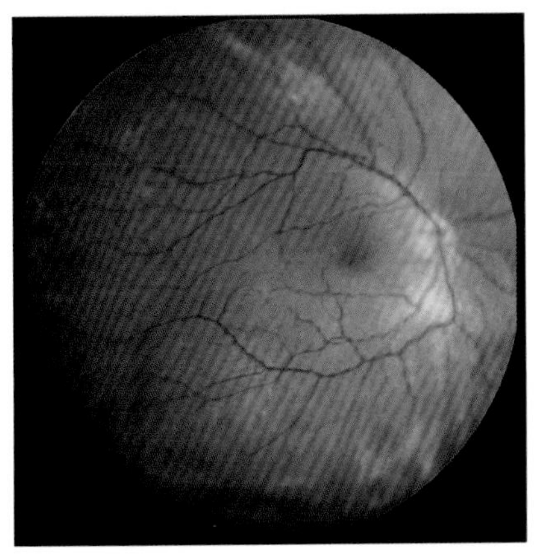

图 11.99　眶内肿瘤压迫眼球后部，眼底表现类似眼内肿瘤。注意下方眼底从中心凹到赤道部明显高起

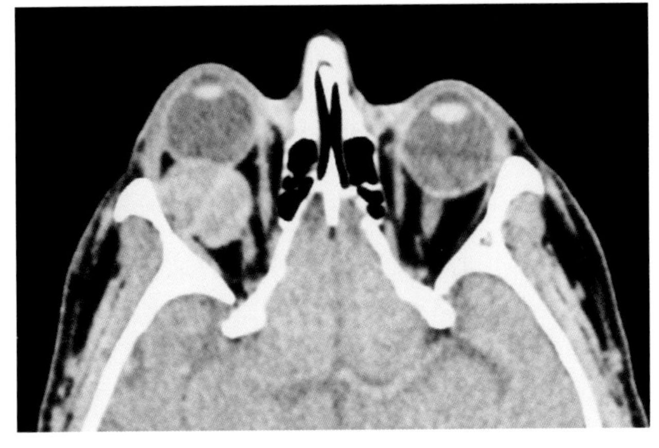

图 11.100　图 11.99 中患者的眼眶轴向 CT 显示眶内海绵状血管瘤压迫眼球后壁，造成内凸

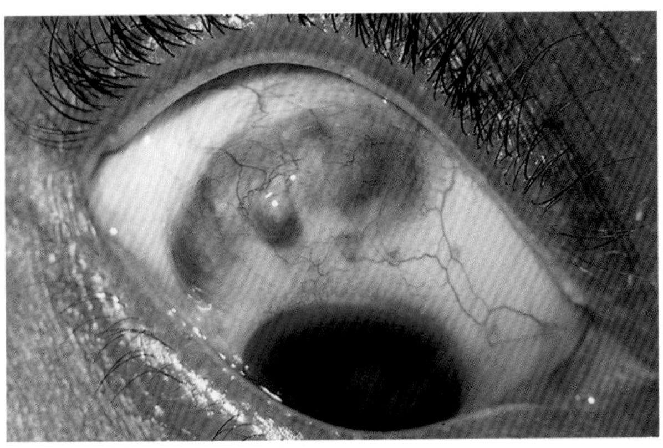

图 11.101　向眼球外蔓延的类似睫状体黑色素瘤的巩膜葡萄肿

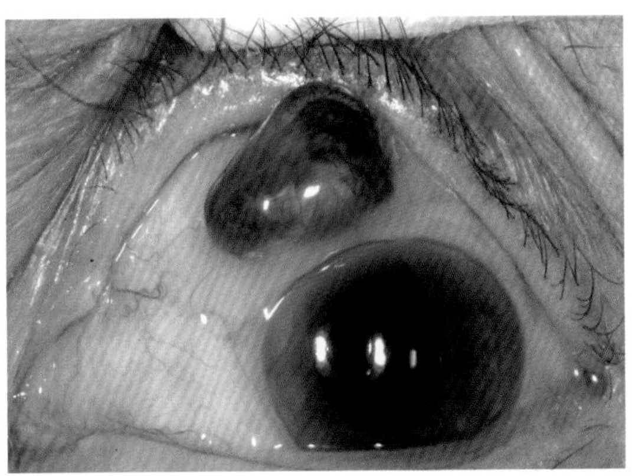

图 11.102　白内障术后切口处葡萄膜脱出，类似葡萄膜黑色素瘤的眼球外蔓延

（孙红　译）

第 12 章

葡萄膜、视网膜和视盘转移瘤

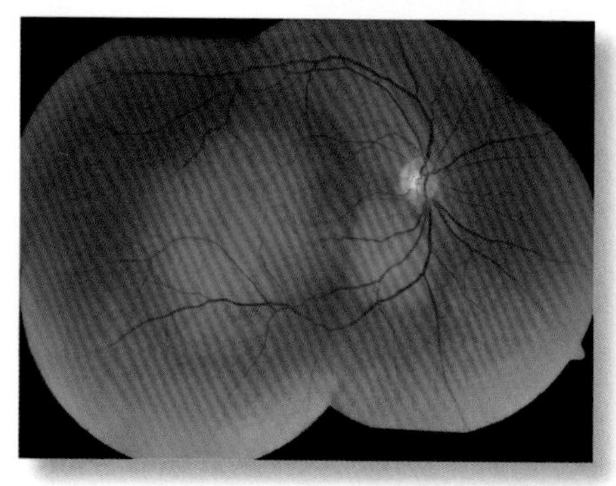

总论

转移癌很可能是眼内恶性肿瘤最常见的形式。关于眼内结构的转移性肿瘤的大型病例系列、综述和病例报告有很多，在此仅选择性引用部分报道(1-53)。尽管葡萄膜转移瘤是最常见的眼内恶性肿瘤，在眼肿瘤科的临床工作中它却不如葡萄膜黑素瘤常见，可能是由于许多患者因伴有全身的晚期肿瘤而未到眼科就诊。转移癌通过血行途径到达眼内，在葡萄膜中最常见，其中>90% 累及脉络膜的后部，<10% 在虹膜和(或)睫状体中出现。视网膜、视盘和玻璃体的转移非常罕见(7)。

大多数的眼内转移是癌，肉瘤和黑色素瘤较少见。葡萄膜转移灶多数来源于女性的乳腺癌和男性的肺癌，相对少见一些的是来自消化道、肾、甲状腺、胰腺、前列腺和其他器官的原发性恶性肿瘤。皮肤黑色素瘤和支气管类癌偶尔会转移到葡萄膜，并具有独特的临床特征。眼科医师接诊的葡萄膜转移瘤的患者中，约25% 至 30% 没有已知的全身性癌症病史(1)；随后经系统检查，仍有约 17% 检测不到原发肿瘤，可能为隐匿的原发灶(1)。因此，临床医生应该熟悉眼内转移性疾病的临床表现。

临床表现

眼内转移瘤的临床特征因肿瘤的位置不同而各异(1-53)。虹膜转移瘤的临床表现多样(4,5)，它可以表现为虹膜基质中的单个或多发、黄色、白色或粉红色的结节；可以表现为一个或多个局灶性肿瘤，也可能疏松易碎，瘤细胞播散至房水中表现为眼内炎症和肿瘤诱发的假性积脓。睫状体转移瘤通常在临床上更难以发现，它可以表现为孤立性肿块，也可以产生类似虹膜睫状体炎的炎症表现。

脉络膜转移瘤通常表现为一个或多个黄色病变，可见于单眼或双眼。它倾向于侵犯后部脉络膜，经常出现在黄斑区中。与虹膜和睫状体转移瘤相反，脉络膜转移瘤往往不产生炎性体征，但它经常导致安静的继发性浆液性视网膜脱离。脉络膜转移灶通常为黄色，但来自黑色素瘤的转移却通常为灰色或棕色，而来自类癌、甲状腺癌和肾细胞癌的转移通常为橙色。视网膜转移瘤非常罕见，表现可类似闭塞性血管炎，也可种植于玻璃体。玻璃体转移瘤也非常罕见，很可能来自视网膜。它通常表现为玻璃体中的肿瘤细胞，出现类似于原发性淋巴瘤的炎症过程。视盘转移瘤可以通过邻近视盘的脉络膜转移瘤直接扩散发展而来，或仅累及视神经，产生单侧的视盘隆起(6)。继发性青光眼常见，特别是在虹膜和睫状体肿瘤中。

诊断方法

依据先前的癌症病史，经过仔细的裂隙灯和眼底镜检查通常可作出眼内转移瘤的诊断。辅助检查如荧光素造影和超声可以帮助诊断。脉络膜转移瘤的荧光血管造影一般在静脉晚期开始出现肿块的高荧光，通常晚于脉络膜血管瘤或黑色素瘤。超声检查通常表现为 A 超的高内回声和 B 超的实性声像，类似于脉络膜血管瘤。少数情况下，脉络膜转移瘤可以表现为类似脉络膜黑色素瘤的蘑菇样外观(19)。

深度增强成像相干光断层扫描技术(EDI-OCT)是检测眼内亚临床转移瘤的新方法，且可确认其表面形态和侵袭特征。在 EDI-OCT 上，小的脉络膜转移瘤在大多数病例中显示为脉络膜膜毛细血管的压陷和“疙疙瘩瘩”的轮廓。也可发现光感受器的丢失和视网膜下液的存在(21)。部分难以用上述方法诊断的疑难病例，可采用细针穿刺吸取组织行细胞学检查以确立诊断(17)。

病理

大多数眼内转移瘤通过临床诊断，而没有病理组织材料。不过，葡萄膜转移瘤可以表现出经典的大体和显微表现形式。肉眼上看，这种恶性肿瘤通常是白色或黄色，无蒂，结节性或弥漫性。葡萄膜转移瘤的组织病理学因其类型、原发部位和分化程度不同而差异显著(1-3)。部分肿瘤分化太差，根据眼部组织的检查难以确定其原发部位。在这种情况下，免疫组织化学在肿瘤分类和确定原发部位方面具有一定价值。

治疗

葡萄膜转移瘤的治疗选择因具体临床情况而异(1-8,22-25)。无症状的小肿瘤、对先前或当前化疗反应良好的肿瘤可不需要立即治疗，定期进行随访即可。较大、有症状的肿瘤可能需要行外放射或敷贴放射治疗。最近报道，光动力治疗(PDT)对后脉络膜小转移瘤治疗非常有效。PDT 治疗只需要几分钟，与任何放射疗法相比时间都短得多(22,24)。

系统预后因肿瘤类型而不同。来源于乳腺癌的脉络膜转移瘤患者通常预后更好，而来源于肺癌或黑色素瘤的转移瘤患者预后较差。来自类癌的转移瘤患者通常预后好很多，且来自该类肿瘤的转移灶可以保持数月甚至数年的相对休眠(1)。

参考文献

大型病例系列

1. Shields CL, Shields JA, Gross N, et al. Survey of 520 uveal metastases. *Ophthalmology* 1997;104:1265–1276.
2. Ferry AP, Font RL. Carcinoma metastatic to the eye and orbit. I. Clinicopathologic study of 227 cases. *Arch Ophthalmol* 1975;92:276–286.
3. Stephens RF, Shields JA. Diagnosis and management of cancer metastatic to the uvea. A study of 70 cases. *Ophthalmology* 1979;86:1336–1349.
4. Shields JA, Shields CL, Kiratli H, et al. Metastatic tumors to the iris in 40 patients. *Am J Ophthalmol* 1995;119:422–430.
5. Shields CL, Kaliki S, Crabtree GS, et al. Iris metastasis from systemic cancer in 104 patients. The 2014 Jerry A. Shields Lecture. *Cornea* 2015;34(1):42–48.
6. Shields JA, Shields CL, Singh AD. Metastatic neoplasms in the optic disc: the 1999 Bjerrum Lecture: part 2. *Arch Ophthalmol* 2000;118:217–224.
7. Shields CL, McMahon JF, Atalay HT, et al. Retinal metastasis from systemic cancer in 8 cases. *JAMA Ophthalmol* 2014;132(11):1303–1308.
8. Shields JA. Metastatic tumors to the uvea. In: Shields JA, ed. *Update on Malignant Ocular Tumors. International Ophthalmology Clinics.* Boston, MA: Little, Brown; 1993;33:155–161.

特定原发部位的小型系列

9. Kindermann WR, Shields JA, Eiferman RA, et al. Metastatic renal cell carcinoma to the eye and adnexae. A report of 3 cases and review of the literature. *Ophthalmology* 1981;88:1347–1350.
10. DePotter P, Shields CL, Shields JA, et al. Uveal metastasis from prostate carcinoma. *Cancer* 1993;71:2791–2796.
11. Shah S, Bianciotto C, Shields CL, et al. Pancreatic cancer metastasis to choroid. *Ophthalmology* 2011;118:1483–1484.
12. Shah SU, Mashayekhi A, Shields CL, et al. Uveal metastasis from lung cancer: Clinical features, treatment, and outcome in 194 patients. *Ophthalmology* 2014;121:352–357.
13. Demirci H, Shields CL, Chao AN, et al. Uveal metastasis from breast cancer in 264 patients. *Am J Ophthalmol* 2003;136:264–271.
14. Amichetti M, Caffo O, Minatel E, et al. Ocular metastases from breast carcinoma: A multicentric retrospective study. *Oncol Rep* 2000;7:761–765.
15. Lam A, Shields CL, Shields JA. Uveal metastases from breast cancer in three male patients. *Ophthalmic Surg Lasers Imaging* 2006;37:320–323.
16. Feinstein E, Kaliki S, Shields CL, et al. Choroidal metastasis from leiomyosarcoma: A report of 2 cases. *Oman J Ophthalmol* 2014;7(1):19–21.

影像学

17. Shields JA, Shields CL, Ehya H, et al. Fine needle aspiration biopsy of suspected intraocular tumors. The 1992 Urwick Lecture. *Ophthalmology* 1993;100:1677–1684.
18. DePotter P, Shields JA, Shields CL, et al. Unusual MRI findings in metastatic carcinoma to choroid and optic nerve. *Int Ophthalmol* 1992;16:39–44.
19. Shields JA, Shields CL, Brown GC, et al. Mushroom-shaped choroidal metastasis simulating a choroidal melanoma. *Retina* 2002;22:810–812.
20. Shields CL, Say EA, Stanciu NA, et al. Cavitary choroidal metastasis from lung neuroendocrine tumor. Report of 3 cases. *Arch Ophthalmol* 2011;129(1):102–104.
21. Al-Damash S, Shields CL, Kaliki S, et al. Enhanced depth imaging optical coherence tomography of choroidal metastasis in 14 eyes. *Retina* 2014;34(8):1588–1593.

治疗

22. Rudoler SB, Shields CL Corn BW, et al. Functional vision is improved in the majority of patients treated with external beam radiotherapy for choroidal metastasis: a multivariate analysis of 188 cases. *J Clin Oncol* 1997;15:1244–1251.
23. Shields CL, Shields JA, De Potter P, et al. Plaque radiotherapy in the management of uveal metastasis. *Arch Ophthalmol* 1997;115:203–209.
24. Kaliki S, Shields CL, Al-Dahmash SA, et al. Photodynamic therapy for choroidal metastasis in 8 cases. *Ophthalmology* 2011;119:1218–1222.
25. Nakashima C, Keino H, Watanabe T, et al. Intravitreal bevacizumab for iris metastasis of small-cell lung carcinoma with neovascular glaucoma. *Jpn J Ophthalmol* 2011;55(1):80–81.

病例报告

26. Shields JA, Shields CL, Shakin EP, et al. Metastasis of choroidal melanoma to the contralateral choroid, orbit, and eyelid. *Br J Ophthalmol* 1988;72:456–460.
27. Lieb WE, Shields JA, Shields CL, et al. Mucinous adenocarcinoma metastatic to the iris, ciliary body and choroid. *Br J Ophthalmol* 1990;74:373–376.
28. Hykin PG, Shields JA, Shields CL, et al. Carcinoid tumor metastatic to the choroid. *Br J Ophthalmol* 1996;80:8452–8453.
29. Gunduz K, Shields JA, Shields CL, et al. Ewing's sarcoma metastatic to the iris. *Am J Ophthalmol* 1997;124:550–552.
30. Shields JA, Perez N, Shields CL, et al. Simultaneous choroidal and brain metastasis as initial manifestations of lung cancer. *Ophthalmic Surg Lasers* 2002;33:323–325.
31. Shields JA, Shields CL, Perez N. Choroidal metastasis from medullary thyroid carcinoma in multiple endocrine neoplasia. *Am J Ophthalmol* 2002;134:607–609.
32. Shields JA, Shields CL, Eagle RC Jr, et al. Lung cancer presenting as vitreous hemorrhage from choroidal metastasis. *Retina* 2004;24:168–170.
33. Shields JA, Shields CL, Eagle RC Jr. Choroidal metastasis from lung cancer masquerading as sarcoidosis. *Retina* 2005;25:367–370.
34. Schwab L, Doshi H, Shields JA, et al. Hepatocellular carcinoma metastatic to the orbit in an African patient. *Ophthalmic Surg* 199;25:105–106.
35. Imamura Y, Suzuki M, Nakajima KI, et al. Gastric signet ring cell adenocarcinoma metastatic to the iris. *Am J Ophthalmol* 2001;131:379–381.
36. Shields JA, Carvalho C, Shields CL, et al. Bilateral choroidal metastasis from adenoid cystic carcinoma of the submandibular gland. *Retina* 2000;20:406–407.
37. Ramaesh K, Marshall JW, Wharton SB, et al. Intraocular metastases of cutaneous malignant melanoma: a case report and review of the literature. *Eye* 1999;13:247–250.
38. Paoli D. Regression of choroidal metastasis from a carcinoma of the male breast: Case report. *Ophthalmologica* 1998;212(Suppl 1):74–76.
39. Eagle RC Jr, Ehya H, Shields JA, et al. Choroidal metastasis as the initial manifestation of a pigmented neuroendocrine tumor. *Arch Ophthalmol* 2000;118:841–845.
40. Saornil MA, Blanco G, Sarasa JL, et al. Isolated metastasis of gastric adenocarcinoma to the retina: first presentation of systemic disease. *Acta Ophthalmol Scand* 2004; 82:86–88.
41. Adachi N, Tsuyama Y, Mizota A, et al. Optic disc metastasis presenting as an initial sign of recurrence of adenoid cystic carcinoma of the larynx. *Eye* 2003;17:270–272.
42. Robertson DM, Wilkinson CP, Murray JL, et al. Metastatic tumor to the retina and vitreous cavity from primary melanoma of the skin: treatment with systemic and subconjunctival chemotherapy. *Ophthalmology* 1981;88:1296–1301.
43. Gunduz K, Shields JA, Shields CL, et al. Cutaneous melanoma metastatic to the vitreous cavity. *Ophthalmology* 1998;105:600–605.
44. Gunduz K, Shields JA, Shields CL, et al. Lung carcinoma metastatic to the vitreous cavity. *Retina* 1998;18:285–286.
45. Shields JA, Tovilla-Canales J, Shields CL, et al. Metastatic breast carcinoma to the iris. *JAMA* 2000;283:178.
46. Singh AD, Shields JA, Shields CL, et al. Choroidal melanoma metastatic to the contralateral choroid. *Am J Ophthalmol* 2001;132:941–943.
47. Shields CL, Piccone MR, Fung KL, et al. Spontaneous regression of metastatic cutaneous melanoma to the choroid. *Retina* 2002;22:806–807.
48. Montero J, Shields CL, Bianciotto C, et al. Iris metastasis from adenoid cystic carcinoma of parotid gland. *Cornea* 2011;30(3):351–353.
49. Kirwan C, Carney D, O'Keefe M. Merkel cell carcinoma metastasis to the iris in a 23 year old female. *Ir Med J* 2009;102(2):53–54.
50. Lee WB, Sy HM, Filip DJ, et al. Metastatic esophageal adenocarcinoma presenting in the iris. *Am J Ophthalmol* 2007;144(3):477–479.
51. Kaliki S, Eagle RC Jr, Shields CL, et al. Ciliochoroidal metastasis as the initial manifestation of an occult soft tissue extraosseous sarcoma in a 10-year-old girl. *J AAPOS* 2013;17:217–220.
52. Shah CP, Shienbaum G, Shields CL, et al. Neovascular glaucoma as the presenting sign of metastatic small cell lung carcinoma. *Retinal Cases & Brief Reports* 2011;5: 26–29.
53. Solomon JD, Shields CL, Shields JA, et al. Posterior capsule opacity as initial manifestation of metastatic cutaneous melanoma. *Graefe's Arch Clin Exp Ophthalmol* 2011:249:127–131.

乳腺癌的虹膜转移

在虹膜转移瘤中,乳腺癌为最常见的原发肿瘤。大多数情况下,乳腺癌的虹膜转移没有特异性特征可以与其他虹膜转移区分。不同病例之间转移瘤的颜色和形态可以显著不同。临床特征描述如前。下面显示一些乳腺癌的虹膜转移瘤病例。

1. Shields CL, Kaliki S, Crabtree GS, et al. Iris metastasis from systemic cancer in 104 patients. The 2014 Jerry A. Shields Lecture Note. 2014;34(1):42-48.
2. Shields JA, Shields CL, Kiratli H, et al. Metastatic tumors to the iris in 40 patients. The 1994 J. D. Allen Lecture. *Am J Ophthalmol* 1995;119:422-430.
3. Shields JA, Tovilla-Canales J, Shields CL, et al. Metastatic breast carcinoma to the iris. *JAMA* 2000;283:178.

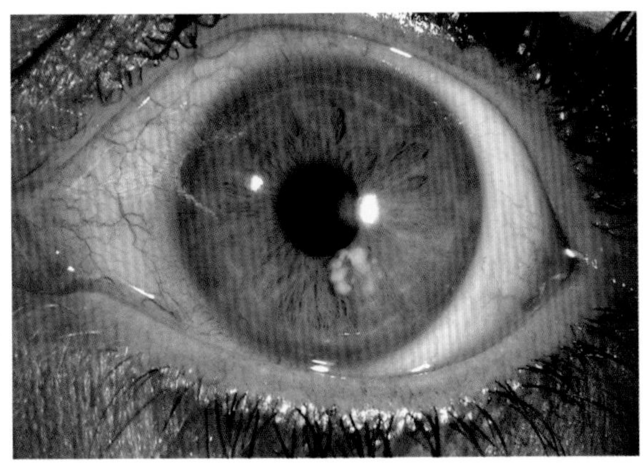

图 12.1　虹膜小的不规则转移瘤,来源于乳腺癌

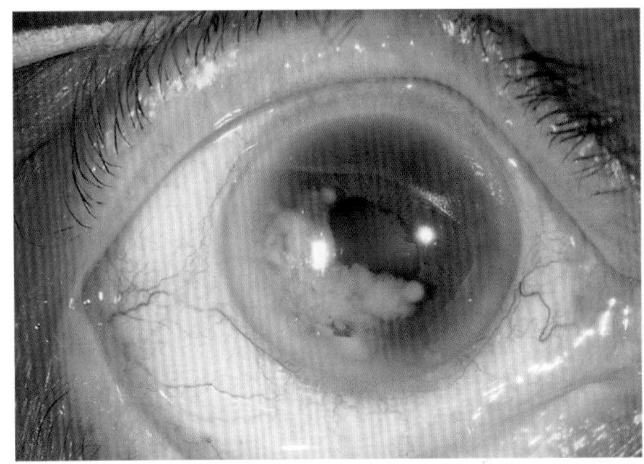

图 12.2　乳腺癌的弥漫多结节性虹膜转移

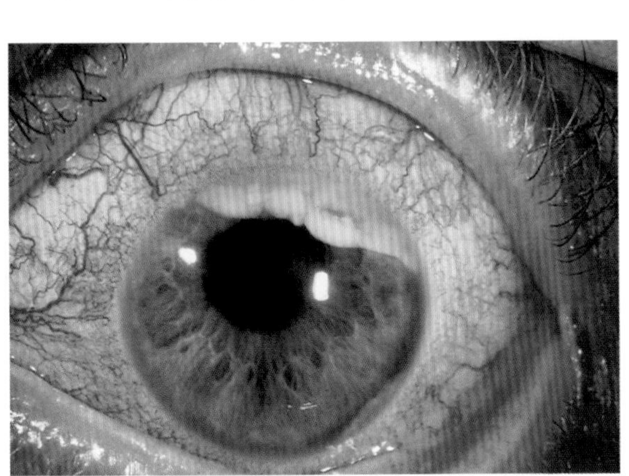

图 12.3　乳腺癌的虹膜上方弥漫性转移

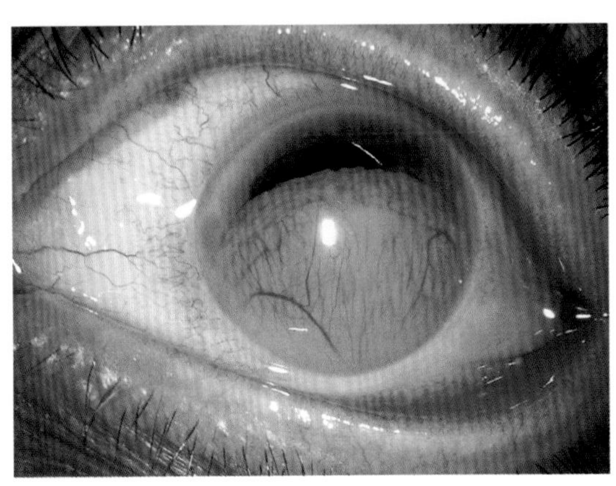

图 12.4　乳腺癌的虹膜下方大型转移灶

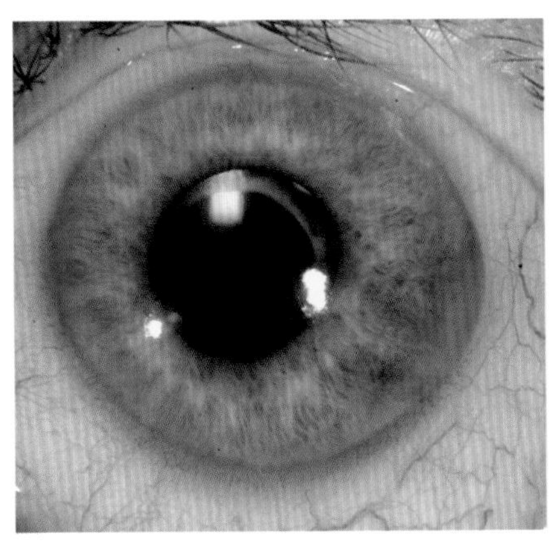

图 12.5　乳腺癌的外周虹膜转移灶。病灶呈棕褐色,界限不清

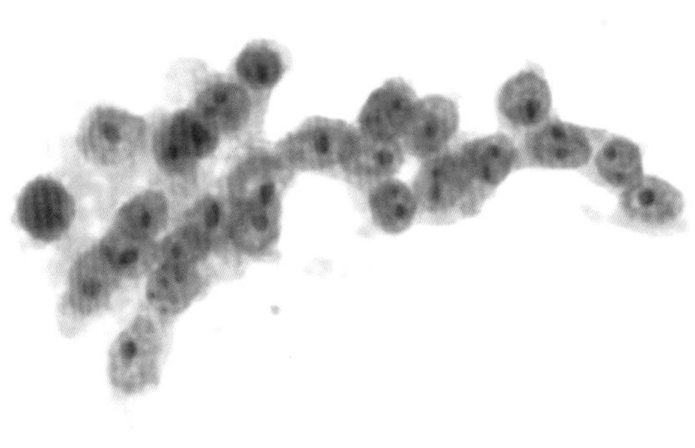

图 12.6　乳腺癌虹膜转移的细针穿刺活检细胞学,观察到线性排列的恶性细胞(巴氏染色×200)

皮肤黑色素瘤的虹膜转移

虹膜转移瘤可有多种临床变异,某些虹膜转移瘤有特征性的颜色。黑色素瘤的虹膜转移瘤可为棕色到黑色,偶尔也可为无色素性肿瘤。目前黑色素瘤虹膜转移瘤最常见的原发部位是皮肤。来自黑素瘤的虹膜转移瘤比来源于乳腺癌的更具侵袭性。

1. Shields CL,Kaliki S,Crabtree GS,et al. Iris metastasis from systemic cancer in 104 patients. The 2014 Jerry A. Shields Lecture Note. 2014;34(1):42-48.
2. Shields JA,Shields CL,Kiratli H,et al. Metastatic tumors to the iris in 40 patients. *Am J Ophthalmol* 1995;119:422-430.

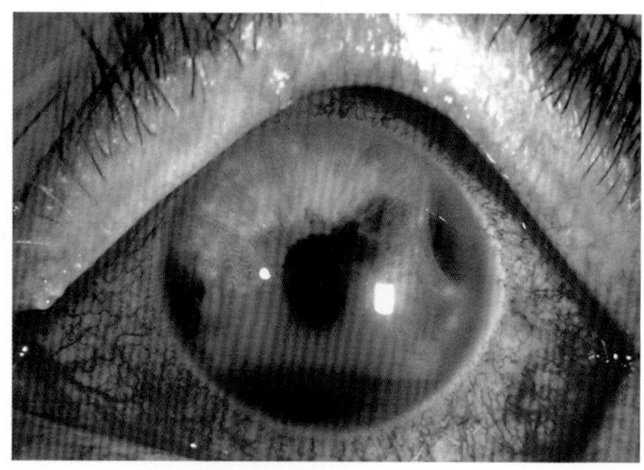

图 12.7　皮肤黑色素瘤的虹膜转移。注意在虹膜的鼻侧和颞侧都有色素性病变。并请注意继发性前房积血与排列疏松的黑色素瘤细胞混合在一起

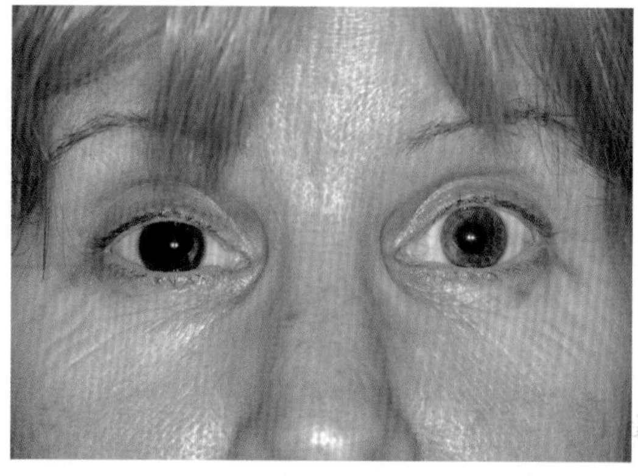

图 12.8　继发于皮肤黑色素瘤虹膜转移的获得性高色素性虹膜异色。并注意左侧下眼睑的色素性转移灶。该患者有分布广泛的黑色素瘤

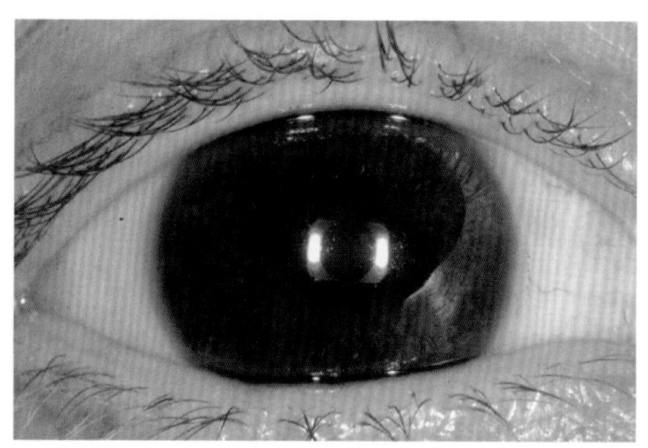

图 12.9　图 12.8 患者右眼虹膜的近观,可见虹膜的弥漫性增厚,但无明显的结节。该眼也出现了小梁网的肿瘤浸润及继发的眼压升高

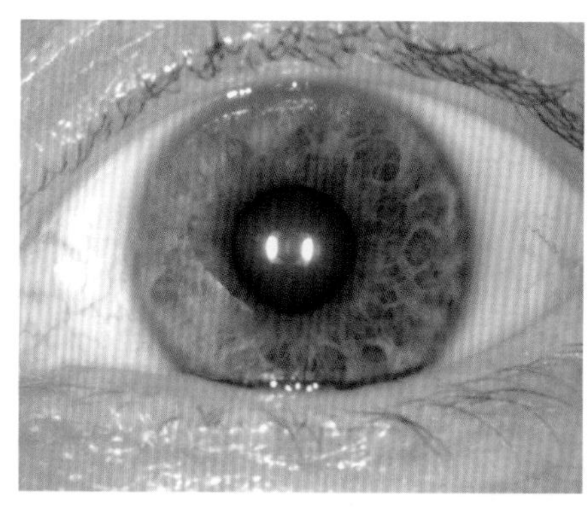

图 12.10　图 12.8 患者左侧正常虹膜的近距离观,显示正常的虹膜结构以供对比

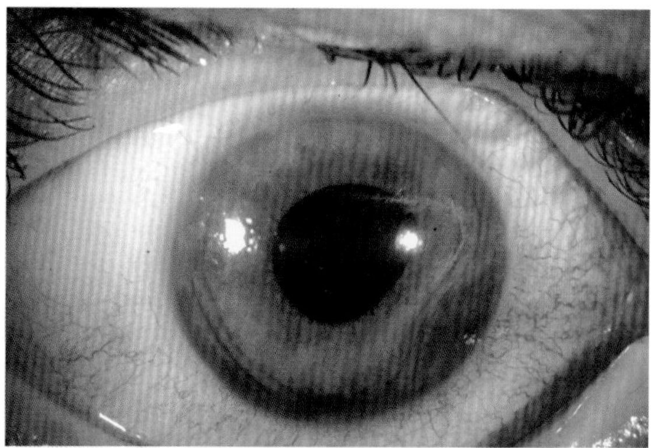

图 12.11　皮肤黑色素瘤双侧前房转移患者的右侧虹膜。注意的虹膜下方转移灶以及角膜内皮和晶状体上的色素性肿瘤性角膜后沉积物

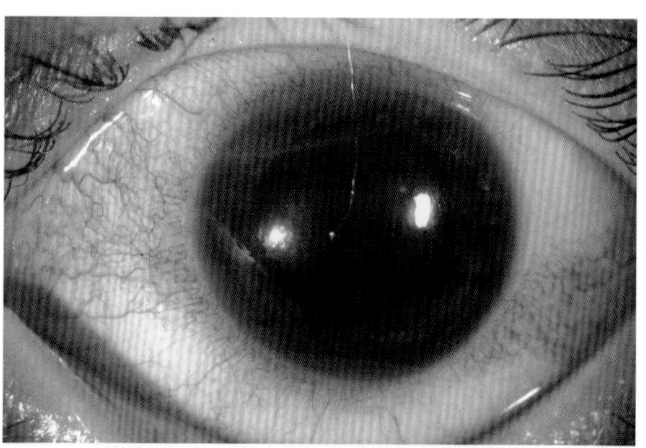

图 12.12　图 12.11 所示患者的左侧虹膜。可见下方肿瘤诱发的色素性“假性积脓”,以及角膜内皮上的一层融合的肿瘤细胞

各种其他部位来源的虹膜转移瘤

Shields CL, Kaliki S, Crabtree GS, et al. Iris metastasis from systemic cancer in 104 patients. The 2014 Jerry A. Shields Lecture Note. 2014; 34(1):42-48.

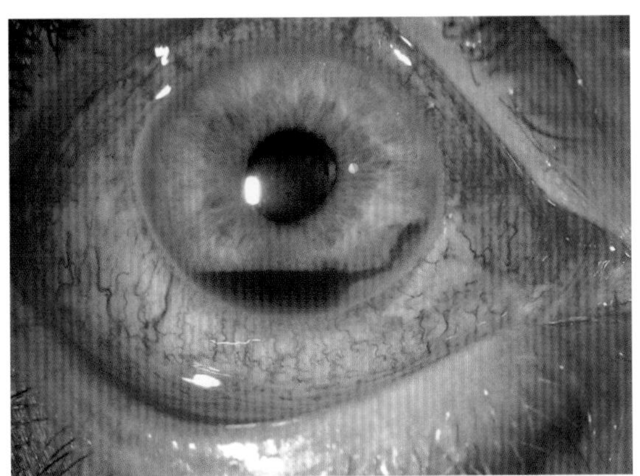

图 12.13　肺癌的虹膜转移，有出血和继发性前房积血

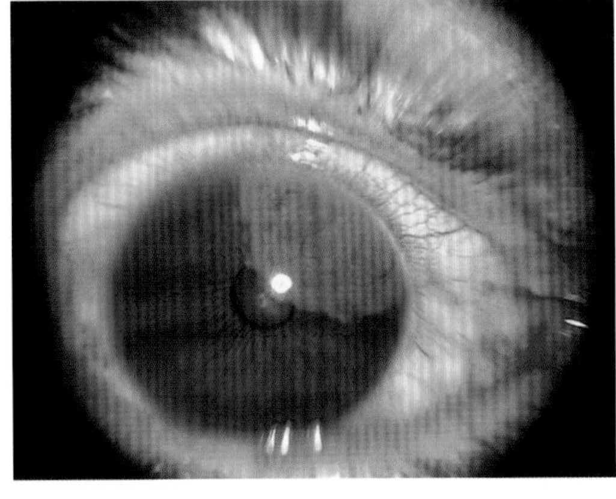

图 12.14　支气管类癌的虹膜转移，呈特征性的肉质、橘粉色的病变

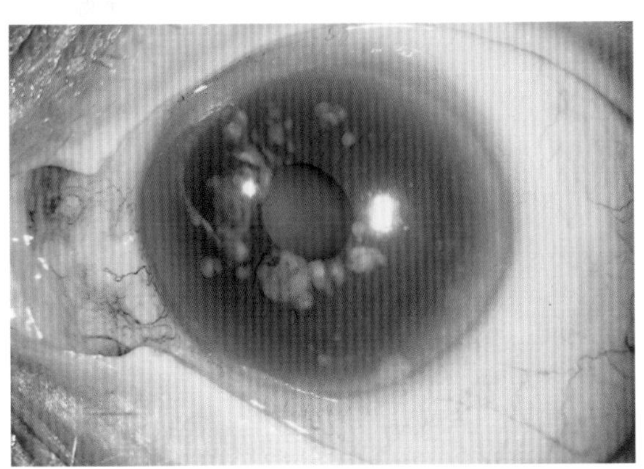

图 12.15　78 岁女性患者小细胞肺癌的多处虹膜转移

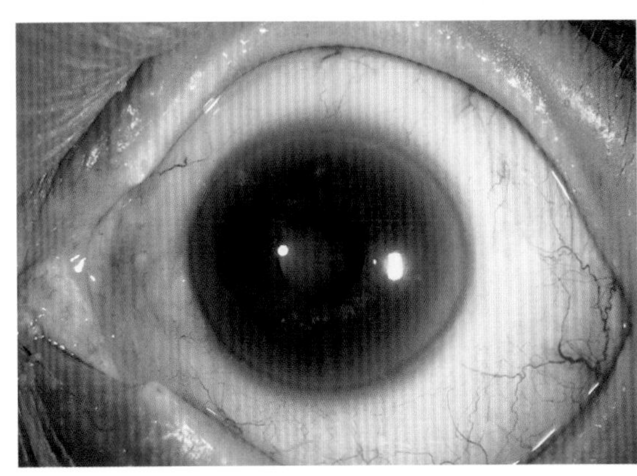

图 12.16　图 12.15 所示眼在外放射治疗后，显示肿瘤的消除

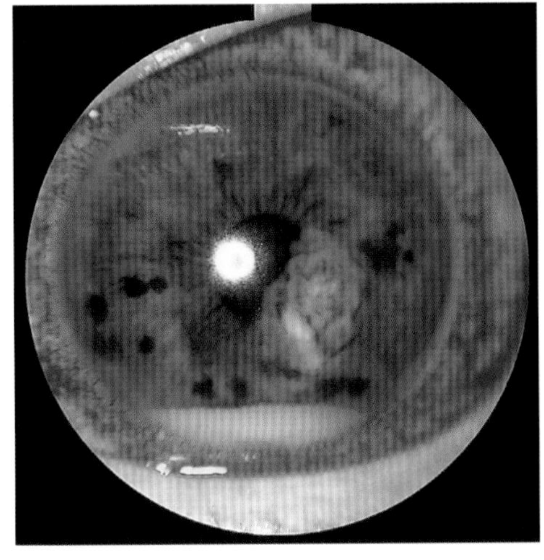

图 12.17　胃癌的结节性转移，主瘤体的种植继发了假性前房积脓

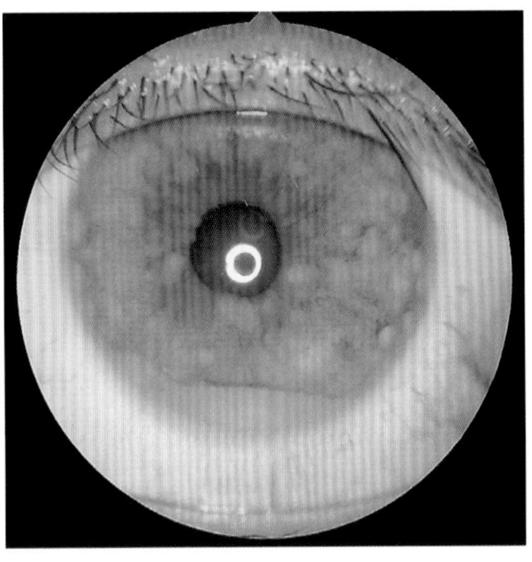

图 12.18　19 岁女性股骨尤文肉瘤的虹膜转移。注意虹膜表面的多发肿瘤结节，易碎的肿瘤呈现“假性前房积脓”的外观

虹膜睫状体和睫状体的转移瘤

睫状体和外周虹膜的转移性肿瘤更难以观察到，并且可能伪装成虹膜睫状体炎和继发性青光眼而常常导致延迟诊断。

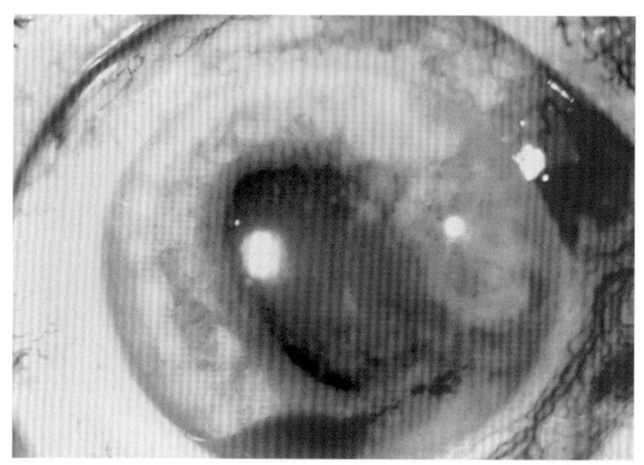

图 12.19 一例 67 岁女性严重的眼内炎症和前房积血，继发于黏蛋白分泌性小肠癌的睫状体和虹膜弥漫性转移，患者为经“葡萄膜炎性青光眼”治疗数月。失明且疼痛的患眼进行了摘除，最终经组织病理学确诊

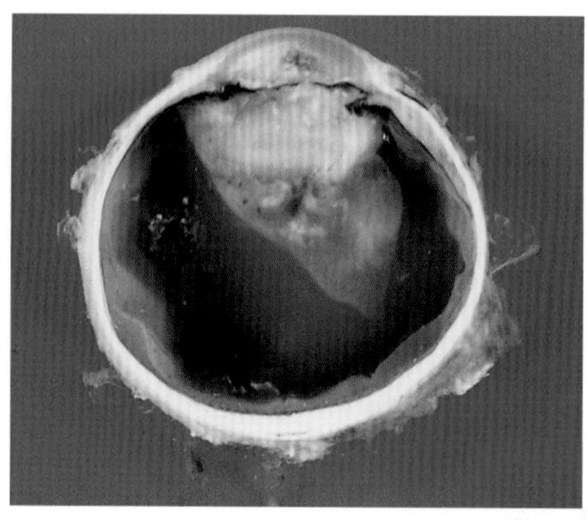

图 12.20 摘除的眼球大体观，显示肿瘤细胞位于睫状体区域、包绕着晶状体，并占据了前房

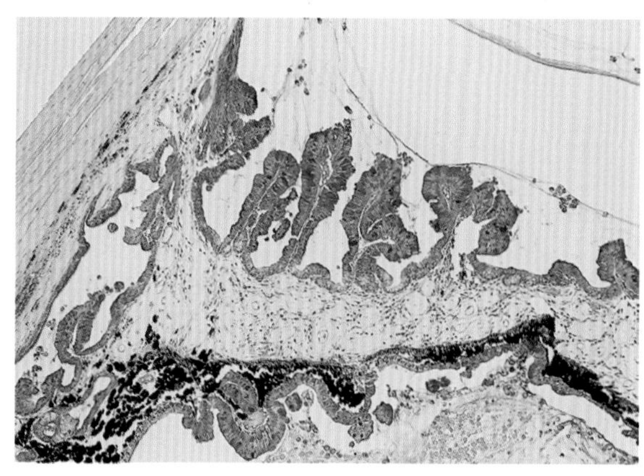

图 12.21 虹膜和睫状体区域的显微图像，显示生长于虹膜和睫状体的单层黏蛋白分泌性肿瘤细胞（阿尔新蓝 ×20）

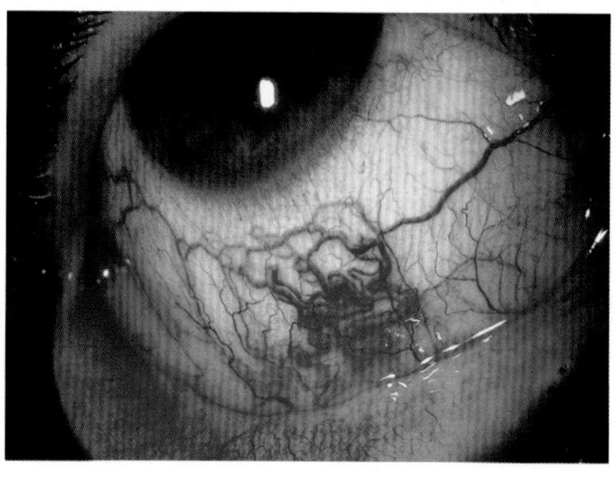

图 12.22 62 岁女性，睫状体区域巩膜上的前哨血管，发现了一个睫状体肿块，患者全身评估未能发现原发肿瘤，患眼因疼痛接受了眼球摘除术

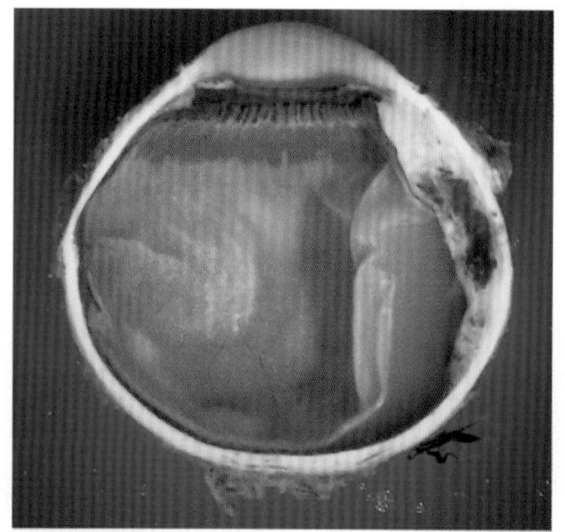

图 12.23 摘除的眼球剖面，可见到睫状体和周边脉络膜的弥漫性、出血性肿瘤

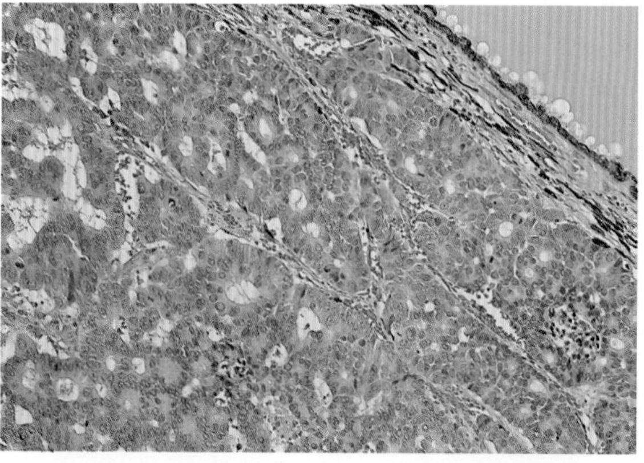

图 12.24 图 12.22 和图 12.23 所示患者的睫状体组织病理学切片显示黏蛋白分泌性腺癌（苏木精-伊红染色×200）。几个月后，患者出现了明显的全身转移，原发癌被认为位于胆总管

乳腺癌的脉络膜转移瘤

脉络膜转移瘤可以表现为多种临床变体。然而，典型病变表现为后部脉络膜奶黄色、无蒂的或圆顶形团块。这里描述的是典型的脉络膜转移瘤的病例。

1. Shields CL, Shields JA, Gross N, et al. Survey of 520 uveal metastases. *Ophthalmology* 1997;104:1265-1276.
2. Demirci H, Shields CL, Chao AN, et al. Uveal metastasis from breast cancer in 264 patients. *Am J Ophthalmol* 2003;136:264-271.

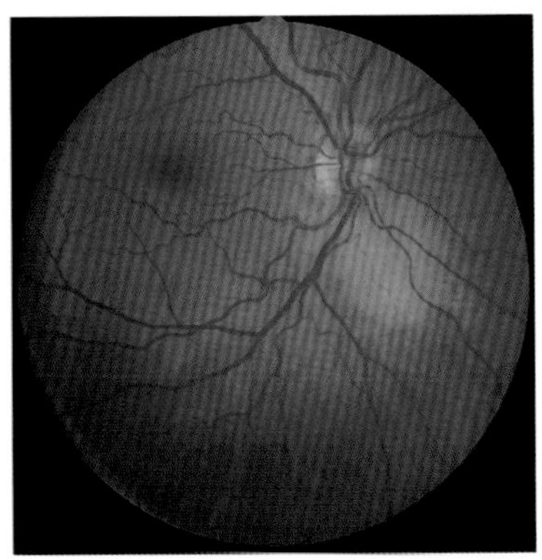

图 12.25　一例 35 岁女性的转移性乳腺癌，视盘下方小范围脉络膜转移灶

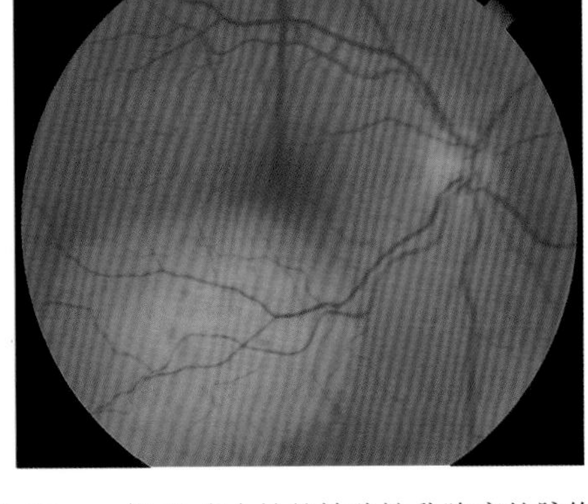

图 12.26　一例 67 岁女性的转移性乳腺癌的脉络膜转移灶，位于视网膜中央凹颞下方（典型位置）

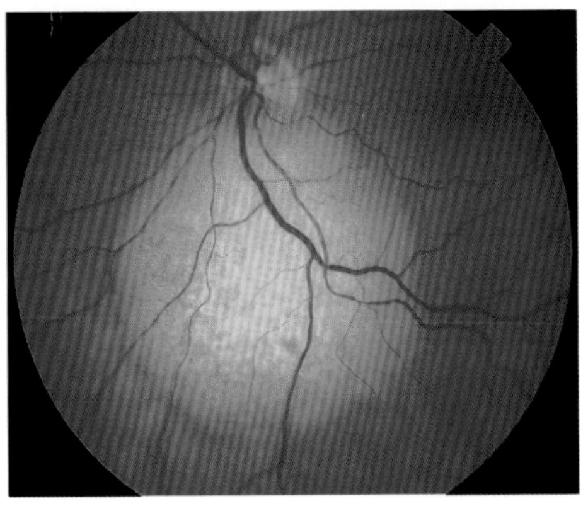

图 12.27　一例 55 岁女性乳腺癌患者视盘下方的脉络膜转移

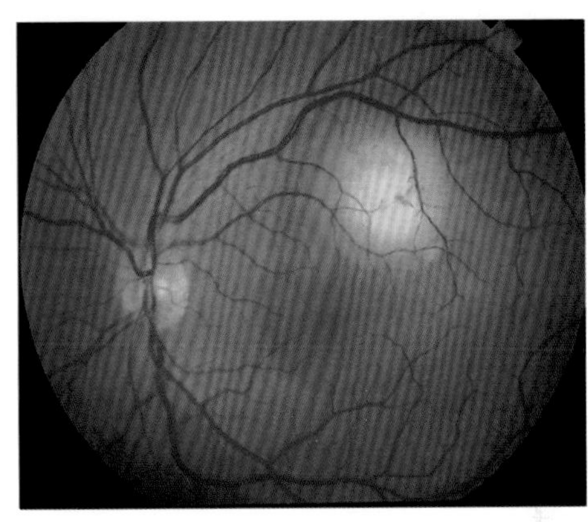

图 12.28　一例 45 岁的女性乳腺癌患者的视网膜的中央凹上方的脉络膜转移灶。注意相邻的中心凹轻微浆液性脱离。有这一现象的患者可能被误诊为中心性浆液性视网膜脉络膜病变

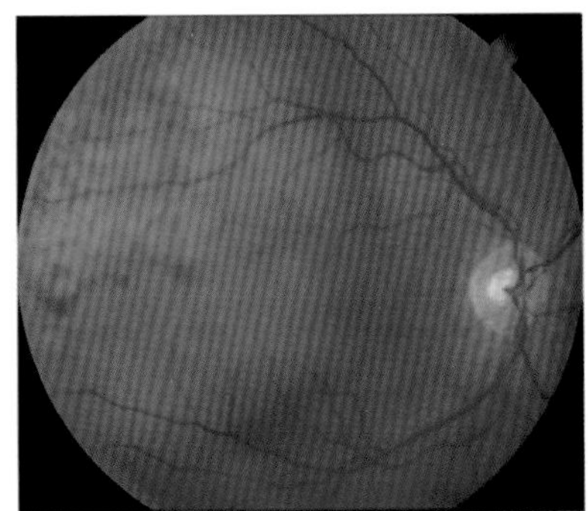

图 12.29　一例 58 岁的女性视网膜从中央凹区延伸至颞侧的典型脉络膜转移灶。她以中心性浆液性视网膜脉络膜病变而转诊，之前从未诊断过癌，同时患者否认乳腺方面有任何问题。因为病变高度提示为转移病灶，所以对患者进行了乳腺检查

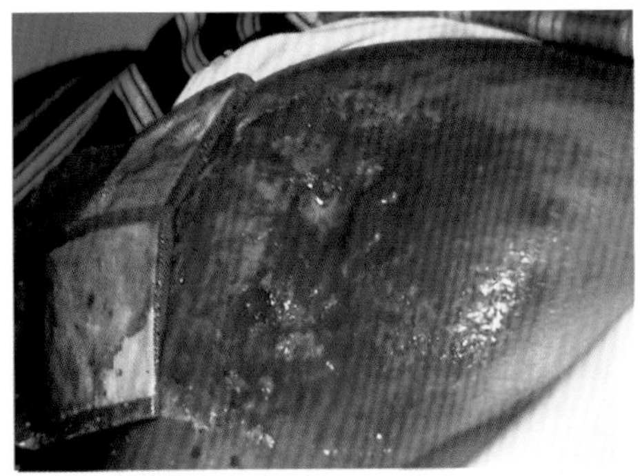

图 12.30　图 12.29 所示患者的乳房外观，提示这是晚期的溃疡性乳腺癌。虽然患者知道这个病灶，她选择否认它的存在

乳腺癌的脉络膜转移瘤：多灶性和双侧肿瘤

脉络膜转移瘤可有多种临床变体。虽然它常表现为孤立性病变，但也可以是多灶和双侧病变。脉络膜转移瘤在其临床进程的很早期便可产生广泛的继发性非孔源性视网膜脱离。

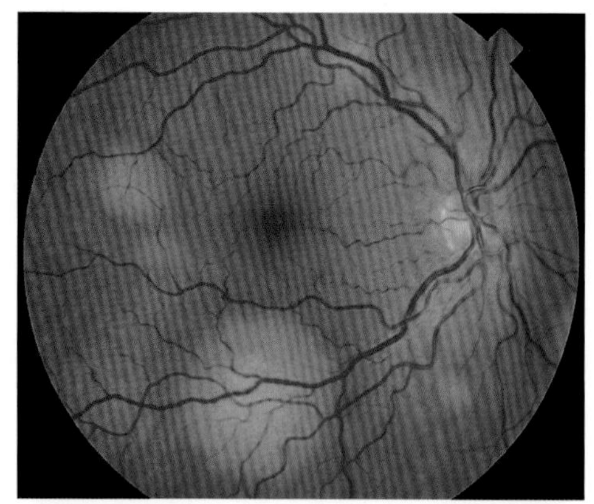

图 12.31　患转移性乳腺癌的 43 岁女性，右眼后极部多发性脉络膜转移

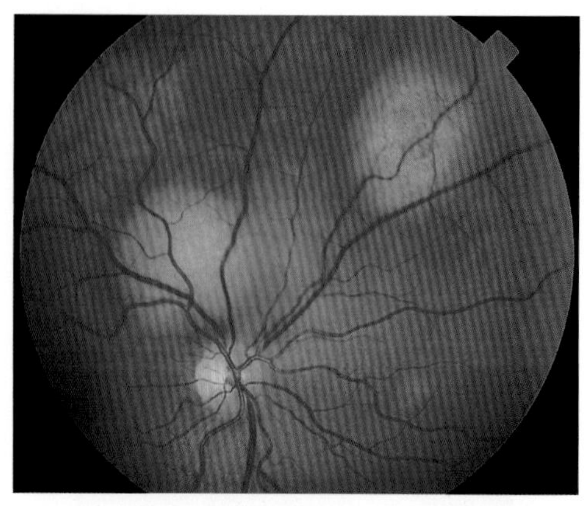

图 12.32　患转移性乳腺癌的 38 岁女性，视盘上方和鼻侧的多发脉络膜转移

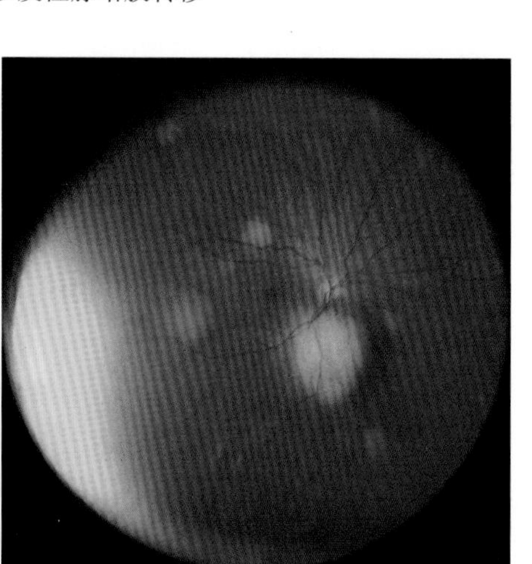

图 12.33　患转移性乳腺癌的 36 岁女性广角眼底照相，显示右眼多发脉络膜转移

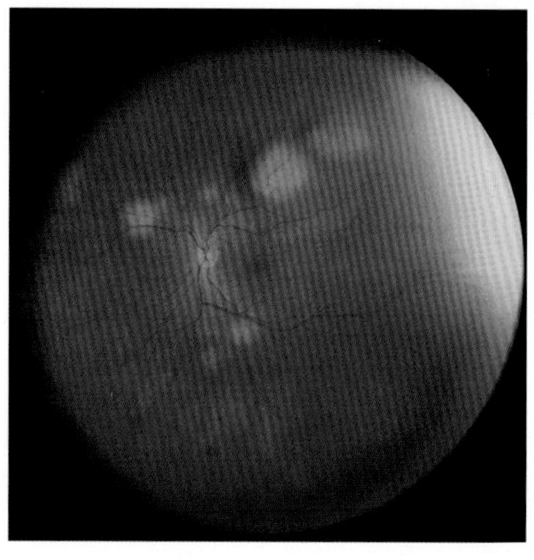

图 12.34　图 12.33 患者左眼的广角眼底图像，显示相似的多发转移灶

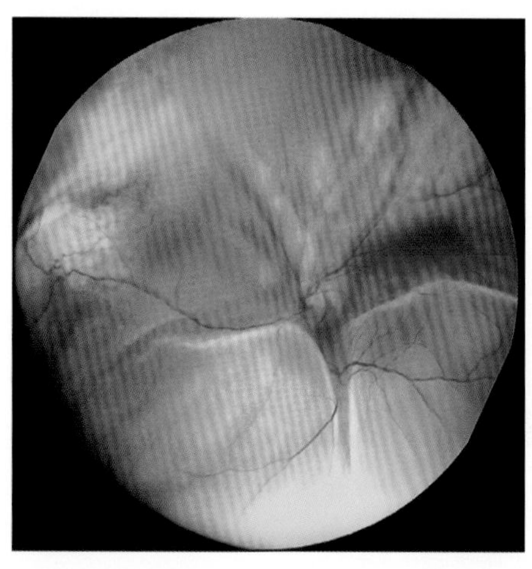

图 12.35　脉络膜多发、较大转移灶及继发的视网膜全脱离

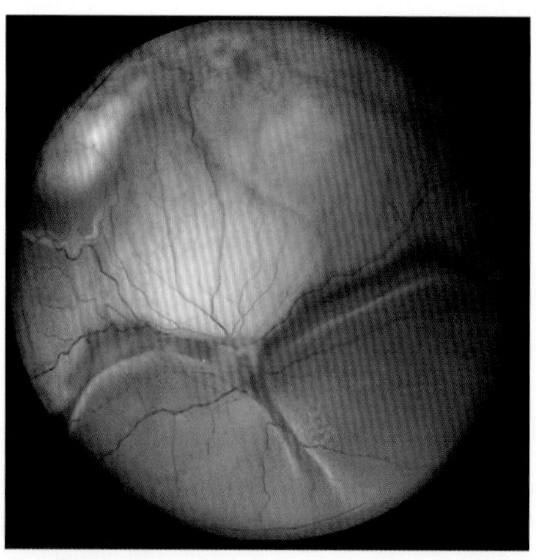

图 12.36　多发、较大的融合转移灶及继发的视网膜全脱离

肺癌的脉络膜转移

来自肺癌的脉络膜转移瘤可以具有与乳腺癌的脉络膜转移瘤相似的外观。

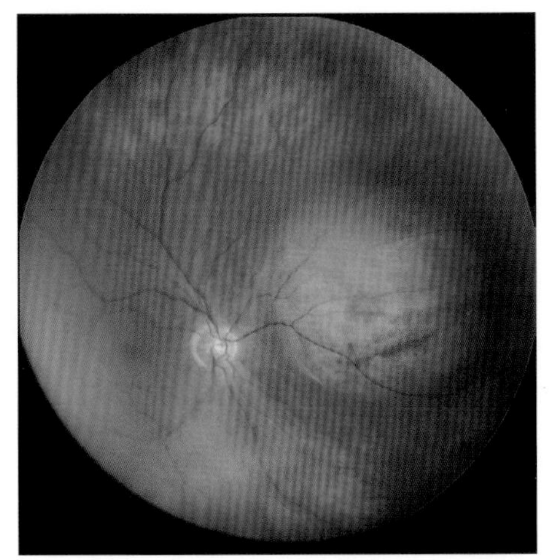

图 12.37　肺癌的鼻侧脉络膜大范围转移灶

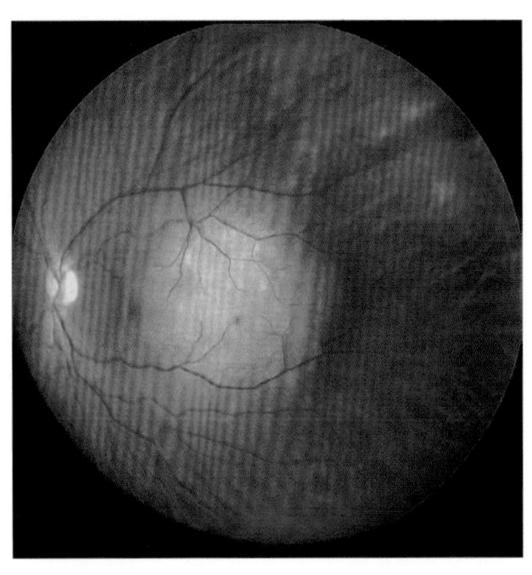

图 12.38　黄斑区的肺癌脉络膜转移

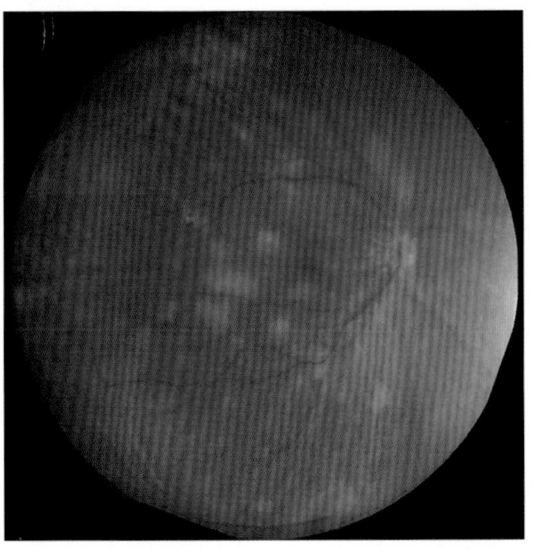

图 12.39　肺癌的多发性粟粒状脉络膜小转移灶

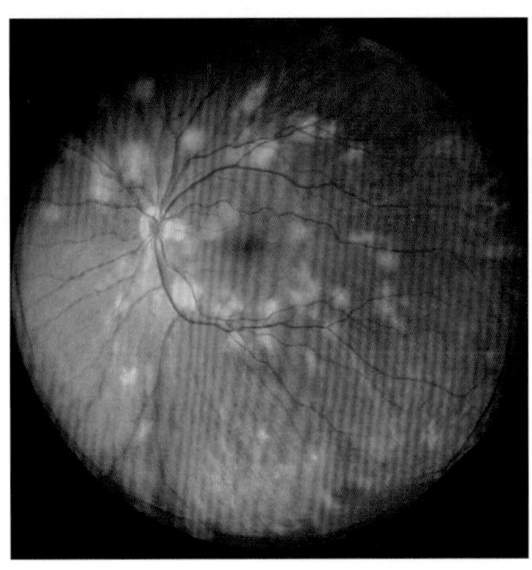

图 12.40　图 12.39 所示患者的左眼，表现出相似的临床状况

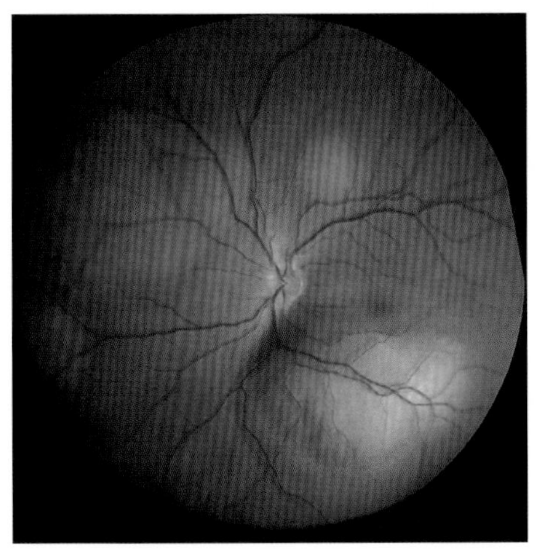

图 12.41　肺癌的多发性、大小不一的脉络膜转移灶

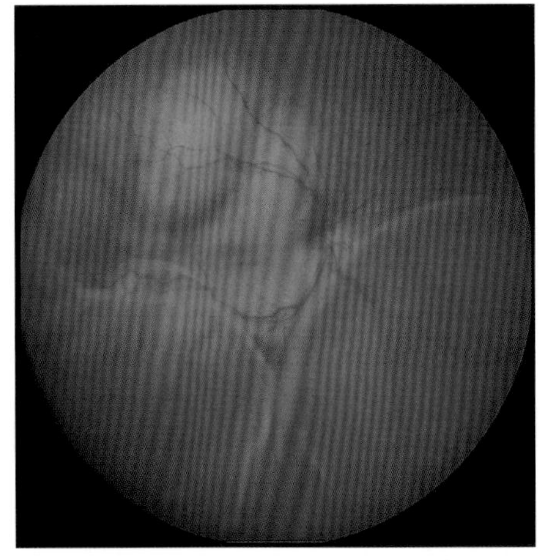

图 12.42　多发的上方和颞侧肺癌脉络膜转移，导致了继发性视网膜全脱离

皮肤黑色素瘤的脉络膜转移

来自皮肤或脉络膜黑色素瘤的脉络膜转移瘤通常有色素沉着,但偶尔可为无色素。

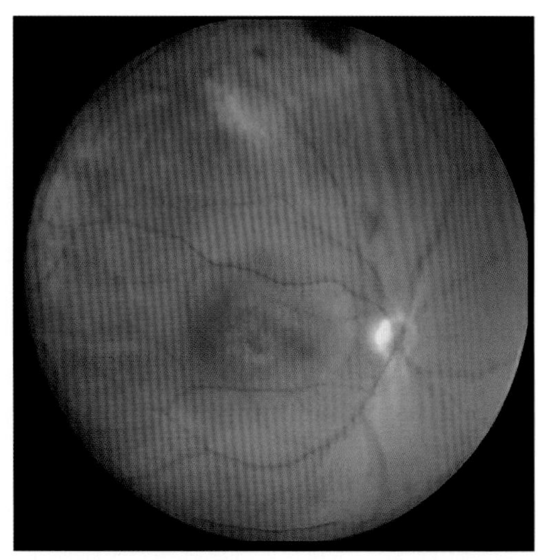

图 12.43 确诊皮肤黑色素瘤患者的多发色素性脉络膜转移。较大的黄斑区转移灶导致了无痛性视力丧失,在患者因视力模糊进行检查时发现了周边的其他小视网膜转移病灶

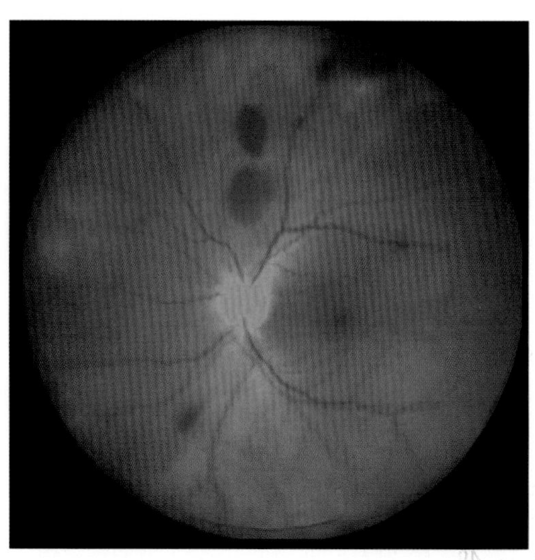

图 12.44 图 12.43 患者的左眼,也发现多发的色素转移灶

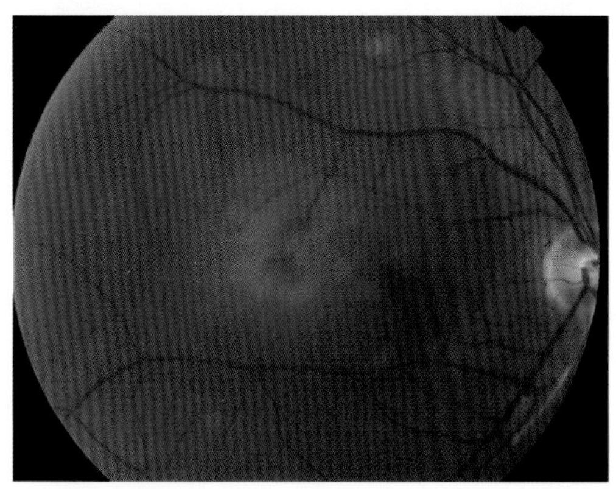

图 12.45 图 12.43 黄斑病灶的近距离观

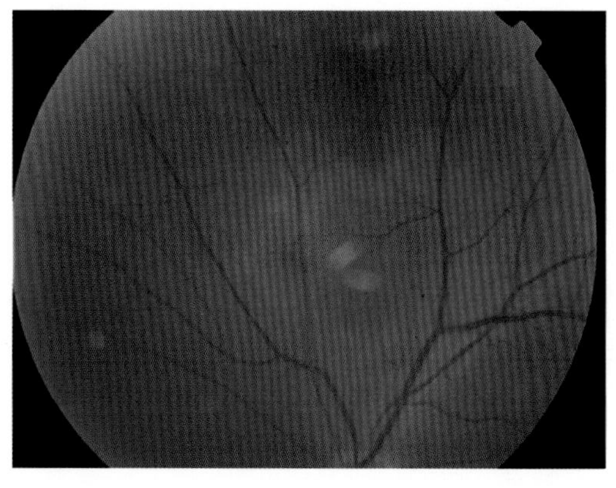

图 12.46 图 12.43 周边病灶的近距离观

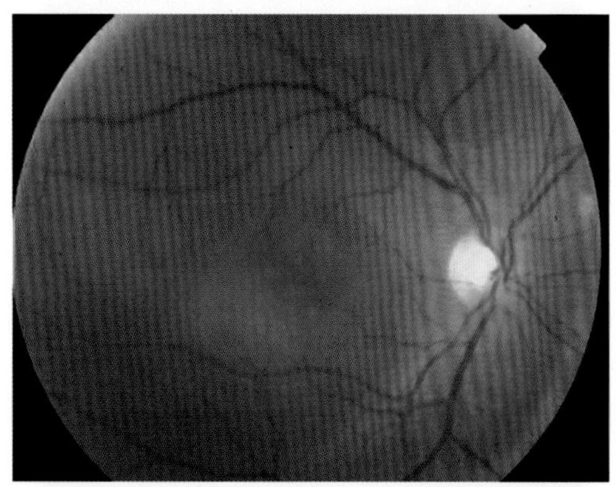

图 12.47 皮肤黑色素瘤的孤立性黄斑区脉络膜转移灶

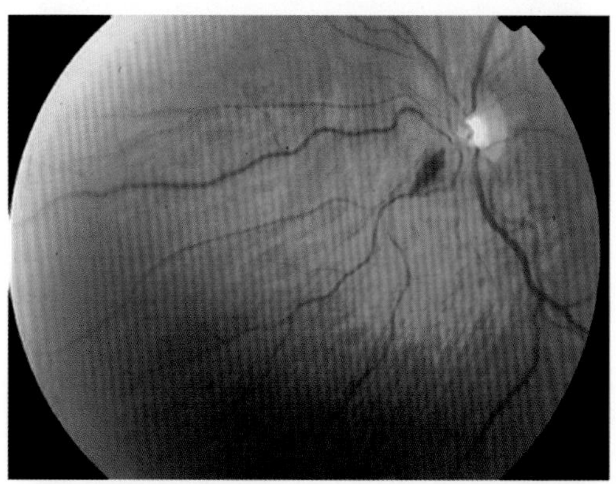

图 12.48 图 12.47 所示患者的左侧眼底,显示鼻下方周边眼底不易察觉的小转移灶。这个病变很难与良性脉络膜痣区分。与视盘相邻的浅层视网膜出血可能只是巧合

脉络膜黑色素瘤脉络膜转移

虽然比较罕见，但我们也已观察到脉络膜黑色素瘤患者的脉络膜转移，以下举出两个病例，一个为对侧脉络膜转移，另一个为同侧脉络膜转移。

Shields JA, Shields CL, Shakin EP, et al. Metastasis of choroidal melanoma to the contralateral choroid, orbit, and eyelid. *Br J Ophthalmol* 1988;72:456-460.

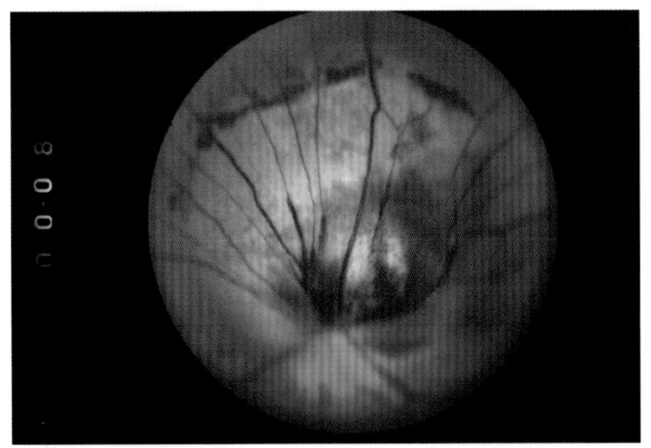

图 12.49　52 岁女性患者视盘旁的原发黑色素瘤。患眼接受了眼球摘除术，患者 4 年间没有明显的转移

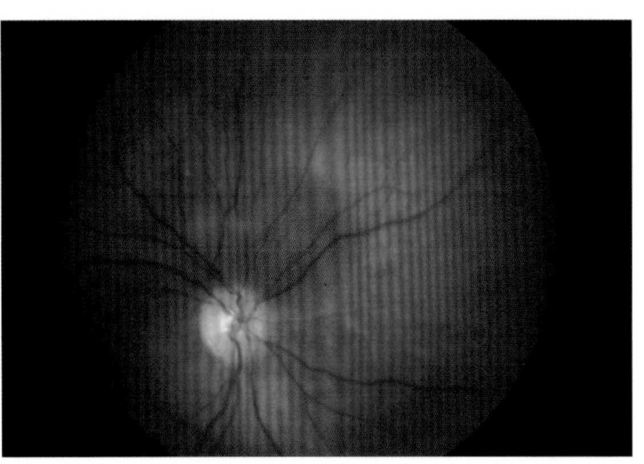

图 12.50　眼球摘除术后 4 年，原先正常的右眼出现了视盘上方的单发转移

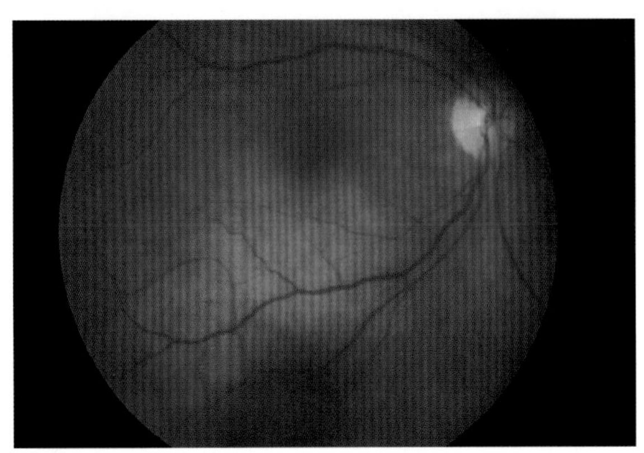

图 12.51　右眼颞侧下方出现继发脉络膜转移。随后发现患者出现黑色素瘤的皮肤和肝脏转移

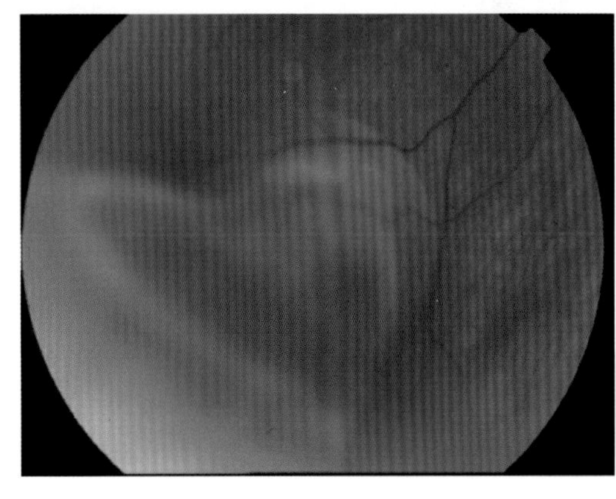

图 12.52　位于右眼颞下方的原发脉络膜黑色素瘤，该肿瘤采用敷贴放射治疗

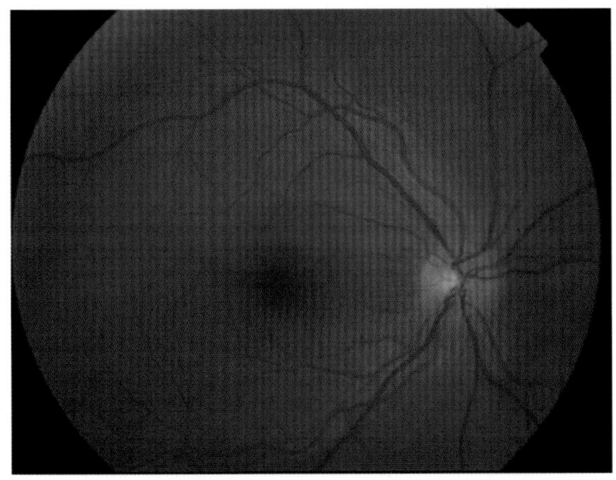

图 12.53　与图 12.52 同时拍摄的正常黄斑区图像

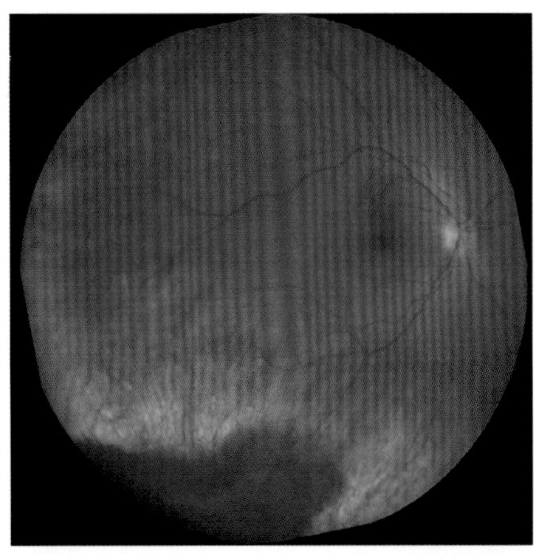

图 12.54　图 12.52 的患者在 3 年后出现全身性转移，并在同侧眼视网膜的中心凹的正上方出现了转移病灶。下面的色素代表经过治疗的原发肿瘤的区域

类癌的脉络膜转移

类癌明显倾向于向葡萄膜转移,且通常在该处保持休眠或生长缓慢。许多来自类癌的脉络膜转移瘤具有特殊的橙色,可与脉络膜血管瘤非常相似。有趣的是支气管类癌易于转移到葡萄膜,而小肠和阑尾类癌则倾向于转移到眼眶软组织。下面举出该规律的一些例证。所有的示例都已证实罹患原发性类癌伴全身转移。

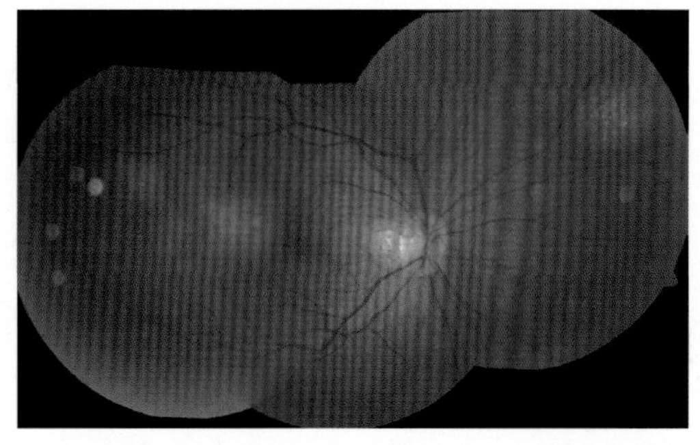

图 12.55 55 岁女性患者,肺部类癌瘤的双眼脉络膜转移。注意有三处橙色病灶

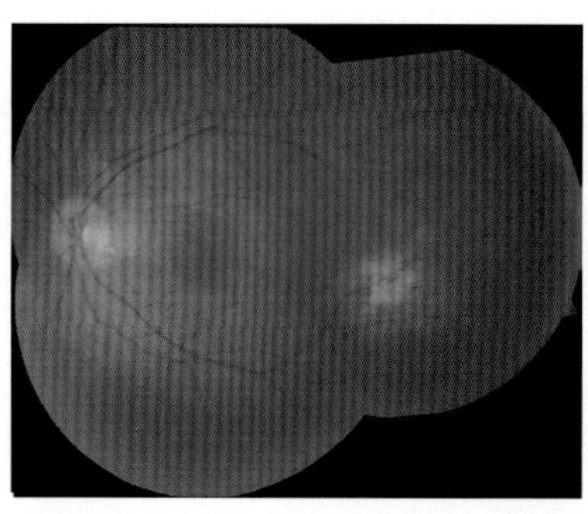

图 12.56 图 12.55 的患者的左眼,显示黄斑区颞侧的单发转移灶。肿瘤表面的视网膜色素上皮出现了一些变化

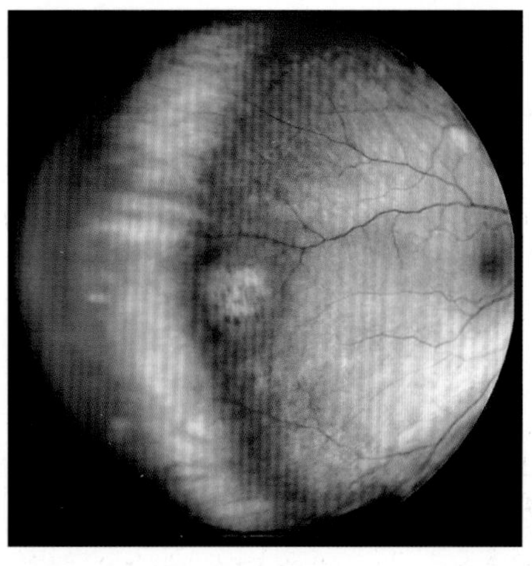

图 12.57 位于周边脉络膜、拟诊支气管类癌的转移瘤。病变在眼部常规检查时发现,怀疑为转移瘤,胸部 X 线检查发现了原发的支气管类癌

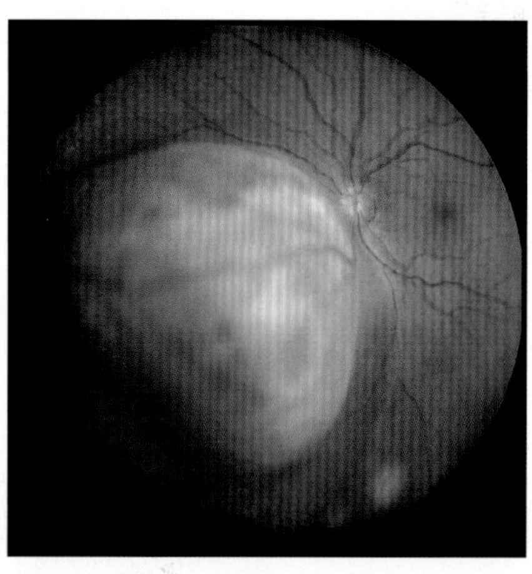

图 12.58 支气管类癌的脉络膜大型转移灶。3 年前在该位置发现了小而扁平的病变,诊断为脉络膜痣。随后发现该患者有原发性支气管类癌,患者由于视力模糊进行眼科检查,发现眼底病变的范围与之前相比变大。同时在赤道部的五点位置发现了另一个小的橙色转移灶

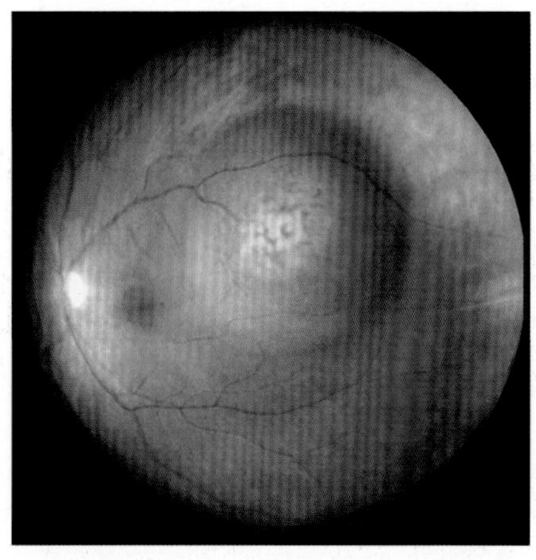

图 12.59 支气管类癌的脉络膜转移,伴有继发性视网膜色素上皮改变

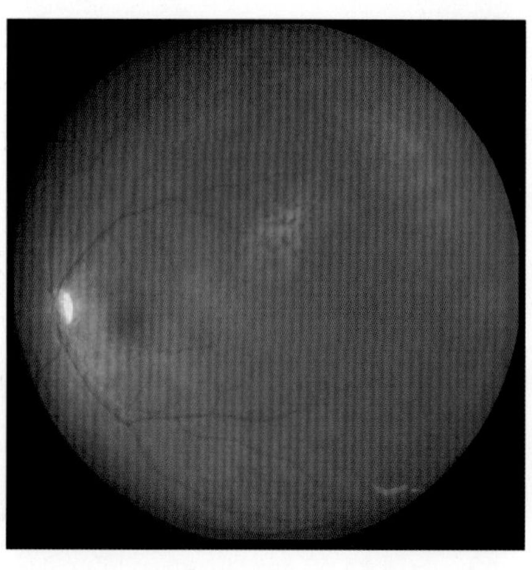

图 12.60 图 12.59 的病变经过外部放射治疗后。该病变显示出令人满意、但并不显著的消退

肾脏、胆管和食管癌的脉络膜转移

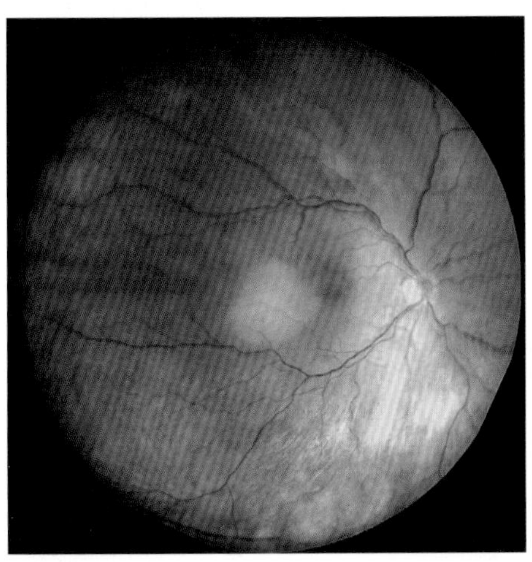

图 12.61　确证伴转移的肾细胞癌男性患者，右眼拟诊为脉络膜转移

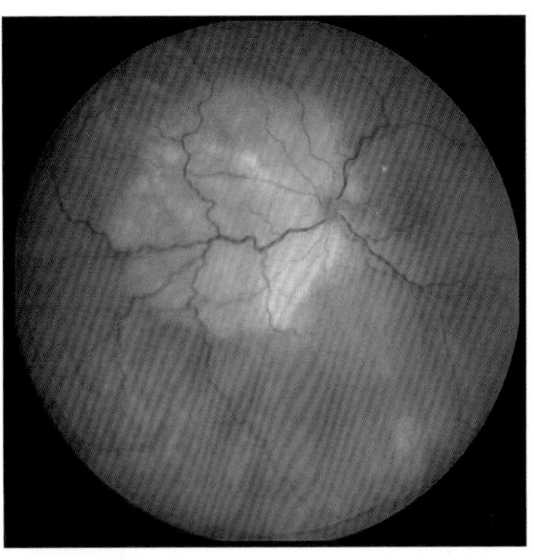

图 12.62　图 12.61 患者的左眼眼底，显示有肾细胞癌的大范围脉络膜转移灶

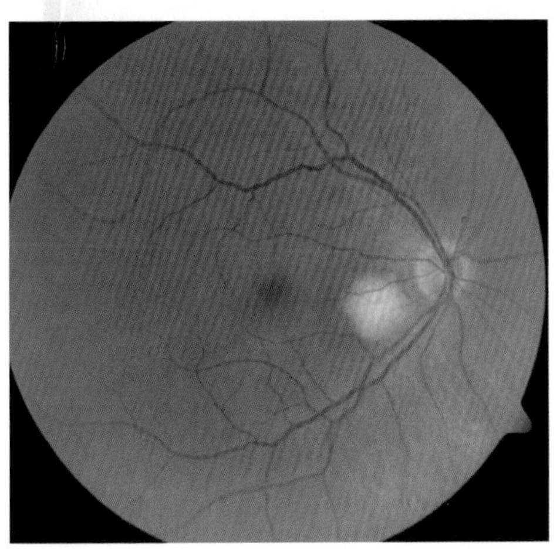

图 12.63　确诊原发性胆总管癌患者的右眼拟诊为脉络膜转移

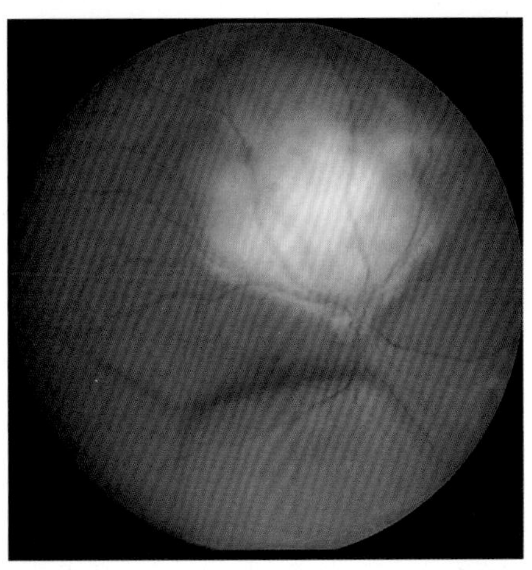

图 12.64　食管癌的脉络膜转移，伴有继发性视网膜脱离

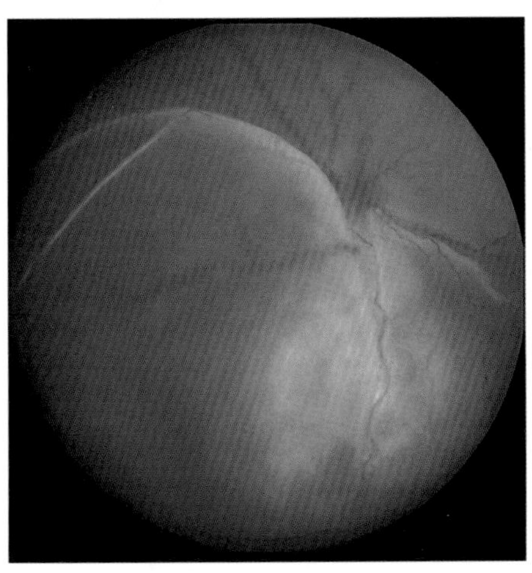

图 12.65　另一例食管癌脉络膜转移的患者。注意黄色肿瘤上广泛的继发性视网膜脱离

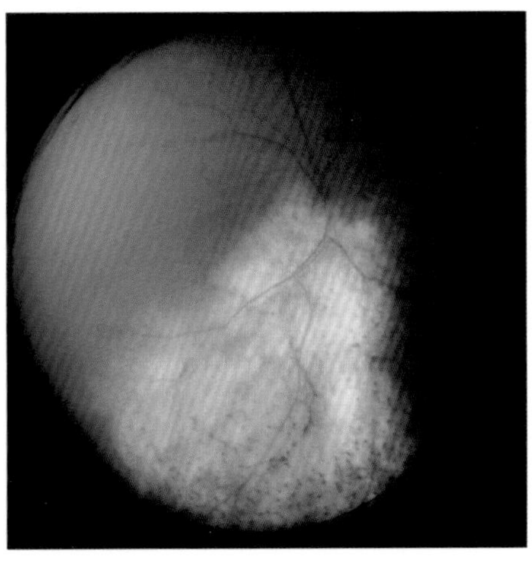

图 12.66　图 12.65 的患者经过外部射线放射治疗后，观察到肿瘤的显著消退以及视网膜脱离的复位

原发肿瘤位置不明的脉络膜转移瘤:细针穿刺活检术诊断

有时,患者具有符合转移瘤的脉络膜病灶,但没有癌症病史,并且全身检查未能发现原发性肿瘤。在这种情况下,可以采用细针穿刺活检(FNAB)来确定转移瘤的诊断。在某些病例,典型的细胞病理特征或免疫组织化学可以提示原发部位。然而其他情况下,细胞病理学可以证实为转移性肿瘤,但是无从准确定位原发部位。下面所示即为此类病例,它们都经 FNAB 标本的细胞病理学确诊为转移瘤,但是其原发部位一直未能确定。

Shields CL, Shields JA, Gross N, et al. Survey of 520 uveal metastases. *Ophthalmology* 1997;104:1265-1276.

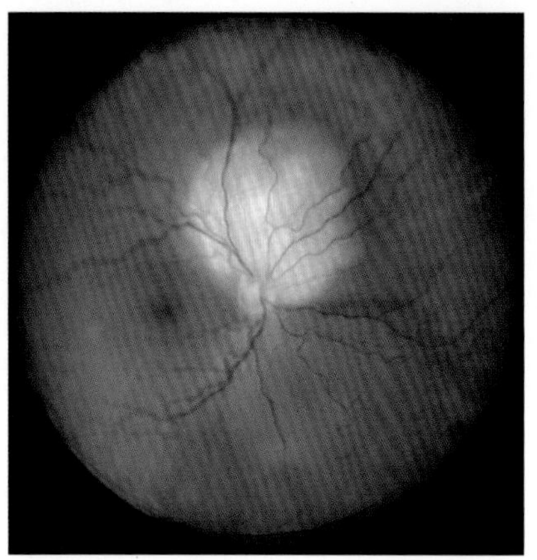

图 12.67 视盘上方的脉络膜转移瘤

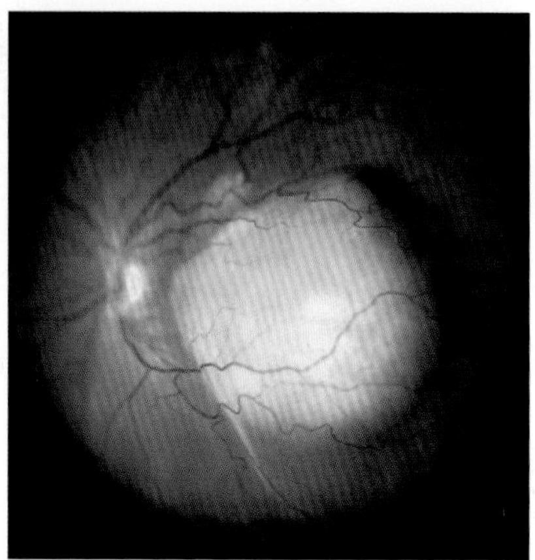

图 12.68 黄斑区的脉络膜转移瘤

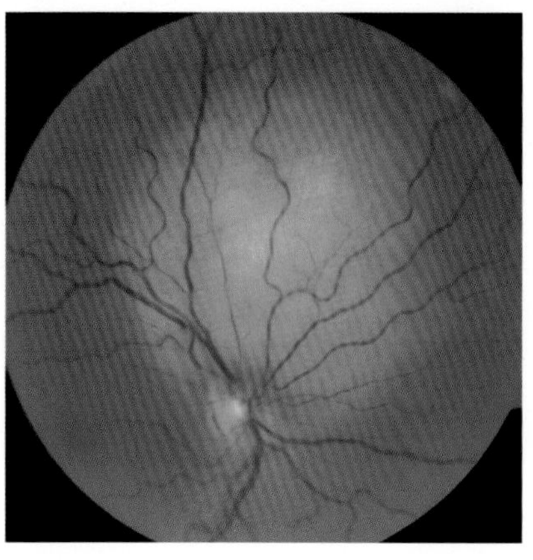

图 12.69 视盘上方的脉络膜转移瘤

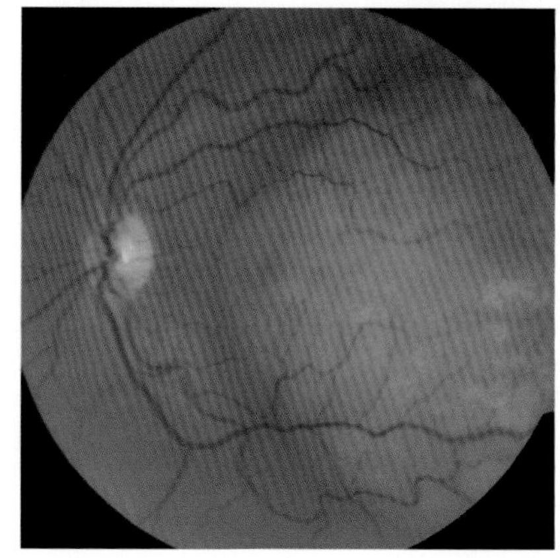

图 12.70 黄斑区的脉络膜转移瘤

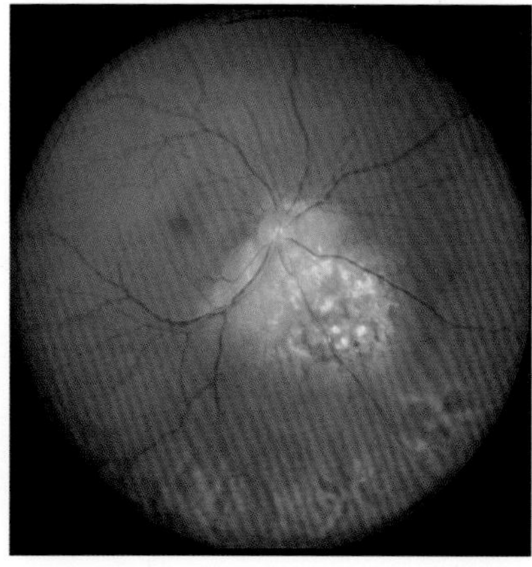

图 12.71 视盘下方的脉络膜转移灶,伴有视网膜色素上皮的纤维上皮化生

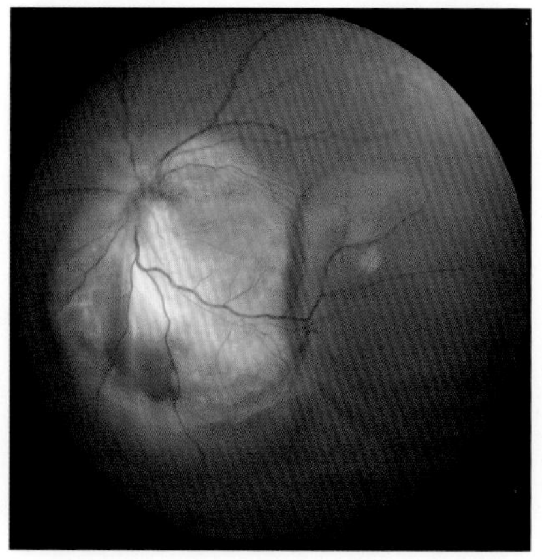

图 12.72 围绕并侵入视盘的脉络膜转移灶

来自肉瘤的脉络膜膜转移瘤

大多数脉络膜转移瘤来源于癌，少数源自黑素瘤，来自肉瘤的脉络膜转移瘤则非常罕见。我们见过几个这样的病例，以下显示两例。

Kaliki S, Eagle RC Jr, Shields CL, et al. Ciliochoroidal metastasis as the initial manifestation of an occult soft tissue extraosseous sarcoma in a 10-year-old girl. *J AAPOS* 2013;17:217-220.

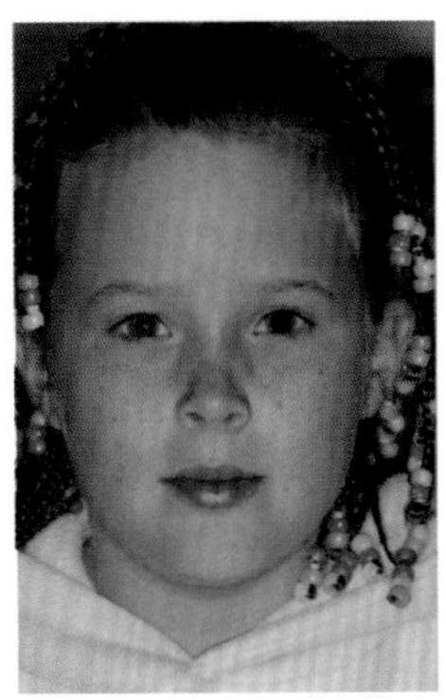

图 12.73　10 岁的女性患儿面部照相，其左眼视觉完全丧失。注意左眼红光反射消失

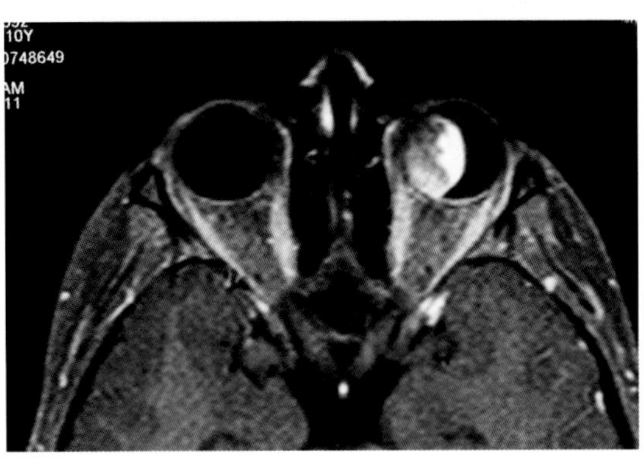

图 12.74　轴向磁共振 T1 加权图像，观察到圆顶形脉络膜肿块，占据了眼球的一半。肿瘤的性质未明，但考虑为黑色素瘤，失明且疼痛的患眼接受了眼球摘除术

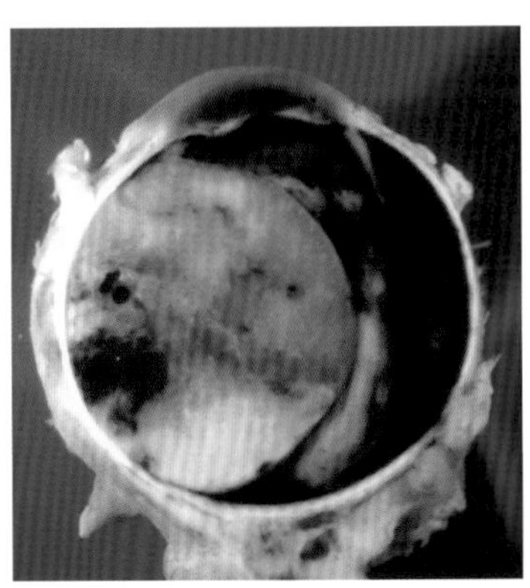

图 12.75　眼球的大体剖面观，可见一个较大的圆顶形肿块。组织病理学结果提示低分化肉瘤。患者几个月后因肿瘤播散死亡

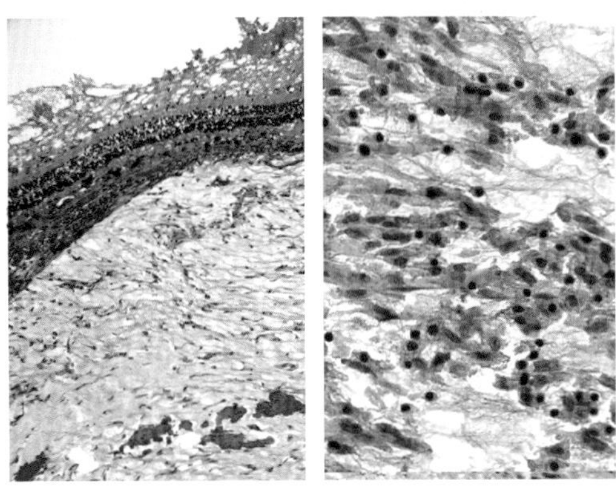

图 12.76　摘除眼球的组织病理学切片。脉络膜的病变为黏液型（左侧）（苏木精-伊红染色×50），以及分散的纺锤状恶性细胞（苏木精-伊红染色×200）。随后的检查发现了先前隐匿的原发黏液型腓骨肉瘤。尽管接受了高强度的化疗，患者仍然在眼球摘除术后几个月因肿瘤的广泛转移去世

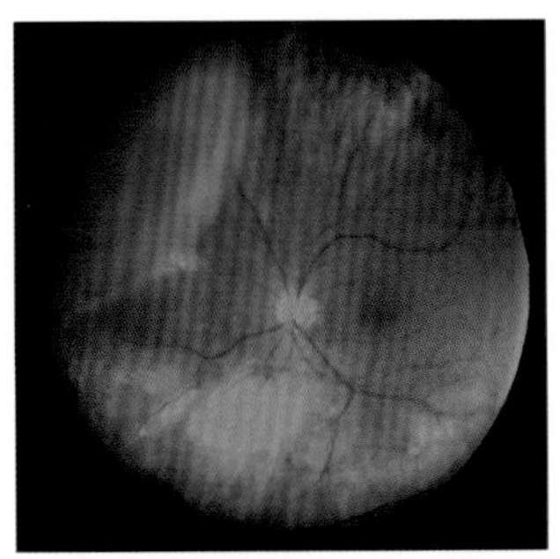

图 12.77　一例通过检眼镜和透照技术观察到的老年男性鼻侧上方睫状体脉络膜的肿块。注意该处病变可透光。患者有腹膜后脂肪肉瘤的病史。尽管对于肿瘤的确切性质仍然存在争议，但眼部的细针穿刺活检发现了血细胞和一些肉瘤细胞，这些证据支持转移瘤的诊断

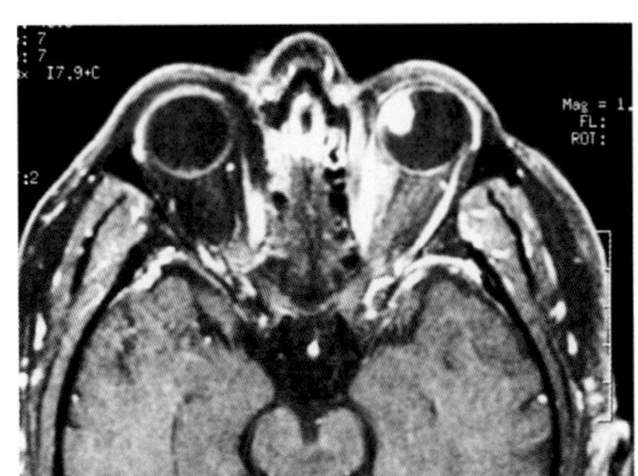

图 12.78　图 12.77 所示病变的轴向磁共振 T1 加权像，显示睫状体脉络膜肿块有信号的增强

脉络膜转移瘤:对相邻结构的影响

脉络膜转移瘤可引起相邻结构的变化。它们可以诱导色素上皮改变,继发性视网膜脱离和脉络膜脱离,少数呈现结节状结构,类似一些原发性黑素瘤中所见的蘑菇形外观。

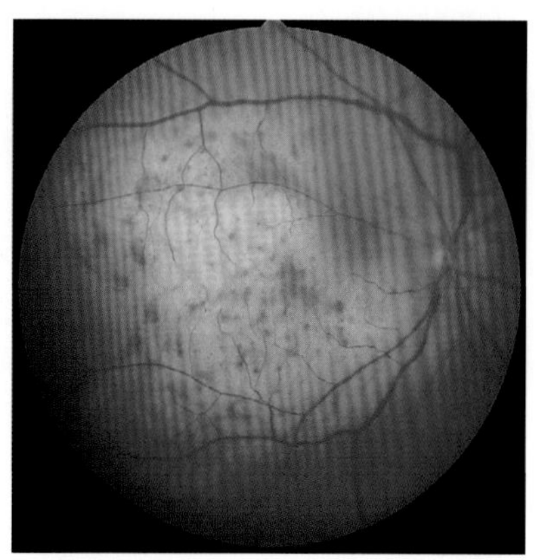

图 12.79 脉络膜转移灶上典型的色素聚集,呈现“豹皮样”外观

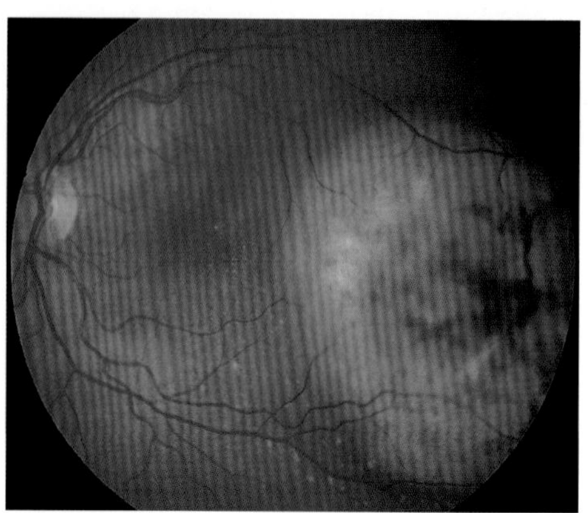

图 12.80 脉络膜转移处的色素上皮增殖

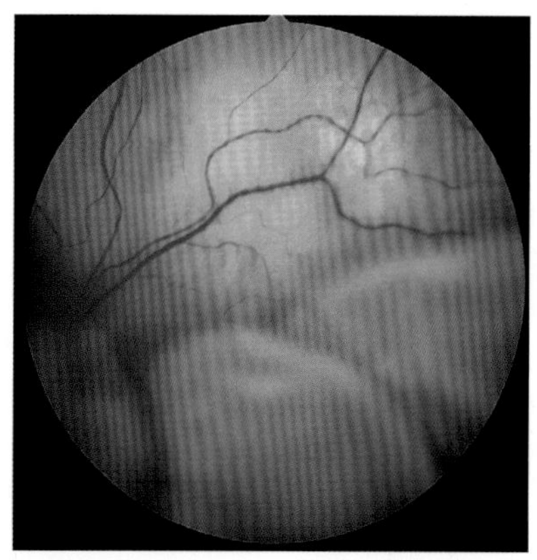

图 12.81 继发于黄斑区弥漫性脉络膜转移灶的下方大范围大疱性视网膜脱离

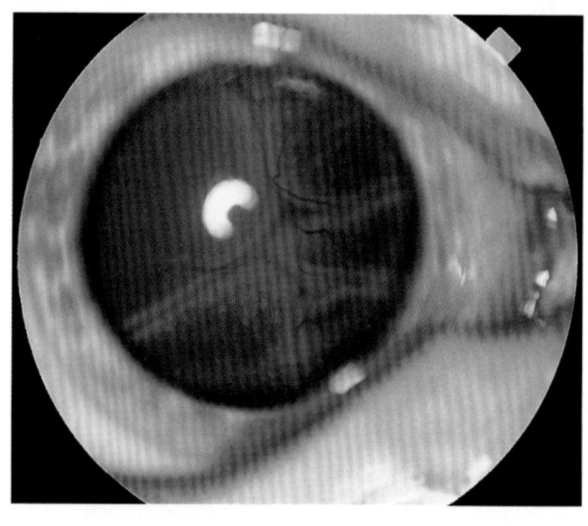

图 12.82 继发于脉络膜转移瘤的视网膜全脱离,隆起至晶状体后表面。患者有时因为无法控制的严重眼痛需进行眼球摘除术

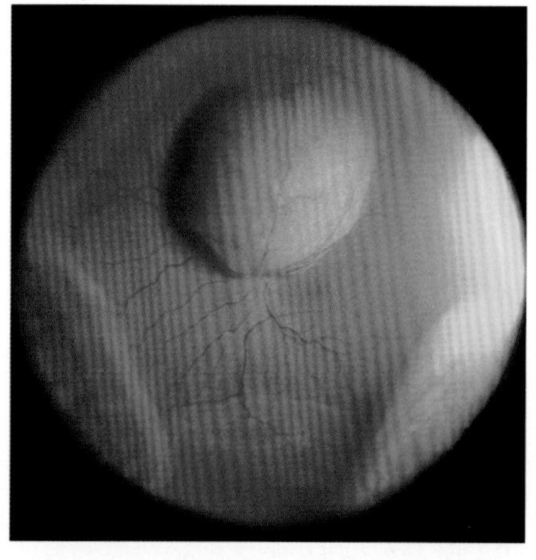

图 12.83 继发于脉络膜转移瘤的睫状体脉络膜脱离。广角眼底照相中上方眼底为肺癌转移灶。注意继发的360°睫状体脉络膜显著脱离,颞下方和鼻下方最为明显。这种病例中脉络膜脱离的机制尚不清楚

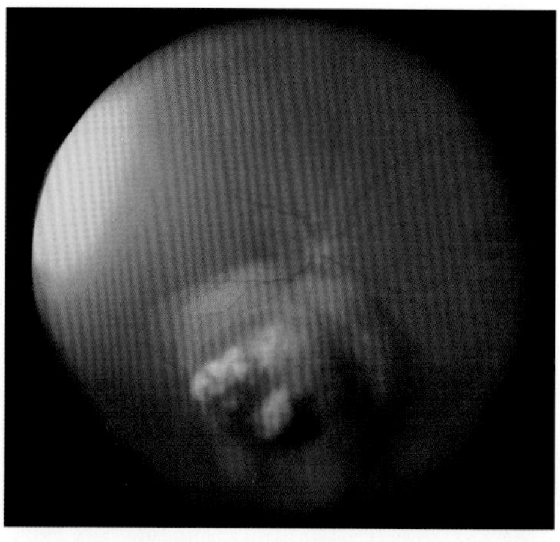

图 12.84 脉络膜转移瘤的视网膜侵袭。广角眼底照相中,下方来源于肺癌的脉络膜转移瘤表面出现了结节状外观,类似于蘑菇样的黑色素瘤。正如这类的黑色素瘤一样,该病变造成了 Bruch 膜的破裂

橙色的脉络膜转移瘤

部分脉络膜转移瘤具有橙色外观，类似脉络膜血管瘤。这种橙色最常见于来自支气管的类癌、甲状腺癌和肾细胞癌的脉络膜转移。类癌转移可以是稳定或缓慢进展的。

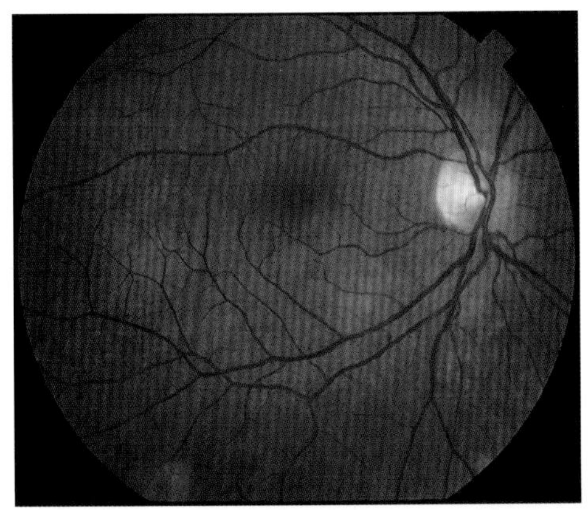

图 12.85 一例有支气管类癌的全身性转移病史 23 岁女性患者，右眼的黄斑区域观察到两处小的橙色脉络膜肿瘤。左眼视盘鼻侧也有类似病变

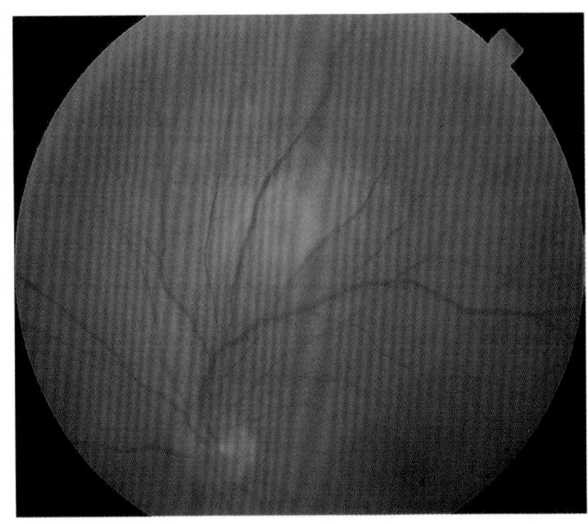

图 12.86 一例 58 岁女性源自支气管类癌的脉络膜转移灶，注意这个病变与局限性脉络膜血管瘤的相似性。在该眼还有其他三处脉络膜转移

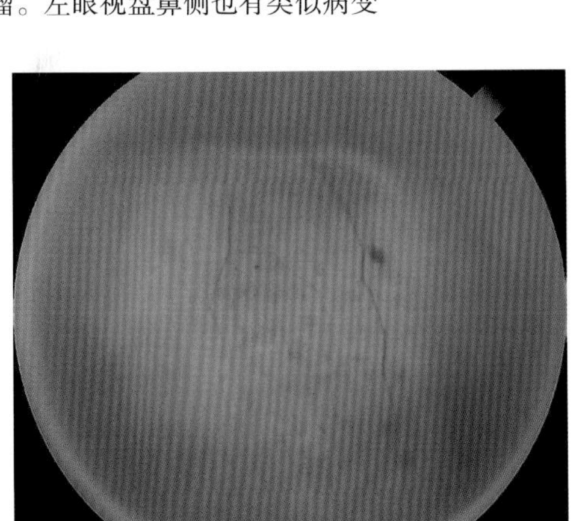

图 12.87 右眼颞下方的支气管类癌脉络膜转移灶。经细针穿刺活检确诊

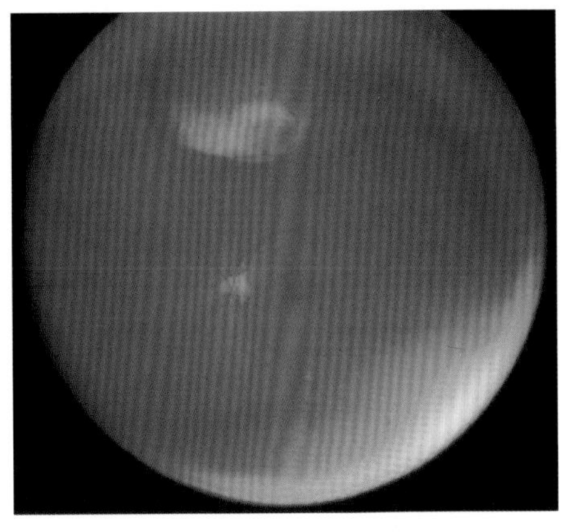

图 12.88 甲状腺癌位于眼底上方的脉络膜转移灶，呈现橙色外观

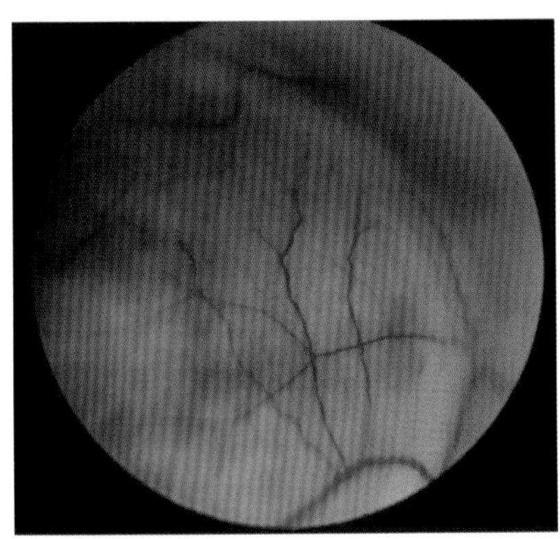

图 12.89 转移性肾细胞癌的黄斑区转移灶。该男性患者在 10 年前因肾细胞癌接受了肾切除术。因为患者和家属没有提及肾细胞癌的病史，所以该患眼因怀疑黑色素瘤接受了眼球摘除术。临床图像上出现的暗区是因为出血，这种现象在转移性肾细胞癌中常见

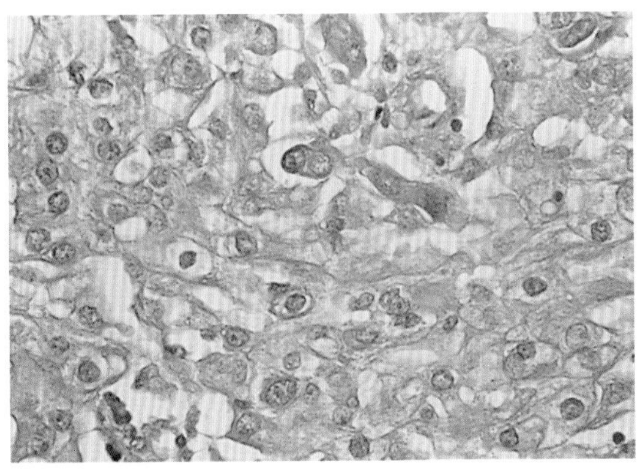

图 12.90 图 12.89 所示病变的组织病理学，观察到肾细胞癌的清晰特征（苏木精-伊红染色×200）

脉络膜转移瘤:病理学

脉络膜转移瘤的大体外观在不同病例之间可以有显著的差异。它通常表现为弥散性或多结节生长模式的无色素、黄色或粉红色病灶。对所有类型的脉络膜转移瘤的组织病理学的详细论述超出了本书的范围。脉络膜转移瘤的微观病理常常、但并不总是反映了原发性肿瘤的组织病理学。

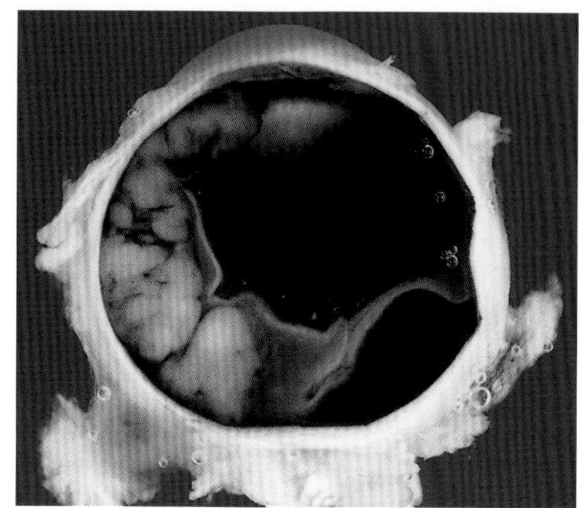

图 12.91 乳腺癌的弥漫性、多结节状脉络膜转移

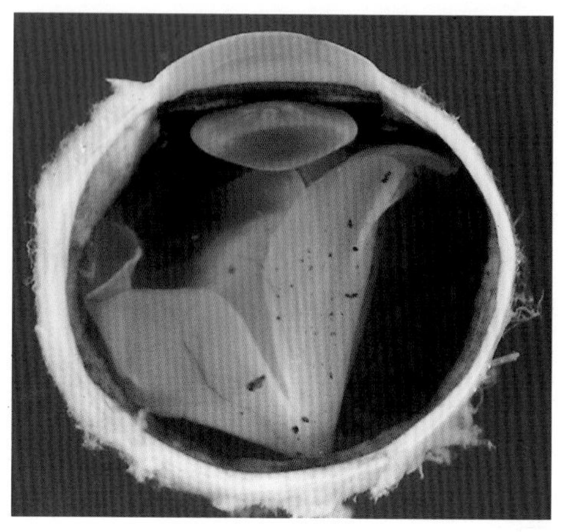

图 12.92 转移性乳腺癌的弥漫性、扁平生长的脉络膜转移病灶。注意整个后葡萄膜只出现了轻度增厚,伴有大泡状的视网膜全脱离

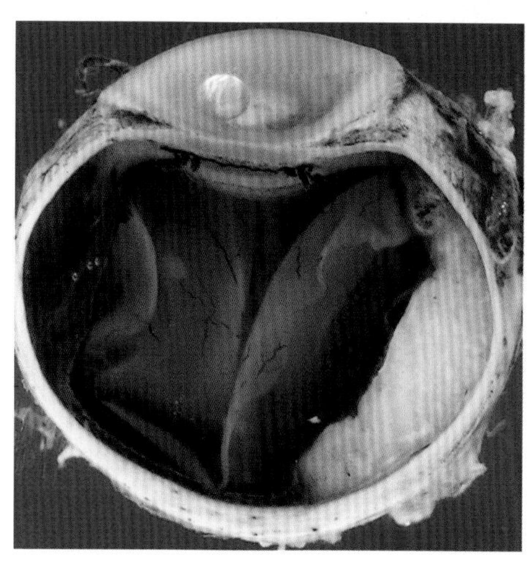

图 12.93 胃癌的脉络膜转移

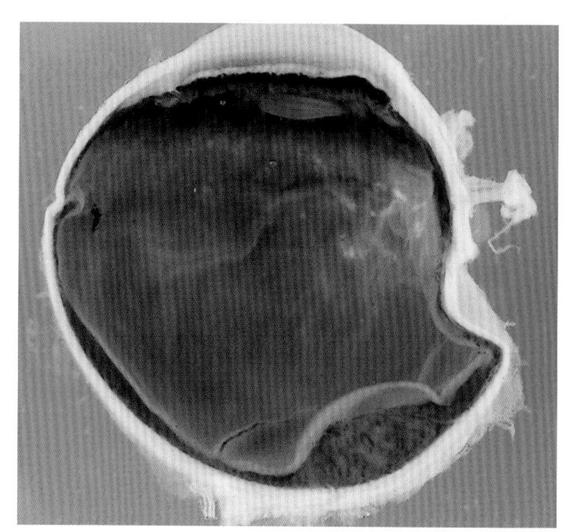

图 12.94 皮肤黑色素瘤的脉络膜转移。该病变在临床检查时发现,并在尸检时通过该眼球的组织病理学检查确证

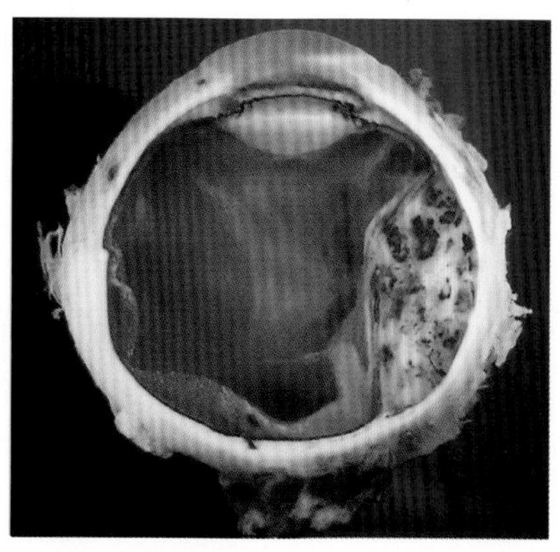

图 12.95 脉络膜转移灶,推测为支气管来源,该肿瘤有多处血管及出血病灶

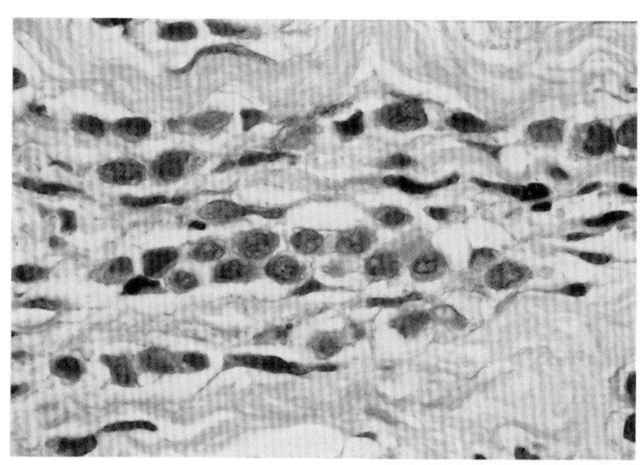

图 12.96 图 12.95 所示肿瘤的组织病理学(苏木精-伊红染色×150)

脉络膜转移瘤：类似结节病的肺癌转移

脉络膜转移瘤和脉络膜肉芽肿有时在临床上类似。下面描述并图示了这种情况的临床病理相关性。

Shields JA, Shields CL, Eagle RC Jr. Choroidal metastasis from lung cancer masquerading as sarcoidosis. *Retina* 2005;25:367-370.

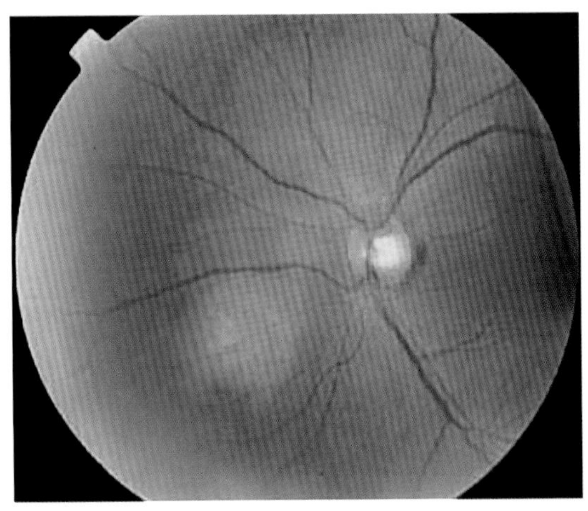

图 12.97　患有系统性结节病的 57 岁非洲裔美国女性，左眼视盘鼻下方可见脉络膜的黄色病灶，患者胸部 X 线检查的结果符合结节病的特征

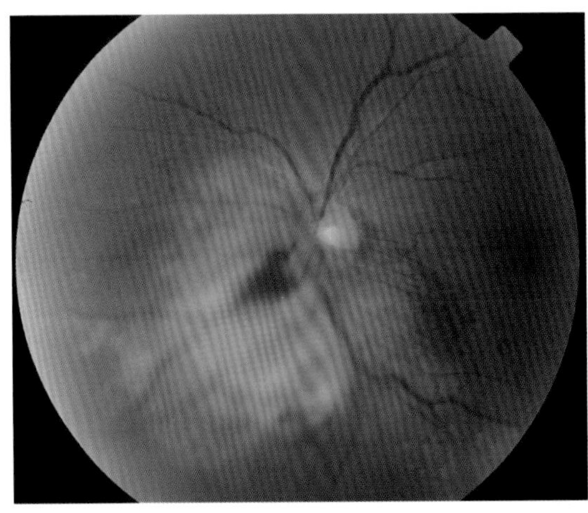

图 12.98　同一病变 6 周后的情况，病变范围扩大并出现了局灶出血。患者拟诊为全身性结节病并接受了全身的糖皮质激素治疗

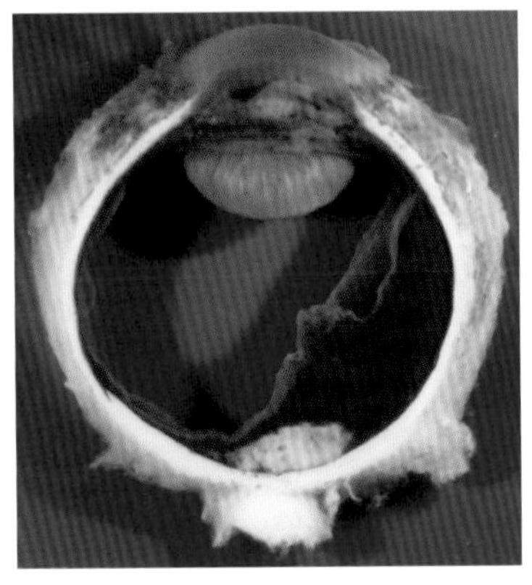

图 12.99　几周后，患者前房出现了肿瘤结节伴疼痛性的青光眼，该眼进行了眼球摘除。眼球的切面显示了白色的肿块及广泛的出血性视网膜脱离

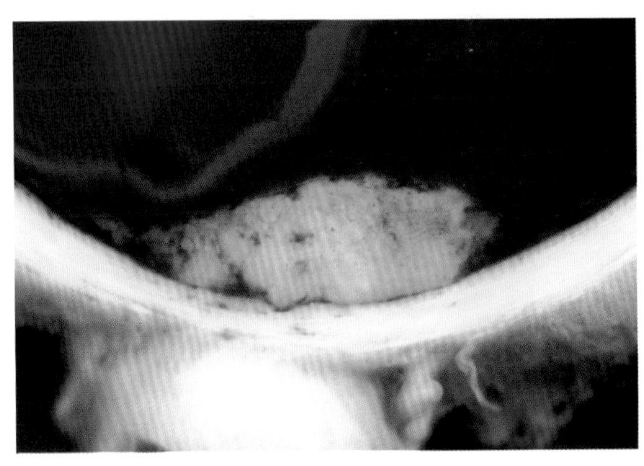

图 12.100　近观摘除眼后段的不规则性黄白色脉络膜肿块

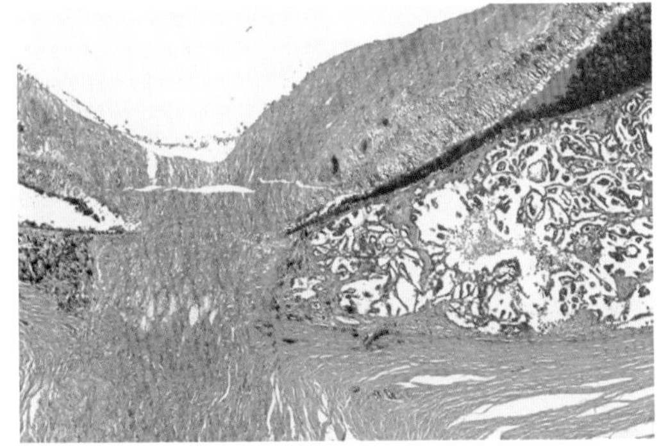

图 12.101　低倍显微镜下的脉络膜肿块，显示卵圆形脉络膜肿块，其上覆有出血性的视网膜脱离。可以观察到肿瘤细胞的乳头状构造（苏木精-伊红染色×20）

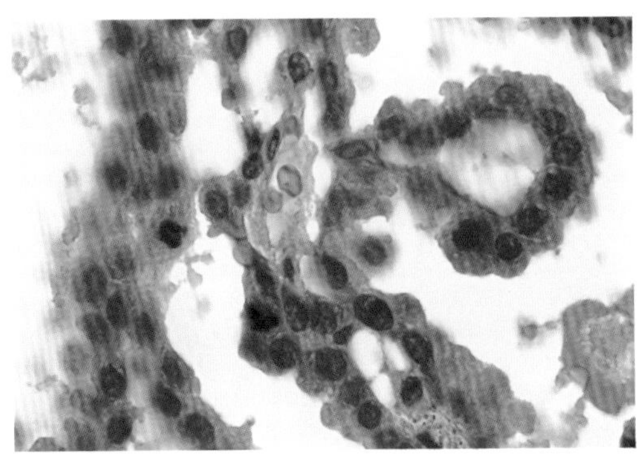

图 12.102　乳头状结构的高倍放大显微图像。该病变的诊断为乳头状癌的脉络膜转移。随后在肺中发现了原发癌。几个月后患者因播散性癌症死亡（苏木精-伊红染色×300）

蘑菇状的脉络膜转移瘤

通常来说蘑菇形外观的眼内肿瘤高度提示为原发性黑色素瘤，但是确有例外。我们见过脉络膜转移瘤、年龄相关性黄斑变性、脉络膜血管瘤和真菌感染均可出现蘑菇形外观。下面描述一例：快速生长的脉络膜转移瘤呈蘑菇状，类似脉络膜黑素瘤。该肿瘤的快速生长特性相比黑素瘤，更具转移瘤的特征。

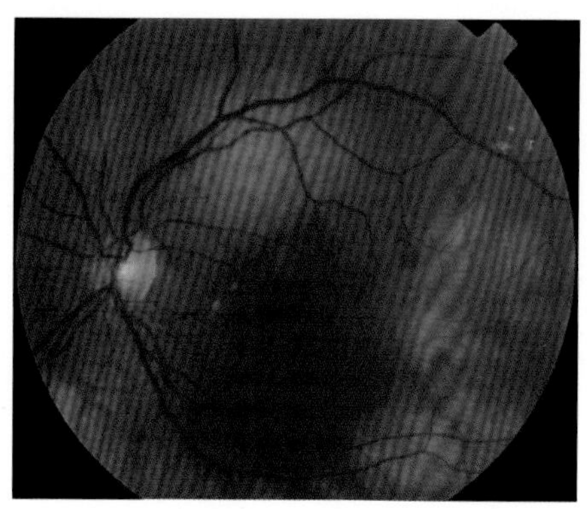

图 12.103 一老年男性的左眼眼底外观，中心凹上方有无色素性的脉络膜病变。由于视网膜累及黄斑中心凹的浅脱离，患者的视力下降到 20/50，该病变的鉴别诊断包括无色素性脉络膜痣、黑色素瘤及转移瘤。建议患者进行全身性的检查评估，但是遭到了患者的拒绝

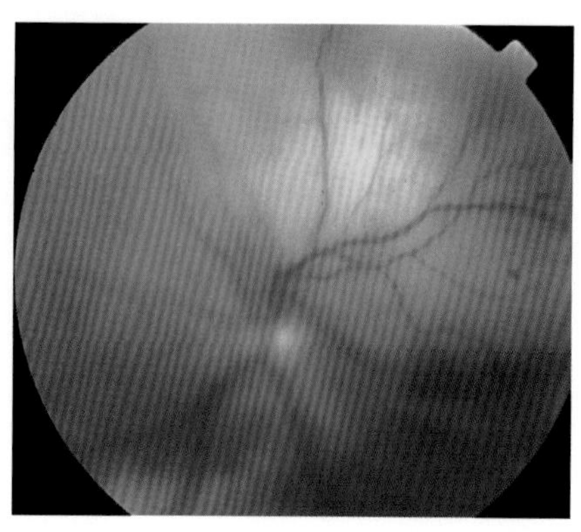

图 12.104 3 周后，该病变的范围显著扩大，视力下降为指数。患者拒绝接受治疗

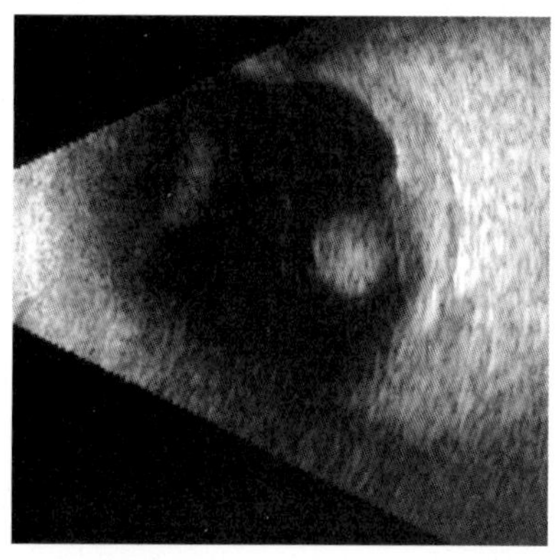

图 12.105 初诊后 6 周，患者复诊时已有眼痛、大量前房积血、继发性青光眼、散发的黄色虹膜结节。眼底已不可见，但是 B 超检查发现了这个蘑菇状的肿块。失明且疼痛的眼接受了眼球摘除术

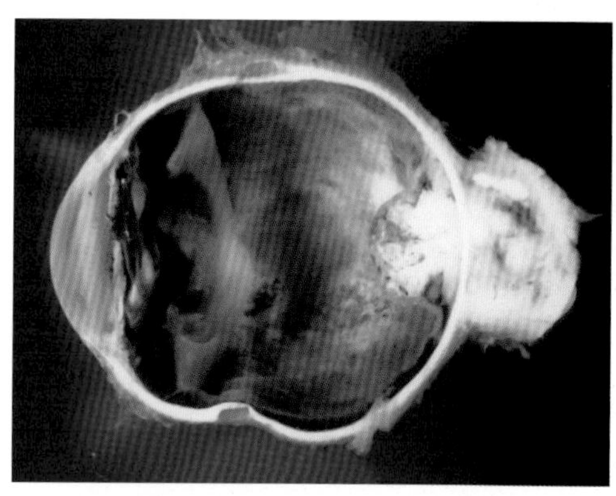

图 12.106 被摘除眼球的大体观，显示视盘周围的无色素性肿块，并向 Bruch 膜前方蔓延

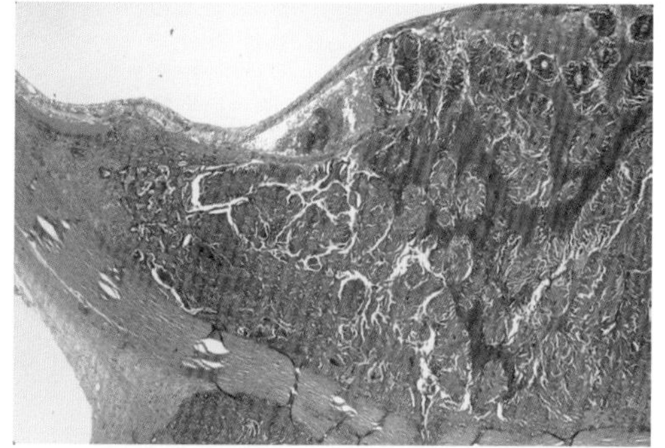

图 12.107 该恶性肿瘤小叶的低倍显微镜图像。左侧可见 Bruch 膜的中断，造成了蘑菇状外观的出现（苏木精-伊红染色×30）

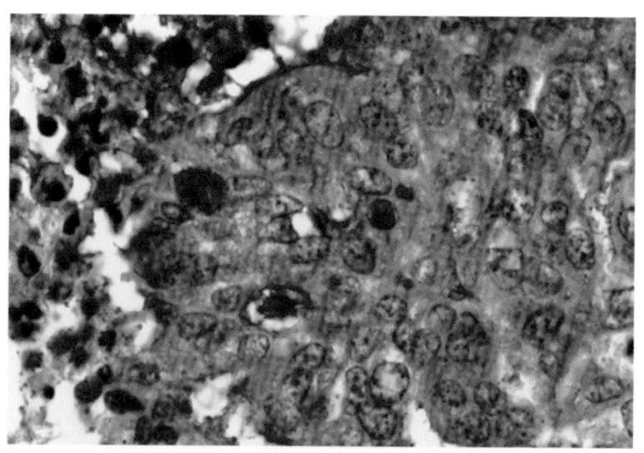

图 12.108 组织病理学观察到恶性肿瘤细胞的腺泡和条索状结构（黏蛋白胭脂红×100）。前次的胸部磁共振成像报告未见异常，现在发现了一个肺癌原发灶。尽管经过积极治疗，6 个月后患者仍因肿瘤的广泛转移而死亡

脉络膜转移瘤:原发肿瘤未明确的转移瘤的临床病理相关性

脉络膜转移瘤有时可发生在没有癌症病史的健康人中。有些情况下,肿瘤的原发部位始终无法确定。这里描述了一个此类病例。51 岁的男性患者,因不明来源的黏液分泌性腺癌而继发了左眼迅速发展的疼痛和失明。几个星期后患者死于广泛的转移,且未允许尸体解剖。

DePotter P, Shields JA, Shields CL, et al. Unusual MRI findings in metastatic carcinoma to choroid and optic nerve. *Int Ophthalmol* 1992;16:39-44.

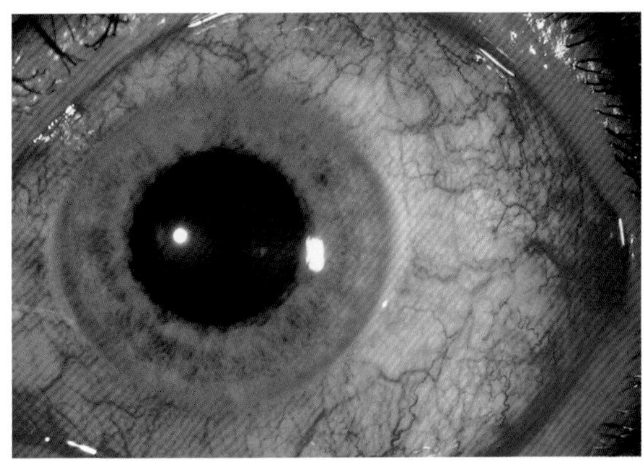

图 12.109 左眼的外眼像,显示眼球表面充血。患者有严重的眼痛

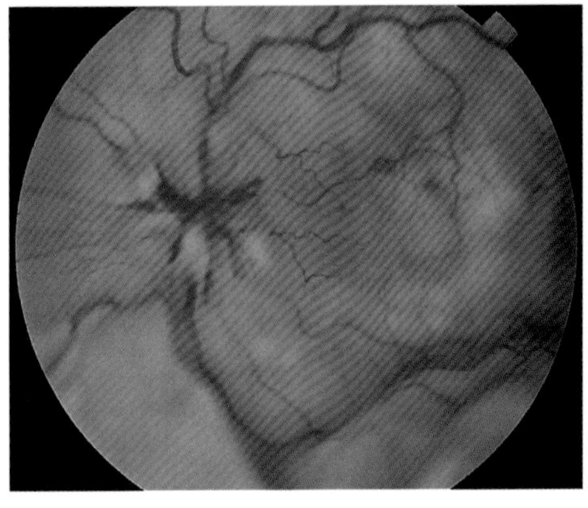

图 12.110 眼底照相,显示脉络膜的弥漫性增厚、水肿、视盘出血、下方视网膜脱离

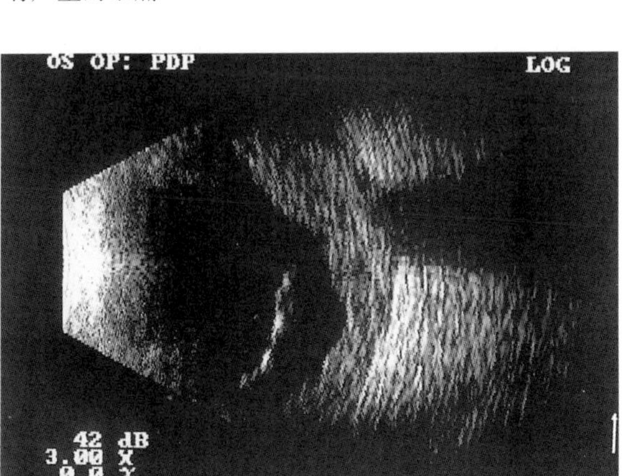

图 12.111 B 超声像图显示脉络膜的弥漫性增厚和其上的视网膜脱离

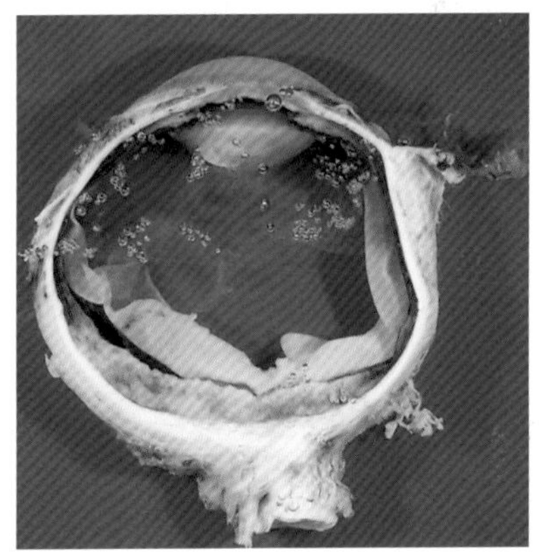

图 12.112 眼球摘除后的眼球剖面,显示弥漫性的脉络膜肿瘤

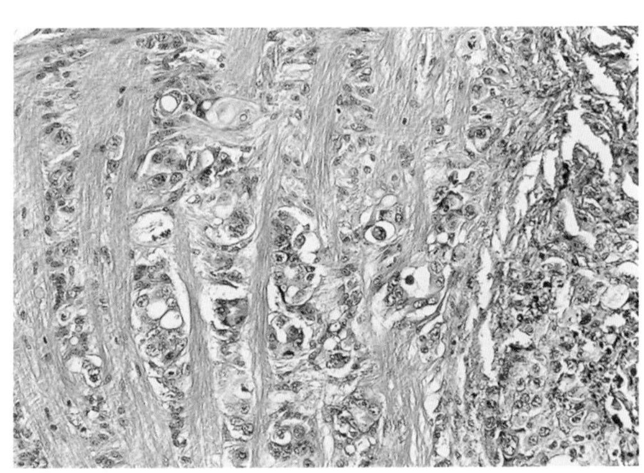

图 12.113 视神经的显微图像,显示分化很差的肿瘤细胞(苏木精-伊红染色×150)

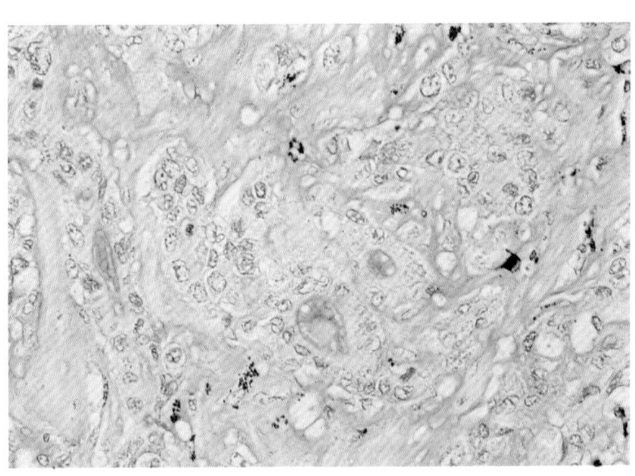

图 12.114 黏蛋白染色显示肿瘤细胞的细胞质出现了阳性反应(阿尔新蓝染色×150)

脉络膜转移瘤:荧光血管造影

脉络膜转移瘤通常可通过询问病史和先前所述的特征性临床特征来作出诊断。然而,辅助检查如荧光血管造影和超声检查可有助于诊断,尤其对于不典型病例。在血管造影的血管充盈阶段,脉络膜转移瘤开始出现高荧光的显影要稍晚于脉络膜血管瘤或黑素瘤,这在各类肿瘤的相关章节中有提及。

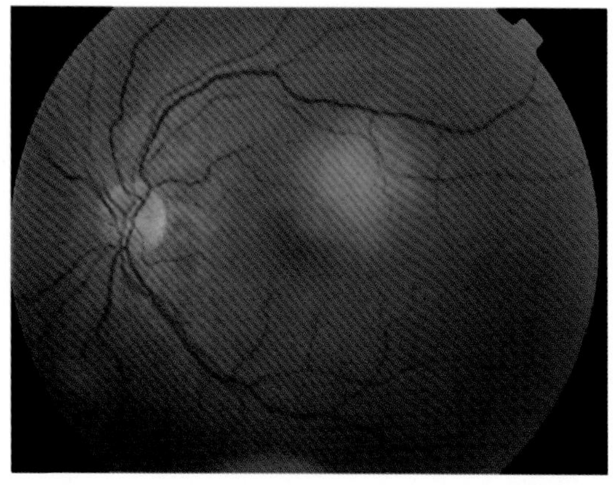

图 12.115 左眼黄斑中央凹颞上方的脉络膜转移瘤

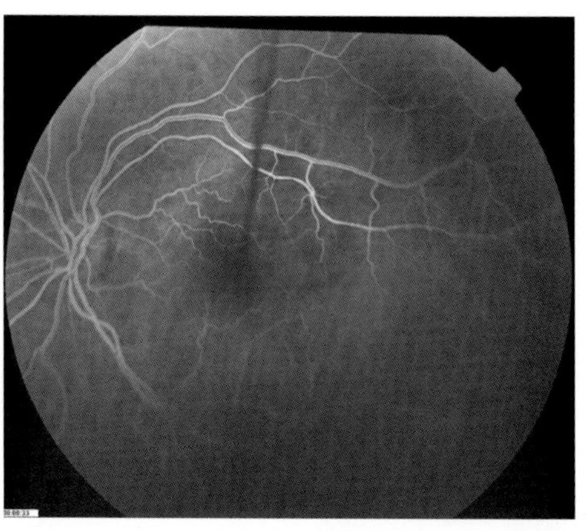

图 12.116 图 12.115 所示病变的荧光素血管造影静脉层流期,病变为稍低荧光,伴肿瘤中血管的微弱局灶性高荧光。在这个阶段,仅用荧光素血管造影不能将病变与脉络膜痣或黑素瘤区分开来

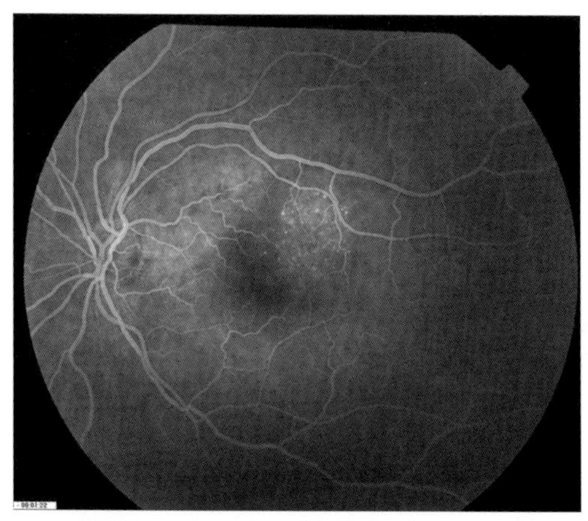

图 12.117 同一病变在再循环期为中度的高荧光,其中有散布的更高荧光的针尖样病灶。在晚期血管造影中,病变荧光稍有增强

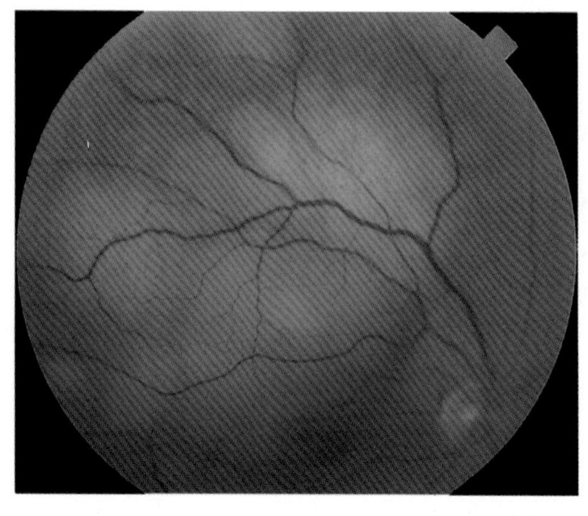

图 12.118 68 岁女性右眼黄斑区脉络膜转移瘤的外观

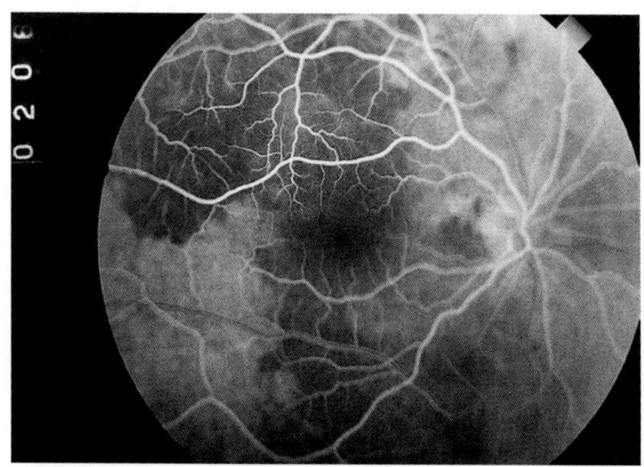

图 12.119 层状静脉期荧光血管造影显示病变低荧光

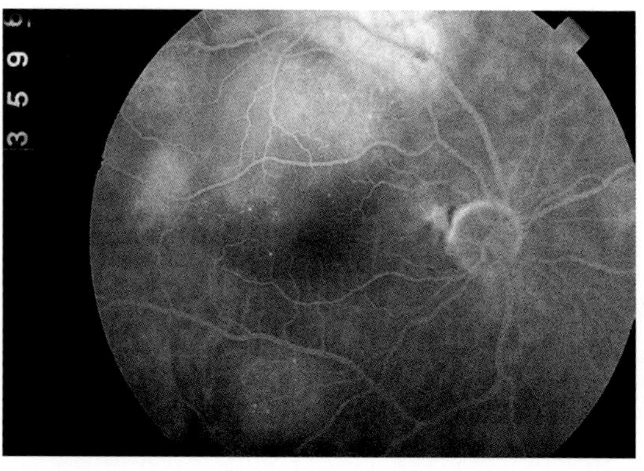

图 12.120 晚期血管造影显示病变中度高荧光

脉络膜转移瘤：超声检查

在许多情况下，超声检查帮助脉络膜转移瘤的鉴别。相比于黑色素瘤，它通常表现为 A 超上更高的反射和 B 超上更为实性的声像。

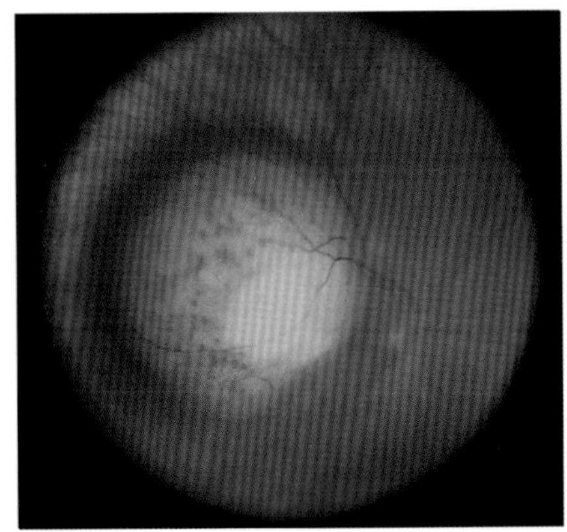

图 12.121　43 岁女性黄斑区的脉络膜转移瘤的广角眼底照相

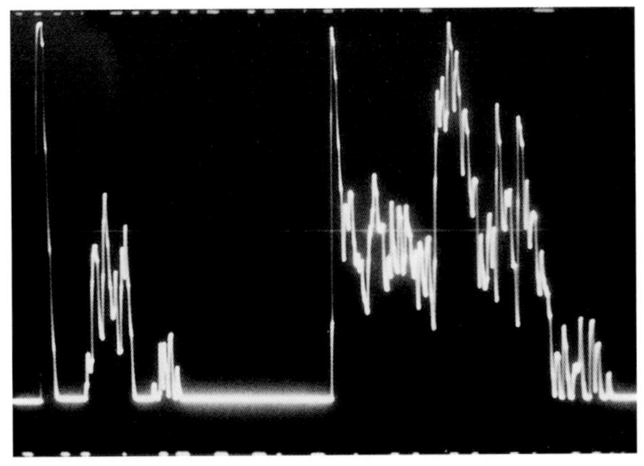

图 12.122　图 12.121 中的病变区的 A 超声像显示肿瘤的中度内反射

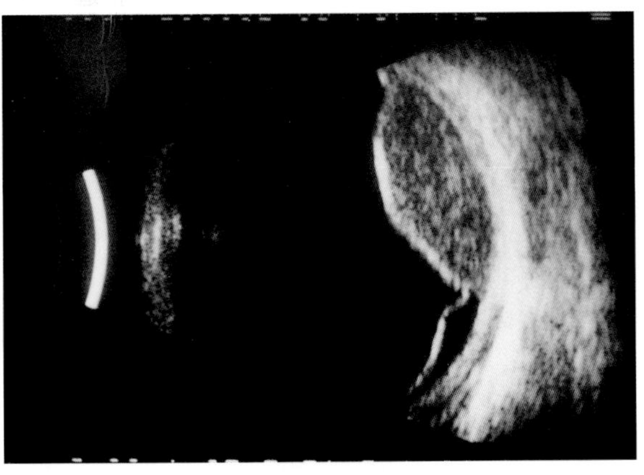

图 12.123　B 超图显示脉络膜肿物为实性声像且没有脉络膜挖空征。下方的线性回声为典型的继发性视网膜脱离

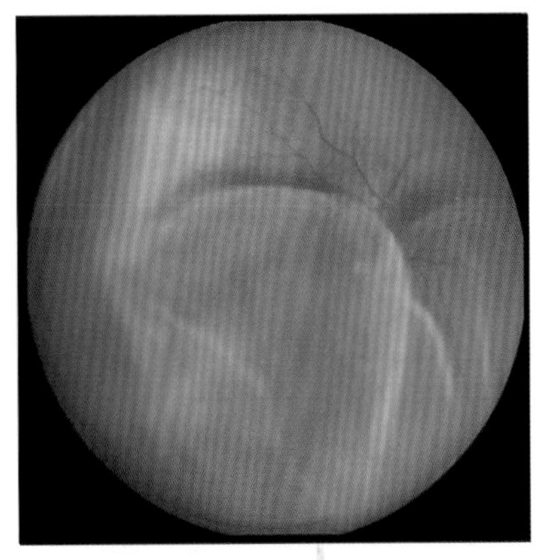

图 12.124　不典型的脉络膜转移瘤和继发性视网膜脱离的广角眼底照相

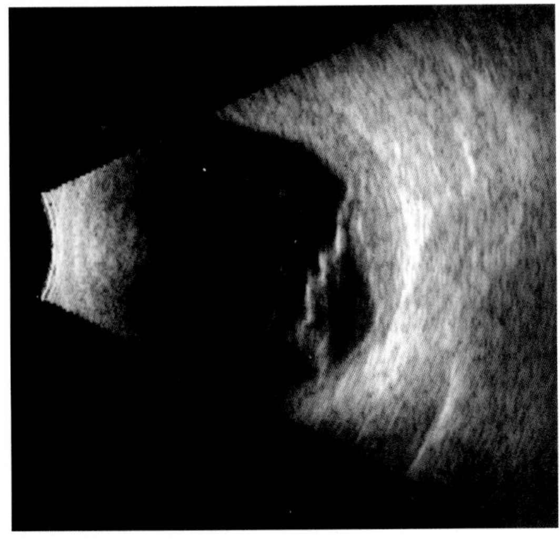

图 12.125　图 12.124 所示眼的 B 超，显示了肿瘤的实性声像和继发的大泡性视网膜脱离

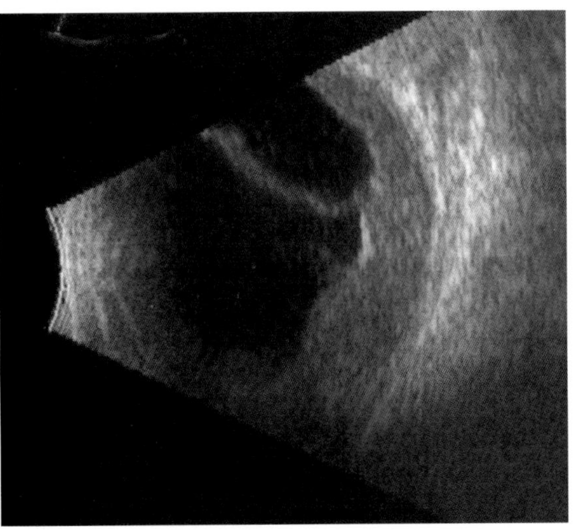

图 12.126　图 12.124 所示眼中另一象限的 B 超声像，显示弥漫性的脉络膜肿物和继发性视网膜脱离

脉络膜转移瘤：磁共振成像

磁共振成像对脉络膜转移瘤可以显示典型影像特征，但并无确诊意义。我们很少使用它来诊断脉络膜转移瘤，因为其诊断通常可通过其他方法，如临床病史、眼底检查和超声检查来确立。

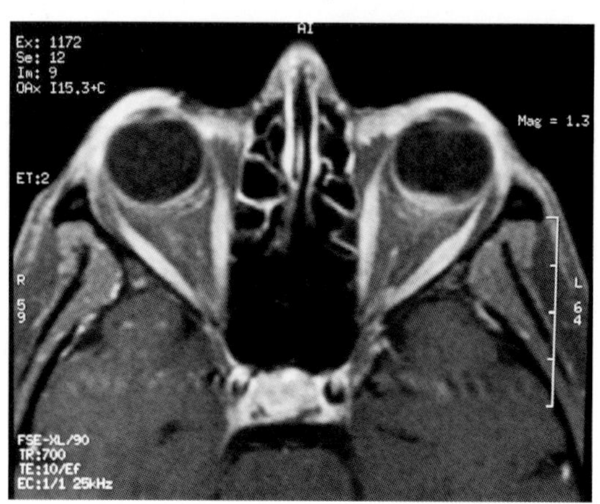

图 12.127　轴向磁共振的脂肪抑制、钆增强 T1 加权像，左眼弥漫性脉络膜黑色素瘤显示相对玻璃体呈高信号、有增强的病变影像

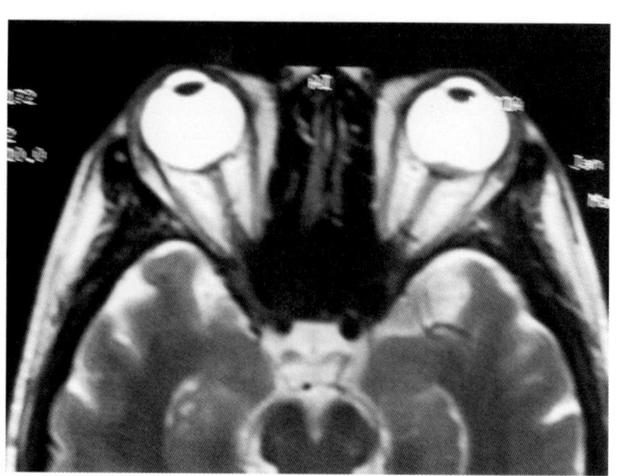

图 12.128　轴向磁共振在 T2 加权像示病变相对玻璃体呈低信号

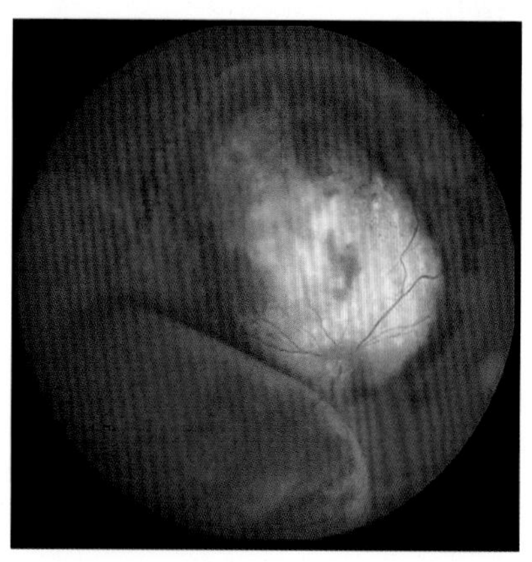

图 12.129　广角眼底照相示一处脉络膜转移瘤伴下方继发性视网膜脱离

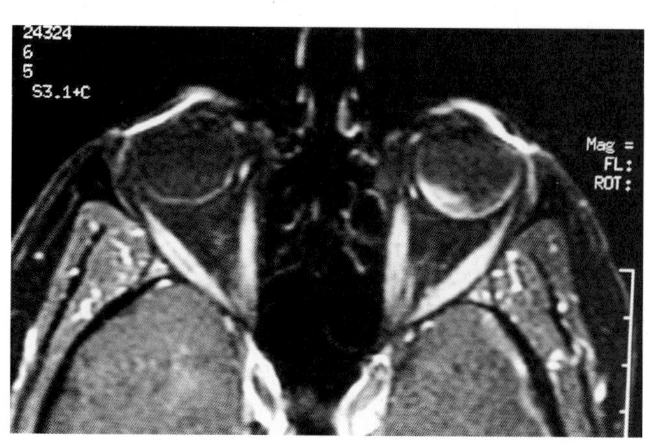

图 12.130　图 12.129 中病变的轴向磁共振 T1 加权像，示病变相对于玻璃体为高信号

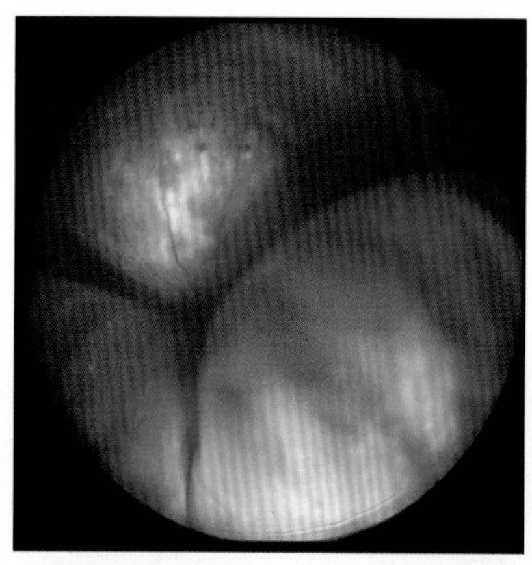

图 12.131　尽管患者接受着化疗，图 12.130 所示病灶仍进一步生长

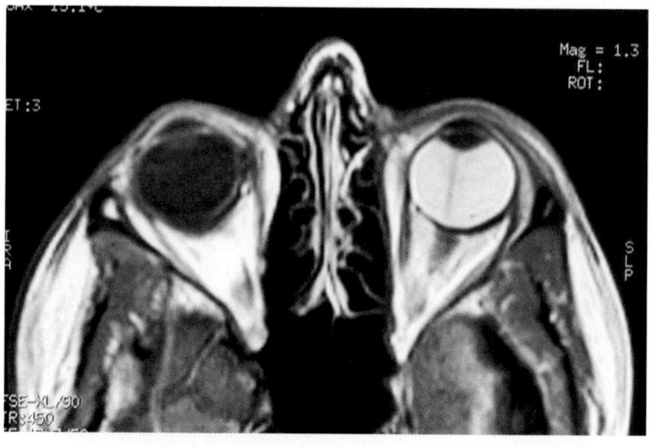

图 12.132　同一患者磁共振 T1 加权像，示左眼浆液血液性的视网膜全脱离

脉络膜转移瘤：眼底自发荧光和相干光断层扫描

1. Almeida A, Kaliki S, Shields CL. Autofluorescence of intraocular tumors. *Curr Opin Ophthalmol* 2013 May;24(3):222-32.
2. Shields CL, Pellegrini M, Ferenczy SR, Shields JA. Enhanced depth imaging optical coherence tomography (EDI-OCT) of intraocular tumors. From placid to seasick to rock and rolling topography. The 2013 Francesco Orzalesi Lecture. *Retina* 2014;34(8):1495-512.

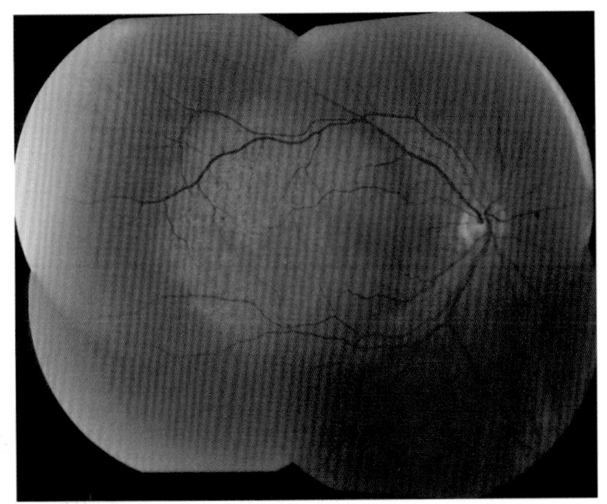

图 12.133　乳腺癌的黄斑区脉络膜转移

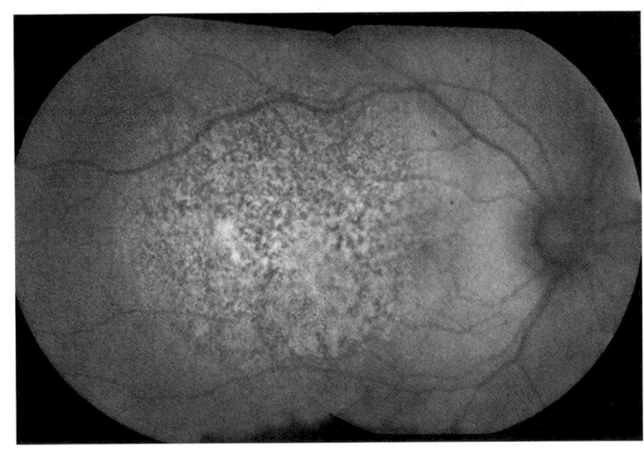

图 12.134　图 12.133 中病灶的眼底自发荧光，显示其上高自发荧光的脂褐素

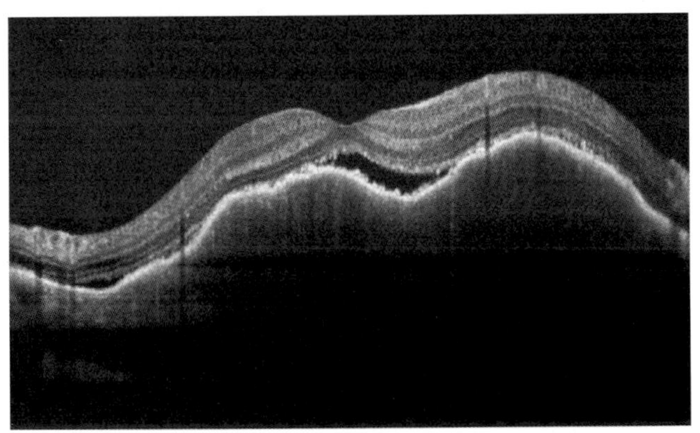

图 12.135　相干光断层扫描显示了“疙疙瘩瘩”的肿瘤表面和视网膜下液

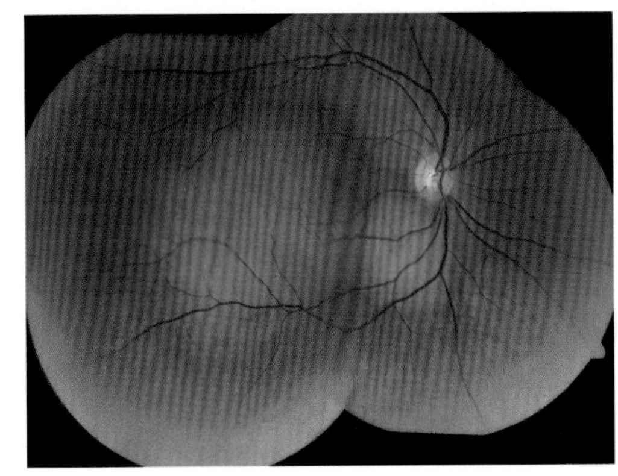

图 12.136　乳腺癌的多灶性脉络膜转移灶

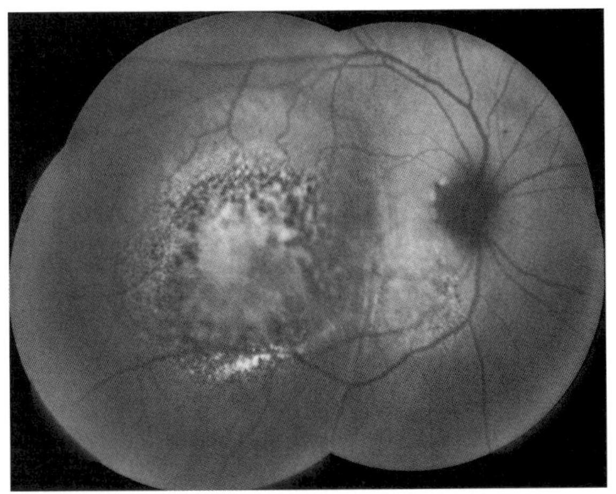

图 12.137　图 12.136 中的病灶眼底自发荧光显示病灶上高自发荧光的脂褐质和视网膜下液中荧光团的积存

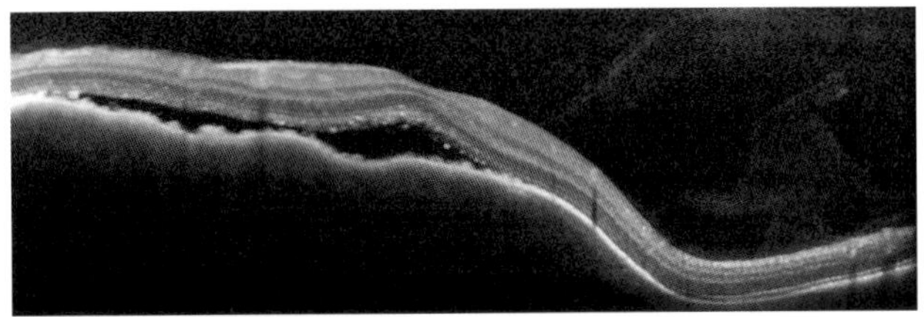

图 12.138　相干光断层扫描示“疙疙瘩瘩”的肿瘤表面和视网膜下液

脉络膜转移瘤：细针穿刺活检术

在某些诊断不确定的情况下，FNAB 结合适当的细胞病理学研究可以确立脉络膜转移瘤的诊断，并可以确定原发性肿瘤的位置。

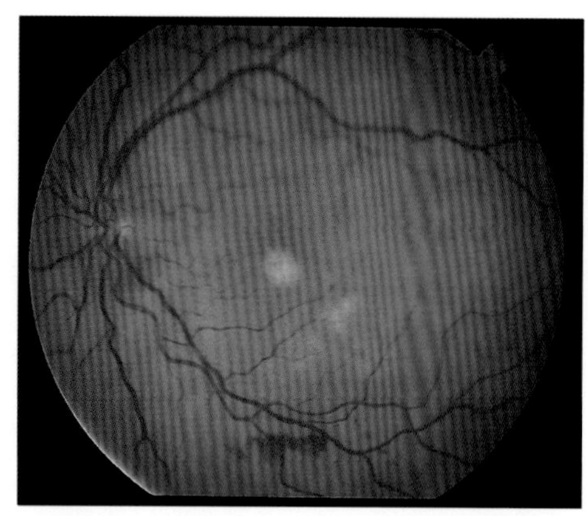

图 12.139 61 岁女性的眼底外观，后极部可见不典型的黄-橙色脉络膜增厚，该患者身体健康，全身系统性检查未见异常

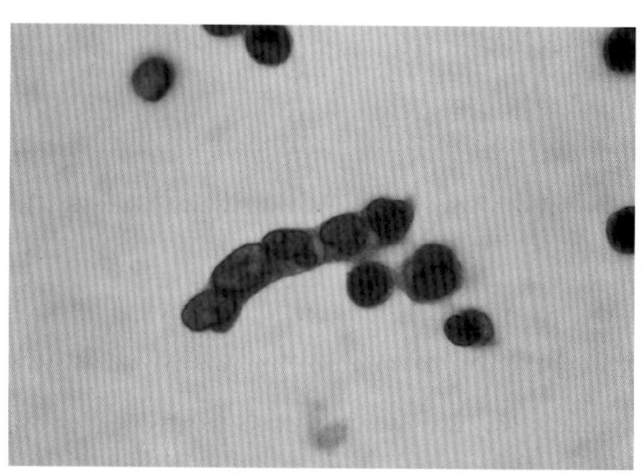

图 12.140 细针活检细胞学发现了符合转移性乳腺癌的细胞。随后对图 12.140 所示患者进行系统性检查，发现了微小的乳腺癌。（巴氏染色×200）

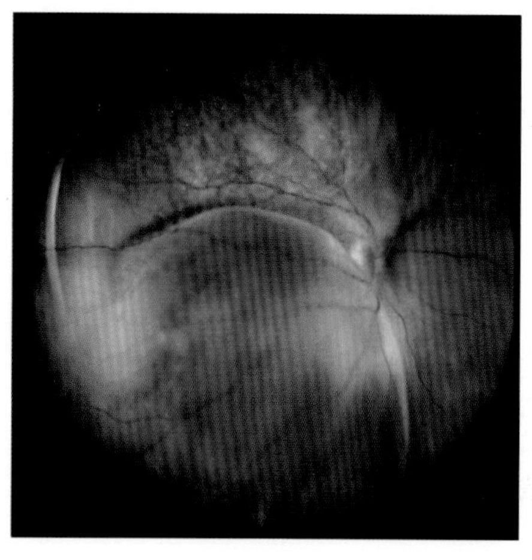

图 12.141 中年女性的广角眼底照相，可见不非典型脉络膜肿物和继发视网膜脱离。上方的脉络膜肿物看起来有色素沉着。因为患者有乳腺癌病史，且诊断不确定，所以进行了细针穿刺活检

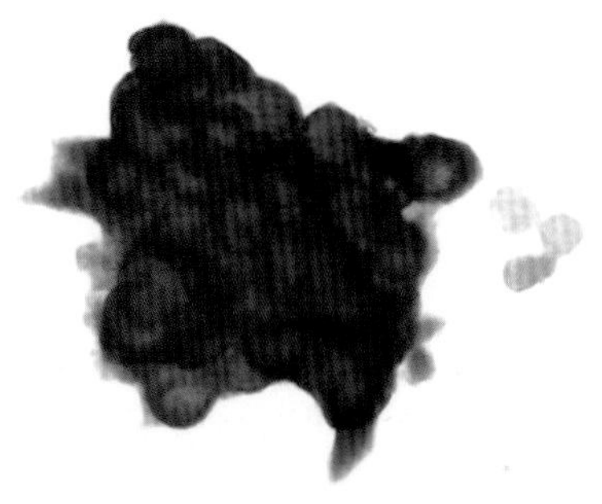

图 12.142 图 12.141 所示病灶的细胞病理学，免疫组化为上皮膜抗原阳性反应的恶性细胞。黑色素瘤标记物阴性，最终诊断是乳腺癌的脉络膜转移瘤

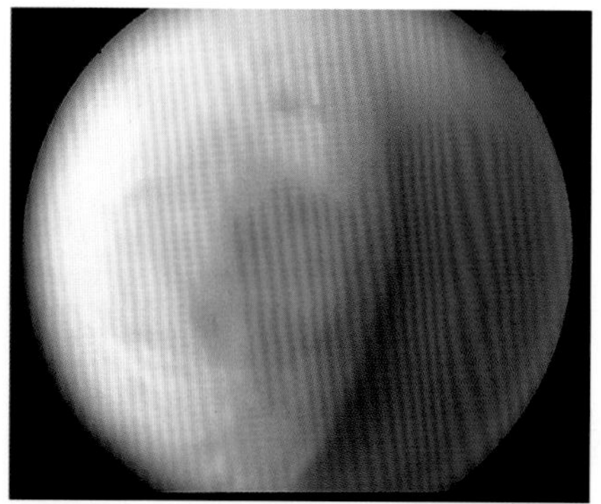

图 12.143 52 岁的女性的无色素性大型睫状体脉络膜肿块外观。诊断不明，怀疑为原发性黑色素瘤

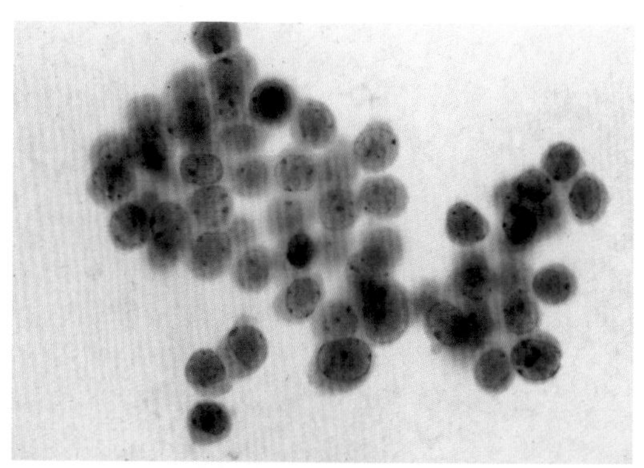

图 12.144 细针抽吸活检细胞学示具有细胞质内颗粒的细胞，符合转移性类癌。后续的系统检查发现了微小的支气管类癌。（巴氏染色×200）

脉络膜转移瘤：肿瘤对外放射治疗的反应

脉络膜转移如果临床上表现为自发消退或因先前治疗消退，则不需要治疗。活动性脉络膜转移瘤可以用化疗、激素治疗、外放射治疗（EBRT）或敷贴放射治疗。无论采用何种治疗，肿瘤的反应都是类似的。

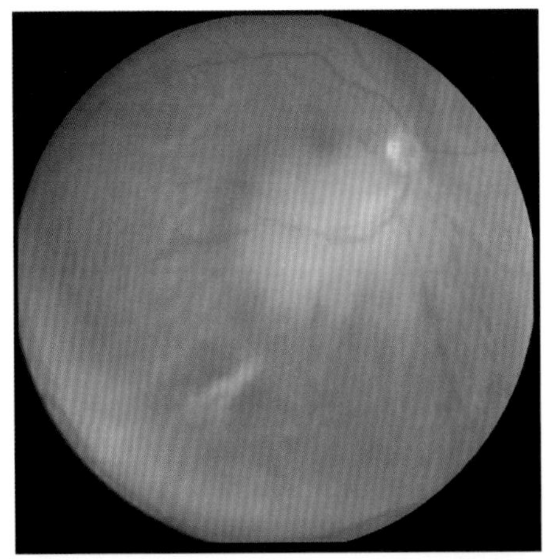

图 12.145　广角眼底照相示右眼视盘颞下方的乳腺癌脉络膜转移瘤

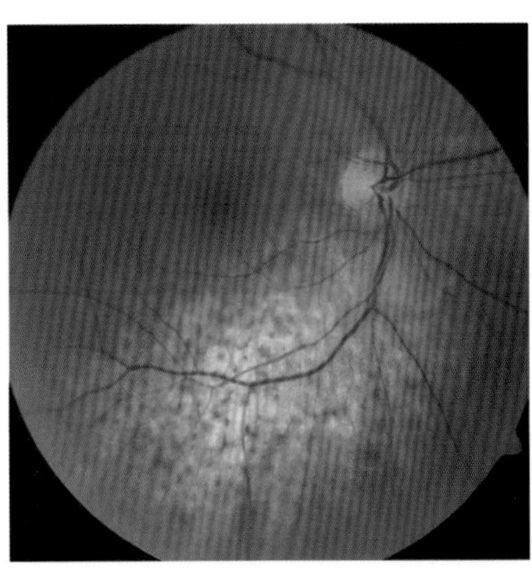

图 12.146　外放射治疗后，肿瘤消退，其表面出现典型的棕色色素团块，代表着含有黑色素和脂褐质的巨噬细胞

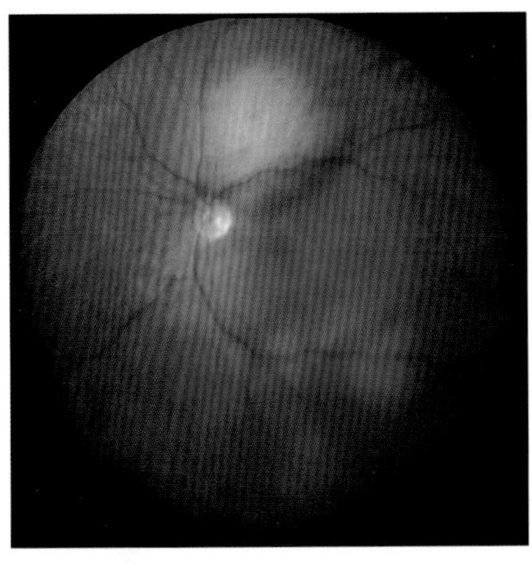

图 12.147　图 12.145 所示患者左眼的广角眼底照相，示视神经乳头上方的脉络膜转移瘤

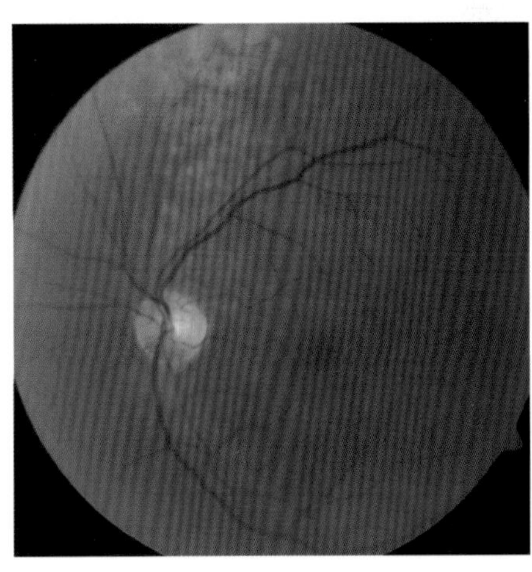

图 12.148　外放射治疗后，出现类似的肿瘤消退

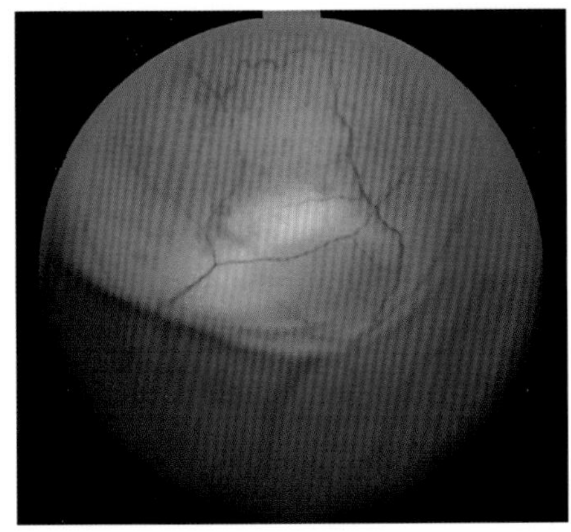

图 12.149　42 岁男性的甲状腺癌脉络膜转移瘤

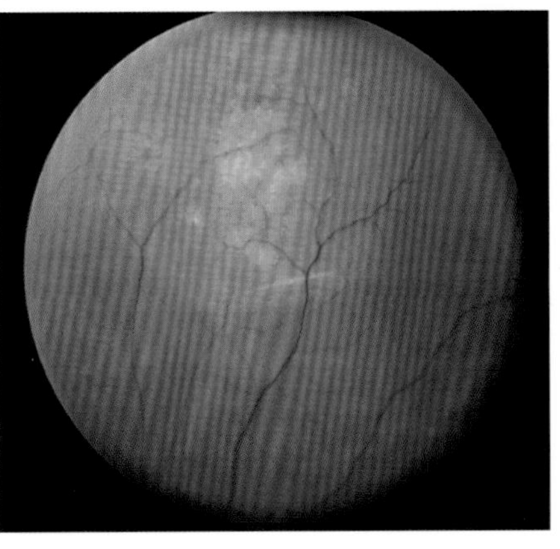

图 12.150　图 12.149 同一病变在外放射治疗后，显示肿瘤消退得非常好

脉络膜转移瘤:敷贴放射治疗的肿瘤反应

敷贴放射治疗是一种治疗某些孤立性脉络膜转移瘤的好方法。虽然它需要在局部麻醉下行外科手术治疗,但整个疗程只需要2~3天,而EBRT完成治疗需要4~5周。

Shields CL,Shields JA,De Potter P,et al. Plaque radiotherapy in the management of uveal metastasis. *Arch Ophthalmol* 1997;115:203-209.

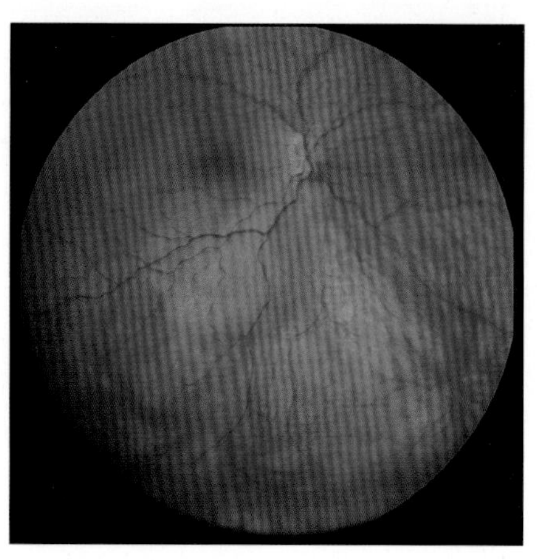

图12.151 位于视盘和黄斑中心凹下方的乳腺癌脉络膜转移瘤

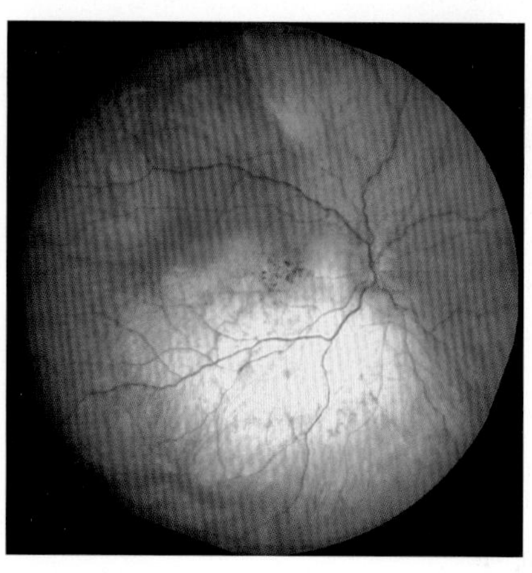

图12.152 图12.151病变经敷贴放疗后2年的眼底外观,显示对治疗反应良好

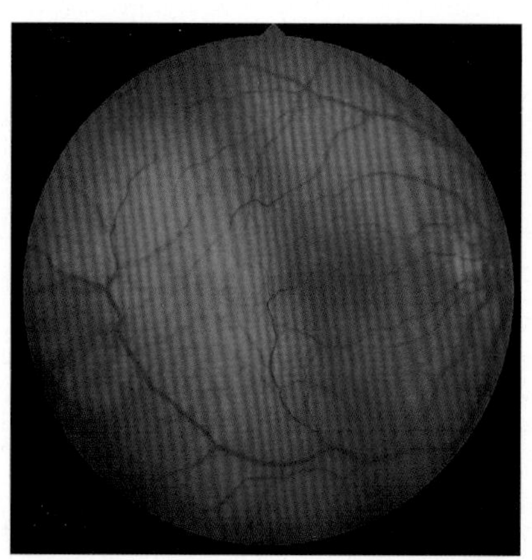

图12.153 64岁女性,中心凹颞侧的乳腺癌脉络膜转移瘤

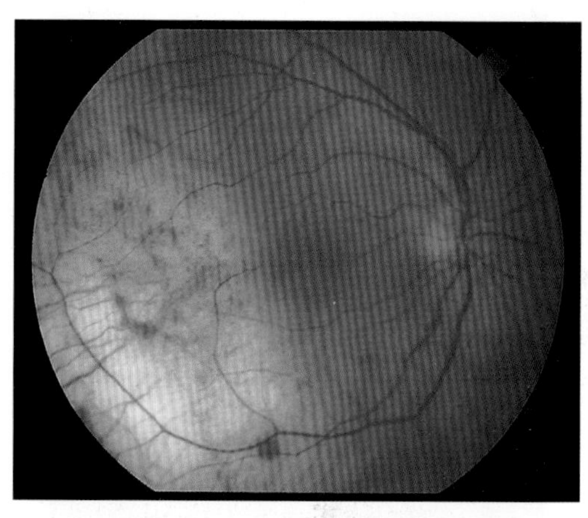

图12.154 图12.153所示同一病变敷贴放疗后12个月,显示反应良好,肿瘤消退

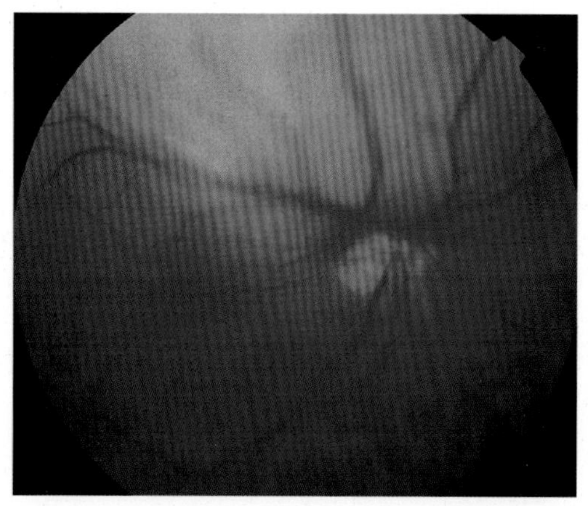

图12.155 74岁男性患者,视盘上方的肺癌脉络膜转移瘤

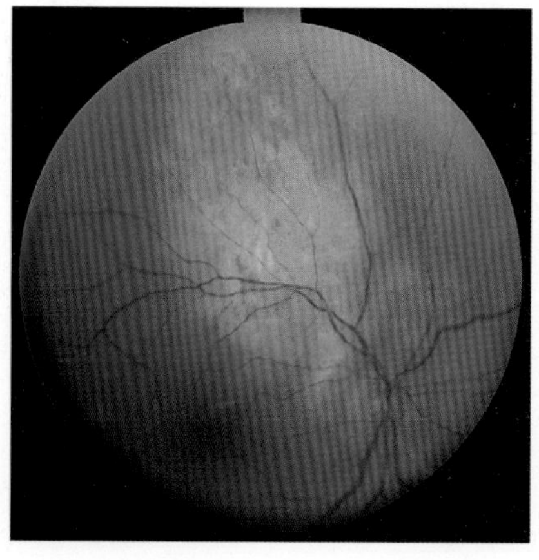

图12.156 图12.155所示同一病变敷贴放疗后3个月,显示良好的肿瘤消退

脉络膜转移瘤:光动力治疗的肿瘤反应

PDT 可以通过瞳孔治疗相对较小的脉络膜转移瘤。通常标准通量的一个疗程即可。

Kaliki S, Shields CL, Al-Dahmash SA, et al. Photodynamic therapy for choroidal metastasis in 8 cases. *Ophthalmology* 2011;119:1218-1222.

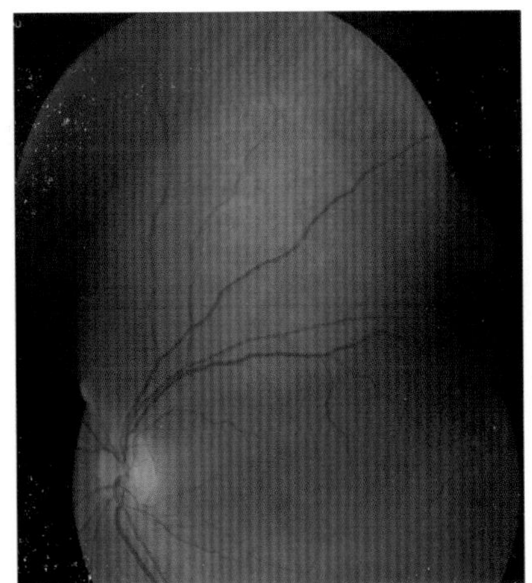

图 12.157　乳腺癌的脉络膜转移

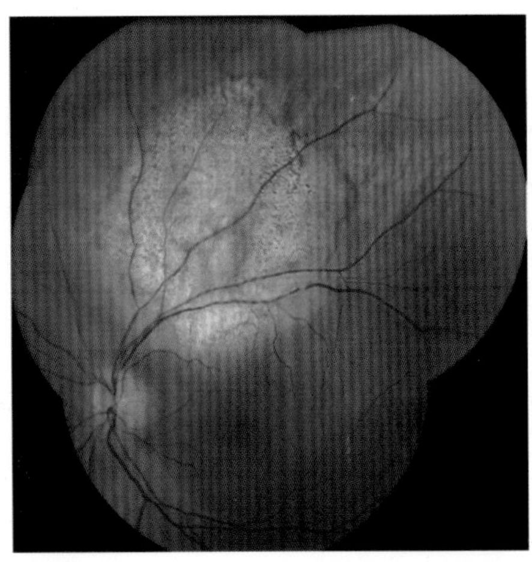

图 12.158　光动力治疗后显示肿瘤消退

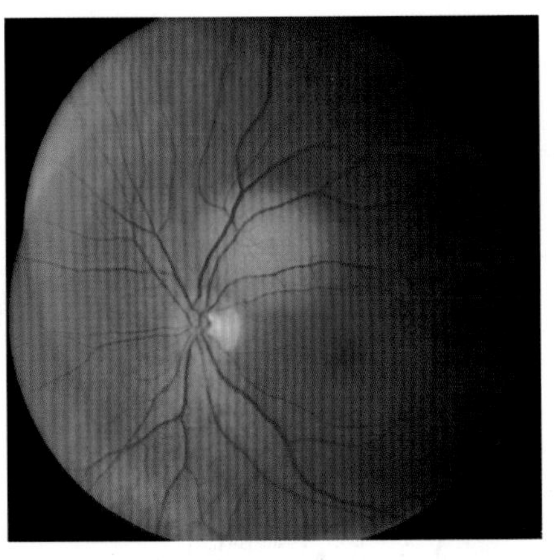

图 12.159　肺癌的脉络膜转移瘤

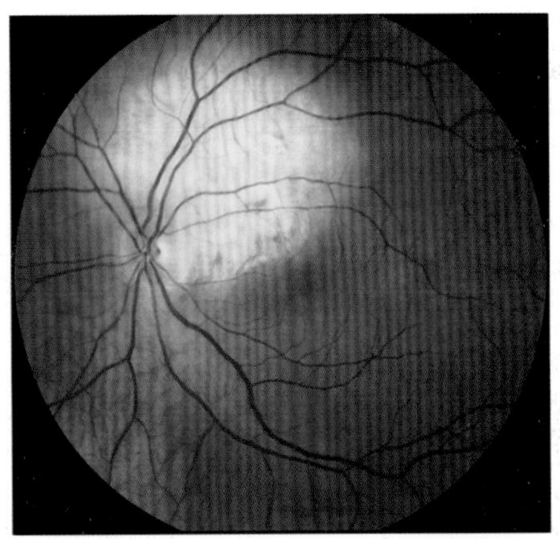

图 12.160　光动力治疗后显示肿瘤消退

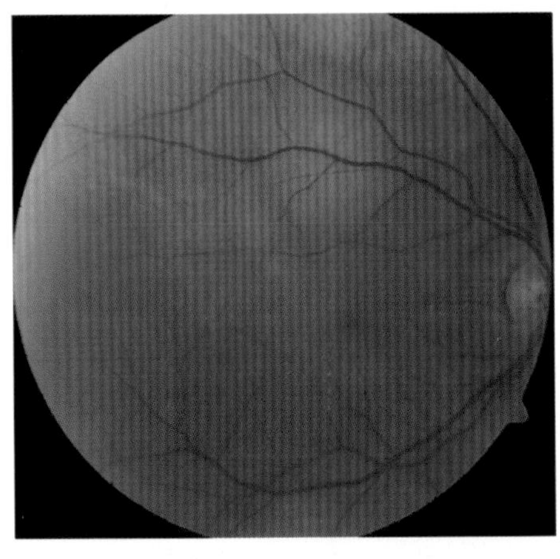

图 12.161　位于上方血管弓的来自肺癌的微小脉络膜转移瘤

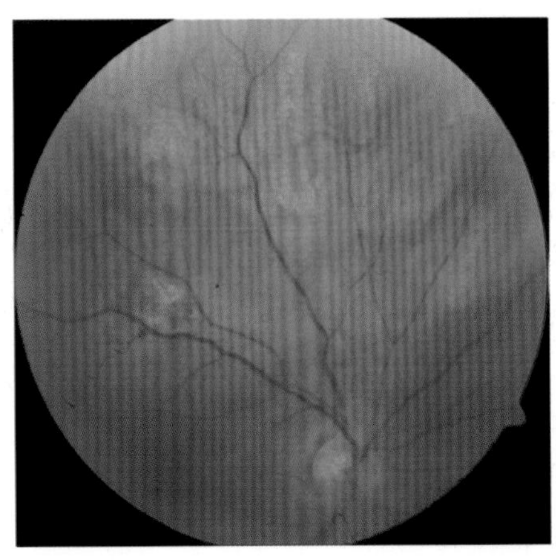

图 12.162　光动力治疗后显示肿瘤消退和被覆的视网膜色素上皮增生

视盘转移瘤

视盘转移瘤可以继发于视盘旁的脉络膜转移瘤侵袭，也可以作为单独的眼部体征仅发生于视盘，而无临床可见的脉络膜受累。它通常与严重的视觉丧失相关，应该尽早放疗。

Shields JA, Shields CL, Singh AD. Metastatic neoplasms in the optic disc. The 1999 Bjerrum Lecture: part 2. *Arch Ophthalmol* 2000; 118: 217-224.

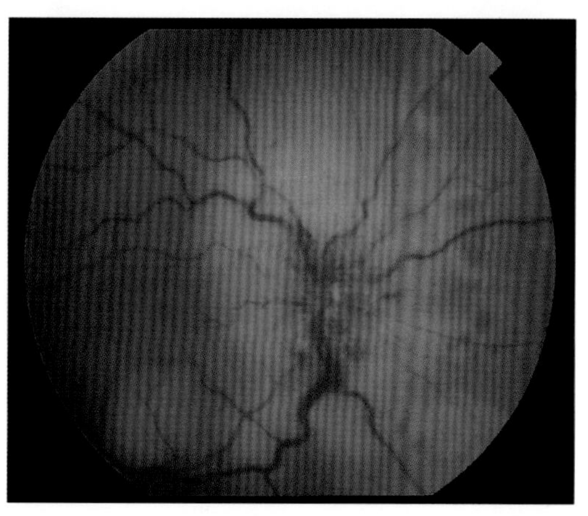

图 12.163　51 岁的转移性乳腺癌女性患者，脉络膜转移瘤继发弥漫性视盘受累

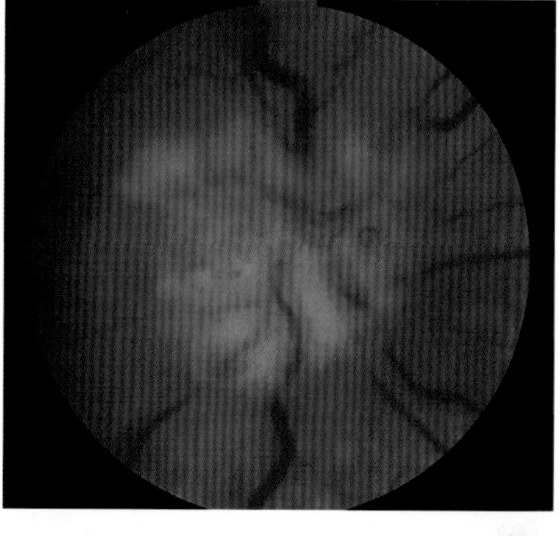

图 12.164　50 岁男性的肺癌视盘转移。注意肿胀视盘的典型黄色外观

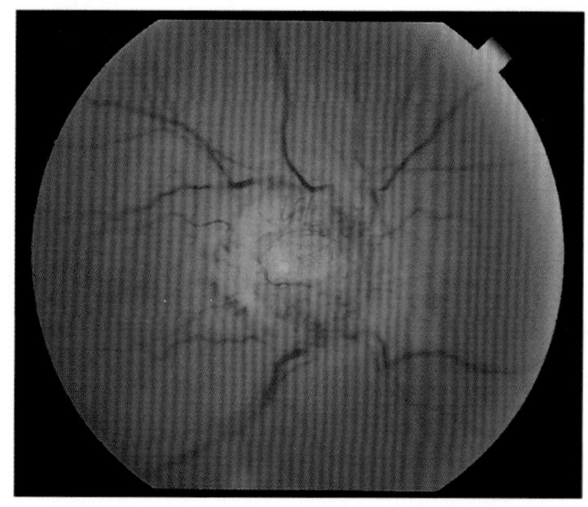

图 12.165　一例 78 岁男性肺癌的视盘转移。开始未找到原发性肿瘤，诊断通过细针抽吸活检确定，之后据此进一步检查发现了小肺癌

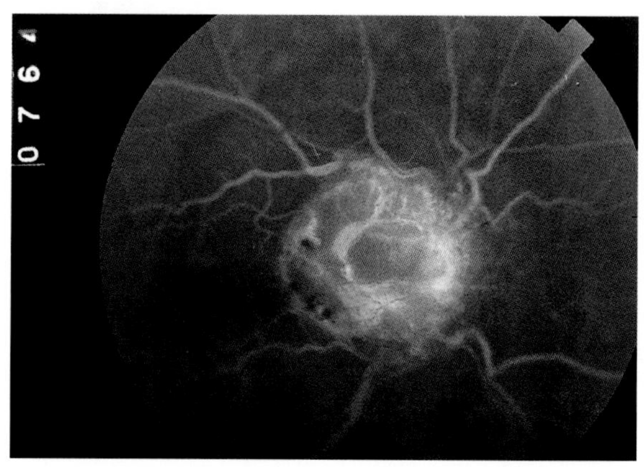

图 12.166　图 12.165 所示病变的荧光血管造影静脉期，显示病变中的低荧光灶

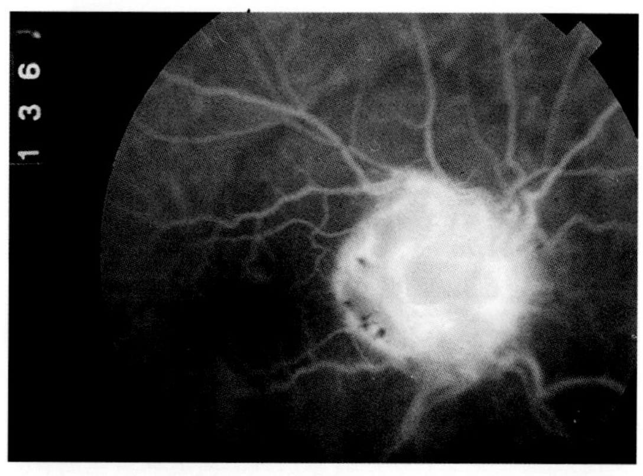

图 12.167　血管造影再循环阶段示肿物和周围视网膜下液体的弥漫性高荧光

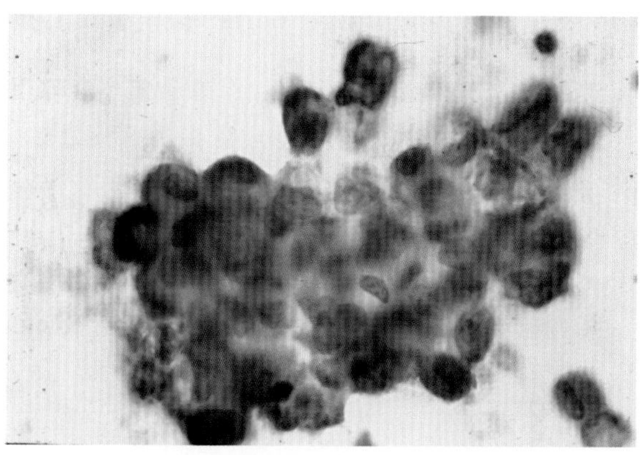

图 12.168　图 12.153 所示病变的细针抽吸活检标本，免疫组织化学示上皮膜抗原阳性

视网膜和玻璃体转移

视网膜和(或)玻璃体的转移较罕见。两者都可以伪装成炎症过程,且常常延误诊断。

1. Gunduz K, Shields JA, Shields CL, et al. Cutaneous melanoma metastatic to the vitreous cavity. *Ophthalmology* 1998;105:600-605.
2. Shields CL, McMahon JF, Atalay HT, Hasanreisoglu M, Shields JA. Retinal metastasis from systemic cancer in 8 cases. *JAMA Ophthalmol* 2014;132(11):1303-1308.

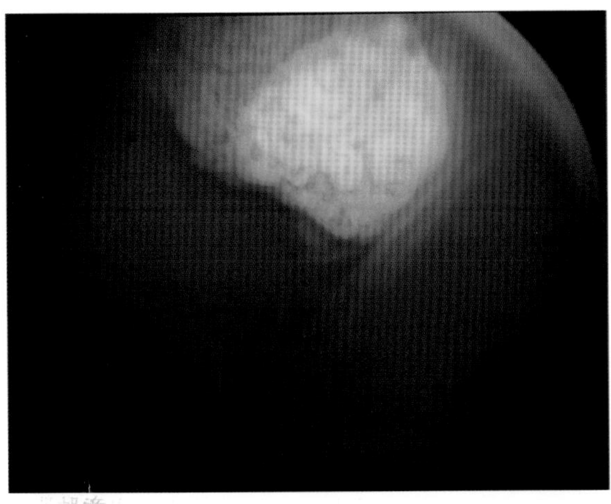

图 12.169　来自皮肤黑色素瘤的无色素性视网膜转移瘤,致全视网膜脱离

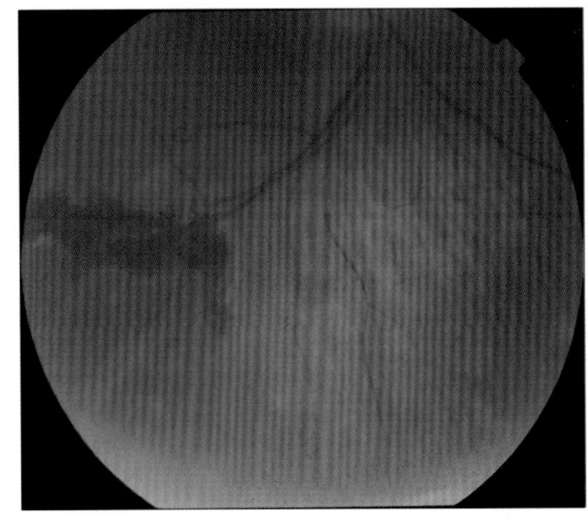

图 12.170　来自皮肤黑色素瘤的血管周围视网膜转移瘤。(由 Murat Hasanreisoglu 医师提供)

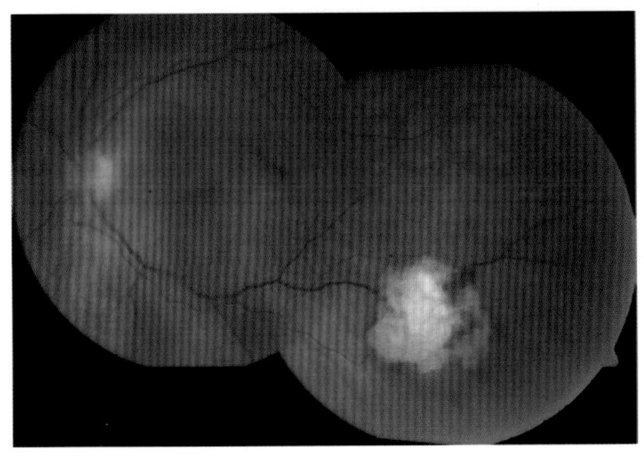

图 12.171　来自未被发现的肺癌的视网膜转移瘤

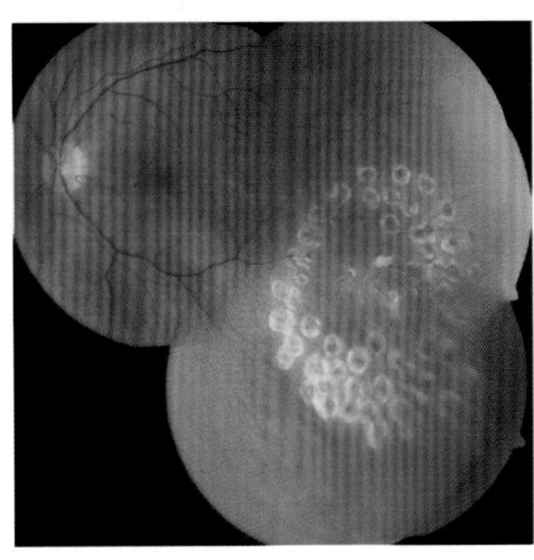

图 12.172　在对图 12.171 患者行敷贴放射治疗和局域激光光凝术后,肿瘤显示完全的消退

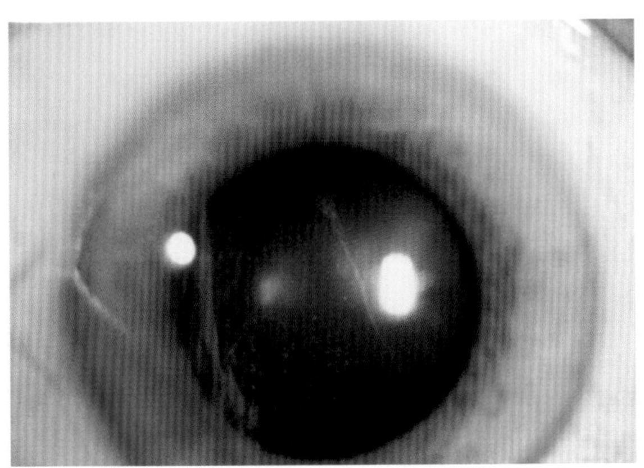

图 12.173　原发自皮肤黑色素瘤的玻璃体转移。注意附着于玻璃体结构上的金棕色细胞

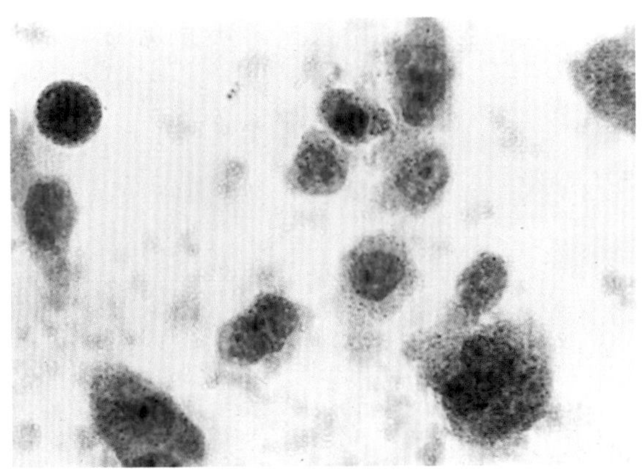

图 12.174　图 12.173 所示眼进行玻璃体细针穿刺活检的细胞学,显示恶性黑色素瘤细胞。(巴氏染色×400)

食管癌的视网膜转移瘤

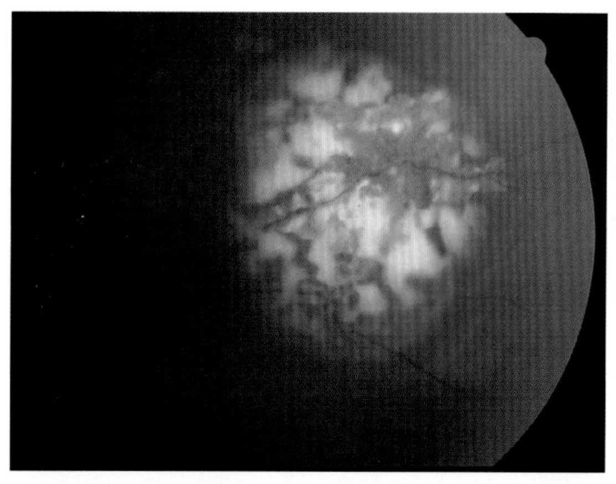

图 12.175 食管癌的视网膜转移瘤。诊断不明确，随访病变，未予治疗

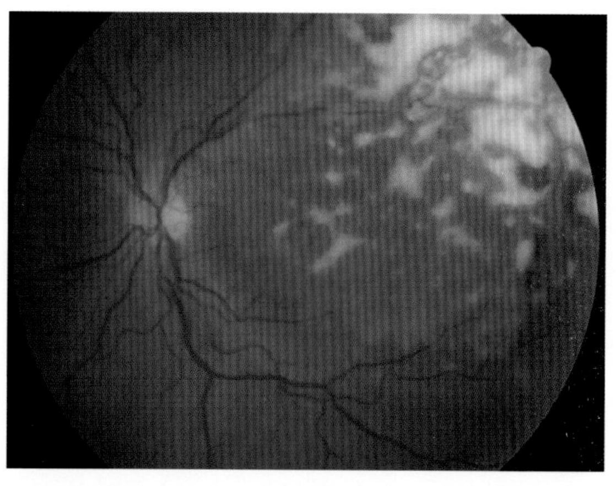

图 12.176 图 12.175 病变 3 个月后，肿瘤有明显生长并蔓延到黄斑区

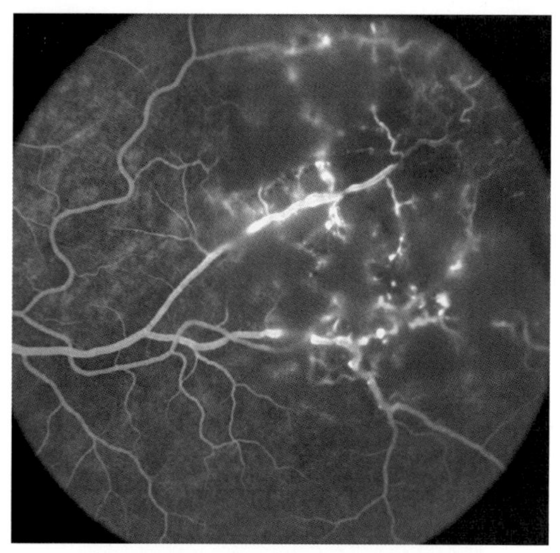

图 12.177 荧光血管造影静脉期，示视网膜血管的渗漏

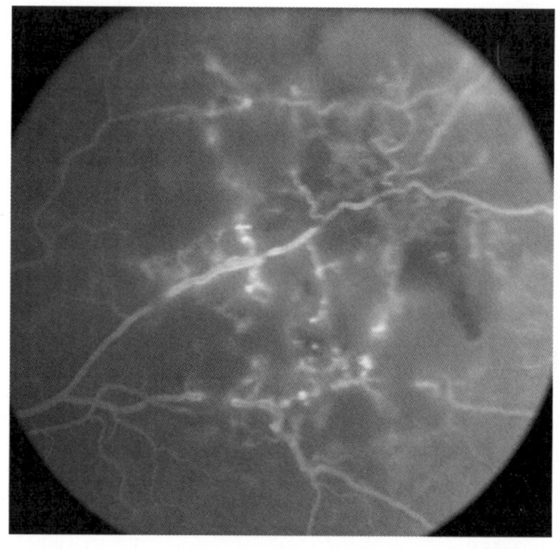

图 12.178 荧光血管造影再循环期，示持续性渗漏

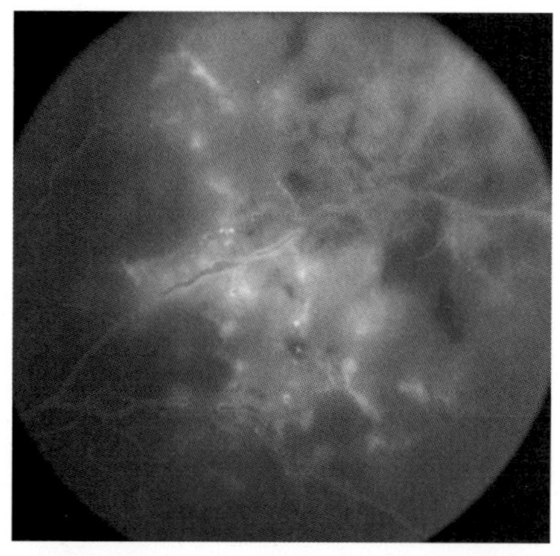

图 12.179 荧光素血管造影晚期，示进一步的视网膜内渗漏

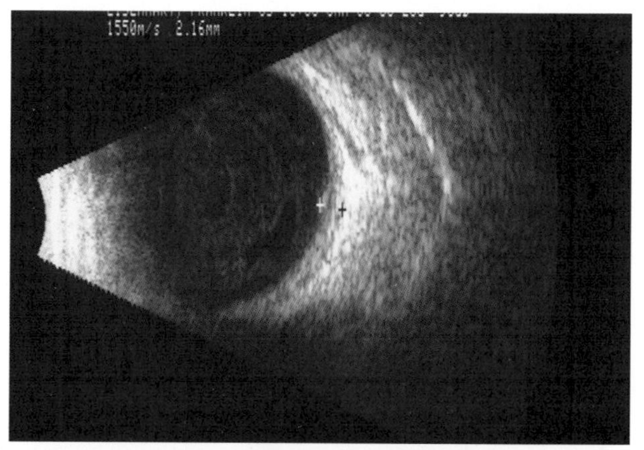

图 12.180 超声示视网膜回声，但仅根据超声结果不能确定诊断。（病例由 Kimberly A. Neely 医师和 David A. Quillen 医师提供）

（胡正萍 李芸 译）

第 13 章

血管瘤和葡萄膜畸形

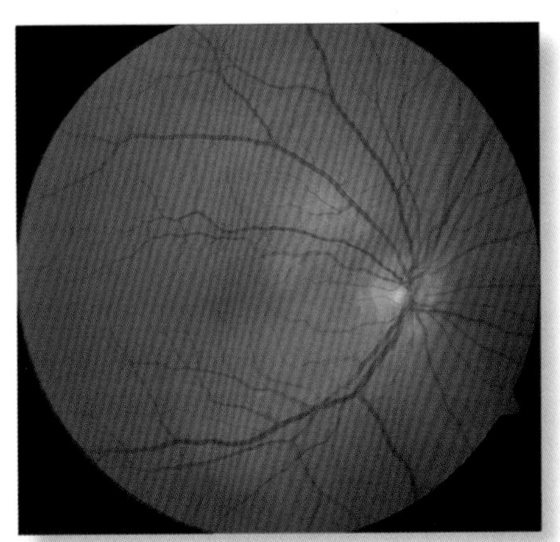

孤立性脉络膜血管瘤

总论

多种血管性肿瘤和畸形可以影响葡萄膜。其中最重要的是脉络膜血管瘤,它可以表现为孤立性肿瘤,或在各种 Sturge-Weber 综合征变异的患者中表现为弥漫性肿瘤。本节讨论孤立性脉络膜血管瘤,它是在很多文献中(1-64)得到了相当多关注的良性血管肿瘤。孤立性脉络膜血管瘤的病因仍不明了,但它通常在成年期出现症状时被诊断。推测部分病例可能是先天性的或发生于儿童早期。孤立性脉络膜血管瘤通常具有典型的临床表现。

临床特征

孤立性脉络膜血管瘤几乎均为单眼发病。它表现为位于后极部脉络膜的、不显眼的橘红色肿块。若位于黄斑中心凹下或发生继发性视网膜脱离累及中心凹,可导致视力下降(1-6)。这类肿瘤可诱导病灶上视网膜色素上皮的增生和纤维化生。除了视网膜脱离,继发性视网膜劈裂(13)也常发生在肿瘤上或肿瘤旁。患者偶尔可发展为新生血管性青光眼,尤其在发生完全性视网膜脱离时。继而引起的眼痛可能有摘除眼球的必要。

诊断方法

荧光血管造影通常显示在动脉前期肿瘤血管的高荧光和晚期的瘤体弥漫着染(8-10)。吲哚菁绿造影显示病变区域的早期充盈和特征性的晚期强荧光"洗脱征"(11,12)。A 超表现为肿瘤内强反射,而 B 超表现为鳞状或卵形的脉络膜实质声像肿块。超声检查偶尔可发现瘤体表面的强反射斑块,对应的是病灶上所覆 RPE 的纤维性或骨性化生。

近期 EDI-OCT 的研究表明,肿瘤通常表现为穹顶形轮廓,且不压迫脉络膜毛细血管(16,17)。计算机断层扫描和磁共振也可用于显示脉络膜血管瘤,但其结果并不一定具有诊断意义。在 MRI 中,脉络膜血管瘤通常与其他眼内肿瘤不同,因为其在 T1 加权上相对玻璃体是高信号,而在 T2 加权上是等强度的信号。

孤立性脉络膜血管瘤

而大多数其他眼内肿瘤在 T2 图像上呈低信号。

病理

大体上，孤立性脉络膜血管瘤是红橙色鳞状或卵圆形脉络膜肿瘤。在显微镜下，它通常由充盈的大血管与菲薄的血管间隔组成。脉络膜血管瘤的组织病理学检查中，瘤体上的视网膜囊样水肿和视网膜劈裂是一贯特征(1)。

治疗

有不少文献探讨了孤立性脉络膜血管瘤的治疗。无症状的患者不需要治疗。当发生黄斑中心凹浆液性脱离而视觉丧失时，传统的治疗是激光光凝瘤体表面以诱导视网膜下液的吸收(18-20)。更为进展的视网膜脱离可以应用局部或者外放疗(21-30)。局部放疗可有效治疗伴有全视网膜脱离的脉络膜血管瘤，使得视网膜平伏(24)。外部放疗给予全眼球大约 2000cGy 的剂量，在孤立性和弥漫性脉络膜血管瘤中均可有效减少肿瘤厚度，促进视网膜脱离的吸收。

近来学者们也在积极地探索其他的治疗方法。经瞳孔温热疗法取得了一些成功(31-38)。一些研究者报道了采用类似于年龄相关性黄斑变性治疗的光动力疗法(PDT)，效果良好(39-52)。PDT 可以使肿瘤厚度减小、视网膜下液吸收并改善视力，其作用令我们印象深刻。相干光断层扫描可用于记录用 PDT 治疗前后视网膜囊样水肿和视网膜下液的情况。我们见证了许多 PDT 治疗的患者上述体征的明显消退和视力的大幅回升。在少数情况下，伴有眼痛的新生血管性青光眼需要摘除眼球(58)。

参考文献

大型系列

1. Witschel H, Font RL. Hemangioma of the choroid. A clinicopathologic study of 71 cases and a review of the literature. *Surv Ophthalmol* 1976;20:415–431.
2. Anand R, Augsburger JJ, Shields JA. Circumscribed choroidal hemangiomas. *Arch Ophthalmol* 1989;107:1338–1342.
3. Shields CL, Honavar SG, Shields JA, et al. Circumscribed choroidal hemangioma: clinical manifestations and factors predictive of visual outcome in 200 consecutive cases. *Ophthalmology* 2001;108:2237–2248.
4. Mashayekhi A, Shields CL. Circumscribed choroidal hemangioma. *Curr Opin Ophthalmol* 2003;14:142–149.
5. Shields JA, Mashayekhi A, Ra S, et al. Pseudomelanomas of the posterior uveal tract. The 2006 Taylor Smith Lecture. *Retina* 2005;25:767–771.
6. Heimann H, Damato B. Congenital vascular malformations of the retina and choroid. *Eye (Lond)* 2010;24(3):459–467.
7. Shields JA, Shields CL, Materin MA, et al. Changing concepts in management of circumscribed choroidal hemangioma. The 2003 J. Howard Stokes Lecture, part 1. *Ophthalmic Surg Lasers* 2004;35:383–393.

图片

8. Norton EWD, Gutman F. Fluorescein angiography of hemangiomas of the choroid. *Arch Ophthalmol* 1967;78:121–125.
9. Lanning R, Shields JA. Comparison of radioactive phosphorus (32P) uptake test in comparable sized choroidal melanomas and hemangiomas. *Am J Ophthalmol* 1979;87:769–772.
10. Jarrett WH 2nd, Hagler WS, Larose JH, et al. Clinical experience with presumed hemangioma of the choroid: radioactive phosphorus uptake studies as an aid in differential diagnosis. *Trans Sect Ophthalmol Am Acad Ophthalmol Otolaryngol* 1976;81:862–870.
11. Shields CL, Shields JA, De Potter P. Patterns of indocyanine green angiography of choroidal tumors. *Br J Ophthalmol* 1995;79:237–245.
12. Arevalo JF, Shields CL, Shields JA, et al. Circumscribed choroidal hemangioma: characteristic features with indocyanine green videoangiography. *Ophthalmology* 2000;107:344–350.
13. Ramasubramanian A, Shields CL, Harmon SA, Shields JA. Autofluorescence of choroidal hemangioma in 34 consecutive eyes. *Retina* 2010;30(1):16–22.
14. Torres VL, Brugnoni N, Kaiser PK, Singh AD. Optical coherence tomography enhanced depth imaging of choroidal tumors. *Am J Ophthalmol* 2011;151(4):586–593.
15. Liu W, Zhang Y, Xu G, et al. Optical coherence tomography for evaluation of photodynamic therapy in symptomatic circumscribed choroidal hemangioma. *Retina* 2011;31(2):336–343.
16. Shields CL, Pellegrini M, Ferenczy SR, et al. Enhanced depth imaging optical coherence tomography (EDI-OCT) of intraocular tumors. From placid to seasick to rock and rolling topography. The 2013 Francesco Orzalesi Lecture. *Retina* 2014;34(8):1495–1512.
17. Rojanaporn D, Kaliki S, Ferenczy SR, et al. Enhanced depth imaging optical coherence tomography of circumscribed choroidal hemangioma in 10 consecutive cases. *MEAJO* 2015;22(2):192–197.

治疗概述

18. Augsburger JJ, Shields JA, Moffat KP. Circumscribed choroidal hemangiomas: long-term visual prognosis. *Retina* 1981;1:56–61.
19. Sanborn GE, Augsburger JJ, Shields JA. Treatment of circumscribed choroidal hemangiomas. *Ophthalmology* 1982;89:1374–1380.
20. Shields JA. The expanding role of laser photocoagulation for intraocular tumors. The 1993 H. Christian Zweng Memorial Lecture. *Retina* 1994;14:310–322.

放射敷贴治疗

21. Zografos L, Bercher L, Chamot L, et al. Cobalt-60 treatment of choroidal hemangiomas. *Am J Ophthalmol* 1996;121:190–199.
22. Shields JA. Radiotherapy of circumscribed choroidal hemangiomas. *Ophthalmology* 1997;104:1784.
23. Hannouche D, Frau E, Desjardins L, et al. Efficacy of proton therapy in circumscribed choroidal hemangiomas associated with serous retinal detachment. *Ophthalmology* 1997;104:100–103.
24. Chao AN, Shields CL, Shields JA, et al. Plaque radiotherapy for choroidal hemangioma with total retinal detachment and iris neovascularization. *Retina* 2001;21:682–684.
25. Kivela T, Tenhunen M, Joensuu T, et al. Stereotactic radiotherapy of symptomatic circumscribed choroidal hemangiomas. *Ophthalmology* 2003;110:1977–1982.
26. Aizman A, Finger PT, Shabto U, et al. Palladium 103 (103 Pd) plaque radiation therapy for circumscribed choroidal hemangioma with retinal detachment. *Arch Ophthalmol* 2004;122:1652–1656.
27. Frau E, Rumen F, Noel G, et al. Low-dose proton beam therapy for circumscribed choroidal hemangiomas. *Arch Ophthalmol* 2004;122:1471–1475.
28. Levy-Gabriel C, Rouic LL, Plancher C, et al. Long-term results of low-dose proton beam therapy for circumscribed choroidal hemangiomas. *Retina* 2009;29(2):170–175.
29. López-Caballero C, Saornil MA, De Frutos J, et al. High-dose iodine-125 episcleral brachytherapy for circumscribed choroidal haemangioma. *Br J Ophthalmol* 2010;94(4):470–473.
30. Arepalli S, Shields CL, Kaliki S, Komarnicky L, Shields JA. Diffuse choroidal hemangioma management with plaque radiotherapy in 5 cases. *Ophthalmology* 2013;120:2358–2359.

经瞳孔温热治疗

31. Othmane IS, Shields CL, Shields JA, et al. Circumscribed choroidal hemangioma managed by transpupillary thermotherapy. *Arch Ophthalmol* 1999;117:136–137.
32. Kamal A, Watts, AR, Rennie IG. Indocyanine green enhanced transpupillary of circumscribed choroidal haemangioma. *Eye* 2000;14:701–705.
33. Garcia-Arumi J, Ramsay LS, Guraya BC. Transpupillary thermotherapy for circumscribed choroidal hemangiomas. *Ophthalmology* 2000;107:351–356.
34. Shields CL. Discussion: transpupillary thermotherapy for circumscribed choroidal hemangiomas. *Ophthalmology* 2000;107:357.
35. Vianna RN, Fernandes L, Muralha A, et al. Transpupillary thermotherapy in the

treatment of circumscribed choroidal hemangiomas. *Int Ophthalmol* 2004;25:117–121.
36. Gunduz K. Transpupillary thermotherapy in the management of circumscribed choroidal hemangioma. *Surv Ophthalmol* 2004;49:316–327.
37. Rishi P, Sharma T, Chhablani J. Transpupillary thermotherapy for circumscribed choroidal hemangioma. *Indian J Ophthalmol* 2008;56(1):84–85.
38. Sharma T, Krishnan T, Gopal L, et al. Transpupillary thermotherapy for circumscribed choroidal hemangioma: clinical profile and treatment outcome. *Ophthalmic Surg Lasers Imaging* 2011;42(5):360–368.

光动力治疗

39. Madreperla SA. Choroidal hemangioma treated with photodynamic therapy using verteporfin. *Arch Ophthalmol* 2001;119:1606–1610.
40. Schmidt-Erfurth UM, Michels S, Kusserow C, et al. Photodynamic therapy for symptomatic choroidal hemangioma: visual and anatomic results. *Ophthalmology* 2002;109:2284–2294.
41. Verbraak FD, Schlingemann RO, Keunen JE, et al. Longstanding symptomatic choroidal hemangioma managed with limited PDT as initial or salvage therapy. *Graefes Arch Clin Exp Ophthalmol* 2003;241:891–898.
42. Porrini G, Giovannini A, Amato G, et al. Photodynamic therapy of circumscribed choroidal hemangioma. *Ophthalmology* 2003;110:674–680.
43. Scott IU, Gorscak J, Gass JD, et al. Anatomic and visual acuity outcomes following thermal laser photocoagulation or photodynamic therapy for symptomatic circumscribed choroidal hemangioma with associated serous retinal detachment. *Ophthalmic Surg Lasers Imaging* 2004;35:281–291.
44. Bains H, Gunduz K. Transpupillary thermotherapy in the management of circumscribed choroidal hemangioma. *Surv Ophthalmol* 2004;49:316–327.
45. Shields CL, Materin MA, Marr BP, et al. Resolution of advanced cystoid macular edema following photodynamic therapy of choroidal hemangioma. *Ophthalmic Surg Lasers Imaging* 2005;36:237–239.
46. Boixadera A, García-Arumí J, Martínez-Castillo V, et al. Prospective clinical trial evaluating the efficacy of photodynamic therapy for symptomatic circumscribed choroidal hemangioma. *Ophthalmology* 2009;116(1):100–105.
47. Chan RV, Yonekawa Y, Lane AM, et al. Proton beam irradiation using a light-field technique for the treatment of choroidal hemangiomas. *Ophthalmologica* 2010;224(4):209–216.
48. Zhang Y, Liu W, Fang Y, et al. Photodynamic therapy for symptomatic circumscribed macular choroidal hemangioma in Chinese patients. *Am J Ophthalmol* 2010;150(5):710–715.
49. Blasi MA, Tiberti AC, Scupola A, et al. Photodynamic therapy with verteporfin for symptomatic circumscribed choroidal hemangioma: five-year outcomes. *Ophthalmology* 2010;117(8):1630–1637.
50. Kwon HJ, Kim M, Lee CS, Lee SC. Treatment of serous macular detachment associated with circumscribed choroidal hemangioma. *Am J Ophthalmol* 2012;154(1):137–145.
51. Elizalde J, Vasquez L, Iyo F, Abengoechea S. Photodynamic therapy in the management of circumscribed choroidal hemangioma. *Can J Ophthalmol* 2012;47(1):16–20.
52. Bazin L, Gambrelle J. [Combined treatment with photodynamic therapy and intravitreal dexamethasone implant (Ozurdex®) for circumscribed choroidal hemangioma]. *J Fr Ophtalmol* 2012;35(10):798–802.

抗血管内皮生长因子

53. Querques G, Forte R, Querques L, Souied EH. Intravitreal ranibizumab for choroidal neovascularization associated with circumscribed choroidal haemangioma. *Clin Experiment Ophthalmol* 2011;39(9):916–918.
54. Mandal S, Naithani P, Venkatesh P, Garg S. Intravitreal bevacizumab (avastin) for circumscribed choroidal hemangioma. *Indian J Ophthalmol* 2011;59(3):248–251.

普萘洛尔

55. Arevalo JF, Arias JD, Serrano MA. Oral propranolol for exudative retinal detachment in diffuse choroidal hemangioma. *Arch Ophthalmol* 2011;129:1373–1375.
56. Sanz-Marco E, Gallego R, Siaz-Liopis M. Oral propranolol for circumscribed choroidal hemangioma. *Case Rep Ophthalmol* 2011;2:84–90.
57. Tanabe H, Sahashi K, Kitano T, et al. Effects of oral propranolol on circumscribed choroidal hemangioma: a pilot study. *JAMA Ophthalmol* 2013;131:1617–1622.

病例报告

58. Shields JA, Stephens RF, Eagle RC Jr, et al. Progressive enlargement of a circumscribed choroidal hemangioma. A clinicopathologic correlation. *Arch Ophthalmol* 1992;110:1276–1278.
59. Cohen VM, Rundle PA, Rennie IG. Choroidal hemangiomas with exudative retinal detachments during pregnancy. *Arch Ophthalmol* 2002;120:862–864.
60. Amirikia A, Scott IU, Capo H, et al. Increasing hyperopia and esotropia as the presenting signs of bilateral diffuse choroidal hemangiomas in a patient with Sturge-Weber syndrome. *J Pediatr Ophthalmol Strabismus* 2002;39:121–122.
61. Li H, Wen F, Wu D. Polypoidal choroidal vasculopathy in a patient with circumscribed choroidal hemangioma. *Retina* 2004;24:629–631.
62. Shields CL, Materin MA, Marr BP, et al. Resolution of advanced cystoid macular edema following photodynamic therapy of choroidal hemangioma. *Ophthalmic Surg Lasers Imaging* 2005;36:237–239.
63. Shields JA, Eagle RC Jr, Shields CL, et al. Total blindness from circumscribed choroidal hemangioma in a child. *Am J Ophthalmol* 2005;139:1113–1114.
64. Tuncer S, Demirci H, Shields CL, Shields JA. Polypoidal choroidal vasculopathy following photodynamic therapy for choroidal hemangioma. *Eur J Ophthalmol* 2009;19(1):159–162.

孤立性脉络膜血管瘤:临床特征

多数情况下,孤立性脉络膜血管瘤特征性的橙色强烈提示诊断。

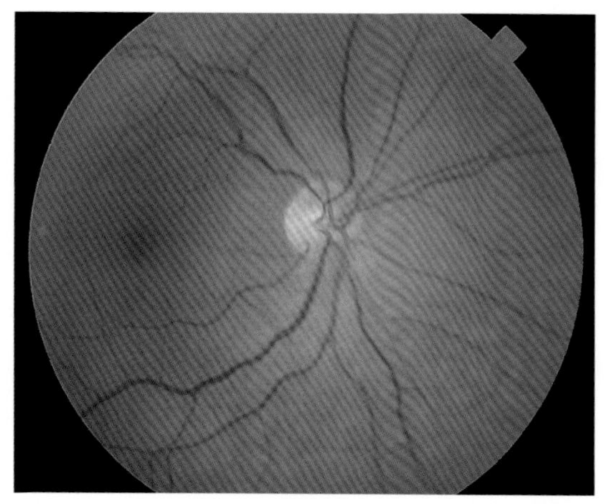

图 13.1　69 岁女性,视盘鼻侧不易察觉的无症状性脉络膜血管瘤。由于它与眼底背景颜色相同,通常难以在眼底照片中分辨,但双眼间接眼底镜检查时可发现隆起

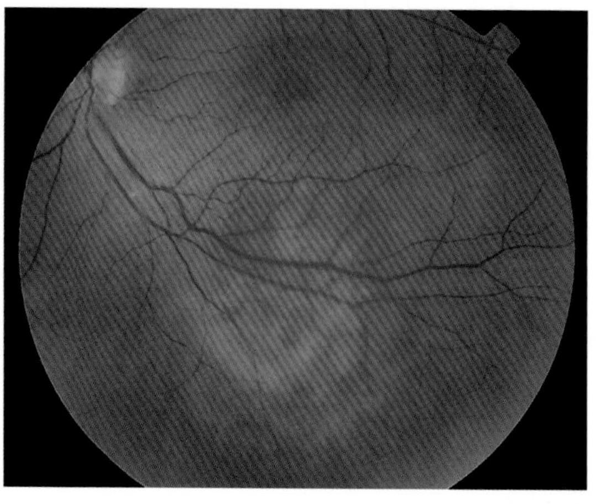

图 13.2　47 岁女性,中心凹下方脉络膜血管瘤

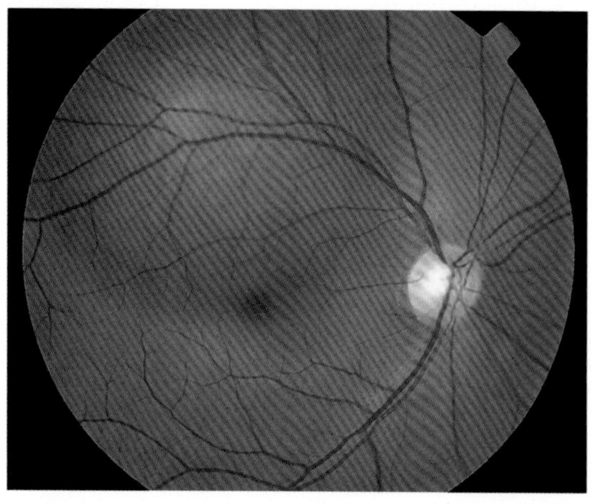

图 13.3　46 岁男性,黄斑中心凹上方脉络膜血管瘤

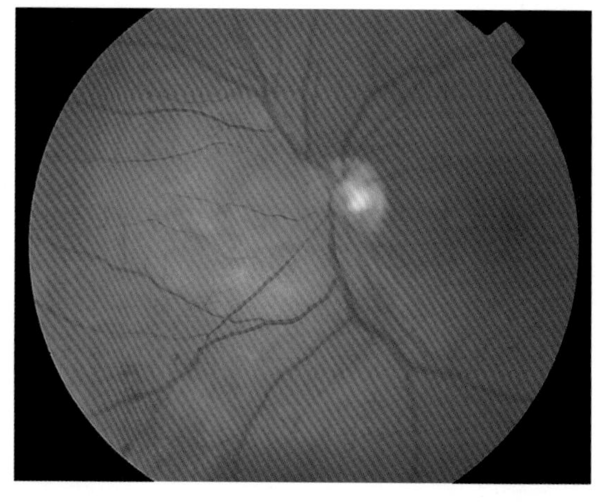

图 13.4　39 岁女性,视盘鼻侧脉络膜血管瘤稍突出于视盘

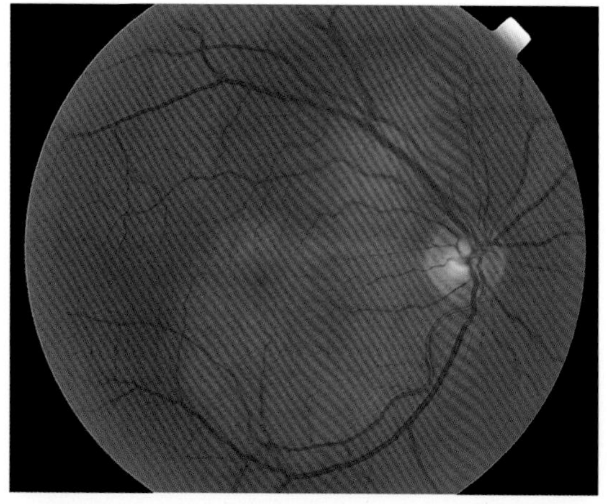

图 13.5　视盘上方脉络膜血管瘤,由于继发的浆液性脱离累及中心凹区域而导致视力下降

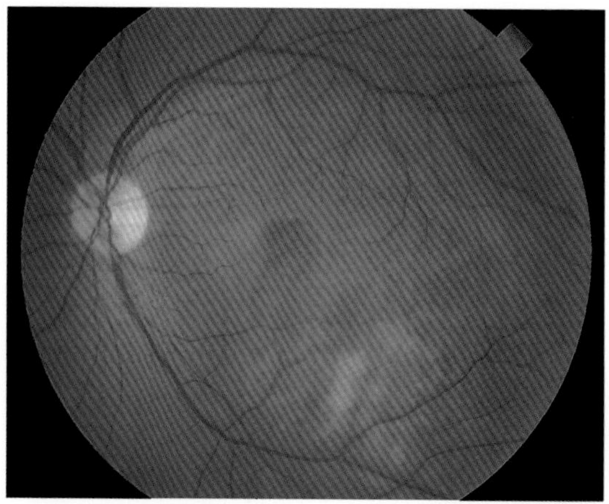

图 13.6　黄斑中心凹下方脉络膜血管瘤,肿瘤致中心凹隆起,引起视力丧失

孤立性脉络膜血管瘤：广角照相

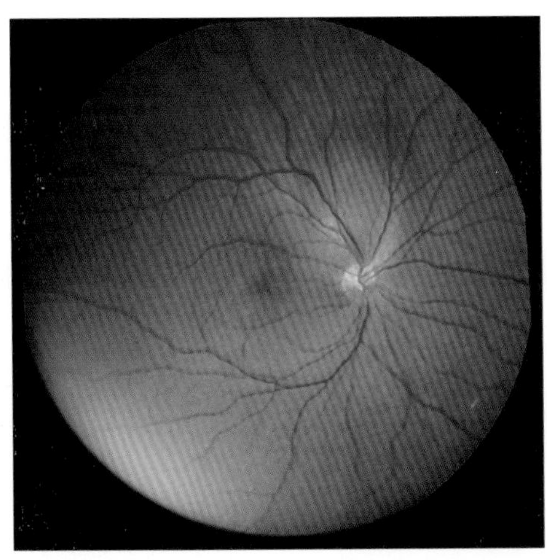

图 13.7　54 岁女性，视盘上方脉络膜血管瘤伴有浅的视网膜下液

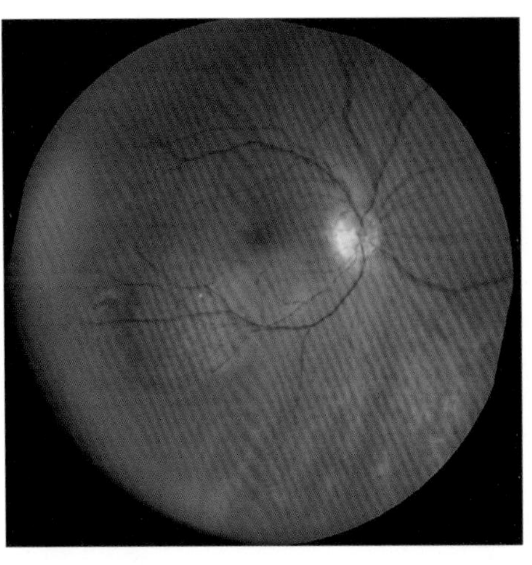

图 13.8　71 岁男性，中心凹颞下方脉络膜血管瘤伴浅的视网膜下液

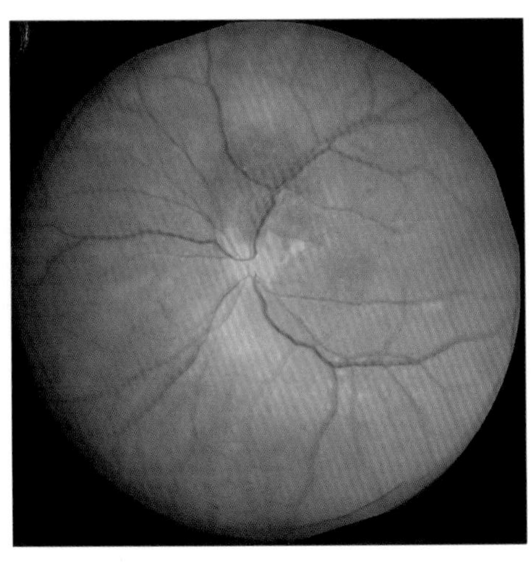

图 13.9　54 岁女性，视盘上方脉络膜血管瘤

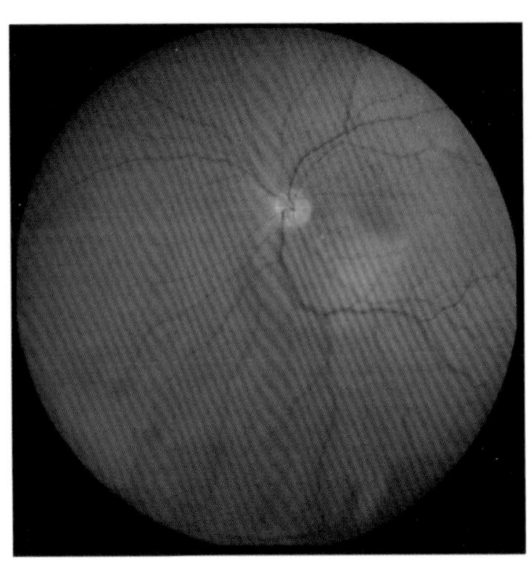

图 13.10　63 岁女性，视盘和黄斑中心凹下方脉络膜血管瘤

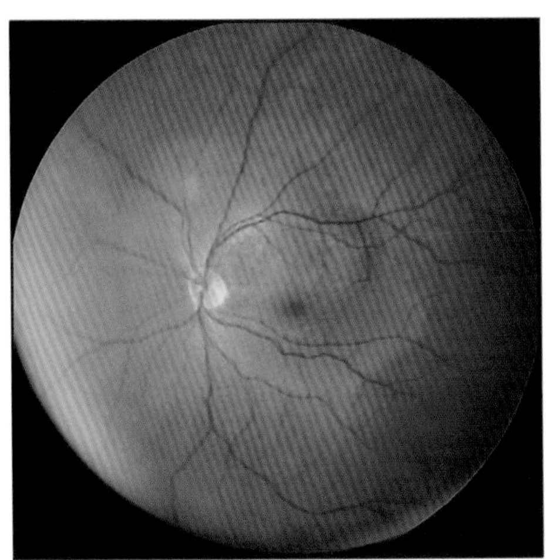

图 13.11　黄斑区域上半部脉络膜血管瘤伴明显的继发性视网膜脱离

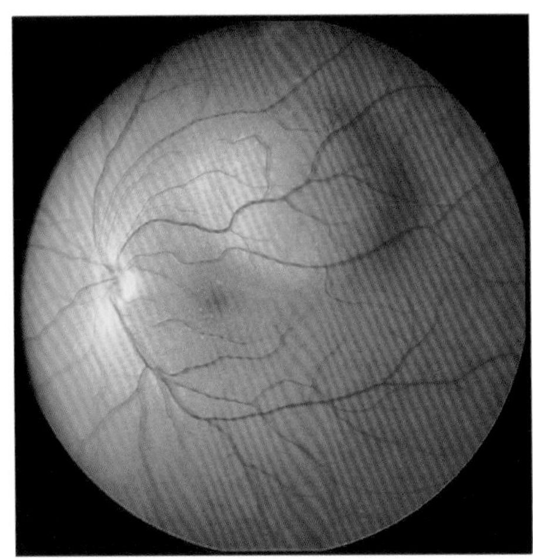

图 13.12　61 岁男性，黄斑区颞上方较大的脉络膜血管瘤

孤立性脉络膜血管瘤：对邻近结构的影响

有些情况下，孤立性脉络膜血管瘤可导致视网膜色素上皮的继发性增生、纤维化生或骨化生，以及继发性视网膜脱离和继发性视网膜劈裂。

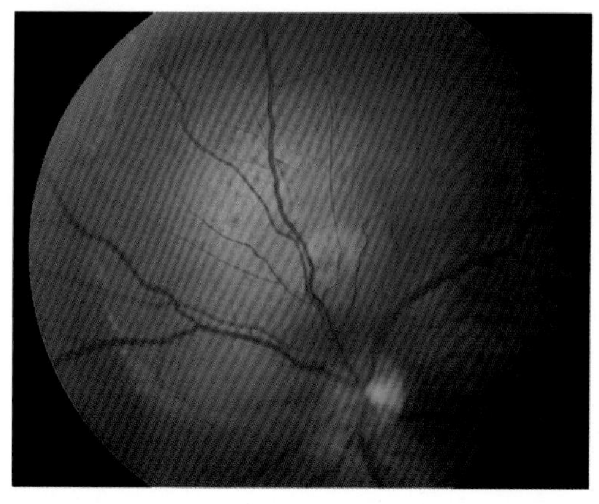

图 13.13 30 岁女性患者，视盘上方的脉络膜血管瘤表面有视网膜色素上皮的局灶性增生

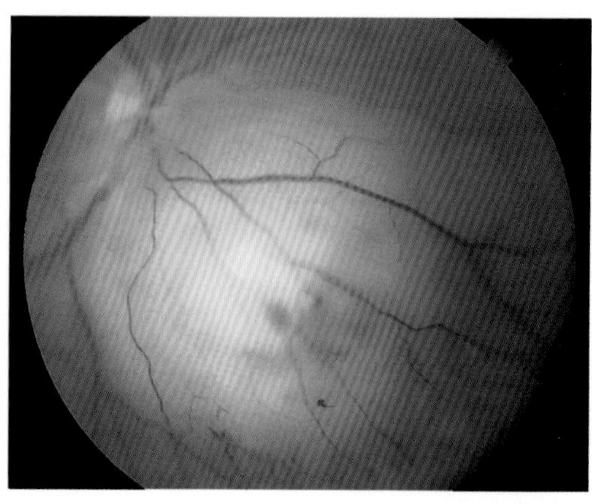

图 13.14 30 岁女性，脉络膜血管瘤轻微视网膜色素上皮增生和纤维化

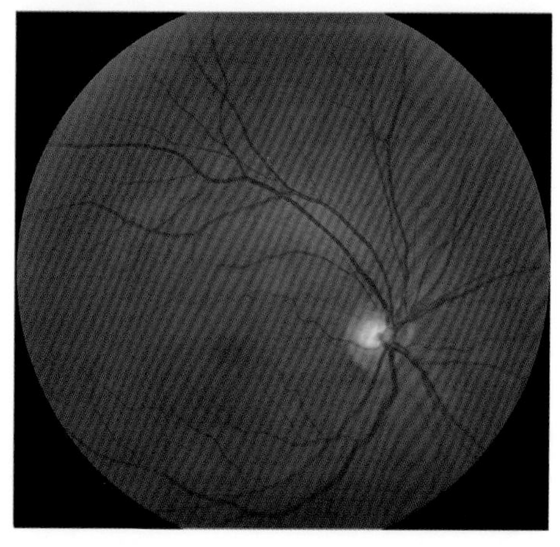

图 13.15 非常隐匿的黄斑下脉络膜血管瘤，导致黄斑中心凹反光丧失

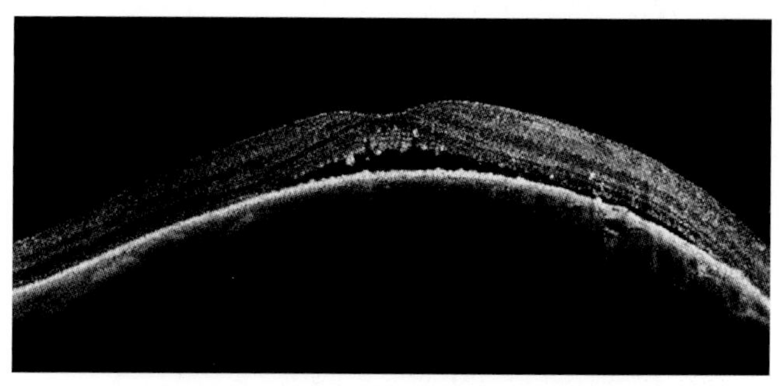

图 13.16 图 13.15 中病变部位的相干光断层扫描，显示中心凹下脉络膜的显著升高，伴有少量视网膜下液和光感受器变薄

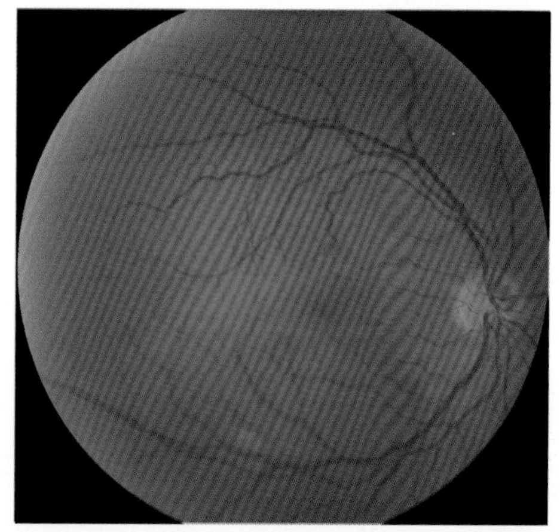

图 13.17 黄斑下方中等大小的脉络膜血管瘤

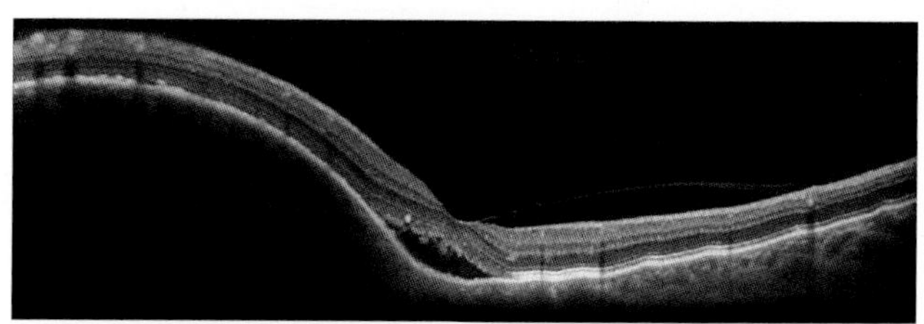

图 13.18 图 13.17 中病变部位的相干光断层扫描，显示隆起的脉络膜肿块和中心凹下积液

孤立性脉络膜血管瘤：荧光素和吲哚菁绿血管造影

荧光素血管造影和吲哚菁绿血管造影常常有助于区分脉络膜血管瘤与无色素性黑色素瘤、脉络膜转移瘤和其他非色素性眼底肿瘤，虽然其特点并不具有确诊的特异性。

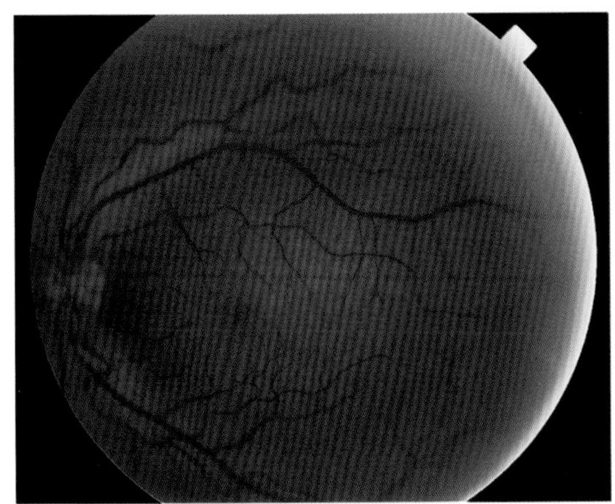

图 13.19　位于黄斑中央区域的脉络膜血管瘤

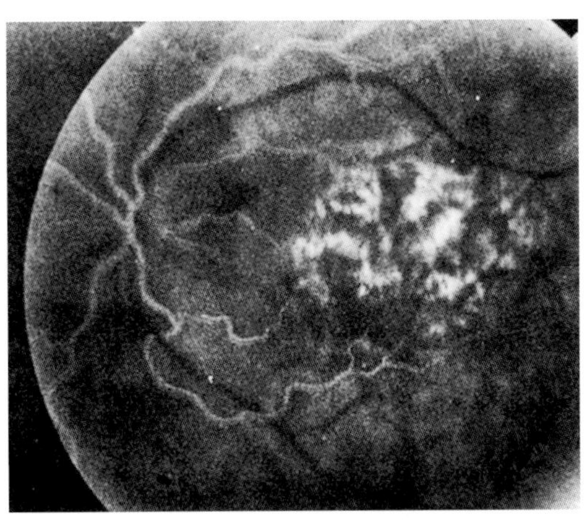

图 13.20　图 13.19 中所示病变的标准荧光素血管造影动脉期早期，显示的网状高荧光为对应肿瘤内脉络膜血管的充盈

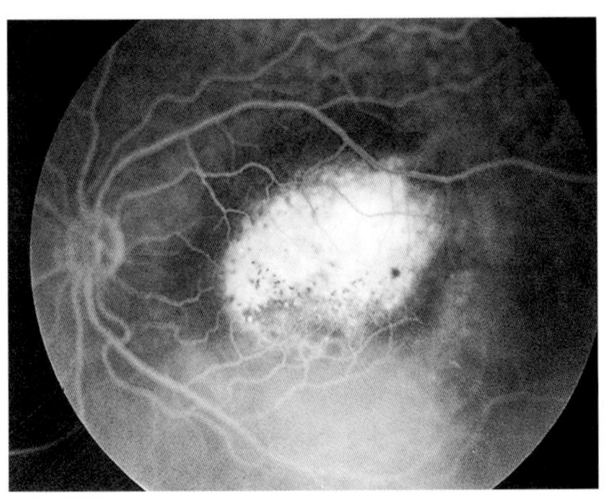

图 13.21　图 13.19 所示病变的再循环期，显示病变区的显著高荧光

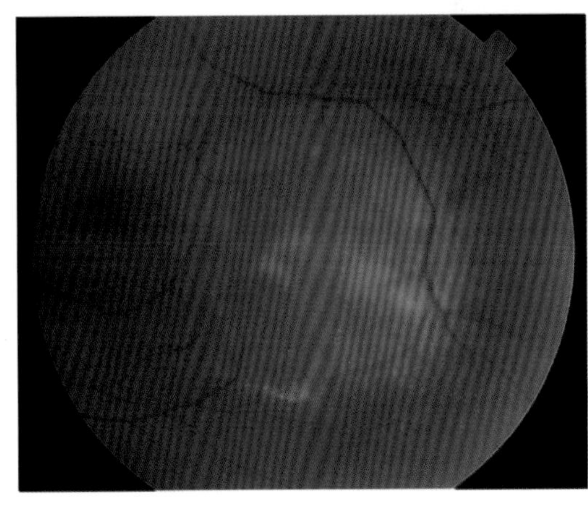

图 13.22　39 岁男性，左眼黄斑中心凹颞侧脉络膜血管瘤

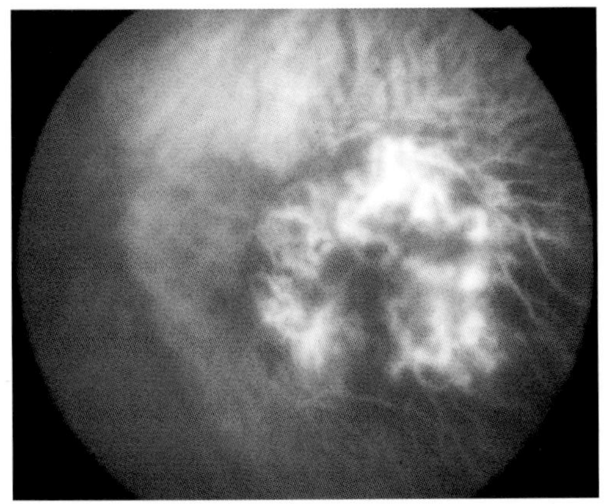

图 13.23　图 13.22 中病变的吲哚菁绿血管造影早期，病变部位显示网状高荧光

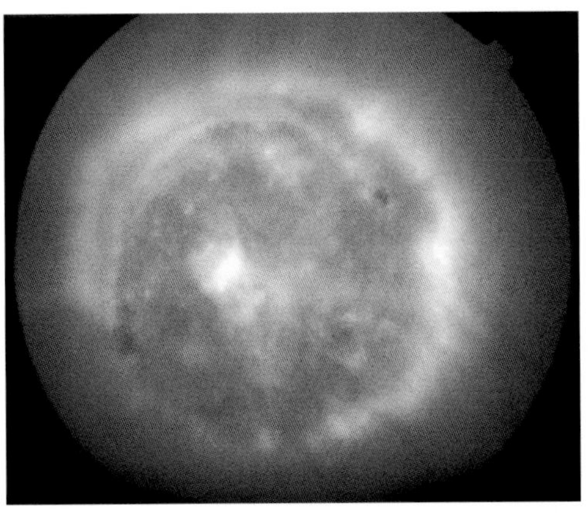

图 13.24　图 13.22 中病变的吲哚菁绿血管造影晚期，显示高荧光的晕环和中央的“洗脱”现象

孤立性脉络膜血管瘤:超声检查

脉络膜血管瘤的超声检查通常在A超上表现为高的内反射,在B超上表现为实质声像。被覆色素上皮的纤维性或骨质化生可以产生高反射性的回声,有时可以混淆诊断。

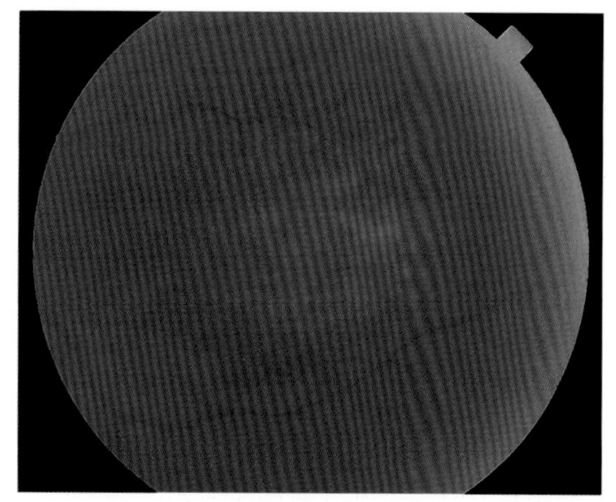

图13.25　70岁女性,黄斑区肿块的临床外观

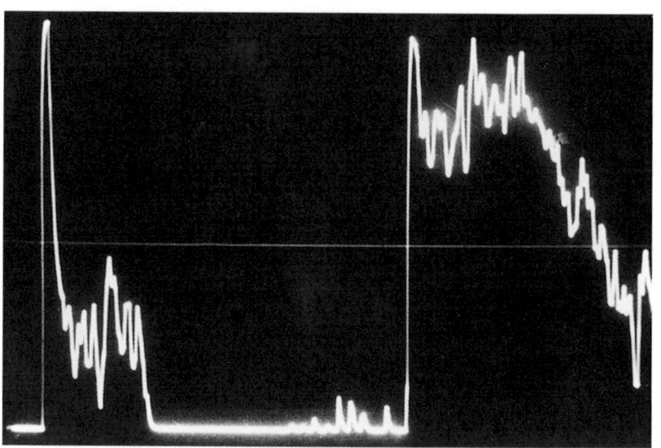

图13.26　A超显示肿瘤的高初始峰和高内反射

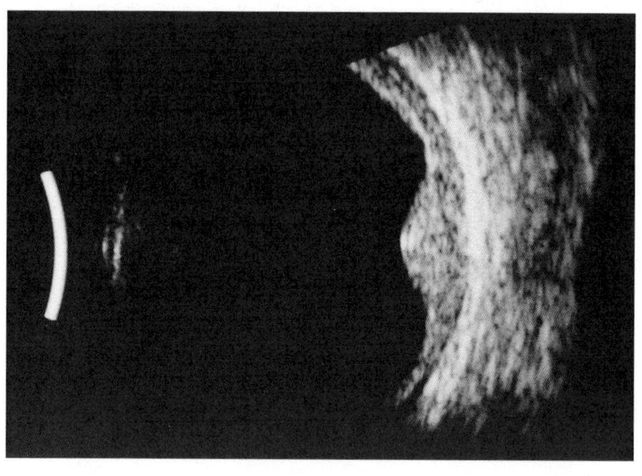

图13.27　B超显示实质声像,未见脉络膜挖空征

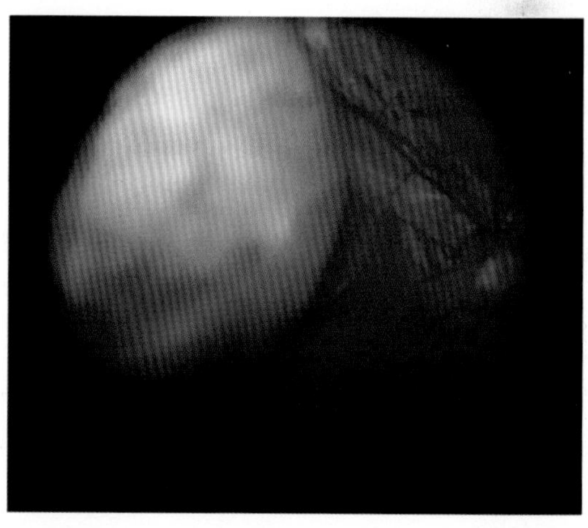

图13.28　9岁男孩眼内的较大孤立性络膜血管瘤,伴其上视网膜色素上皮严重的纤维化生和(或)骨化生

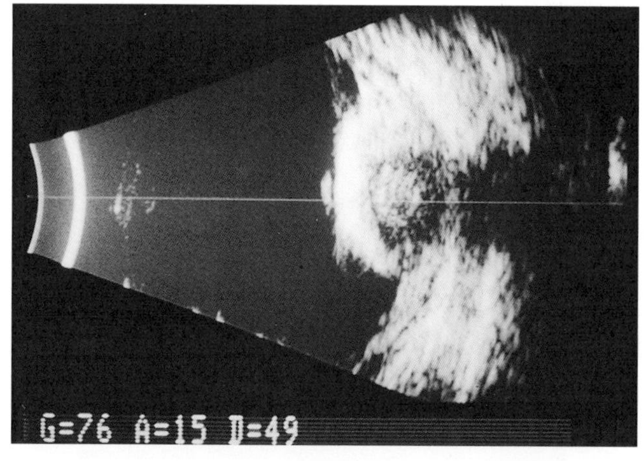

图13.29　图13.28中病变的B超扫描,显示肿瘤表面的高反射性斑块

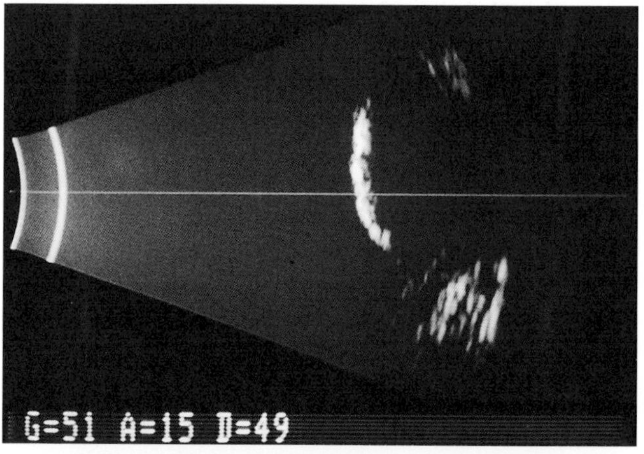

图13.30　降低灵敏度的B超扫描,显示软组织回声消失后表面斑块回声持续存在,提示被覆斑块的钙化

孤立性络膜血管瘤：超声、计算机断层扫描和磁共振成像

计算机断层扫描和磁共振成像可以显示孤立性脉络膜血管瘤的典型特征，但这些特征并不具有确诊的特异性。多数情况下，没有这些手段也可以明确诊断，但是它们可对诊断困难的病例提供帮助。以下展示一例患有孤立性脉络膜血管瘤的 16 岁女孩的 CT 和 MRI 资料。

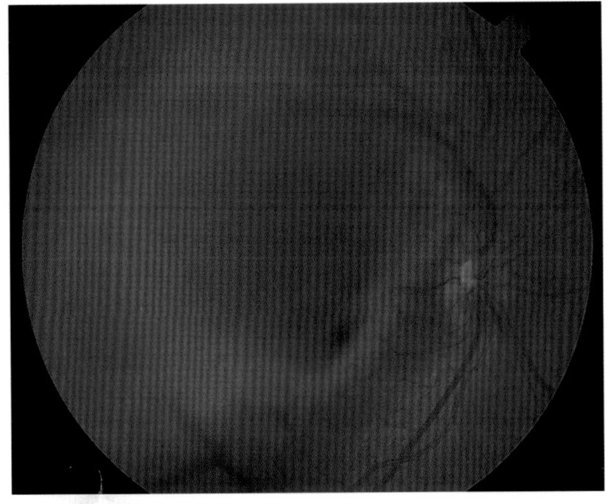

图 13.31　黄斑区颞侧的巨大红色脉络膜血管瘤

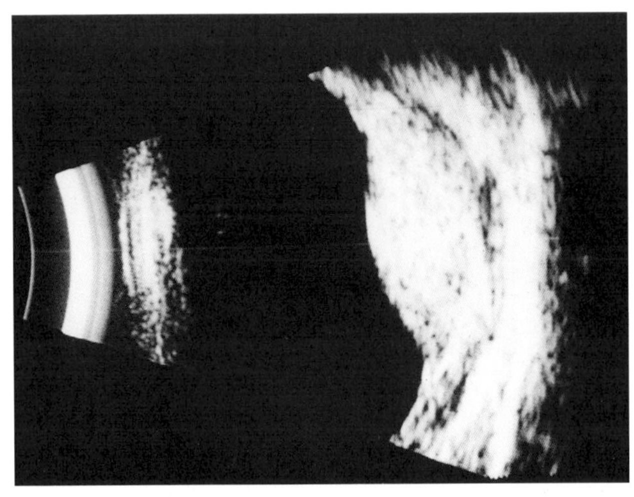

图 13.32　B 超显示特征性的实质性回声

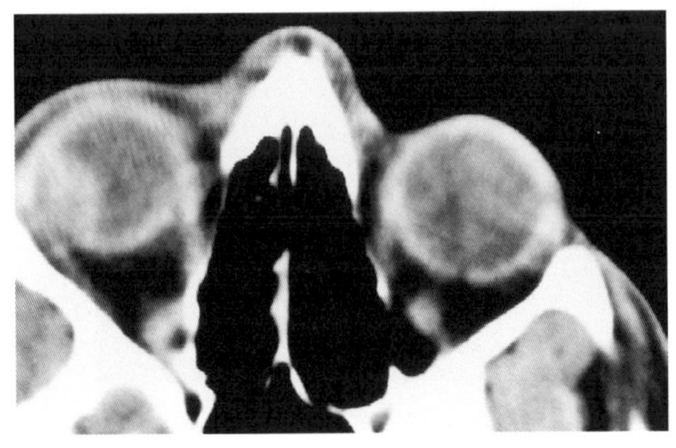

图 13.33　轴向计算机断层扫描，显示眼内大型肿块

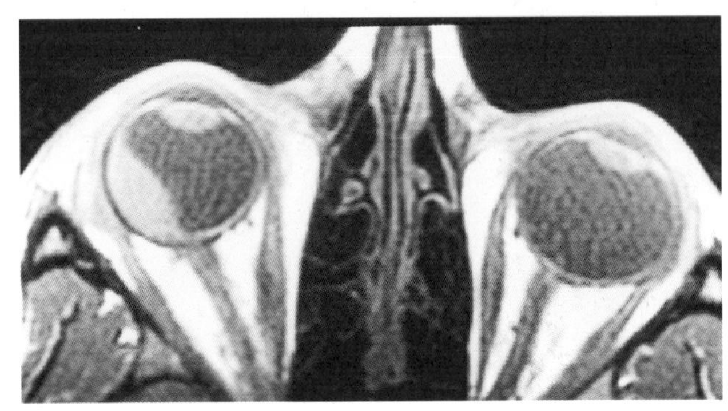

图 13.34　轴向磁共振成像（T1 加权像），显示相对玻璃体呈高信号的肿块

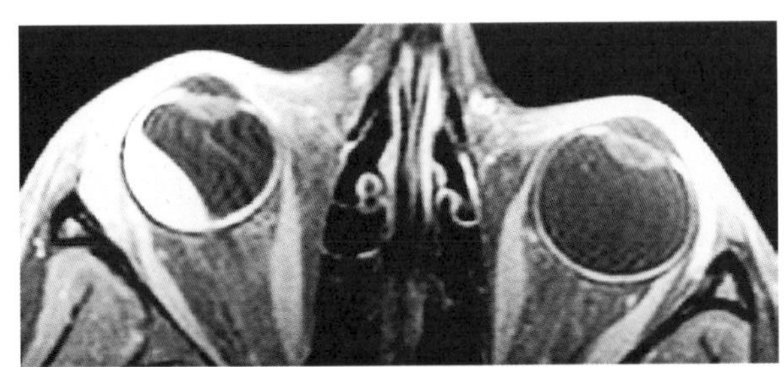

图 13.35　轴向磁共振成像（T1 加权图像，钆增强），显示肿块显著增强

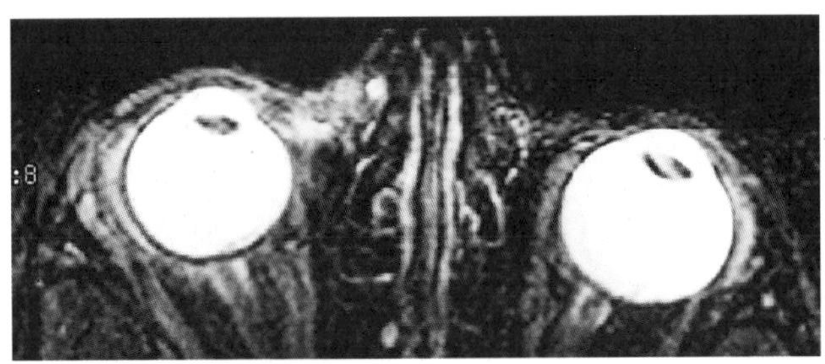

图 13.36　轴向磁共振成像（T2 加权图像），肿块与玻璃体等信号，因而肿块可见性差

孤立性脉络膜血管瘤：眼底自发荧光

脉络膜血管瘤在眼底自发荧光中可有多种表现形式，取决于视网膜下积液的慢性程度。有些被覆的视网膜色素上皮显示为脂褐素相关的高自发荧光，而病程长的变性视网膜色素上皮表现为低自发荧光。

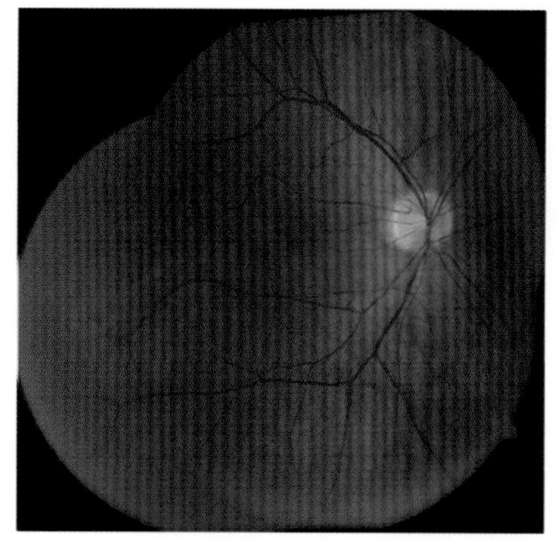

图 13.37　黄斑区颞下方脉络膜血管瘤

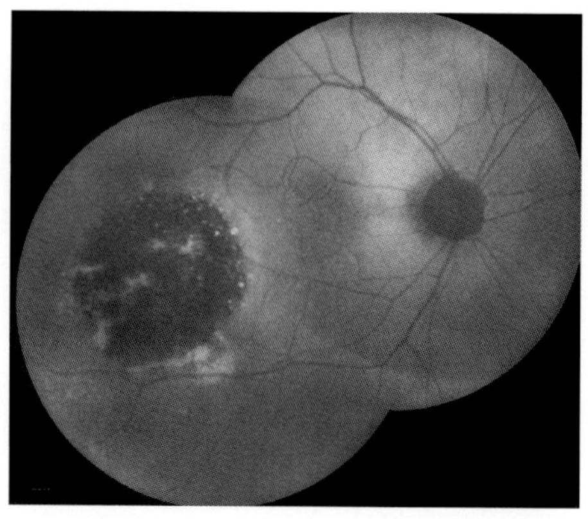

图 13.38　眼底自发荧光显示边缘部位高自发荧光，但中央主体部分因为视网膜色素上皮细胞的慢性丢失而呈低自发荧光

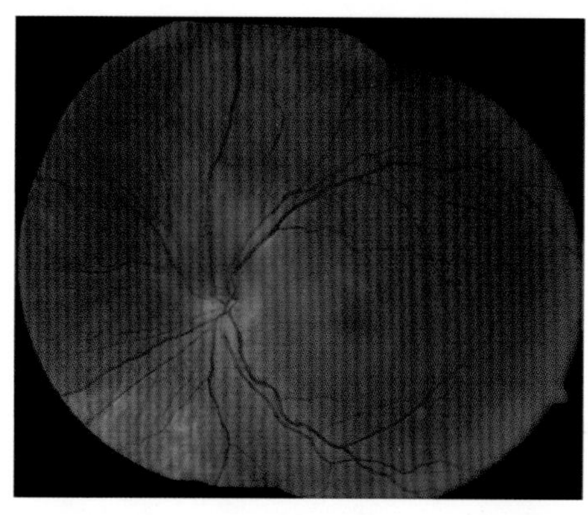

图 13.39　上方视盘旁的脉络膜血管瘤

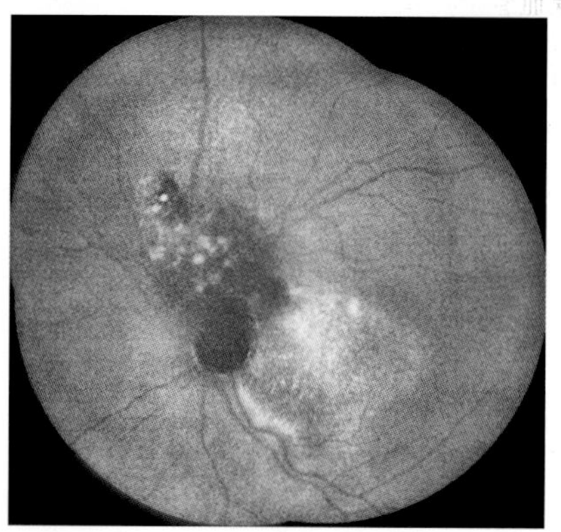

图 13.40　眼底自发荧光显示被覆的新鲜脂褐素的高自发荧光和中心凹下液体中的游离荧光团

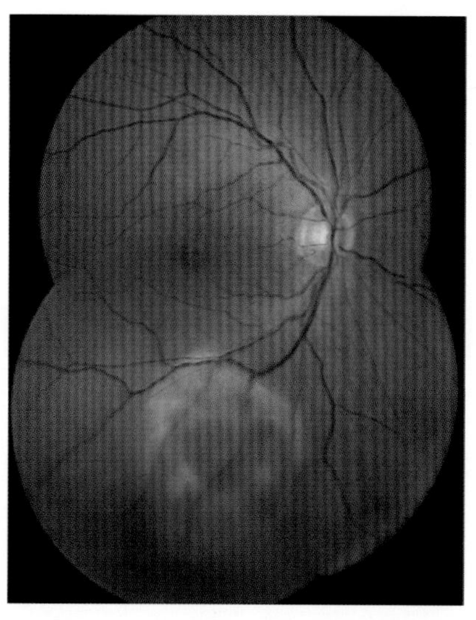

图 13.41　下方的旁黄斑区脉络膜血管瘤

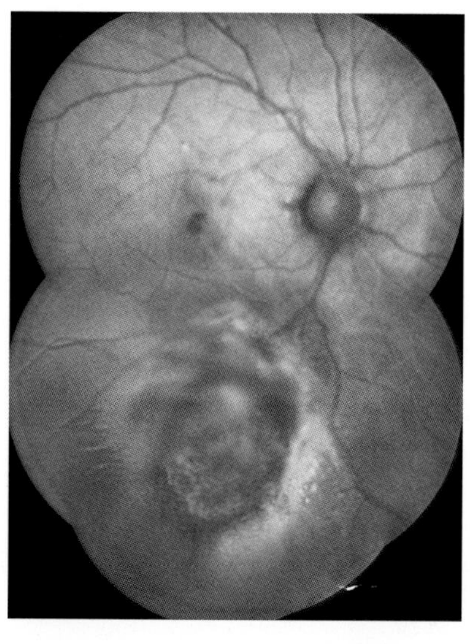

图 13.42　眼底自发荧光显示慢性视网膜色素上皮萎缩所表现的低自发荧光，和其周围视网膜下液体的高自发荧光

孤立性脉络膜血管瘤：肿瘤进行性生长的临床病理联系

大多数孤立性脉络膜血管瘤是稳定的病灶，不表现出明显的生长。偶尔这种肿瘤也可表现为进行性生长，可能是由于血管的充血所致。这种现象尤其可能发生在妊娠期。在此展示一例进行性生长、最终需要眼球摘除的孤立性脉络膜血管瘤。

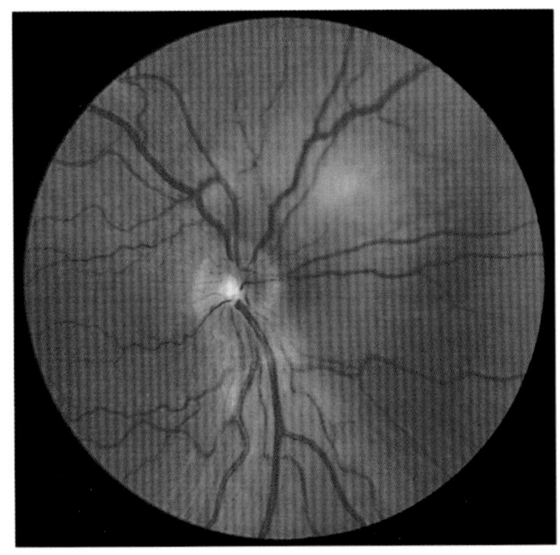

图 13.43　1981 年，一例 30 岁男性位于视盘鼻上方的脉络膜血管瘤。因为中心凹的浆液性浅脱离，患者曾在其他地方接受激光治疗

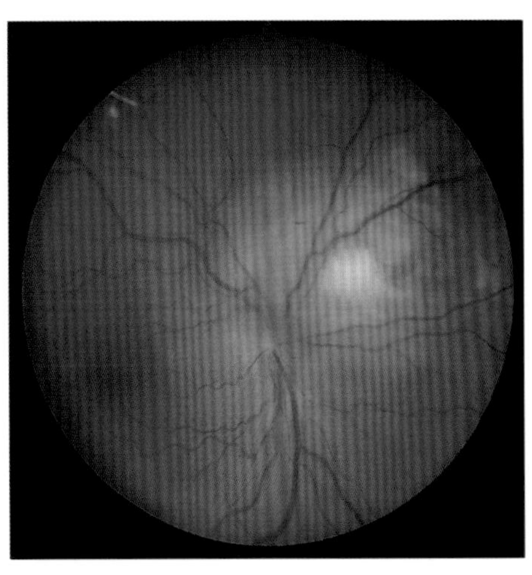

图 13.44　3 年后的 1984 年，病变范围明显扩大和视网膜色素上皮的纤维化生

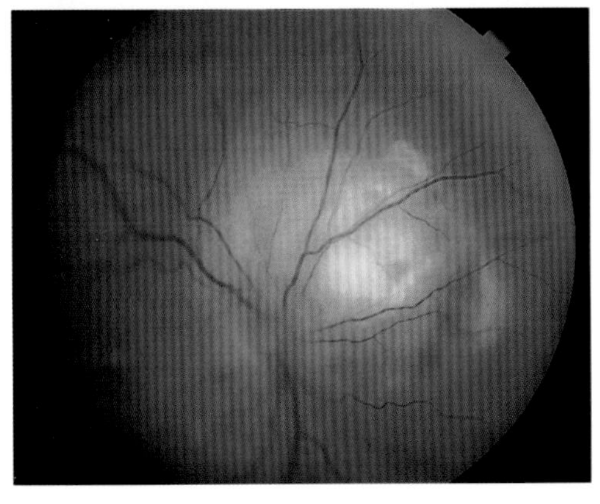

图 13.45　1989 年的病变外观，范围进一步扩大。进一步的激光治疗下视网膜脱离仍然在进展

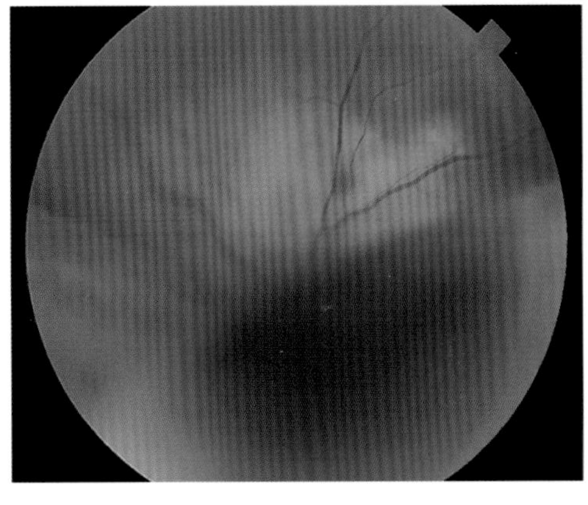

图 13.46　1990 年，病变进一步扩大，出现大泡状视网膜脱离。由于继发青光眼的眼痛和轻度怀疑非典型脉络膜黑色素瘤而进行了眼球摘除

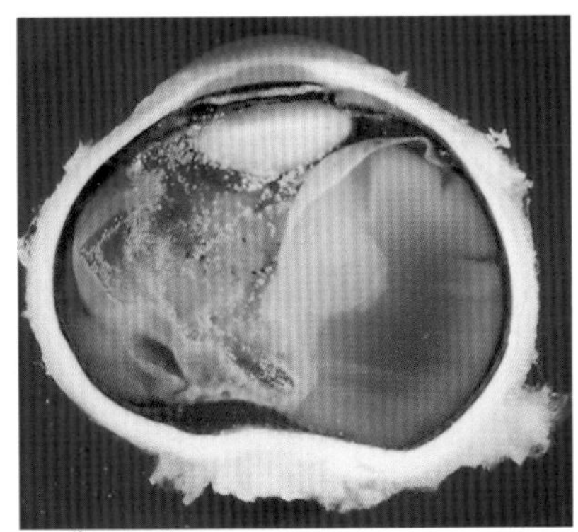

图 13.47　眼球的大体剖面照片，可见后极部红色的肿瘤和其上的全视网膜脱离

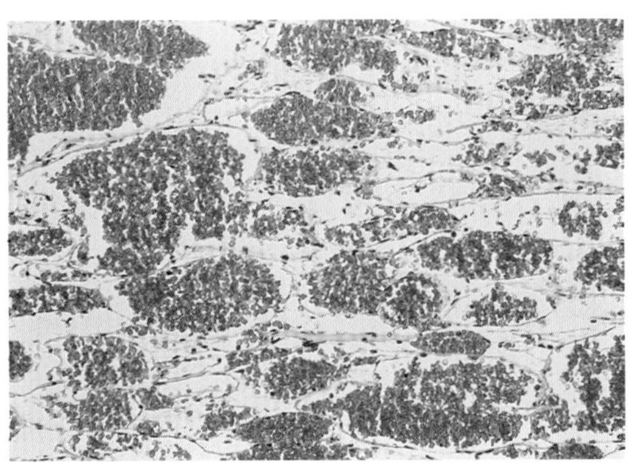

图 13.48　显微照片显示明显扩张的薄壁血管腔。(苏木精-伊红染色×100)

孤立性脉络膜血管瘤：疑似脉络膜黑色素瘤的巨大肿瘤的临床病理联系

以下显示一例孤立性脉络膜血管瘤的临床病理相关性，它导致患者在7岁、甚至更早便发生了视力丧失。

Shields JA, Eagle RC Jr, Shields CL, et al. Total blindness from circumscribed choroidal hemangioma in a child. *Am J Ophthalmol* 2005；139：1113-1114.

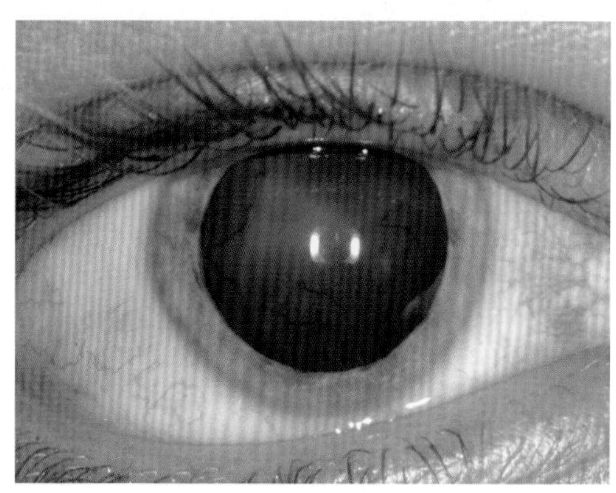

图13.49 单眼失明多年的38岁女性，视网膜脱离紧贴于晶状体后。未发现Sturge-Weber综合征的表现

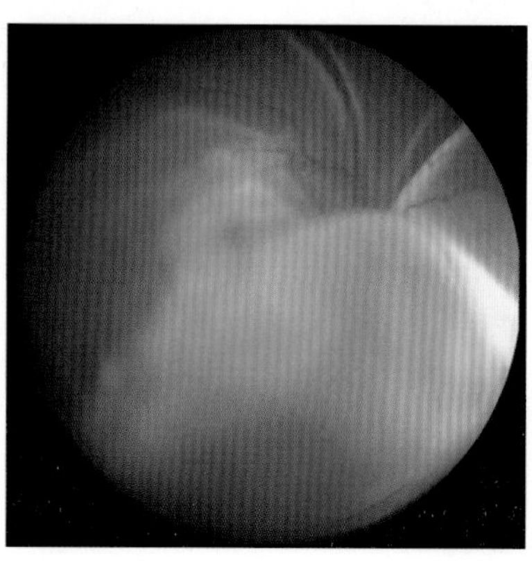

图13.50 广角眼底照相显示大范围的大泡状视网膜脱离。通过模糊的视网膜下液体隐约见一个红橙色肿块

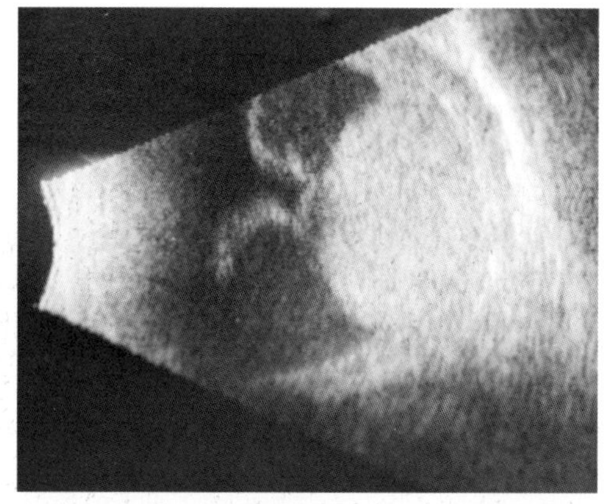

图13.51 B超示巨大的穹顶状实质回声肿块和其上的大疱状视网膜脱离。鉴别诊断包括脉络膜黑色素瘤和脉络膜血管瘤。已失明的患眼进行了眼球摘除

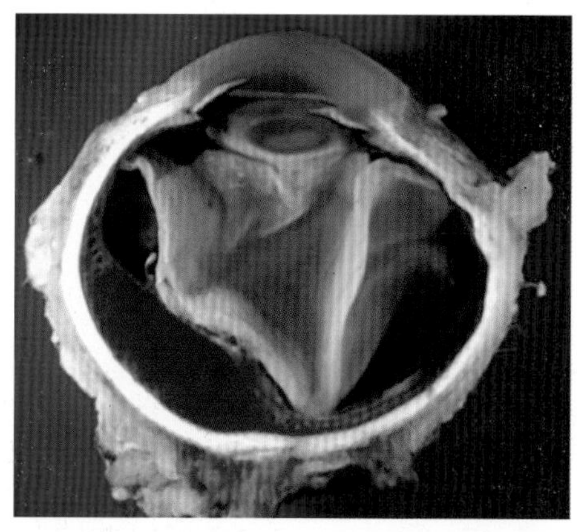

图13.52 眼球剖面可见巨大的红色脉络膜肿物伴继发性视网膜脱离。视网膜与肿瘤的中央仍附着

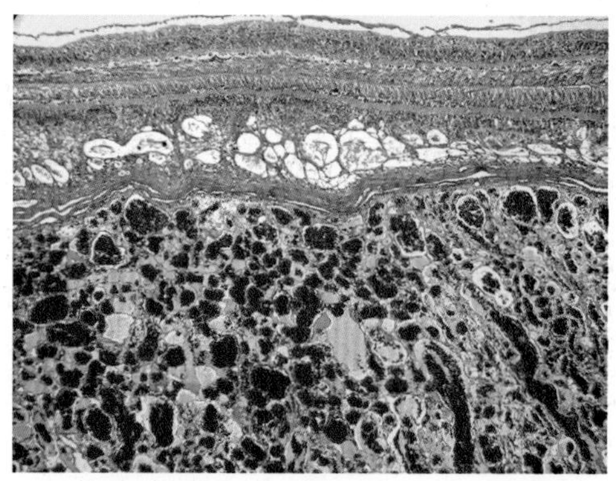

图13.53 通过肿块表面的显微切片，显示扩张的静脉，符合脉络膜血管瘤，以及其上视网膜色素上皮的纤维化生和囊样视网膜病变。（苏木精-伊红染色×40）

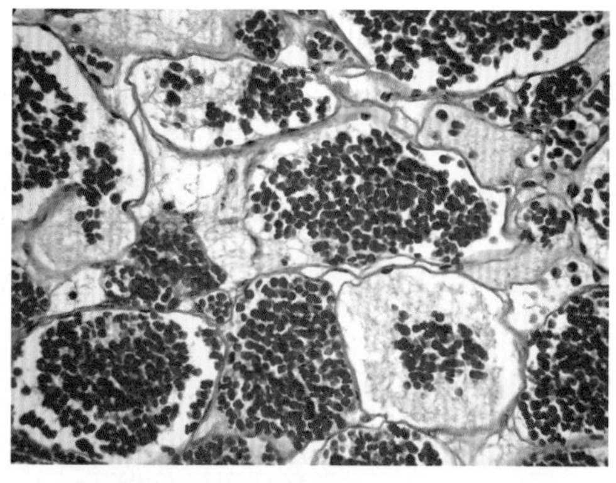

图13.54 通过肿瘤主体的切面可见大的薄壁血管腔，其内充满血液，符合脉络膜血管瘤。（苏木精-伊红×100）

孤立性络膜血管瘤:激光光凝治疗和光动力治疗

孤立性脉络膜血管瘤引起视网膜浆液性脱离而致视力下降时,可用激光光凝治疗。目前,PDT 更为常用,因为它直接导致肿瘤的消退及视网膜下液的吸收。

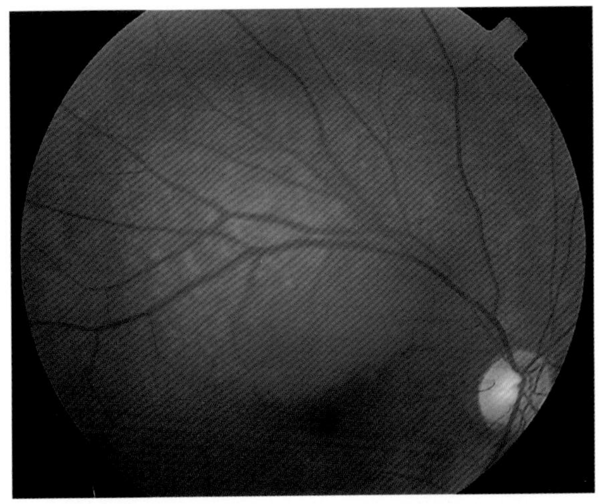

图 13.55　48 岁男性患者位于中心凹区域上方的孤立性脉络膜血管瘤。由于中心凹的浆液性视网膜脱离导致了视力丧失

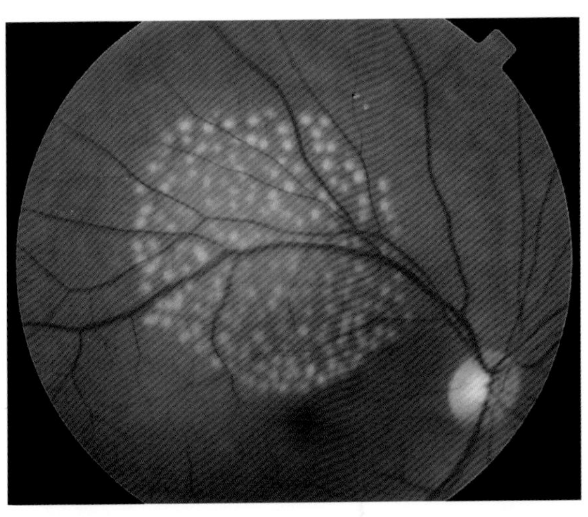

图 13.56　图 13.55 所示病变接受了适当的激光光凝后的即刻外观

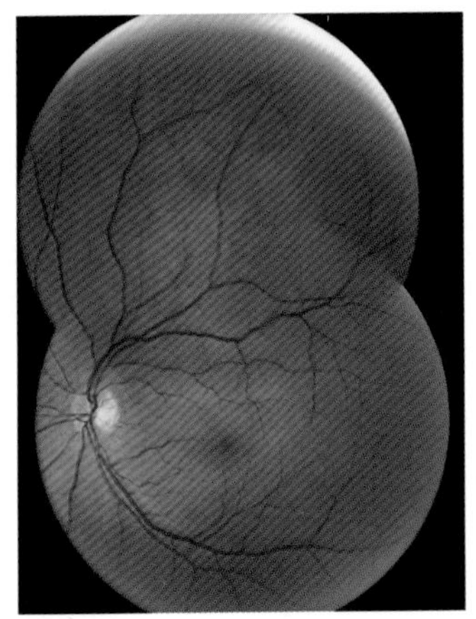

图 13.57　黄斑上方的孤立性脉络膜血管瘤

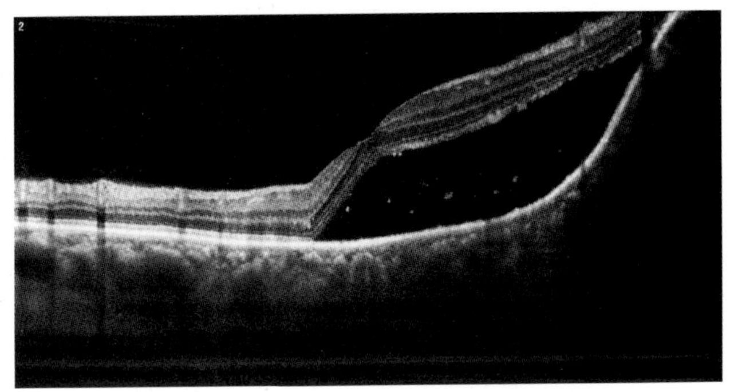

图 13.58　相干光断层扫描显示脉络膜肿块和中心凹下的液体

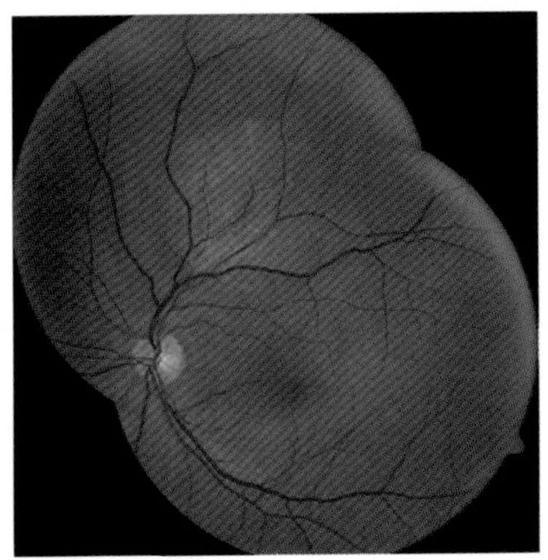

图 13.59　图 13.57 的病变接受光动力治疗之后,肿块表现出退行

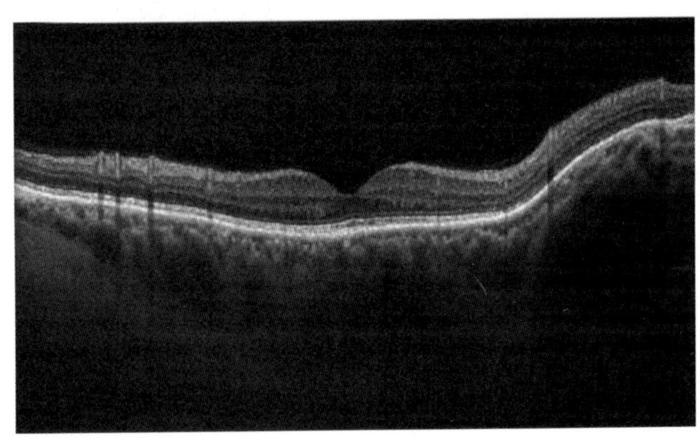

图 13.60　图 13.57 中病变部位接受光动力治疗之后,视网膜下液体吸收

孤立性脉络膜血管瘤:光动力治疗

光动力治疗(PDT)已经广泛用于治疗伴有继发性视网膜脱离和视网膜囊样水肿的脉络膜血管瘤。在很多情况下,它能有效减少或消除视网膜下液,减轻视网膜囊样水肿,改善视力,并诱导脉络膜血管瘤的收缩。相干光断层扫描可用于记录这些变化。

1. Schmidt-Erfurth UM, Michels S, Kusserow C, et al. Photodynamic therapy for symptomatic choroidal hemangioma: visual and anatomic results. *Ophthalmology* 2002;109:2284-2294.
2. Shields CL, Materin MA, Marr BP, et al. Resolution of advanced cystoid macular edema following photodynamic therapy of choroidal hemangioma. *Ophthalmic Surg Lasers Imaging* 2005;36:237-239.

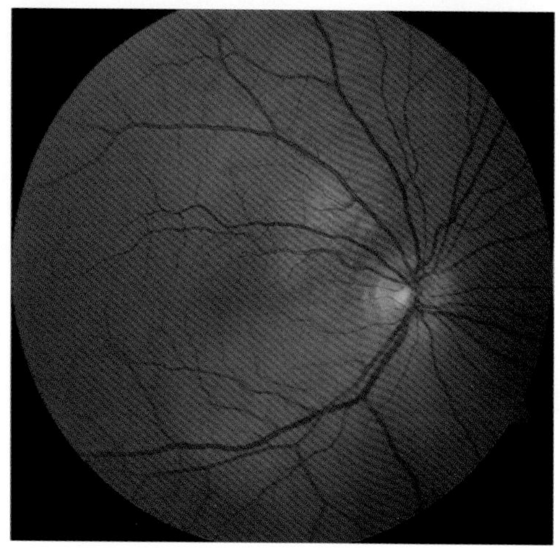

图 13.61 上方视盘旁孤立性脉络膜血管瘤伴有微量的视网膜下液,视力为 20/40

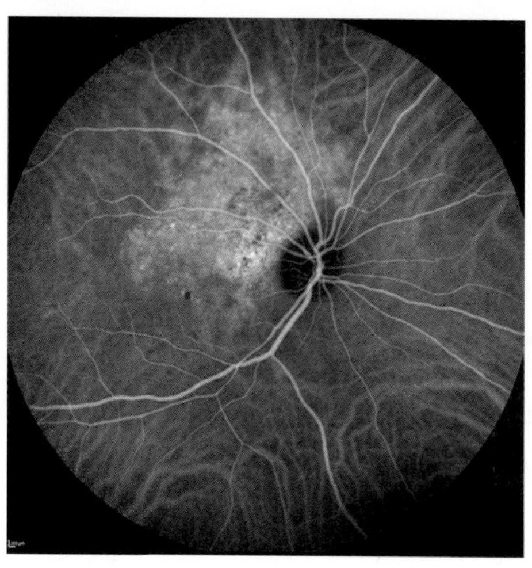

图 13.62 吲哚菁绿血管造影证实了该血管性肿块

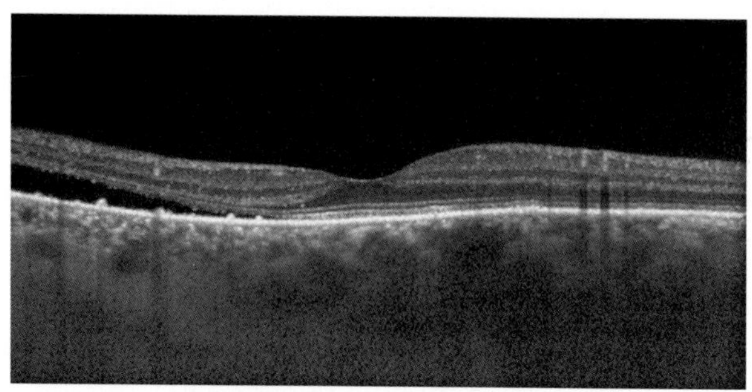

图 13.63 通过黄斑中心凹的相干光断层扫描显示了颞侧的视网膜下积液和光感受器细胞丢失

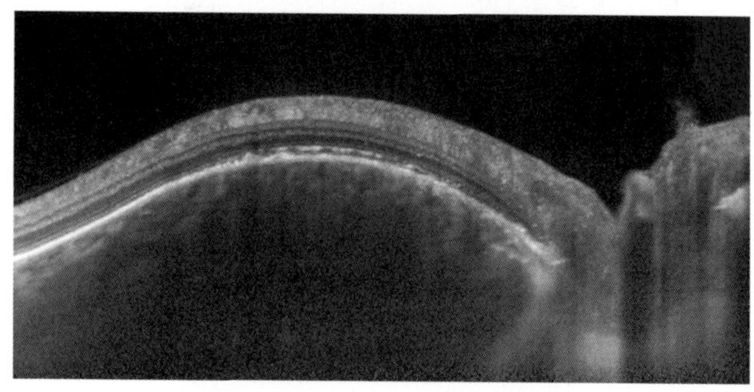

图 13.64 通过肿瘤的相干光断层扫描显示肿块的显著隆起和浅视网膜下液

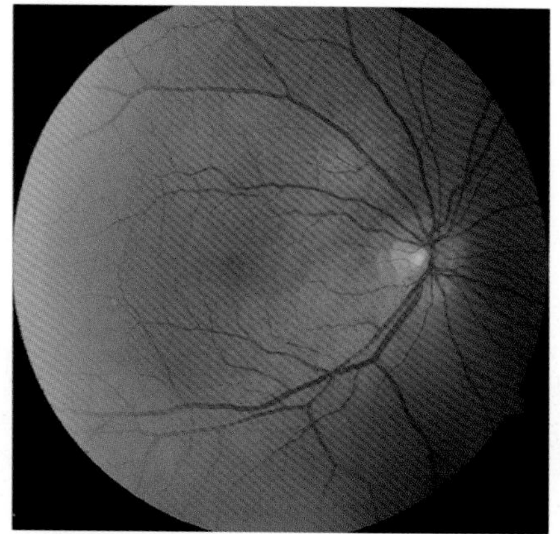

图 13.65 光动力治疗后,肿瘤稳定

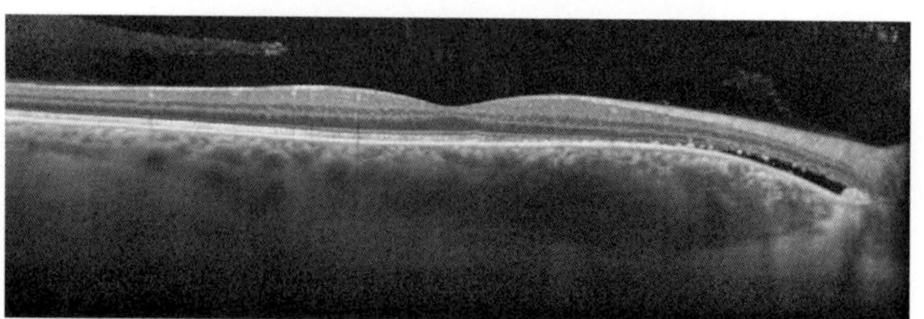

图 13.66 光动力治疗后,相干光断层扫描显示视网膜下液几乎完全吸收。视力恢复到 20/25

孤立性脉络膜血管瘤:光动力疗法

以下病例中,PDT 成功地恢复了中心凹的解剖结构,并有效提升了视力。治疗前图示在左列,治疗后图示在右列。

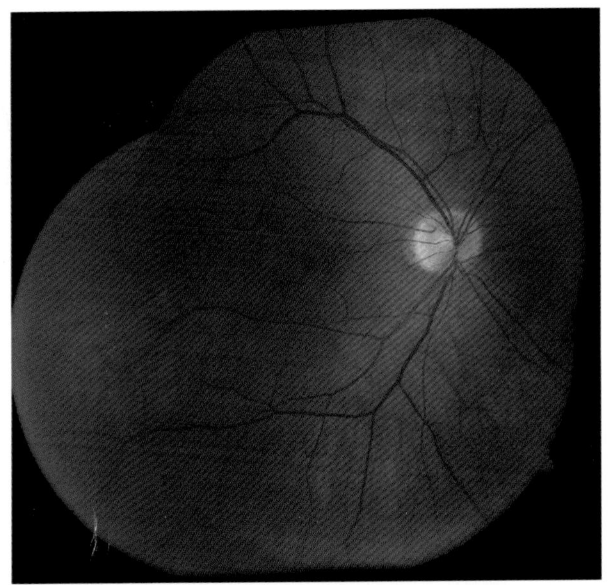

图 13.67 黄斑区颞下方的脉络膜血管瘤

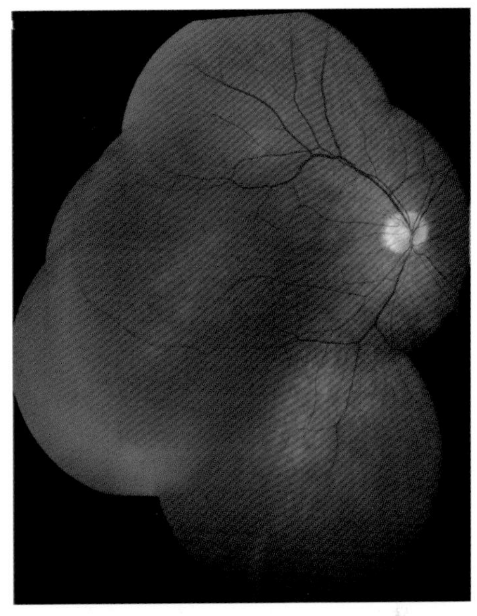

图 13.68 光动力治疗后可见肿瘤瘢痕

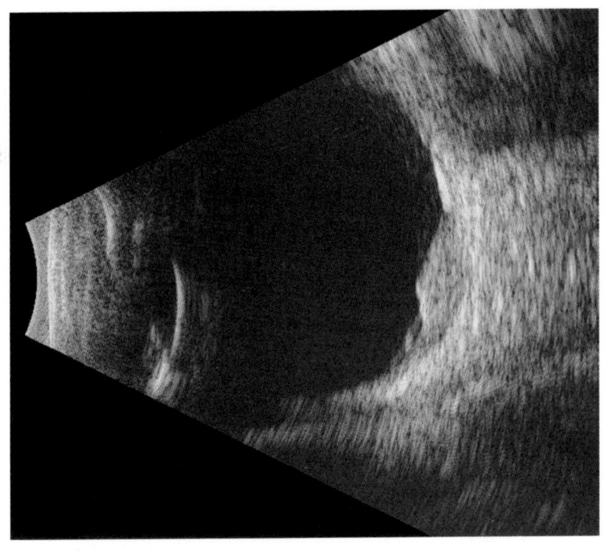

图 13.69 B 扫描超声显示实质回声的肿瘤隆起

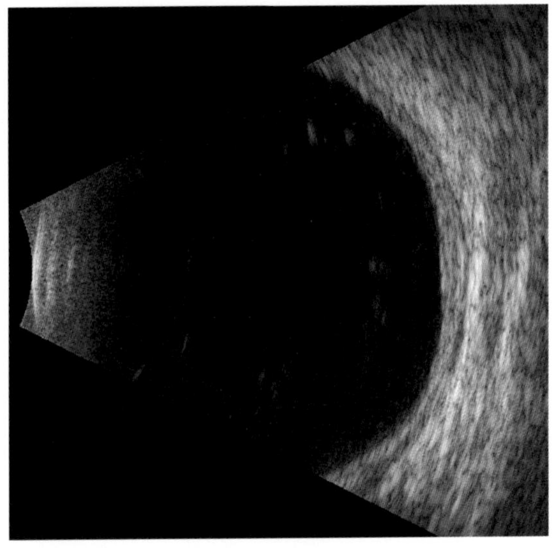

图 13.70 光动力治疗后超声显示肿瘤变平

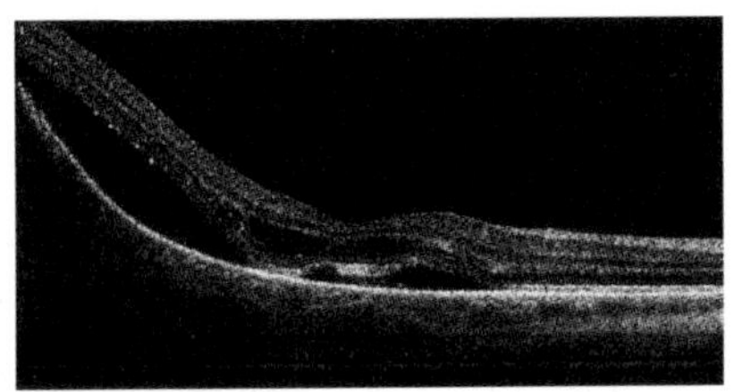

图 13.71 相干光断层扫描显示视网膜间和视网膜下的液体

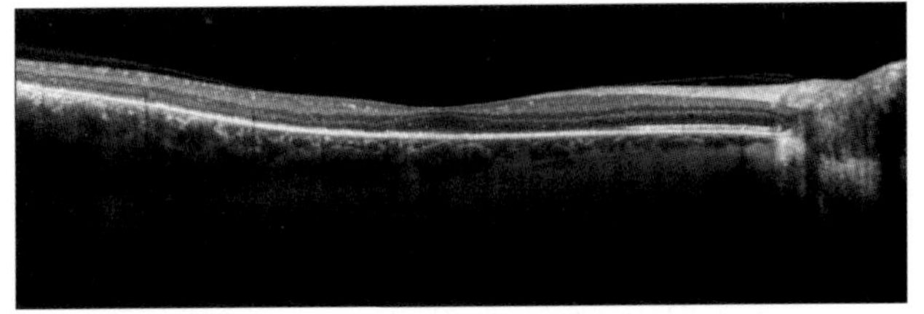

图 13.72 光动力治疗后视网膜下液体完全吸收

脉络膜血管瘤：敷贴放疗

对于造成浆液性视网膜脱离而无法用标准激光治疗控制的孤立性脉络膜血管瘤，可以用敷贴照射或质子束照射治疗。下面展示一个病例，在激光治疗未能控制视网膜下液体时，敷贴放射治疗取得了良好的反应。

Chao AN, Shields CL, Shields JA, et al. Plaque radiotherapy for choroidal hemangioma with total retinal detachment and iris neovascularization. *Retina* 2001;21:682-684.

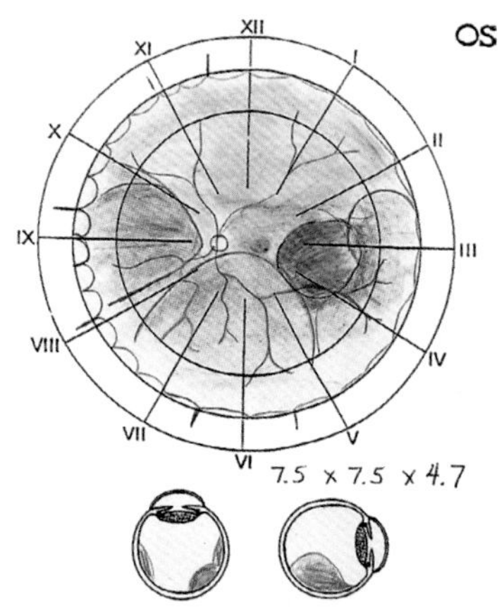

图 13.73　39 岁男性的眼底绘图，示黄斑中心凹颞侧的孤立性脉络膜血管瘤。注意下方的视网膜脱离，用蓝色表示。这样的视网膜脱离激光治疗无法控制

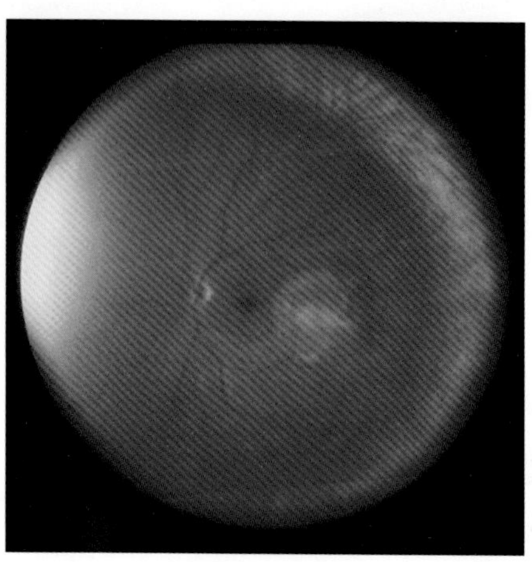

图 13.74　图 13.73 所示肿瘤广角眼底照相

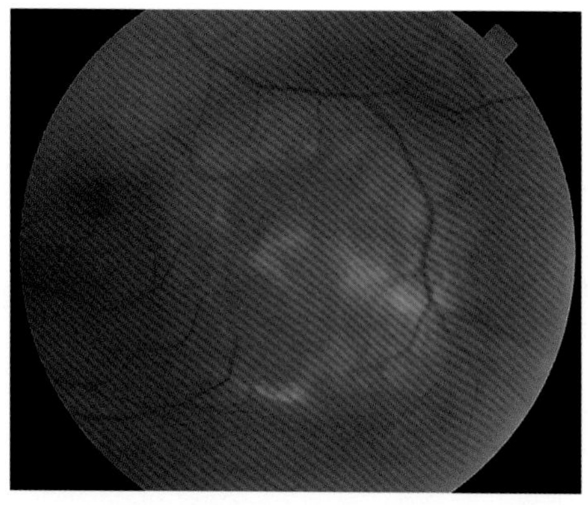

图 13.75　标准眼底照相，显示孤立性脉络膜血管瘤的典型临床外观

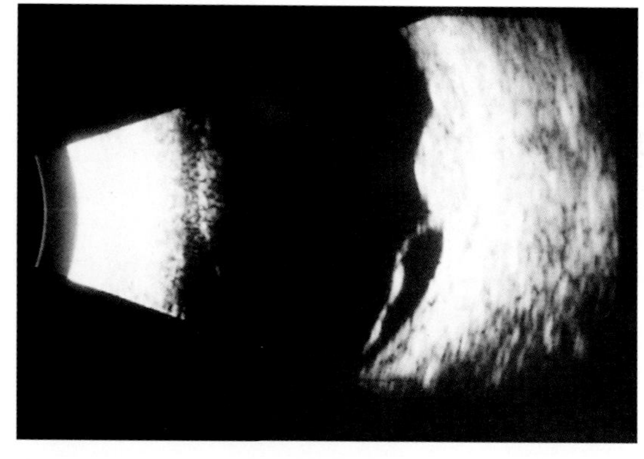

图 13.76　B 超显示病变部位为典型的脉络膜血管瘤实质性回声。病变下方的线形回声表示视网膜的脱离

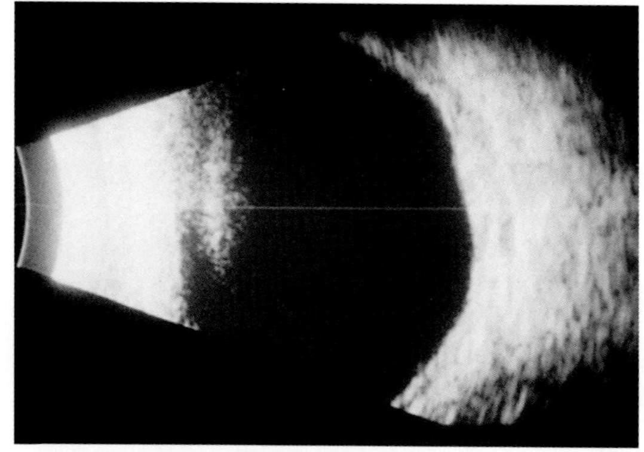

图 13.77　敷贴放射治疗 1 年后的 B 超，显示肿块及其相关的视网膜脱离均完全消退

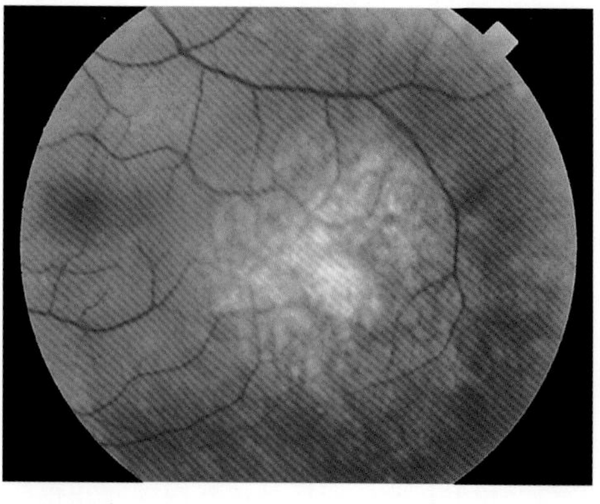

图 13.78　病变敷贴放疗 1 年后的临床外观，显示肿块完全消退

弥漫性脉络膜血管瘤

总论

弥漫性脉络膜血管瘤常常位于面部血管瘤（“鲜红斑痣”）的同侧，通常作为 Sturge-Weber 综合征改变中的一部分。该综合征还可包括软脑膜的血管瘤病，先天性或青少年性癫痫，以及其他表现（1-8）。它通常在罹患者年少时得以诊断（中位年龄 8 岁），来诊原因通常为发现面部血管瘤而进行眼底检查，或因为远视性弱视或继发性视网膜脱离而导致了视力的丧失。与对侧的正常瞳孔相比（3），病变同侧瞳孔区特征性地显示明亮的红色反光（“番茄酱眼底”）。面部鲜红斑痣和脉络膜血管瘤有时也可双侧发生（4）。

临床特征

眼底镜可见后脉络膜红橙色的弥漫性增厚。肿瘤通常在黄斑区域最厚，有时向前在赤道附近与正常脉络膜混合，难以区分。常发生其上视网膜的囊样变性和视网膜色素上皮的破坏。弥漫性脉络膜血管瘤常可见视网膜血管的轻度扩张和迂曲，也可造成继发性的视网膜全脱离和新生血管性青光眼。

诊断方法

弥漫性脉络膜血管瘤的超声显示脉络膜显著增厚，常伴有其上的视网膜脱离。肿块表现为 A 超的高内部反射，B 超示实质回声。荧光血管造影显示与孤立性血管瘤相似、但范围更广的弥漫性荧光渗漏（9）。自发荧光方面，新鲜的视网膜下液体显示为明亮的高自发荧光，而慢性视网膜脱离或视网膜下纤维化时则显示自发荧光缺失（10）。相干光断层扫描显示脉络膜增厚，伴血管扩张和表面平滑。

病理

弥漫性脉络膜血管瘤的病理与孤立性脉络血管瘤非常相似，只不过其直径更大，边界不清（1）。

治疗

弥漫性脉络膜血管瘤的治疗可能很困难，几种可用的治疗方法主要包括：外部放射治疗（11-15）、敷贴放射治疗（16，17）、经瞳孔温热疗法（18）、PDT（19-24），以及口服普萘洛尔（25-27）。某些情况下，特别是不伴有视网膜脱离的此类肿瘤，可以仅仅予以观察、矫正远视和治疗弱视等处理。敷贴放射治疗或外部束放射治疗对肿瘤释放约 2000 ~ 3500cGy 的能量，对减少肿瘤厚度和促进视网膜脱离吸收有效。如果视网膜下液低浅而肿瘤的基底直径较小，则 PDT 可能有效。口服普萘洛尔在个别病例中报道可以有效地吸收视网膜下积液，但结果仍有争议（25-27）。

参考文献

大型病例系列

1. Witschel H, Font RL. Hemangioma of the choroid. A clinicopathologic study of 71 cases and a review of the literature. *Surv Ophthalmol* 1976;20:415–431.
2. Sullivan TJ, Clarke MP, Morin JD. The ocular manifestations of the Sturge-Weber syndrome. *J Pediatr Ophthalmol Strabismus* 1992;29:349–356.
3. Susac JO, Smith JL, Scelfo RJ. The "tomato-catsup" fundus in Sturge-Weber syndrome. *Arch Ophthalmol* 1974;92:69–70.
4. Lindsey PS, Shields JA, Goldberg RE, et al. Bilateral choroidal hemangiomas and facial nevus flammeus. *Retina* 1981;1:88–95.
5. Scott IU, Alexandrakis G, Cordahi GJ, Murray TG. Diffuse and circumscribed choroidal hemangiomas in a patient with Sturge-Weber syndrome. *Arch Ophthalmol* 1999;117(3):406–407.
6. Amirikia A, Scott IU, Murray TG. Bilateral diffuse choroidal hemangiomas with unilateral facial nevus flammeus in Sturge-Weber syndrome. *Am J Ophthalmol* 2000;130(3):362–364.
7. Wen F, Wu D. Indocyanine green angiographic findings in diffuse choroidal hemangioma associated with Sturge-Weber syndrome. *Graefes Arch Clin Exp Ophthalmol* 2000;238(7):625–627.
8. Shields CL, Kligman BE, Suriano M, et al. Phacomatosis pigmentovascularis of cesioflammea type in 7 patients: combination of ocular pigmentation (melanocytosis or melanosis) and nevus flammeus with risk for melanoma. *Arch Ophthalmol* 2011;129(6):746–750.

影像学

9. Horgan N, O'Keefe M, McLoone E, Lanigan B. Fundus fluorescein angiographic characterization of diffuse choroidal hemangiomas. *J Pediatr Ophthalmol Strabismus* 2008;45(1):26–30.
10. Ramasubramanian A, Shields CL, Harmon SA, et al. Autofluorescence of choroidal hemangioma in 34 consecutive eyes. *Retina* 2010;30(1):16–22.

外放射治疗

11. Gottlieb JL, Murray TG, Gass JD. Low-dose external beam irradiation for bilateral diffuse choroidal hemangioma. *Arch Ophthalmol* 1998;116(6):815–817.
12. Zografos L, Egger E, Bercher L, et al. Proton beam irradiation of choroidal hemangiomas. *Am J Ophthalmol* 1998;126(2):261–268.
13. Packwood EA, Havertape SA, Cruz OA, et al. Visual rehabilitation in a child with diffuse choroidal hemangioma by using aggressive amblyopia therapy with low-dose external beam irradiation. *J AAPOS* 2000;4:321–322.
14. Grant LW, Anderson C, Macklis RM, Singh AD. Low dose irradiation for diffuse choroidal hemangioma. *Ophthalmic Genet* 2008;29(4):186–188.
15. Yonekawa Y, MacDonald SM, Shildkrot Y, Mukai S. Standard fractionation low-dose proton radiotherapy for diffuse choroidal hemangiomas in pediatric Sturge-Weber syndrome. *J AAPOS* 2013;17(3):318–322.

放射敷贴治疗

16. Murthy R, Hanovaz SG, Naik M, et al. Ruthenium-106 plaque brachytherapy for the treatment of diffuse choroidal haemangioma in Sturge-Weber syndrome. *Indian J Ophthalmol* 2005;53(4):274–275.

弥漫性脉络膜血管瘤

17. Arepalli S, Shields CL, Kaliki S, et al. Diffuse choroidal hemangioma management with plaque radiotherapy in 5 cases. *Ophthalmology* 2013;120(11):2358–2359.

经瞳孔温热治疗

18. Gambrelle J, Kivelä T, Grange JD. Sturge-Weber syndrome: decrease in intraocular pressure after transpupillary thermotherapy for diffuse choroidal haemangioma. *Acta Ophthalmol* 2011;89(2):190–193.

光动力治疗

19. Bains HS, Cirino AC, Ticho BH, et al. Photodynamic therapy using verteporfin for a diffuse choroidal hemangioma in Sturge-Weber syndrome. *Retina* 2004;24:152–155.
20. Anand R. Photodynamic therapy for diffuse choroidal hemangioma associated with Sturge Weber syndrome. *Am J Ophthalmol* 2003;136:758–760.
21. Bains HS, Cirino AC, Ticho BH, et al. Photodynamic therapy using verteporfin for a diffuse choroidal hemangioma in Sturge-Weber syndrome. *Retina* 2004;24(1):152–155.
22. Huiskamp EA, Müskens RP, Ballast A, et al. Diffuse choroidal haemangioma in Sturge-Weber syndrome treated with photodynamic therapy under general anaesthesia. *Graefes Arch Clin Exp Ophthalmol* 2005;243(7):727–730.
23. Tsipursky MS, Golchet PR, Jampol LM. Photodynamic therapy of choroidal hemangioma in Sturge-Weber syndrome, with a review of treatments for diffuse and circumscribed choroidal hemangiomas. *Surv Ophthalmol* 2011;56(1):68–85.
24. Ang M, Lee SY. Multifocal photodynamic therapy for diffuse choroidal hemangioma. *Clin Ophthalmol* 2012;6:1467–1469.

普萘洛尔

25. Arevalo JF, Arias JD, Serrano MA. Oral propranolol for exudative retinal detachment in diffuse choroidal hemangioma. *Arch Ophthalmol* 2011;129:1373–1375.
26. Thapa R, Shields CL. Oral propranolol therapy for management of exudative retinal detachment from diffuse choroidal hemangioma in Sturge Weber syndrome. *Eur J Ophthalmol* 2013;23(6):922–924.
27. Krema H, Yousef YA, Durairaj P, et al. Failure of systemic propranolol therapy for choroidal hemangioma of Sturge-Weber syndrome: a report of 2 cases. *JAMA Ophthalmol* 2013;131:681–683.

弥漫性脉络膜血管瘤：Sturge-Weber 综合征

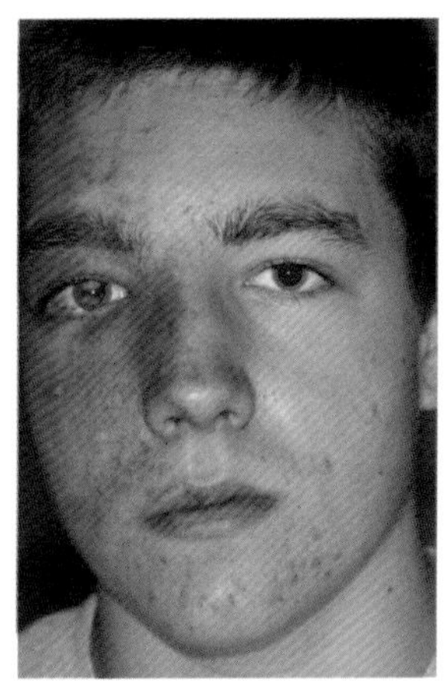

图 13.79　青少年男孩的右侧颊面部血管瘤。注意同侧显著的表层巩膜血管。痤疮与本病无关

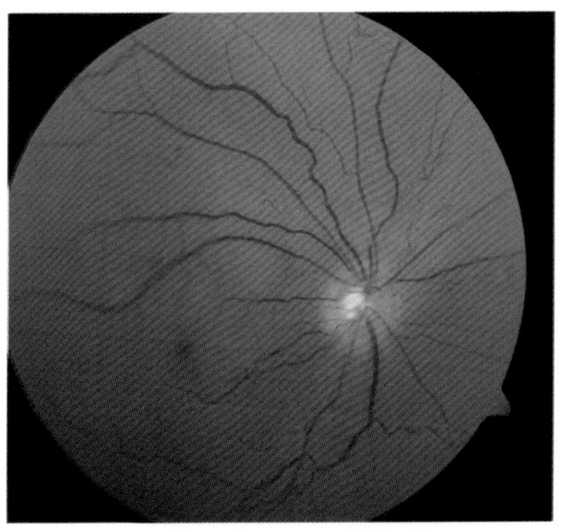

图 13.80　右眼眼底照相，显示弥漫性脉络膜血管瘤（“番茄酱眼底”）典型的明亮红色，并且未见到正常的脉络膜。还注意到受累眼底常见的特征性视网膜静脉曲张（动脉和静脉）

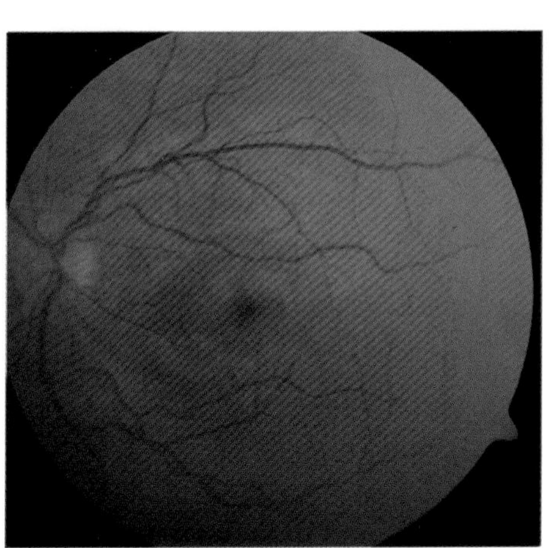

图 13.81　左眼眼底照相，显示正常的深色白种人脉络膜背景，无视网膜血管异常

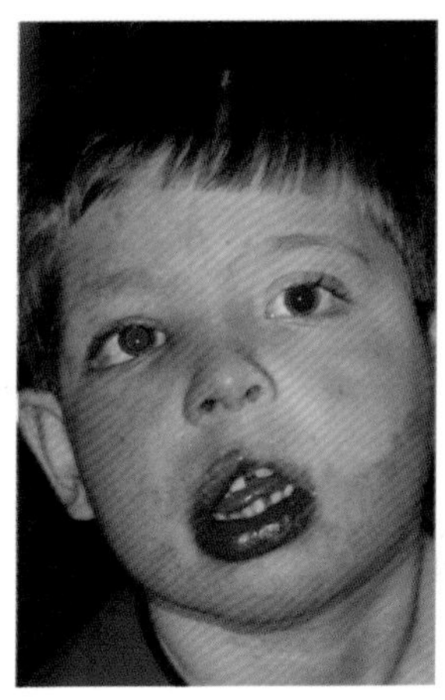

图 13.82　2 岁男孩面部血管瘤伴有 Sturge-Weber 综合征改变。这例病例面部右侧广泛受累，包括上下两个眼睑及左侧的下面部

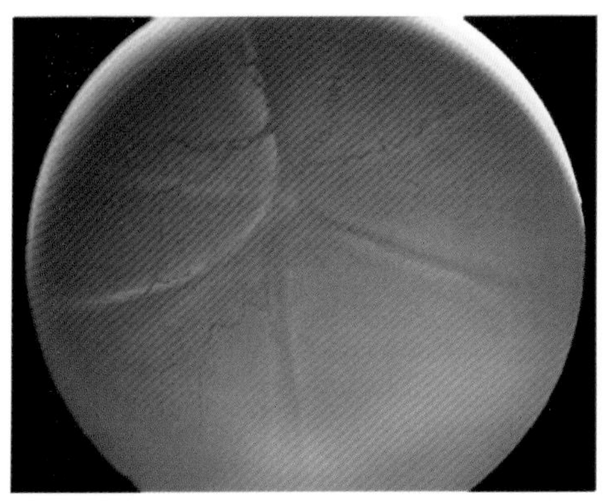

图 13.83　图 13.82 患者右眼底。弥漫性脉络膜血管瘤上的全视网膜脱离。注意其特征性的视网膜血管迂曲

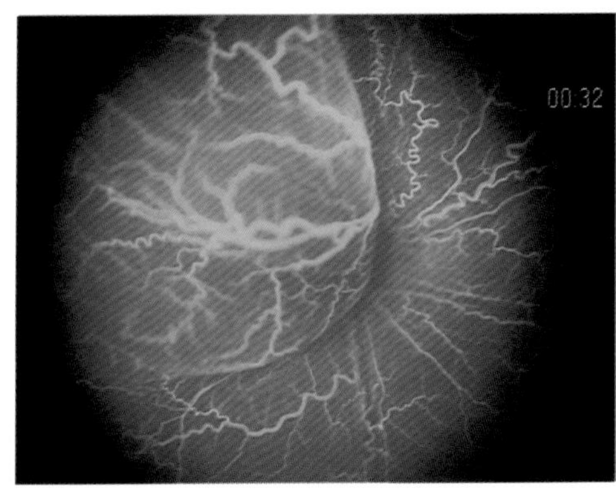

图 13.84　图 13.83 所示眼底的彩色荧光素血管造影，显示视网膜脱离和明显的视网膜静脉迂曲

弥漫性脉络膜血管瘤：Sturge-Weber 综合征

弥漫性脉络膜血管瘤通常与面部鲜红斑痣同侧发生，常作为 Sturge-Weber 综合征的一部分。综合征的其他眼部组分包括同侧迂曲扩张的眼球表面及视网膜血管，视网膜脱离，继发性视网膜劈裂和先天性或青少年青光眼。

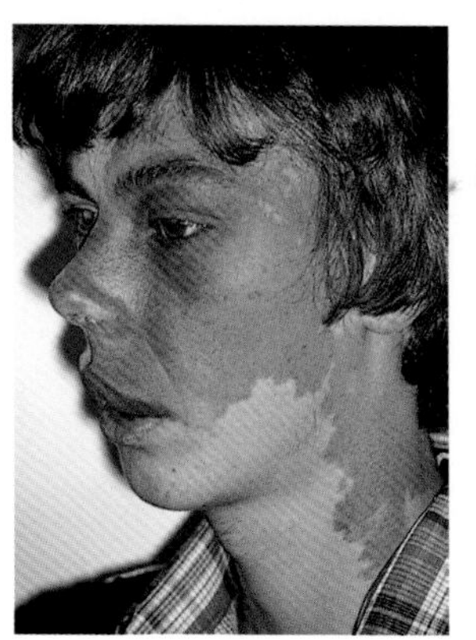

图 13.85 面部血管瘤（鲜红斑痣）。图示左侧面部，但是该患者皮肤的血管性病变为双侧。这种病变通常沿着三叉神经的分支走行分布

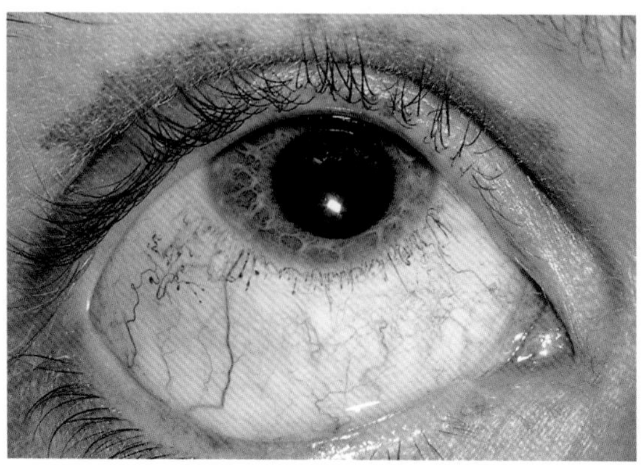

图 13.86 图 13.85 所示患者的眼球表面血管改变。这种过多的血管组织通常位于表层巩膜，但也可累及结膜

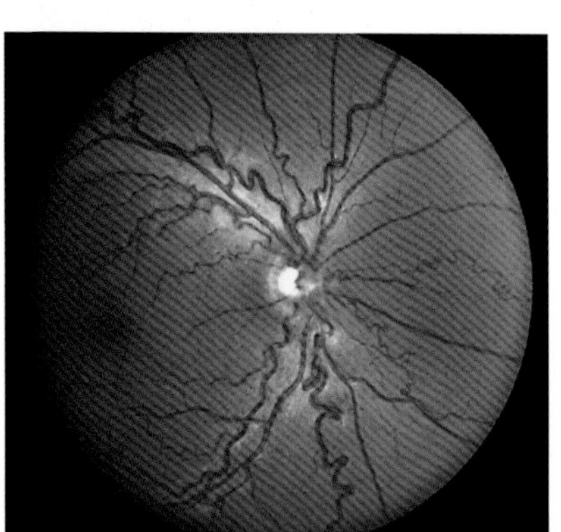

图 13.87 弥漫性脉络膜血管瘤继发的"番茄酱"眼底外观。右眼是正常的，左眼显示红色的背景。再次请注意典型的视网膜血管迂曲和视盘凹陷。几年后发生了继发视网膜脱离，需要治疗

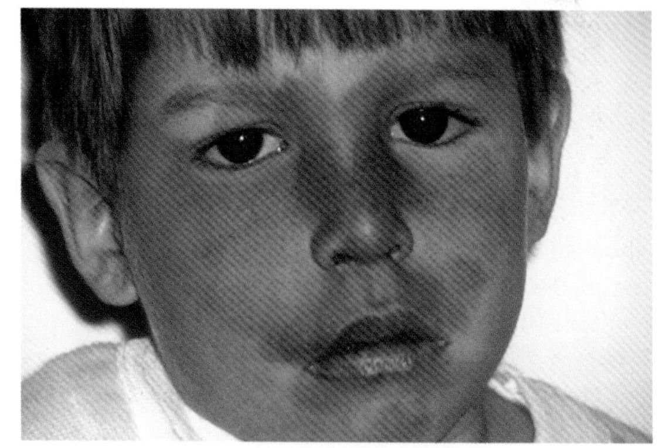

图 13.88 3 岁儿童面部照片与双侧面部鲜红斑痣。他有双侧弥漫性脉络膜血管瘤。他因浅视网膜脱离行广泛激光治疗

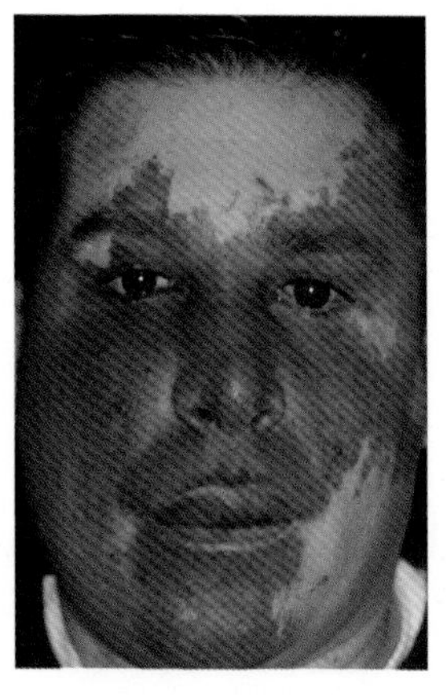

图 13.89 图 13.88 所示同一患者 30 年后照片。其面部病变分布没有太大变化

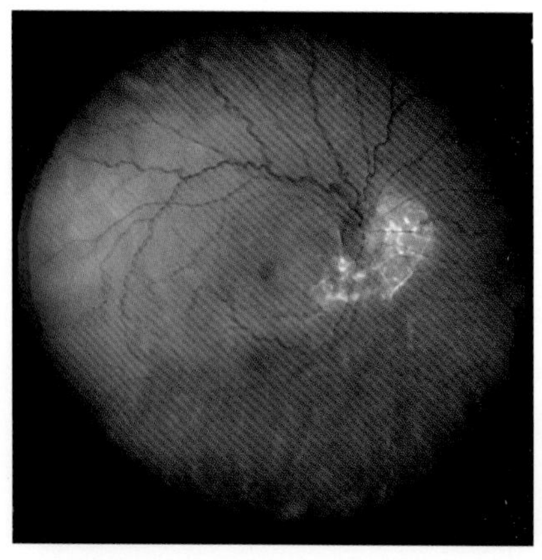

图 13.90 图 13.89 同时的眼底照相。视网膜平伏，有色素增生和胶质增生。视网膜静脉迂曲明显

弥漫性脉络膜血管瘤:Sturge-Weber 综合征的 B 超及磁共振成像

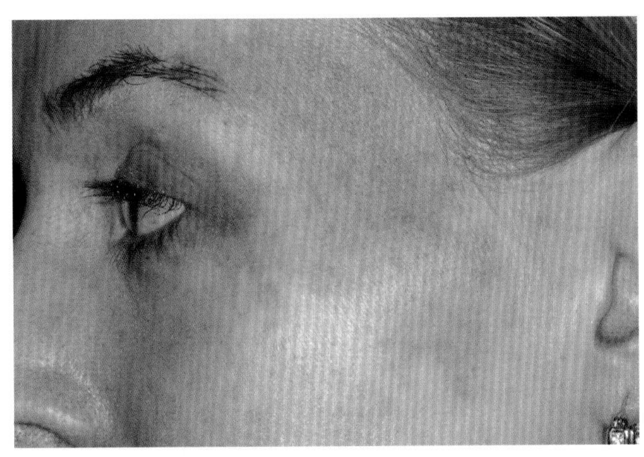

图 13.91 31 岁女性左侧面部的不规则鲜红斑痣,上下眼睑和颞侧皮肤有轻微受累

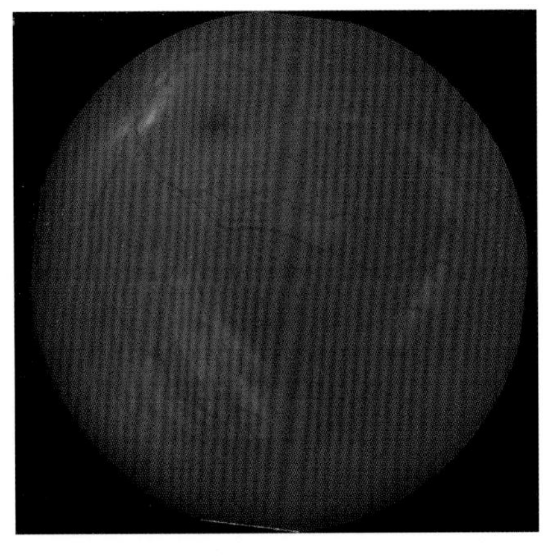

图 13.92 图 13.91 患者左眼的广角眼底照相,可见中心凹颞下方弥漫性隆起的大脉络膜血管瘤

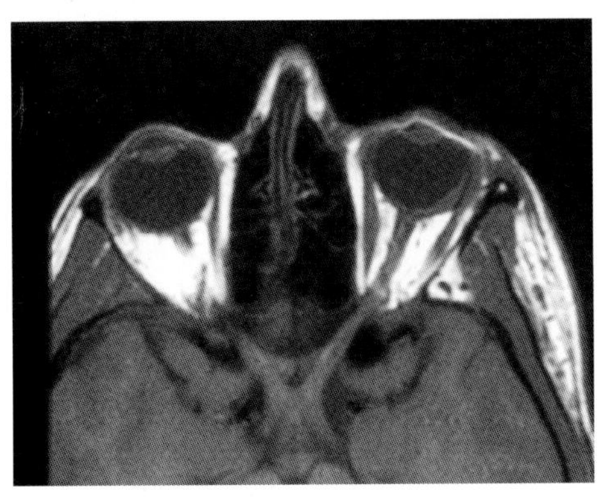

图 13.93 轴向磁共振成像 T1 像,显示左眼颞侧脉络膜弥漫性脉络膜血管瘤。与孤立性脉络膜血管瘤相似,病变在 T1 加权像相对玻璃体是高信号的

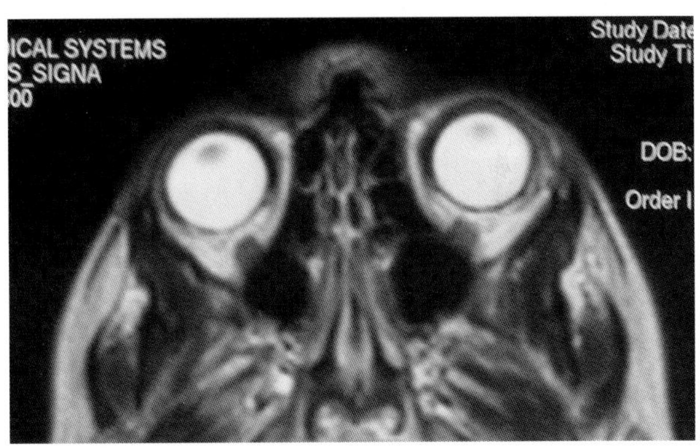

图 13.94 轴向磁共振成像 T2 像。病变在 T2 加权像上与玻璃体等密度因而不可见

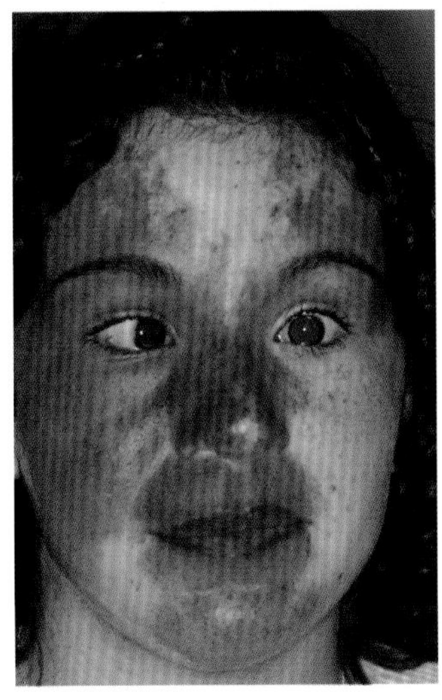

图 13.95 另一名患者的不规则鲜红斑痣,右侧最明显,并累及右侧的上下眼睑。还可见右眼的内斜视,是由于弥漫性脉络膜血管瘤蔓延至中心凹下,在其早年引起了弱视

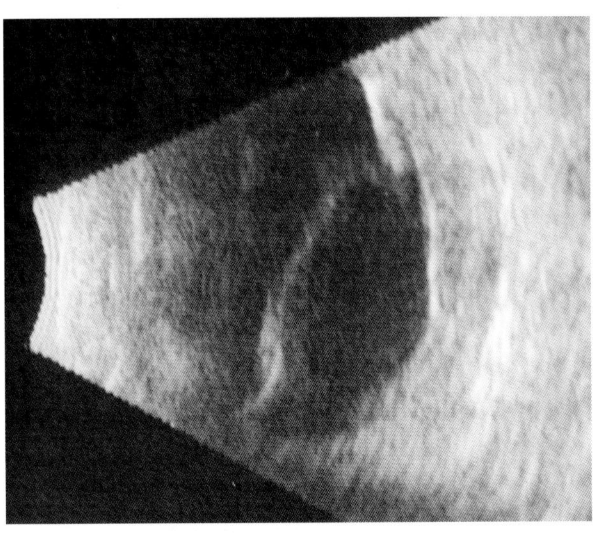

图 13.96 图 13.95 患者右眼的 B 超检查,示实质声像的弥漫性脉络膜血管瘤

弥漫性脉络膜血管瘤:外放射治疗和敷贴放疗

过去曾应用手术引流视网膜下液、激光或冷冻疗法治疗弥漫性脉络膜血管瘤,疗效有限。现在,外放射治疗(2000~3500cGy)或敷贴放疗(3500cGY)在这样的病例中成功实现了视网膜复位。

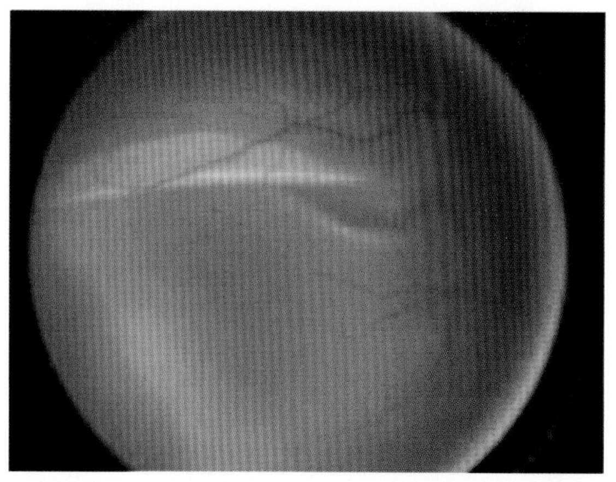

图 13.97 弥漫性脉络膜血管瘤上的全视网膜脱离

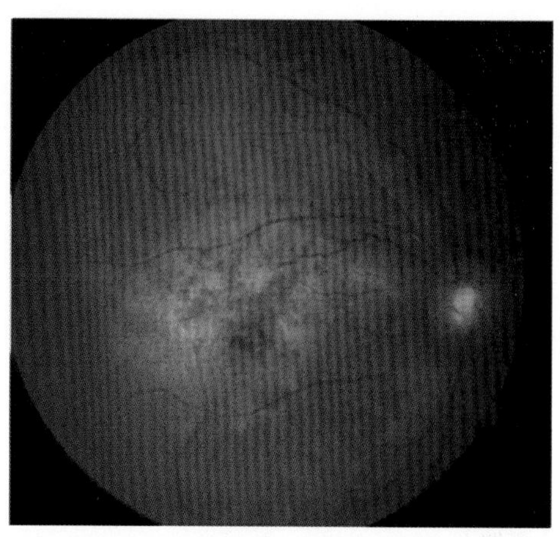

图 13.98 右眼 2000cGy 外放射治疗之后,视网膜完全复位

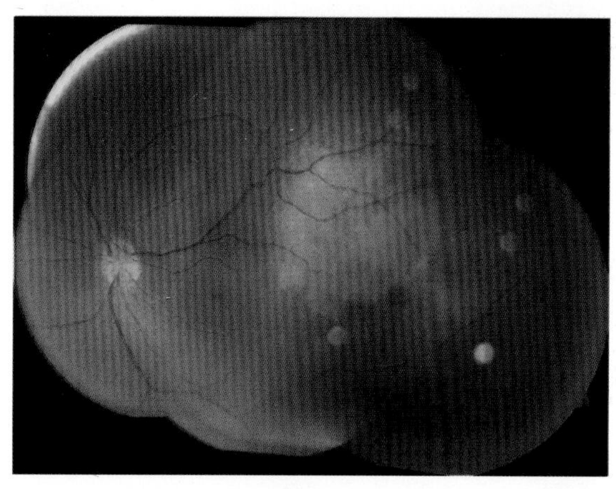

图 13.99 广泛的弥漫性脉络膜血管瘤伴有慢性视网膜下纤维化和视网膜全脱离

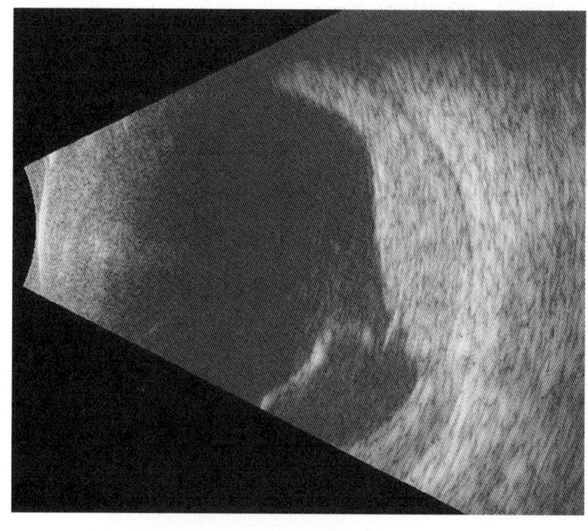

图 13.100 超声检查确认高回声团块和下方的脱离

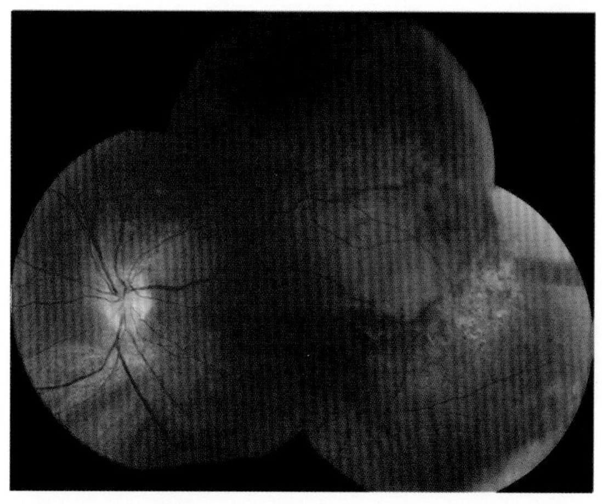

图 13.101 敷贴放疗后,肿瘤显示退化且视网膜复位

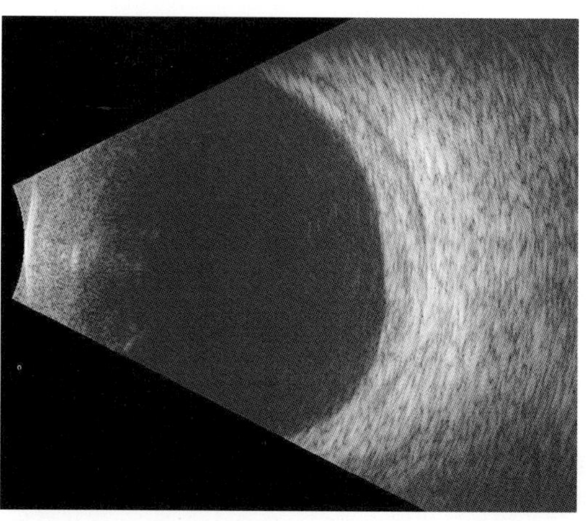

图 13.102 在敷贴放疗后,超声检查确认肿瘤厚度减小和视网膜下液体的吸收

色素血管性斑痣性错构瘤病

总论

色素血管性斑痣性错构瘤病表现为皮肤血管畸形的共存，最常见的是鲜红斑痣（葡萄酒色痣）与黑色素细胞痣的共存，最常见于眼部和（或）皮肤黑色素细胞增多症。这种病情很罕见，发表的临床系列相对较少（1-4）。皮肤病学文献中有关于这一主题的小型案例系列。在眼科学的文献中，已经认识到了这种综合征与青光眼和黑色素瘤有关系。

临床特征

色素血管性斑痣性错构瘤病是 Sturge-Weber 综合征与眼皮肤黑色素细胞增多症（太田痣）的特征的组合。

诊断方法

这种罕见的情况通过皮肤外观的检查和眼底检查来最好地发现。患者可以表现出鲜红斑痣，脉络膜血管瘤和（或）脉络膜黑素瘤。荧光素血管造影、吲哚青绿血管造影、超声波检查和磁共振成像可能有助于诊断。高分辨率相干光断层扫描可以帮助早期检测肿瘤和视网膜下积液。

病理

这种罕见情况的已有病理信息极少。

治疗

这类患者应该每年复诊，追踪脉络膜血管瘤和脉络膜黑色素瘤的发展情况。超声和相干光断层扫描是有帮助的检查方法。

参考文献

1. Shields CL, Kligman BE, Suriano M, et al. Phacomatosis pigmentovascularis of cesioflammea type in 7 cases. Combination of ocular pigmentation (melanocytosis, melanosis) and nevus flammeus with risk for melanoma. *Ophthalmology* 2011;129:746–750.
2. Happle R. Phacomatosis pigmentovascularis revisited and reclassified. *Arch Dermatol* 2005;141:385–388.
3. Teekhasaenee C, Ritch R. Glaucoma in phacomatosis pigmentovascularis. *Ophthalmology* 1997;104:150–157.
4. Tran HV, Zografos L. Primary choroidal melanoma in phacomatosis pigmentovascularis IIa. *Ophthalmology* 2005;112:1232–1235.

色素血管性斑痣性错构瘤病

色素血管性斑痣性错构瘤病通常在出生时即表现为鲜红斑痣和(或)眼皮肤黑色素细胞增多症。患者应终生监测脉络膜血管瘤和黑素瘤的发展。

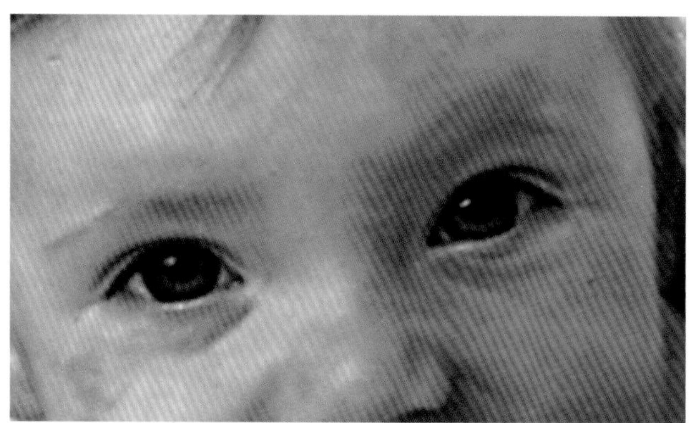

图 13.103 出生后不久的婴儿,有双侧的鲜红斑痣

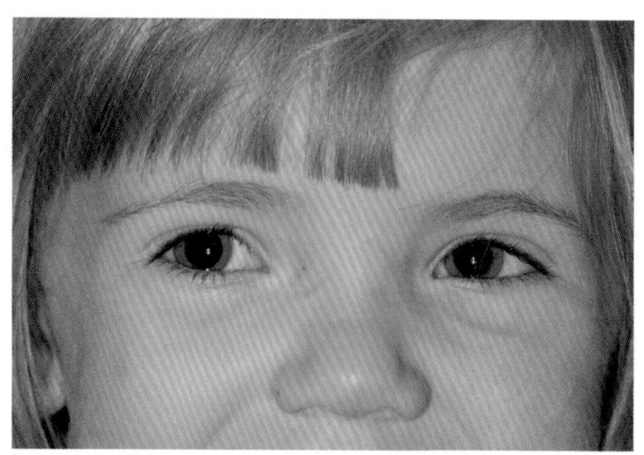

图 13.104 该儿童在年龄稍大时。在接受了皮肤激光治疗后,鲜红斑痣消退

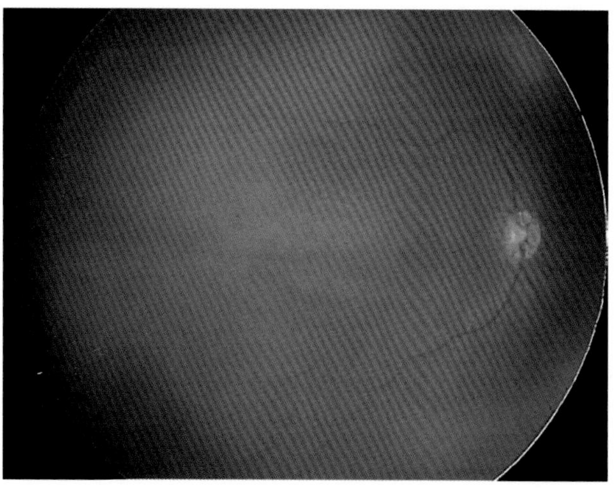

图 13.105 图 13.104 中的儿童的右眼底,显示眼黑色素细胞增多症

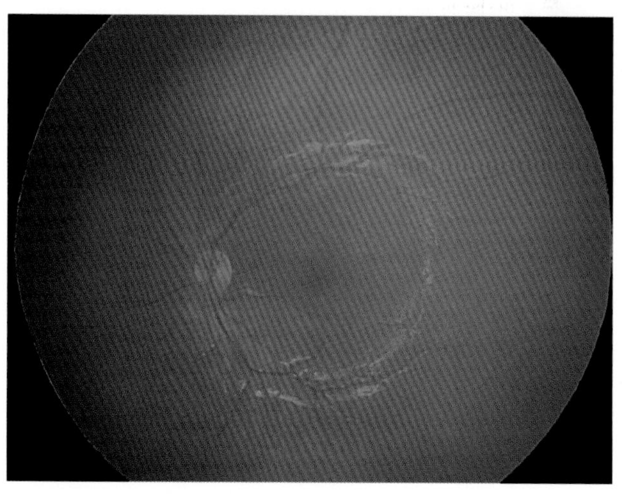

图 13.106 图 13.104 中的儿童的左眼底,未显示黑色素细胞增多症或血管瘤

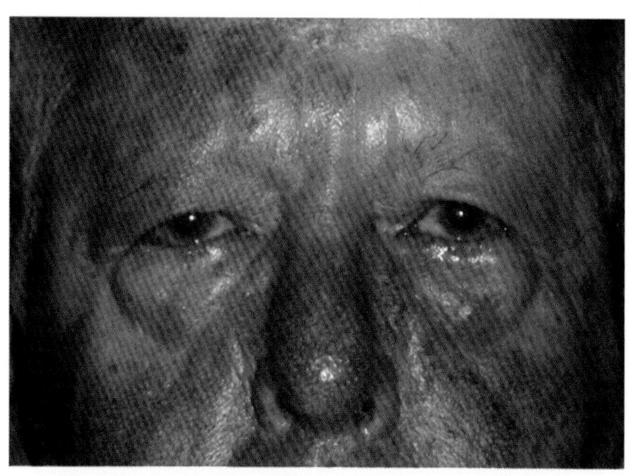

图 13.107 老年男性,终生患有双侧鲜红斑痣和不易察觉的眼部黑色素细胞增多症

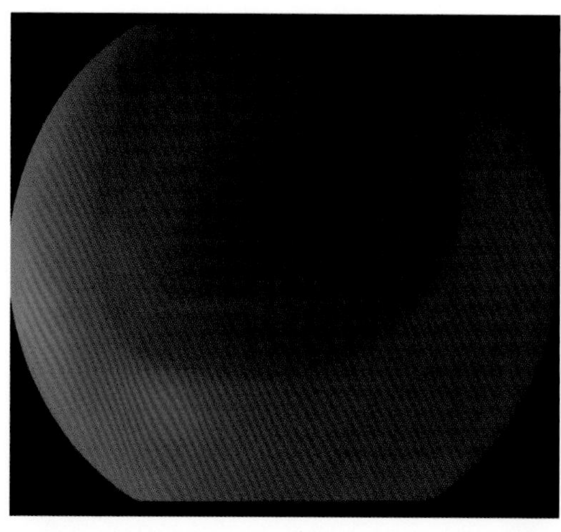

图 13.108 图 13.107 中老年男性的左眼底,显示黑色素瘤和玻璃体积血

葡萄膜血管周细胞瘤

总论

血管周细胞瘤,一种推测由血管周细胞增殖组成的肿瘤,在葡萄膜中非常罕见,只有少数病例报道(1-5)。近年来,身体其他部位的真正的血管周细胞瘤的存在已经受到质疑,并且这些肿瘤中的一部分已被重新分类为纤维组织细胞瘤或孤立性纤维瘤。这种肿瘤可发生于睫状体上腔区域(3)。

临床表现

葡萄膜血管周细胞瘤为无色肿块,在临床上可类似于无色素性黑素瘤、平滑肌瘤、脉络膜血管瘤或转移癌。

诊断方法

荧光血管造影显示早期高荧光和显著的晚期高荧光。A 超显示低到中等内反射,B 扫描超声显示挖空回声和脉络膜凹陷。这些检查都没有针对这种肿瘤的特殊性发现。

病理

组织病理学上,葡萄膜血管周细胞瘤是由梭形细胞分隔的血窦样血管腔组成,这种梭形细胞的免疫组织化学和电子显微镜下特征符合周细胞特性。基于最近的研究,一些分类为血管周细胞瘤的肿瘤可能是孤立性纤维瘤。

治疗

因为葡萄膜血管周细胞瘤很罕见,没有关于治疗的具体信息。这种病例通常被诊断为脉络膜黑色素瘤或血管瘤,并且大多数肿瘤是在被假定为黑色素瘤的情况下,通过黑色素瘤的标准方法如敷贴放射治疗或眼球摘除来治疗的。

参考文献

1. Papale JJ, Frederick AR, Albert DM. Intraocular hemangiopericytoma. *Arch Ophthalmol* 1983;101:1409–1415.
2. Gieser SC, Hufnagel TJ, Jaros PA, et al. Hemangiopericytoma of the ciliary body. *Arch Ophthalmol* 1988;106:1269–1272.
3. Brown HH, Brodsky MC, Hembree K, et al. Supraciliary hemangiopericytoma. *Ophthalmology* 1991;98:378–382.
4. Toth J, Kerenyi AA, Suveges I, et al. Leiomyoma of the ciliary body and hemangiopericytoma of the choroid. *Pathol Oncol Res* 1996;2:89–93.
5. Shimura M, Suzuki K, Fuse N, et al. Intraocular hemangiopericytoma. A case report. *Ophthalmologica* 2001;215:378–382.

脉络膜血管周细胞瘤

葡萄膜血管周细胞瘤罕见，在文献中仅有少量记载完善的病例。下图描述的是这种病例的临床病理联系。（案例由 Oscar Croxatto，MD 提供）

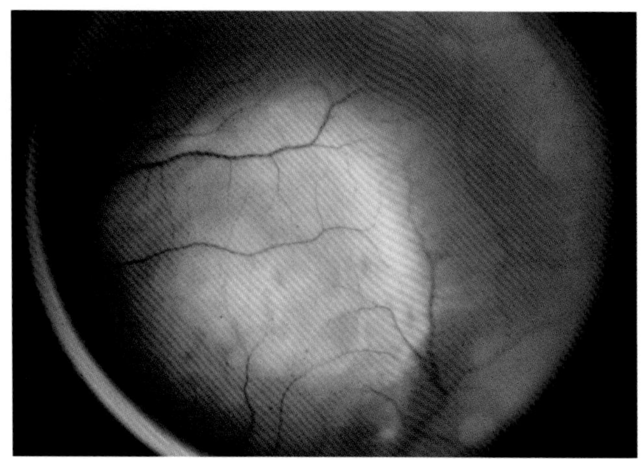

图 13.109 一个无色素性眼底肿瘤的眼底图像

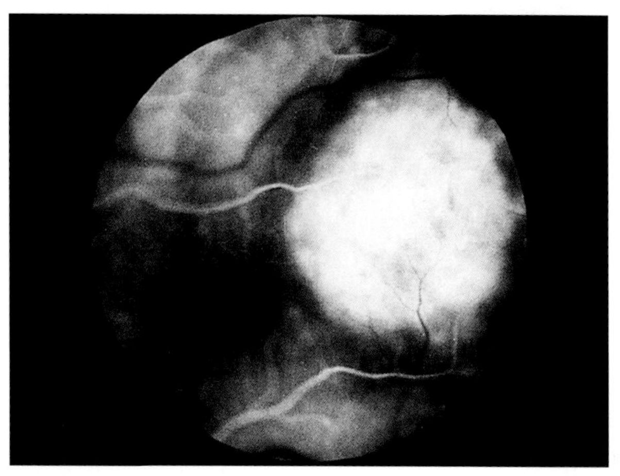

图 13.110 晚期荧光血管造影，显示病变强烈的高荧光

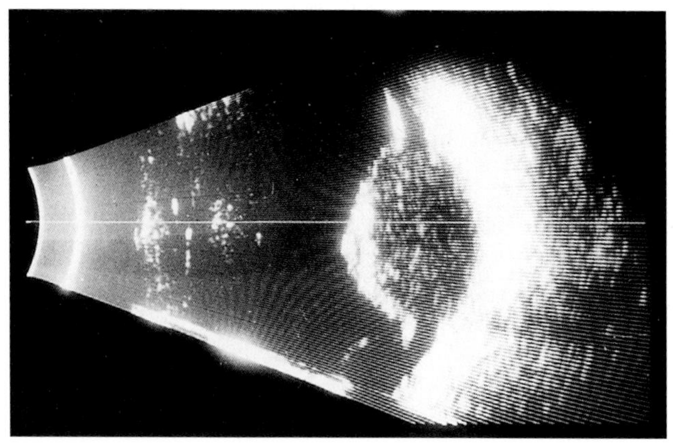

图 13.111 B 超扫描显示的脉络膜团块具有中等的回声挖空和脉络膜凹陷。该病变通过局部切除术去除

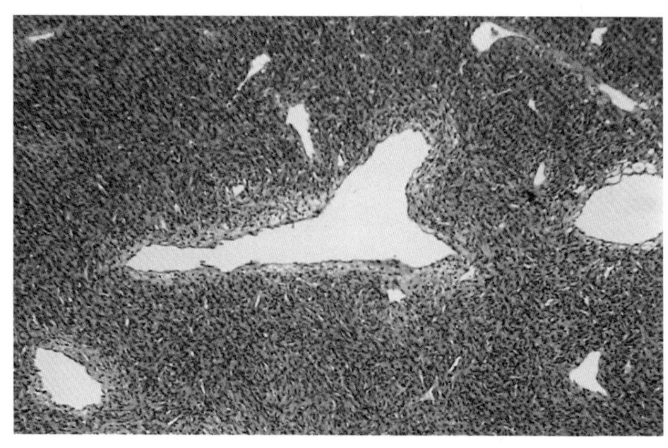

图 13.112 显微照片显示具有"鹿角形"分枝血管的紧密细胞构成。（苏木精-伊红染色×100）

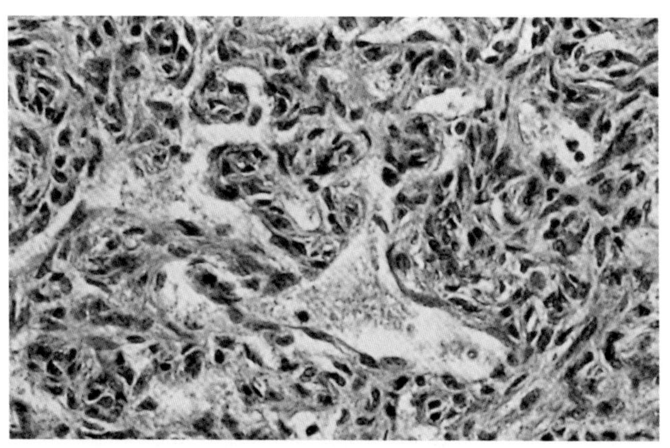

图 13.113 高放大倍数的显微照片，显示具有中小口径血管腔的梭形细胞。（苏木精-伊红染色×250）

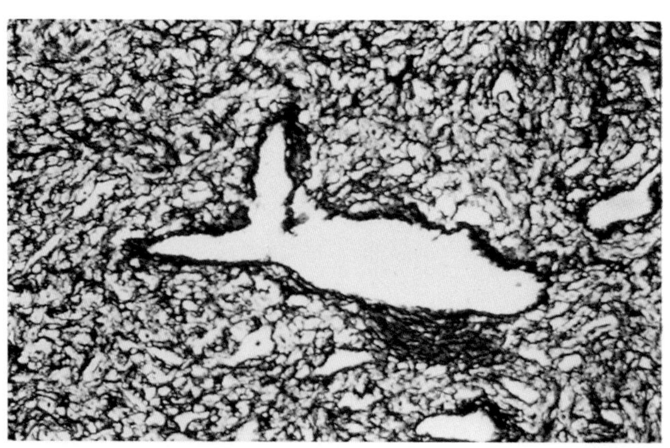

图 13.114 网硬蛋白染色切片的显微照片，显示肿瘤细胞位于血管基底膜外，是血管周细胞瘤的特征表现。（网状×250）

虹膜血管瘤和畸形

总论

虹膜上可发生血管肿瘤和假性肿瘤(1,2)。Ferry回顾了虹膜血管瘤已报告的病例,认为几乎所有的病例都在组织病理学上被误诊,他们实际上是血管性黑色素瘤、青少年黄色肉芽肿或其他肉芽肿(3)。他对虹膜血管瘤的存在提出了一些疑问。然而,还是存在一些可接受的虹膜血管瘤的病例(4-29)。像视网膜的血管瘤一样,虹膜血管瘤可分为毛细血管型、海绵状型和蔓状型。虹膜静脉曲张也被发现过(22)。虹膜血管瘤通常是散发性的,但它们偶尔与血管性神经-眼皮肤综合征相关(27)。

临床特征

虹膜毛细血管瘤在罕见情况下见于先天性眼周皮肤毛细血管瘤的儿童。这种肿瘤是一种孤立性或弥漫性的红色虹膜肿块,倾向于与其皮肤病变同时自发消退。

虹膜海绵状血管瘤表现为两种变异。一种表现为出现在虹膜基质的孤立性海绵状血管团块,可以导致复发性前房积血(18,23);第二种更常见,通常极小、多发,位于瞳孔缘附近(12),被称为虹膜微血管瘤(irrs microhaemangioma)或血管簇(vascular tufts)。它通常不易辨识,用裂隙灯生物显微镜最好发现,但可能难以拍摄图像。有时,它远离瞳孔边界位于虹膜基质,更清晰可见。这种微小血管瘤偶尔可能出血并造成前房积血,积血可消退,但会周期性复发(12)。罕见情况下,它与脑、肾和皮肤中具有类似病变的综合征相关(27)。

虹膜的动静脉沟通(蔓状血管瘤)不是真正的新生物,而是在血管交通部位的血管缠结形成的异常动静脉畸形(5)。在最近的 14 例报告中,这些异常的血管畸形分为简单和复杂型(5)。与视网膜的蔓状血管瘤不同,它显然与全身系统性疾病无关联性。

虹膜静脉曲张为虹膜基质中的光滑蓝色肿块。与真正的血管肿瘤不同,它缺乏明显的血液供应,并且通常荧光素血管造影为低荧光,因为病变已经发生血栓(22)。

病理

虹膜血管瘤的组织病理学信息很有限。我们研究的孤立性海绵状血管瘤与更为人所知的眼眶海绵状血管瘤具有相同的特征。据我们所知,没有关于虹膜瞳孔微血管瘤或动静脉畸形的组织病理学的好报道。我们推测它会显示一个均匀扩大、但除此之外一切正常的血管。虹膜静脉曲张显示为扩大、但除此完全正常的静脉血管。它可能会有血栓形成的组织病理学表现,管腔中的血液是凝结的。

治疗

大多数虹膜血管瘤是良性、非进展性的,如果无症状则不需要治疗。幼儿的毛细血管瘤通常在几个月内逐渐发生退化,可以观察。导致复发性前房积血的海绵血管瘤可以通过虹膜切除术切除。瞳孔上的微血管瘤如果引起复发性前房积血,可以通过激光光凝进行控制。这种患者应当进行全身系统性血管瘤病的评估。蔓状血管瘤似乎不引起并发症,可以简单地定期观察。因为复发性出血或可能类似于出血性黑色素瘤,虹膜静脉曲张可以手术切除。

参考文献

大型病例系列

1. Shields CL, Kancherla S, Patel J, et al. Clinical survey of 3680 iris tumors based on patient age at presentation. *Ophthalmology* 2012;119:407–414.
2. Shields CL, Shields PW, Manalac J, et al. Review of cystic and solid tumors of the iris. *Oman J Ophthalmol* 2013;6(30):159–164.
3. Ferry AP. Hemangiomas of the iris and ciliary body. Do they exist? A search for a histologically proved case. *Int Ophthalmol Clin* 1972;12(1):177–194.
4. Shields JA, Bianciotto C, Kligman BE, et al. Vascular tumors of the iris in 45 patients: The 2009 Helen Keller Lecture. *Arch Ophthalmol* 2010;128(9):1107–1113.
5. Shields JA, Streicher TFE, Spirkova JHJ, et al. Arteriovenous malformation of the iris in 14 cases. The 2004 Alvaro Rodriquez MD Gold Medal Award Lecture. *Arch Ophthalmol* 2006;124:370–375.

影像学

6. Meades KV, Francis IC, Kappagoda MB, et al. Light microscopic and electron microscopic histopathology of an iris microhaemangioma. *Br J Ophthalmol* 1986;70(4):290–294.
7. Lee BJ, Jeng BH, Singh AD. OCT and ultrasound biomicroscopic findings in iris arteriovenous malformation. *Ophthalmic Surg Lasers Imaging* 2008;39(5):426–468.

治疗

8. Bandello F, Brancato R, Lattanzio R, et al. Laser treatment of iris vascular tufts. *Ophthalmologica* 1993;206:187–191.
9. Strauss EC, Aldave AJ, Spencer WH, et al. Management of prominent iris vascular tufts causing recurrent spontaneous hyphema. *Cornea* 2005;24:224–226.
10. Wyse JP, McWhae J, Simms C. Diagnosis and management of a spontaneous hyphema from a microhemangioma suspended in the anterior chamber: a case report. *Can J Ophthalmol* 2010;45(6):645–646.
11. Matlach J, Kasper K, Kasper B, et al. Successful argon and diode laser photocoagulation treatment of an iris varix with recurrent hemorrhage. *Eur J Ophthalmol* 2013;23(3):431–435.
12. Ni N, Johnson T, Koval M, et al. Iris microhemangiomatosis with videographically-documented active bleeding and visual loss. *JAMA Ophthalmol* 2013;131(12):1649–1651.

病例报告

13. Naidoff MA, Kenyon KR, Green WR. Iris hemangioma and abnormal retinal vasculature in a case of diffuse congenital hemangiomatosis. *Am J Ophthalmol* 1971;72:

虹膜血管瘤和畸形

633–644.

14. Andersen SR, Other A. Varix of the iris. *Arch Ophthalmol* 1975;93(1):32–33.
15. Prost M. Cavernous hemangioma of the iris. *Ophthalmologica* 1987;195:183–187.
16. Thomas R, Aylward GM, Billson FA. Spontaneous hyphaema from an iris microhaemangioma. *Aust N Z J Ophthalmol* 1988;16:367–368.
17. Lam S. Iris cavernous hemangioma in a patient with recurrent hyphema. *Can J Ophthalmol* 1993;28:36–39.
18. Ruttum MS, Mittelman D, Singh P. Iris hemangiomas in infants with periorbital capillary hemangiomas. *J Pediatr Strabismus* 1993;30:331–333.
19. Shields JA, Shields CL, O'Rourk T. Racemose hemangioma of the iris. *Br J Ophthalmol* 1996;80:770–771.
20. Ebenezer GJ, Daniel E, Job CK. Cavernous haemangioma of the iris in a leprosy patient. *Br J Ophthalmol* 1997;81:610–612.
21. Bryce IG, Pai V, Bradbury JA. Spontaneous resolution of iris and cutaneous haemangiomata in diffuse neonatal haemangiomatosis. *Eye* 1999;13:388–390.
22. Shields JA, Shields CL, Pulido J, et al. Iris varix simulating an iris melanoma. *Arch Ophthalmol* 2000;118:707–710.
23. Larson SA, Oetting TA. Presumed iris hemangioma associated with multiple central nervous system cavernous hemangiomas. *Arch Ophthalmol* 2002;120:984–985.
24. Akram I, Reck AC, Sheldrick J. Iris microhaemangioma presenting with total hyphaema and elevated intraocular pressure. *Eye* 2003;17:784–785.
25. Woo SJ, Kim CJ, Yu YS. Cavernous hemangioma of the iris in an infant. *J AAPOS* 2004;8(5):499–501.
26. Bakke EF, Drolsum L. Iris microhaemangiomas and idiopathic juxtafoveolar retinal telangiectasis. *Acta Ophthalmol Scand* 2006;84(6):818–822.
27. Thangappan A, Shields CL, Gerontis CC, et al. Iris cavernous hemangioma associated with multiple cavernous hemangiomas in the brain, kidney, and skin. *Cornea.* 2007;26:481–483.
28. Shields JA, Shields CL, Eagle RC Jr. Cavernous hemangioma of the iris. *Arch Ophthalmol* 2008;126(11):1602–1603.
29. Broaddus E, Lystad LD, Schonfield L, et al. Iris varix: report of a case and review of iris vascular anomalies. *Surv Ophthalmol* 2009;54(1):118–127.

虹膜毛细血管和海绵状血管瘤

虹膜毛细血管瘤可以与婴儿的皮肤毛细血管瘤一同发生。虹膜海绵状血管瘤可以是独立的病变,也可以与全身的类似血管病变相关。

Ruttum MS, Mittelman D, Singh P. Iris hemangiomas in infants with periorbital capillary hemangiomas. *J Pediatr Strabismus* 1993;30:331-333.

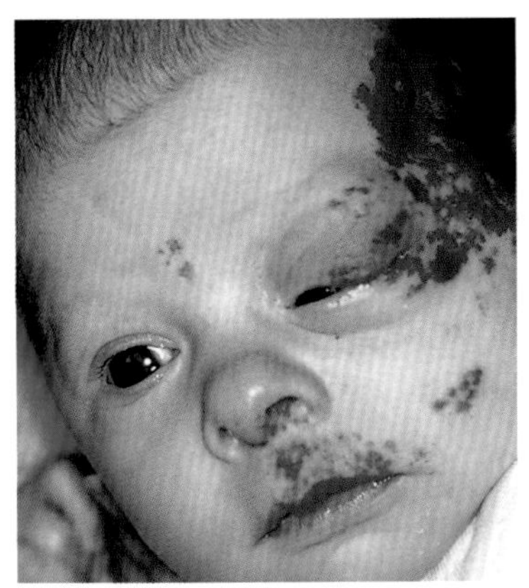

图 13.115　累及婴儿左眼睑的面部毛细血管瘤。(由 Mark Ruttum, MD 提供)

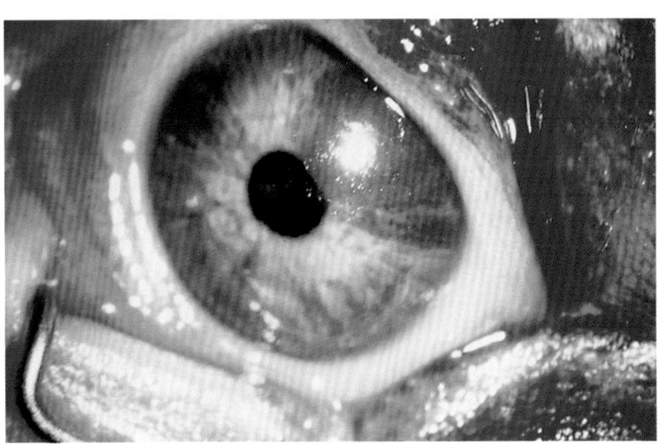

图 13.116　图 13.115 中患儿,毛细血管瘤累及同侧虹膜的颞上四分之一象限。(由 Mark Ruttum 医师提供)

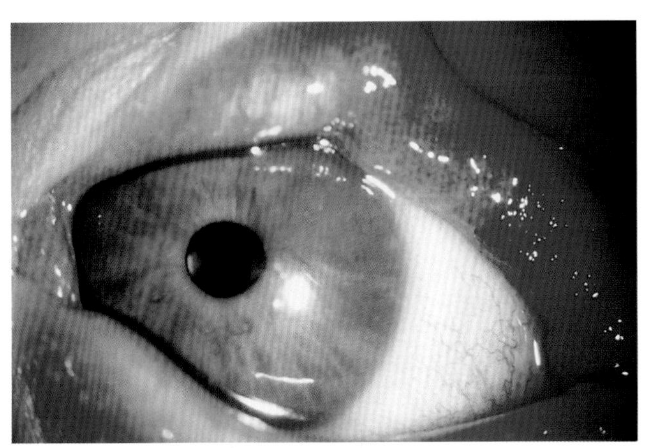

图 13.117　皮肤和虹膜病变自发消退后的虹膜外观

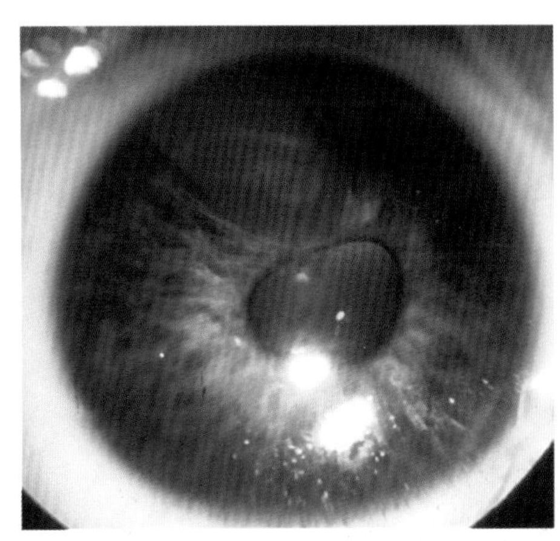

图 13.118　一例婴儿的上方虹膜毛细血管瘤,合并眼周皮肤血管瘤

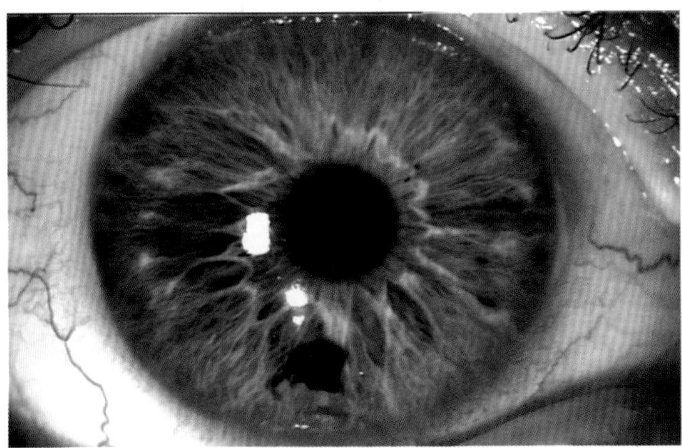

图 13.119　成年患者中拟诊的虹膜基质海绵状血管瘤。照片中很难显示,病变实际呈"葡萄串"样外观,与视网膜中的海绵状血管瘤相似。裂隙灯检查还发现在瞳孔边缘处的几个球形血管性病变,照片中不可见

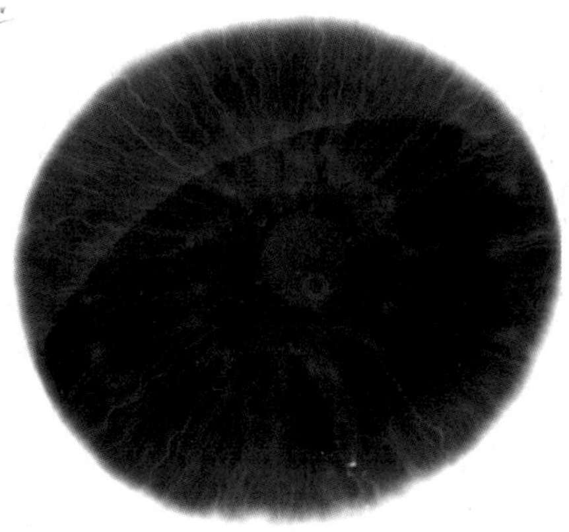

图 13.120　图 13.119 病变的荧光血管造影,示病变部位低荧光。在瞳孔边缘有几个血管病变呈高荧光

虹膜海绵状血管瘤:单发病例,以及伴有皮肤和中枢神经系统海绵状血管瘤的病例

虹膜海绵状血管瘤可以是孤立性病变,或作为多发性海绵状血管瘤综合征的一部分发生。视网膜海绵状血管瘤及相关的皮肤和中枢神经系统(CNS)类似病变的综合征,已经被了解得比较清楚,稍后在关于视网膜肿瘤的部分中将有讨论。而不太被认识到的是,虹膜海绵状血管瘤也可有相关的皮肤和 CNS 损伤,可能为相同综合征中的一部分。下述一孤立性虹膜海绵状血管瘤的病例;另一虹膜海绵状血管瘤病例中,患儿在 3 月龄时诊断为多发性脑血管瘤继发脑积水。该患儿还有肾和皮肤的血管瘤。虹膜病变最终在引起自发性前房积血后发现。

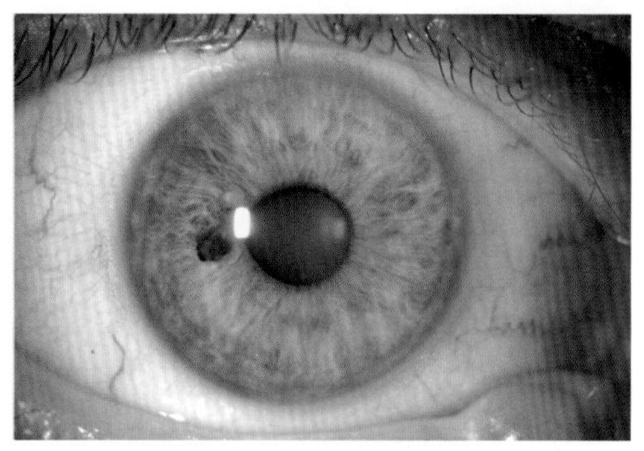

图 13.121　55 岁男性,右眼虹膜颞侧的暗色球状肿块,该患者经历过多次自发性前房积血

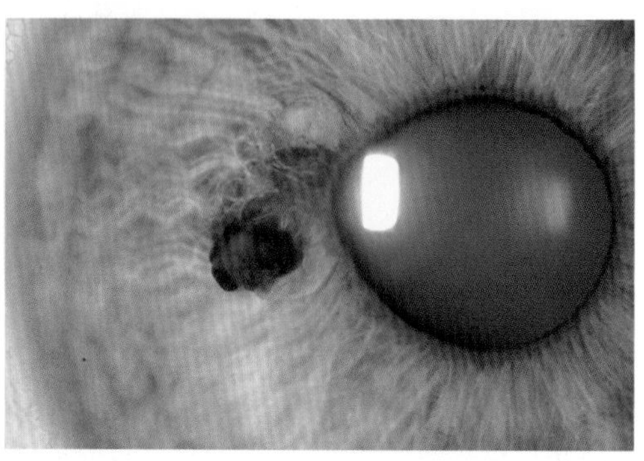

图 13.122　图 13.121 病变的近距离观察,更清楚地显示了充满血液的大空腔。通过节段性虹膜切除术成功地去除了病变部位

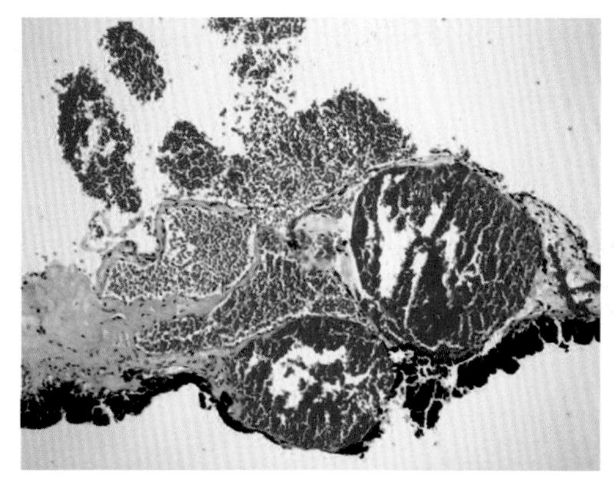

图 13.123　该病变的组织病理学,示海绵状血管瘤特征性的、大的海绵状管道。注意前房内病灶上面覆盖的血块(上方)和虹膜色素上皮的破坏(下方)

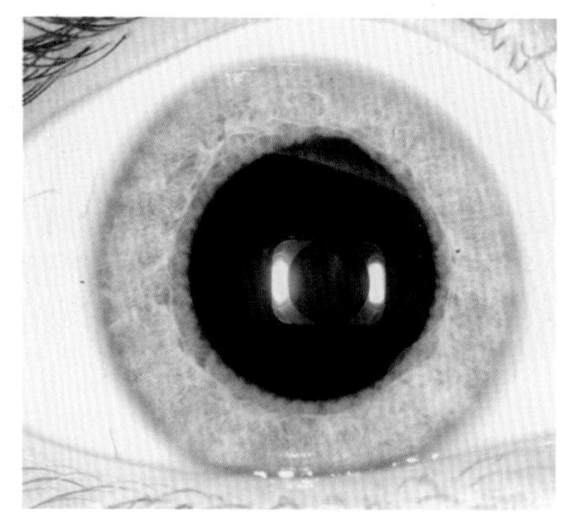

图 13.124　7 岁女孩,右眼上方瞳孔缘有小的蓝黑色团块,有前房积血病史,家族史阴性

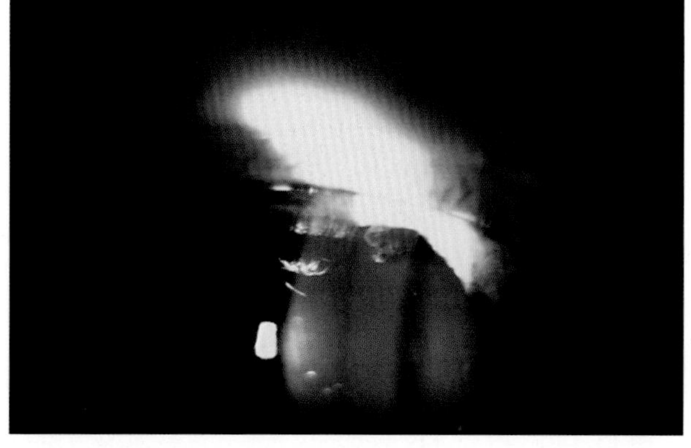

图 13.125　图 13.124 病变的裂隙灯观察如所示。在病变的左侧部分可以看到血-浆液平面

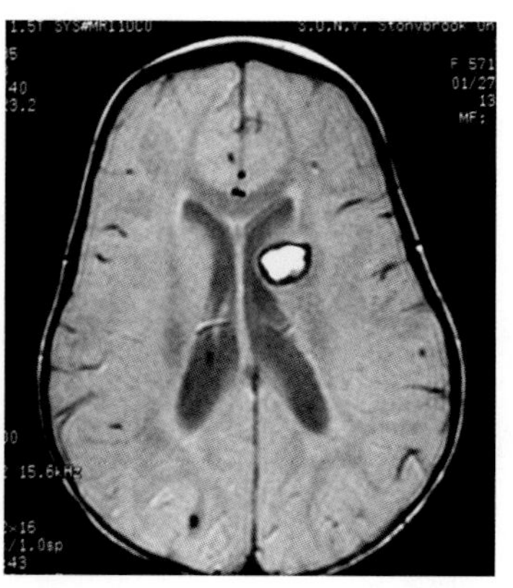

图 13.126　图 13.124 所示患儿的 MRI,其 T1 加权的脑磁共振成像显示脑室旁的一个高信号团块,可能为海绵状血管瘤

虹膜动静脉交通(蔓状血管瘤)

虹膜动静脉(AV)交通(蔓状血管瘤)具有典型但多变的临床特征。我们将这些病变分为简单和复杂类型。第一种是直接动静脉交通,第二种是在交通部位具有更复杂的血管分布,类似于视网膜的动静脉交通。病变通常是静止的,且未发现与全身性疾病相关。

Shields JA, Streicher TFE, Spirkova JHJ, et al. Arteriovenous malformation of the iris in 14 cases. The 2004 Alvaro Rodriguez MD Gold Medal Award Lecture. *Arch Ophthalmol* 2006; 124: 370-375.

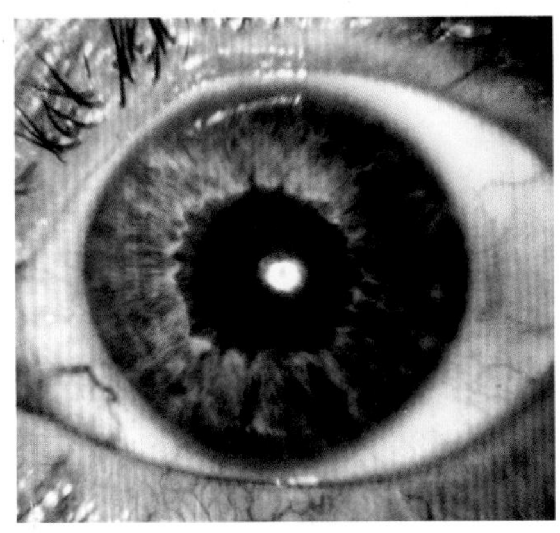

图 13.127　成人虹膜下放射状的血管扩张

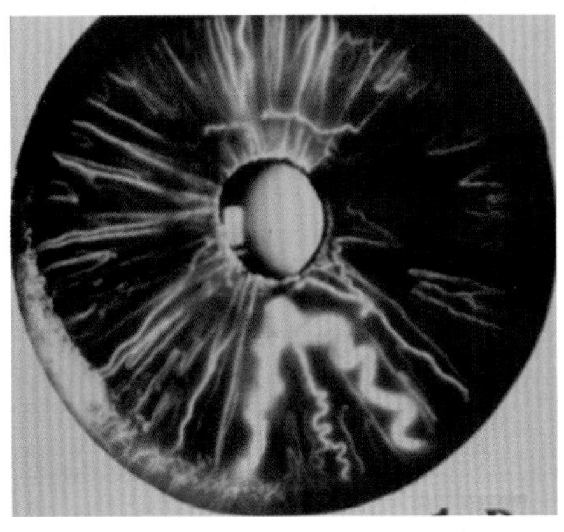

图 13.128　图 13.127 病变的荧光血管造影,清楚地显示了病变。此类为简单动静脉交通

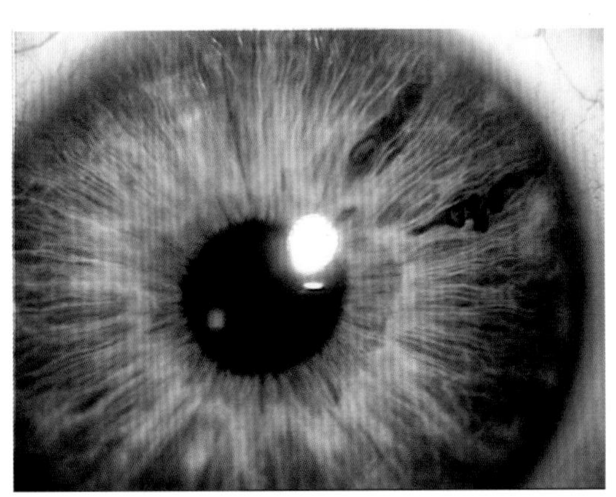

图 13.129　成人女性患者虹膜 1:30 到 2:30 方向的类似病变

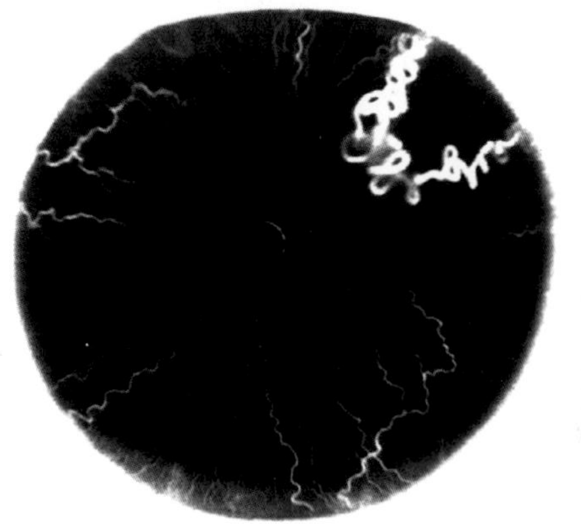

图 13.130　图 13.129 病变的荧光血管造影,清楚地显示了病变。该病变分类为复杂的动静脉交通,因为病变有更多的缠绕的卷曲

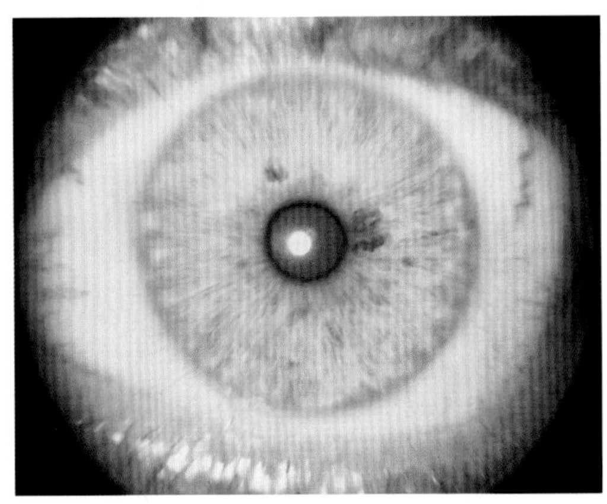

图 13.131　40 岁男性的虹膜蔓状血管瘤。这一特殊的血管复合体出现在瞳孔缘附近

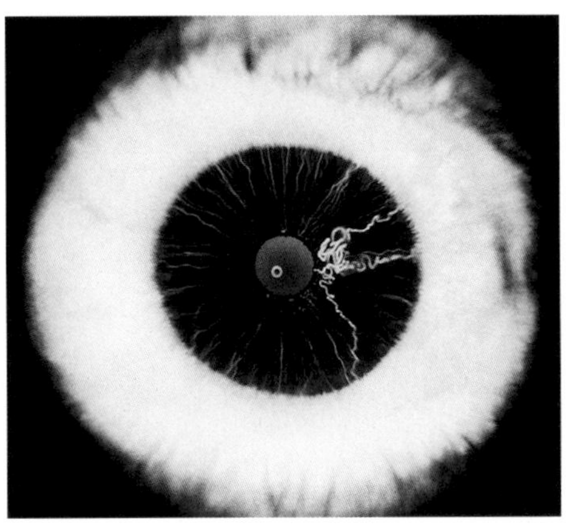

图 13.132　图 13.131 病变的荧光血管造影,清楚地展示了血管复合体的滋养血管。分类为复杂型动静脉交通

虹膜静脉曲张

虹膜静脉曲张很少能在临床上被识别,除非发生了血栓。此时它呈蓝黑色肿块而变得可见,可类似虹膜黑色素瘤。下示一例。Shields JA,Shields CL,Pulido J,et al. Iris varix simulating an iris melanoma. *Arch Ophthalmol* 2000;118:707-710.

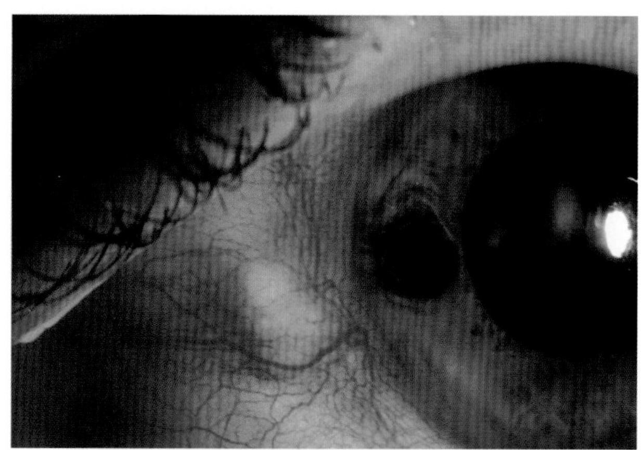

图 13.133 成年男性左眼鼻侧深色虹膜肿块

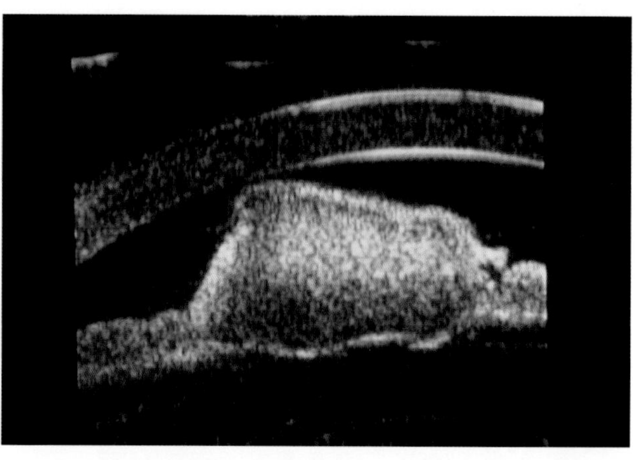

图 13.134 UBM 示肿物实质回声。行部分虹膜切除术

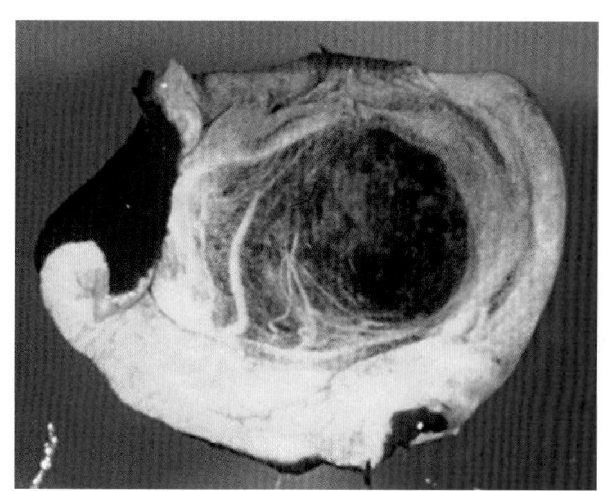

图 13.135 切除标本的大体外观,可见正常虹膜组织围绕深色肿块

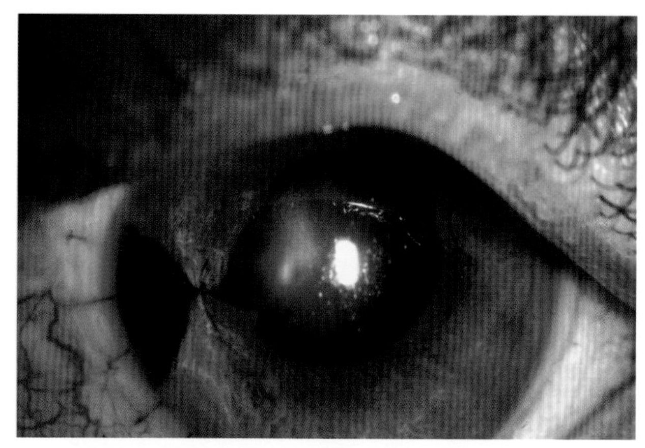

图 13.136 术后外观。节段虹膜切除术切除病变,并进行瞳孔成形术复原瞳孔

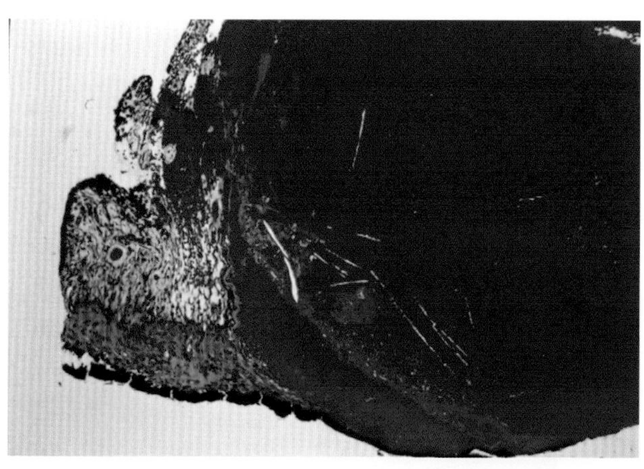

图 13.137 一个充满血液的大空腔和相关的出血使虹膜增厚并完全取代了虹膜基质(右侧)。左侧为虹膜的瞳孔部。(苏木精-伊红染色×25)

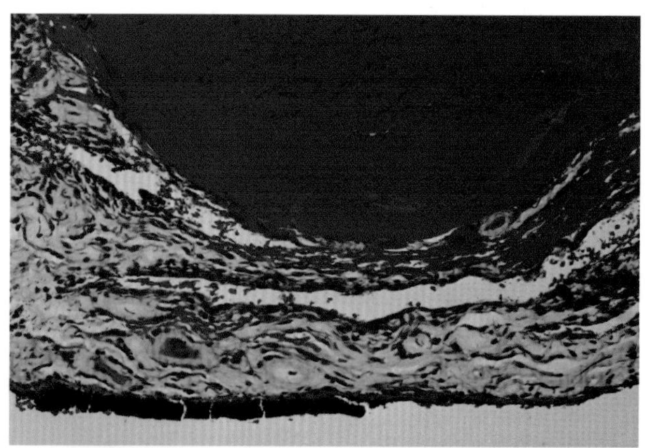

图 13.138 另一个视野显示血栓性静脉曲张(上)和被压缩的虹膜组织(下)

(胡正萍 李芸 译)

第14章

骨性、肌原性、神经源性、纤维性和组织细胞性葡萄膜肿瘤

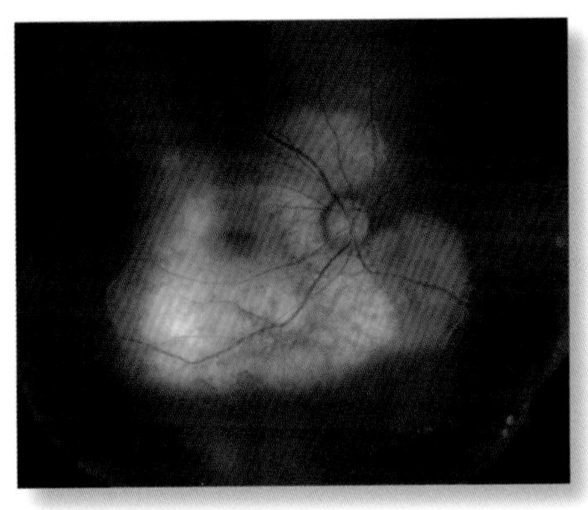

脉络膜骨瘤

总论

脉络膜骨瘤是一种罕见的良性骨肿瘤，在文献中已有广泛报道(1-76)。其病因和发病机制未知，但具有典型的临床和组织病理学特征。79%的病例为单侧，21%的病例为双侧，最常在年轻成年女性中诊断(67%)(1-3)。5%的病例有其他家庭成员受累(1-3,5)。诊断时平均年龄为26岁，中位年龄为25岁，儿童也有被诊断者(1-4)。大多数病例不完全是先天性的。我们曾注意到在原先正常的脉络膜中发生了脉络膜骨瘤的病例。也发现过双侧非典型脉络膜骨瘤所致的双眼全盲(52)。

临床表现

脉络膜骨瘤通常表现为黄橙色鳞状、近视盘或黄斑的病变，有清晰的边缘，可有伪足样的突起。一项74眼的脉络膜骨瘤研究显示，在随访第10年时，约50%肿瘤记录到生长，50%肿瘤有脱钙，约50%视力丢失大于三行，约50%视力为20/200或以下，脉络膜新生血管的发生率为30%(数字四舍五入至最接近的5%)(3)。脉络膜骨瘤病变被推测与其他眼部异常相关，包括Rieger异常、组织细胞增多症X及其他，但这些关联也可能是巧合(55,59)。

鉴别诊断的几种情况包括硬化性脉络膜钙化(9)、器官样痣综合征(8)相关的巩膜内软骨、脉络膜转移、无色素性脉络膜痣和黑色素瘤，脉络膜肉芽肿，后巩膜炎，视网膜下纤维化和其他非色素性眼底病变。前两个在超声检查中为高回声，因此无法使用超声将其与脉络膜骨瘤鉴别。但检眼镜所见非常不同(1-4)。

诊断方法

脉络膜骨瘤的荧光素血管造影显示病灶的斑片状早期高荧光和晚期强荧光着染(1-4,10)。有时可见血管丛透过骨质出现。吲哚菁绿血管造影可显示肿瘤

脉络膜骨瘤

内的大血管和表面的脉络膜新生血管形成(11-13)。

A超和B超显示高反射的回声,且在较低的灵敏度时仍持续存在。CT显示具有骨密度的脉络膜斑块。MRI显示肿瘤在T1加权像为相比玻璃体的高信号,在T2加权图像为相比玻璃体的低信号,与大多数其他脉络膜肿瘤类似(24)。

脉络膜骨瘤的OCT和自发荧光特征最近也有报道。时域OCT上显示不规则、表面起伏的脉络膜肿物,覆盖于其上的外部视网膜萎缩(16)。谱域增强深度成像OCT(EDI-OCT)显示在肿瘤钙化区域的视网膜光感受器存留,脱钙区域的光感受器丢失(21)。肿瘤为海绵状外观(18,19,76),通过细致的成像,可以看到病灶内的血管腔、骨板以及Haversian和Volkman管(21)。脉络膜骨瘤的发病机制尚不清楚。血清钙,磷和碱性磷酸酶水平通常正常。

眼底自发荧光通常在新发视网膜下液区域显示明亮的自发荧光,脱钙区则表现为自发荧光的丧失(22-23)。

病理

在组织病理学上,脉络膜骨瘤由位于脉络膜层次的成熟骨组织组成。被覆的视网膜色素上皮通常是完整的,这与视网膜色素上皮的骨化生完全不同,骨化生的受累区是没有正常RPE的(1,25)。

治疗

脉络膜骨瘤开始主要采取观察,因为没有特定的治疗被认为有效。近来,对威胁视力的脉络膜新生血管可采用激光光凝治疗、经瞳孔温热疗法、光动力治疗和抗血管内皮生长因子(抗-VEGF)治疗,以消除新血管并防止广泛出血(27-45)。目前,光动力疗法被用于治疗黄斑外的新生血管,并诱导中心凹外肿物的脱钙。

抗VEGF治疗已经显示了对消除脉络膜新生血管的有效性。在Wills眼科医院的系列文章中,Khan等(45)发现在87%的病例多次注射抗VEGF药物可控制新血管形成。手术切除视网膜下新生血管膜已很少再进行。

视力预后通常难以预测。然而,我们观察到如果骨瘤为纯橙黄色,被覆感觉视网膜在相干光断层扫描(OCT)中更正常,且肿物在中心凹下,则视力维持尚可(16)。相反,如果病变上覆盖有RPE增殖的黑色斑块,提示自发脱钙,视网膜的损伤更大,视力预后可能更差。

这些观察可能具有治疗意义。如果能将骨瘤保持在中心凹下静止不变,或防止脱钙进展到中心凹,则可能更好地保存视力。目前可能还没有实现这一目的方法,但是应用结合光动力治疗的拦截激光以防止脱钙进展,可能有益于视力的提高。最近研究显示光动力治疗可诱导脉络膜骨瘤以及相关的脉络膜新生血管膜的显著消退(38)。这种方法值得进一步研究。

参考文献

大型病例系列

1. Shields CL, Shields JA, Augsburger JJ. Choroidal osteoma. *Surv Ophthalmol* 1988;33:17–27.
2. Aylward GW, Chang TS, Pautler SE, et al. A long-term follow-up of choroidal osteoma. *Arch Ophthalmol* 1998;116:1337–1341.
3. Shields CL, Sun H, Demirci H, et al. Factors predictive of tumor growth, tumor decalcification, choroidal neovascularization and visual outcome in 74 eyes with choroidal osteoma. *Arch Ophthalmol* 2005;123:658–666.

小型病例系列

4. Gass JD. New observations concerning choroidal osteomas. *Int Ophthalmol* 1979;1:71–84.
5. Noble KG. Bilateral choroidal osteoma in three siblings. *Am J Ophthalmol* 1990;109:656–660.
6. Warrasak S, Suvaranamani C, Euswas A, et al. Choroidal osteoma in Oriental patients. *J Med Assoc Thai* 2003;86:562–572.
7. Yiu G, Young LH. Choroidal osteomas. *JAMA Ophthalmol* 2013;131(1):124.
8. Shields JA, Shields CL, Eagle RC Jr, et al. Ocular manifestations of the organoid nevus syndrome. *Ophthalmology* 1997;104:549–557.
9. Shields JA, Shields CL. Sclerochoroidal calcification: the 2001 Harold Gifford Lecture. *Retina* 2002;22:251–261.

影像学

10. Bloom PA, Ferris JD, Laidlaw A, et al. Appearances of choroidal osteomas with diagnostic imaging. *Br J Radiol* 1992;65:845–848.
11. Yuzawa M, Kawamura A, Haruyama M, et al. Indocyanine green video-angiographic findings in choroidal osteoma. *Eur J Ophthalmol* 1994;4:191–198.
12. Shields CL, Shields JA, De Potter P. Patterns of indocyanine green videoangiography of choroidal tumours. *Br J Ophthalmol* 1995;79:237–245.
13. Lafaut BA, Mestdagh C, Kohno T, et al. Indocyanine green angiography in choroidal osteoma. *Graefes Arch Clin Exp Ophthalmol* 1997;235:330–337.
14. Ide T, Ohguro N, Hayashi A, et al. Optical coherence tomography patterns of choroidal osteoma. *Am J Ophthalmol* 2000;130:131–134.
15. Fukasawa A, Iijima H. Optical coherence tomography of choroidal osteoma. *Am J Ophthalmol* 2002;133:419–421.
16. Shields CL, Perez B, Materin MA, et al. Optical coherence tomography of choroidal osteoma in 22 cases: evidence for photoreceptor atrophy over the decalcified portion of the tumor. *Ophthalmology* 2007;114(12):e53–e58.
17. Haruta M, Hangai M, Taguchi C, et al. Spectral-domain optical coherence tomography of the choroid in choroidal osteoma. *Ophthalmic Surg Lasers Imaging* 2011;42:e118–e121.
18. Freton A, Finger PT. Spectral domain-optical coherence tomography analysis of choroidal osteoma. *Br J Ophthalmol* 2012;96(2):224–228.
19. Pellegrini M, Invernizzi A, Giani A, et al. Enhanced depth imaging optical coherence tomography features of choroidal osteoma. *Retina* 2014;34(5):958–963.
20. Dinah C, Sandinha T. Enhanced depth imaging as an adjunctive tool in the diagnosis of decalcified choroidal osteoma. *Eye (Lond)* 2014;28(3):356–358.
21. Shields CL, Arepalli S, Atalay HT, et al. Choroidal osteoma shows bone lamella and vascular channels on enhanced depth imaging optical coherence tomography in 15 eyes. 2015;35(4):750–757.
22. Ascaso FJ, Villén L. Fundus autofluorescence imaging findings in choroidal osteoma. *Retina* 2011;31(5):1004–1005.

23. Sisk RA, Riemann CD, Petersen MR, et al. Fundus autofluorescence findings of choroidal osteoma. *Retina* 2013;33(1):97–104.
24. DePotter P, Shields JA, Shields CL, et al. Magnetic resonance imaging of choroidal osteoma. *Retina* 1991;11:221–223.

病理

25. Williams AT, Font RL, Van Dyk H, et al. Osseous choristoma of the choroid simulating a choroidal melanoma. *Arch Ophthalmol* 1978;96:1874–1877.
26. Foster BS, Fernandez-Suntay JP, Dryja TP, et al. Surgical removal and histopathologic findings of a subfoveal neovascular membrane associated with choroidal osteoma. *Arch Ophthalmol* 2003;121:273–276.

治疗

激光光凝

27. Burke JF Jr, Brockhurst RJ. Argon laser photocoagulation of subretinal neovascular membrane associated with osteoma of the choroid. *Retina* 1983;3:304–307.
28. Grand MG, Burgess DB, Singerman LJ, et al. Choroidal osteoma. Treatment of associated subretinal neovascular membranes. *Retina* 1984;4:84–90.
29. Hoffman ME, Sorr EM. Photocoagulation of subretinal neovascularization associated with choroidal osteoma. *Arch Ophthalmol* 1987;105:998–999.
30. Morrison DL, Magargal LE, Ehrlich DR, et al. Review of choroidal osteoma: successful krypton red laser photocoagulation of an associated subretinal neovascular membrane involving the fovea. *Ophthalmic Surg* 1987;18:299–303.
31. Rose SJ, Burke JF, Brockhurst RJ. Argon laser photoablation of a choroidal osteoma. *Retina* 1991;11:224–228.
32. Gurelik G, Lonneville Y, Safak N, et al. A case of choroidal osteoma with subsequent laser induced decalcification. *Int Ophthalmol* 2001;24:41–43.

经瞳孔温热治疗

33. Sharma S, Sribhargava N, Shanmugam MP. Choroidal neovascular membrane associated with choroidal osteoma (CO) treated with trans-pupillary thermo therapy. *Ind J Ophthalmol* 2004;52:329–330.
34. Shukla D, Tanawade RG, Ramasamy K. Transpupillary thermotherapy for subfoveal choroidal neovascular membrane in choroidal osteoma. *Eye (Lond)* 2006;20(7):845–847.

光动力疗法

35. Battaglia Parodi M, Da Pozzo S, et al. Photodynamic therapy for choroidal neovascularization associated with choroidal osteoma. *Retina* 2001;21:660–661.
36. Blaise P, Duchateau E, Comhaire Y, et al. Improvement of visual acuity after photodynamic therapy for choroidal neovascularization in choroidal osteoma. *Acta Ophthalmol Scand* 2005;83:515–516.
37. Singh AD, Talbot JF, Rundle PA, et al. Choroidal neovascularization secondary to choroidal osteoma: successful treatment with photodynamic therapy. *Eye (Lond)* 2005;19:482–484.
38. Shields CL, Materin MA, Mehta S, et al. Regression of extrafoveal choroidal osteoma following photodynamic therapy. *Arch Ophthalmol* 2008;126(1):135–137.
39. Morris RJ, Prabhu VV, Shah PK, et al. Combination therapy of low-fluence photodynamic therapy and intravitreal ranibizumab for choroidal neovascular membrane in choroidal osteoma. *Indian J Ophthalmol* 2011;59(5):394–396.

抗VEGF

40. Ahmadieh H, Vafi N. Dramatic response of choroidal neovascularization associated with choroidal osteoma to the intravitreal injection of bevacizumab (Avastin). *Graefes Arch Clin Exp Ophthalmol* 2007;245(11):1731–1733.
41. Shields CL, Salazar P, Demirci H, et al. Intravitreal bevacizumab (Avastin) and ranibizumab (Lucentis) for choroidal neovascularization overlying choroidal osteoma. *Retinal Cases and Brief Reports* 2008;2(1):18–20.
42. Narayanan R, Shah VA. Intravitreal bevacizumab in the management of choroidal neovascular membrane secondary to choroidal osteoma. *Eur J Ophthalmol* 2008;18(3):466–468.
43. Song JH, Bae JH, Rho MI, et al. Intravitreal bevacizumab in the management of subretinal fluid associated with choroidal osteoma. *Retina* 2010;30(6):945–951.
44. Jang JH, Kim KH, Lee SJ, et al. Photodynamic therapy combined with intravitreal bevacizumab in a patient with choroidal neovascularization secondary to choroidal osteoma. *Korean J Ophthalmol* 2012;26(6):478–480.
45. Khan MA, DeCroos FC, Storey PP, et al. Outcomes of anti-vascular endothelial growth factor (VEGF) therapy in the management of choroidal neovascularization associated with choroidal osteoma. *Retina* 2014;34(9):1750–1756.

病例报告

46. Gass JD, Guerry RK, Jack RL, et al. Choroidal osteoma. *Arch Ophthalmol* 1978;96:428–435.
47. Joffe L, Shields JA, Fitzgerald JR. Osseous choristoma of the choroid. *Arch Ophthalmol* 1978;96:1809–1812.
48. Teich SA, Walsh JB. Choroidal osteoma. *Ophthalmology* 1981;88:696–698.
49. Cunha SL. Osseous choristoma of the choroid. A familial disease. *Arch Ophthalmol* 1984;102:1052–1054.
50. Alexander TA, Hunyor AB. Choroidal osteomas. *Aust J Ophthalmol* 1984;12(4):373–378.
51. Trimble SB, Schatz H, Schneider GB. Spontaneous decalcification of a choroidal osteoma. *Ophthalmology* 1988;95:631–644.
52. Shields JA, Shields CL, Ellis J, et al. Bilateral choroidal osteoma associated with bilateral total blindness. *Retina* 1996;16:445–447.
53. Fava GE, Brown GC, Shields JA, et al. Choroidal osteoma in a 6-year-old child. *J Pediatr Ophthalmol Strabismus* 1980;17:203–205.
54. Erkilic K, Ozkiris A, Evereklioglu C, et al. Rieger anomaly with bilateral choroidal osteoma: coincidence or association? *Eur J Ophthalmol* 2003;13:496–499.
55. Wilson MW, Moshfeghi DM, Haik BG, et al. Choroidal osteoma in a patient with contralateral persistent hyperplastic primary vitreous. *Retina* 2002;22:358–360.
56. Pamer Z, Kovacs B. A case of a fast-growing bilateral choroidal osteoma. *Retina* 2001;21:657–659.
57. Augsburger JJ, Shields JA, Rife CJ. Bilateral choroidal osteoma after nine years. *Can J Ophthalmol* 1979;14:281–284.
58. Kadrmas EF, Weiter JJ. Choroidal osteoma. *Int Ophthalmol Clin* 1997;37:171–182.
59. Okada K, Minamoto A, Sakata H, et al. Bilateral choroidal osteomas associated with histiocytosis X. *Jpn J Ophthalmol* 1996;40:111–115.
60. Tsuchihashi T, Murayama K, Saito T, et al. Midperipheral mottling pigmentation with familial choroidal osteoma. *Retina* 2005;25:63–68.
61. Coston TO, Wilkinson CP. Choroidal osteoma. *Am J Ophthalmol* 1978;86:368–372.
62. Verma L, Venkatesh P, Lakshmaiah NC, et al. Osseous choristoma of the choroid. *Ind J Ophthalmol* 2000;48:135–137.
63. Mizota A, Tanabe R, Adachi-Usami E. Rapid enlargement of choroidal osteoma in a 3-year-old girl. *Arch Ophthalmol* 1998;116:1128–1129.
64. Giuffre G. Vascular modifications within a choroidal osteoma. *Doc Ophthalmol* 1993;83:349–356.
65. Trimble SN, Schatz H. Decalcification of a choroidal osteoma. *Br J Ophthalmol* 1991;75:61–63.
66. Buettner H. Spontaneous involution of a choroidal osteoma. *Arch Ophthalmol* 1990;108:1517–1518.
67. McLeod BK. Choroidal osteoma presenting in pregnancy. *Br J Ophthalmol* 1988;72:612–614.
68. Kline LB, Skalka HW, Davidson JD, et al. Bilateral choroidal osteomas associated with fatal systemic illness. *Am J Ophthalmol* 1982;93:192–197.
69. Kelinske M, Weinstein GW. Bilateral choroidal osteomas. *Am J Ophthalmol* 1981;92:676–680.
70. Murthy R, Das T, Gupta A. Bilateral choroidal osteoma with optic atrophy. *J AAPOS* 2010;14(5):438–440.
71. Karanjia R, Gale JG, ten Hove MW. Macular choroidal osteoma with progressive widespread outer-retinal dysfunction. *Can J Ophthalmol* 2010;45(2):179–180.
72. Ascaso FJ, Lasierra R. Idiopathic dural optic nerve sheath calcification associated with choroidal osteoma. *Ophthalmic Surg Lasers Imaging* 2011;9:42.e53–e55.
73. Voluck M, Say EAT, Shields CL. Progressive growth of bilateral choroidal osteomas in a child. *J Ped Ophthalmol Strabism* 2012;48:e66–e68.
74. Yoshikawa T, Takahashi K. Decalcified choroidal osteoma found in the retina. *Clin Ophthalmol* 2012;6:1823–1825.
75. Adhi M, Bryant JS, Alwassia AA, et al. De novo appearance of a choroidal osteoma in an eye with previous branch retinal vein occlusion. *Ophthalmic Surg Lasers Imaging. Retina* 2013;44(1):77–80.
76. Navajas EV, Costa RA, Calucci D, et al. Multimodal fundus imaging in choroidal osteoma. *Am J Ophthalmol* 2012;153(5):890–895.

脉络膜骨瘤：临床特征

脉络膜骨瘤的一些临床变体展示如下。所有的患者都有超声结果支持诊断，很多患者同时进行了 CT 检查，也支持了诊断。

1. Joffe L, Shields JA, Fitzgerald J. Osseous choristoma of the choroid. *Arch Ophthalmol* 1978;96:1809-1812.
2. Shields JA, Shields CL, DePotter P, et al. Progressive enlargement of a choroidal osteoma. *Arch Ophthalmol* 1995;113:819-820.
3. Shields CL, Sun H, Demirci H, et al. Factors predictive of tumor growth, tumor decalcification, choroidal neovascularization and visual outcome in 74 eyes with choroidal osteoma. *Arch Ophthalmol* 2005;123:658-666.

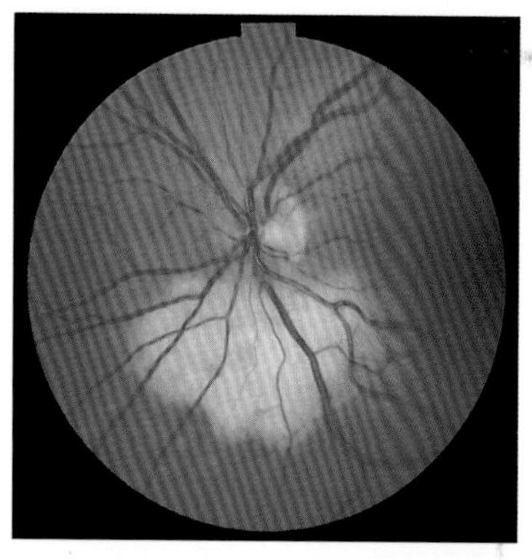

图 14.1　30 岁女性，视盘下方的脉络膜骨瘤。在转诊前，患者被怀疑有脉络膜转移癌，并对患者进行了乳腺活检试图定位原发肿瘤。最终，超声检查发现了骨性斑块，支持了脉络膜骨瘤的诊断

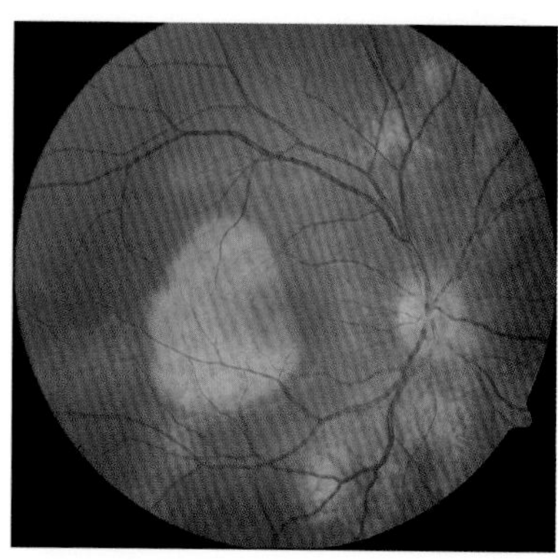

图 14.2　28 岁男性右眼黄斑区的脉络膜骨瘤。患者左眼黄斑有相似的病灶

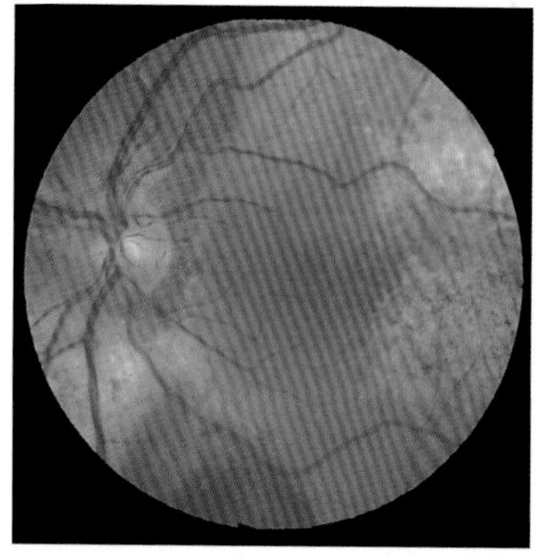

图 14.3　16 岁女孩，视盘下方不规则形的脉络膜骨瘤，并蔓延至视网膜的中心凹区域

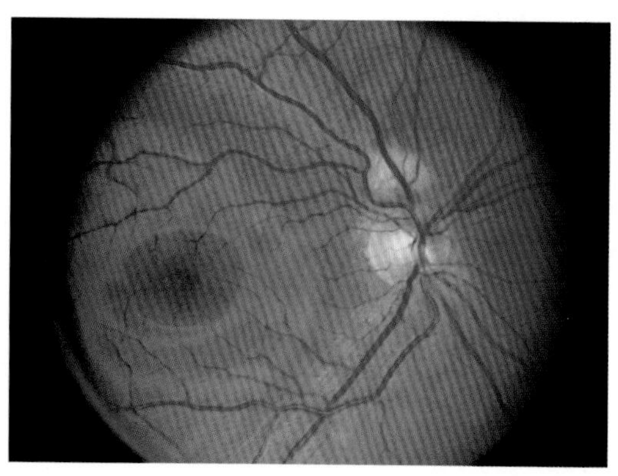

图 14.4　图 14.3 所示患者的对侧眼，显示一小范围的早期视盘上方脉络膜骨瘤。在两年前也采集了同一区域的眼底图像，没有出现病变

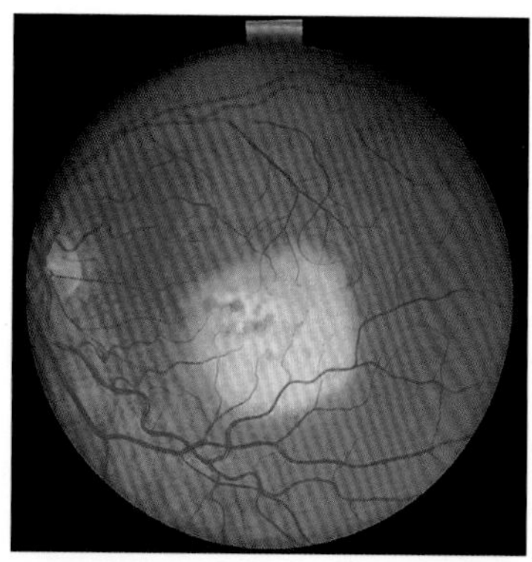

图 14.5　20 岁女性，视网膜中心凹区域小的脉络膜骨瘤。该病变最初被诊断为无色素脉络膜痣。随后病变呈进行性生长，且出现了钙化的超声征象

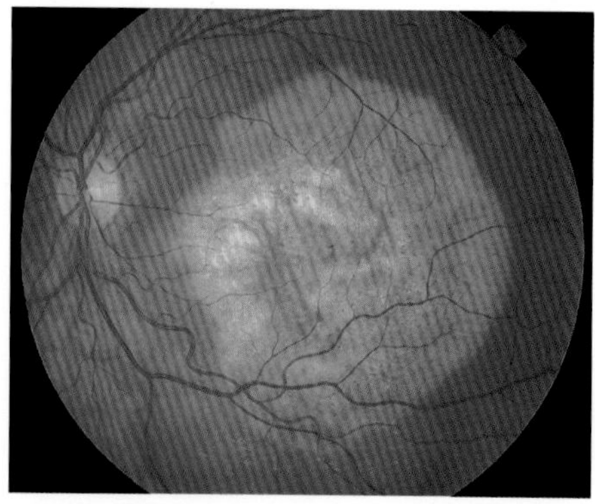

图 14.6　图 14.5 所示病变在 6 年后的外观。注意病变范围出现了明显的扩大。12 年后，病变的范围继续扩大，患者的视力缓慢的下降

骨瘤的脉络膜转移：广角成像

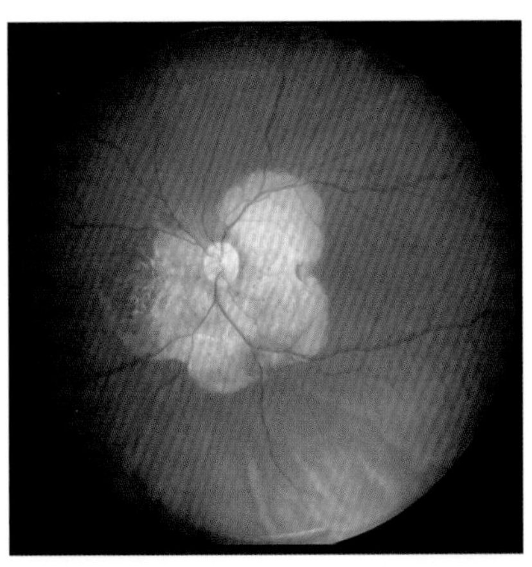

图 14.7　女性患者的左眼广角眼底图像示环绕视盘周围的脉络膜骨瘤。注意鼻侧可见脉络膜血管（左侧），代表该位置肿瘤的自发性脱钙

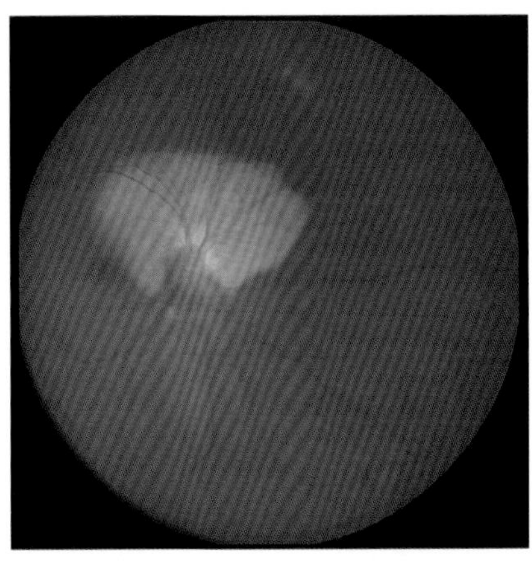

图 14.8　11 岁女孩，从视盘向上延伸的黄-橙色脉络膜骨瘤

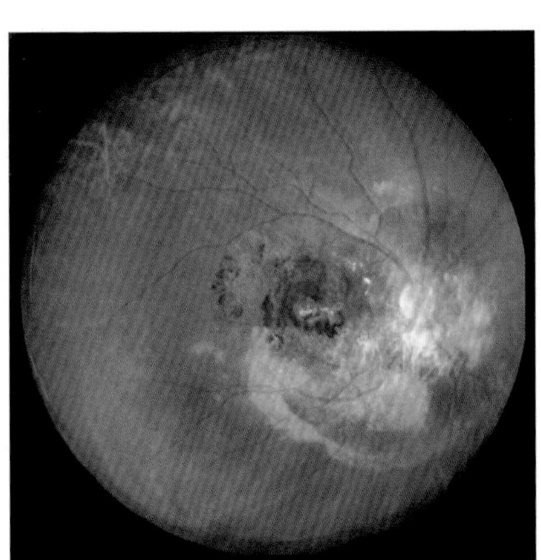

图 14.9　右眼的脉络膜骨瘤伴广泛的脱钙。在视网膜的中心凹区域有明显的肿瘤脱钙，对这位 36 岁的女性患者已经进行了 30 年以上的眼底图像追踪。视网膜的中心凹区域出现了进行性的脱钙，患眼视力维持稳定在指数

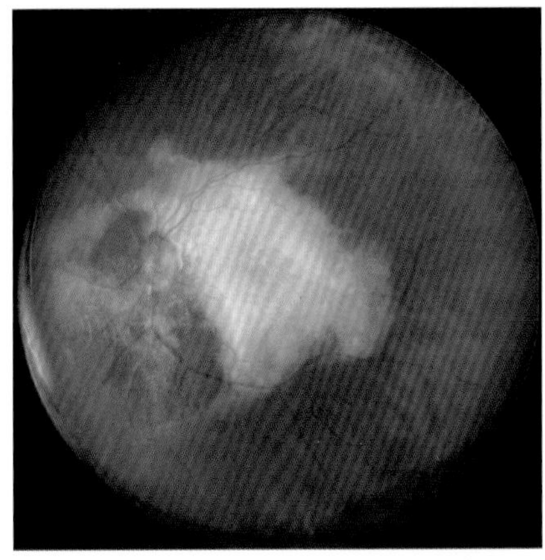

图 14.10　图 14.9 所示患者的左眼。注意鼻侧的脱钙没有到达中心凹，患者该眼 20/30 的视力维持了 30 年。此期间肿瘤呈现缓慢脱钙，但一直未累及中心凹

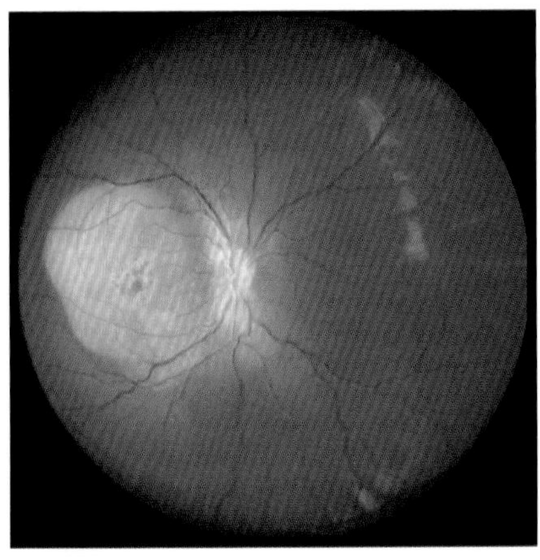

图 14.11　12 岁的非洲裔美国男孩，视网膜的中心凹下方的脉络膜骨瘤

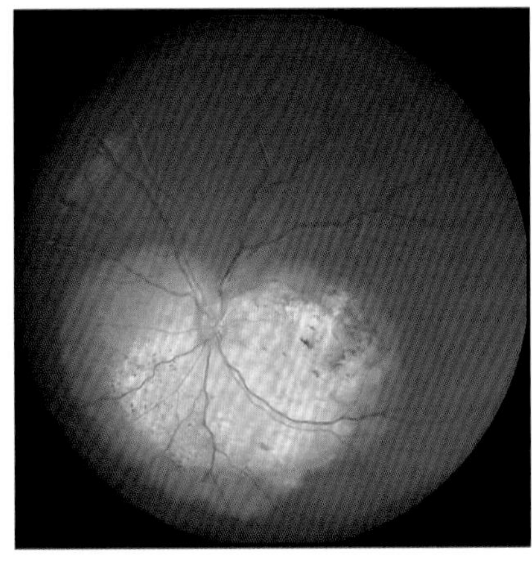

图 14.12　延伸至视盘下方和中心凹区的脉络膜骨瘤。注意上方的橙色部分，代表了仍有活性的骨瘤。而黄斑的脱钙区域则造成了视力的丧失

脉络膜骨瘤:脉络膜新生血管、脱钙、家族性发病

Shields CL, Sun H, Demirci H, et al. Factors predictive of tumor growth, tumor decalcification, choroidal neovascularization, and visual outcome in 74 eyes with choroidal osteoma. *Arch Ophthalmol* 2005;123:658-666.

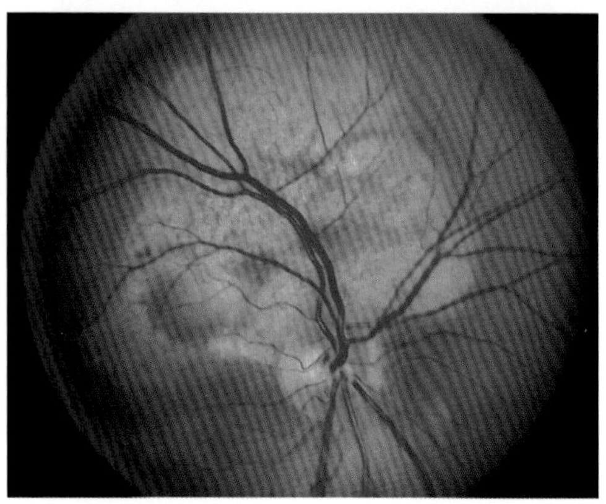

图 14.13 视盘上方的脉络膜骨瘤,伴有蔓延至中心凹区域的脉络膜的新生血管膜。注意视网膜的中心凹区的灰色病变,是脉络膜新生血管膜的特征性改变

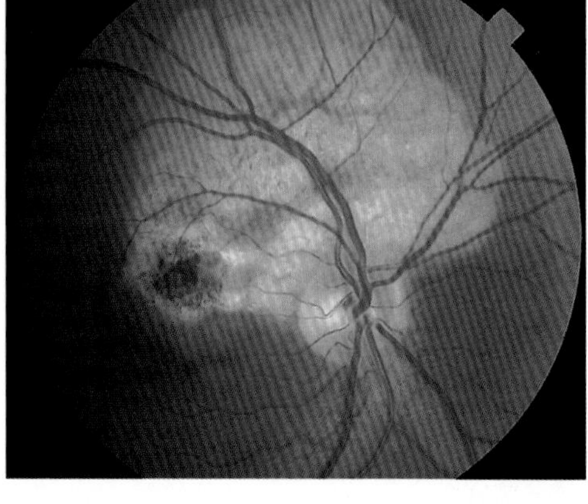

图 14.14 对图 14.13 所示病变在对中心凹旁新生血管膜激光光凝治疗后。注意与小凹相邻的光凝斑处视网膜色素上皮的增殖

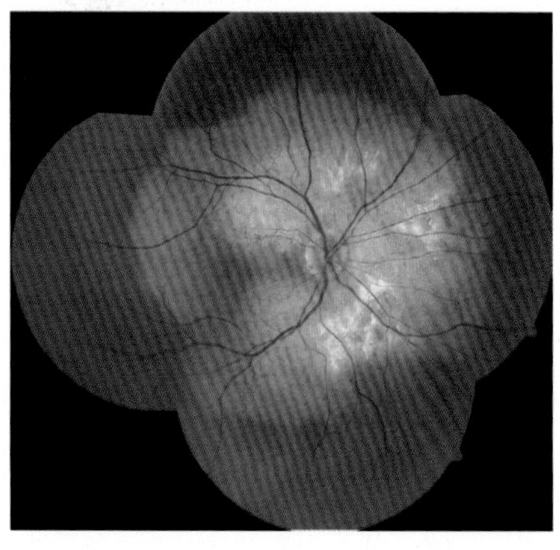

图 14.15 30 岁女性,大范围的视盘周围脉络膜骨瘤,伴鼻侧和乳斑束广泛的脱钙,注意病灶的周边部分橙色更深,代表没有脱钙的完好骨组织

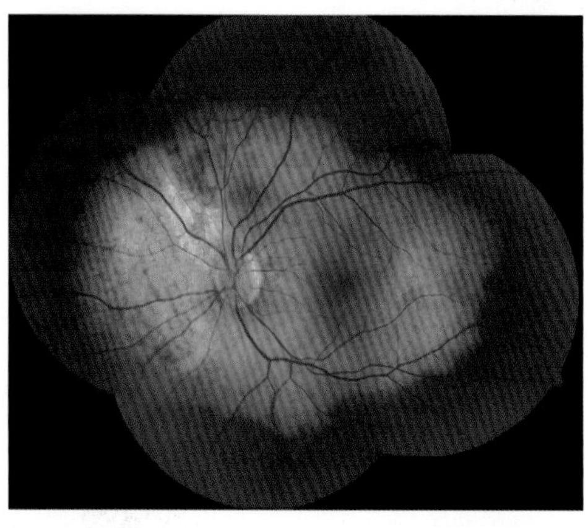

图 14.16 图 14.15 所示患者的对侧眼,显示一大的脉络膜骨瘤伴有鼻侧的脱钙。同样,没有脱钙的完好骨组织的颜色更偏橙

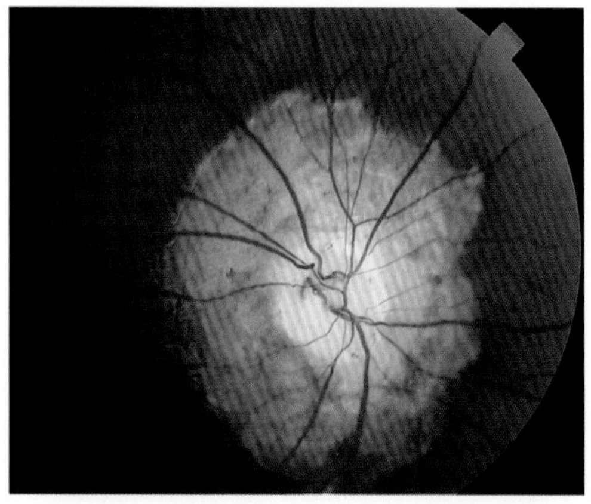

图 14.17 双眼无光感的 20 岁女性,右眼视盘周围的脉络膜骨瘤。注意苍白的视盘提示显著的视神经萎缩

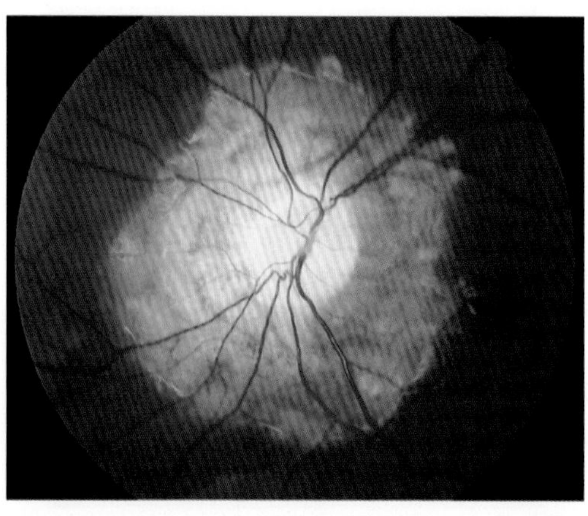

图 14.18 图 14.17 所示患者的左眼,显示与右眼相似的病变。经超声检查发现并记录了视盘玻璃疣的存在。这位患者后来生育了一个双侧有类似眼底病变和双眼失明的孩子

脉络膜骨瘤：荧光素血管造影和相干光断层扫描发现

荧光素血管造影和 OCT 等辅助检查可以显示脉络膜骨瘤的一些临床特征，但它们在发现脉络膜新生血管及其对眼底的影响方面特别有帮助。

1. Shields CL, Arepalli S, Atalay HT, et al. Choroidal osteoma shows bone lamella and vascular channels on enhanced depth imaging optical coherence tomography in 15 cases. *Retina* 2015;35(4):750-757.
2. Shields CL, Materin MA, Mehta S, et al. Regression of extrafoveal choroidal osteoma following photodynamic therapy. *Arch Ophthalmol* 2008;126(1):135-137.

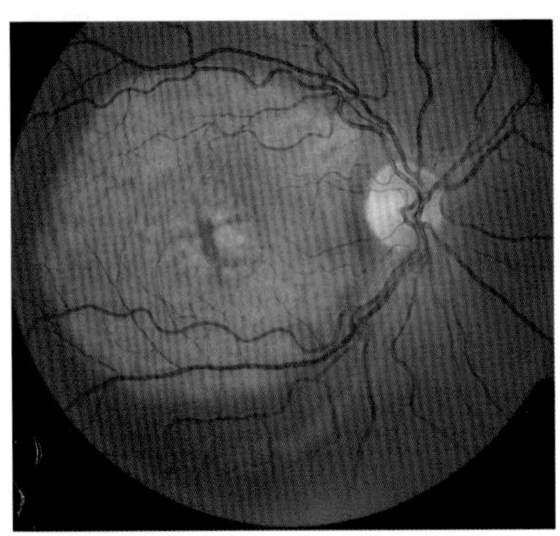

图 14.19 右眼黄斑区域的脉络膜骨瘤。注意中央色素的紊乱，这很可能代表着脱钙的早期

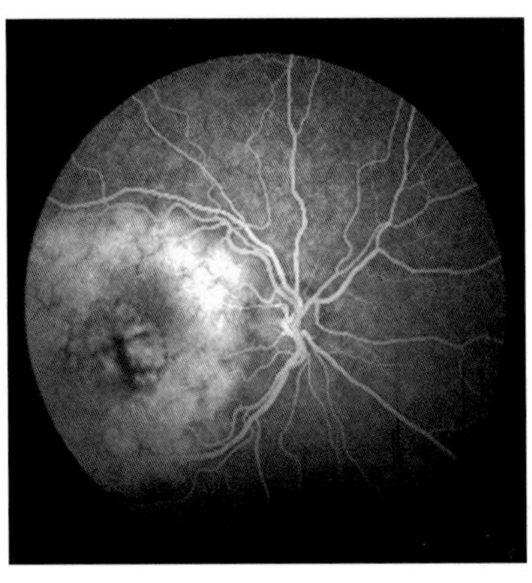

图 14.20 图 14.19 所示病变在全静脉期的荧光素眼底血管造影，注意病灶的高荧光，以及中央色素增殖处的低荧光

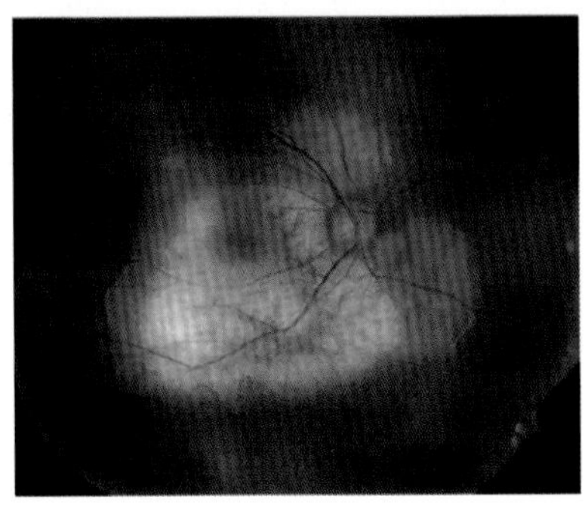

图 14.21 黄斑区钙化的脉络膜骨瘤

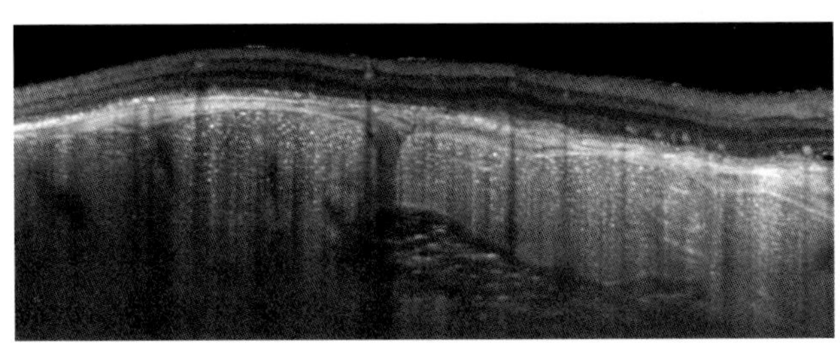

图 14.22 相干光断层扫描（OCT）示脉络膜被全层的骨结构和垂直的 Haversian 管替代

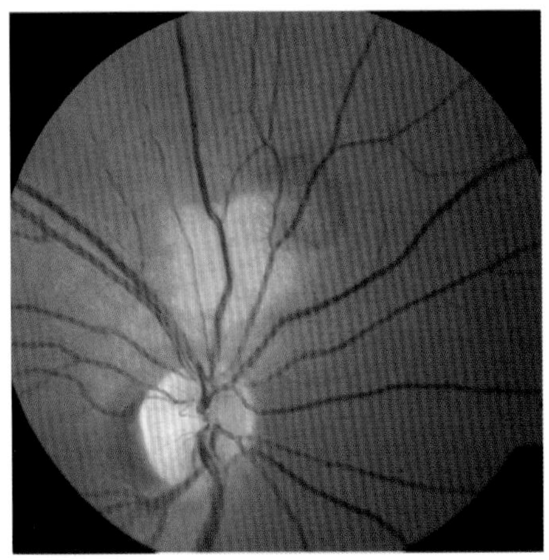

图 14.23 视盘上方的小型脉络膜骨瘤。患者由于脉络膜新生血管膜以及持续性的出血决定接受了光动力治疗

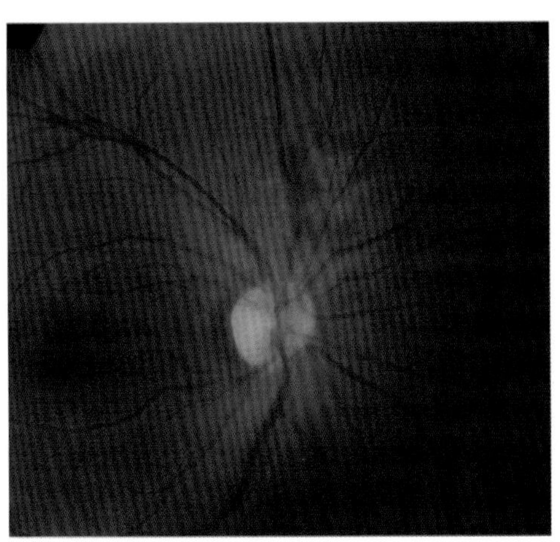

图 14.24 图 14.23 所示病变 5 年后的外观，出现完全的消退和视网膜色素上皮改变

脉络膜骨瘤：超声、计算机断层扫描、磁共振成像与临床病理相关性

1. Gass JDM, Guerry RK, Jack RL, et al. Choroidal osteoma. *Arch Ophthalmol* 1978;96:428-435.
2. Williams AT, Font RL, Van Dyk HJ, et al. Osseous choristoma of the choroid simulating a choroidal melanoma. *Arch Ophthalmol* 1978; 96:1874-1877.

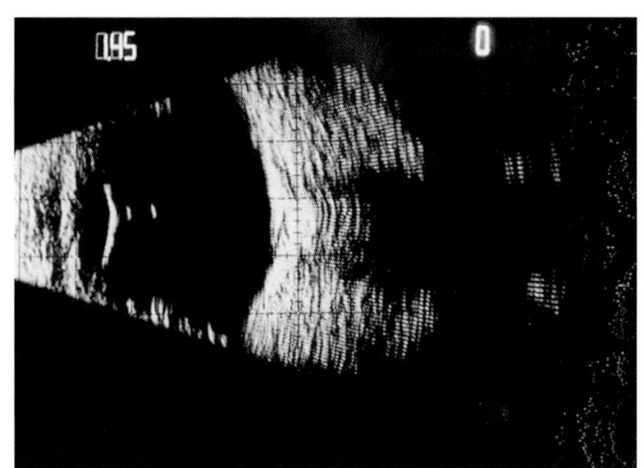

图 14.25 图 14.10 所示患者的 B 型超声图像，显示后极部的鳞状病变，并且在病变后面的眼眶脂肪中出现了声影

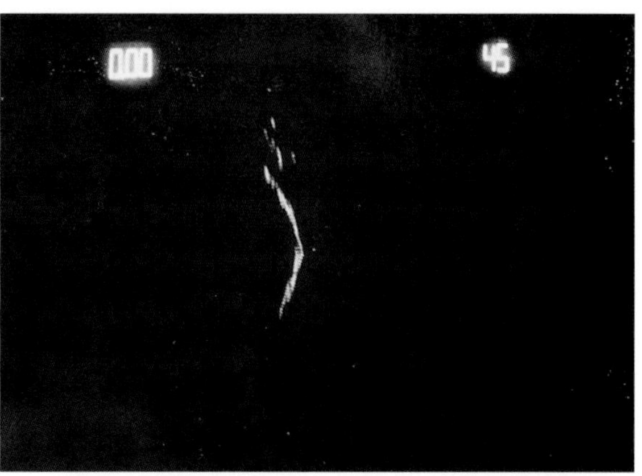

图 14.26 降低灵敏度的 B 超图像，在软组织回声消失后鳞状钙化病变仍然持续存在

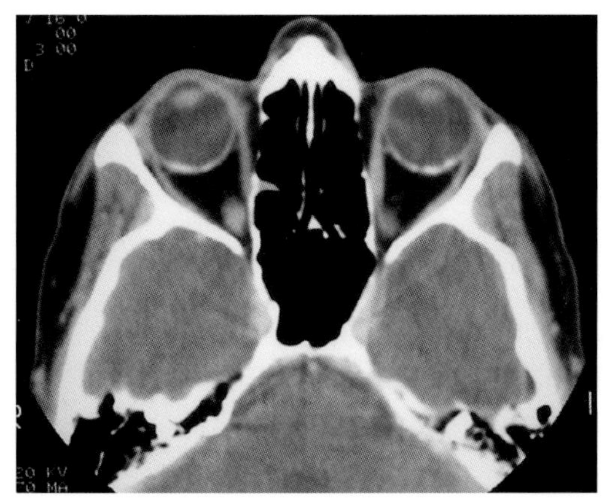

图 14.27 同位患者的轴向 CT，在双眼后部脉络膜发现了骨密度的鳞状病变

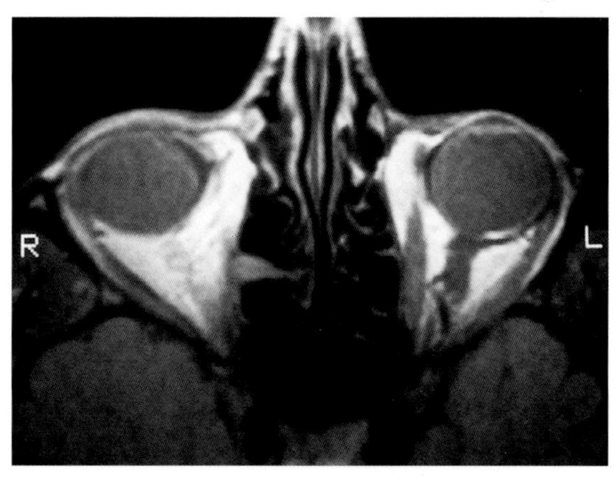

图 14.28 同位患者的轴向磁共振成像，左眼可见相对玻璃体高信号的病变。在这个层面，右眼的骨瘤显示不清楚

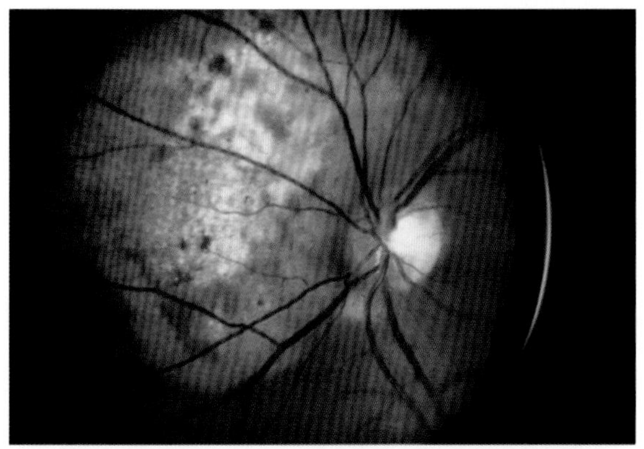

图 14.29 中年女性患者，左眼(原书误作右眼)视盘鼻侧的脉络膜骨瘤。患者在外院就诊并因怀疑脉络膜黑色素瘤而接受了眼球摘除术

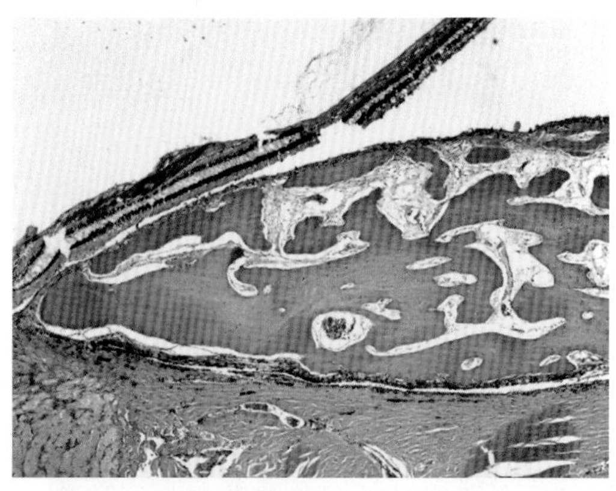

图 14.30 图 14.29 所示病变的组织病理学。注意脉络膜层次的成熟骨板(苏木精-伊红染色×25)。这是近期历史上第一位经组织病理学确诊的患者，从而使得后来的所有其他病例得以在临床上被识别

葡萄膜肌原性肿瘤

葡萄膜平滑肌瘤

总论

葡萄膜的肌源性肿瘤包括平滑肌瘤和横纹肌肉瘤，两者都比较罕见。平滑肌瘤是良性的平滑肌肿瘤，通常发生在子宫中，也可发生于葡萄膜，最常见于虹膜和睫状体(1-32)。约 80% ~90% 发生在女性中，倾向于累及年轻成年女性。

临床表现

葡萄膜平滑肌瘤临床上与无色素黑素瘤类似，都可以产生前哨血管和经巩膜蔓延(26)。然而，与黑色素瘤相比，它更常发生在年轻成年女性中，并且有时可以在葡萄膜上腔而不是在葡萄膜基质中出现(1-3)。

诊断方法

临床上葡萄膜平滑肌瘤可能难以与无色素黑素瘤轻易区分。然而，在透照时，光往往可透过病变，甚至常表现为比无色素黑色素瘤的透照所见更亮。仔细的超声检查有时可发现病变主要在葡萄膜上腔，葡萄膜基质之外。近年来，基于临床表现与透照和超声检查的结合，我们已可更准确地预测平滑肌瘤的诊断。然而，如果不确定性很大时，细针穿刺活检(FNAB)可能帮助诊断。尽管细胞学上的鉴别比较难，但吸出物的免疫组织化学可有所帮助。细胞病理学家应被告知可能的鉴别诊断，以进行黑色素瘤特异性抗原和平滑肌抗原染色来帮助鉴别诊断。

病理

组织病理学上，平滑肌瘤显示为平滑、无色素的纺锤样细胞，其间伴随丰富的结缔组织。细胞通常为肌特异性肌动蛋白和平滑肌抗原阳性，但黑素瘤特异性抗原阴性(6-13)。

治疗

过去葡萄膜平滑肌瘤临床上很难与无黑素瘤区分。考虑上述临床特征可以使诊断更准确。如果可以在临床上做出诊断，小的虹膜平滑肌瘤通常可以观察，无需治疗。较大生长的虹膜或睫状体肿瘤可以通过部分虹膜切除术或部分板层巩膜葡萄膜切除术(14-18)局部切除肿瘤治疗。当肿瘤位于脉络膜上腔时，通过上述技术偶可去除肿瘤而保留完整的葡萄膜(14,18)。该肿瘤很少恶变且预后良好。然而，部分葡萄膜平滑肌瘤在诊断时体积已经发展得较大，经常由于怀疑黑色素瘤而行了眼球摘手术。

参考文献

小型病例系列

1. Shields JA, Shields CL. Observations on intraocular leiomyomas. *Trans Pa Acad Ophthalmol Otolaryngol* 1990;42:945–950.
2. Shields JA, Shields CL, Eagle RC Jr, et al. Observations on seven cases of intraocular leiomyoma. The 1993 Byron Demorest Lecture. *Arch Ophthalmol* 1994;112:521–528.
3. Heegaard S, Jensen PK, Scherfig E, et al. Leiomyoma of the ciliary body. Report of 2 cases. *Acta Ophthalmol Scand* 1999;77:709–712.
4. Odashiro AN, Fernandes BF, Al-Kandari A, et al. Report of two cases of ciliary body mesectodermal leiomyoma: unique expression of neural markers. *Ophthalmology* 2007;114(1):157–161.

影像学

5. Oh KJ, Kwon BJ, Han MH, et al. MR imaging findings of uveal leiomyoma: three cases. *AJNR* 2005;26(1):100–103.

病理

6. Meyer SL, Fine BS, Font RL, et al. Leiomyoma of the ciliary body. Electron microscopic verification. *Am J Ophthalmol* 1968;66(6):1061–1068.
7. Lowe RF, Greer CH. Leiomyoma of the ciliary body. A clinico-pathological case report. *Br J Ophthalmol* 1970;54(6):383–387.
8. Jakobiec FA, Witschel H, Zimmerman LE. Choroidal leiomyoma of vascular origin. *Am J Ophthalmol* 1976;82:205–212.
9. Takagi T, Ueno Y, Matsuya N. Mesectodermal leiomyoma of the ciliary body. An ultrastructural study. *Arch Ophthalmol* 1985;103:1711–1714.
10. Ishigooka H, Yamabe H, Kobashi Y, et al. Clinical and pathological status of mesectodermal leiomyoma of the ciliary body. A case report and review of the literature. *Graefes Arch Clin Exp Ophthalmol* 1989;227(2):101–105.
11. Foss AJ, Pecorella I, Alexander RA, et al. Are most intraocular "leiomyomas" really melanocytic lesions? *Ophthalmology* 1994;101(5):919–924.
12. Biswas J, Kumar SK, Gopal L, et al. Leiomyoma of the ciliary body extending to the anterior chamber: clinicopathologic and ultrasound biomicroscopic correlation. *Surv Ophthalmol* 2000;44:336–342.
13. Schlotzer-Schrehardt U, Junemann A, Naumann GO. Mitochondria-rich epithelioid leiomyoma of the ciliary body. *Arch Ophthalmol* 2002;120:77–82.

治疗

14. Shields JA, Shields CL, Eagle RC. Mesectodermal leiomyoma of the ciliary body managed by partial lamellar iridocyclochoroidectomy. *Ophthalmology* 1989;96:1369–1376.
15. Peyman GA, Martinez CE, Hew A, et al. Endoresection of a ciliary body leiomyoma. *Can J Ophthalmol* 1998;33(1):32–34.
16. Richter MN, Bechrakis NE, Stoltenburg-Didinger G, et al. Transscleral resection of a ciliary body leiomyoma in a child: case report and review of the literature. *Graefes Arch Clin Exp Ophthalmol* 2003;241:953–957.
17. Tuncer S, Peksayar G, Demiryont M, et al. Longterm follow-up of a patient with iris leiomyoma treated with partial lamellar iridocyclectomy. *Acta Ophthalmol Scand* 2004;82(1):112–114.
18. Razzaq L, Semenova EA, Marinkovic M, et al. Mesectodermal suprauveal iridociliary leiomyoma: transscleral excision without postoperative iris defect. *Arch Ophthalmol* 2011;129(12):1635–1637.

病例报告

19. Blodi FC. Leiomyoma of the ciliary body. *Am J Ophthalmol* 1950;33(6):939–942.
20. De Buen S, Olivares ML, Charlín C. Leiomyoma of the iris. Report of a case. *Br J Ophthalmol* 1971;55(5):353–356.
21. Jakobiec FA, Font RL, Tso MO, et al. Mesectodermal leiomyoma of the ciliary body: a tumor of presumed neural crest origin. *Cancer* 1977;39:2102–2113.
22. Croxatto JO, Malbran ES. Unusual ciliary body tumor. Mesectodermal leiomyoma. *Ophthalmology* 1982;89:1208–1212.
23. Orsoni JG, Daicker B, Cardillo Piccolino F. Mesectodermal leiomyoma of the ciliary body extending into the anterior chamber. *Ophthalmologica* 1985;191(2):127–129.
24. White V, Stevenson K, Garner A, et al. Mesectodermal leiomyoma of the ciliary body: case report. *Br J Ophthalmol* 1989;73:12–18.
25. Yu DY, Cohen SB, Peyman G, et al. Mesectodermal leiomyoma of the ciliary body: new evidence for neural crest origin. *J Pediatr Ophthalmol Strabismus* 1990;27(6):317–321.
26. Shields CL, Shields JA, Varenhorst M. Transcleral leiomyoma. *Ophthalmology* 1991;98:84–87.
27. Shields JA, Eagle RC Jr, Shields CL. Adenoma of nonpigmented ciliary epithelium

葡萄膜肌原性肿瘤

with smooth muscle differentiation. *Arch Ophthalmol* 1999;117:117–119.
28. Ceballos EM, Aaberg TM Jr, Halpern RL, et al. Choroidal leiomyoma: report of a case. *Retina* 1999;19:349–351.
29. Chotiner E, Shields CL, Shields JA, et al. Ciliary body leiomyoma with anterior chamber invasion. *Arch Ophthalmol* 2001;119:1218–1220.
30. Perri P, Paduano B, Incorvaia C, et al. Mesectodermal leiomyoma exclusively involving the posterior choroid. *Am J Ophthalmol* 2002;134:451–454.
31. Lai CT, Tai MC, Liang CM, et al. Unusual uveal tract tumor: mesectodermal leiomyoma of the ciliary body. *Pathol Int* 2004;54(5):337–342.
32. Kanavi MR, Soheilian M, Peyman GA. Ciliary body leiomyoma with atypical features. *Can J Ophthalmol* 2007;42(2):336–337.

葡萄膜平滑肌瘤：临床变异

葡萄膜平滑肌瘤可以呈现不同的临床外观，但它通常为睫状体区的无色素肿瘤。即使它是无色素性的，在临床检查时仍可表现为有色素。它透照时易透光，偶尔可侵蚀巩膜暴露于眼表组织中。可用以区分平滑肌瘤和睫状体黑色素瘤的临床特征如前所述。在此描述的病例都在组织病理学上被证实是平滑肌瘤。

1. Shields CL, Shields JA, Varenhorst M. Transcleral leiomyoma. *Ophthalmology* 1991;98:84-87.
2. Chotiner E, Shields CL, Shields JA, et al. Ciliary body leiomyoma with anterior chamber invasion. *Arch Ophthalmol* 2001;119:1218-1220.

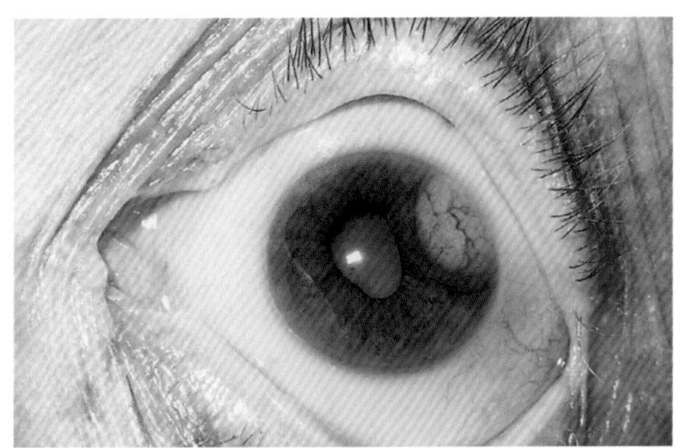

图 14.31　老年女性累及虹膜的平滑肌瘤。病变蔓延累及睫状体，无法确定其起源于虹膜还是睫状体

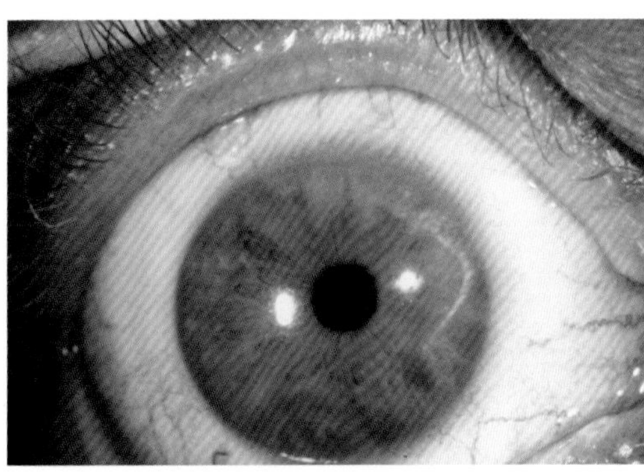

图 14.32　青年男性的睫状体的平滑肌瘤，并延伸至虹膜下方。病变经虹膜睫状体切除术成功取出，组织病理学和免疫组化证实了平滑肌瘤的诊断

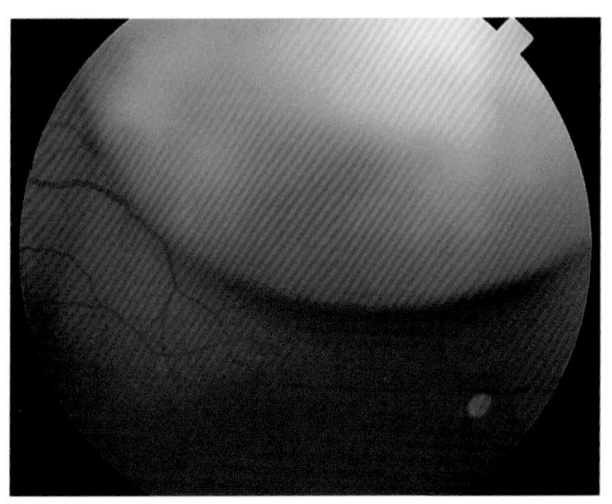

图 14.33　24 岁男性患者，发生于睫状体和周边脉络膜的平滑肌瘤。注意病变的红橙色泽及透光性改变

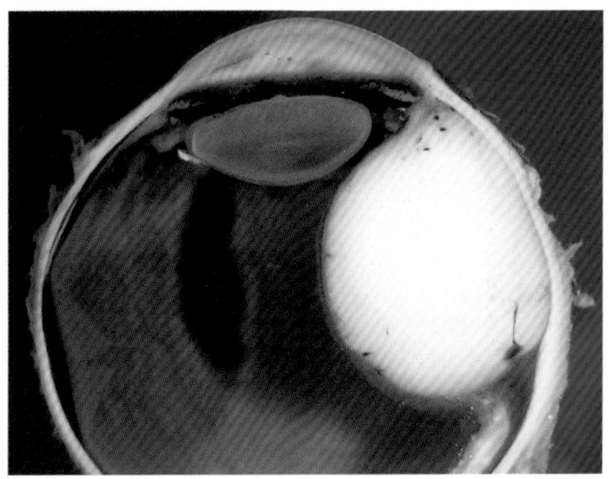

图 14.34　因睫状体脉络膜肿块摘除的眼球大体切片，临床上认为是黑色素瘤。注意肿瘤是无色素性的。组织病理学和免疫组织化学证实其诊断为平滑肌瘤

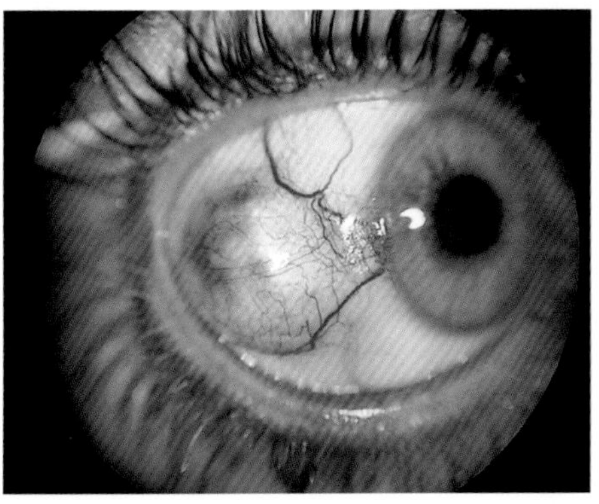

图 14.35　31 岁女性，睫状体平滑肌瘤向巩膜延伸。红橙色的肿瘤经局部切除术切除。病变处的葡萄膜完整，在手术中未被扰动，这提示肿瘤位于葡萄膜上腔

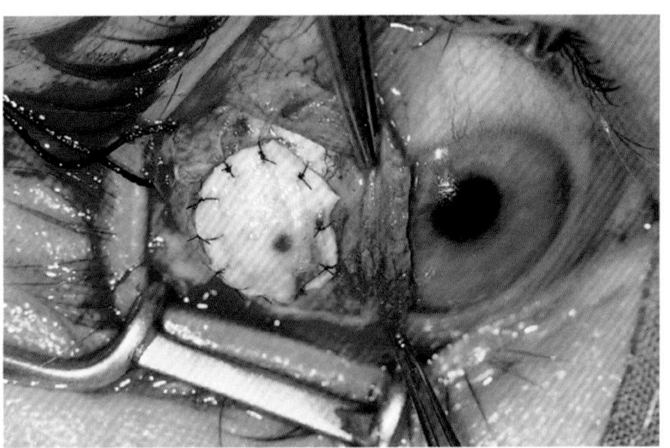

图 14.36　在去除图 14.35 所示的病变后，将巩膜植片缝合到适当的位置。患者恢复良好，组织病理学证实该病变为血管平滑肌瘤

葡萄膜平滑肌瘤：临床病理学关联

Shields JA, Shields CL, Eagle RC. Mesectodermal leiomyoma of the ciliary body managed by partial lamellar iridocyclochoroidectomy. *Ophthalmology* 1989;96:1369-1376.

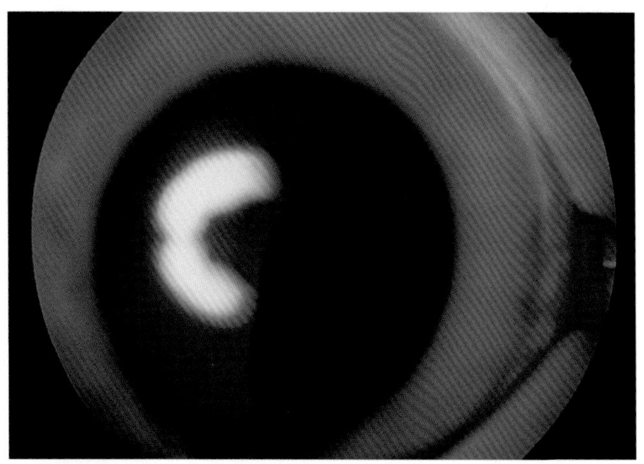

图 14.37 11 岁的女孩右眼鼻侧睫状体脉络膜的肿块。虽然病变在照片中看起来是有色素的，但是它极容易透光

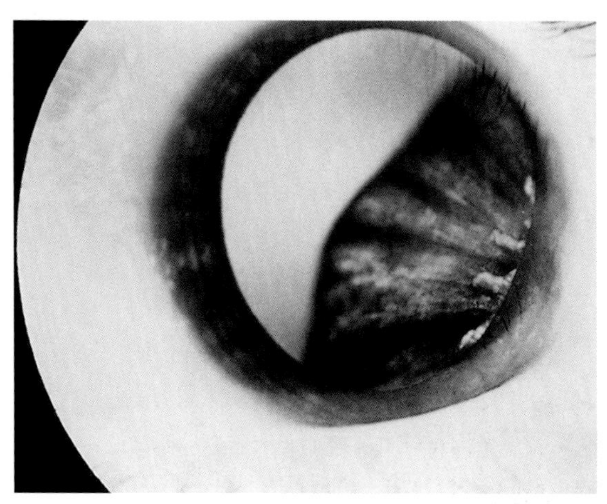

图 14.38 再循环期的荧光素血管造影，肿块显示中等的斑片状强荧光

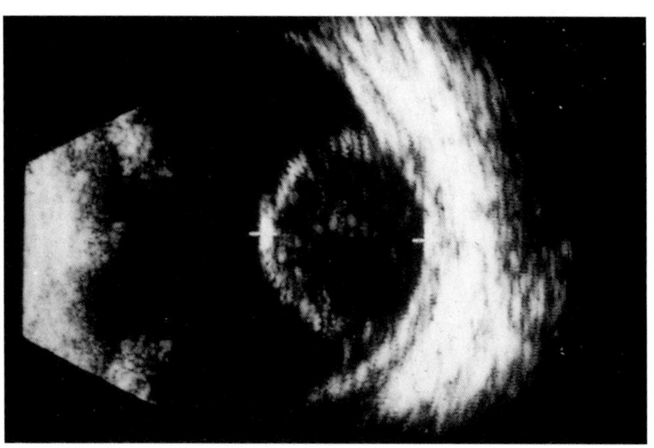

图 14.39 B 超图像显示穹顶状肿块，并有回声的挖空

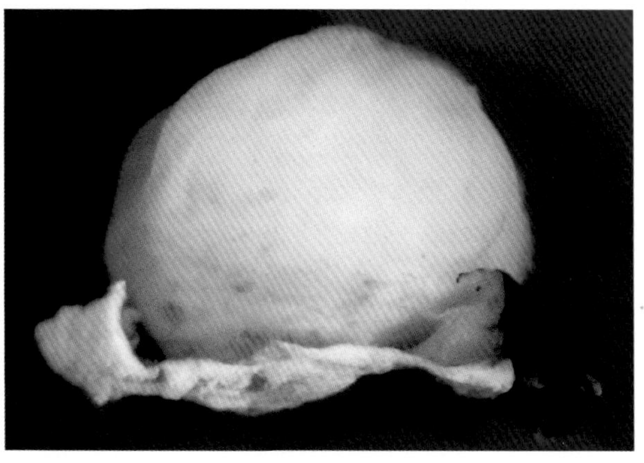

图 14.40 经部分板层虹膜睫状体脉络膜切除术切除的肿瘤的外观，病变是无色素性的

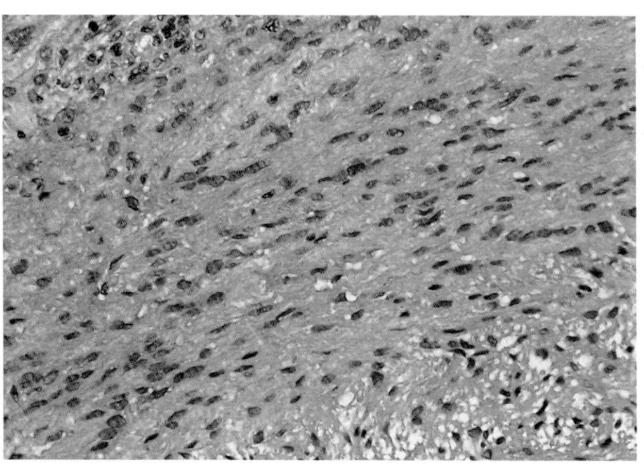

图 14.41 组织病理学显示低度恶性的纺锤样细胞，并有丰富的细胞间胶原。免疫组化证实了平滑肌肿瘤的诊断

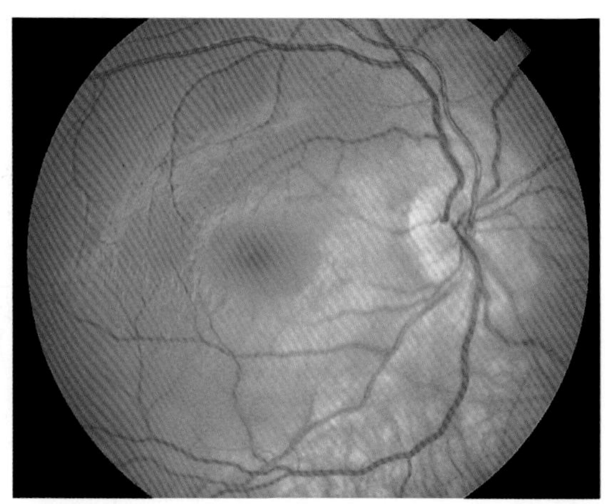

图 14.42 9 年后眼底后极部的外观。患者视力保持良好，肿瘤没有复发

葡萄膜横纹肌肉瘤

总论

横纹肌肉瘤是一种重要的儿童恶性间质瘤。虽然在眼眶肿瘤中罕见，它仍然是儿童期最常见的原发性恶性眶肿瘤(1,2)。发生于在虹膜和睫状体中的横纹肌肉瘤报道很少(3-6)。

临床特征

横纹肌肉瘤倾向于发生在前葡萄膜中，据我们所知，至今尚无在脉络膜中发生的报道。它表现为从虹膜或睫状体的基质发生的粉红-黄色的肉质肿物(3-6)。

病理

葡萄膜横纹肌肉瘤在组织病理学上与发生在眼眶中的横纹肌肉瘤类似。因为它较罕见，因而不确定葡萄膜横纹肌肉瘤是否可以表现为与眼眶内横纹肌肉瘤同样的形式。在葡萄膜中，它由分化相对较好的横纹肌母细胞组成。关于其发病机制有各种有趣的推测。因为某些睫状体的畸胎瘤样髓上皮瘤包含有异位的骨骼肌(横纹肌母细胞)，有人认为这种肿瘤可能是完全分化为横纹肌母细胞的髓上皮瘤。

治疗

尽管临床上很少能诊断，仍建议行局部肿瘤切除治疗。某些情况下，细针穿刺活检可帮助确立诊断。偶尔肿瘤可能过大而需行眼球摘除术。据我们所知，葡萄膜横纹肌肉瘤还未有发生过转移的报道。

参考文献

小型病例系统

1. Shields CL, Shields JA, Honavar SG, et al. The clinical spectrum of primary ophthalmic rhabdomyosarcoma. *Ophthalmology* 2001;108:2284–2292.
2. Shields JA, Shields CL. Rhabdomyosarcoma: review for the ophthalmologist. The 2001 Henry Dubins Lecture. *Surv Ophthalmol* 2003;48:39–57.

病理

3. Font RL, Zimmerman LE. Electron microscopic verification of primary rhabdomyosarcoma of the iris. *Am J Ophthalmol* 1972;74:110–117.

病例报告

4. Woyke S, Chwirot R. Rhabdomyosarcoma of the iris. Report of the first recorded case. *Br J Ophthalmol* 1972;56:60–64.
5. Wilson ME, McClatchey SK, Zimmerman LE. Rhabdomyosarcoma of the ciliary body. *Ophthalmology* 1990;97:1484–1488.
6. Elsas FJ, Mroczek EC, Kelly DR, et al. Primary rhabdomyosarcoma of the iris. *Arch Ophthalmol* 1991;109:982–984.

虹膜和睫状体横纹肌肉瘤

虹膜和睫状体横纹肌肉瘤都较罕见，但仍有记录良好的病例报道。

1. Elsas FJ, Mroczek EC, Kelly DR, et al. Primary rhabdomyosarcoma of the iris. *Arch Ophthalmol* 1991;109:982-984.
2. Wilson ME, McClatchey SK, Zimmerman LE. Rhabdomyosarcoma of the ciliary body. *Ophthalmology* 1990;97:1484-1488.

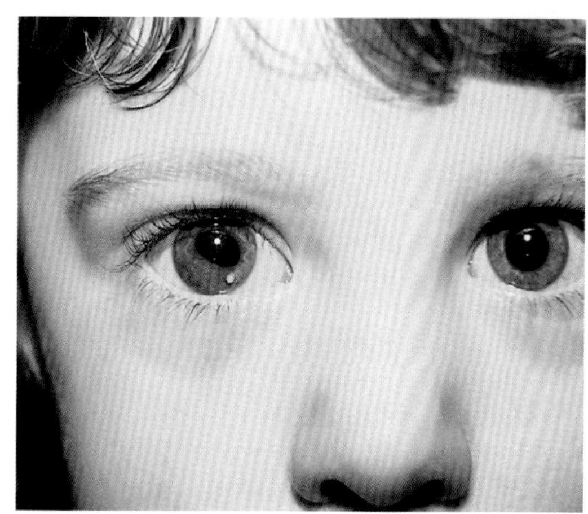

图 14.43　2 岁女孩的面部图像，右眼颞侧下方虹膜出现了肉质肿块

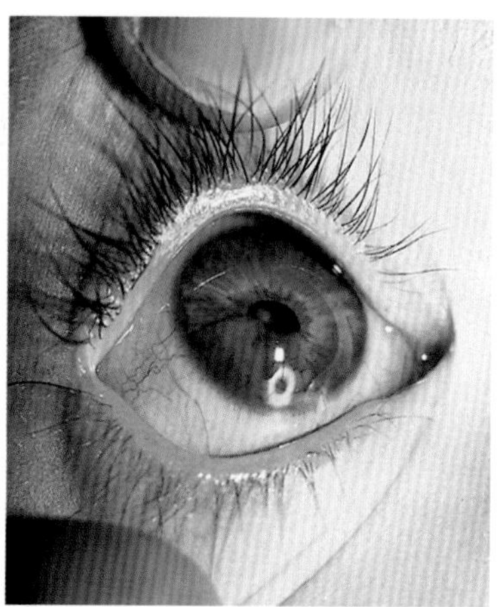

图 14.44　同一虹膜病变的近距离观

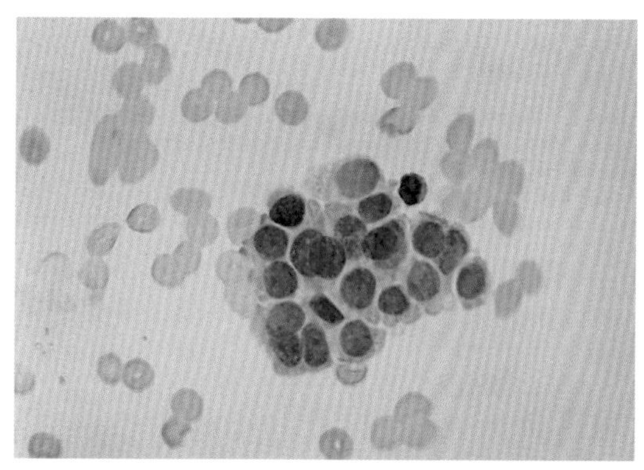

图 14.45　该虹膜病变的细针穿刺活检，观察到一簇恶性细胞。细胞病理学医师没有做出具体诊断，但是并未怀疑到横纹肌肉瘤，没有进行免疫组化检查（巴氏染色×250）。该眼随后被摘除

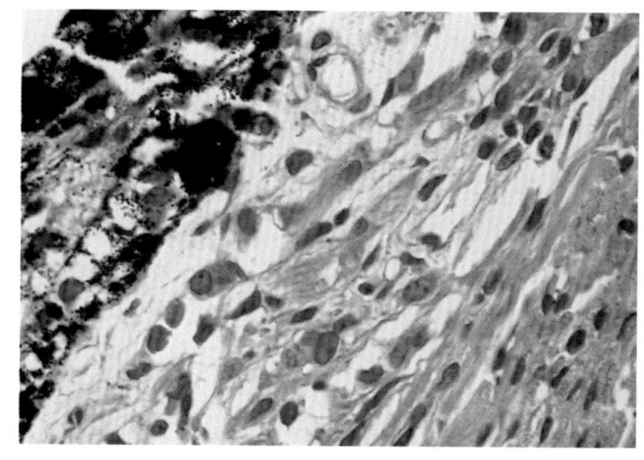

图 14.46　眼球摘除术后，虹膜的显微图像。观察到恶性带细胞，含有丰富的嗜酸性胞质（苏木精-伊红染色×200）

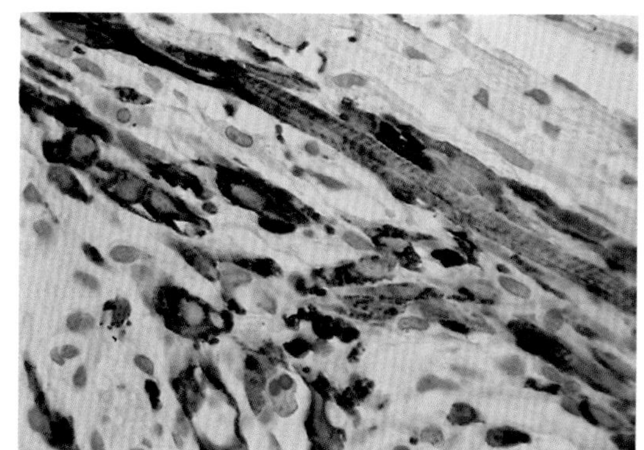

图 14.47　肿瘤的显微图像，在一些肿瘤细胞中观察到横纹样结构（肌特异性肌动蛋白×200）

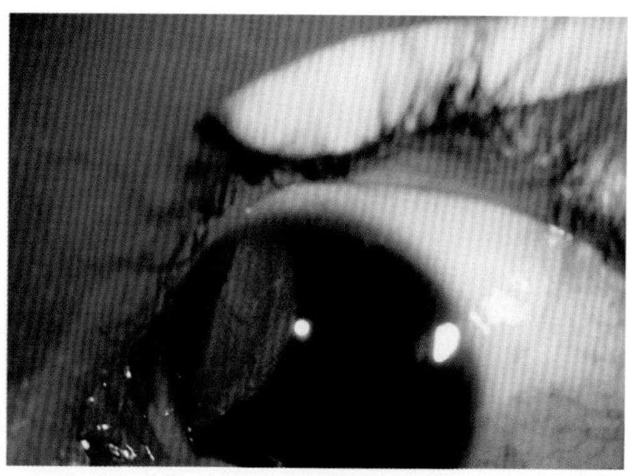

图 14.48　一例 12 岁男孩的睫状体横纹肌肉瘤，注意这个病变类似牛肉样的红色。在眼球摘除术后明确了诊断，但有人推测该类病变可能代表的是畸胎瘤样髓上皮瘤中发生广泛的横纹肌母细胞分化

葡萄膜施万细胞瘤（神经鞘瘤）

总论

在葡萄膜中罕见神经性肿瘤的发生，可能发生的包括施万细胞瘤（神经鞘瘤），神经纤维瘤和原始神经外胚层肿瘤。因为施万细胞瘤和神经纤维瘤在组织病理学上相似，所以一些权威人士倾向于用“良性周围神经鞘瘤”将它们组合在一起。施万细胞瘤是一种良性的外周神经鞘瘤，可生长于身体的各个部位，包括葡萄膜（1-23）。虽然在眼部罕见，它有时可能发生在眼眶、眼睑和结膜。它也可以发生于葡萄膜中的睫状神经的施万细胞，在虹膜，睫状体或脉络膜中均已有报道（1-24）。

临床特征

在葡萄膜的任何部分，施万细胞瘤通常表现为无色素肿块，可能无法与无色素性黑色素瘤区分。少数情况下，它可能为色素性，外观与色素性黑色素瘤完全相同（3）。虽然大多数外周神经鞘的肿瘤发生在患有神经纤维瘤病的患者中，但多数葡萄膜施万细胞瘤为不合并神经纤维瘤病的孤立性病变。

诊断方法

葡萄膜施万细胞瘤的诊断较为困难，因为肿瘤很可能在临床上与葡萄膜黑色素瘤无法区分。荧光血管造影和超声检查的发现与那些无色性葡萄膜黑色素瘤类似，甚至完全相同。然而，施万细胞瘤通常像平滑肌瘤一样透光。FNAB 可能有助于诊断，但我们还没有机会在这类患者中应用。施万细胞瘤中有类似于平滑肌瘤的丰富的胶原蛋白，在 FNAB 检查时可能会影响细胞的抽吸量。

病理

组织病理学上，葡萄膜施万细胞瘤由单纯的施万细胞增殖构成，可能与低度恶性的梭形黑色素瘤细胞类似。然而类神经的外观、部分伴有 Antoni A 和 Antoni B 模式，相当典型，不同于黑色素瘤（2-4）。在一些病例中，脉络膜施万细胞瘤含有色素，使其几乎无法与色素性葡萄膜黑素瘤区分（3）。然而，免疫组织化学会显示神经细胞标记物阳性和黑素瘤特异性抗原的阴性反应。电子显微镜可发现细胞外结缔组织（4）中的长间隔胶原（Luse 体）。

治疗

大多数葡萄膜施万细胞瘤因怀疑黑色素瘤而进行了眼球摘除或放疗。我们已治疗了两例此类患者，均因拟诊脉络膜黑色素瘤而采取了敷贴放疗，随后眼摘而发现为施万细胞瘤。如果临床上怀疑诊断，可行部分板层巩膜葡萄膜切除术，保留眼球（7）。

参考文献

影像学

1. Xian J, Xu X, Wang Z, et al. MR imaging findings of the uveal schwannoma. *AJNR Am J Neuroradiol* 2009;30(4):769–773.

病理

2. Freedman SF, Elner VM, Donev I, et al. Intraocular neurilemmoma arising from the posterior ciliary nerve in neurofibromatosis. Pathologic findings. *Ophthalmology* 1988;95:1559–1564.
3. Shields JA, Font RL, Eagle RC Jr, et al. Melanotic schwannoma of the choroid: immunohistochemistry and electron microscopic observations. *Ophthalmology* 1994;101:843–849.
4. Matsuo T, Notohara K. Choroidal schwannoma: immunohistochemical and electron-microscopic study. *Ophthalmologica* 2000;214:156–160.

治疗

5. Kuchle M, Holbach L, Schlotzer-Schrehardt U, et al. Schwannoma of the ciliary body treated by block excision. *Br J Ophthalmol* 1994;78:397–400.
6. Goto H, Mori H, Shirato S, Usui M. Ciliary body schwannoma successfully treated by local resection. *Jpn J Ophthalmol* 2006;50(6):543–546.
7. Shields JA, Shields CL. Surgical approach to lamellar sclerouvectomy for posterior uveal melanomas: the 1986 Schoenberg Lecture. *Ophthalmic Surg* 1988;19:774–780.

病例报告

8. Donovan BF. Neurilemoma of the ciliary body. *AMA Arch Ophthalmol* 1956;55(5):672–675.
9. Vannas S, Raitta C, Tarkkanen A. Neurilemmoma of the choroid in Recklinghausen's disease. *Acta Ophthalmol Suppl* 1974;123:126–133.
10. Vogel M, Spitznas M, Waubke TN. Leiomyoma of the ciliary body. *Albrecht Von Graefes Arch Klin Exp Ophthalmol* 1978;209(2):89–98.
11. Shields JA, Sanborn GE, Kurz GH, et al. Benign peripheral nerve tumor of the choroid. *Ophthalmology* 1981;88:1322–1329.
12. Packard RB, Harry J. Choroidal neurilemmoma—an unusual clinical misdiagnosis. *Br J Ophthalmol* 1981;65:189–191.
13. Rosso R, Colombo R, Ricevuti G. Neurilemmoma of the ciliary body: report of a case. *Br J Ophthalmol* 1983;67:585–587.
14. Midena E. Neurilemmoma of the ciliary body. *Br J Ophthalmol* 1984;68(4):289.
15. Smith PA, Damato BE, Ko MK, et al. Anterior uveal neurilemmoma—a rare neoplasm simulating malignant melanoma. *Br J Ophthalmol* 1987;71:34–40.
16. Hufnagel TJ, Sears ML, Shapiro M, et al. Ciliary body neurilemoma recurring after 15 years. *Graefes Arch Clin Exp Ophthalmol* 1988;226:443–446.
17. Fan JT, Campbell RJ, Robertson DM. A survey of intraocular schwannoma with a case report. *Can J Ophthalmol* 1995;30:37–41.
18. Pineda R 2nd, Urban RC Jr, Bellows AR, Jakobiec FA. Ciliary body neurilemoma. Unusual clinical findings intimating the diagnosis. *Ophthalmology* 1995;102(6):918–923.
19. Shields JA, Hamada A, Shields CL, et al. Ciliochoroidal nerve sheath tumor simulating a malignant melanoma. *Retina* 1997;17:459–460.
20. Thaller VT, Perinti A, Perinti A. Benign schwannoma simulating a ciliary body melanoma. *Eye (Lond)* 1998;12(Pt 1):158–159.

葡萄膜施万细胞瘤(神经鞘瘤)

21. Kim IT, Chang SD. Ciliary body schwannoma. *Acta Ophthalmol Scand* 1999;77:462–466.
22. Saavedra E, Singh AD, Sears JE, et al. Plexiform pigmented schwannoma of the uvea. *Surv Ophthalmol* 2006;51:162–168.
23. Kiratli H, Ustünel S, Balci S, et al. Ipsilateral ciliary body schwannoma and ciliary body melanoma in a child. *J AAPOS* 2010;14(2):175–177.
24. Huang Y, Wei W. Choroidal schwannoma presenting as nonpigmented intraocular mass. *J Clin Oncol* 2012;30(31):e315–e317.

葡萄膜施万细胞瘤(神经鞘瘤)

葡萄膜施万细胞瘤在临床上与无色素性脉络膜黑色素瘤可能很难区分。尽管施万细胞瘤较黑色素瘤少见,它仍然应被列入所有完全无色素性的葡萄膜黑色素瘤的鉴别诊断中。下面展示了一例被认为是黑色素瘤的脉络膜施万细胞瘤的临床病理联系。

Shields JA, Sanborn GE, Kurz GH, et al. Benign peripheral nerve tumor of the choroid. *Ophthalmology* 1981;88:1322-1329.

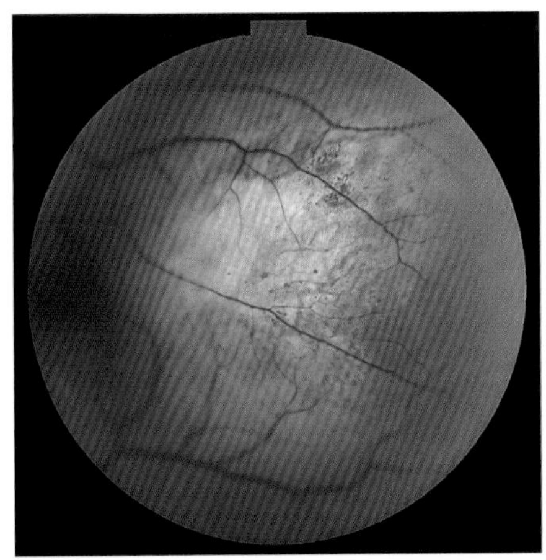

图 14.49　30 岁男性眼底的外观,可见一无色素性脉络膜肿块位于中心凹区的颞侧

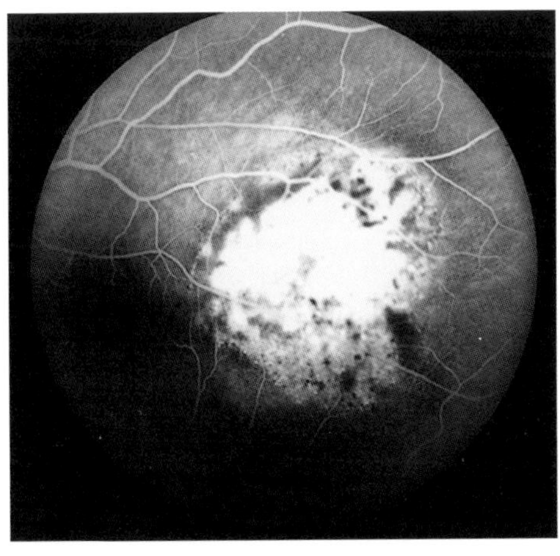

图 14.50　荧光素眼底血管造影晚期,观察到瘤体中较强的高荧光

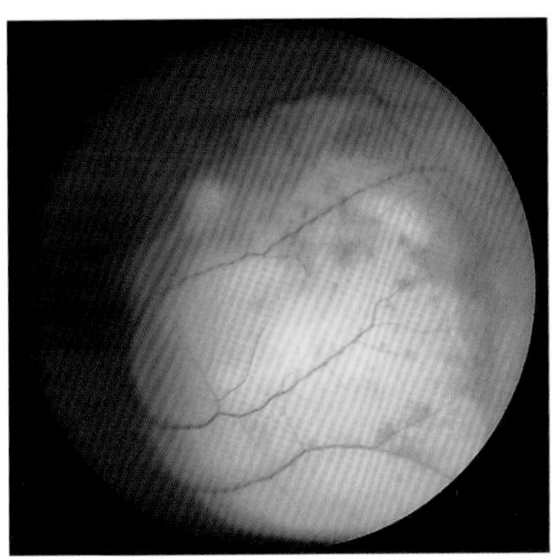

图 14.51　一年后病变的外观,尽管进行了放射敷贴治疗,病变仍然出现了生长

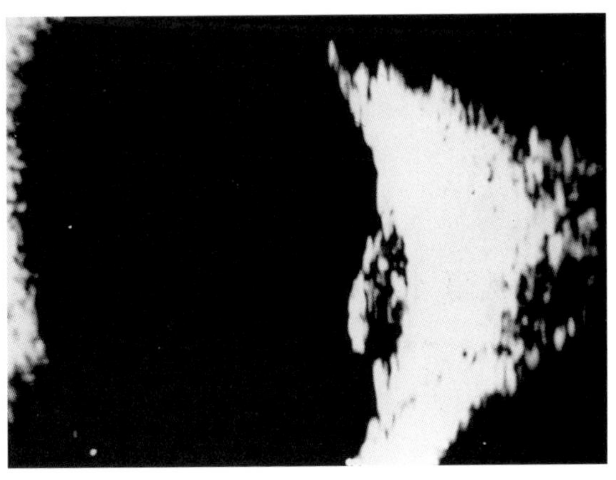

图 14.52　B 型超声图像,显示伴回声挖空征象的肿块,并有脉络膜凹陷

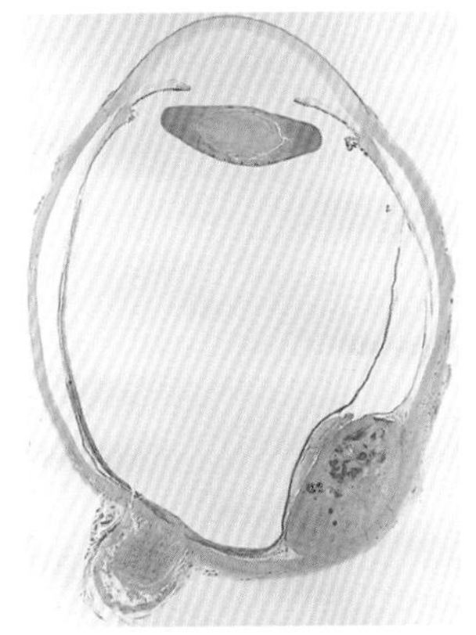

图 14.53　眼球切片的低倍显微图像,显示隆起的脉络膜肿块

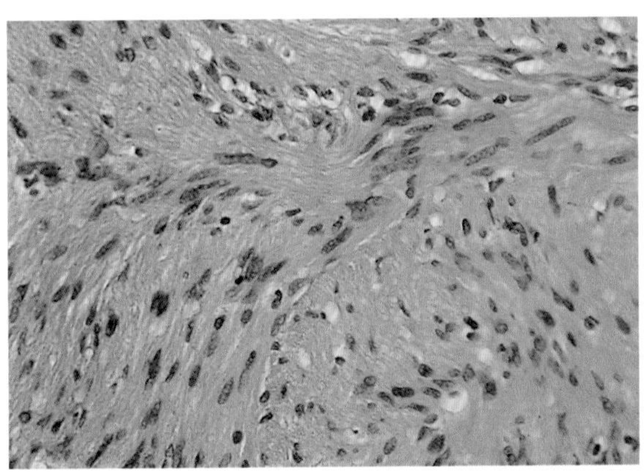

图 14.54　显微镜图像,观察到大量一致的纺锤样细胞,并有丰富的细胞间胶原。电子显微镜证实了肿瘤由施万细胞组成(苏木精-伊红染色×200)

脉络膜黑色素性施万细胞瘤

某些情况下，施万细胞瘤可以为色素性的，在此类情况下，它与黑色素瘤几乎无法区分。下述病例中，一些特殊检查被用以支持黑色素性施万细胞瘤的诊断。

Shields JA, Font RL, Eagle RC Jr, et al. Melanotic schwannoma of the choroid: immunohistochemistry and electron microscopic observations. *Ophthalmology* 1994;101:843-849.

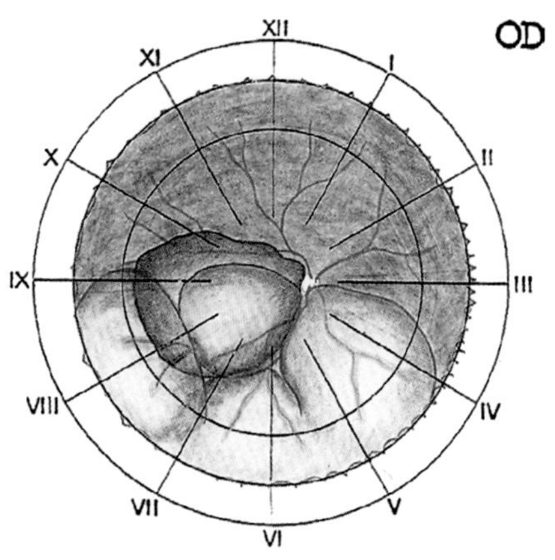

图 14.55 21 岁女性的弥漫性色素性脉络膜肿块的眼底绘图

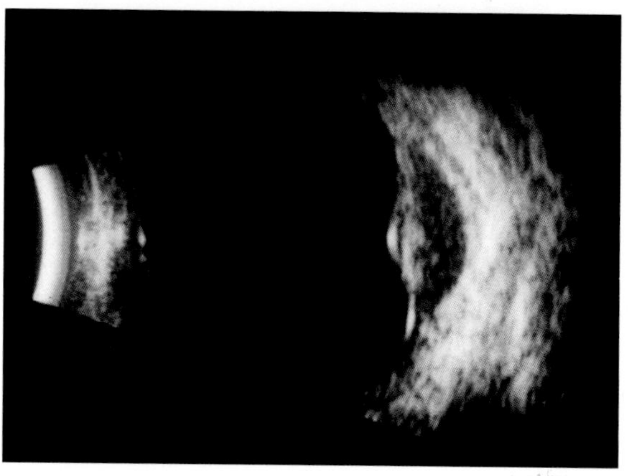

图 14.56 肿块的 B 超图像，显示挖空回声及轻微的脉络膜凹陷

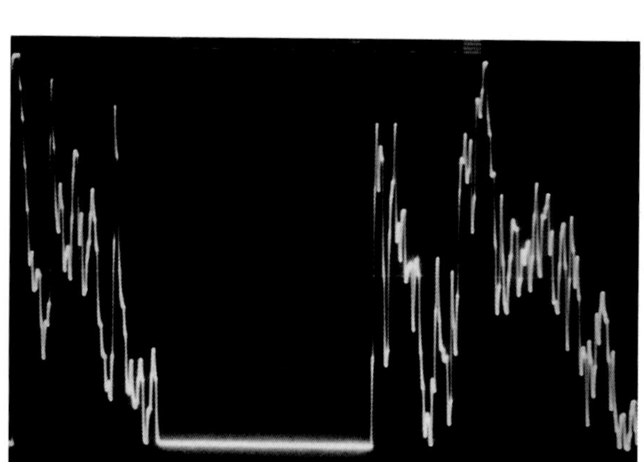

图 14.57 A 型超声，显示肿块内反射幅度的下降

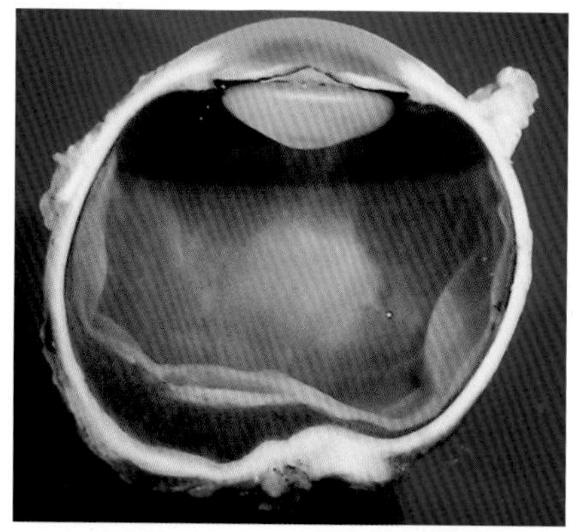

图 14.58 眼球摘除后眼球的切面图，观察到弥漫的色素性脉络膜肿块

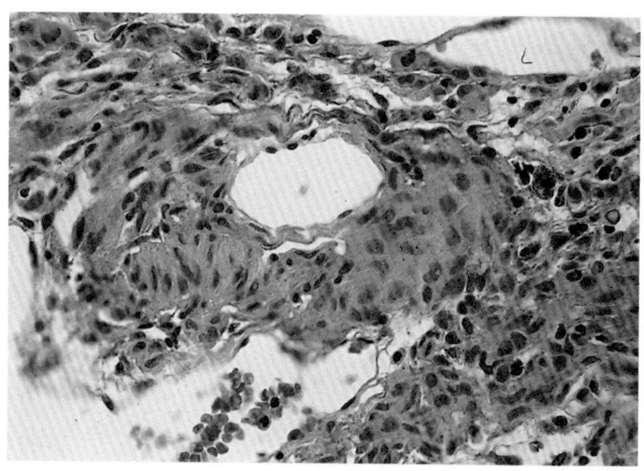

图 14.59 组织病理学，观察到漩涡状排列的良性纺锤样细胞（苏木精-伊红染色×100）

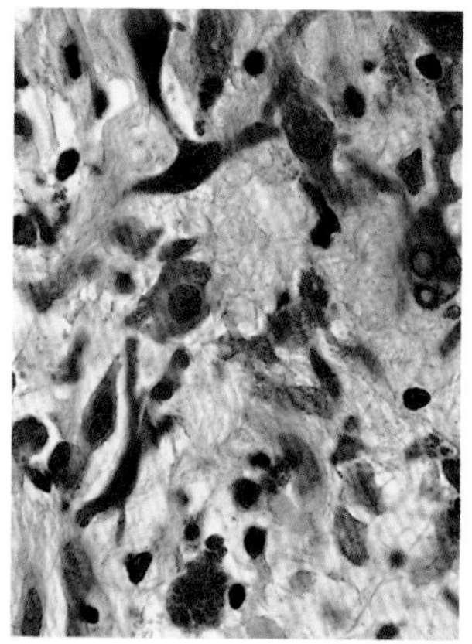

图 14.60 高倍放大的组织病理学，观察到漩涡状排列的良性纺锤样细胞，其中一些细胞质内含有致密的色素（苏木精-伊红染色×300）

葡萄膜神经纤维瘤

总论

神经纤维瘤极少情况下可发生于葡萄膜中，通常与 von Recklinghausen 神经纤维瘤病有关（1-11）。

临床特征

葡萄膜神经纤维瘤表现为无色素肿物，与施万细胞瘤相似，难以与无黑色素性黑色素瘤相鉴别。与施万细胞瘤不同，大多数神经纤维瘤发生在 1 型神经纤维瘤病（NF1）的患者中。值得注意的是在神经纤维瘤病患者中葡萄膜黑色素瘤的发病率也增加（11）。我们看到过患有神经纤维瘤且伴脉络膜肿物的患者，此类患者我们难以在临床上将黑色素瘤与周围神经鞘肿瘤鉴别。在两个这样的病例中，我们进行了 FNAB 检查并确诊了黑色素瘤。葡萄膜的真性结节性神经纤维瘤非常罕见。

NF1 的患者中，葡萄膜神经纤维瘤也可表现为神经细胞和黑色素细胞在葡萄膜的弥漫性浸润。这类肿瘤与弥漫性葡萄膜黑色素瘤相似。不过它通常与 NF1 的其他皮肤体征有关联。该类病变可能比结节性神经纤维瘤更常见。

神经纤维瘤病 1 型的其他葡萄膜表现

为表述的完整性，NF1 中还有其他眼底表现应被提及（3）。虹膜上的 Lisch 结节是该综合征的最常见的眼部表现之一（2）。虽然被人怀疑是神经纤维瘤，但电子显微镜却证实它们是黑色素细胞性错构瘤，与典型的虹膜痣非常相似（6）。然而，它们表现为双侧的色素性隆起，发生于虹膜的前界层，而不是基质深层。NF1 患者的脉络膜也可出现双侧多个色素性病变，每个外观都与典型的脉络膜痣相同（5）。它们可能与先前讨论的孤立性脉络膜痣相同，且可能是虹膜 Lisch 结节的后节表现。此外，我们已经看到几个 NF1 患者出现了网膜血管的肿物，类似视网膜血管增生性肿瘤。

诊断方法

葡萄膜神经纤维瘤的诊断与施万细胞瘤和黑素瘤的诊断方式相同。临床发现神经纤维瘤病的表现提示了可能的诊断。不过，我们认为在神经纤维瘤病患者中葡萄膜黑色素瘤比葡萄膜神经纤维瘤更常见。

病理

眼病理学家可能难以鉴别葡萄膜神经纤维瘤与无色素性黑色素瘤。在组织病理学上，葡萄膜神经纤维瘤由施万细胞和成纤维细胞的增殖共同组成。它也可以非常类似低度恶性的梭形黑色素瘤细胞。如前所述，Lisch 结节由梭形黑色素细胞组成，为类似于葡萄膜黑色素细胞痣的黑色素细胞性错构瘤。

治疗

大多数葡萄膜神经纤维瘤病例因怀疑黑色素瘤而进行了眼球摘除或放疗。Lisch 结节可以仅仅观察，因为它并无明确的恶性倾向。

参考文献

病例系列

1. Brownstein S, Little JM. Ocular neurofibromatosis. *Ophthalmology* 1983;90:1595–1599.
2. Lewis RA, Riccardi VM. Von Recklinghausen neurofibromatosis. Incidence of iris hamartomas. *Ophthalmology* 1981;88:348–354.
3. Huson S, Jones D, Beck L. Ophthalmic manifestations of neurofibromatosis. *Br J Ophthalmol* 1987;71:235–238.
4. Yasunari T, Shiraki K, Hattori H, et al. Frequency of choroidal abnormalities in neurofibromatosis type 1. *Lancet* 2000;16:988–992.

影像学

5. Viola F, Villani E, Nattacci F, et al. Choroidal abnormalities detected by near-infrared reflectance imaging as a new diagnostic criterion for neurofibromatosis 1. *Ophthalmology* 2012;119:369–375.

病理

6. Perry HD, Font RL. Iris nodules in von Recklinghausen's neurofibromatosis. Electron microscopic confirmation of their melanocytic origin. *Arch Ophthalmol* 1982;100:1635–1640.

病例报告

7. Wei WB, Jie Y, Mo J, et al. Clinical characteristics and treatment of neurofibroma of the choroid. *Chin Med J (Engl)* 2012;125(10):1832–1835.
8. Burke JP, Leitch RJ, Talbot JF, et al. Choroidal neurofibromatosis with congenital iris ectropion and buphthalmos: relationship and significance. *J Pediatr Ophthalmol Strabismus* 1991;28:265–267.
9. Klein RM, Glassman L. Neurofibromatosis of the choroid. *Am J Ophthalmol* 1985;99:367–368.
10. Warwar RE, Bullock JD, Shields JA, et al. Coexistence of 3 tumors of neural crest origin: neurofibroma, meningioma, and uveal malignant melanoma. *Arch Ophthalmol* 1998;116:1241–1243.
11. Friedman SM, Margo CE. Choroidal melanoma and neurofibromatosis type 1. *Arch Ophthalmol* 1998;116:694–695.

神经纤维瘤病的葡萄膜受累:Lisch 结节和葡萄膜神经纤维瘤

Lisch 结节在 NF1 的患者中非常常见,并且在患者 10 岁之前就已临床发病。Lisch 结节并不是神经纤维瘤,而是一种色素细胞痣。类似的色素性病变(痣)也经常在 NF1 患者的脉络膜中出现。

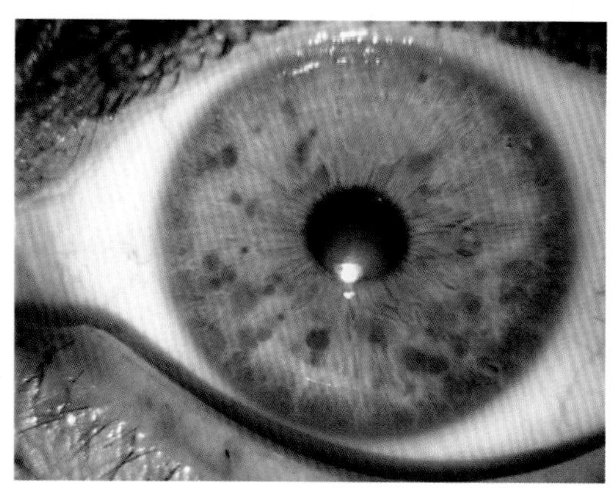

图 14.61 1 型神经纤维瘤病患者典型的 Lisch 结节

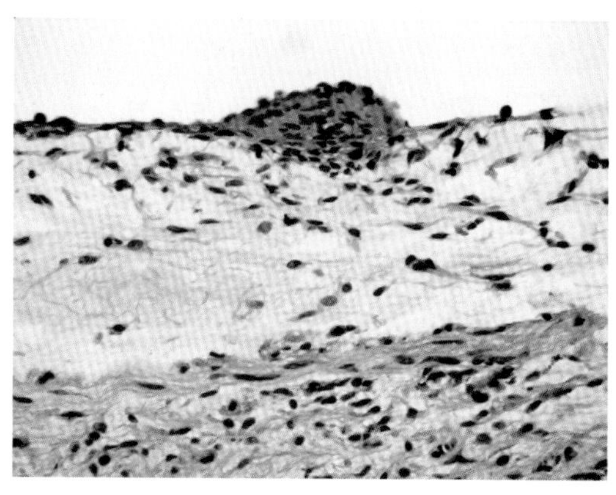

图 14.62 Lisch 结节的组织病理学,显示虹膜前表面由梭形细胞构成的隆起的肿块(苏木精-伊红染色×20)。它们是黑色素细胞错构瘤

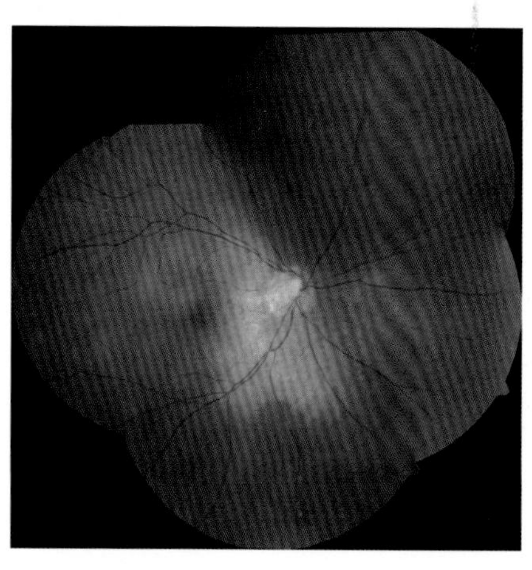

图 14.63 脉络膜神经纤维瘤病。一例神经纤维瘤病患者弥漫性的无色素性脉络膜增厚。还请注意黄色的脉络膜增厚区域内有多发色素性脉络膜痣,它们组织病理学上可能与虹膜的 Lisch 结节类似

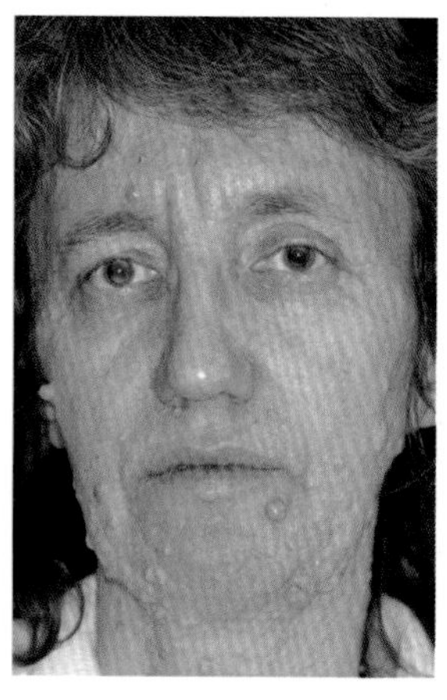

图 14.64 图 14.63 所示患者的面部,可见面部的神经纤维瘤

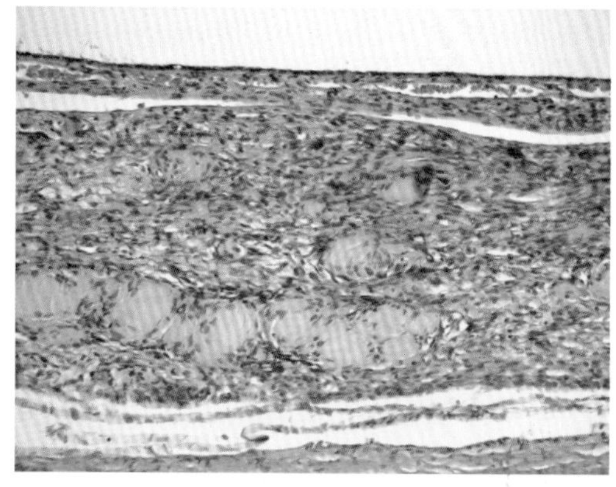

图 14.65 眼内及眼眶丛状神经纤维瘤患者,其弥漫性神经纤维瘤的显微照像,显示脉络膜的弥漫性增厚(苏木精-伊红染色×20)

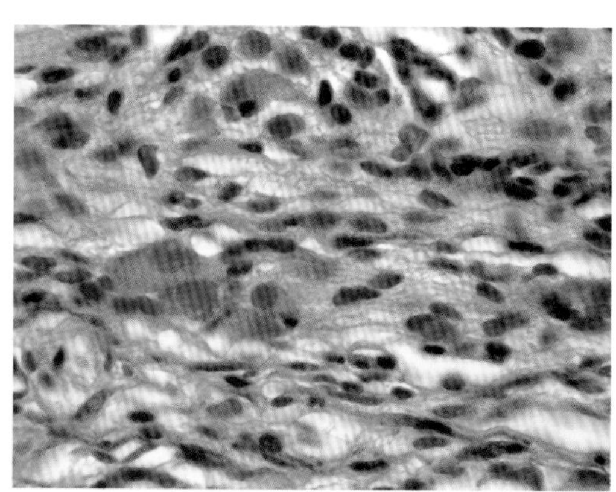

图 14.66 同一患者的弥漫性脉络膜神经纤维瘤的高倍放大图像。使葡萄膜增厚的细胞被认为是神经元和黑色素细胞的组合(苏木精-伊红染色×150)

葡萄膜青少年黄色肉芽肿和朗格罕细胞组织细胞增多症

可累及葡萄膜的组织细胞性异常包括青少年黄色肉芽肿（JXG）和朗格罕细胞组织细胞增多症（LCH）。早期的报道描述了组织细胞增多症 X 和 Letterer-Siwe 病中葡萄膜的受累。可能这些报道中已经在描述 LCH，它是目前对于这三种经典组织细胞增多症 X 最可被接受的术语。JXG、LCH 和其他组织细胞性病变已知可影响眼组织（1-36）。本章的讨论主要集中于 JXG，但是眼内 LCH 和其他肉芽肿性组织细胞疾病极少数情况下可以类似的方式累及眼部。

总论

JXG 是幼儿的特发性良性炎症性疾病，偶发于成年人。在幼儿中，其特征表现为皮肤多个黄色-粉红色丘疹，发展迅速且未经治疗可自行消退。大多数病例局限于皮肤，但是眼部组织的受累可发生在虹膜、后葡萄膜、眼睑、结膜、视神经和眼眶（1-35）。许多眼内 JXG 患者没有皮肤病变的病史。

临床表现

眼内 JXG 的临床表现随受累组织不同而变化。虹膜的累及是最常见的眼内变体，可以从清晰的结节到整个虹膜的弥漫性增厚，颜色可以从肉粉色到浅棕色，肿块中通常可见显著的血管。弥漫性的 JXG 可致虹膜颜色变深，这是由于病变自身的浸润或虹膜的新生血管生成。因此在儿童的获得性虹膜异色症中，JXG 应作为鉴别诊断来考虑。自发性前房积血是 JXG 最常见的眼部并发症，它有时可以诱发继发性青光眼。有自发性前房积血的儿童应该评估 JXG、视网膜母细胞瘤、白血病及其他的可能。虹膜 JXG 有时可见于 NF1 患者，但其两者相关性不明(4,5,12,15)。

病理和发病机制

在组织病理学上，虹膜 JXG 表现为大小不一的、有许多小血管的肿块。浸润由外观正常的组织细胞与炎性细胞组成，后者包括淋巴细胞、嗜酸性粒细胞和多核巨细胞（通常为 Touton 型）。JXG 的发病机制尚不清楚，且没有已知的致病生物。S-100 蛋白的染色为阴性，这可以排除其他组织细胞增多症如 LCH 和 Rosai-Dorfman 窦性组织细胞增多症。与 LCH 相反，JXG 电子显微镜下不会见到细胞质内的 Birbeck 颗粒。

诊断方法

任何儿童中发现葡萄膜病变和典型的皮肤病变，就应当考虑眼内 JXG 的诊断。当虹膜病变的诊断不明确时，可以应用细针抽吸活检从细胞病理学上确定诊断，细胞病理学显示为组织细胞、其他炎症细胞、有时有典型的 Touton 巨细胞（12）。但是值得警惕的是，我们曾经有一例临床上诊断虹膜 JXG 的 6 岁患儿，其活检的细胞病理学为恶性黑色素瘤。在有“牛眼”表现的晚期虹膜 JXG 的病例中，眼球摘除后的组织病理学检查可确立诊断。

治疗

虹膜 JXG 的一些病例是轻微且无症状的，可能在没有治疗或局部应用皮质类固醇后自行消退。然而，较大的、更具进展性的病变通常也对皮质类固醇有反应。我们主要采取全身和局部应用标准剂量的皮质类固醇，在侵袭性更强的病例中，球周注射皮质类固醇可能是必要的。其他方法包括通过虹膜切除术或虹膜睫状体切除术局部切除和放疗，但这些手段现已罕用。

参考文献

小型病例系列

1. Zimmerman LE. Ocular lesions of juvenile xanthogranuloma. Nevoxanthoedothelioma. *Am J Ophthalmol* 1965;60:1011–1035.
2. Harley RD, Romayananda N, Chan GH. Juvenile xanthogranuloma. *J Pediatr Ophthalmol Strabismus* 1982;19:33–39.
3. Karcioglu ZA, Mullaney PB. Diagnosis and management of iris juvenile xanthogranuloma. *J Pediatr Ophthalmol Strabismus* 1997;34:44–51.
4. Ackerman CD, Cohen BA. Juvenile xanthogranuloma and neurofibromatosis. *Pediatr Dermatol* 1991;4:339–340.
5. Cambiaghi S, Restano L, Caputo R. Juvenile xanthogranuloma associated with neurofibromatosis 1: 14 patients without evidence of hematologic malignancies. *Pediatr Dermatol* 2004;21:97–101.

影像学

6. Lichter H, Yassur Y, Barash D, et al. Ultrasound biomicroscopy in juvenile xanthogranuloma of the iris. *Br J Ophthalmol* 1999;83(3):375–376.
7. Danzig C, Shields CL, Mashayekhi A, et al. Fluorescein angiography of iris juvenile xanthogranuloma. *J Pediatr Ophthalmol Strabismus* 2008;45(2):110–112.
8. Manjandavida FP, Arepalli S, Tarlan B, et al. Optical coherence tomography characteristics of epi-iridic membrane in a child with recurrent hyphema and presumed juvenile xanthogranuloma. *J AAPOS* 2014;18(1):93–95.

病理/细胞学

9. Schwartz LW, Rodrigues MM, Hallett JW. Juvenile xanthogranuloma diagnosed by paracentesis. *Am J Ophthalmol* 1974;77:243–246.

葡萄膜青少年黄色肉芽肿和朗格罕细胞组织细胞增多症

10. Shields JA, Eagle RC, Shields CL, et al. Iris juvenile xanthogranuloma studied by immunohistochemistry and flow cytometry. *Ophthalmic Surg Lasers* 1997;98:40–44.
11. Zamir E, Wang RC, Krishnakumar S, et al. Juvenile xanthogranuloma masquerading as pediatric chronic uveitis: a clinicopathologic study. *Surv Ophthalmol* 2001;46:164–171.
12. Shields CL, Manquez ME, Mashayekhi A, et al. Fine needle aspiration biopsy of iris tumors in 100 consecutive cases. Technique and complications. *Ophthalmology* 2006;113:2080–2086.

治疗

13. Casteels I, Olver J, Malone M, et al. Early treatment of juvenile xanthogranuloma of the iris with subconjunctival steroids. *Br J Ophthalmol* 1993;77:57–60.

病例报告

14. DeBarge LR, Chan CC, Greenberg SC, et al. Chorioretinal, iris, and ciliary body infiltration by juvenile xanthogranuloma masquerading as uveitis. *Surv Ophthalmol* 1994;39:65–71.
15. Algros MP, Laithier V, Montard M, et al. Juvenile xanthogranuloma of the iris as the first manifestation of a neurofibromatosis. *J Pediatr Ophthalmol Strabismus* 2003; 40:166–167.
16. Bruner WE, Stark WJ, Green WR. Presumed juvenile xanthogranuloma of the iris and ciliary body in an adult. *Arch Ophthalmol* 1982;100:457–459.
17. Smith ME, Sanders TE, Bresnick GH. Juvenile xanthogranuloma of the ciliary body in an adult. *Arch Ophthalmol* 1969;81:813–814.
18. Parmley VC, George DP, Fannin LA. Juvenile xanthogranuloma of the iris in an adult. *Arch Ophthalmol* 1998;116:377–379.
19. Vijayalakshmi P, Shetty S, Jethani J, et al. Bilateral spontaneous hyphema in juvenile xanthogranuloma. *Ind J Ophthalmol* 2006;54:45–46.
20. Hildebrand GD, Timms C, Thompson DA, et al. Juvenile xanthogranuloma with presumed involvement of the optic disc and retina. *Arch Ophthalmol* 2004;122: 1551–1555.
21. Rad AS, Kheradvar A. Juvenile xanthogranuloma: concurrent involvement of skin and eye. *Cornea* 2001;20:760–762.
22. Raz J, Sinnreich Z, Freund M, et al. Congenital uveal xanthogranuloma. *J Pediatr Ophthalmol Strabismus* 1999;36:344–346.
23. Parmley VC, George DP, Fannin LA. Juvenile xanthogranuloma of the iris in an adult. *Arch Ophthalmol* 1998;116:377–379.
24. Wertz FD, Zimmerman LE, McKeown CA, et al. Juvenile xanthogranuloma of the optic nerve, disc, retina, and choroid. *Ophthalmology* 1982;89:1331–1335.
25. Hadden OB. Bilateral juvenile xanthogranuloma of the iris. *Br J Ophthalmol* 1975;59:699–702.
26. 21. Kim IT, Lee SM. Choroidal Langerhans' cell histiocytosis. *Acta Ophthalmol Scand* 2000;78:97–100.
27. Walton DS. Juvenile xanthogranuloma. *J Pediatr Ophthalmol Strabismus* 2005;42(3): 192.
28. Lahav M, Albert DM. Unusual ocular involvement in acute disseminated histiocytosis X. *Arch Ophthalmol* 1974;91:455–458.
29. Rupp RH, Holloman KR. Histiocytosis X affecting the uveal tract. *Arch Ophthalmol* 1970;84:468–470.
30. Angell LK, Burton TC. Posterior choroidal involvement in Letterer-Siwe disease. *J Pediatr Ophthalmol Strabismus* 1978;15:79–81.
31. Mittelman D, Apple DJ, Goldberg MF. Ocular involvement in Letterer-Siwe disease. *Am J Ophthalmol* 1973;75:261–265.
32. Bjornsson S, Sperry H, Barcos MP, et al. Blindness in a patient with malignant histiocytosis. *Cancer* 1977;39:1752–1757.
33. Borne MJ, Gedde SJ, Augsburger JJ, et al. Juvenile xanthogranuloma of the iris with bilateral spontaneous hyphema. *J Pediatr Ophthalmol Strabismus* 1996;33(3):196–197.
34. Sukavatcharin S, Cursino S, Li G, et al. Xanthogranuloma of the iris simulating melanoma in an adult. *Am J Ophthalmol* 2007;143(3):529–531.
35. Longmuir S, Dumitrescu A, Kwon Y, et al. Juvenile xanthogranulomatosis with bilateral and multifocal ocular lesions of the iris, corneal scleral limbus, and choroid. *J AAPOS* 2011;15(6):598–600.
36. Shields CL, Hogarty MD, Kligman B, et al. Langerhans cell histiocytosis of the uvea with with neovascular glaucoma. Diagnosis by needle biopsy and management with intraocular bevacizumab and brachytherapy. *J Am Assoc Ped Ophthalm Strab* 2010;14(6):534–537.

虹膜青少年黄色肉芽肿：临床特征以及对治疗的反应

Danzig C, Shields CL, Mashayekhi A, et al. Fluorescein angiography of iris juvenile xanthogranuloma. *J Pediatr Ophthalmol Strabismus* 2008; 45(2):110-112.

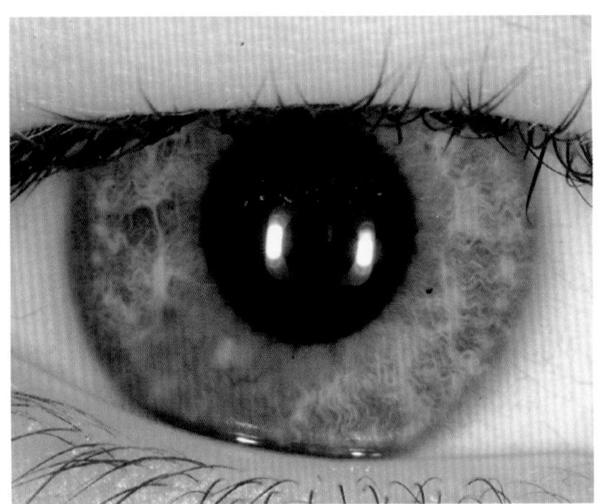

图 14.67　6 岁女孩的虹膜青少年黄色肉芽肿。表现为棕褐色肿块

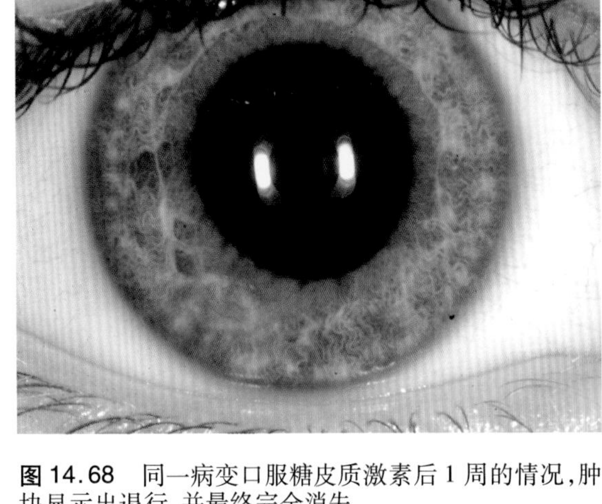

图 14.68　同一病变口服糖皮质激素后 1 周的情况，肿块显示出退行，并最终完全消失

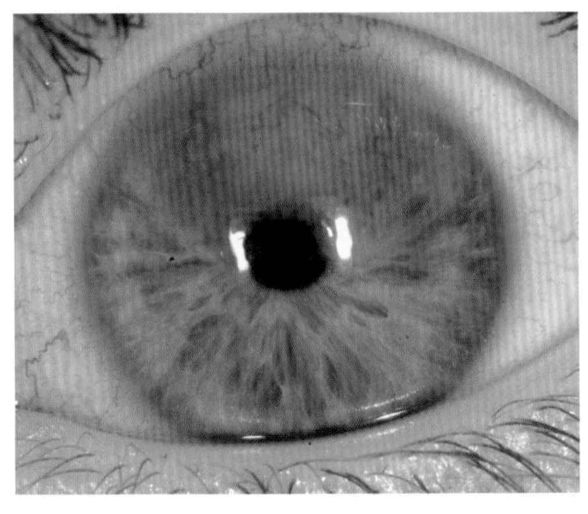

图 14.69　4 岁男孩的虹膜上方青少年黄色肉芽肿

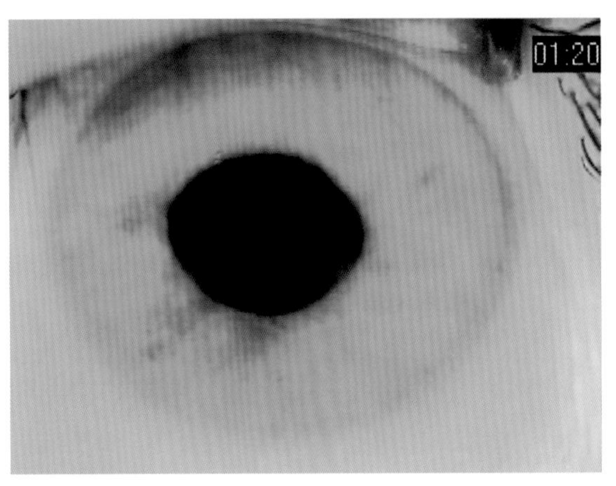

图 14.70　图 14.69 所示病变的彩色荧光血管造影。注意上方肿块以及整个虹膜显示强荧光，这是青少年黄色肉芽肿有别于孤立黑色素细胞性病变的特征

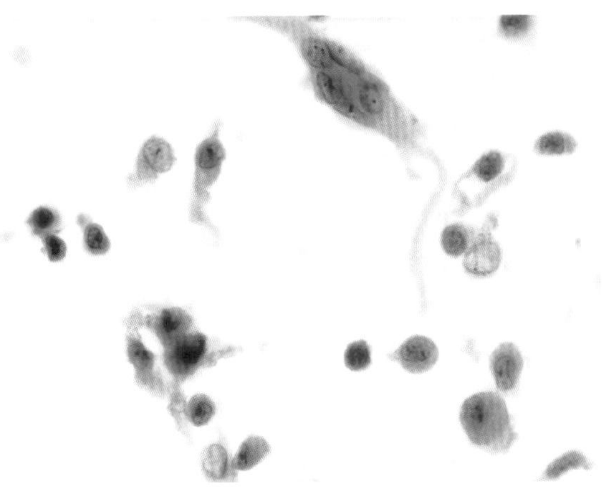

图 14.71　图 14.69 所示病变经细针活检的细胞病理学，发现符合青少年黄色肉芽肿的组织细胞

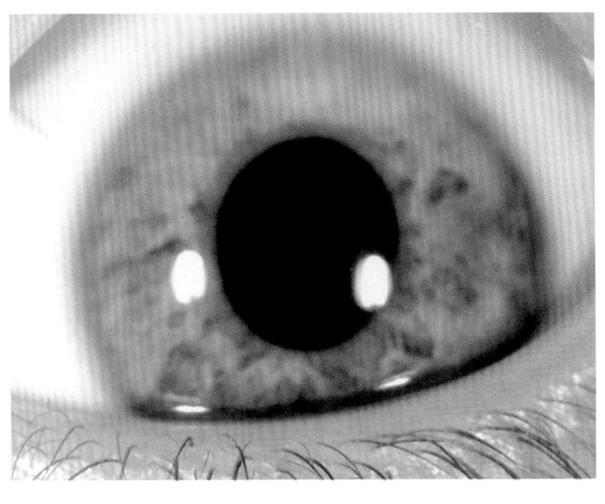

图 14.72　开始口服糖皮质激素后图 14.69 所示病变的外观。病变最终消失

葡萄膜青少年黄色肉芽肿和朗格罕细胞组织细胞增多症

除了较常见的 JXG，LCH 也可累及葡萄膜，特别是后部的葡萄膜组织。

Shields CL, Hogarty MD, Kligman B, et al. Langerhans cell histiocytosis of the uvea with neovascular glaucoma. Diagnosis by needle biopsy and management with intraocular bevacizumab and brachytherapy. *J Am Assoc Ped Ophthalm Strab* 2010;14(6):534-537.

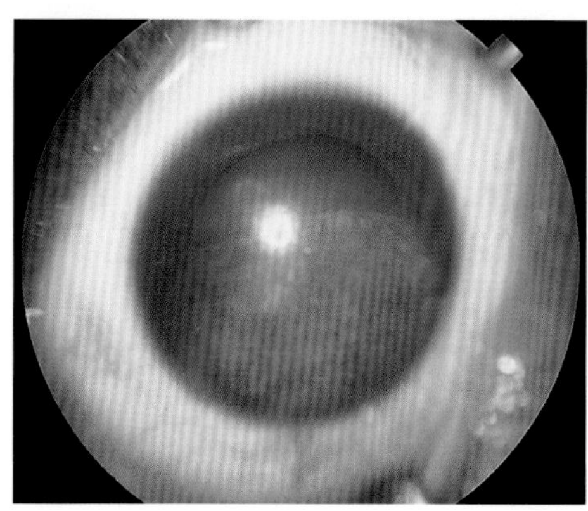

图 14.73　19 个月龄患儿的虹膜青少年黄色肉芽肿。病变对糖皮质激素没有反应，并且穿刺活检无法做出诊断，因为存在恶性肿瘤的可能，所以通过虹膜切除术将病变切除

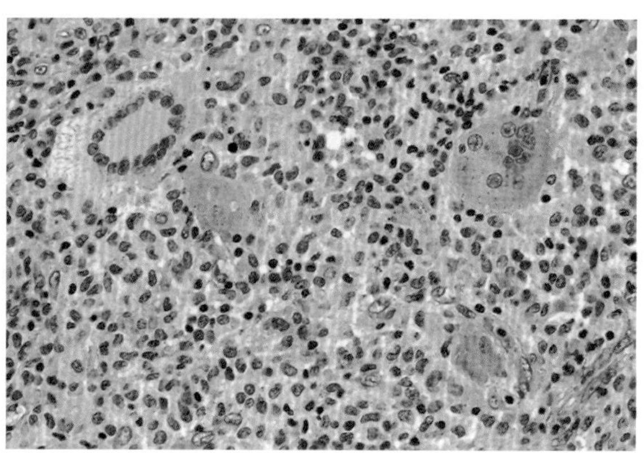

图 14.74　图 14.73 所示病变的组织病理学，显示肉芽肿性炎症，以及一个典型的 Touton 巨细胞（苏木精-伊红染色×200）

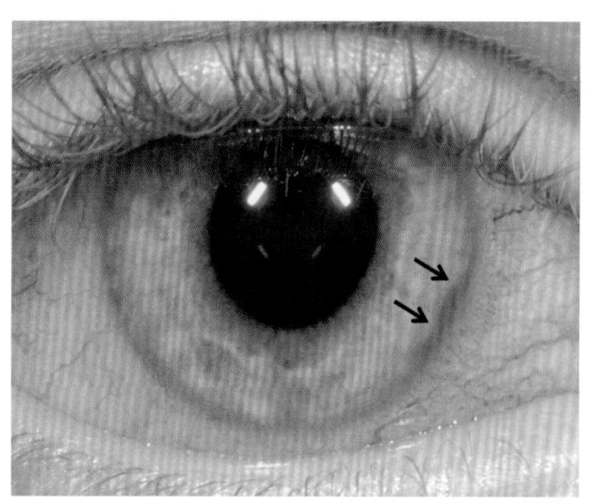

图 14.75　患有朗格罕细胞增多症的 6 岁男孩，患儿有虹膜肿块及畏光症状

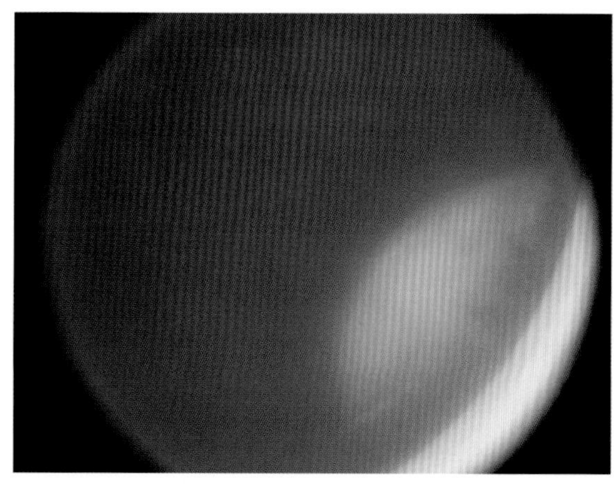

图 14.76　眼底观察到一个黄色的脉络膜肿块

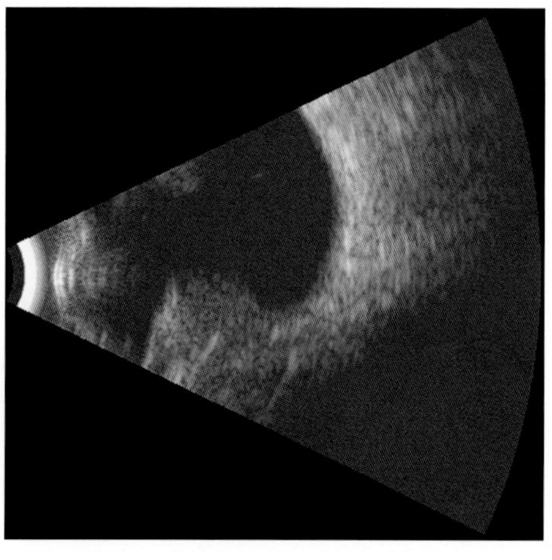

图 14.77　超声检查证实为实质性肿块

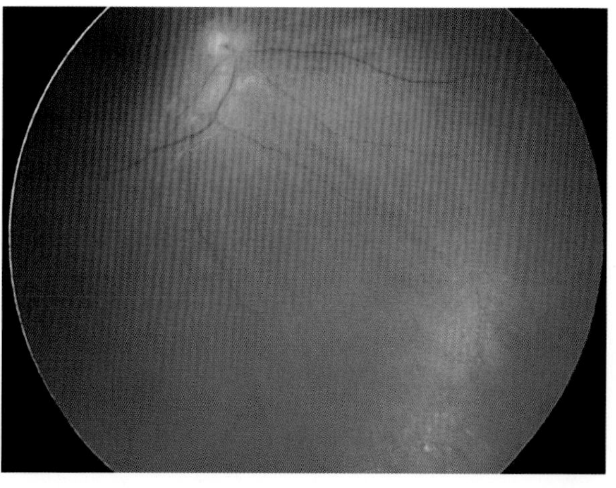

图 14.78　敷贴放射治疗后，肿块消退，畏光的症状消失

纤维组织细胞瘤、原始神经外胚层肿瘤和其他组织细胞肿瘤

某些罕见的各类葡萄膜肿瘤在其他地方很少提及，我们在此补充完善(1-7)。下图所示两种分别为是纤维组织细胞瘤和原始神经外胚层肿瘤(PNET)。我们发现了葡萄膜纤维组织细胞瘤病例中的孤立性纤维性肿瘤，以及在眼眶中更为常见 Rosai-Dorfman 病变。这些罕见的病变可以表现出大的无色素性脉络膜肿物，类似无黑色素性黑色素瘤、施万细胞瘤或平滑肌瘤。PNET 也是罕见的，可以写入神经肿瘤的章节。我们发现过一个病例似乎符合葡萄膜 PNET。

参考文献

病例报告

1. Mittelman D, Apple DJ, Goldberg MF. Ocular involvement in Letterer-Siwe disease. *Am J Ophthalmol.* 1973;75:261–265.
2. Bjornsson S, Sperry H, Barcos MP, et al. Blindness in a patient with malignant histiocytosis. *Cancer* 1977;39:1752–1757.
3. Angell LK, Burton TC. Posterior choroidal involvement in Letterer-Siwe disease. *J Pediatr Ophthalmol Strabismus* 1978;15:79–81.
4. Croxatto JO, D'Alessandro C, Lombardi A. Benign fibrous tumor of the choroid. *Arch Ophthalmol* 1989;107(12):1793–1796.
5. Lam DS, Chow LT, Gandhi SR, et al. Benign fibrous histiocytoma of the choroid. *Eye (Lond)* 1998;12(Pt 2):208–211.
6. Park JK, Palexas GN, Streeten BW, et al. Ocular involvement in familial erythrophagocytic lymphohistiocytosis. *Graefes Arch Clin Exp Ophthalmol* 1997;235:647–652.
7. Grossniklaus HE, Shehata B, Sorensen P, et al. Primitive neuroectodermal tumor/Ewing sarcoma of the retina. *Arch Pathol Lab Med* 2012;136(7):829–831.

各种葡萄膜肿瘤：纤维组织细胞瘤和原始神经外胚层肿瘤

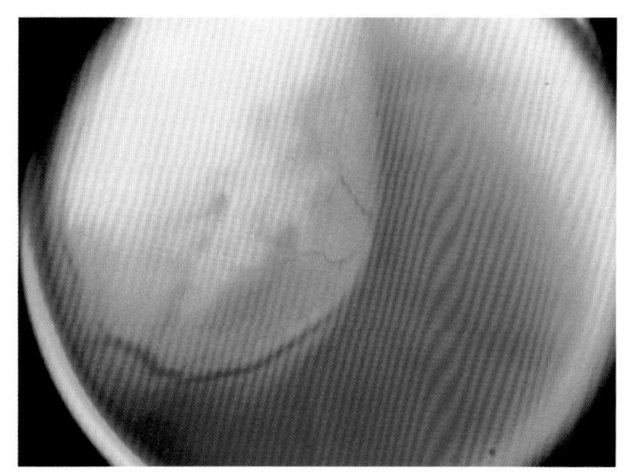

图 14.79 脉络膜纤维组织细胞瘤。眼底表现为非色素性脉络膜肿块。该侧眼因为怀疑非黑色素性黑色素瘤而行眼球摘除

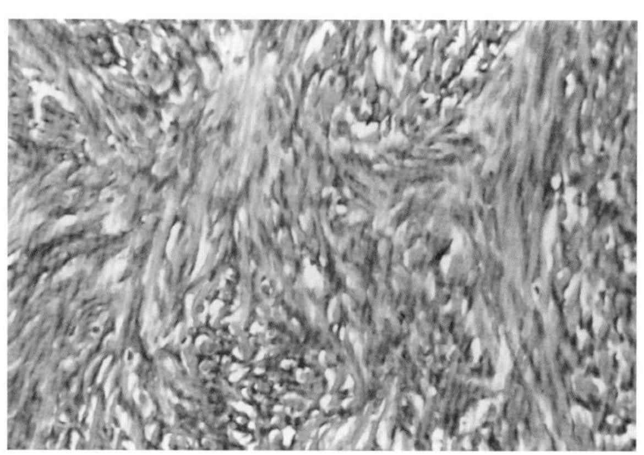

图 14.80 图 14.79 所示病变的组织病理学，观察到轮辐状排列的良性纺锤样细胞。特殊检查支持了纤维组织细胞瘤的诊断

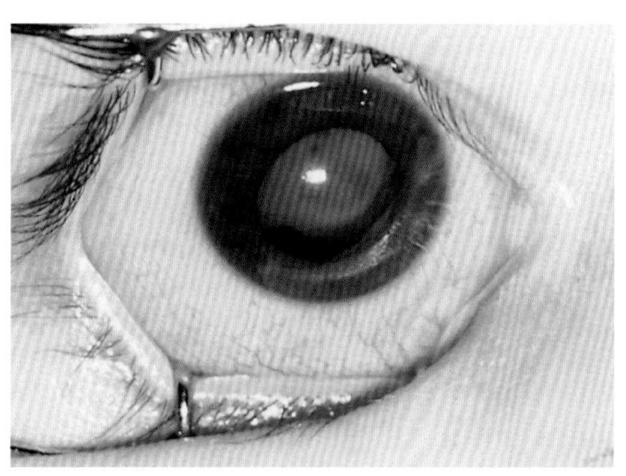

图 14.81 16 个月龄的女性患儿中不寻常的眼内肿瘤，可能是睫状体和周边脉络膜的原始神经外胚层肿瘤。临床上表现为肉粉色外周眼底肿块，该患儿出生时曾从颈部切除一类似肿瘤。（OscarCroxatto，MD 提供）

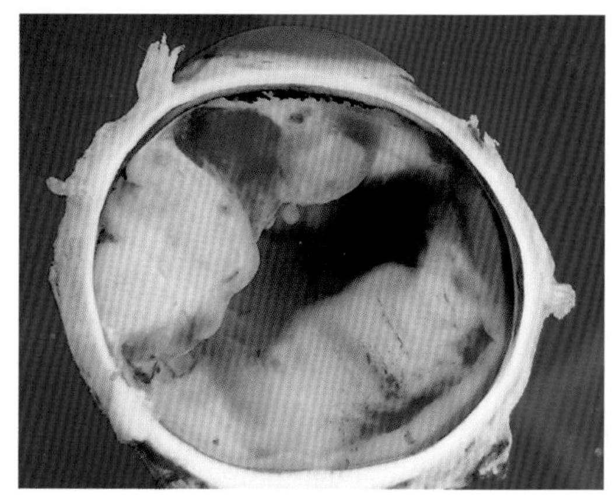

图 14.82 图 14.81 所示眼球摘除后的切面图像。注意睫状体和外周脉络膜的穹顶状团块，伴有渗出性的视网膜脱离和晶状体半脱位。（OscarCroxatto 医师提供）

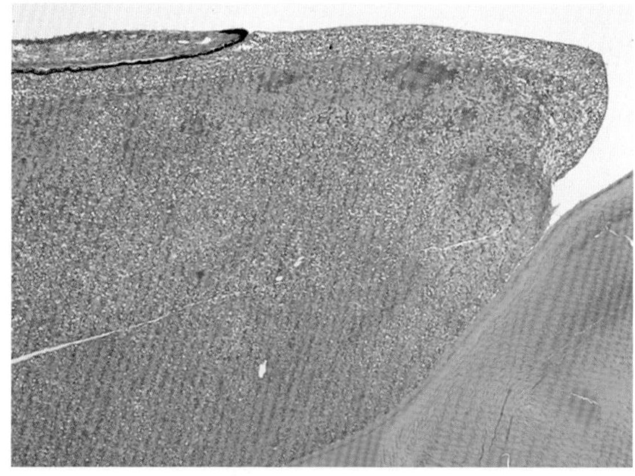

图 14.83 该肿瘤的显微图像，显示一个源自睫状体区的肿块（苏木精-伊红染色×25）

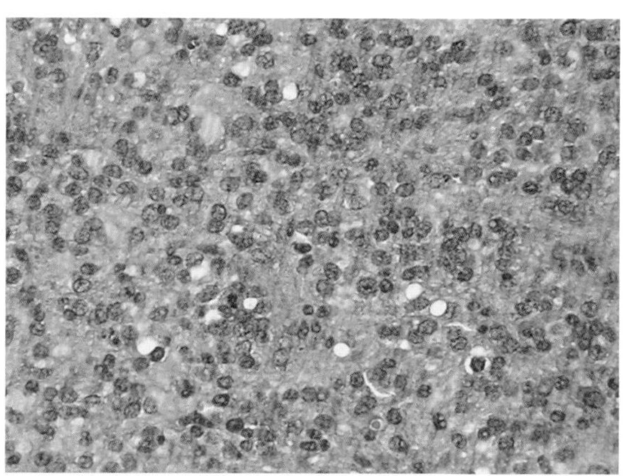

图 14.84 显微镜下显示分化较差的细胞层。虽然眼科病理学医师之间没有达成统一的意见，但是根据组织病理学和免疫组织化学的发现，大多数倾向于原始神经外胚层肿瘤的诊断（苏木精-伊红染色×200）

（胡正萍　李芸　译）

PART

第二篇

视网膜与视盘肿瘤

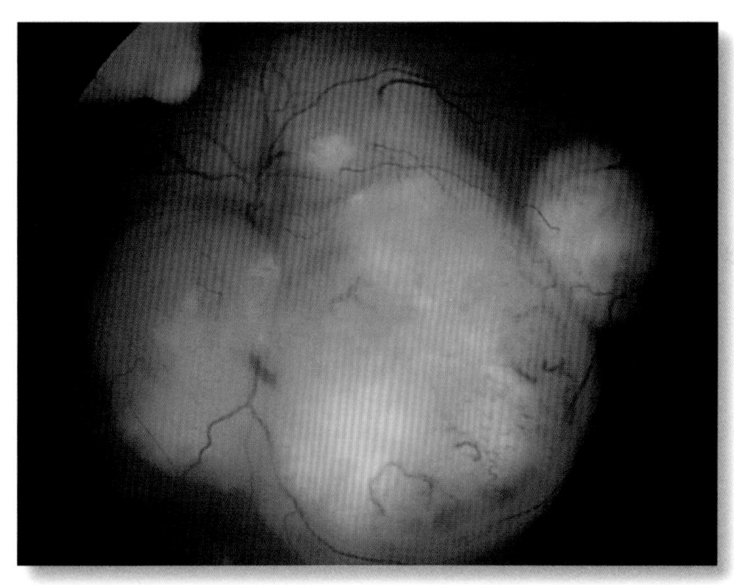

第15章

视网膜母细胞瘤：总论、遗传学、临床特征及分类

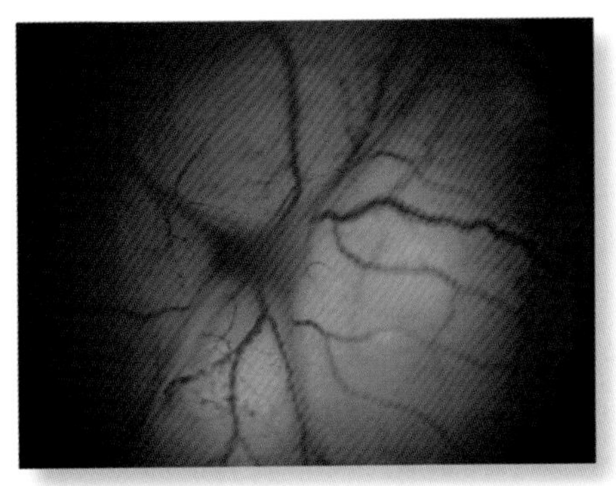

总论

视网膜母细胞瘤是儿童时期最常见的眼内恶性肿瘤(1-45)，发病率为1/150 00活产儿。该病最早的临床表现隐匿，一般为无痛性白瞳症，之后会威胁患者的生命(1,2)。如果不及时治疗，视网膜母细胞瘤会在1至2年内导致患儿死亡。晚期病变的巨大肿瘤会侵入周围的组织结构，有着巨大的转移风险。在世界范围内，视网膜母细胞瘤的生存率与经济发展水平呈平行关系，在非洲约30%，在亚洲约60%，在拉丁美洲约80%，而在欧洲与北美则达到95%到97%(1)。

遗传学

视网膜母细胞瘤来源于体细胞或生殖细胞13号染色体的基因突变(3-8)。所有双眼发病或遗传型视网膜母细胞瘤均有生殖细胞突变。单眼视网膜母细胞瘤则15%为生殖细胞突变，85%为体细胞突变。部分生殖细胞突变的患者可以表现出13q综合征的明显临床症状，并有患松果体母细胞瘤和第二肿瘤的风险。

从胚胎学、解剖学和免疫学的观点来看，松果体母细胞瘤和其他的鞍旁肿瘤都是类似于视网膜母细胞瘤的肿瘤(9-16)。这种恶性肿瘤往往发生于有生殖细胞突变的患者。遗传型视网膜母细胞瘤通常在1岁以内发病，几乎都在5岁之内发病(14)。双眼视网膜母细胞瘤和松果体母细胞瘤的结合被称为三侧性视网膜母细胞瘤。这个术语不够准确，因为有些松果体母细胞瘤的患者仅有单眼视网膜母细胞瘤，或未见视网膜母细胞瘤。

患儿终生都有出现第二肿瘤的风险(17-21)。最常见的第二肿瘤包括长骨的骨肉瘤、软组织肉瘤以及皮肤黑色素瘤。生殖细胞突变的患者如果在第二肿瘤中幸存下来，还有可能出现第三、第四和第五肿瘤。全身化疗可降低视网膜母细胞瘤患儿罹患第二肿瘤的长期风险(21)。

临床特征

视网膜母细胞瘤的临床特征表现取决于肿瘤的发

展程度(22-45)。大多数情况下,患儿在3岁以内确诊。然而,这种肿瘤也有可能会在十几岁之后或成年时期才被发现(29,30)。在美国,视网膜母细胞瘤最常见的初诊症状包括白瞳症(56%)、斜视(24%)以及低视力(8%)(22)。美国一组对1200只视网膜母细胞瘤患眼展开的队列研究发现患者就诊平均年龄为15个月,其中男性占51%,女性占49%。单眼发病占53%,双眼发病占47%(23)。而另一种情况是,在非洲部分地区,这种恶性肿瘤最常表现为牛眼症(56%)和白瞳症(32%)。往往需要双侧眼球摘除,且死亡风险很高(24)。

临床上,视网膜母细胞瘤早期表现为小而透明的视网膜神经感觉层病变。在眼底检查中容易被忽略。随着肿瘤生长,开始变为不透明的白色病灶,并出现扩张的滋养动脉和引流静脉,可能发生继发性视网膜脱离。最常见的初始临床特征表现为白色瞳孔区反光,称之为白瞳症。随着肿瘤变大,肿瘤会离开其视网膜内的位置,并且呈现为外生型或内生型生长模式,或是二者都有。外生型生长模式的特点是肿瘤向外朝向视网膜下腔生长,并伴有表面视网膜脱离。内生型生长模式的特点是肿瘤向其表面玻璃体腔发生种植,严重的玻璃体种植有时使得视网膜窥不清。罕见的情况下,视网膜母细胞瘤瘤体内会出现空腔,提示肿瘤为低度恶性(36)。

比较少见的弥漫浸润型生长模式表现为瘤体扁平或略微隆起生长(31)。虽然弥漫性视网膜母细胞瘤通常位于后极部视网膜,在极少数情况下,瘤体可在锯齿缘附近和睫状体部位出现,而不累及后极部(32)。视网膜母细胞瘤可在约17%的病例中导致继发性青光眼,通常是由于虹膜新生血管和继发性房角关闭引起(33)。虹膜新生血管会导致自发性前房积血,这是一种较为少见的初诊体征。眼内视网膜母细胞瘤的坏死性炎症可引起或伪装成眼眶蜂窝织炎表现(34)。晶状体通常透明、在位,但少数情况下可有白内障或晶状体脱位。视网膜母细胞瘤的晚期病例可以向巩膜外蔓延,表现为进展的侵蚀性肿块。

自发消退

大约3%的视网膜母细胞瘤病例可发生自发消退(37-40)。起初,自发消退的视网膜母细胞瘤被认为早期具有一些比较典型的临床特征。后来有人描述了一种视网膜母细胞瘤的良性变异体,称为视网膜细胞瘤或视网膜瘤。我们倾向于将瘤体增长到一定程度然后消退者,称之为自发消退性视网膜母细胞瘤。瘤体增长到一定程度然后稳定者,称之自发停滞性视网膜母细胞瘤(1)。

视网膜母细胞瘤国际分期

目前在大部分视网膜母细胞瘤治疗中心均使用国际分期(41-43)(表15.1)。该分期的细节及其对保眼治疗包括静脉化疗和及介入化疗等预后的预测已被广泛报道(44,45)。该分期已汇总在下表中。

表15.1 视网膜母细胞瘤国际分期

组别	费城版本	洛杉矶版本
A	Rb≤3mm	Rb≤3mm,距黄斑中心凹至少3mm,距视盘至少1.5mm无种植
B	Rb>3mm或 • 位于黄斑(瘤体距黄斑中心凹<3mm)或 • 邻近视盘(瘤体距视盘<1.5mm)或 • 伴有SRF	不符合A组标准的、没有玻璃体或视网膜下种植的任意大小或位置的瘤体。少量视网膜下积液,距肿瘤边缘5mm以内
C	Rb伴有SRS和(或)VS • SRS距瘤体≤3mm或 • VS距瘤体≤3mm	任意大小或位置的肿瘤,伴有局灶性玻璃体或视网膜下种植。种植必须是局限性的、细小的。理论上这些种植可以被巩膜敷贴处理。可伴局限于一个象限内的视网膜下液
D	Rb伴有SRS和(或)VS • SRS距瘤体>3mm或 • VS距瘤体>3mm	巨大内生型或外生型肿瘤,出现弥漫性玻璃体或视网膜下种植。种植范围比C组广泛。视网膜脱离范围超过1个象限。
E	Rb出现以下情况: • 瘤体>50%眼球或 • 新生血管性青光眼或 • 屈光介质混浊或 • 侵犯视神经、脉络膜、巩膜、眼眶和前房	瘤体巨大伴有眼球解剖或功能性损害,具有以下一种或多种情况: • 新生血管性青光眼 • 大量眼内出血 • 无菌性眶蜂窝织炎 • 瘤体突破至玻璃体前界膜前 • 肿瘤接触晶状体 • 弥漫浸润型肿瘤 • 眼球萎缩

Rb,视网膜母细胞瘤;SRF,视网膜下积液;SRS,视网膜下种植;VS,玻璃体种植

以下章节描述并说明了视网膜母细胞瘤的临床特征、诊断方法、治疗以及鉴别诊断

参考文献

流行病学

1. Kivela T. The epidemiological challenge of the most frequent eye cancer: retinoblastoma, an issue of birth and death. *Br J Ophthalmol* 2009;93:1129–1131.
2. Wong JR, Tucker MA, Kleinerman RA, et al. Retinoblastoma incidence patterns in the US Surveillance, Epidemiology, and End Results program. *JAMA Ophthalmol* 2014;132:478–483.

遗传学

3. Sparkes RS, Murphree AL, Lingua RW, et al. Gene for hereditary retinoblastoma assigned to human chromosome 13 by linkage to esterase D. *Science* 1983;219:971–973.
4. Shields CL, Shields JA, Donoso LA. Clinical genetics of retinoblastoma. In: Shields JA, ed. *Update on Malignant Ocular Tumors*. Boston: Little, International Ophthalmology Clinics, Brown; 1993;33:67–76.
5. Ganguly A, Nichols K, Grant G, et al. Molecular karyotype of sporadic unilateral retinoblastoma tumors. *Retina*. 2009;29:1002–1012.
6. Ganguly A, Shields CL. Differential gene expression profile of retinoblastoma compared to normal retina. *Mol Vis* 2010;16:1292–1303.
7. Nichols KE, Walther S, Chao E, et al. Recent advances in retinoblastoma genetic research. *Curr Opin Ophthalmol* 2010;20:351–355.
8. Chen A, Moran K, Richard-Yutz J, et al. Enhanced sensitivity for detection of low-level germline mosaic RB1 mutations in sporadic retinoblastoma cases using deep semiconductor sequencing. *Hum Mutat* 2013;35(3):384–391.

松果体母细胞瘤

9. Donoso LA, Shields JA, Felberg NT, et al. Intracranial malignancy in patients with bilateral retinoblastoma. *Retina* 1981;1:67–74.
10. Bader JL, Meadows AT, Zimmerman LE, et al. Bilateral retinoblastoma with ectopic intracranial retinoblastoma: trilateral retinoblastoma. *Cancer Genet Cytogenet* 1982;5: 203–213.
11. Pesin SR, Shields JA. Seven cases of trilateral retinoblastoma. *Am J Ophthalmol* 1989;107:121–126.
12. De Potter P, Shields CL, Shields JA. Clinical variations of trilateral retinoblastoma. A report of 13 cases. *J Pediatr Ophthalmol Strabismus* 1994;31:26–31.
13. Marcus DM, Brooks SE, Leff G, et al. Trilateral retinoblastoma: insights into histogenesis and management. *Surv Ophthalmol* 1998;43:59–70.
14. Kivela T. Trilateral retinoblastoma: a meta-analysis of hereditary retinoblastoma associated with primary ectopic intracranial retinoblastoma. *J Clin Oncol* 1999;17: 1829–1837.
15. Singh AD, Shields CL, Shields JA. New insights into trilateral retinoblastoma. *Cancer* 1999;86:3–5.
16. Ramasubramanian A, Kytasty C, Meadows AT, et al. Incidence of pineal gland cyst and pineoblastoma in children with retinoblastoma during the chemoreduction era. *Am J Ophthalmol* 2013;156(4):825–829.

第二肿瘤

17. Abramson DH, Ellsworth RM, Zimmerman LE. Nonocular cancer in retinoblastoma survivors. *Trans Am Acad Ophthalmol* 1976;81:454–456.
18. Roarty JD, McLean IW, Zimmerman LE. Incidence of second neoplasms in patients with bilateral retinoblastoma. *Ophthalmology* 1988;95:1583–1587.
19. Moll AC, Imhof SM, Bouter LM, et al. Second primary tumors in patients with hereditary retinoblastoma: a register-based follow-up study, 1945–1994. *Int J Cancer* 1996;67:515–519.
20. Abramson DH, Melson MR, Dunkel IJ, et al. Third (fourth and fifth) nonocular tumors in survivors of retinoblastoma. *Ophthalmology* 2001;108:1868–1876.
21. Turaka K, Shields CL, Leahey A, et al. Second malignant neoplasms following chemoreduction with carboplatin, etoposide, and vincristine in 245 patients with intraocular retinoblastoma. *Pediatr Blood Cancer* 2012;59:121–125.

临床

22. Abramson DH, Frank CM, Susman M, et al. Presenting signs of retinoblastoma. *J Pediatr* 1998;132:505–508.
23. Epstein J, Shields CL, Shields JA. Trends in the management of retinoblastoma; Evaluation of 1,196 consecutive eyes during 1974–2001. *J Ped Ophthalmol Strabismus* 2003;40:196–203.
24. Boubacar T, Fatou S, Fousseyni T, et al. A 30-month prospective study on the treatment of retinoblastoma in the Gabriel Toure Teaching Hospital, Bamako, Mali. *Br J Ophthalmol* 2010;94:467–469.
25. Shields CL, Shields JA. Basic understanding of current classification and management of retinoblastoma. *Curr Opin Ophthalmol* 2006;17:228–234.
26. Shields CL, Fulco EM, Arias JD, et al. Retinoblastoma frontiers with intravenous, intra-arterial, periocular, and intravitreal chemotherapy. *Eye (Lond)* 2013;27(2): 253–264.
27. Shields CL, Shields JA. Pearls in the management of children with retinoblastoma. *Saudi J Ophthalmol* 2009;23:43–50.
28. Shields CL, Schwendeman R, Lally SE, et al. Targeted retinoblastoma management. When to use intravenous, intra-arterial, subTenon's, and intravitreal chemotherapy. *Curr Opin* 2014;25(5):374–385.
29. Shields CL, Shields JA, Shah P. Retinoblastoma in older children. *Ophthalmology* 1991;98:395–399.
30. Kaliki S, Shields CL, Gupta A, et al. Newly-diagnosed active retinoblastoma in adults. A study of 8 cases. *Retina* 2015; in press.
31. Shields CL, Ghassemi F, Tuncer S, et al. Clinical spectrum of diffuse infiltrating retinoblastoma in 34 consecutive eyes. *Ophthalmology* 2008;115:2253–2258.
32. Grossniklaus HE, Dhaliwal RS, Martin DF. Diffuse anterior retinoblastoma. *Retina* 1998;18:238–241.
33. Shields CL, Shields JA, Shields MB, et al. Prevalence and mechanisms of secondary intraocular pressure elevation in eyes with intraocular tumors. *Ophthalmology* 1987;94:839–846.
34. Shields JA, Shields CL, Suvarnamani C, et al. Retinoblastoma manifesting as orbital cellulitis. Tenth Annual David and Mary Seslen Endowment Lecture. *Am J Ophthalmol* 1991;112:442–449.
35. Shields CL, Piccone MR, Shields JA, et al. Mushroom-shaped choroidal recurrence of retinoblastoma 25 years after therapy. *Arch Ophthalmol* 2002;120:844–846.
36. Palamar M, Pirondini C, Shields CL, et al. Cavitary retinoblastoma. Ultrasonography and fluorescein angiographic findings in 3 cases. *Arch Ophthalmol* 2008;126(11): 1598–1600.
37. Gallie BL, Ellsworth RM, Abramson DH, et al. Retinoma: spontaneous regression of retinoblastoma or benign manifestation of the mutation? *Br J Cancer* 1982;45: 513–521.
38. Margo C, Hidayat A, Kopelman J, et al. Retinocytoma. A benign variant of retinoblastoma. *Arch Ophthalmol* 1983;101;1519–1531.
39. Eagle RC, Shields JA, Donoso LA, et al. Malignant transformation of spontaneously regressed retinoblastoma, retinoma/retinocytoma variant. *Ophthalmology* 1989;96:1389–1395.
40. Singh AD, Santos MC, Shields CL, et al. Observations on 17 patients with retinocytoma. *Arch Ophthalmol* 2000;118:199–205.
41. Shields CL, Shields JA. Basic understanding of current classification and management of retinoblastoma. *Curr Opin Ophthalmol* 2006;113:2080–2086.
42. Shields CL. The International Classification of Retinoblastoma is practical and predictable. In: Rapuano C, ed, *Yearbook of Ophthalmology.* St Louis, MO: Mosby; 2008; 227–230.
43. Chantada GL, Sampor C, Bosaleh A, et al. Comparison of staging systems for extraocular retinoblastoma: analysis of 533 patients. *JAMA Ophthalmol* 2013;131(9): 1127–1134.
44. Shields CL, Au A, Czyz C, et al. The International Classification of Retinoblastoma (ICRB) predicts chemoreduction success. *Ophthalmology* 2006;113:2276–2280.
45. Shields CL, Manjandavida FP, Pieretti G, et al. Intra-arterial chemotherapy for retinoblastoma in 70 eyes: Outcomes based on the International Classification of Retinoblastoma. *Ophthalmology* 2014;121(7):1453–1460.

视网膜母细胞瘤：白瞳症

白瞳症（瞳孔白色反光）为视网膜母细胞瘤最常见的症状。

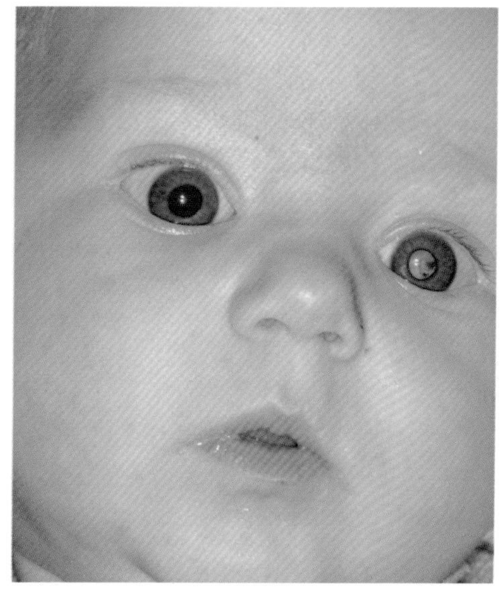

图 15.1　4 月龄儿童左眼白瞳症

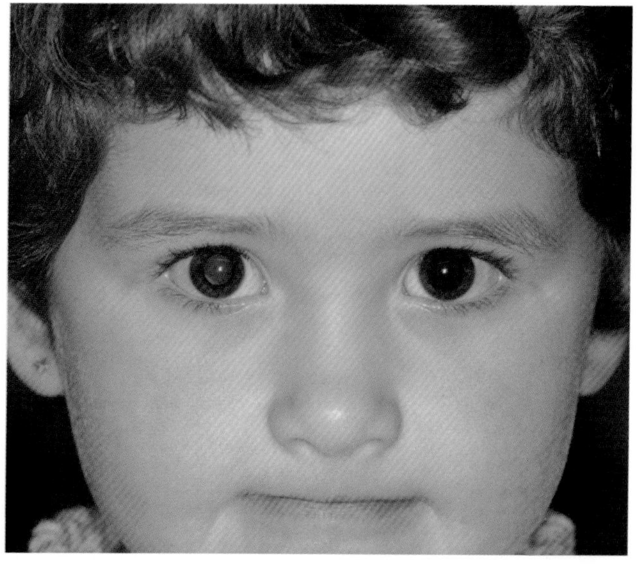

图 15.2　13 月龄儿童右眼轻度白瞳症

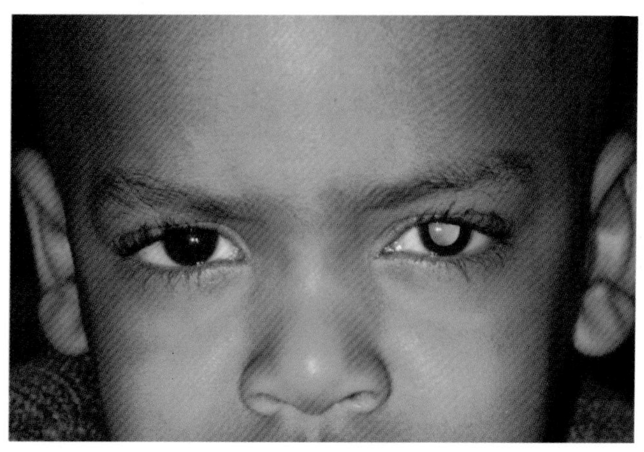

图 15.3　3 岁儿童左眼白瞳症

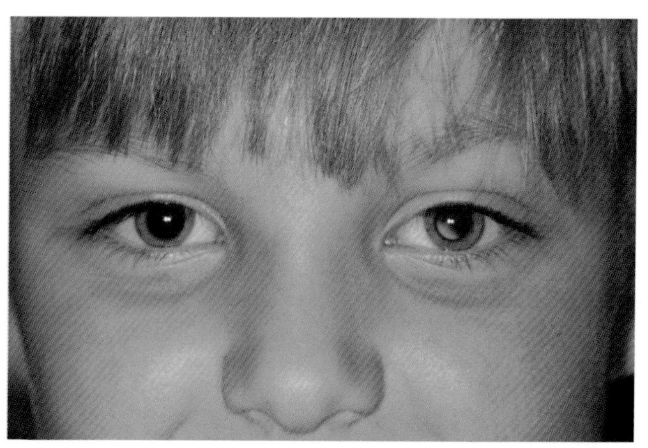

图 15.4　4 岁儿童内生型视网膜母细胞瘤导致左眼白瞳症

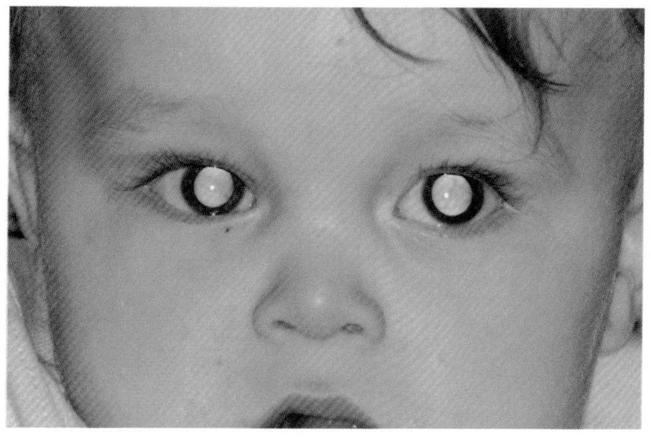

图 15.5　3 月龄儿童双眼白瞳症

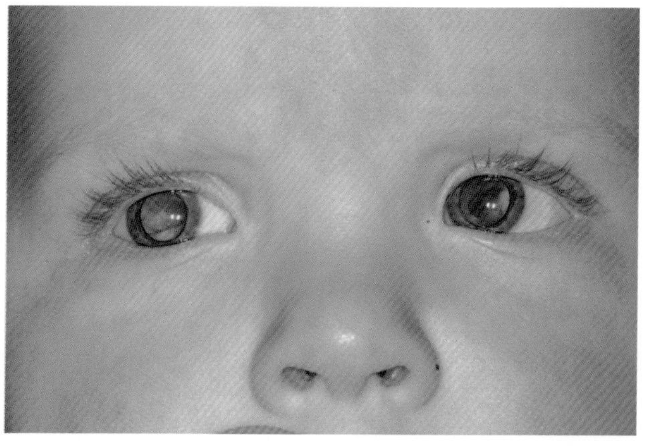

图 15.6　4 月龄儿童双侧白瞳症，左眼内斜视

视网膜母细胞瘤:临床表现

在早期阶段,视网膜母细胞瘤是视网膜内的一处小而透明的病灶。当它稍大时,开始变得不透明且更易见,并最终出现扩张的视网膜滋养动脉和引流静脉。眼底镜下检查有时可以发现瘤体内白垩色钙化病灶。累及黄斑中心凹的肿瘤可引起注视障碍和斜视,包括内斜视和外斜视。随着时间推移,增大的肿瘤会产生特征性瞳孔区白色反光(白瞳症)。大部分肿瘤在发展为白瞳症后被诊断出来。

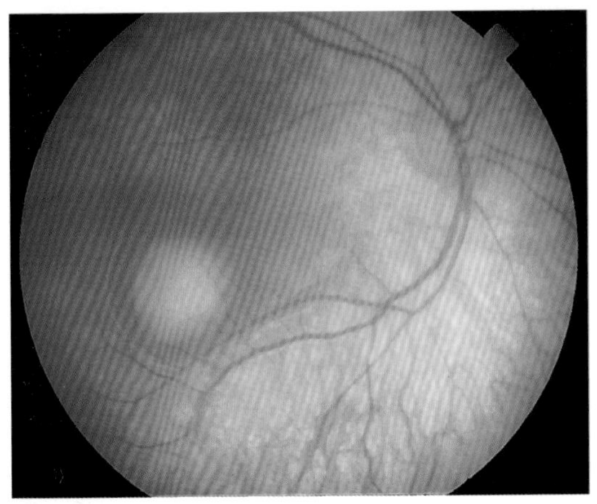

图 15.7　右眼黄斑中心凹下方视网膜母细胞瘤小瘤体

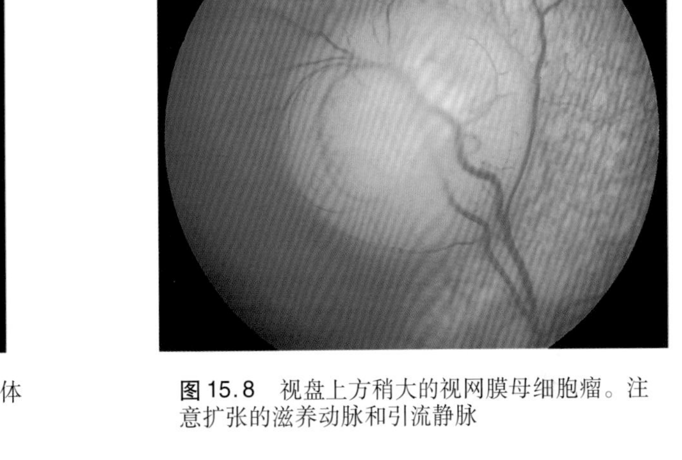

图 15.8　视盘上方稍大的视网膜母细胞瘤。注意扩张的滋养动脉和引流静脉

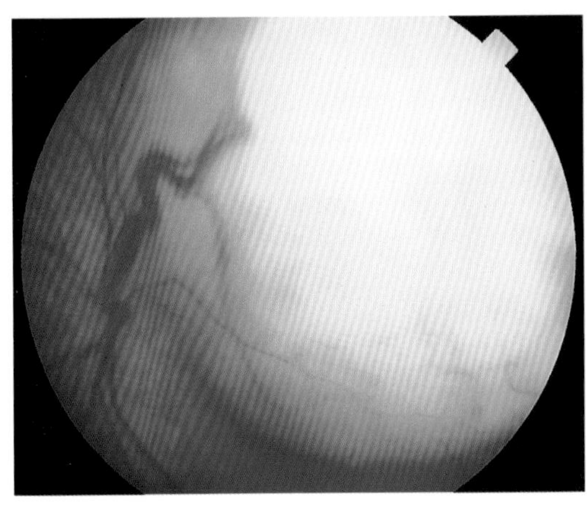

图 15.9　累及黄斑上方的较大视网膜母细胞瘤。注意源自视盘的上方血管扩张,而下方血管没有扩张

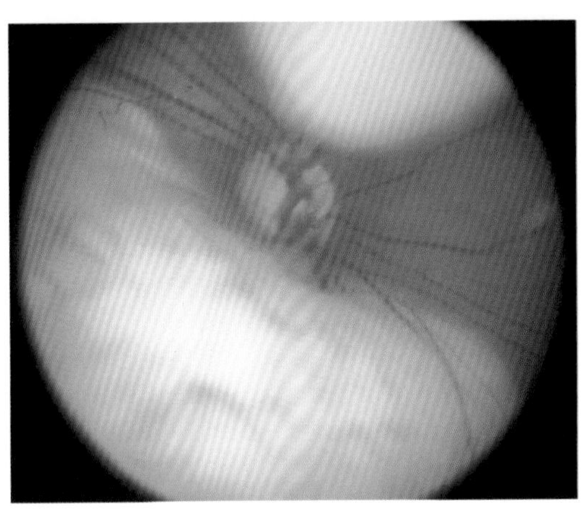

图 15.10　视盘附近的两个视网膜母细胞瘤瘤体。上方的肿瘤在玻璃体内发生种植(内生型),下方肿瘤仍位于视网膜内

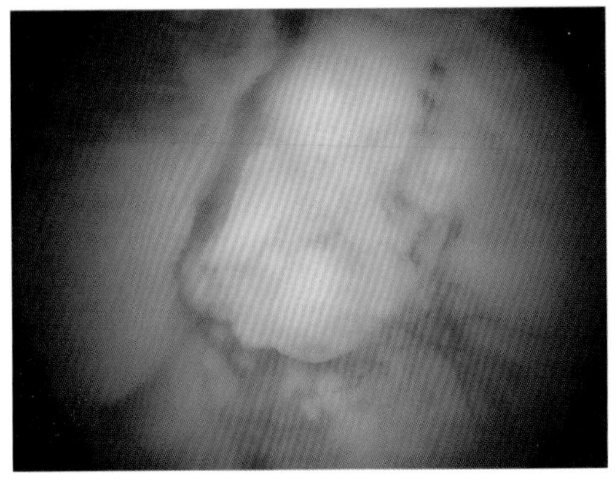

图 15.11　巨大内生型视网膜母细胞瘤

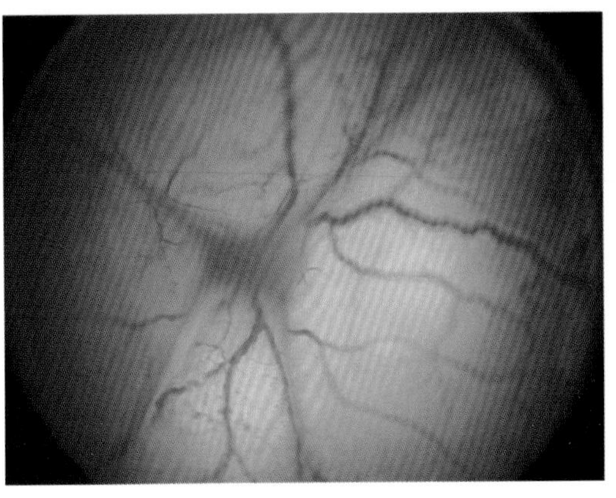

图 15.12　巨大外生型视网膜母细胞瘤

视网膜母细胞瘤:小肿瘤的广角成像

有视网膜母细胞瘤家族病史的患儿,经常在早期阶段由于眼底筛查而被发现肿瘤。以下展示的五例有较小的视网膜母细胞瘤的患眼就是通过筛查发现的。以下为视网膜母细胞瘤小瘤体的广角眼底照片。

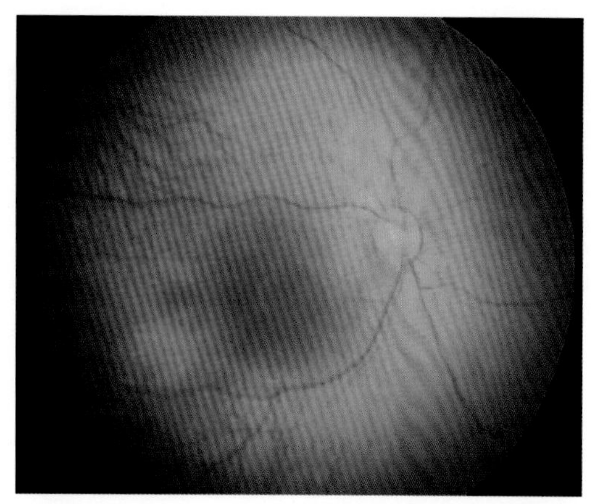

图 15.13 极小而不易察觉的视网膜母细胞瘤,位于右眼黄斑中心凹的颞下方。

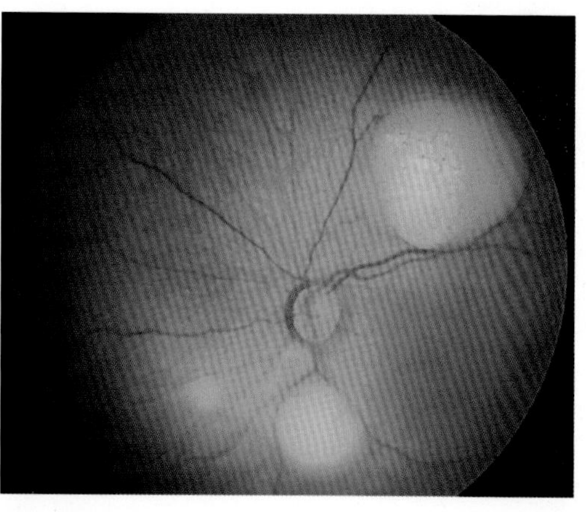

图 15.14 图 15.13 同一患者左眼三个明显的小瘤体

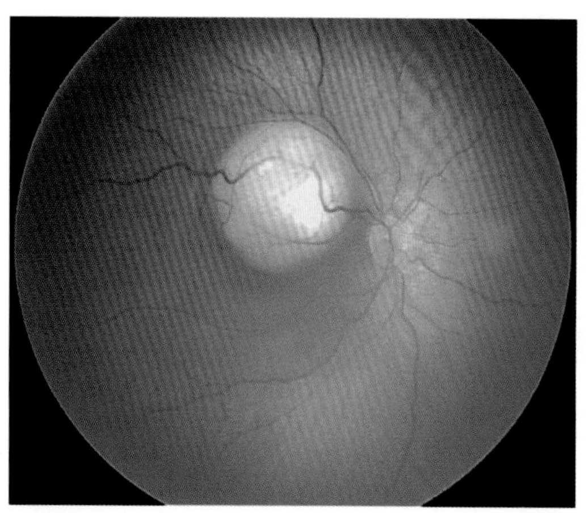

图 15.15 右眼黄斑中心凹上方孤立性视网膜母细胞瘤

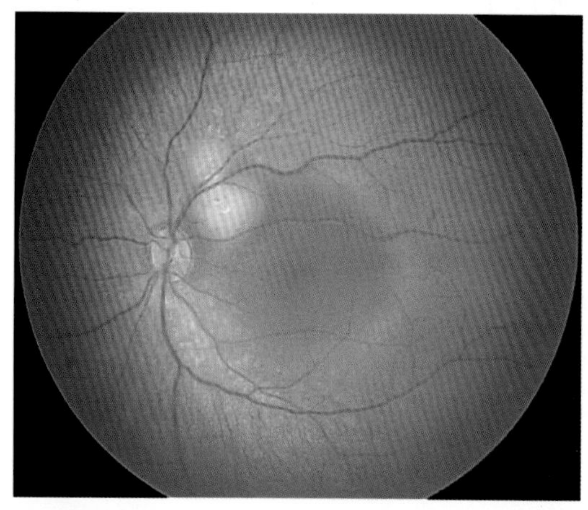

图 15.16 图 15.15 同一患者左眼两个融合的小视网膜母细胞瘤

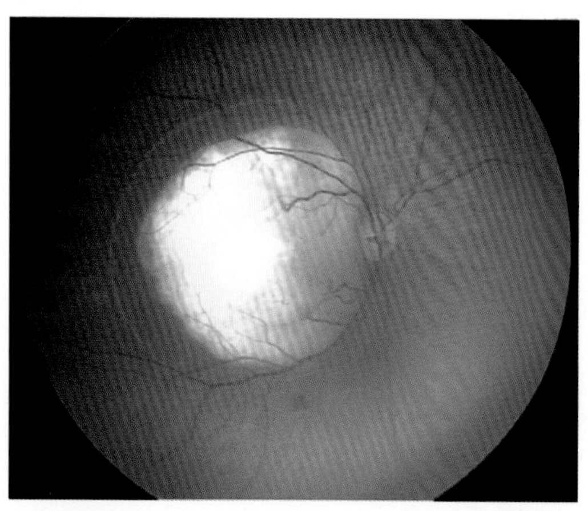

图 15.17 右眼黄斑区视网膜母细胞瘤

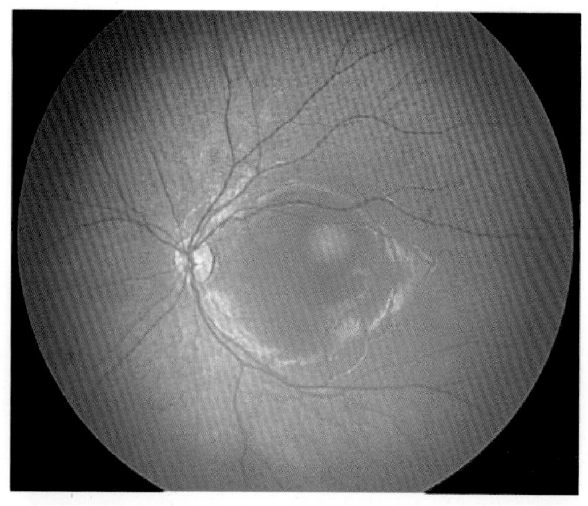

图 15.18 图 15.17 同一患者左眼近黄斑中心凹颞上方小瘤体

视网膜母细胞瘤：中等大小肿瘤的广角成像

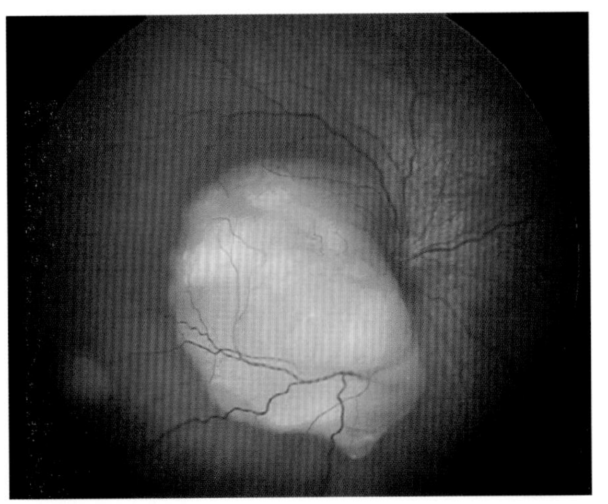

图 15.19 右眼黄斑区视网膜母细胞瘤。注意位于周边的第二个小肿瘤

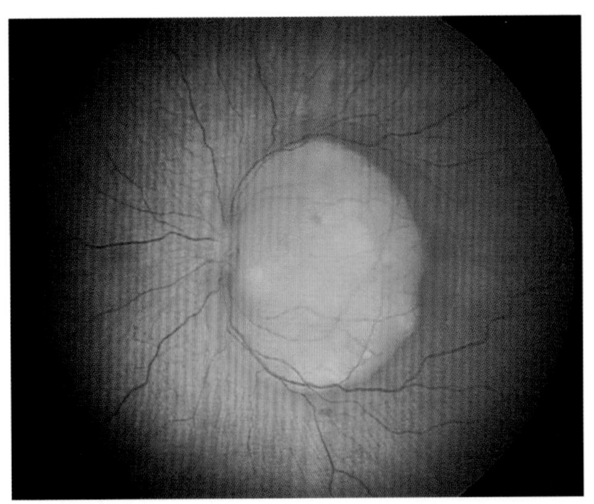

图 15.20 左眼黄斑区视网膜母细胞瘤

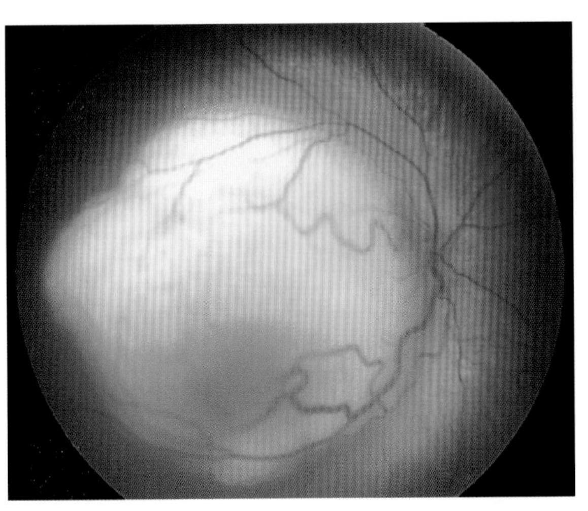

图 15.21 右眼黄斑区视网膜母细胞瘤

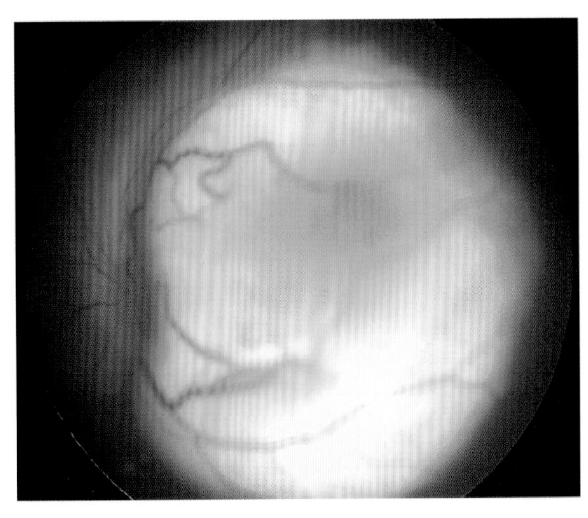

图 15.22 左眼黄斑区视网膜母细胞瘤

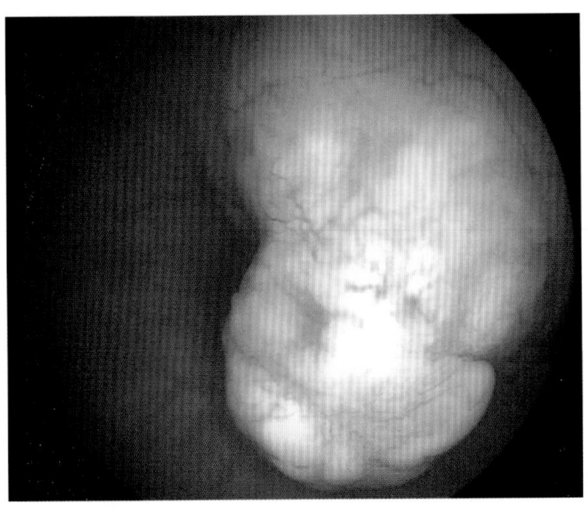

图 15.23 遮蔽视盘的视网膜母细胞瘤

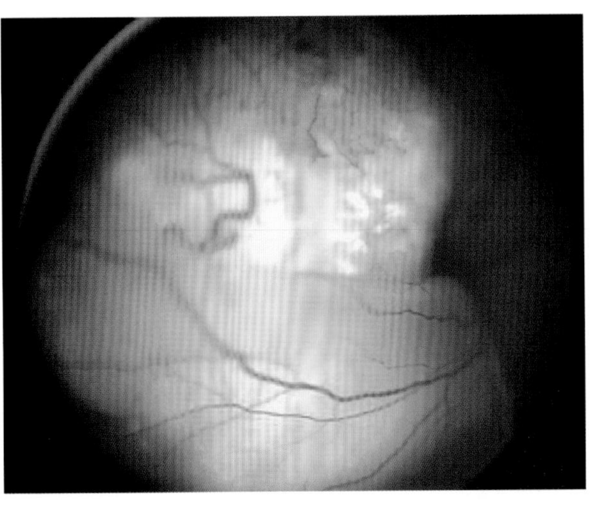

图 15.24 遮蔽视盘的视网膜母细胞瘤

视网膜母细胞瘤:大肿瘤的广角成像

视网膜母细胞瘤具有多样的临床表现。大多数是实质性瘤体,但有些在实质性瘤体内可见大的囊样空腔。这种假性囊肿常见于分化较好的肿瘤。

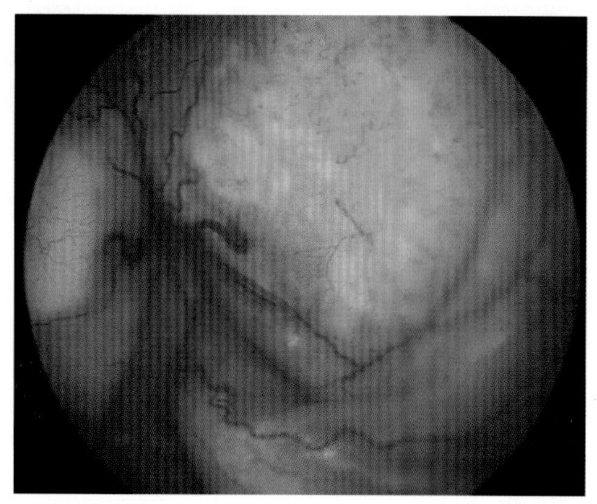

图 15.25 两个大视网膜母细胞瘤,分别位于视盘的鼻侧和颞侧

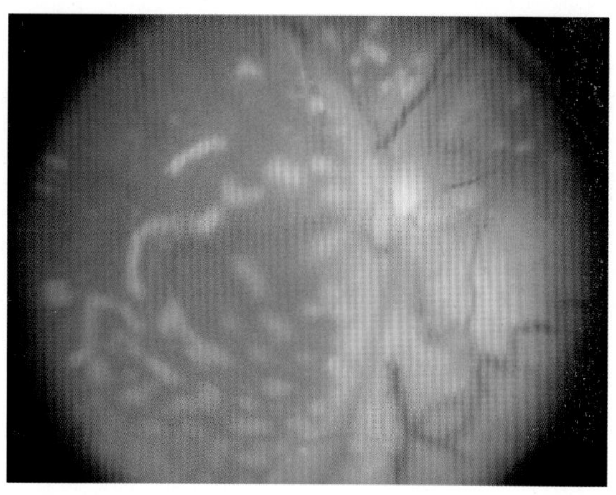

图 15.26 后极部大视网膜母细胞瘤伴有视网膜下肿瘤细胞种植

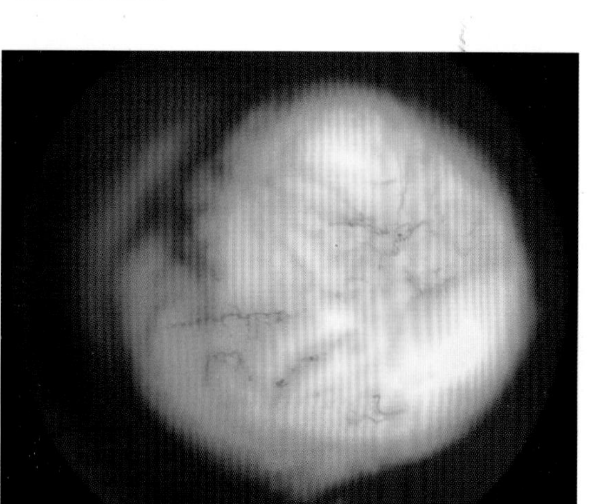

图 15.27 后极部大视网膜母细胞瘤,表面可见典型的有分叉的小血管

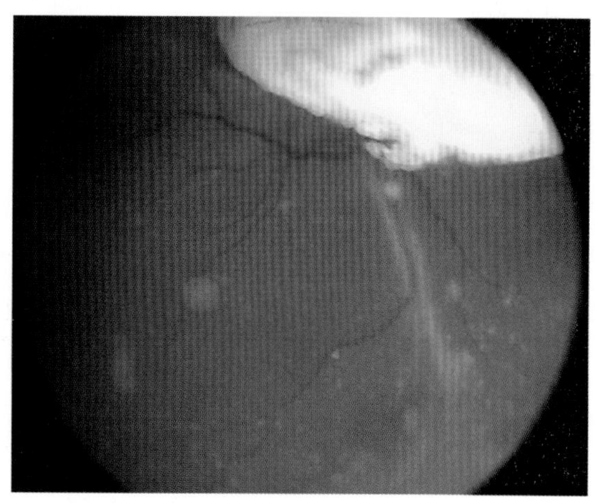

图 15.28 上方大的内生型视网膜母细胞瘤,下方视网膜脱离和视网膜下肿瘤种植

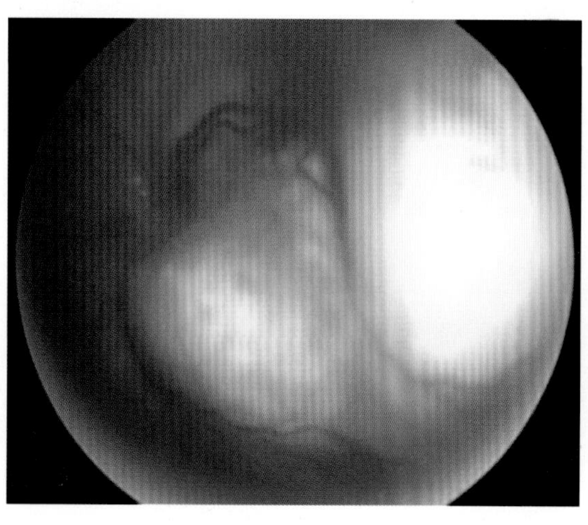

图 15.29 遮蔽视盘的"两叶型"大视网膜母细胞瘤

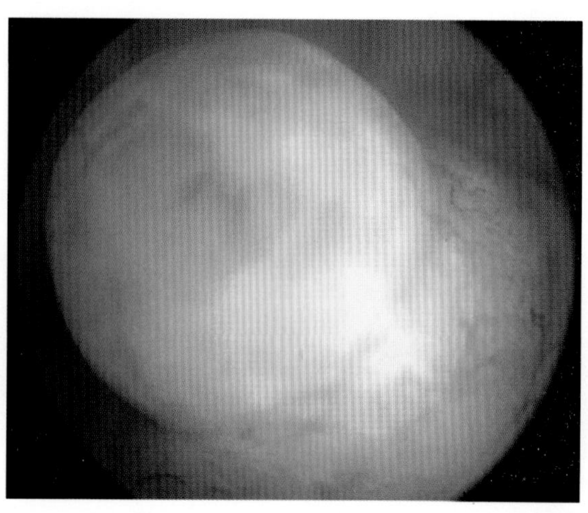

图 15.30 大视网膜母细胞瘤,可见肿瘤表面空腔样结节

视网膜母细胞瘤：外生型生长模式

视网膜母细胞瘤从视网膜内开始生长。随着时间推移，肿瘤可以长到视网膜下腔（外生型生长模式）或进入玻璃体腔（内生型生长模式）。晚期肿瘤可以同时表现为内生型和外生型生长。内生型肿瘤有时会有种植细胞进入前房，形成类似眼内炎症或感染的假性前房积脓。这种情况通常见于年龄较大的儿童。

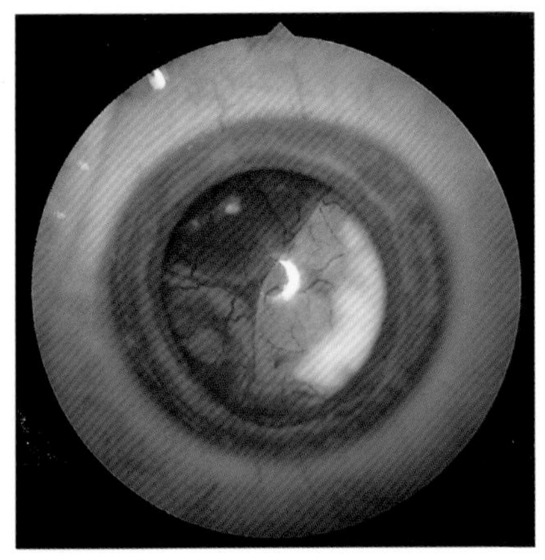

图 15.31　实性肿瘤位于右侧，继发性视网膜脱离位于左侧（伴有视网膜下种植）。透明的晶状体后可见视网膜血管

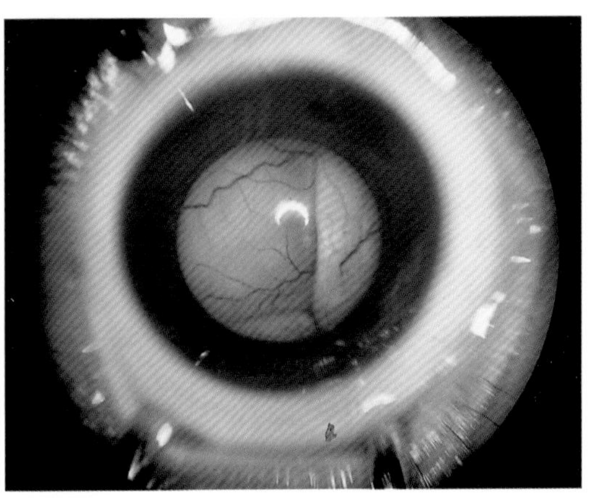

图 15.32　该病例肿瘤导致分叶状视网膜脱离

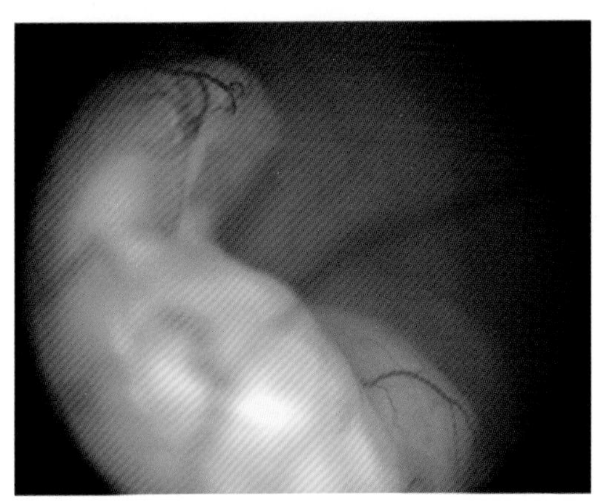

图 15.33　多叶状外生型视网膜母细胞瘤

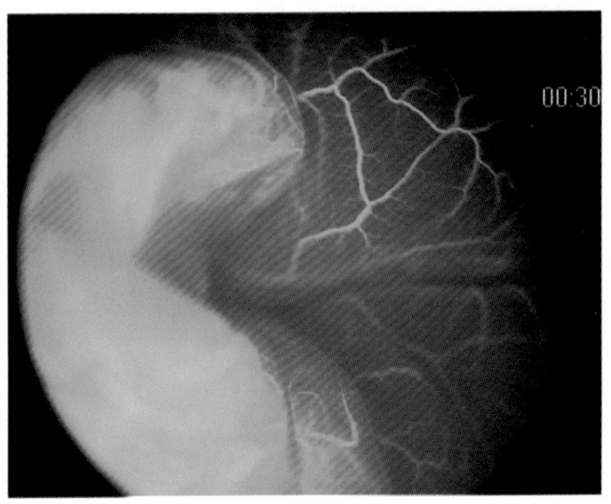

图 15.34　图 15.33 病灶的眼底荧光血管造影显示瘤体表面视网膜下腔荧光素渗漏（左）

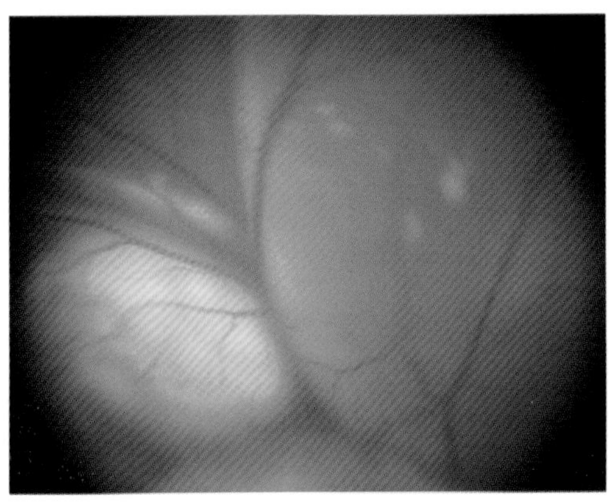

图 15.35　外生型视网膜母细胞瘤（左）伴有视网膜脱离后表面的肿瘤种植（右）

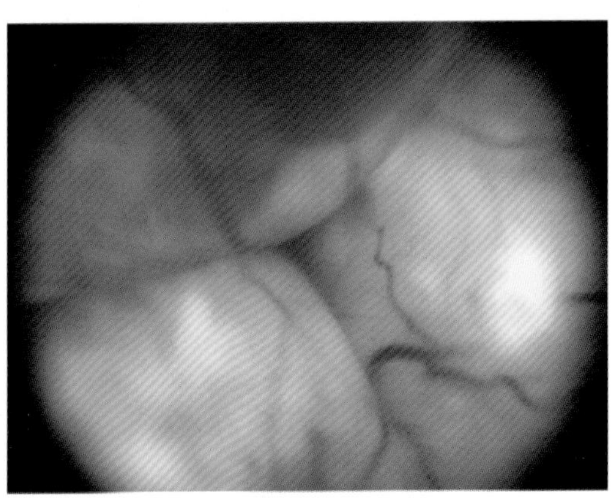

图 15.36　多叶状外生型视网膜母细胞占据了大部分视网膜的后部区域

视网膜母细胞瘤：内生型生长模式

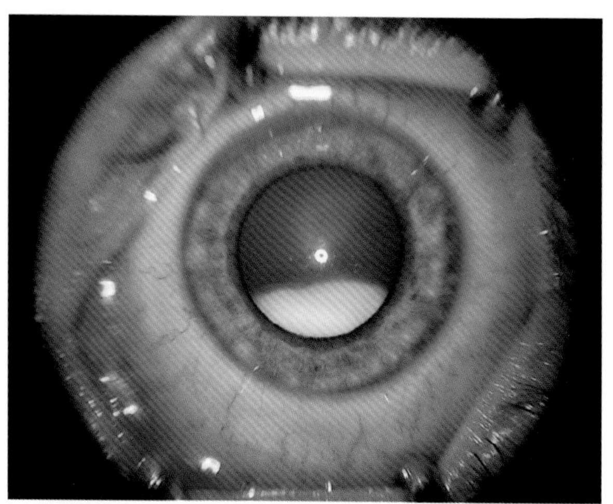

图 15.37 内生型生长模式。注意下方白色肿瘤，表面无视网膜血管

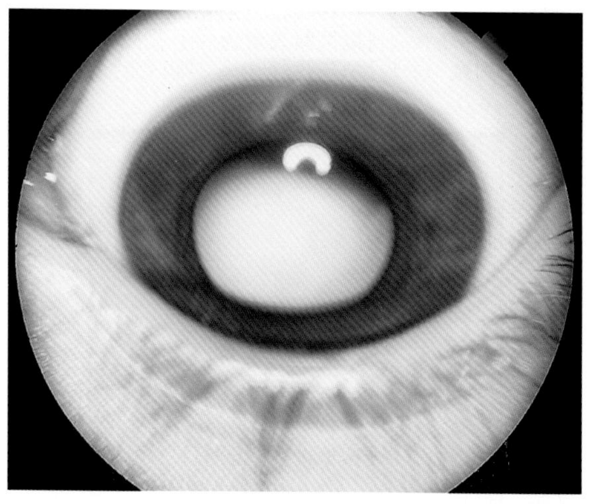

图 15.38 广泛的内生型肿瘤，充填大部分晶状体后区域

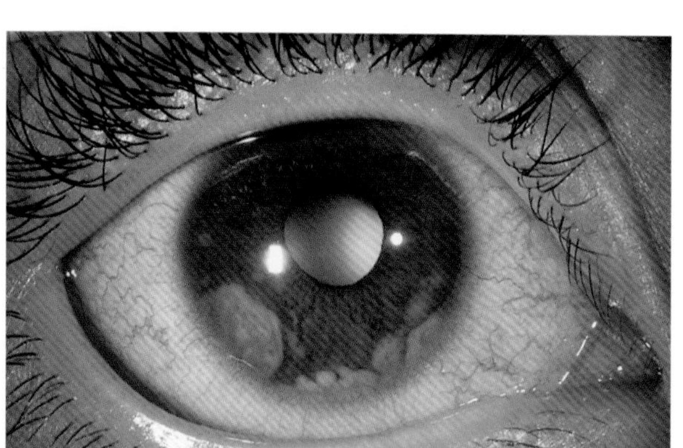

图 15.39 6 岁患儿内生型视网膜母细胞瘤的前房种植在虹膜表面形成半实性肿瘤结节

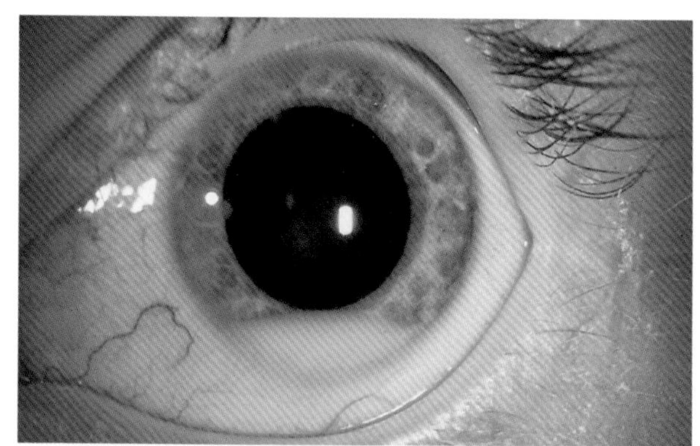

图 15.40 内生型视网膜母细胞瘤的前房种植在前房的下半部分形成“假性前房积脓”。该病例为“弥漫”浸润性视网膜母细胞瘤，将在下一节描述

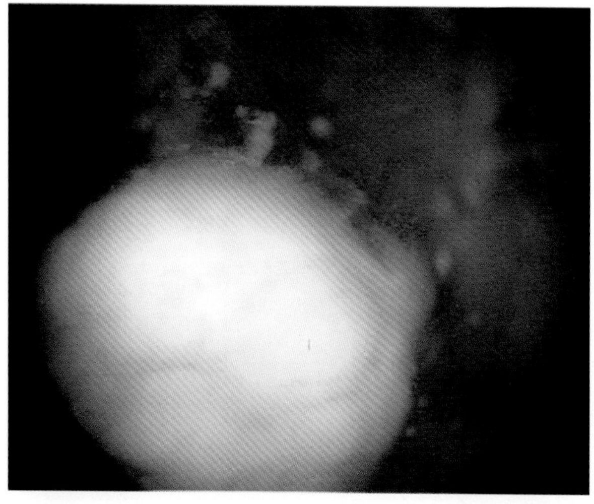

图 15.41 内生型视网膜母细胞瘤，表面覆盖有玻璃体种植

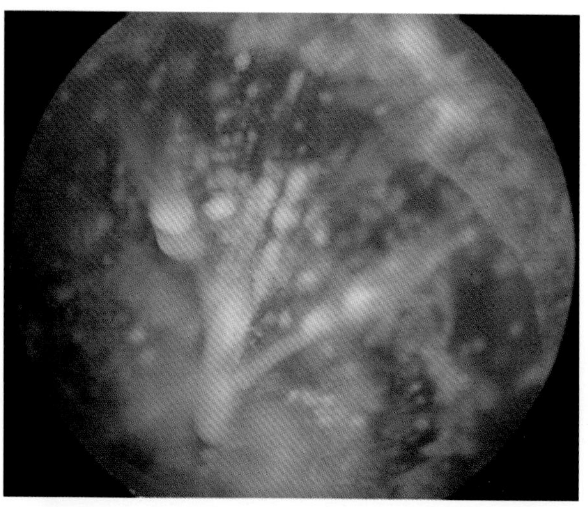

图 15.42 图 15.41 患者中部玻璃体外观，可见粘附在玻璃体支架上的典型“雪球

视网膜母细胞瘤：弥漫性生长模式

弥漫浸润型视网膜母细胞瘤是视网膜母细胞瘤中少见的类型，呈扁平浸润生长，并不表现为隆起的肿块。通常为单眼发病，内生型生长，非家族遗传性，大龄儿童发病。通常超声或 CT 不易发现眼内钙化灶。由于该病变可伪装为炎症过程，常会出现诊断延误和错误治疗。视神经浸润比较常见。眼球摘除术通常是首选治疗方案。插图显示了弥漫浸润型视网膜母细胞瘤临床病理特征的相关性。

Shields CL，Ghassemi F，Tuncer S，et al. Clinical spectrum of diffuse infiltrating retinoblastoma in 34 consecutive eyes. *Ophthalmology* 2008；115：2253-2258.

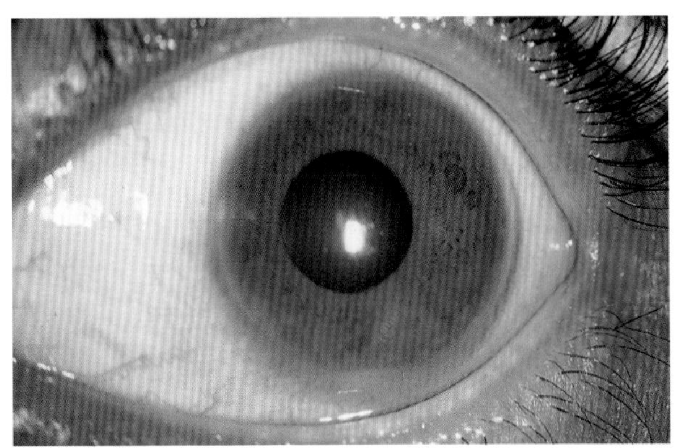

图 15.43　7 岁儿童患眼下方前房少量“假性前房积脓”

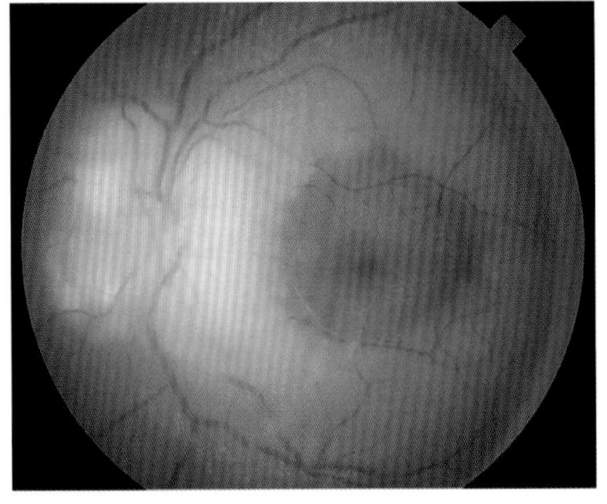

图 15.44　眼底后极部视网膜弥漫性灰白色增厚，但无明显肿块

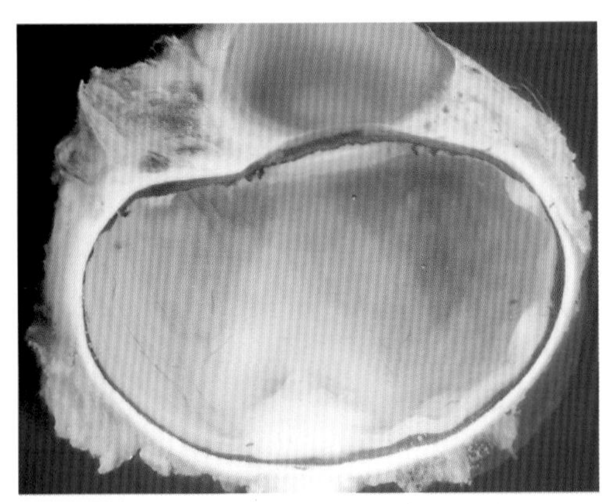

图 15.45　眼球摘除后切面显示视网膜弥漫性白色增厚

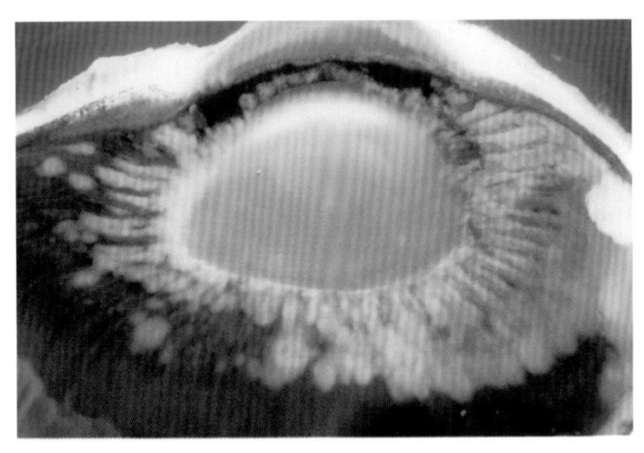

图 15.46　晶状体后区域的大体像，可见睫状体、晶状体悬韧带上典型的白色肿瘤细胞种植灶

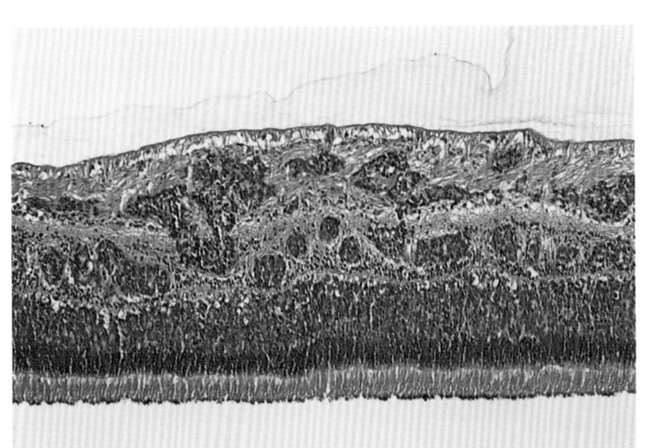

图 15.47　视网膜横切面显示位于内层视网膜的多个岛样视网膜母细胞瘤细胞（苏木精-伊红染色× 20）

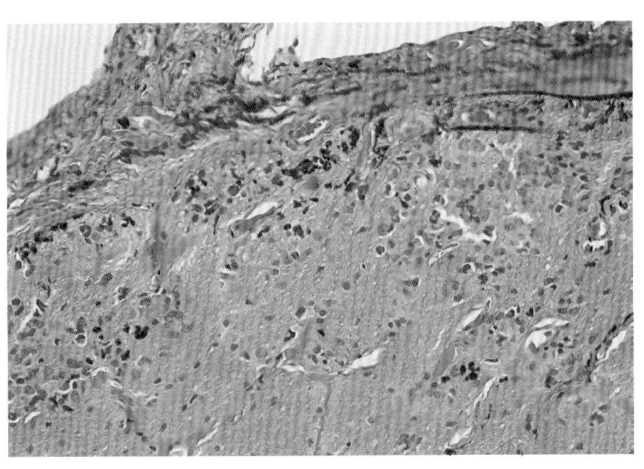

图 15.48　视神经横切面显示视网膜母细胞瘤细胞的侵犯，主要位于软脑膜隔（苏木精-伊红染色×20）

视网膜母细胞瘤表现为新生血管性青光眼

视网膜母细胞瘤可以通过多种机制引起继发性青光眼。约 17% 的新诊断视网膜母细胞瘤患眼有青光眼。需要眼球摘除的患眼 50% 有眼压升高。眼压升高通常继发于虹膜新生血管(新生血管性青光眼)。

Shields CL, Shields JA, Shields MB et al. Prevalence and mechanisms of secondary intraocular pressure elevation in eyes with intraocular tumors. *Ophthalmology* 1987;94:839-846.

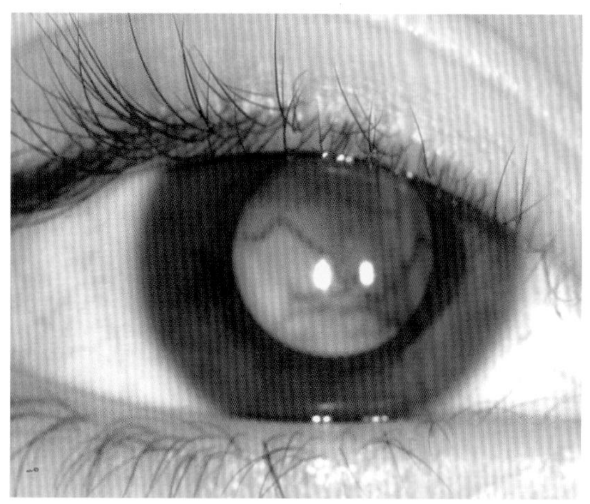

图 15.49 继发于外生型视网膜母细胞瘤的全视网膜脱离和虹膜新生血管

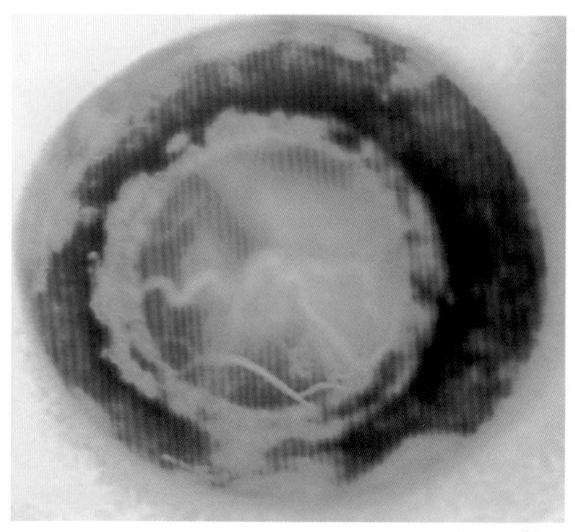

图 15.50 图 15.49 所示病例的荧光素血管造影，更好显示了瘤体表面扩张的视网膜血管和异常虹膜血管的染料渗漏

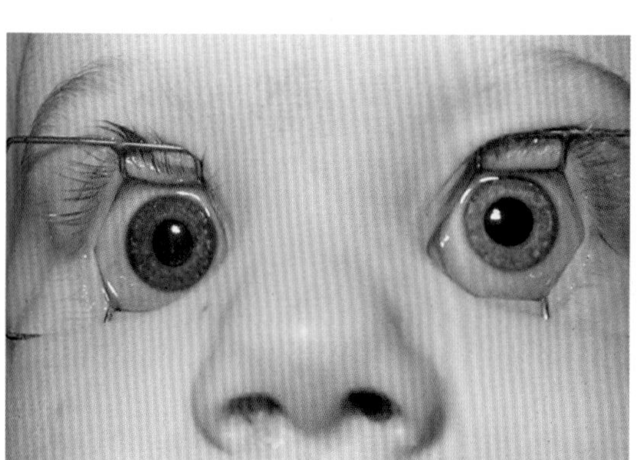

图 15.51 继发于虹膜新生血管的获得性虹膜异色。注意受累的右眼虹膜色泽较深

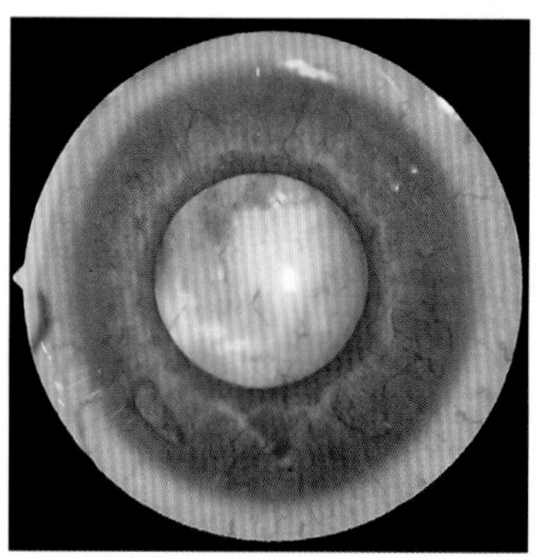

图 15.52 有较大视网膜母细胞瘤的患眼，可见引起继发性青光眼的虹膜新生血管

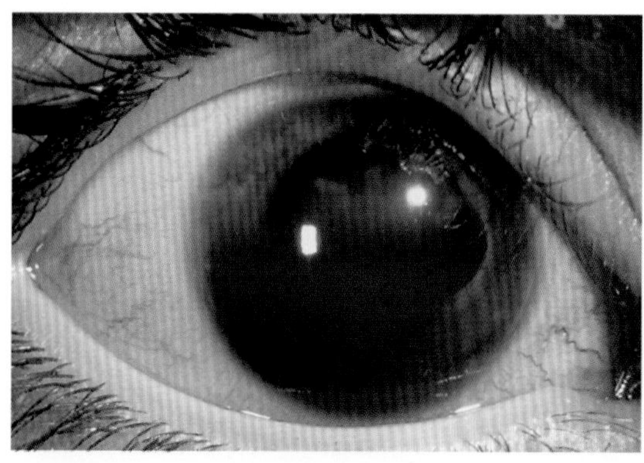

图 15.53 视网膜母细胞瘤患儿继发于虹膜新生血管的自发性前房积血

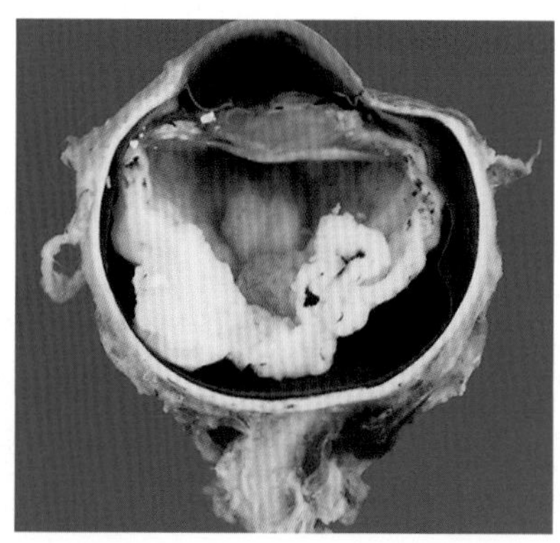

图 15.54 图 15.53 患眼摘除后的眼球切面。注意前房出血和累及整个视网膜感觉层的弥漫性不规则白色肿物

视网膜母细胞瘤表现为眼眶蜂窝织炎

偶尔情况下,大的视网膜母细胞瘤会发生坏死。肿瘤坏死后产生的炎症症状类似于细菌性眼眶蜂窝织炎。

Shields JA, Shields CL, Suvarnamani C, et al. Retinoblastoma manifesting as orbital cellulitis. Tenth Annual David and Mary Seslen Endowment Lecture. *Am J Ophthalmol* 1991;112:442-449.

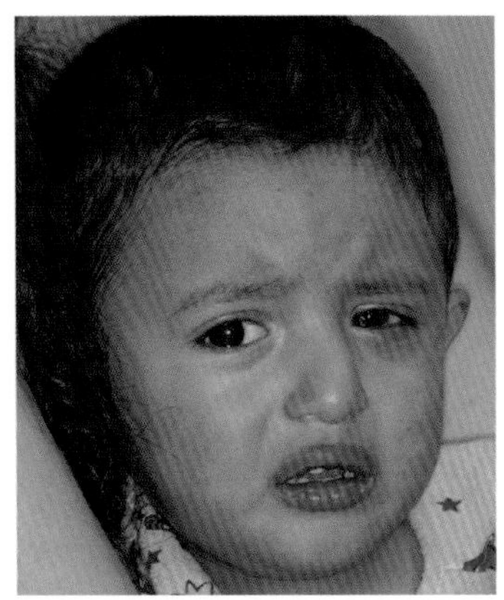

图 15.55 左眼眶隔前蜂窝织炎,继发于坏死性视网膜母细胞瘤

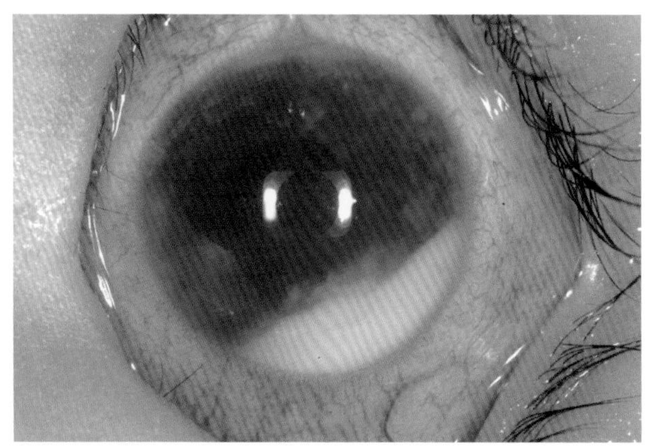

图 15.56 图 15.55 患者表现为假性前房积脓,提示蜂窝织炎是继发于视网膜母细胞瘤

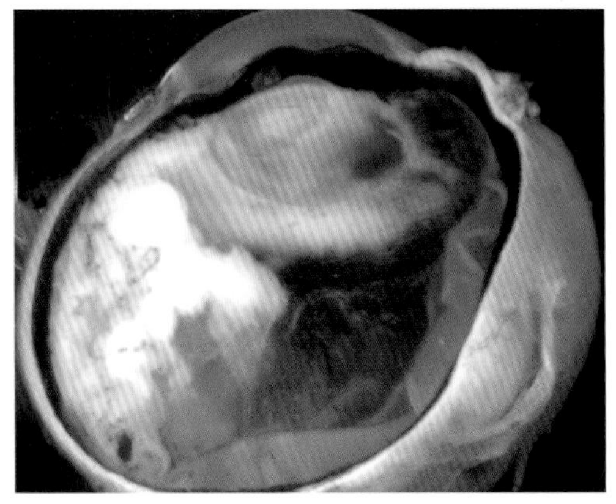

图 15.57 图 15.55 患眼摘除后切面显示结节状肿瘤和睫状体与晶状体悬韧带部位特征性弥漫性种植

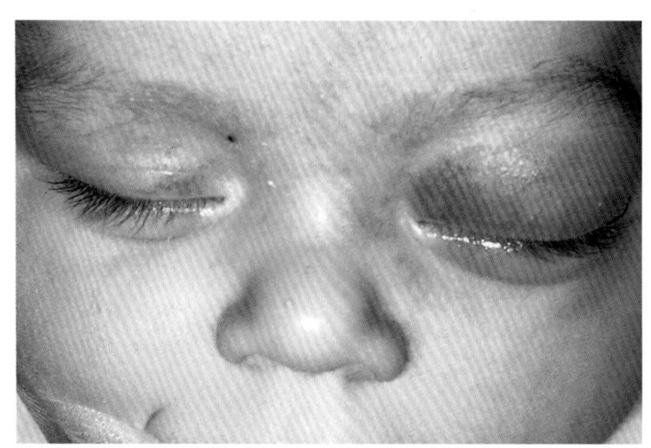

图 15.58 左眼坏死性视网膜母细胞瘤导致的急性眼眶蜂窝织炎体征

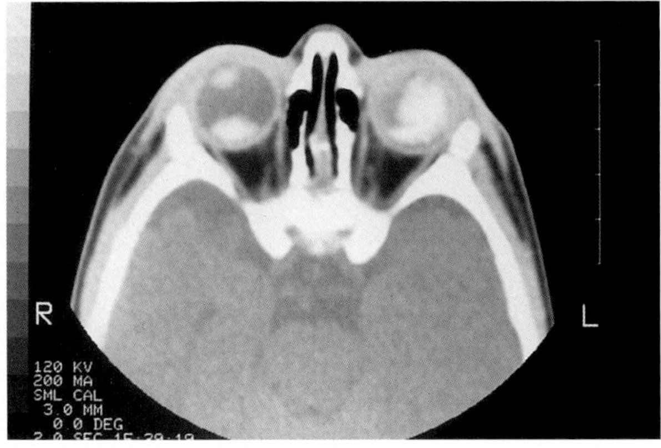

图 15.59 图 15.58 患者的轴向 CT 显示双眼视网膜母细胞瘤。尽管左眼周软组织肿胀,但没有病理学证据显示眼外肿瘤扩散

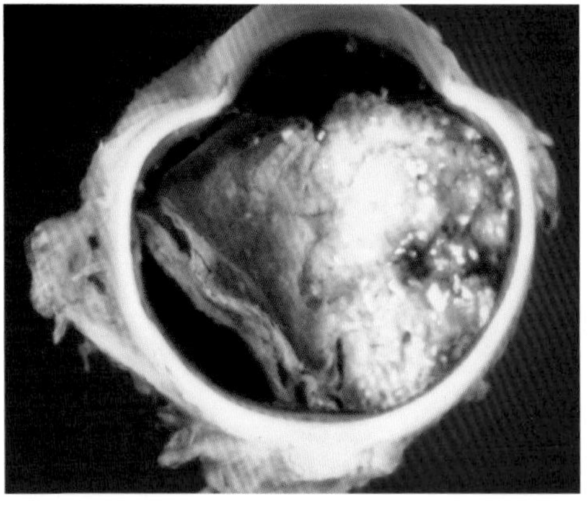

图 15.60 图 15.58 患者眼摘后大体切面显示出血性、坏死性视网膜母细胞瘤

视网膜母细胞瘤:广泛眼外扩散

在一些晚期病例,视网膜母细胞瘤可从眼内蔓延到眼眶软组织,引起广泛眼外转移。这种情况最常见于医疗水平有限的欠发达国家

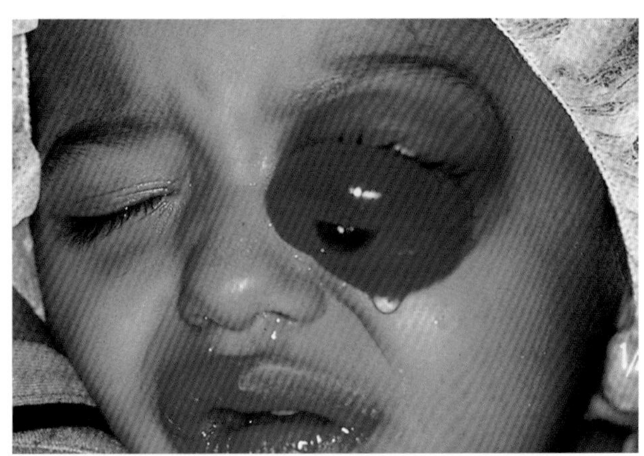

图 15.61 继发于视网膜母细胞瘤的严重眼球突出及眼周水肿。(照片由 Amelia Pifano 医师提供)

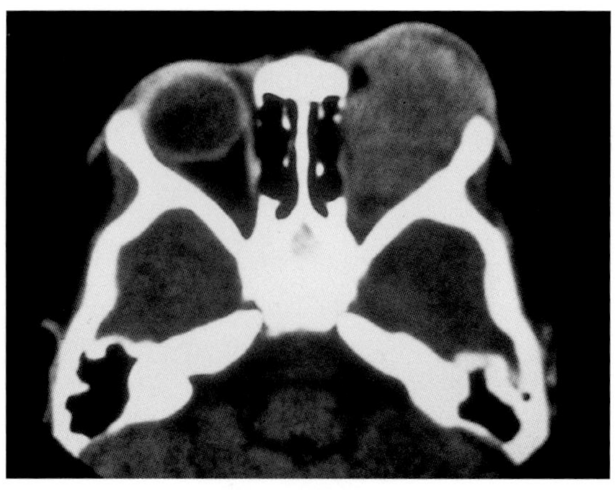

图 15.62 图 15.61 所示患眼的轴向 CT 显示眼球和眼眶被肿瘤填充。(照片由 Amelia Pifano 医师提供)

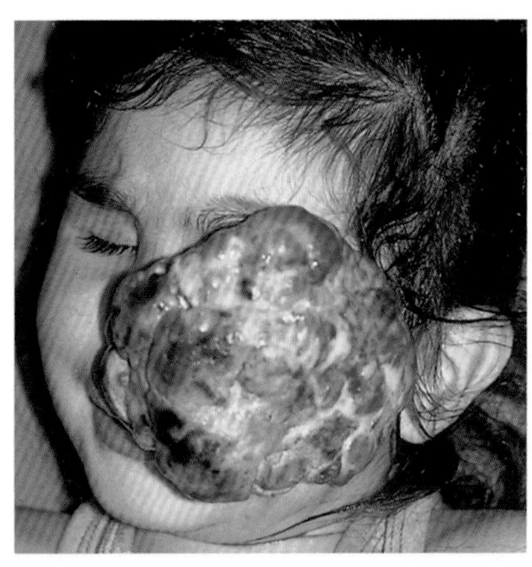

图 15.63 左眼视网膜母细胞瘤广泛眼外蔓延。右眼萎缩继发于视网膜母细胞瘤的自发性坏死和消退

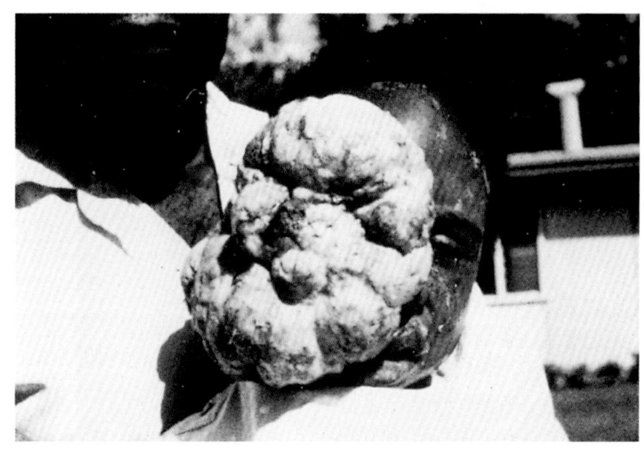

图 15.64 由于没有及时诊治,视网膜母细胞瘤广泛眼外蔓延。(照片由 Jimmy Rodgers 医师提供)

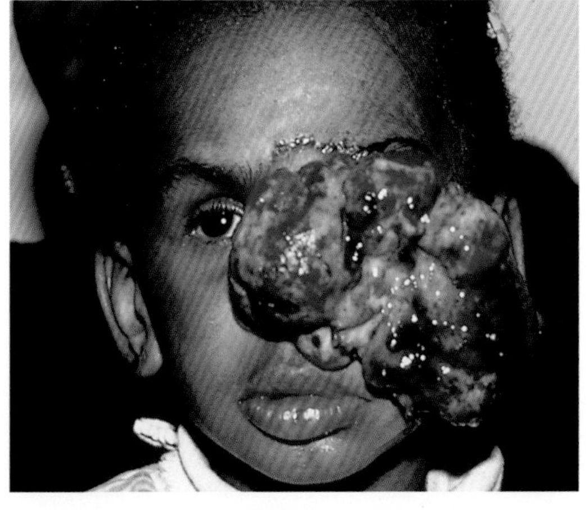

图 15.65 视网膜母细胞瘤广泛眼外蔓延。一年前确诊视网膜母细胞瘤时,父母拒绝了治疗。(照片由 Albert Biglan 医师提供)

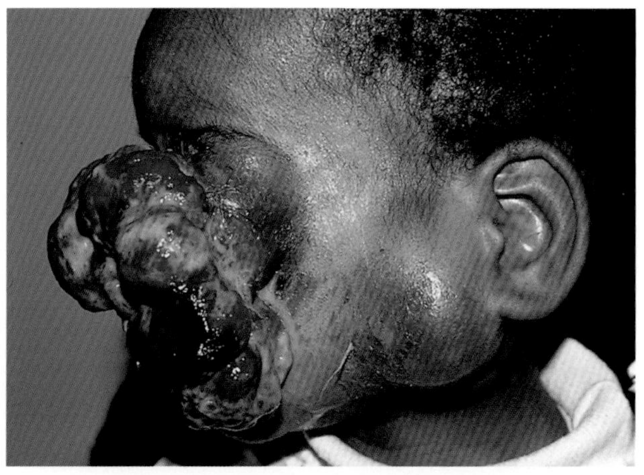

图 15.66 图 15.65 患者侧面照显示肿瘤耳前淋巴结转移。(照片由 Albert Biglan 医师提供)

视网膜母细胞瘤：先天性侵袭型

视网膜母细胞瘤诊断年龄一般为 3 个月至 3 岁。然而，部分病例在出生时就已有临床表现。一些先天性视网膜母细胞瘤具有高度侵袭性。以下描述的是一个先天性视网膜母细胞瘤散发病例，最终因脑转移死亡。

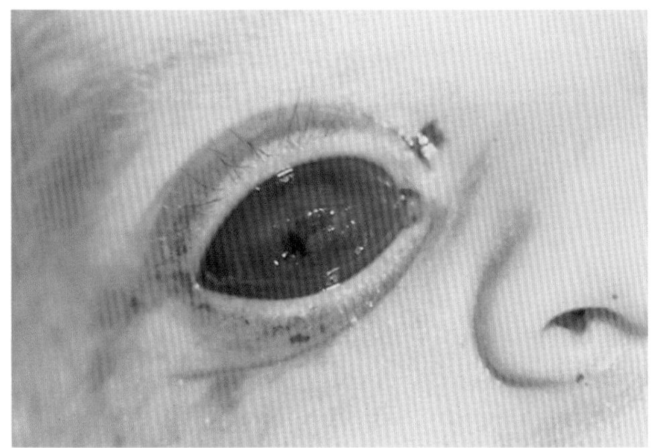

图 15.67　出生时即发现的广泛结膜和角膜前出血

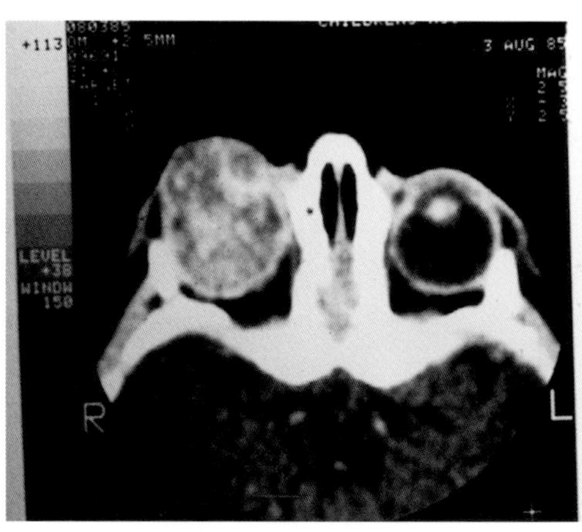

图 15.68　轴向 CT 显示右眼明显扩大（牛眼症）。尽管有牛眼症，钙化的肿块仍局限于眼内。在其他医院行右眼球摘除术。术中肿瘤部位眼球破裂

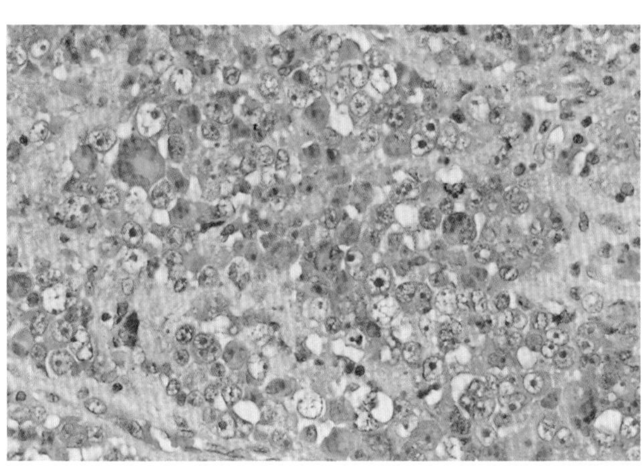

图 15.69　组织病理学检查显示间变性视网膜母细胞瘤细胞（苏木精-伊红染色×200）

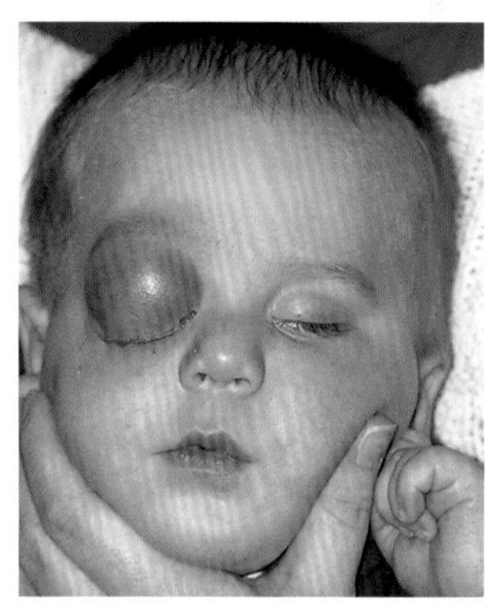

图 15.70　尽管接受了最大量化疗和放疗，数月后患儿仍出现眼眶转移

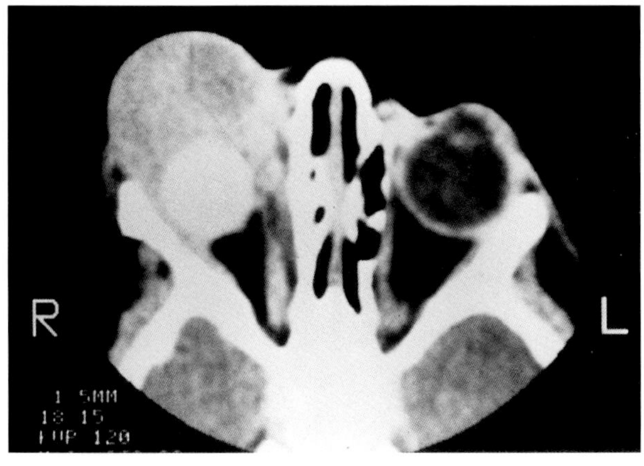

图 15.71　轴向 CT 显示广泛肿瘤复发，向前蔓延至球形义眼台前。系统评估显示无其他部位转移。患者之后接受了眼眶内容物剜除术

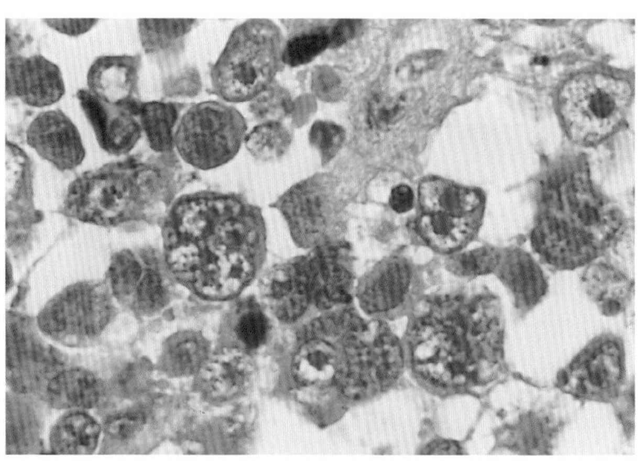

图 15.72　眼眶复发灶的组织病理学检查显示高度非典型间变性细胞。数月后发生明显脑转移（苏木精-伊红染色×300）

大龄儿童出现的视网膜母细胞瘤

视网膜母细胞瘤一般诊断年龄为3个月至3岁。但比较不为人所知的是,视网膜母细胞瘤也可能在更晚些(患者年龄更大时)才在临床上表现明确。大多数这样的肿瘤表现为散发的内生型(通常是弥漫浸润型)生长模式。以下描述的是大龄儿童视网膜母细胞瘤病例。

1. Shields CL, Shields JA, Shah P. Retinoblastoma in older children. *Ophthalmology*. 1991;98:395-399.
2. Kaliki S, Shields CL, Gupta A, et al. Newly-diagnosed active retinoblastoma in adults. A study of 8 cases. *Retina* 2015; in press.

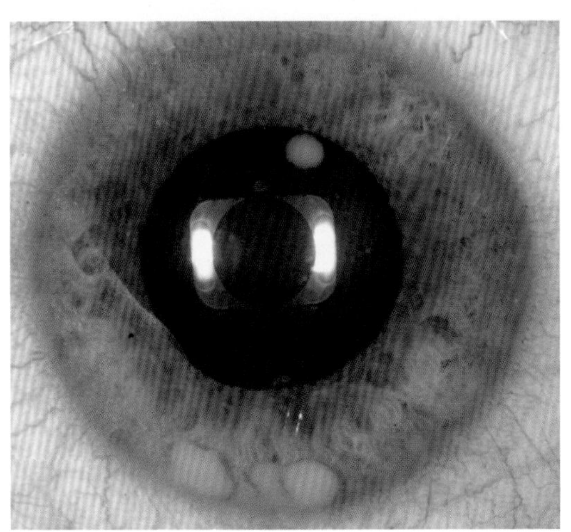

图15.73 17岁男孩弥漫性前房视网膜母细胞瘤,表现为多个团块状前房肿瘤细胞

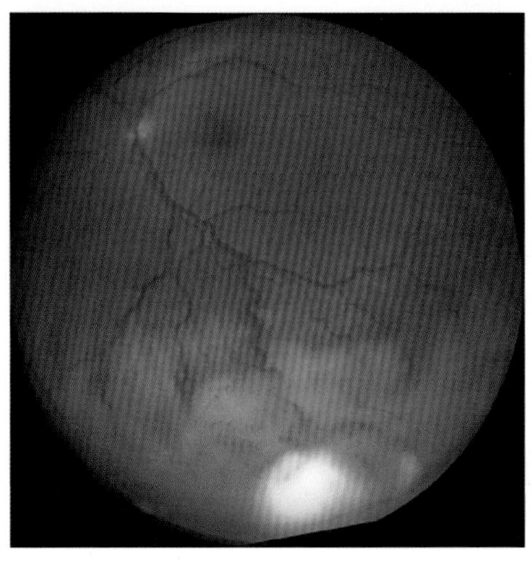

图15.74 图15.73患者患者广角眼底照片显示正常视盘和黄斑区,颞下方锯齿缘后相对扁平的白色视网膜病灶。注意扩张、扭曲的视网膜滋养动脉和引流静脉

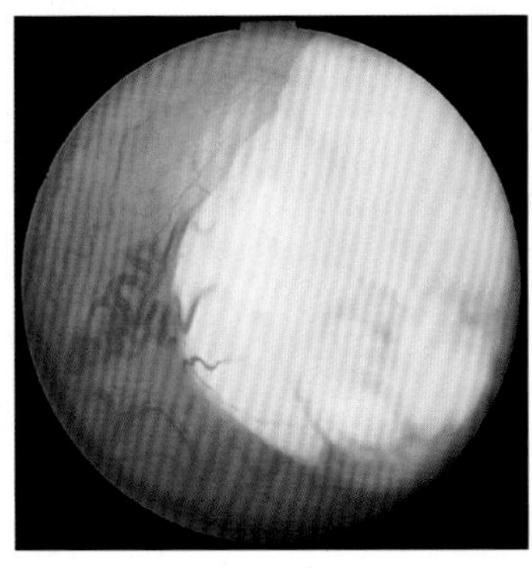

图15.75 13岁女孩的视网膜母细胞瘤

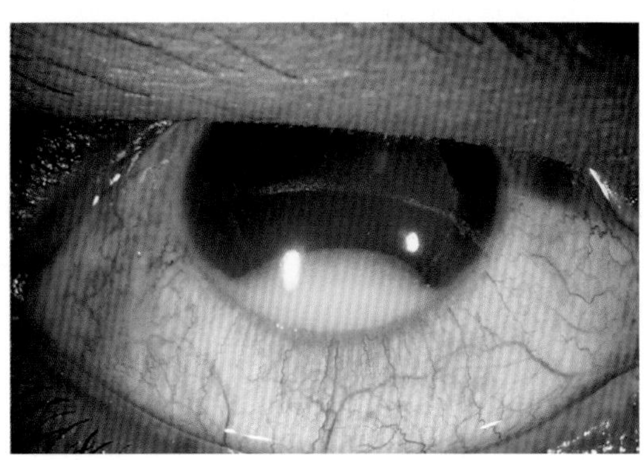

图15.76 16岁女孩视网膜母细胞瘤表现为假性前房积脓

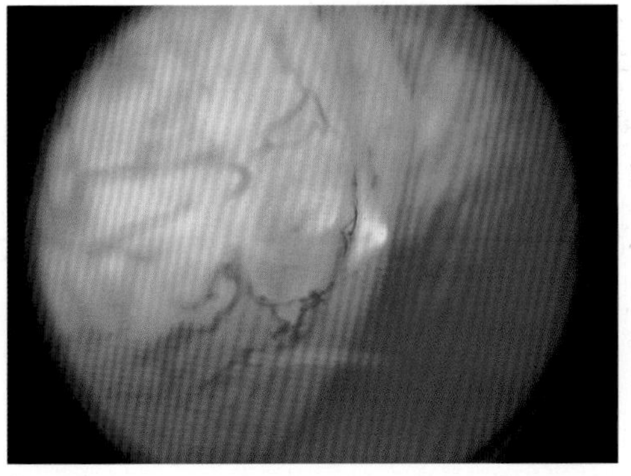

图15.77 17岁男孩的视网膜母细胞瘤

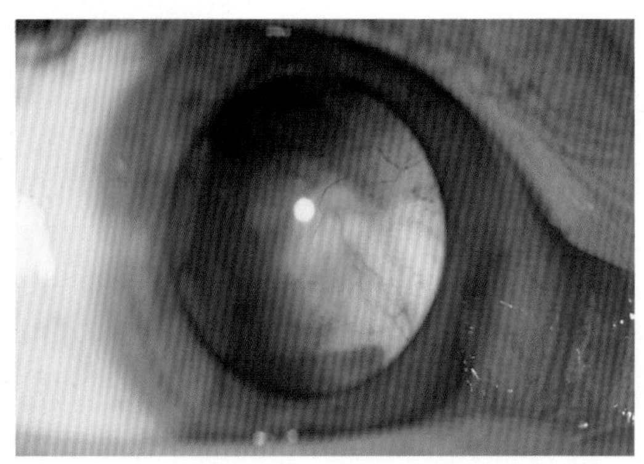

图15.78 18岁女孩的视网膜母细胞瘤

视网膜母细胞瘤：视网膜母细胞瘤国际分期

视网膜母细胞瘤新国际分期已在大多数中心被接受，用于选择治疗和评估预后。临床经验丰富的医生使用间接眼底镜观察并仔细眼底绘图在分期中起非常重要的作用。因为眼底照相和超声检查在监测小面积的视网膜下液和肿瘤种植不如间接眼底镜敏感。而视网膜下液和肿瘤种植会影响分期和治疗选择。

1. Murphree AL. Intraocular retinoblastoma: the case for a new group classification. *Ophthalmol Clin North Am* 2005; 18: 41-53.
2. Shields CL, Shields JA. Basic understanding of current classification and management of retinoblastoma. *Curr Opin Ophthalmol* 2006; 113: 2080-2086.
3. Shields CL, Au A, Czyz C, et al. The International Classification of Retinoblastoma (ICRB) predicts chemoreduction success. *Ophthalmology* 2006; 113: 2276-2280.

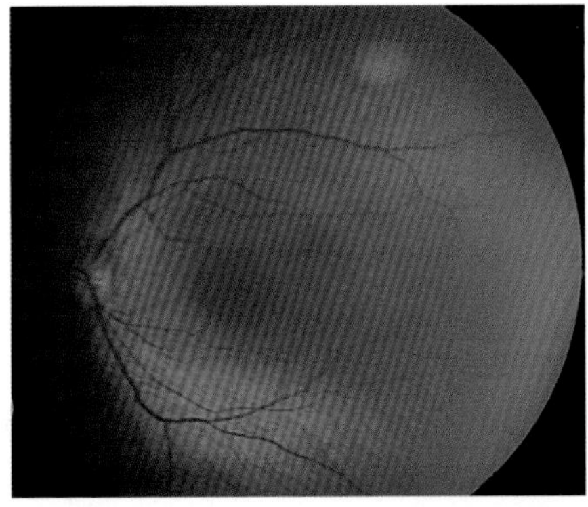

图 15.79 A 期，位于颞上方赤道部附近，局限于视网膜感觉层<3mm 的小病灶

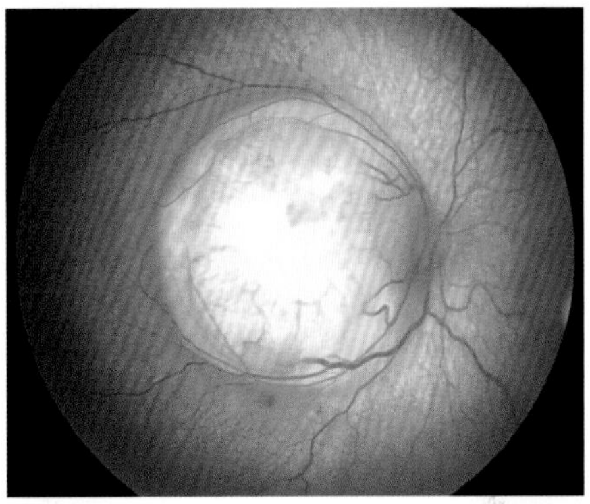

图 15.80 B 期，显示黄斑区局限于视网膜感觉层的视网膜母细胞瘤

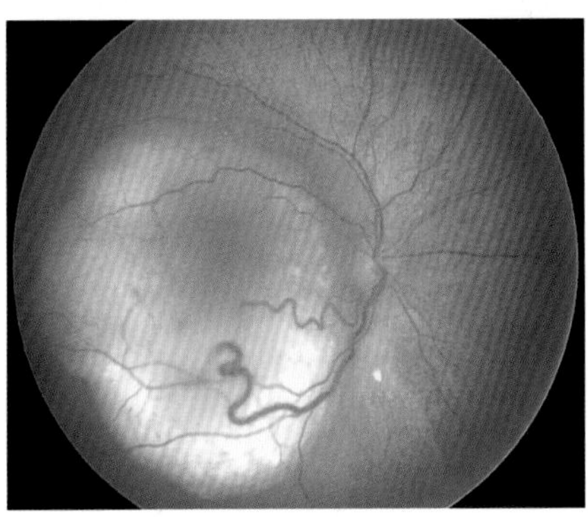

图 15.81 C 期，特征为局灶玻璃体及视网膜下视网膜母细胞瘤的种植。注意视盘下方细小的玻璃体种植

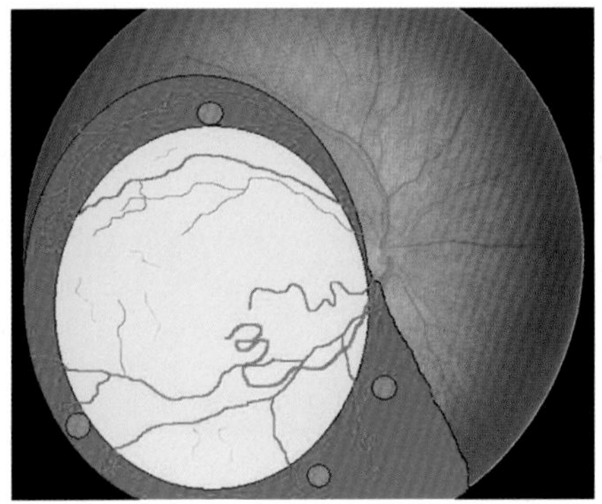

图 15.82 图 15.81 中病变的示意图，显示视网膜脱离（蓝色）和网膜下的种植，这些种植在眼底照相上均显示不清

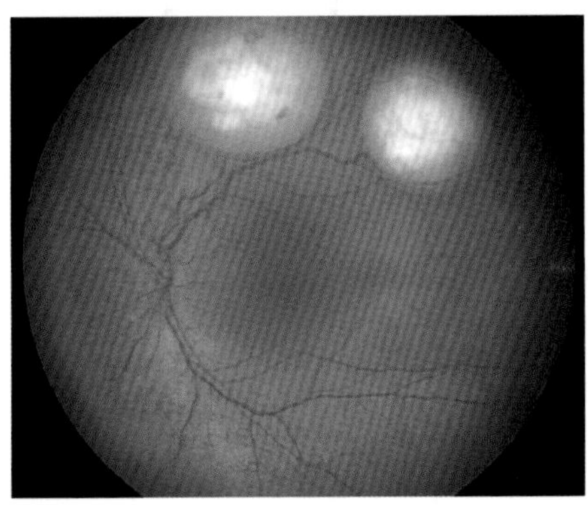

图 15.83 C 期，显示左眼上方多个瘤体，其上的玻璃体内种植显示不清

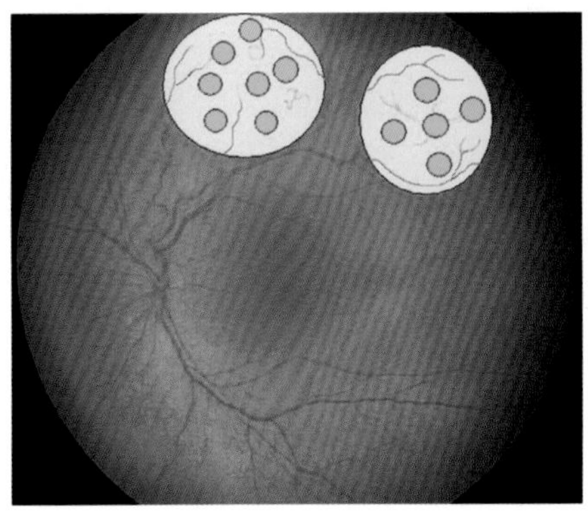

图 15.84 图 15.83 中 C 期病变的示意图，绿色区域显示玻璃体的种植

视网膜母细胞瘤：视网膜母细胞瘤国际分期

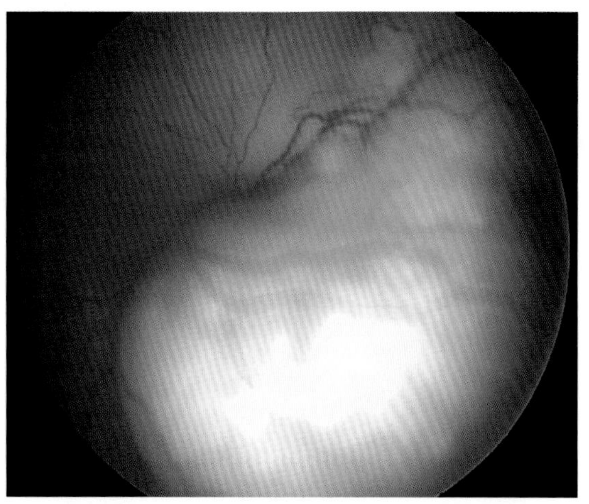

图 15.85 D 期视网膜母细胞瘤，表现为一个大的瘤体、继发视网膜脱离和弥漫性视网膜下种植

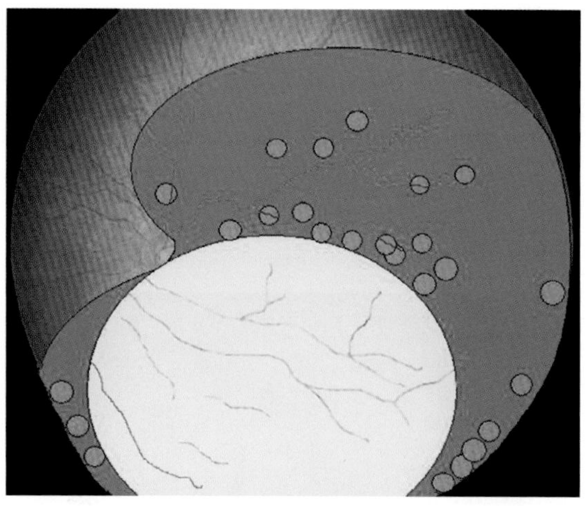

图 15.86 D 期视网膜母细胞瘤示意图，显示瘤体周围视网膜脱离（蓝色）和视网膜下种植（橙色）。两者在图 15.85 的眼底照片中均不易清晰观察到

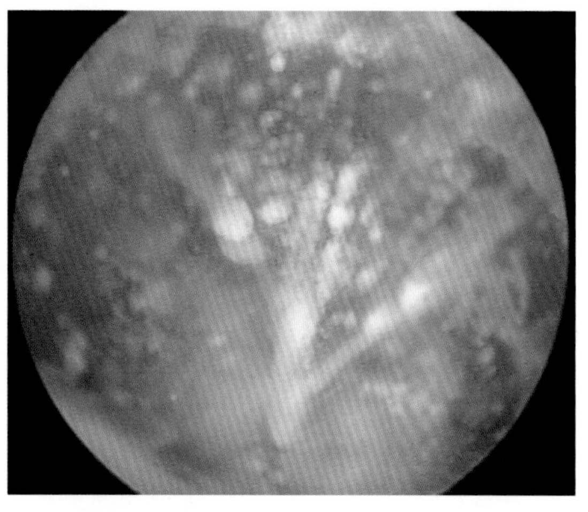

图 15.87 D 期视网膜母细胞瘤，表现为广泛玻璃体种植

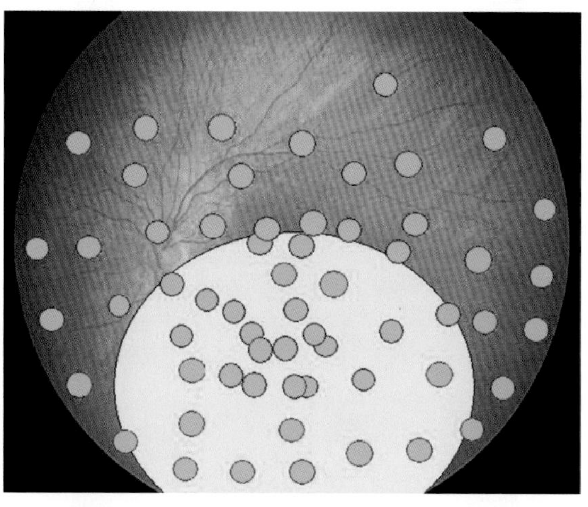

图 15.88 图 15.87 中 D 期视网膜母细胞瘤示意图，显示覆盖瘤体的玻璃体种植（绿点）

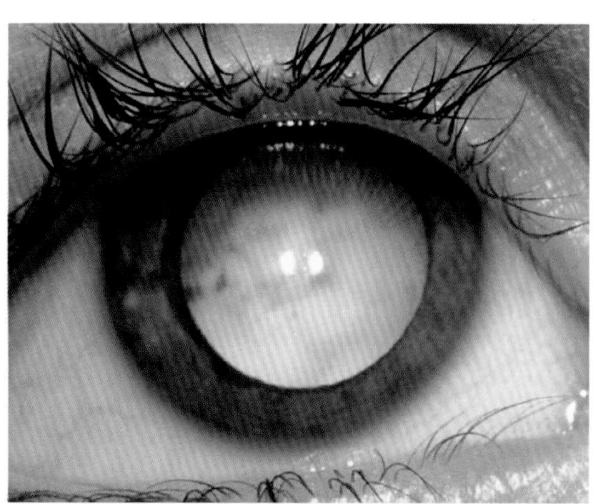

图 15.89 E 期视网膜母细胞瘤，显示眼内广泛瘤体与玻璃体种植

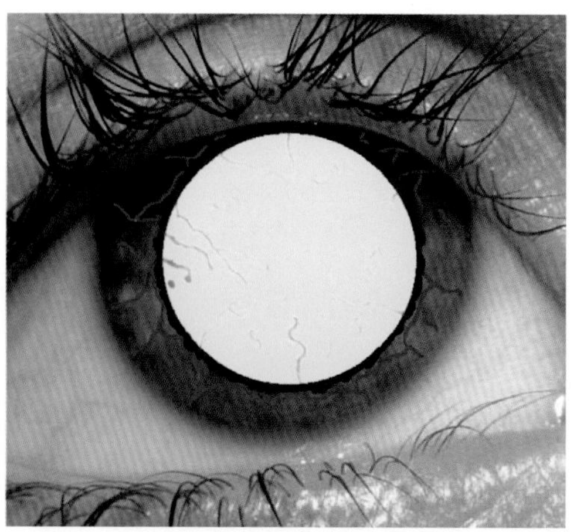

图 15.90 E 期视网膜母细胞瘤示意图，显示了一个巨大肿瘤和广泛、弥漫的玻璃体种植

视网膜母细胞瘤:自发停滞和自发消退(视网膜细胞瘤)

一些视网膜母细胞瘤似乎是静止和非进展性的,也可能是该病的一种“良性”变体。这种情况被称之为视网膜瘤和视网膜细胞瘤。我们使用自发停滞的视网膜母细胞瘤这一临床描述性术语,来描述那些在临床上已达到最终大小、并停止生长的肿瘤。我们倾向于将那些长大到一定大小然后消退的肿瘤,称之为自发消退的视网膜母细胞瘤。后者可能有周围视网膜色素上皮细胞的改变。类似于已经成功治疗后的肿瘤。大的自发消退的视网膜母细胞瘤可引起眼球萎缩。

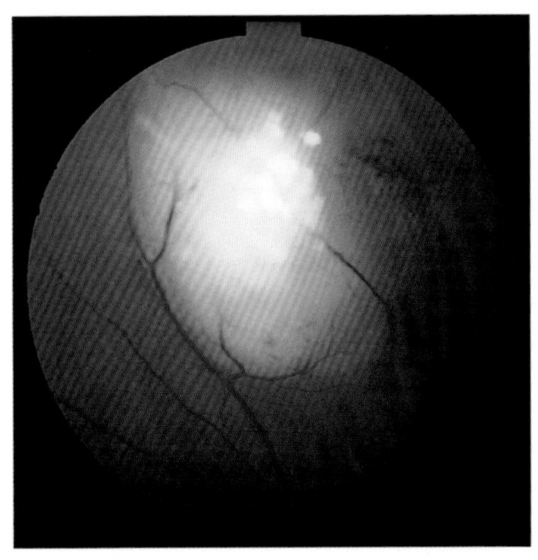

图 15.91　30 岁男性患者的自发停滞视网膜母细胞瘤,显示了钙化的中心区域和周围半透明的“鱼肉状”外观

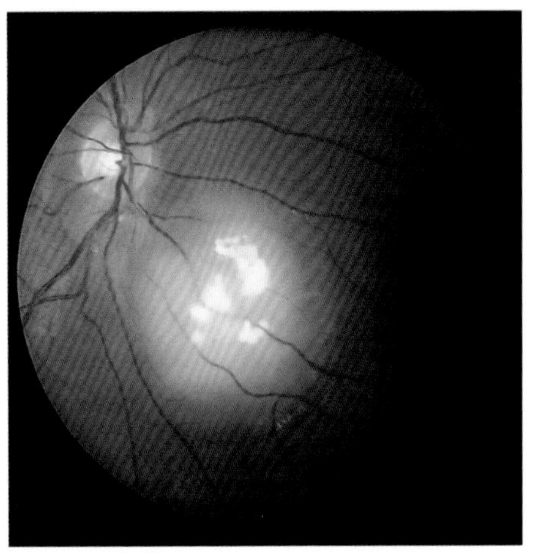

图 15.92　12 岁女孩的自发停滞视网膜母细胞瘤,表现为与图 15.91 相似的临床特征

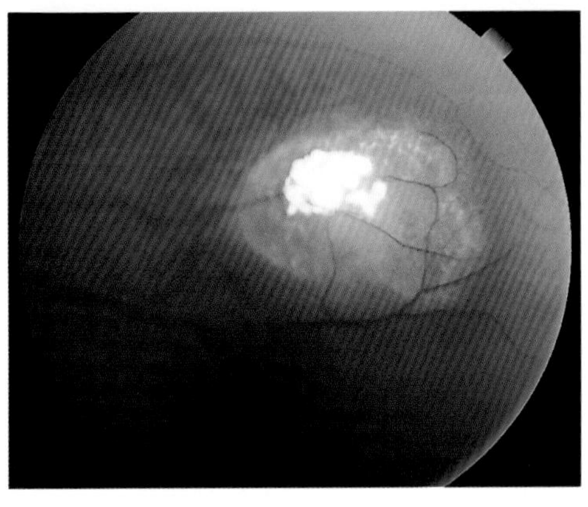

图 15.93　25 岁女性患者自发停滞的视网膜母细胞瘤

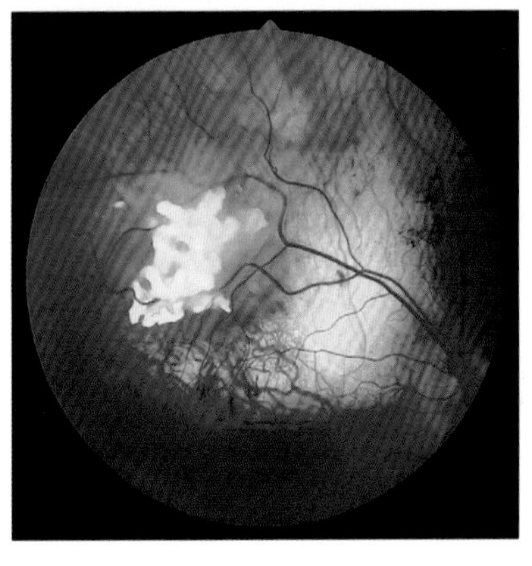

图 15.94　女孩 6 岁时初诊的自发消退视网膜母细胞瘤。病变保持稳定 15 年

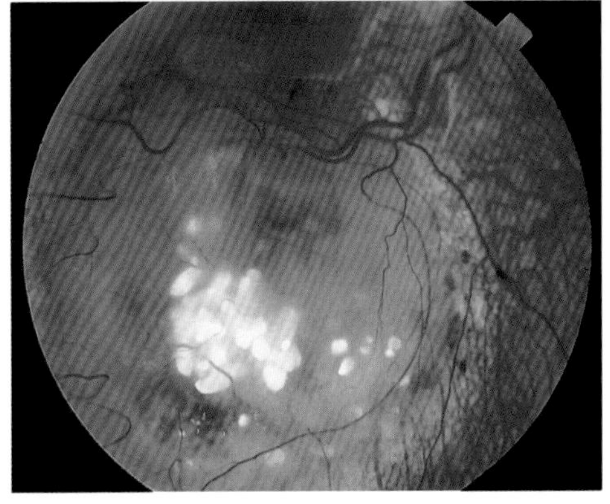

图 15.95　男孩 6 岁时初诊的自发消退视网膜母细胞瘤。病变保持稳定 8 年

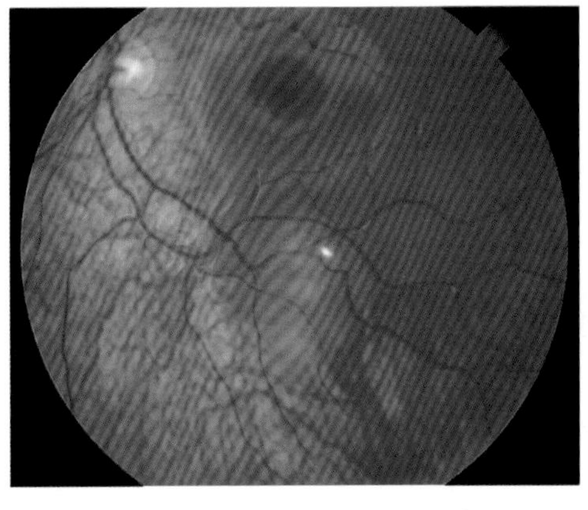

图 15.96　图 15.95 患者对侧眼表现为自发停滞视网膜母细胞瘤。无视网膜母细胞瘤家族史

视网膜母细胞瘤:自发停滞和自发消退肿瘤(视网膜细胞瘤)的广角成像

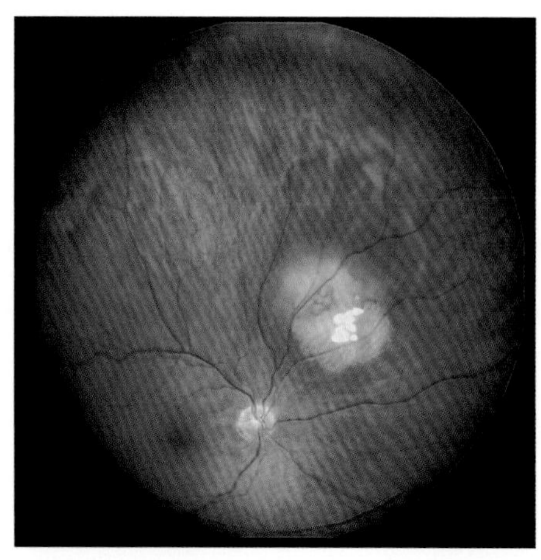

图 15.97 36 岁男性患者右眼鼻上方消退的视网膜母细胞瘤。注意病变上部分为半透明病灶,下部分为白垩色钙化灶和视网膜色素上皮细胞脱失,显露其下方的脉络膜血管。这属于 3 型消退模式

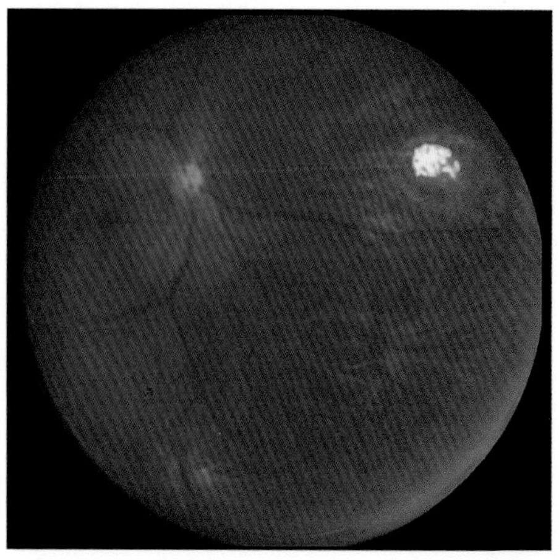

图 15.98 25 岁女性患者周边眼底呈现消退的视网膜母细胞瘤

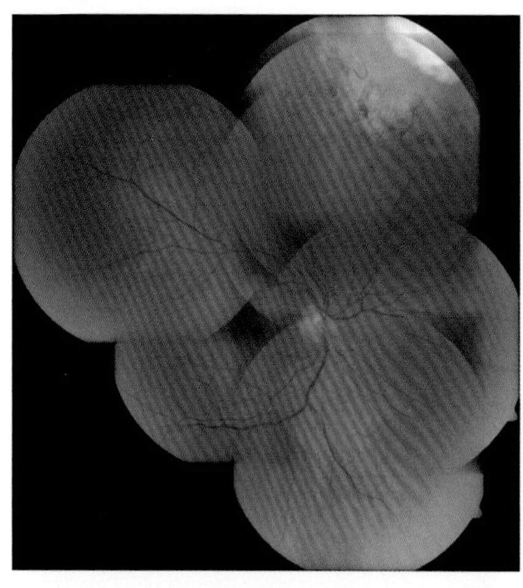

图 15.99 45 岁女性患者自发消退视网膜母细胞瘤的眼底拼图。注意扩张的视网膜滋养动脉(右侧)和扩张扭曲的视网膜引流静脉(左侧)

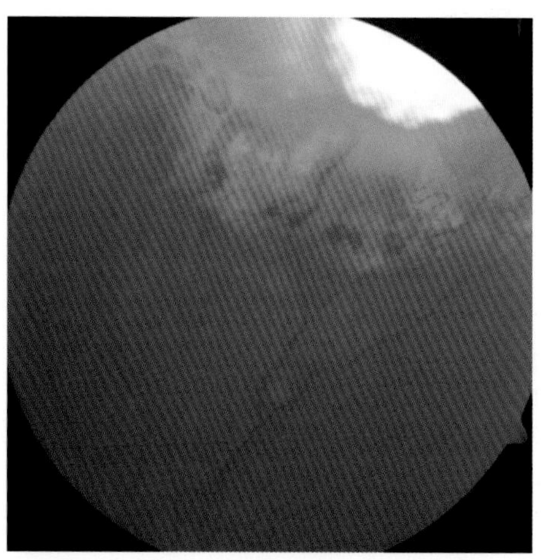

图 15.100 图 15.99 病灶的标准照相。白色区域代表致密的钙化灶。周围视网膜色素上皮改变提示瘤体曾经更大,后来消退

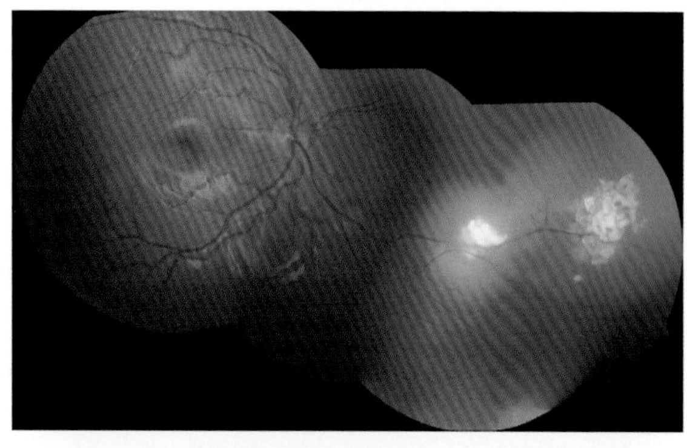

图 15.101 12 岁男孩右眼自发停滞视网膜母细胞瘤。左眼已因晚期视网膜母细胞瘤而摘除。注意瘤体内两处钙化灶。病灶从初诊起已保持稳定 6 年

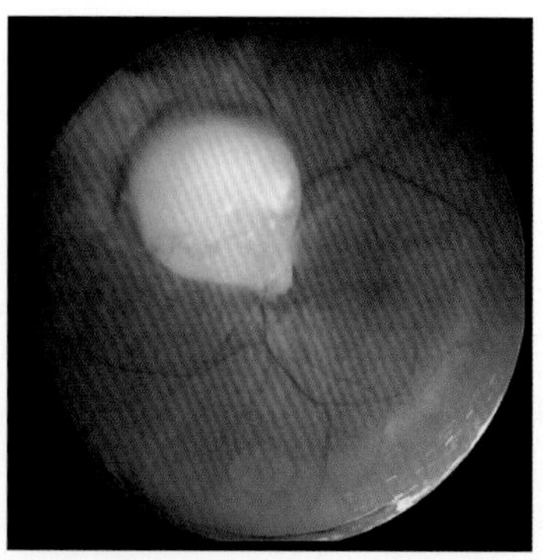

图 15.102 31 岁男性患者自发停滞视网膜母细胞瘤。病灶仅少量钙化,保持稳定多年

自发消退视网膜母细胞瘤(视网膜细胞瘤):恶性转化

在罕见情况下,似乎已自发停滞或自发消退的视网膜母细胞瘤可能会显示出生长和恶性转化。以下展示这样的病例。

Eagle RC, Shields JA, Donoso LA, et al. Malignant transformation of spontaneously regressed retinoblastoma, retinoma/retinocytoma variant. *Ophthalmology* 1989;96:1389-1395.

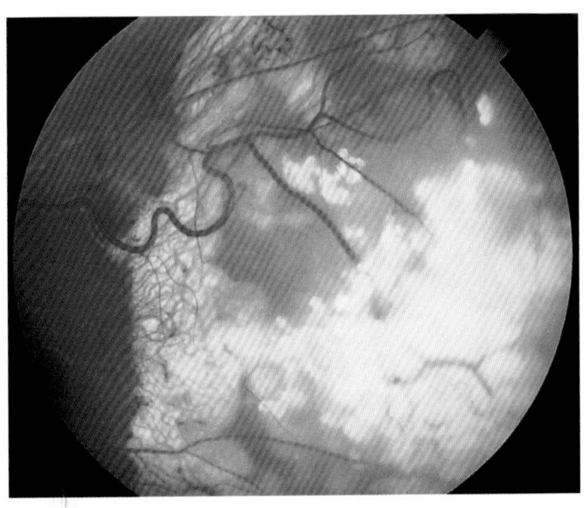

图 15.103　患儿 3 岁时初诊为自发消退视网膜母细胞瘤。随访 3 年,病变保持稳定

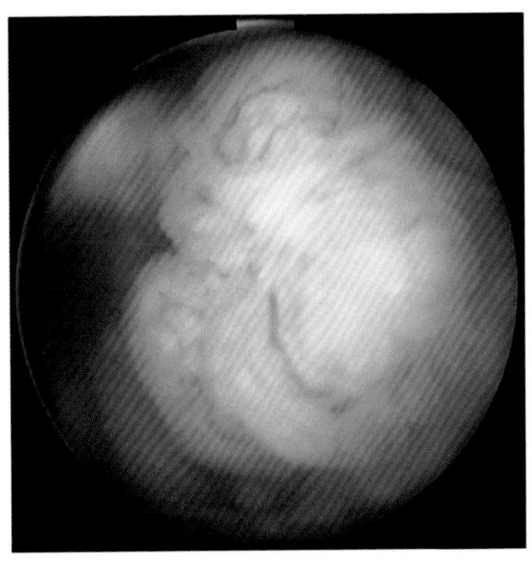

图 15.104　7 岁时肿瘤重新呈现显著的生长

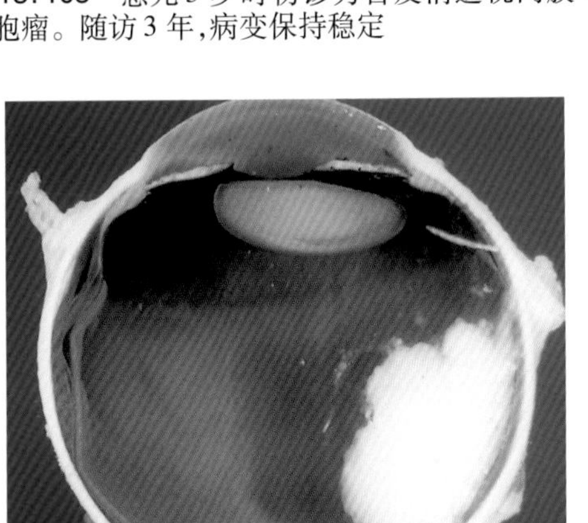

图 15.105　眼球摘除后切面显示源自视网膜的松软白色瘤体

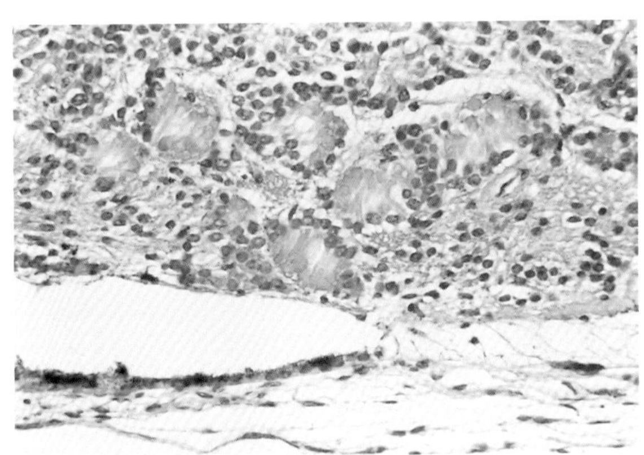

图 15.106　显微照片显示分化良好的肿瘤细胞,有菊形团形成。(苏木精-伊红染色×100)

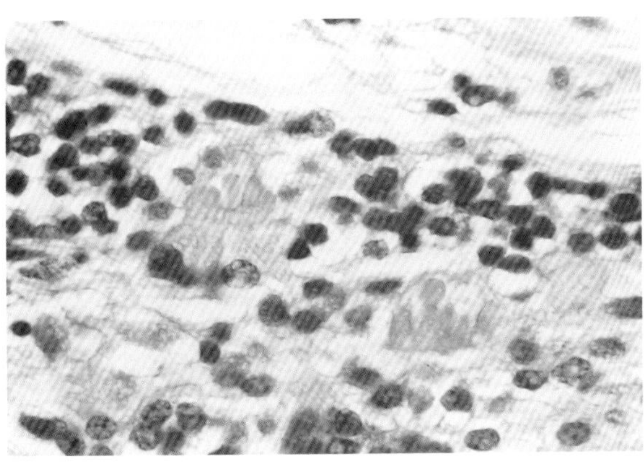

图 15.107　显微照片显示典型的菊形团。(苏木精-伊红染色×200)

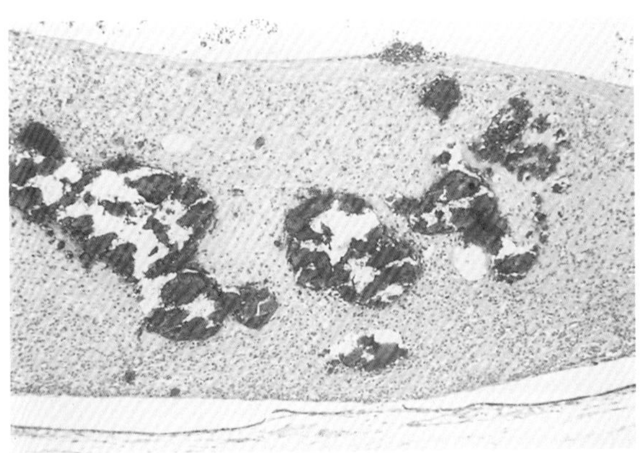

图 15.108　肿瘤另一区域的显微照片,显示在有活性的分化良好的肿瘤细胞区域内可见钙化灶。这是视网膜细胞瘤特征性组织病理学改变(苏木精-伊红染色× 100)

视网膜母细胞瘤：与松果体母细胞瘤相关的三侧性视网膜母细胞瘤和类似松果体母细胞瘤的松果体囊肿

已知有多种第二肿瘤可在家族性视网膜母细胞瘤患者中发生。这个话题曾在眼眶肿瘤图谱中提及。此处我们讨论三侧性视网膜母细胞瘤，它是第二肿瘤的一种。三侧性视网膜母细胞瘤，是指同一个患者出现双眼视网膜母细胞瘤和松果体母细胞瘤或其他鞍旁颅内肿瘤。图 15.109 至图 15.112 描绘了一例家族性视网膜母细胞瘤，双眼多发小瘤体均经放疗控制。但随后松果体母细胞瘤发展，导致患者死亡。

1. Karatza E, Shields CL, Flanders AE, et al. Pineal cyst simulating pinealoblastoma in 11 children with retinoblastoma. *Arch Ophthalmol* 2006;124:595-597.

2. Ramasubramanian A, Kytasty C, Meadows AT, et al. Incidence of pineal gland cyst and pineoblastoma in children with retinoblastoma during the chemoreduction era. *Am J Ophthalmol* 2013;156(4):825-829.

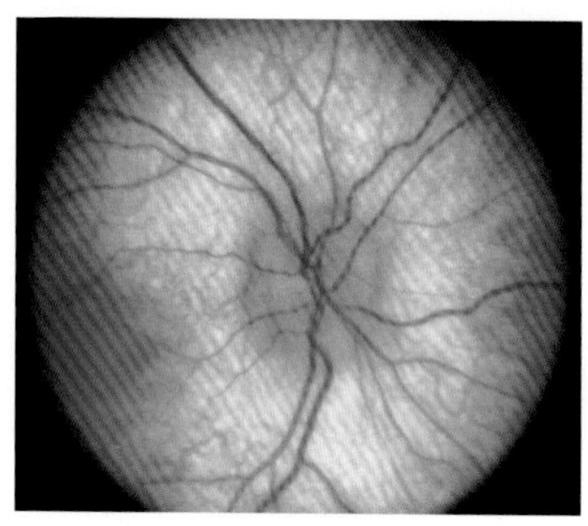

图 15.109 患有头疼的 36 个月龄患儿，右眼视盘水肿。患儿出生后不久，经外放疗治愈了双眼的家族性视网膜母细胞瘤小瘤体

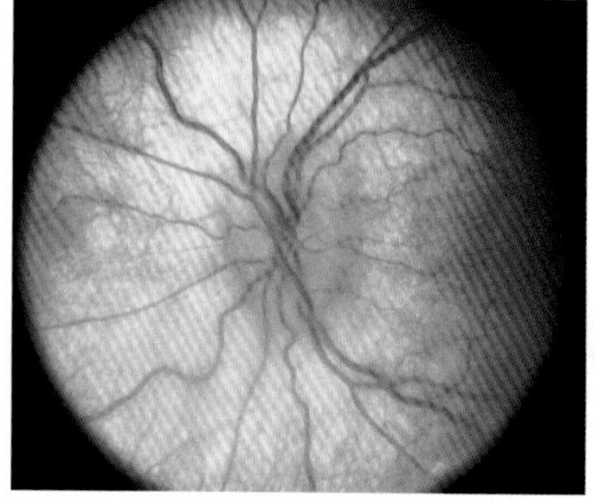

图 15.110 同时左眼视盘水肿

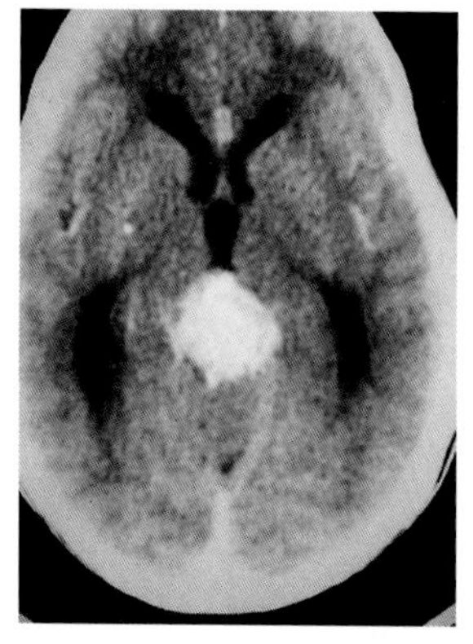

图 15.111 头颅 CT 显示大松果体肿瘤

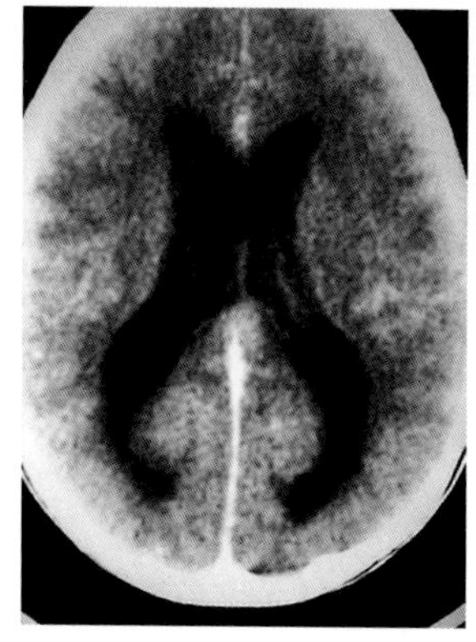

图 15.112 头颅 CT 的另一个切面显示脑积水导致的特征性脑室扩张

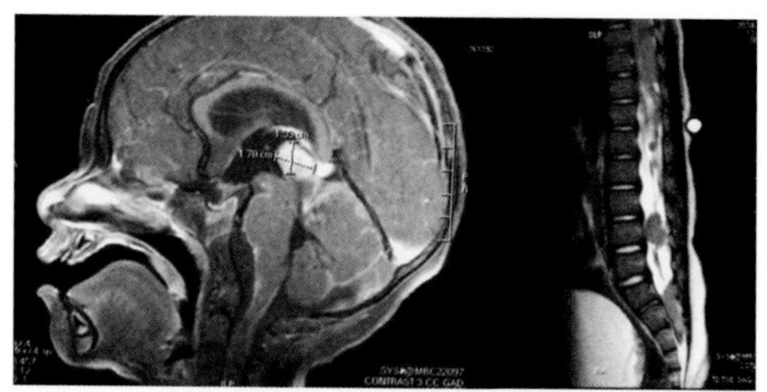

图 15.113 家族性视网膜母细胞瘤患儿 MRI 像。注意胼胝体后缘 1.7cm× 1.3cm 肿块。右侧图为脊柱矢状位 MRI，显示同一患者松果体母细胞瘤的转移灶

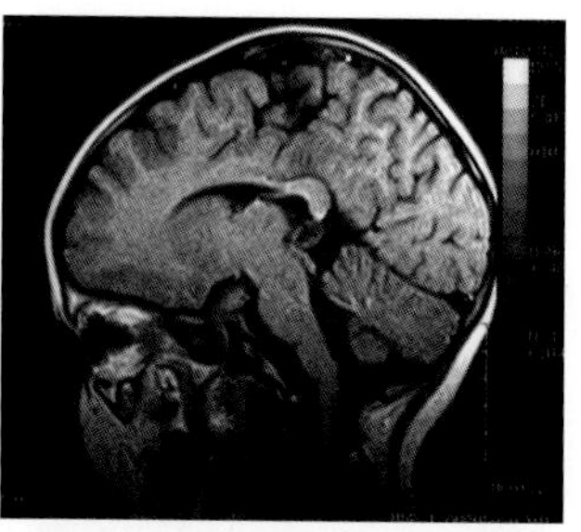

图 15.114 双眼视网膜母细胞瘤患儿 MRI 矢状面 T1 加权像显示胼胝体后缘的囊性病灶。钆造影剂增强后，显示囊肿的特征性改变，即病灶管壁显示增强，而管腔没有增强。尽管最初怀疑松果体母细胞瘤，但最终诊断为松果体囊肿。病变保持稳定 8 年

视网膜母细胞瘤:与染色体 13q 缺失综合征有关

13 号染色体长臂上的一个基因缺失会导致视网膜母细胞瘤。在某些情况下,对 13q 综合征患者体检,如低耳位和典型脸部特征,可以早期诊断视网膜母细胞瘤。

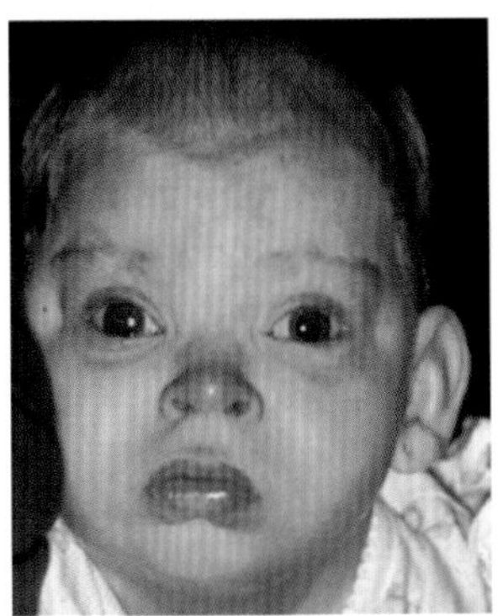

图 15.115 3 月龄 13q 综合征女孩的面部特征,表现为低耳位、宽鼻梁和球型鼻尖

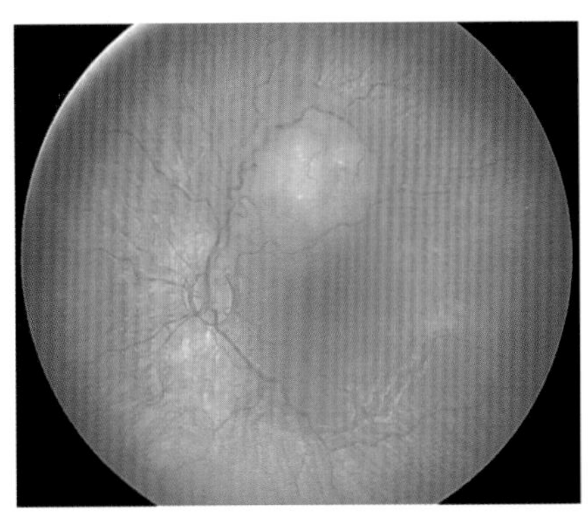

图 15.116 图 15.115 患儿左眼视网膜母细胞瘤

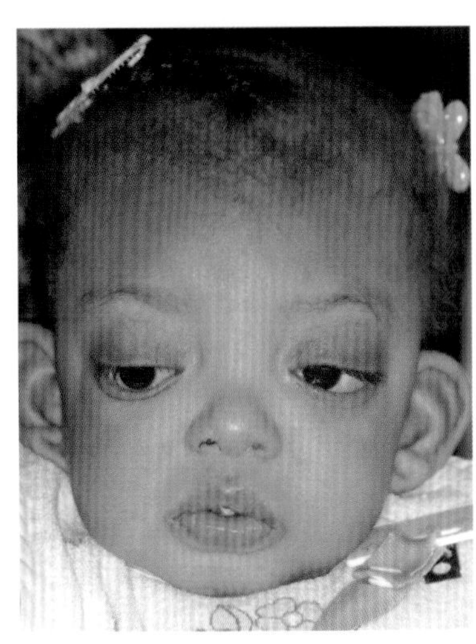

图 15.117 3 月龄 13q 综合征患儿的典型面部特征。出生时右眼牛眼,因晚期视网膜母细胞瘤行眼球摘除手术,并佩戴了义眼片

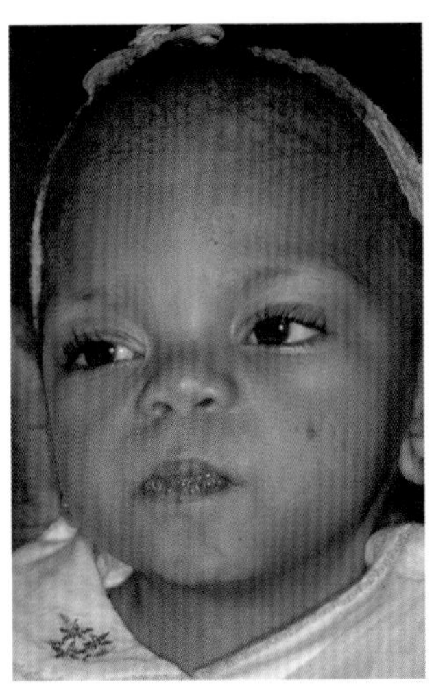

图 15.118 13q 综合征患儿面部特征。她因发育迟缓行基因检测,结果发现 13q 综合征。随后检查发现左眼患有视网膜母细胞瘤

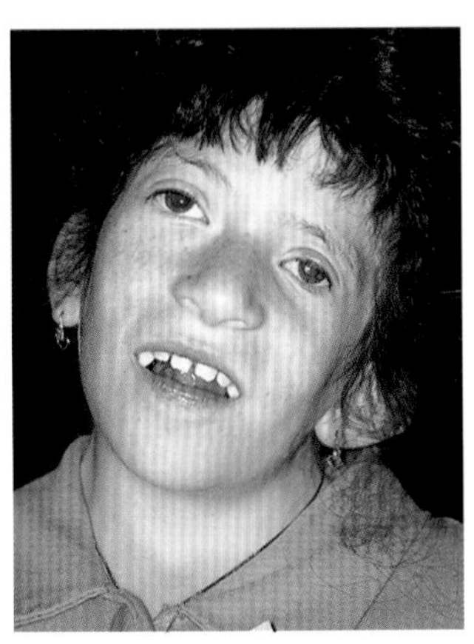

图 15.119 13q 综合征患儿的面部外观。因面部异常行眼部检查发现单眼多灶性视网膜母细胞瘤

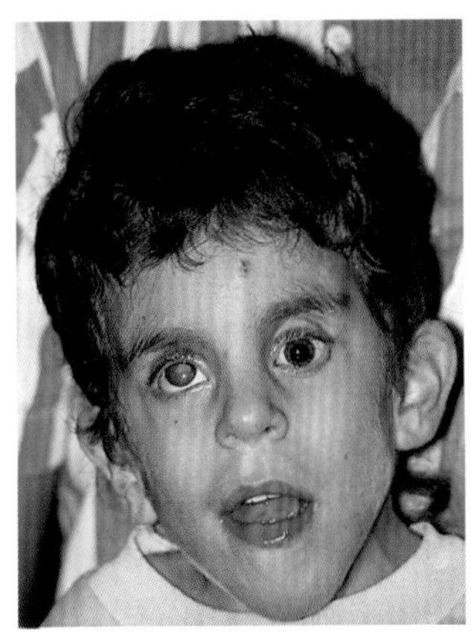

图 15.120 另一位 13q 综合征患儿的面部外观。患儿患有双侧视网膜母细胞瘤

视网膜母细胞瘤:与其他染色体异常的相关性

Desai VN, Shields CL, Shields JA, et al. Retinoblastoma associated with holoprosencephaly. *Am J Ophthalmol* 1990;109:355-356.

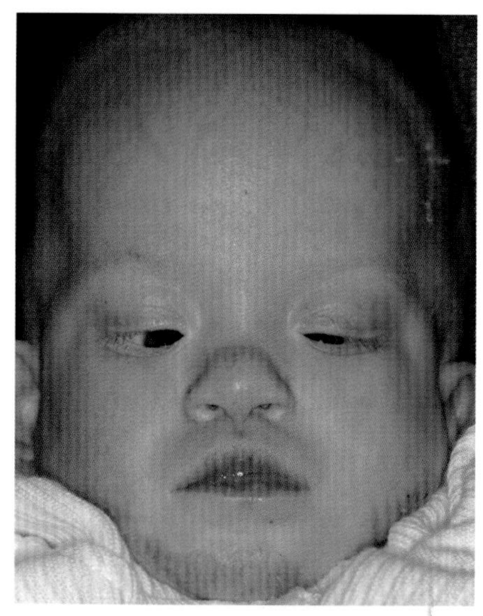

图 15.121 患有 13 号环状染色体的 2 个月龄患儿的面部外观。左眼有两个孤立视网膜母细胞瘤瘤体

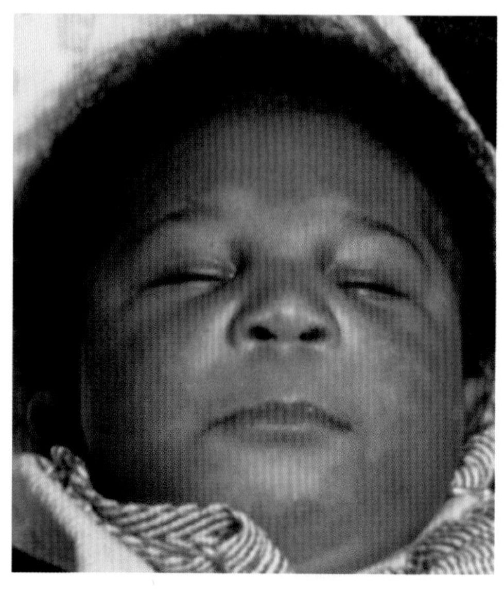

图 15.122 患有 13 号环状染色体的 6 个月龄患儿的面部外观。患有双眼晚期多灶性视网膜母细胞瘤

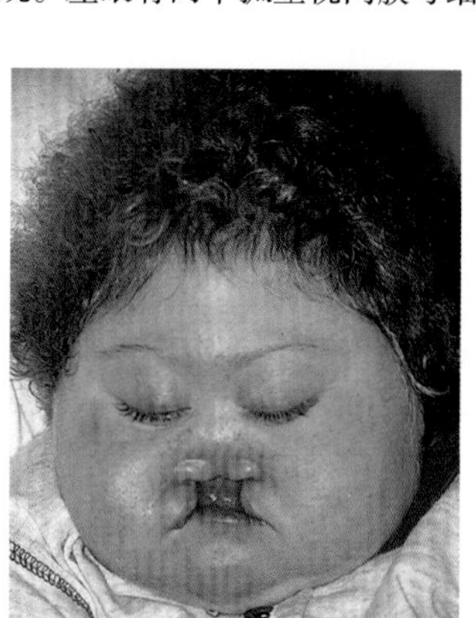

图 15.123 非典型唇裂和前脑无裂畸形患儿的面部外观

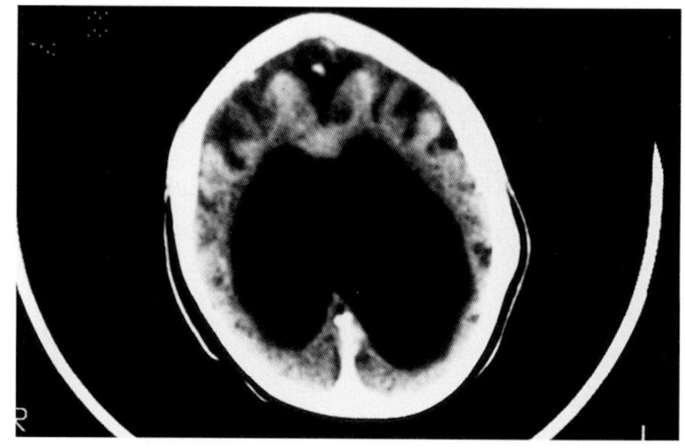

图 15.124 图 15.123 前脑无裂畸形患儿的轴向头颅 CT

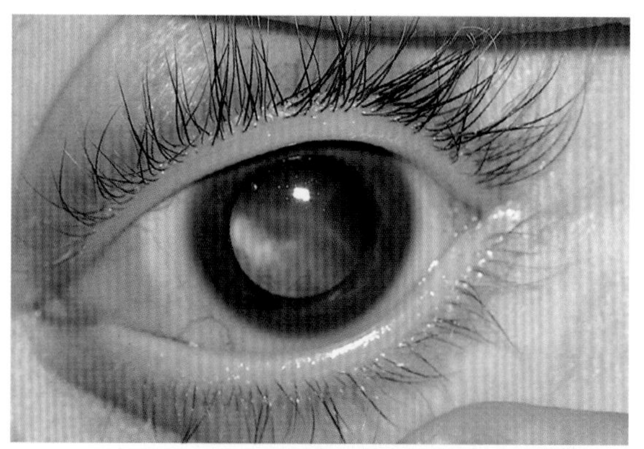

图 15.125 图 15.123 患儿左眼患有视网膜母细胞瘤

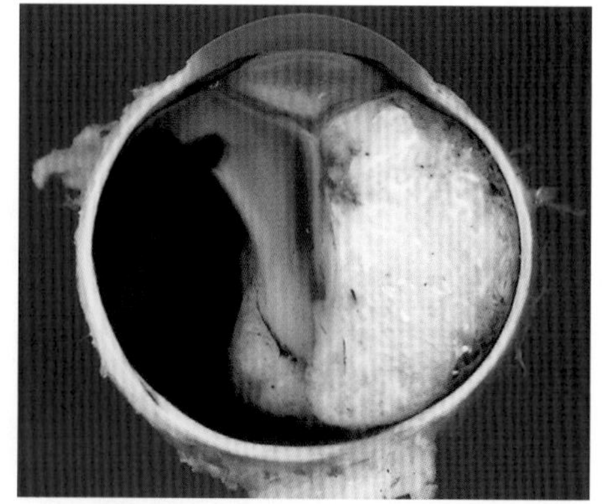

图 15.126 图 15.125 眼球摘除后切面显示较大的外生型视网膜母细胞瘤

(崔雪皓 季迅达 译)

第16章

视网膜母细胞瘤：诊断方法

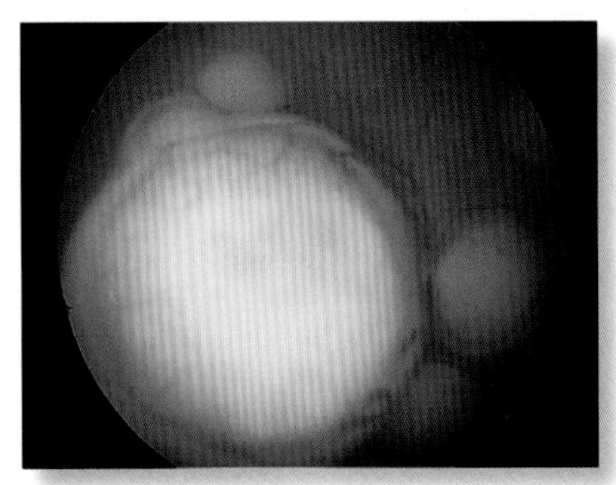

视网膜母细胞瘤最好是通过间接眼底镜和裂隙灯生物显微镜检查识别其典型临床特征获得诊断(1-3)。在许多情况下,辅助检查如,眼底荧光血管造影、超声波检查、计算机断层扫描(CT)及磁共振成像(MRI)都可以提供有价值的诊断信息,特别对于非典型病例的诊断(1-38)。

荧光素血管造影术

荧光素眼底血管造影显示视网膜母细胞瘤为富含血管肿瘤。荧光素快速充盈,并显示晚期强荧光。血管充盈阶段,滋养动脉迅速充盈。通常在肿瘤的表面部分可以看到典型的细网状血管(3,6,7)。在晚期肿瘤中可以发现荧光素渗漏入玻璃体腔和视网膜下腔。肿瘤治疗后,其血供会减少甚至消失,病灶呈现较低荧光。自发静止或消退的视网膜母细胞瘤尽管在临床上表现为非活性瘤体,也会呈现出不同程度的强荧光。

超声检查

超声检查经常用于协助诊断,以及测量治疗前后瘤体大小的变化(3,8,9)。视网膜母细胞瘤在B型超声上通常显示伴有代表钙化的高反射病灶的实性占位。A型超声扫描,显示内部均匀的高反射。伴有视网膜脱离的外生型瘤体,有时很难通过检眼镜观察到瘤体。而超声对于检测这些瘤体特别有用。对于这样的病例,单用检眼镜观察,往往误诊为Coats病。但超声检查能显示视网膜母细胞瘤肿块。通常Coats病或其他伴有视网膜脱离的非肿瘤性疾病一般没有占位表现(3,4)。弥漫浸润型视网膜母细胞瘤通常是一个例外,因为它在超声中经常无明显肿块和无钙化表现(5)。

相干光断层扫描

相干光断层扫描在视网膜母细胞瘤治疗中起着重要作用。它对黄斑中心凹进行成像,并估计视力预后。该技术可以提供视网膜的横断面成像,并协助监测小肿瘤对治疗的反应、视网膜下积液以及黄斑中心凹解剖(10,11)。

自发荧光

自发荧光有助于视网膜母细胞瘤的鉴别诊断。瘤体内钙化灶表现为高荧光。大部分相似的视网膜病灶则缺乏自发荧光(12,13)。治疗后随着肿瘤的消退和钙化,瘤体自发荧光一般会增强(13)。

视网膜母细胞瘤:诊断方法

计算机断层扫描/磁共振成像

CT 和 MRI 在视网膜母细胞瘤诊断中起重要作用(14-29)。CT 显示眼内肿块,常常可见其内钙化灶。与 MRI 相比,CT 的主要优势在于其对于钙化的检测更敏感。而在一般情况下,肿块内钙化灶的存在支持视网膜母细胞瘤的诊断。对于眼内的肿瘤,CT 并没有比超声更有优势。但它可以更好地显示浸润至巩膜外或视神经的转移灶。在这种情况下,肿瘤的眼眶浸润灶通常不显示钙化(9)。超声检查和 CT 在弥漫性浸润型视网膜母细胞瘤的检查中常常不能显示钙化灶。与超声检查相比,CT 的一个明显优势是它的图像可以反映出松果体区,并可以检测出"三侧视网膜母细胞瘤"中的松果体母细胞瘤。目前发现,螺旋 CT 对于检查儿童的视网膜母细胞瘤是有用的,因为它不需要全身麻醉,并且辐射暴露较少(20)。在大多数情况下,CT 并非诊断视网膜母细胞瘤的必要检查方法。由于 CT 对儿童有少量的辐射暴露,因此一般情况下可避免 CT 检查,应用 MRI 对眼眶和头颅进行成像。

MRI 比 CT 具有更明显的优势,是因为它能提供优越的软组织对比分辨率,特别是表面线圈、钆增强以及脂肪抑制技术的应用(14-29)。磁共振能显示最小 2 毫米厚度的视网膜母细胞瘤病灶。与大部分其他眼内肿瘤一样,在 T1 加权像上,视网膜母细胞瘤相对于玻璃体为高信号;在 T2 加权像上,相对于玻璃体为低信号。尽管不如 CT 敏感,但 MRI 在许多视网膜母细胞瘤病例中也可以检测出钙化灶。MRI 可以更好地检测到程度较轻的视神经及眼眶浸润,也能更好地显示松果体。视网膜母细胞瘤患儿的松果体囊肿可能会被误诊为松果体肿瘤。近来的研究强调了鉴别松果体母细胞瘤和单纯的松果体囊肿的重要性。后者很容易在视网膜母细胞瘤患儿中被误诊为松果体母细胞瘤(28,29)。应用新表面线圈的新高分辨率技术近来有所发展。与其它技术相比,该技术具有更优越的对比度和空间分辨率。

细针穿刺活检

虽然细针穿刺活检在很多非典型眼内疾病的诊断中起很大的作用,但在疑似视网膜母细胞瘤病例中,细针穿刺活检通常是被禁忌的。视网膜母细胞瘤是组织疏松的恶性肿瘤。穿刺活检会增加肿瘤细胞通过针道转移的风险。只有在极少数的情况下,穿刺活检才能作为儿童患者中视网膜母细胞瘤的一种有必要的诊断手段(31-38)。如果确实需要做穿刺活检,应该调整技术。穿刺针通过周边角膜、前房、虹膜、晶状体悬韧带,然后进入到疑似病灶进行取材。此外,对伴有前房白色细胞的疑似非典型视网膜母细胞瘤患者,偶尔需要采用细针穿刺活检协助诊断。对于这样的病例,一般需要使用 30 号或 32 号针穿刺,经过透明角膜、周边虹膜和晶状体悬韧带,然后进入到后部的肿瘤进行取材。这种技术可以提供缓冲带,以减少肿瘤细胞眼外种植的几率。如果患者有典型的视网膜母细胞瘤表现,一般不应该采用细针穿刺活检辅助诊断。

参考文献

病例系列/综述

1. Shields CL, Fulco EM, Arias JD, et al. Retinoblastoma frontiers with intravenous, intra-arterial, periocular, and intravitreal chemotherapy. *Eye (Lond)* 2013;27(2): 253–264.
2. Shields CL, Lally SE, Leahey AM, et al. Targeted retinoblastoma management. When to use intravenous, intra-arterial, periocular, and intravitreal chemotherapy. *Curr Opin in Ophthalmol* 2014;25(5):374–385.
3. Shields CL, Schoenberg E, Kocher K, et al. Lesions simulating retinoblastoma (pseudoretinoblastoma) in 604 cases: results based on age at presentation. *Ophthalmology* 2013;120(2):311–316.
4. Shields JA, Shields CL, Honavar SG, et al. Clinical variations and complications of coats disease in 150 cases: The 2000 Sanford Gifford Memorial Lecture. *Am J Ophthalmol* 2001;131:561–571.
5. Shields CL, Ghassemi F, Tuncer S, et al. Clinical spectrum of diffuse infiltrating retinoblastoma in 34 consecutive eyes. *Ophthalmology* 2008;115:2253–2258.

影像学

荧光血管造影

6. Shields JA, Sanborn GE, Augsburger JJ, et al. Fluorescein angiography of retinoblastoma. *Retina* 1982;2:206–214.
7. Palamar M, Pirondini C, Shields CL, et al. Cavitary retinoblastoma. Ultrasonography and fluorescein angiographic findings in 3 cases. *Arch Ophthalmol* 2008;126(11): 1598–1600.

超声

8. Sterns GK, Coleman DJ, Ellsworth RM. The ultrasonographic characteristics of retinoblastoma. *Am J Ophthalmol* 1974;78:606–611.
9. Shields JA, Michelson JB, Leonard BC, et al. B-scan ultrasonography in the diagnosis of atypical retinoblastomas. *Can J Ophthalmol* 1976;11:42–51.

相干光断层扫描

10. Rootman DB, Gonzalez E, Mallipatna A, et al. Hand-held high-resolution spectral domain optical coherence tomography in retinoblastoma: Clinical and morphologic considerations. *Br J Ophthalmol* 2013;97(1):59–65.
11. Cao C, Markovitz M, Ferenczy SR, et al. Hand-held spectral domain optical coherence tomography of small macular retinoblastoma in infants before and after chemotherapy. *J Pediatr Ophthalmol Strabism* 2014;51(4):230.

自发荧光

12. Almeida A, Kaliki S, Shields CL. Autofluorescence of intraocular tumours. *Curr Opin Ophthalmol* 2013;24(3):222–232.
13. Ramasubramanian A, Shields CL, Mellen PL, et al. Autofluorescence of treated retinoblastoma. *J AAPOS* 2011;15:167–172.

CT/MRI

14. Arrigg PG, Hedges TR 3rd, Char DH. Computed tomography in the diagnosis of retinoblastoma. *Br J Ophthalmol* 1983;67:588–591.
15. Katz NN, Margo CE, Dorwart RH. Computed tomography with histopathologic

视网膜母细胞瘤:诊断方法

correlation in children with leukocoria. *J Pediatr Ophthalmol Strabismus* 1984;21: 50–56.

16. Mafee MF, Goldberg MF, Greenwald MJ, et al. Retinoblastoma and simulating lesions: Role of CT and MR imaging. *Radiol Clin North Am* 1987;25:667–682.
17. Peyster RG, Augsburger JJ, Shields JA, et al. Intraocular tumors: evaluation with MR imaging. *Radiology* 1988;168:773–779.
18. Mafee MF, Goldberg MF, Cohen SB, et al. Magnetic resonance imaging versus computed tomography of leukocoric eyes and use of in vitro proton magnetic resonance spectroscopy of retinoblastoma. *Ophthalmology* 1989;96(7):965–975.
19. Karr DJ, Kalina RE. Computerized tomography fails to show calcification in diffuse retinoblastoma. *J Pediatr Ophthalmol Strabismus* 1991;28:14–16.
20. O'Brien JM, Char DH, Tucker N, et al. Efficacy of anaesthetized spiral computed tomography scanning in initial evaluation of childhood leukocoria. *Ophthalmology* 1995;102:1345–1350.
21. De Potter P, Flanders AE, Shields JA, et al. Magnetic resonance imaging of intraocular tumors. *Int Ophthalmol Clin* 1993;33:37–45.
22. Beets-Tan RG, Hendriks MJ, Ramos LM, et al. Retinoblastoma: CT and MRI. *Neuroradiology* 1994;36:59–62.
23. DePotter P, Flanders AE, Shields JA, et al. The role of fat-suppression technique and gadopentetate dimeglumine in magnetic resonance imaging evaluation of intraocular tumors and simulating lesions. *Arch Ophthalmol* 1994;112:340–348.
24. Ainbinder DJ, Haik BG, Frei DF, et al. Gadolinium enhancement: improved MRI detection of retinoblastoma extension into the optic nerve. *Neuroradiology* 1996;38:778–781.
25. DePotter P, Shields CL, Shields JA, et al. The role of magnetic resonance imaging in children with intraocular tumors and simulating lesions. *Ophthalmology* 1996;103:1774–1783.
26. Schueler AO, Hosten N, Bechrakis NE, et al. High resolution magnetic resonance imaging of retinoblastoma. *Br J Ophthalmol* 2003;87:330–335.
27. Bagley LJ, Hurst RW, Zimmerman RA, et al. Imaging in the trilateral retinoblastoma syndrome. *Neuroradiology* 1996;38:166–170.
28. Karatza E, Shields CL, Flanders AE, et al. Pineal cyst simulating pinealoblastoma in 11 children with retinoblastoma. *Arch Ophthalmol* 2006;124:595–597.
29. Ramausbramanina A, Kytasty C, Meadows AT, et al. Incidence of pineal gland cyst and pineoblastoma in children with retinoblastoma during the chemoreduction era. *Am J Ophthalmol* 2013;156(4):825–829.

锝扫描

30. Kiratli PO, Kiratli H, Ercan MT. Visualization of orbital retinoblastoma with technetium-99 m (V) dimercaptosuccinic acid. *Ann Nucl Med* 1998;12:157–159.

病理

31. Karcioglu ZA. Fine needle aspiration biopsy (FNAB) for retinoblastoma. *Retina* 2002;22:707–710.
32. Shanmugam MP, Biswas J. Fine needle aspiration biopsy in the diagnosis of intraocular mass lesions. *Ind J Ophthalmol* 1997;45:105–108.
33. Shields JA, Shields CL, Ehya H, et al. Fine-needle aspiration biopsy of suspected intraocular tumors. The 1992 Urwick Lecture. *Ophthalmology* 1993;100:1677–1684.
34. O'Hara BJ, Ehya H, Shields JA, et al. Fine needle aspiration biopsy in pediatric ophthalmic tumors and pseudotumors. *Acta Cytol* 1993;37:125–130.
35. Das DK, Das J, Chachra KL, et al. Diagnosis of retinoblastoma by fine-needle aspiration and aqueous cytology. *Diagn Cytopathol* 1989;5:203–206.
36. Karcioglu ZA, Gordon RA, Karcioglu GL. Tumor seeding in ocular fine needle aspiration biopsy. *Ophthalmology* 1985;92:1763–1767.
37. Char DH, Miller TR. Fine needle biopsy in retinoblastoma. *Am J Ophthalmol* 1984;97:686–690.
38. Shields CL, Honavar S, Shields JA, et al. Vitrectomy in eyes with unsuspected retinoblastoma. *Ophthalmology* 2000;107:2250–2255.

视网膜母细胞瘤:荧光素眼底血管造影

视网膜母细胞瘤在荧光血管造影上具有特征性表现。肿瘤生长方式不同,表现有所不同。视网膜内肿瘤富含血管,内生型肿瘤则较少。

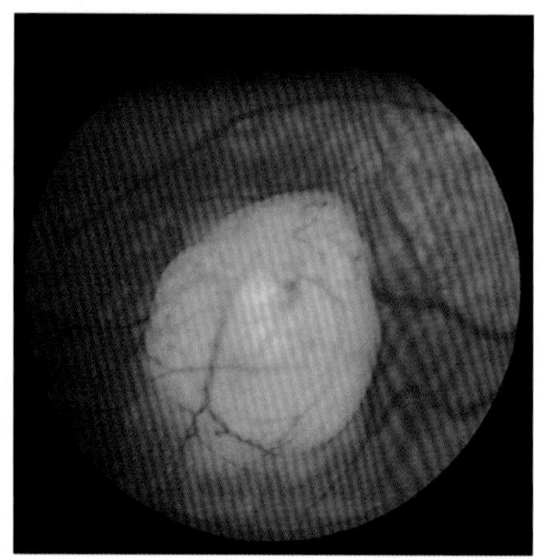

图 16.1 视网膜内小视网膜母细胞瘤

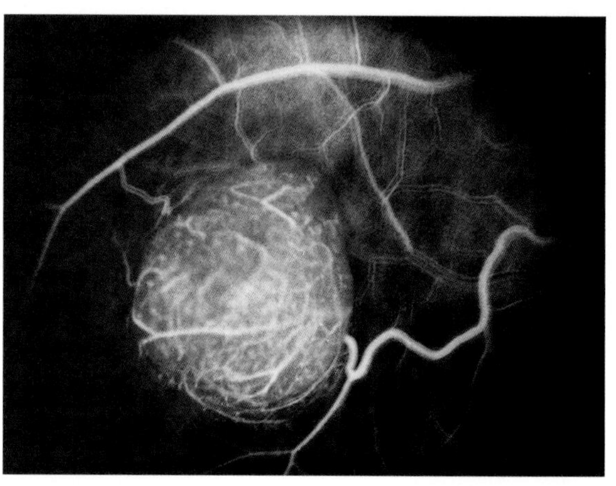

图 16.2 图 16.1 所示患者的静脉期像,显示大滋养血管和引流血管以及瘤体内细小的血管管腔

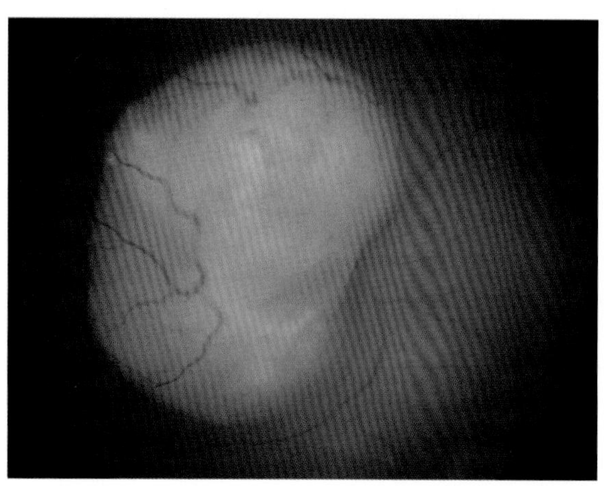

图 16.3 婴儿右眼视盘上的视网膜母细胞瘤

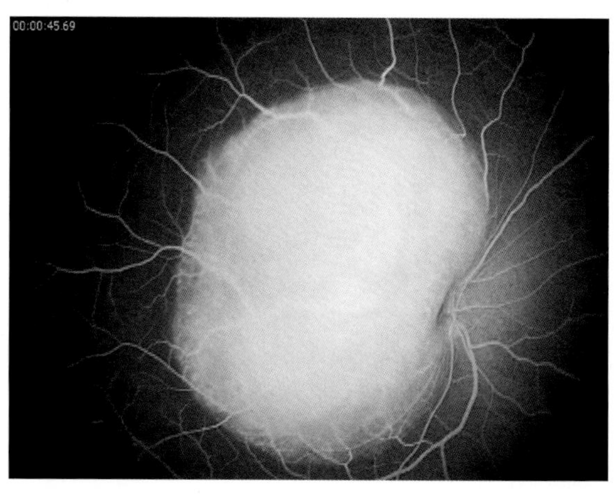

图 16.4 图 16.3 所示患儿的静脉期像,显示肿块的快速充盈

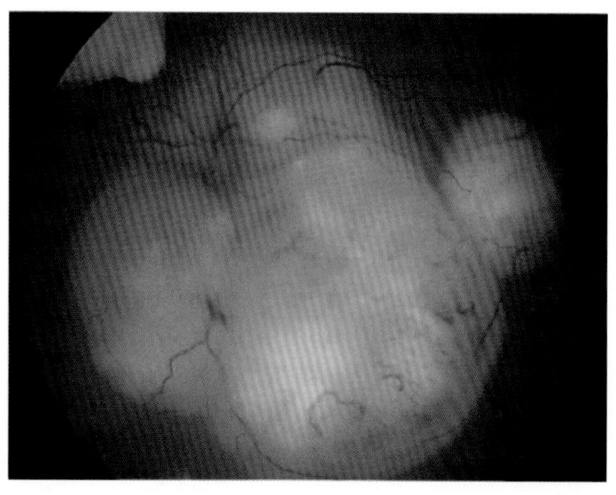

图 16.5 图 16.3 所示患儿左眼的多灶视网膜母细胞瘤

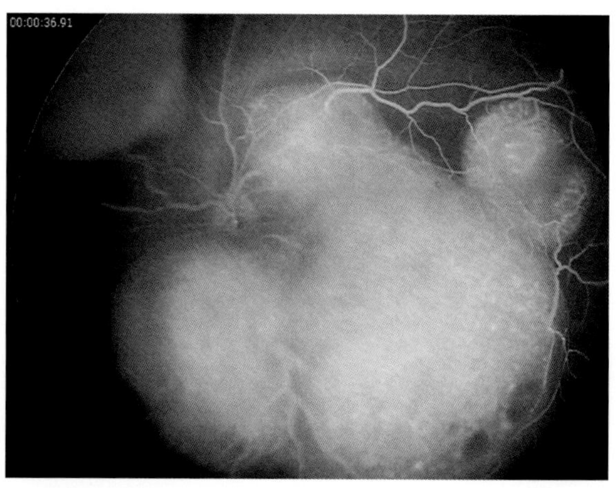

图 16.6 图 16.5 所示患儿的静脉期像,显示所有肿瘤的快速充盈

视网膜母细胞瘤:广角眼底荧光血管造影

广角眼底照相可以在一幅眼底图上记录整个视网膜母细胞瘤瘤体。广角彩色荧光血管造影可以进一步记录视网膜母细胞瘤及评估治疗后的血供情况。广角荧光血管造影的病例如下。

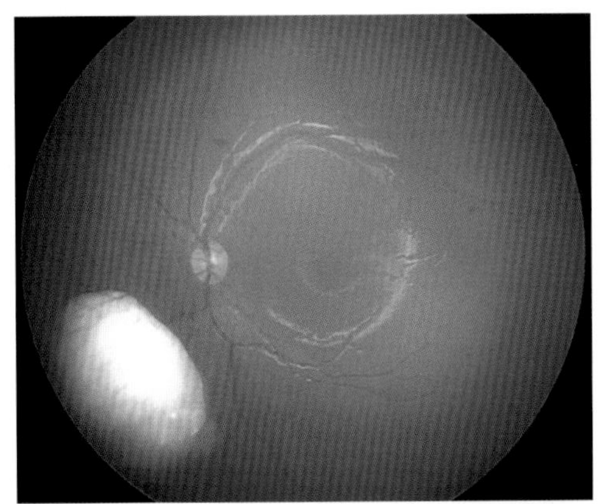

图 16.7　左眼鼻下方赤道部视网膜母细胞瘤

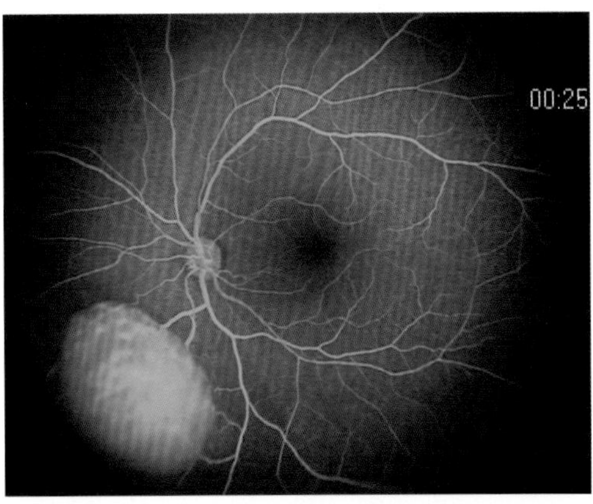

图 16.8　图 16.7 中病灶彩色荧光血管造影静脉期像。注意分支通过肿瘤的血管有早期渗漏

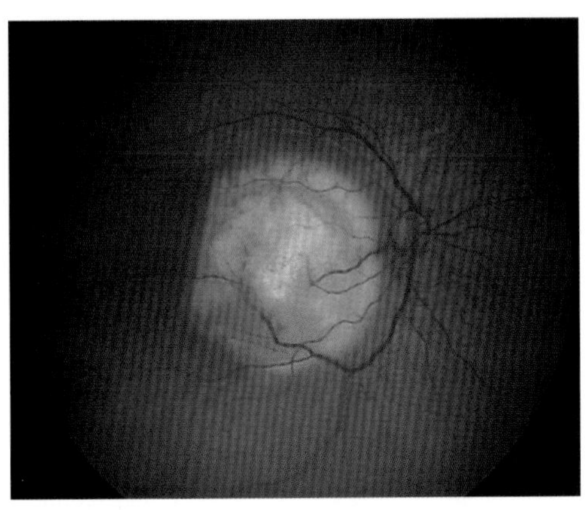

图 16.9　右眼黄斑视网膜母细胞瘤

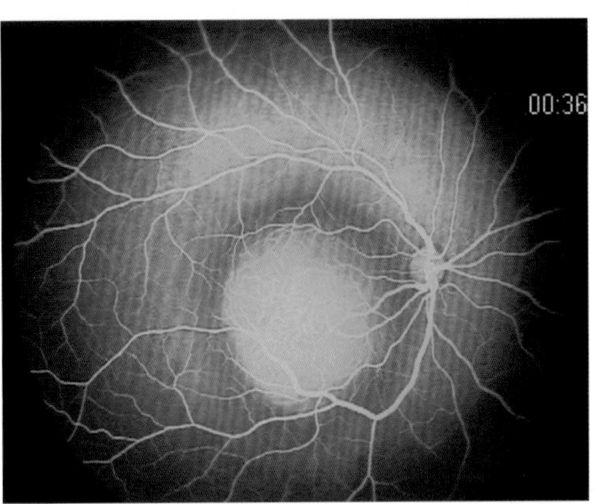

图 16.10　图 16.9 中病灶荧光血管造影静脉期像。注意分支通过肿瘤的视网膜滋养动脉和引流静脉有早期染料渗透

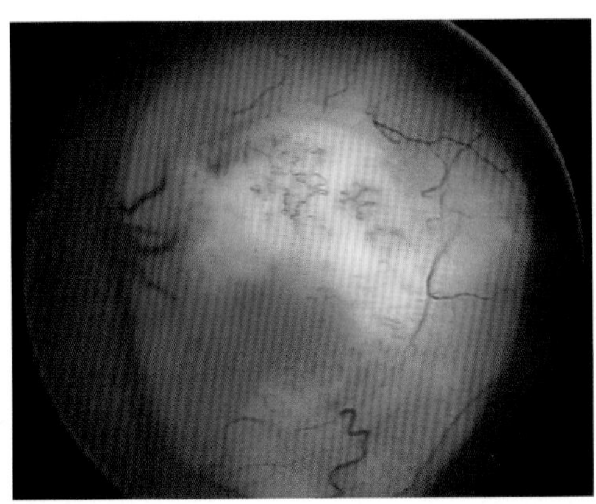

图 16.11　左眼黄斑区大视网膜母细胞瘤遮蔽视盘

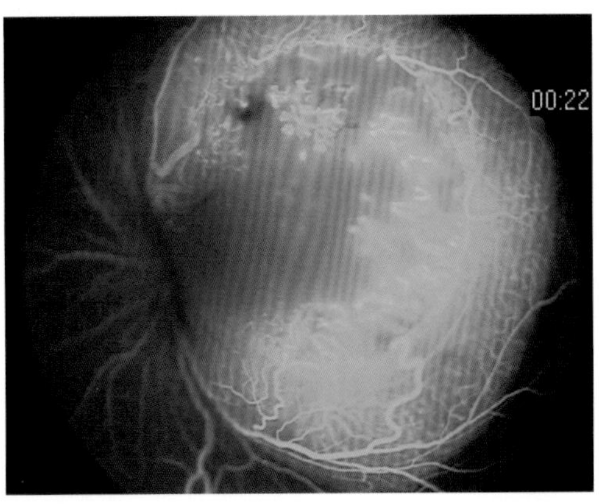

图 16.12　图 16.11 中病灶荧光血管造影静脉期像。注意观察视网膜滋养动脉、引流静脉和分支通过肿瘤周围部分的血管。瘤体中央呈现低荧光区为缺血性坏死区域或瘤体内的空腔改变

视网膜母细胞瘤:超声检查,计算机体层摄影术,核磁共振成像

超声检查和 CT 能显示视网膜母细胞瘤的特征表现,可以评估肿瘤的大小和范围,检测病灶内的钙化。肿瘤的眼眶和视神经浸润通常可以通过 CT 进行观察。增强 MRI 可以更好地观察软组织,能够早期发现肿瘤的眼眶浸润和相关的松果体母细胞瘤。

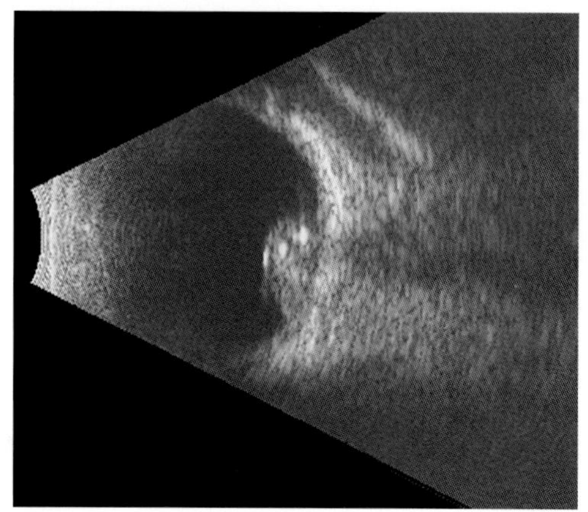

图 16.13 中等大小视网膜母细胞瘤的 B 超图像,显示瘤体内钙化部位的强回声和肿瘤后方眼眶软组织特征性声影

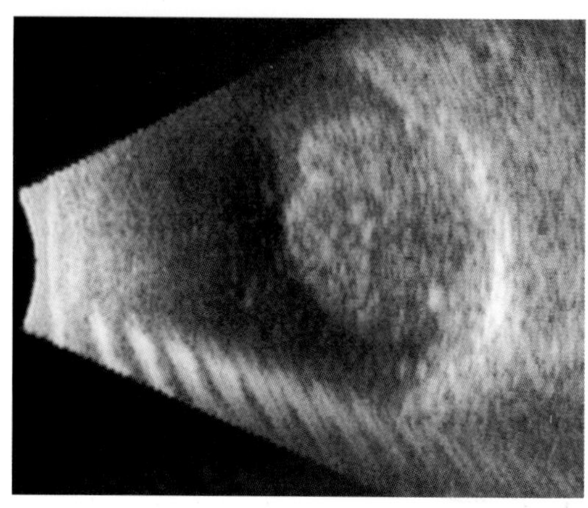

图 16.14 稍大的内生型视网膜母细胞瘤 B 超图像,显示瘤体基底附近表现为强回声的小钙化灶。这些显著的强回声在降低敏感度后仍持续存在,支持肿块内的钙化灶的证据

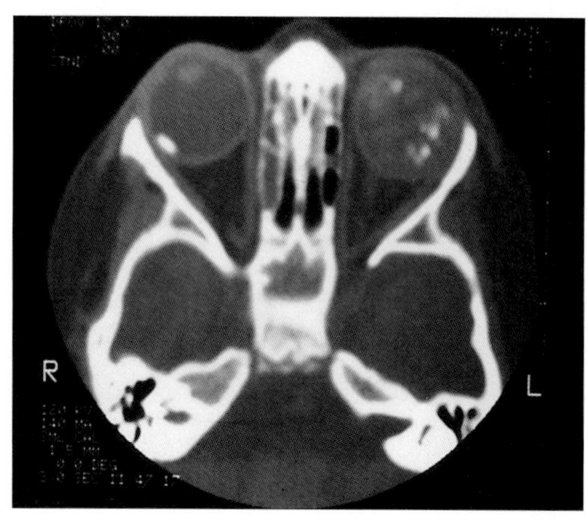

图 16.15 双眼视网膜母细胞瘤的骨窗 CT 轴位扫描。注意右眼小的肿瘤钙化和左眼牛眼征中广泛的肿瘤钙化

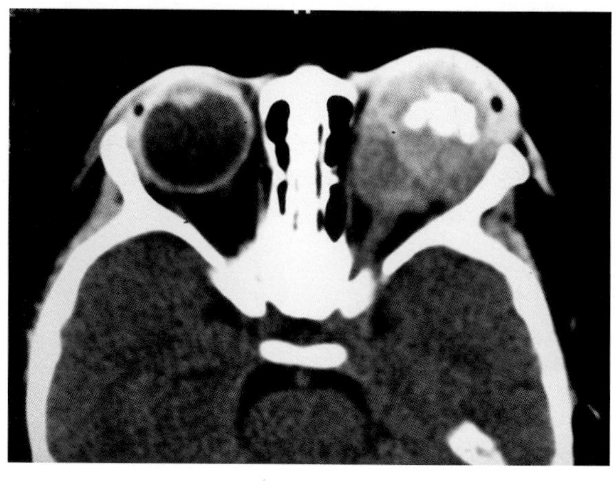

图 16.16 CT 轴位扫描,显示左眼大的钙化瘤体及其向眼眶和视神经蔓延

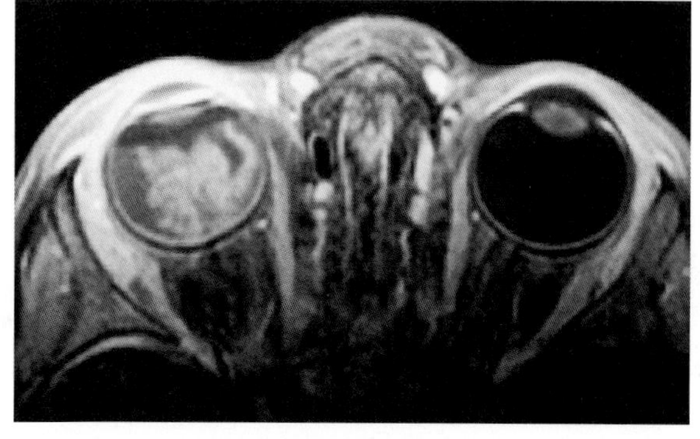

图 16.17 视网膜母细胞瘤钆增强 T1 加权像,显示肿块的范围和与之相关的视网膜脱离

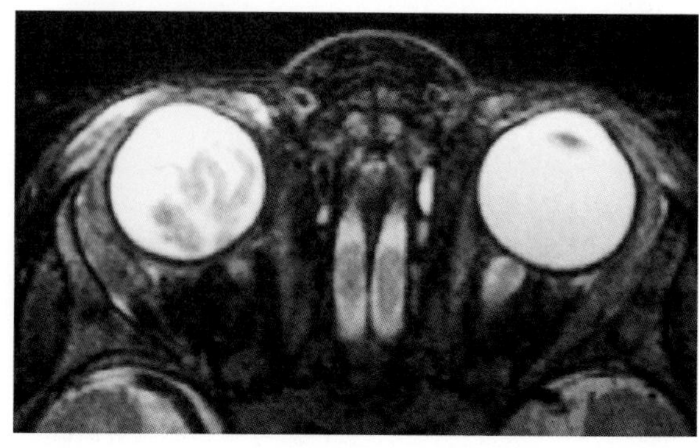

图 16.18 同一肿瘤 T2 加权像,显示瘤体信号稍低于玻璃体

视网膜母细胞瘤:手持式相干光断层扫描

手持式相干光断层扫描可以在手术室内操作,对黄斑进行成像,获得黄斑中心凹的图像信息,并可以对小的视网膜母细胞瘤进行成像。应用该技术有助于判断黄斑中心凹的状态和评估潜在视力。许多病例中,大肿瘤接受化疗后显示很小的残余视网膜母细胞瘤,其上覆盖正常的视网膜。

Cao C, Markovitz M, Ferenczy SR, et al. Hand-held spectral domain optical coherence tomography of small macular retinoblastoma in infants before and after chemotherapy. *J Pediatr Ophthalmol Strabism* 2014;51(4):230.

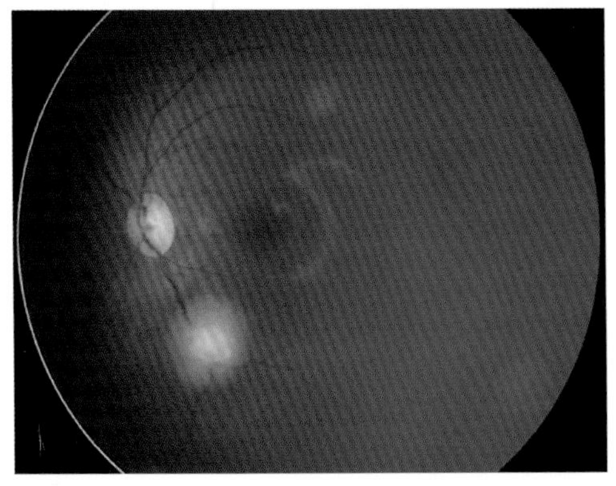

图 16.19 黄斑中心凹周围小视网膜母细胞瘤

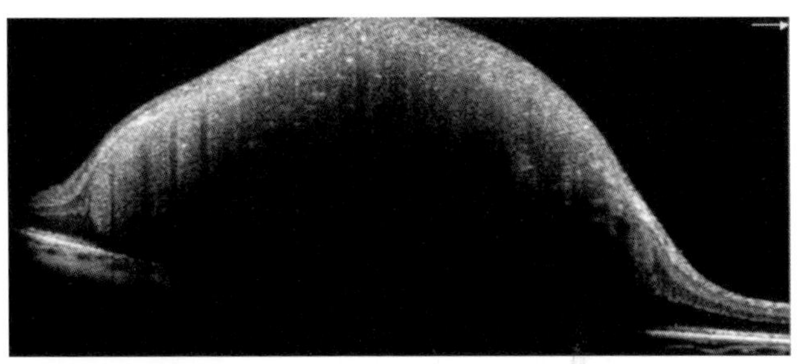

图 16.20 手持式相干光断层扫描显示黄斑中心凹鼻下方的病灶处全视网膜占位。正常视网膜覆盖于肿瘤边缘

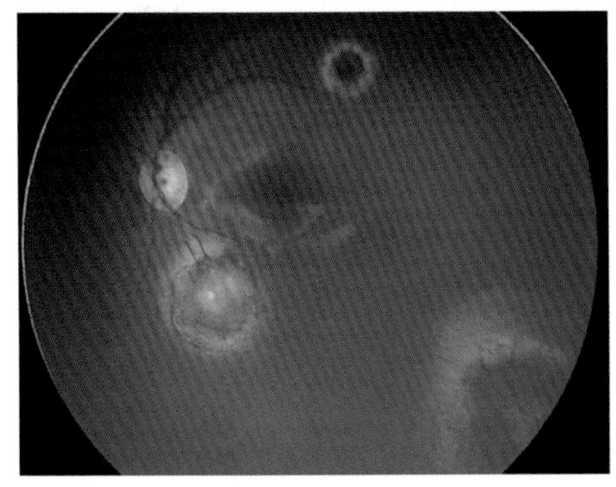

图 16.21 第一轮化疗联合温热治疗后,所有三个肿瘤均呈现消退

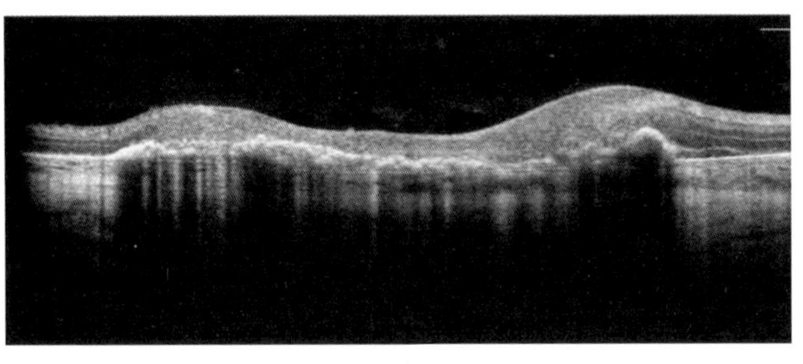

图 16.22 第一轮化疗联合温热治疗后,手持式相干光断层扫描显示肿瘤消退

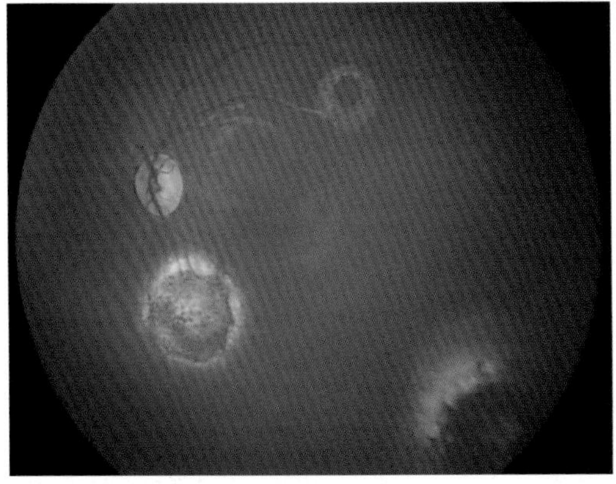

图 16.23 完成全部的化疗和温热治疗后,肿瘤完全消退

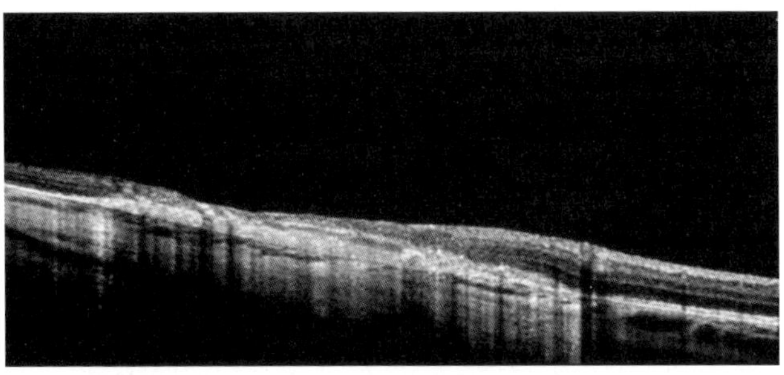

图 16.24 完成全部的化疗和温热治疗后,手持相干光断层扫描显示肿块完全平坦

(季迅达 赵培泉 译)

第17章

视网膜母细胞瘤：病理学

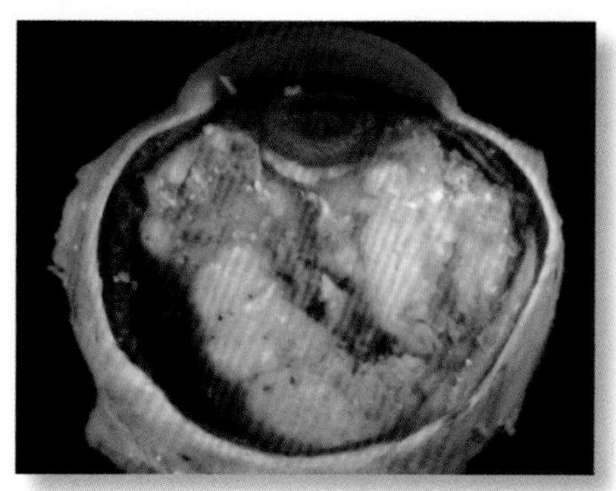

在病理学上，视网膜母细胞瘤具有特征性大体和显微镜下表现(1-10)。大体上看，它是起源于视网膜感觉层的白色肿瘤。大体检查通常比较容易确认瘤体的生长方式，如内生、外生或弥漫生长方式或这几种方式的结合。肿瘤通常有白垩色的钙化病灶。肿瘤的脉络膜和视神经转移往往也可以通过眼球解剖的大体检查进行确认。肿瘤坏死、出血、脉络膜和视神经转移的区域也可以通过大体检查进行确认。

显微镜下，视网膜母细胞瘤是由小圆形细胞组成的神经母细胞性肿瘤。在低倍镜下，肿瘤由许多紧密排列的细胞核和较少的细胞质组成，故而表现为嗜碱性。坏死区表现为粉红色，其间夹杂着少量的肿瘤细胞核。在肿瘤的坏死区内可见营养不良性钙化，表现为嗜碱性无细胞结构。

分化较好的肿瘤含有 Flexner-Wintersteiner 菊形团和花环状结构。较低分化的肿瘤主要由间变性细胞构成，可见较多的多形性核和核分裂象，没有菊形团和花饰状结构。特殊染色和电子显微镜观察证实，菊形团代表肿瘤细胞尝试向感光细胞分化的失败(3)。在有些病例中，可在前房、脉络膜或视神经发现肿瘤细胞(1,4,5)。视网膜母细胞瘤内的血管有时由嗜碱性沉积物所包围。这些沉积物被认为是从坏死的肿瘤细胞中释放出来的DNA。这种沉积物有时出现在没有肿瘤累及的虹膜和脉络膜区域。

组织病理学研究对于视网膜母细胞瘤患者的预后很有帮助。肿瘤转移复发的危险因素包括眼眶、视神经和脉络膜浸润及其严重程度(1,4,5,8-10)。一些视网膜母细胞瘤瘤体中存在囊腔。囊腔的存在表示瘤体分化较好。这种瘤体对化疗和放疗更有抵抗性(6)。

参考文献

病例系列/综述

1. Kaliki S, Shields CL, Rojanaporn D, et al. High-risk retinoblastoma based on International Classification of Retinoblastoma. Analysis of 519 enucleated eyes. *Ophthalmology* 2013;120:997–1003.
2. Eagle RC. High-risk features and tumor differentiation in retinoblastoma: A retrospective histopathologic study. *Arch Pathol Lab Med* 2009;133:1203–1209.
3. Tso MOM, Zimmerman LE, Fine BS. The nature of retinoblastoma: Photoreceptor differentiation: a clinical and histopathological study. *Am J Ophthalmol* 1970;69:3390–3399.
4. Shields CL, Shields JA, Baez K, et al. Choroidal invasion of retinoblastoma. Metastatic potential and clinical risk factors. *Br J Ophthalmol* 1993;77:544–548.
5. Shields CL, Shields JA, Baez K, et al. Optic nerve invasion of retinoblastoma. Metastatic potential and clinical risk factors. *Cancer* 1994;73:692–698.
6. Mashayekhi A, Shields CL, Eagle RC Jr, et al. Cavitary changes in retinoblastoma. Relationship to chemoresistance. *Ophthalmology* 2005;112:1145–1150.
7. Grossniklaus HE. Retinoblastoma. Fifty years of progress. The LXXI Edward Jackson Memorial Lecture. *Am J Ophthalmol* 2014;158(5):875–891.

治疗

8. Shields JA, Shields CL, Lally SE, et al. Harvesting fresh tumor from enucleated eyes: The 2008 Jack S. Guyton Lecture. *Arch Ophthalmol* 2010;128(2):241–243.
9. Honavar SG, Singh AD, Shields CL, et al. Post-enucleation adjuvant therapy in high-risk retinoblastoma. *Arch Ophthalmol* 2002;120:923–931.
10. Kaliki S, Shields CL, Shah SU, et al. Postenucleation adjuvant chemotherapy with vincristine, etoposide and carboplatin for the treatment of high-risk retinoblastoma. *Arch Ophthalmol* 2011;129:1422–1427.

视网膜母细胞瘤：病理学，大体特征

大体上，视网膜母细胞瘤呈白垩色，常伴有钙化区域。显微镜下，它是一种神经母细胞瘤，活性肿瘤细胞中夹杂着肿瘤的坏死和钙化。分化较好的肿瘤经常表现出典型的 Flexner-Wintersteiner 菊形团和花饰状结构。该结构表示肿瘤细胞向感光细胞分化的尝试。（大多数病理照片由 Ralph C. Eagle，Jr，MD 提供）

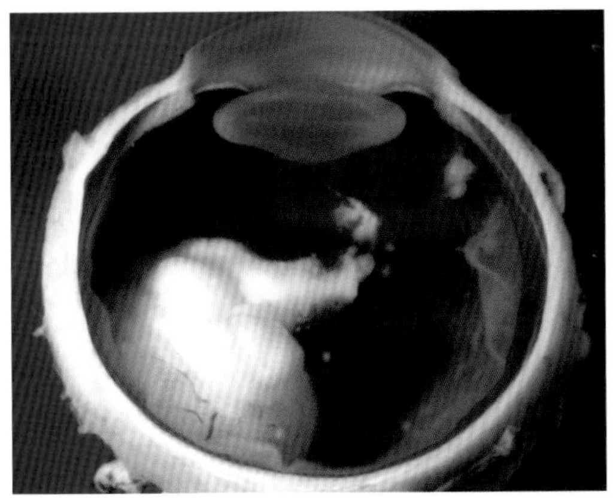

图 17.1 外生型视网膜母细胞瘤，伴有内生瘤体成份和玻璃体种植

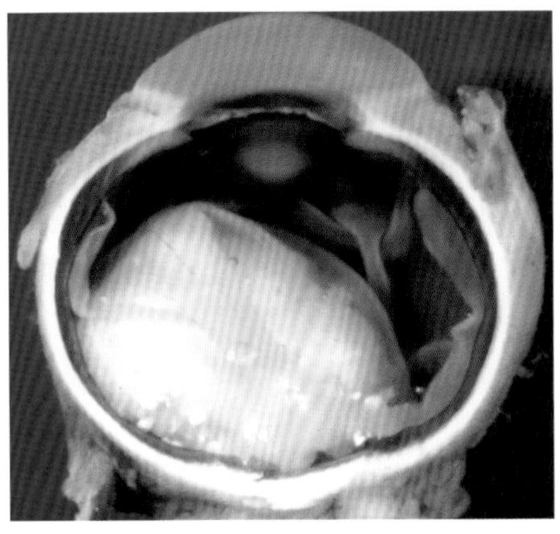

图 17.2 大些的外生型视网膜母细胞瘤。注意肿瘤后部的白垩色钙化

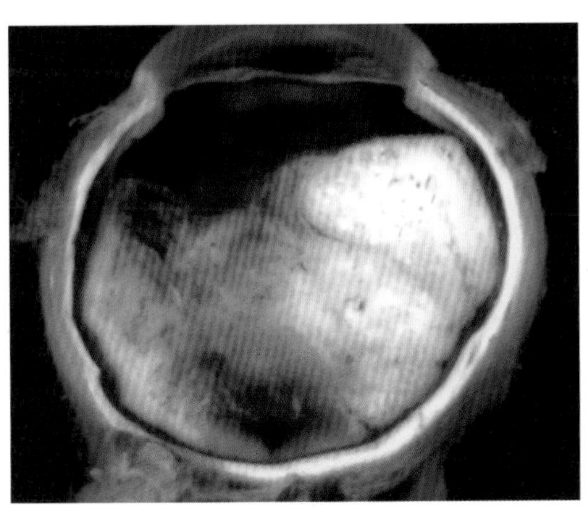

图 17.3 弥漫性出血的大视网膜母细胞瘤

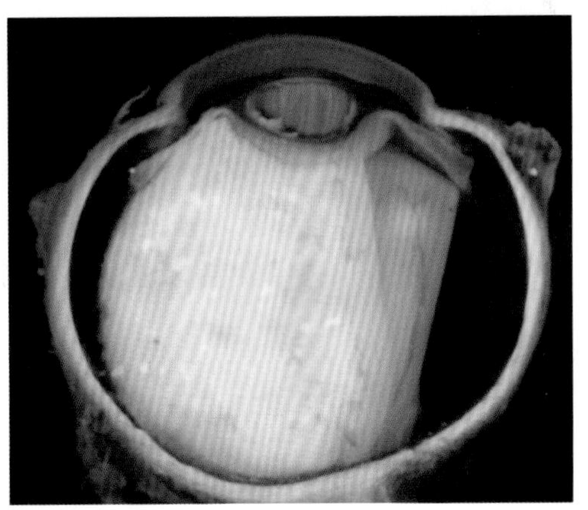

图 17.4 巨大外生型视网膜母细胞瘤，填充大部分眼球。注意晶状体虹膜隔的前移位。该患者有继发性青光眼

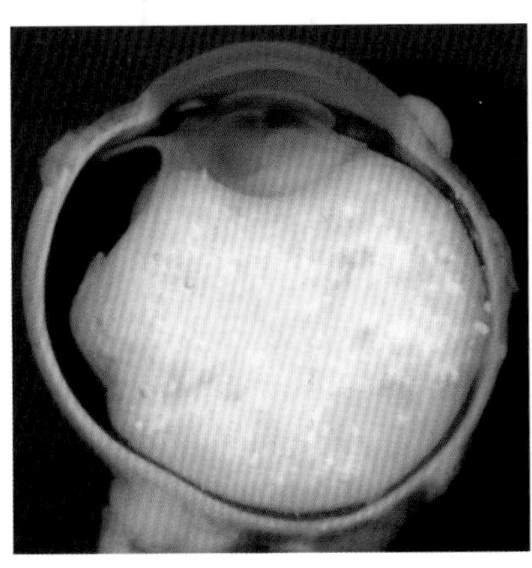

图 17.5 巨大外生型视网膜母细胞瘤填充大部分眼球。注意肿块内广泛钙化灶

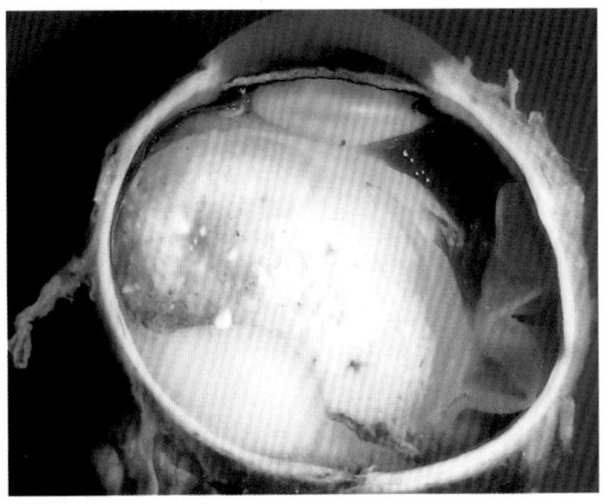

图 17.6 外生型视网膜母细胞瘤伴脉络膜浸润（见底部和左边）的大体外观。肿瘤视网膜部分可见钙化灶。照片下部脉络膜部分的肿瘤未见钙化灶

视网膜母细胞瘤:病理学和显微镜下特征

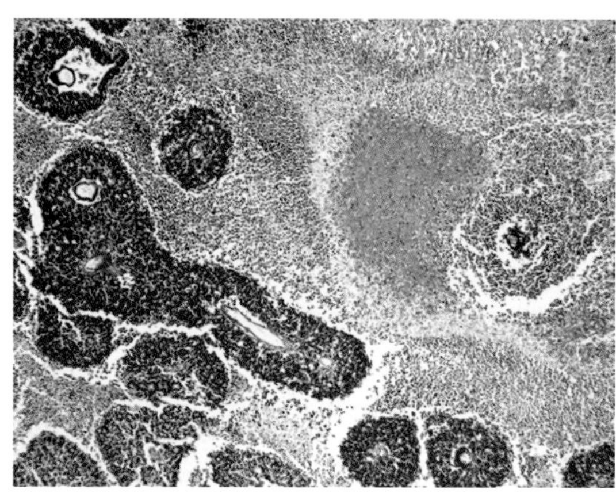

图 17.7 视网膜母细胞瘤体坏死的低倍镜图像。图像中心右侧的粉红色区域为肿瘤坏死区。蓝色区域(下部靠左)为活性肿瘤细胞围绕血管形成的假菊花结构。(苏木精-伊红染色×25)

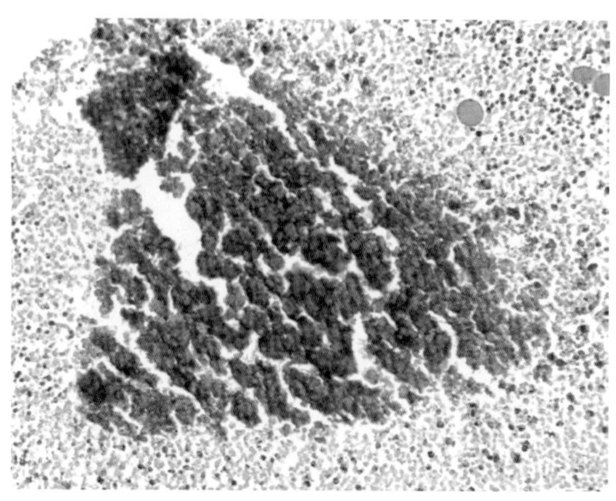

图 17.8 视网膜母细胞瘤的营养不良性钙化。蓝红区域为钙化灶,周围粉红色区域代表无钙化的坏死肿瘤细胞。(苏木精-伊红染色×25)

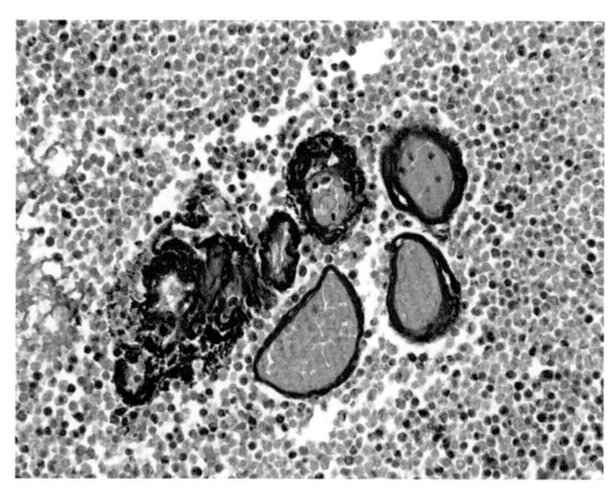

图 17.9 伴有密集嗜碱性钙化的坏死性视网膜母细胞瘤细胞。钙化右边是嗜碱性沉淀物围绕的血管。这些沉淀物被认为是坏死肿瘤细胞释放的 DNA

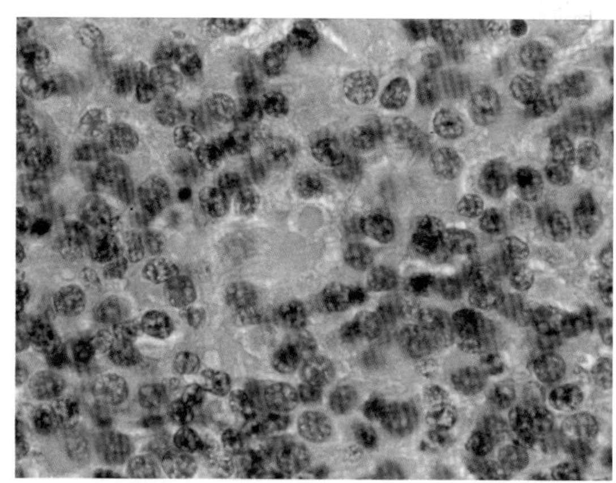

图 17.10 低分化的活性视网膜母细胞瘤。(苏木精-伊红染色×200)

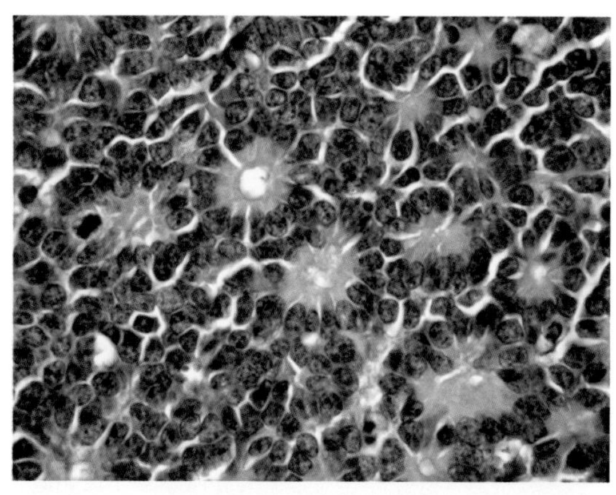

图 17.11 高分化视网膜母细胞瘤的典型 Flexner-Wintersteiner 菊形团结构。(苏木精-伊红染色×200)

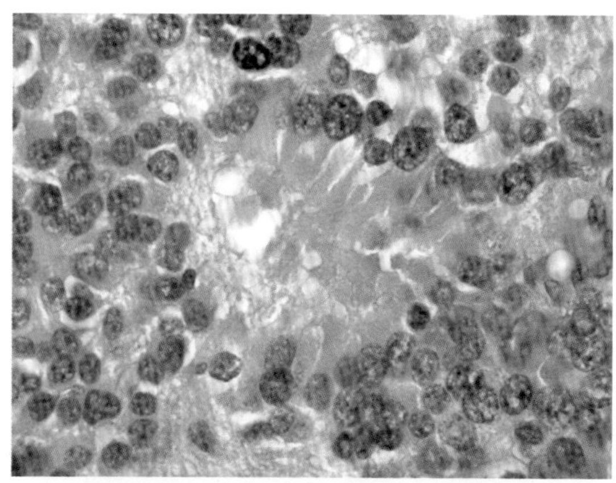

图 17.12 高分化视网膜母细胞瘤的典型嗜酸性花饰状结构。花饰状结构与 Flexner-Wintersteiner 菊形团一样,代表分化较好的肿瘤细胞向感光细胞分化的尝试。(苏木精-伊红染色×200)

视网膜母细胞瘤:囊腔样改变与临床病理的相关性

瘤体内囊腔在视网膜母细胞瘤患者的临床及病理中是常见的。据观察,含有检眼镜下观察到的囊腔结构的视网膜母细胞瘤化疗后瘤体大小没有明显减小。视网膜母细胞瘤的囊腔样改变提示肿瘤高分化和良好预后。

Mashayekhi A, Shields CL, Eagle RC Jr, et al. Cavitary changes in retinoblastoma. Relationship to chemoresistance. *Ophthalmology* 2005; 112:1145-1150.

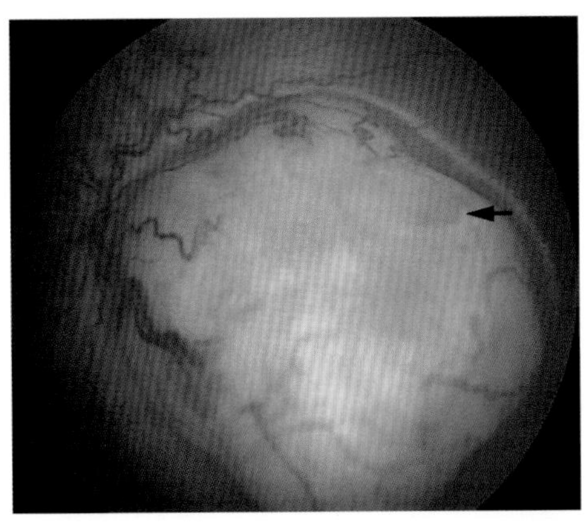

图 17.13 左眼黄斑区囊腔型视网膜母细胞瘤。箭头所示是没有视网膜血管的囊腔区域

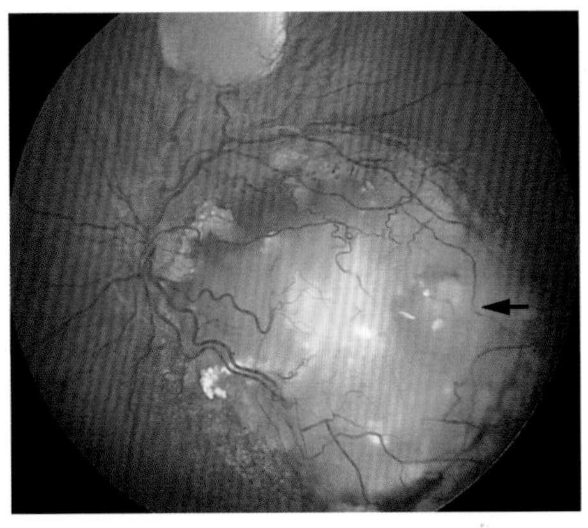

图 17.14 图 17.13 所示病灶经化疗后改变。请注意,囊腔更加明显

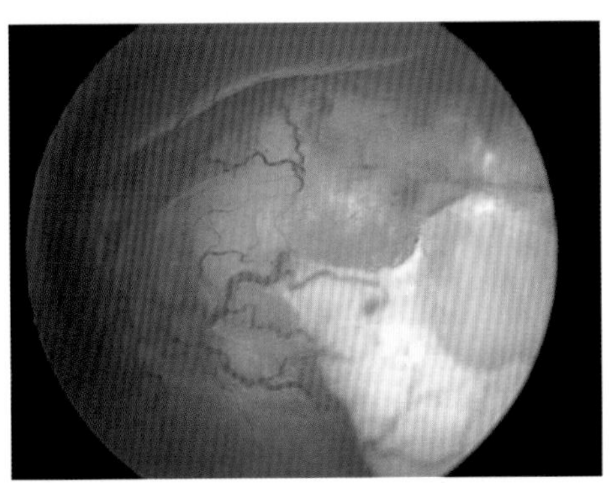

图 17.15 左眼黄斑区视网膜母细胞瘤内的囊腔(位于照片右边)

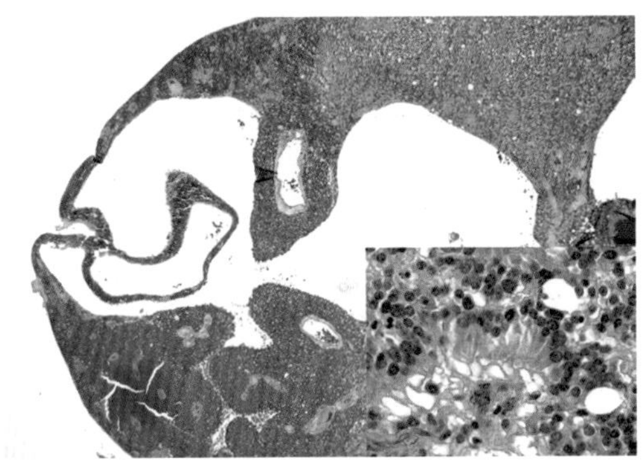

图 17.16 图 17.15 所示囊腔的组织病理学改变。可见靠近囊腔壁的花饰状结构。提示囊腔位于高分化肿瘤内。(苏木精-伊红染色×30)

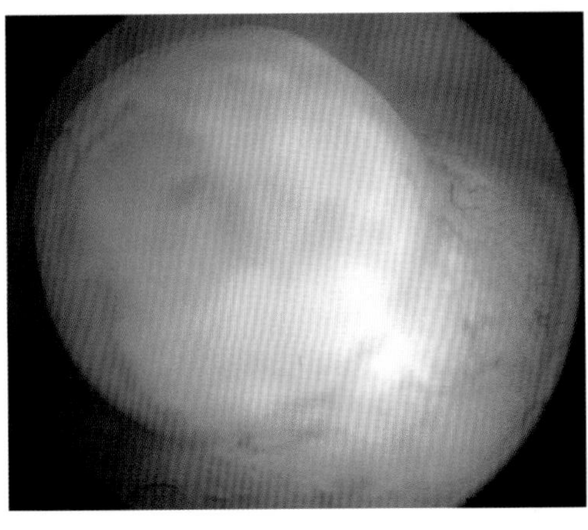

图 17.17 视网膜母细胞瘤表面的巨大囊腔

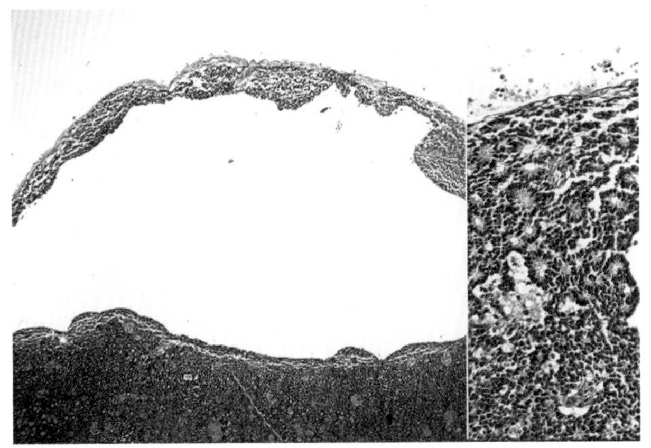

图 17.18 图 17.15 所示囊腔的组织病理学改变。右侧插图显示位于囊腔壁的 Flexner-Wintersteiner 菊形团。提示囊腔位于高分化肿瘤内

视网膜母细胞瘤:高风险病理特征

转移高风险的视网膜母细胞瘤病理特征为:超过筛板的视神经浸润、任一维度超过3mm的脉络膜浸润、前房浸润,或者视神经或脉络膜浸润与以上任一情况同时发生。

Kaliki S,Shields CL,Rojanaporn D,et al. High-risk retinoblastoma based on International Classification of Retinoblastoma. Analysis of 519 enucleated eyes. *Ophthalmology* 2013;120:997-1003.

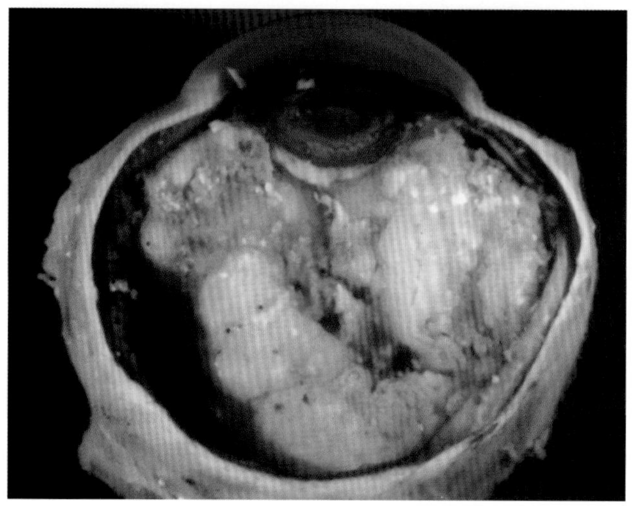

图 17.19 充满眼球的巨大视网膜母细胞瘤

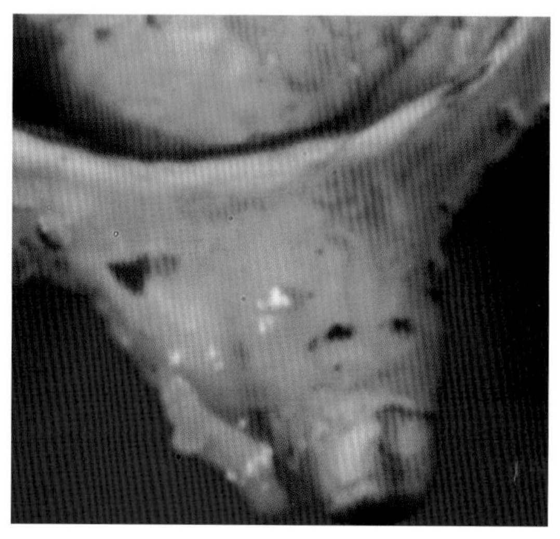

图 17.20 视神经增厚

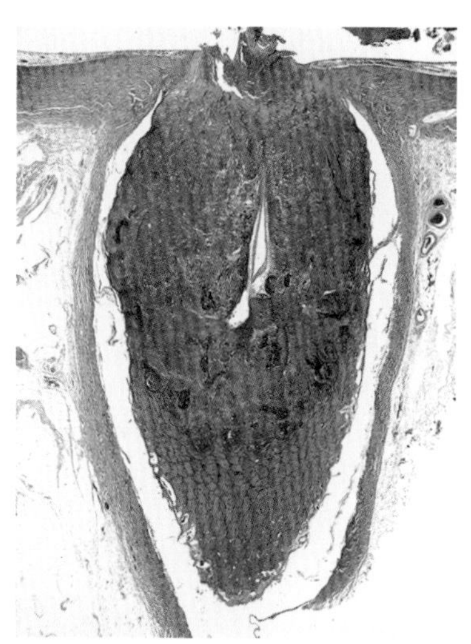

图 17.21 眼球切片显示筛板后视神经广泛浸润。该患儿给予全身化疗以预防转移

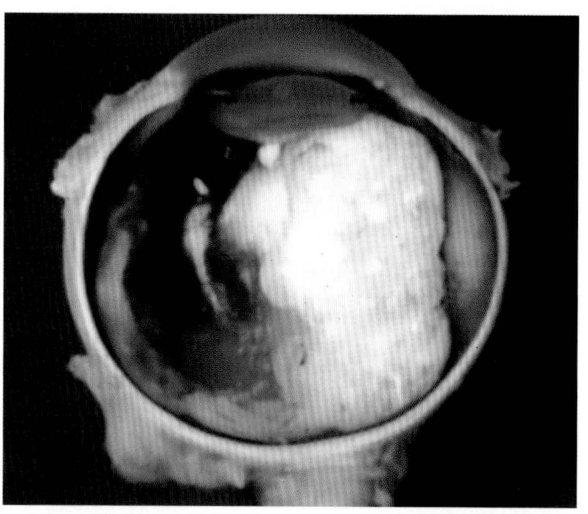

图 17.22 伴有玻璃体种植的巨大视网膜母细胞瘤。注意主瘤体之下的深层白色浸润灶

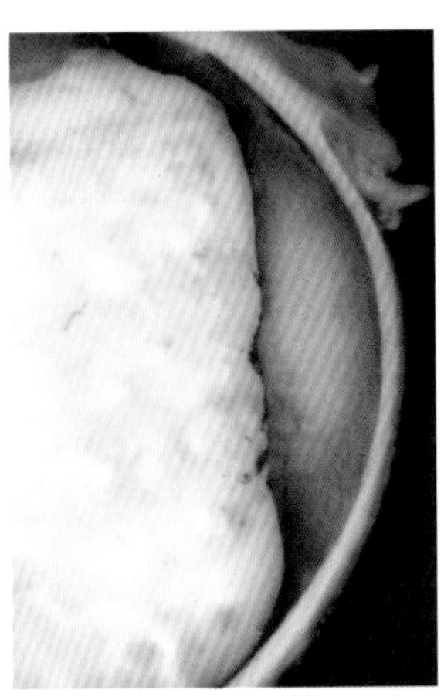

图 17.23　白色视网膜母细胞瘤主瘤体侧面为脉络膜浸润灶,呈现灰色外观

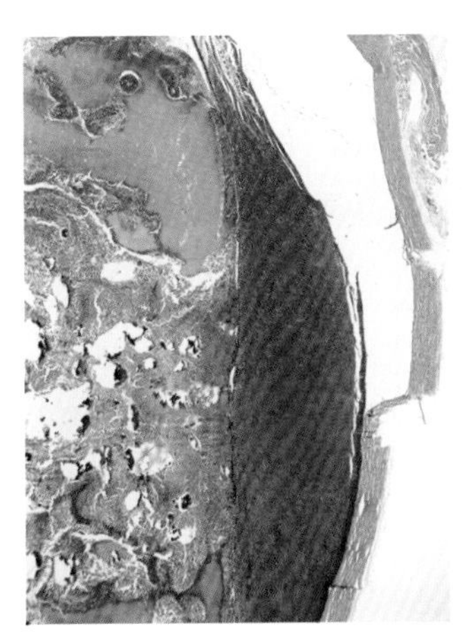

图 17.24　组织病理学证实深蓝色细胞的脉络膜浸润。该患儿接受全身化疗

（季迅达　赵培泉 译）

第 18 章

视网膜母细胞瘤：治疗

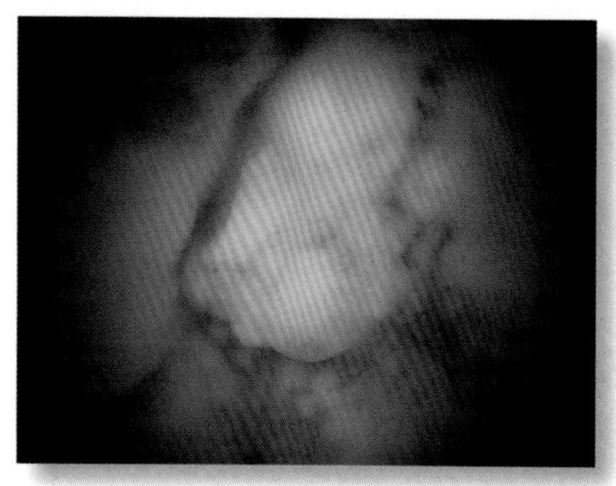

总论

经过 20 世纪的显著发展后，视网膜母细胞瘤的治疗方法已越来越多样化(1-51)。现今，这种重要的儿童肿瘤的治疗方式的选择取决于多种因素，同时需要丰富的知识和经验(1-4)。患儿应在全身麻醉下进行眼底检查，根据不同的检查结果，采用不同的治疗方法。在参考文献中详细介绍了各种治疗方法及其相关适应证和疗效。以下对它们进行简要的总结和说明。

视网膜母细胞瘤的恰当治疗应包括定期在麻醉下用巩膜压迫器在间接检眼镜下进行眼底检查，并绘制眼底图记录所有瘤体的大小、位置、视网膜脱离的范围以及视网膜下腔、玻璃体腔和前房的种植灶。还需要眼底照相、超声波检查、荧光素血管造影和相干光断层扫描术等辅助检查进一步补充记录。

根据每个病例的检查结果选择其最合适的治疗方法。所有肿瘤得到控制后，检查周期可以相应延长。

眼球摘除术

很长的一段时间来，眼球摘除术是视网膜母细胞瘤唯一的治疗方法。目前，该方法仍然是单眼晚期病例的首选治疗方法。双眼视网膜母细胞瘤病例中更严重的一只眼，经常也需要眼球摘除(5,6)。尽管眼球摘除术仍然是无法恢复有用视力的 E 期视网膜母细胞瘤患眼的主要治疗方法，近年来该方法的应用率在下降。手术中最重要的一点是尽可能长地剪断视神经。因为肿瘤通过视神经转移到颅内是最主要的转移途径。眼眶内义眼台和义眼片的植入一定程度上可改善术后患者的外观和植入物的活动度(6)。

外放射治疗

在 20 世纪中期，外放射治疗(EBRT)替代眼球摘除术成为了视网膜母细胞瘤保眼治疗的主要方法。大部分病例的瘤体都得到了很好的控制。多年来 EBRT 一直是眼球摘除术最好的替代方案。然而，EBRT 与第二肿瘤发病率的增加有关，主要集中在放疗区域(7-9)。EBRT 还会导致颜面部的外观问题。因此，近年来尽可能地避免眼球摘除和外放疗是一个趋势。

视网膜母细胞瘤经治疗后有五种消退模式。最初是从 EBRT 治疗后观察到这些消退模式的。更新的一些治疗方法，包括敷贴放疗、化疗减容疗法(CRD)、激光光凝和冷冻之后也能观察到这些消退模式，甚至在自发消退或自发静止也能观察到。这些消退模式分为 0 型

视网膜母细胞瘤:治疗

(肿瘤完全消退,没有留下明显的疤痕);1 型(肿瘤消退,完全钙化);2 型(肿瘤消退,没有钙化["鱼肉样"外观]);3 型(肿瘤消退且有部分钙化);以及 4 型(肿瘤消退留下扁平的萎缩性瘢痕)。随后的章节会有举例示图说明。

敷贴放疗

由于 EBRT 的潜在并发症,敷贴放疗应用逐渐增多。主要用于中等大小的局灶性瘤体(10-12)。敷贴放疗最初是作为视网膜母细胞瘤的一线治疗。后来主要作为 EBRT、冷冻或激光光凝治疗失败后的替代治疗(10-12)。目前敷贴放疗仍然是一些合适病例的有价值的一线治疗或二线治疗方法。将个性化设计的携带放射性粒子的敷贴器缝合在肿瘤基底部相应的巩膜面上。放射性粒子通常为碘-125。手术中需要使用双目间接检眼镜和巩膜顶压技术将敷贴器精确定位在巩膜面上,是一项需要丰富经验和谨慎操作的非常困难的技术。

冷冻疗法

近年来,一些替代方法已经普及。冷冻疗法适用于赤道部和锯齿缘之间的局灶性周边瘤体。冷冻疗法通常采用三次冻融技术。需要在双目间接眼底镜下观察冰球形成,而后消退,反复三次。冷冻头采用用于治疗视网膜脱离的标准冷冻头(13)。冷冻疗法是一项重要的辅助方法。如今已被常规使用。

激光光凝治疗

氩激光光凝适用于小的,后极部瘤体。疗效显著。该技术是应用中重度激光反应,破坏瘤体周围血供,诱导其消退(14,15)。近年来,在一些治疗中心,氩激光光凝治疗已经被经瞳孔温热疗法(TTT)所取代。

经瞳孔温热疗法

TTT 适用于小的,后极部瘤体。给肿瘤加热,会形成比激光或冷冻治疗后更小的疤痕。TTT 可以作为小瘤体的首选治疗方法。但它更多地作为化学减容疗法(CRD)、敷贴放疗或其他方法治疗后的联合治疗。我们在视网膜母细胞瘤治疗中,已广泛应用 TTT(16)。

化学疗法

全身化疗可作为控制眼内视网膜母细胞瘤的初始治疗或后续治疗,并可以预防全身转移,预防松果体母细胞瘤,并降低远期第二肿瘤发生的风险。化疗药物和技术会在文献中讨论(1-4,17-51)。

静脉化疗(化疗减容疗法)

20 世纪 90 年代早期,静脉化疗首次在四个治疗中心应用治疗眼内活性视网膜母细胞瘤(17-20)。这种方法被称为 CRD,迅速成为视网膜母细胞瘤的治疗手段并风靡全球。CRD 的原则是应用化疗作为眼内瘤体的初始治疗,使瘤体变小。然后采用一些保守疗法进行后续巩固治疗,从而避免眼球摘除(17-31)。因此,一些以前可能会被摘除的眼球可以通过 CRD 得以成功保留。这些后续巩固治疗方法包括温热疗法、冷冻治疗和敷贴放疗等。CRD 主要应用合适剂量的长春新碱、依托泊苷和卡铂(1-4)。

按视网膜母细胞瘤国际分期,CRD 保眼率分别为 A 期 100%,B 期 94%,C 期 90%,D 期 47% 以及 E 期 25%(29,30)。D 期和 E 期,通常需要联合后续的眼动脉介入化疗,可以获得大约 60% 的保眼率(30)。

眼动脉介入化疗

眼动脉介入化疗(IAC)是治疗视网膜母细胞瘤非常有效的方法,特别是单眼视网膜母细胞瘤病例(32-38)。IAC 技术需要在透视下,将微导管通过股动脉穿刺口摆放至眼动脉开口处,然后将化疗药物直接注射入眼动脉。

一组病例研究显示,如果 IAC 作为初始治疗方案,2 年保眼率为 82%;如果作为后续治疗方案,保眼率为 58%(32)。我们的一组病例显示,IAC 作为初始治疗方案的,保眼率为 72%;作为后续治疗方案的,保眼率为 62%(37)。具体而言,保眼率分别为 B 期 100%,C 期 100%,D 期 94%,以及 E 期 36%。

视网膜母细胞瘤:治疗

球周化疗

球周注射化疗药物经常作为静脉化疗的辅助手段治疗视网膜母细胞瘤。球周注射化疗药物可以使玻璃体腔在半小时内快速获得静脉化疗途径 6 至 10 倍浓度的化疗药物,并持续数小时。化疗药物可以以普通的液体制剂或通过某种载体进行注射。Lincoff 气球、电离子透入疗法、长效生物蛋白胶,或纳米颗粒都曾进行过尝试。

玻璃体腔化疗

目前国际上已经普遍认同应用玻璃体腔化疗治疗视网膜母细胞瘤玻璃体种植(39-43)。该技术主要是通过将少量化疗药物经睫状体平坦部直接注射到眼内进行治疗。大多数临床医生选择马法兰或托泊替康,另外一部分人选择甲氨蝶呤。注射时应注意操作细节,避免肿瘤细胞眼球外转移至眼眶。

我们的一组小的病例系列研究显示玻璃体腔内注射马法兰可 100% 控制复发性玻璃体种植,并且毒性较低(41)。还有人探讨了马法兰联合拓扑替康玻璃体腔注射治疗玻璃体种植,并有较高的控制率(43)。

预后

随着多种现代治疗方法的应用,视网膜母细胞瘤患者的预后有了很大的提高。在医学发达国家,视网膜母细胞瘤的治愈率>95%,这得益于对该疾病的早期诊断和合理治疗。但是在医学欠发达地区,其死亡率仍然大于 50%。总之,如今,更多患眼已得到有效地救治,视力预后也将持续改善。

患者全身转移的高危因素包括肿瘤的眼眶、视神经和脉络膜浸润。具有这些高危因素的患者需要额外的全身化疗,以防止转移(44-46)。有基因突变的视网膜母细胞瘤患者有患松果体母细胞瘤和远期第二肿瘤的风险。新近的观察研究表明,全身化疗可以减少或避免这些风险(47-51)。

总结

总而言之,在 20 世纪,视网膜母细胞瘤的治疗已经发生了巨大变化。目前有多种治疗方案可供选择。有效处理一些复杂病例需要依赖丰富的知识和经验。治疗方案的制定需要由具有丰富经验的眼肿瘤专家、儿科肿瘤专家、放射肿瘤专家以及在视网膜母细胞瘤领域经过特别培训的专家来制定。视网膜母细胞瘤治疗的目标是保生命、保眼球和保视力(1-4)。

参考文献

病例系列/综述

1. Shields CL, Fulco EM, Arias JD, et al. Retinoblastoma frontiers with intravenous, intra-arterial, periocular, and intravitreal chemotherapy. *Eye (Lond)* 2013;27(2):253–264.
2. Shields CL, Kaliki S, Rojanaporn D, et al. Intravenous and intra-arterial chemotherapy for retinoblastoma: what have we learned? *Curr Opin Ophthalmol* 2012;23(3):202–209.
3. Shields CL, Shields JA. Retinoblastoma management: Advances in enucleation, intravenous chemoreduction, and intra-arterial chemotherapy. *Curr Opin Ophthalmol* 2010;21:203–212.
4. Shields CL, Lally SE, Leahey A, et al. Targeted retinoblastoma management. When to use intravenous, intra-arterial, subtenon's, and intravitreal chemotherapy. *Curr Opin Ophthalmol* 2014;25(5):374–385.

治疗

眼球摘除术

5. Shields JA, Shields CL, DePotter P. Enucleation technique for children with retinoblastoma. *J Pediatr Ophthalmol Strabismus* 1992;29:213–215.
6. Shah SU, Shields CL, Lally SE, et al. Hydroxyapatite orbital implant in children following enucleation: Analysis of 531 sockets. *Ophthalm Plast Reconstr Surg* 2015;31(2):108–114.

外放射治疗

7. Hungerford JL, Toma NM, Plowman PN, et al. External beam radiotherapy for retinoblastoma: I. Whole eye technique. *Br J Ophthalmol* 1995;79:109–111.
8. Toma NM, Hungerford JL, Plowman PN, et al. External beam radiotherapy for retinoblastoma: II. Lens sparing technique. *Br J Ophthalmol* 1995;79:112–117.
9. Krengli M, Hug EB, Adams JA, et al. Proton radiation therapy for retinoblastoma: comparison of various intraocular tumor locations and beam arrangements. *Int J Radiat Oncol Biol Phys* 2005;61:583–593.

放射敷贴治疗

10. Shields CL, Minelli S, Shields JA, et al. Plaque radiotherapy for retinoblastoma. Use as a primary and secondary treatment. *Ophthalmology* 1993;100:216–224.
11. Shields CL, Shields JA, Minelli S, et al. Regression of retinoblastoma after plaque radiotherapy. *Am J Ophthalmol* 1993;115:181–187.
12. Shields CL, Shields JA, Cater J, et al. Plaque radiotherapy for retinoblastoma: Long term tumor control and treatment complications in 208 tumors. *Ophthalmology* 2001;108:2116–2121.

冷冻/激光光凝/温热治疗

13. Shields JA, Parsons H, Shields CL, et al. The role of cryotherapy in the management of retinoblastoma. *Am J Ophthalmol* 1989;108:260–264.
14. Shields JA, Shields CL, Parsons H, et al. The role of photocoagulation in the management of retinoblastoma. *Arch Ophthalmol* 1990;108:205–208.
15. Shields CL, Shields JA, Kiratli H, et al. Treatment of retinoblastoma with indirect ophthalmoscope laser photocoagulation. *J Pediatr Ophthalmol Strabismus* 1995;32:317–322.
16. Shields CL, Santos C, Diniz W, et al. Thermotherapy for retinoblastoma. *Arch Ophthalmol* 1999;117:885–893.

静脉化疗

17. Kingston JE, Hungerford JL, Madreperla SA, et al. Results of combined chemotherapy and radiotherapy for advanced intraocular retinoblastoma. *Arch Ophthalmol* 1996;114:1339–1343.
18. Murphree AL, Villablanca JG, Deegan WF, et al. Chemotherapy plus focal treatment in the management of intraocular retinoblastoma. *Arch Ophthalmol* 1996;114:1348–1356.
19. Gallie BL, Budning A, DeBoer G, et al. Chemotherapy with focal therapy can cure intraocular retinoblastoma without radiotherapy. *Arch Ophthalmol* 1996;114:1321–1328.
20. Shields CL, De Potter P, Himmelstein B, et al. Chemoreduction in the initial management of intraocular retinoblastoma. *Arch Ophthalmol* 1996;114:1330–1338.

视网膜母细胞瘤:治疗

21. Shields CL, Shields JA, Needle M, et al. Combined chemoreduction and adjuvant treatment for intraocular retinoblastoma. *Ophthalmology* 1997;104:2101–2111.
22. Shields CL, Honavar SG, Meadows AT, et al. Chemoreduction plus focal therapy for retinoblastoma: factors predictive of need for treatment with external beam radiotherapy or enucleation. *Am J Ophthalmol* 2002;133:657–664.
23. Shields CL, Honavar SG, Shields JA, et al. Factors predictive of recurrence of retinal tumor, vitreous seeds and subretinal seeds following chemoreduction for retinoblastoma. *Arch Ophthalmol* 2002;120:460–464.
24. Demirci H, Eagle RC, Shields CL, et al. Histopathologic findings in eyes with retinoblastoma treated only with chemoreduction. *Arch Ophthalmol* 2003;121:1125–1131.
25. Moll AC, Imhof SM, Schouten-Van Meeteren AY, et al. Chemoreduction for retinoblastoma. *Arch Ophthalmol* 2003;121:1513.
26. Shields CL, Mashayekhi A, Cater J, et al. Macular retinoblastoma managed with chemoreduction: analysis of tumor control with or without adjuvant thermotherapy in 68 tumors. *Arch Ophthalmol* 2005;123:765–773.
27. Shields CL, Palamar M, Sharma P, et al. Retinoblastoma regression patterns following chemoreduction and adjuvant therapy in 557 tumors. *Arch Ophthalmol* 2009;127(3):282–290.
28. Narang S, Mashayekhi A, Rudich D, et al. Predictors of long-term visual outcome after chemoreduction for management of intraocular retinoblastoma. *Clin Experiment Ophthalmol* 2012;40(7):736–742.
29. Shields CL, Mashayekhi A, Au AK, et al. The International Classification of Retinoblastoma predicts chemoreduction success. *Ophthalmology* 2006;113:2276–2280.
30. Shields CL, Kaliki S, Al-Dahmash S, et al. Management of advanced retinoblastoma with intravenous chemotherapy then intra-arterial chemotherapy as alternative to enucleation. *Retina* 2013;33(10):2103–2109.
31. Chantada GL, Fandiño AC, Schvartzman E, et al. Impact of chemoreduction for conservative therapy for retinoblastoma in Argentina. *Pediatr Blood Cancer* 2014; 61(5):821–826.

眼动脉介入化疗

32. Gobin YP, Dunkel IJ, Marr BP, et al. Intra-arterial chemotherapy for the management of retinoblastoma. Four year experience. *Arch Ophthalmol* 2011;129:732–737.
33. Shields CL, Bianciotto CG, Ramasubramanian A, et al. Intra-arterial chemotherapy for retinoblastoma. Report #1: Control of tumor, subretinal seeds, and vitreous seeds. *Arch Ophthalmol* 2011;129:1399–1406.
34. Shields CL, Bianciotto CG, Jabbour P, et al. Intra-arterial chemotherapy for retinoblastoma. Report #2: Treatment complications. *Arch Ophthalmol* 2011;129:1407–1415.
35. Abramson DH, Gobin YP, Marr BP, et al. Intra-arterial chemotherapy for retinoblastoma. *Ophthalmology* 2012;119(8):1720–1721.
36. Shields CL, Kaliki S, Shah SU, et al. Minimal exposure (one or two cycles) of intra-arterial chemotherapy in the management of retinoblastoma. *Ophthalmology* 2012;119(1):188–192.
37. Shields CL, Manjandavida FP, Pieretti G, et al. Intra-arterial chemotherapy for retinoblastoma in 70 eyes: Outcomes based on the International Classification of Retinoblastoma. *Ophthalmology* 2014;121:1453–1460.
38. Superstein R, Lederer D, Dubois J, et al. Retinal vascular precipitates during administration of melphalan into the ophthalmic artery. *JAMA Ophthalmol* 2013; 131(7):963–965.

玻璃体腔化疗

39. Munier FL, Gaillard MC, Balmer A, et al. Intravitreal chemotherapy for vitreous disease in retinoblastoma revisited: From prohibition to conditional indications. *Br J Ophthalmol* 2012;96:1078–1083.
40. Ghassemi F, Shields CL. Intravitreal melphalan for refractory or recurrent vitreous seeding from retinoblastoma. *Arch Ophthalmol* 2012;130(10):1268–1271.
41. Shields CL, Manjandavida FP, Arepalli S, et al. Intravitreal melphalan for persistent or recurrent retinoblastoma vitreous seeds: Preliminary results. *JAMA Ophthalmol* 2014;132(3):319–325.
42. Smith SJ, Smith BD, Mohney BG. Ocular side effects following intravitreal injection therapy for retinoblastoma: A systematic review. *Br J Ophthalmol* 2014;98(3): 292–297.
43. Ghassemi F, Shields CL, Ghadimi H, et al. Combined intravitreal melphalan and topotecan for refractory or recurrent vitreous seeding from retinoblastoma. *JAMA Ophthalmol* 2014;132(8):936–941.

化疗预防转移、松果体母细胞瘤或第二肿瘤

44. Kiratli H, Bilgic S, Ozerdem U. Management of massive orbital involvement of intraocular retinoblastoma. *Ophthalmology* 1998;105:322–326.
45. Honavar SG, Singh AD, Shields CL, et al. Post-enucleation adjuvant therapy in high-risk retinoblastoma. *Arch Ophthalmol* 2002;120:923–931.
46. Kaliki S, Shields CL, Shah SU, et al. Postenucleation adjuvant chemotherapy with vincristine, etoposide, and carboplatin for the treatment of high-risk retinoblastoma. *Arch Ophthalmol* 2011;129:1422–1427.
47. Shields CL, Meadows AT, Shields JA, et al. Chemoreduction for retinoblastoma may prevent intracranial neuroblastic malignancy (trilateral retinoblastoma). *Arch Ophthalmol* 2001;119:1269–1272.
48. Ramasubramanian A, Kytasty C, Meadows AT, et al. Incidence of pineal gland cyst and pineoblastoma in children with retinoblastoma during the chemoreduction era. *Am J Ophthalmol* 2013;156(4):825–829.
49. Turaka K, Shields CL, Leahey A, et al. Second malignant neoplasms following chemoreduction with carboplatin, etoposide, and vincristine in 245 patients with intraocular retinoblastoma. *Pediatr Blood Cancer* 2012;59:121–125.
50. Wong FL, Boice JD Jr, Abramson DH, et al. Cancer incidence after retinoblastoma. Radiation dose and sarcoma risk. *JAMA* 1997;278:1262–1267.
51. Kleinerman RA, Tucker MA, Abramson DH, et al. Risk of soft tissue sarcomas by individual subtype in survivors of hereditary retinoblastoma. *J Natl Cancer Inst* 2007;99:24–31.

视网膜母细胞瘤：激光光凝术和冷冻疗法

激光光凝术和冷冻疗法可以治疗小的视网膜母细胞瘤。它们可以作为初始治疗手段，或作为CRD或放疗后的补充治疗手段。激光光凝术治疗位置靠后极部的肿瘤。冷冻疗法则治疗更为周边的肿瘤。最近，TTT的应用更加普遍，已经替代了激光光凝术。

1. Shields CL, Shields JA, Kiratli H, et al. Treatment of retinoblastoma with indirect ophthalmoscope laser photocoagulation. *J Pediatr Ophthalmol Strabismus* 1995;32:317-322.
2. Shields JA, Parsons H, Shields CL, et al. The role of cryotherapy in the management of retinoblastoma. *Am J Ophthalmol* 1989;108:260-264.

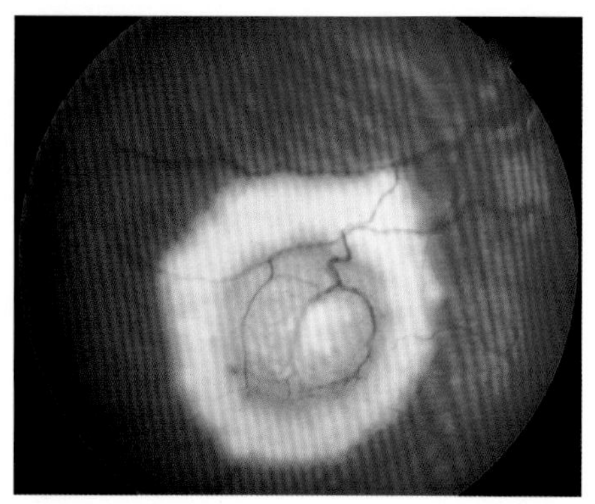

图18.1 视网膜母细胞瘤激光光凝治疗，显示围绕肿瘤边缘的激光斑

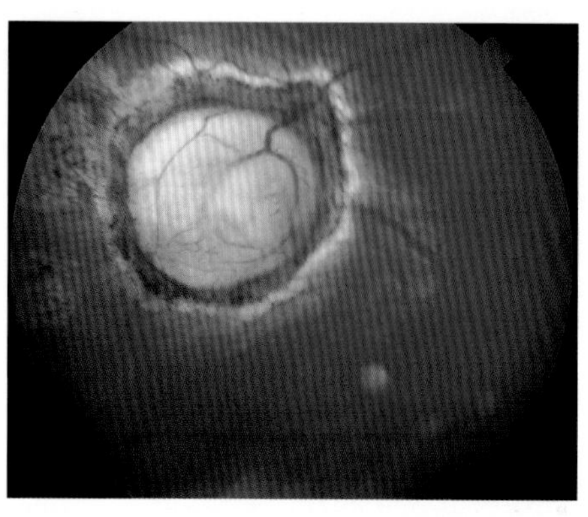

图18.2 三周后同一病灶外观，肿瘤仍有活性。第二轮瘤体周围激光治疗后，肿瘤得以控制

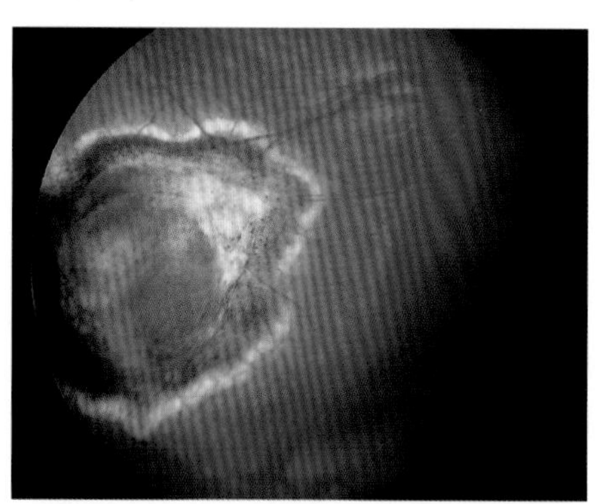

图18.3 同一肿瘤6个月后的外观。肿瘤没有活性，瘢痕内色素上皮增生

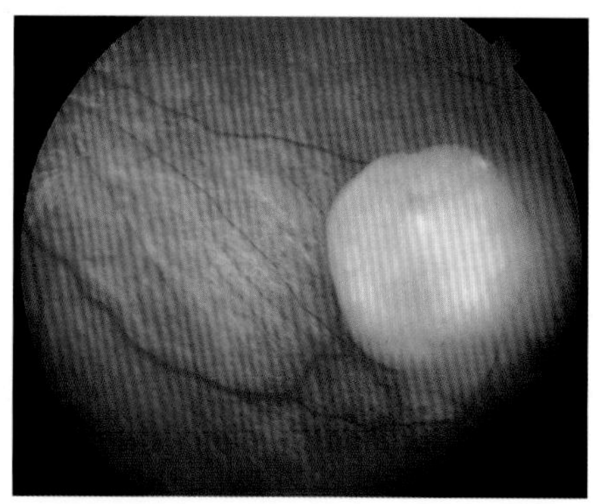

图18.4 适用于冷冻疗法的网膜周边视网膜母细胞瘤

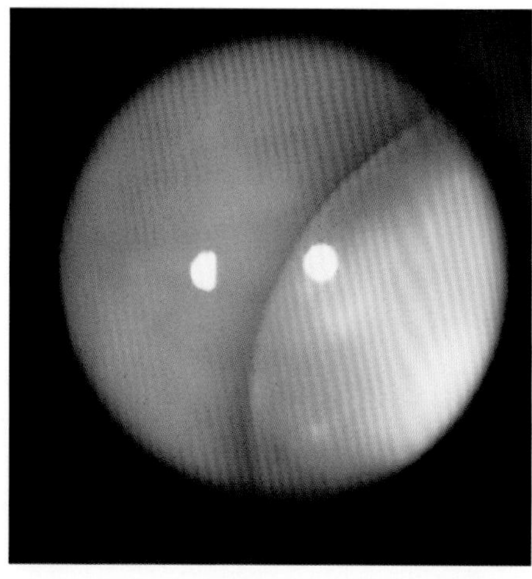

图18.5 冷冻时，视网膜母细胞瘤的外观。冰球已覆盖瘤体，且稍累及瘤体表面的玻璃体

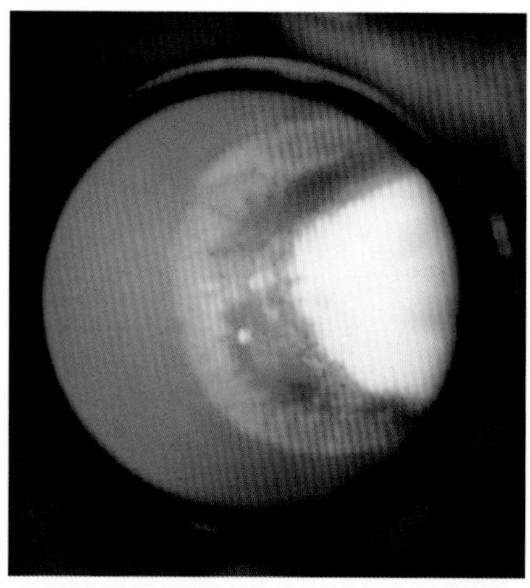

图18.6 视网膜母细胞瘤成功冷冻治疗后的瘢痕外观

视网膜母细胞瘤:外放射治疗

外放射治疗是治疗视网膜母细胞瘤的有效方法。它有导致第二肿瘤的风险,特别是遗传型视网膜母细胞瘤患儿。外放射治疗可能会引起干眼症、白内障、辐射性视网膜病变和放疗区的美容问题等。它主要用于治疗大肿瘤或伴有广泛玻璃体种植或视网膜下种植的瘤体。

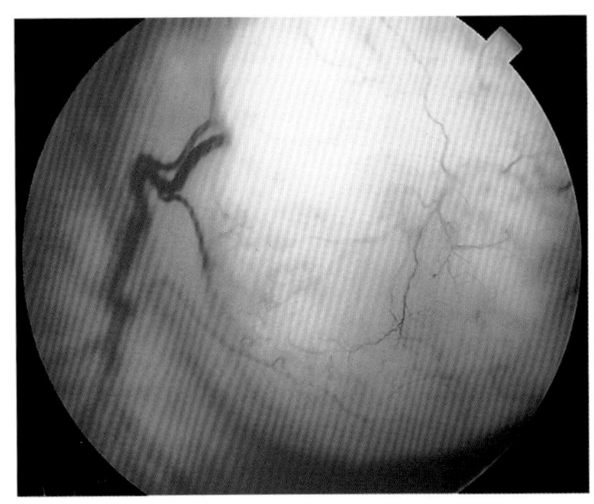

图 18.7 外放射治疗前的视盘颞上方视网膜母细胞瘤

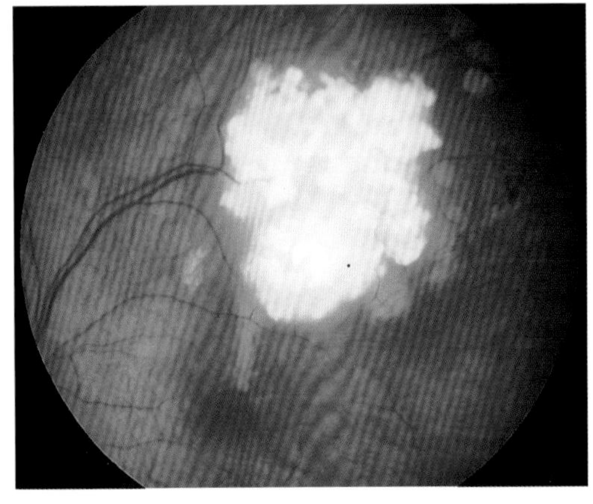

图 18.8 同一病灶 1 年后的外观,显示肿瘤消退和几乎完全钙化。此为 1 型消退模式。若病变外观呈鱼肉状,且无钙化,则为 2 型消退模式。部分钙化部分鱼肉状的为 3 型消退模式

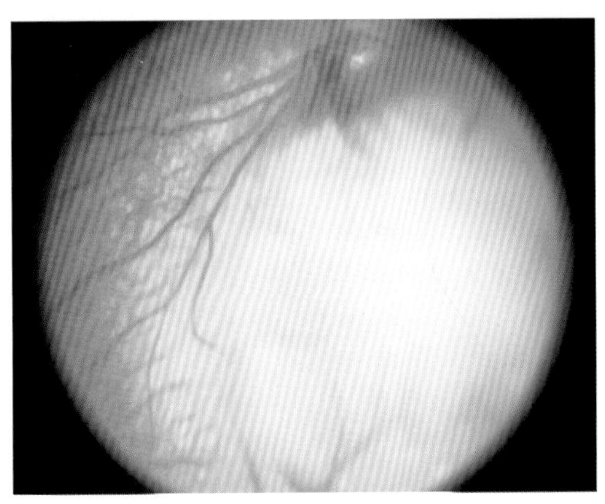

图 18.9 视盘下方的内生型视网膜母细胞瘤

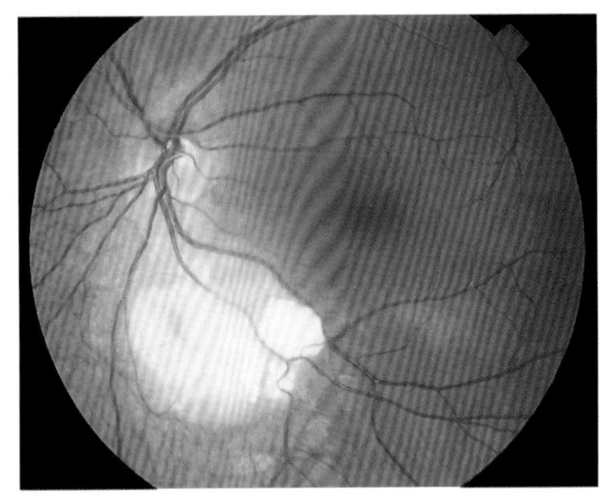

图 18.10 同一肿瘤在外放射治疗后 1 年的外观,显示肿瘤良好消退。肿瘤部分钙化,属于 3 型消退模式

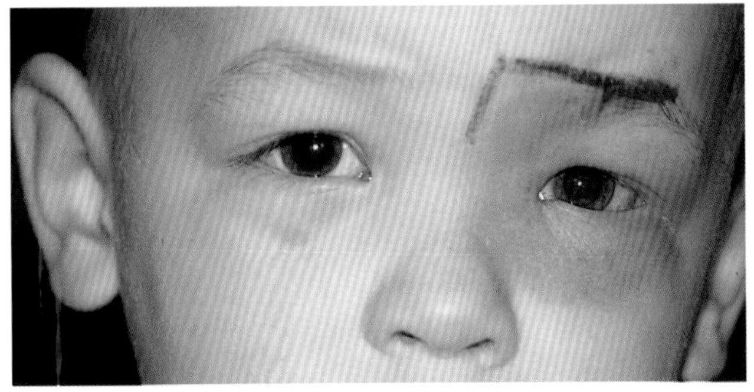

图 18.11 视网膜母细胞瘤外放射治疗期间放射性眼睑病变。注意眼周皮肤红斑。紫色线勾画出照射区域

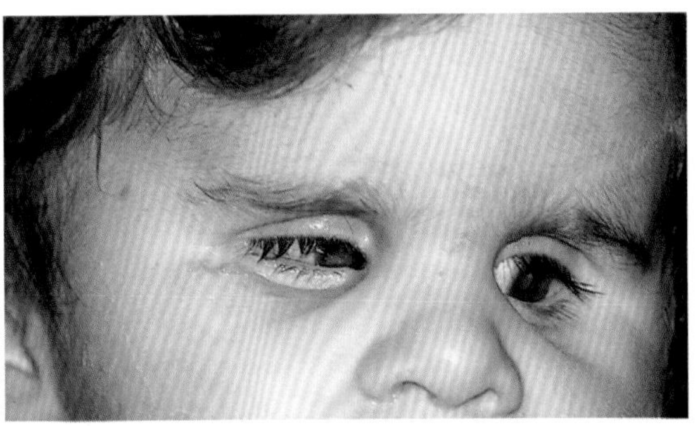

图 18.12 双眼视网膜母细胞瘤外放射治疗后,继发于眼眶和眶周软组织萎缩的放射线诱导的眼球内陷

视网膜母细胞瘤:敷贴放疗

敷贴放疗是应用放射性敷贴器对视网膜母细胞瘤进行治疗的有效方法,特别对于没有广泛玻璃体种植的局限性肿瘤。与外放疗相比,其优势在于该治疗只需要 3 到 4 天便可完成放射治疗,且眼部并发症少,射线诱导的第二肿瘤发病率低。其缺点是需要手术完成敷贴器的精确定位。敷贴放疗对其他治疗方法失败后的残存瘤体或复发瘤体十分有效。我们推测,敷贴放疗后第二肿瘤发病率较低是由于敷贴器可以屏蔽射线,防止过多的射线辐射到周围组织。

Shields CL, Shields JA, Cater J, et al. Plaque radiotherapy for retinoblastoma: long term tumor control and treatment complications in 208 tumors. *Ophthalmology* 2001;108:2116-2121.

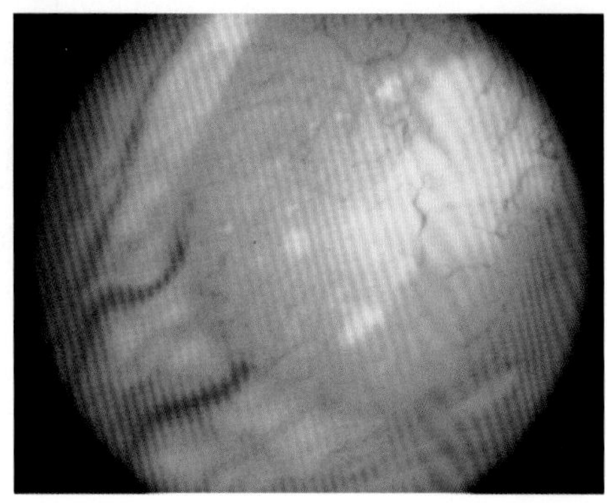

图 18.13 12 个月患儿鼻上方局限性视网膜母细胞瘤。对侧眼已因晚期视网膜母细胞瘤被摘除

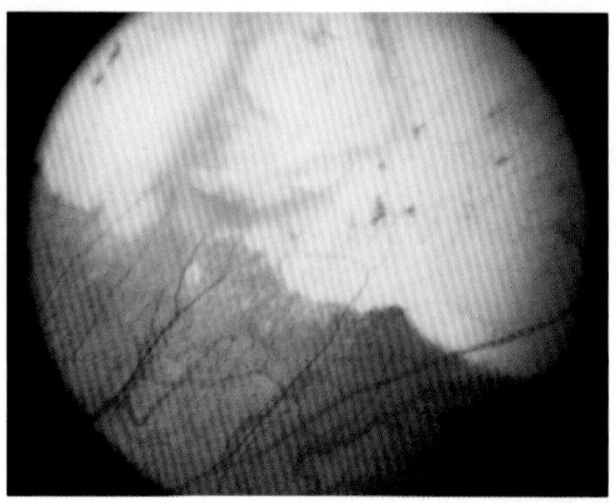

图 18.14 图 18.13 中病灶敷贴放疗后 2 年的外观。注意白色钙化灶及其周围萎缩的视网膜色素上皮细胞

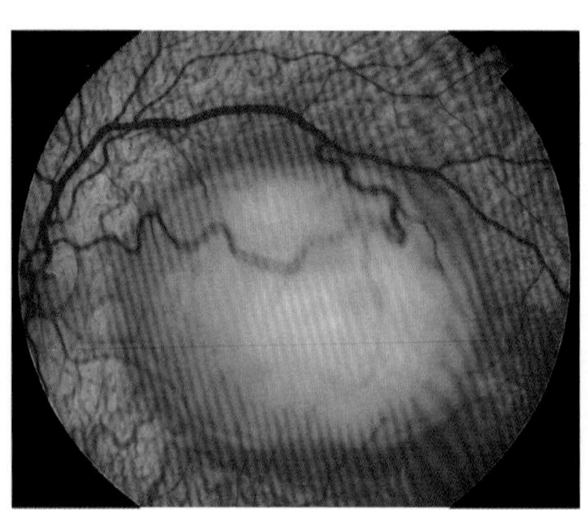

图 18.15 位于黄斑区中央的视网膜母细胞瘤

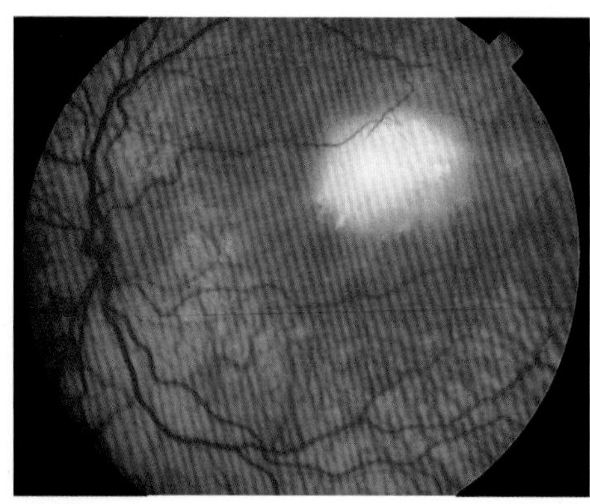

图 18.16 图 18.15 中病灶敷贴放疗后 1 月的外观,显示肿瘤消退良好。在接下来的几年中,周围视网膜色素上皮细胞会逐渐萎缩

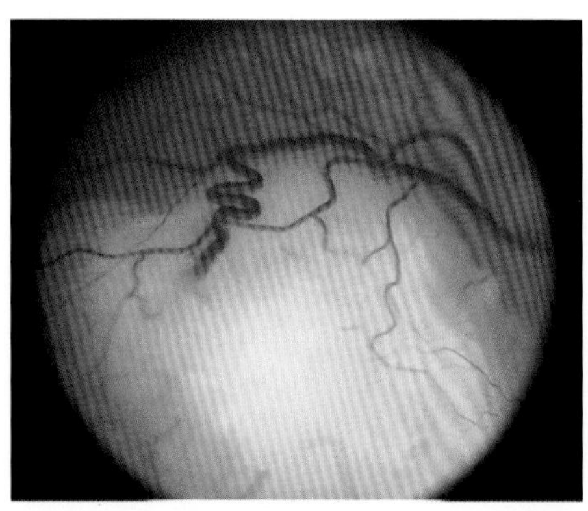

图 18.17 伴有视网膜血管扩张的黄斑区较大肿瘤

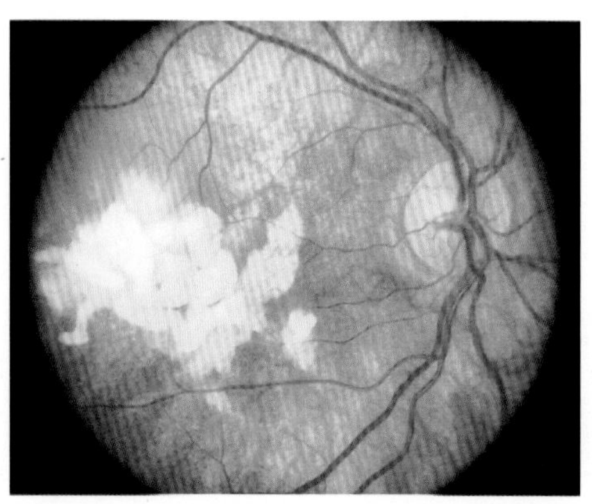

图 18.18 图 18.17 中病灶敷贴放疗后 2 年的外观,显示肿瘤消退良好。瘤体已稳定 9 年

视网膜母细胞瘤:敷贴放疗

敷贴放疗可以让视网膜母细胞瘤消退良好,并保持患者的外观良好。图示一例。

Shields CL, Shields JA, Cater J, et al. Plaque radiotherapy for retinoblastoma: Long term tumor control and treatment complications in 208 tumors. *Ophthalmology* 2001;108:2116-2121.

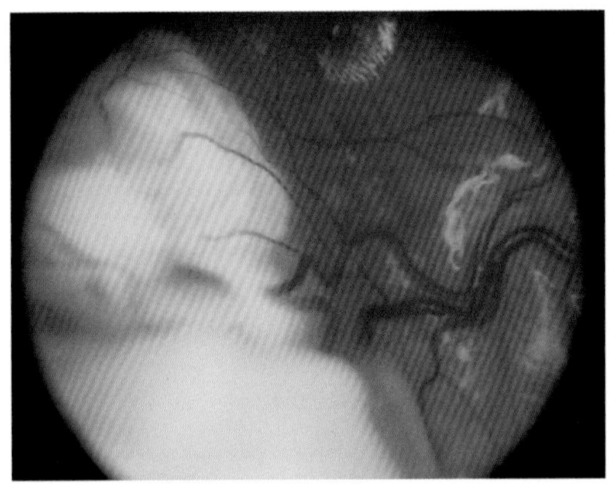

图 18.19　黄斑中心凹颞下方内生外生混合型巨大视网膜母细胞瘤

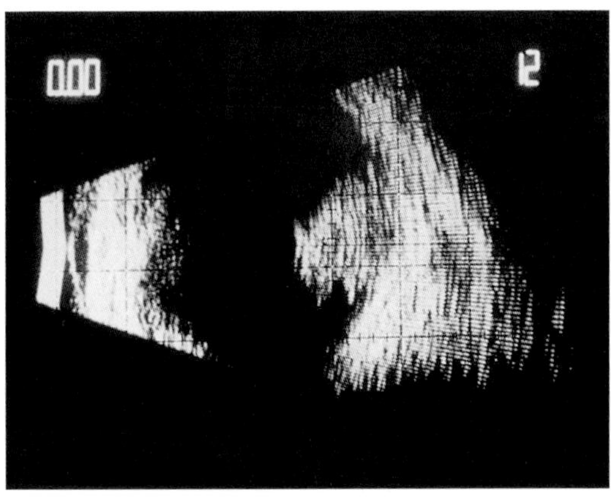

图 18.20　B 超显示病灶

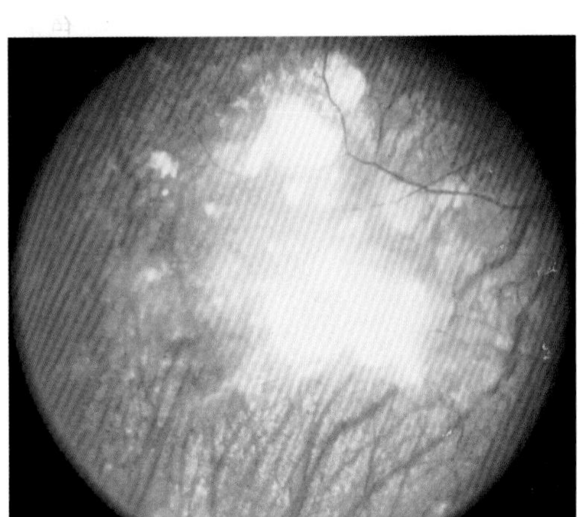

图 18.21　敷贴放疗后 6 月瘤体外观,肿瘤消退良好

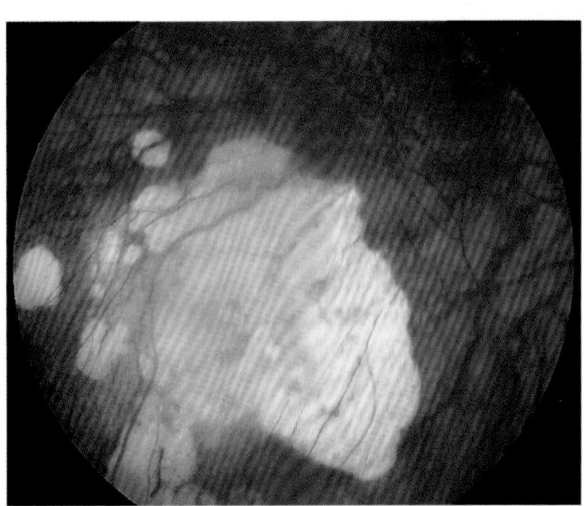

图 18.22　敷贴放疗后 11 年,肿瘤完全消失,且无复发迹象

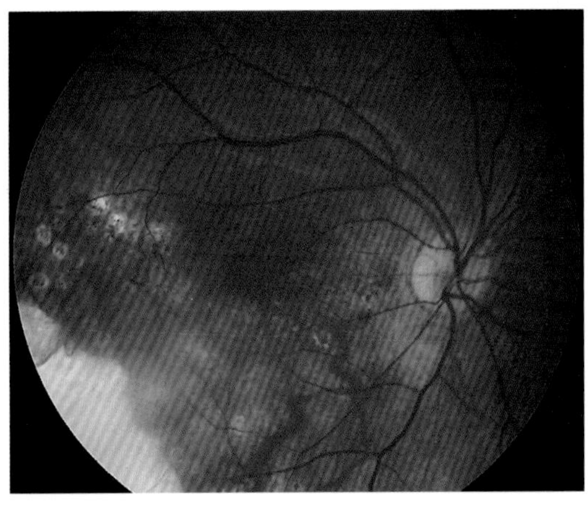

图 18.23　治疗后 11 年,黄斑中心凹视网膜色素上皮仅轻度改变。视力为 6/9(20/30)

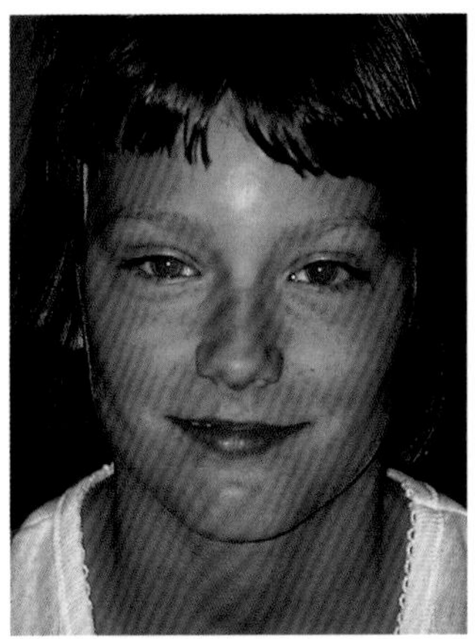

图 18.24　治疗后 6 年患者面部外观良好。注意与图 18.12 接受外放疗的患儿外观比较

视网膜母细胞瘤:敷贴放疗,广角成像以及肿瘤消退模式

视网膜母细胞瘤经治疗后,有5种肿瘤消退模式。这些模式适用于外放射治疗、敷贴放疗、CRD、激光光凝和冷冻疗法。5种消退模式:0型,肿瘤完全消失,不留瘢痕;1型,肿瘤消退,完全钙化;2型,肿瘤消退,无钙化("鱼肉"外观);3型,肿瘤消退伴部分钙化;4型,肿瘤消退后留有扁平萎缩性瘢痕。这些模式将采用图示方式说明。

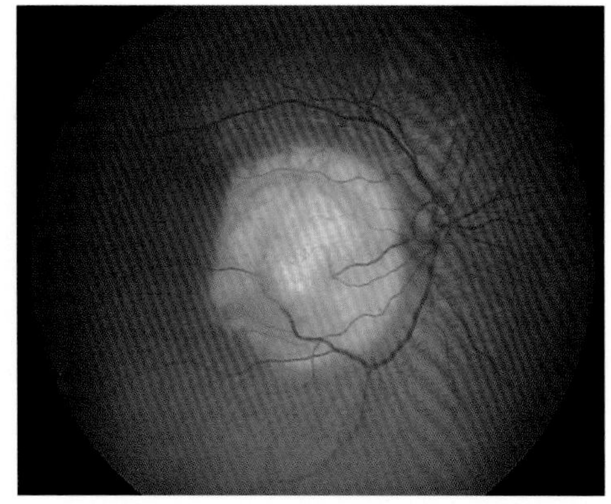

图18.25 右眼黄斑视网膜母细胞瘤

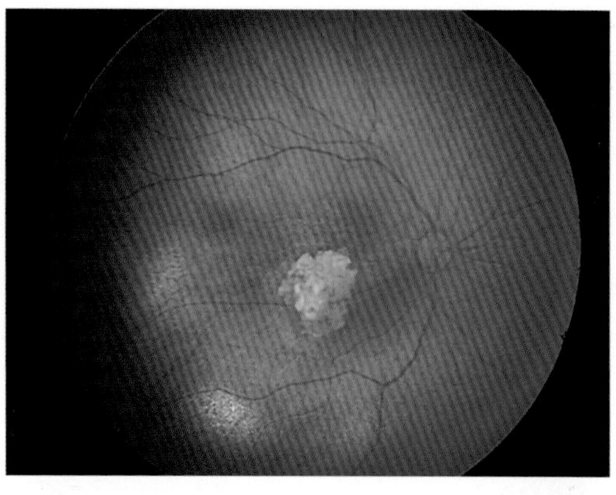

图18.26 1型消退模式。图18.25中肿瘤敷贴放疗后18个月外观,显示肿瘤完全钙化,符合1型消退模式

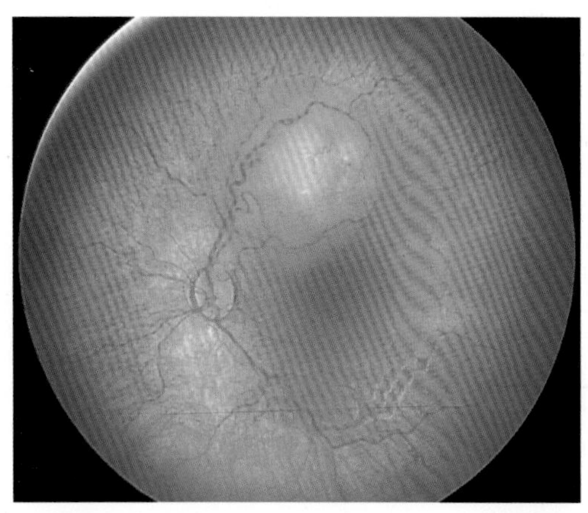

图18.27 左眼黄斑中心凹上方视网膜母细胞瘤

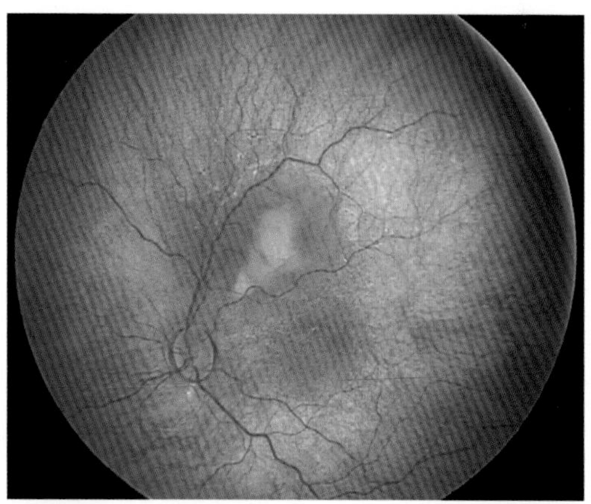

图18.28 2型消退模式。图18.27中肿瘤敷贴放疗后12个月外观,显示半透明肿瘤,中心纤维化萎缩,但无钙化

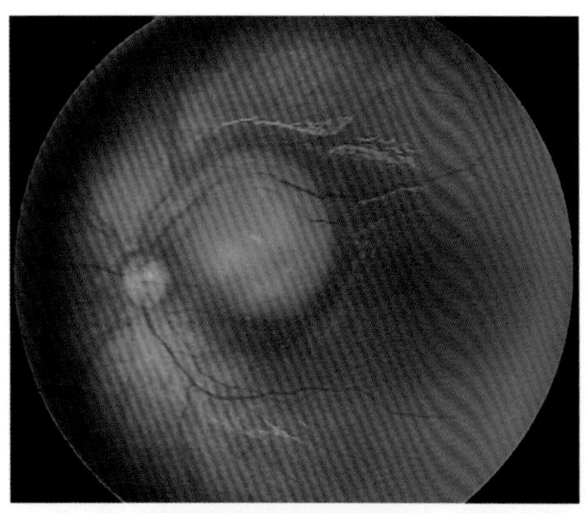

图18.29 左眼上半部乳头黄斑束视网膜母细胞瘤

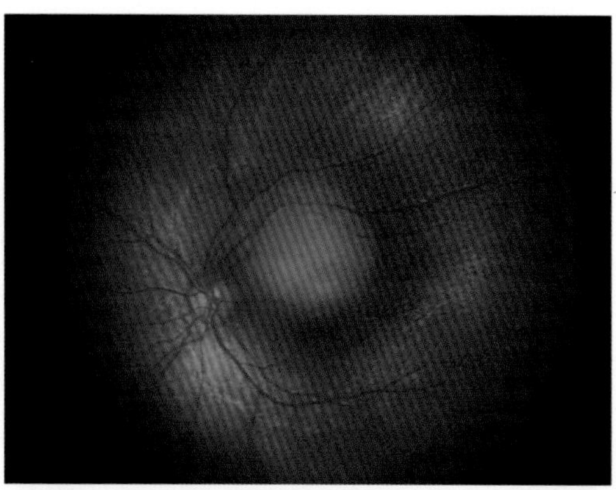

图18.30 3型消退模式。图18.29中肿瘤敷贴放疗后4个月外观,显示肿瘤轻微消退。肿瘤部分钙化,符合3型消退模式

视网膜母细胞瘤：黄斑区化学减容治疗后复发的视网膜母细胞瘤敷贴放疗的广角成像照片

敷贴放疗可以作为 CRD 的补充或联合疗法；也可作为 CRD、温热疗法或冷冻疗法治疗失败后肿瘤复发的后续治疗。以下展示该方法治疗黄斑区视网膜母细胞瘤的疗效。

Shields CL, Mashayekhi A, Sun H, et al. Iodine 125 plaque radiotherapy as salvage treatment for retinoblastoma recurrence after chemoreduction in 84 tumors. *Ophthalmology* 2006;113:2087-2092.

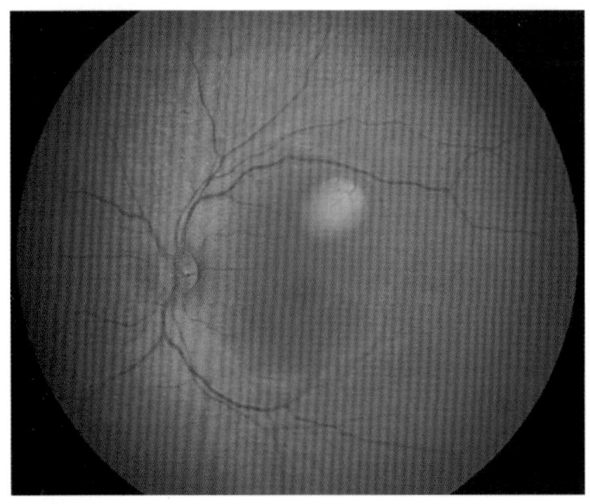

图 18.31 视网膜母细胞瘤化学减容治疗后，靠后极部份复发

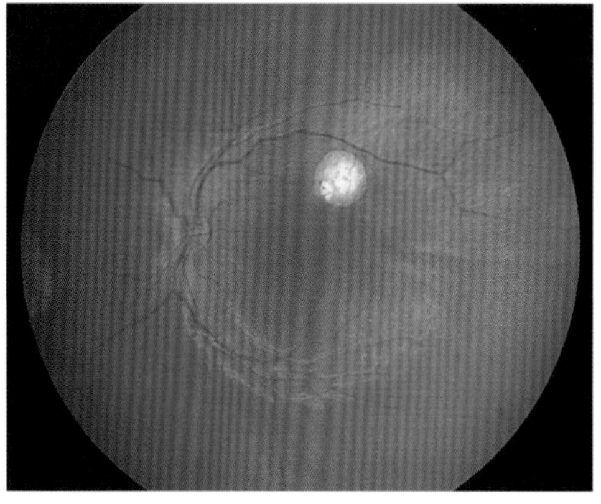

图 18.32 图 18.31 中肿瘤经 I-125 小敷贴器敷贴放疗后外观。肿瘤消退明显。主要呈现为 4 型消退模式，瘢痕内仅有一处可疑钙化灶

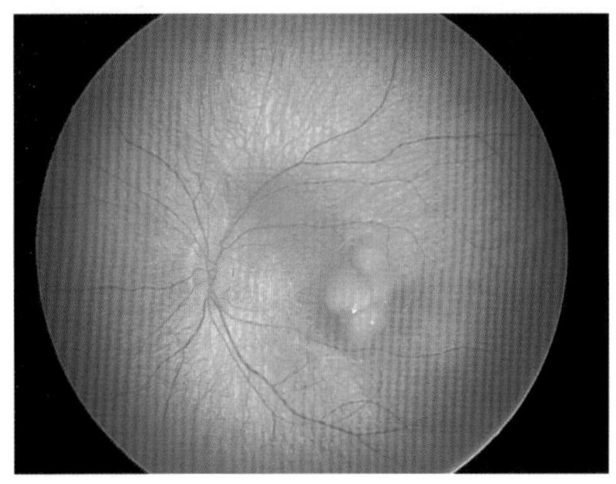

图 18.33 视网膜母细胞瘤化学减容治疗后，黄斑中心凹颞侧瘤体复发

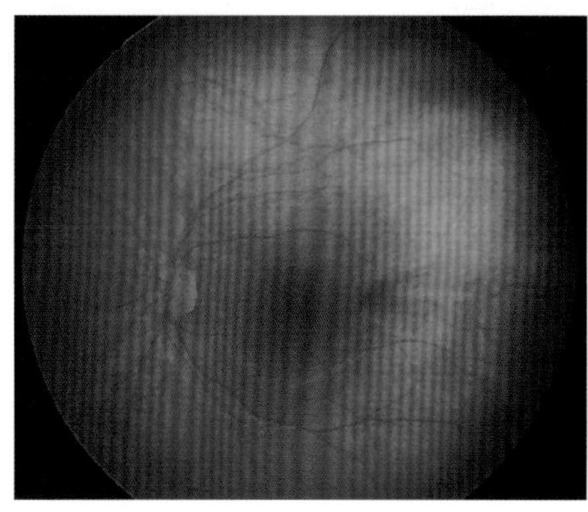

图 18.34 图 18.33 中肿瘤经 I-125 小敷贴器敷贴放疗后外观。肿瘤消退明显(0 型消退模式)

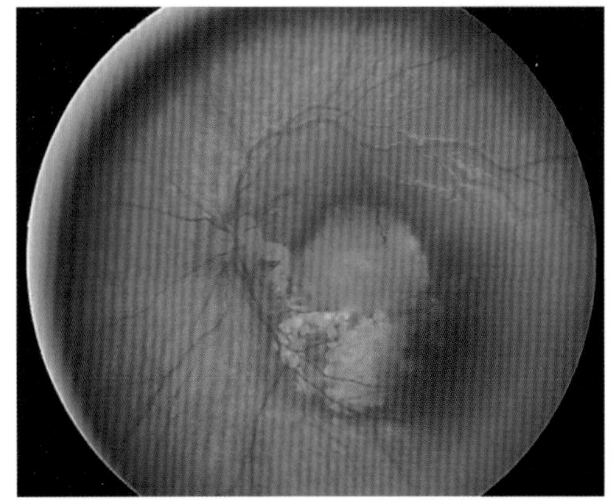

图 18.35 视网膜母细胞瘤化学减容治疗后，瘤体复发覆盖黄斑区中央

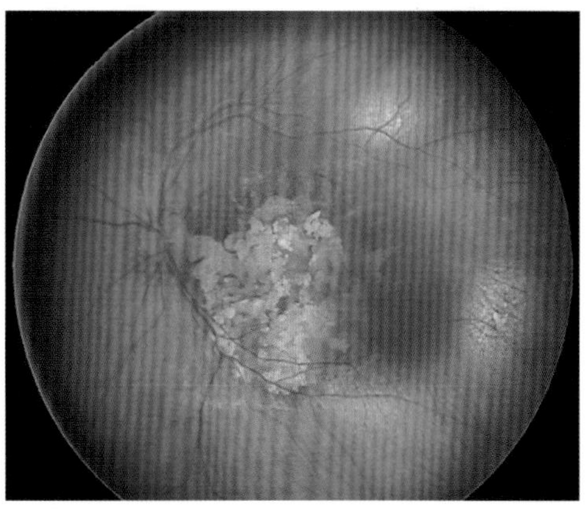

图 18.36 图 18.35 中肿瘤经 I-125 小敷贴器敷贴放疗后外观，呈良好的 1 型消退模式

视网膜母细胞瘤：化学减容治疗后肿瘤复发的敷贴放疗

敷贴放疗是一种有效的 CRD 的补充或巩固治疗方法；也可作为 CRD、温热疗法和冷冻疗法治疗失败后肿瘤复发的后续治疗。以下展示更多的病例。

Shields CL, Mashayekhi A, Sun H, et al. Iodine 125 plaque radiotherapy as salvage treatment for retinoblastoma recurrence after chemoreduction in 84 tumors. *Ophthalmology* 2006;113:2087-2092.

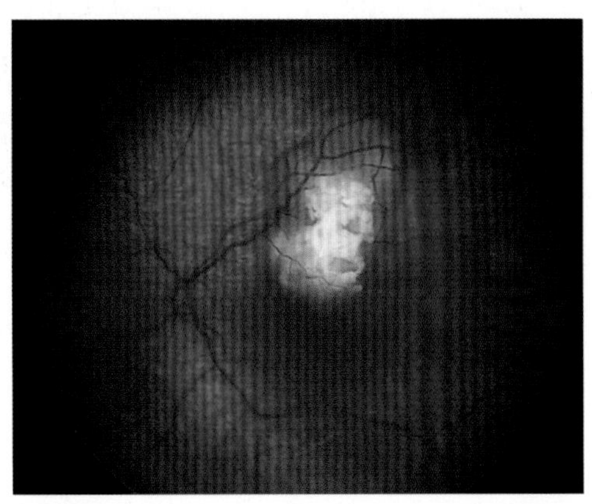

图 18.37 化学减容治疗后的黄斑区视网膜母细胞瘤。肿瘤边缘复发，表现为半透明鱼肉状新生组织

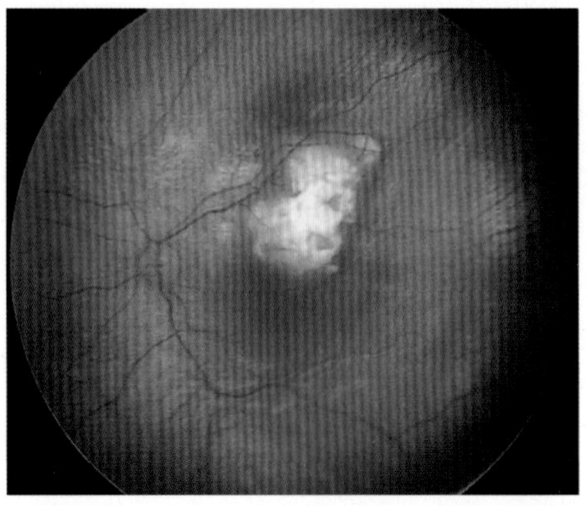

图 18.38 图 18.37 中肿瘤经敷贴放疗后 1 月。肿瘤得以完全控制。瘤体边缘的复发病灶正在消退。其后随访 2 年多，病变保持稳定

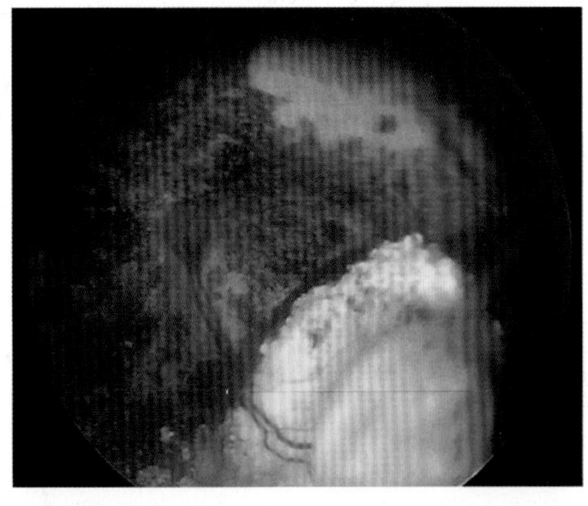

图 18.39 化学减容治疗后视网膜母细胞瘤呈现结节状复发。别处黄灰色物质是治疗前就已存在的视网膜下出血溶解后形成的

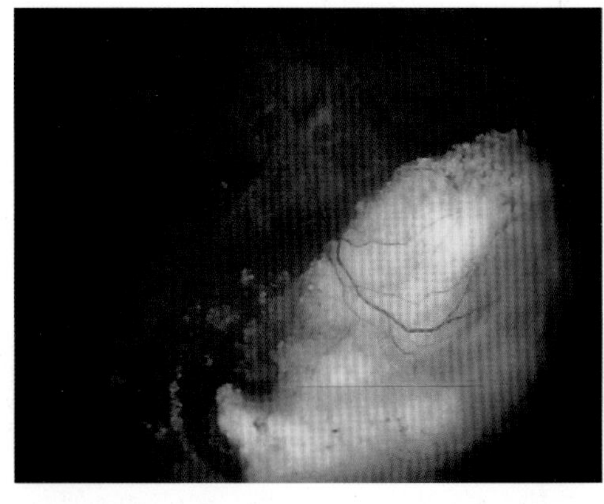

图 18.40 图 18.39 中病灶经敷贴放疗后 18 个月，显示复发灶完全消退，表现为 3 型消退模式

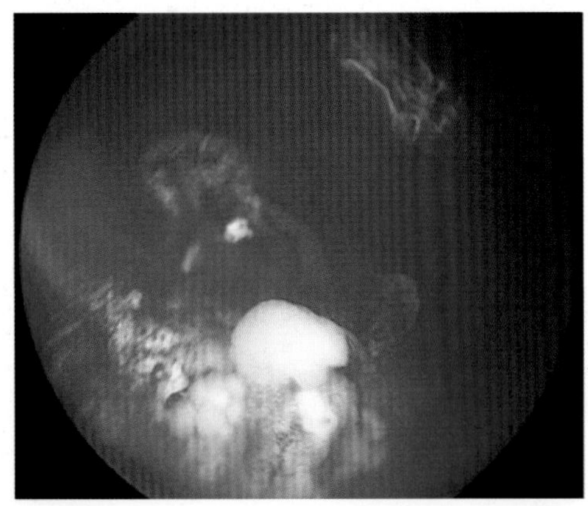

图 18.41 化学减容治疗后视网膜母细胞瘤玻璃体种植结节复发

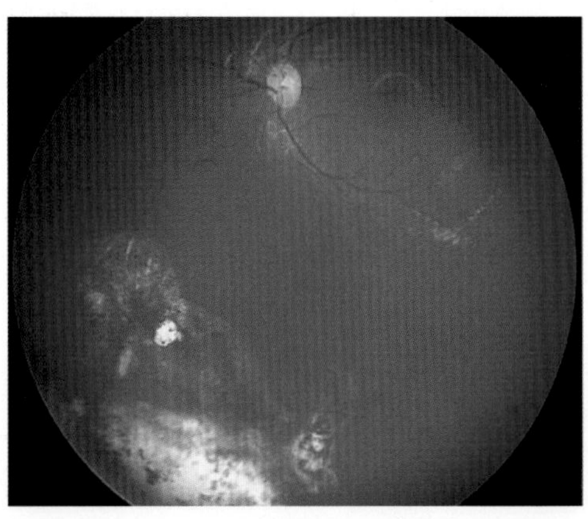

图 18.42 图 18.39 中病灶经敷贴放疗后 6 个月，显示玻璃体种植消失和视网膜主瘤体的 4 型消退

视网膜母细胞瘤:温热化疗

温热化疗是指采用特定规范的静脉卡铂治疗之后联合 TTT 对瘤体进行治疗。这种联合治疗对肿瘤有杀伤作用。

Shields CL,Santos C,Diniz W,et al. Thermotherapy for retinoblastoma. *Arch Ophthalmol* 1999;117:885-893.

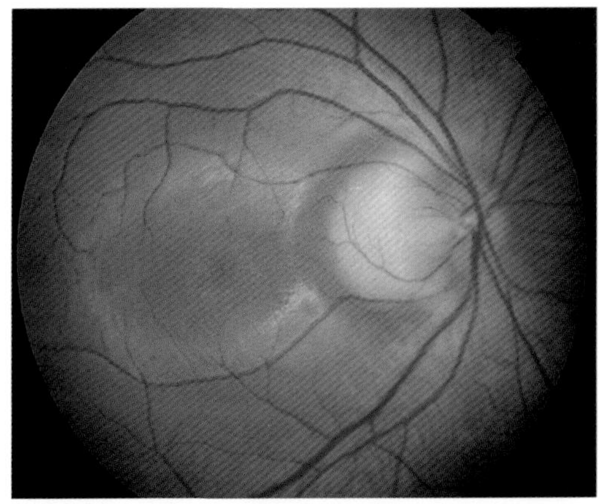

图 18.43 家族性视网膜母细胞瘤患儿视盘颞侧视乳头黄斑束的小视网膜母细胞瘤

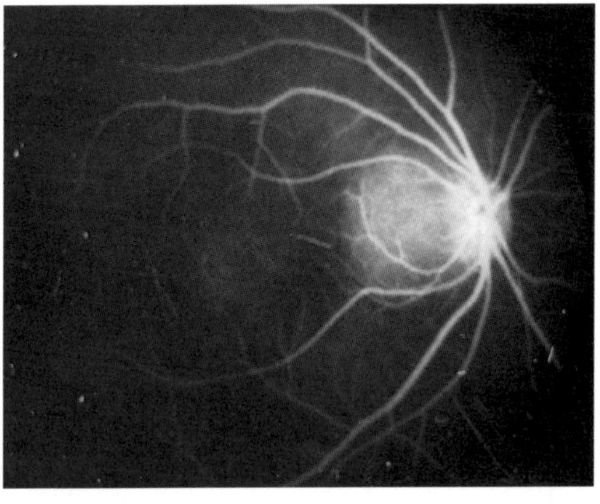

图 18.44 荧光素血管造影显示肿瘤富含血管

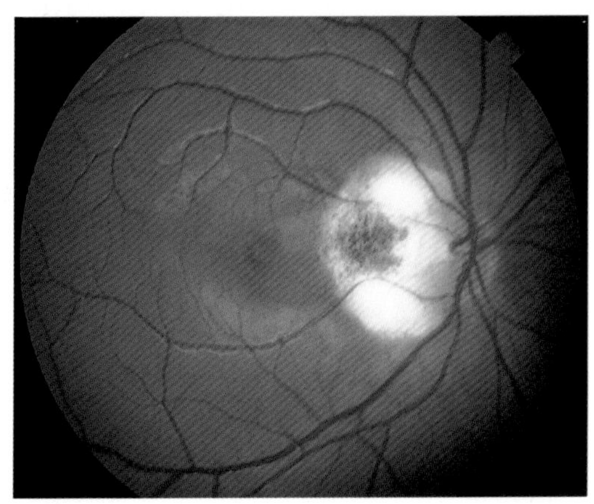

图 18.45 温热化疗后的外观,显示瘤体完全被破坏且黄斑中心凹结构保留。注意仍有视网膜血管为中心凹区供血

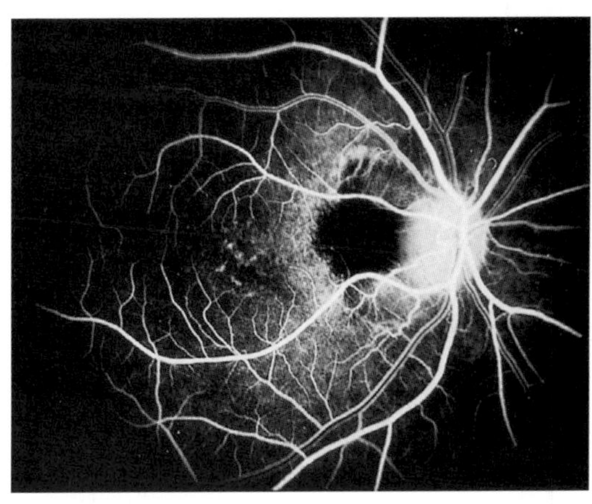

图 18.46 治疗后荧光素血管造影显示病灶低荧光,表明肿瘤无血供

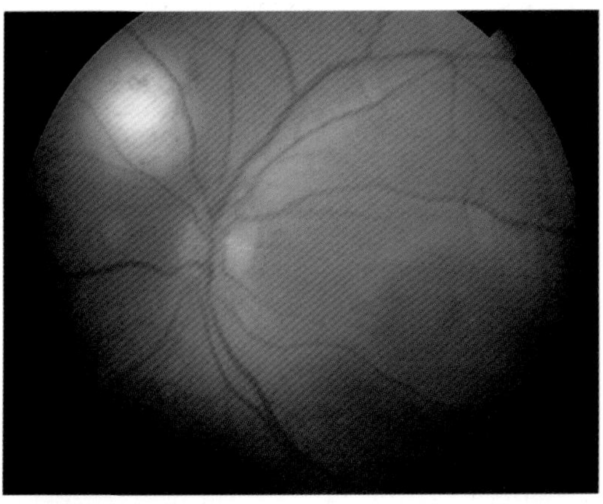

图 18.47 同一患者对侧眼视盘上方小视网膜母细胞瘤温热化疗后即刻眼底像

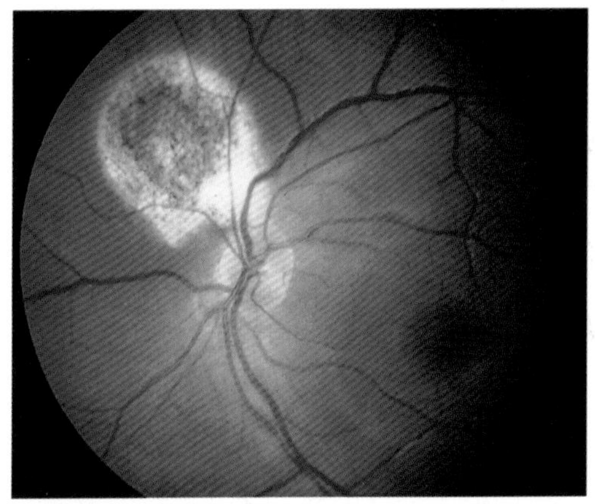

图 18.48 图 18.47 病灶温热化疗后数月的外观

视网膜母细胞瘤:单眼和双眼视网膜母细胞瘤化学减容病例

化疗历来用于治疗侵犯视神经、眼眶和远处转移的视网膜母细胞瘤。近年来,联合应用卡铂、长春新碱和依托泊苷的 CRD 是常用的化疗方案。应用该方案直接控制肿瘤或减小瘤体,以便使更多的保守治疗方法参与控制瘤体。这些联合治疗的方法通常包括温热疗法、冷冻治疗或敷贴放射治疗。此外,继发性视网膜脱离在 CRD 后会急剧复位。在一些病例里,伴有广泛继发性视网膜脱离的巨大肿瘤对 CRD 会常有非常好的初始反应。然而,玻璃体或视网膜下种植的复发或持续存在是一个常见的现象,需要进一步治疗,有时甚至需要行眼球摘除术。对非常严重的单眼肿瘤,最好的方法是眼球摘除术而不是试图采用 CRD 保眼。

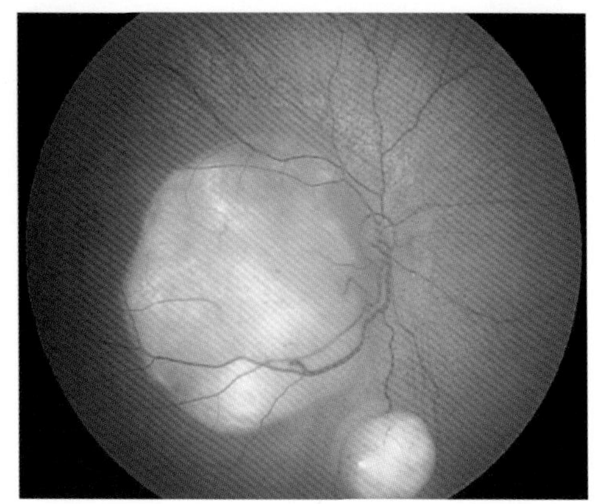

图 18.49 右眼两处视网膜母细胞瘤

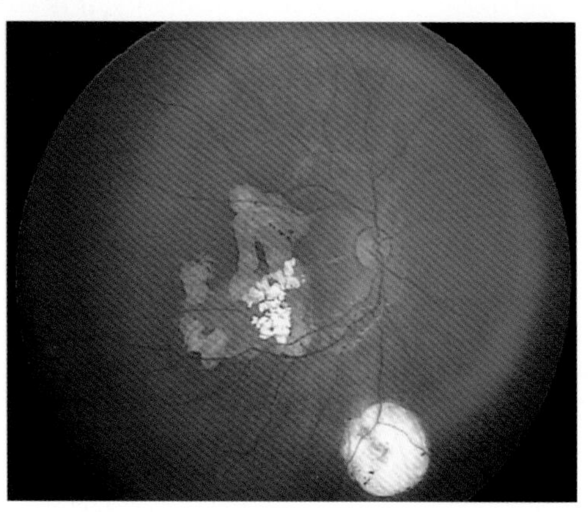

图 18.50 同一病灶对化学减容和巩固性治疗反应良好。治疗后 4 年眼底图

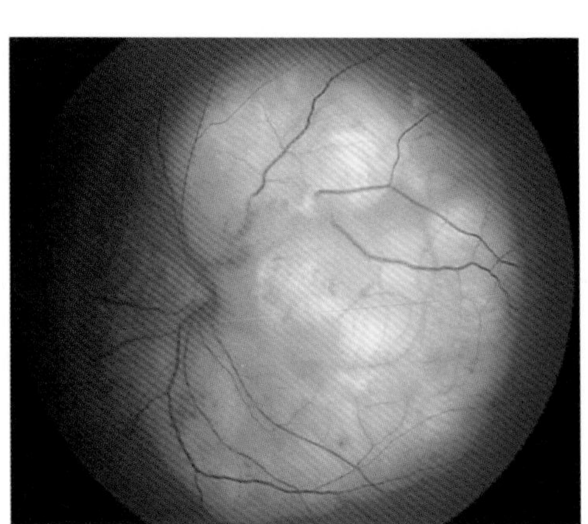

图 18.51 左眼大视网膜母细胞瘤累及整个黄斑区

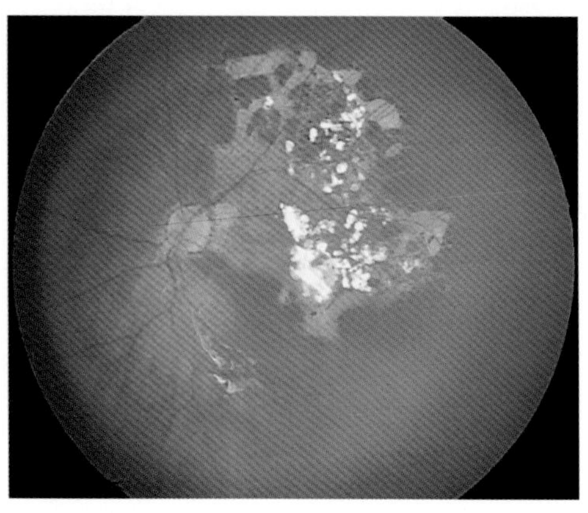

图 18.52 化学减容术和巩固性治疗后 4 年,同一病灶的外观

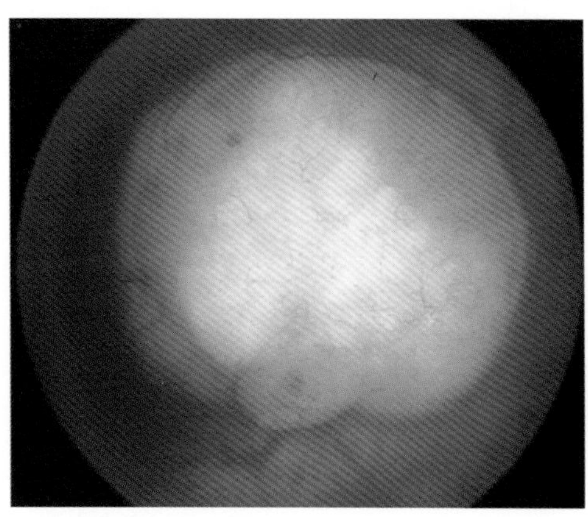

图 18.53 上方视网膜母细胞瘤,遮挡视盘

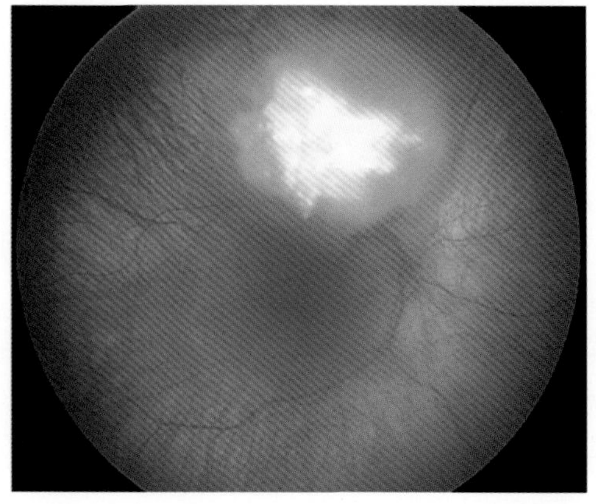

图 18.54 化学减容治疗后 3 个月,肿瘤消退,视盘和黄斑中心凹可见

视网膜母细胞瘤:黄斑肿瘤的化学减容联合局部温热疗法

在一些病例中,CRD 和温热疗法联合应用可以控制肿瘤。以下展示的是采用此类疗法治疗双眼黄斑视网膜母细胞瘤的病例。Shields JA, Shields CL, De Potter P, et al. Bilateral macular retinoblastoma managed by chemoreduction and chemothermotherapy. *Arch Ophthalmol* 1996;114:1426-1427.

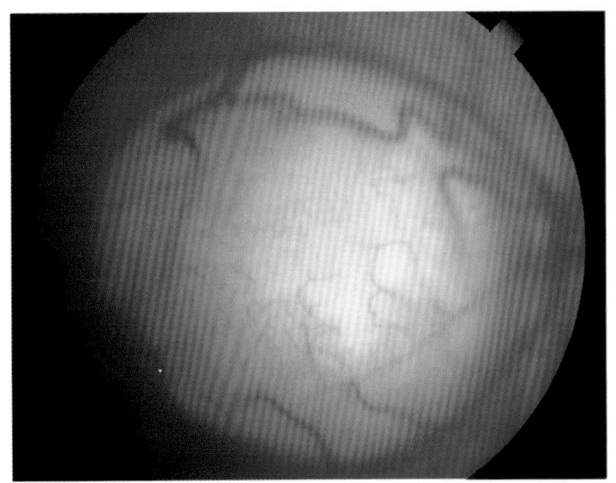

图 18.55 右眼黄斑肿瘤

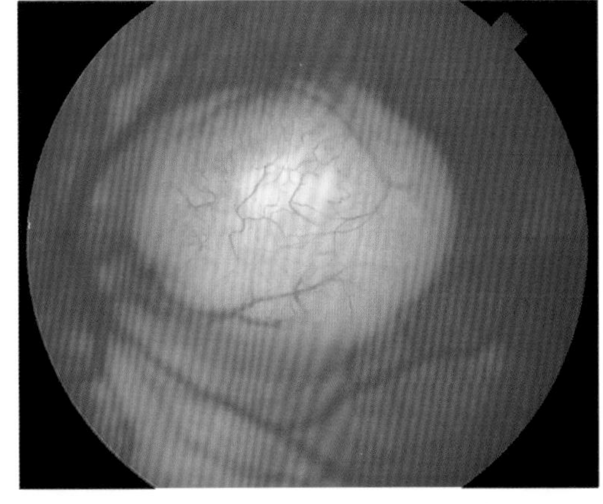

图 18.56 左眼黄斑肿瘤

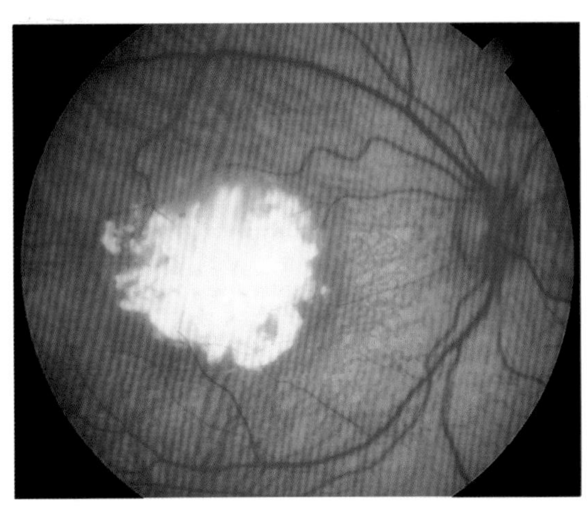

图 18.57 化学减容治疗后右眼眼底图

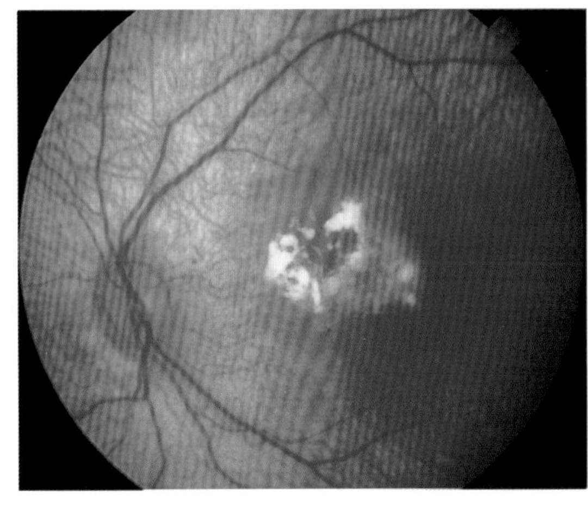

图 18.58 化学减容治疗后左眼眼底图。额外的温热化疗是有必要的,因为这样的肿瘤采用单独化疗经常会复发

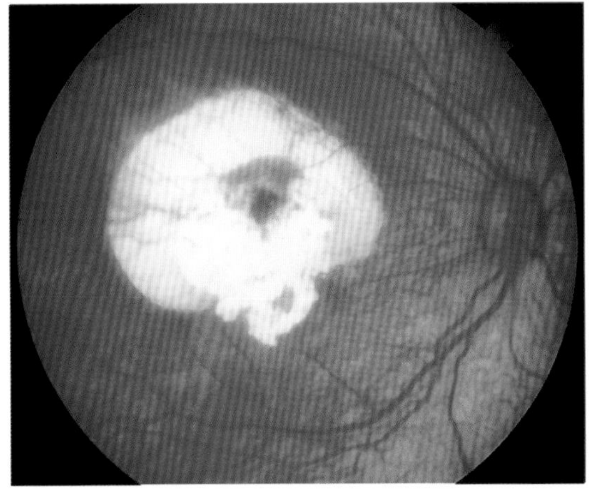

图 18.59 化学减容和温热化疗后右眼眼底图

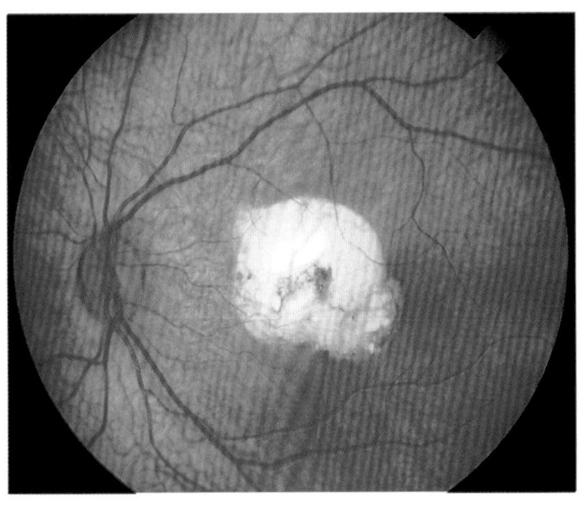

图 18.60 化学减容和温热化疗后左眼眼底图

视网膜母细胞瘤：化学减容疗法和保留中心凹的经瞳孔温热疗法治疗黄斑瘤体

如果视网膜母细胞瘤位于紧邻黄斑中心凹处，单独采用CRD有时可使其完全治愈，同时避免了损伤视力的TTT。然而，如果CRD后仍有残余活性瘤体，则需采用TTT。举例如下。

Shields CL, Mashayekhi A, Cater J, et al. Macular retinoblastoma managed with chemoreduction. Analysis of tumor control with or without adjuvant thermotherapy in 68 tumors. *Arch Ophthalmol* 2005;123:765-773.

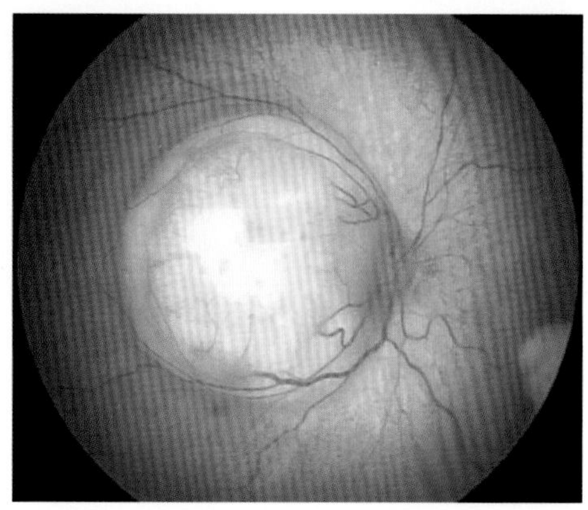

图18.61　黄斑区视网膜母细胞瘤

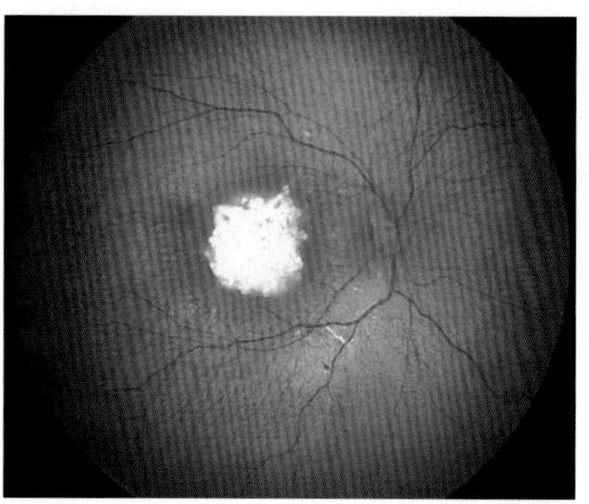

图18.62　同一肿瘤经化学减容和保留中心凹的经瞳孔温热疗法后的外观

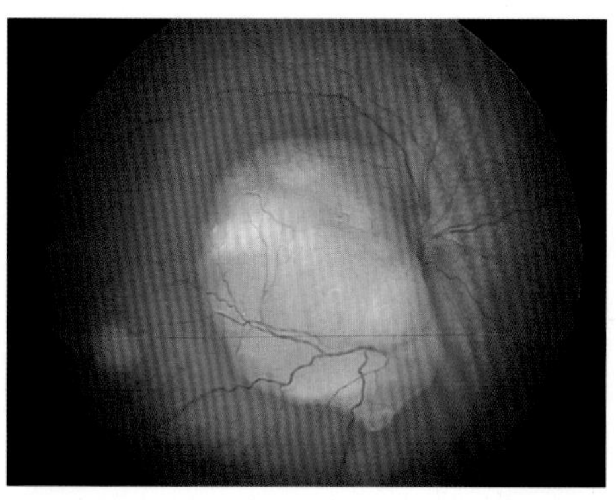

图18.63　黄斑区视网膜母细胞瘤，注意大肿瘤下方两个孤立的小肿瘤

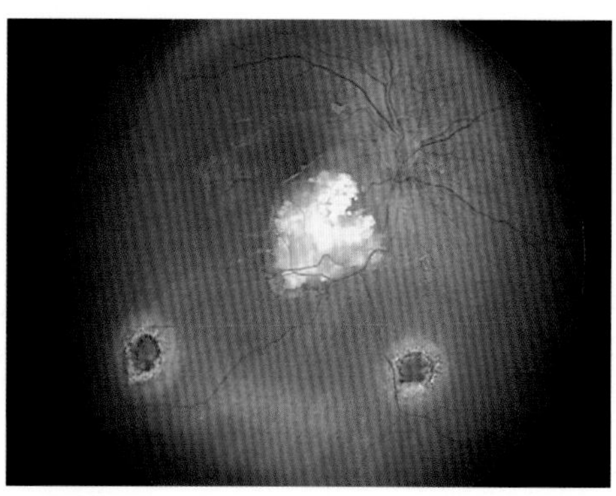

图18.64　同一肿瘤经化学减容和保留中心凹的经瞳孔温热疗法后的外观。注意大肿瘤消退为几乎完全钙化的肿块。两个小肿瘤消退为萎缩性脉络膜视网膜扁平瘢痕

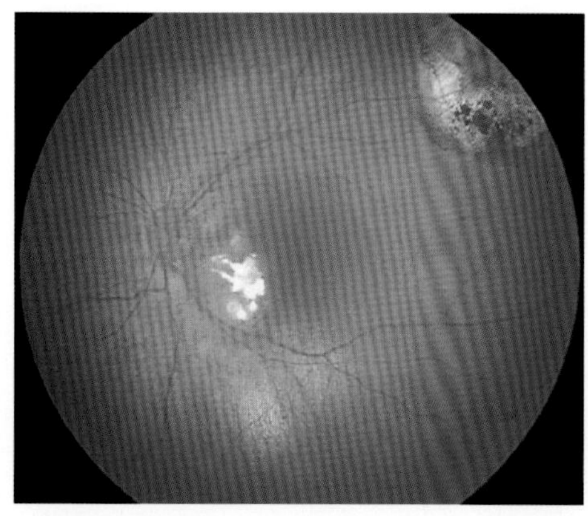

图18.65　视盘颞下方视网膜母细胞成功治疗后外观。颞上方周边肿瘤经化学减容和冷冻治疗后遗留一瘢痕

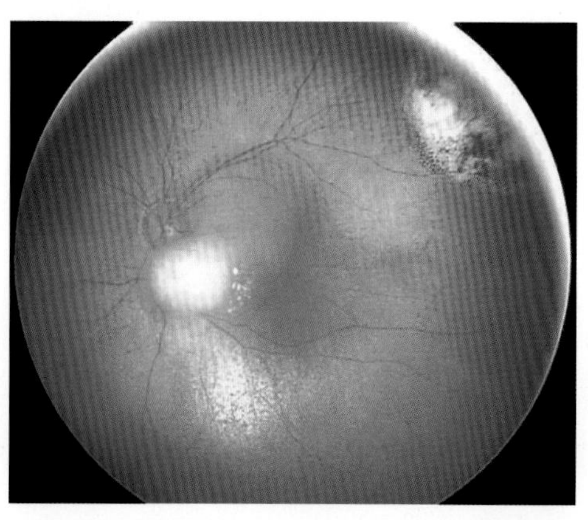

图18.66　图18.65显示的视盘下方瘤体经化学减容控制后复发。随后采用外放疗，肿瘤再次被控制

视网膜母细胞瘤:眼动脉介入化疗作为初始治疗

眼动脉介入化疗是指通过导管将化疗药物直接注入眼动脉内进行化疗的方法。眼动脉起源于颈内动脉。导管从股动脉穿刺口进入,经过主动脉、颈内动脉,到达眼动脉开口处。将导管置于眼动脉开口处后,将化疗药直接注入眼动脉。不管是单眼肿瘤或双眼肿瘤、大瘤体或小瘤体,初始治疗或后续治疗,这种方法都有非常好的疗效。

1. Shields CL, Kaliki S, Shah SU, et al. Minimal exposure (one or two cycles) of intra-arterial chemotherapy in the management of retinoblastoma. *Ophthalmology* 2012;119(1):188-192.
2. Shields CL, Manjandavida FP, Pieretti G, et al. Intra-arterial chemotherapy for retinoblastoma in 70 eyes: Outcomes based on the International Classification of Retinoblastoma. *Ophthalmology* 2014;121:1453-1460.

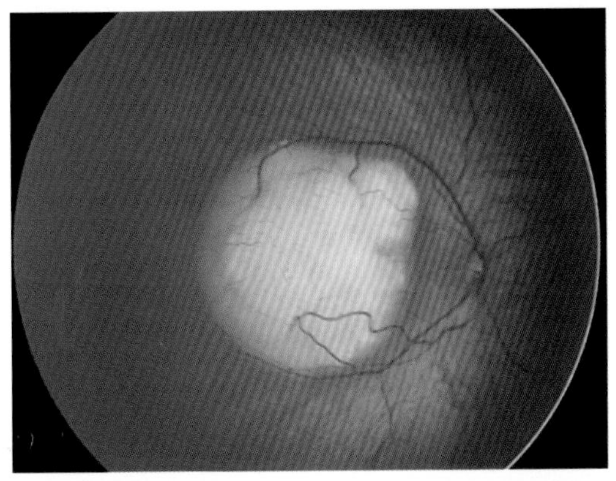

图 18.67　黄斑区小体积视网膜母细胞瘤

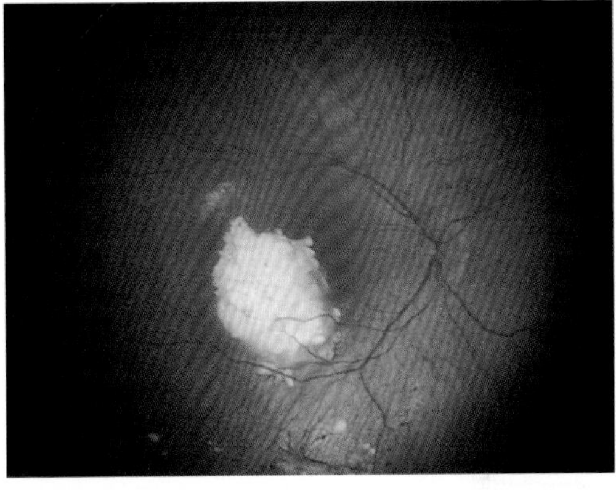

图 18.68　仅两次眼动脉介入化疗后,肿瘤完全消退

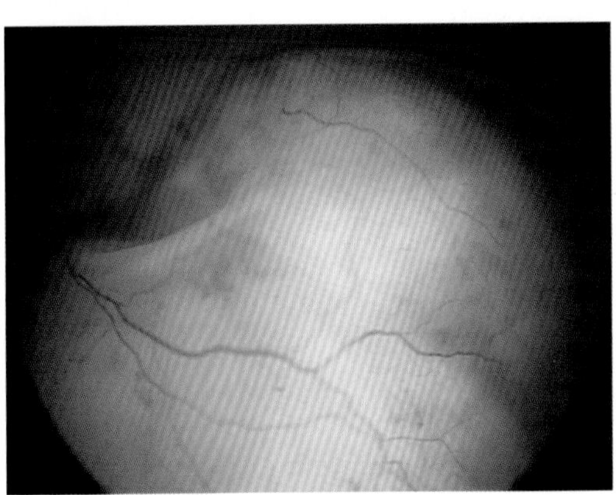

图 18.69　伴视网膜完全脱离的大视网膜母细胞瘤

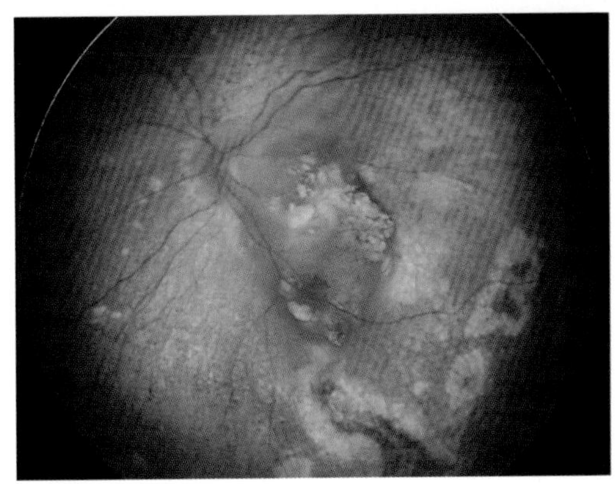

图 18.70　三次眼动脉介入化疗后,肿瘤完全消退

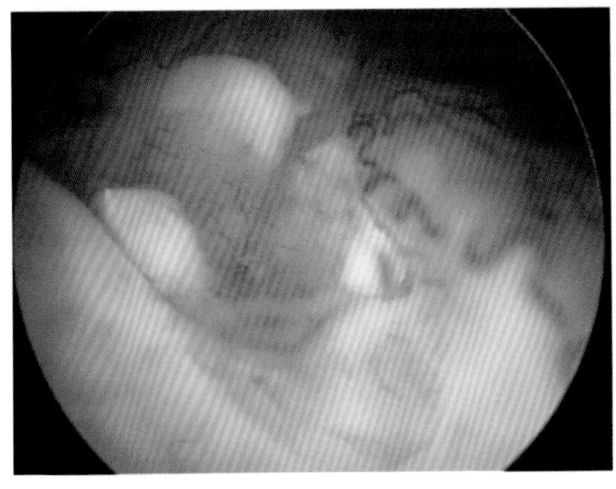

图 18.71　伴视网膜完全脱离以及玻璃体腔种植的巨大视网膜母细胞瘤

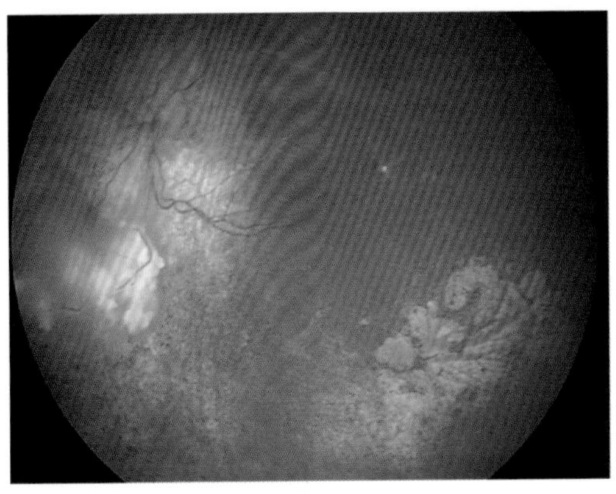

图 18.72　4 次眼动脉介入化疗后,肿瘤完全消退

视网膜母细胞瘤：眼动脉介入化疗作为后续治疗

眼动脉介入化疗可作为初始治疗或后续治疗。这种治疗通常应用于静脉化疗失败后的病例。

Shields CL, Manjandavida FP, Pieretti G, et al. Intra-arterial chemotherapy for retinoblastoma in 70 eyes: Outcomes based on the International Classification of Retinoblastoma. *Ophthalmology* 2014;121:1453-1460.

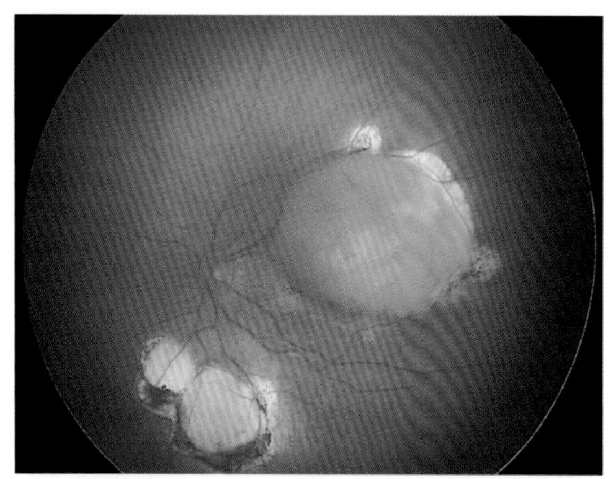

图 18.73 静脉化疗后小黄斑肿瘤复发

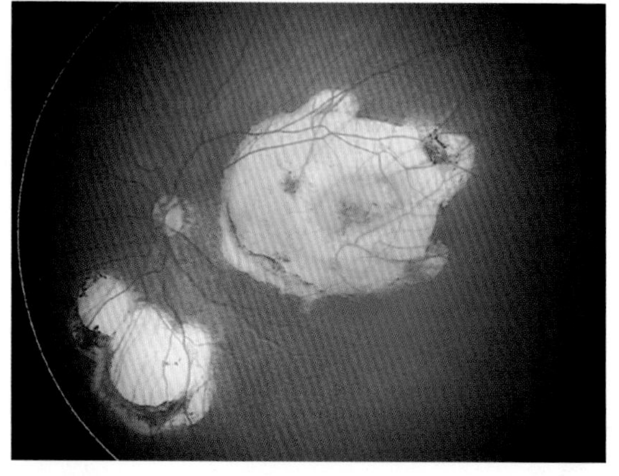

图 18.74 3 次眼动脉介入化疗后，肿瘤消退

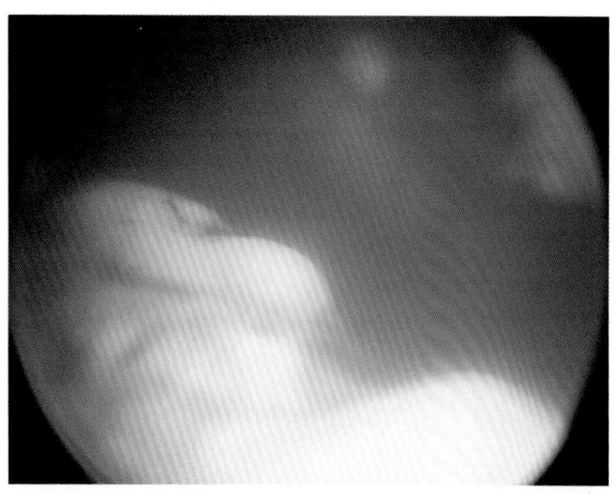

图 18.75 静脉化疗后视网膜周边大肿瘤复发

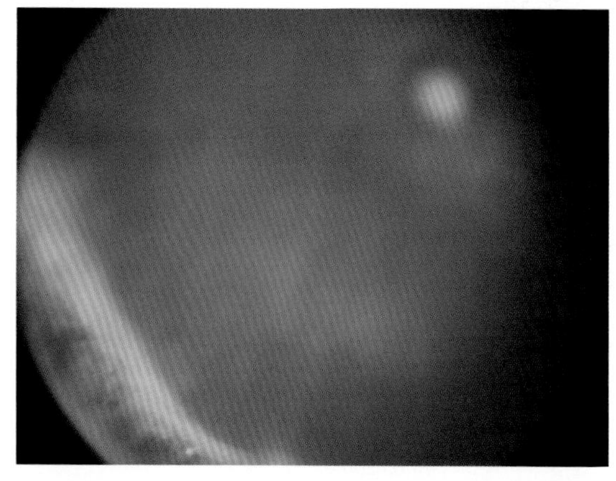

图 18.76 4 次眼动脉介入化疗后，肿瘤消退

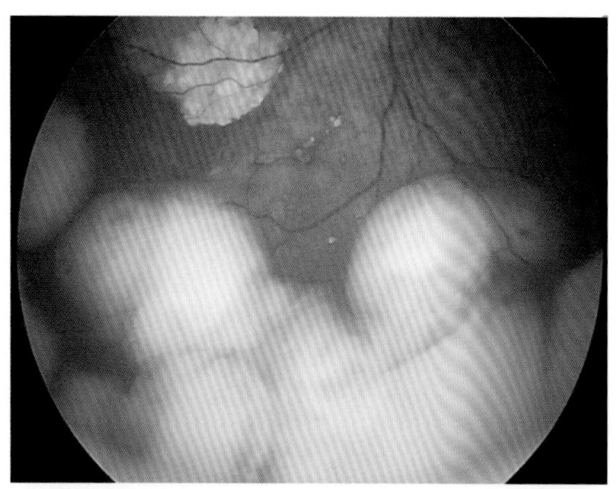

图 18.77 静脉化疗后复发肿瘤，广泛视网膜下种植

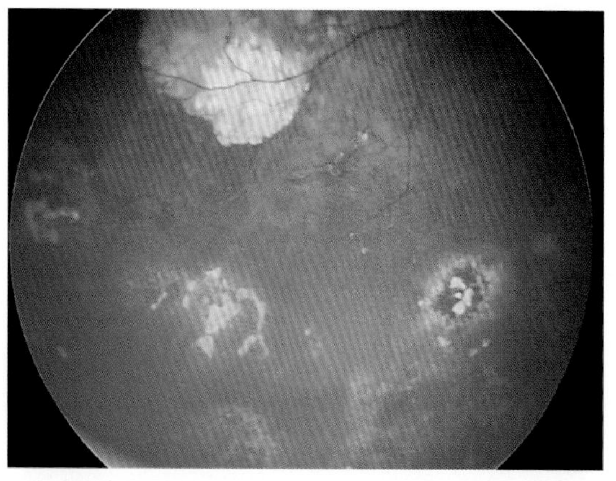

图 18.78 5 次眼动脉介入化疗后，肿瘤消退

视网膜母细胞瘤:静脉化疗联合眼动脉介入化疗治疗双眼晚期视网膜母细胞瘤

双眼晚期视网膜母细胞瘤,包括双眼 D 期和 E 期,往往应用静脉化疗作为初始治疗,控制瘤体和预防转移。在有些病例,需要进一步采用眼动脉介入化疗预防眼局部瘤体复发。

Shields CL, Kaliki S, Al-Dahmash S, et al. Management of advanced retinoblastoma with intravenous chemotherapy then intraarterial chemotherapy as alternative to enucleation. *Retina* 2013;33(10):2103-2109.

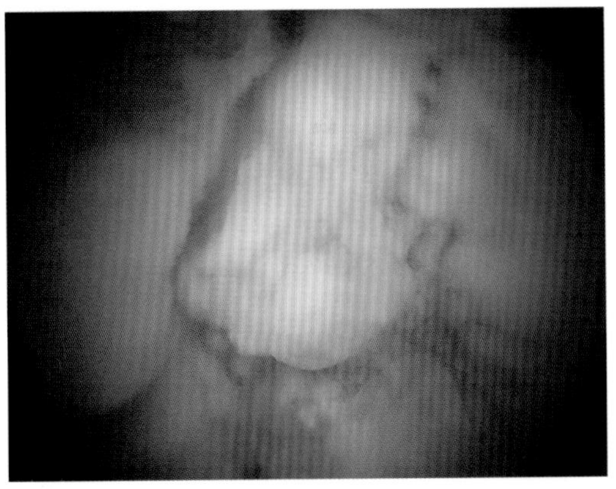

图 18.79 双眼巨大的 E 期视网膜母细胞瘤

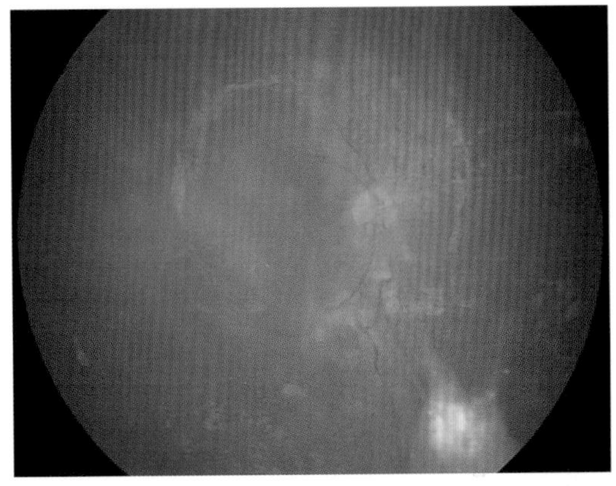

图 18.80 静脉化疗联合其后的眼动脉介入化疗,肿瘤完全消退。视力亦有所恢复

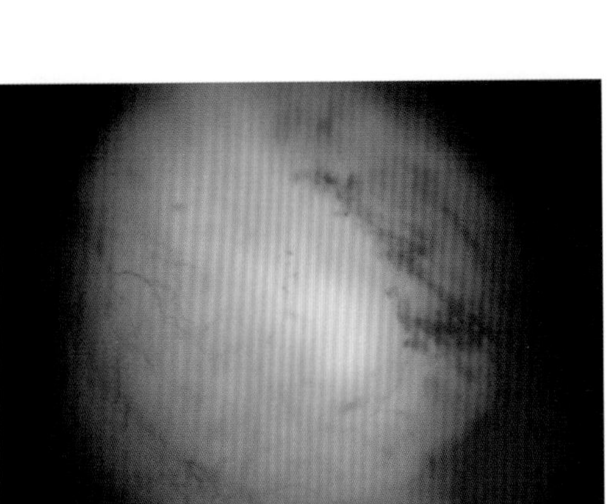

图 18.81 一例儿童双眼巨大的 E 期视网膜母细胞瘤(图示右眼)

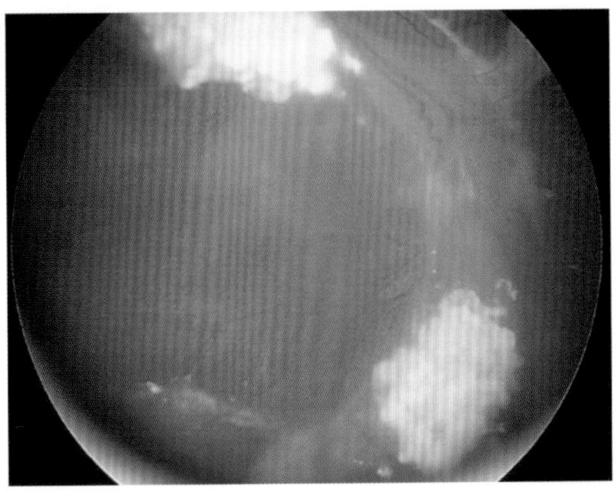

图 18.82 静脉化疗联合其后的眼动脉介入化疗,肿瘤完全消退。中心凹周围可见视网膜皱褶

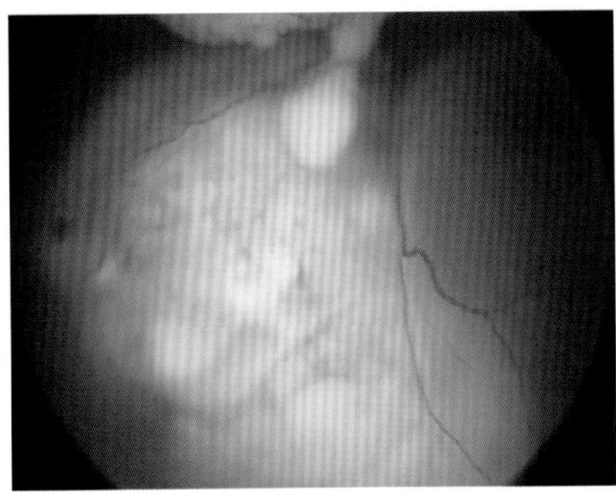

图 18.83 图 18.81 同一患儿左眼 E 期视网膜母细胞瘤

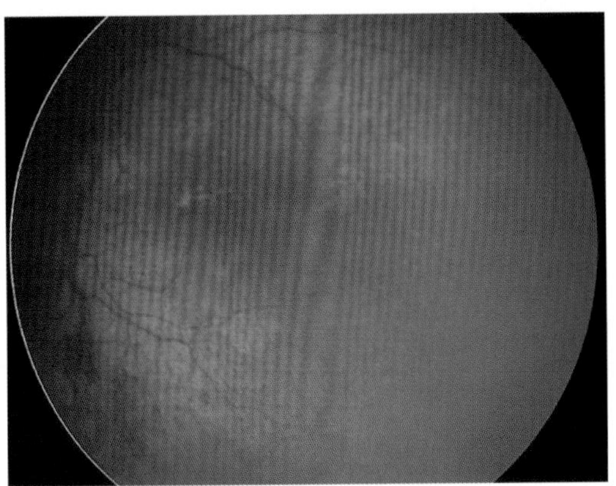

图 18.84 静脉化疗联合其后的眼动脉介入化疗,肿瘤完全消退。黄斑中心凹扁平。视力亦有所恢复

视网膜母细胞瘤：玻璃体腔化疗治疗玻璃体种植

玻璃体种植复发的处理有一定难度。但玻璃体腔化疗，可有效控制玻璃体种植。注射需要选取在没有种植或种植极少的部位进行，以避免拔针时将种植细胞带出。拔针时进行冷冻是防止转移的安全手段。

Shields CL, Manjandavida FP, Arepalli S, et al. Intravitreal melphalan for persistent or recurrent retinoblastoma vitreous seeds: Preliminary results. *JAMA Ophthalmol* 2014;132(3):319-25.

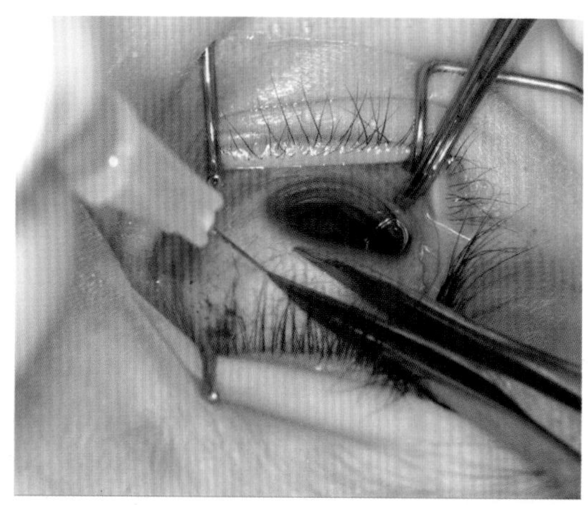

图 18.85 在角膜缘后 3.0mm 睫状体扁平部进针注射化疗药

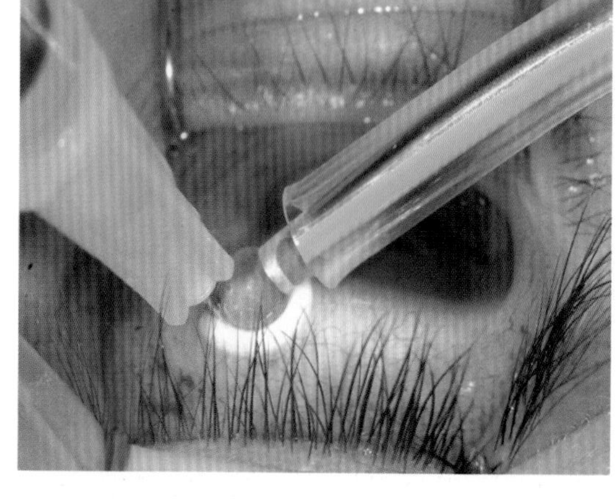

图 18.86 注射完毕后，拔针时进行冷冻，防止种植细胞被带出

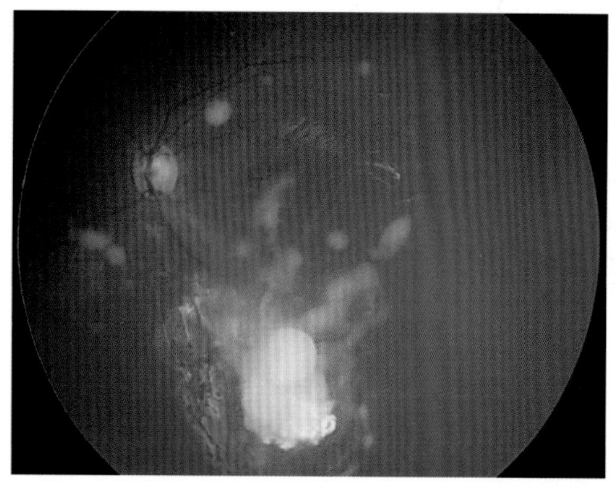

图 18.87 消退瘤体表面的复发玻璃体种植

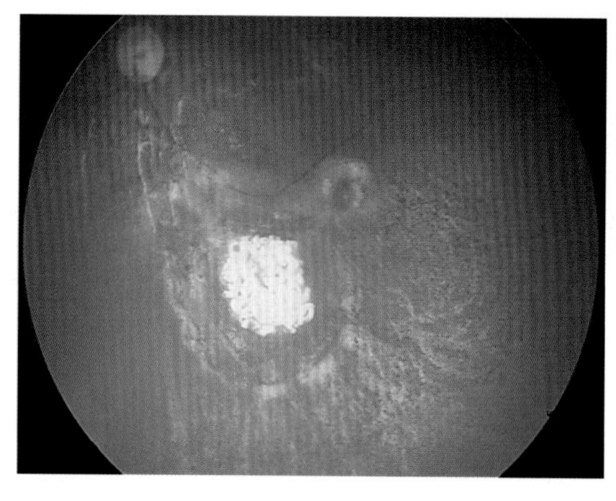

图 18.88 玻璃体腔化疗后，玻璃体种植消退

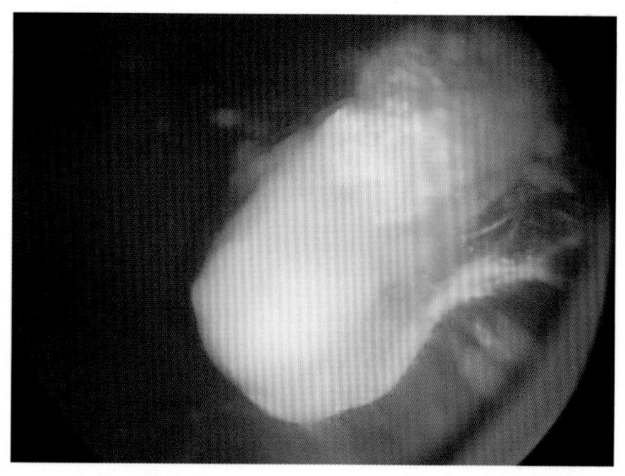

图 18.89 消退瘤体表面，较大的玻璃体种植团块状复发

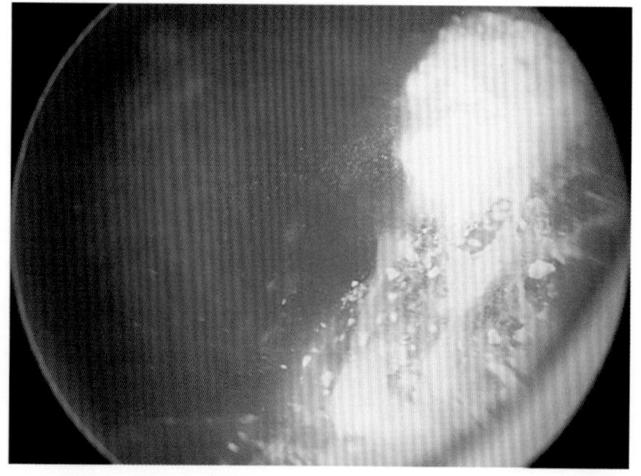

图 18.90 玻璃体腔化疗后，玻璃体种植消退

化学减容,结膜下卡铂注射,以及外放疗治疗晚期视网膜母细胞瘤

巨大瘤体、伴有玻璃体种植或视网膜下种植的晚期视网膜母细胞瘤需要采取更积极的治疗,包括 CRD、结膜下注射卡铂和小剂量外照射放疗。采用 1ml 卡铂(20mg/ml)结膜下注射。放射剂量范围从 2800 至 4000cGy 不等。以下是治疗前后的病例。

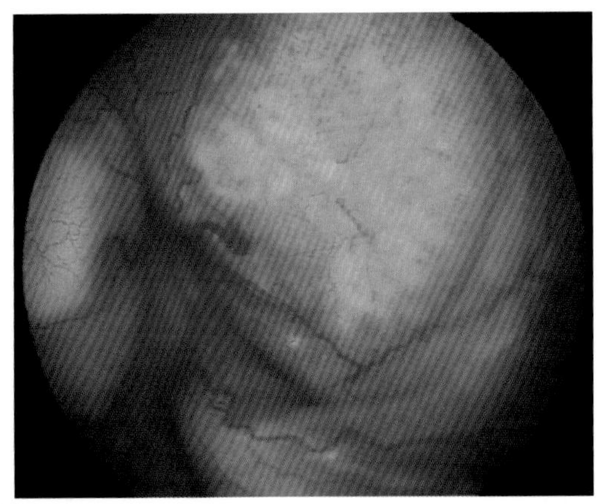

图 18.91 视盘鼻侧和颞侧的多发视网膜母细胞瘤

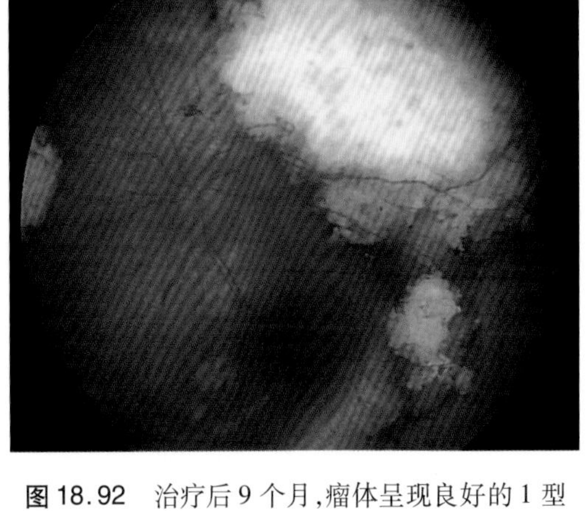

图 18.92 治疗后 9 个月,瘤体呈现良好的 1 型消退

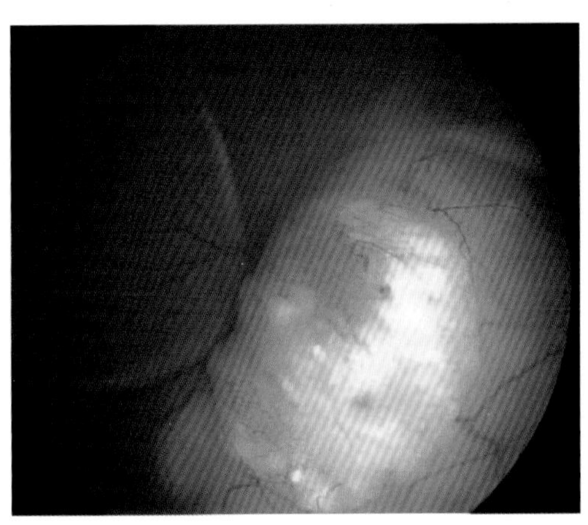

图 18.93 右眼视盘鼻下方体积很大的视网膜母细胞瘤,伴有继发性视网膜全脱离

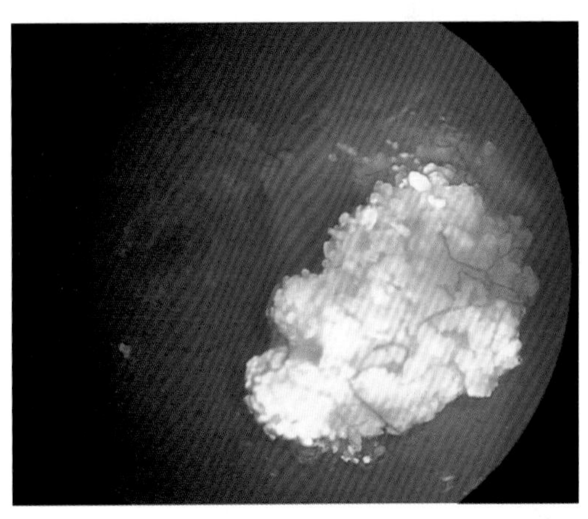

图 18.94 治疗后 6 月,瘤体呈现良好的 1 型消退

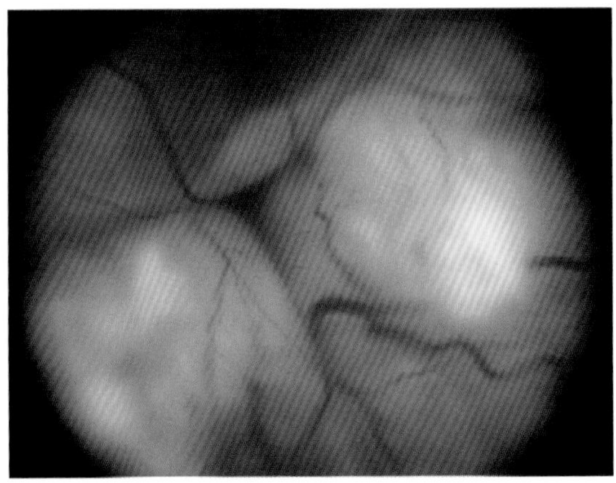

图 18.95 治疗前广泛的视网膜母细胞瘤

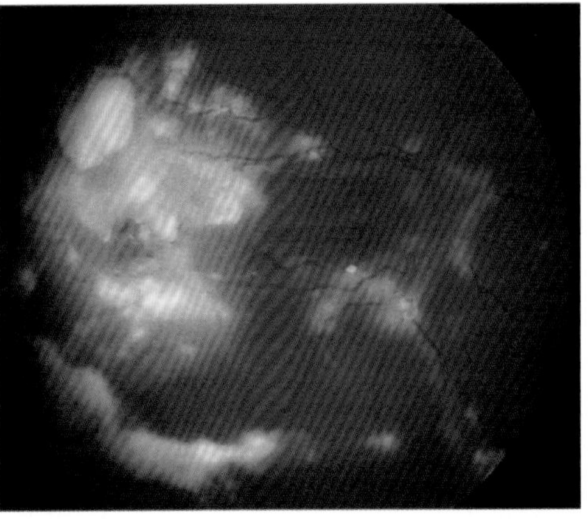

图 18.96 治疗后 1 个月同一部位瘤体的外观,早期瘤体仍有活性。后续的巩固治疗和长期随访是很有必要的

视网膜母细胞瘤：眼球摘除和新鲜肿瘤组织的取材

眼球摘除术是大部分单眼晚期视网膜母细胞瘤和部分双眼视网膜母细胞瘤中视力挽救无望眼的首选治疗方法。术中尽可能长地剪断视神经。因为肿瘤扩散的主要途径是沿着视神经转至中枢神经系统。对新鲜肿瘤组织取材可用于基因检测和其他研究。

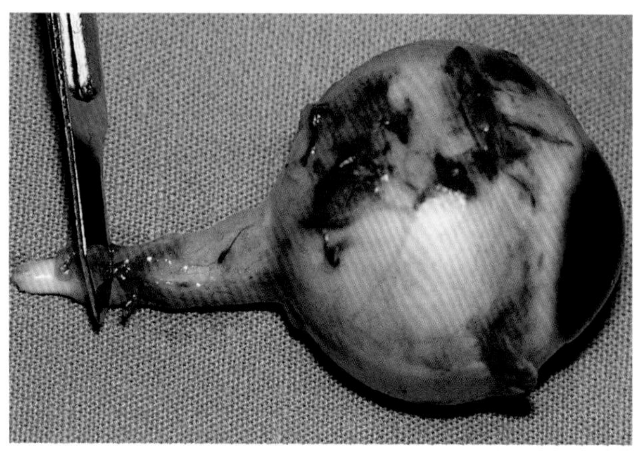

图 18.97 带有较长视神经的被摘除的患眼。在眼球剖开前，刀片切除视神经末段送组织病理学检查。这可避免送检的视神经末端被眼内肿瘤细胞污染。

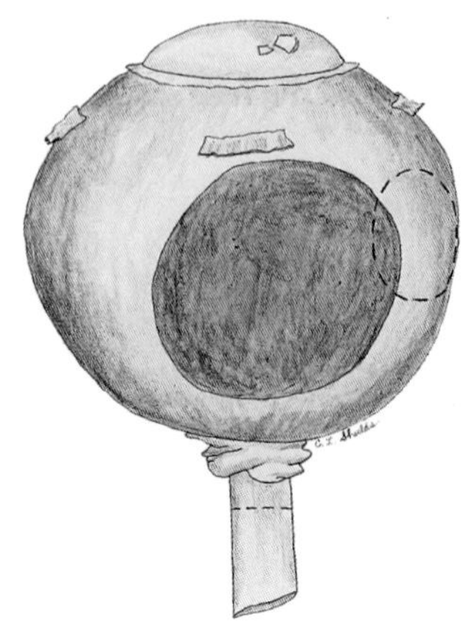

图 18.98 简图显示肿瘤基底（阴影部分）和预设的巩膜环钻切口，切口应在肿瘤边缘（虚线圈）。虚线下面是切断视神经的部位

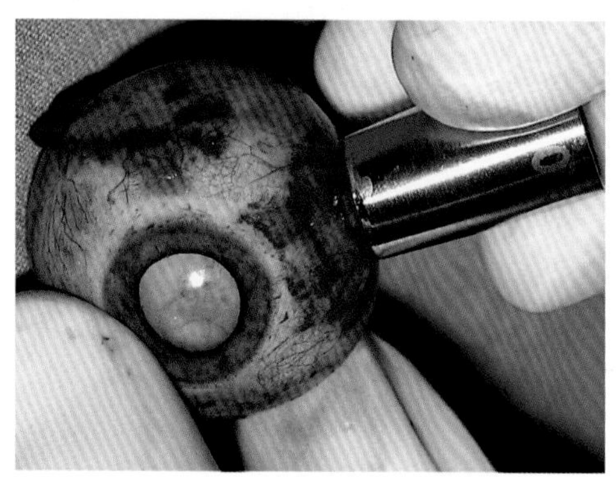

图 18.99 角膜环钻（直径 8mm）在赤道部巩膜和肿瘤边缘制作切口

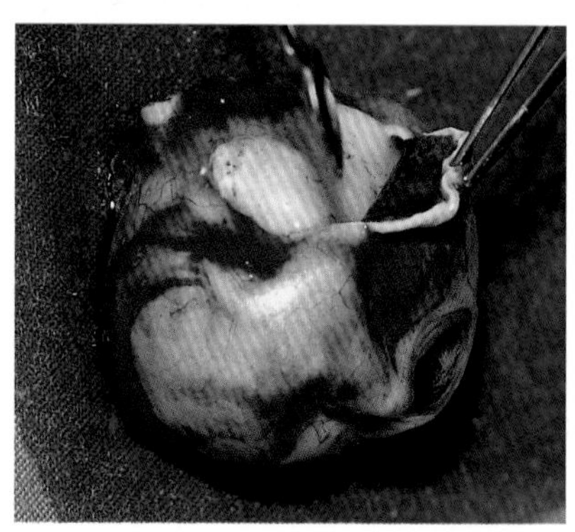

图 18.100 切开以后，获取白色新鲜肿瘤组织

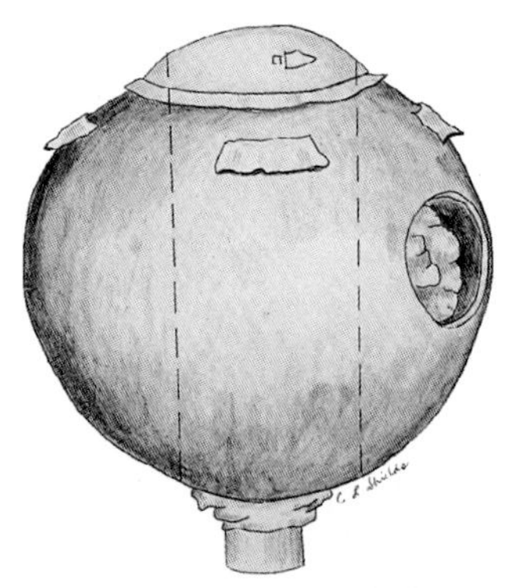

图 18.101 获取组织后，眼球固定于福尔马林溶液。病理科医师勾画出两条平行的虚线，以便让肿瘤的主要部分位于瞳孔和视盘切面内。巩膜开窗口位于侧面

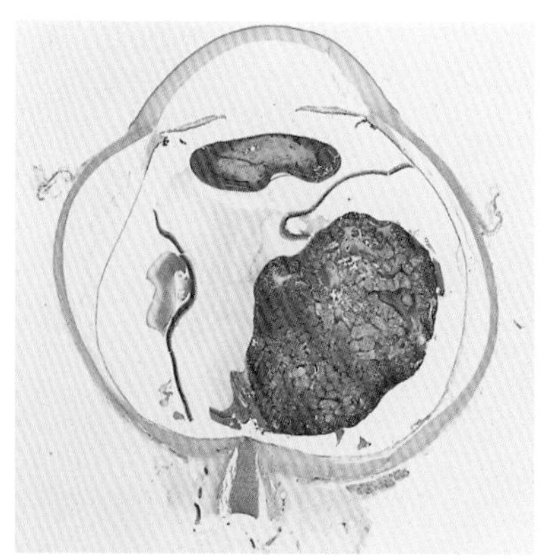

图 18.102 组织病理切片显示，尽管在固定之前切开眼球，但标本仍然完好

视网膜母细胞瘤:幼童眼摘术后配带义眼外观

视网膜母细胞瘤眼球摘除术后,义眼师设计义眼,尽可能取得最好的美容效果。有时候可以做到真假难辨。

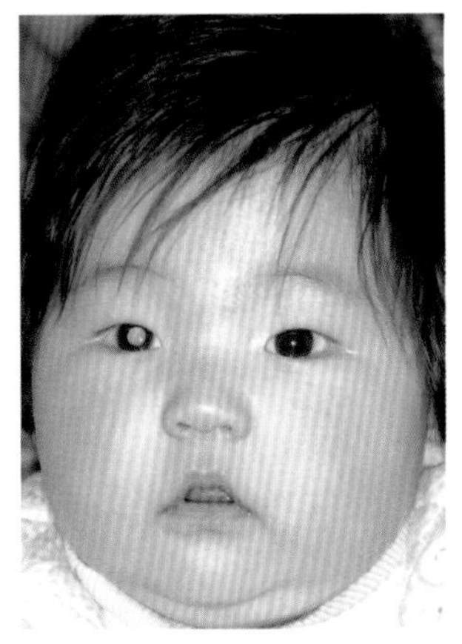

图 18.103　视网膜母细胞瘤婴儿白瞳症

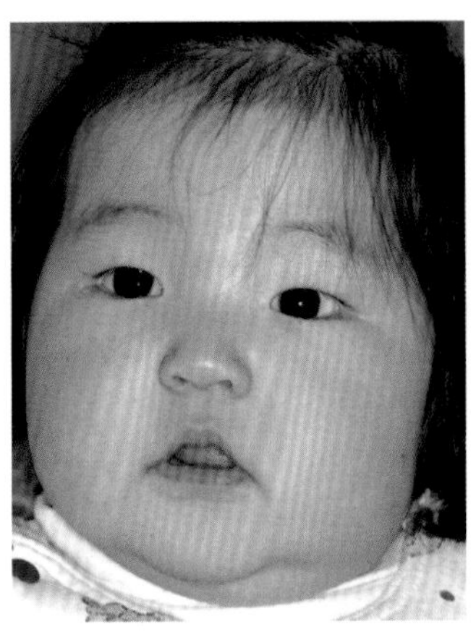

图 18.104　眼球摘除术和配戴义眼后外观显示良好的美容效果

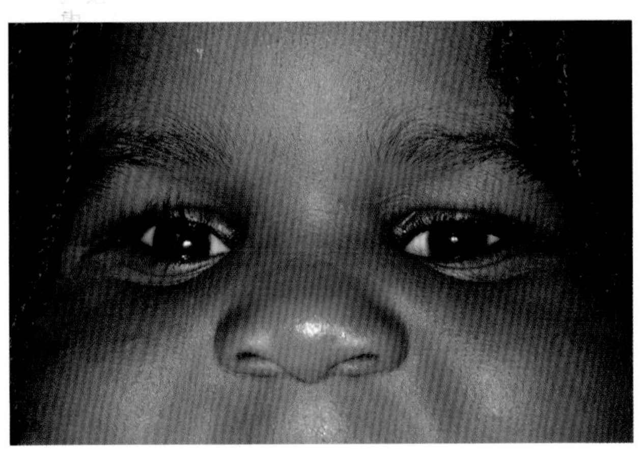

图 18.105　右眼义眼

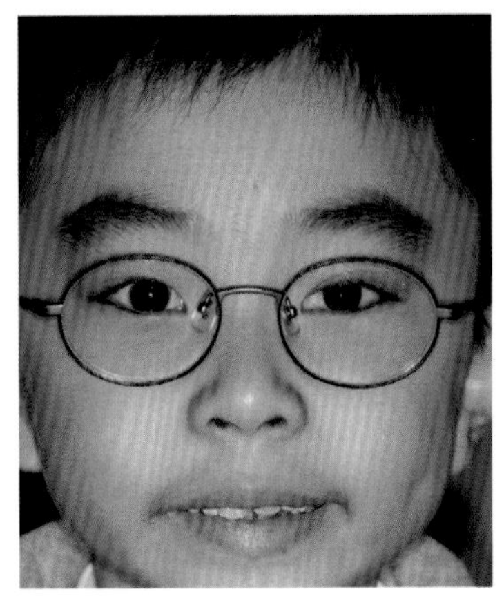

图 18.106　左眼义眼

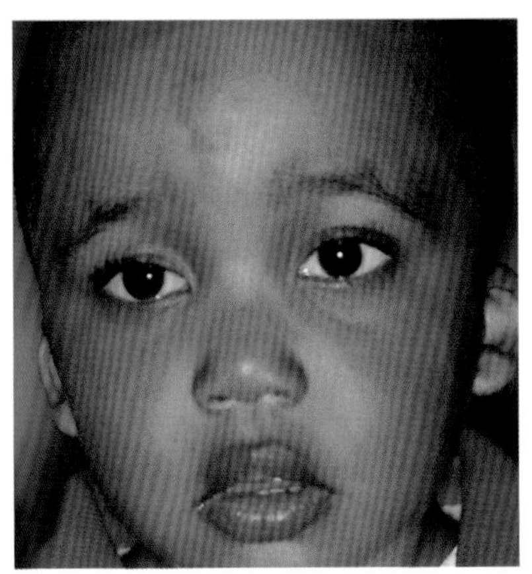

图 18.107　右眼义眼

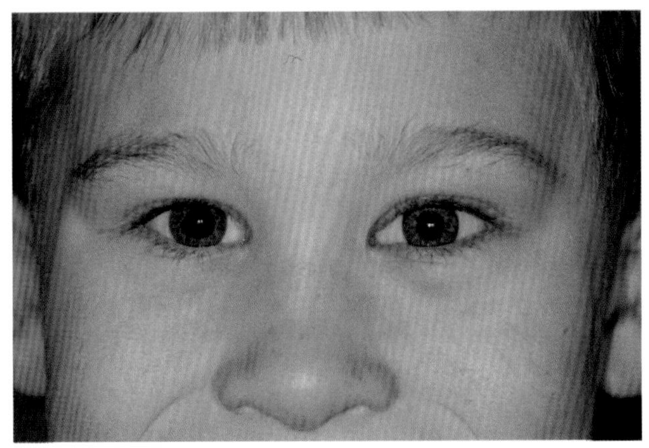

图 18.108　左眼义眼

视网膜母细胞瘤：大龄儿童眼球摘除术后配戴义眼的外观

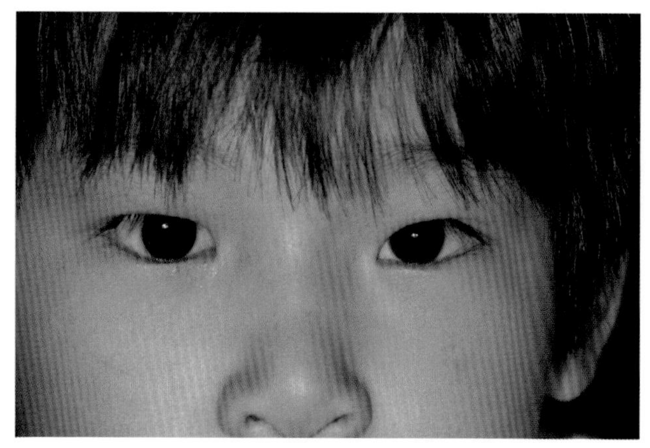

图 18.109 右眼义眼

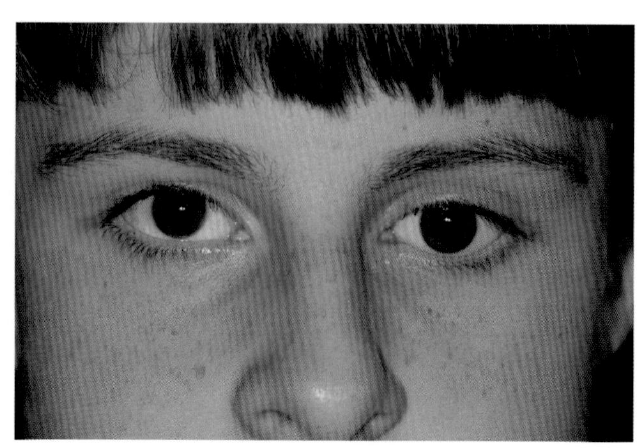

图 18.110 左眼义眼

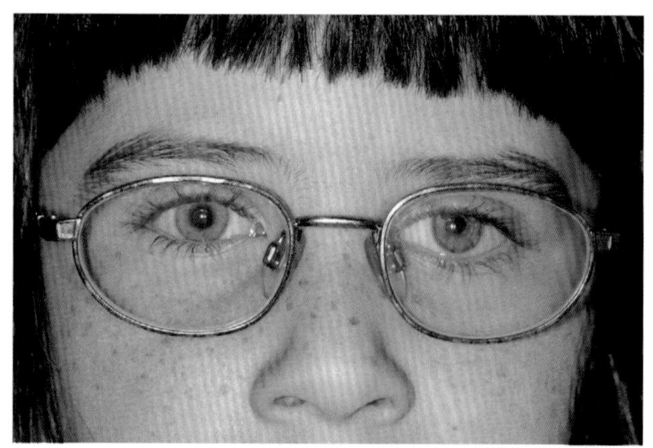

图 18.111 左眼义眼

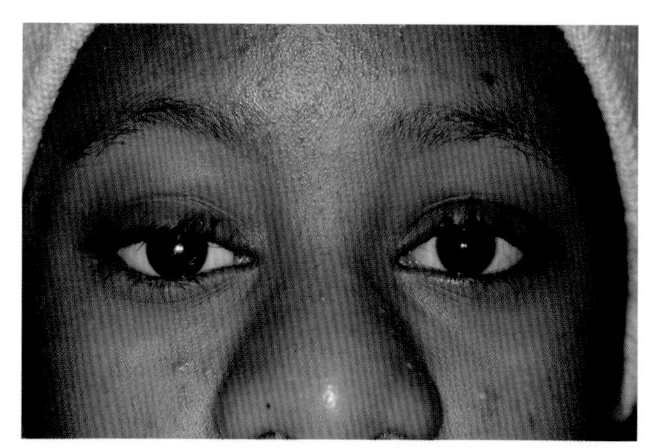

图 18.112 右眼义眼

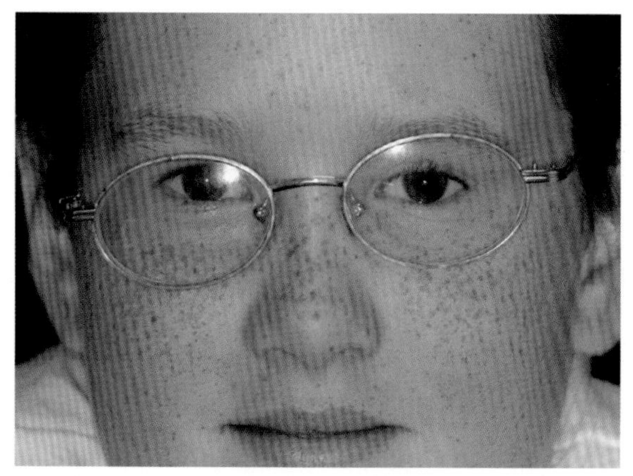

图 18.113 左眼义眼

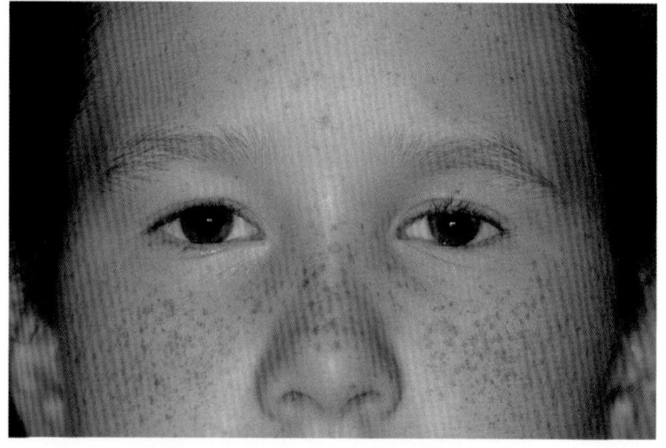

图 18.114 左眼义眼

（崔雪皓 季迅达 译）

第19章

类视网膜母细胞瘤样的视网膜疾病

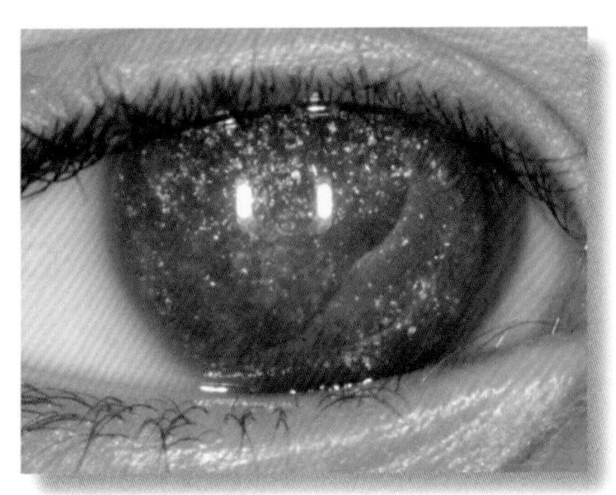

一些病变可导致眼底白色病变和(或)白瞳症,与视网膜母细胞瘤的临床表现相似,易于混淆(1-27)。临床医生需要熟悉这些疾病的临床特征,藉此与视网膜母细胞瘤进行鉴别诊断。这些类似的病变很多为眼部的其他肿瘤,如星形细胞错构瘤、髓上皮瘤和联合错构瘤,将在其他章节里详细介绍,此处仅简要地提及它们与视网膜母细胞瘤的相似之处。本章主要介绍一些类视网膜母细胞瘤的非肿瘤性疾病。这些疾病分类如下:

A. 遗传性疾病
   1. Norrie 病
   2. 先天性视网膜劈裂症
   3. 色素失禁症
   4. 显性遗传的渗出性玻璃体视网膜病

B. 发育异常
   1. 永存原始玻璃体增生症(PHPV),持续性胚胎血管症(PFV)
   2. 先天性白内障
   3. 眼组织缺损
   4. 视网膜发育不良
   5. 先天性视网膜皱襞
   6. 有髓神经纤维
   7. 牵牛花综合征

C. 炎症性疾病
   1. 眼弓蛔虫病
   2. 先天性弓形虫病
   3. 先天性巨细胞病毒性视网膜炎
   4. 单纯疱疹病毒性视网膜炎
   5. 周边部葡萄膜视网膜炎
   6. 转移性眼内炎
   7. 眶蜂窝织炎

D. 肿瘤
   1. 视网膜星形细胞错构瘤
   2. 髓上皮瘤
   3. 胶质神经瘤
   4. 脉络膜血管瘤
   5. 视网膜毛细血管瘤
   6. 视网膜联合错构瘤
   7. 白血病

E. 其他
   1. Coats 病
   2. 早产儿视网膜病
   3. 孔源性视网膜脱离
   4. 玻璃体积血

这个综合的列表并未反映出这些疾病在临床中的发生频率。在一组 2775 例作为视网膜母细胞瘤转诊的病例系列中,2171 例(78%)被我们证实为视网膜母细胞瘤,其余 604 人(22%)被证实为类似视网膜母细胞瘤的其他疾病(表 19.1),其中最常见的三种疾病为:Coats 病(40%)、永存胚胎血管(26%)和玻璃体积血(5%)。各种疾病表现为类似视网膜母细胞瘤的时期,在永存胚胎血管中最常见于中位年龄为 1 岁的小儿,而 Coats 病最常见于中位年龄 4 岁的儿童。这些疾病的临床鉴别要点已有文献进行了详细讨论,并总结于表 19.1 中(1-27)。

表 19.1 604 例类视网膜母细胞瘤(假性视网膜母细胞瘤)病变的病因分析

假性视网膜母细胞瘤的诊断	平均年龄,中位年龄(范围) 单位:年	病患数(%)
Coats 病	6,4(0.2~30)	244(40)
持续性胚胎血管症	2,1(0.2~24)	158(26)
玻璃体积血	1,1(0.5~8)	27(5)
弓蛔虫病	8,8(1~18)	22(4)
家族性渗出性玻璃体视网膜病变	7,7(0.6~16)	18(3)
孔源性视网膜脱离	5,1(0.5~24)	18(3)
眼组织缺损	3,1(0.3~11)	17(3)
星形细胞错构瘤	8,6(0.5~28)	15(2)
联合错构瘤	4,2(0.5~16)	15(2)
内源性眼内炎	5,5(0.2~11)	10(2)
有髓神经纤维	4,4(0.5~11)	9(1)
先天性白内障	3,1(0.2~12)	8(1)
周边部葡萄膜视网膜炎	3,2(0.5~6)	7(1)
早产儿视网膜病变	2,2(0.8~7)	7(1)
非孔源性视网膜脱离	1,1(0.6~4)	5(<1)
髓上皮瘤	4,4(2~5)	4(<1)
X 性连锁性视网膜劈裂症	2,1(0.6~7)	4(<1)
玻璃体视网膜丛	3,1(0.6~8)	3(<1)
色素失禁症	4,4(2~6)	2(<1)
青少年性黄色肉芽肿	1,1(0.7~0.8)	2(<1)
Norrie 病	1,1(0.7~0.8)	2(<1)
血管增生性肿瘤	10,10(3~17)	2(<1)
脉络膜骨瘤	3	1(<1)
牵牛花综合征	1	1(<1)
视网膜毛细血管瘤	16	1(<1)
晶状体后纤维增生症	2	1(<1)
弓形体病	1	1(<1)

引自 shields CL,schoenfeld E,Kocher K,et al. Lesions simulating retinoblastoma(pseudoretinoblastoma) in 604 cases. Ophthalmology 2013;120;311-316.

参考文献

病例系列/综述

1. Shields CL, Schoenfeld E, Kocher K, et al. Lesions simulating retinoblastoma (pseudoretinoblastoma) in 604 cases. *Ophthalmology* 2013;120:311–316.
2. Shields JA, Parsons HM, Shields CL, et al. Lesions simulating retinoblastoma. *J Pediatr Ophthalmol Strabismus* 1991;28:338–340.
3. Howard GM, Ellsworth RM. Differential diagnosis of retinoblastoma. A statistical survey of 500 children. I. Relative frequency of the lesions which simulate retinoblastoma. *Am J Ophthalmol* 1965;60:610–618.
4. Shields JA, Shields CL, Parsons HM. Review: Differential diagnosis of retinoblastoma. *Retina* 1991;11:232–243.
5. Kogan L, Boniuk M. Causes for enucleation in childhood with special reference to pseudogliomas and unsuspected retinoblastoma. *Int Ophthalmol Clin* 1962;2:507–514.
6. Robertson DM, Campbell RJ. An analysis of misdiagnosed retinoblastoma in a series of 726 enucleated eyes. *Mod Probl Ophthalmol* 1977;18:156–159.
7. Margo CE, Zimmerman LE. Retinoblastoma: the accuracy of clinical diagnosis in children treated by enucleation. *J Pediatr Ophthalmol Strabismus* 1983;20:227–229.

Coats病

8. Ridley ME, Shields JA, Brown GC, et al. Coats' disease. Evaluation of management. *Ophthalmology* 1982;89:1381–1387.
9. Shields JA, Shields CL. Differentiation of Coats' disease and retinoblastoma. *J Pediatr Ophthalmol Strabismus* 2001;38:262–266.
10. Shields JA, Shields CL, Honavar SG, et al. Clinical variations and complications of coats disease in 150 cases: The 2000 Sanford Gifford Memorial Lecture. *Am J Ophthalmol* 2001;131:561–571.
11. Shields JA, Shields CL, Honavar SG, et al. Classification and management of Coats' disease. The 2000 proctor lecture. *Am J Ophthalmol* 2001;131:572–583.
12. Shields JA, Shields CL. Review: Coats disease. The 2001 LuEsther Mertz Lecture. *Retina* 2002;22:80–91.

永存胚胎血管

13. Goldberg MF. Persistent fetal vasculature (PFV): An integrated interpretation of signs and symptoms associated with persistent hyperplastic primary vitreous (PHPV). Edward Jackson Memorial Lecture. *Am J Ophthalmol* 1997;124:587–626.

炎症性疾病

14. Shields JA. Ocular toxocariasis. A review. *Surv Ophthalmol* 1984;28:361–381.
15. Shields JA, Shields CL, Eagle RC Jr, et al. Endogenous endophthalmitis simulating retinoblastoma. A report of six cases. The 1993 Seslen Lecture. *Retina* 1995;15:213–219.

图片

16. Shields JA, Michelson JB, Leonard BC, et al. B-scan ultrasonography in the diagnosis of atypical retinoblastomas. *Can J Ophthalmol* 1976;11:42–51.

病例报告

17. Borne MJ, Shields JA, Shields CL, et al. Bilateral viral endophthalmitis simulating retinoblastoma. *Arch Ophthalmol* 1994;112:1280–1281.
18. Shields JA, Eagle RC Jr, Shields CL, et al. Aggressive retinal astrocytomas in four patients with tuberous sclerosis complex. *Trans Am Ophthalmol Soc* 2004;102:139–147.
19. Shields JA, Shields CL, Ehya H, et al. Atypical retinal astrocytic hamartoma diagnosed by fine-needle biopsy. *Ophthalmology* 1996;103:949–952.
20. Shields JA, Shields CL, Eagle RC Jr, et al. Calcified intraocular abscess simulating retinoblastoma. *Am J Ophthalmol* 1992;114:227–229.
21. Shields JA, Eagle RC Jr, Fammartino J, et al. Coats' disease as a cause of anterior chamber cholesterolosis. *Arch Ophthalmol* 1995;113:975–977.
22. Shields CL Zahler J, Falk N, et al. Neovascular glaucoma from advanced Coats disease as the initial manifestations of facioscapulohumeral dystrophy in a 2-year-old child. *Arch Ophthalmol* 2007;125:840–842.
23. Ganesh A, Kaliki S, Tibbetts M, et al. Coats like retinopathy in an infant with preclinical facioscapulohumeral dystrophy. *J AAPOS* 2012;16:204–206.
24. Patel AK, Murphy M, Shields CL. Anterior chamber cholesterolosis in Coats disease. *Arch Pediatr Adolesc Med* 2011;165:1131–1132.
25. Shields CL, Eagle RC Jr, Shah R, et al. Multifocal hypopigmented retinal pigment epithelial lesions in a child with incontinentia pigmenti. *Retina* 2006;26:328–333.
26. Steigel E, Say EA, Carter BC, et al. Simultaneous FZD4 and LRP5 mutation in autosomal dominant familial exudative vitreoretinopathy. *Retin Cases Brief Rep* 2013; 7(1):26–28.
27. Patel AK, Murphy M, Shields CL. Picture of the month: Anterior chamber cholesterolosis in Coats disease. *Arch Pediatr Adolesc Med* 2011;165:1131–1132.

类似视网膜母细胞瘤的 Coats 病

Coats 病是一种以先天性视网膜毛细血管扩张为特点的特发性疾病，通常见于年轻男性，单眼发病。Coats 病常出现大量的视网膜内和视网膜下硬性渗出及视网膜脱离。Coats 病可引起局部黄斑病变（渗出而非肿瘤性）或完全性视网膜脱离，与外生性的视网膜母细胞瘤类似。与视网膜母细胞瘤不同的是，Coats 病表现为周边部眼底不规则的、灯泡状的毛细血管扩张和黄色的视网膜内及视网膜下渗出。视网膜血管倾向于爬行于脱离的视网膜上，而不像视网膜母细胞瘤那样地浸入脱离区域。

1. Shields JA, Shields CL, Honavar SG, et al. Clinical variations and complications of Coats disease in 150 cases: the 2000 Sanford Gifford Memorial Lecture. *Am J Ophthalmol* 2001;131:561-571.
2. Shields JA, Shields CL, Honavar SG, et al. Classification and management of Coats' disease. The 2000 Proctor Lecture. *Am J Ophthalmol* 2001;131:572-583.
3. Shields JA, Shields CL. Differentiation of Coats' disease and retinoblastoma. *J Pediatr Ophthalmol Strabismus* 2001;38:262-266.

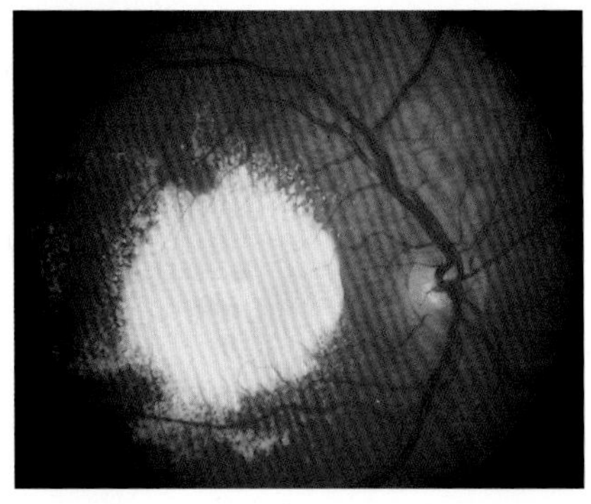

图 19.1 Coats 病的黄斑渗出。这种远离周边病灶的渗出，几乎从不发生于未经治疗的视网膜母细胞瘤，却是 Coats 病的特征性病变

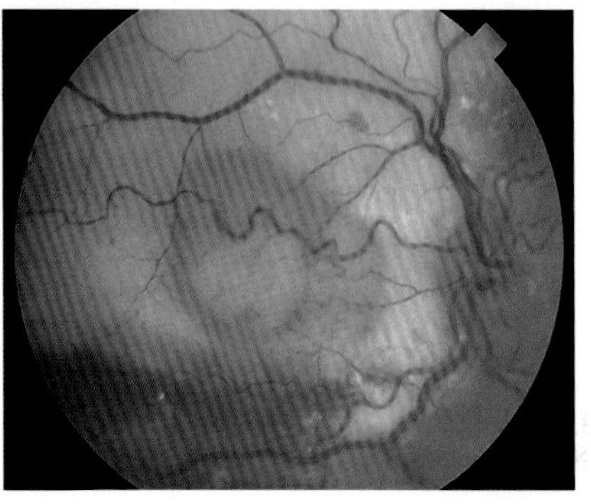

图 19.2 Coats 病中更广泛的黄斑渗出

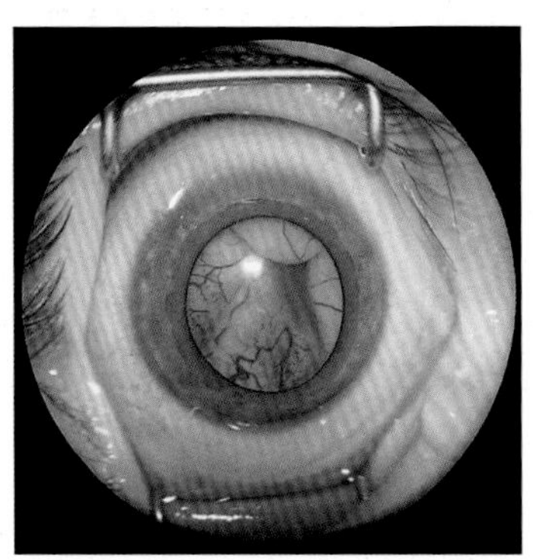

图 19.3 Coats 病的周边部视网膜毛细血管扩张和视网膜脱离。这种管径不规则的血管罕见于视网膜母细胞瘤

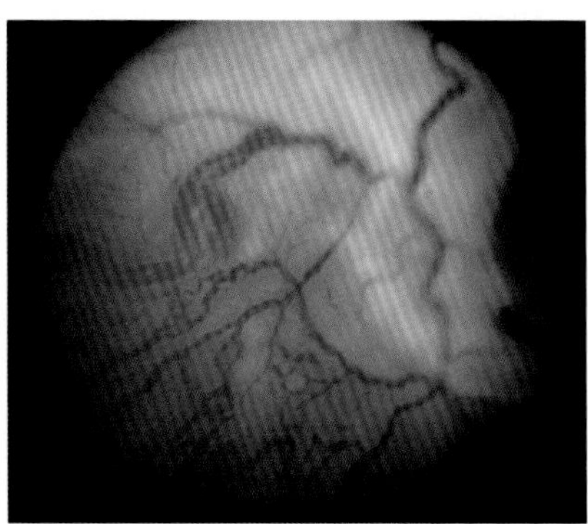

图 19.4 继发于 Coats 病的全视网膜脱离。请注意视网膜下的黄色沉积物，提示脂质的聚积。而在外生型视网膜母细胞瘤中，视网膜下沉积物的颜色通常呈现更加灰白的颜色

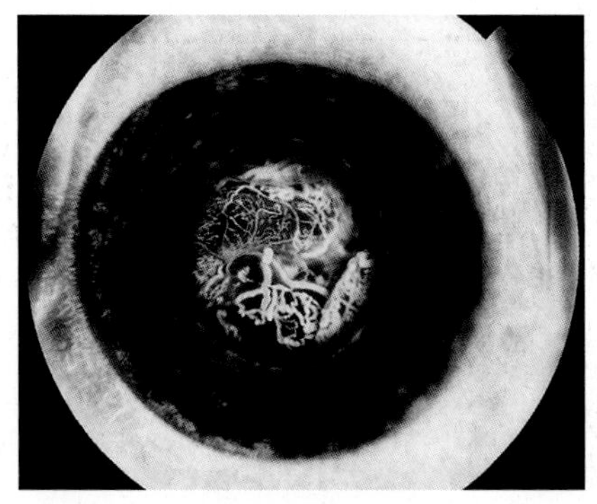

图 19.5 伴全视网膜脱离的 Coats 病的荧光造影，显示了特征性的毛细血管扩张

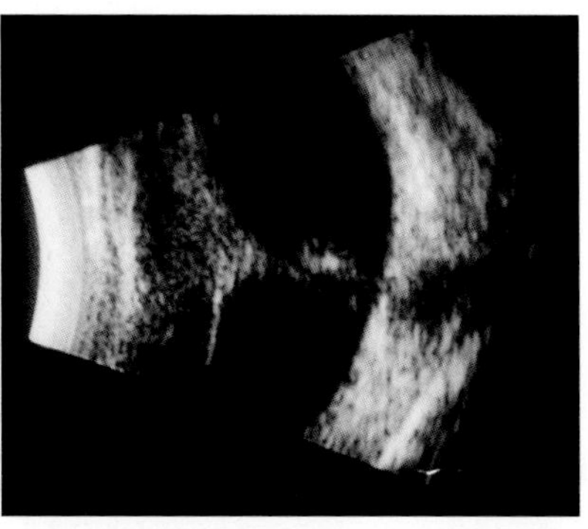

图 19.6 Coats 病的 B 超影像，显示全视网膜漏斗状脱离，但没有观察到视网膜母细胞瘤中常见的团块状影

类似视网膜母细胞瘤的晚期 Coats 病：临床与荧光素眼底血管造影的特点

一般来说，Coats 病患眼的瞳孔倾向于黄色反光（黄瞳症），而视网膜母细胞瘤患眼常表现为白色瞳孔反光（白瞳症）。然而有一些病例很难基于瞳孔的反光颜色进行鉴别诊断。因此常需要结合眼底镜检查、超声检查、荧光素血管造影检查及其他检查来确定诊断。

1. Shields JA, Shields CL. Review: Coats disease. The 2001 LuEsther Mertz Lecture. *Retina* 2002;22:80-91.
2. Shields JA, Shields CL. Differentiation of Coats' disease and retinoblastoma. *J Pediatr Ophthalmol Strabismus* 2001;38:262-266.

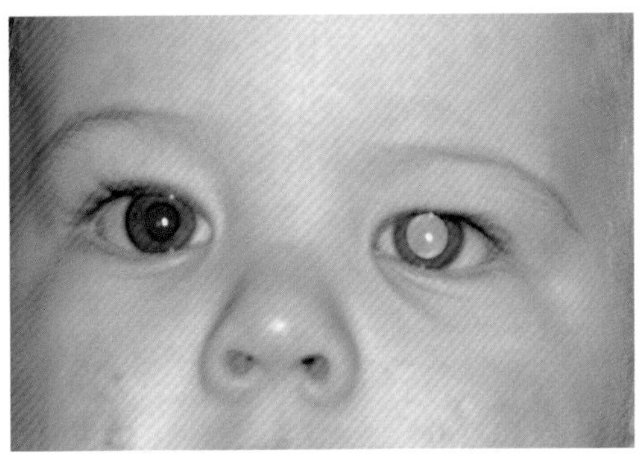

图 19.7　Coats 病患儿左眼的黄瞳症（瞳孔区呈黄色反光）

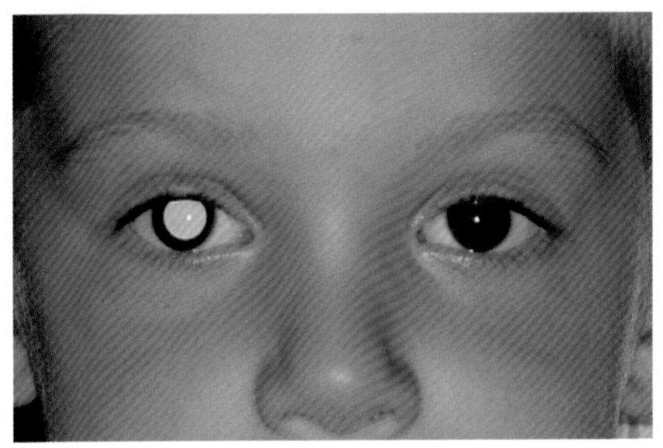

图 19.8　Coats 病患儿右眼的黄瞳症

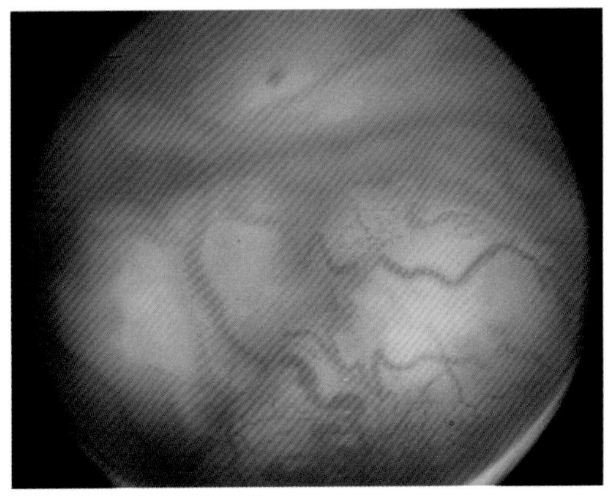

图 19.9　继发于 Coats 病的全视网膜脱离的眼底表现。注意视网膜下的黄色物质和下方扩张的视网膜毛细血管

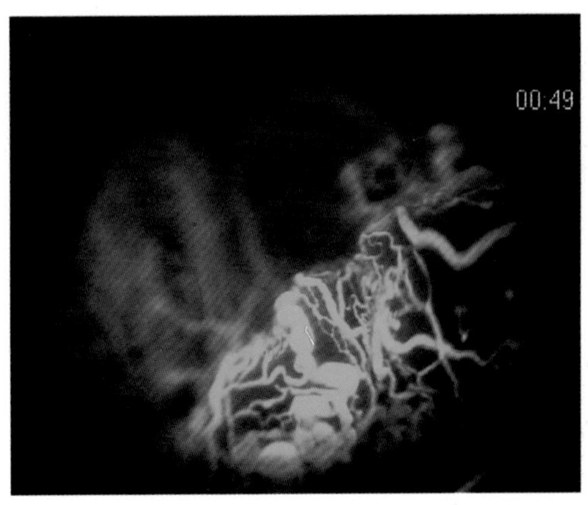

图 19.10　图 19.9 病变的荧光血管造影，更好展现了扩张的视网膜毛细血管

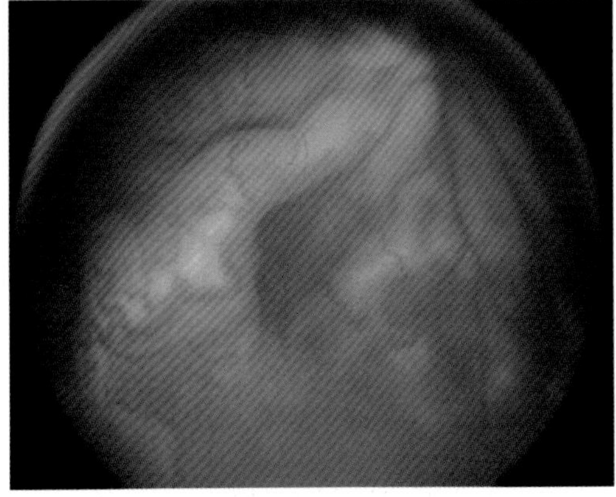

图 19.11　继发于 Coats 病的晚期视网膜脱离的临床表现

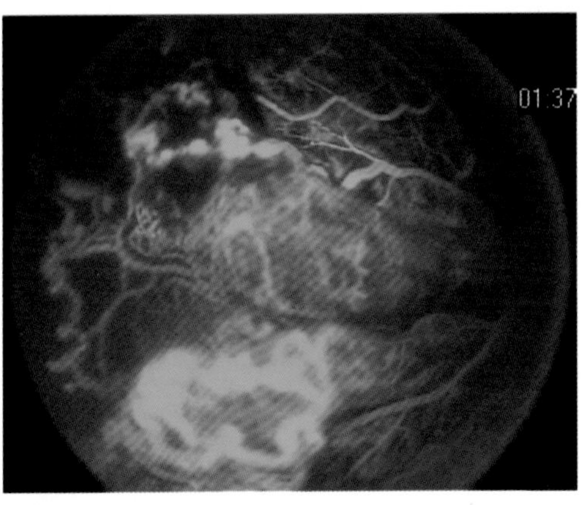

图 19.12　图 19.11 病变的荧光血管造影，更好地展现了扩张的视网膜毛细血管

Coats 病：临床病理相关性

与视网膜母细胞瘤相似，Coats 病可以引起全视网膜脱离和新生血管性青光眼，需行患眼眼球摘除术。一些病例因为不能完全排除视网膜母细胞瘤的可能性而选择眼球摘除术；而此处引用的病例中，Coats 病的诊断明确，却因为继发性新生血管性青光眼而导致的严重眼痛进行了眼球摘除术。

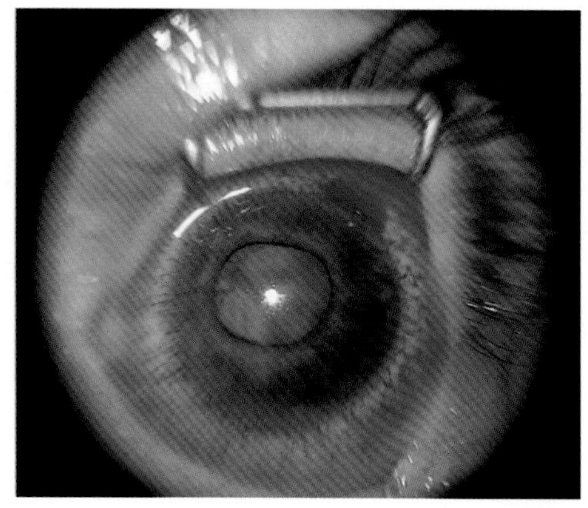

图 19.13 继发于 Coats 病的全视网膜脱离和虹膜新生血管。因继发新生血管性青光眼而导致患儿严重眼部疼痛

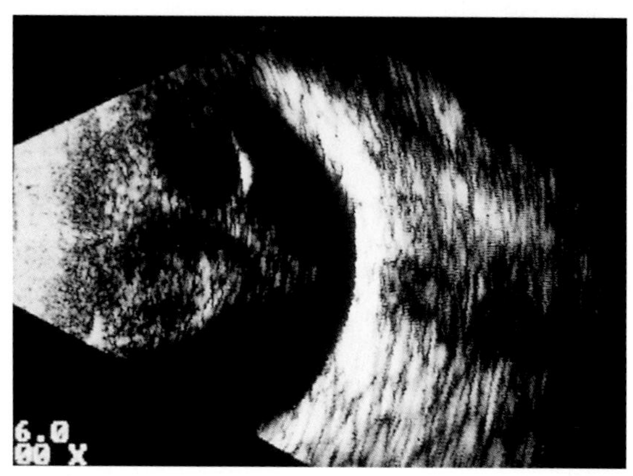

图 19.14 B 超可见皱缩至晶状体后的全视网膜脱离，但其后方没有发现肿瘤占位的征象

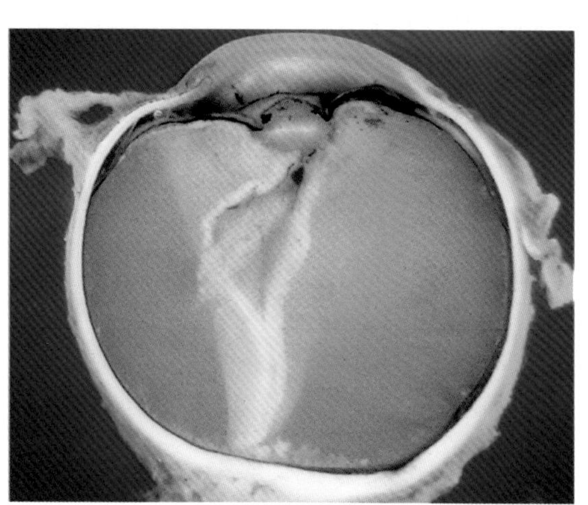

图 19.15 摘除眼的剖面显示了全视网膜脱离和填充于视网膜下的黄色渗出物

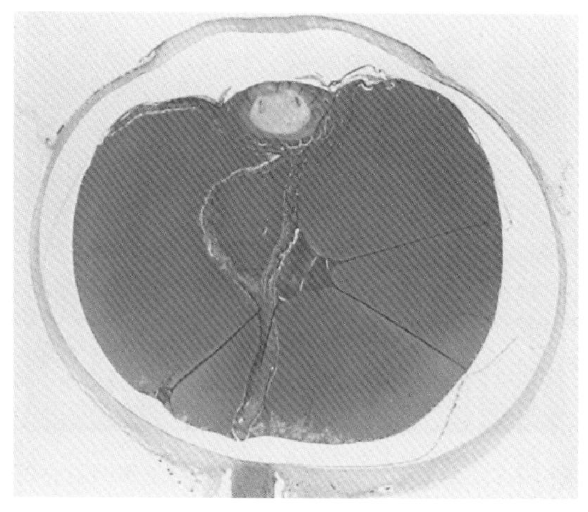

图 19.16 低倍显微镜下的眼球切面图，显示了全视网膜脱离和填充于视网膜下腔的均匀嗜伊红渗出物

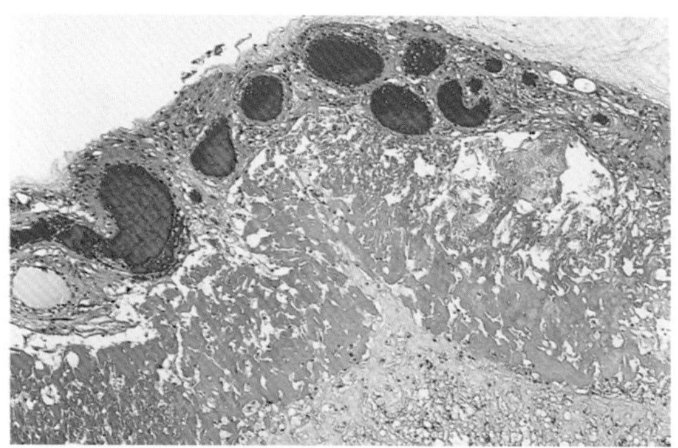

图 19.17 增厚脱离的视网膜切片，显示了大的扩张视网膜血管及因为视网膜内渗出导致的显著视网膜增厚。（苏木精-伊红染色 ×50）

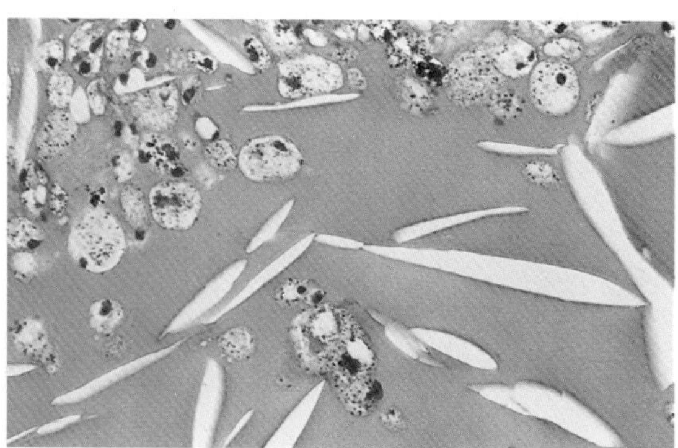

图 19.18 视网膜下间隙的显微照片显示了嗜酸性的渗出物，其中包含富脂巨噬细胞及裂隙样胆固醇结晶，为 Coats 病的典型特征

Coats 病引起的前房胆固醇沉积症

Coats 病的患者大多前房清亮，但是晚期病例可以出现继发于虹膜新生血管的前房积血，或在无前房积血病史的患者前房中出现胆固醇样结晶沉积，下面展示的一个病例属于后一种情况。

1. Shields JA, Eagle RC Jr, Fammartino J, et al. Coats disease as a cause of anterior chamber cholesterolosis. *Arch Ophthalmol* 1995; 113: 975-977.
2. Patel AK, Murphy M, Shields CL. Picture of the month. Anterior chamber cholesterolosis in Coats disease. *Arch Pediatr Adolesc Med* 2011; 165: 1131-1132.

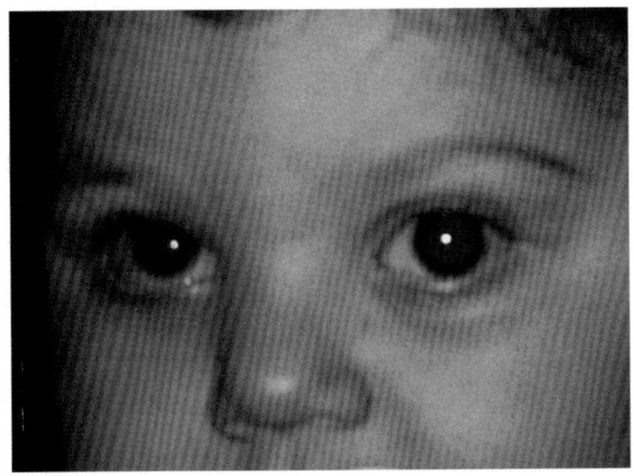

图 19.19　19 个月月龄的男性患儿，右眼瞳孔区的异常反光

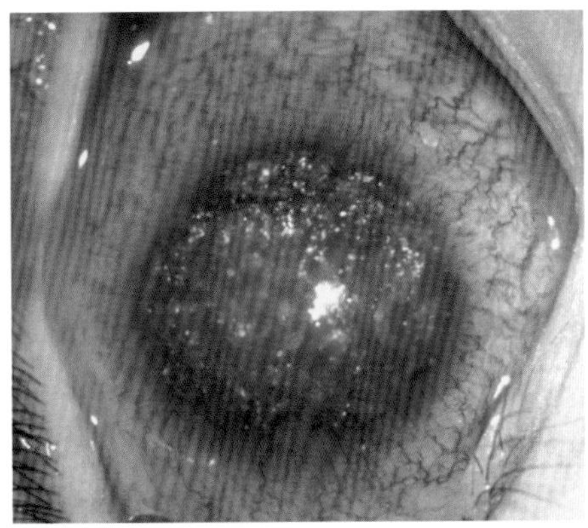

图 19.20　左眼近距离观，可见前房内黄色折光物质

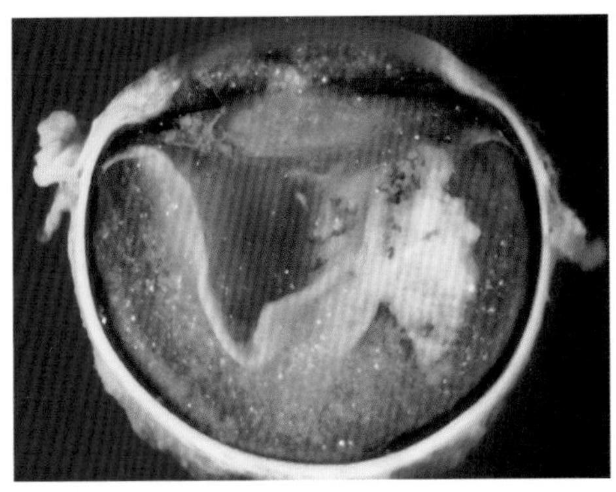

图 19.21　摘除眼的大体切面显示前房胆固醇沉积及渗出性视网膜全脱离，其视网膜下可见类似于前房的折光物质

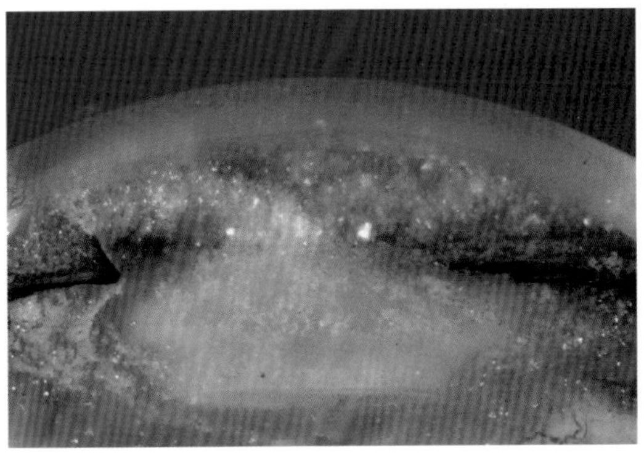

图 19.22　图 19.21 所示眼的前段高倍放大图像

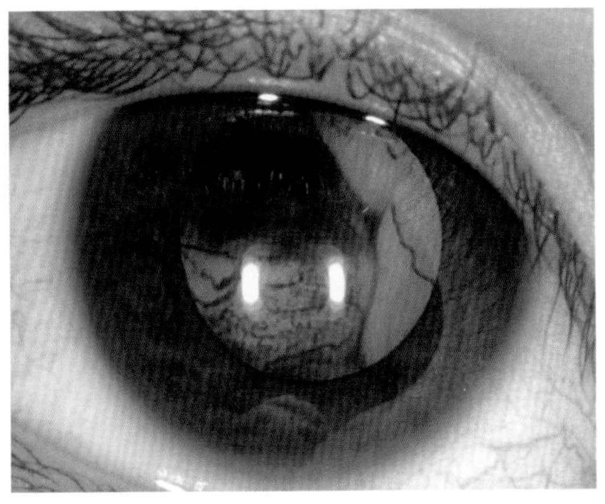

图 19.23　进展期 Coats 病的年轻男孩，表现为全视网膜脱离

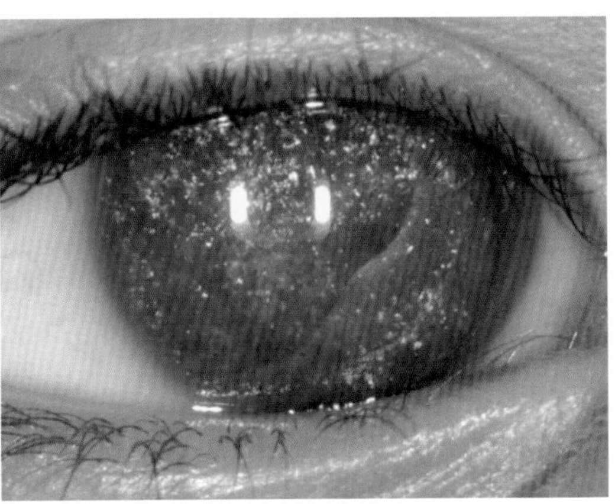

图 19.24　在其他医院行眼内多次注射贝伐单抗后，前房充满胆固醇结晶

永存性原始玻璃体增生症(永存胚胎血管症)

永存性原始玻璃体增生症(PHPV,PFV)像Coats病一样,也可以导致白瞳症。与视网膜母细胞瘤相比,其通常在出生时即已存在于小眼球中,且几乎总是单眼和非家族性发病。PHPV临床表现可轻重不等,重者常以继发性全视网膜脱离和失明为结局。此疾病的典型临床特征包括睫状突的拉长(因睫状突被牵拉至位于晶状体后方的团块所致),以及可能自发性吸收的进展期白内障。先天性晶状体后的纤维血管膜、睫状突牵拉和继发性白内障,几乎不会见于视网膜母细胞瘤。

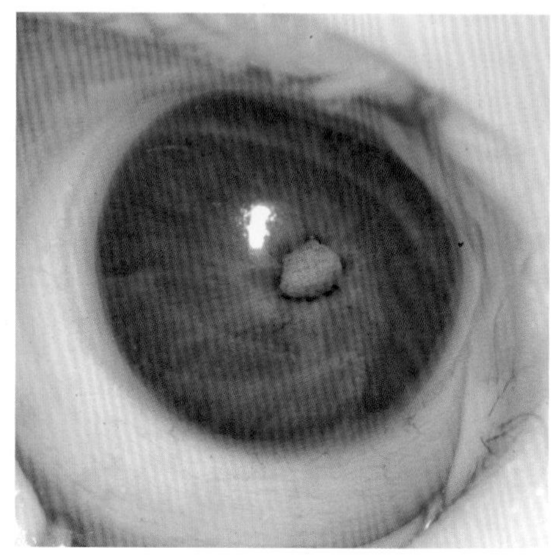

图19.25 晚期永存性原始性玻璃体增生症(PHPV)患者的小眼球中的白内障和虹膜后粘连

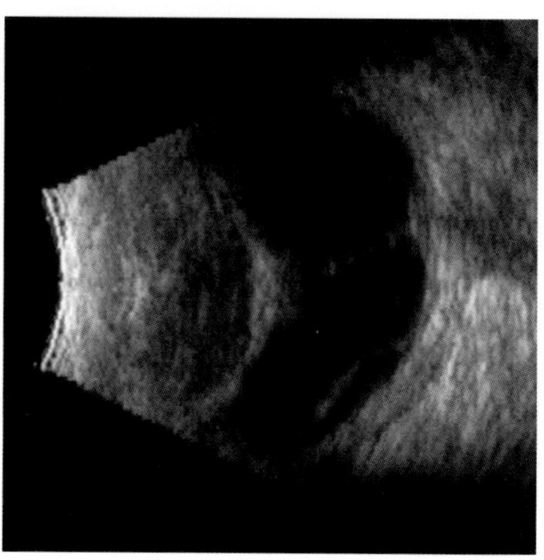

图19.26 图19.25患眼的B超图像。在这类病例中,应用超声检查常常很难区分永存性玻璃体系统与固定的视网膜脱离

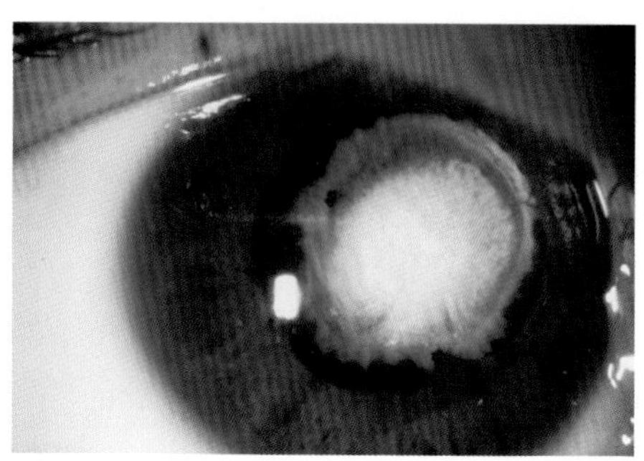

图19.27 一例自婴儿期即失明的年轻男性的眼前段图像。注意致密的白内障和被牵拉至瞳孔缘后的睫状突。该盲眼因美容原因被摘除

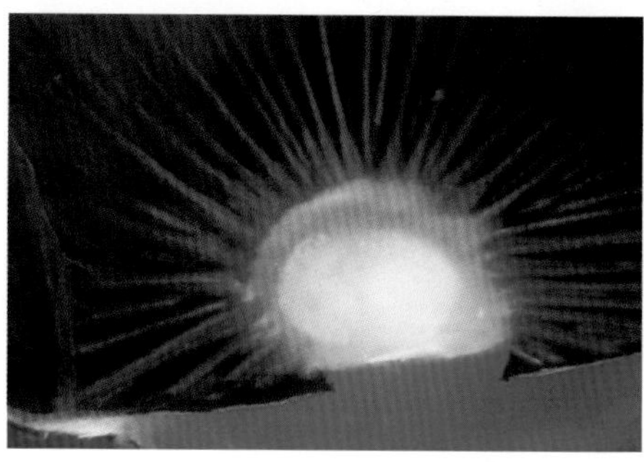

图19.28 图19.27中被摘除眼球的晶状体和睫状体区域的后面观。由于晶状体的自发性吸收,可见非常小的白内障,这是永存增生性原始玻璃体众所周知的特点

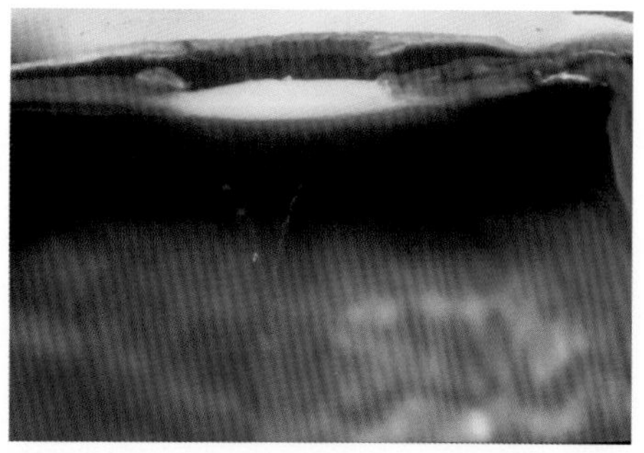

图19.29 侧面观的极小的白内障晶状体,合并睫状体组织向中央部的牵拉,可见睫状体黏着与白内障的边缘。由于晶状体皮质的自行吸收,这个晶状体体积变小。注意白内障后方玻璃体内的细小的玻璃管残留(垂直白线)

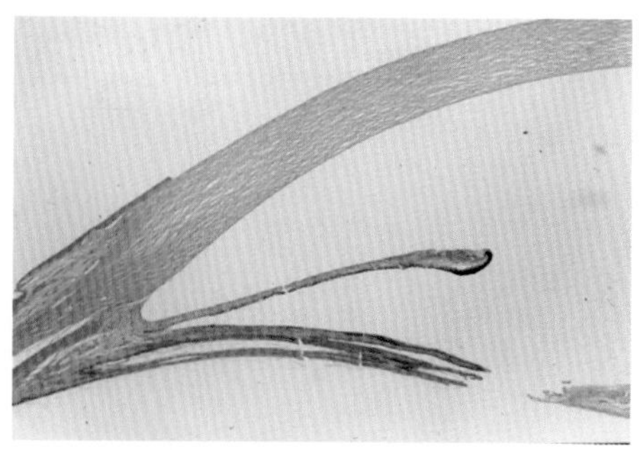

图19.30 同一眼的前节显微图像,显示典型的睫状突向小晶状体的中心性牵拉(右侧远端)

永存性原始玻璃体增生症：临床和病理特征

Shields CL, Schoenfeld E, Kocher K, et al. Lesions simulating retinoblastoma (pseudoretinoblastoma) in 604 cases. *Ophthalmology* 2013; 120:311-316.

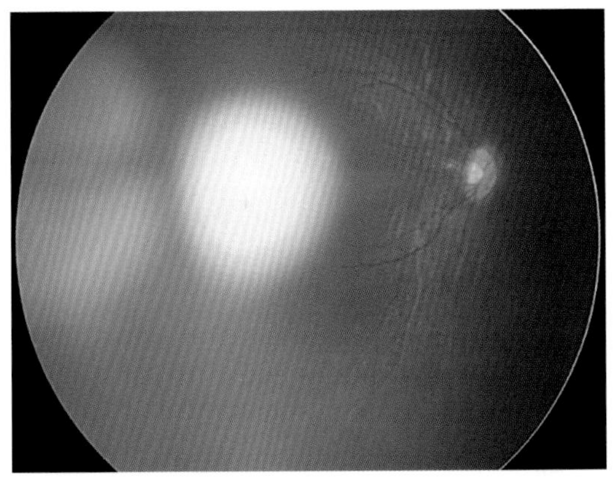

图 19.31　在轻度永存性胎儿脉管系统的患眼，观察到 Mittendorf 点（白点）和勉强可见的玻璃体动脉

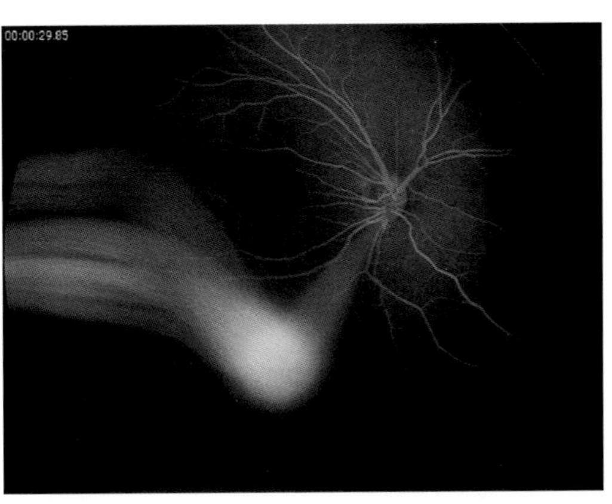

图 19.32　在荧光造影图中，可见玻璃体动脉（在焦点外）自视盘连接至 Mittendorf 点和晶状体后表面，表现为晶状体血管膜，这些都是永存性胎儿脉管系统的特征

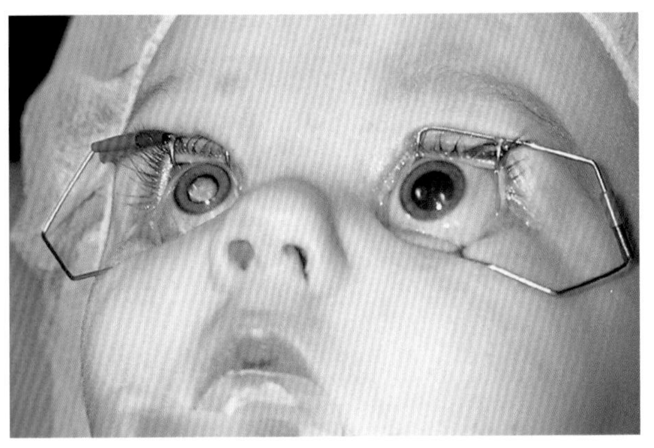

图 19.33　永存性原始玻璃体增生症的患儿，右眼白瞳症，注意患眼有轻度的小眼球改变

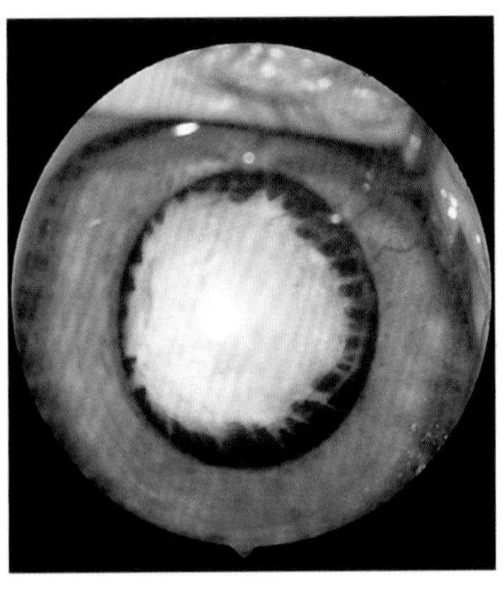

图 19.34　右眼的近观可见致密的继发性白内障、睫状突特征性地被牵拉至晶状体后的团块中

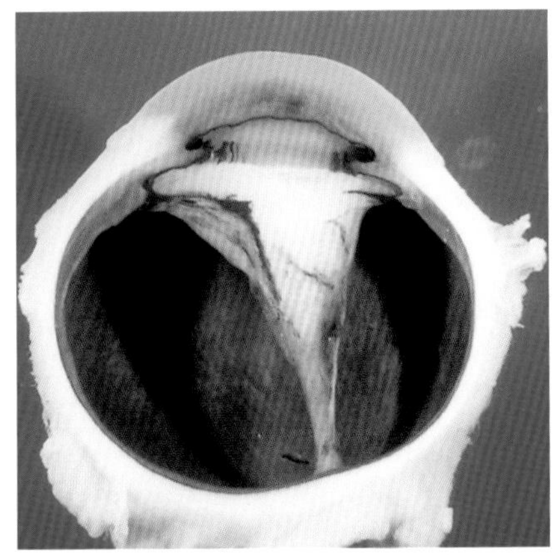

图 19.35　永存增生性原始玻璃体伴继发性全视网膜脱离的眼大体剖面观。当永存增生性原始玻璃体患眼发生类似的视网膜脱离时，视力的恢复几乎无望

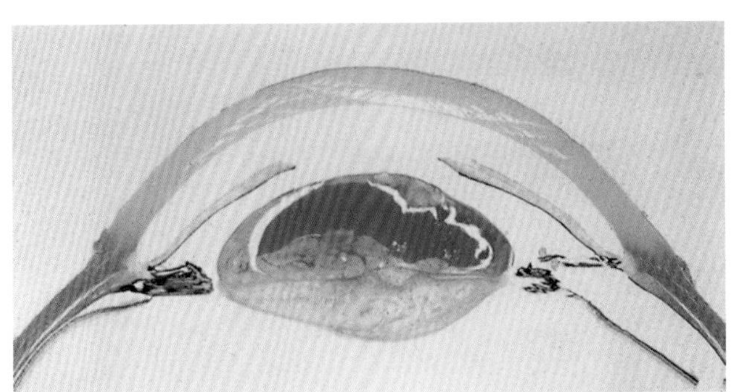

图 19.36　永存增生性原始玻璃体的低倍显微照相图片显示了晶状体后的纤维血管性团块、继发性白内障、睫状突的牵拉和视网膜跨越平坦部的向前折叠。（苏木精-伊红染色×3）

类视网膜母细胞瘤的家族性渗出性玻璃体视网膜病变

家族性渗出性玻璃体视网膜病变表现可多种多样，如轻微视网膜牵引、视网膜新生血管、视网膜疤痕、牵拉性视网膜脱离、玻璃体视网膜纤维增殖和眼球痨。其他眼前段的表现包括晶状体血管膜。造成这些多样改变的主要病理机制为局限性或360°周边部眼底的视网膜灌注不全。下图是一例作为视网膜母细胞瘤转诊、但正确诊断为家族性渗出性玻璃体视网膜病变的患儿，该患儿及其兄弟均患病。

Shields CL, Schoenfeld E, Kocher K, et al. Lesions simulating retinoblastoma (pseudoretinoblastoma) in 604 cases. *Ophthalmology* 2013;120:311-316.

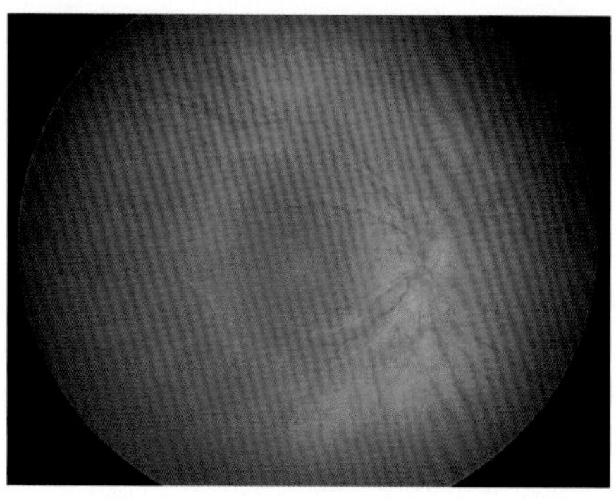

图 19.37 怀疑左眼视网膜母细胞瘤患儿的右眼外观正常，但请注意颞侧视网膜血管的轻微牵拉

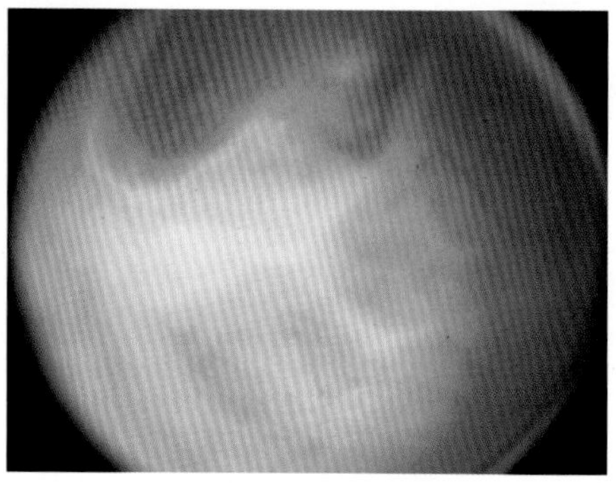

图 19.38 患儿的左眼表现为广泛的玻璃体视网膜纤维化，且临床及超声影像均无视网膜母细胞瘤的证据

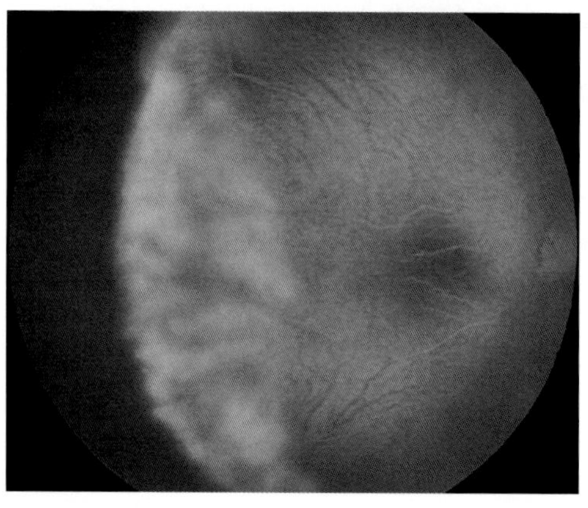

图 19.39 荧光素血管造影显示右眼周边部明显的无灌注区和轻微的视网膜牵拉，符合家族性性渗出性玻璃体视网膜病变的特点

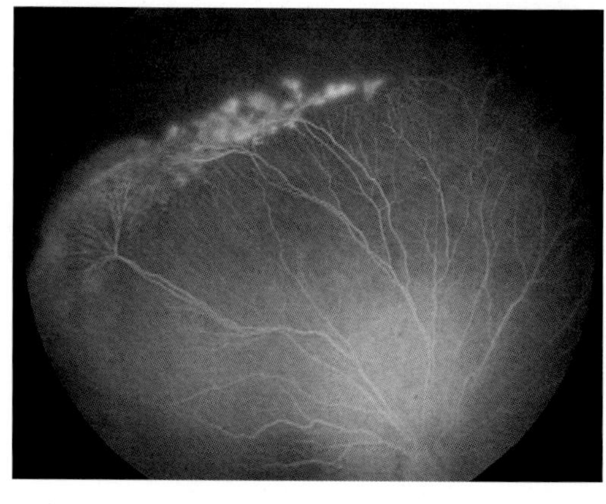

图 19.40 类似的视网膜毛细血管无灌注区在上方和整个周边部均可见到

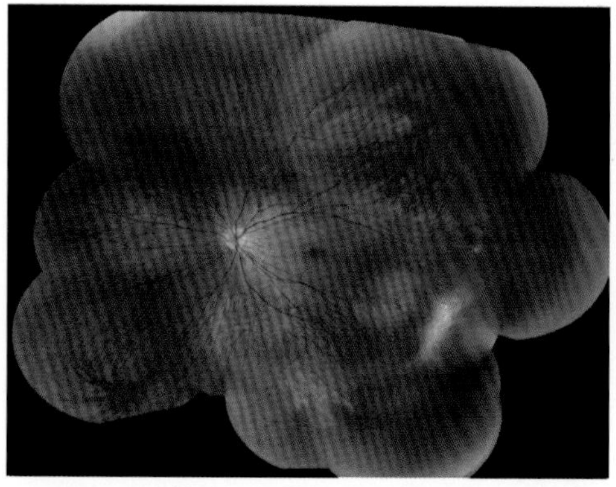

图 19.41 图 19.37 至图 19.39 所示患儿的兄弟，示眼底周边部瘢痕，为未经治疗的家族性渗出性玻璃体视网膜病变所致

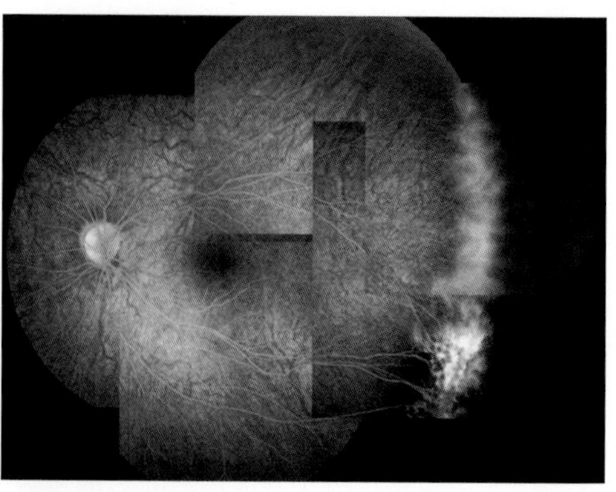

图 19.42 荧光造影显示无灌注，提示为家族性渗出性玻璃体视网膜病变

类视网膜母细胞瘤的眼弓蛔虫病

眼弓蛔虫病是由犬类寄生线虫——犬弓蛔虫的第二阶段幼体感染眼睛而致病，因为可以表现为眼底白色肉芽肿，或由肉芽肿继发弥漫性眼内炎，与视网膜母细胞瘤类似。文献中已经对其临床表现、诊断和治疗进行了详细讨论。与视网膜母细胞瘤不同，眼弓蛔虫病倾向于产生更严重的玻璃体视网膜牵拉。

Shields JA, Ocular toxocariasis. A review. *Surv Ophthalmol* 1984;28:361-381.

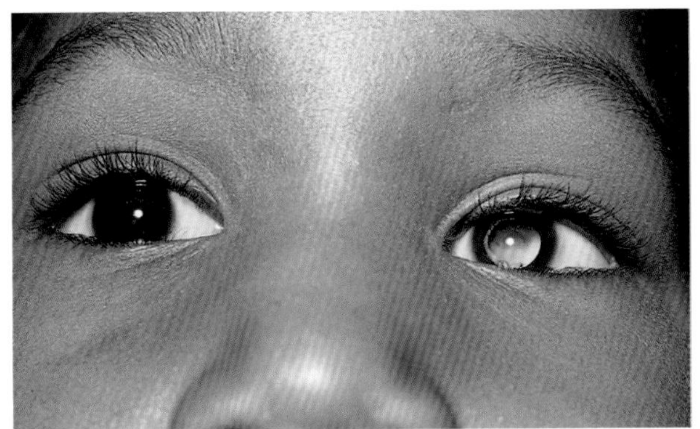

图 19.43　眼弓蛔虫病患儿，表现为左眼白瞳症和内斜

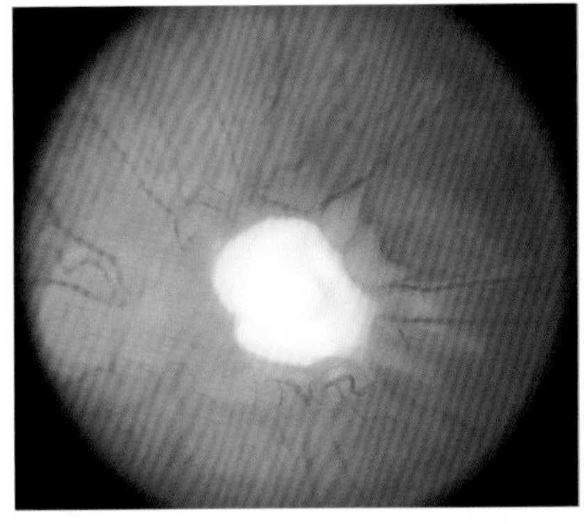

图 19.44　继发于眼弓蛔虫病的黄斑肉芽肿，与之相关的视网膜牵拉在同等大小、未经治疗的视网膜母细胞瘤中不常发生

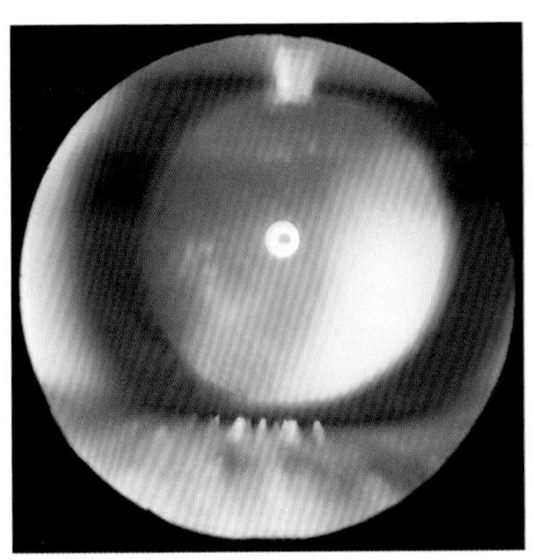

图 19.45　伴周边炎症团块的眼弓蛔虫病。注意白色病变周围的纤维性边缘，提示玻璃体牵拉和早期睫状膜的形成。这些体征通常不见于未经治疗的视网膜母细胞瘤

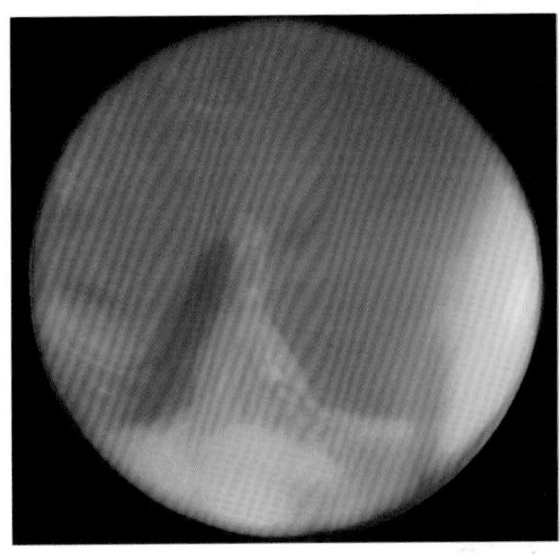

图 19.46　眼底广角照相展示了眼弓蛔虫病患儿继发于周边肉芽肿的下方镰状皱褶，镰状皱褶几乎从不发生在未经治疗的视网膜母细胞瘤中

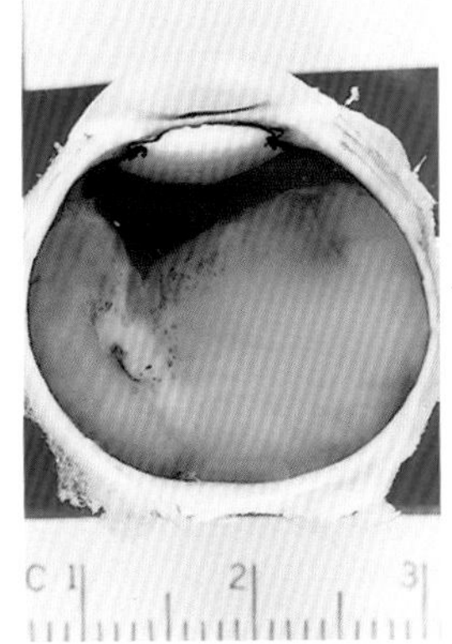

图 19.47　眼弓蛔虫病摘除眼的切面观。可见继发于致密的视网膜白色团块的视网膜全脱离

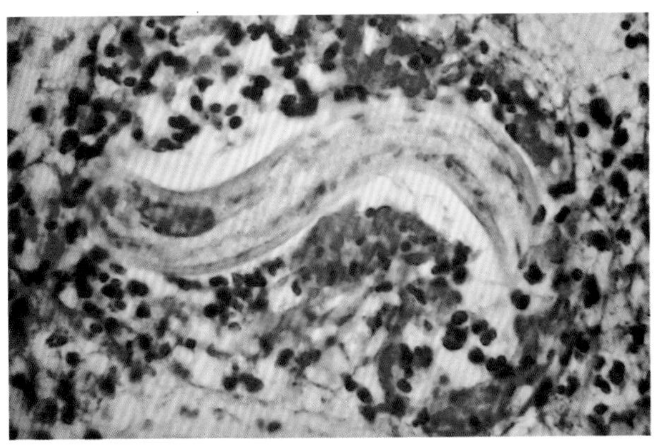

图 19.48　切面经过一个脉络膜视网膜嗜酸性脓肿的显微照片，显示了犬弓蛔虫幼体。（苏木精-伊红染色，×250）

类视网膜母细胞瘤的内源性眼内炎

在抗生素出现之前，内源性眼内炎在小儿多见，并常常在临床上与视网膜母细胞瘤相混淆。尽管现今已不常见，一些眼内炎病例仍然以疑似视网膜母细胞瘤的诊断转诊。引用下例。

Shields JA, Shields CL, Eagle RC Jr, et al. Endogenous endophthalmitis simulating retinoblastoma. A report of six cases. The 1993 Seslen Lecture. *Retina* 1995;15;213-219.

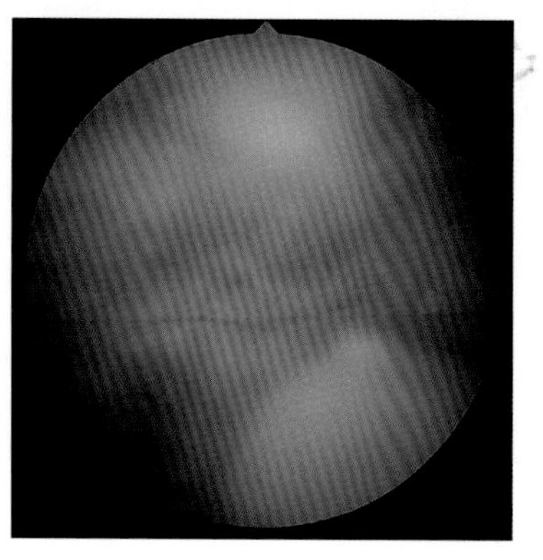

图 19.49 巨细胞病毒眼内炎的婴儿，类似内生性视网膜母细胞瘤。注意毛绒状的白色内生型肿物，对侧眼有类似的发现。周边部的急性视网膜急性坏死体征提示为病毒感染而非视网膜母细胞瘤

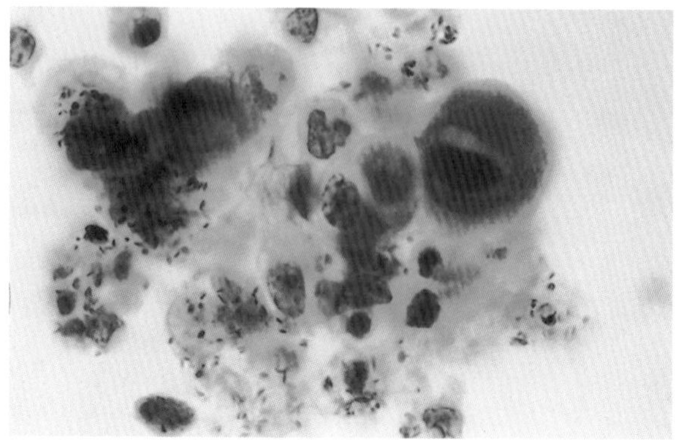

图 19.50 图 19.49 所示病变经细针穿刺活检，显示了含包涵体的大细胞，为巨细胞病毒的特征病变。（巴氏染色 ×400）

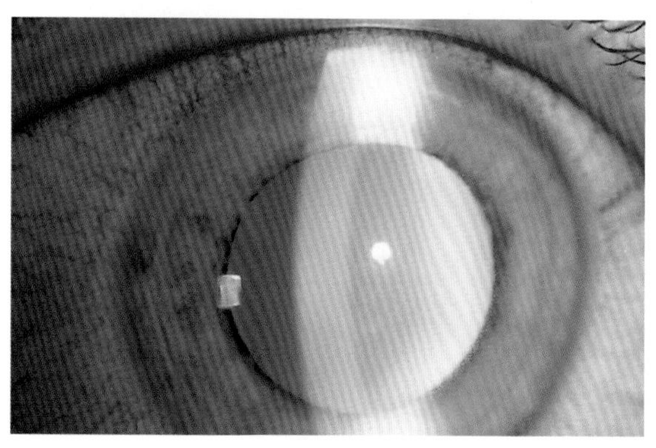

图 19.51 继发于牙科手术后链球菌感染所致眼内炎的弥漫性玻璃体细胞。该患儿被诊断为弥漫型视网膜母细胞瘤而转诊

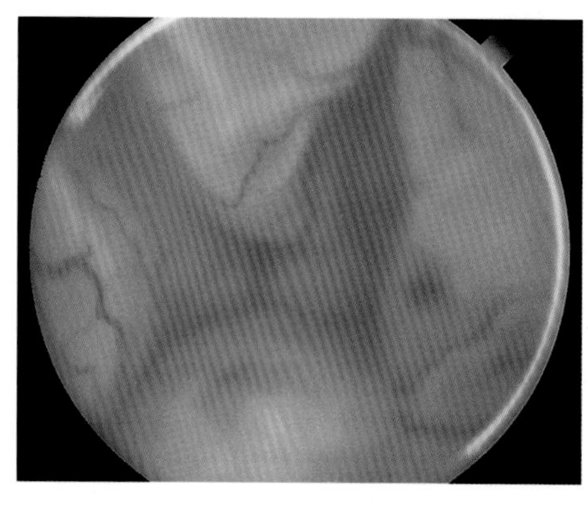

图 19.52 眼底下方团块合并继发性全视网膜脱离。尽管临床表现并不典型，但因为完全失明且不能完全排除视网膜母细胞瘤，仍进行了眼球摘除

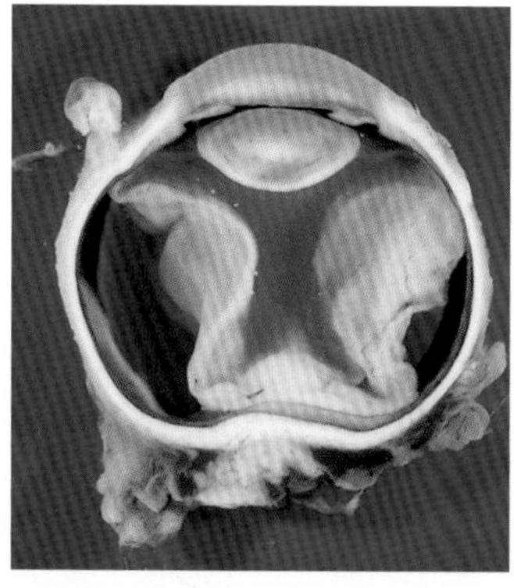

图 19.53 图 19.52 中摘除患眼的剖面图，示眼球内后极部的白色视网膜脉络膜团块

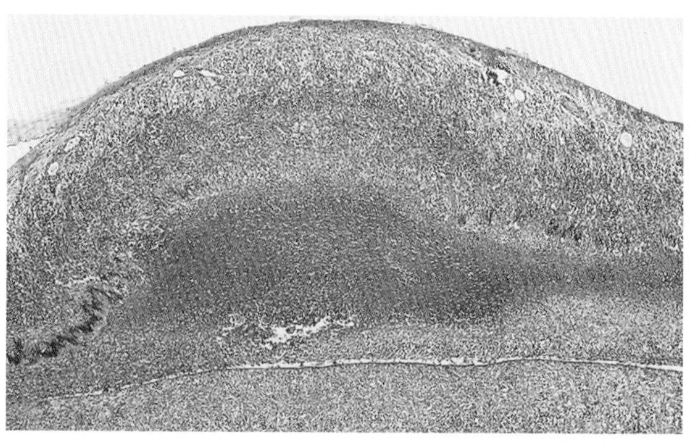

图 19.54 经过上述团块的组织病理学切片，发现坏死性的脓肿形成。（苏木精-伊红染色染色 ×50）尽管该团块是典型的感染病变，但致病微生物不能界定，且病因一直未能明确

特发性眼内脓肿伴钙化，类似视网膜母细胞瘤

Shields JA, Shields CL, Eagle RC Jr, et al. Calcified intraocular abscess simulating retinoblastoma. *Am J Ophthalmol* 1992; 114: 227-229.

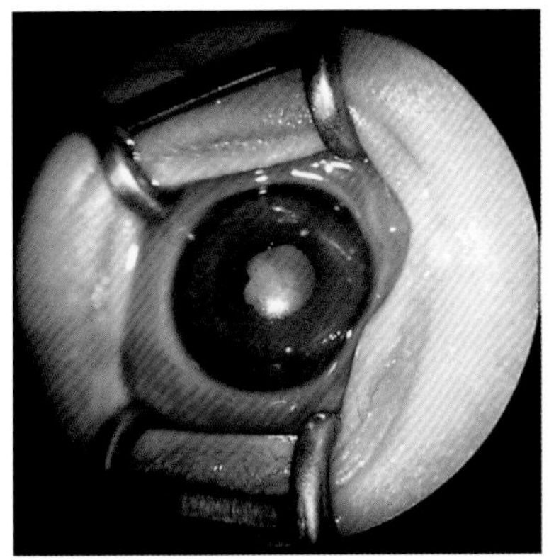

图 19.55　新生女婴左眼的白瞳症及虹膜后粘连

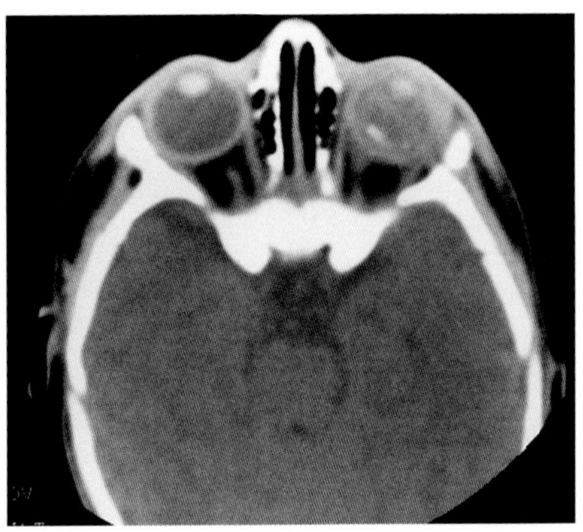

图 19.56　轴位 CT 显示眼内弥漫性团块伴钙化灶

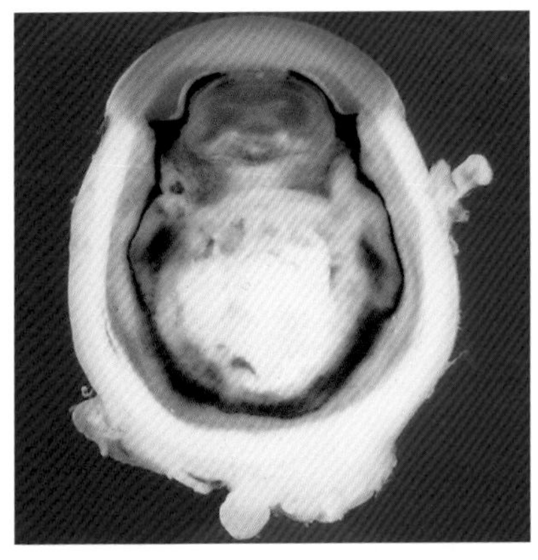

图 19.57　摘除眼的切面显示充满玻璃体腔的白色团块样物质

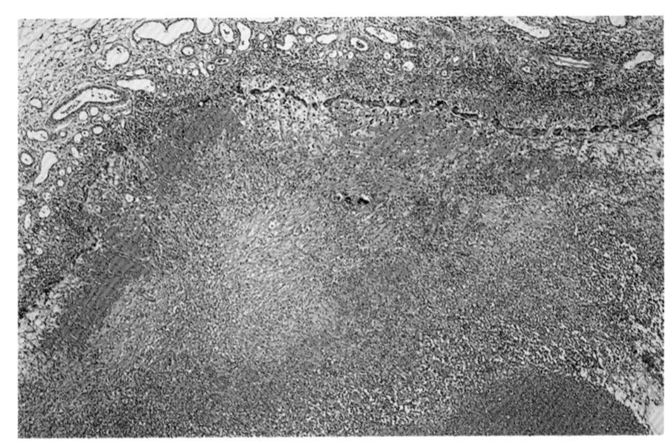

图 19.58　眼内团块的显微图片，显示广泛的坏死性病灶。（苏木精-伊红染色×25）

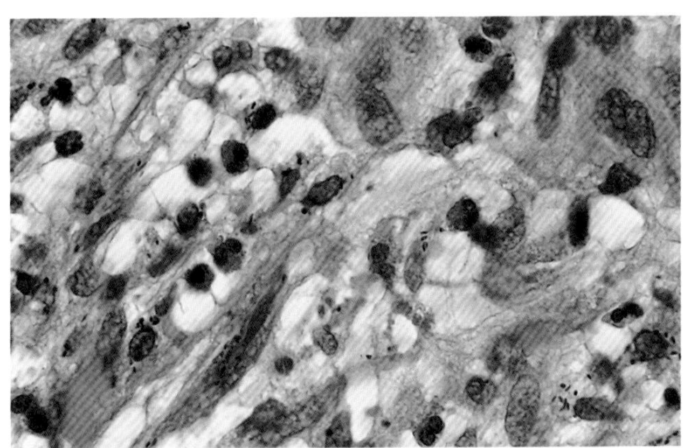

图 19.59　其他区域的显微图片，显示活性淋巴细胞、嗜酸性细胞和成纤维细胞。（苏木精-伊红染色×200）

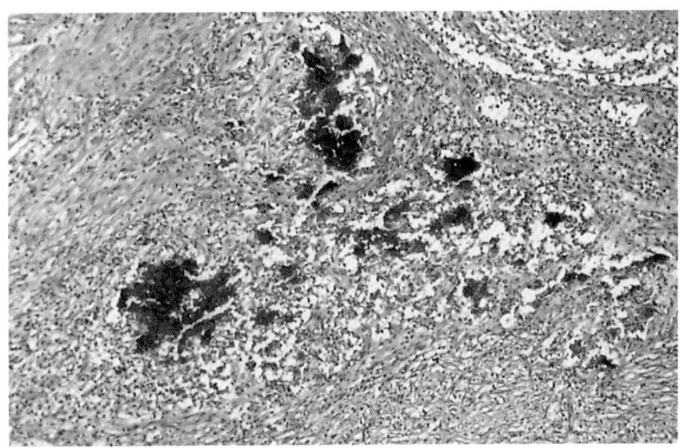

图 19.60　同一病变的显微照片，显示该病灶内的营养不良性钙化灶，可以解释 CT 中的致密斑点。尽管进行了大量检查，仍未能确定致病微生物。（苏木精-伊红染色×75）

类视网膜母细胞瘤的色素失禁症

色素失调症(Bloch-Sulzberger 病)是 X 染色体显性遗传性疾病,表现为女婴的皮肤、中枢神经系统、头发、牙齿和眼部异常(男性患病者不能存活)。约 35% 的患者有眼部受累,通常表现为双眼的地图样视网膜色素上皮的花斑状异常以及其它改变,包括牵拉性视网膜脱离,可类似视网膜母细胞瘤。

Shields CL, Eagle RC Jr, Tabassian A, et al. Multifocal hypopigmented retinal pigment epithelial lesions in a child with incontinentia pigmenti. *Retina* 2006;26:328-333.

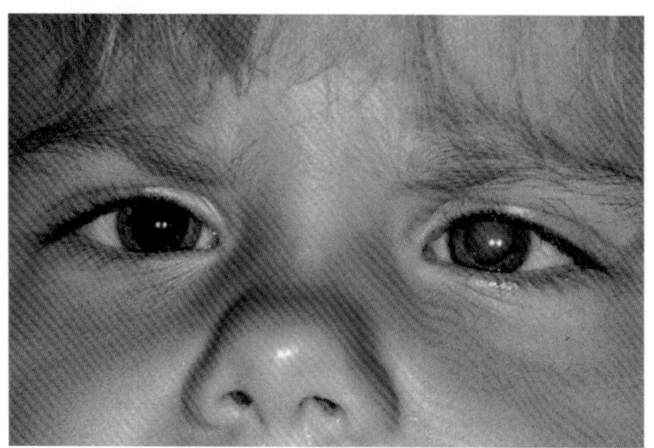

图 19.61 女性幼童左眼的白瞳症和内斜

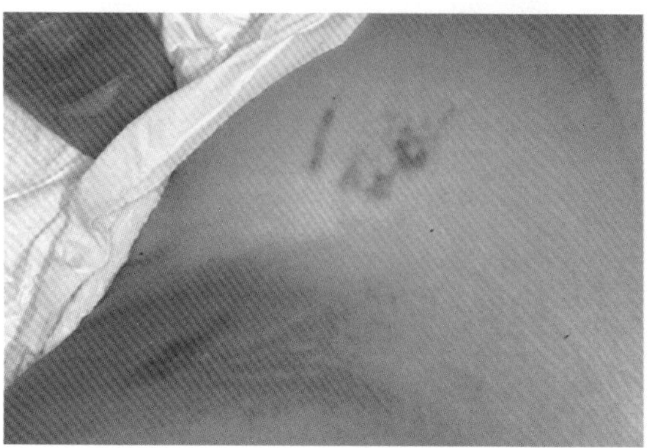

图 19.62 肚脐部位皮肤的改变,为色素失禁的典型病变表现

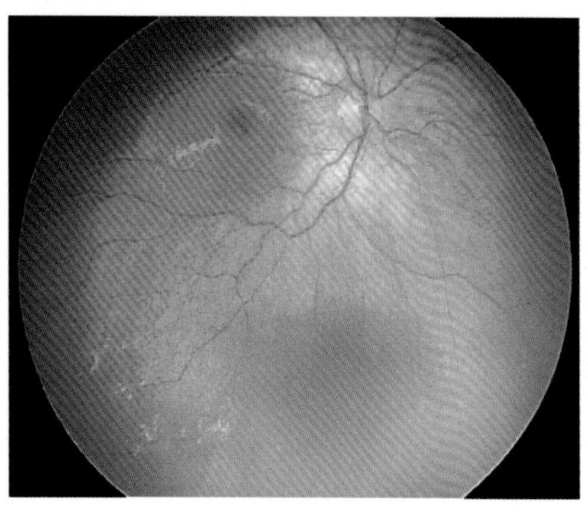

图 19.63 右眼眼底图,显示颞下方赤道部典型的线性视网膜色素上皮改变

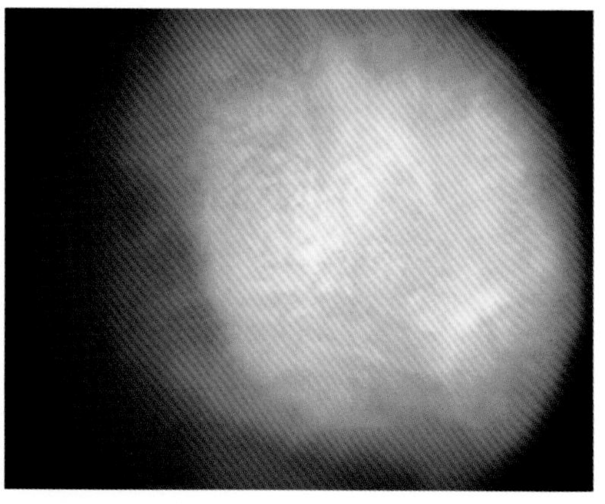

图 19.64 左眼晶状体后的纤维血管性团块,与视网膜母细胞瘤相似

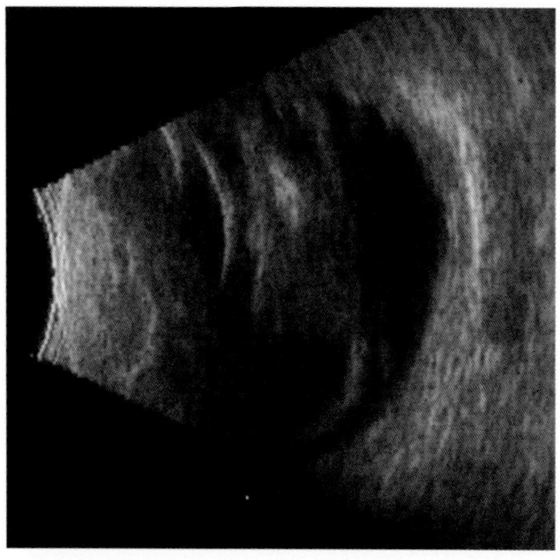

图 19.65 B 超显示眼中部的团块及牵拉性视网膜脱离

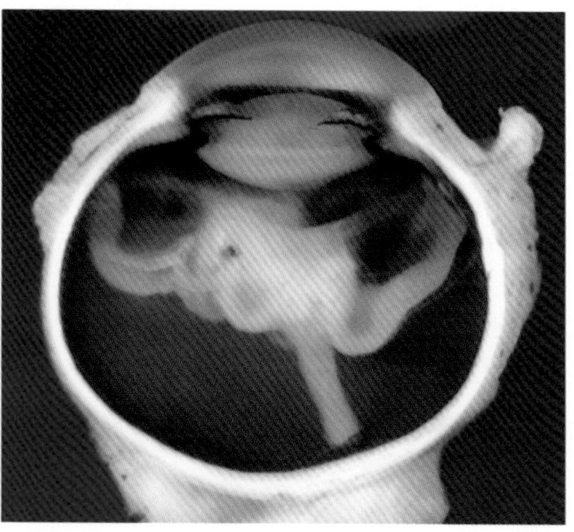

图 19.66 摘除眼的剖面图,显示全视网膜脱离和视网膜胶质增生形成的晶体后纤维血管性团块

类视网膜母细胞瘤的其它疾病

临床上还有一些其它疾病可以类似视网膜母细胞瘤。

Shields CL, Schoenfeld E, Kocher K, et al. Lesions simulating retinoblastoma (pseudoretinoblastoma) in 604 cases. *Ophthalmology* 2013; 120:311-316.

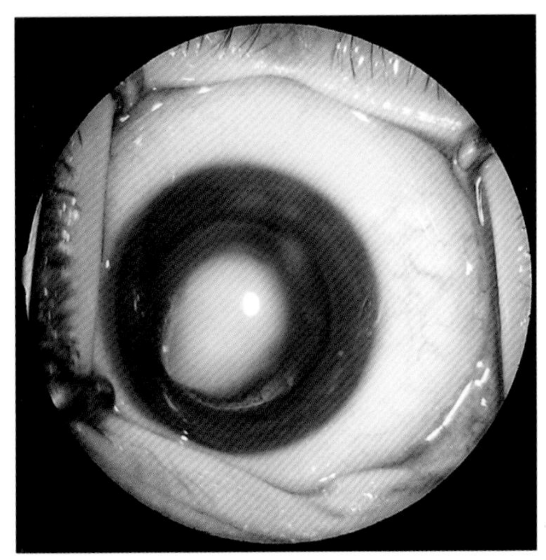

图 19.67　不明原因的先天性白内障，与视网膜母细胞瘤类似

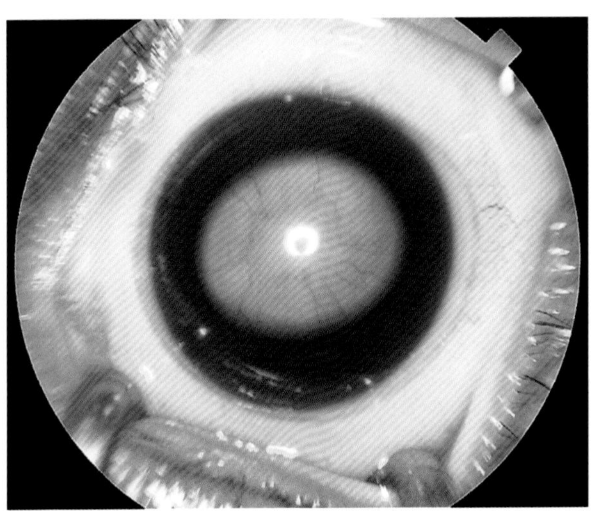

图 19.68　早产儿视网膜病变。全视网膜脱离，胶质增生的视网膜紧贴于晶状体后。广泛的神经胶质细胞增生不见于视网膜母细胞瘤相关的视网膜脱离

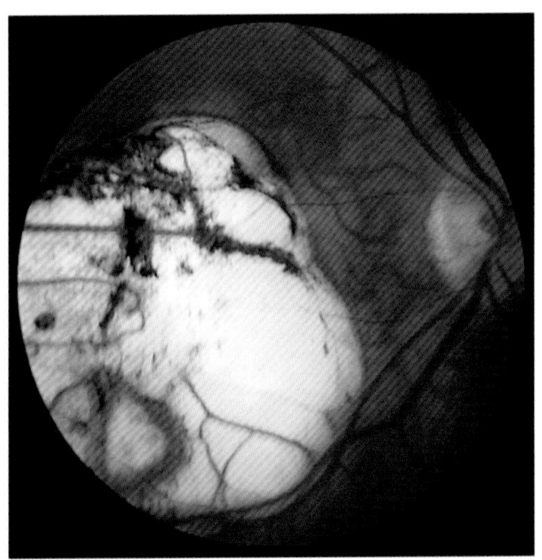

图 19.69　先天性弓形虫性视网膜脉络膜炎。黄斑部的病灶足够大，因而产生了瞳孔区白色反光。与视网膜母细胞瘤不同，先天性弓形虫性视网膜脉络膜炎在间接眼底镜下显示为平坦或轻微凹陷性改变

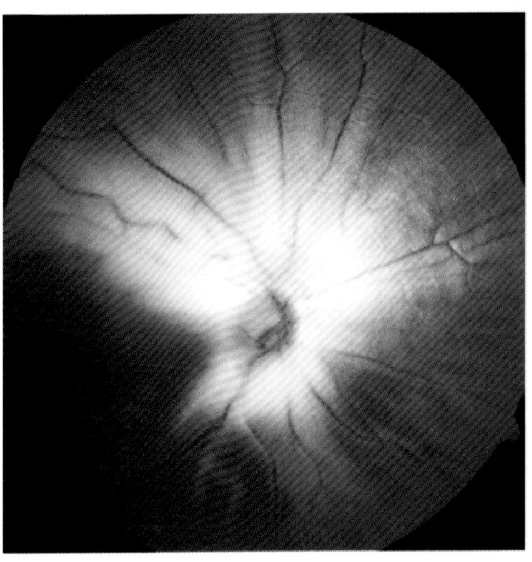

图 19.70　广泛的视网膜有髓神经纤维，病灶的范围足够广泛而产生了白瞳症

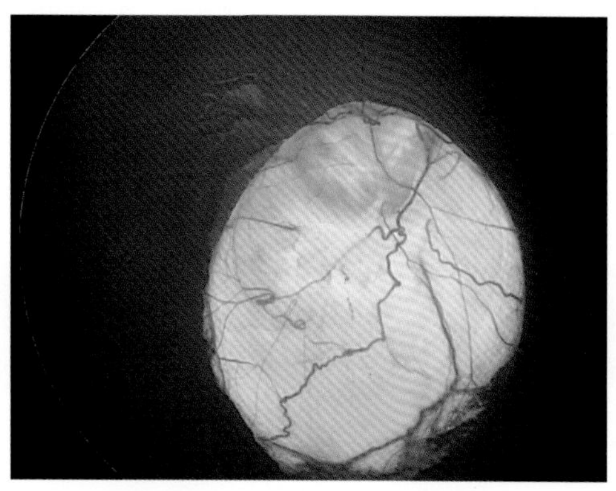

图 19.71 右眼巨大的视盘缺损

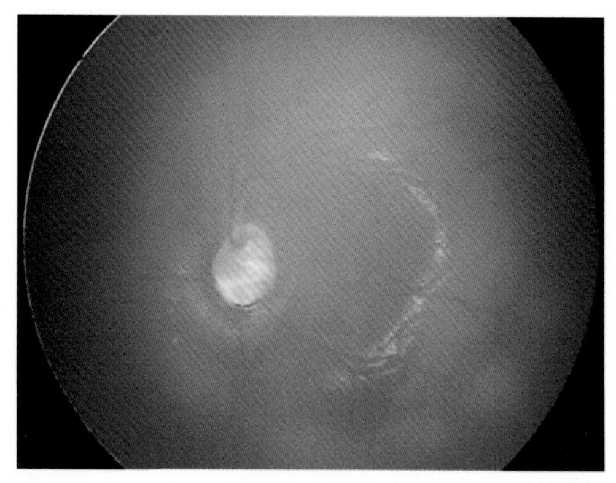

图 19.72 图 19.71 展示的同一患儿左眼小的视盘缺损。这些图片的放大倍率相同,展示了缺损区的不同大小

（李靓 高玲 译）

第20章

视网膜和视盘血管性肿瘤

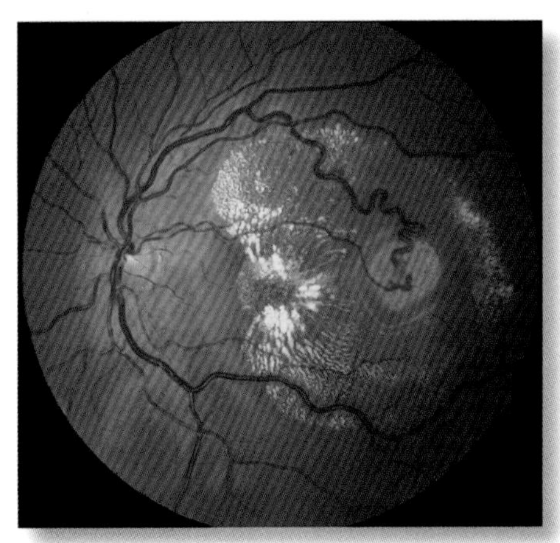

视网膜血管母细胞瘤

总论

视网膜血管性肿瘤包括血管母细胞瘤(毛细血管瘤)、海绵状血管瘤、蔓状血管瘤及获得性血管增生性肿瘤。它们各有不同的临床表现、全身影响、并发症及治疗方案。

视网膜血管母细胞瘤可以单发、不伴随全身系统性疾病;也可以是 von Hippel-Lindau(VHL)(1-36) 综合征的组成部分。VHL 综合征是一种常染色体显性遗传疾病,其可并发多种疾病如视网膜血管母细胞瘤、小脑血管母细胞瘤、嗜铬细胞瘤、肾上腺瘤、胰腺囊肿、内淋巴囊肿瘤以及其他几种肿瘤和囊肿(1-3)。VHL 基因位于 3 号染色体(3p25-26)(7-11),其抑癌基因的失活对肿瘤的发生起关键作用,类似于视网膜母细胞瘤的情况。视网膜血管母细胞瘤患者应当定期评估排查 VHL 综合征的可能。VHL 综合征的发病率约 1/40 000 活产儿,全美估计约有 7000 病例(1)。该病诊断的平均年龄在 VHL 综合征患者为 18 岁、无 VHL 综合征的患者为 36 岁。40 岁以上的新发视网膜瘤体很少见。在单发的血管母细胞瘤患者中,小于 10 岁的患儿中发展为 VHL 综合征的几率为 45%,而在大于 60 岁患者中 VHL 综合征的发生机率则只有 1%(8)。血管母细胞瘤并不是 VHL 所独有,还可见于 Marshall-Stickler 综合征(33)。

临床表现

典型的视网膜血管母细胞瘤为位于视盘或周边视网膜的呈粉红色肿瘤,可表现为渗出型或牵拉型。渗出型有类似于 Coats 病的视网膜内及视网膜下渗出,而不同于 Coats 病的是,视网膜血管母细胞瘤呈一个或多个边界清晰的红色团块,同时伴有扩张、扭曲的滋养血管及引流血管。牵拉型视网膜血管母细胞瘤表现类似,但还具有视网膜胶质增生、玻璃体视网膜牵拉、玻璃体积血以及牵拉性视网膜脱离等特点。无论是哪种类型的视网膜血管瘤,黄色渗出通常位于黄斑区而远离周边部瘤体。鲜少发生肿瘤自发性消退(32)。

视网膜血管母细胞瘤

诊断方法

视网膜血管母细胞瘤通常可以根据典型的眼底镜下特征来诊断。眼底荧光造影显示瘤体在动脉期快速充盈,晚期呈高荧光,常伴随荧光素渗漏入玻璃体腔。区别滋养动脉及引流静脉非常重要,因为这是治疗所需要的信息,这一点将在下文阐述。吲哚菁绿造影和超声的诊断价值有限。OCT 能明确瘤体在视网膜的定位,且有助于发现视网膜水肿、局限性视网膜脱离等相关病变(12,13)。需要完善 CT、MRI 或其他影像检查,以明确与 VHL 综合征相关的中枢神经系统肿瘤以及其他系统性病变。

发现两个或更多视网膜血管母细胞瘤的患者往往携带 VHL 基因突变。而单个视网膜血管母细胞瘤的患者不一定携带生殖系突变,因此基因检测十分重要。

病理学特征

组织病理学上,视网膜血管母细胞瘤由纺锤样细胞、小血管以及透明基质细胞组成(14-16)。基质细胞被认为是该肿瘤的起源细胞(16),但是它们的具体特性还没有完全阐明,它们似乎并不像血管内皮细胞,因而毛细血管瘤这个专业术语并不一定准确。由于其与小脑血管母细胞瘤的相似性,现在更倾向于采用视网膜血管母细胞瘤这个术语。

治疗

视网膜血管母细胞瘤的治疗取决于瘤体的大小、位置、并发症、以及患者是否合并 VHL 综合征(17-32)。合并 VHL 综合征的患者发生肿瘤的年龄更小,侵袭性更高因而需要积极治疗。由于靠近视盘,视盘旁或视盘上的视网膜血管母细胞瘤可能更难以处理。

对一些小的、无症状的视网膜血管母细胞瘤,可以谨慎地密切随诊,它们可能保持稳定,或在极少数情况下自发消退(32)。对于合并少量视网膜渗出或视网膜脱离的肿瘤,可以采取视网膜光凝或冷冻疗法,通常可以很好地控制肿瘤(17-20)。光动力学治疗与温热疗法已被证实可以有效地控制一些中等大小的肿瘤(21-23)。更为进展期的肿瘤则可能需要敷贴放疗或外放射治疗(24,25)。有人尝试采用眼内切除瘤体或结扎滋养动脉和引流静脉的治疗方案(26-28),通常牵拉性视网膜脱离需要通过手术修复。

抗 VEGF 药物的治疗作用已经在广泛探究,但仍未有定论(29-31)。一些结果表明口服或注射用药会减少黄斑囊样水肿,促进视网膜下液的吸收,但视力提升有限且对肿瘤大小无明显改变。抗 VEGF 药物的价值还有待进一步探究。

参考文献

病例系列/综述

1. Singh AD, Shields CL, Shields JA. von Hippel-Lindau disease. *Surv Ophthalmol* 2001;46:117–142.
2. Niemelä M, Lemeta S, Sainio M, et al. Hemangioblastomas of the retina: impact of von Hippel-Lindau disease. *Invest Ophthalmol Vis Sci* 2000;41(7):1909–1915.
3. Singh AD, Nouri M, Shields CL, et al. Retinal capillary hemangioma: a comparison of sporadic cases and cases associated with von Hippel-Lindau disease. *Ophthalmology* 2001;108:1907–1911.
4. McCabe CM, Flynn HW Jr, Shields CL, et al. Juxtapapillary capillary hemangiomas. Clinical features and visual acuity outcomes. *Ophthalmology* 2000;107:2240–2248.
5. Ling H, Cybulla M, Schaefer O, et al. When to look for Von Hippel-Lindau disease in gastroenteropancreatic neuroendocrine tumors? *Neuroendocrinology* 2004;80:39–46.
6. Wong WT, Agrón E, Coleman HR, et al. Clinical characterization of retinal capillary hemangioblastomas in a large population of patients with von Hippel-Lindau disease. *Ophthalmology* 2008;115(1):181–188.

遗传学

7. Chan CC, Vortmeyer AO, Chew EY, et al. VHL gene deletion and enhanced VEGF gene expression detected in the stromal cells of retinal angioma. *Arch Ophthalmol* 1999;117:625–630.
8. Singh A, Shields J, Shields C. Solitary retinal capillary hemangioma: hereditary (von Hippel-Lindau disease) or nonhereditary? *Arch Ophthalmol* 2001;119:232–234.
9. Singh AD, Ahmad NN, Shields CL, et al. Solitary retinal capillary hemangioma: lack of genetic evidence for von Hippel-Lindau disease. *Ophthalmic Genet* 2002;23:21–27.
10. Dollfus H, Massin P, Taupin P, et al. Retinal hemangioblastoma in von Hippel-Lindau disease: a clinical and molecular study. *Invest Ophthalmol Vis Sci* 2002;43:3067–3074.
11. Knapp CM, Woodruff G, Roberts F. Ophthalmic pathology of genotypically confirmed von Hippel Lindau disease type 1. *Br J Ophthalmol* 2006;90(2):242–243.

影像学

12. Shields CL, Mashayekhi A, Luo CK, et al. Optical coherence tomography in children: analysis of 44 eyes with intraocular tumors and simulating conditions. *J Pediatr Ophthalmol Strabismus* 2004;41:338–344.
13. Shields CL, Pellegrini M, Ferenczy SR, et al. Enhanced depth imaging optical coherence tomography (EDI-OCT) of intraocular tumors. From placid to seasick to rock and rolling topography. The 2013 Francesco Orzalesi Lecture. *Retina* 2014;34(8):1495–1512.

病理

14. Nicholson DH, Green WR, Kenyon KR. Light and electron microscopic study of early lesions in angiomatosis retinae. *Am J Ophthalmol* 1976;82(2):193–204.
15. Ehlers N, Jensen OA. Juxtapapillary retinal hemangioblastoma (angiomatosis retinae) in an infant: light microscopical and ultrastructural examination. *Ultrastruct Pathol* 1982;3(4):325–333.
16. Chan CC, Collins AB, Chew EY. Molecular pathology of eyes with von Hippel-Lindau (VHL) Disease: a review. *Retina* 2007;27(1):1–7.

治疗

17. Singh AD, Nouri M, Shields CL, et al. Treatment of retinal capillary hemangioma. *Ophthalmology* 2002;109:1799–1806.
18. Garcia-Arumi J, Sararols LH, Cavero L, et al. Therapeutic options for capillary papillary hemangiomas. *Ophthalmology* 2000;107:48–54.
19. Shields JA. Response of retinal capillary hemangioma to cryotherapy. *Arch Ophthalmol* 1993;111:551.
20. Welch RB. Von Hippel-Lindau disease: the recognition and treatment of early angiomatosis retinae and the use of cryosurgery as an adjunct to therapy. *Trans Am Ophthalmol Soc* 1970;68:367–424.
21. Parmar DN, Mireskandari K, McHugh D. Transpupillary thermotherapy for retinal capillary hemangioma in von Hippel-Lindau disease. *Ophthalmic Surg Lasers* 2000;31:334–336.
22. Schmidt-Erfurth UM, Kusserow C, Barbazetto IA, et al. Benefits and complications of photodynamic therapy of papillary capillary hemangiomas. *Ophthalmology* 2002;109:1256–1266.
23. Atebara NH. Retinal capillary hemangioma treated with verteporfin photodynamic therapy. *Am J Ophthalmol* 2002;134:788–790.

视网膜血管母细胞瘤

24. Raja D, Benz MS, Murray TG, et al. Salvage external beam radiotherapy of retinal capillary hemangiomas secondary to von Hippel-Lindau disease: visual and anatomic outcomes. *Ophthalmology* 2004;111:150–153.
25. Kreusel KM, Bornfeld N, Lommatzsch A, et al. Ruthenium-106 brachytherapy for peripheral retinal capillary hemangioma. *Ophthalmology* 1998;105:1386–1392.
26. Kwan AS, Ramkissoon YD, Gregor ZJ. Surgical management of retinal capillary hemangioblastoma associated with retinal detachment. *Retina* 2008;28(8):1159–1162.
27. Khurshid GS. Transvitreal endoresection of refractory retinal capillary hemangioblastoma after feeder vessel ligation. *Ophthalmic Surg Lasers Imaging Retina* 2013;44(3): 278–280.
28. Farah ME, Uno F, Hofling-Lima AL, et al. Transretinal feeder vessel ligature in von Hippel-Lindau disease. *Eur J Ophthalmol* 2001;11:386–388.
29. Aiello LP, George DJ, Cahill MT, et al. Rapid and durable recovery of visual function in a patient with von Hippel-Lindau syndrome after systemic therapy with vascular endothelial growth factor receptor inhibitor su5416. *Ophthalmology* 2002;109:1745–1751.
30. Girmens JF, Erginay A, Massin P, et al. Treatment of von Hippel-Lindau retinal hemangioblastoma by the vascular endothelial growth factor receptor inhibitor SU5416 is more effective for associated macular edema than for hemangioblastomas. *Am J Ophthalmol* 2003;136:194–196.
31. Dahr SS, Cusick M, Rodriguez-Coleman H, et al. Intravitreal anti-vascular endothelial growth factor therapy with pegaptanib for advanced von Hippel-Lindau disease of the retina. *Retina* 2007;27(2):150–158.
32. Milewski SA. Spontaneous regression of a capillary hemangioma of the optic disc. *Arch Ophthalmol* 2002;120:1100–1101.

病例报告

33. Shields JA, Shields CL, Deglin E. Retinal capillary hemangioma in Marshall-Stickler syndrome. *Am J Ophthalmol* 1997;124:120–122.
34. Othmane IS, Shields C, Singh A, et al. Postpartum cerebellar herniation in von Hippel-Lindau syndrome. *Am J Ophthalmol* 1999;128:387–389.
35. Fine HF, Shields JA, Fisher YL, et al. Optic disc hemangioblastoma (capillary hemangioma) with ipsilateral oculodermal melanocytosis. *Jpn J Ophthalmol* 2008; 52(3):233–234.
36. Salazar PF, Shields CL, Materin MA, et al. Endolymphatic sac tumor as the initial manifestation of von Hippel-Lindau syndrome. *Retin Cases Brief Rep* 2008;2:332–334.

视网膜血管母细胞瘤

视网膜血管母细胞瘤最常发生于远离视盘的周边部的视网膜神经细胞层,表现为一个粉红色的视网膜内肿瘤,伴有一条扩张且扭曲的供养动脉和相似的引流静脉相连。可以表现为渗出型、牵拉型或两者的混合型。

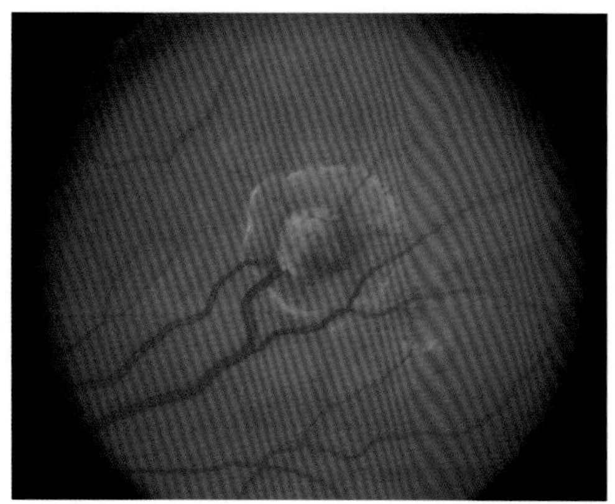

图20.1 小的视网膜血管母细胞瘤伴随周围的轻微渗出性视网膜脱离

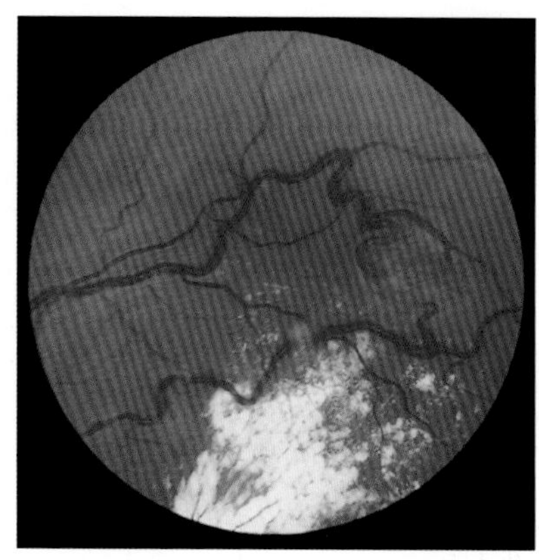

图20.2 视网膜血管母细胞瘤伴典型的视网膜内渗出。红色的病灶几乎和眼底背景同色,但借助扩张的滋养动脉及引流静脉可以更好地识别。黄色渗出灶通常位于血管病变的下方

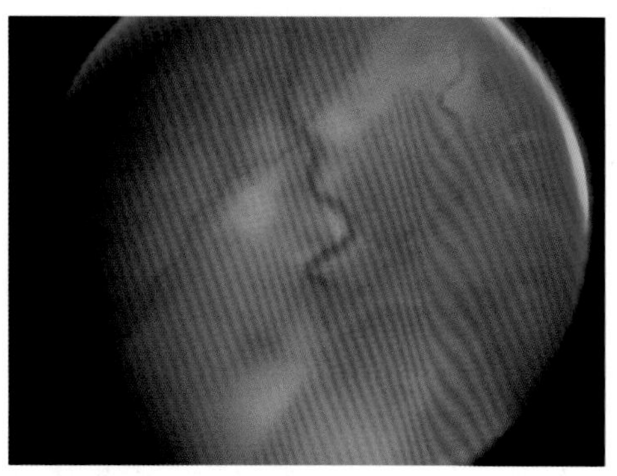

图20.3 位于下方、较大的视网膜血管母细胞瘤,合并继发性渗出性视网膜脱离

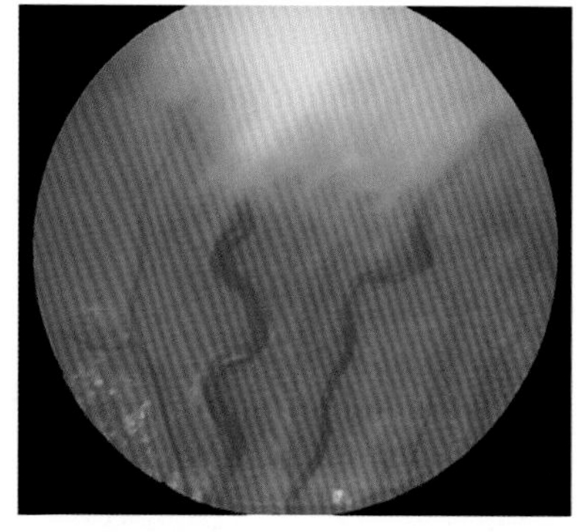

图20.4 早期的牵拉性视网膜血管母细胞瘤。瘤体被玻璃体内的纤维增殖覆盖而模糊不清,但曲张的血管提示其存在。本例的玻璃体牵拉相对较弱,偏后极的部位可见散在视网膜渗出

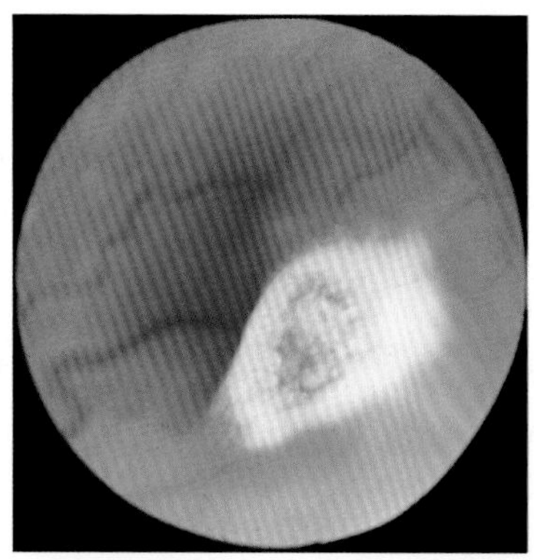

图20.5 “自由漂浮的”视网膜血管母细胞瘤。玻璃体的牵引(常与玻璃体后脱离相关)使瘤体变白且将其牵拉入视网膜前方的玻璃体腔中。此例视网膜滋养动脉和引流静脉完整无损,但它们也可能出血从而导致玻璃体积血

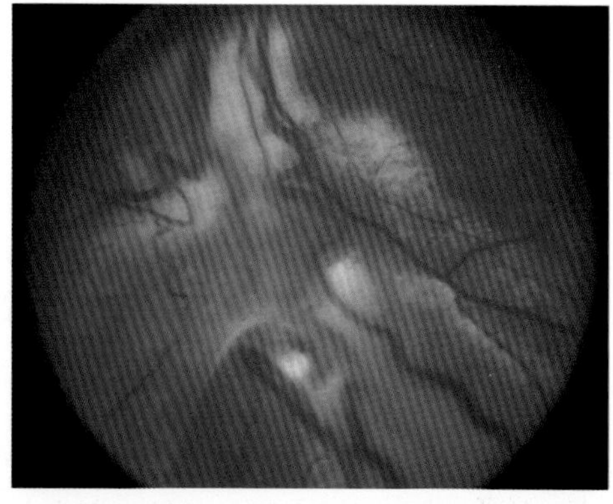

图20.6 渗出和牵拉混合型的视网膜血管母细胞瘤。注意对视网膜血管的牵拉,以及视网膜下和视网膜内的黄色渗出

视网膜血管母细胞瘤：广角眼底照相

广角眼底照相可以更大范围地观察视网膜血管母细胞瘤，有助于评估视网膜渗出、视网膜脱离以及玻璃体牵拉的程度与范围。

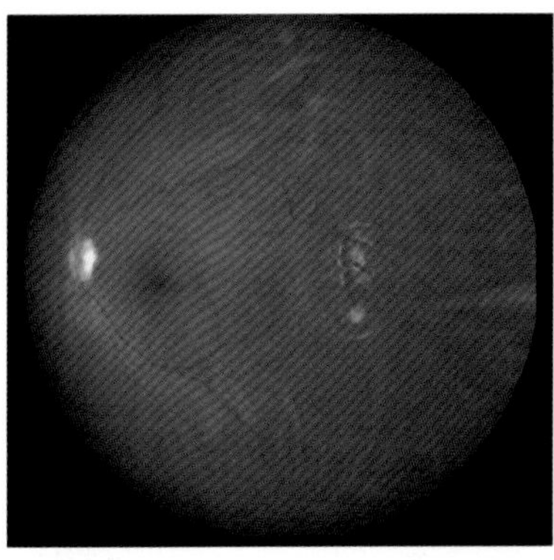

图 20.7　青少年男性 VHL 综合征患者，左眼赤道部后方、靠颞侧可见一小视网膜血管母细胞瘤。病灶的滋养供血动脉来自下方血管弓，引流静脉来自上方血管弓

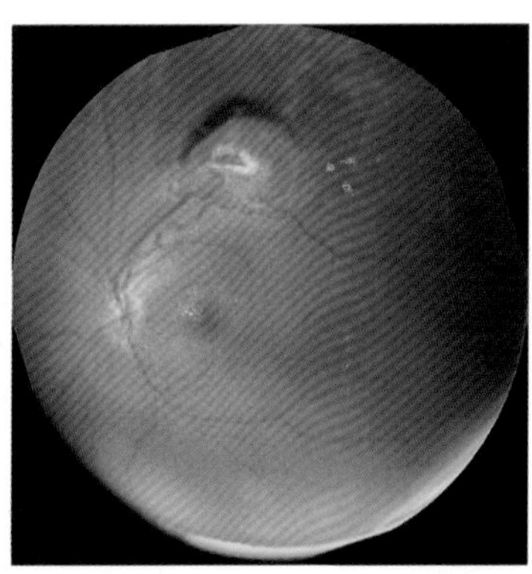

图 20.8　青少年女性 VHL 综合征患者，左眼底上方可见一个视网膜血管母细胞瘤及其扩张的滋养动脉和引流动静脉，黄斑中心凹区可见少量的黄色渗出

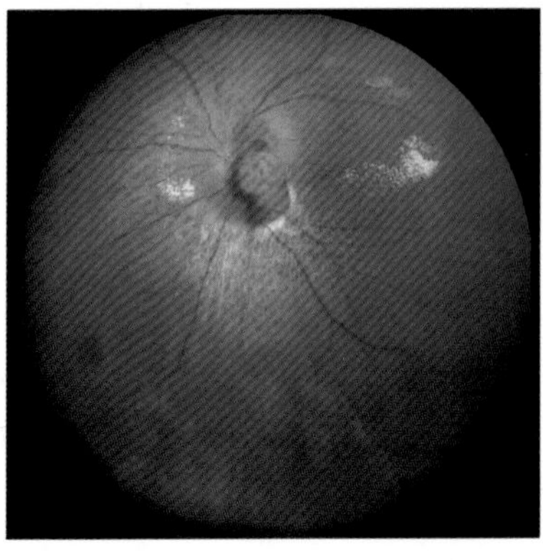

图 20.9　55 岁男性，不合并 VHL 综合征，紧位于视盘鼻下缘的双叶状视网膜血管母细胞瘤。病灶随诊两年无明显改变。因视网膜下液体及轻度黄斑囊样水肿，视力为 20/50

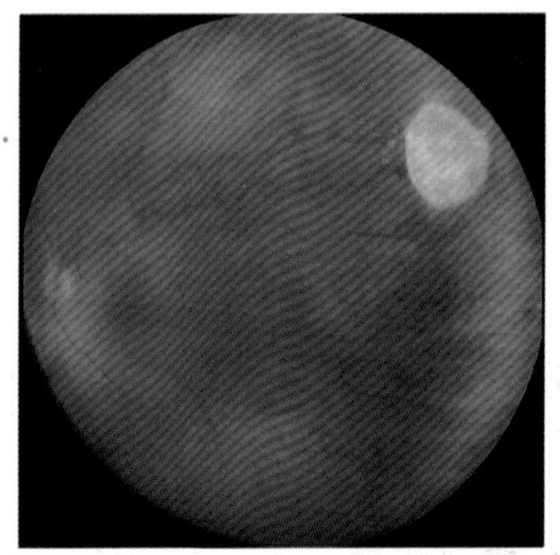

图 20.10　位于左眼赤道部及锯齿缘之间的黄色视网膜血管母细胞瘤，注意滋养动脉和引流静脉及少量的渗出灶。瘤体血管苍白而致瘤体发黄，这是由于病灶处的玻璃体牵拉引起

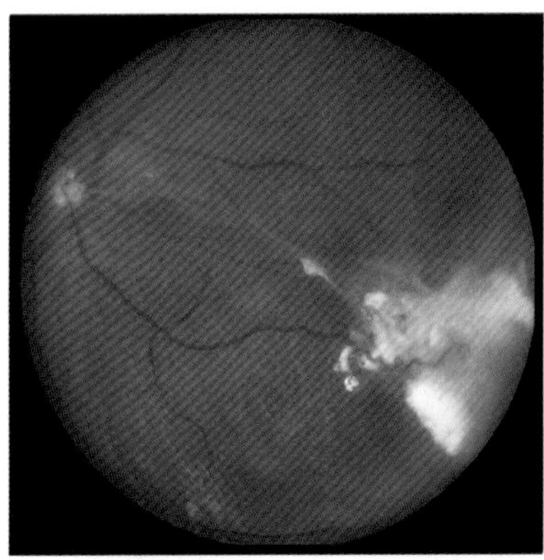

图 20.11　位于左眼颞下方赤道部周围的牵拉型视网膜血管母细胞瘤，请注意位于瘤体与后极部之间的玻璃体牵引条带，视网膜及视网膜前的纤维增殖遮挡了部分瘤体。患者幼儿期即因视网膜血管母细胞瘤并发症摘除了对侧眼球，其母亲罹患 VHL 综合征

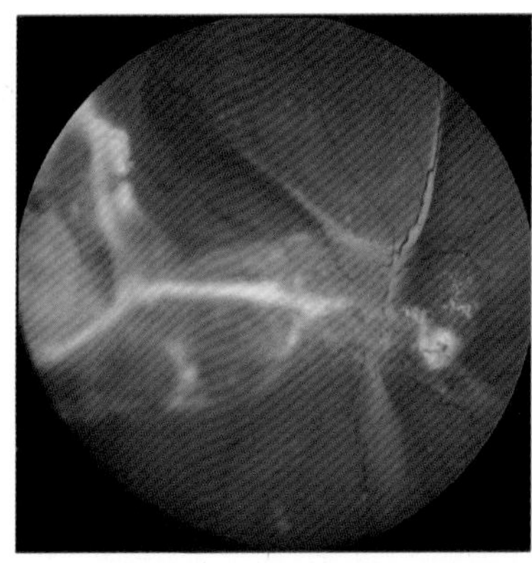

图 20.12　体积较大的视网膜血管母细胞瘤，位于左眼鼻侧赤道部及锯齿缘之间。可以见到肿瘤继发的渗出性、非孔源性的全视网膜脱离。在玻璃体牵拉区的视盘旁似乎有另一个小的视网膜血管母细胞瘤

视神经的视网膜血管母细胞瘤(结节型)

一些情况下,视网膜血管母细胞瘤可部分或整个位于视盘上,此时伴随的滋养动脉和引流静脉比较不明显。它可以呈现结节性或无蒂性两种生长模式。这种形式与周边部的肿瘤一样与 VHL 综合征有关。

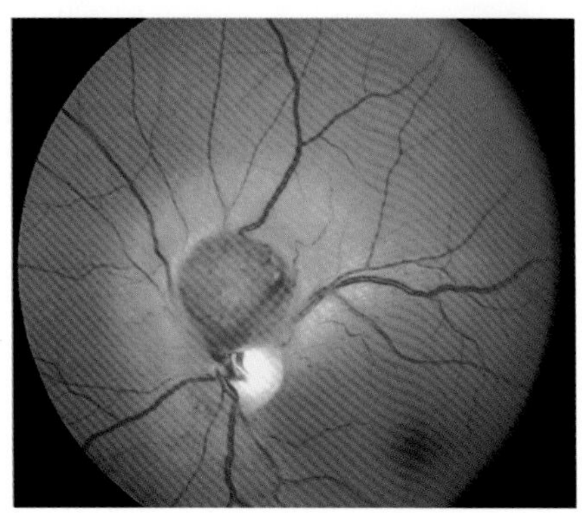

图 20.13 位于视盘上缘的结节状视网膜血管母细胞瘤。(图片由 William Hagler 医师提供)

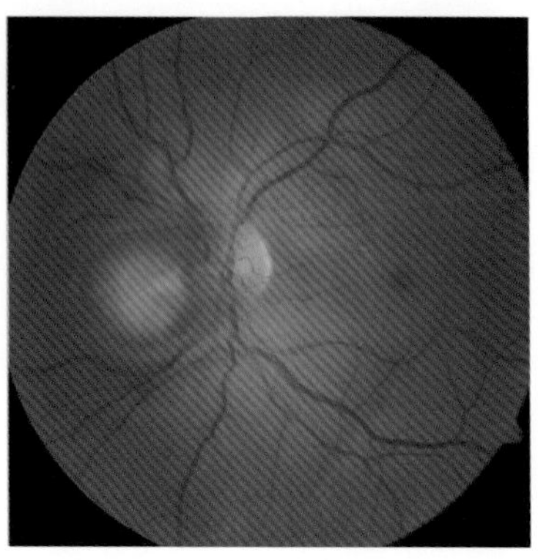

图 20.14 33 岁女性位于鼻侧视盘边缘的结节状视网膜血管母细胞瘤,无 VHL 综合征表现,注意视盘黄斑束的轻微视网膜牵拉及视网膜渗出

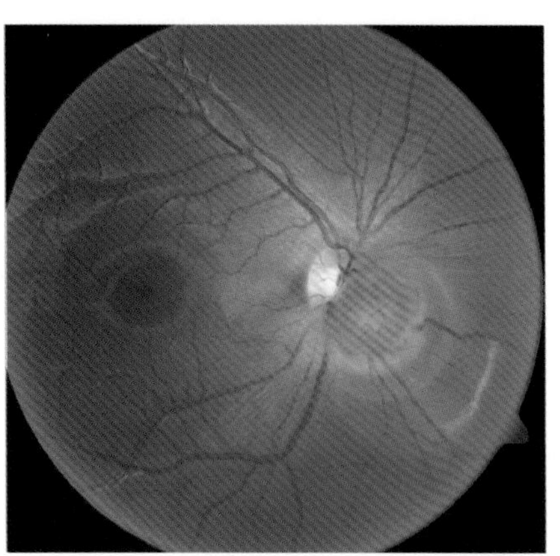

图 20.15 非裔青少年男性患者位于视盘鼻下缘的结节状视网膜血管母细胞瘤。无 VHL 综合征的系统表现或遗传学证据。此时眼底未见明显黄色渗出灶,但 OCT 显示黄斑部极浅的网膜下液体,患眼视力 20/30

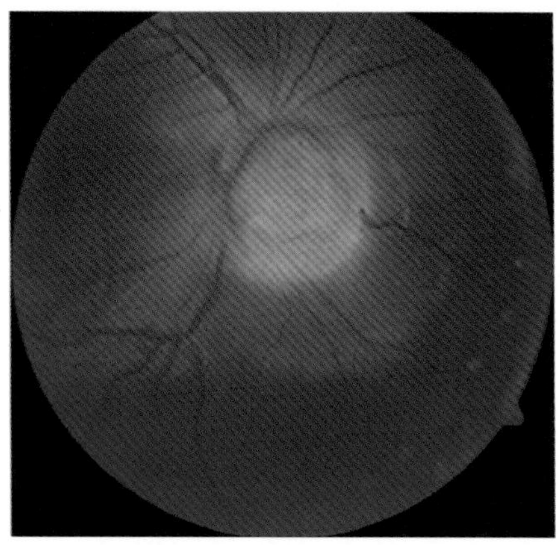

图 20.16 图 20.15 所示病变 3 年后:瘤体缓慢增大,此时视力 20/40。经过系统性及球周局部使用糖皮质激素治疗,病变无明显消退,进一步治疗方案待定

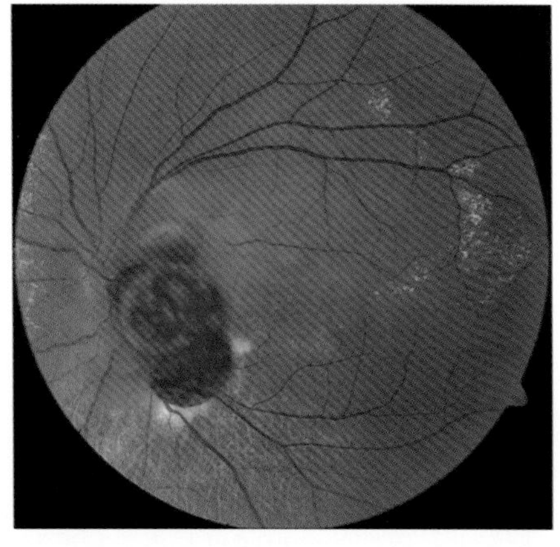

图 20.17 视盘的多结节状视网膜血管母细胞瘤,伴周边渗出性视网膜病变

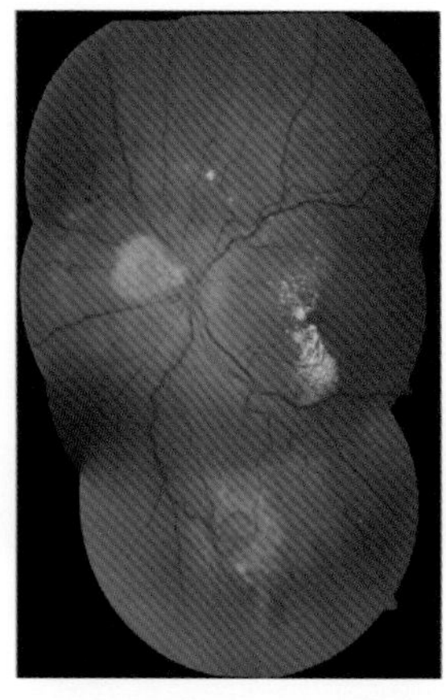

图 20.18 VHL 综合征患者,2 个视网膜血管母细胞瘤病灶,其中一个病灶位于视盘鼻侧缘,另一个病灶位于下方周边部网膜,在外院以激光光斑包绕瘤体周围

视神经的视网膜血管母细胞瘤(无蒂型)

无蒂型视网膜血管母细胞瘤的边界可能不清晰,相对结节型更难识别。

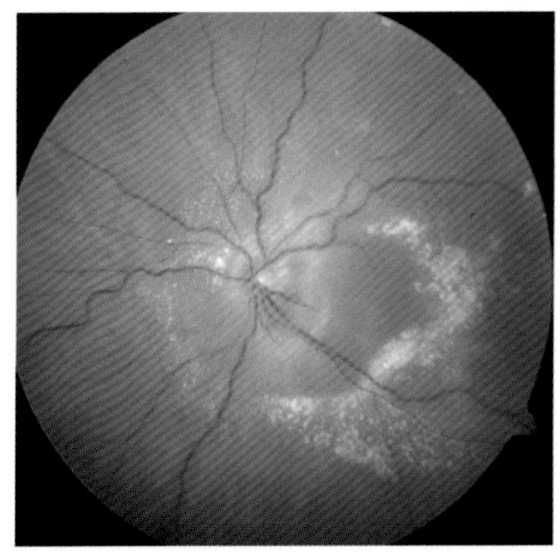

图 20.19 一名无 VHL 综合征的中年女性,视盘颞下缘可见一不明显的视网膜血管母细胞瘤,周边继发环形黄色硬性渗出,注意瘤体与环形渗出灶之间的清晰区域

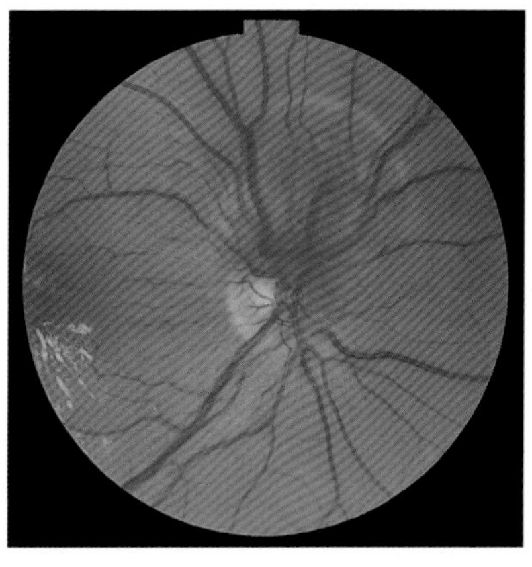

图 20.20 位于视盘上缘的无蒂型视网膜血管母细胞瘤,可见粗大的滋养动脉和引流静脉、以及中心凹的视网膜内渗出(图片左侧)

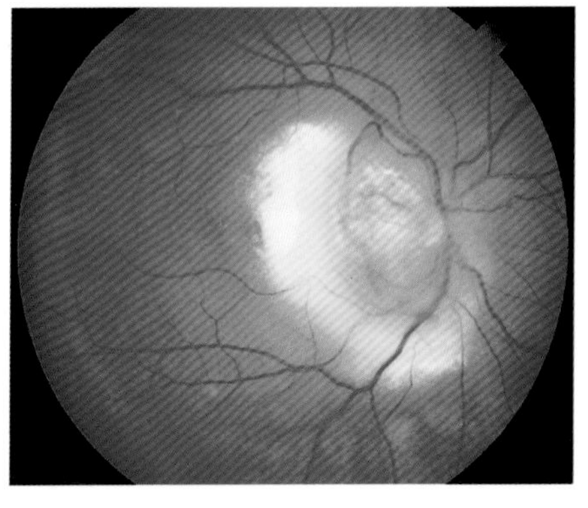

图 20.21 遮盖视盘的无蒂型视网膜血管母细胞瘤,导致周围致密的环状渗出

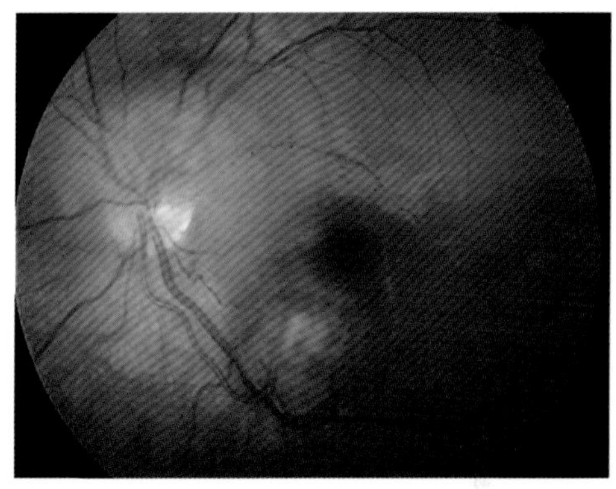

图 20.22 左眼后极部的两个视网膜血管母细胞瘤,一个位于视盘上缘,呈无蒂型;另一个位于中心凹下方,其上可见视网膜供养动脉和引流静脉。这样两个不同特征的瘤体同时出现,事实上是 VHL 综合征的特异性表现

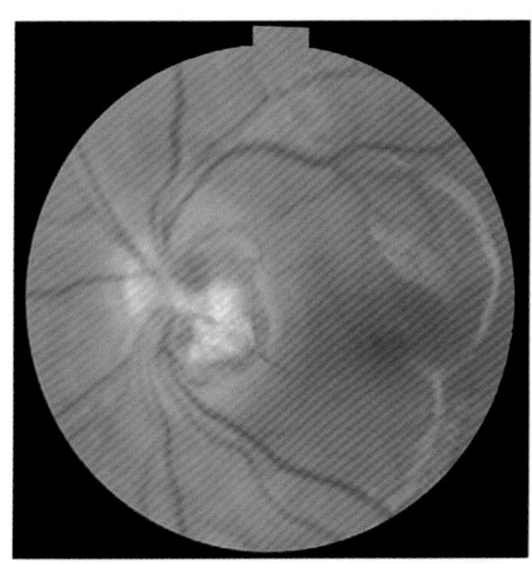

图 20.23 5 岁的 VHL 综合征患儿,视盘的视网膜血管母细胞瘤,黄斑区可见视网膜下浆液性渗出但无黄色硬性渗出。该患儿几年前发现的肿瘤,当时未行任何治疗

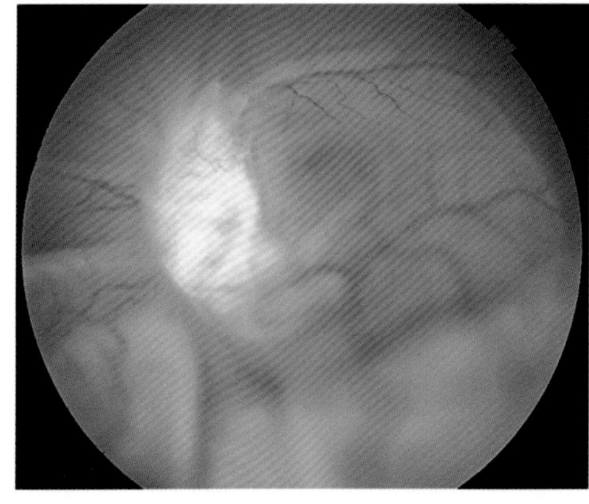

图 20.24 图 20.23 所示病变六年后,患儿此时转诊我院,瘤体显著增大,继发渗出性视网膜全脱离。几次试图复位网膜均失败,最后需要行眼摘术

视网膜血管母细胞瘤：眼底荧光造影和 OCT 的表现

视网膜血管母细胞瘤的眼底荧光造影呈典型快速充盈（通常在动脉前期），伴晚期荧光着染及渗漏。OCT 可用于评估视网膜下液、网膜内水肿以及网膜内视网膜血管母细胞瘤的位置。

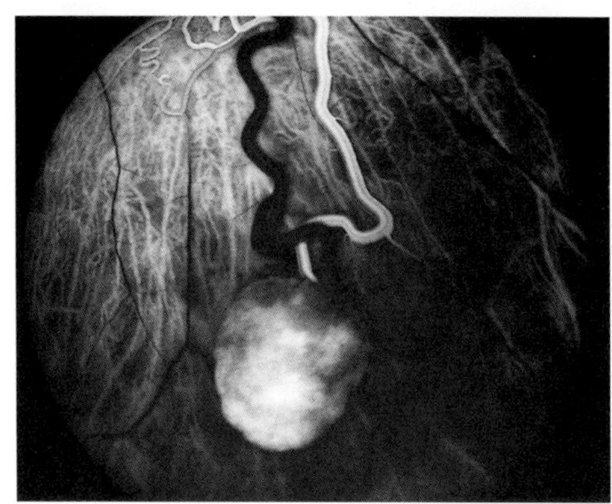

图 20.25　下方的荧光造影显示视网膜血管母细胞瘤滋养动脉的充盈。引流静脉（左边）显现呈暗色但在接下来 2 秒内快速充盈

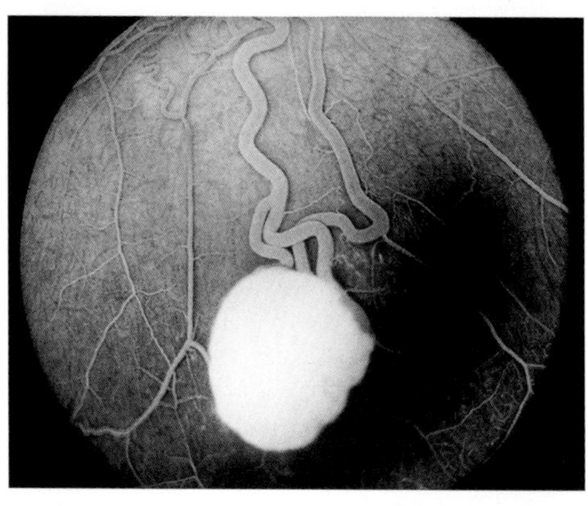

图 20.26　同一病灶的再循环期，显示显著的动静脉中荧光的消退及瘤体的高荧光

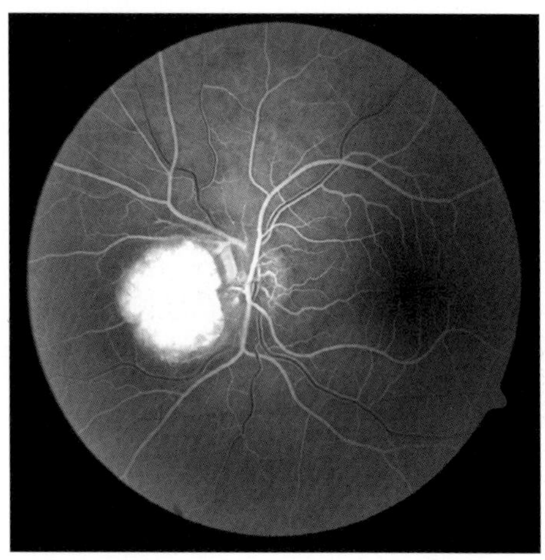

图 20.27　视盘旁的视网膜血管母细胞瘤静脉层流期显示快速充盈及着染

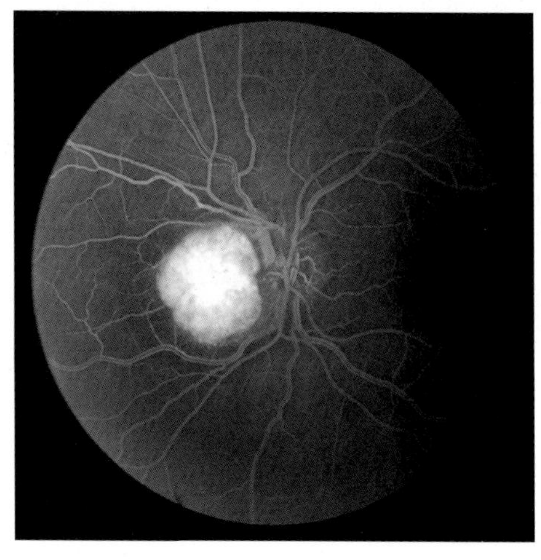

图 20.28　上图中的同一病灶，注意瘤体的强高荧光

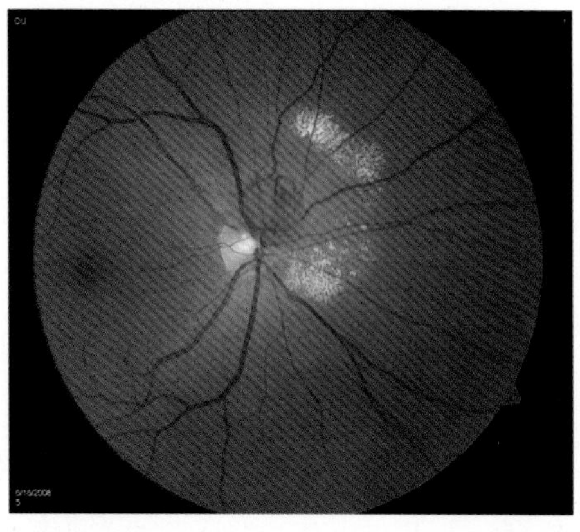

图 20.29　近视盘的视网膜血管母细胞瘤伴渗出性黄斑病变

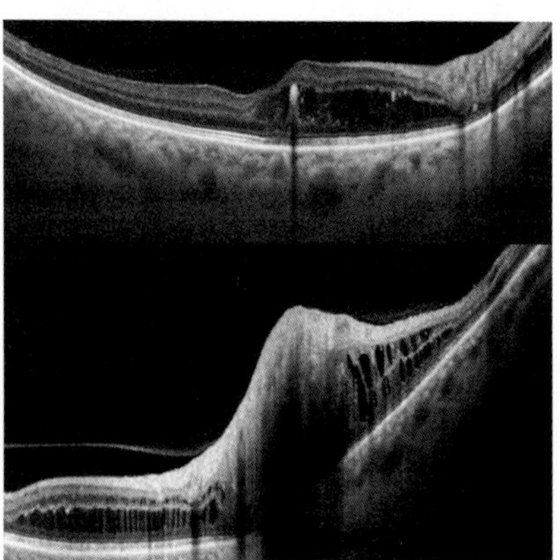

图 20.30　中心凹 OCT（上图）显示网膜下及网膜内积液。肿瘤部 OCT（下图）显示视网膜外层外生型高反射的瘤体，周边伴随网膜层间积液

视网膜血管母细胞瘤：与 VHL 综合征的联系

VHL 综合征的特点是不同组合的一系列病症，如视网膜血管母细胞瘤、小脑和脊髓血管母细胞瘤、嗜铬细胞瘤、肾上腺瘤、内淋巴囊肿瘤，以及身体多个部位的血管性及囊性病变。它的基因缺陷位于 3 号染色体短臂。这里呈现的一个病例是患有散发性 VHL 综合征的小男孩，在 6 岁时得了内淋巴囊肿瘤，12 岁时发展为双眼多发性视网膜血管母细胞瘤，均为 VHL 综合征的特殊表现。他后来双眼发展成巨大的侵袭性视网膜血管母细胞瘤伴随增殖型玻璃体视网膜病变。

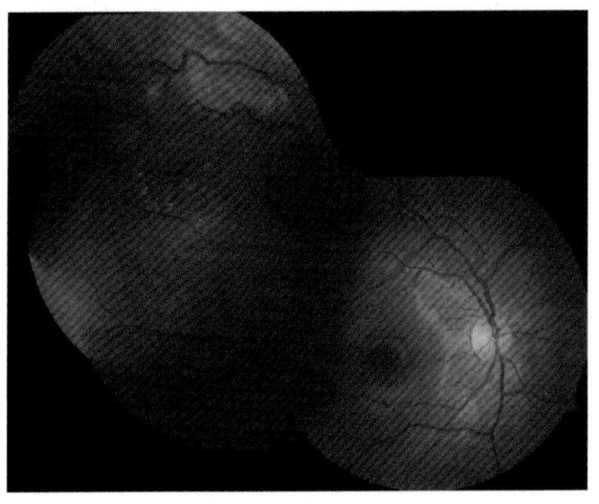

图 20.31　右眼的眼底可见上方两个不易察觉的视网膜血管母细胞瘤，在粗略的检查中可能会被忽略

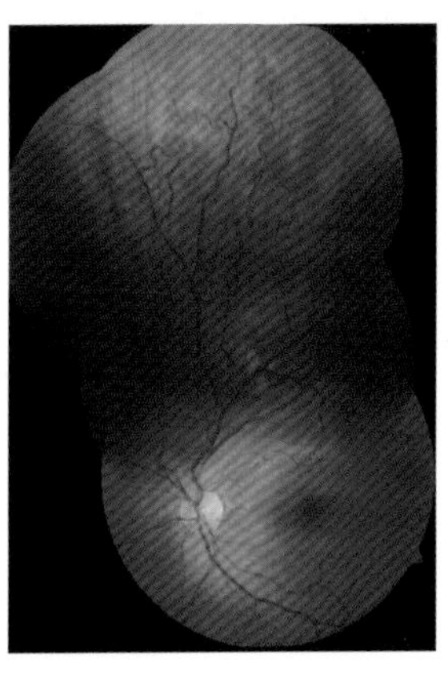

图 20.32　左眼上方眼底可见两个视网膜血管母细胞瘤，同样容易被忽视

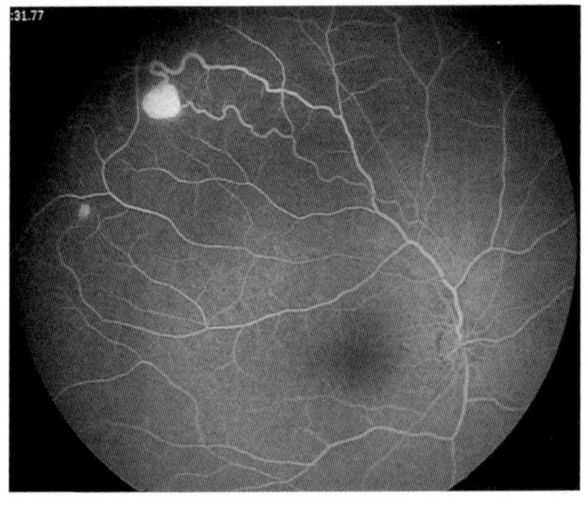

图 20.33　右眼底荧光造影，两个视网膜血管母细胞瘤表现为高荧光

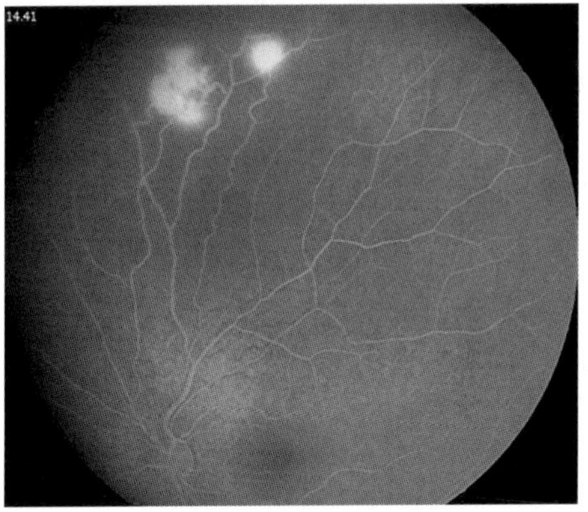

图 20.34　左眼底荧光造影显示视网膜血管母细胞瘤高荧光，该眼还发现了其他几个肿瘤

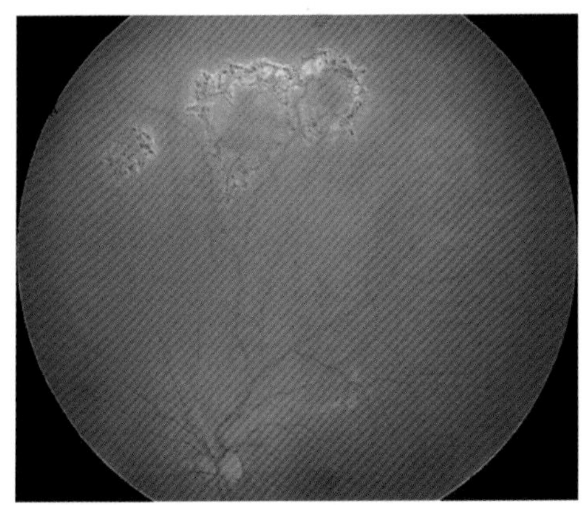

图 20.35　左眼视网膜光凝后肿瘤周边显示脉络膜视网膜瘢痕

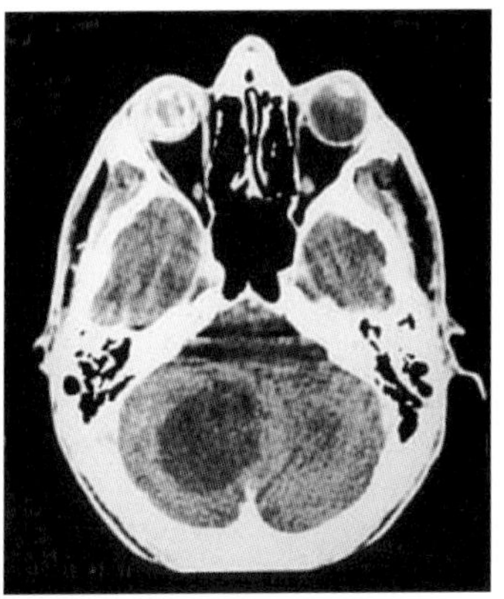

图 20.36　另一个 VHL 综合征患者的轴向 CT 显示位于小脑的囊性肿块。注意右眼球浑浊萎缩是之前视网膜血管母细胞瘤导致的长时间视网膜脱离留下的并发症

视网膜血管母细胞瘤:临床病理相关性

在一些病例中,侵袭性视网膜血管母细胞瘤得不到控制,患者因疼痛,继发性青光眼或眼球痨可能有必要摘除患眼。所有此类病例对眼必须进行密切随访。

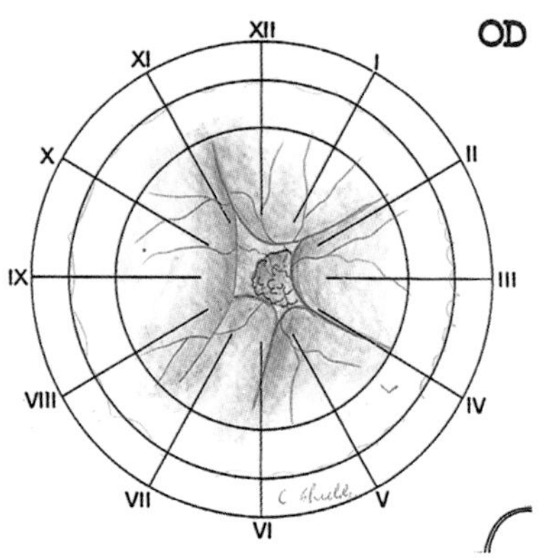

图 20.37 一个 4 岁女孩的眼底绘图,可见红色视盘肿物及继发的视网膜脱离,她没有 VHL 综合征家族史

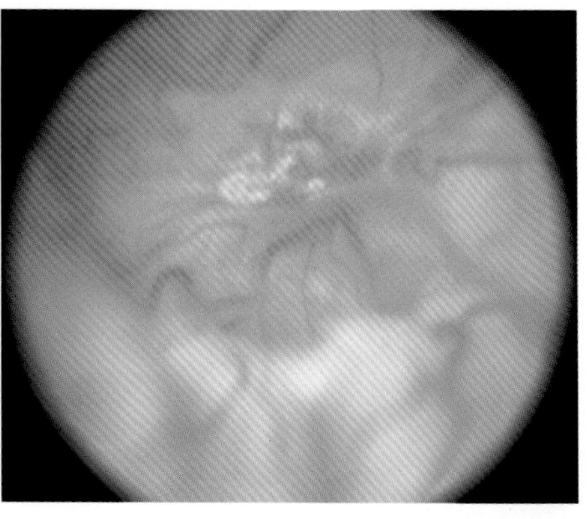

图 20.38 图 20.37 中边界不清的视盘肿瘤眼底照相。注意下方的视网膜脱离。网膜复位失败后,失明、疼痛的患眼最终摘除

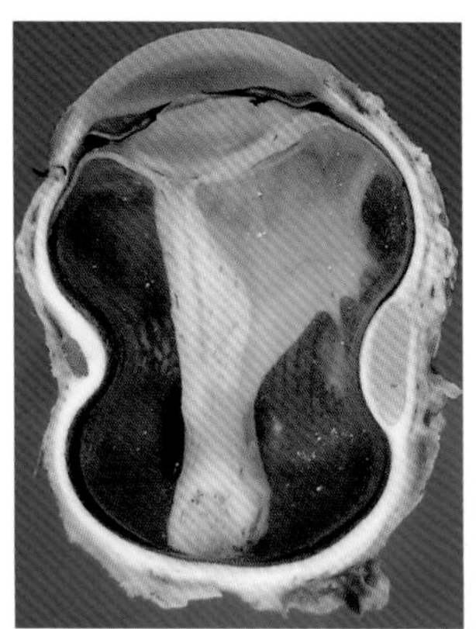

图 20.39 眼大体解剖标本,可见瘤体覆盖整个视盘,伴随视网膜全脱离以及网脱术后留下的硅制环扎带

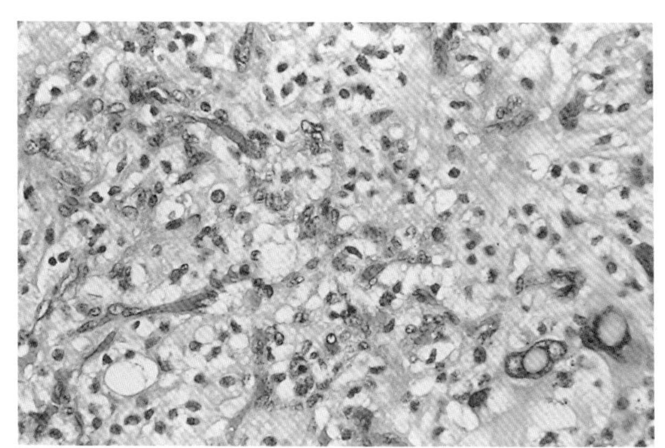

图 20.40 肿瘤的组织病理学,显示血管性瘤体由毛细血管及泡沫状胞浆的血管间基质细胞组成。(苏木精-伊红染色×150)

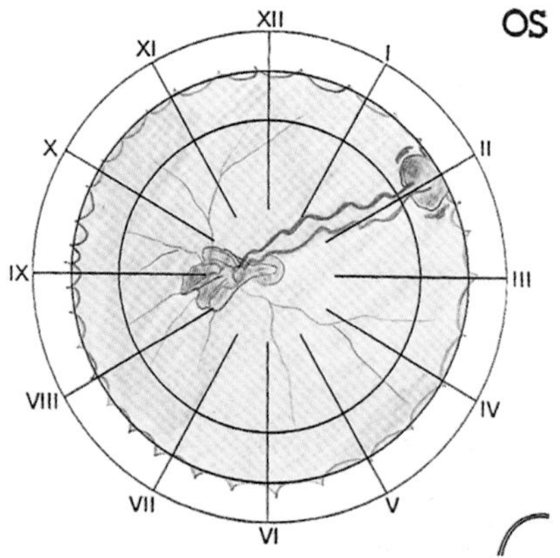

图 20.41 患者对侧眼完全正常,直到初诊后 3 年发现眼底周边出现一个视网膜血管母细胞瘤生长且发生了黄斑的视网膜前纤维增殖,需要行视网膜前膜的剥除手术。术后患者继续保持了有限的视力

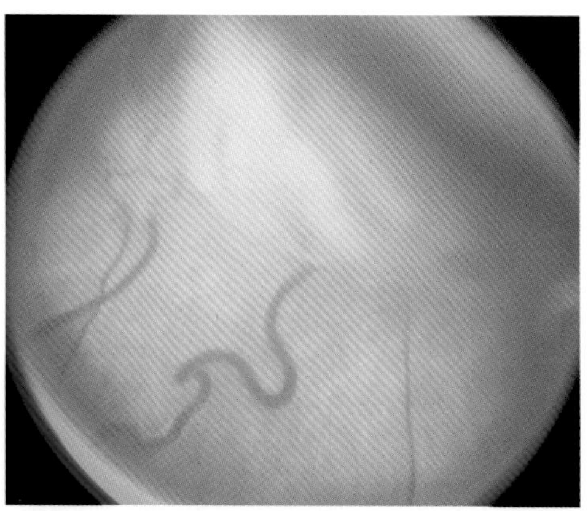

图 20.42 图 20.41 所示眼的周边眼底照相,显示扩张的视网膜血管以及视网膜玻璃体纤维增生组织覆盖瘤体

视网膜血管母细胞瘤在大龄患者及合并 Marshall-Stickler 综合征患者中的表现

视网膜血管母细胞瘤可为散发病变，或作为 VHL 综合征的一部分发生。它通常在 20 岁前确诊，特别是在携带有 VHL 基因的患者中。在一些情况下，它也可以发生于年龄较大、未见自身或家族性罹患 VHL 综合征的个体。类似的视网膜肿瘤也被发现与 Marshall-Stickler 综合征相关，它是一种常染色体显性疾病，临床表现有典型面容、关节病、白内障、近视及视网膜脱离等。

Shields JA, Shields CL, Deglin E. Retinal capillary hemangioma in Marshall-Stickler syndrome. *Am J Ophthalmol* 1997;124:120-122.

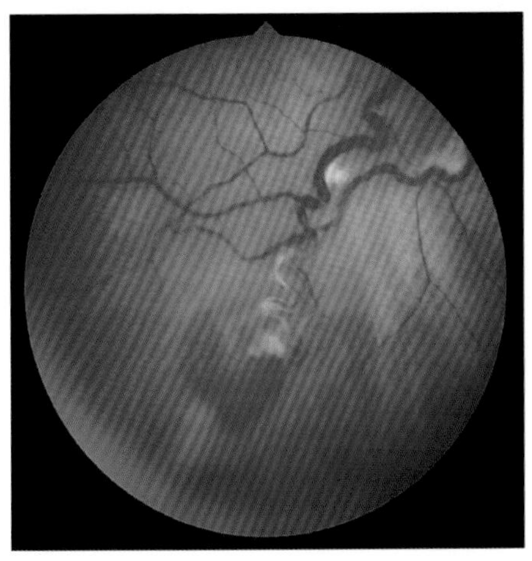

图 20.43　一名 65 岁女性眼底单发的视网膜血管母细胞瘤，该患者无 VHL 综合征

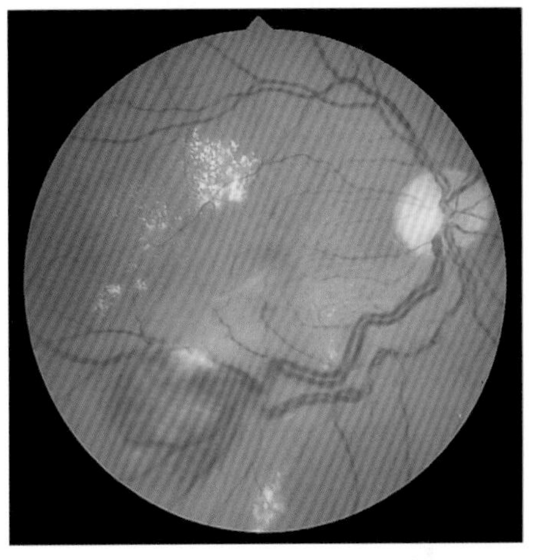

图 20.44　62 岁女性眼底单发的视网膜血管母细胞瘤，该患者无 VHL 综合征

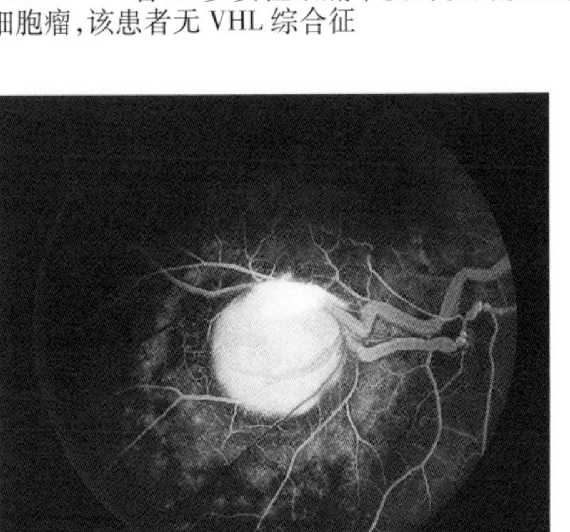

图 20.45　图 20.44 中病灶的眼底荧光造影，显示典型的视网膜血管母细胞瘤的特征性表现

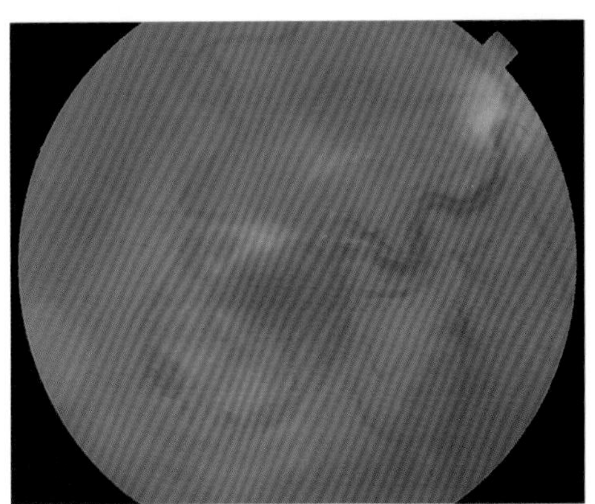

图 20.46　图 20.44 中病灶 9 年后的眼底照相，显示病灶的扩大。该患者进行了敷贴放疗

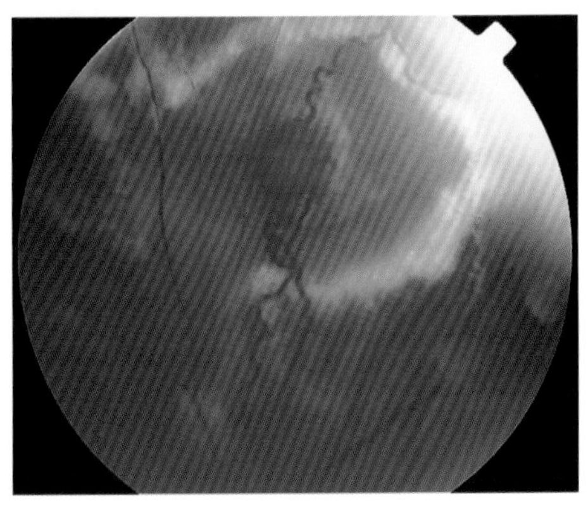

图 20.47　31 岁男性上方的视网膜血管母细胞瘤，该患者有 Marshall-Stickler 综合征，但没有 VHL 综合征

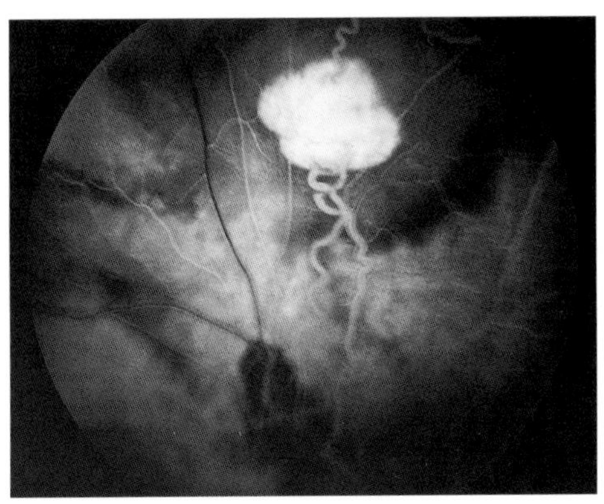

图 20.48　图 20.47 中病灶的眼底荧光造影，显示高荧光的瘤体及扩张的滋养动脉和引流静脉

视网膜血管母细胞瘤:眼底激光光凝治疗

如果小的视网膜血管母细胞瘤可通过眼底光凝控制,那么渗出性黄斑病变及视网膜脱离等并发症就可以逆转或避免。眼底光凝通常需要 1~3 次、每次相距 2~3 个月的治疗来达到满意结果。光凝的方法已在文献里报告,此处简要阐述。

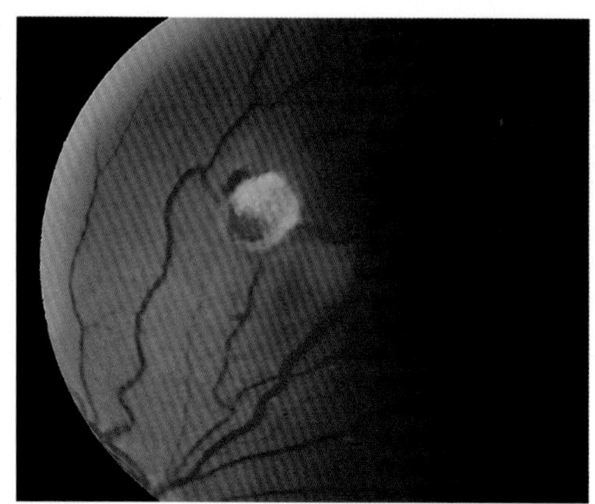

图 20.49 一名 42 岁男性中呈渐近性生长的小视网膜血管母细胞瘤

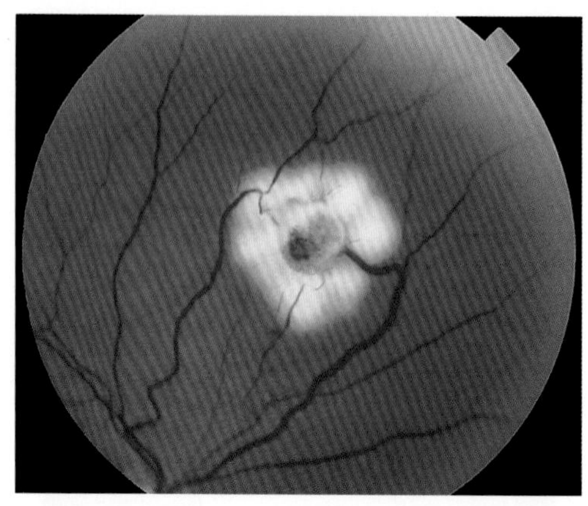

图 20.50 图 20.49 中的病灶行光凝术后的即刻表现。上方的滋养动脉已经闭塞,但是下方的引流静脉仍然很明显。在后续激光治疗中,对动脉再次行光凝治疗,随后静脉予以闭塞

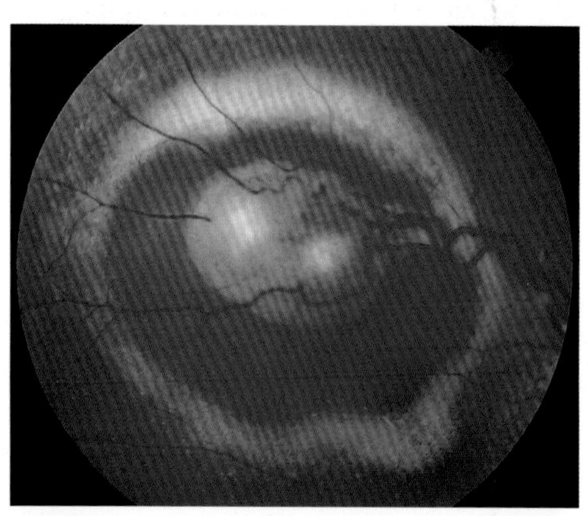

图 20.51 一例 5 岁男孩的中心凹颞上方视网膜血管母细胞瘤,注意环状渗出灶累及中心凹,导致视力降至 20/100

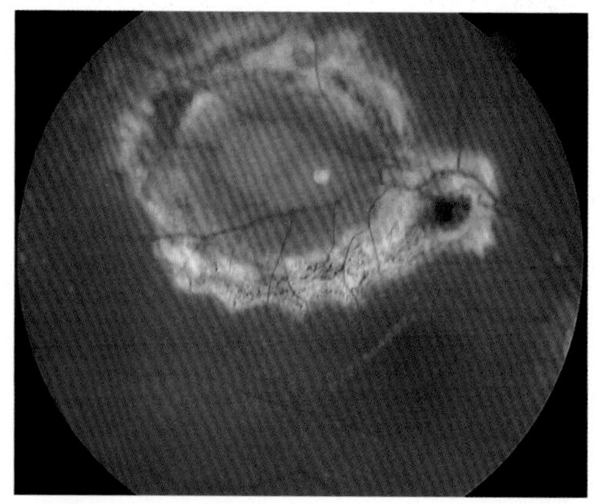

图 20.52 病灶激光光凝后的表现,显示渗出灶吸收。视力回升到 20/30

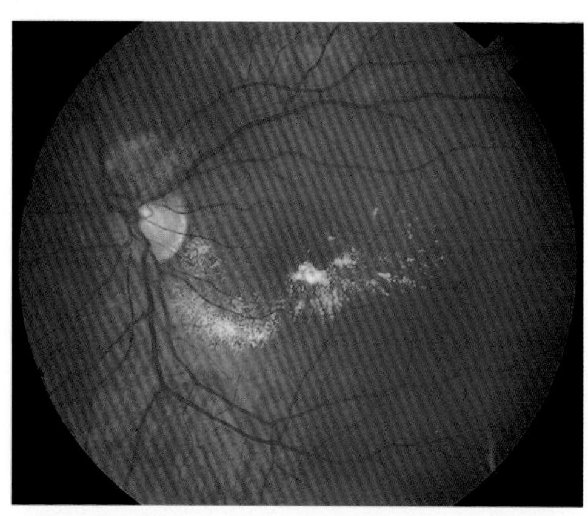

图 20.53 位于上方盘缘的小视网膜血管母细胞瘤,伴随中心凹渗出。该肿瘤进行了表面光凝治疗

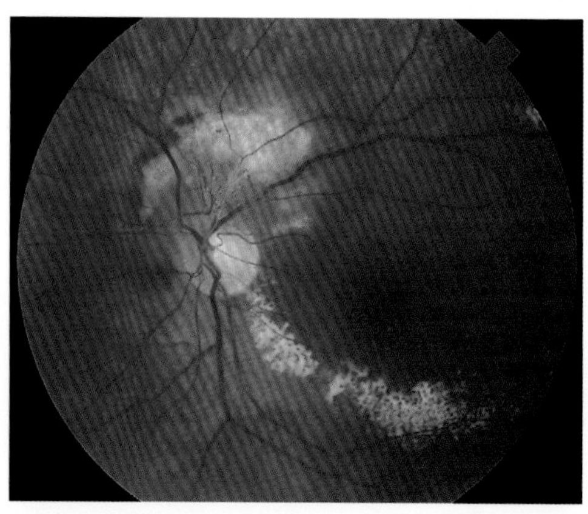

图 20.54 3 年后中心凹渗出灶吸收,视力提高,残留下方环状渗出灶

视网膜血管母细胞瘤：冷冻治疗

冷冻治疗可应用于位于周边较大的视网膜血管母细胞瘤，一般采用三次冻-融技术，等待至少 2～3 个月，如有必要再行下一次治疗。下面是一个成功的案例。

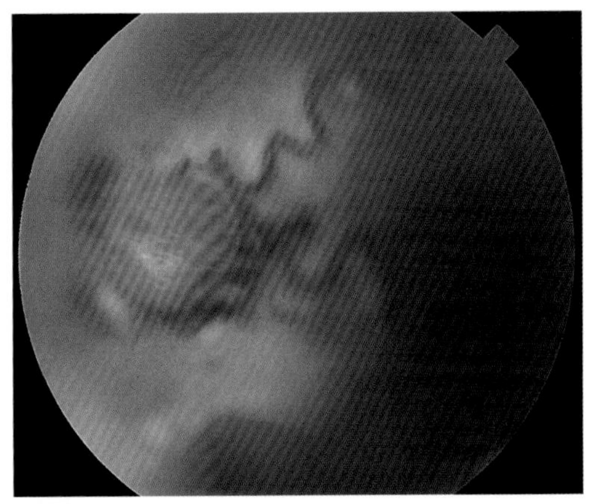

图 20.55 右眼颞侧赤道部带蒂的视网膜血管母细胞瘤

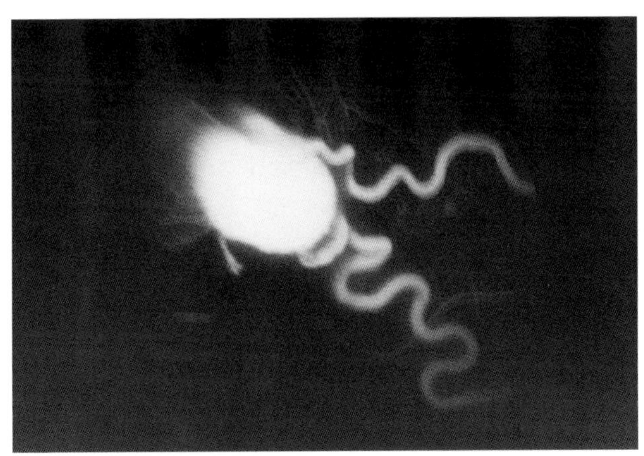

图 20.56 静脉期眼底荧光造影

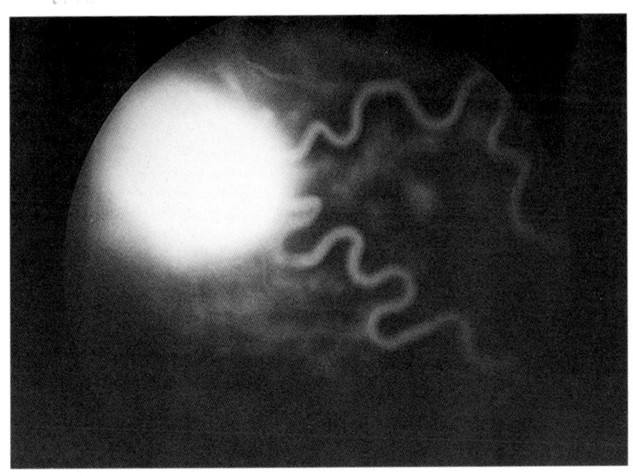

图 20.57 晚期荧光造影，显示瘤体显著高荧光及染料渗漏入玻璃体腔

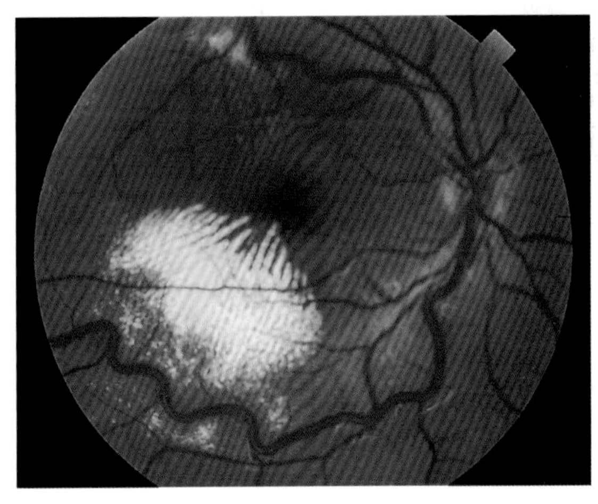

图 20.58 同一患眼，显示中心凹的黄色网膜内渗出灶

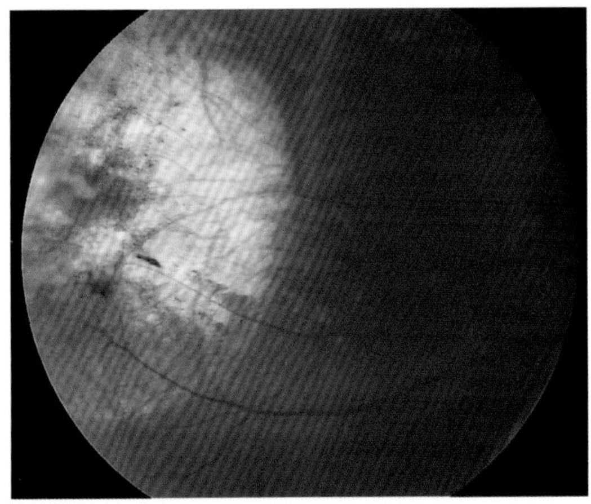

图 20.59 周边肿瘤行两次冷冻治疗后的表现，瘤体完全消退

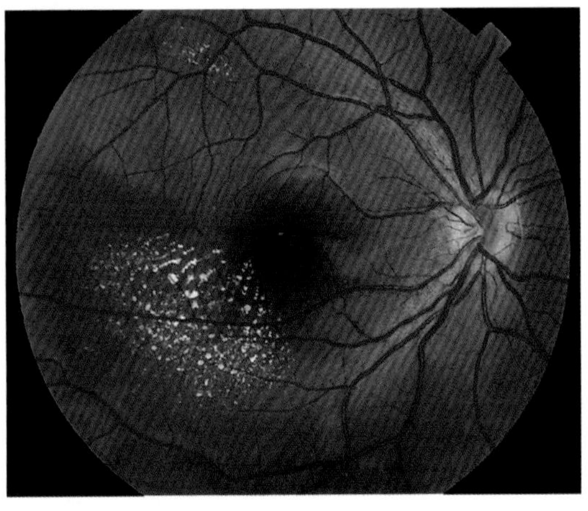

图 20.60 首次冷冻治疗 10 个月后黄斑部的表现，显示黄斑区渗出的吸收，最终完全消退

视网膜血管母细胞瘤：冷冻治疗

在视网膜毛细血管瘤的成功治疗之后，视网膜血管的大小和结构都可回归正常。

Shields JA. Response of retinal hemangioblastoma to cryotherapy. *Arch Ophthalmol* 1993;111:551.

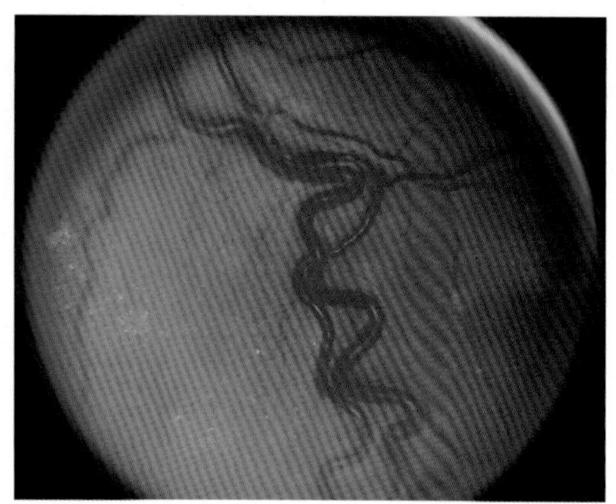

图 20.61 13 岁女孩眼底下方可见扩张扭曲的视网膜血管

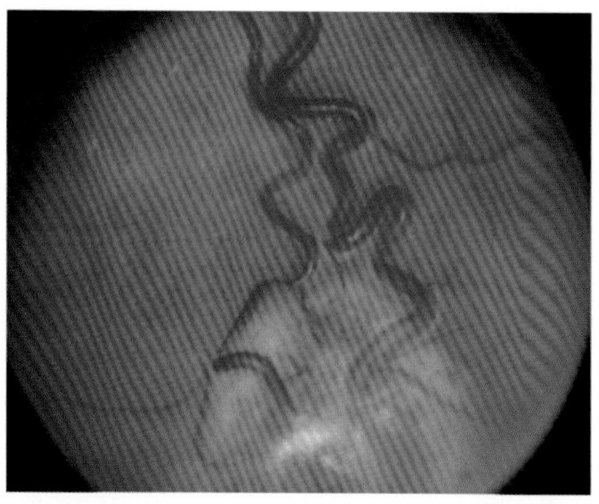

图 20.62 扩张的血管长入下方赤道部的红色视网膜肿瘤中

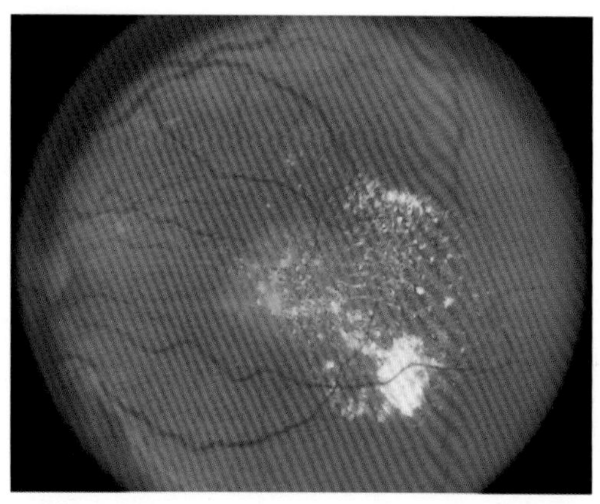

图 20.63 同一患者黄斑渗出，视力为 20/200

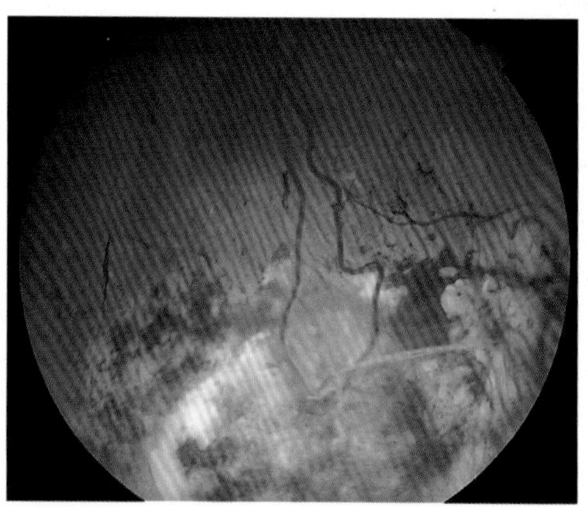

图 20.64 图 20.62 中病灶区域，冷冻治疗后瘤体完全消失

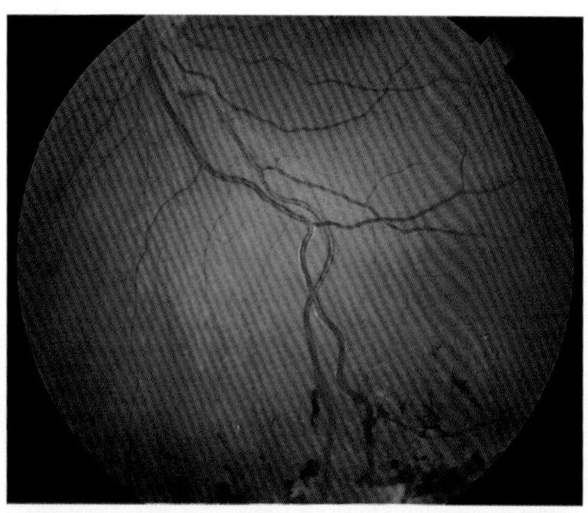

图 20.65 图 20.61 中所示的区域，视网膜血管在经过瘤体冷冻治疗后回归正常大小和分布

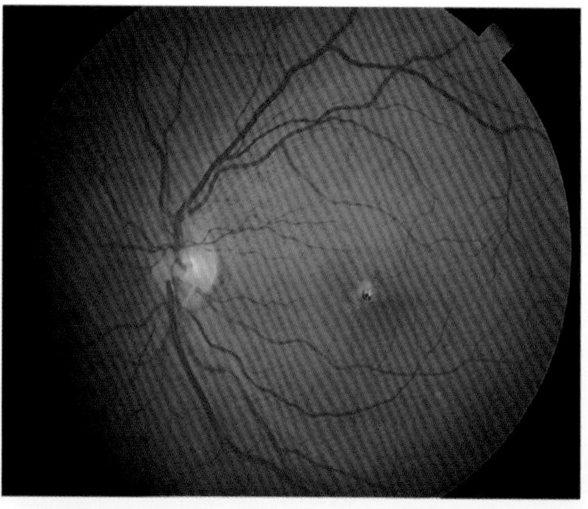

图 20.66 瘤体冷冻治疗后的黄斑区，注意图 20.63 中黄斑区渗出灶已经吸收，可见视网膜色素上皮改变。视力提升至 6/6(20/20) 且在治疗后 23 年间一直维持正常

视网膜血管母细胞瘤：光动力学治疗

某些视网膜血管母细胞瘤可以通过光动力学疗法来治疗，其方法与年龄相关性黄斑变性的治疗类似。下面的这个病例描述了治疗前后临床和 OCT 的表现。

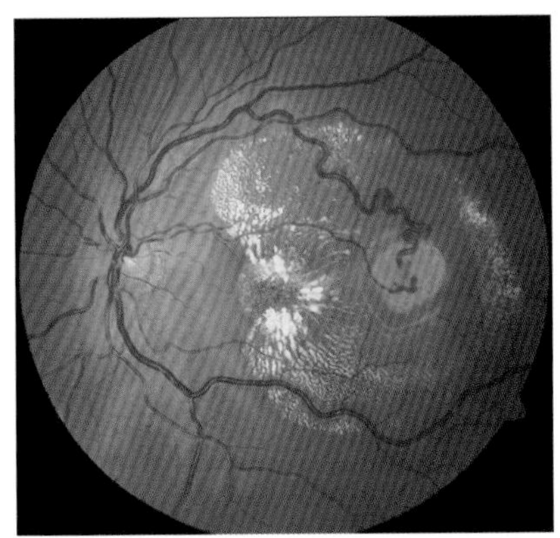

图 20.67　黄斑颞侧视网膜血管母细胞瘤，伴渗出性视网膜病变

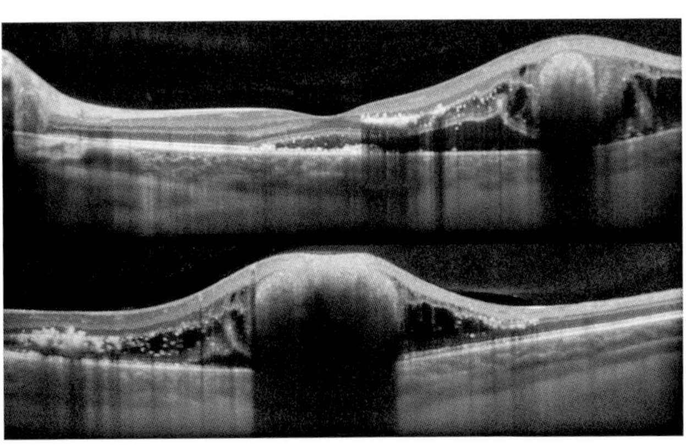

图 20.68　OCT 显示网膜内及网膜下积液，通过视网膜血管母细胞瘤边缘（上图）及瘤体的图像显示了肿块为位于视网膜外层的光学致密影

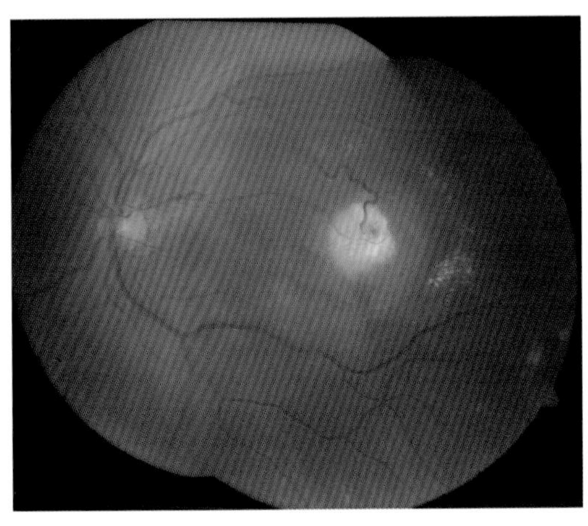

图 20.69　经过几个疗程光动力学治疗和抗 VEGF 药物治疗后，瘤体退化、渗出吸收

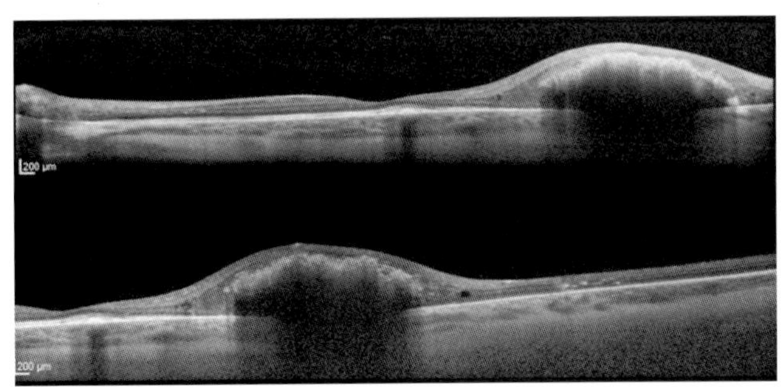

图 20.70　治疗后 OCT，显示平复、变薄的视网膜（上图），其间可见致密肿物影（上图及下图）

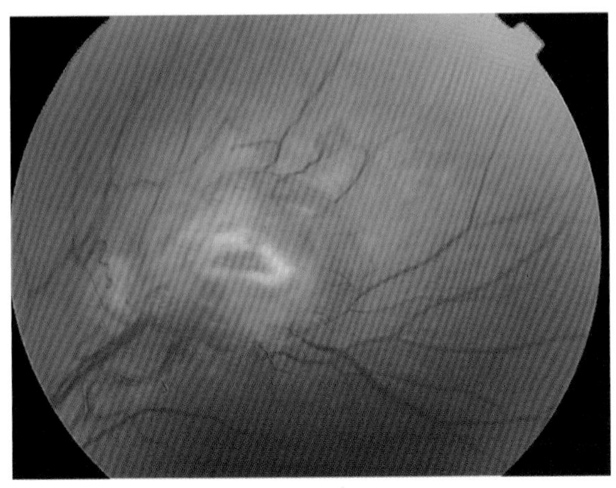

图 20.71　合并有 VHL 综合征的青少年女性患者，眼底可见位于上方血管弓旁的视网膜血管母细胞瘤，注意主体病变旁紧邻的小肿瘤

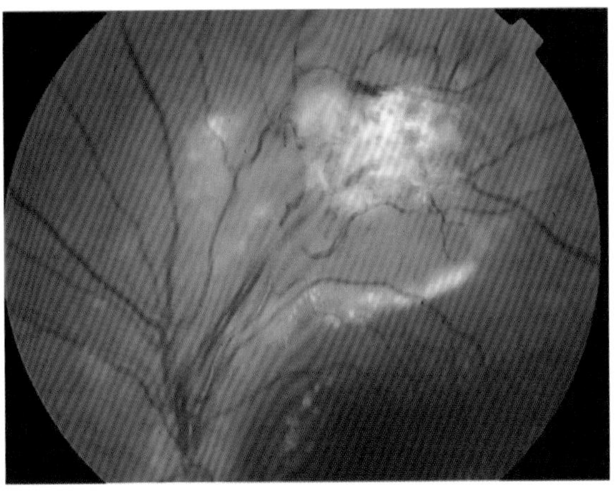

图 20.72　经过光动力治疗后瘤体消退

视网膜海绵状血管瘤

总论

视网膜海绵状血管瘤是一种良性的血管性肿瘤，通常见于儿童或年轻人(1-30)。它可以孤立单发也可以作为眼-神经-皮肤综合征的组成部分。后者是一种常染色体显性遗传疾病，与类似的中枢神经系统血管异常及一些皮肤血管畸形相关联。单发或多发视网膜海绵状血管瘤的患者需要常规排查皮肤及中枢神经系统病变，后者会导致颅内出血、小的中风、动眼神经麻痹及相关的表现和症状(8,9)。肝脏的血管瘤也可在这个综合征中发现。

视网膜及中枢神经系统海绵状血管瘤患者可检测到脑海绵状畸形(CCM)基因中某个基因的突变，这些基因包括 CCM/KRIT1、CCM2/ MGC4607 和 CCM3/PD-CD10(7)。CCM3 与儿童期较高的脑出血风险相关。

临床特征

临床上，视网膜海绵状血管瘤通常表现为视网膜周边的单个、紫蓝色无蒂肿瘤。相对少见的情况下肿瘤位于视盘旁或视盘上。与视网膜血管母细胞瘤不同的是，它不产生明显的视网膜渗出改变，且其中心位于视网膜静脉的走行上，不伴有扩张的视网膜滋养动脉。瘤体表面常有白色纤维胶质组织，可自发性产生，也可继发于瘤体旁的小片出血。一个常见的并发症是继发性胶质增生伴玻璃体视网膜牵拉，可导致中心凹移位以及视力丧失(1-6)。尽管视网膜海绵状血管瘤通常相对较小且较局限，但偶尔可非常大，并引发重大的并发症，包括严重的玻璃体积血和视网膜脱离(11,12)。我们观察到一名视网膜海绵状血管瘤患者，血管瘤生长的十分广泛，已经向前侵袭到虹膜根部，表现为前房积血以及玻璃体积血(11)。

尽管视网膜海绵状血管瘤通常被认为是这种常染色体显性遗传病的唯一眼部表现，但有文献报道了极少见的眼部特征，如脉络膜血管瘤以及眼黑色素细胞增多症(21)。

诊断方法

眼底荧光造影可以显示视网膜海绵状血管瘤典型的、即使不是诊断性的表现。在血管充盈期，瘤体持续低荧光，在静脉后期囊状动脉瘤开始逐渐荧光素充盈。最终上半部分的血管荧光充盈，而下半部分因血液积存而呈现低荧光。没有或仅极少量晚期染料渗漏。这种浆血和荧光素-血界面是视网膜海绵状血管瘤非常特征性的表现，并且与视网膜血管母细胞瘤及其他视网膜血管性病变有很大区别。

病理学特征

组织病理学上，视网膜海绵状血管瘤由基本正常的视网膜静脉聚集而成，有时可形成清晰的宽基底或轻微隆起的视网膜肿瘤。继发性视网膜胶质增生在电镜下被发现由胶质丝构成(10,11)。

治疗

大多数视网膜海绵状血管瘤相对静止，不需要特别治疗。其主要并发症为玻璃体积血，相对来说也不常见。在一些广泛玻璃体积血的病例中，可行剥膜术同时采用玻璃体切除术来清除积血。激光或冷冻治疗肿瘤的作用并未明确，但它们可以被用来治疗复发性出血的病例。

参考文献

病例系列/综述

1. Gass JD. Cavernous hemangioma of the retina. A neuro-oculocutaneous syndrome. *Am J Ophthalmol* 1971;71:799–814.
2. Messmer E, Laqua H, Wessing A, et al. Nine cases of cavernous hemangioma of the retina. *Am J Ophthalmol* 1983;95:383–390.
3. Heimann H, Damato B. Congenital vascular malformations of the retina and choroid. *Eye (Lond)* 2010;24(3):459–467.
4. Bottoni F, Canevini MP, Canger R, et al. Twin vessels in familial retinal cavernous hemangioma. *Am J Ophthalmol* 1990;109(3):285–289.
5. Sarraf D, Payne AM, Kitchen ND, et al. Familial cavernous hemangioma: an expanding ocular spectrum. *Arch Ophthalmol* 2000;118:969–973.
6. Giuffre G. Cavernous hemangioma of the retina and retinal telangiectasis. Distinct or related vascular malformations? *Retina* 1985;5:221–224.

遗传学

7. Couteulx SL, Brezin AP, Fontaine B, et al. A novel KRIT1/CCM1 truncating mutation in a patient with cerebral and retinal cavernous angiomas. *Arch Ophthalmol* 2002; 120:217–218.

影像学

8. Schwartz AC, Weaver RG Jr, Bloomfield R, et al. Cavernous hemangioma of the retina, cutaneous angiomas, and intracranial vascular lesion by computed tomography and nuclear magnetic resonance imaging. *Am J Ophthalmol* 1984;98:483–487.
9. Pancurak J, Goldberg MF, Frenkel M, et al. Cavernous hemangioma of the retina. Genetic and central nervous system involvement. *Retina* 1985;5:215–220.

病理

10. Messmer E, Font RL, Laqua H, et al. Cavernous hemangioma of the retina. Immunohistochemical and ultrastructural observations. *Arch Ophthalmol* 1984;102:413–418.
11. Shields JA, Eagle RC Jr, Shields CL, et al. Retinal cavernous hemangioma. Fifty-two years clinical follow up with clinicopathologic correlation. *Retina* 2014;34:1253–1257.

视网膜海绵状血管瘤

治疗

12. Haller JA, Knox DL. Vitrectomy for persistent vitreous hemorrhage from a cavernous hemangioma of the optic disk. *Am J Ophthalmol* 1993;116(1):106–107.

病例报告

13. Klein M, Goldberg MF, Cotlier E. Cavernous hemangioma of the retina: report of four cases. *Ann Ophthalmol* 1975;7:1213–1221.
14. Lewis RA, Cohen MH, Wise GN. Cavernous haemangioma of the retina and optic disc. A report of three cases and a review of the literature. *Br J Ophthalmol* 1975;59:522–534.
15. Colvard DM, Robertson DM, Trautmann JC. Cavernous hemangioma of the retina. *Arch Ophthalmol* 1978;96:2042–2044.
16. Goldberg RE, Pheasant TR, Shields JA. Cavernous hemangioma of the retina. A four-generation pedigree with neuro-oculocutaneous involvement and an example of bilateral retinal involvement. *Arch Ophthalmol* 1979;97:2321–2324.
17. Moffat KP, Lee MS, Ghosh M. Retinal cavernous hemangioma. *Can J Ophthalmol* 1988;23:133–135.
18. Mansour AM, Jampol LM, Hrisomalos NF, et al. Case report. Cavernous hemangioma of the optic disc. *Arch Ophthalmol* 1988;106:22.
19. Yamaguchi K, Yamaguchi K, Tamai M. Cavernous hemangioma of the retina in a pediatric patient. *Ophthalmologica* 1988;197:127–129.
20. Backhouse O, O'Neill D. Cavernous haemangioma of retina and skin. *Eye* 1998;12:1027–1028.
21. Zografos L, Gonvers M. Ocular melanocytosis and cavernous haemangioma of the optic disc. *Br J Ophthalmol* 1994;78:73–74.
22. Kushner MS, Jampol LM, Haller JA. Cavernous hemangioma of the optic nerve. *Retina* 1994;14:359–361.
23. Drigo P, Battistella PA, Mammi I. Familial cerebral, hepatic, and retinal cavernous angiomas. *Childs Nerv Syst* 1995;11:65.
24. Isola VM. Hemangioma of the ciliary body: a case report and review of the literature. *Ophthalmologica* 1996;210(4):239–243.
25. Bell D, Yang HK, O'Brien C. A case of bilateral cavernous hemangioma associated with intracerebral hemangioma. *Arch Ophthalmol* 1997;115:818–819.
26. Naftchi S, la Cour M. A case of central visual loss in a child due to macular cavernous haemangioma of the retina. *Acta Ophthalmol Scand* 2002;80(5):550–552.
27. Hewick S, Lois N, Olson JA. Circumferential peripheral retinal cavernous hemangioma. *Arch Ophthalmol* 2004;122(10):1557–1560.
28. Patikulsila D, Visaetsilpanonta S, Sinclair SH, et al. Cavernous hemangioma of the optic disk. *Retina* 2007;27(3):391–392.
29. Chen L, Huang L, Zhang G, et al. Cavernous hemangioma of the retina. *Can J Ophthalmol* 2008;43(6):718–720.
30. Velazquez-Martin JP, Domville D, Fulda E, et al. Peripheral capillary nonperfusion and vitreolesional adhesion in retinal cavernous hemangioma. *Retina* 2013;33(3):666–667.

视网膜海绵状血管瘤:临床表现的差异

视网膜海绵状血管瘤的临床表现在病例之间可有巨大差异,从不易察觉的动脉瘤簇到紫红色的巨大瘤体。较大病变处的纤维胶质组织可对视网膜造成很大的牵拉。

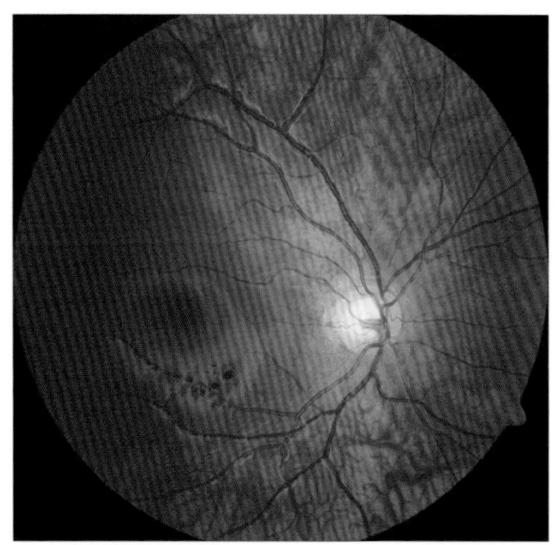

图 20.73 黄斑区小的视网膜海绵状血管瘤

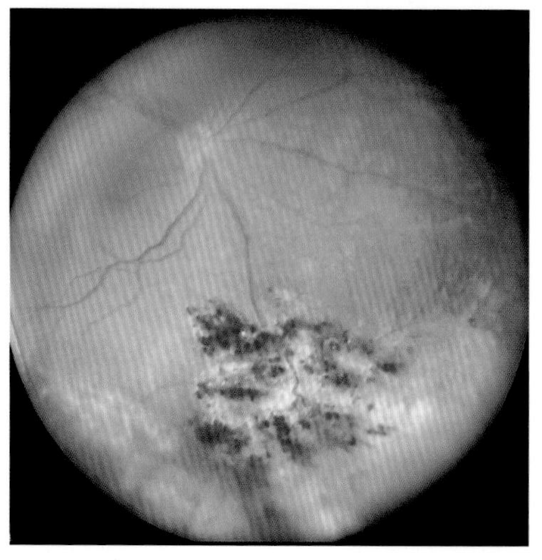

图 20.74 视网膜广角照相显示周边视网膜海绵状血管瘤,其上可见玻璃体纤维化覆盖

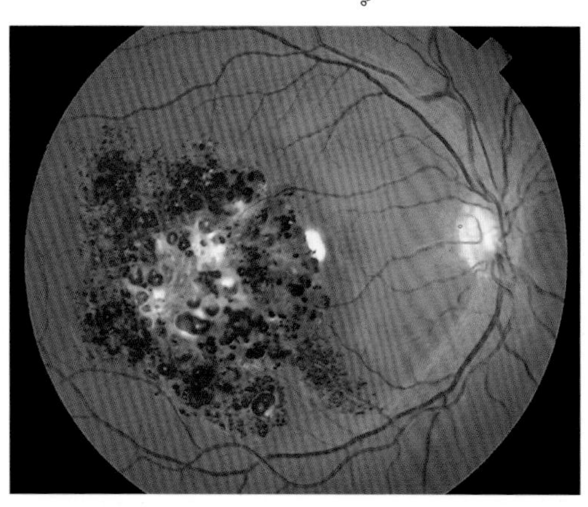

图 20.75 中心位于黄斑区的视网膜海绵状血管瘤

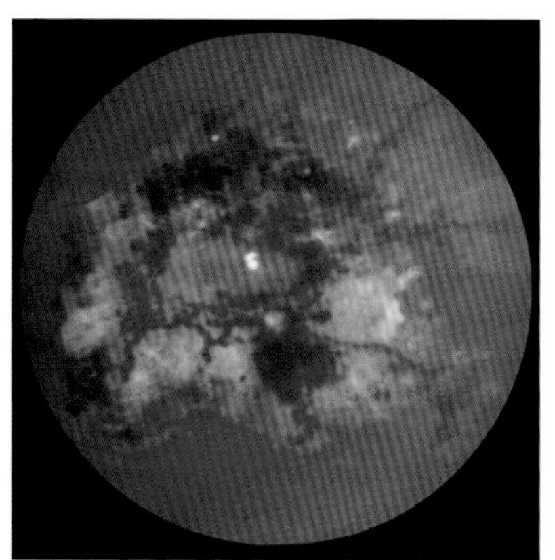

图 20.76 位于黄斑区颞侧的视网膜海绵状血管瘤

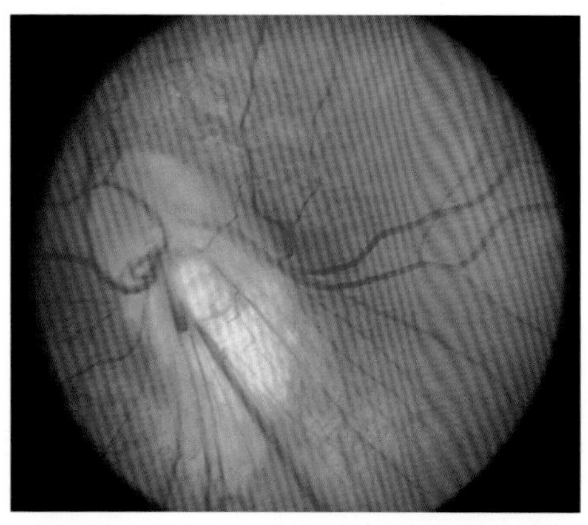

图 20.77 继发于视网膜海绵状血管瘤的视网膜牵引。后极部照片显示视网膜皱褶向视盘颞下方延伸

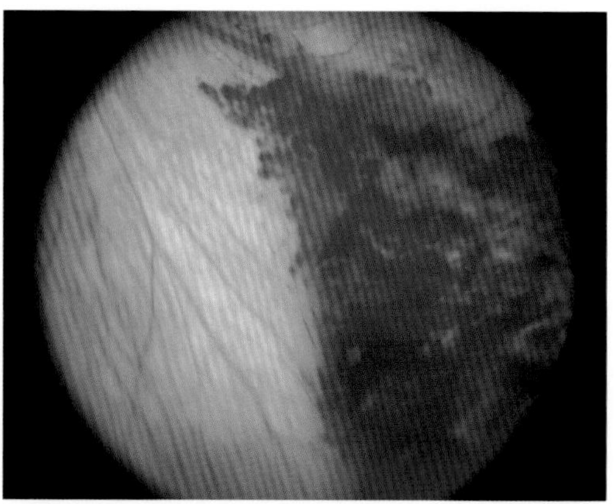

图 20.78 图 20.77 所示患眼中,位于周边部的大视网膜海绵状血管瘤,瘤体上的胶质组织导致了视网膜的牵拉

视网膜海绵状血管瘤:52 年随访和临床病理相关性

出生即表现为前房积血的一名患者,在随后的眼底检查发现视网膜巨大视网膜海绵状血管瘤。在 52 年的随访过程中,该患者经历了反复的前房积血、白内障摘除、继发性青光眼,最终因为持续性疼痛不得不行眼摘术。临床病理的相关性证实了视网膜海绵状血管瘤的诊断。

Shields JA, Eagle RC Jr, Shields CL, et al. Retinal cavernous hemangioma. Fifty-two years clinical follow up with clinicopathologic correlation. *Retina* 2014;34:1253-1257.

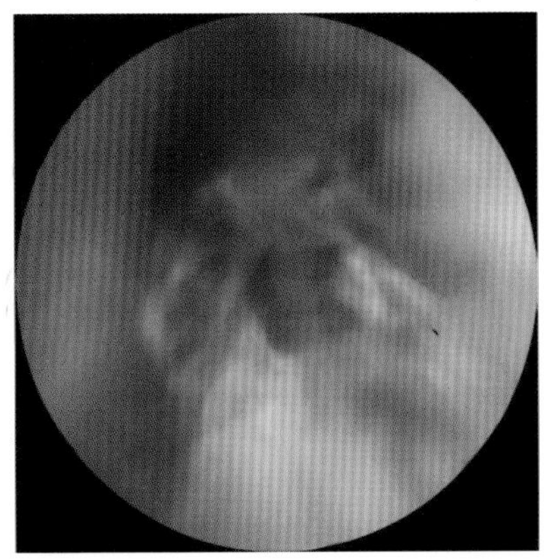

图 20.79 巨大周边视网膜海绵状血管瘤伴随广泛玻璃体积血,患者出生时即有前房积血,是由于病灶向前延伸侵犯睫状体造成

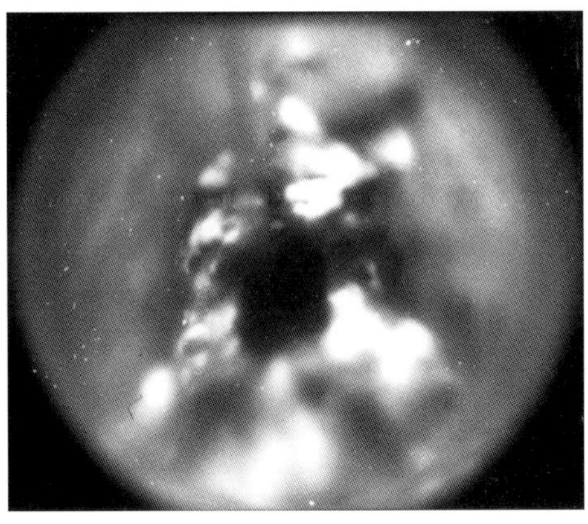

图 20.80 静脉期荧光造影显示瘤体低荧光及海绵区的高荧光

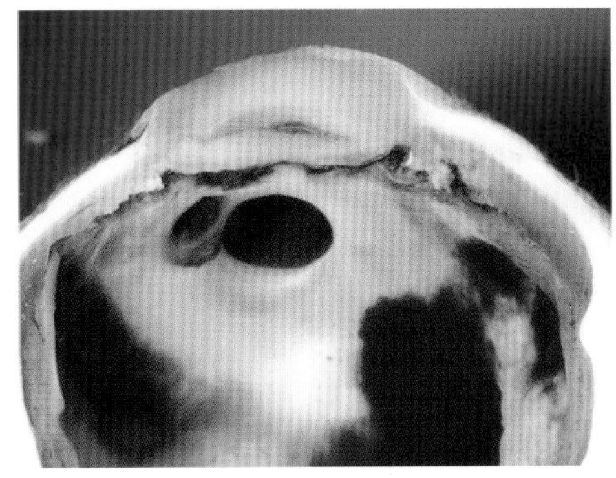

图 20.81 继发青光眼及持续疼痛后患眼被摘除。眼球大体切面外观显示了赤道部前的视网膜白色纤维组织,及赤道部后的红色血管组织

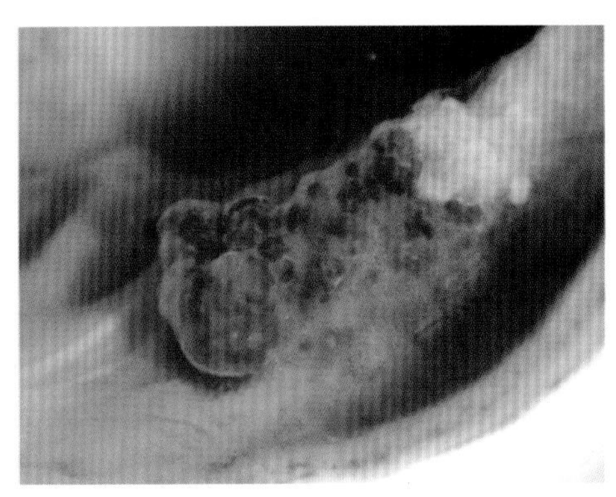

图 20.82 多叶状的视网膜海绵状血管瘤的大体观

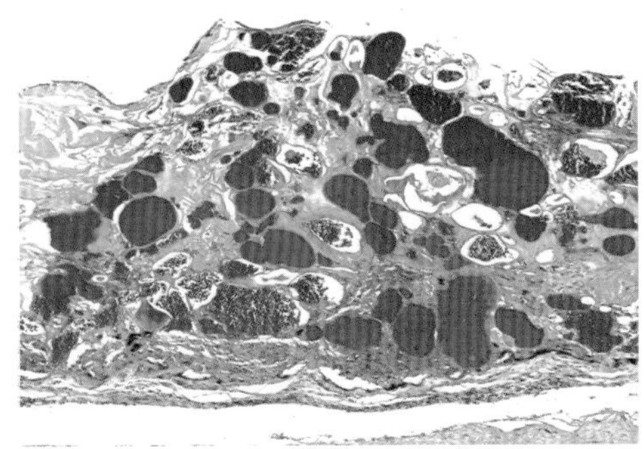

图 20.83 通过视网膜海绵状血管瘤的切片显示大而充血的血管侵犯了视网膜全层。(苏木精-伊红染色×10)

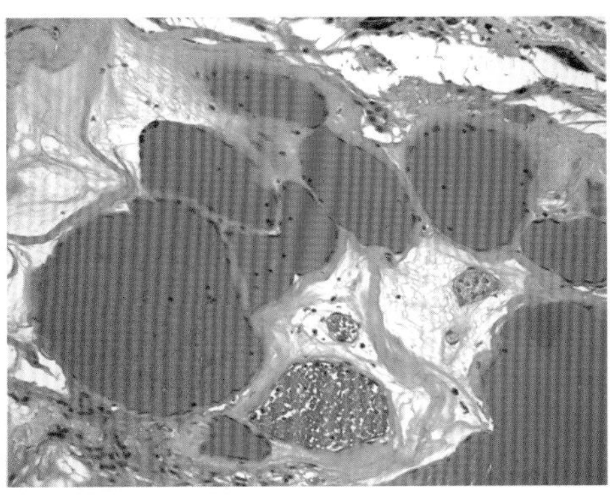

图 20.84 通过视网膜海绵状血管瘤的高倍镜下图像显示血液充盈的血管腔,管腔壁由菲薄的内皮细胞组成。(苏木精-伊红染色×50)

视网膜海绵状血管瘤：荧光造影表现

视网膜海绵状血管瘤在荧光造影中的表现十分有特征性。病变通常在动脉充盈期显示低荧光，静脉晚期与再循环期荧光素在动脉瘤中缓慢充盈。这是由于病变位于循环的静脉侧，血流十分缓慢，几乎停滞。

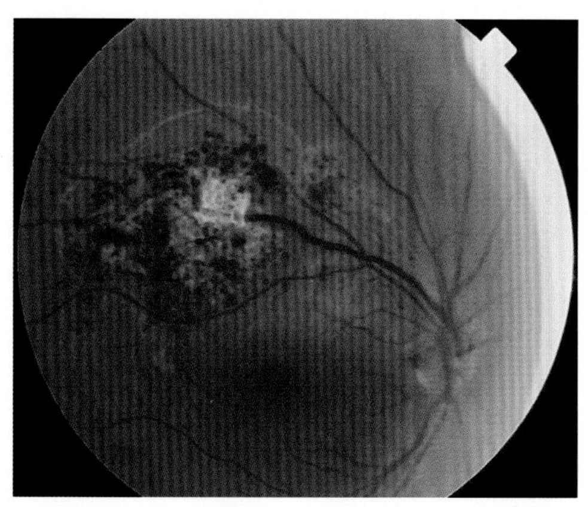

图 20.85 一名年轻女性位于颞上方视网膜血管弓的视网膜海绵状血管瘤。她的脑部有个类似的血管病变，同时还有一侧的手臂和手发育不良。她在 30 岁时发生了脑血管意外

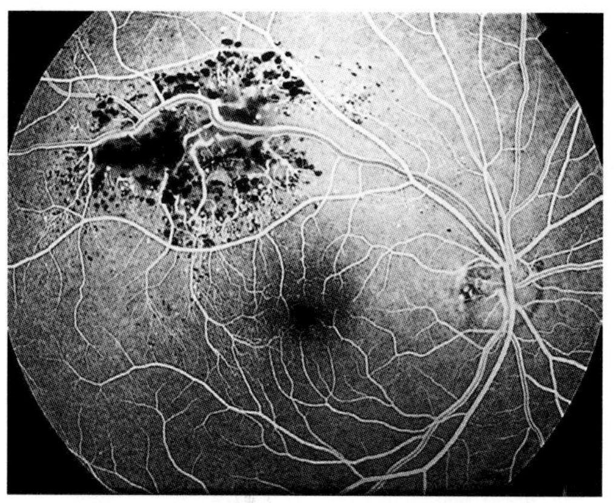

图 20.86 静脉层流期荧光造影显示瘤体内的广泛低荧光

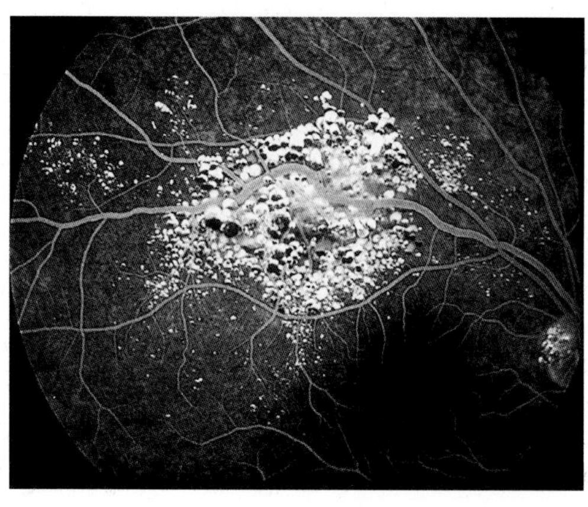

图 20.87 晚期荧光造影显示动脉瘤内典型的上半部分高荧光、下半部分低荧光的改变

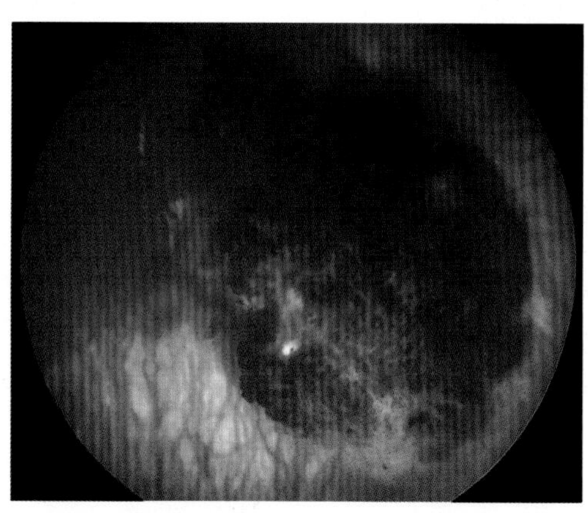

图 20.88 大的球形视网膜海绵状血管瘤，与视网膜出血表现类似

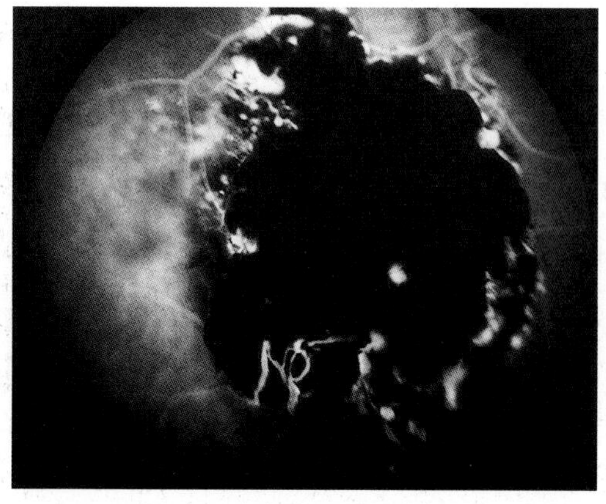

图 20.89 图 20.88 病变的荧光造影表现，显示病变早期低荧光

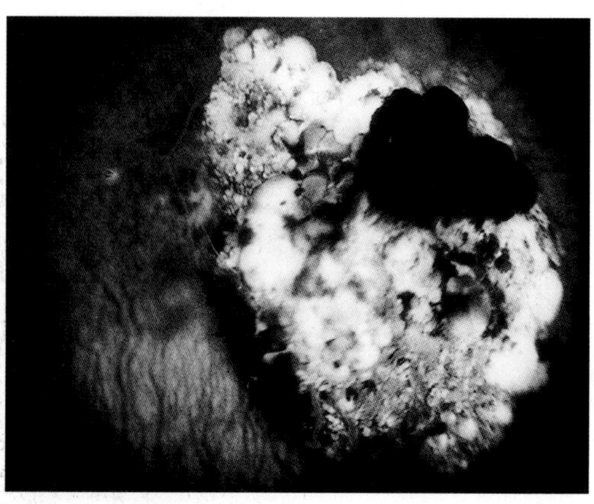

图 20.90 晚期荧光造影显示动脉瘤的高荧光，与单纯出血引起的持续低荧光明显不同

累及视盘的视网膜海绵状血管瘤

1. Drummond JW, Hall DL, Steen WH Jr, et al. Cavernous hemangioma of the optic disc. *Ann Ophthalmol* 1980;12:1017-1018.
2. Patikalsila D, Visaetsilpanonta S, Sinclair SH, et al. Cavernous hemangioma of the optic disc: a case report. *Retina* 2007;27:391-392.

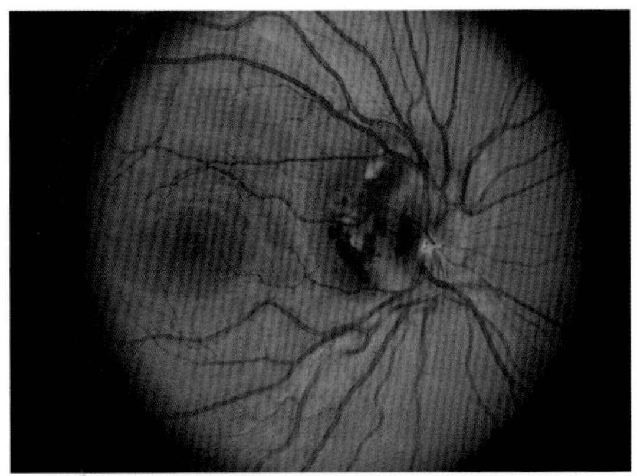

图 20.91　视网膜海绵状血管瘤累及颞侧视盘。(Jerry Drummond 医师提供)

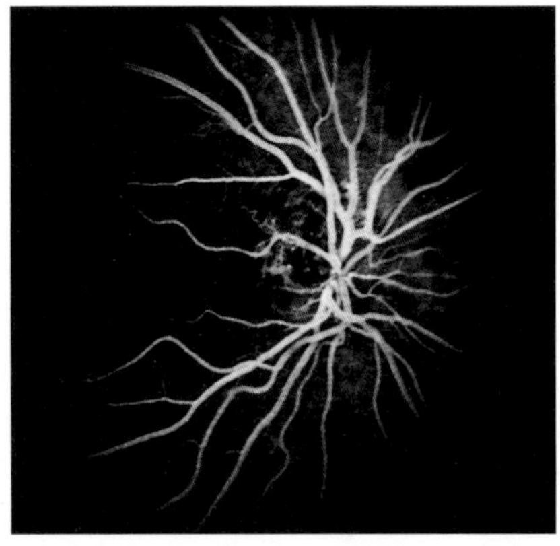

图 20.92　图 20.91 中患者的荧光造影血管充盈期显示瘤体低荧光改变。(Jerry Drummond 医师提供)

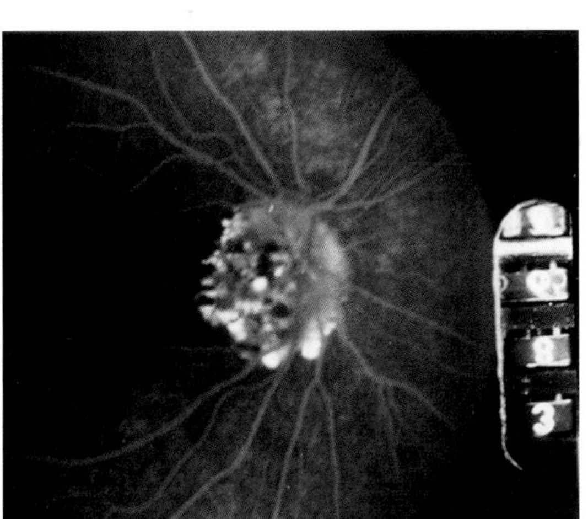

图 20.93　同一患者的晚期荧光造影显示特征性动脉瘤高荧光改变

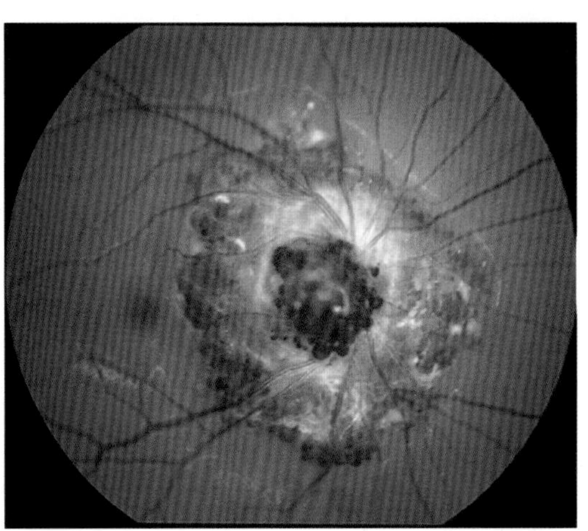

图 20.94　中心位于视盘的巨大视网膜海绵状血管瘤

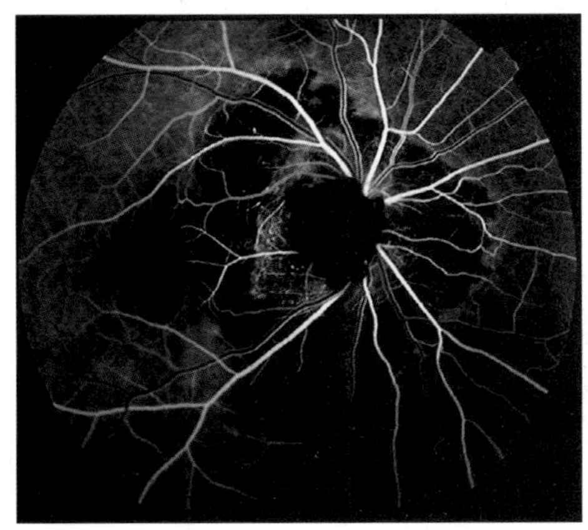

图 20.95　图 20.94 中的病变静脉期荧光造影表现，注意瘤体低荧光，与视网膜血管母细胞瘤的早期高荧光不同

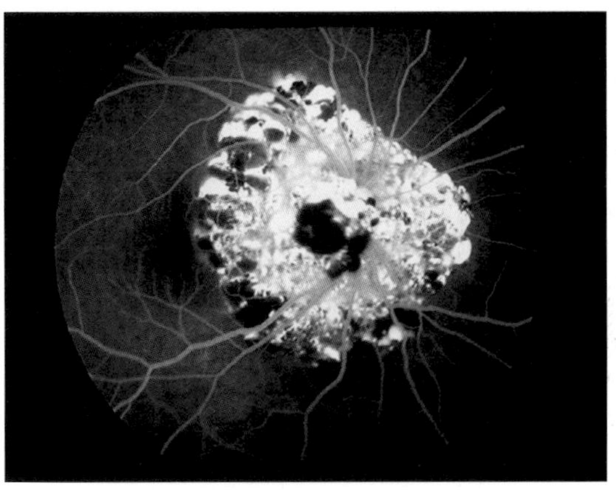

图 20.96　同一病灶的晚期荧光造影表现，显示动脉瘤高荧光同时呈现荧光素-血液平面，这是视网膜海绵状血管瘤的特征性改变

与中枢神经系统和皮肤血管异常相关的家族性视网膜海绵状血管瘤

视网膜海绵状血管瘤病常常是家族性眼-神经-皮肤综合征的一部分，在中枢神经系统和皮肤伴随有类似的血管性病变。

Goldberg RE, Pheasant TR, Shields JA. Cavernous hemangioma of the retina. A four-generation pedigree with neuro-oculocutaneous involvement and an example of bilateral retinal involvement. *Arch Ophthalmol* 1979;97:2321-2324.

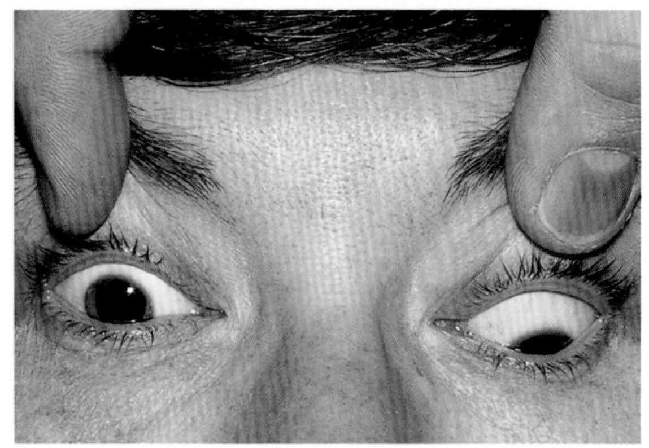

图 20.97　一名中年妇女因右动眼神经麻痹就诊，注意右眼下转受限。基于以下描述的家族性表现，我们认为神经麻痹继发于一个小的颅内血管异常出血

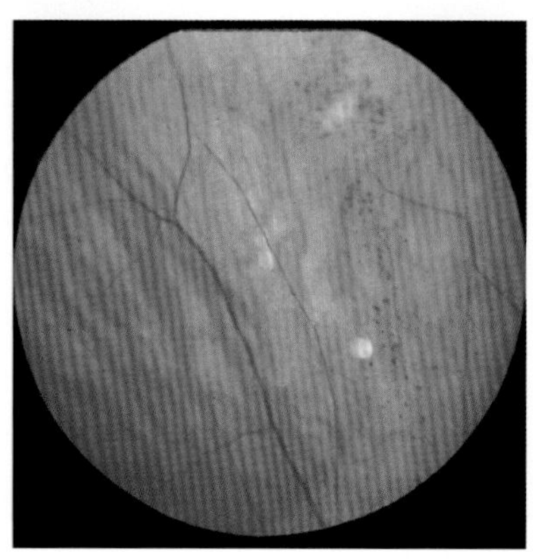

图 20.98　图 20.97 患者的上方眼底图，显示数个细微的视网膜血管瘤

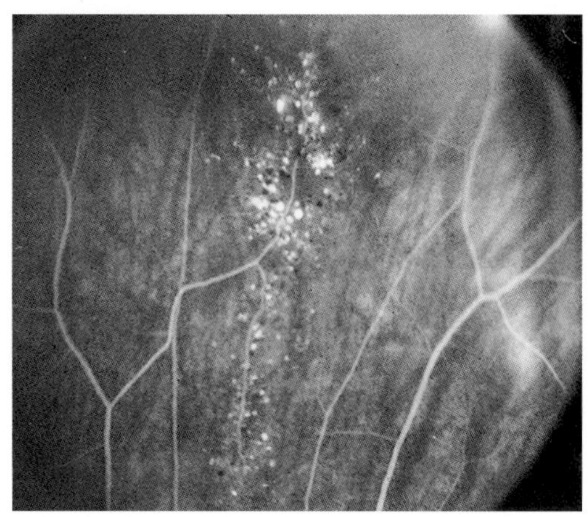

图 20.99　图 20.98 中荧光造影晚期显示典型的静脉血管瘤

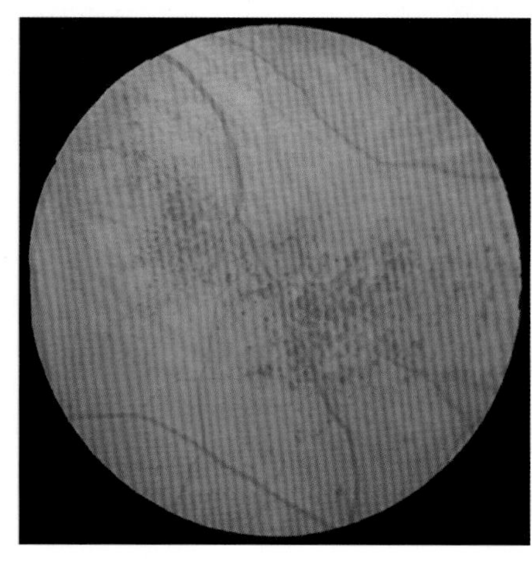

图 20.100　该患者女儿的右眼底显示多发的小视网膜海绵状血管瘤

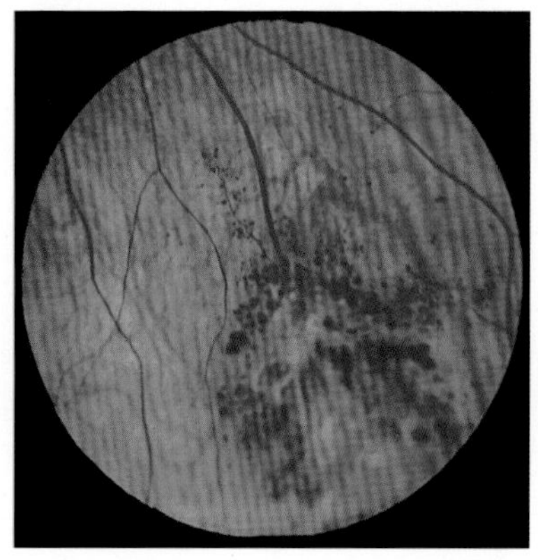

图 20.101　患者女儿的左眼底显示更显著的视网膜海绵状血管瘤病变

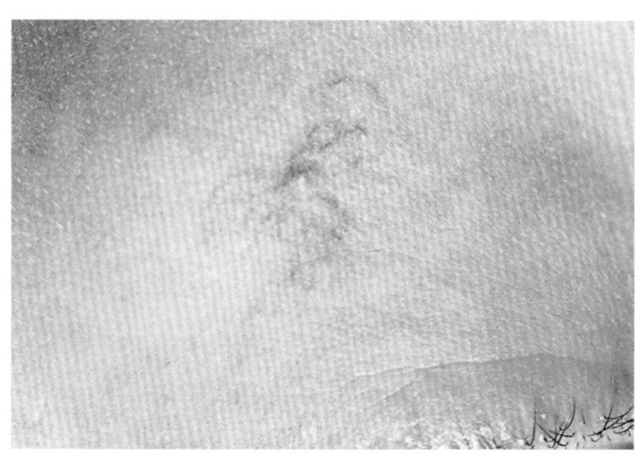

图 20.102　患者女儿的不易察觉的皮肤血管瘤

视网膜蔓状血管瘤

总论

视网膜蔓状(曲张的)血管瘤并不是真正的肿瘤。它是一种良性视网膜动静脉(AV)交通,可为单独的孤立性病变,或作为 Wyburn-Mason 综合征的组成部分(1-15)。视网膜蔓状血管瘤的患者需要全面检查和随访中脑、上颌、下颌、眼眶和其他易受累的区域。我们曾遇到过因口腔手术后过量出血,随后证实为 Wyburn-Mason 综合征从而发现视网膜病变的病例。

临床特征

Archer 等将视网膜动静脉交通分为三组:第一组的特征为大的交通血管中插入小动脉丛或异常毛细血管丛;第二组的典型表现是直接的动静脉交通,无毛细血管或小动脉介入;第三组包括更加复杂的动静脉交通支伴随严重的视力丧失(1)。严格定义上说,这些病变不能算是真正的肿瘤,它们并不表现为如动脉瘤一样的局限性的血管气球样扩张。临床上特征性表现为扩张的视网膜动脉与扩张的静脉直接沟通,通常无毛细血管床介入。异常的血管通常呈现均一性的扩张,但偶尔也可见受累血管的局灶性动脉瘤样扩张。它的表现可以从单纯动静脉交通到更为复杂的团状血管通道。经过多年的随访,病灶的形态也可能会发生变化(7)。在一些罕见的情况下,它可以产生玻璃体积血或视网膜分支静脉阻塞(10,13)。

诊断方法

诊断视网膜蔓状血管瘤最有效的辅助检查是荧光造影。荧光造影中动静脉沟通表现为迅速的荧光素通过而不伴有明显荧光素渗漏。MRI 可以排除 Wyburn-Mason 综合征中大脑及眼周区域类似的血管改变。OCT 显示不规则的视网膜表面,及对应着大血管的光学致密灶(12)。

病理特征

组织病理方面,视网膜蔓状血管瘤由神经视网膜中大而扩张的血管通道、以及除此之外正常的血管通道组成。曾有研究恒河猴中视网膜蔓状血管瘤的临床病理相关性的报道(6)。

治疗

大部分视网膜蔓状血管瘤不需要治疗。并发症的发生十分罕见,比如玻璃体积血和视网膜分支静脉阻塞。而这两种并发症根据临床情况都可以按照一般的的玻璃体积血和视网膜分支静脉阻塞来治疗。如果积血不能吸收,可以采取玻璃体切除术去除。

参考文献

病例系列/综述

1. Archer DB, Deutman A, Ernest JT, et al. Arteriovenous communications of the retina. *Am J Ophthalmol* 1973;75:224–241.

病例报告

2. Bech K, Jenson OA. Racemose haemangioma of the retina; two additional cases, including one with defects of the visual fields as a complication of arteriography. *Acta Ophthalmol (Copenh)* 1958;36(4):769–781.
3. Cameron ME, Greer CH. Congenital arteriovenous aneurysm of the retina: a post mortem report. *Br J Ophthalmol* 1968;52:768–772.
4. Hoyt WF, Cameron RB. Racemose angioma of the mandible, face, retina, and brain: report of case. *J Oral Surg* 1968;26:596–601.
5. Bernth-Petersen P. Racemose haemangioma of the retina. Report of three cases with long term follow-up. *Acta Ophthalmol (Copenh)* 1979;57:669–678.
6. Bellhorn RW, Friedman AH, Henkind P. Racemose (cirsoid) hemangioma in rhesus monkey retina. *Am J Ophthalmol* 1972;74:517–522.
7. Augsburger JJ, Goldberg RE, Shields JA, et al. Changing appearance of retinal arteriovenous malformation. *Graefes Clin Exp Ophthalmol* 1980;215:65–70.
8. Mansour AM, Wells CG, Jampol LM, et al. Ocular complications of arteriovenous communications of the retina. *Arch Ophthalmol* 1989;107: 232–236.
9. Bloom PA, Laidlaw A, Easty DL. Spontaneous development of retinal ischaemia and rubeosis in eyes with retinal racemose angioma. *Br J Ophthalmol* 1993;77:124–125.
10. Shah GK, Shields JA, Lanning R. Branch retinal vein obstruction secondary to retinal arteriovenous communication. *Am J Ophthalmol* 1998;126: 446–448.
11. Goh D, Malik NN, Gilvarry A. Retinal racemose haemangioma directly communicating with a intramuscular facial cavernous haemangioma. *Br J Ophthalmol* 2004; 88:840–842.
12. Materin MA, Shields CL, Marr BP, et al. Retinal racemose hemangioma. *Retina* 2005;25:936–937.
13. Papageorgiou KI, Ghazi-Nouri SM, Andreou PS. Vitreous and subretinal haemorrhage: an unusual complication of retinal racemose haemangioma. *Clin Exp Ophthalmol* 2006;34:176–177.
14. Yang C, Liu YL, Dou HL, et al. Unilateral hemi-central retinal vein obstruction associated with retinal racemose angioma. *Jpn J Ophthalmol* 2009;53(4):435–436.
15. Panagiotidis D, Karagiannis D, Tsoumpris I. Spontaneous development of macular ischemia in a case of racemose hemangioma. *Clin Ophthalmol* 2011;5:931–932.

视网膜蔓状血管瘤:临床特征

视网膜蔓状血管瘤(动静脉交通)的表现可从简单动静脉沟通到复杂的血管缠绕排列。

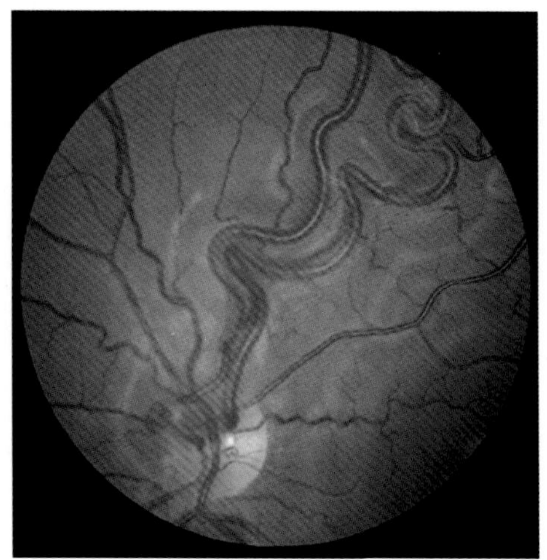

图 20.103 患儿视盘上方可见扩张的动静脉

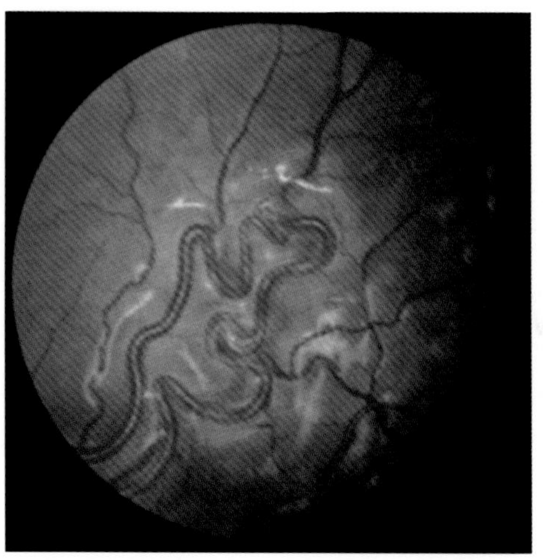

图 20.104 图 20.103 患者稍周边区域的眼底图显示动静脉沟通

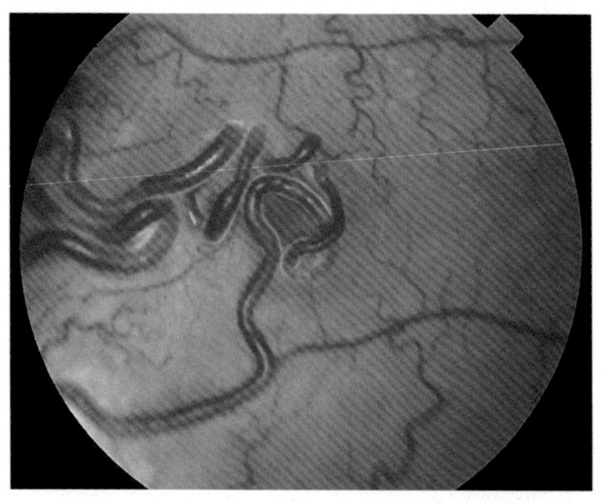

图 20.105 稍微复杂的视网膜蔓状血管瘤

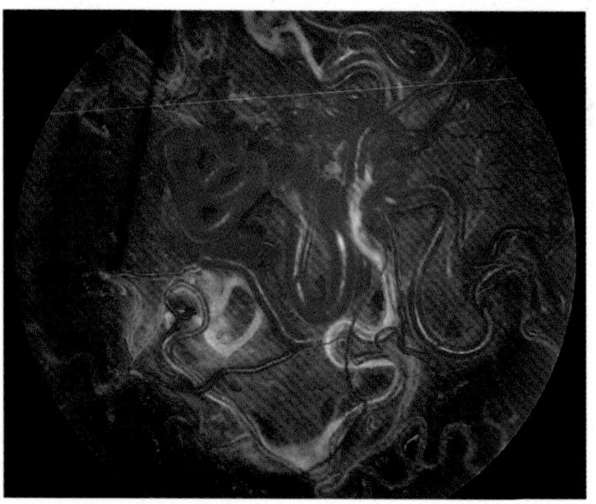

图 20.106 复杂视网膜蔓状血管瘤,伴部分视网膜血管硬化的白色外观

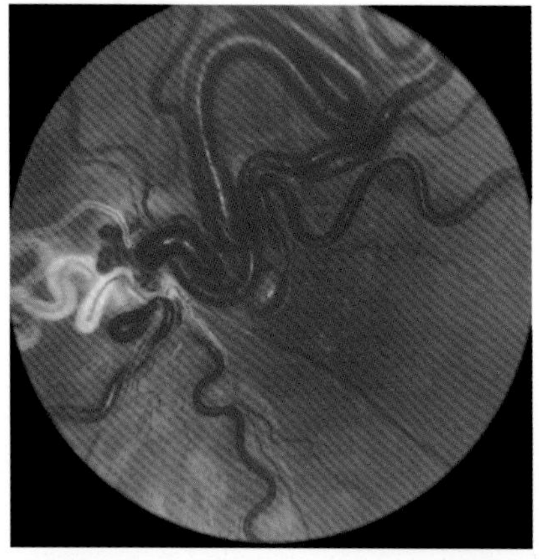

图 20.107 一名患有 Wyburn-Mason 综合征的 10 岁女童的眼底图,可见复杂视网膜蔓状血管瘤改变。她在口腔治疗后出现持续性出血,随后发现上颌有一个类似的复杂血管异常。几年后,她发生了中脑的类似病变导致的脑出血

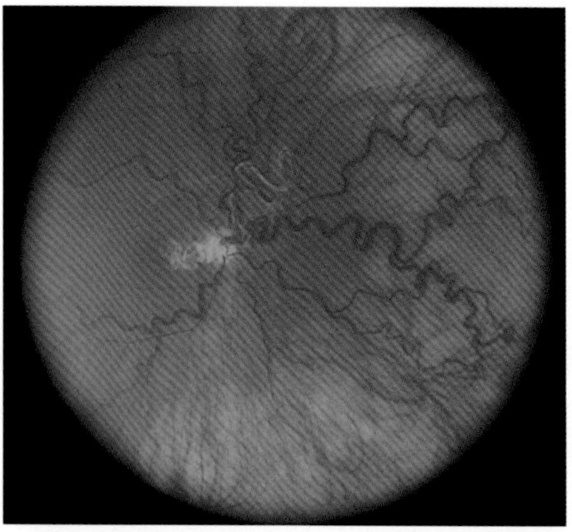

图 20.108 图 20.107 中病变的广角眼底图,显示了血管异常的全貌

视网膜蔓状血管瘤:荧光造影表现

大多数情况下,荧光造影表现为视网膜蔓状血管瘤中的血管快速充盈荧光素,但并不渗漏。

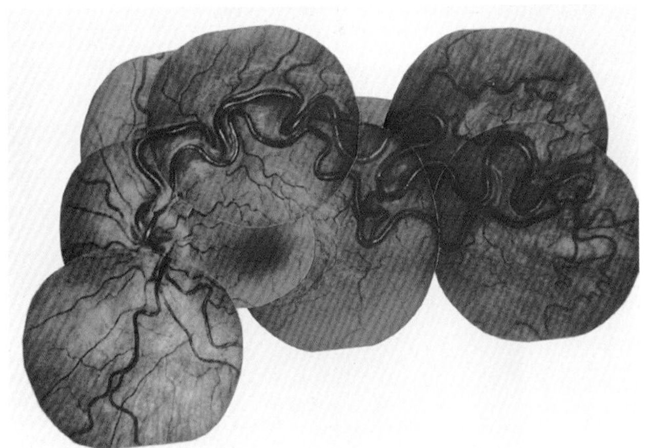

图 20.109 颞上方眼底大动静脉交通的拼图。(Robert Kalina 医师提供)

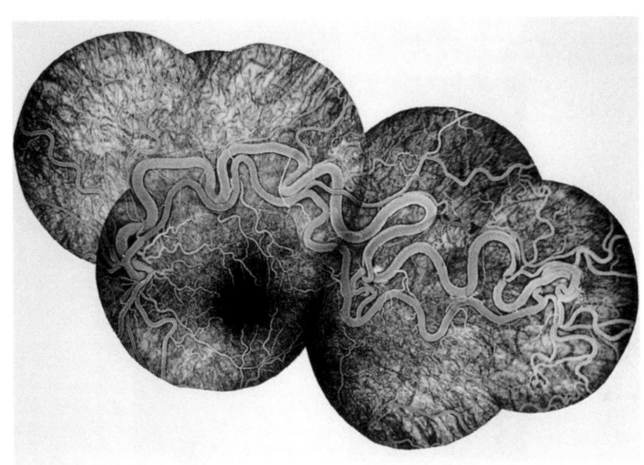

图 20.110 图 20.109 患者眼底荧光造影拼图。(Robert Kalina 医师提供)

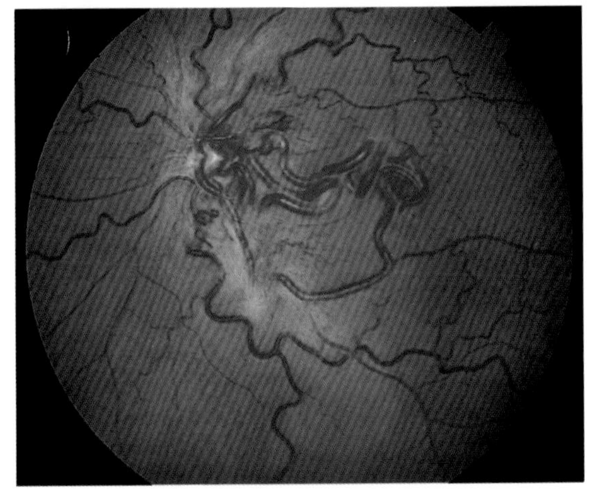

图 20.111 35 岁男性患者黄斑区视网膜蔓状血管瘤

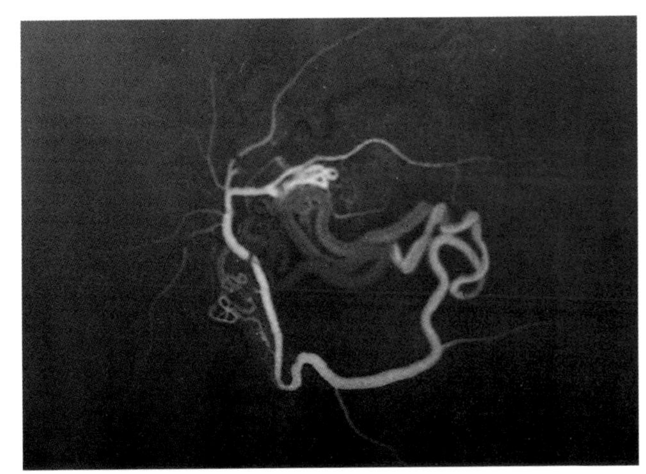

图 20.112 图 20.111 中病灶的动脉期造影

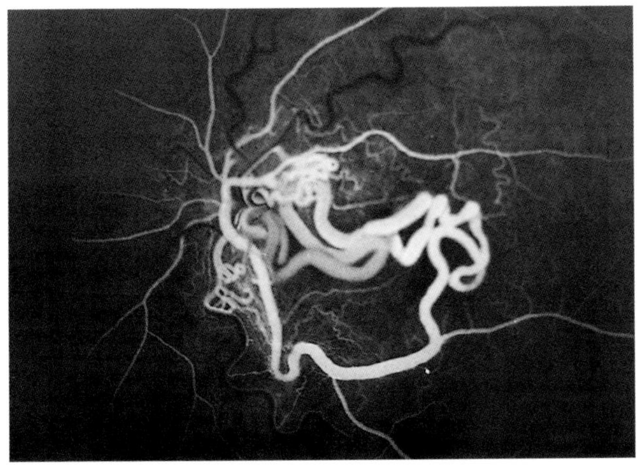

图 20.113 图 20.111 中病灶的静脉早期

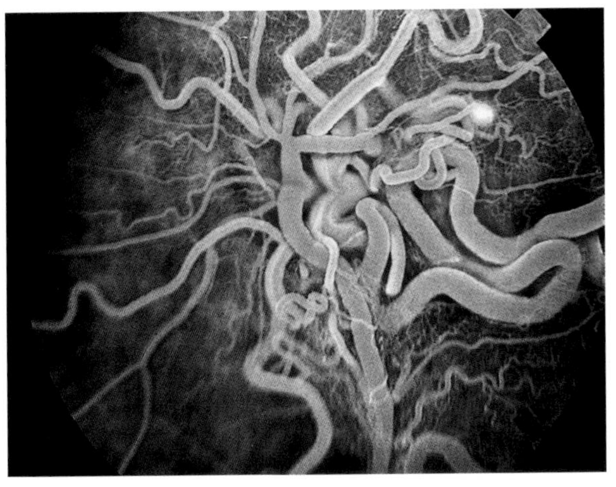

图 20.114 图 20.113 中血管造影结束时的改变,显示此血管病变的复杂特性

视网膜蔓状血管瘤:晚期病例中荧光造影及光学断层扫描的改变

下述一例青少年男性患者的晚期的视网膜蔓状血管瘤病例,展示了其荧光造影及 OCT 表现。他的皮肤检查无异常,头部 MRI 未见明显 Wyburn-Mason 综合征表现。

Materin MA, Shields CL, Marr BP, et al. Retinal racemose hemangioma. *Retina* 2005;25:936-937.

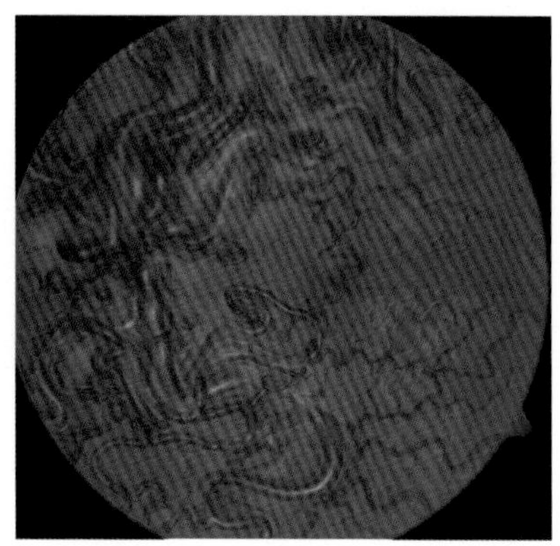

图 20.115 13 岁男性患儿,受累的左眼视盘及黄斑区外观

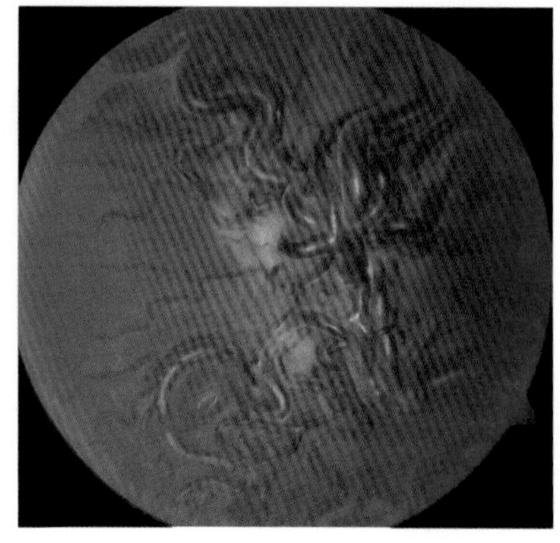

图 20.116 同一眼,显示视盘鼻侧相似的血管性改变

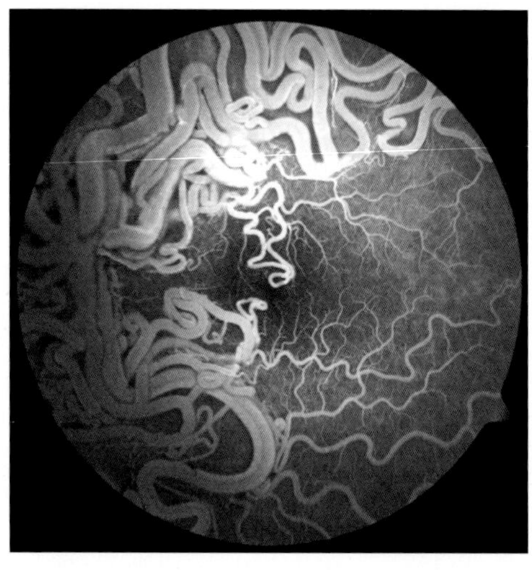

图 20.117 荧光造影全静脉期的黄斑区域,注意异常视网膜血管荧光素充填,但未见染料渗漏

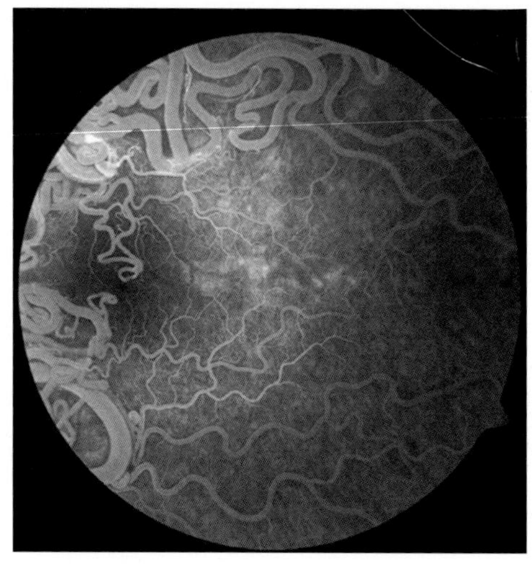

图 20.118 荧光造影晚期显示中心凹区域网膜内小血管轻度渗漏

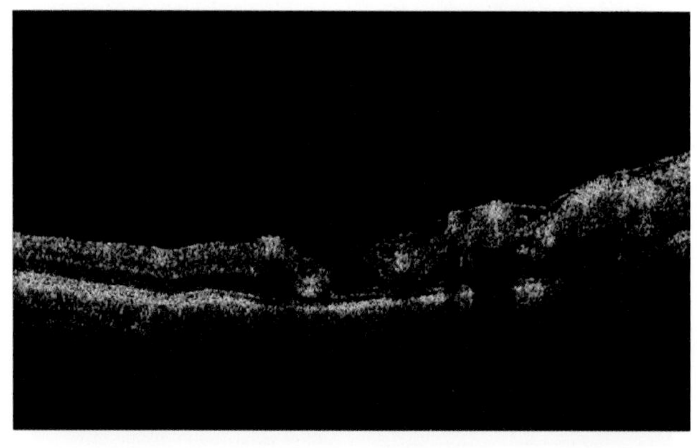

图 20.119 OCT 显示因大的视网膜内异常血管导致的显著视网膜破坏

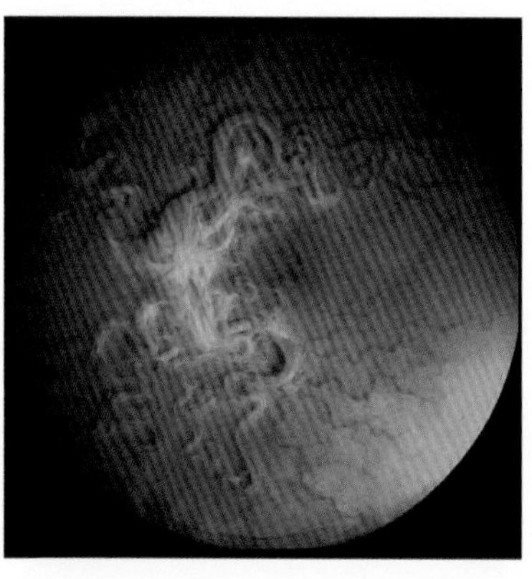

图 20.120 广角眼底图显示异常血管的全貌

视网膜蔓状血管瘤并发视网膜分支静脉阻塞

在一些罕见的情况下，视网膜蔓状血管瘤可以并发视网膜分支静脉阻塞。具体机制不明。

Shah GK, Shields JA, Lanning R. Branch retinal vein obstruction secondary to retinal arteriovenous communication. *Am J Ophthalmol* 1998; 126:446-448.

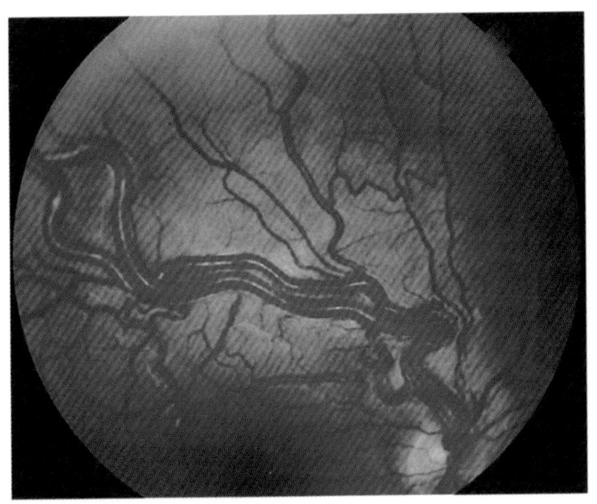

图 20.121　12 岁女性，可见右眼颞上方血管增粗，视力为 20/30

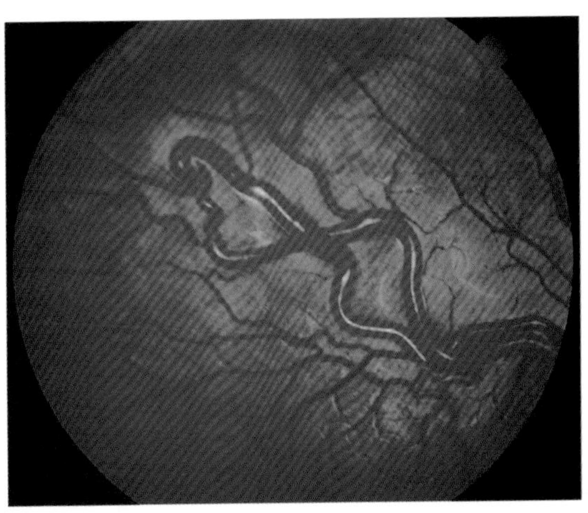

图 20.122　更周边的眼底图显示动静脉交通改变

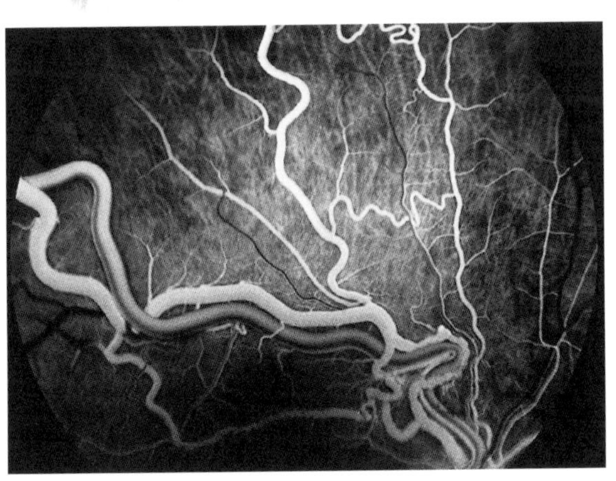

图 20.123　静脉期荧光造影

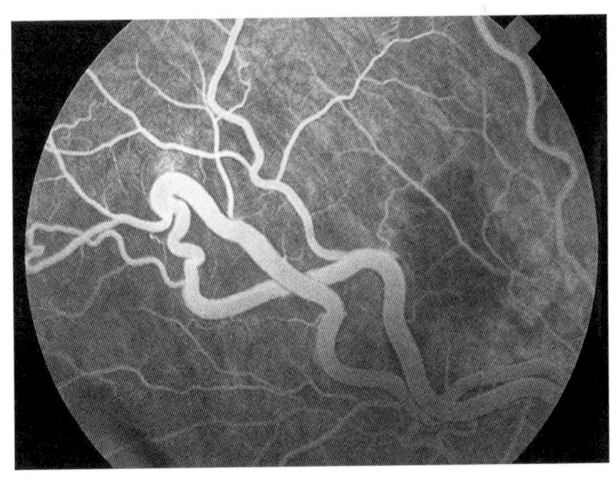

图 20.124　循环期荧光造影

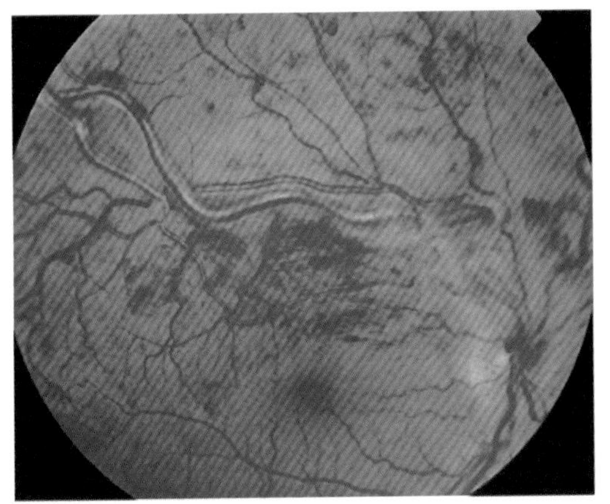

图 20.125　9 年后，患者表现为右眼突发性视力下降。注意沿着血管异常走行出现的出血性视网膜病变

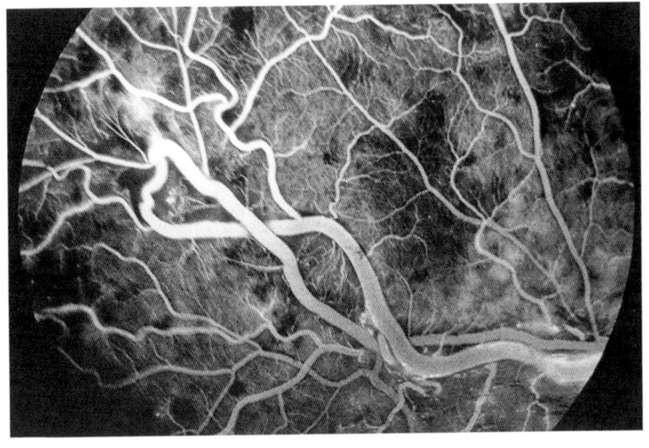

图 20.126　荧光造影显示在血管异常区域内视网膜出血引起的低荧光改变

眼底血管增生性肿瘤

总论

视网膜血管增生性肿瘤这一术语用于描述近年文献中关注很多的一种眼底血管性病变(1-36)。在我们最初报道的12例病例中,我们曾使用拟获得性视网膜血管瘤的名称来描述这种病变,并讨论了这种疾病有别于视网膜血管母细胞瘤(毛细血管母细胞瘤)、脉络膜黑色素瘤以及其他眼底病变的特征(1)。因为这种病变可能并不一定是原发的视网膜血管肿块,在后来对103例肿瘤的报道中,我们提出了眼底血管增生性肿瘤这个术语,也许更具有参考性。意识到该疾病在不同的病例中特征有所不同,于是我们将病变分为原发性与继发性两种类型(2)。曾有符合这一诊断的肿瘤并发Waardenburg综合征(5)和家族性无虹膜症(12)的报道,尽管这些疾病通常没有明显的眼部关联。

临床表现

患者确诊为视网膜血管增生性肿瘤可以没有症状或伴无痛性视力下降。VPTOF在眼底镜下的表现多种多样,但通常病变呈隆起性的淡粉红色肿块,常位于颞下方赤道部前。然而我们曾发现病灶分布在各个象限甚至可在后极部眼底。它通常伴有一支视网膜滋养动脉和引流静脉。这些血管起源于视网膜,轻度扩张,但不如合并VHL综合征的视网膜血管母细胞瘤中的血管扩张扭曲的厉害。VPTOF产生的特征性渗出灶通常从周边病变延伸到后极部,且与瘤体联接成一体,不同于视网膜血管母细胞瘤所产生的远隔瘤体的黄斑部渗出。但是,该病中可有远隔病灶部位的黄斑视网膜前胶质增殖。其他常见的改变还有网膜下出血及玻璃体积血、色素增生及视网膜色素上皮细胞萎缩等(1,2,6)。

原发性VPTOF特点是单侧、孤立的颞下眼底病灶,几乎半数的患者合并有系统性高血压病,但并未发现其他特定的异常。不同于视网膜毛细血管瘤,VPTOF常发生于中年或年龄更大的个体,不伴有显著扩张及扭曲的滋养动脉和引流静脉,位置更加周边,且不合并VHL综合征。与脉络膜黑色素瘤不同点是它产生渗出,且有视网膜血管供血。一些患者有血脂增高。

继发性VPTOF发生于有明确诱发病变的眼。在我们报道的103例肿瘤中,主要的诱发病变是中间部葡萄膜炎(28%)、视网膜色素营养不良(视网膜色素变性)(21%)(3)、眼部弓蛔虫病(7%)、弓形虫视网膜炎(7%)、眼组织缺损(7%)及创伤性脉络膜视网膜病变(7%)。我们最近发现该病变还与Coats病(11)、家族性渗出性玻璃体视网膜病变、任何原因导致的长期视网膜脱离及其他与眼部外伤或炎症相关的病变。某些继发性VPTOFs呈双侧、多发,且眼底无特定的分布规律。除此之外,相比于较局限的原发性VPTOF病变,一些继发性VPTOFs呈弥漫性分布且边界更不清晰。弥漫的继发性VPTOF变体可能类似于Coats病,但它并无Coats病特征性的毛细血管扩张症的改变。

一些情况下,VPTOF未经治疗也会逐渐发生自发消退。我们在原发性和继发性病变中均曾发现这种现象。

诊断方法

荧光造影表现为荧光素通过轻度扩张的视网膜滋养动脉快速充盈瘤体,但其速度不如视网膜血管母细胞瘤快,通常会有荧光素渗漏入网膜下间隙及玻璃体腔。超声检查通常显示比类似大小的黑色素瘤更高的内反射率。

病理

关于VPTOF的组织病理学报道不多。病例中最终采取了组织病检通常已经经历了视网膜光凝、冷冻治疗等其他治疗方式,因此其基础病理性质已被继发性视网膜色素上皮改变与胶质增生所掩盖。一些学者认为它主要是胶质增生并继发血管改变(9)。我们也认为它是一种包含视网膜血管,胶质细胞和视网膜色素上皮细胞的活动性过程(9)。大多数肿瘤很可能包涵有这三种成分的不同组合。

治疗

不同病例的治疗方法不同。无症状的病灶可采用观察法,病灶可多年维持稳定甚至自发性消退。那些伴有进行性渗出灶或玻璃体积血的病灶可采取冷冻治

眼底血管增生性肿瘤

疗,有时能诱导瘤体显著的消退。较小且不伴大量渗出或视网膜脱离的病变可采用眼底激光治疗。如果玻璃体积血几个月内不吸收,也可以采用玻璃体切除来清除积血,并联合光凝或冷冻治疗。对于这些治疗均不敏感的病例,我们及其他学者曾用敷贴治疗成功控制了病情(14)。光动力学治疗对一些小的病变来说是一个有效的治疗方案。在某些特定病例中,局部手术切除肿块也可作为备用方案。

参考文献

病例系列/综述

1. Shields CL, Kaliki S, Al-Dahmash SA, et al. Vasoproliferative tumors of the ocular fundus. Comparative clinical features of primary versus secondary tumors in 334 cases. *Arch Ophthalmol* 2012;131(3):328–334.
2. Shields JA, Decker WL, Sanborn GE, et al. Presumed acquired retinal hemangiomas. *Ophthalmology* 1983;90:1292–1300.
3. Shields CL, Shields JA, Barrett J, et al. Vasoproliferative tumors of the ocular fundus. Classification and clinical manifestations in 103 patients. *Arch Ophthalmol* 1995; 113:615–623.
4. Heimann H, Bornfeld N, Vij O, et al. Vasoproliferative tumours of the retina. *Br J Ophthalmol* 2000;84:1162–1169.
5. Damato B. Vasoproliferative retinal tumour. *Br J Ophthalmol* 2006;90:399–400.
6. Shields JA, Pellegrini M, Kalaki S, et al. Retinal vasoproliferative tumors in 6 patients with Neurofibromatosis Type 1. *JAMA Ophthalmol* 2014;132:190–196.
7. Rennie IG. Retinal vasoproliferative tumours. *Eye (Lond)* 2010;24:468–471.
8. Shields JA, Reichstein D, Mashayekhi A, et al. Retinal vasoproliferative tumors in ocular conditions of childhood. *J AAPOS* 2012;16:6–9.
9. Shields JA, Shields CL, Honavar SG, et al. Clinical variations and complications of Coats disease in 150 cases: the 2000 Sanford Gifford Memorial Lecture. *Am J Ophthalmol* 2001;131:561–571.

病理

10. Smeets MH, Mooy CM, Baarsma GS, et al. Histopathology of a vasoproliferative tumor of the ocular fundus. *Retina* 1998;18:470–472.
11. Irvine F, O'Donnell N, Kemp E, et al. Retinal vasoproliferative tumors: surgical management and histological findings. *Arch Ophthalmol* 2000;118:563–569.
12. Hiscott P, Mudhar H. Is vasoproliferative tumour (reactive retinal glioangiosis) part of the spectrum of proliferative vitreoretinopathy? *Eye (Lond)* 2009;23:1851–1858.
13. Poole Perry LJ, Jakobiec FA, Zakka FR, et al. Reactive retinal astrocytic tumors (so-called vasoproliferative tumors): histopathologic, immunohistochemical, and genetic studies of four cases. *Am J Ophthalmol* 2012;155(3):593–608.
14. Shields JA, Shields CL. Reactive retinal astrocytic tumors (so-called vasoproliferative tumors): histopathologic, immunohistochemical, and genetic studies of four cases. *Am J Ophthalmol* 2013;156:202–203.

治疗

15. Blasi MA, Scupola A, Tiberti AC, et al. Photodynamic therapy for vasoproliferative retinal tumors. *Retina* 2006;26(4):404–409.
16. Chan RP, Lai TY. Photodynamic therapy with verteporfin for vasoproliferative tumour of the retina. *Acta Ophthalmol* 2010;88(6):711–712.
17. Barbezetto IA, Smith RT. Vasoproliferative tumor of the retina treated with PDT. *Retina* 2003;23(4):565–567.
18. Manjandavida FP, Shields CL, Kaliki S, et al. Cryotherapy-induced release of epiretinal membrane associated with retinal vasoproliferative tumor: Analyis of 16 cases. *Retina* 2014;34:1644–1650.
19. Anastassiou G, Bornfeld N, Schueler AO, et al. Ruthenium-106 plaque brachytherapy for symptomatic vasoproliferative tumours of the retina. *Br J Ophthalmol* 2006; 90:447–450.
20. Cohen V, Shields CL, Demirci H, et al. Iodine plaque brachytherapy for vasoproliferative tumor of the retina in 30 eyes. *Arch Ophthalmol* 2008;126(9):1245–1251.
21. Kitei PM, Say EA, Shields CL, et al. Management of Retinal Vasoproliferative Tumor Associated with ROP by Plaque Brachytherapy. *J Pediatr Ophthalmol Strabismus* 2011; 48, Online: e10–e12.
22. Nickerson SJ, Al-Dahmash SA, Shields CL, et al. Retinal vasoproliferative tumor with total retinal detachment managed with plaque radiotherapy. *Oman J Ophthalmol* 2012;5:53–54.
23. Yeh S, Wilson DJ. Pars plana vitrectomy and endoresection of a retina vasoproliferative tumor. *Arch Ophthalmol* 2010;128(9):1196–1199.

病例报告

24. Medlock R, Shields JA, Shields CL, et al. Retinal hemangioma-like lesions in eyes with retinitis pigmentosa. *Retina* 1991;10:274–277.
25. McCabe CM, Mieler WF. Six-year follow-up of an idiopathic retinal vasoproliferative tumor. *Arch Ophthalmol* 1996;114:617.
26. Lafaut BA, Meire FM, Leys AM, et al. Vasoproliferative retinal tumors associated with peripheral chorioretinal scars in presumed congenital toxoplasmosis. *Graefes Arch Clin Exp Ophthalmol* 1999;237:1033–1038.
27. Rundle P, Shields JA, Shields CL, et al. Vasoproliferative tumour of the ocular fundus associated with Waardenburg's syndrome. *Eye* 2000;14:105–106.
28. Pollack AL, McDonald HR, Johnson RN, et al. Peripheral retinoschisis and exudative retinal detachment in pars planitis. *Retina* 2002;22:719–724.
29. Jain K, Berger AR, Yucil YH, et al. Vasoproliferative tumours of the retina. *Eye* 2003;17:364–368.
30. Tranos P, Clare G, Sullivan P. Vasoproliferative tumor of the retina after spontaneous reattachment of rhegmatogenous retinal detachment. *Retina* 2006;26:475–476.
31. Au AK, Shields CL, Kalina R, et al. Bilateral vasoproliferative retinal tumors in a patient with autosomal dominant aniridia. *Retin Cases Brief Rep* 2007;1:249–250.
32. Mori K, Ohta K, Murata T. Vasoproliferative tumors of the retina secondary to ocular toxocariasis. *Can J Ophthalmol* 2007;42:758–759.
33. Chow CC, Blair MP, Shapiro MJ. Acquired vasoproliferative retinal tumor: a late sequel of retinopathy of prematurity. *Arch Ophthalmol* 2011;129:1234–1235.
34. Li HK, Shields JA, Shields CL, et al. Retinal vasoproliferative tumour as the initial manifestation of retinitis pigmentosa. *Clin Experiment Ophthalmol* 2008;36:895–897.
35. Murthy R, Honavar SG. Secondary vasoproliferative retinal tumor associated with Usher syndrome type 1. *J AAPOS* 2009;13:97–98.
36. Hood CT, Janku L, Lowder CY, et al. Retinal vasoproliferative tumor in association with neurofibromatosis type 1. *J Ped Ophthalmol Strabismus* 2010;20:1–3.

眼底血管增生性肿瘤,原发型:临床特征

原发型 VPTOF 通常位于下方眼底,赤道部与锯齿缘中间。

Shields CL, Shields JA, Barrett J, et al. Vasoproliferative tumors of the ocular fundus. Classification and clinical manifestations in 103 patients. *Arch Ophthalmol* 1995;113:615-623.

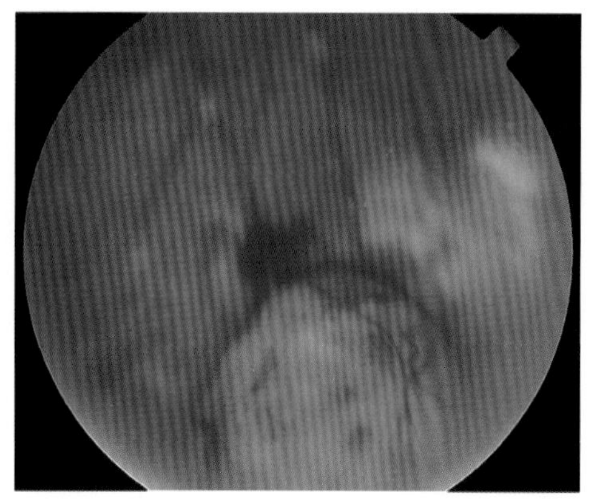

图 20.127 65 岁男性患者,下方眼底可见一个特征性的血管增生性肿瘤,表现为粉黄色病灶伴有周围网膜内出血及渗出

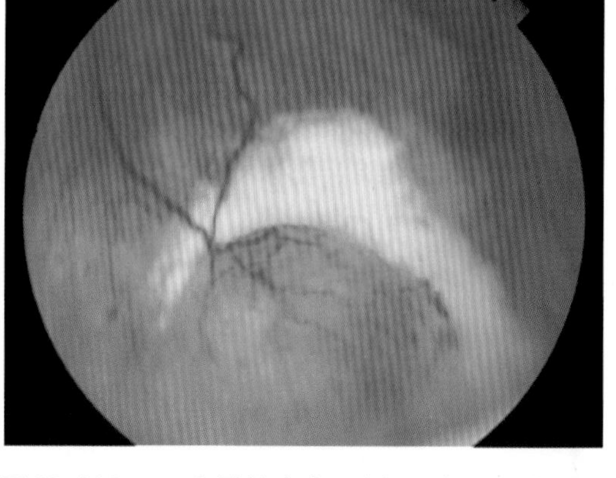

图 20.128 40 岁男性患者,下方眼底可见特征性血管增生性肿瘤伴随周围环形渗出灶

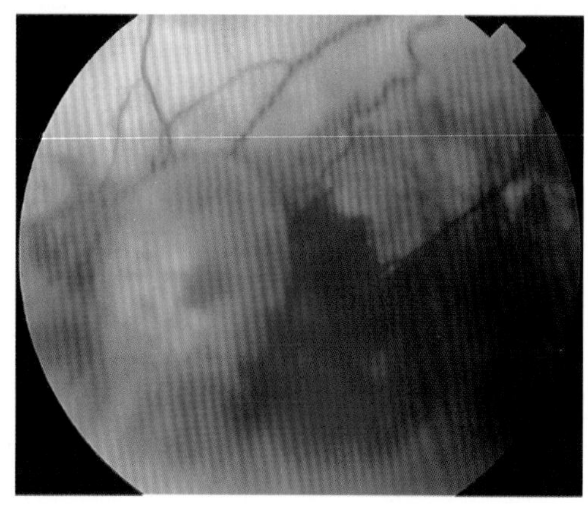

图 20.129 30 岁女性患者,下方眼底可见血管增生性肿瘤伴周围视网膜内出血

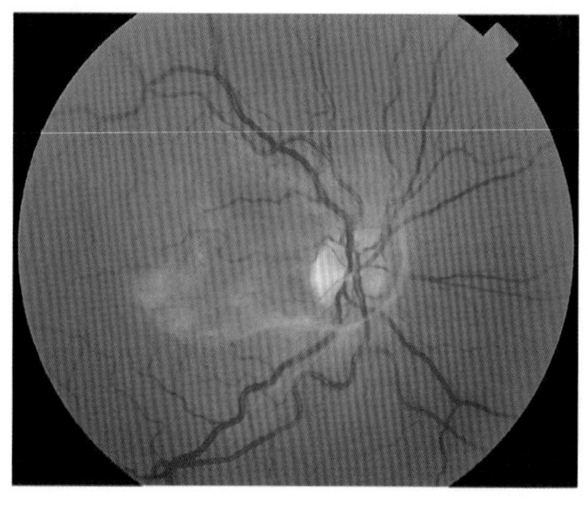

图 20.130 图 20.129 所示同一眼的后极部,显示黄斑区网膜前胶质增生,这在眼底血管增生性肿瘤的患眼中经常发生

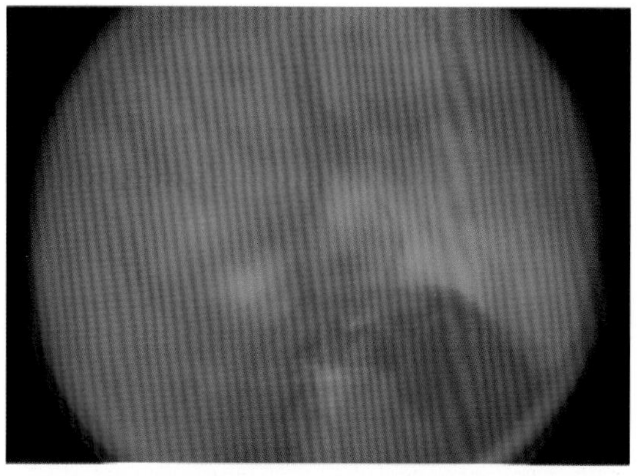

图 20.131 眼底血管增生性肿瘤对冷冻治疗的反应。一名 46 岁男性患者的下方眼底,冷冻治疗前可见相对较大的 VPTOF

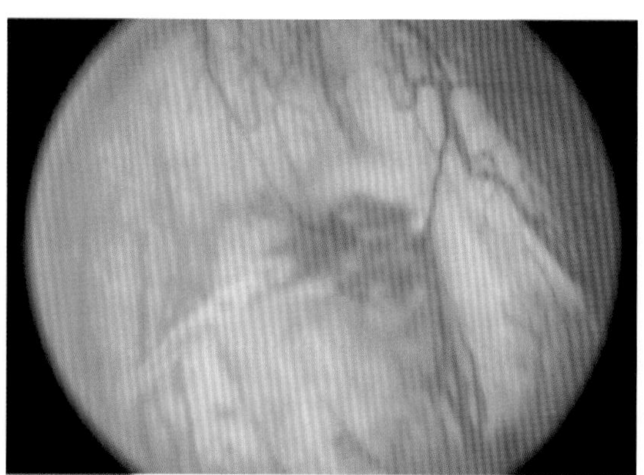

图 20.132 图 20.131 中相同部位眼底图,经过两次冻融治疗后可见瘤体明显减小

眼底血管增生性肿瘤,原发型:广角眼底照相

原发型 VPTOF 有时候可产生广泛的渗出灶。与视网膜血管母细胞瘤中的与瘤体远隔的黄斑区渗出不同,这种周边病灶的渗出倾向于形成一种实性的墙样改变,且常向黄斑部进展。除此之外,原发性血管增生性肿瘤也可刺激黄斑部的改变,如视网膜皱褶和(或)黄斑裂孔。

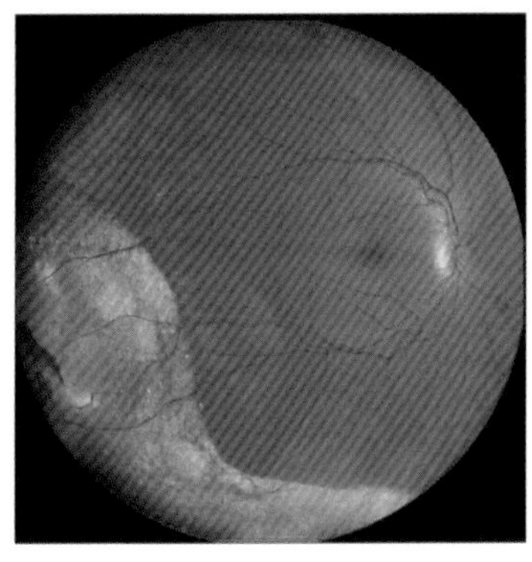

图 20.133　22 岁女性患者的广角眼底照相,可见眼底血管增生性肿瘤来源的渗出灶,位于颞下方锯齿缘后。瘤体很难被观察到,它紧邻 8 点方向的局限性出血灶的下方

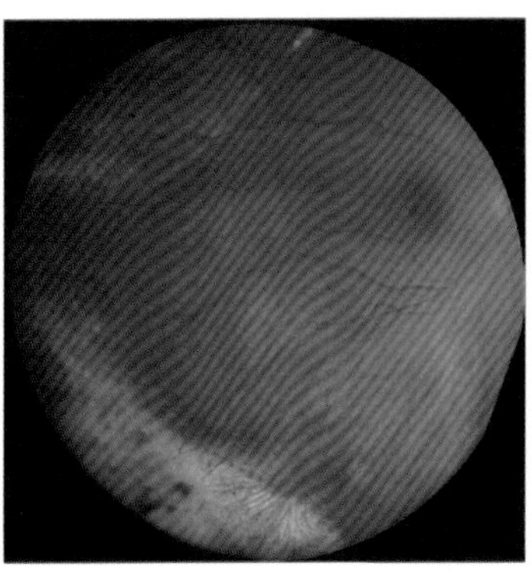

图 20.134　一名 36 岁女性患者右眼的广角眼底照相。6 到 9 点方向勉强能看到一条细长的血管性肿物,本例中,渗出灶显示自发吸收的征象,中心凹可见一小裂孔形成

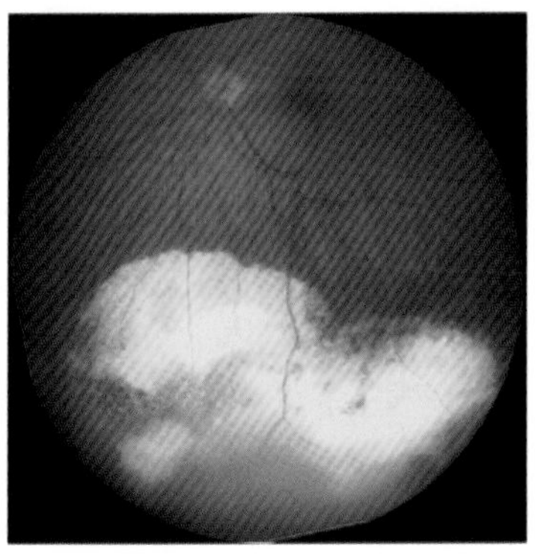

图 20.135　一名 56 岁女性患者左眼下方继发于眼底血管增生性肿瘤的广泛渗出灶,肿块位于 6 点方向,因其上玻璃体的细胞反应很难看清

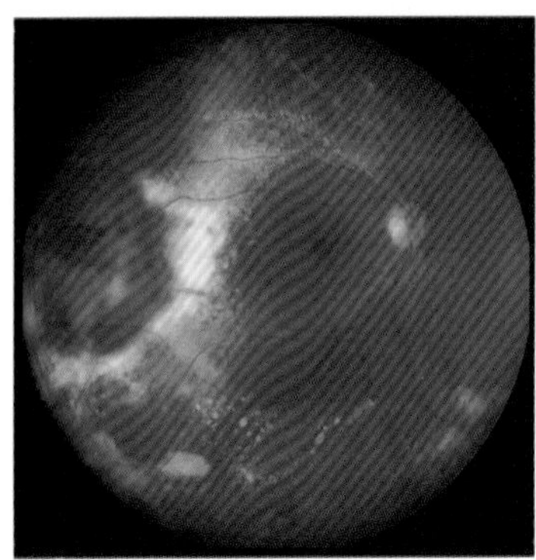

图 20.136　82 岁男性患者,眼底赤道部颞侧可见一血管增生性肿瘤伴随周围慢性渗出性改变。这与周边渗出出血性脉络膜视网膜病变不同的是,后者起源于脉络膜血管改变,并且没有这样滋养或引流病灶的视网膜血管

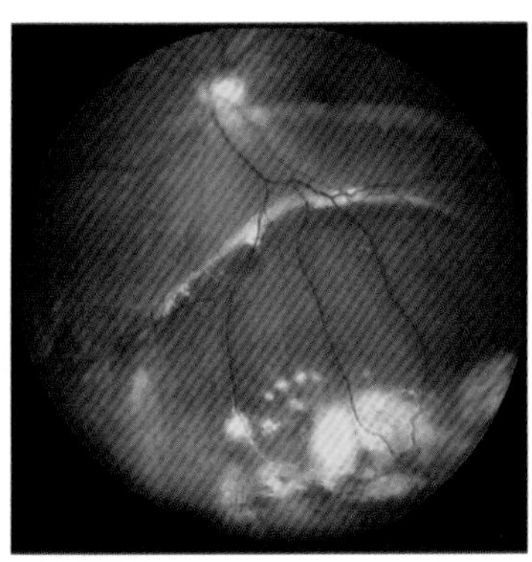

图 20.137　48 岁女性患者,左眼颞下方可见一眼底血管增生性肿瘤。在这例中可见病灶与视盘间同心弧样渗出和局限性视网膜脱离,可见供应和引流瘤体的扩张扭曲的视网膜血管

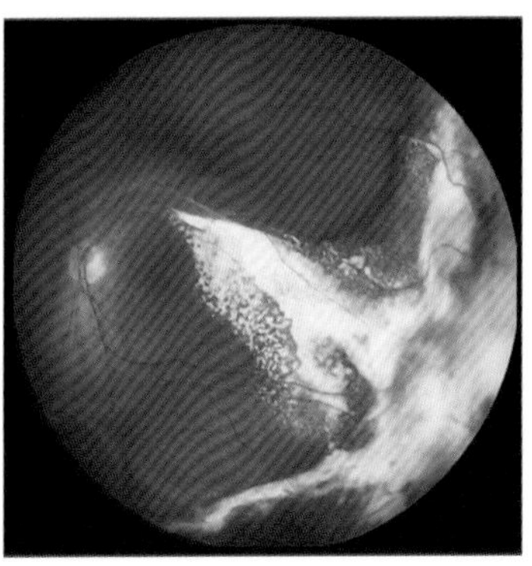

图 20.138　39 岁女性患者左眼下方及颞侧的血管增生性肿瘤,本例中可见病灶发生了网膜下及网膜前纤维/胶质增生从而导致了视网膜牵拉

眼底血管增生性肿瘤，原发型：临床病理相关性

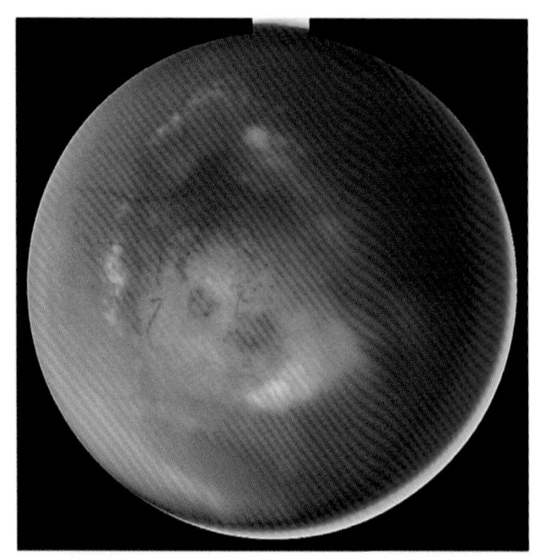

图 20.139 下方近赤道部眼底血管增生性肿瘤，伴随渗出及视网膜色素上皮增生

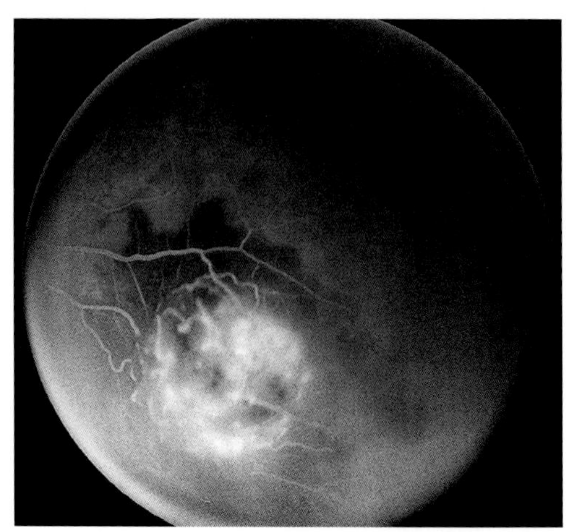

图 20.140 再循环期荧光造影显示瘤体高荧光

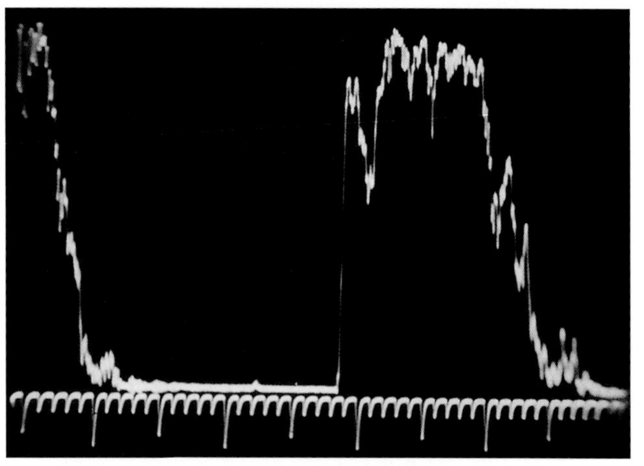

图 20.141 A 超显示瘤体内高反射信号

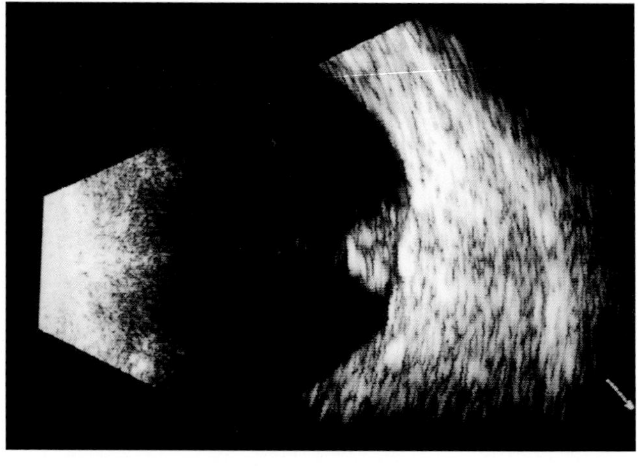

图 20.142 B 超显示一个实质性声像的穹顶状视网膜瘤体

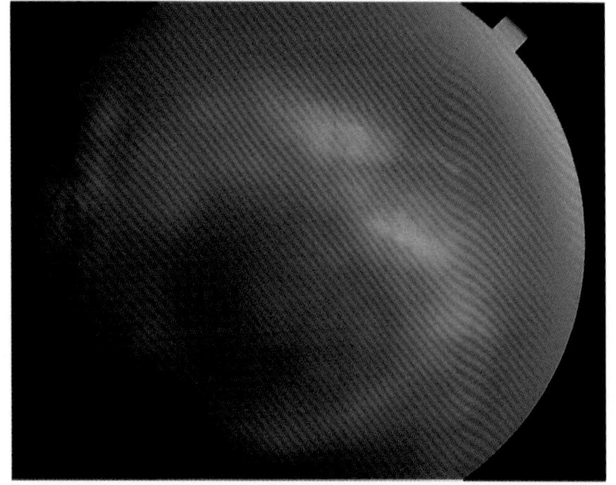

图 20.143 2 年后的眼底照相显示肿瘤确定的体积增大，血管化增加，玻璃体积血导致瘤体窥不清。尽管经过几次冷冻治疗，这只失明的眼睛还是开始疼痛，最终进行了眼球摘除

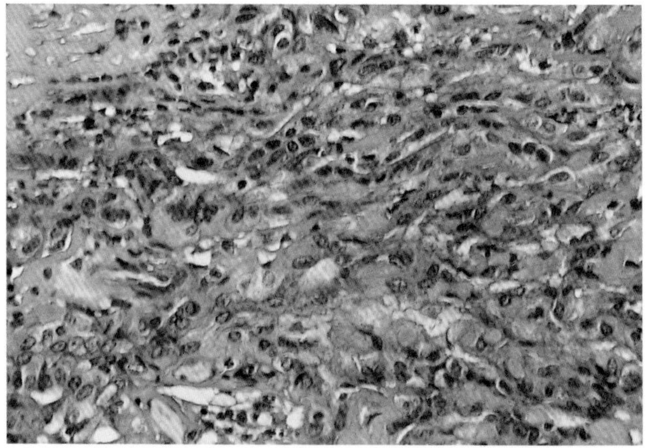

图 20.144 组织病理学显示良性纺锤样细胞及上皮细胞。不能完全确定肿瘤是否真正为血管性肿瘤。增生的视网膜色素上皮细胞增加了原发性色素上皮肿瘤的可能性

眼底血管增生性肿瘤，继发型：临床病理相关性

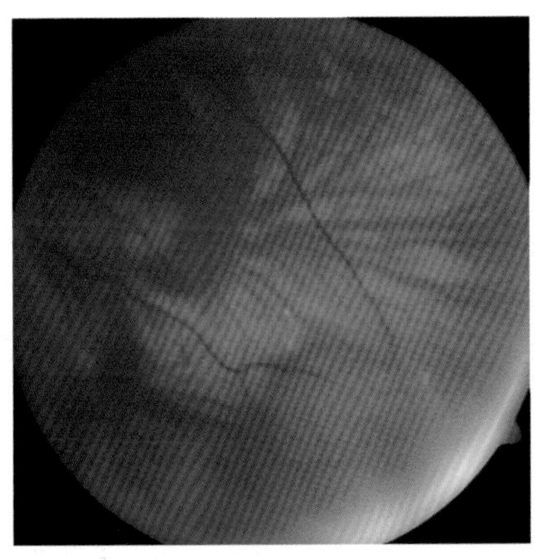

图 20.145　25 岁男性患者，双眼中间部葡萄膜炎(平坦部炎)伴双眼典型的平坦部渗出性改变，继发了一个血管增生性肿瘤(VPTOF)。该患者对侧眼也有一个小的 VPTOF

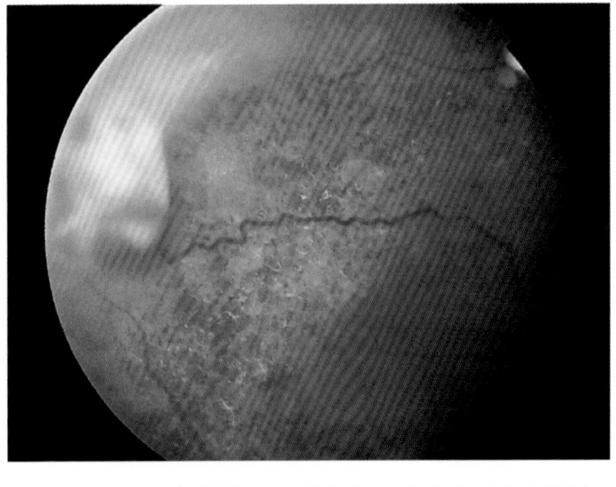

图 20.146　家族性视网膜色素上皮营养不良(视网膜色素变性)患者的眼底血管增生性肿瘤，该患者双眼均有多发的类似病灶

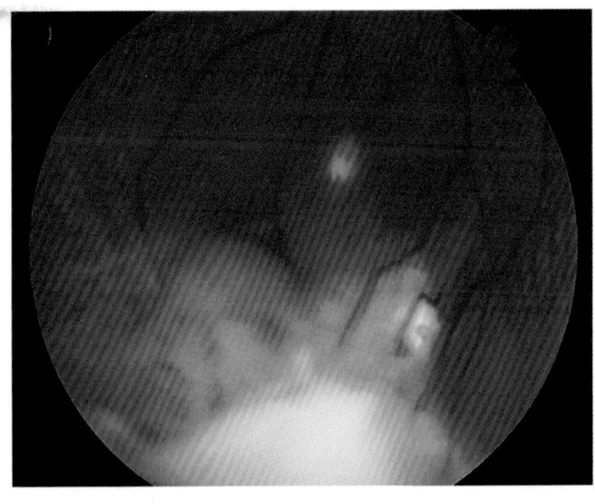

图 20.147　下方的眼底血管增生性肿瘤，继发于拟诊弓蛔虫肉芽肿的病灶

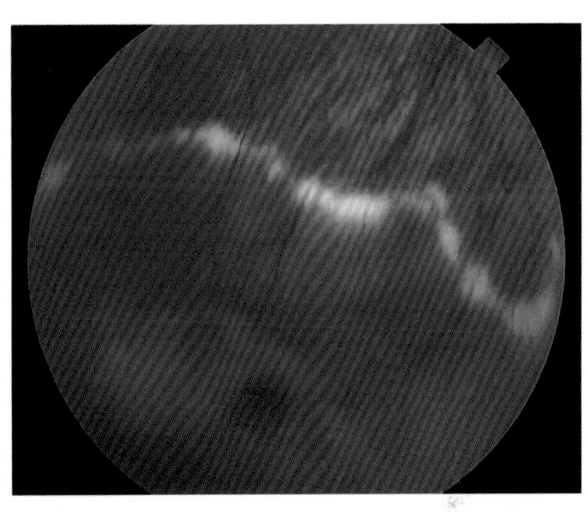

图 20.148　周边眼底血管增生性肿瘤，该患者后极部有个弓形虫病陈旧性的瘢痕

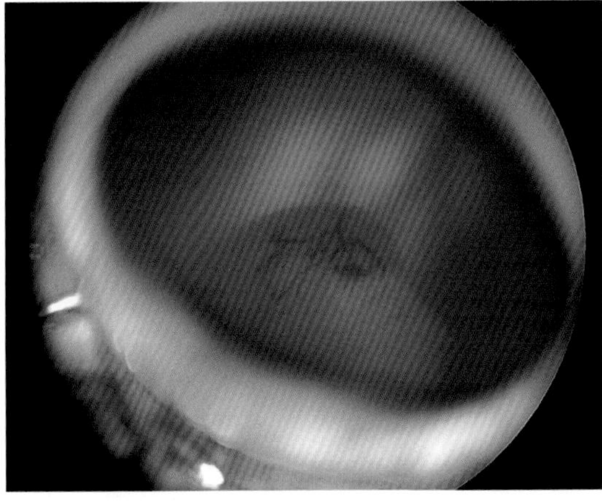

图 20.149　继发于 Coats 病的眼底血管增生性肿瘤

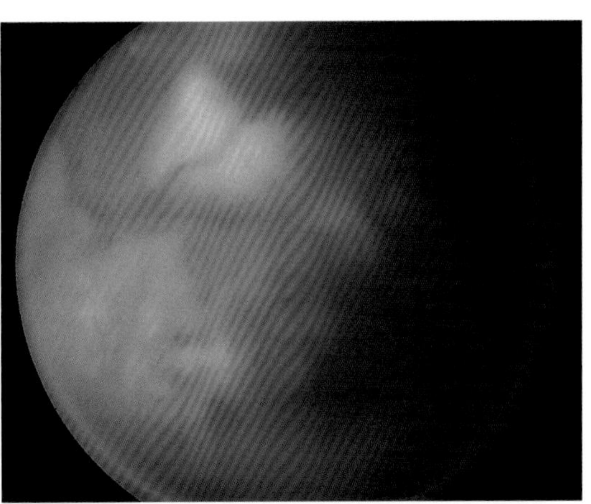

图 20.150　双眼弥漫性眼底血管增生性肿瘤的 23 岁女性患者，右眼可见玻璃体细胞反应及出血。左眼有相同的表现。其确切的病因不明，但它被归为继发型 VPTOF，可能是继发于特发性眼部炎症反应

眼底血管增生性肿瘤，继发型：与 1 型神经纤维瘤病的相关性

近年来的研究发现患系统性 1 型神经纤维瘤病的患者有发生血管增生性肿瘤的风险，且与渗出性视网膜病变及视力丧失相关。

Shields JA, Pellegrini M, Kalaki S, et al. Retinal vasoproliferative tumors in 6 patients with neurofibromatosis type 1. *JAMA Ophthalmol* 2014;132:190-196.

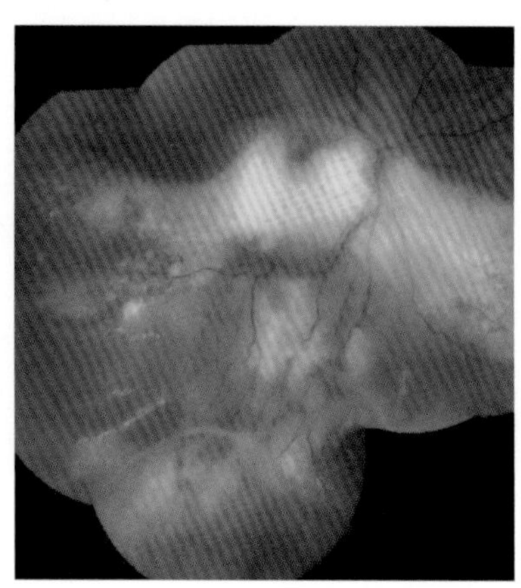

图 20.151　1 型神经纤维瘤病患者，可见下方一血管增生性肿瘤，并产生大量渗出

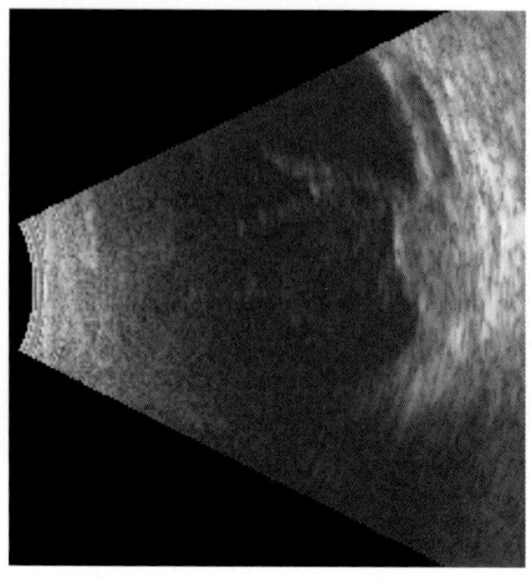

图 20.152　B 超显示高回声团块及网膜下积液

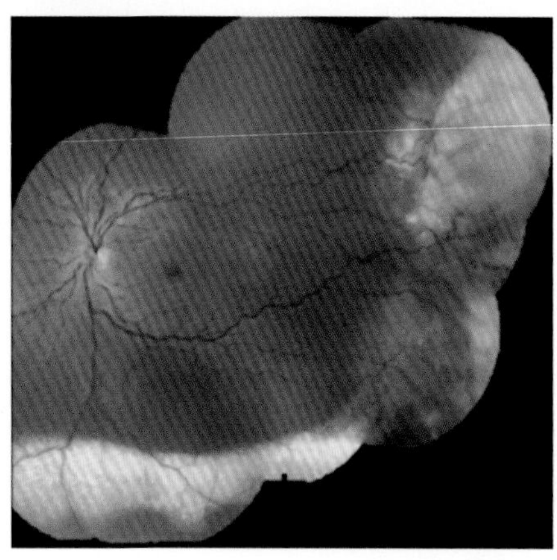

图 20.153　一名 1 型纤维瘤病患者的眼底颞上方可见一血管增生性肿瘤，伴随周边大片的网膜下渗出

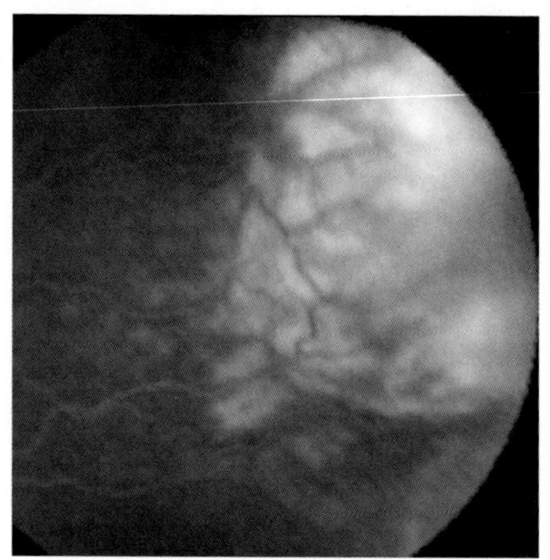

图 20.154　荧光造影显示肿瘤着染

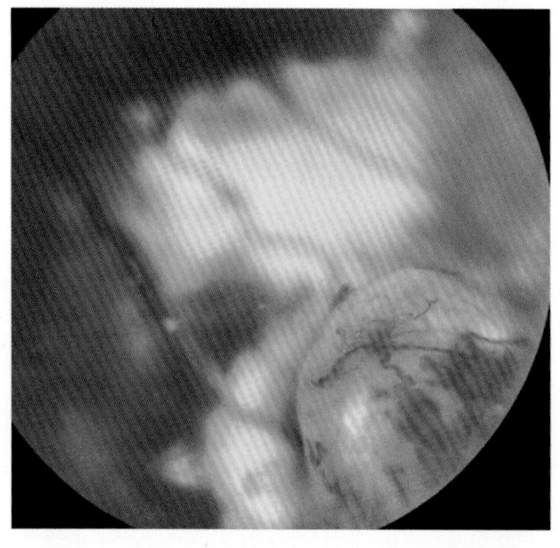

图 20.155　一名 1 型纤维瘤病患者的眼底下侧可见一个血管增生性肿瘤，伴随周围渗出性视网膜病变

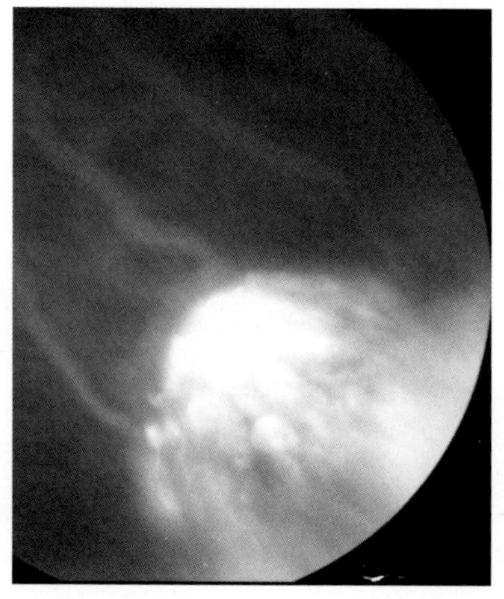

图 20.156　荧光造影证实瘤体的染色及渗漏

眼底血管增生性肿瘤：眼底光凝、冷冻或敷贴放射治疗

根据临床表现的不同，VPTOF 的处理方法可以是观察、眼底光凝、冷冻或敷贴放疗。有症状病变的治疗方案举例如下：

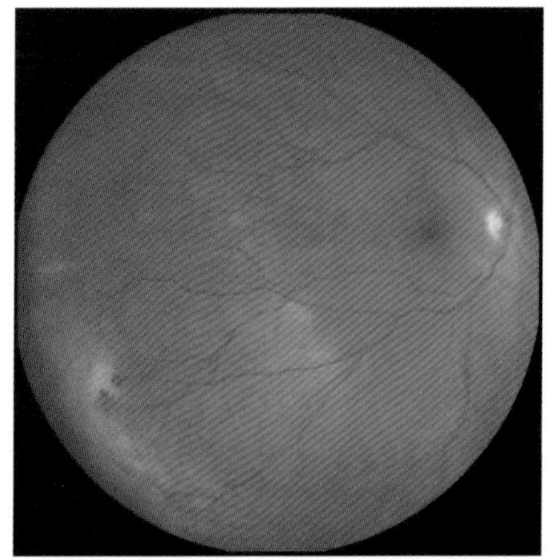

图 20.157　38 岁女性患者颞下方可见一个原发性眼底血管增生性肿瘤。沿着颞下血管弓处周边网膜可见轻微的有髓鞘神经纤维，很可能是巧合

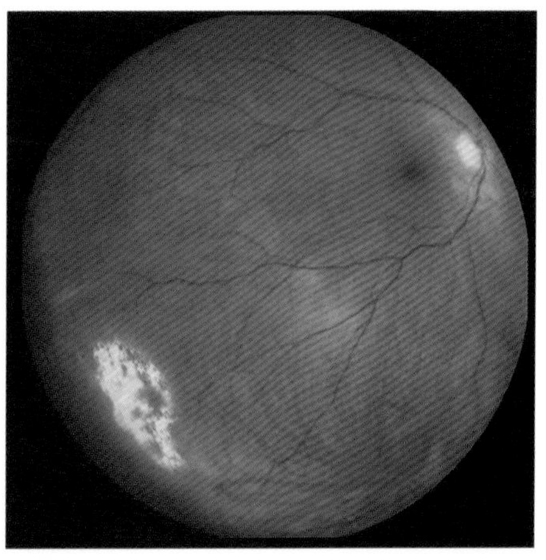

图 20.158　上图同样病灶，激光光凝治疗后 6 个月，显示血管性病灶的吸收

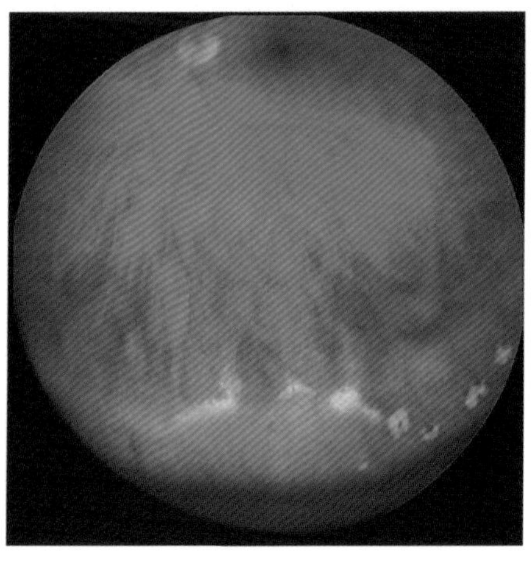

图 20.159　一名 45 岁女性患者左眼底下方可见一血管增生性肿瘤

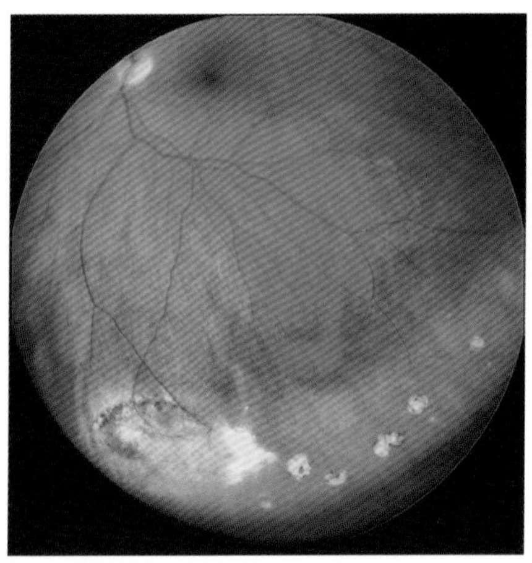

图 20.160　上图中病灶行冷冻治疗 6 个月后显著吸收，渗出减少

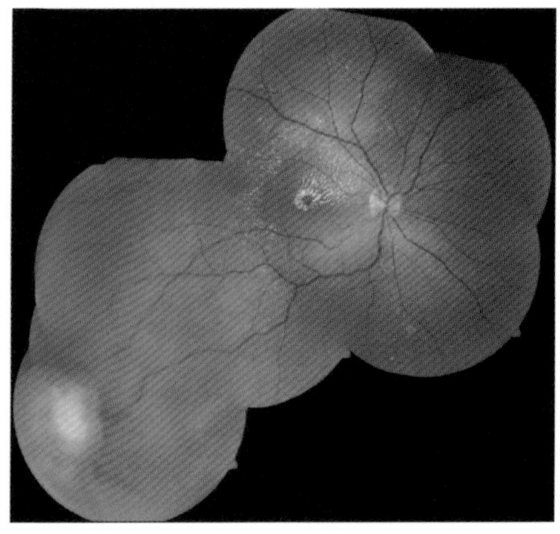

图 20.161　颞下方眼底原发性血管增生性肿瘤伴随渗出性黄斑水肿及视力下降

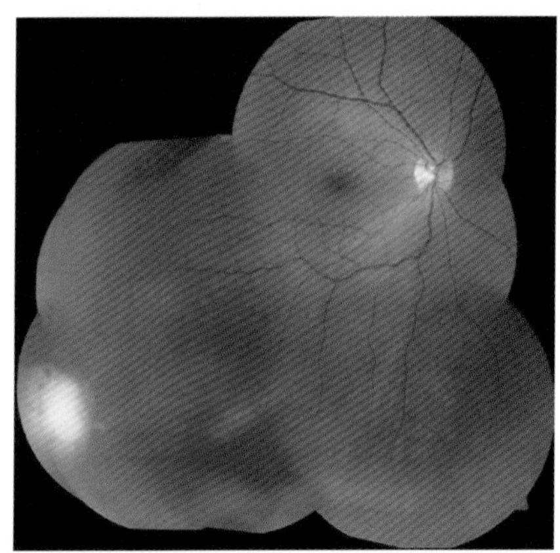

图 20.162　在经过敷贴治疗后，肿瘤退化、纤维化，黄斑病变吸收，恢复到 20/25 的视力

眼底血管增生性肿瘤：光动力学治疗或冷冻治疗

VPTOF 的光动力学治疗适用于位于赤道后、相对较小的瘤体，有时一次疗程就足够。这种治疗方式能致使瘤体消退且有利于网膜下及网膜内积液的吸收。冷冻治疗适用于赤道部前的肿瘤，在一些病例中冷冻治疗可以造成黄斑前膜的松解。

Manjandavida FP, Shields CL, Kaliki S, Shields JA. Cryotherapy-induced release of epiretinal membrane associated with retinal vasoproliferative tumor: Analyis of 16 cases. *Retina* 2014;34:1644-1650.

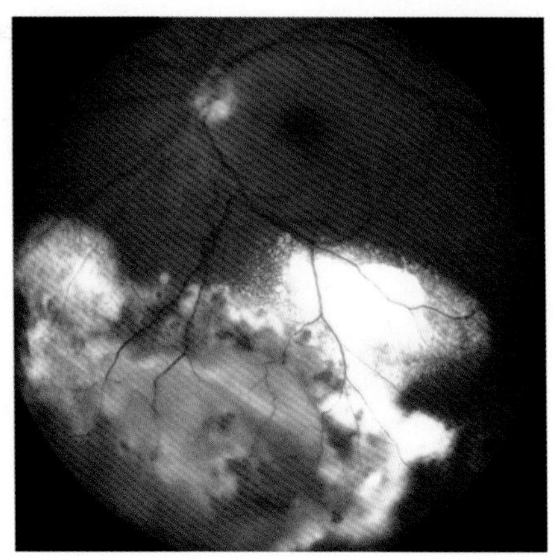

图 20.163　视网膜血管增生性肿瘤伴随渗出性视网膜病变

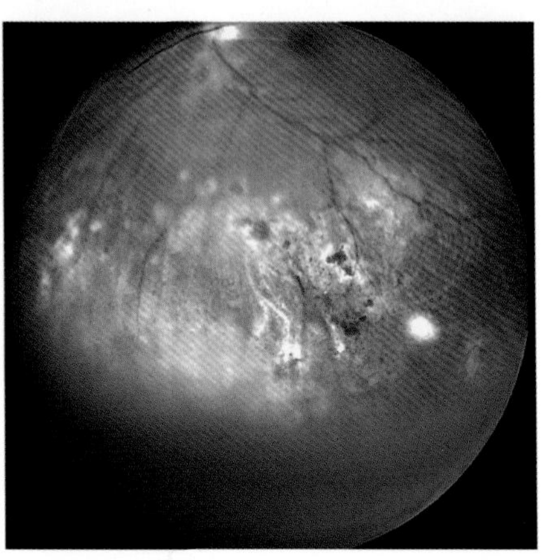

图 20.164　经过光动力学治疗后，可见肿瘤完全消退，视网膜病变吸收

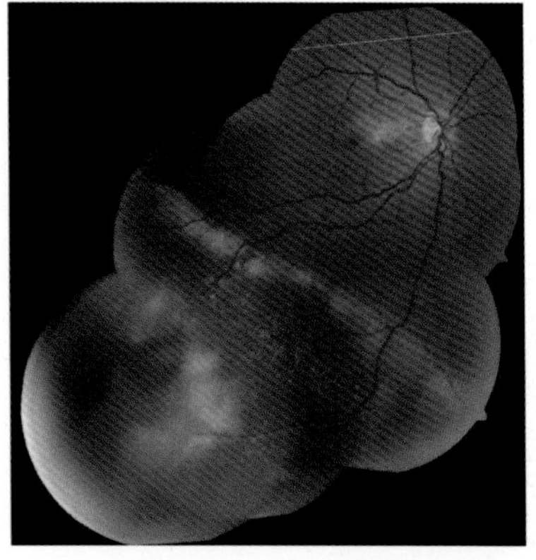

图 20.165　视网膜血管增生性肿瘤伴随黄斑前膜

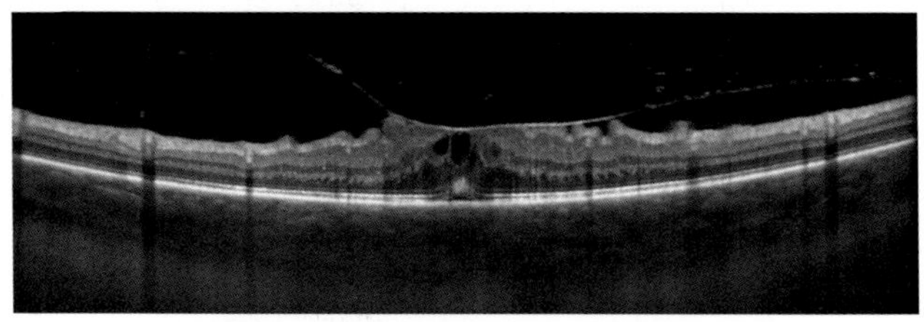

图 20.166　OCT 显示黄斑前膜

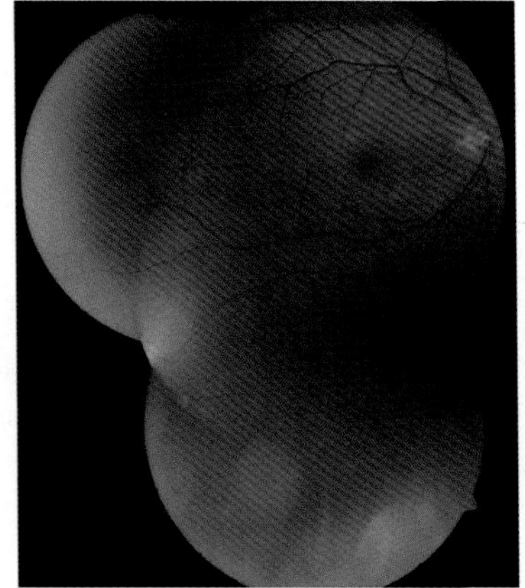

图 20.167　经过冷冻治疗后肿瘤和渗出均消退

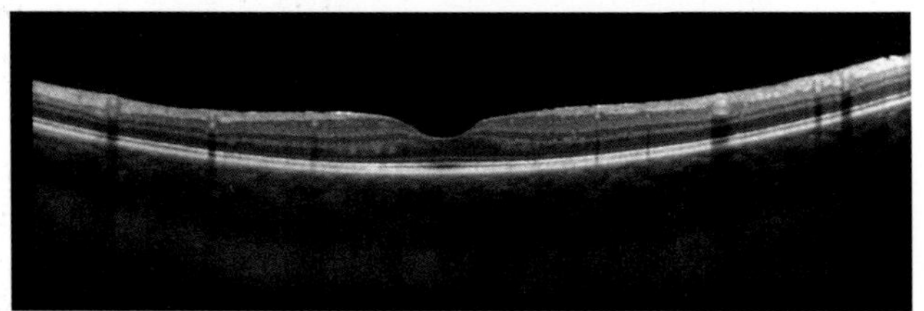

图 20.168　经过冷冻治疗后，黄斑前膜松解，中心凹轮廓回归正常

（李靓　高玲　译）

第21章

视盘视网膜的神经胶质瘤

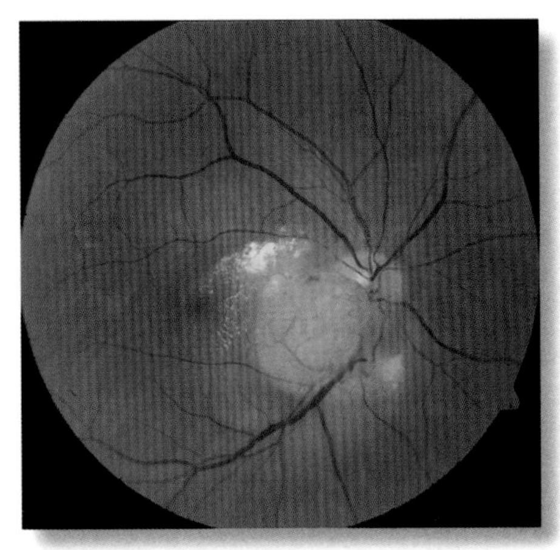

局限性孤立性视网膜星形胶质细胞增生症

总论

来源于视网膜神经胶质细胞的肿瘤和假性肿瘤包括局限性孤立性视网膜星形胶质细胞增生、视网膜星形胶质细胞错构瘤[常常合并结节性硬化症,(tuberous sclerosis complex,TSC)]以及获得性视网膜星形细胞瘤(1-11)。继发于多种疾病的局限性或弥漫性反应性神经胶质增生在眼部很常见,在极少数情况下也可发生类似肿瘤的改变,但在本书中不进行深入的探讨。

临床表现

局限性孤立性视网膜星形胶质细胞增生症通常发生于屈光间质清晰、既往没有其它眼病的眼。眼底镜下肿瘤为位于视网膜浅层的、孤立的、边界清晰的、黄白色圆形病灶(1.10),常常位于赤道部以后。虽然可能与视网膜星形胶质细胞错构瘤外观类似,但孤立局限的视网膜星形胶质细胞增生通常发生于年龄较大的患者。

诊断方法

在无自觉症状及眼部既往病史的患者中,发现特征性的眼底改变者,应该怀疑本病。在荧光素眼底血管造影中,肿瘤病灶表现为相对的低荧光。在眼部超声检查中,肿瘤常常表现为中高等内部反射强度的实质性占位,呈现穹顶样外观。相干光断层扫描显示陡峭隆起、光学致密的肿块,遮蔽其深面组织。

病理

目前尚无关于局限性孤立性视网膜星形胶质细胞增殖的组织病理学描述,我们推测它由位于视网膜浅表的神经胶质细胞组成,但其病理机制尚不清楚。

治疗

对于具有典型的眼底特征者,应临床上怀疑局限

局限性孤立性视网膜星形胶质细胞增生症

性孤立性视网膜星形胶质细胞增生症，予以定期随访观察。在我们随访的病例中，肿瘤无增大趋势，不需要干预性治疗。

参考文献

病例系列/综述

1. Shields JA, Bianciotto CG, Kivela T, et al. Solitary circumscribed retinal astrocytic proliferation. The 2010 Jonathan W. Wirtschafter lecture. *Arch Ophthalmol* 2011;129(9):1189–1194.

病理

2. Rodrigues MM, Bardenstein D, Wiggert B, et al. Retinitis pigmentosa with segmental massive retinal gliosis. An immunohistochemical, biochemical, and ultrastructural study. *Ophthalmology* 1987;94:180–186.

病例报告

3. Ryan H. Massive retinal gliosis. *Trans Ophthalmol Soc Aust* 1954;14:77–83.
4. Green WR. Bilateral Coats' disease. Massive gliosis of the retina. *Arch Ophthalmol* 1967;77:378–383.
5. Ganley JP, Streeten BW. Glial nodules of the inner retina. *Am J Ophthalmol* 1971;71:1099–1103
6. Yanoff M, Zimmerman LE, Davis RL. Massive gliosis of the retina. *Int Ophthalmol Clin* 1971;11:211–229.
7. Berger B, Peyman GA, Juarez C, et al. Massive retinal gliosis simulating choroidal melanoma. *Can J Ophthalmol* 1979;14:285–290.
8. Nowinski T, Shields JA, Augsburger JJ, et al. Exophthalmos secondary to massive intraocular gliosis in a patient with a colobomatous cyst. *Am J Ophthalmol* 1984;97:641–643.
9. Khawly JA, Matthews JD, Machemer R. Appearance and rapid growth of retinal tumor (reactive astrocytic hyperplasia?). *Graefes Arch Clin Exp Ophthalmol* 1999;237:78–81.
10. Demirci H, Shields JA, Shields CL, et al. Spontaneous disappearance of presumed retinal astrocytic hyperplasia. *Retina* 2002;22:237–239.
11. Gelisken F, Inhoffen W, Rohrbach JM, et al. Massive retinal gliosis: a late complication of retinal detachment surgery. *Graefes Arch Clin Exp Ophthalmol* 2004;242:255–258.

局限性孤立性视网膜星形胶质细胞增生症

假瘤性(反应性)视网膜神经胶质增生症可出现多种临床和组织病理学表现。局灶性神经胶质增生症通常表现为致密的黄白色或灰色病灶,与大多数结节性硬化症相关的星形胶质细胞错构瘤不同。

Shields JA, Bianciotto CG, Kivela T, et al. Solitary circumscribed retinal astrocytic proliferation. The 2010 Jonathan W. Wirtschafter lecture. *Arch Ophthalmol* 2011;129(9):1189-1194.

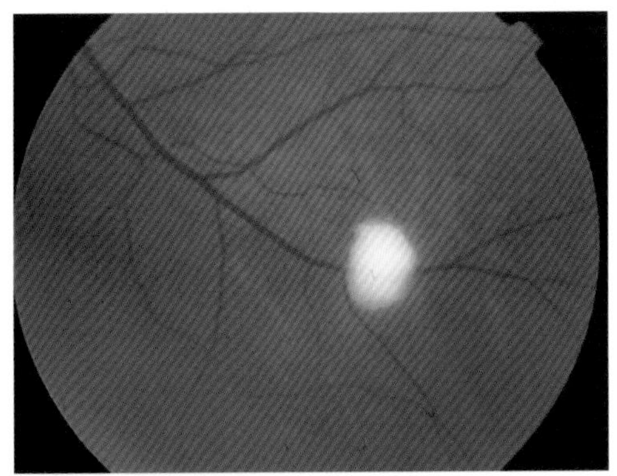

图 21.1 局限性孤立的视网膜星形胶质细胞增生症。一例 51 岁健康男性,位于左眼底颞下方视网膜表面的黄白色结节,数年来保持稳定,病因不明

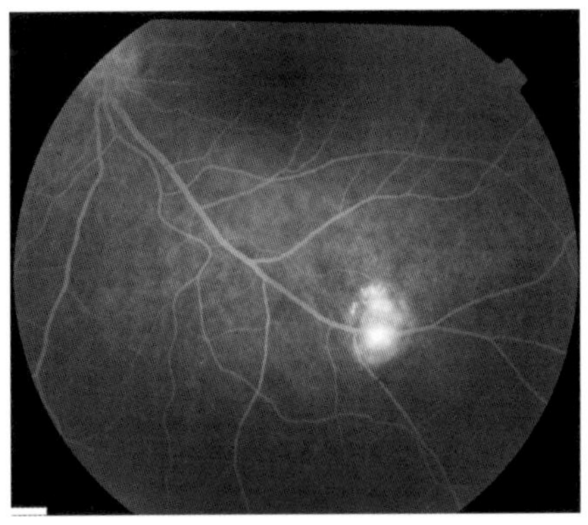

图 21.2 荧光素眼底血管造影显示:与图 21.1 对应的病灶在静脉晚期呈现局灶性强的高荧光,在静脉早期开始充盈

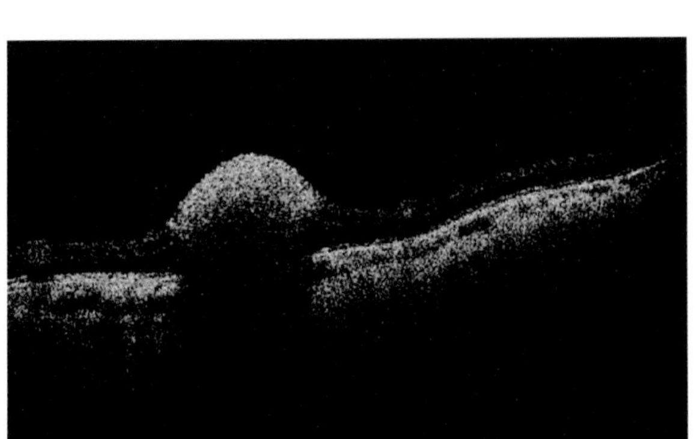

图 21.3 光学相干成像显示:与图 21.1 对应的病灶位于浅表视网膜,呈局限性高反射隆起,遮蔽深层视网膜和脉络膜的反射

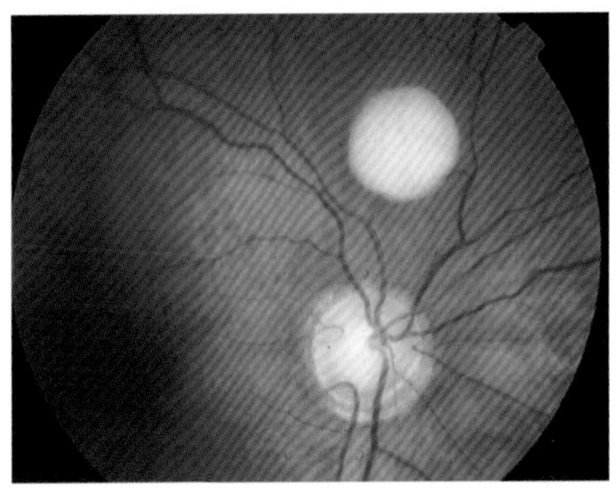

图 21.4 45 岁女性患者位于右眼视盘上方的拟诊反应性视网膜神经胶质增多症(局限性孤立的视网膜星形胶质细胞增生症)。视盘先天性发育异常,可能是轻度的视盘缺损

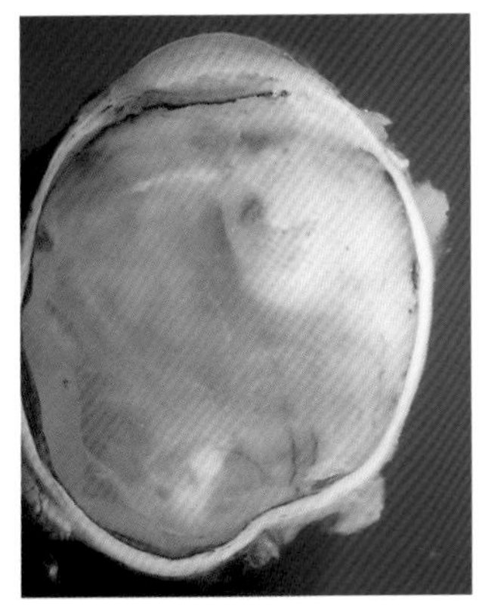

图 21.5 对一例先天性白内障摘除术后出现多种并发症和长期严重的不适症状的患者,在摘除的眼球标本中,发现位于周边部视网膜的反应性神经胶质增生团块

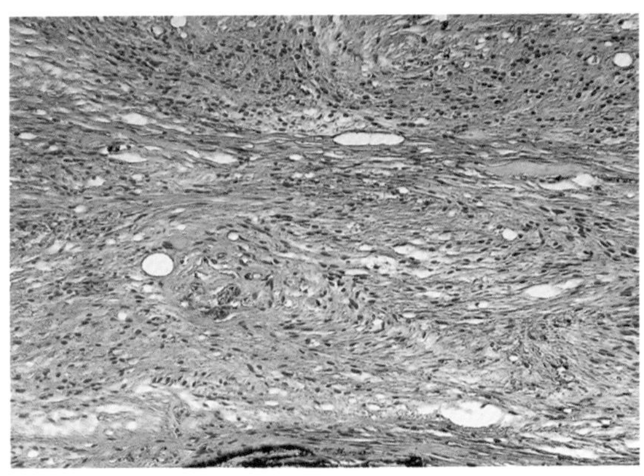

图 21.6 组织病理切片,提示团块状组织由分化良好的神经胶质细胞组成。(苏木精-伊红染色×100)

视网膜星形胶质细胞错构瘤

总论

视网膜星形细胞错构瘤是一类由神经胶质细胞（主要是星形胶质细胞）组成的良性肿瘤(1-36)。大多数病例在患儿出生前即已存在，但有时在出生后才出现明显的临床表现，无转移风险。视网膜星形细胞错构瘤常常与结节性硬化症密切相关，后者是一种综合征，包括低级别的颅内星形细胞瘤、皮肤纤维血管瘤（“皮脂腺瘤”）、皮肤脱色素斑块、心脏横纹肌瘤、肾脏血管肌脂肪瘤及其他错构瘤。在这些病例中，视网膜星形胶质细胞错构瘤只是结节性硬化临床症候群中的一个表现，在第9号及16号染色体发现了不同的基因突变位点。部分患者仅有视网膜星形胶质错构瘤，而不伴有结节性硬化症的其他表现。目前尚不清楚后者是一种独立的肿瘤还是不完全性或部分表达型的结节性硬化症。同样的眼底肿瘤也偶见于1型多发性神经纤维瘤患者。

临床特征

视网膜星形细胞错构瘤的眼底表现多样，个体差异大。两个最常见的变异亚型是钙化型肿瘤和非钙化型肿瘤。非钙化亚型肿瘤表现为神经视网膜内层无蒂的灰黄色隆起病灶，也可以是透明扁平病灶，提示视网质胶质增生。病灶较大时呈灰黄色，可以牵拉视网膜。钙化亚型可以表现为点状轻微钙化或完全钙化，闪亮的黄色球形钙化灶是其典型特征。这种特征性的黄色闪亮的钙化球有别于视网膜母细胞瘤的晦涩无光泽、白垩色的钙化灶。一些病灶兼具钙化和非钙化成分。在合并结节性硬化症的星形细胞错构瘤中，在视网膜色素上皮层偶可见到脱色素斑块(4)。

与视网膜母细胞瘤相比，视网膜星形细胞错构瘤瘤体周围通常没有明显的滋养血管和引流血管(7)，常合并轻度至中度的视网膜牵拉，而后者在同样大小的、未经治疗的视网膜母细胞瘤中不常见。有时视网膜星形细胞错构瘤可以出现在深层视网膜，此时常常为非钙化病灶，类似视网膜下纤维增殖。

尽管视网膜星形细胞错构瘤通常相对稳定，但也可进行性生长，表现出局部恶性侵袭行为。我们曾观察到部分病例中肿瘤呈进行性生长，并发渗出性视网膜脱离、新生血管性青光眼，最终导致眼球摘除(5)；这类病例中可发现肿瘤向眼眶和眼球表面的扩展。

诊断方法

视网膜星形细胞错构瘤，尤其是钙化亚型，通常出现自发荧光(18)。荧光素眼底血管造影中典型表现为静脉期肿瘤内特征性的细小血管网充盈，晚期相当强的瘤体着染。在伴钙化的病例中，超声波显示钙化的斑块，后者可以出现在脉络膜骨瘤或视网膜母细胞瘤。OCT可以用于明确肿瘤的表浅层次，具有高反射特征(9-17)。细针穿刺活检的细胞病理学研究(FNAB)可用于非典型病例的诊断(7)。

病理

组织病理学上，星形细胞错构瘤通常由伸长的纤维样星形细胞构成，具有小而均一的细胞核，与多个交错排列的胞浆突起。可以观察到钙化斑，通常表现为钙化球。一些体积较大的肿瘤可以包含中等异形的原浆型星形细胞。不常见的局部侵袭性肿瘤通常位于视盘，由分化差的大细胞组成，与结节性硬化患者大脑室管膜下的星形细胞瘤的表型一致(5)。

治疗

大多数的星形细胞错构瘤体积小，位于黄斑中心凹外，静止性病灶，极少增长或引起并发症。因部分病例有肿瘤进行性生长、并发渗出性视网膜脱离、新生血管性青光眼的风险，对患者应定期随访。随访期间病灶增大或出现可疑进行性生长的征兆时，应采用干预手段。根据病情变化，可采取眼底激光、冷冻、玻切或视网膜复位手术等治疗方案。大多数巨细胞亚型的病例最终都因出现新生血管性青光眼而行眼球摘除。如果能早期发现肿瘤，采取放疗或其他方法可以控制肿瘤的生长，避免眼球摘除。

参考文献

病例系列/综述

1. Shields JA, Shields CL. Glial tumors of the retina. The 2009 King Khaled Memorial Lecture. *Saudi J Ophthalmol* 2009;23(3-4):197–201.
2. Nyboer JH, Robertson DM, Gomez MR. Retinal lesions in tuberous sclerosis. *Arch Ophthalmol* 1976;94:1277–1280.

视网膜星形胶质细胞错构瘤

3. Zimmer-Galler IE, Robertson DM. Long-term observation of retinal lesions in tuberous sclerosis. *Am J Ophthalmol* 1995;119:318–324.
4. Shields CL, Reichstein DA, Bianciotto CG, et al. Retinal pigment epithelial depigmented lesions associated with tuberous sclerosis complex. *Arch Ophthalmol* 2012;130:387–390.
5. Shields JA, Eagle RC Jr, Shields C, et al. Aggressive retinal astrocytomas in 4 patients with tuberous sclerosis complex. *Trans Am Ophthalmol Soc* 2004;102:139–147.
6. Destro M, D'Amico DJ, Gragoudas ES, et al. Retinal manifestations of neurofibromatosis. Diagnosis and management. *Arch Ophthalmol* 1991;109:662–666.
7. Shields CL, Schoenberg E, Kocher K, et al. Lesions simulating retinoblastoma (pseudoretinoblastoma) in 604 cases: results based on age at presentation. *Ophthalmology* 2013;120(2):311–316.
8. Shields JA, Bianciotto CG, Kivela T, et al. Solitary circumscribed retinal astrocytic proliferation. The 2010 Jonathan W. Wirtschafter lecture. *Arch Ophthalmol* 2011;129(9):1189–1194.

影像学

9. Shields CL, Mashayekhi A, Luo CK, et al. Optical coherence tomography in children: analysis of 44 eyes with intraocular tumors and simulating conditions. *J Pediatr Ophthalmol Strabismus* 2004;41:338–344.
10. Mennel S, Meyer CH, Eggarter F, et al. Autofluorescence and angiographic findings of retinal astrocytic hamartomas in tuberous sclerosis. *Ophthalmologica* 2005;219:350–356.
11. Shields CL, Materin MA, Shields JA. Review of optical coherence tomography for intraocular tumors. *Curr Opin Ophthalmol* 2005;16(3):141–154.
12. Shields CL, Benevides R, Materin MA, et al. Optical coherence tomography of retinal astrocytic hamartoma in 15 cases. *Ophthalmology* 2006;113(9):1553–1557.
13. Chanana B, Kumar V. Imaging findings in tuberous sclerosis with multiple retinal astrocytic hamartomas. *J Pediatr Ophthalmol Strabismus* 2011;48(2):127–128.
14. Xu L, Burke TR, Greenberg JP, et al. Infrared imaging and optical coherence tomography reveal early-stage astrocytic hamartomas not detectable by fundoscopy. *Am J Ophthalmol* 2012;153(5):883–889.
15. Goel N, Pangtey B, Bhushan G, et al. Spectral-domain optical coherence tomography of astrocytic hamartomas in tuberous sclerosis. *Int Ophthalmol* 2012;32(5):491–493.
16. Shields CL, Pellegrini M, Ferenczy SR, et al. Enhanced depth imaging optical coherence tomography (EDI-OCT) of intraocular tumors. From placid to seasick to rock and rolling topography. The 2013 Francesco Orzalesi Lecture. *Retina* 2014;34:1495–512.
17. Pichi F, Serafino M, Giuliari GP, et al. Retinal astrocytic hamartoma: Spectral domain optical coherence tomography classification and correlation with tuberous sclerosis complex. *J AAPOS* 2013;17(1):e27.
18. Almeida A, Kaliki S, Shields CL. Autofluorescence of intraocular tumors. *Curr Opin Ophthalmol* 2013;24(3):222–232.

病理

19. Shields JA, Shields CL, Ehya H, et al. Atypical retinal astrocytic hamartoma diagnosed by fine-needle biopsy. *Ophthalmology* 1996;103:949–952.

病例报告

20. Trincao R, Cunha-Vaz JG, Pires JM. Astrocytic hamartoma of the optic disc in localized ocular neurofibromatosis (von Recklinghausen's disease). *Ophthalmologica* 1973;167:465–469.
21. Reeser FH, Aaberg TM, Van Horn DL. Astrocytic hamartoma of the retina not associated with tuberous sclerosis. *Am J Ophthalmol* 1978;86:688–698.
22. Kroll AJ, Ricker DP, Robb RM, et al. Vitreous hemorrhage complicating retinal astrocytic hamartoma. *Surv Ophthalmol* 1981;26:31–38.
23. Coppeto JR, Lubin JR, Albert DM. Astrocytic hamartoma in tuberous sclerosis mimicking necrotizing retinochoroiditis. *J Pediatr Ophthalmol Strabismus* 1982;19:306–313.
24. Bec P, Mathis A, Adam P, et al. Retinitis pigmentosa associated with astrocytic hamartomas of the optic disc. *Ophthalmologica* 1984;189:135–138.
25. Ulbright TM, Fulling KH, Helveston EM. Astrocytic tumors of the retina. Differentiation of sporadic tumors from phakomatosis-associated tumors. *Arch Pathol Lab Med* 1984;108:160–163.
26. Drewe RH, Hiscott P, Lee WR. Solitary astrocytic hamartoma simulating retinoblastoma. *Ophthalmologica* 1985;190:158–167.
27. Jost BF, Olk RJ. Atypical retinitis proliferans, retinal telangiectasis, and vitreous hemorrhage in a patient with tuberous sclerosis. *Retina* 1986;6:53–56.
28. Margo CE, Barletta JP, Staman JA. Giant cell astrocytoma of the retina in tuberous sclerosis. *Retina* 1993;13:155–159.
29. Ertl A, Philipp W, Mayer U. Retinal phakomata associated with cerebral astrocytoma. An incomplete form of Bourneville-Pringle disease? *Ophthalmologica* 1993;206:209–213.
30. Mullaney PB, Jacquemin C, Abboud E, et al. Tuberous sclerosis in infancy. *J Pediatr Ophthalmol Strabismus* 1997;34:372–375.
31. Gunduz K, Eagle RC Jr, Shields CL, et al. Invasive giant cell astrocytoma of the retina in a patient with tuberous sclerosis. *Ophthalmology* 1999;106:639–642; Erratum. *Ophthalmology* 2000;107:413.
32. Eagle RC Jr, Shields JA, Shields CL, et al. Hamartomas of the iris and ciliary epithelium in tuberous sclerosis complex. *Arch Ophthalmol* 2000;118:711–715.
33. Kiratli H, Turkcuoglu P, Bilgic S. Gyrate atrophy associated with astrocytic hamartoma of the optic disc. *Retina* 2004;24:976–977.
34. Inoue M, Hirakarta A, Iizuka N, et al. Tractional macular detachment associated with optic disc astrocytic hamartoma. *Acta Ophthalmol* 2009;87(2):239–240.
35. Veronese C, Pichi F, Guidelli SG et al. Cystoid changes within astrocytic hamartomas of the retina in tuberous sclerosis. *Retinal Cases & Brief Reports* 2011;5:113–116.
36. Lonngi M, Gold AS, Murray TG. Combined bevacizumab and triamcinolone acetonide injections for macular edema in a patient with astrocytic hamartomas and tuberous sclerosis. *Ophthalmic Surg Lasers Imaging Retina* 2013;44(1):85–90.

视网膜星形细胞错构瘤，非钙化亚型：临床和病理特征

视网膜星形细胞错构瘤常常无钙化灶。因缺乏典型的眼底钙化特征，可能与早期视网膜母细胞瘤、有髓神经纤维、肉芽肿以及其他类似疾病相混淆，但是仍然可以根据其他特征进行鉴别诊断。密切观察结节性硬化症的眼外表现，有利于疾病诊断。

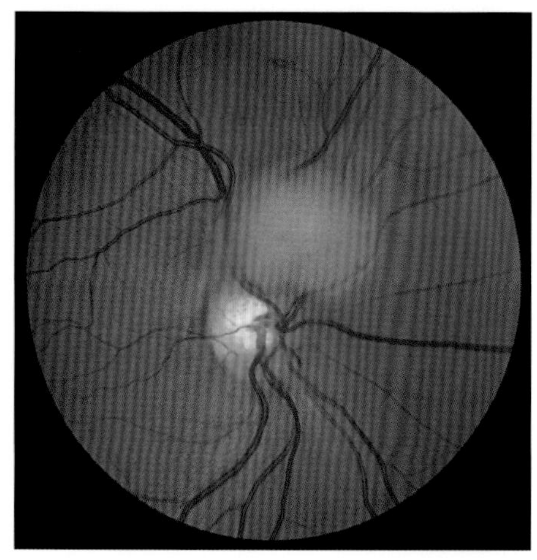

图21.7 43岁，女性，结节性硬化症患者，自幼发现视盘上方典型的非钙化型星形细胞错构瘤

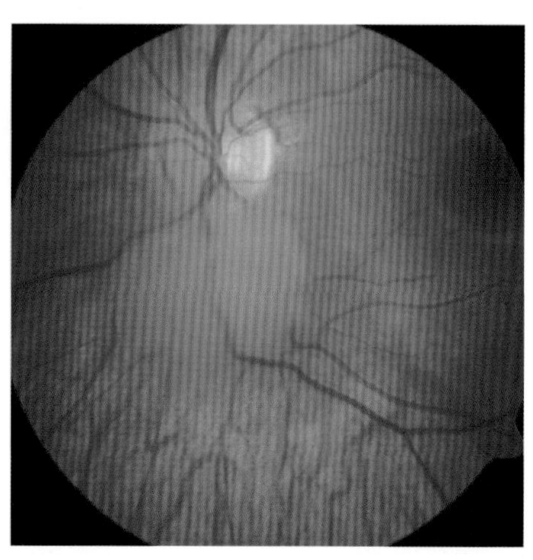

图21.8 12岁，女性，无结节性硬化症病史，视盘下方观察到无蒂的、透明的星形细胞错构瘤

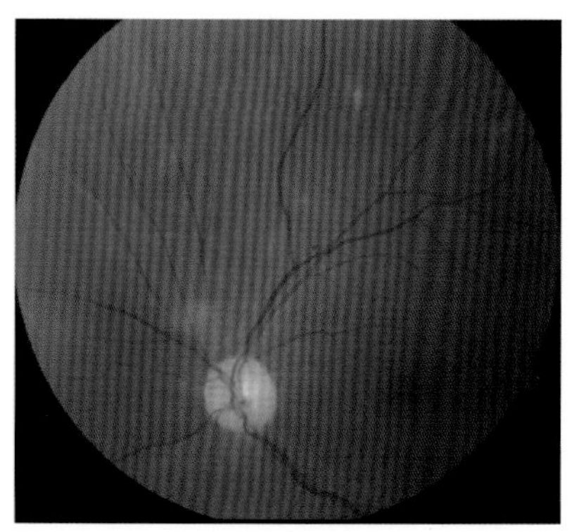

图21.9 12岁，女性，位于左眼视盘鼻上方的轻微隆起、非钙化型星形细胞错构瘤

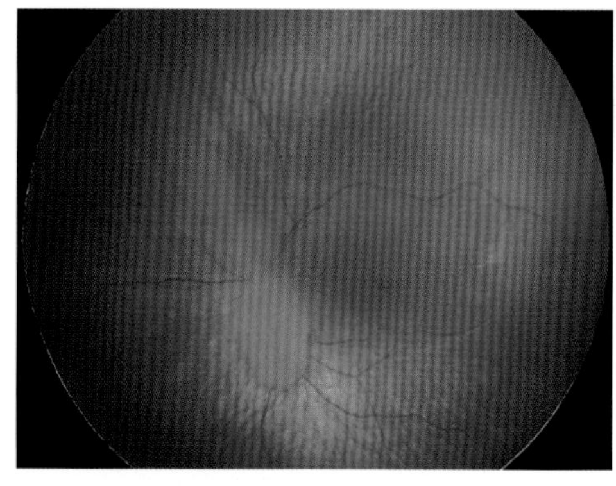

图21.10 结节性硬化患儿浅色眼底，位于视盘表面的3个非钙化型星形细胞错构瘤

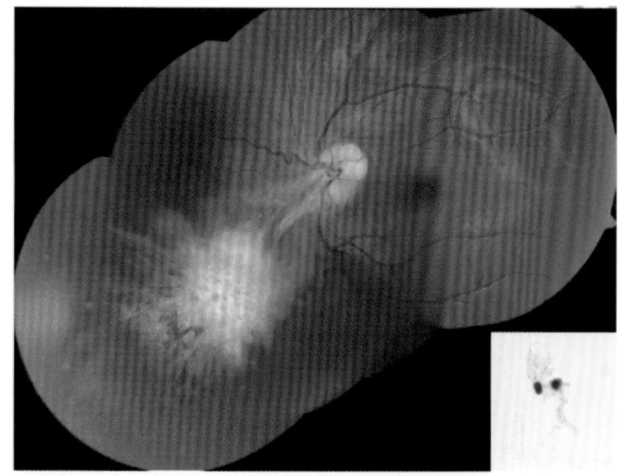

图21.11 位于视盘鼻下方的非典型疑似星形细胞错构瘤，已发生玻璃体腔种植。经细针穿刺细胞病理学检查确诊。右下插图显示纺缍形细胞。（巴氏染色×400）免疫组化检测胶质原酸性纤维蛋白染色呈阳性，支持星形细胞肿瘤的诊断

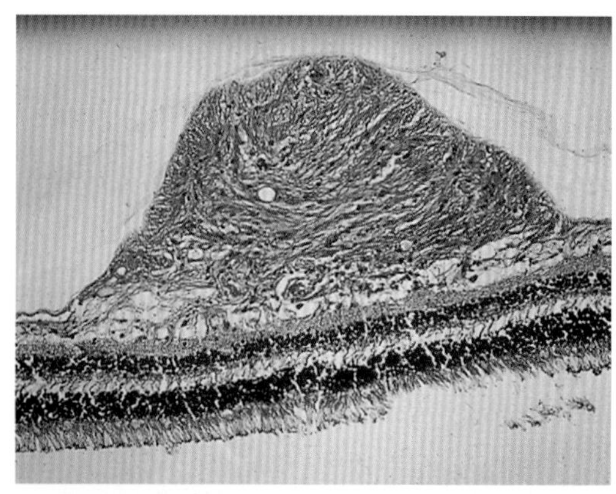

图21.12 非钙化型星形细胞错构瘤的组织病理学检查：位于视网膜神经纤维层内、由密集堆积的纤维样星形细胞形成的肿瘤。（苏木精-伊红染色×20）（标本来自华盛顿美军病理学院）

视网膜星形细胞错构瘤：钙化亚型

钙化亚型的视网膜星形细胞错构瘤可以是部分钙化，有时可见完全钙化；并非所有的此型患者都出现结节性硬化症的非眼部体征。

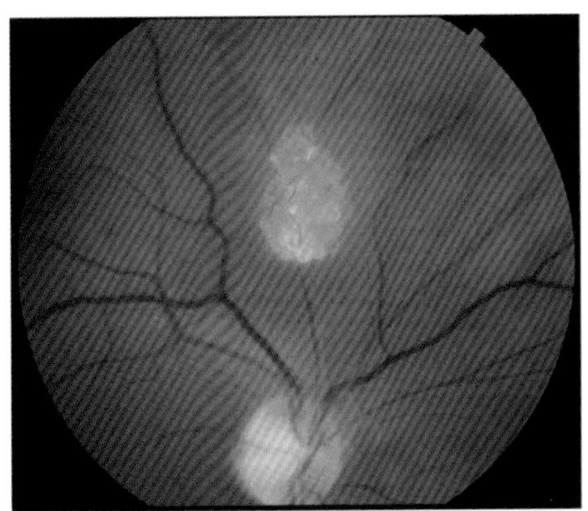

图 21.13　右眼视盘上方完全钙化的星形细胞错构瘤，该病变有结节性硬化症中星形细胞错构瘤的典型特征，但该患者却没有结节性硬化症的临床表现

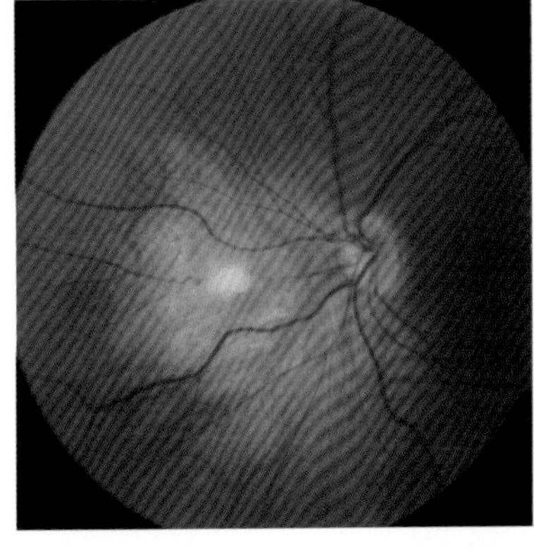

图 21.14　位于左眼视盘鼻侧的小的钙化型星形细胞错构瘤，注意环绕瘤体的细微的非钙化成分

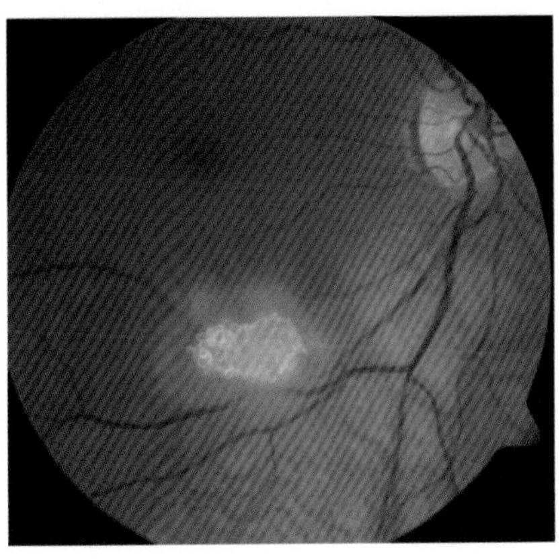

图 21.15　成年女性，位于左眼中心凹下方的部分钙化、高度典型的星形细胞错构瘤，不伴有结节性硬化症的其他体征。注意瘤体边缘的更为明显的非钙化病灶

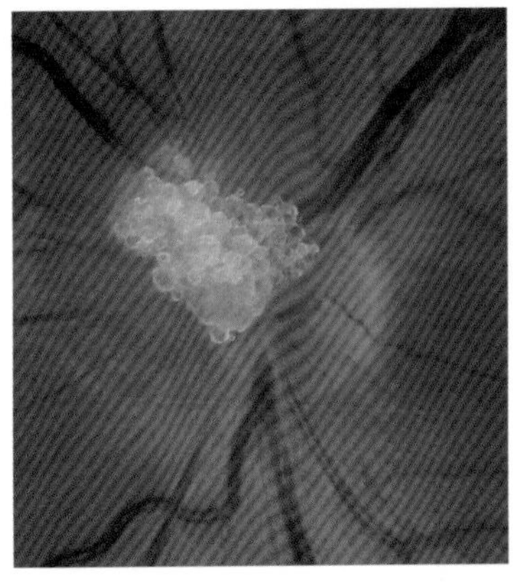

图 21.16　位于视盘鼻上缘的几乎完全钙化的星形细胞错构瘤，注意因为病灶处牵拉而导致毗邻的视网膜血管变直。（由 Peter Reed Pavan 医师提供）

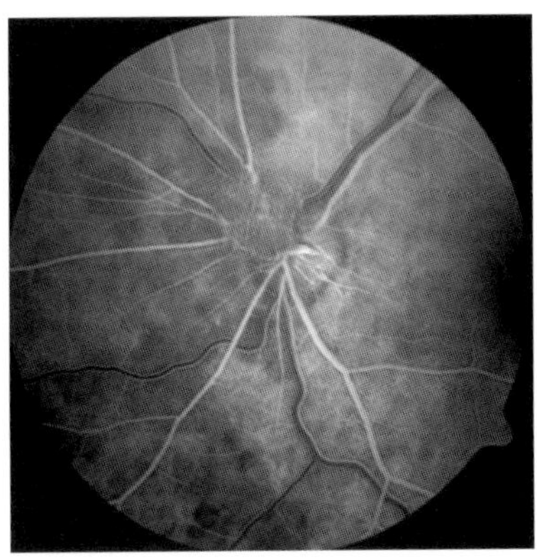

图 21.17　图 21.16 中星形细胞错构瘤在荧光素眼底血管造影的典型特征：清晰地显示了在静脉期瘤体内充盈的细小血管网。（由 Peter Reed Pavan 医师提供）

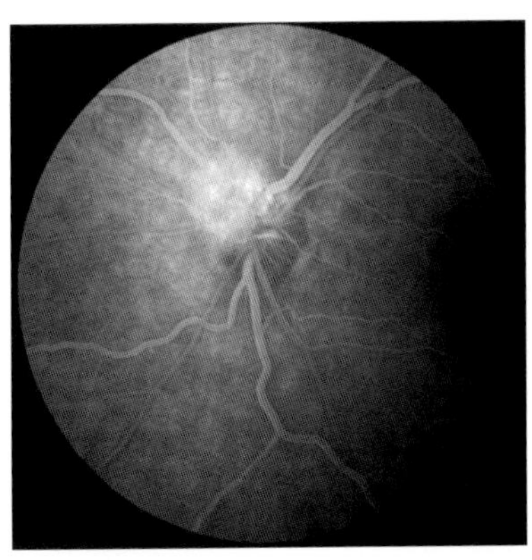

图 21.18　在造影晚期，图 21.16 中肿瘤显现为中等强度的高荧光。（由 Peter Reed Pavan 医师提供）

视网膜星形细胞错构瘤：钙化亚型，临床和病理特征

视网膜星形细胞错构瘤可以在出生时已经钙化，也可以在出生后随着年龄的增长逐渐钙化。浅表的视网膜星形细胞错构瘤看起来像钙化的视网膜母细胞瘤，但其黄色发亮的钙化球不同于视网膜母细胞瘤中的暗沉的、白垩色的钙化灶，可以藉此鉴别。

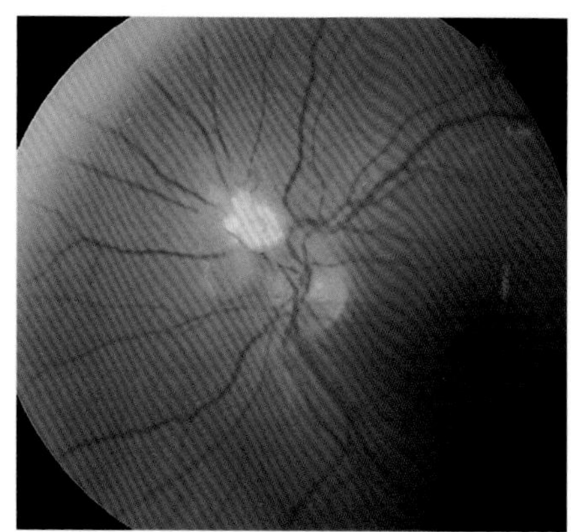

图 21.19 位于左眼视盘鼻上方的小的钙化型视网膜星形细胞错构瘤

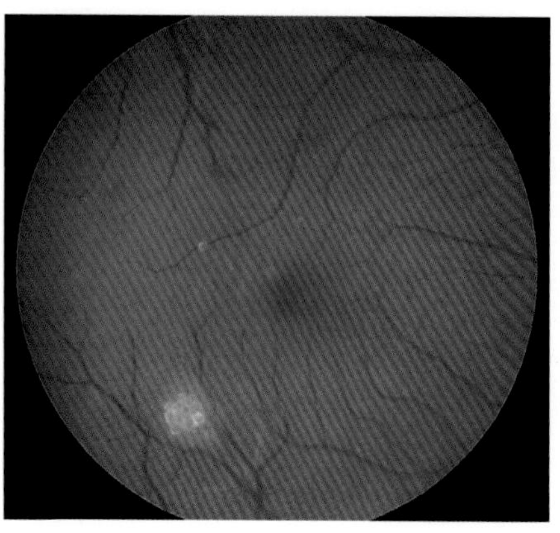

图 21.20 位于右眼中心凹颞下方的小的钙化的视网膜星形细胞错构瘤

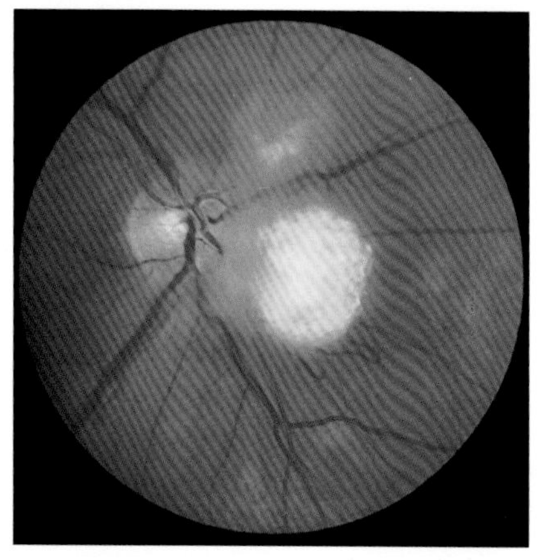

图 21.21 视盘鼻侧典型的钙化型视网膜星形细胞错构瘤。注意在明显钙化的瘤体上方的、轻微隆起的非钙化病灶

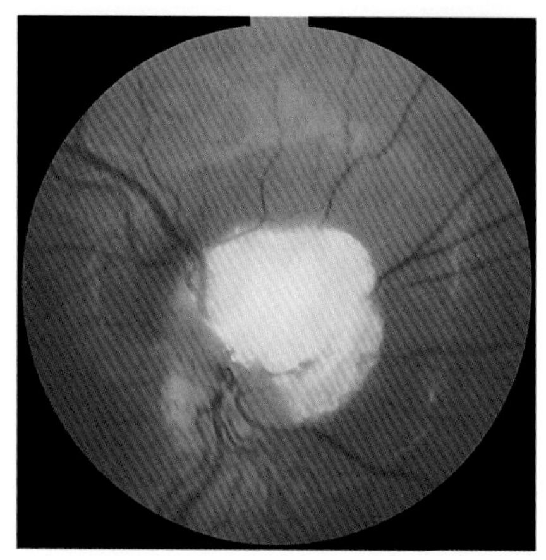

图 21.22 毗邻视盘的显著隆起的视网膜星形细胞错构瘤

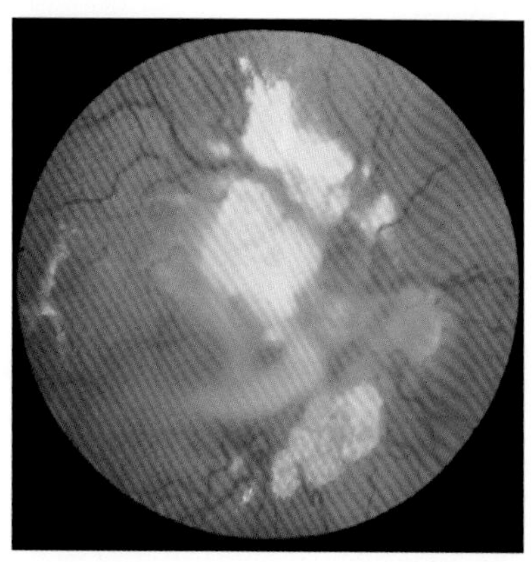

图 21.23 非典型性、弥漫性、多灶性视网膜星形细胞错构瘤，伴局灶性钙化

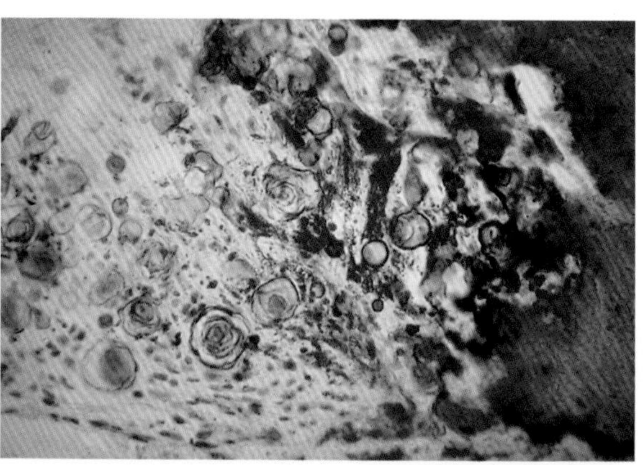

图 21.24 视盘上钙化型星形细胞错构瘤的病理特点。注意图片左侧是星形细胞肿瘤，右侧显示致密的钙化，其中嗜碱性螺纹样结构是砂粒体。（苏木精-伊红染色×20）（由华盛顿美军病理学院提供）

视网膜星形细胞错构瘤：标准及广角照相

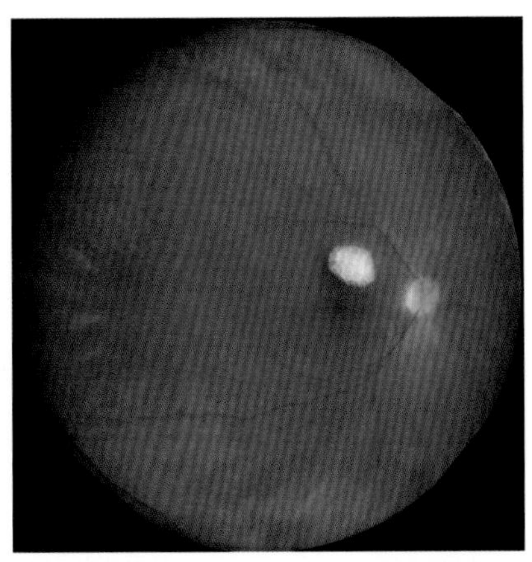

图 21.25　25 岁女性患者右眼中心凹上方钙化的视网膜星形细胞错构瘤，患者无结节性硬化症的临床证据

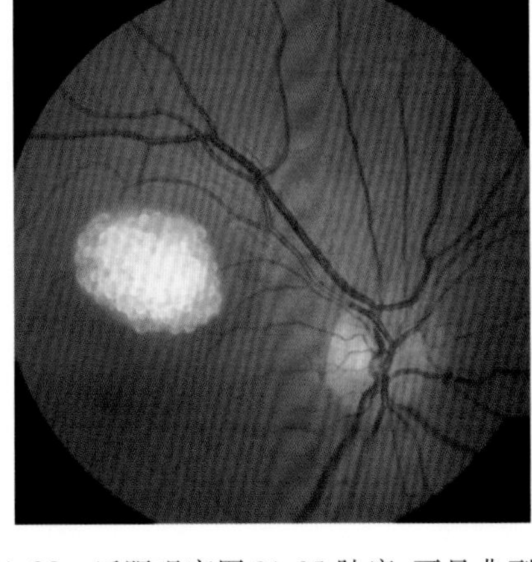

图 21.26　近距观察图 21.25 肿瘤，可见典型的钙化结节

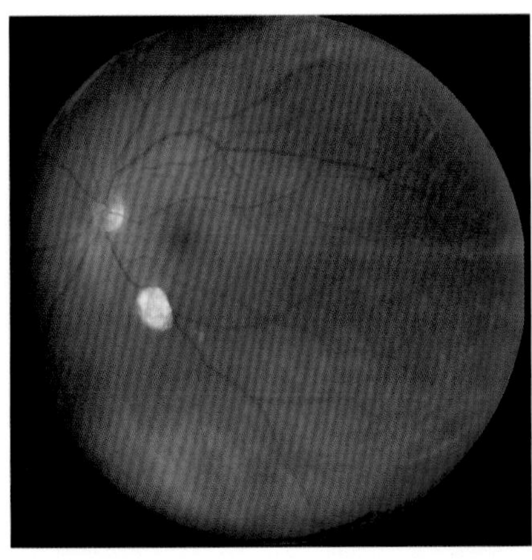

图 21.27　40 岁女性患者，左眼中心凹下方钙化的视网膜星形细胞错构瘤，患者无结节性硬化症的临床证据

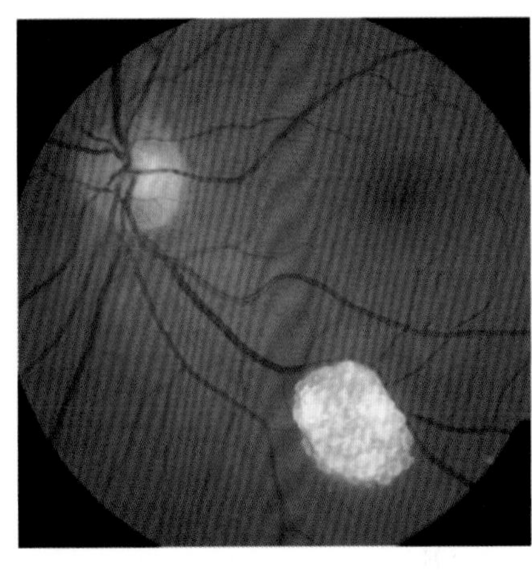

图 21.28　图 21.27 中的肿瘤的近距观

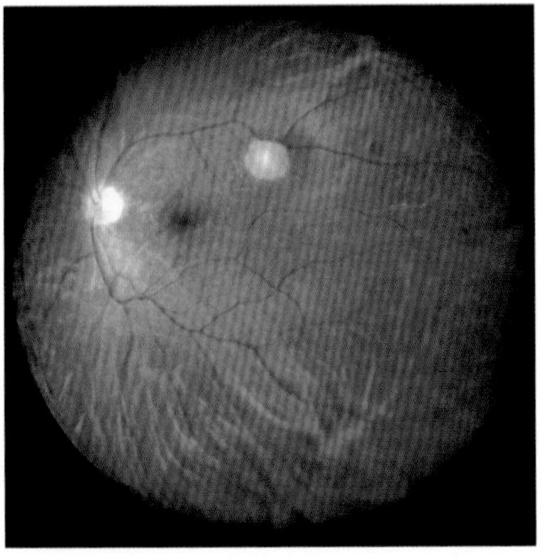

图 21.29　21 岁男性患者，右眼中心凹颞上方轻微钙化的视网膜星形细胞错构瘤。随访 16 年，肿瘤稳定。其右眼存在类似的稳定病灶

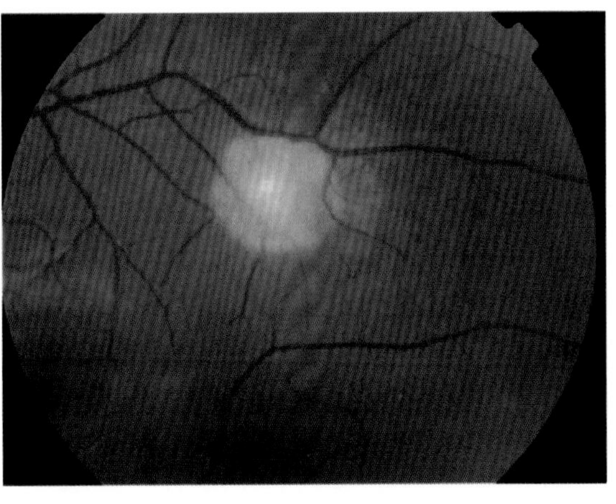

图 21.30　图 21.29 中的肿瘤的近距观。虽然患者双眼都有视网膜星形细胞错构瘤，但无其他支持结节性硬化症的证据，该患者无法进行基因筛查

视网膜星形细胞错构瘤：荧光素眼底血管造影

荧光素眼底血管造影可以显示星形细胞错构瘤的典型特征。在造影早期，瘤体内细小的血管网充盈良好；在造影晚期，瘤体强染色。

Margo CE, Barletta JP, Staman JA. Giant cell astrocytoma of the retina in tuberous sclerosis. *Retina* 1993;13:155-159.

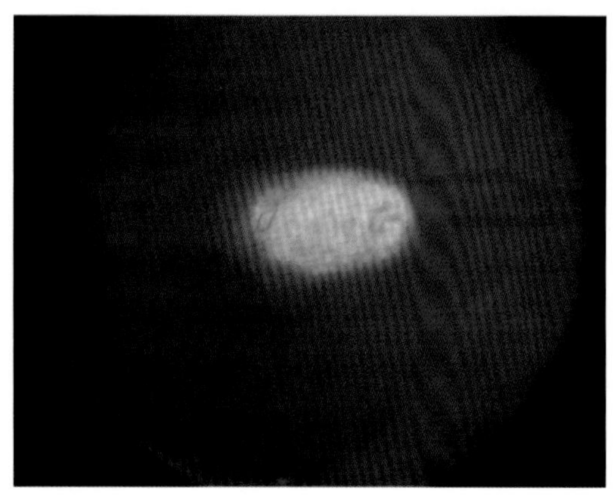

图21.31　非结节性硬化症的年轻患者，钙化的星形细胞错构瘤

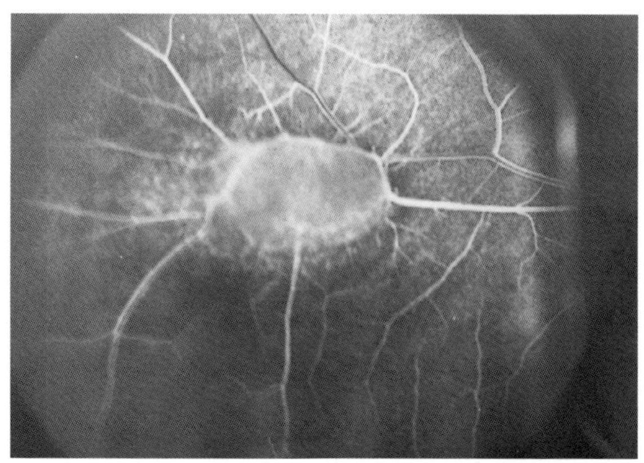

图21.32　与图21.31对应的肿瘤，在荧光造影静脉早期表现为轻度高荧光。与视网膜母细胞瘤相比，血管似乎绕行肿瘤周围，而不进入肿瘤

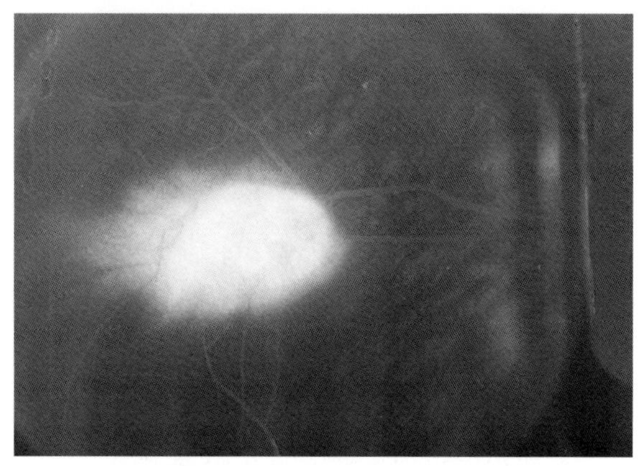

图21.33　造影晚期显示瘤体呈强荧光，并向玻璃体腔内轻微渗漏

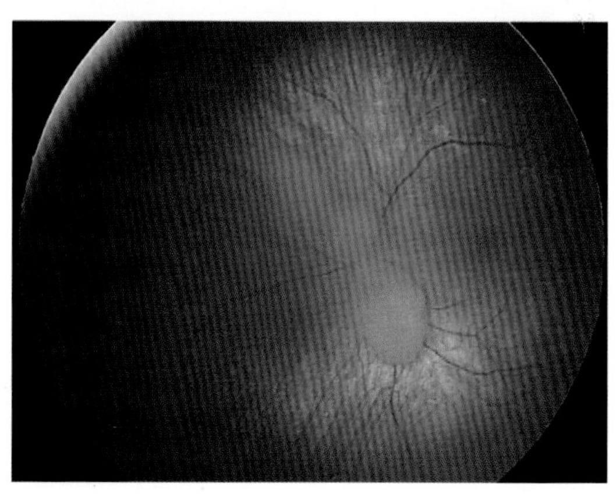

图21.34　结节性硬化症的青年男性患者，眼底多发的非钙化型星形细胞错构瘤

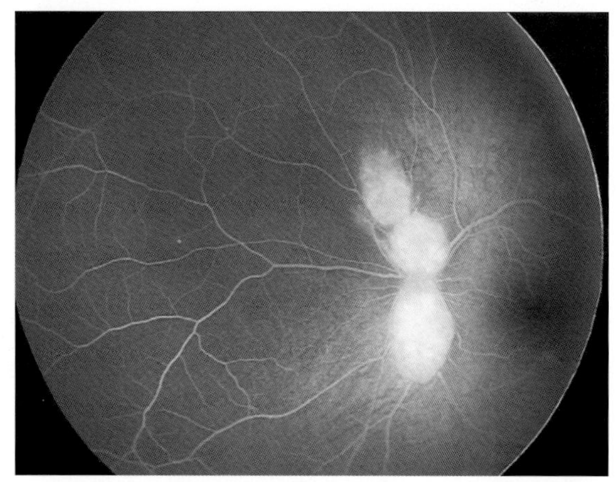

图21.35　荧光素眼底血管造影显示：位于视盘表面的3个肿瘤病灶呈现强高荧光

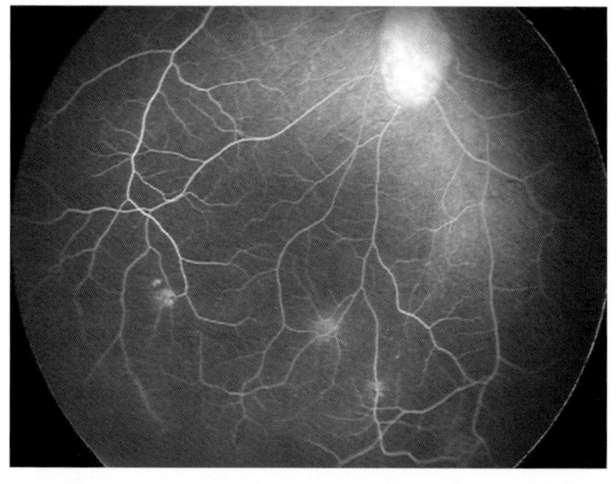

图21.36　在左眼下方还发现临床特征不明显的其他瘤体

视网膜星形细胞错构瘤：相干光断层扫描

相干光断层扫描可用于肿瘤在视网膜层次的准确定位，视网膜星形细胞错构瘤具有高反射的 OCT 影像特征。经典的肿瘤起始于神经纤维层，向其他层次扩展形成肿瘤。钙化的肿瘤在 OCT 上表现为虫蚀样外观，即使没有钙化，也可因空洞存在表现为虫蚀样外观。

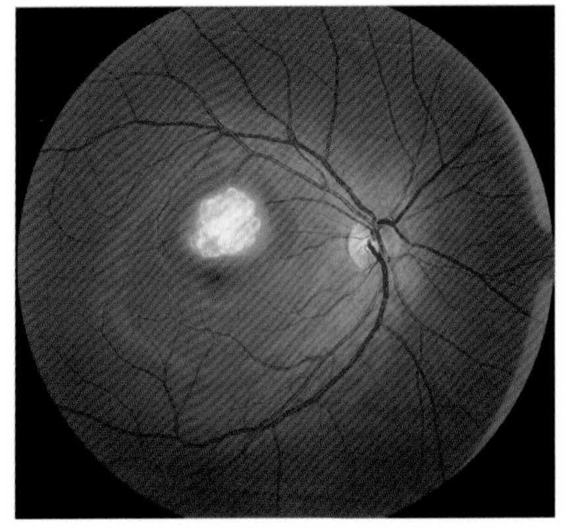

图 21.37　位于右眼中心凹上方的钙化型星形细胞错构瘤

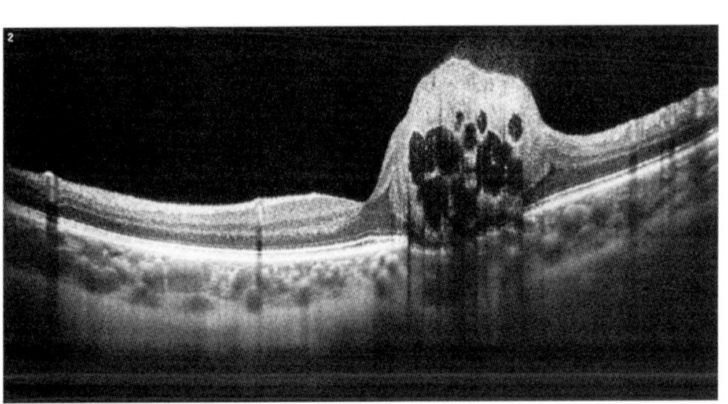

图 21.38　相干光断层扫描上肿瘤表现为虫蚀样外观，与钙化灶相对应的部位呈反射遮蔽现象

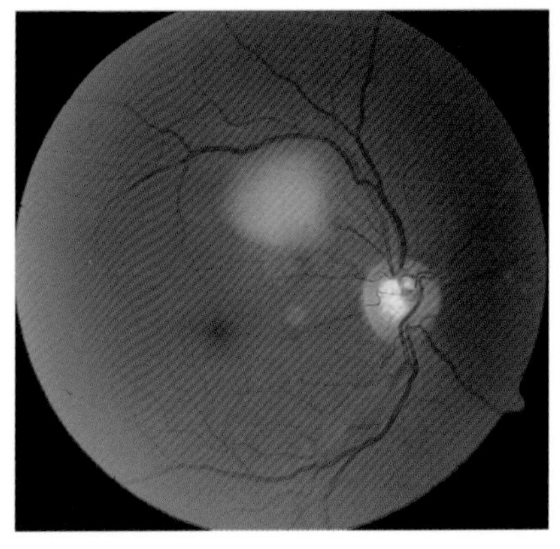

图 21.39　右眼视盘颞上方的非钙化型视网膜星形细胞错构瘤

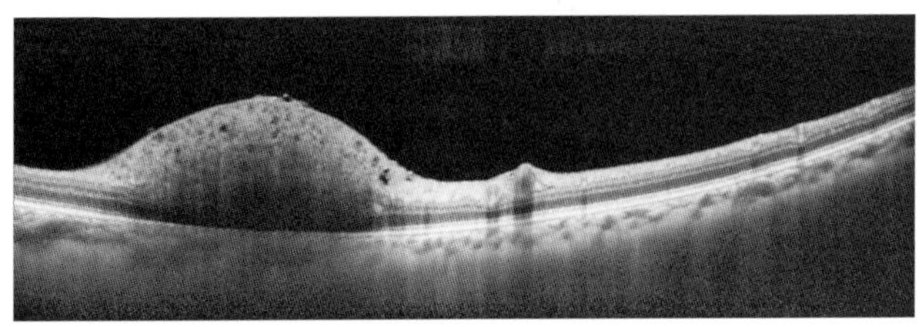

图 21.40　相干光断层扫描显示肿瘤位于神经纤维层，表现为早期空洞样外观

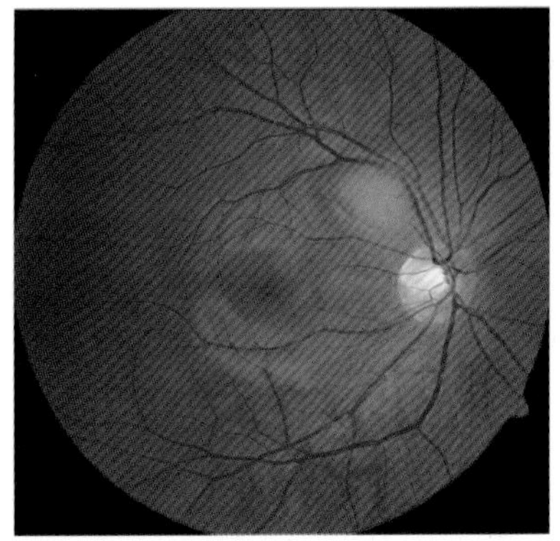

图 21.41　右眼视盘颞上方的非钙化型星形细胞错构瘤

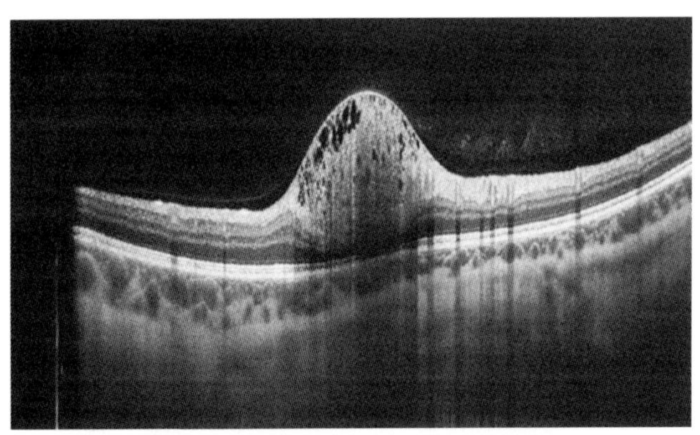

图 21.42　相干光断层扫描显示虫蚀样外观，但没有反射遮蔽代表空穴现象

结节性硬化症:眼外特征

结节性硬化症(Bourneville 病)是一类与视网膜星形细胞瘤密切相关的综合征,合并不同的眼部、皮肤、神经系统及全身临床表现,包括低级别的颅内室管旁星形细胞瘤、皮肤纤维血管瘤(“皮脂腺瘤”)、皮肤脱色素斑点、“灰叶症”样的心脏横纹肌瘤、肾脏血管肌脂肪瘤及其他错构瘤。

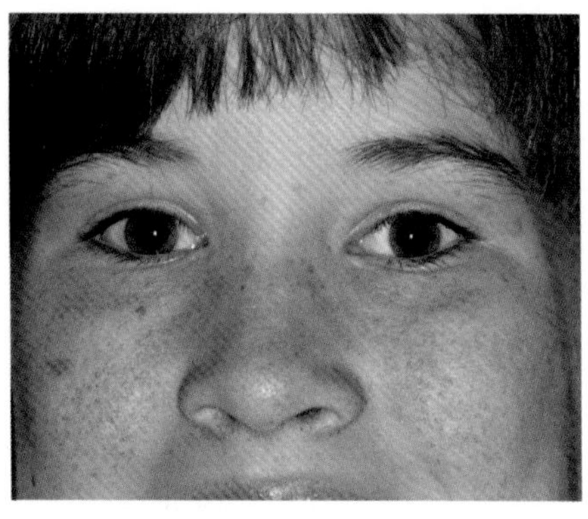

图 21.43 12 岁男孩,颜面部及眼部皮肤轻微的纤维血管瘤(“皮脂腺瘤”)

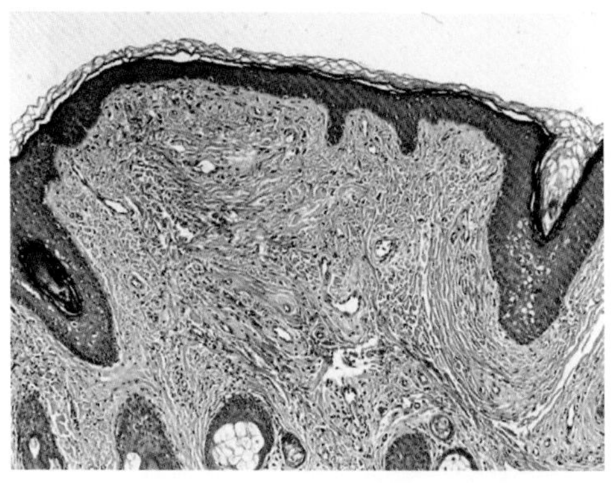

图 21.44 皮肤纤维血管瘤的组织病理学表现,位于真皮层内的纺锤形细胞和胶原,伴轻度皮脂腺增生(可以解释误用“皮脂腺瘤”的原因)。(苏木精-伊红染色×10)

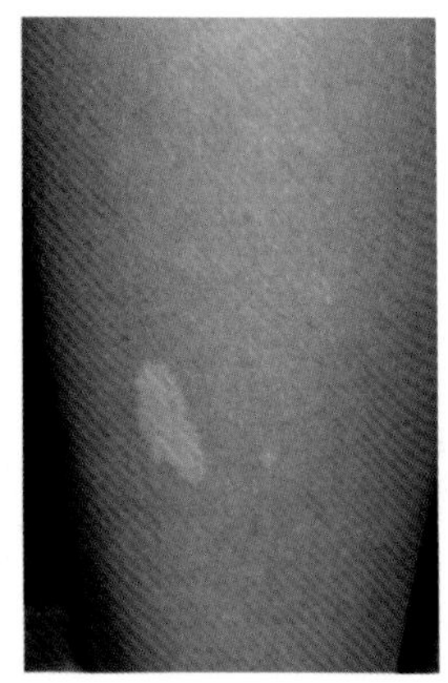

图 21.45 图 21.43 患者左小腿处皮肤脱色素斑块(“灰叶症”)

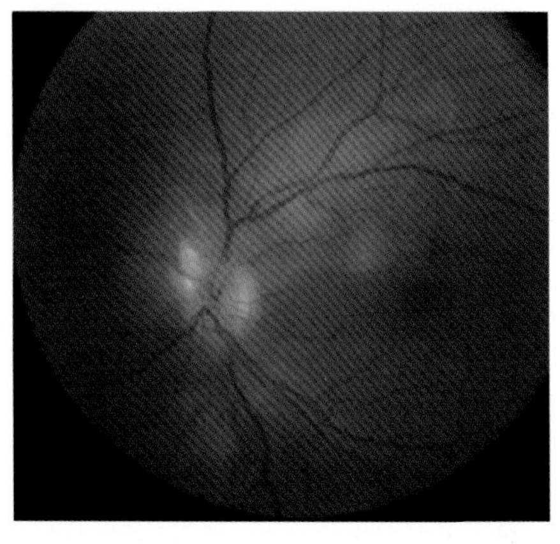

图 21.46 图 21.43 患者眼底表现:位于左眼视盘鼻上方和中心凹颞上方的小的星形细胞错构瘤

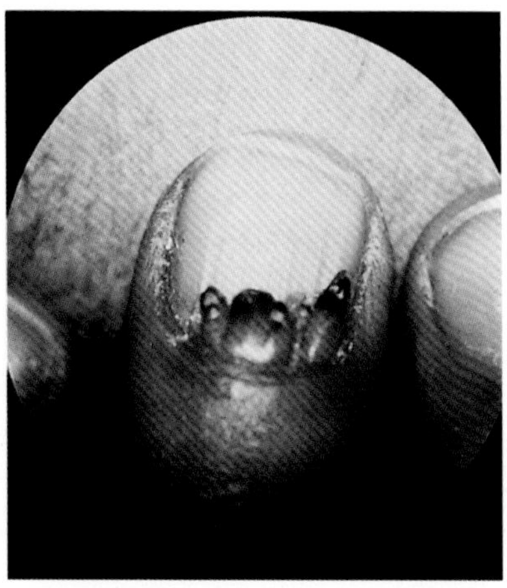

图 21.47 指甲甲周纤维血管瘤,是结节性硬化症的典型表现

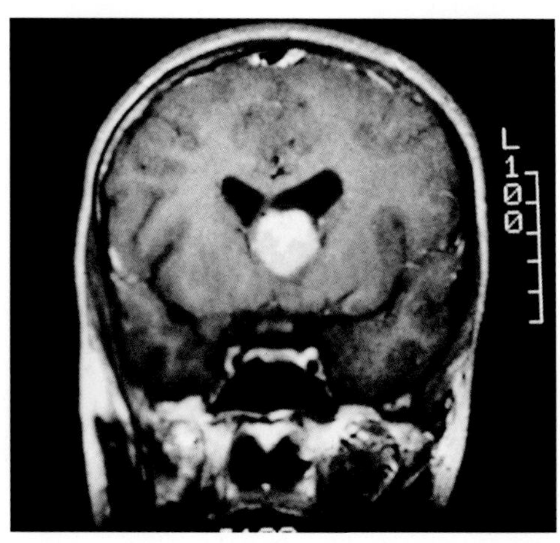

图 21.48 图 21.43 患者头颅磁共振冠状位扫描可见颅内脑室旁星形细胞瘤

视网膜星形细胞错构瘤：非典型性变体

大多数星形细胞错构瘤位于神经纤维层，但部分因垂直生长累及深层或全层视网膜。部分肿瘤眼底观察可见，部分需借助相干光断层扫描观察，偶尔可观察到肿瘤引起的渗出。

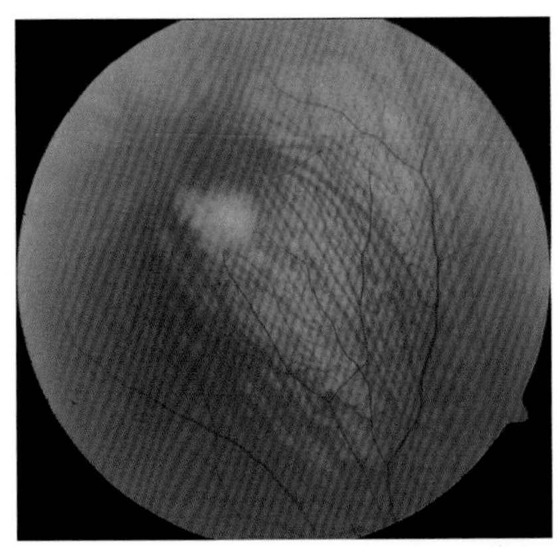

图 21.49　年轻男性患者，周边部视网膜非典型多灶性星形细胞错构瘤

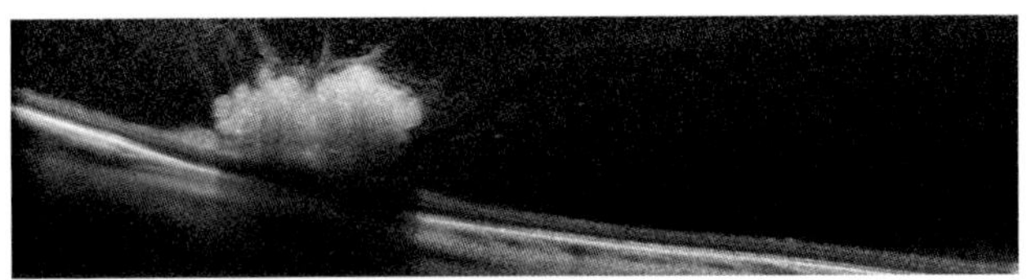

图 21.50　相干光断层扫描显示位于视网膜内层界面的非钙化病灶

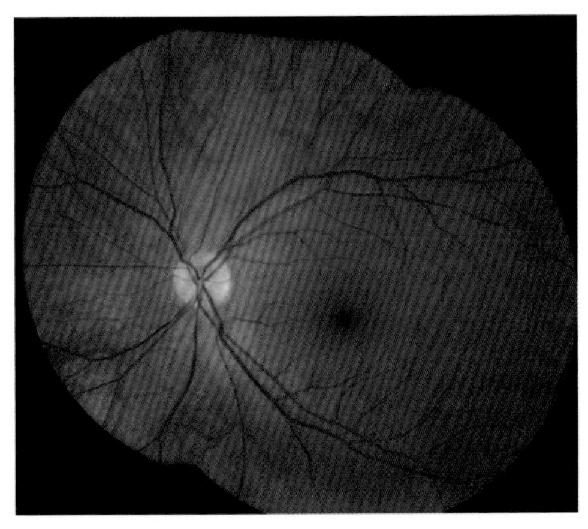

图 21.51　被确诊为结节性硬化症患儿，左眼沿视网膜颞上血管一直到一级静脉分叉前分布的不易察觉的扁平弥散型视网膜星形细胞错构瘤，肿瘤相对视网膜呈毛玻璃样外观

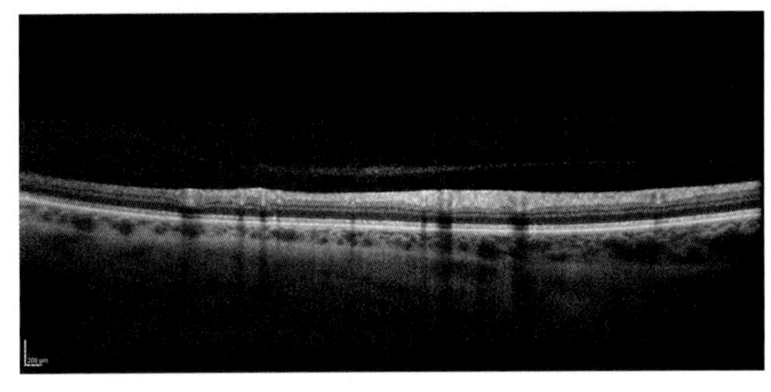

图 21.52　相干光断层扫描（水平方向）可见扁平病灶，表现为神经纤维层的轻微增厚

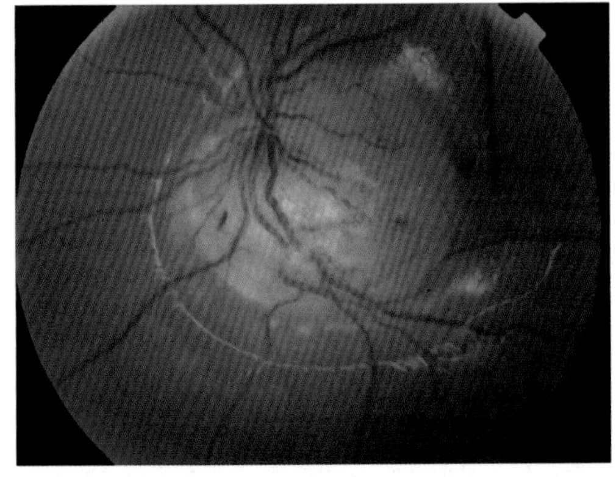

图 21.53　患儿视盘周围不典型的星形细胞错构瘤，伴少量视网膜出血和轻度黄斑区渗出。随访数年，病灶无明显进展

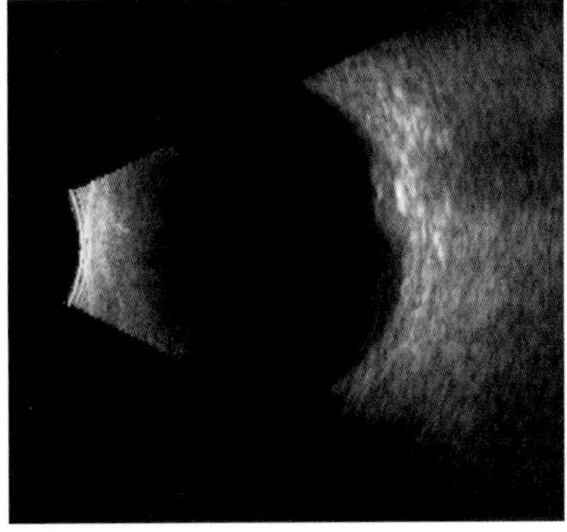

图 21.54　超声检查提示肿瘤深部钙化灶

视网膜星形细胞错构瘤：结节性硬化症患者的侵袭性肿瘤

少数情况下，视网膜星形细胞错构瘤可迅速生长，引起全视网膜脱离和新生血管性青光眼等并发症，最终需行眼球摘除。我们团队报道了4例患者。

Shields JA, Eagle RC Jr, Shields C, et al. Aggressive retinal astrocytomas in 4 patients with tuberous sclerosis complex. *Arch Ophthalmol* 2005;123:856-863.

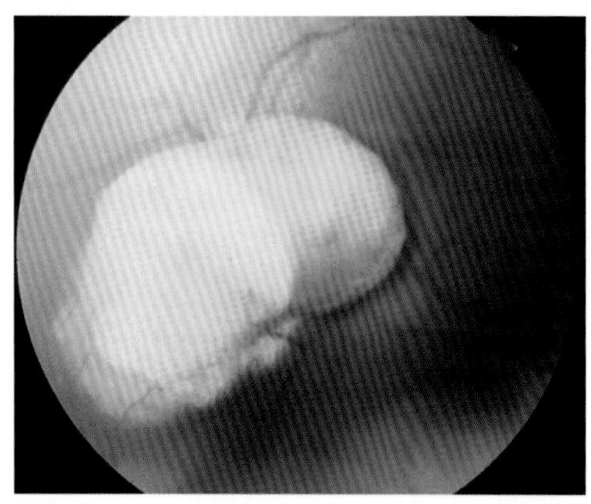

图21.55 患儿眼底彩照，显示视网膜视盘表面呈双叶的结节状肿瘤，最终因新生血管性青光眼和难以忍受的疼痛行眼球摘除术

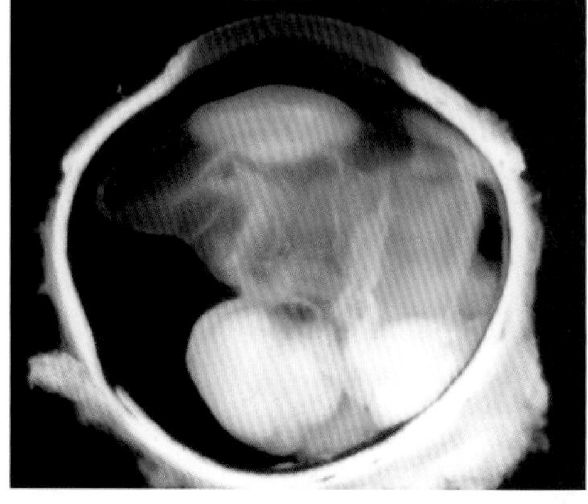

图21.56 图21.55患儿眼球标本大体观，显示外生型视网膜肿瘤和全视网膜脱离

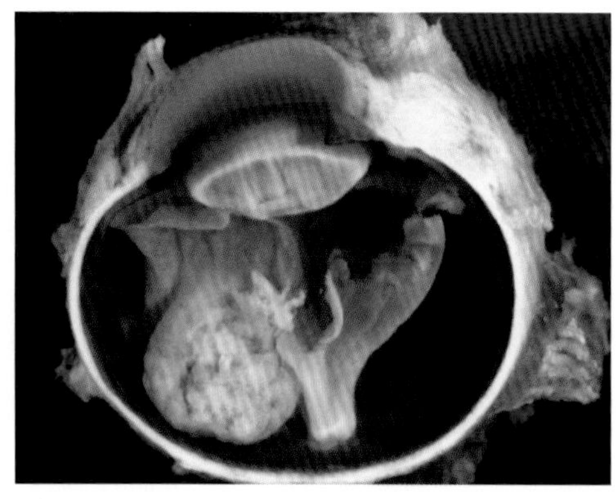

图21.57 另一例类似患儿的眼球标本大体观，显示外生型视网膜肿瘤和全视网膜脱离

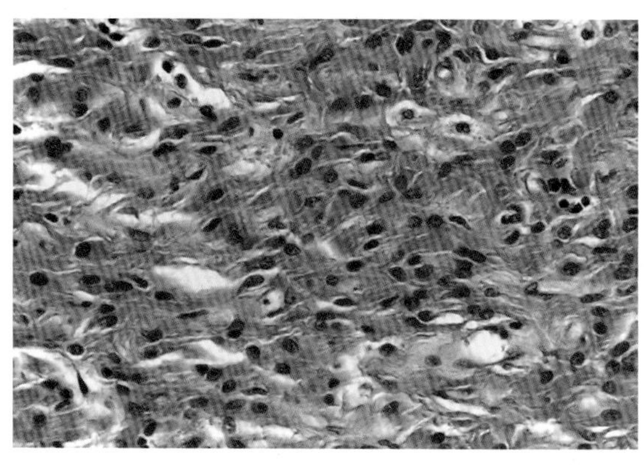

图21.58 肿瘤细胞呈饱满的纺锤形，细胞胞浆嗜酸性染色强阳性，核卵圆形。（苏木精-伊红染色×100）

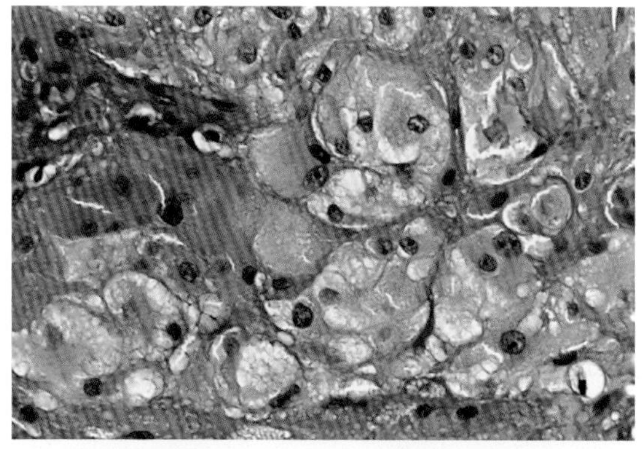

图21.59 在肿瘤的另一区域，细胞体积大，呈圆形或卵圆形，含丰富的嗜酸性染色弱阳性的细胞胞浆，周边空泡形成，核圆，有核仁。类似于结节性硬化症室管膜下星形细胞瘤的巨细胞型表型。（苏木精-伊红染色×100）

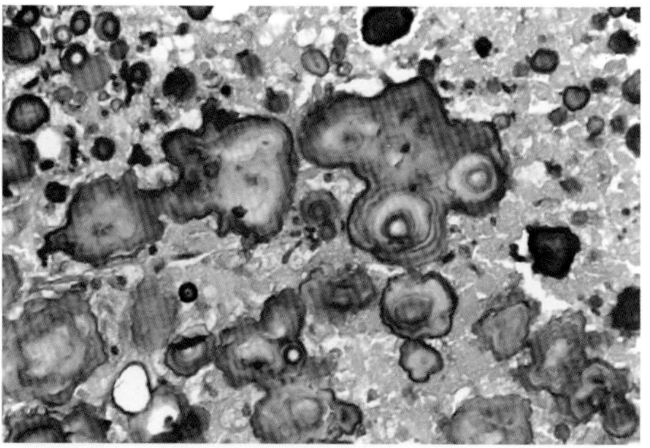

图21.60 钙化球。在报道的四个浸润性生长的肿瘤标本中，均观察到典型的多层状嗜碱性钙盐沉积。（苏木精-伊红染色×100）

视网膜星形细胞错构瘤：结节性硬化症患者肿瘤的眼外生长

虽然与结节性硬化症相关的星形细胞错构瘤通常为良性、相对静止的病灶，但极少数情况下可出现进行性增长，并进展成低度恶性肿瘤，下面描述一例相关的临床病理特征。

Gunduz K, Eagle RC Jr, Shields JA, et al. Invasive giant cell astrocytoma of the retina in a patient with tuberous sclerosis. *Ophthal mology* 1999;106:639-642.

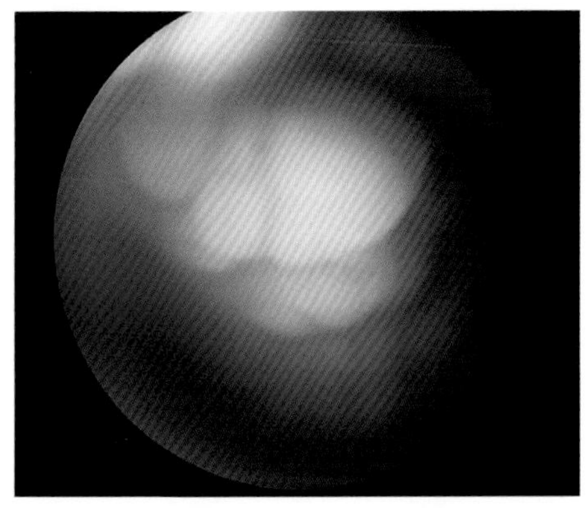

图 21.61　位于女婴右眼的白色肿块，最初考虑视网膜母细胞瘤的诊断

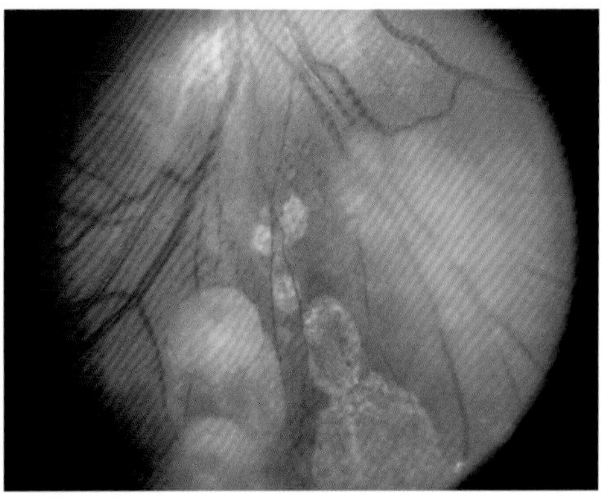

图 21.62　同例患者左眼可见更多典型的、隆起的、非钙化星形细胞错构瘤，伴视网膜色素上皮改变

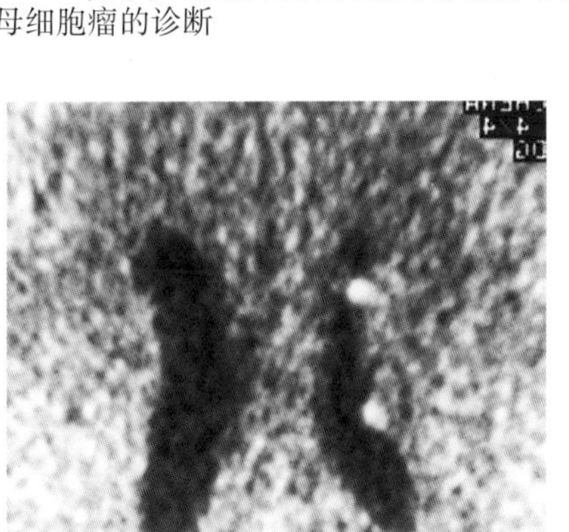

图 21.63　结节性硬化症患者的头颅冠状位 CT 扫描显示：脑室旁两处典型的钙化型星形细胞瘤。基于眼部和头颅改变，诊断结节性硬化症。双眼未行任何处理，患儿父母未定期随访

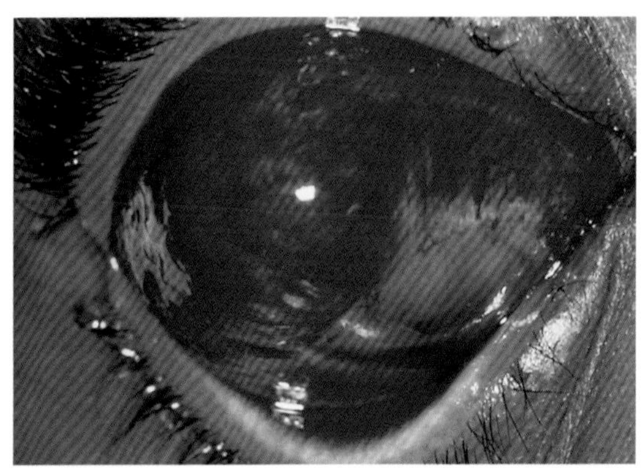

图 21.64　图 21.61 中患儿 10 岁时就诊，右眼肿瘤生长充满整个眼球且向巩膜外浸润生长

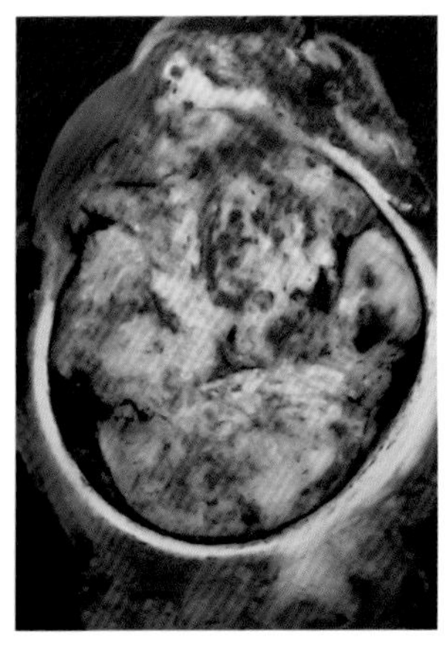

图 21.65　摘除后的眼球标本大体观察，可见肿瘤充满整个玻璃体腔，向前突破角膜和巩膜

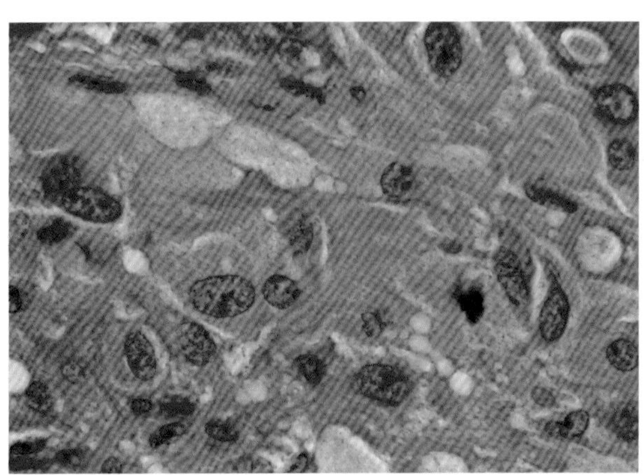

图 21.66　组织病理学检查显示体积较大的星形细胞，细胞核不典型，细胞质丰富。（苏木精-伊红染色×200）

视网膜星形细胞错构瘤：采用细针穿刺细胞病理学检查诊断非典型性肿瘤

细针穿刺细胞病理学检查(FNAB)并不作为星形细胞错构瘤常规诊断手段，但在非典型病例的诊断中颇有价值。下面引用一个病例。

Shields JA, Shields CL, Ehya H, et al. Atypical retinal astrocytic hamartoma diagnosed by fine needle biopsy. *Ophthalmology* 1996;103:949-952.

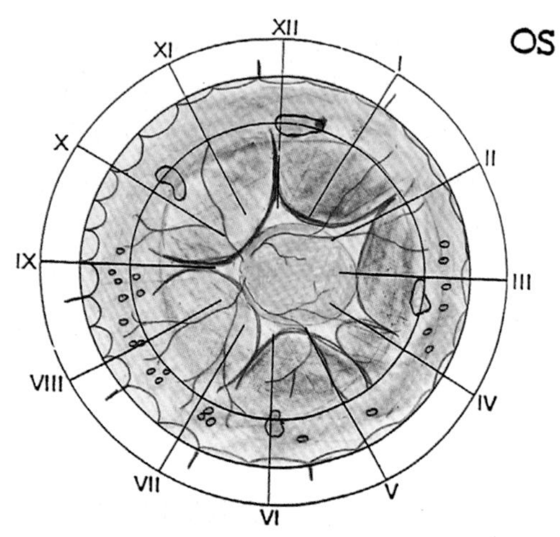

图 21.67　男性患婴的左眼底绘图，显示黄斑区肿瘤(黄色部分)、继发的大泡状视网膜脱离(蓝色部分))以及周边视网膜色素上皮改变

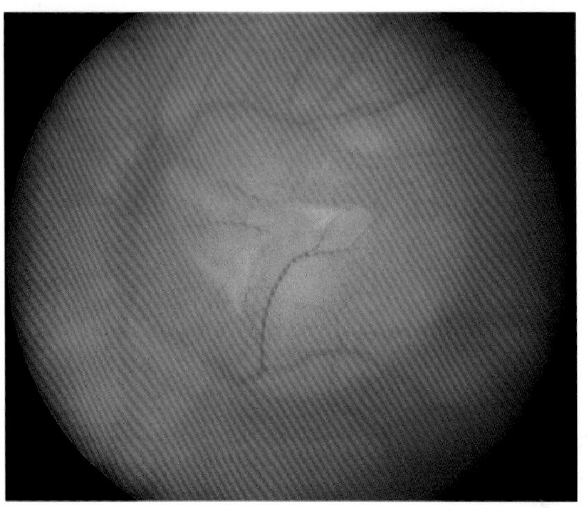

图 21.68　眼底彩照可见黄斑区鲜艳的黄红色肿瘤

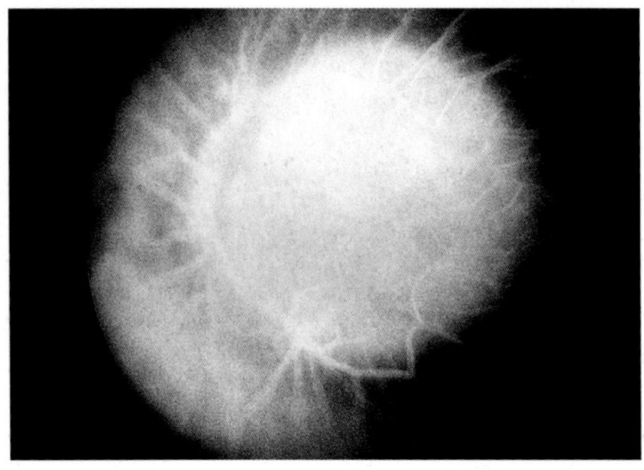

图 21.69　荧光素眼底血管造影晚期显示肿瘤呈高荧光

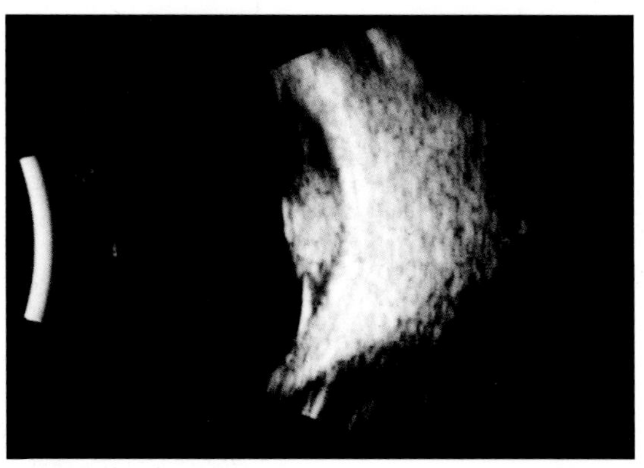

图 21.70　B 超显示视网膜后极部实性肿瘤，伴继发性视网膜脱离。父母坚持要求活检以排除视网膜母细胞瘤

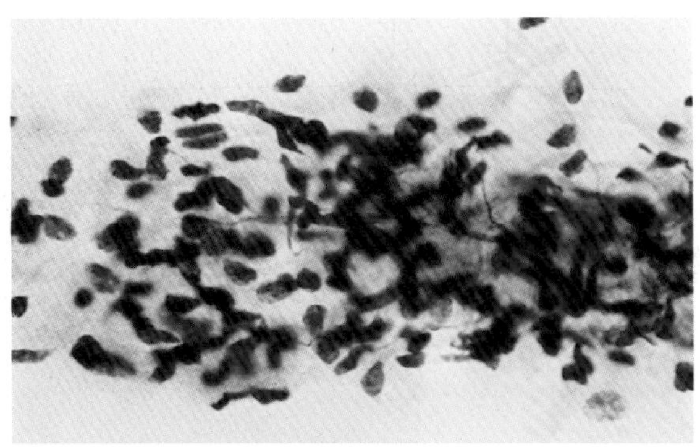

图 21.71　细针穿刺细胞病理学检查可见特征性的纺缍形细胞

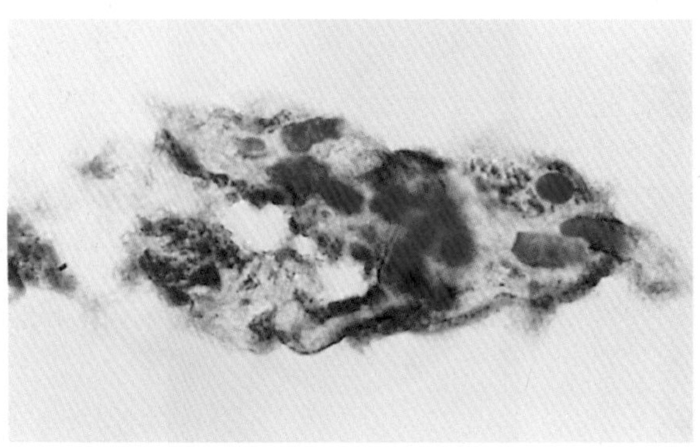

图 21.72　免疫组化染色显示：胶质细胞胞浆内胶质纤维酸性蛋白染色(×150)阳性

获得性视网膜星形细胞瘤

总论

视网膜星形细胞错构瘤能够解释大部分位于视网膜神经上皮层的真性胶质肿瘤，且在大多数情况下与结节性硬化症的其他体征相关。与结节性硬化症无关的、只有眼部典型特征的病例也许是顿挫型结节性硬化症。获得性视网膜星形细胞瘤偶尔见于年龄较大且无结节性硬化症临床表现的患者(1-13)，与结节性硬化症相关的先天性星形细胞错构瘤相区别。虽然从临床特征看，大多数获得性视网膜星形细胞瘤似乎不同于先天性星形细胞错构瘤，但两者组织病理学特征却非常相似，因此获得性视网膜星形错构瘤可能相当于中枢神经系统中低度恶性的星形细胞瘤。

临床特征

获得性星形细胞错构瘤表现为生长于神经视网膜的孤立性肿块，典型者呈黄色，荧光素眼底血管造影可见瘤体内丰富的血管。与先天性典型性星形细胞错构瘤不同，获得性星形细胞错构瘤缺乏典型的临床钙化征象，多表现为缓慢地进行性生长，与结节性硬化症无关。随着肿瘤的增长，易出现视网膜内渗出和继发性视网膜脱离。星形细胞瘤可见于先天性视网膜色素上皮肥大的眼内，尽管似乎是种巧合(11)。

诊断方法

获得性视网膜星形细胞瘤在荧光素眼底血管造影的典型表现为：在造影早期显示肿瘤瘤体内细小的、边界清晰的精细血管网，造影晚期瘤体内弥漫性强着染。可见到明显的肿瘤滋养血管，但这些滋养血管不扩张、不扭曲，与视网膜母细胞瘤和视网膜成血管细胞瘤中的滋养血管不同。超声检查发现非钙化的视网膜肿瘤组织伴内部高反射光带。

病理

病理组织学检查发现获得性视网膜星形细胞瘤由成熟的胶质细胞组成，和星形细胞错构瘤的细胞来源一致。但与星形细胞错构瘤不同的是，获得性视网膜星形细胞瘤一般无弥漫性钙化灶。某些肿瘤可发现体积较大的圆形细胞、细胞质呈玻璃样嗜酸性(肥胖细胞型)染色，与脑组织的星形细胞瘤一致。脑部多形性黄色星形细胞瘤也可以出现在视网膜。

治疗

大多数的病例报告中，受累眼球都因进行性增长、继发性青光眼和(或)可疑脉络膜黑色素瘤被手术摘除。如果能早期诊断星形细胞瘤，可以采用光动力治疗、冷冻、放疗方法控制肿瘤进展及尽量减少并发症(4-6)。

参考文献

病例系列/综述

1. Shields JA, Shields CL. Glial tumors of the retina. The 2009 King Khaled Memorial Lecture. *Saudi J Ophthalmol* 2009;23(3-4):197–201.
2. Shields CL, Shields JA, Eagle RC Jr, et al. Progressive enlargement of acquired retinal astrocytoma in two cases. *Ophthalmology* 2004;111:363–368.
3. Cohen VM, Shields CL, Furuta M, et al. Vitreous seeding from retinal astrocytoma in three cases. *Retina* 2008;28(6):884–888.

治疗

4. Eskelin S, Tommila P, Palosaari T, et al. Photodynamic therapy with verteporfin to induce regression of aggressive retinal astrocytomas. *Acta Ophthalmol* 2008;86(7):794–799.
5. Shields CL, Materin MA. Marr BP, et al. Resolution of exudative retinal detachment from retinal astrocytoma following photodynamic therapy. *Arch Ophthalmol* 2008;126(2):273–274.
6. Vilaplana D, Castilla M, Poposki V, et al. Acquired retinal astrocytoma managed with endoresection. *Retina* 2006;26(9):1081–1082.

病例报告

7. Reeser FH, Aaberg TM, Van Horn DL. Astrocytic hamartoma of the retina not associated with tuberous sclerosis. *Am J Ophthalmol* 1978;86:688–698.
8. Ramsay RC, Kinyoun JL, Hill CW, et al. Retinal astrocytoma. *Am J Ophthalmol* 1979;88:32–33.
9. Bornfeld N, Messmer EP, Theodossiadis G, et al. Giant cell astrocytoma of the retina. Clinicopathologic report of a case not associated with Bourneville's disease. *Retina* 1987;7:183–189.
10. Zarate JO, Sampaolesi R. Pleomorphic xanthoastrocytoma of the retina. *Am J Surg Pathol* 1999;23:79–81.
11. Paoli D. Retinal astrocytoma associated with hypertrophy of the retinal pigment epithelium: clinical report and follow-up. *Ophthalmologica* 1998;212(Suppl 1):71–73.
12. Redinova M, Barakova D, Sach J, et al. Intraocular astrocytoma without phacomatosis. *Eur J Ophthalmol* 2004;14:350–354.
13. House R, Mashayekhi A, Shields JA, Shields CL. Total regression of acquired retinal astrocytoma using photodynamic therapy. Retinal Cases & Brief Reports 2015; in press.

获得性视网膜星形细胞瘤

下面展示的病例被疑似诊断为获得性视网膜星形细胞瘤、但无结节性硬化症支持证据的患者。荧光素眼底血管造影表现非常典型,可用于与视网膜母细胞瘤、脉络膜黑色素瘤及其他眼底肿瘤鉴别。

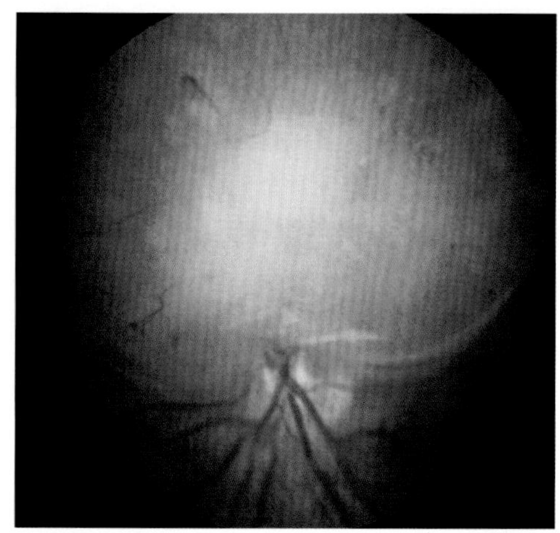

图 21.73 视盘上方典型的白色获得性星形细胞瘤

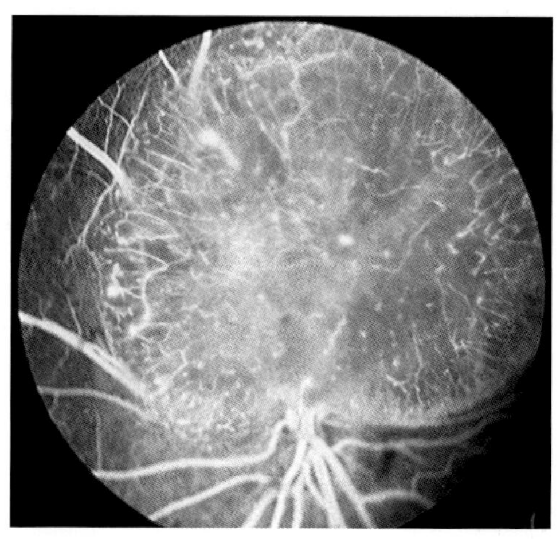

图 21.74 荧光素眼底血管造影显示:图 21.73 中肿瘤瘤体内早期典型的细小的血管网

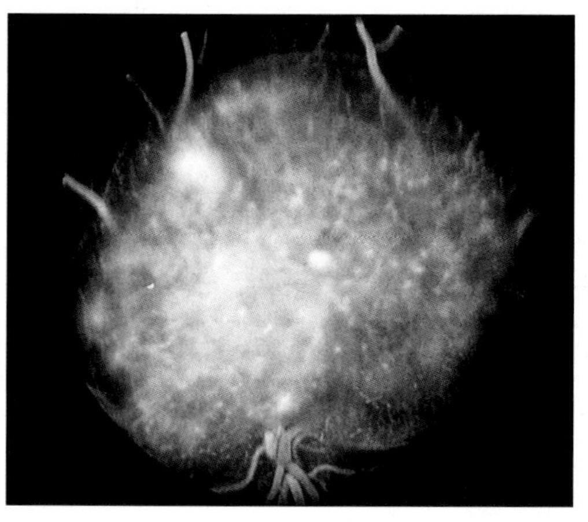

图 21.75 图 21.73 肿瘤在造影再循环期表现为更强的高荧光

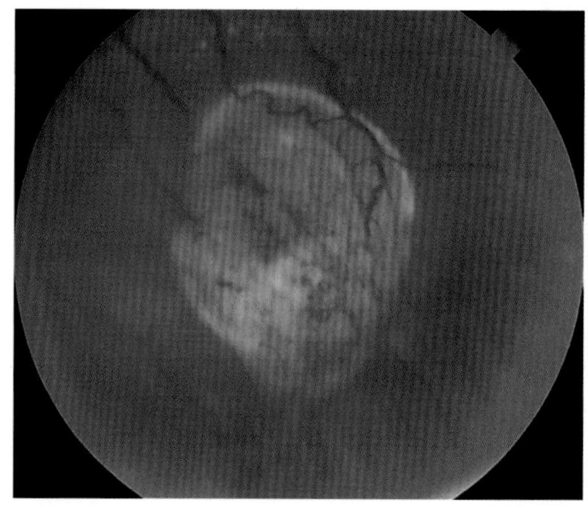

图 21.76 34 岁男性患者,可疑的孤立视网膜星形细胞瘤

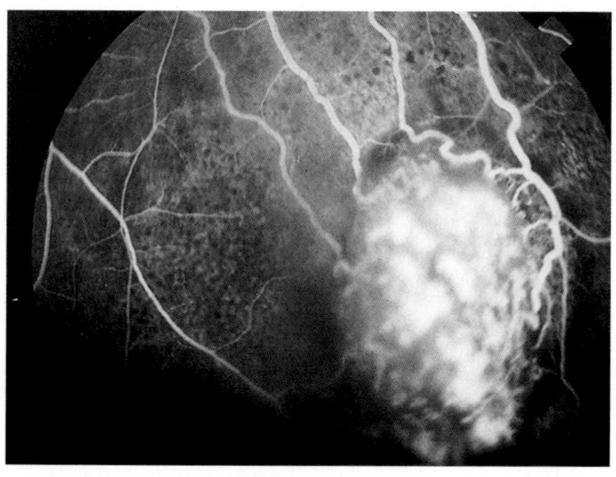

图 21.77 图 21.76 肿瘤在荧光造影的静脉期表现为早期高荧光伴瘤体内血管荧光渗漏

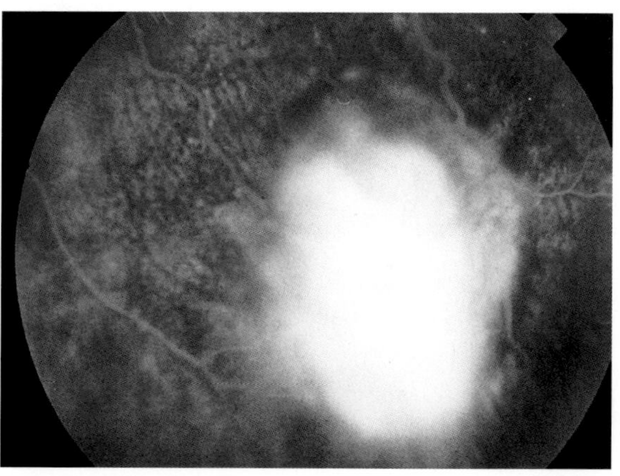

图 21.78 图 21.76 肿瘤在荧光造影后期表现为强的血管壁染色及荧光素向玻璃体腔内渗漏

获得性视网膜星形细胞瘤：临床病理联系

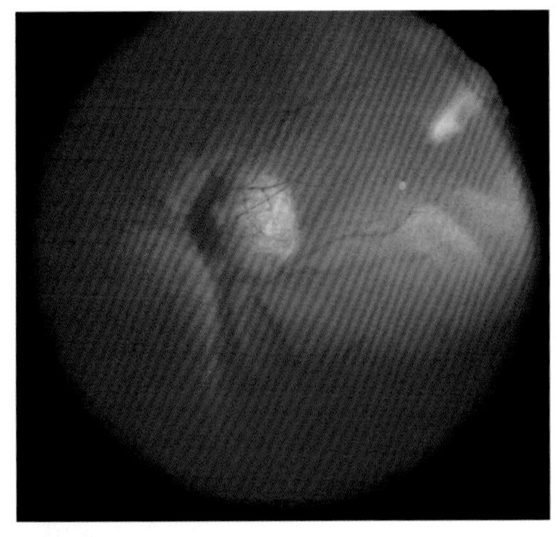

图 21.79 35 岁女性患者，视网膜广角眼底图片揭示毗邻视盘的无色素肿块，伴全视网膜脱离

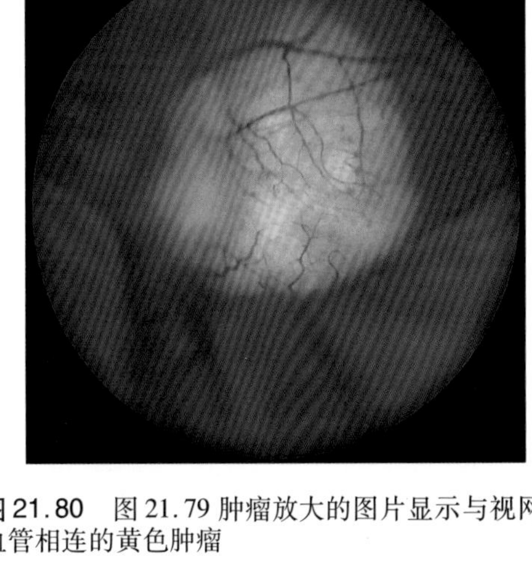

图 21.80 图 21.79 肿瘤放大的图片显示与视网膜血管相连的黄色肿瘤

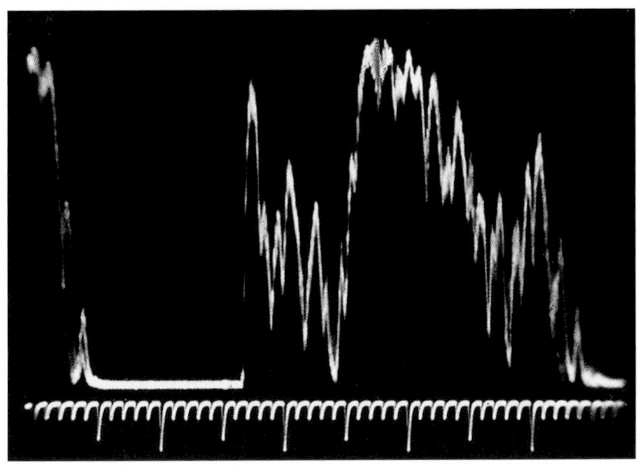

图 21.81 A 超显示肿瘤内中低反射回声，与大多数葡萄膜黑色素瘤相似

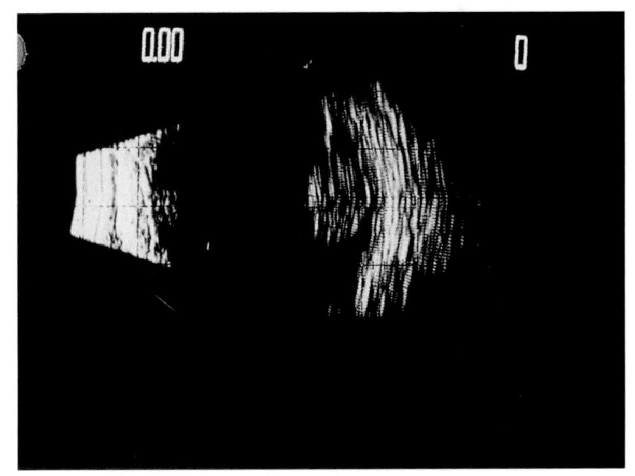

图 21.82 B 超显示典型的带蒂的实性回声

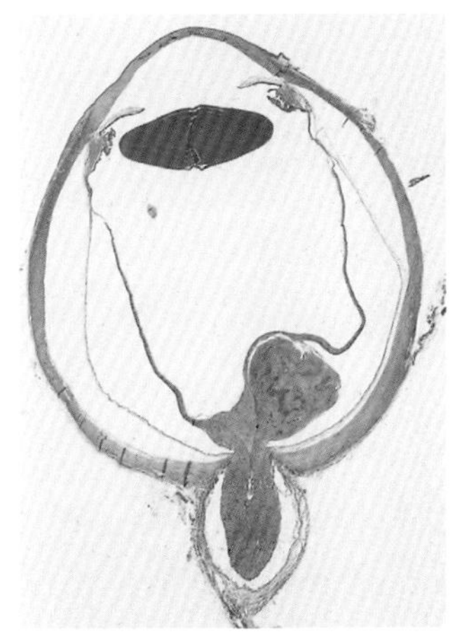

图 21.83 低倍显微镜观察摘除的眼球标本，发现毗邻视盘的、起源于视网膜神经上皮的嗜酸性肿块

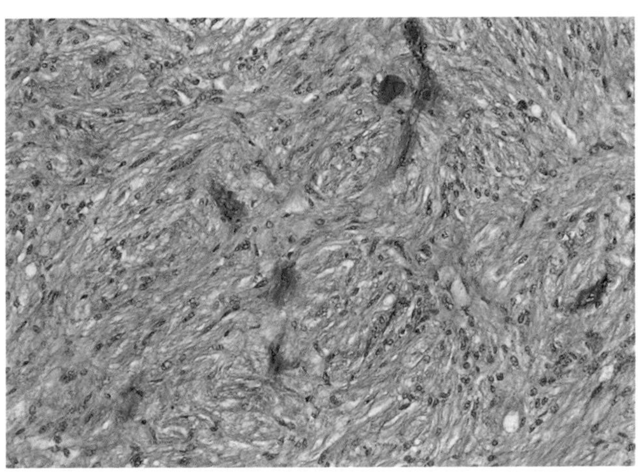

图 21.84 病理组织切片可见分化良好的星形细胞。（苏木精-伊红染色×50）

获得性视网膜星形细胞瘤：临床病理相关性

下面的图片取自被单纯疑诊为获得性视网膜星形细胞瘤、且无结节性硬化症支持证据的患者。组织病理检查提示良性胶质瘤。

1. Ramsay RC, Kinyoun JL, Hill CW, et al. Retinal astrocytoma. *Am J Ophthalmol* 1979;88:32-33.
2. Reeser FH, Aaberg TM, Van Horn DL, Astrocytic hamartoma of the retina not associated with tuberous sclerosis. *Am J Ophthalmol* 1978; 86:688-698.

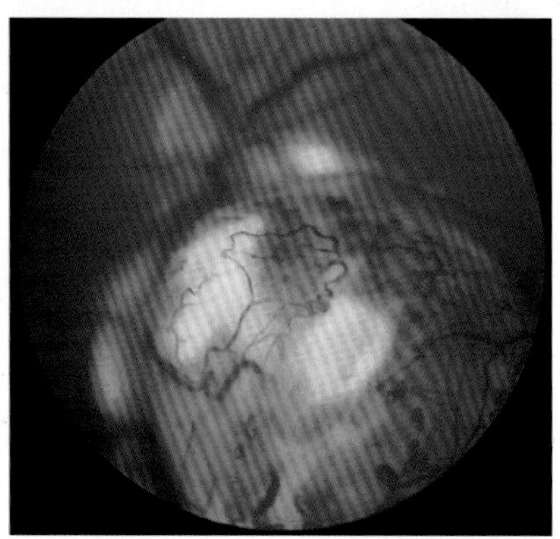

图 21.85 眼底图片可见视盘下方带蒂的视网膜肿瘤，肿瘤内及瘤体周围可见黄色渗出。（由 Robert Ramsay 医师提供）

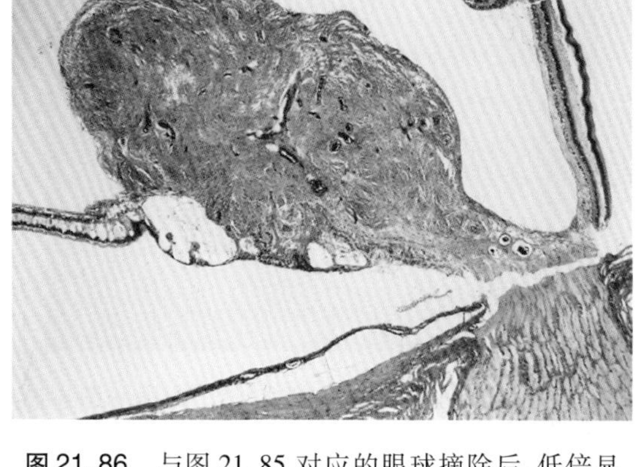

图 21.86 与图 21.85 对应的眼球摘除后，低倍显微镜下观察到起源于神经视网膜的嗜酸性肿瘤。（由 Robert Ramsay 医师提供）

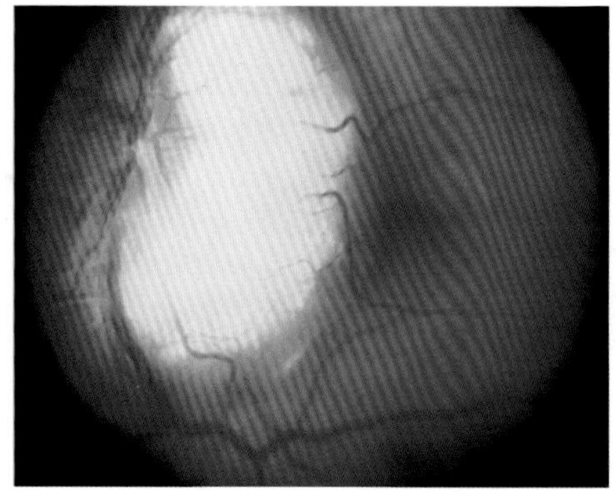

图 21.87 视盘颞侧的黄白色肿瘤。（由 Thomas Aaberg 医师、Frederick Reeser 医师提供）

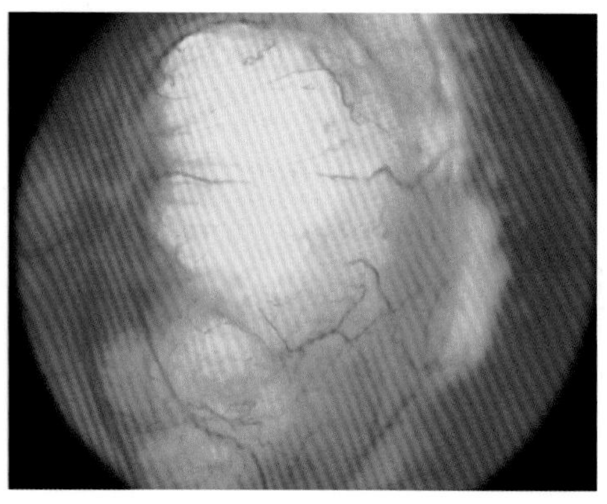

图 21.88 图 21.87 患者 2 年后复查的眼底图像，观察到肿瘤生长。（由 Thomas Aaberg 医师、Frederick Reeser 医师提供）

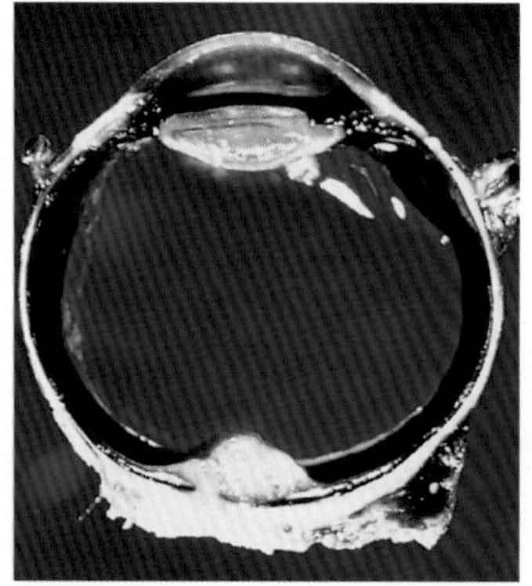

图 21.89 与图 21.88 对应的眼球摘除后的大体标本，观察到后极部的白色肿块。（由 Thomas Aaberg 医师、Frederick Reeser 医师提供）

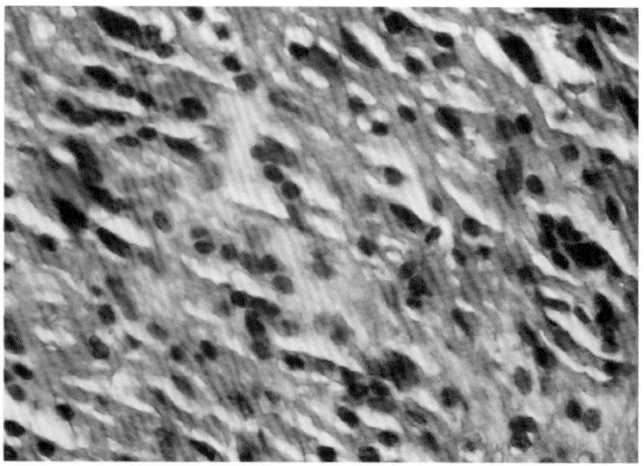

图 21.90 图 21.89 对应的肿瘤病理组织切片，显示密集排列的胶质细胞。（由 Thomas Aaberg 医师、Frederick Reeser 医师提供）

获得性视网膜星形细胞瘤：通过细针穿刺抽吸细胞病理学检查诊断的色素亚型

少数情况下，获得性视网膜星形细胞瘤富含色素，与脉络膜黑色素瘤相似。但是位于肿瘤周围的黄色渗出，很少见于脉络膜黑色素瘤，而与视网膜色素上皮瘤非常相似（下部分讨论），细针穿刺抽吸细胞病理学检查有助于明确诊断。

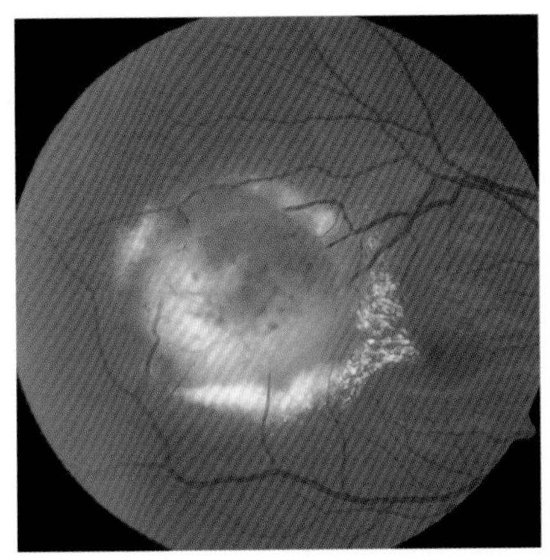

图 21.91 20 岁女性患者，眼底检查可见位于黄斑部的色素性肿块

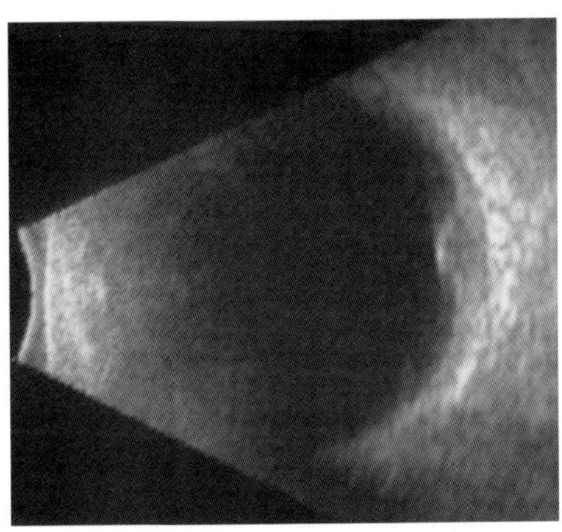

图 21.92 B 超显示与图 21.91 对应的肿瘤呈圆顶形实性回声肿块

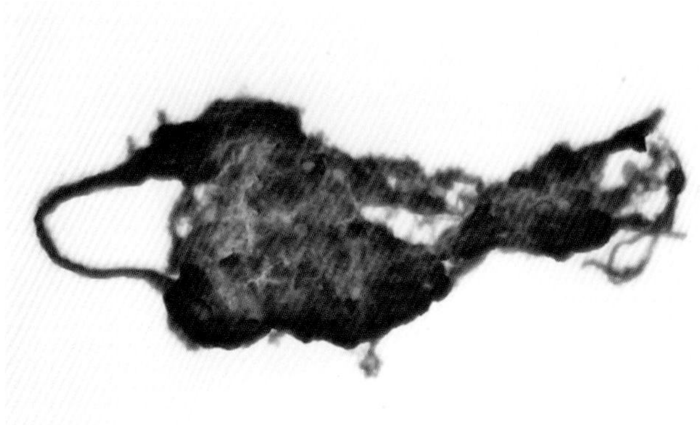

图 21.93 穿刺抽吸细胞病理学联合免疫组化分析显示：图 21.91 中的肿瘤细胞呈胶质纤维酸性蛋白染色阳性（×200），上皮细胞标记物染色呈阴性

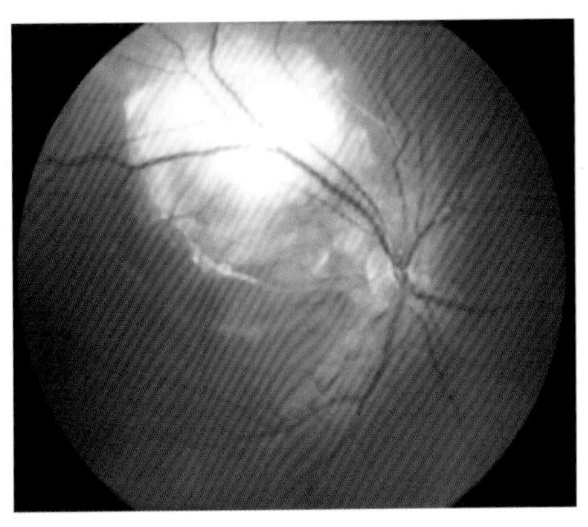

图 21.94 23 岁女性患者，视盘和中心凹上方的视网膜深层的非色素性肿瘤。（1992 年拍摄）

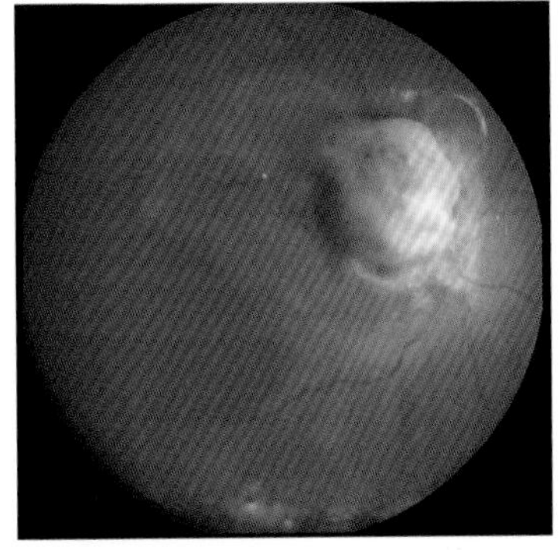

图 21.95 图 21.94 患者于 2002 年随访的眼底图像显示：肿瘤增长、继发性色素沉积、向视网膜侵袭性进展。因怀疑非典型性脉络膜黑色素瘤，行细胞穿刺抽吸细胞病理学检查

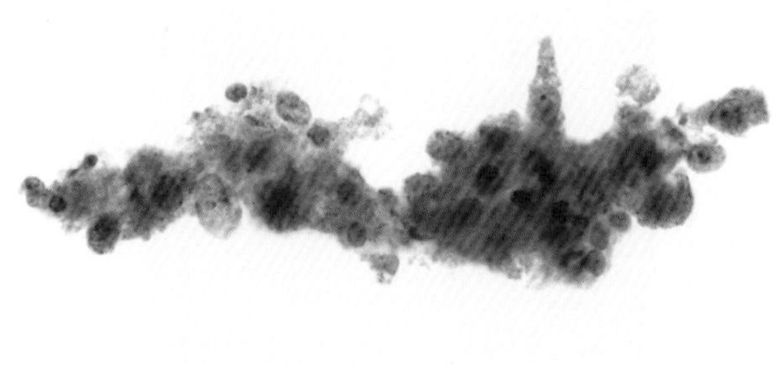

图 21.96 图 21.95 肿瘤经细针穿刺抽吸细胞病理学检查发现：细胞呈圆形或卵圆形，核呈良性肿瘤特征。免疫组化染色显示胶质纤维酸性蛋白染色阳性、黑色素瘤特异性抗原 HMB-45 和上皮细胞标记物染色均呈阴性，支持星形细胞瘤诊断

获得性视网膜星形细胞瘤:细针穿刺抽吸细胞病理学诊断及光动力治疗

获得性视网膜星形细胞瘤一般发生于视盘区域,可出现视网膜下积液、黄斑囊样水肿及渗出。光动力疗法对部分患者有效。

1. Shields CL, Materin MA. Marr BP, et al. Resolution of exudative retinal detachment from retinal astrocytoma following photodynamic therapy. *Arch Ophthalmol* 2008;126(2)273-274.
2. House R, Mashayekhi A, Shields JA, et al. Total regression of acquied retinal astrocytoma using photodynamic therapy. Retinal Cases & Brief Reports 2015; in press.

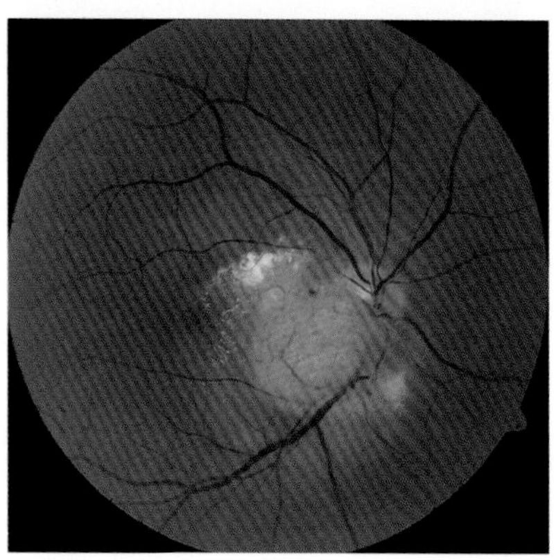

图 21.97 年轻男性患者视盘旁视网膜星形细胞瘤导致视力丧失

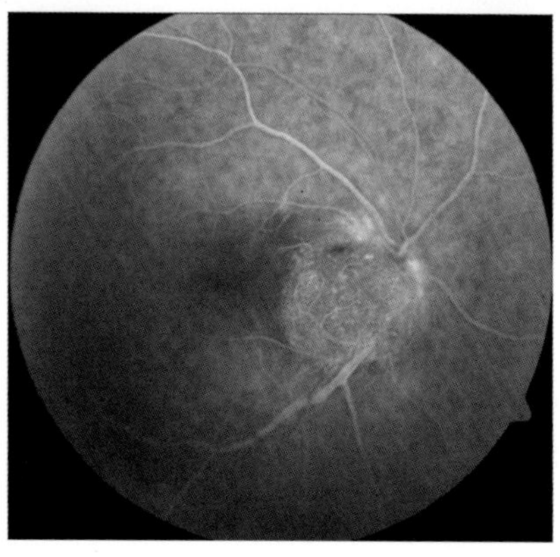

图 21.98 荧光素眼底血管造影显示相对缓慢充盈的肿瘤血管

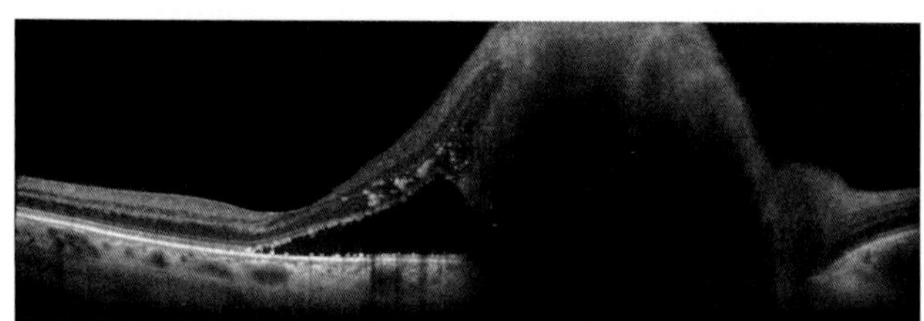

图 21.99 相干光断层扫描显示视网膜内致密的光反射肿块,伴黄斑中心凹的视网膜内及视网膜下积液和密集的硬性渗出

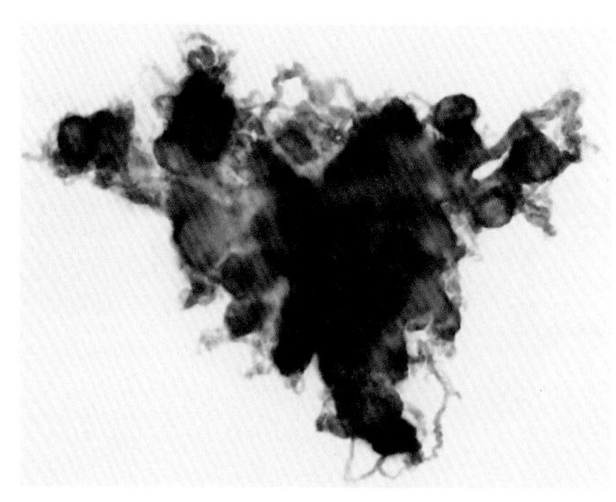

图 21.100 细针穿刺抽吸细胞病理学检查显示 GFAP 阳性染色的细胞,提示胶质瘤,诊断为星形细胞瘤

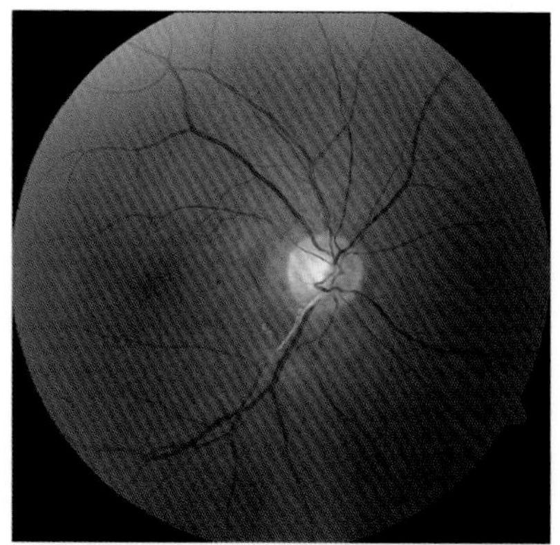

图 21.101 一次光动力治疗,在 1 年内造成了肿瘤缩小退化

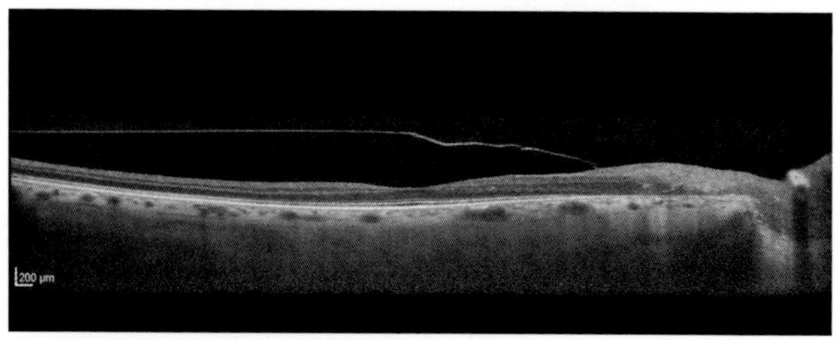

图 21.102 相干光断层扫描提示致密的强反射团块明显变小,渗出液吸收,后极部玻璃体后脱离

(李靓 高玲 译)

PART 第三篇

视网膜色素上皮、非色素上皮肿瘤，淋巴瘤及白血病

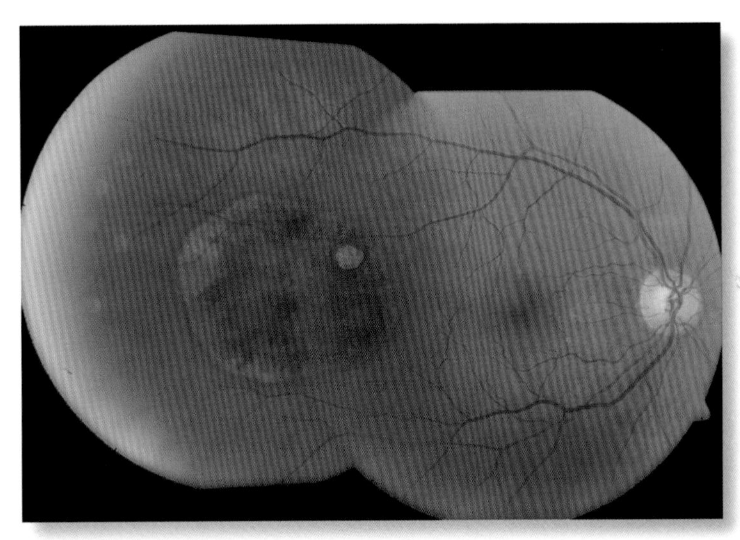

第22章

视网膜色素上皮肿瘤及相关病变

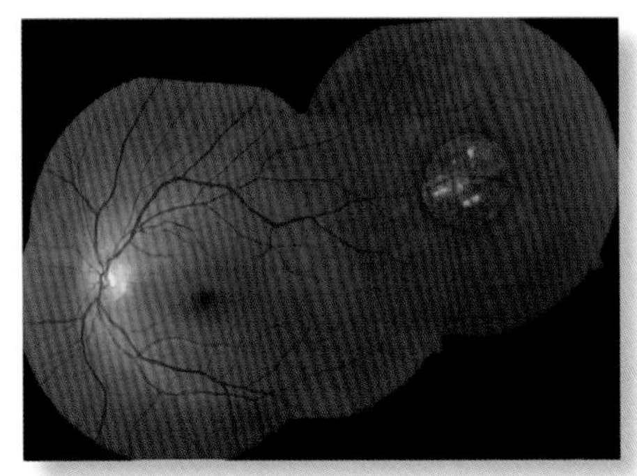

孤立性先天性视网膜色素上皮肥大

总论

视网膜色素上皮(retinal pigment epithelium,RPE)肿瘤及与之相关的病灶包括先天性视网膜色素上皮肥大(congenital hypertrophy of the RPE,CHRPE)、与家族性腺瘤样息肉(familial adenomatous polyposis,FAP)相关的RPE增生性病灶、先天性单纯性错构瘤、鱼雷样黄斑病变,联合错构瘤、假癌性反应性增生、良性上皮瘤(腺瘤)以及恶性上皮瘤(腺癌)。CHRPE又进一步细分为孤立性和多灶性,后者又称为先天性群聚性色素上皮肥大(或称为"熊迹")。

孤立性视网膜色素上皮肥大是一个为人熟知的眼底改变,于文献中描述甚多(1-28)。虽然一般认为它是先天性的,但其诊断的平均年龄为45岁(1)。诊断得如此之晚或许是因为这一改变通常无症状并且位于视网膜中周或周边部,所以一般的眼底检查不易发现。与脉络膜色素痣以及黑色素瘤不同的是,CHRPE的发病并无人种差异。

"先天性视网膜色素上皮肥大(CHRPE)"曾经也被用以描述一种与家族性腺瘤样息肉高度相关的不同的多灶性视网膜色素上皮病变(详见后文),这一术语选择令人非常遗憾,因为典型的孤立性先天视网膜色素上皮肥大与家族性腺瘤样息肉或任何消化道恶性肿瘤均无明显关联。

临床特征

一项包含了330例孤立性CHRPE的回顾性研究(1)总结了关于这一病变的以下特征:临床上表现为外观边界清晰的平坦或稍微隆起的眼底斑块,病灶色素不一,由均匀全黑至完全色素脱失均可见(1-28)。如前文所述,病灶多位于中周或周边部,只有2%的病灶位于黄斑或视盘旁。88%的病例以色素病灶为主,12%以脱色素病灶为主。病灶的平均最大基底直径为4.5mm。43%的色素为主的CHRPE,病灶内会出现脱色素的间隙(Lacunae)。大多数孤立性CHRPE边缘出现"光环"样的脱色素边缘。在5年的随诊期内,32%的病灶内脱色素空隙会有所扩大(1)。大多数孤立性CHRPE的病灶直径有增大的趋势,在两个回顾性研究中,随诊5年以上的病例里,分别有74%和83%的病灶有所增大(1,3)。

鉴别诊断方面,直径较大的病灶,特别是位于周边部者,外观可与脉络膜黑色素瘤相仿,而且周边部的病灶在眼底镜下可给人以高度隆起的错觉。在一个330例的病例系列里(1),转诊诊断中26%诊断为"脉络膜

孤立性先天性视网膜色素上皮肥大

色素痣”，15%诊断为“脉络膜黑色素瘤”，“未知眼底病灶”占48%，而正确诊断CHRPE的只占9%。先天性视网膜色素上皮肥大的临床特征其实与脉络膜色素痣以及黑色素瘤区别很大，有经验的大夫可以很轻易做出正确的诊断。

近期的病例报道（18，19）中描述了部分孤立性CHRPE病灶中可出现结节样的增生。这一改变只见于大约1%的病例。结节病灶可以逐渐获得视网膜动脉滋养以及静脉引流并导致视网膜内的渗出及渗出性视网膜脱离（19）。这种病灶的生长模式与接下来要介绍的RPE腺瘤完全一致。其中一例接受了眼球壁肿瘤切除术，这一源自孤立性CHRPE的非色素性结节被病理检查证实为低度恶性RPE上皮瘤（腺癌），在后文RPE上皮瘤的章节中会继续讨论。

诊断方法

眼底荧光血管造影以及吲哚菁绿血管造影下病灶的色素区域呈持续全程的遮蔽低荧光，脱色素区域呈透见高荧光。超声扫描无诊断意义，病灶厚度可达0.5～1.0mm。视野程度不等，可由相对暗点到完全缺损，通常与病灶尺寸相关。相干光断层扫描（OCT）显示病灶上方的视网膜变薄，光感受器丢失以及下方脉络膜的遮蔽，然而这些改变都没有诊断意义。因病灶缺乏脂褐质，自发荧光图呈深色外观（10）。此病灶在CT和MRI下通常不可见。

病理

与正常RPE细胞相比，CHRPE病灶内的RPE细胞高大且充满球形的黑色素，而正常RPE细胞较矮小，其内的黑色素团块呈椭圆形。细胞增生与肥大的病理改变并存。病灶上方的光感受器萎缩（11，12）。

处理

孤立性CHRPE的处理只需定期复诊。如果出现结节生长，通常也可以继续随诊一段时间，因为病灶的进展非常缓慢并通常不影响视力。如果结节导致渗出及视网膜下液可考虑激光或冷冻以阻止渗漏。如果导致视网膜表面的皱折或前膜，应考虑玻璃体切除术联合剥膜。CHRPE的预后通常较好。

参考文献

病例系列/综述

1. Shields CL, Mashayekhi A, Ho T, et al. Solitary congenital hypertrophy of the retinal pigment epithelium: clinical features and frequency of enlargement in 330 patients. *Ophthalmology* 2003;110:1968–1976.
2. Gass JD. Focal congenital anomalies of the retinal pigment epithelium. *Eye* 1989;3:1–18.
3. Chamot L, Zografos L, Klainguti G. Fundus changes associated with congenital hypertrophy of the retinal pigment epithelium. *Am J Ophthalmol* 1993;115:154–161.
4. Shields JA, Mashayekhi A, Ra S, Shields CL. Pseudomelanomas of the posterior uveal tract: the 2006 Taylor R. Smith Lecture. *Retina* 2005;25(6):767–771.

影像学

5. Shields CL, Materin MA, Shields JA. Review of optical coherence tomography for intraocular tumors. *Curr Opin Ophthalmol* 2005;16:141–154.
6. Shields CL, Materin MA, Walker C, et al. Photoreceptor loss overlying congenital hypertrophy of the retinal pigment epithelium by optical coherence tomography. *Ophthalmology* 2006;113:661–665.
7. Almeida A, Kaliki S, Shields CL. Autofluorescence of intraocular tumours. *Curr Opin Ophthalmol* 2013;24(3):222–232.
8. Fung AT, Pellegrini M, Shields CL. Congenital hypertrophy of the retinal pigment epithelium: Enhanced depth imaging optical coherence tomography in 18 cases. *Ophthalmology* 2014;121(1):251–256.
9. Shields CL, Pellegrini M, Ferenczy SR, et al. Enhanced depth imaging optical coherence tomography (EDI-OCT) of intraocular tumors. From placid to seasick to rock and rolling topography. The 2013 Francesco Orzalesi Lecture. *Retina* 2014;34(8):1495–1512.
10. Shields CL, Pirondini C, Bianciotto C. et al. Autofluorescence of congenital hypertrophy of the retinal pigment epithelium. *Retina* 2007;27:1097–1100.

病理

11. Lloyd WC III, Eagle RC, Shields JA, et al. Congenital hypertrophy of the retinal pigment epithelium: electron microscopic and morphometric observations. *Ophthalmology* 1990;97:1052–1060.
12. Parsons MA, Rennie IG, Rundle PA, et al. Congenital hypertrophy of retinal pigment epithelium: a clinico-pathological case report. *Br J Ophthalmol* 2005;89(7):920–921.

病例报告

13. Buettner H. Congenital hypertrophy of the retinal pigment epithelium. *Am J Ophthalmol* 1975;79(2):177–189.
14. Purcell JJ, Shields JA. Hypertrophy with hyperpigmentation of the retinal pigment epithelium. *Arch Ophthalmol* 1975;93:1122–1126.
15. Traboulsi EI, Maumenee IH, Krush AJ, et al. Pigmented ocular fundus lesions in the inherited gastrointestinal polyposis syndromes and in hereditary nonpolyposis colorectal cancer. *Ophthalmology* 1988;95:964–969.
16. Traboulsi EI. Ocular manifestations of familial adenomatous polyposis (Gardner syndrome). *Ophthalmol Clin North Am* 2005;18:163–166.
17. Shields JA, Shields CL, Shah P, et al. Lack of association between typical congenital hypertrophy of the retinal pigment epithelium and Gardner's syndrome. *Ophthalmology* 1992;99:1705–1713.
18. Shields JA, Shields CL, Singh AD. Acquired tumors arising from congenital hypertrophy of the retinal pigment epithelium. *Arch Ophthalmol* 2000;118:637–641.
19. Shields JA, Shields CL, Eagle RC Jr, et al. Adenocarcinoma arising from congenital hypertrophy of retinal pigment epithelium. *Arch Ophthalmol* 2001;119:597–602.
20. Paoli D. Retinal astrocytoma associated with hypertrophy of the retinal pigment epithelium: clinical report and follow-up. *Ophthalmologica* 1998;212:71–73.
21. van der Torren K, Luyten GP. Progression of papillomacular congenital hypertrophy of the retinal pigment epithelium associated with impaired visual function. *Arch Ophthalmol* 1998;116:256–257.
22. Sharma MC, Blake CR, Weinstein R, et al. Peripapillary congenital hypertrophy of the retinal pigment epithelium. *Ophthalmic Surg Lasers Imaging* 2004;35:174–175.
23. Trichopoulos N, Augsburger JJ, Schneider S. Adenocarcinoma arising from congenital hypertrophy of the retinal pigment epithelium. *Graefes Arch Clin Exp Ophthalmol* 2005;28:1–4.
24. Meyer CH, Rodrigues EB, Mennel S, et al. Grouped congenital hypertrophy of the retinal pigment epithelium follows developmental patterns of pigmentary mosaicism. *Ophthalmology* 2005;112:841–847.
25. Shields JA, Eagle RC, Shields CL, et al. Malignant transformation of congenital hypertrophy of the retinal pigment epithelium. *Ophthalmology* 2009;116:2213–2216.
26. Zucchiatti I, Battaglia Parodi M, Pala M, et al. Macular congenital hypertrophy of the retinal pigment epithelium: a case report. *Eur J Ophthalmol* 2010;20(3):621–624.
27. Boldrey EE, Schwartz A. Enlargement of congenital hypertrophy of the retinal pigment epithelium. *Am J Ophthalmol* 1982;94(1):64–66.
28. Arepalli S, Kaliki S, Shields JA, et al. Growth of congenital hypertrophy of the retinal pigment epithelium over 22 years. *J Ped Ophthalmol Strabism* 2012; 49:e73–e75.

孤立性先天性视网膜色素上皮肥大：临床变体

孤立性 CHRPE 病灶的颜色、大小以及形状都可以表现不一。

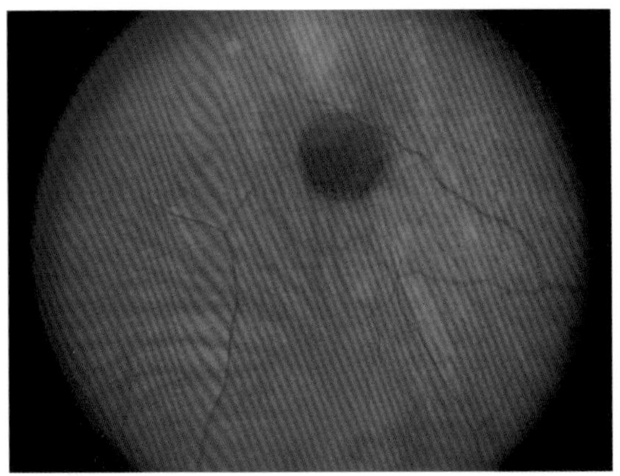

图 22.1　54 岁男性，小的孤立性先天性视网膜色素上皮肥大病灶，外观均一黑色

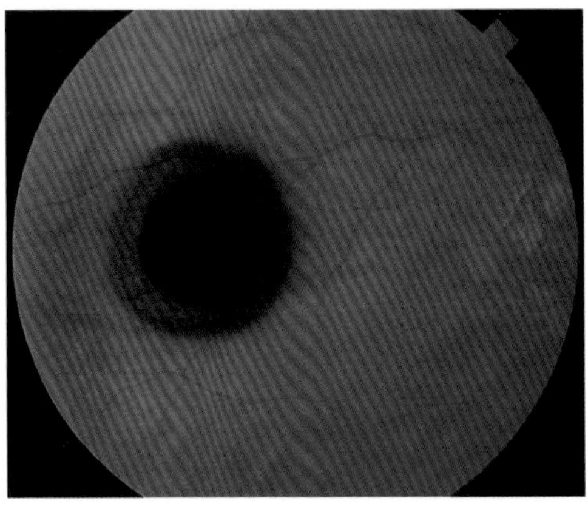

图 22.2　17 岁男性，稍大一些的孤立性先天性视网膜色素上皮肥大病灶，注意中央部分呈深黑色，边缘色素稍浅

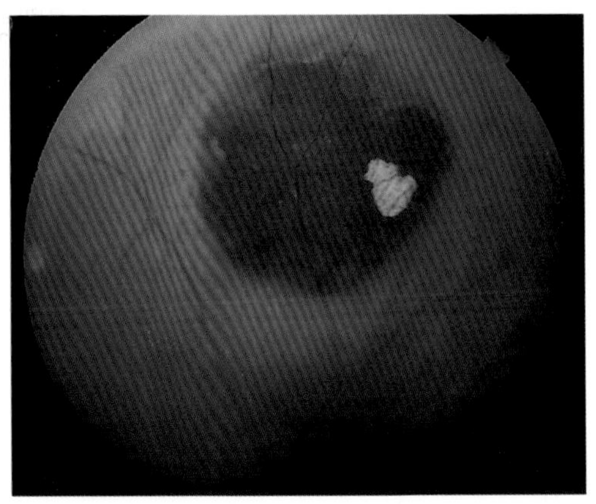

图 22.3　28 岁男性孤立性先天性视网膜色素上皮肥大。留意病灶中的脱色素间隙以及边缘的浅色“光环”，病灶边缘欠规则但依旧平滑

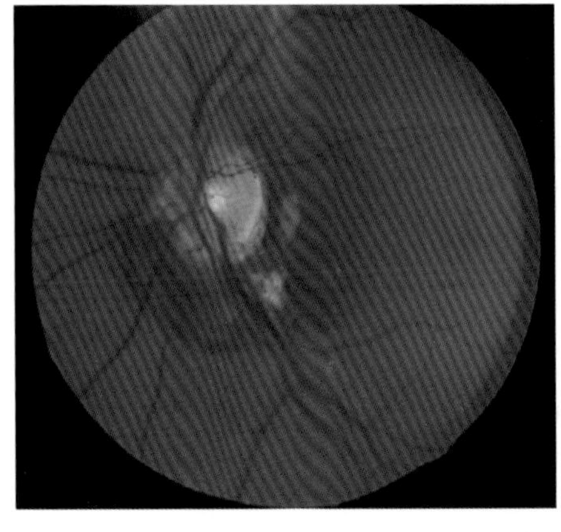

图 22.4　40 岁男性视盘旁孤立性先天性视网膜色素上皮肥大。与图 22.3 中的病灶外观相近，这例病灶的位置很不寻常

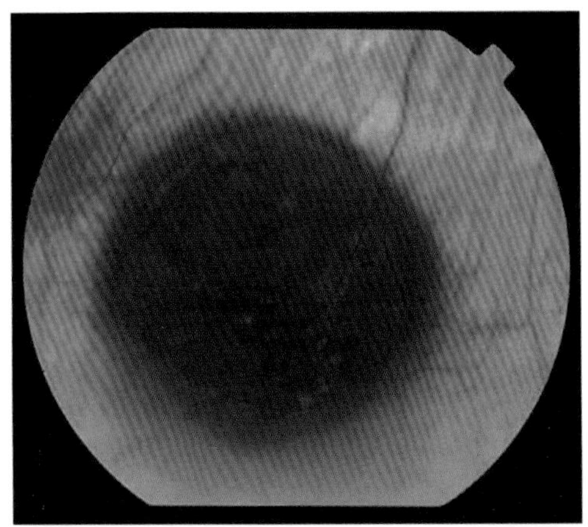

图 22.5　位于下方近赤道部的孤立性先天性视网膜色素上皮肥大，患者为中年女性。注意病灶中细小的脱色素空隙

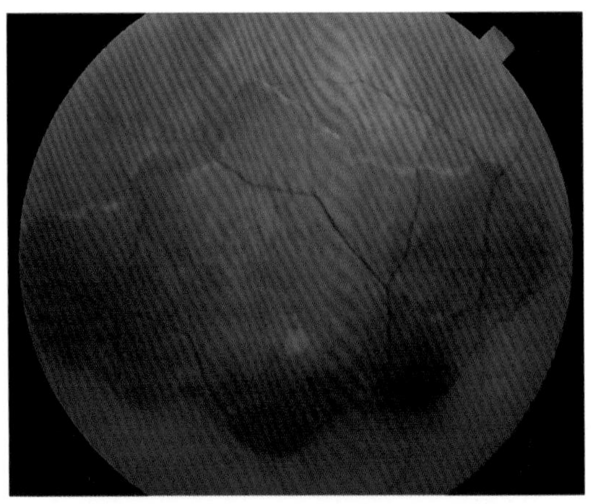

图 22.6　17 岁男性患者大的孤立性先天性视网膜色素上皮肥大，以脉络膜恶性黑色素瘤拟行眼球摘除术而转诊。最后诊断为先天性视网膜色素上皮肥大而取消手术

孤立性先天性视网膜色素上皮肥大：色素为主型病灶在广角镜下的表现

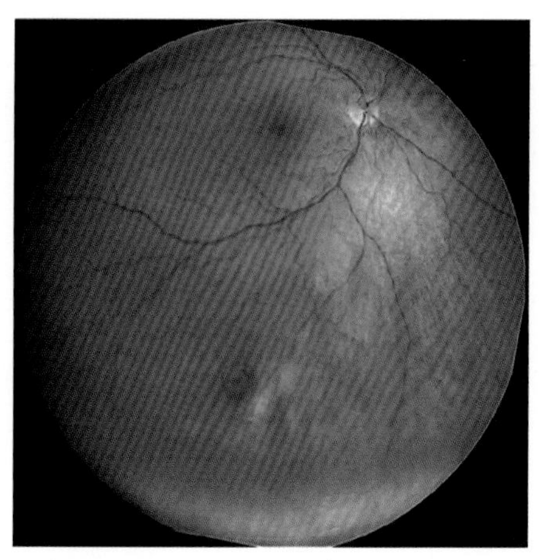

图 22.7　视网膜下方中周部细小的先天性视网膜色素上皮肥大

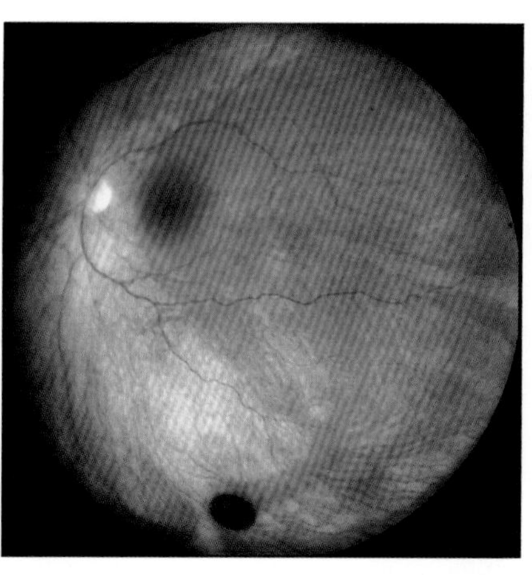

图 22.8　下部赤道与锯齿缘之间小的先天性视网膜色素上皮肥大

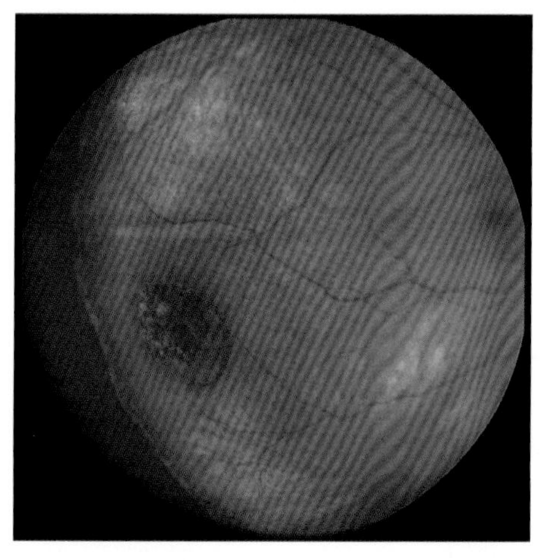

图 22.9　颞侧赤道部中等大小的先天性视网膜色素上皮肥大

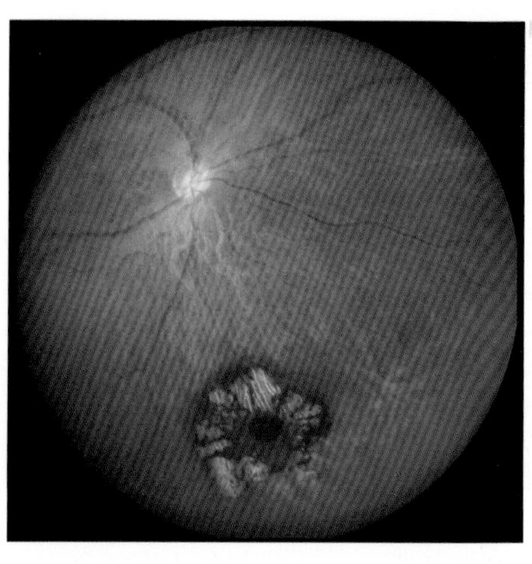

图 22.10　下方赤道部中等大小的先天性视网膜色素上皮肥大(CHRPE)，注意病灶内的脱色素间隙以及中央的色素结节，CHRPE 病灶内的结节将在 RPE 上皮瘤的章节中继续讨论

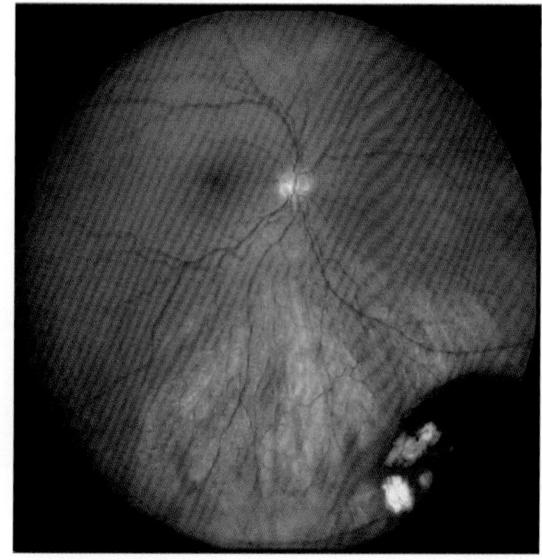

图 22.11　鼻下方赤道部，中等大小的先天性视网膜色素上皮肥大

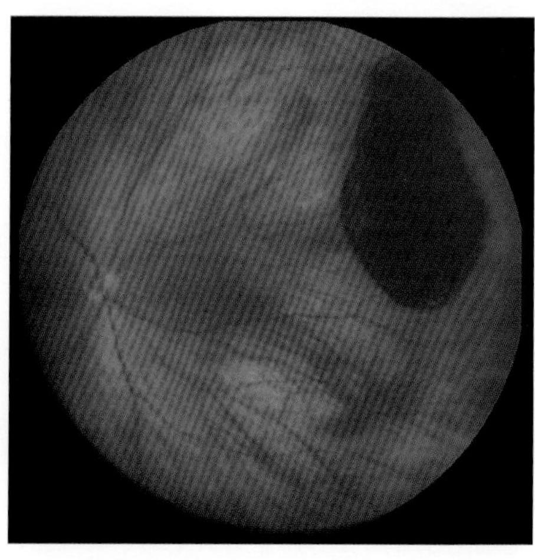

图 22.12　鼻侧赤道部的大面积先天性视网膜色素上皮肥大

孤立性先天性视网膜色素上皮肥大：无色素沉着为主型病灶在广角镜下的表现

有些孤立性先天性视网膜色素上皮肥大的病例并无色素沉着的外观表现，而主要表现为无色素型病灶，这可能与病灶内脱色素的间隙的融合有关。这些病例如下所示。

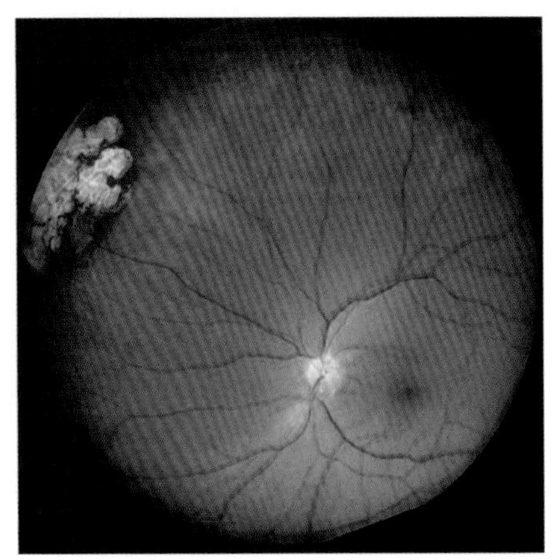

图 22.13　鼻上方近锯齿缘，中等大小的先天性视网膜色素上皮肥大

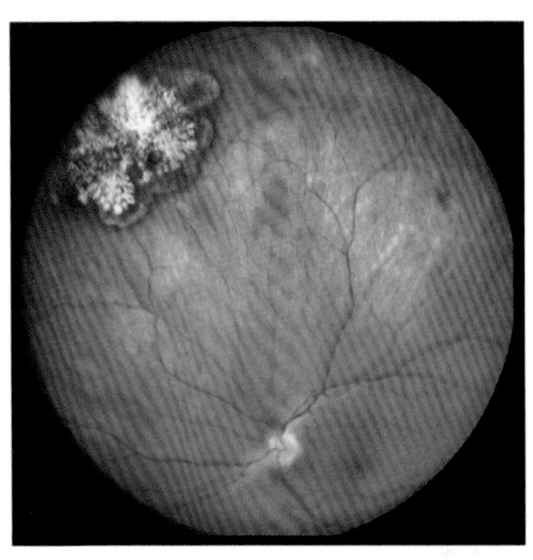

图 22.14　赤道部鼻上方，中等大小的先天性视网膜色素上皮肥大

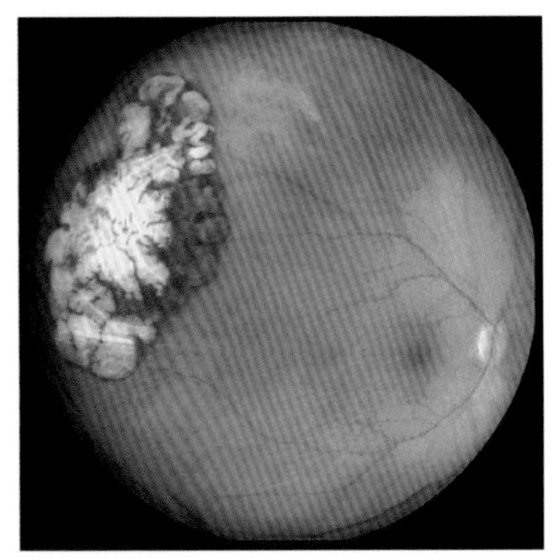

图 22.15　赤道部颞侧，大面积先天性视网膜色素上皮肥大

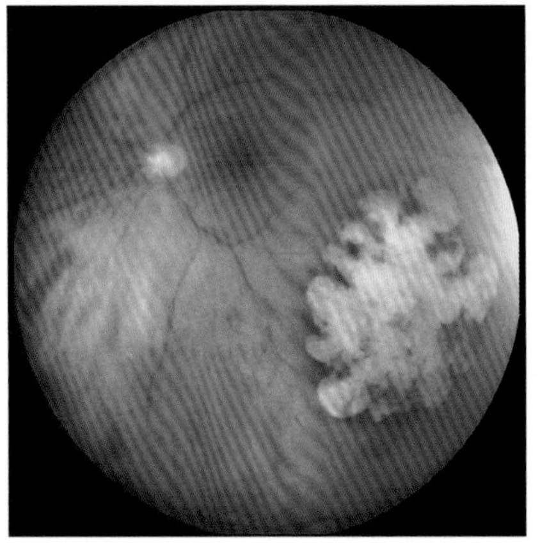

图 22.16　赤道部颞下方，大面积先天性视网膜色素上皮肥大

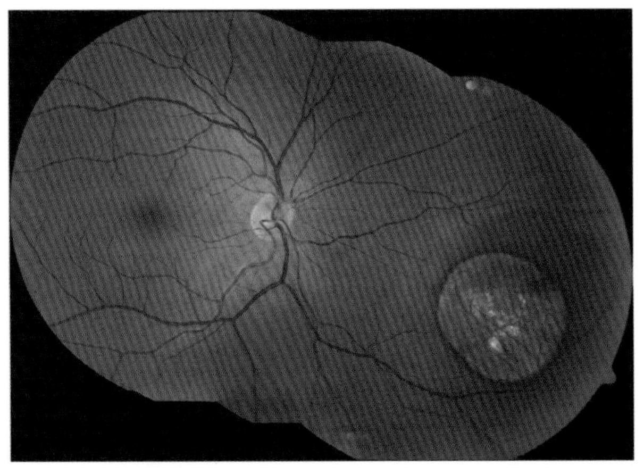

图 22.17　拼接眼底图，赤道部鼻下方中等大小的先天性视网膜色素上皮肥大

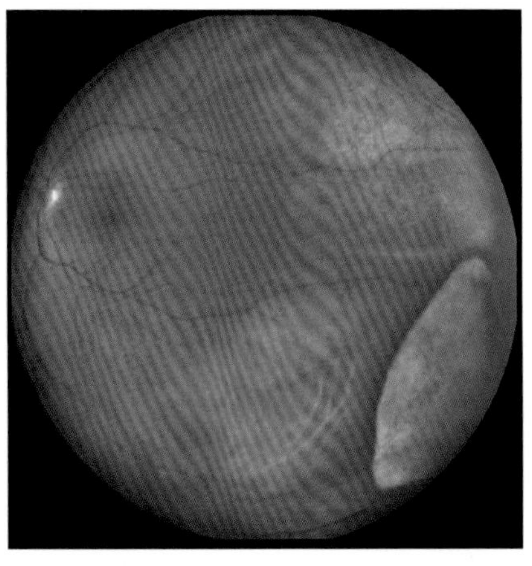

图 22.18　赤道颞下方与锯齿缘之间的大面积先天性视网膜色素上皮肥大，注意透过病灶可见正常的脉络膜血管

孤立性先天性视网膜色素上皮肥大：荧光素血管成像及组织病理学

Lloyd WC III, Eagle RC, Shields JA, et al. Congenital hypertrophy of the retinal pigment epithelium: electron microscopic and morphometric observations. *Ophthalmology* 1990;97:1052-1060.

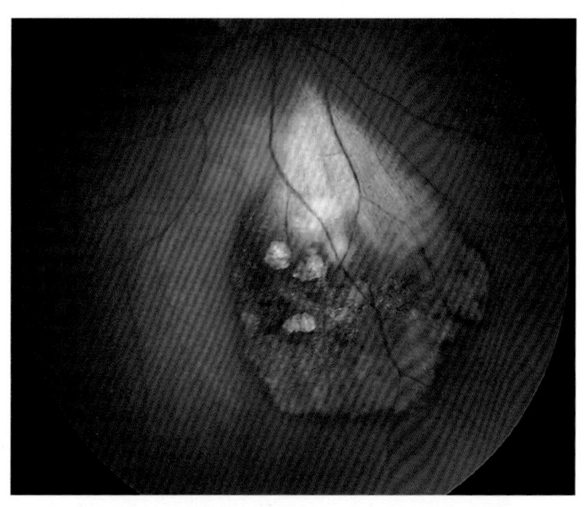

图22.19　46岁女性的孤立性先天性视网膜色素上皮肥大，病灶内见典型的脱色素间隙。表面的有髓神经纤维应为巧合

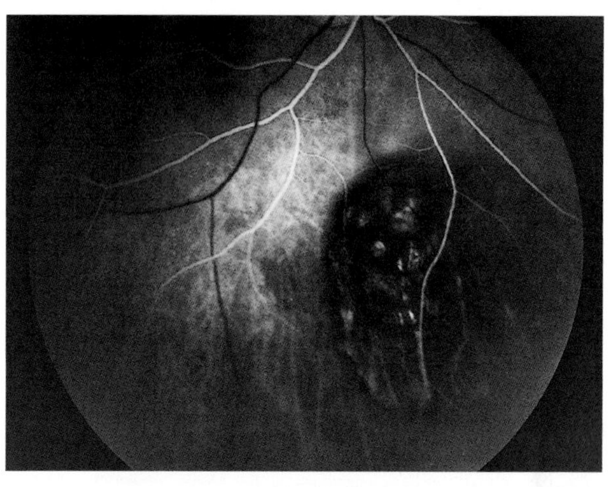

图22.20　图22.19所示病灶的动脉期眼底荧光造影显示病灶呈早期低荧光

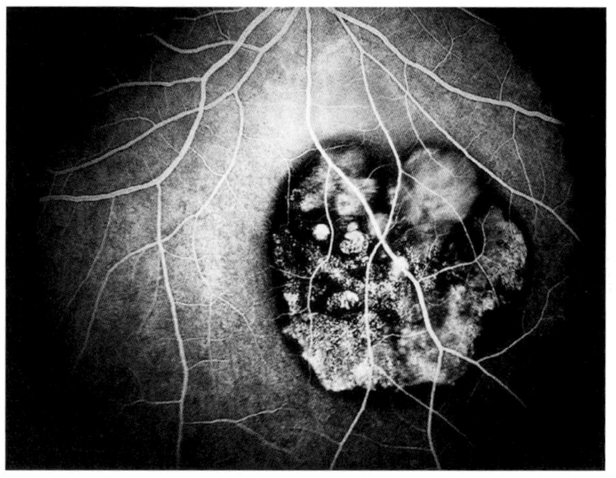

图22.21　静脉期显示色素区域低荧光，脱色素区透见高荧光

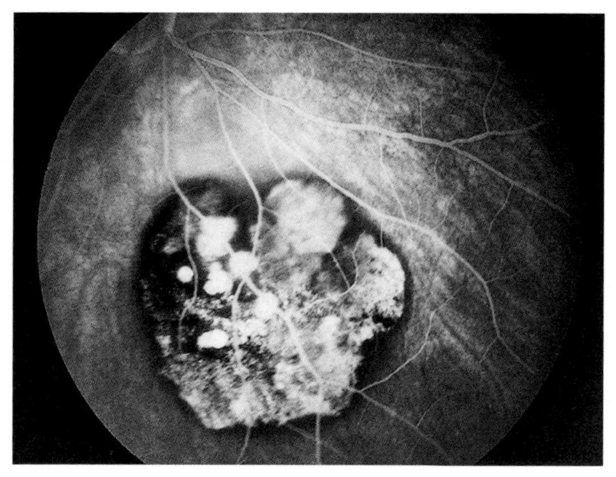

图22.22　晚期，荧光表现与前图一致

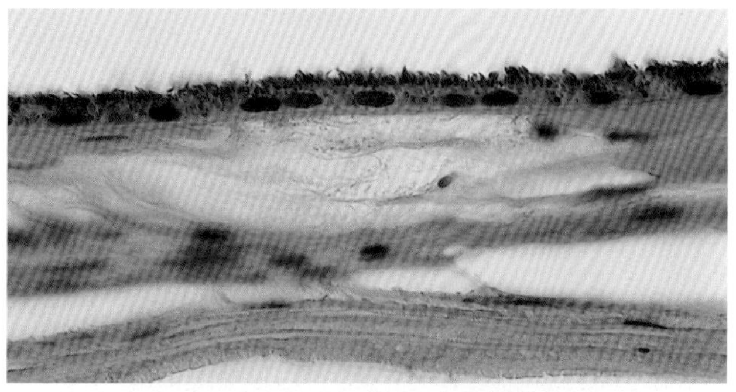

图22.23　正常RPE病理切片。（苏木精-伊红染色×100）

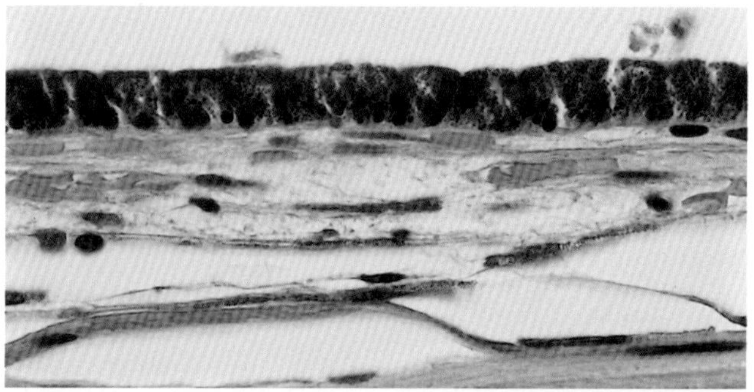

图22.24　先天性视网膜色素上皮肥大的病理切片，其RPE细胞比正常RPE高大，而且充满致密的色素团块。（苏木精-伊红染色×100）

孤立性先天性视网膜色素上皮肥大：自发荧光及 OCT 表现的相关性

在 OCT 下，CHRPE 的典型表现为视网膜变薄以及光感受器细胞的丢失。自发荧光下，色素病灶呈遮蔽荧光，脱色素空隙区可透见其下方的巩膜自发荧光。

1. Shields CL, Pirondini C, Bianciotto C, et al. Autofluorescence of congenital hypertrophy of the retinal pigment epithelium. *Retina* 2007; 27:1097-1100.
2. Almeida A, Kaliki S, Shields CL. Autofluorescence of intraocular tumours. *Curr Opin Ophthalmol* 2013;24(3):222-232.
3. Fung AT, Pellegrini M, Shields CL. Congenital hypertrophy of the retinal pigment epithelium: Enhanced depth imaging optical coherence tomography in 18 cases. *Ophthalmology* 2014;121:251-256.

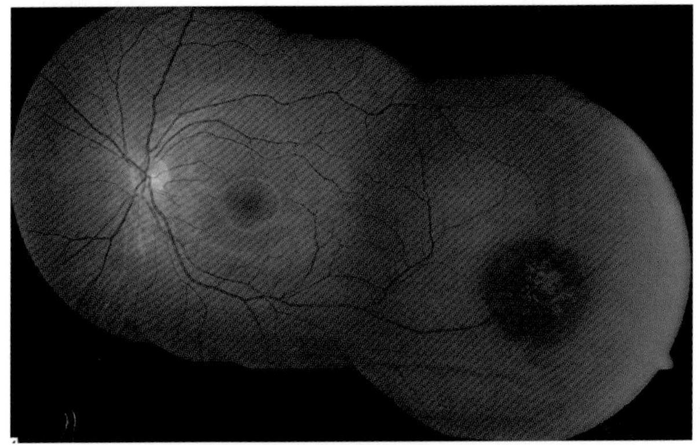

图 22.25　位于黄斑颞下方的孤立性先天性视网膜色素上皮肥大

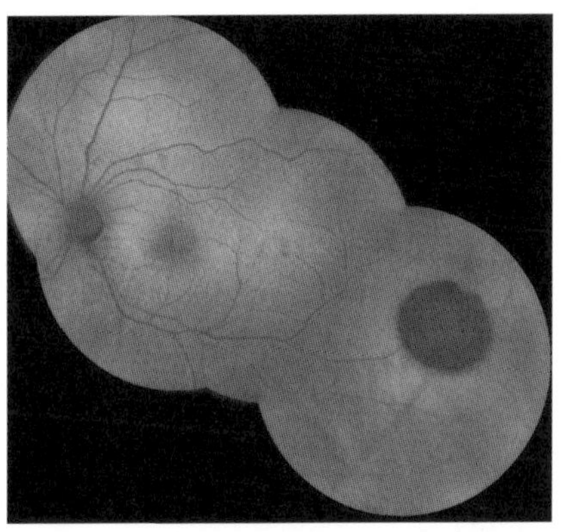

图 22.26　图 22.25 病灶的自发荧光照片，病灶(扁平肿块)为低荧光

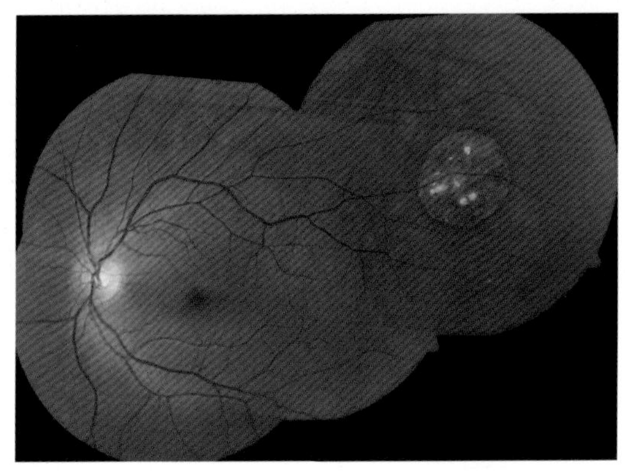

图 22.27　位于黄斑颞上方的孤立性先天性视网膜色素上皮肥大，病灶内有脱色素空隙

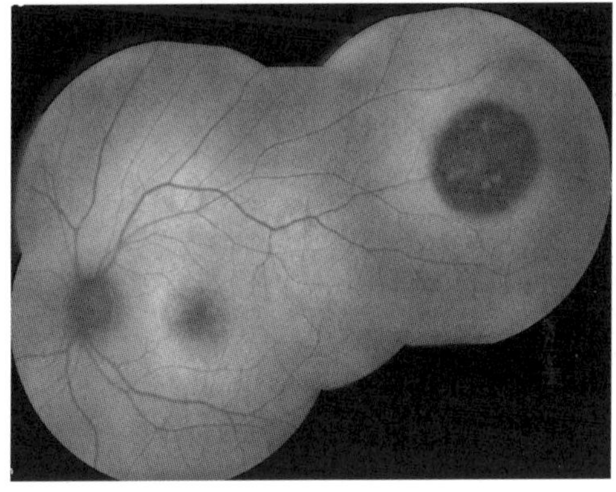

图 22.28　图 22.27 病灶之自发荧光图片，色素病灶为低荧光，脱色素空隙呈轻微透见高荧光

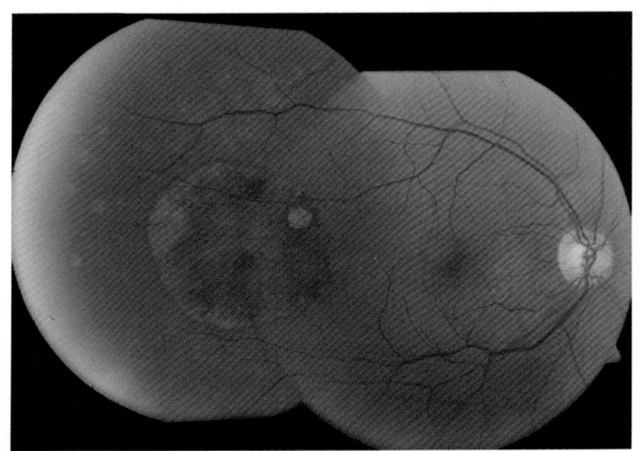

图 22.29　位于黄斑颞侧的孤立性先天性视网膜色素上皮肥大

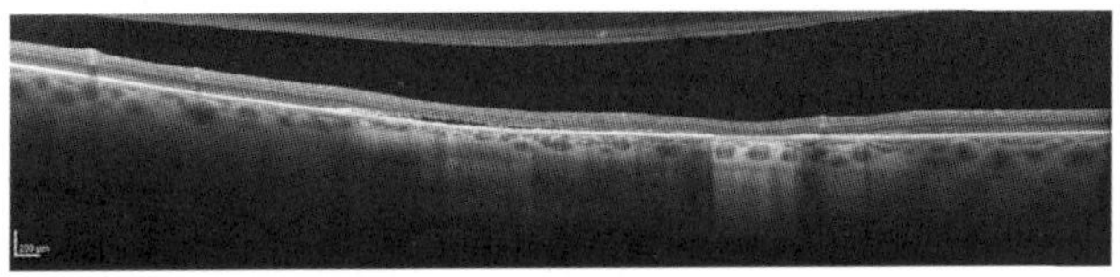

图 22.30　图 22.29 病灶相对应的 OCT 扫描图片，显示病灶上方神经视网膜变薄，伴外层视网膜丢失和菲薄的裂隙

孤立性先天性视网膜色素上皮肥大：病灶进展的记录

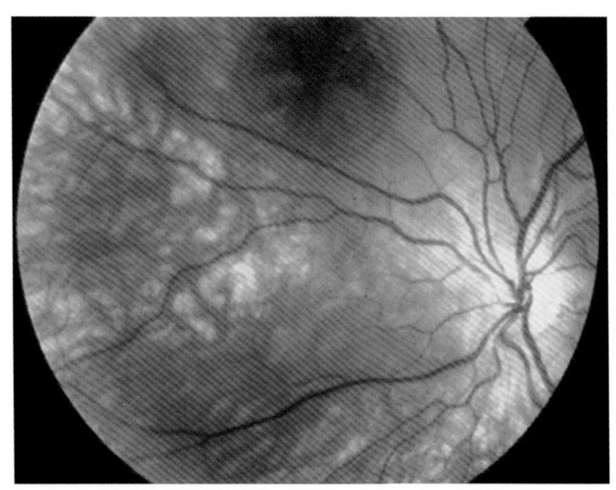

图 22.31 17 岁女性患者，右眼视盘颞上方的小病灶

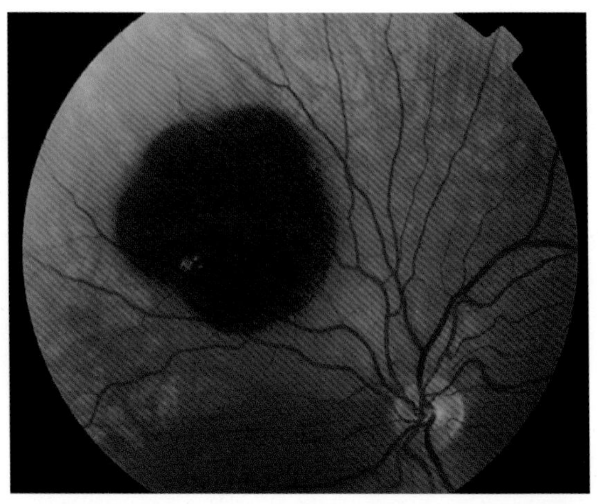

图 22.32 同一病灶，13 年后显示病灶直径明显增大

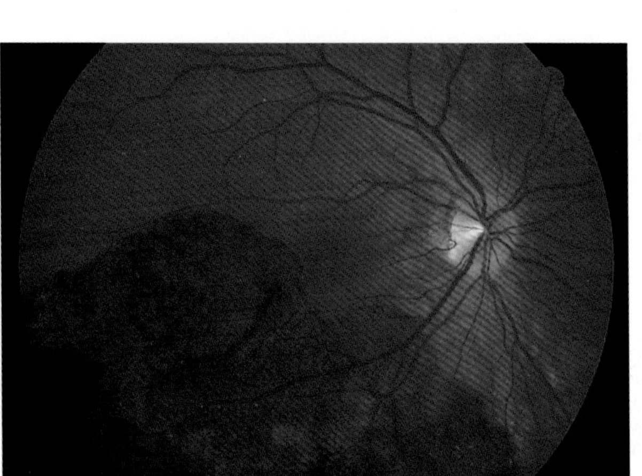

图 22.33 眼底颞下方面积巨大的孤立性先天性视网膜色素上皮肥大

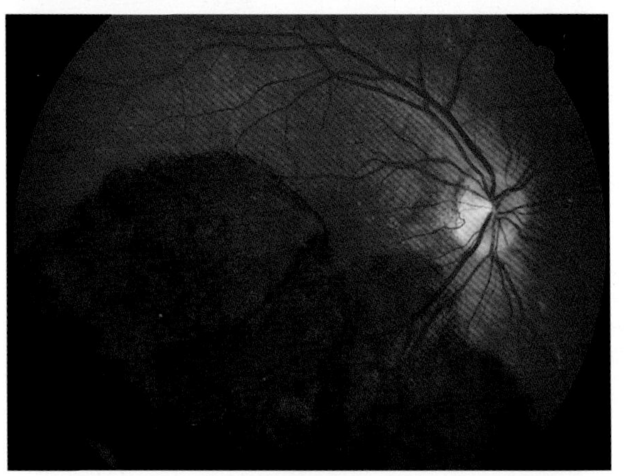

图 22.34 图 22.33 中同一病灶 2 年后的照片，注意病灶有轻微的增大，病灶边界更靠近视盘，且上缘已经越过了一根水平走行的血管（图 22.33 中病灶并未累及该血管）

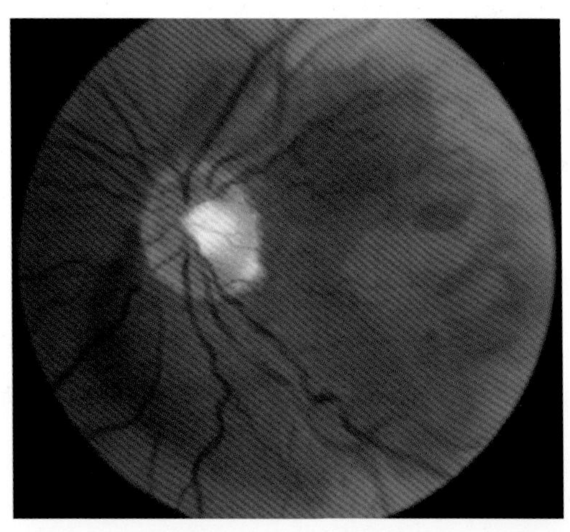

图 22.35 视盘周围孤立性先天性视网膜色素上皮肥大，累及黄斑。（由 Gregg Lueten 医师提供）

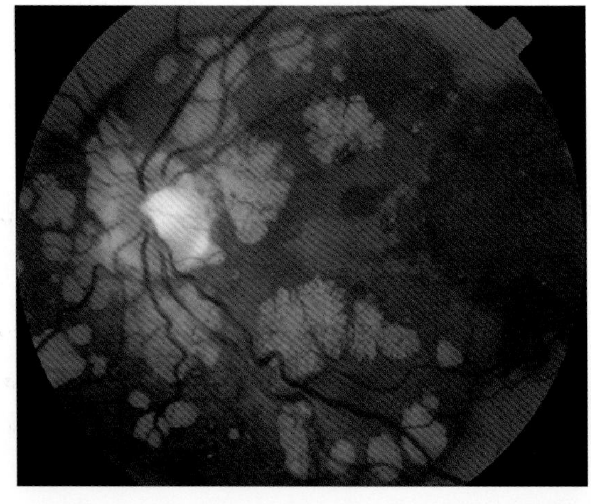

图 22.36 图 22.35 中病灶数年后的眼底表现，病灶范围明显增大，已经完全包绕视盘，注意出现了多个脱色素空隙

多灶性先天性视网膜色素上皮肥大（先天性群簇性视网膜色素沉着；"熊迹"）

总论

多灶性 CHRPE 又称先天性群簇性视网膜色素沉着或"熊迹征"(1-13)，多为非遗传性、散发的病变。但亦有母女同患此病的报道(2)。通常没有与之相关联的眼部疾患，但也有罕见病例报道称这一病变见于永存性增殖性玻璃体(12)、视网膜母细胞瘤、神经纤维瘤病、或 Coats 病的对侧眼，而这些病例报道或许只是巧合。

临床特征

多灶性 CHRPE 的特征性表现为多个群簇性、边界清楚的岩灰色平坦病灶，分布于眼底的某一节段。每一个群簇由 3～30 个直径 0.1～0.3mm 不等的色素病灶组成，较大的病灶位于周边。每一个病灶可与独立性 CHRPE 相似，但通常尺寸较小，而且通常没有光环样或间隙样的脱色素区。这一病灶有时可以是非色素性的，称为"北极熊迹"(1)。这些特征应有助于将此病变与其他眼底多发性色素病灶相鉴别。多发性 CHRPE 无 ERG 改变，病灶也多无进展。

如上文所述，某种特殊的眼底多发性色素病灶与家族性结肠癌相关性疾病，包括家族性息肉样腺瘤病以及 Gardner 综合征，有密切的关联。而这种眼底多发性色素病灶过去曾被错误地称为 CHRPE。这些病灶与多发性 CHRPE 不同在于它们多为双眼，分布较为杂乱无章，而且边界不规则，呈锯齿状。而真正的 CHRPE 与结肠癌相关性综合征似乎并无关联(4)，这一话题我们会在下一节继续讨论。

诊断方法

眼底荧光血管造影下为低荧光。OCT 下可见平坦病灶表面视网膜萎缩(6,7)。自发荧光照片下亦为低荧光(8,9)

病理

多灶性 CHRPE 的组织病理学特征与孤立性 CHRPE 非常相似(10,11)。但光镜与电镜的研究则显示视网膜色素颗粒仍保持正常的椭圆形，肥大及增生的改变并不显著(10,11)。

处理

多灶性 CHRPE 无需治疗，随诊观察即可，预后极佳。

参考文献

病例系列/综述

1. Gass JD. Focal congenital anomalies of the retinal pigment epithelium. *Eye* 1989;3:1–18.
2. Renardel de Lavalette VW, Cruysberg JR, Deutman AF. Familial congenital grouped pigmentation of the retina. *Am J Ophthalmol* 1991;112:406–409.
3. Yoshida T, Adachi-Usami E, Kimura T. Three cases of grouped pigmentation of the retina. *Ophthalmologica* 1995;209:101–105.
4. Shields JA, Shields CL, Shah P, et al. Lack of association between typical congenital hypertrophy of the retinal pigment epithelium and Gardner's syndrome. *Ophthalmology* 1992;99:1705–1713.
5. Shields CL, Reichstein DA, Bianciotto CG, et al. Retinal pigment epithelial depigmented lesions associated with tuberous sclerosis complex. *Arch Ophthalmol* 2012;130:387–390.

影像学

6. Fung AT, Pellegrini M, Shields CL. Congenital hypertrophy of the retinal pigment epithelium: Enhanced depth imaging optical coherence tomography in 18 cases. *Ophthalmology* 2014;121:251–256.
7. Shields CL, Pellegrini M, Ferenczy SR, et al. Enhanced depth imaging optical coherence tomography (EDI-OCT) of intraocular tumors. From placid to seasick to rock and rolling topography. The 2013 Francesco Orzalesi Lecture. *Retina* 2014;34(8):1495–1512.
8. Shields CL, Pirondini C, Bianciotto C, et al. Autofluorescence of congenital hypertrophy of the retinal pigment epithelium. *Retina* 2007;27:1097–1100.
9. Almeida A, Kaliki S, Shields CL. Autofluorescence of intraocular tumours. *Curr Opin Ophthalmol* 2013;24(3):222–232.

病理

10. Shields JA, T'so MO. Congenital group pigmentation of the retina. Histopathologic description and report of a case. *Arch Ophthalmol* 1975;92:1153–1155.
11. Regillo CD, Eagle RC Jr, Shields JA, et al. Histopathologic findings in congenital grouped pigmentation of the retina. *Ophthalmology* 1993;100:400–405.

病例报告

12. Fujii M, Hayasaka S, Setogawa T. Persistent hyperplastic primary vitreous in the right eye and congenital grouped pigmentation of the retina in the left. *Ophthalmologica* 1989;198:135–139.
13. Shields CL, Eagle RC Jr, Shah R, et al. Multifocal hypopigmented retinal pigment epithelial lesions in a child with incontinentia pigmenti. *Retina* 2006;26:328–333.

多灶性先天性视网膜色素上皮肥大

多灶性 CHRPE 又称先天性群簇性视网膜色素沉着或“熊迹征”。除了病灶多发以外，其临床特征以及组织病理学特征与孤立性 CHRPE 相似，病灶也可以是色素性或非色素性。而脱色素性病灶更为少见。通常呈节段性分布，小病灶通常在靠近视盘一侧，而大病灶通常朝向周边部。

Regillo CD, Eagle RC Jr, Shields JA, et al. Histopathologic findings in congenital grouped pigmentation of the retina. *Ophthalmology* 1993; 100:400-405.

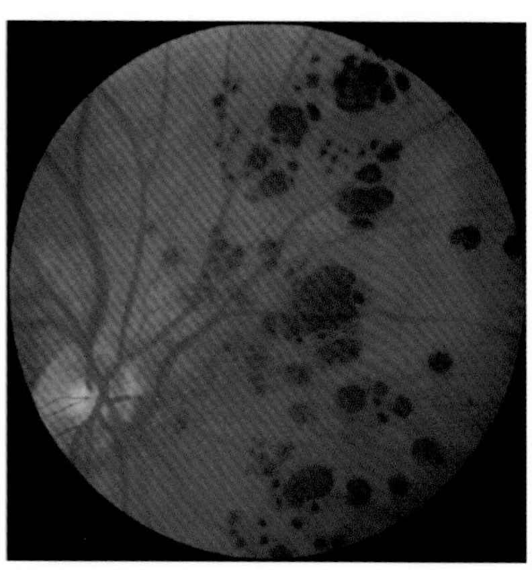

图 22.37 1 岁男婴，典型多灶性先天视网膜色素上皮肥大

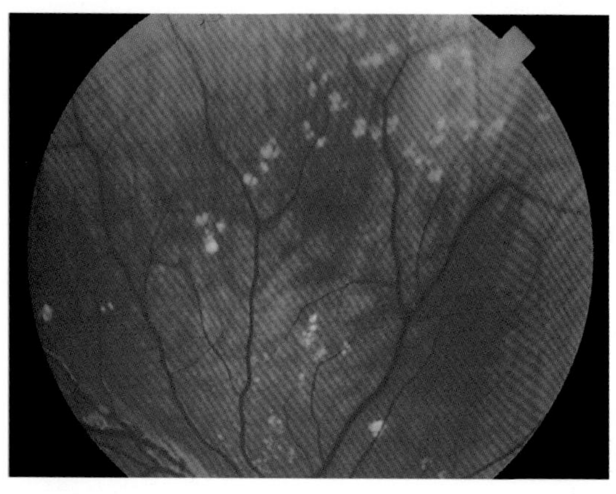

图 22.38 非色素性多灶性先天性视网膜色素上皮肥大，或称为“北极熊足迹”

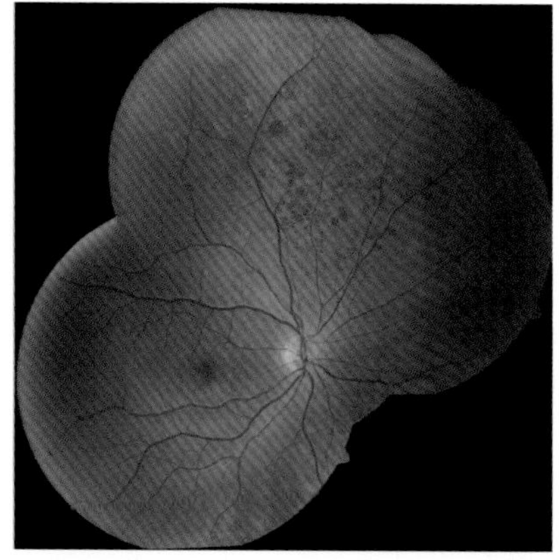

图 22.39 节段性多灶性先天视网膜色素上皮肥大，年轻男性，无结肠癌家族史

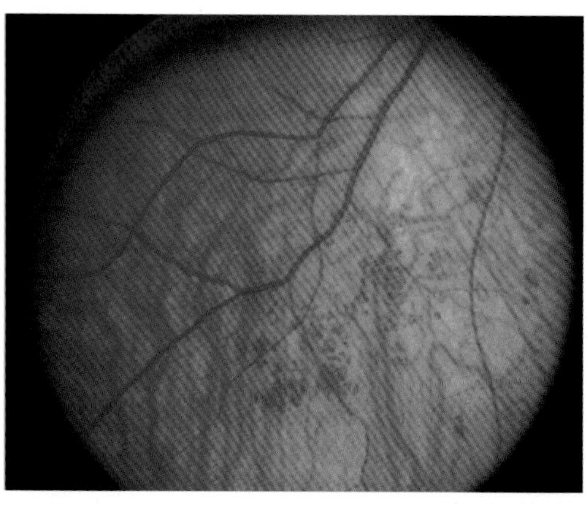

图 22.40 2 岁男童，多灶性先天视网膜色素上皮肥大，患眼合并视网膜母细胞瘤。对侧眼有相似的病变，最终予以眼球摘除。因此提供了对病灶进行病理研究的机会

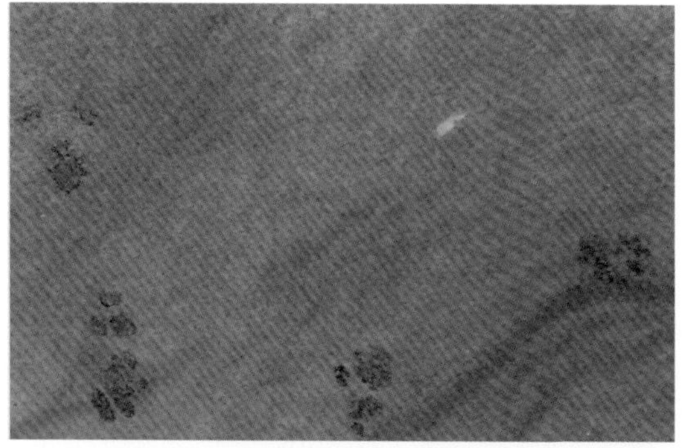

图 22.41 图 22.39 中所示患者摘除眼的视网膜色素上皮细胞大体照片，显示局灶性的色素肥大

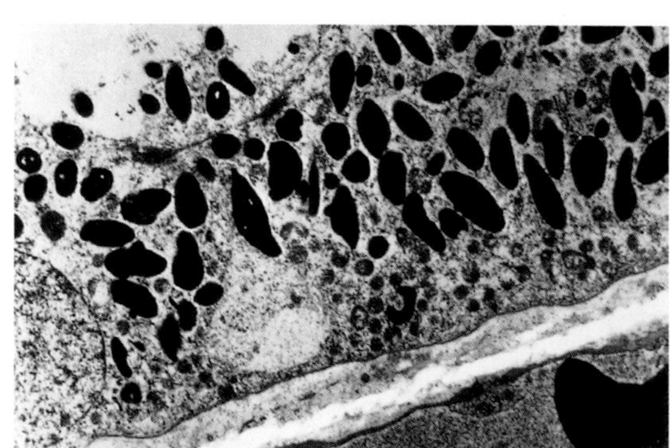

图 22.42 图 22.41 所示病灶的电子显微镜照片，显示 RPE 细胞胞浆内含大量、密集的黑色素体。(×4000)(图片由 Ralph C. Eagle, Jr 医师提供)

与家族性腺瘤样息肉及 Gardner 综合征相关的视网膜色素上皮错构瘤

总论

这一特殊的病变与家族性腺瘤样息肉(familial adenomatous polyposis,FAP)有密切的关系,而 FAP 患者几乎 100% 会发生结肠癌(1-22)。令人遗憾的是,首先描述这一眼底病变的学者们错误地使用了 CHRPE 一词(1,6),而实际上不管是孤立性还是多灶性的 CHRPE 都与结肠癌发病率的升高无关(11)。为尽可能避免误解,我们使用"FAP 相关性 RPE 错构瘤(retinal pigment epithelial hamartomas associated with familial adenomatous polyposis,RPEH-FAP)"一词来代表这一病变。也有学者称之为"眼底色素性病灶(pigmented ocular fundus lesions)"(4)。大约 70% 的 FAP 患者会出现这一特征性眼底改变,换而言之,这一眼底改变可以为我们提示一个致命性的家族性肿瘤(1-10)。

还有不少眼科医生用"Gardner 综合征"来描述 FAP 及其相关的眼底改变。然而,Gardner 综合征最初的定义为 FAP 伴结肠外的改变,包括骨瘤、纤维类瘤、皮肤囊肿以及若干其他肿瘤。根据此定义所有 Gardner 综合征都有 FAP,但并不意味着所有 FAP 都有 Gardner 综合征。RPEH-FAP 还与中枢神经系统神经胶质瘤有密切关联(Turcot 综合征)(8)。

临床特征

RPEH-FAP 拥有特征性的眼底外观:累及双眼的多发病灶,边缘多不规则,有时呈"鱼尾"、"逗号"或"彗星"样的外观。边界不如孤立性 CHRPE 那么清晰锐利。其分布也比较随机,不像多灶性 CHRPE 那样呈节段性分布。有人提出当眼底出现 4 个或以上上述病变时可诊断 FAP。而事实上一些患者眼底可以出现为数众多,甚至数百个这样的病灶。而有些病例的病灶非常细小,需要荧光眼底血管造影才有清楚地观察到(19)。

病理与发病机制

在组织病理学上,RPEHE-FAP 的表现可以为以下三种特征之一:单层肥大细胞、位于 RPE 基底膜与 Bruch 膜内胶原层之间的丘状 RPE 细胞团块或多层的细胞增生丘样团块(13)。这些改变被认为是 RPE 细胞广泛性黑色素生成缺陷的征象。FAP 的致病基因缺陷位于 5 号染色体的长臂(5q21)(10)。

处理

RPEH-FAP 无需治疗,只需要定期随诊。但由于 FAP 患者几乎 100% 进展成结肠癌,因此需要严密观察和早期干预。所有患者,尤其是有结肠癌家族史者,需要定期结肠镜检查并在镜下切除可疑的息肉。

参考文献

病例系列/综述

1. Blair NP, Trempe CL. Hypertrophy of the retinal pigment epithelium associated with Gardner's syndrome. *Am J Ophthalmol* 1980;90:661–667.
2. Lewis RA, Crowder WE, Eierman LA, et al. The Gardner syndrome. Significance of ocular features. *Ophthalmology* 1984;91:916–925.
3. Traboulsi EI, Krush AJ, Gardner EJ, et al. Prevalence and importance of pigmented ocular fundus lesions in Gardner's syndrome. *N Engl J Med* 1987;316:661–667.
4. Traboulsi EI, Maumenee IH, Krush AJ, et al. Pigmented ocular fundus lesions in the inherited gastrointestinal polyposis syndromes and in hereditary nonpolyposis colorectal cancer. *Ophthalmology* 1988;95:964–969.
5. Traboulsi EI, Murphy SF, de la Cruz ZC, et al. A clinicopathologic study of the eyes in familial adenomatous polyposis with extracolonic manifestations (Gardner's syndrome). *Am J Ophthalmol* 1990;110:550–561.
6. Traboulsi EI, Maumenee IH, Krush AJ, et al. Congenital hypertrophy of the retinal pigment epithelium predicts colorectal polyposis in Gardner's syndrome. *Arch Ophthalmol* 1990;108:525–526.
7. Heinemann MH, Baker RH, Miller HH, et al. Familial polyposis coli: the spectrum of ocular and other extracolonic manifestations. *Graefes Arch Clin Exp Ophthalmol* 1991;229:213–218.
8. Munden PM, Sobol WM, Weingeist TA. Ocular findings in Turcot syndrome (glioma-polyposis). *Ophthalmology* 1991;98:111–114.
9. Traboulsi EI, Apostolides J, Giardiello FM, et al. Pigmented ocular fundus lesions and APC mutations in familial adenomatous polyposis. *Ophthalmic Genet* 1996;17:167–174.
10. Ruhswurm I, Zehetmayer M, Dejaco C, et al. Ophthalmic and genetic screening in pedigrees with familial adenomatous polyposis. *Am J Ophthalmol* 1998;125:680–686.
11. Shields JA, Shields CL, Shah PG, et al. Lack of association among typical congenital hypertrophy of the retinal pigment epithelium, adenomatous polyposis, and Gardner syndrome. *Ophthalmology* 1992;99:1709–1713.

影像学

12. Tzu JH, Cavuoto KM, Villegas VM, et al. Optical coherence tomography findings of pigmented fundus lesions in familial adenomatous polyposis. *Ophthalmic Surg Lasers Imaging* 2013;21:1–2.

病理

13. Kasner L, Traboulsi EI, Delacruz Z, et al. A histopathologic study of the pigmented fundus lesions in familial adenomatous polyposis. *Retina* 1992;12:35–42.

病例报告

14. Whitson WE, Orcutt JC, Walkinshaw MD. Orbital osteoma in Gardner's syndrome. *Am J Ophthalmol* 1986;101:236–241.
15. Kunikata H, Abe T, Yoshida M, et al. The characteristics of congenital hypertrophy of retinal pigment epithelium in Turcot's syndrome. *Ophthalmologica* 2000;214:374–375.
16. Aiello LP, Traboulsi EI. Pigmented fundus lesions in a preterm infant with familial adenomatous polyposis. *Arch Ophthalmol* 1993;111:302–303.
17. Krush AJ, Traboulsi EI, Offerhaus JA, et al. Hepatoblastoma, pigmented ocular fundus lesions and jaw lesions in Gardner syndrome. *Am J Med Genet* 1988;29:323–332.
18. Rossato M, Rigotti M, Grazia M, et al. Congenital hypertrophy of the retinal pigment epithelium (CHRPE) and familial adenomatous polyposis (FAP). *Acta Ophthalmol Scand* 1996;74:338–342.
19. Ganesh A, Kaliki S, Levin AV, et al. Epiretinal membrane and retinal pigment epithelial lesions in a young child lead to detection of de novo APC gene mutation. *Arch*

与家族性腺瘤样息肉及 Gardner 综合征相关的视网膜色素上皮错构瘤

Ophthalmol 2012;130(8):1071–1073.
20. McKay DL. Congenital hypertrophy of the retinal pigment epithelium and familial adenomatous polyposis. *Aust N Z J Ophthalmol* 1993;21:3–6.
21. Romania A, Zakov ZN, McGannon E, et al. Congenital hypertrophy of the retinal pigment epithelium in familial adenomatous polyposis. *Ophthalmology* 1989;96: 879–884.
22. Romania A, Zakov ZN, Church JM, et al. Retinal pigment epithelium lesions as a biomarker of disease in patients with familial adenomatous polyposis. A follow-up report. *Ophthalmology* 1992;99:911–913.

家族性腺瘤样息肉症相关性视网膜色素上皮结构瘤

多灶性的 RPE 肥大与增生被认为是 FAP 和 Gardner 综合征使患者易患结直肠癌症的家族性病变的一种标志。Gardner 综合征包括 FAP 以及结肠外的改变，如纤维类瘤、骨瘤及其他良性肿瘤。下图均示 RPEH-FAP 病例。

1. Ganesh A, Kaliki S, Levin AV, et al. Epiretinal membrane and retinal pigment epithelial lesions in a young child lead to detection of de novo APC gene mutation. *Arch Ophthalmol* 2012;130(8):1071-1073.
2. Whitson WE, Orcutt JC, Walkinshaw MD. Orbital osteoma in Gardner's syndrome. *Am J Ophthalmol* 1986;101;236-241.

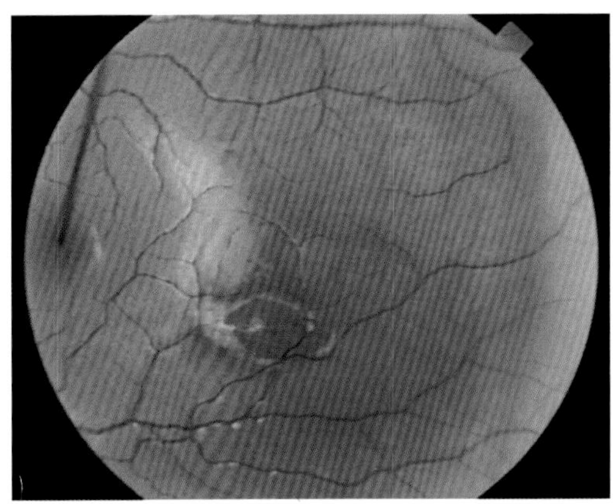

图 22.43　黄斑区两个典型病灶

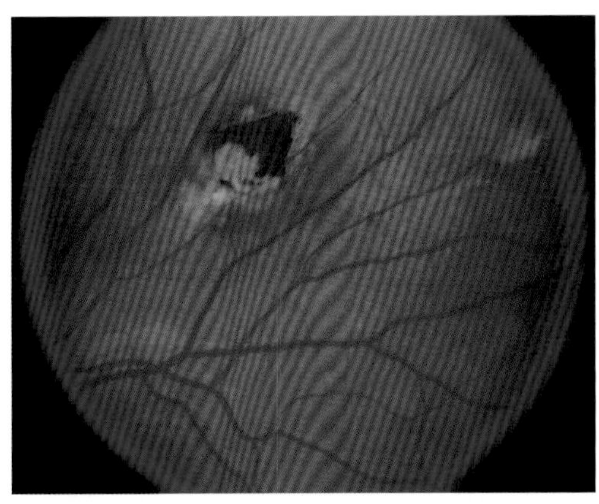

图 22.44　FAP 患者出现典型眼底病灶。（由 Norman Blair 医师提供）

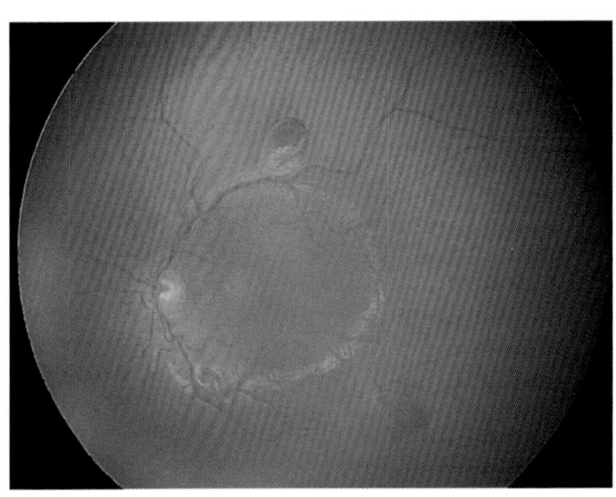

图 22.45　一例婴儿的眼底多灶性 RPE 病灶，患儿随后接受基因检查确诊家族性腺瘤样息肉症

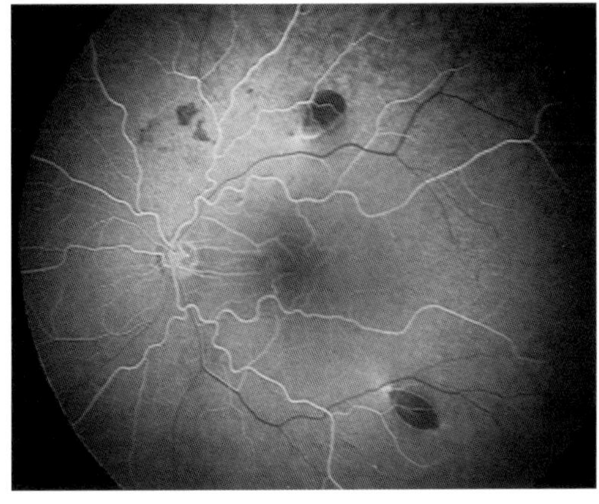

图 22.46　图 22.45 中患儿的眼底荧光血管造影检查，病灶在造影中表现为早期低荧光并持续到造影后期

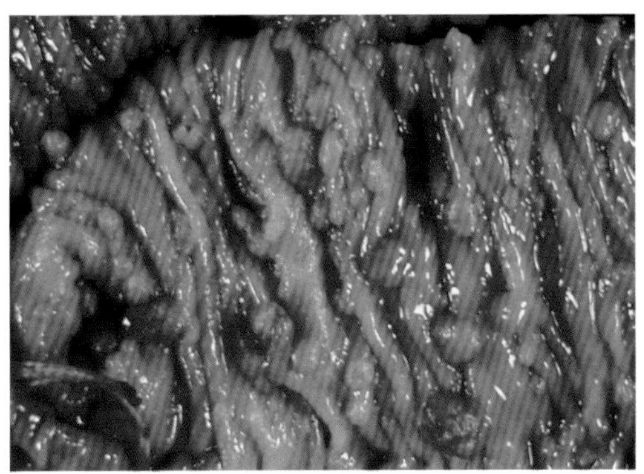

图 22.47　结肠切面，图中显示多发小息肉，患者眼底亦有典型错构瘤病灶。（由 James Bolling 医师提供）

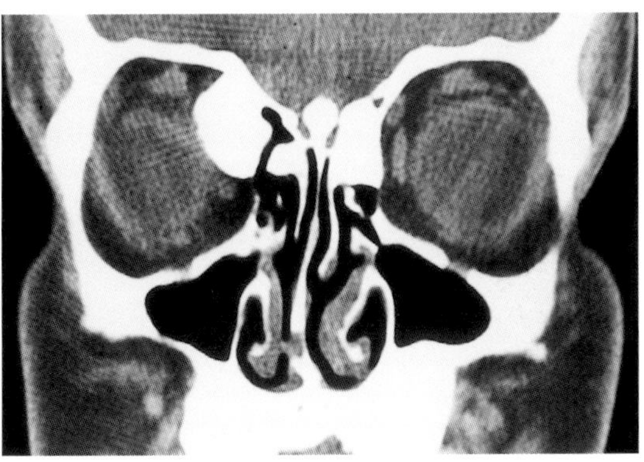

图 22.48　头颅冠状 CT 扫描显示眶骨瘤，为 Gardner 综合征表现的一部分

假肿瘤性视网膜色素上皮反应性增殖

总论

RPE 在经历炎症或外伤等病理损伤之后有很强的反应性增殖的倾向。大部分情况下，RPE 增殖面积较小且特征明显，诊断无疑难。但有时 RPE 增殖的外观可以与 RPE 肿瘤、脉络膜或睫状体黑色素瘤等色素性肿瘤非常接近（1-11）。

临床特征

假肿瘤性 RPE 增殖可以有多种临床外观。可以弥漫性或无蒂病灶，亦可为结节样团块。色泽暗黑，与之相伴的陈旧性炎症或外伤的表现有助于将之与脉络膜黑色素瘤相鉴别。继发性视网膜脱离不常见。尽管这一病变相对稳定，但仍有少数病例进展成结节样肿瘤并侵透视网膜而突入玻璃体腔（11）。罕见情况下，可疑的 RPE 反应性增甚至可疑延伸至巩膜外。

病理

在显微镜下，假肿瘤性 RPE 增殖病灶可以是 RPE 增殖而形成的相对平坦的片状色素膜或境界清晰的团块。其典型的特征为 RPE 细胞良性增生伴基底膜物质的堆积。有时这些 Schiff 酸阳性无细胞物质的堆积可以非常显著而导致增殖细胞与正常 RPE 细胞间的分离（5,6）。

处理

假肿瘤性 RPE 增殖仅需定期随诊，病灶的进展或并发症极为罕见。

参考文献

病例系列/综述

1. Shields JA, Shields CL, Slakter J, et al. Locally invasive tumors arising from hyperplasia of the retinal pigment epithelium. *Retina* 2001;21:487–492.
2. Shields JA, Shields CL, Gunduz K, et al. Neoplasms of the retinal pigment epithelium. The 1998 Albert Ruedemann Sr. Memorial Lecture. Part 2. *Arch Ophthalmol* 1999;117:601–608.
3. Kurz GH, Zimmerman LE. Vagaries of the retinal pigment epithelium. *Int Ophthalmol Clin* 1962;2:441–464.
4. Jampel HD, Schachat AP, Conway B, et al. Retinal pigment epithelial hyperplasia assuming tumor-like proportions. Report of two cases. *Retina* 1986;6:105–112.

病理

5. T'so MO, Albert DM. Pathologic condition of the retinal pigment epithelium. *Arch Ophthalmol* 1972;88:27–38.
6. Frayer WC. Reactivity of the retinal pigment epithelium: an experimental and histopathologic study. *Trans Am Ophthalmol Soc* 1966;64:586–639.

病例报告

7. Loeffler KU, Kivelä T, Borgmann H, et al. Malignant tumor of the retinal pigment epithelium with extraocular extension in a phthisical eye. *Graefes Arch Clin Exp Ophthalmol* 1996;234(Suppl 1):S70–S75.
8. Edelstein C, Shields CL, Shields JA, et al. Presumed adenocarcinoma of the retinal pigment epithelium in a blind eye with a staphyloma. *Arch Ophthalmol* 1998;116(4):525–528.
9. Olsen TW, Frayer WC, Myers FL, et al. Idiopathic reactive hyperplasia of the retinal pigment epithelium. *Arch Ophthalmol* 1999;117:50–54.
10. Heegaard S, Larsen JN, Fledelius HC, et al. Neoplasia versus hyperplasia of the retinal pigment epithelium. A comparison of two cases. *Acta Ophthalmol Scand* 2001;79:626–633.
11. Shields JA, Green WR, McDonald PR. Uveal pseudomelanoma due to post-traumatic pigmentary migration. *Arch Ophthalmol* 1973;89:519–522.

假肿瘤性视网膜色素上皮反应性增生

视网膜色素上皮反应性增生表现多样，从黄斑区域一个可疑的先天性的局部小结节到大型的更多不规则的形式都有。

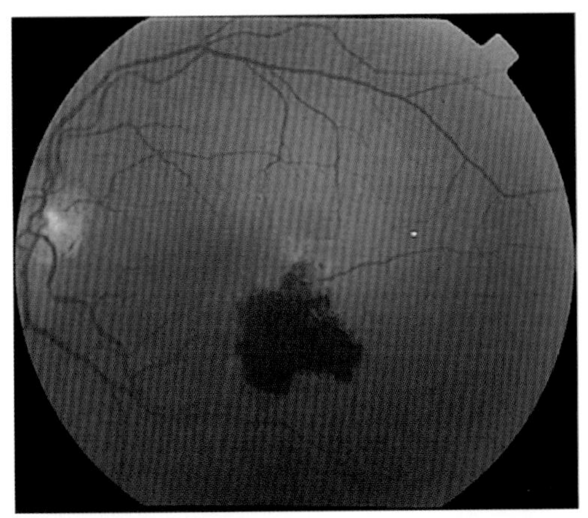

图 22.49 不明原因导致的 RPE 反应性增殖病灶

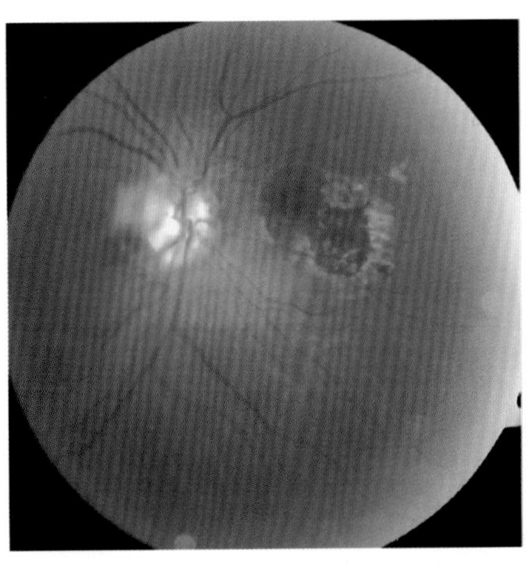

图 22.50 视盘鼻侧的 RPE 反应性增殖，诊断不明确，被怀疑为先天性弓形体病

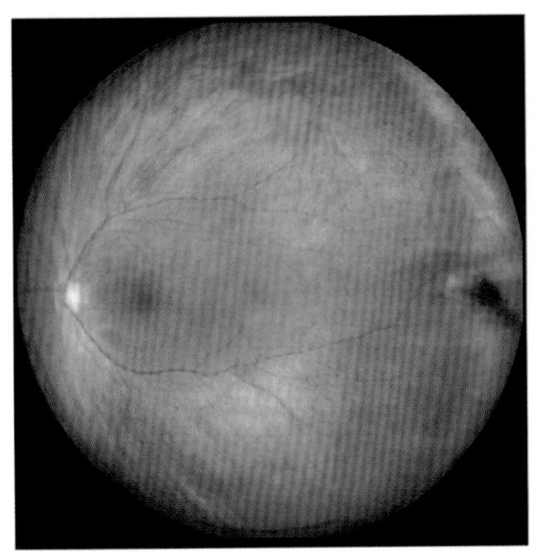

图 22.51 左眼颞侧近锯齿缘的局灶性特发性 RPE 反应性增殖

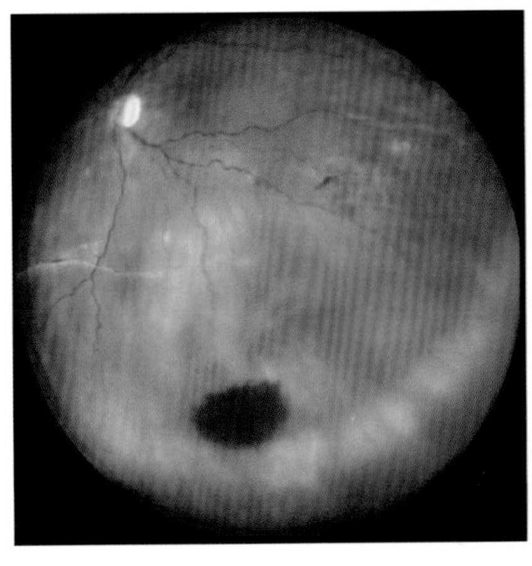

图 22.52 下方周边部的 RPE 反应性增殖，继发于下方陈旧性视网膜脱离和视网膜下纤维化

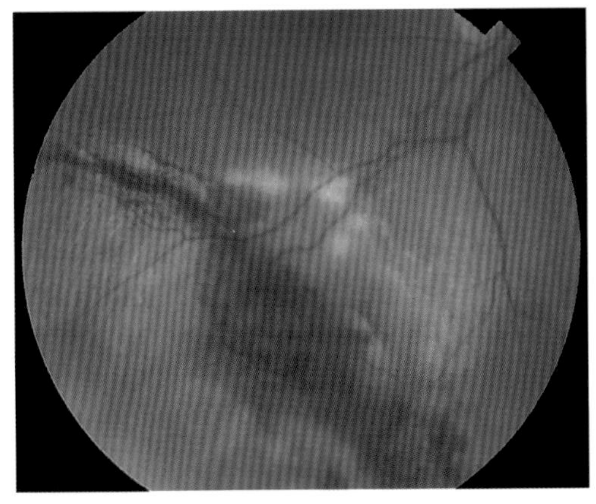

图 22.53 66 岁女性患者，继发于眼外伤的 RPE 反应增殖

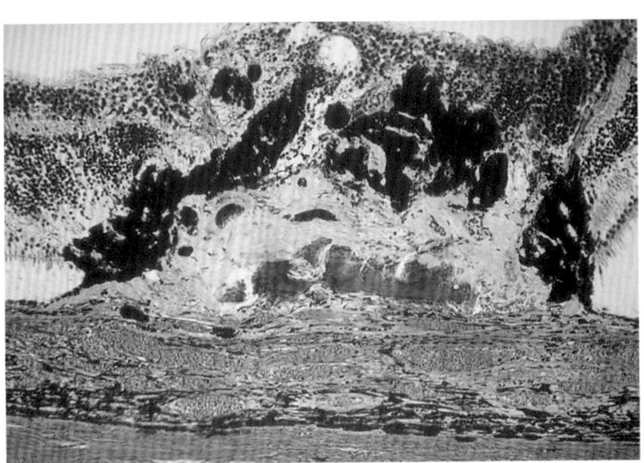

图 22.54 RPE 增殖的组织病理图片，不规则的色素增殖及其下方无细胞性的基底物质堆积，其临床外观可与脉络膜黑色素瘤类似。（苏木精-伊红染色×20）

似脉络膜黑色素瘤眼外转移的视网膜色素上皮反应性增殖并迁移

罕见情况下，视网膜色素上皮可出现非常显著的增殖和迁移导致貌似脉络膜黑色素瘤的外观。例如以下这个病例：

Shields JA，Green WR，McDonald PR. Uveal pseudomelanoma due to post-traumatic pigmentary migration. *Arch Ophthalmol* 1973；89：519-522.

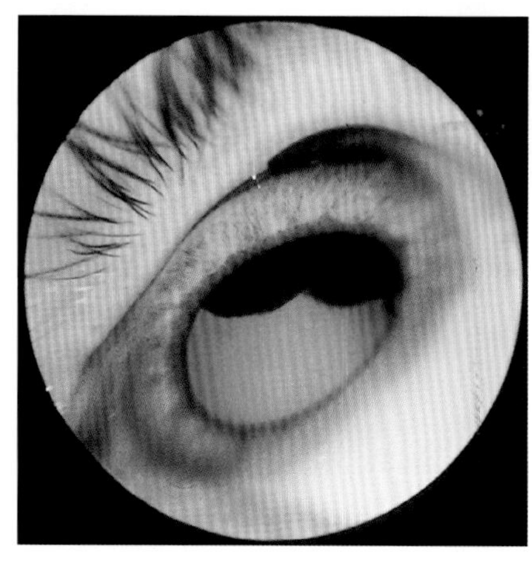

图 22.55 11 岁女性患儿出现睫状体双叶状色素性肿块，在外院诊断为睫状体"血肿"而接受角膜缘穿刺引流术

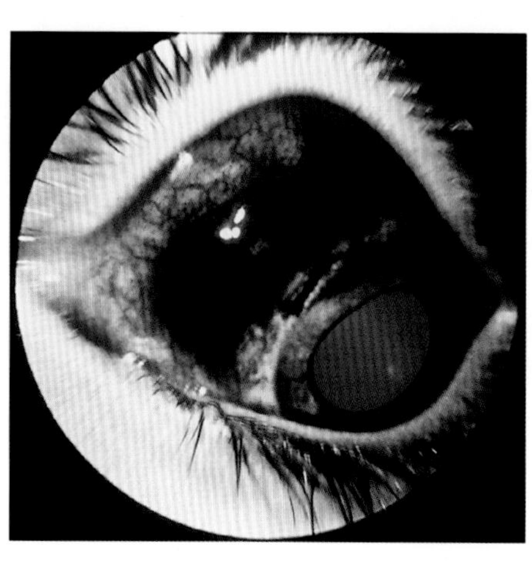

图 22.56 术后患眼出现在大面积眼表组织黑色素浸润，临床诊断为"睫状体黑色素瘤球外生长"，并行眼表组织活检

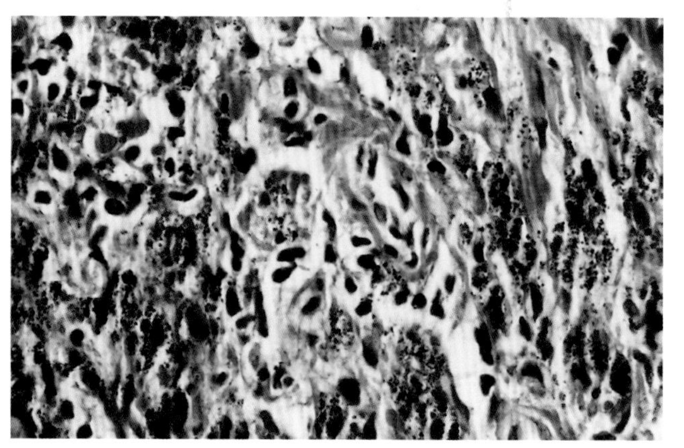

图 22.57 组织病检显示奇特的 RPE 细胞增殖，给予随诊观察处理

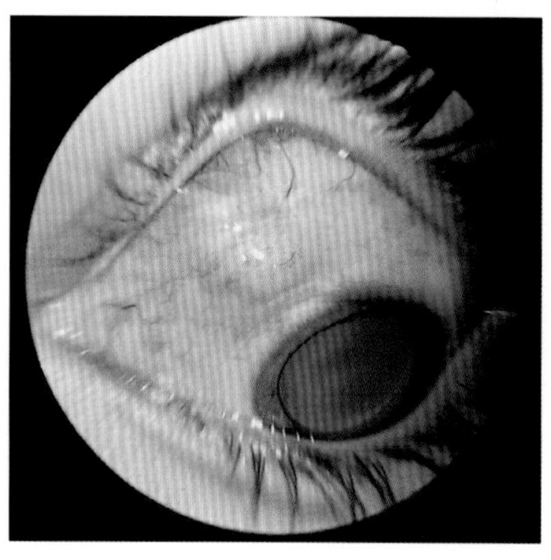

图 22.58 该患者 4 年后的眼球外观，眼表的色素已完全消失

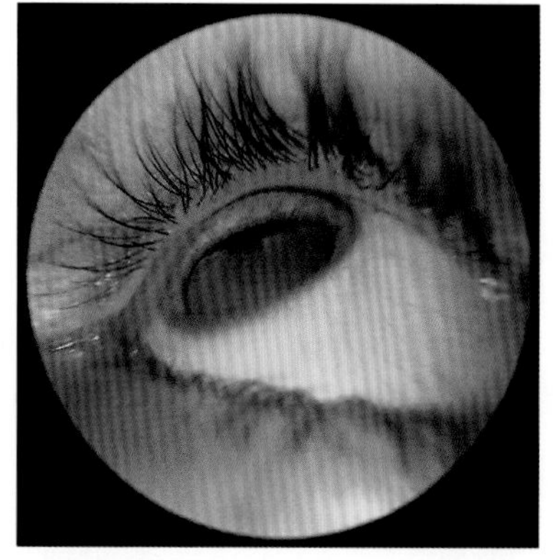

图 22.59 与图 22.58 同时间的照片显示睫状体病灶体积显著缩小

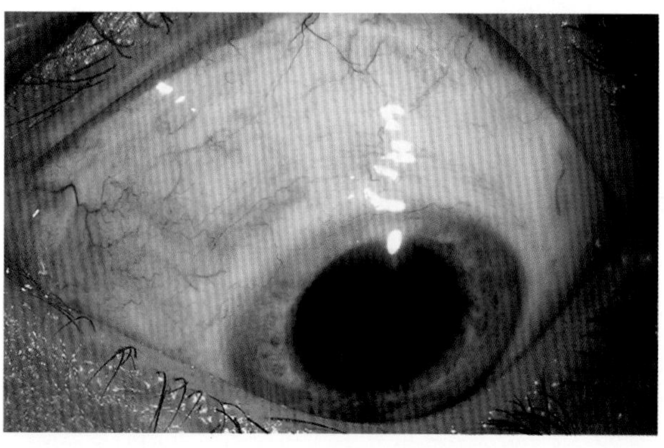

图 22.60 该患者 21 年后的眼部外观，患者此时 32 岁，眼表组织未见异常。眼底检查仅见锯齿缘附近平坦色素病灶

先天性单纯性视网膜色素上皮错构瘤

总论

早前我们曾把这一具显著特征的眼底色素病灶称为"先天性 RPE 局灶性增殖"，而现在我们选用"先天性单纯性 RPE 错构瘤"一词(1-9)。我们相信这种病灶由先天性的 RPE 增殖团块构成，因此将其归类为错构瘤。因为病灶仅包含 RPE 一种细胞成分，故称之为"单纯性"与 RPE 视网膜混合性错构瘤相鉴别。

临床特征

先天性单纯性 RPE 错构瘤临床表现为显著的孤立性病灶穿透视网膜全层，有时突入玻璃体腔。大多数的病例报道上病灶直径小于 1mm，厚度在 1～2.5mm 之间，多位于黄斑中央区、中心凹及附近区域。这种病灶或许也可以发生于周边部，只是没有临床症状和意义所以未被发现。一个包含了 5 例患者的病例序列研究总结了以下并发特征：轻微扩张的滋养动脉及引流静脉(100%)、轻微的视网膜牵拉(80%)、黄色渗出(20%)以及玻璃体内色素细胞播散(20%)。荧光素血管造影显示早期及全程持续性低荧光病灶(3)。

诊断方法

先天性单纯性 RPE 错构瘤在检眼镜和生物显微镜下的表现非常典型。病灶在荧光素血管造影下通常呈全程低荧光。由于病灶体积细小，在超声下难以成像。OCT 扫描下呈陡峭隆起的实性团块，位于视网膜内并突出玻璃体腔成圆顶状，其下组织结构被完全遮挡(4-7)。

病理

先天性单纯性 RPE 错构瘤的病理学改变尚不明确。我们推测这是一种由增殖的 RPE 细胞组成的良性结节，但缺乏组织病理学的研究。

处理

先天性单纯性 RPE 错构瘤的处理原则是定期观察。大多数病例报道中病灶保持稳定。

参考文献

病例系列/综述

1. Laqua H. Tumors and tumor-like lesions of the retinal pigment epithelium. *Ophthalmologica* 1981;183:34–38.
2. Gass JD. Focal congenital anomalies of the retinal pigment epithelium. *Eye* 1989;3:1–18.
3. Shields CL, Shields JA, Marr BP, et al. Congenital simple hamartoma of the retinal pigment epithelium. A study of five cases. *Ophthalmology* 2003;110:1005–1011.

影像学

4. Shields CL, Materin MA, Karatza E, et al. Optical coherence tomography (OCT) of congenital simple hamartoma of the retinal pigment epithelium. *Retina* 2004;24:327–328.
5. Shields CL, Mashayekhi A, Luo CK, et al. Optical coherence tomography in children. Analysis of 44 eyes with intraocular tumors and simulating conditions. *J Pediatr Ophthalmol Strabismus* 2004;41:338–344.
6. Shukla D, Ambatkar S, Jethani J, et al. Optical coherence tomography in presumed congenital simple hamartoma of retinal pigment epithelium. *Am J Ophthalmol* 2005;139:945–947.
7. López JM, Guerrero P. Congenital simple hamartoma of the retinal pigment epithelium: optical coherence tomography and angiography features. *Retina* 2006;26(6):704–706.

病例报告

8. Souissi K, El Afrit MA, Kraiem A. Congenital retinal arterial macrovessel and congenital hamartoma of the retinal pigment epithelium. *J Pediatr Ophthalmol Strabismus* 2006;43(3):181–182.
9. Gotoh M, Yoshikawa H, Kagimoto HT, et al. Congenital simple hamartoma of the retinal pigment epithelium in an Asian. *Jpn J Ophthalmol* 2008;52(2):144–145.

鱼雷样黄斑病变

总论

鱼雷样黄斑病变是一种被认为是先天性的局灶性RPE 病灶，境界锐利、形似鱼雷。可呈萎缩或增殖性外观(1-7)。病灶通常紧靠黄斑中心凹颞侧。

临床特征

这一罕见的先天性病变以黄斑颞侧的鱼雷样局灶性 RPE 丢失为特征，其尖端指向中心凹。这人怀疑这一病变源于胎儿发育时期的眼局部发育缺陷。

诊断方法

超声扫描下，病灶平坦。而 OCT 扫描下的常见改变为视网膜下腔隙伴光感受器的退缩。自发荧光图中为低荧光，提示视网膜色素上皮的缺失。

病理

尚未有关于此病变的病理研究

治疗

没有与之相关的综合征，处理以观察为主。

参考文献

病例系列/综述

1. Golchet PR, Jampol LM, Mathura JR, et al. Torpedo maculopathy. *Br J Ophthalmol* 2010;94:302–306.
2. Shields CL, Guzman J, Shapiro M, et al. Torpedo maculopathy occurs at the site of the fetal "bulge." *Arch Ophthalmol* 2010;128(4);499–501.
3. Rigotti M, Babighian S, Carcereri De Prati E, et al. Three cases of a rare congenital abnormality of the retinal pigment epithelium: Torpedo maculopathy. *Ophthalmologica* 2002;216:226–227.

病理

4. Streeten BW. Development of the human retinal pigment epithelium and the posterior segment. *Arch Ophthalmol* 1969;81:383–394.

病例报告

5. Roseman RL, Gass JD. Hypopigmented nevus of the retinal pigment epithelium in the macula. *Arch Ophthalmol* 1992;110:1358–1359.
6. Mahieu L, Mathis A. "Torpedo" maculopathy. *J Fr Ophtalmol* 2003;26:533.
7. Angioï-Duprez K, Maalouf T. Torpedo maculopathy. *J Fr Ophtalmol* 2000;23:200.

先天性单纯性视网膜色素上皮错构瘤及鱼雷样黄斑病变

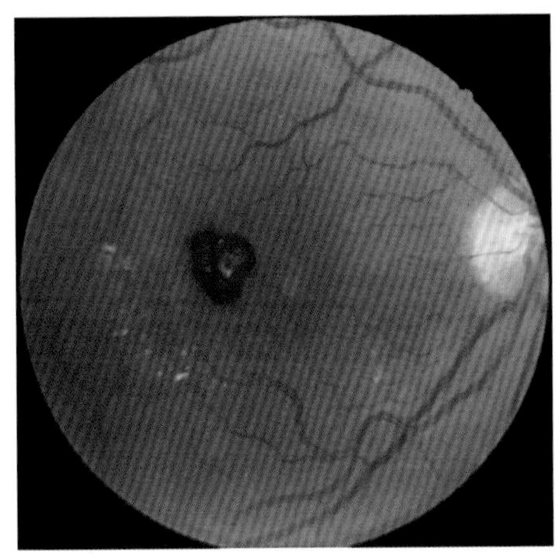

图 22.61　一例儿童患者右眼位于黄斑中心凹的先天性单纯性视网膜色素上皮错构瘤

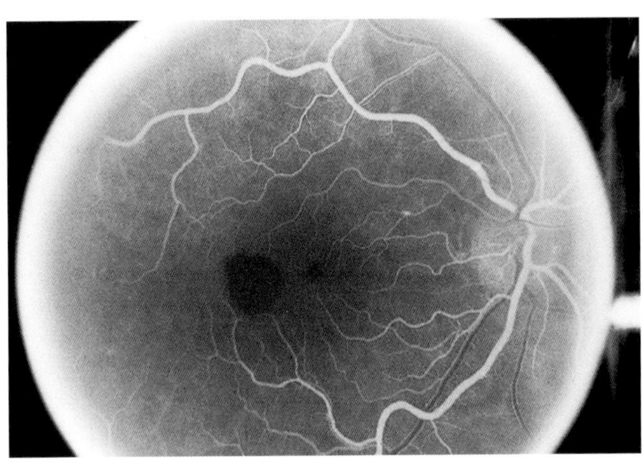

图 22.62　图 22.61 中病灶在荧光素血管造影下呈低荧光

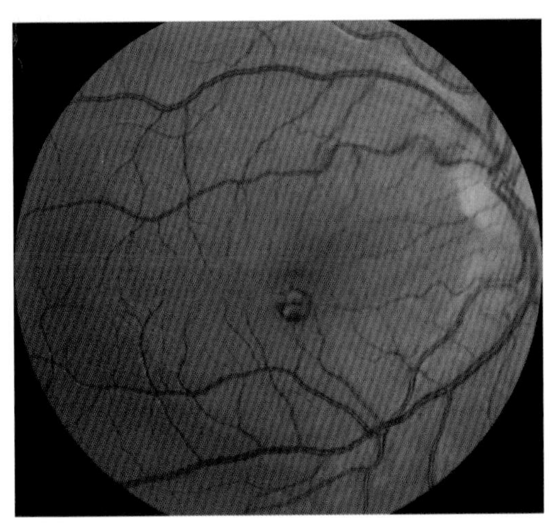

图 22.63　中心凹旁先天性单纯性视网膜色素上皮错构瘤

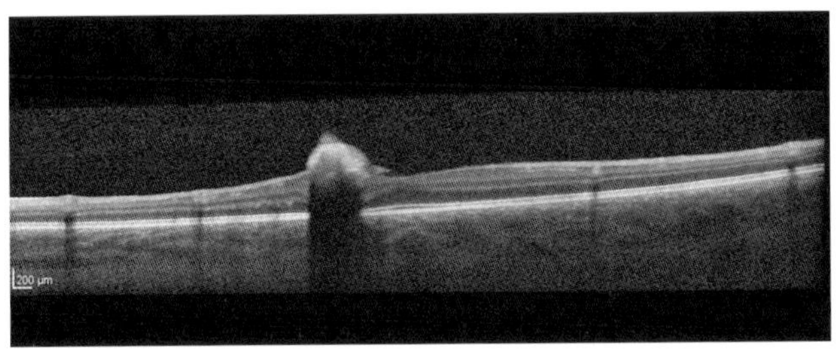

图 22.64　图 22.63 中病灶的 OCT 图片，显示一光学上致密团块由视网膜突入玻璃体腔，伴后方完全光学阴影

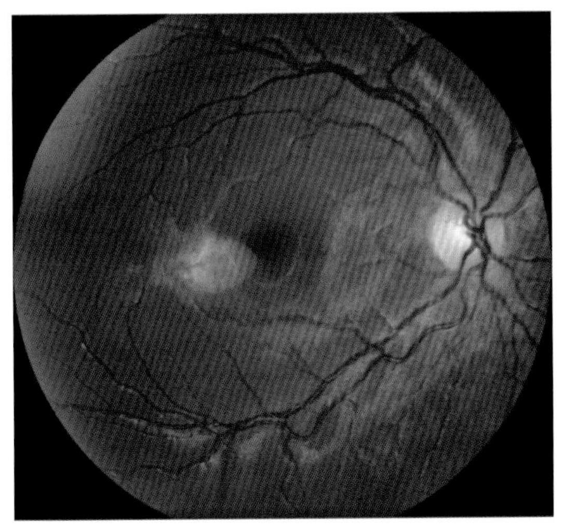

图 22.65　右眼鱼雷样黄斑病变，患者无症状。（由 Michael Shapiro 医师提供）

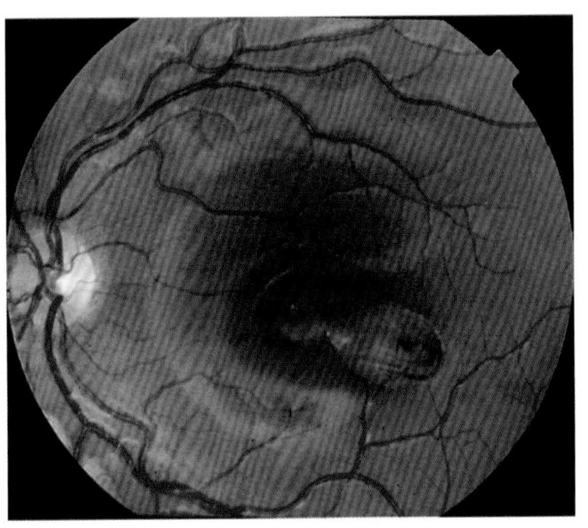

图 22.66　左眼鱼雷样黄斑病变，患者无症状。（由 LisaFogel 医师提供）

视网膜及视网膜色素上皮联合错构瘤

总论

视网膜及 RPE 联合错构瘤也是一种特征明显但表现多变的眼底病灶。一般认为是先天性但非遗传性，病因不明。一些患者可以出现系统性合并症。

临床特征

此病最特征性的眼底改变为边界模糊的视网膜病灶伴迂曲或拉直了的视网膜血管。血管改变可能继发于视网膜表面胶质增生导致的牵拉。典型病灶位于视盘之上或视盘旁。但亦常见于眼底远离视盘的部位。大小可由 1mm 至超过 10mm 不等。患眼视力情况视病灶的部位、大小以及视网膜牵拉的程度而变。大多数就诊的患者为学校体检时发现的视力较差的儿童。黄斑区的病灶可导致患儿的弱视和斜视。视网膜牵拉导致的黄斑中心凹异位也可以导致弱视。

无论哪个位置发生的异常的迂曲的视网膜血管都表现为特征性的直线型，就像这些血管是从病变前表面爬过而向眼底的周边部延伸一样。周边部的视网膜及 RPE 联合错构瘤可导致视网膜及视盘的牵拉，并且可合并周边部的视网膜缺血以及继发性视网膜新生血管。视网膜及 RPE 联合错构瘤病灶本身比较稳定，但表现的胶质增生可以加重而导致进展性的视力下降。视网膜渗出或玻璃体积血等其他并发症较为少见。几乎所有散发病例均为单眼，双眼发病者罕见但通常提示系统性综合征例如神经纤维瘤病 2 型(41)。

长久以来，当出现视网膜及视网膜色素上皮联合错构瘤相类似的病灶时，其都被认为是神经纤维瘤病 2 型患者的表现之一(41)。最近该病灶在神经纤维瘤病 1 型中也有报道(36)。但目前仍未确定这些病灶是否为真正的视网膜及 RPE 联合错构瘤。孤立的病例报道还见于 Gorlin 综合征(33)、视神经炎(32)、儿童型鼻咽血管纤维瘤(37)以及鳃裂眼面综合征(38-40)。

视网膜及视网膜色素上皮联合错构瘤最重要的鉴别诊断在儿童中为视网膜母细胞瘤，在成人中为脉络膜黑色素瘤。联合错构瘤典型的胶质增生和视网膜牵拉在上述两种鉴别诊断中都没有。而最重要的非肿瘤性鉴别诊断为原发性或继发性的视网膜胶质纤维化。以我们的经验，有时一些不典型的联合错构瘤与其他原因导致的玻璃体黄斑牵拉鉴别起来会有困难。

诊断方法

荧光血管造影可显示肿块内异常的毛细血管并缓慢出现的晚期的着染。吲哚菁绿造影下无特异性改变，可见晚期轻微的斑块样着染。OCT 扫描下可见不规则病灶，表面因玻璃体视网膜牵拉而出现“锯齿状”或“折痕状”改变(5-10)。

病理

在组织病理学上，联合错构瘤主要位于视网膜神经上皮或视盘组织内，由色素上皮、增殖的血管以及胶质混合而成。增殖的 RPE 细胞可以呈小管状排列。

治疗

视网膜及 RPE 联合错构瘤没有特别有效的治疗方法。弱视治疗或许对一些儿童病例会有帮助。而对于玻璃体积血和视网膜前膜，可以采用玻璃体切除和剥膜术(12-18)，但手术对累及视网膜全层的病灶帮助不大。如出现新生血管(罕见的并发症)，可考虑激光光凝治疗。

参考文献

病例系列/综述

1. Gass JD. An unusual hamartoma of the pigment epithelium and retina simulating choroidal melanoma and retinoblastoma. *Trans Am Ophthalmol Soc* 1973;71:171–185.
2. Schachat AP, Shields JA, Fine SL, et al. Combined hamartoma of the retina and retinal pigment epithelium. *Ophthalmology* 1984;91:1609–1615.
3. Cosgrove JM, Sharp DM, Bird AC. Combined hamartoma of the retina and retinal pigment epithelium: the clinical spectrum. *Trans Ophthalmol Soc UK* 1986;105:106–113.
4. Shields CL, Thangappan A, Hartzell K, et al. Combined hamartoma of the retina and retinal pigment epithelium in 77 consecutive patients visual outcome based on macular versus extramacular tumor location. *Ophthalmology* 2008;115(12):2246–2252.

影像学

5. Ting TD, McCuen BW 2nd, Fekrat S. Combined hamartoma of the retina and retinal pigment epithelium: optical coherence tomography. *Retina* 2002;22:98–101.
6. Shields CL, Mashayekhi A, Luo CK, et al. Optical coherence tomography in children. Analysis of 44 eyes with intraocular tumors and simulating conditions. *J Pediatr Ophthalmol Strabismus* 2004;41:338–344.
7. Shields CL, Mashayekhi A, Dai VV, et al. Optical coherence tomography findings of combined hamartoma of the retina and retinal pigment epithelium in 11 patients. *Arch Ophthalmol* 2005;123:1746–1750.
8. Huot CS, Desai KB, Shah VA. Spectral domain optical coherence tomography of

视网膜及视网膜色素上皮联合错构瘤

combined hamartoma of the retina and retinal pigment epithelium. *Ophthalmic Surg Lasers Imaging* 2009;40(3):322–324.
9. Arepalli S, Pellegrini M, Ferenczy SR, et al. Combined hamartoma of the retina and retinal pigment epithelium. Findings on enhanced depth imaging optical coherence tomography (EDI-OCT) in 8 eyes. *Retina* 2014;34(11):2202–2207.
10. Shields CL, Pellegrini M, Ferenczy SR, et al. Enhanced depth imaging optical coherence tomography (EDI-OCT) of intraocular tumors. From placid to seasick to rock and rolling topography. The 2013 Francesco Orzalesi Lecture. *Retina* 2014; 34(8):1495–1512.

病理

11. McDonald HR, Abrams GW, Burke JM, et al. Clinicopathologic results of vitreous surgery for epiretinal membranes in patients with combined retinal and retinal pigment epithelial hamartomas. *Am J Ophthalmol* 1985:100:806–813.

治疗

12. Sapperfield DL, Gitter KA. Surgical intervention for combined retinal–retinal pigment epithelial hamartoma. *Retina* 1990;10:119–124.
13. Stallman JB. Visual improvement after pars plana vitrectomy and membrane peeling for vitreoretinal traction associated with combined hamartoma of the retina and retinal pigment epithelium. *Retina* 2002;22:101–104.
14. Mason JO 3rd. Visual improvement after pars plana vitrectomy and membrane peeling for vitreoretinal traction associated with combined hamartoma of the retina and retinal pigment epithelium. *Retina* 2002;22:824–825.
15. Inoue M, Noda K, Ishida S, et al. Successful treatment of subfoveal choroidal neovascularization associated with combined hamartoma of the retina and retinal pigment epithelium. *Am J Ophthalmol* 2004;138:155–156.
16. Cohn AD, Quiram PA, Drenser KA, et al. Surgical outcomes of epiretinal membranes associated with combined hamartoma of the retina and retinal pigment epithelium. *Retina* 2009;29(6):825–830.
17. Zhang X, Dong F, Dai R, et al. Surgical management of epiretinal membrane in combined hamartomas of the retina and retinal pigment epithelium. *Retina* 2010;30(2): 305–309.
18. Bruè C, Saitta A, Nicolai M, et al. Epiretinal membrane surgery for combined hamartoma of the retina and retinal pigment epithelium: role of multimodal analysis. *Clin Ophthalmol* 2013;7:179–184.

病例报告

19. Kahn D, Goldberg MF, Jednock N. Combined retinal–retina pigment epithelial hamartoma presenting as a vitreous hemorrhage. *Retina* 1984;4:40–43.
20. Font RL, Moura RA, Shetlar DJ, et al. Combined hamartoma of sensory retina and retinal pigment epithelium. *Retina* 1989;9:302–311.
21. Palmer ML, Carney MD, Combs JL. Combined hamartomas of the retinal pigment epithelium and retina. *Retina* 1990;10:33–36.
22. Mason JO 3rd, Kleiner R. Combined hamartoma of the retina and retinal pigment epithelium associated with epiretinal membrane and macular hole. *Retina* 1997; 17:160–162.
23. Blumenthal EZ, Papamichael G, Merin S. Combined hamartoma of the retina and retinal pigment epithelium: a bilateral presentation. *Retina* 1998;18:557–559.
24. Theodossiadis PG, Panagiotidis DN, Baltatzis SG, et al. Combined hamartoma of the sensory retina and retinal pigment epithelium involving the optic disk associated with choroidal neovascularization. *Retina* 2001;21:267–270.
25. Moschos M, Ladas ID, Zafirakis PK, et al. Recurrent vitreous hemorrhages due to combined pigment epithelial and retinal hamartoma: natural course and indocyanine green angiographic findings. *Ophthalmologica* 2001;215:66–69.
26. Helbig H, Niederberger H. Presumed combined hamartoma of the retina and retinal pigment epithelium with preretinal neovascularization. *Am J Ophthalmol* 2003; 136:1157–1159.
27. Cebulla CM, Flynn HW Jr. Calcification of combined hamartoma of the retina and retinal pigment epithelium over 15 years. *Graefes Arch Clin Exp Ophthalmol* 2013; 251(5):1455–1456.

与综合征的关联

28. Sivalingam A, Augsburger J, Perilongo G, et al. Combined hamartoma of the retina and retinal pigment epithelium in a patient with neurofibromatosis type 2. *J Pediatr Ophthalmol Strabismus* 1991;28:320–322.
29. Destro M, D'Amico DJ, Gragoudas ES, et al. Retinal manifestations of neurofibromatosis. Diagnosis and management. *Arch Ophthalmol* 1991;109:662–666.
30. Bouzas EA, Parry DM, Eldridge R, et al. Familial occurrence of combined pigment epithelial and retinal hamartomas associated with neurofibromatosis 2. *Retina* 1992;12:103–107.
31. Kaye LD, Rothner AD, Beauchamp GR, et al. Ocular findings associated with neurofibromatosis type II. *Ophthalmology* 1992;99:1424–1429.
32. Ticho BH, Egel RT, Jampol LM. Acquired combined hamartoma of the retina and pigment epithelium following parainfectious meningoencephalitis with optic neuritis. *J Pediatr Ophthalmol Strabismus* 1998;35:116–118.
33. De Potter P, Stanescu D, Caspers-Velu L, et al. Photo essay: combined hamartoma of the retina and retinal pigment epithelium in Gorlin syndrome. *Arch Ophthalmol* 2000;118:1004–1005.
34. Kutsche K, Glauner E, Knauf S, et al. Cloning and characterization of the breakpoint regions of a chromosome 11;18 translocation in a patient with hamartoma of the retinal pigment epithelium. *Cytogenet Cell Genet* 2000;91:141–147.
35. Tsai P, O'Brien JM. Combined hamartoma of the retina and retinal pigment epithelium as the presenting sign of neurofibromatosis-1. *Ophthalmic Surg Lasers* 2000;31:145–147.
36. Vianna RN, Pacheco DF, Vasconcelos MM, et al. Combined hamartoma of the retina and retinal pigment epithelium associated with neurofibromatosis type-1. *Int Ophthalmol* 2001;24(2):63–66.
37. Fonseca RA, Dantas MA, Kaga T, et al. Combined hamartoma of the retina and retinal pigment epithelium associated with juvenile nasopharyngeal angiofibroma. *Am J Ophthalmol* 2001;132:131–132.
38. Demirci H, Shields CL, Shields JA. New ophthalmic manifestations of branchio-oculo-facial syndrome. *Am J Ophthalmol* 2005;139:362–364.
39. Badami A, Bianciotto CG, Shields CL, et al. Combined hamartoma of the retina and retinal pigment epithelium in a child with branchial cleft cysts. *J Pediatr Ophthalmol Strabism* 2012;49, Online: e9–e11.
40. Kadaba P, Arepalli S, Shields JA, et al. Combined hamartoma of retina and retinal pigment epithelium in branchio-oto-renal syndrome. *J AAPOS* 2014;18:201–203.
41. Firestone B, Shields CL, Arias JD, et al. Bilateral combined hamartomas of the retina and retinal pigment epithelium as the presenting feature of neurofibromatosis type 2 (Wishart type). *J Ped Ophthalmol Strabism* 2014;51.

视盘旁型视网膜及视网膜色素上皮联合错构瘤及其组织病理学

大多数联合错构瘤位于视盘或视盘旁，但也有许多发生于视盘以外。一些病例的诊断仅停留于临床疑诊，不排除一部分被诊断为联合错构瘤的病例实为眼部炎症或外伤所致。

Schachat AP, Shields JA, Fine SL, et al. Combined hamartoma of the retina and retinal pigment epithelium. *Ophthalmology* 1984;91:1609-1615.

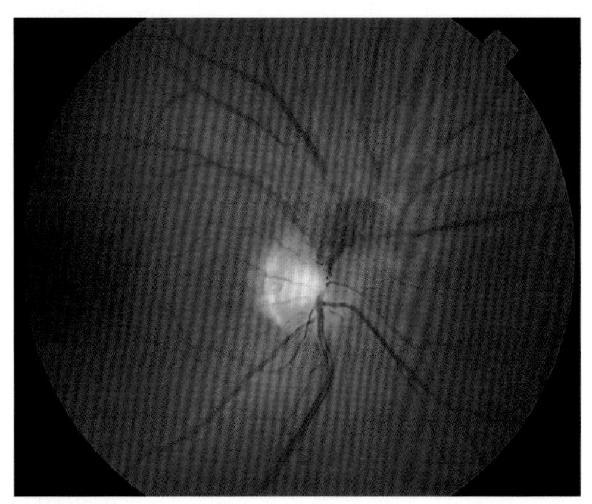

图 22.67　40 岁男性患者视盘上缘的小联合错构瘤

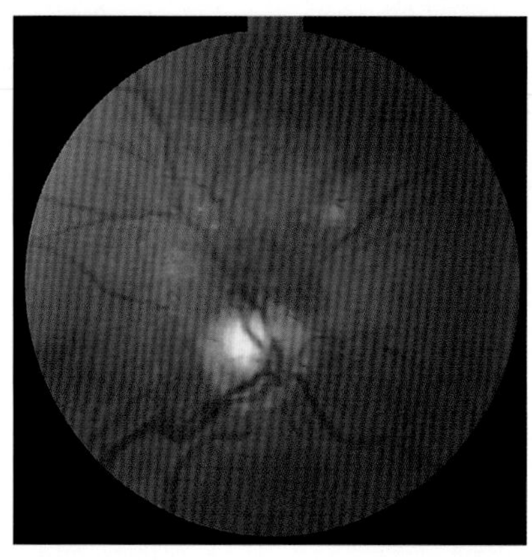

图 22.68　45 岁男性患者稍大一点的联合错构瘤，围绕在上半个视盘

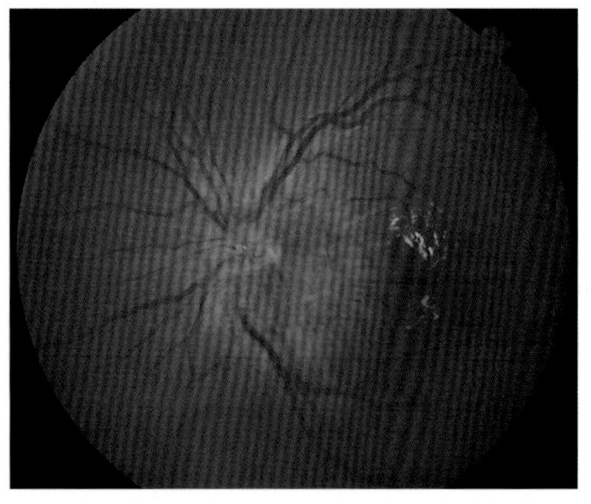

图 22.69　32 岁男性患者左眼视盘颞侧的联合错构瘤，伴中心凹轻微的黄色硬性渗出。注意病灶处的视网膜牵拉

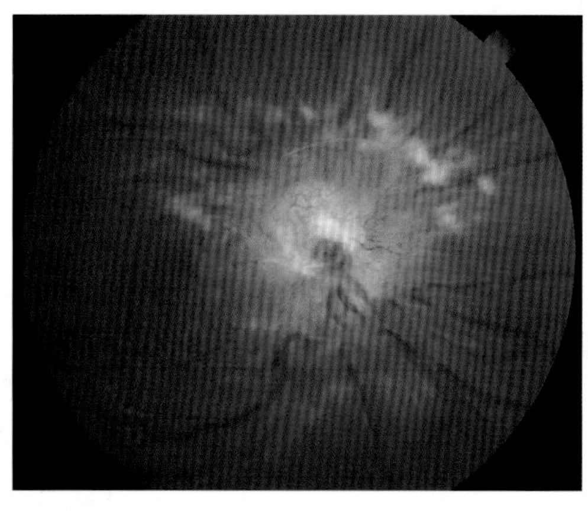

图 22.70　19 岁女性患者视盘颞侧的联合错构瘤，显著的灰色胶质增生掩盖了瘤体的色素

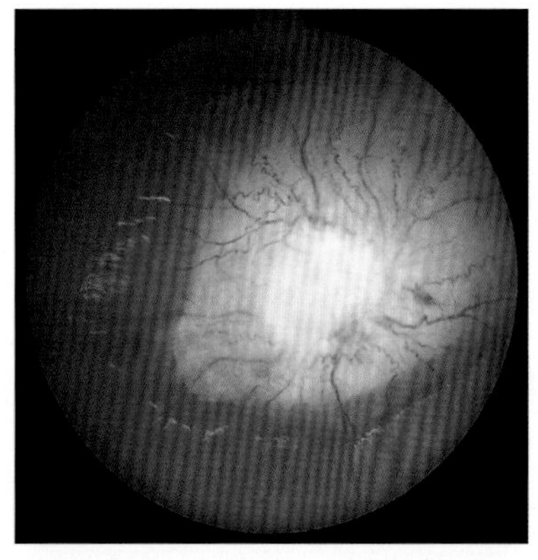

图 22.71　围绕视盘的巨大联合错构瘤，患儿在出生后不久便发现此病灶，已随诊 16 年而未发现有明显改变

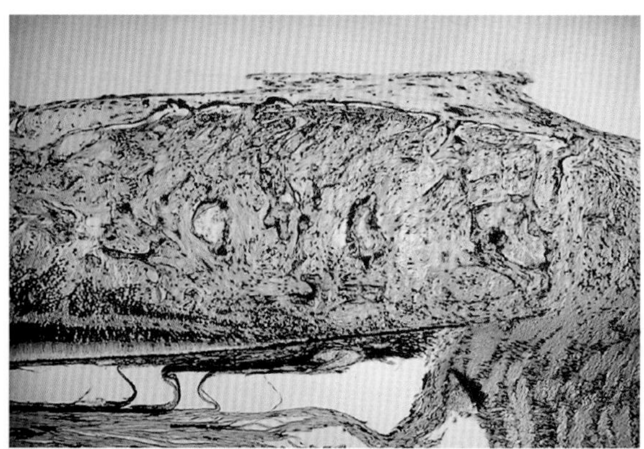

图 22.72　联合错构瘤的组织病理切片，显示视盘旁异常增厚的视网膜神经上皮层。其内混杂有色素细胞、丰富的血管以及胶质，并在表面现成胶质膜。（苏木精-伊红染色×10）（由 Armed Forces Institute of Pathology, Washington, DC 提供）

视网膜及视网膜色素上皮错构瘤:视盘外型

视盘外的联合错构瘤可以位于眼底后极部或远及赤道部,可继发显著的视网膜神经上皮的牵拉。以下这组图片均显示了视网膜牵拉的改变。

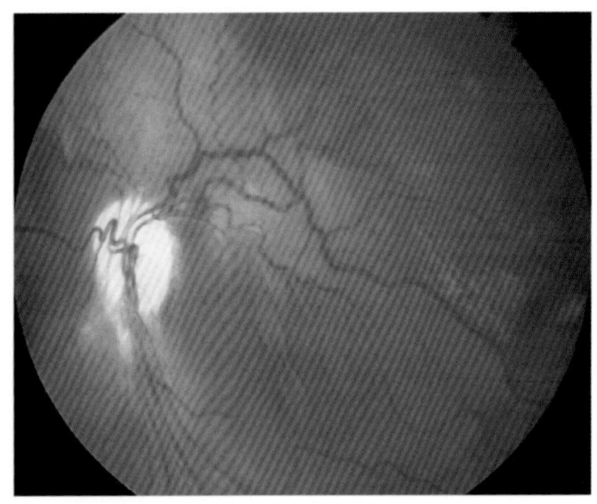

图22.73　一例3岁男童因下方的联合错构瘤导致向下的视网膜牵拉而视力受损

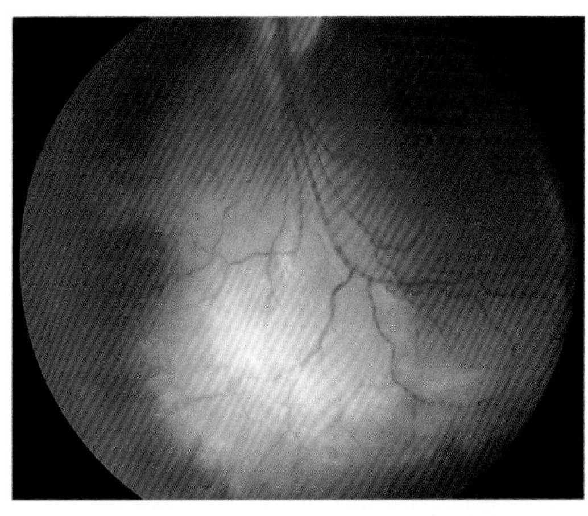

图22.74　图22.73中同一患者下方血管弓圆弧状的联合错构瘤。白色的胶质纤维组织收缩是导致视网膜牵拉的原因

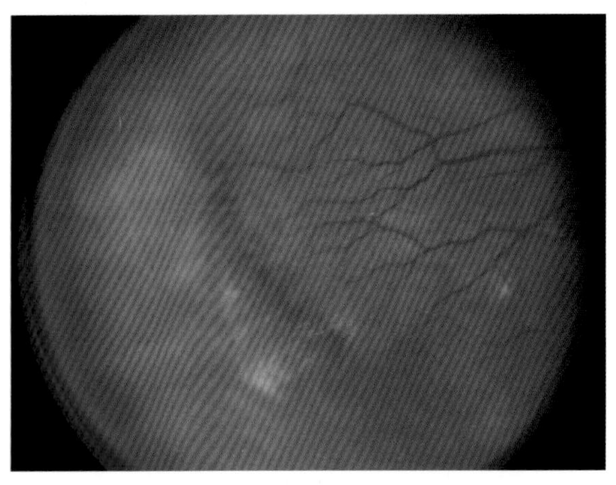

图22.75　15岁女性患者鼻下方赤道部的联合错构瘤,注意病灶后方(图左侧)的血管变细,走行变直

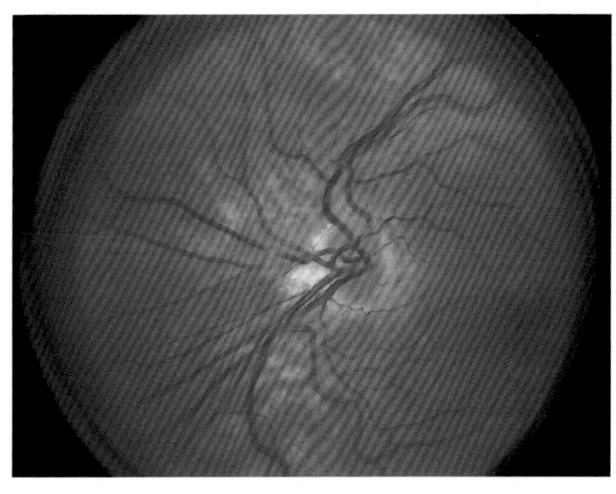

图22.76　图22.75中同一患者的后极眼底图,图中显示鼻下方的视网膜牵拉

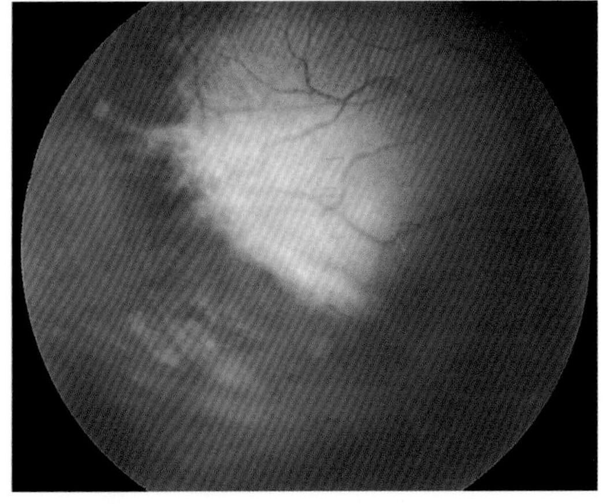

图22.77　6岁男童类似的周边部联合错构瘤

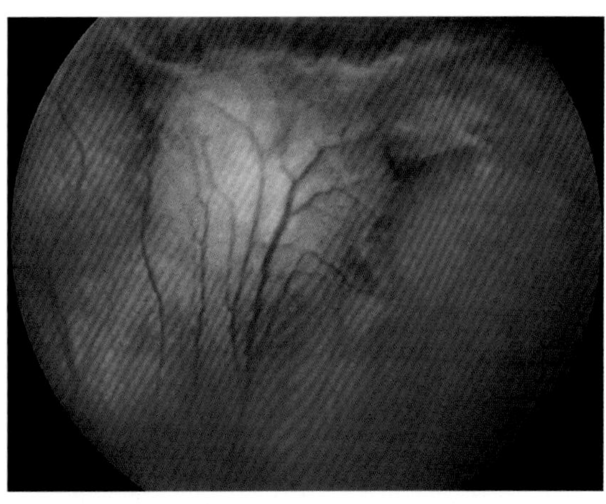

图22.78　30岁男性患者周边部的联合错构瘤,脉络膜黑色素瘤极少出现图中所示的视网膜牵拉

视网膜与 RPE 联合错构瘤：广角眼底成像以及与神经纤维瘤病、鳃裂眼面综合征的关联

1. Demirci H, Shields CL, Shields JA. New ophthalmic manifestations of branchio-oculo-facial syndrome. *Am J Ophthalmol* 2005;139:362-364.
2. Kadaba P, Arepalli S, Shields JA, et al. Combined hamartoma of the retina and retinal pigment epithelium in branchio-otic syndrome. *J AAPOS* 2014 Apr;18(2):201-203.
3. Firestone B, Shields CL, Arias JD, et al. Bilateral combined hamartomas of the retina and retinal pigment epithelium as the presenting feature of neurofibromatosis type 2 (Wishart type). *J Ped Ophthalmol Strabism* 2014;51:e33-36.

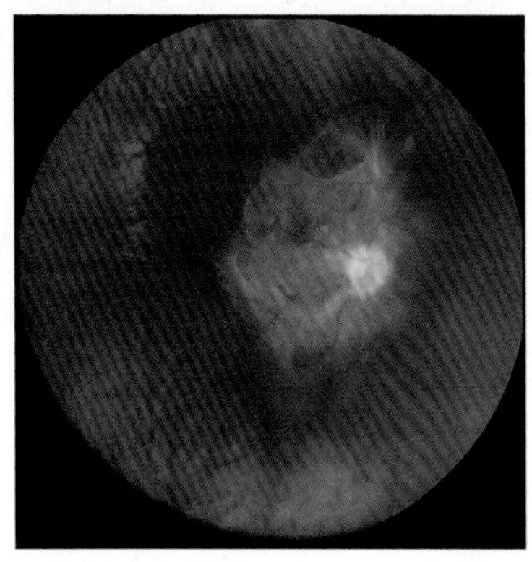

图 22.79　12 岁男性患儿环绕视盘的巨大联合错构瘤，伴显著的视网膜牵拉

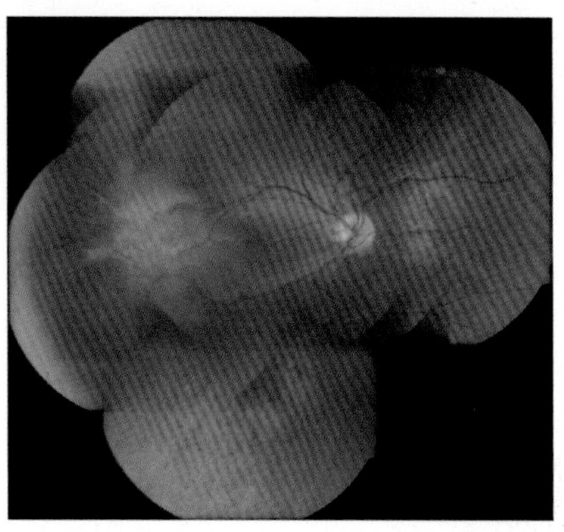

图 22.80　一例儿童位于黄斑颞侧的混合瘤构瘤（眼底拼图），再次注意显著的视网膜牵拉，而体积相当的脉络膜黑色素瘤是不会有这种牵拉的

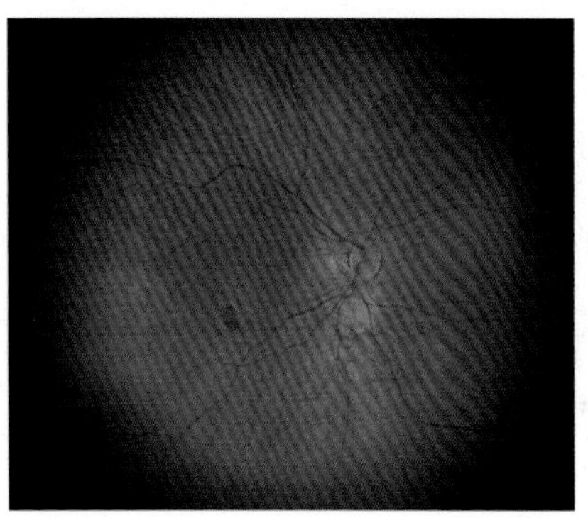

图 22.81　两岁幼童右眼出现色素上皮增殖、萎缩以及不易察觉的黄斑前膜

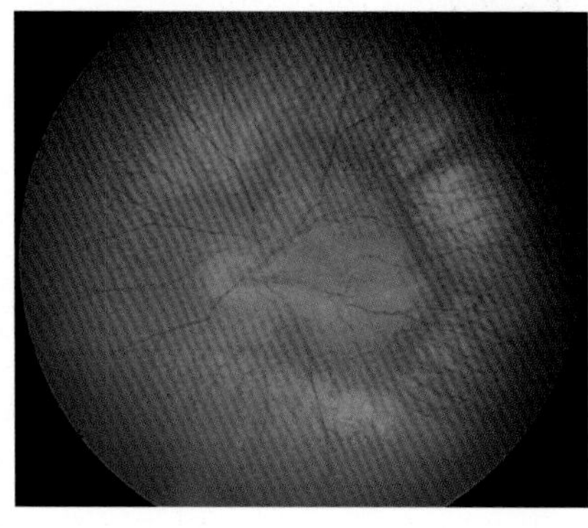

图 22.82　同一患者左眼（联合错构瘤）出现晚期的视网膜前膜合并视网膜牵拉，导致严重视力下降

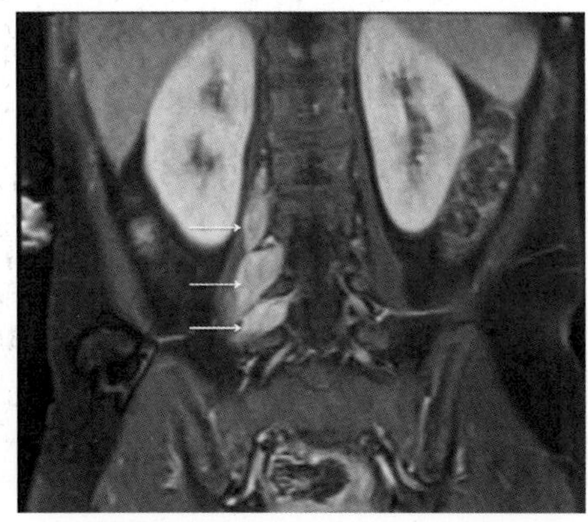

图 22.83　图 22.81 中同一患儿的 MRI 扫描发现多发脊柱旁神经瘤（箭头），与神经纤维瘤病 2 型相符

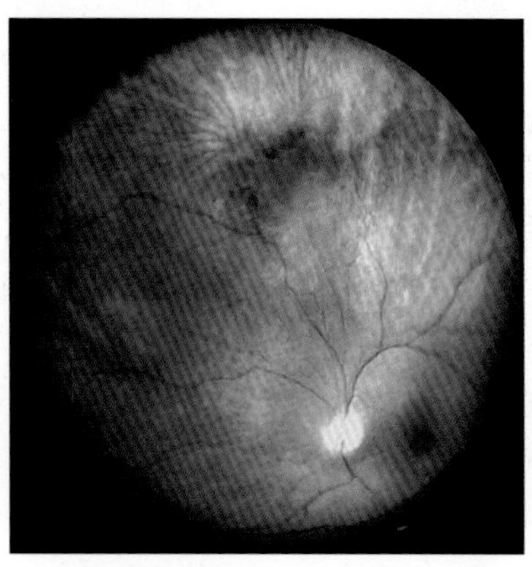

图 22.84　11 岁女童视网膜上方周边部的联合错构瘤，伴眼眶皮样囊肿，与鳃裂眼面综合征相符

视网膜与视网膜色素上皮联合错构瘤：荧光血管造影

联合错构瘤的荧光造影表现颇为特征性。

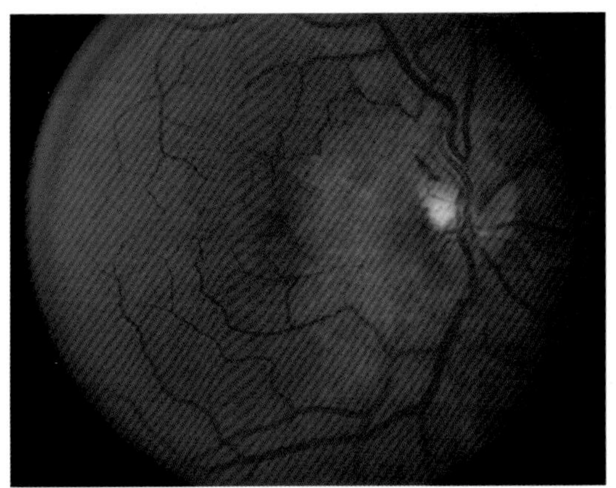

图 22.85　30 岁男性患者视盘颞侧的联合错构瘤

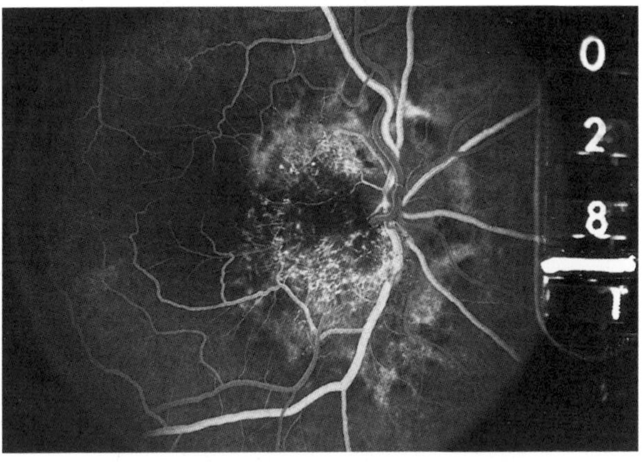

图 22.86　图 22.85 患者的荧光造影静脉期，显示病灶中央的低荧光以及高荧光渗漏，提示色素性病灶中的不正常血管

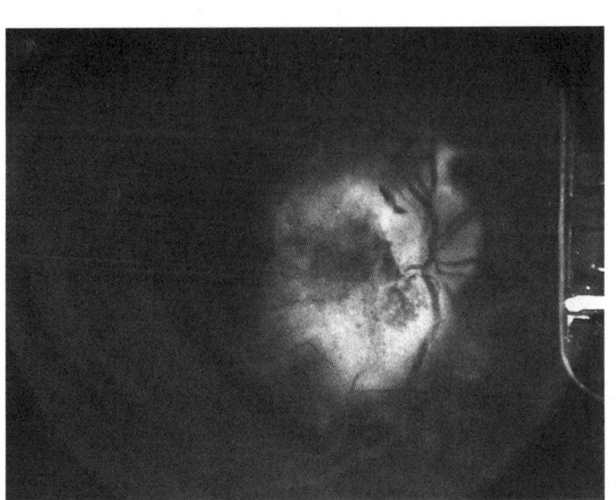

图 22.87　晚期出现边界模糊的高荧光着染

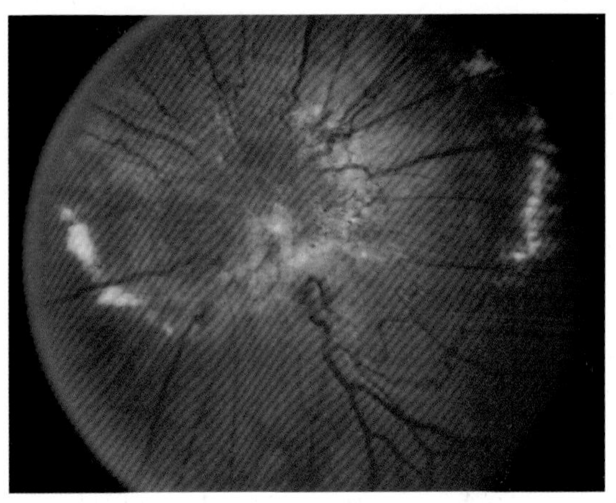

图 22.88　位于视盘的巨大联合错构瘤，注意肿瘤周边散在的黄色渗出，比平常在该病所见要稍多

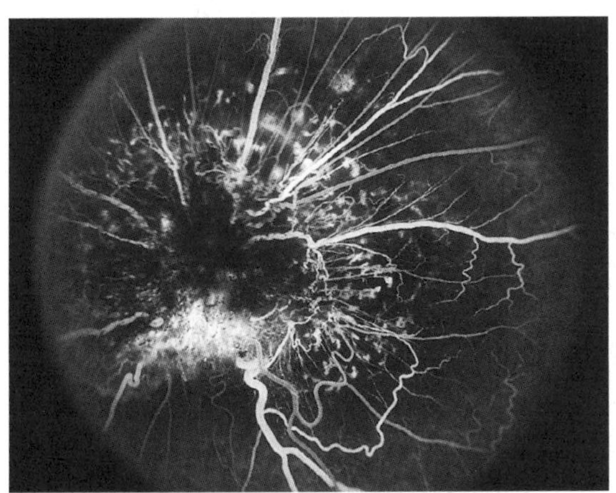

图 22.89　全静脉期造影像，注意瘤体内部分血管迂曲，而跨过瘤体向外走行的血管则被拉直，此为肿瘤导致的视网膜牵拉所致

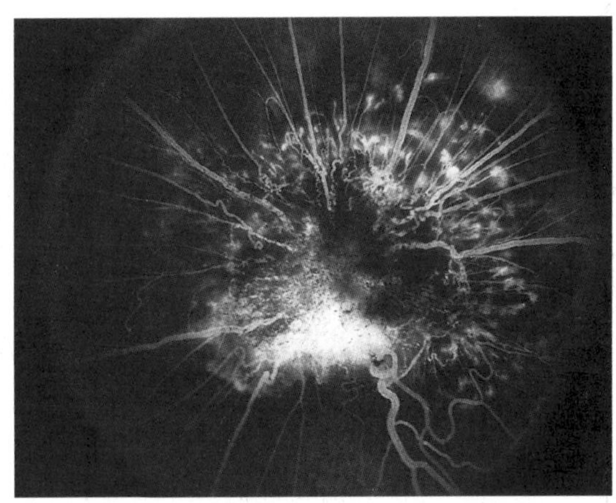

图 22.90　造影晚期轻微高荧光着染，此为肿瘤的典型表现

视网膜与视网膜色素上皮联合错构瘤：与 OCT 改变的相关性

OCT 对于显示联合错构瘤导致的视网膜牵拉以及剥膜的术前决策是非常有价值的诊断工具，它能分辨神经视网膜受累的程度、胶质增殖的部位以及累及的范围。

1. Shields CL, Mashayekhi A, Dai VV, et al. Optical coherence tomography findings of combined hamartoma of the retina and retinal pigment epithelium in 11 patients. *Arch Ophthalmol* 2005;123:1746-1750.
2. Shields CL, Thangappan A, Hartzell K, et al. Combined hamartoma of the retina and retinal pigment epithelium in 77 consecutive patients. Visual outcome based on macular versus extramacular tumor location. *Ophthalmology* 2008;115:2246-2252.
3. Arepalli S, Pellegrini M, Ferenczy SR, et al. Combined hamartoma of the retina and retinal pigment epithelium: Findings on enhanced depth imaging optical coherence tomography in 8 eyes. *Retina* 2014;34(11):2202-2207.

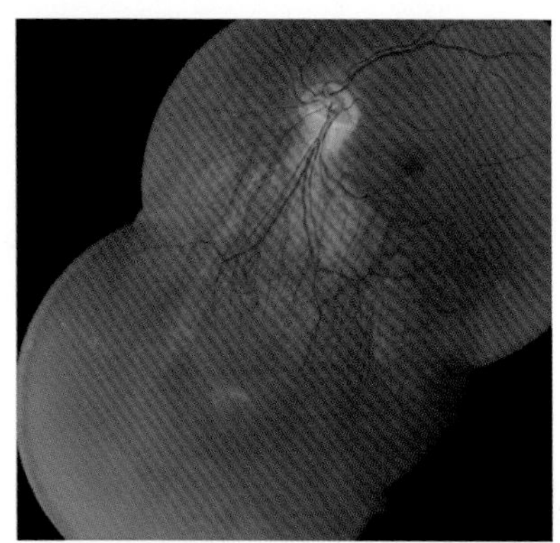

图 22.91　鼻下方周边部呈灰色眼底病变的联合错构瘤

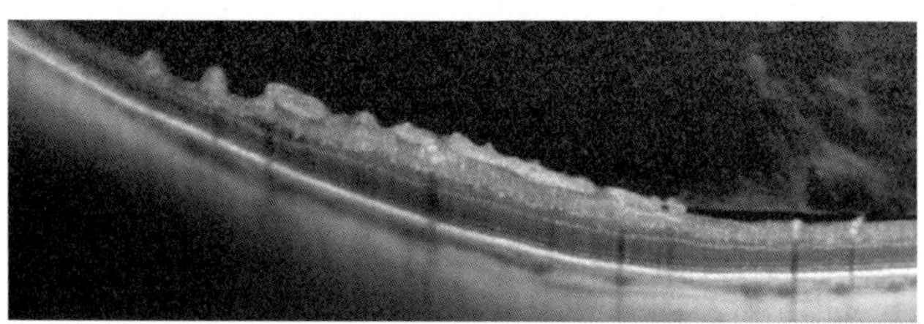

图 22.92　上图病灶的 OCT 图片显示不规则的视网膜增厚，提示玻璃体视网膜牵拉

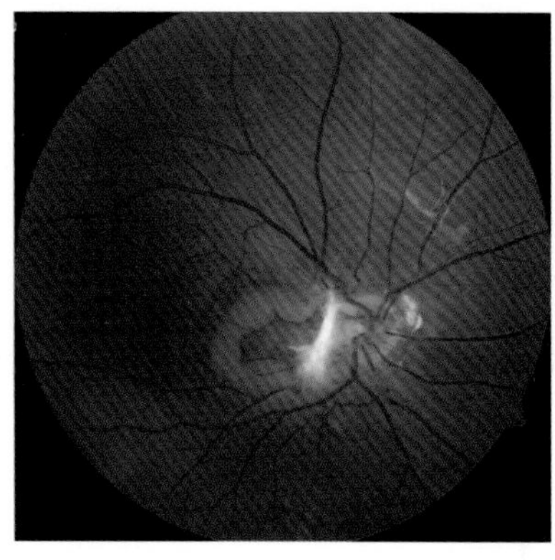

图 22.93　位于黄斑区的联合错构瘤，表面有明显的胶质增殖，病灶周边伴 RPE 增殖

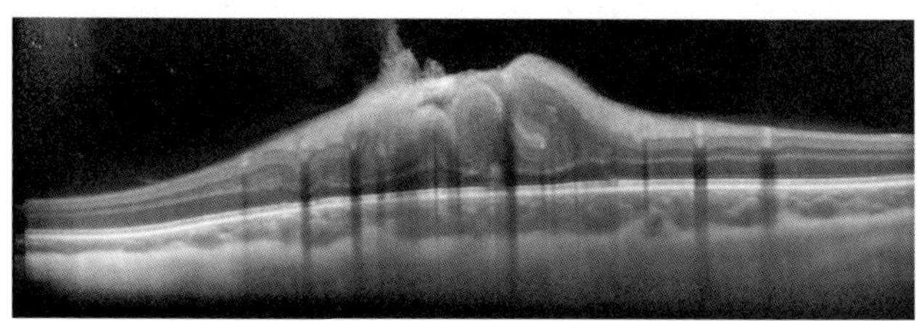

图 22.94　OCT 扫描显示显著的视网膜皱褶以及视网膜表面的纤维组织和玻璃体牵拉

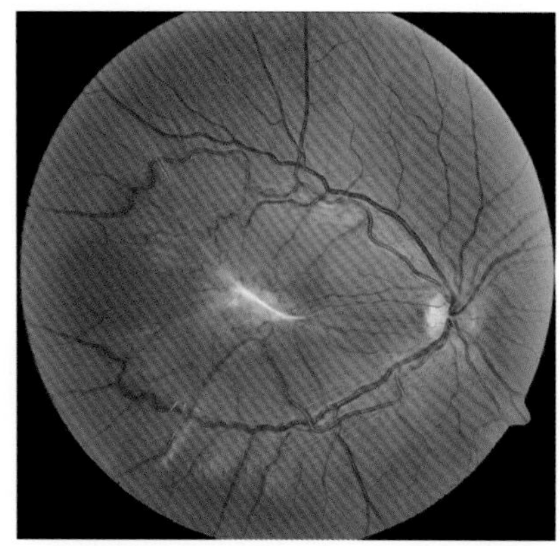

图 22.95　黄斑区联合错构瘤伴表面胶质纤维化以及视网膜条纹

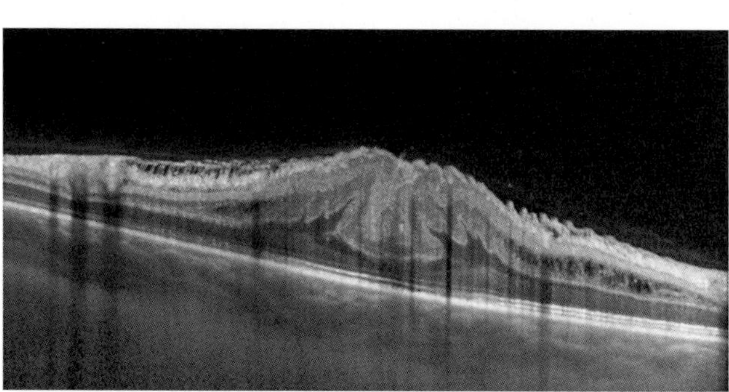

图 22.96　OCT 显示“锯齿”样小皱褶(mini-folds)以及视网膜全层皱褶(Maxi-folds)

虹膜色素上皮瘤（腺瘤）

总论

虹膜色素上皮（IPE）、睫状体色素上皮（CPE）以及视网膜色素上皮（RPE）有时会发生真正的肿瘤。视良恶性而定，这些上皮组织发生的肿瘤经常被人们称为腺瘤或腺癌。但由于他们起源于神经上皮层并且不具有腺体的结构，所以我们倾向称其为良性或恶性上皮瘤。良、恶性的上皮瘤在临床外观以及组织病理学上很难区分，也没有必要区分，因为这种上皮瘤即便是恶性的也几乎从不发生转移。因此我们将其统称为色素上皮瘤。然后不同部位的色素上皮瘤其临床特征还是有区别的，所以我们将它们放在不同章节讨论，本节讨论虹膜色素上皮瘤。

临床特征

虹膜色素上皮瘤的诊断年龄由 11 到 85 岁（平均 60 岁），无性别差异（1）。几乎所有病例都是以“可疑虹膜或睫状体黑色素瘤”为转诊诊断的。虹膜色素上皮瘤为单眼的孤立病灶，80% 位于周边虹膜，亦有位于瞳孔缘者。临床外观为显著隆起的灰黑色至全黑色病灶，表面光滑，有时呈分叶状。瘤体经常导致表面虹膜实质层的变薄或穿透。但与黑色素瘤不同的是，瘤体不会起源于虹膜质层。

鉴别诊断

虹膜色素上皮瘤的主要鉴别诊断包括虹膜黑色素瘤、虹膜痣、黑色素细胞瘤以及虹膜色素上皮囊肿（2，8）。这些疾病在本书其他章节中均有详细讨论。虹膜色素上皮瘤的典型外观：均一的黑色、起源于虹膜后部、陡峭隆起的边缘以及哨血管的缺如，对于正确诊断此病有帮助。

诊断方法

过去一般认为肉眼下很难或根本无法区分虹膜色素上皮瘤、虹膜黑色素瘤、黑色素细胞瘤以及色素痣。但随着对疾病认识的加深，典型的病灶外观可提示正确的诊断。与虹膜睫状体囊肿的鉴别点在于：虹膜色素上皮瘤在透照之下完全不透光。超声生物显微镜检查（UBM）有助于确定病灶累及的范围以及排除虹膜囊肿或空洞型睫状体黑色素瘤（9）。然而虹膜色素上皮瘤在 UBM 下有时也会有细小的囊腔形成。

病理

在虹膜色素上皮瘤的组织病理学病例报道中，其特征非常一致：低倍镜下显示由正常的虹膜色素上皮发出的富含色素的病灶。压迫但不浸润虹膜实质层。细胞学上的特征表现为高分化的色素上皮细胞，被结缔组织间隔成条索状或小管状。肿瘤内有时出现囊腔，内有噬黑色素细胞。罕见情形下，虹膜色素上皮瘤可出现局部浸润以及细胞多形性改变，而被归类为恶性。

治疗

虹膜色素上皮瘤通常呈现稳定的临床病程，但有时也会缓慢生长而像虹膜或睫状体黑色素瘤那样导致眼前节的并发症（2，8）。如果临床表现提示虹膜色素上皮瘤而无症状，我们一般推荐随诊观察。我们的经验是：10% ~ 15% 的病例瘤体有生长的倾向或出现进行性的播散而最终需要手术切除，术式通常为虹膜睫状体切除。一个 20 例的病例序列中 2 例接受虹膜睫状体切除术，18 例随诊 6 个月至 9 年后仍保持稳定（1）。

参考文献

病例系列/综述

1. Shields JA, Shields CL, Mercado G, et al. Adenoma of the iris pigment epithelium. A report of 20 cases. The 1998 Pan-American Lecture. *Arch Ophthalmol* 1999;117:736–741.
2. Shields CL, Kancherla S, Patel J, et al. Clinical survey of 3680 iris tumors based on patient age at presentation. *Ophthalmology* 2012;119:407–414.
3. Asbury MK. Epithelial tumors of the iris. *Am J Ophthalmol* 1944;27:1094–1104.
4. Laval J. Benign pigment epithelium tumor of the iris. *Arch Ophthalmol* 1952;48:66–74.
5. Ashton N. Primary tumours of the iris. *Br J Ophthalmol* 1964;48:650–668.
6. Morris DA, Henkind P. Neoplasms of the iris pigment epithelium. *Am J Ophthalmol* 1968;66:31–41.
7. Duke JR, Dunn SN. Primary tumors of the iris. *Arch Ophthalmol* 1958;59:204–214.
8. Shields JA, Sanborn GE, Augsburger JJ. The differential diagnosis of malignant melanoma of the iris. *Ophthalmology* 1983;90:716–720.

影像学

9. Bianciotto CG, Shields CL, Romanelli M, et al. Assessment of anterior segment tumors with ultrasound biomicroscopy versus anterior segment optical coherence tomography in 200 cases. *Ophthalmology* 2011;118:1297–1302.

病例报告

10. Vrabec F, Soukup F. Malignant epithelioma of the pigmented epithelium of the

虹膜色素上皮瘤（腺瘤）

human iris. *Am J Ophthalmol* 1963;56:403–409.

11. Bujara K, von Domarus D, Demeler U. Adenoma of the iris pigment epithelium. *Ophthalmologica* 1978;177:336–340.
12. Offret H, Saraux H. Adenoma of the iris pigment epithelium. *Arch Ophthalmol* 1980;98:875–883.
13. Shields JA, Sanborn GE, Augsburger JJ, et al. Adenoma of the iris pigment epithelium. *Ophthalmology* 1983;90:735–739.
14. Tso MO, Goldberg MF, Sugar J. Nodular adenomatosis of iris pigment epithelium. *Am J Ophthalmol* 1985;100:87–95.
15. Shields CL, Shields JA, Cook GR, et al. Differentiation of adenoma of the iris pigment epithelium from iris cyst and melanoma. *Am J Ophthalmol* 1985;100:678–681.
16. Doro S, Werblin TP, Haas B, et al. Fetal adenoma of the pigmented ciliary epithelium associated with persistent hyperplastic primary vitreous. *Ophthalmology* 1986;93:1343–1450.
17. Rennie IG, Parsons MA, Palmer CA. Congenital adenoma of the iris and ciliary body: light and electron microscopic observations. *Br J Ophthalmol* 1992;76:563–566.
18. Isola V, Battaglia Parodi M, Calderini S. Benign adenoma of the iris pigment epithelium: clinical and iris fluorescein angiographic features. *Ophthalmologica* 1994;208:172–174.
19. Spraul CW, d'Heurle D, Grossniklaus HE. Adenocarcinoma of the iris pigment epithelium. *Arch Ophthalmol* 1996;114:1512–1517.
20. Cursiefen C, Schlötzer-Schrehardt U, Holbach LM, et al. Adenoma of the nonpigmented ciliary epithelium mimicking a malignant melanoma of the iris. *Arch Ophthalmol* 1999;117(1):113–116.
21. Shields JA, Eagle RC Jr, Shields CL, et al. Progressive growth of benign adenoma of the pigment epithelium of the ciliary body. *Arch Ophthalmol* 2001;119:859–861.
22. Suzuki J, Goto H, Usui M. Adenoma arising from nonpigmented ciliary epithelium concomitant with neovascularization of the optic disk and cystoid macular edema. *Am J Ophthalmol* 2005;139:188–190.
23. Elizalde J, Ubia S, Barraquer RI. Adenoma of the nonpigmented ciliary epithelium. *Eur J Ophthalmol* 2006;16(4):630–633.
24. Singh AD, Rundle PA, Longstaff S, et al. Iris pigment epithelial adenoma: resection and repair. *Eye (Lond)* 2006;20(3):385–386.

虹膜色素上皮瘤(腺瘤)

1. Shields JA, Sanborn GE, Augsburger JJ, et al. Adenoma of the iris pigment epithelium. *Ophthalmology* 1983;90:735-739.
2. Shields CL, Shields JA, Cook GR, et al. Differentiation of adenoma of the iris pigment epithelium from iris cyst and melanoma. *Am J Ophthalmol* 1985;100:678-681.

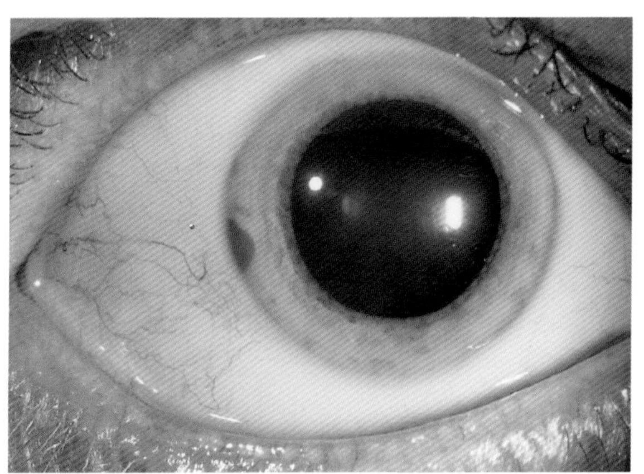

图 22.97　63 岁女性患者，周边部虹膜色素上皮瘤

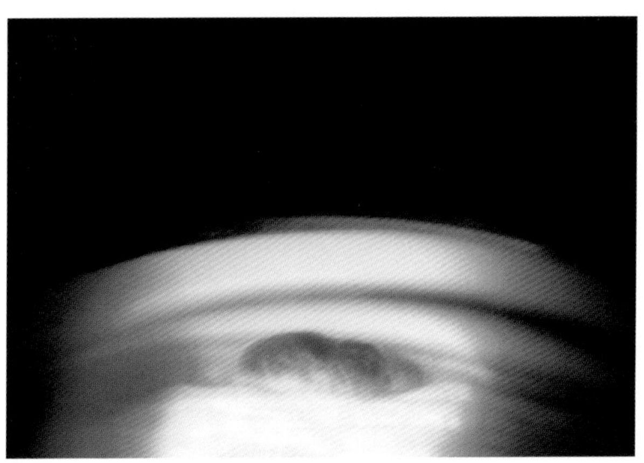

图 22.98　图 22.97 中病灶的房角镜下表现，注意瘤体表面的灰白色条虹膜实质条索

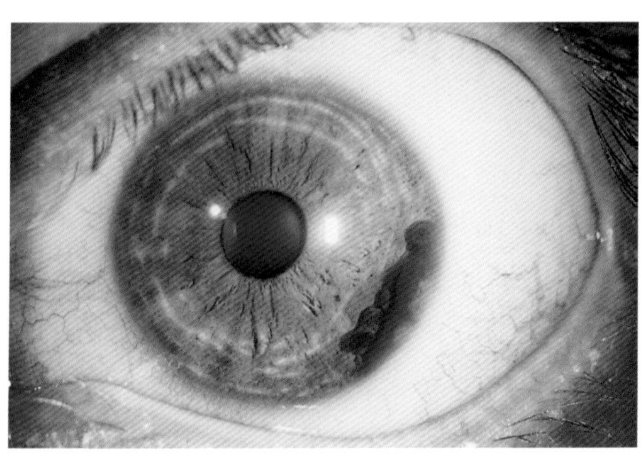

图 22.99　青少年男性前房周边部多叶状色素性肿瘤。观察一段时间后瘤体出现缓慢生长伴色素播散阻塞小梁网而导致的继发性青光眼

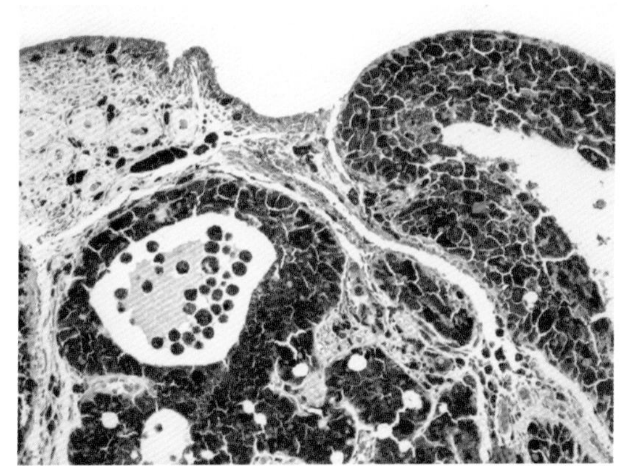

图 22.100　图 22.99 中病例接受虹膜睫状体切除术后的组织病理切片，显示色素上皮增殖形成的条索状改变。术后眼压恢复正常，随访 25 年，一直保持 20/20 的视力

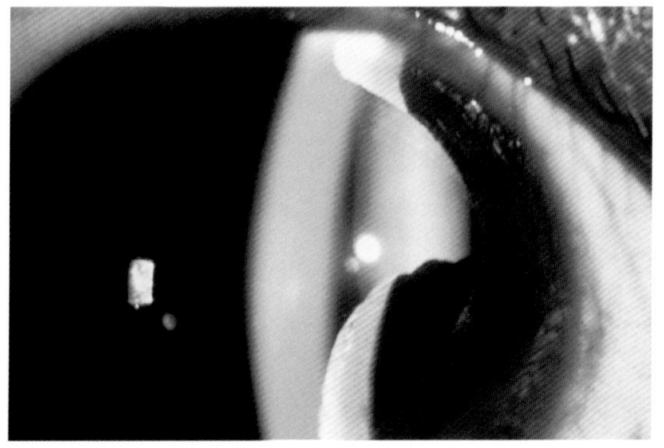

图 22.101　30 岁非裔美国人虹膜后方的色素性肿瘤，该病变同样也经虹膜睫状体手术切除

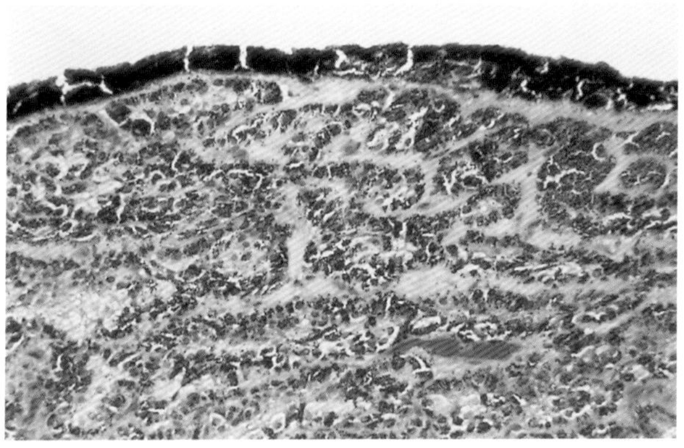

图 22.102　图 22.101 病例的组织病理切片显示色素上皮的增殖条索。本切片上方的虹膜色素上皮完整，另一切面显示病灶起源于虹膜色素上皮层。(苏木精-伊红染色×150)

虹膜及睫状体色素上皮瘤（腺瘤）：生长型肿瘤的临床病理相关性

Shields JA, Eagle RC Jr, Shields CL, et al. Clinicopathologic reports, case reports, and small case series: progressive growth of benign adenoma of the pigment epithelium of the ciliary body. *Arch Ophthalmol* 2001;119:1859-1861.

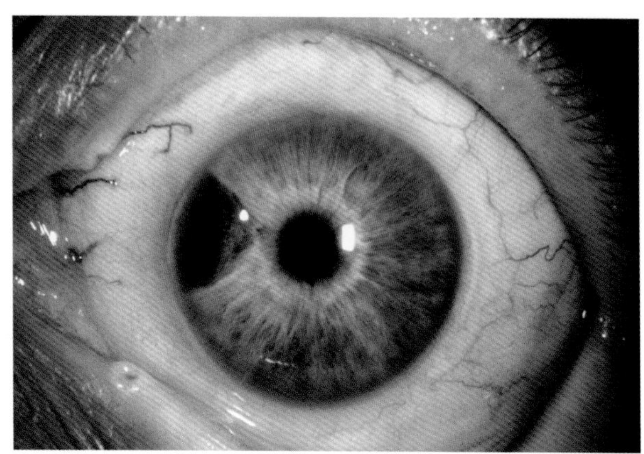

图 22.103　于 74 岁白人女性颞侧虹膜的黑色瘤体。患者 3 年前曾接受白内障手术，当时并没有发现虹膜肿瘤。诊断为虹膜色素上皮瘤，予以随诊观察处理

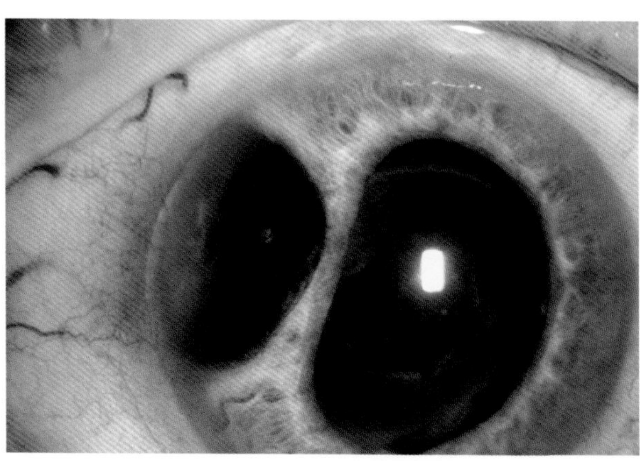

图 22.104　随诊 3 年后的图片，病灶明显较前增大，此时发现睫状体亦有受累

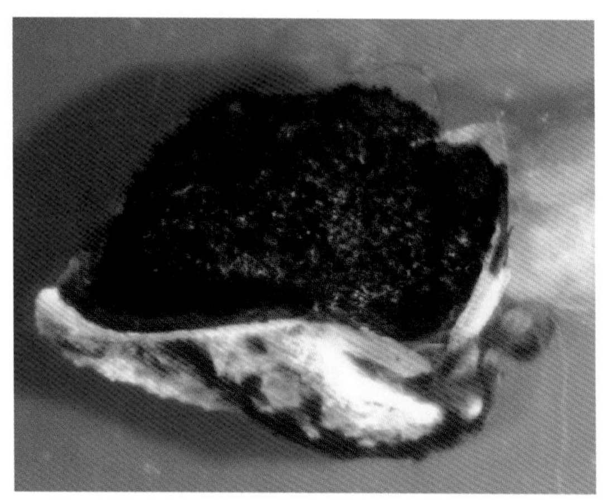

图 22.105　板层巩膜虹膜睫状体切除术后的病灶大体外观

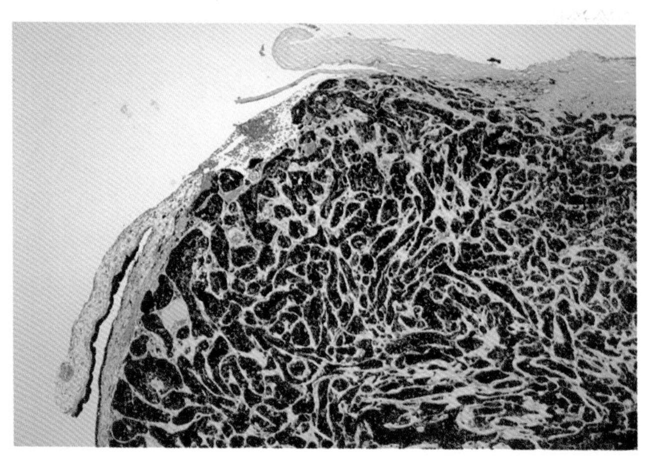

图 22.106　低倍镜下的病理切片显示色素细胞条索，正常的虹膜组织位于切片的左侧。（苏木精-伊红染色×10）

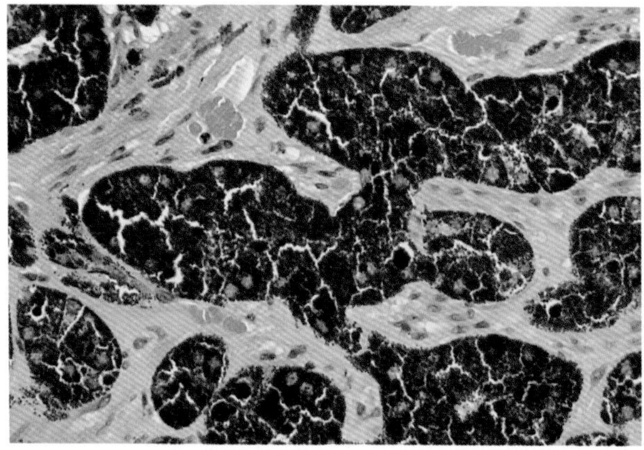

图 22.107　高倍镜下色素细胞条索的横切面呈岛状细胞团块状。（苏木精-伊红染色×75）

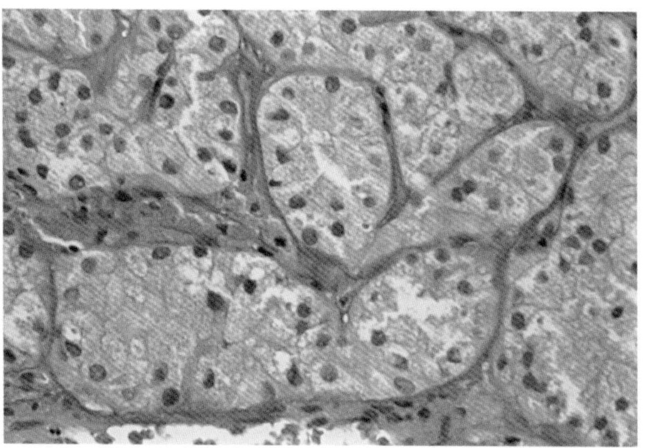

图 22.108　同一病灶的脱色素切片进一步显示细胞组织的细节。被基底膜组织包绕的细胞团境界分明，细胞内含丰富的颗粒性胞浆和均一的胞核。（苏木精-伊红染色×150，脱色素处理）

睫状体色素上皮瘤(腺瘤)

总论

良性或恶性上皮瘤(腺瘤)也可以起源于睫状体色素上皮(Ciliary Body Epithelium,CPE)(1-19)。其临床以及病理学的表现与虹膜、视网膜色素上皮瘤以及睫状体黑色素瘤都有所不同。

临床特征

这种不常见的肿瘤我们总结了一个8例病例系列,平均年龄51岁(8~73岁)(1)。均为单个孤立病灶,没有明显的性别和种族差异。7例以"睫状体黑色素瘤",1例以"睫状体囊肿"为转诊诊断,没有一例的转诊诊断是正确的,但临床检查所见高度提示色素上皮瘤。

临床上所见睫状体色素上皮瘤通常为深褐色或黑色。典型外观为穹隆状,边缘急剧突起,但通常不会形成真正的蕈伞状。表面呈杂乱的皱褶样。虽然病灶多为良性,但仍可以出现缓慢生长的倾向并可以像黑色素瘤那样导致晶体脱体、侵入前房、继发性青光眼、玻璃体积血或视网膜脱离等并发症。

偶见幼儿睫状体色素上皮瘤的病例报道,患眼通常伴有其他先天性异常,故可能为先天性肿瘤而非后天获得。

诊断方法

由于病灶的位置隐匿,位于虹膜正后方,荧光素造影检查的难度很高,可显示充盈期的低荧光和晚期高荧光着染。A型超声检查下显示肿瘤内部高反射,B超声像实性。UBM可以很好地鉴别睫状体囊肿(3)。透照检查下完全不透光。细针穿刺活检可显示增殖的色素上皮细胞。

病理

睫状体色素上皮瘤大体外观为暗褐色至黑色的穹隆状、边缘急剧突起的肿瘤。病理切片下显示肿瘤带蒂,基底面积很小。通常附着上睫状体表面而不浸入实质层,如有实质层浸润则提示恶变。

显微镜下特征性的表现为多发圆形或椭圆形微囊,围绕这些空泡的细胞内充满圆形的大黑色素颗粒,微囊内含有对透明质酸酶不敏感的酸性黏多糖。这种睫状体色素上皮瘤的这种微囊样病理改变使其很容易与视网膜上皮瘤区分开来,后者病理上以上皮细胞条索为特征而不带微囊样改变。

某些区域的细胞所含色素较少,这些细胞体型较大并有匀质的胞核以及显著的核仁。可具有轻度的不典型核,但核分裂罕见。根据细胞学特征和局部渗润的程度可将睫状体色素上皮瘤分型为良性或恶性。

治疗

睫状体色素上皮瘤的处理策略取决于肿瘤的大小以及入侵的程度(1,5,6)。因为临床表现的相似程度高,此病经常被当作睫状体黑色素瘤治疗,例如放疗敷贴处理。但睫状体色素上皮瘤对放疗的敏感性目前尚不清楚。如果临床表现典型,瘤体较小而又没有导致症状的话,可以随诊观察。如果瘤体较大而患眼尚余有用的视力,则最好手术切除(5,6)。大块的肿瘤继发性青光眼或其他并发症时,或需眼球摘除。视力预后取决于肿瘤的大小,而生命预后极佳。

参考文献

病例系列/综述

1. Shields JA, Shields CL, Gunduz K, et al. Adenoma of the ciliary body pigment epithelium. The 1998 Albert Ruedemann Sr. Memorial Lecture. Part 1. *Arch Ophthalmol* 1999;117:592–597.
2. Shields CL, Shields JA, Shields MB, et al. Prevalence and mechanisms of secondary intraocular pressure elevation in eyes with intraocular tumors. *Ophthalmology* 1987;94(7):839–846.

图片

3. Bianciotto C, Shields CL, Guzman JM, et al. Assessment of anterior segment tumors with ultrasound biomicroscopy versus anterior segment optical coherence tomography in 200 cases. *Ophthalmology* 2011;118(7):1297–1302.

病理

4. Shields JA, Shields CL, Ehya H, et al. Fine needle aspiration biopsy of suspected intraocular tumors. The 1992 Urwick Lecture. *Ophthalmology* 1993;100:1677–1684.

治疗

5. Shields JA, Shields CA. Surgical approach to lamellar sclerouvectomy for posterior uveal melanomas: the 1986 Schoenburg lecture. *Ophthalmic Surg* 1988;19:774–780.
6. Shields JA, Shields CL, Shah P, et al. Partial lamellar sclerouvectomy for ciliary body and choroidal tumors. *Ophthalmology* 1991;98:971–983.

病例报告

7. Streeten BW, McGraw JL. Tumor of the ciliary pigment epithelium. *Am J Ophthalmol* 1972;74:420–429.
8. Wilensky JT, Holland MG. A pigmented tumor of the ciliary body. *Arch Ophthalmol* 1974;92:219–220.
9. Naumann G, Volcker HE, Lerche W. Adenom des pigmentierten ciliarepithels. Klin-

睫状体色素上皮瘤（腺瘤）

ische, histochemische und elektronenmikroskopische befunde und literatur-ubersicht. *Graefes Arch Clin Exp Ophthalmol* 1976;198:245–258.

10. Chang M, Shields JA, Wachtel DL. Adenoma of the pigmented epithelium of the ciliary body simulating a malignant melanoma. *Am J Ophthalmol* 1979;88:40–44.
11. Dryja TP, Zakov ZN, Albert DM. Adenocarcinoma arising from the epithelium of the iris and ciliary body. *Int Ophthalmol Clin* 1980;20:177–190.
12. Papale JJ, Akiwama K, Hirose T, et al. Adenocarcinoma of the ciliary body pigment epithelium in a child. *Arch Ophthalmol* 1984;102:100–103.
13. Lieb WE, Shields JA, Eagle RC, et al. Cystic adenoma of the pigmented ciliary epithelium: clinical, pathological and immunohistochemical findings. *Ophthalmology* 1990;97:1489–1493.
14. Campochiaro PA, Gonzalez-Fernandez F, Newman SA, et al. Ciliary body adenoma in a 10-year-old girl who had a rhabdomyosarcoma. *Arch Ophthalmol* 1992;110:681–683.
15. Greenburg PB. Haik BG, Martin PC. A pigmented adenoma of the ciliary epithelium examined by magnetic resonance imaging. *Am J Ophthalmol* 1995;120:679–681.
16. Rennie IG, Faulkner MK, Parsons MA. Adenoma of the pigmented ciliary epithelium. *Br J Ophthalmol* 1997;78:484–485.
17. Shields JA, Eagle RC Jr, Shields CL, et al. Progressive growth of benign adenoma of the pigment epithelium of the ciliary body. *Arch Ophthalmol* 2001;119:1859–1861.
18. Dinakaran S, Rundle PA, Parsons MA, et al. Adenoma of ciliary pigment epithelium: a case series. *Br J Ophthalmol* 2003;87(4):504–505.
19. Elizalde J, Ubia S, Barraquer RI. Adenoma of the nonpigmented ciliary epithelium. *Eur J Ophthalmol* 2006;16(4):630–633.

睫状体色素上皮瘤(腺瘤)

虽然睫状体色素上皮瘤通常是色素性的,但有时也有脱色素的组成部分。

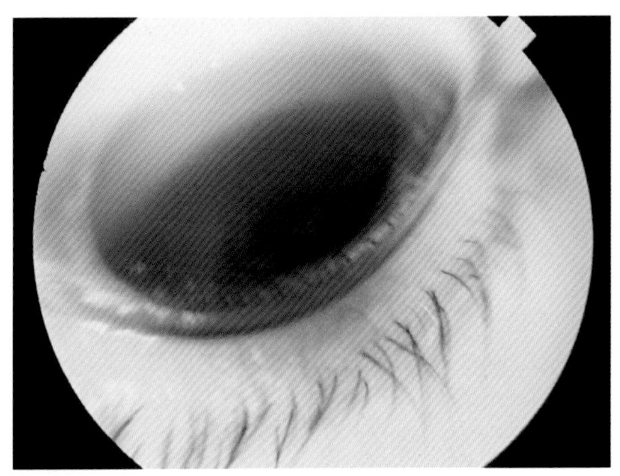

图 22.109　73 岁女性患者睫状体色素上皮瘤。睫状体色素上皮瘤为主要的诊断考虑,但黑色素瘤不能排除

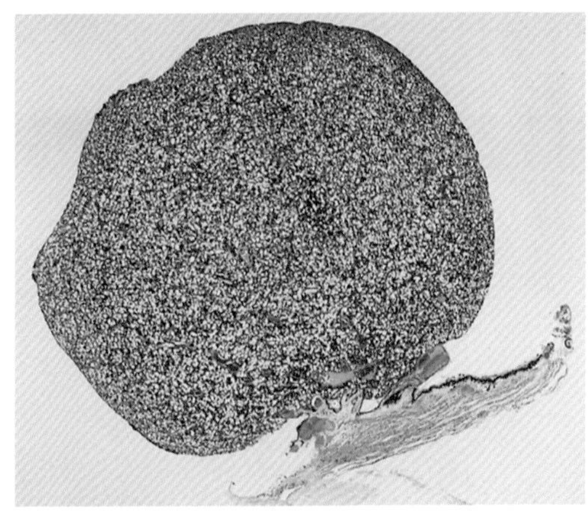

图 22.110　低倍镜下的肿瘤切片显示特征性的带蒂状肿块以及小的基底部,可见瘤体内多个细小的囊腔

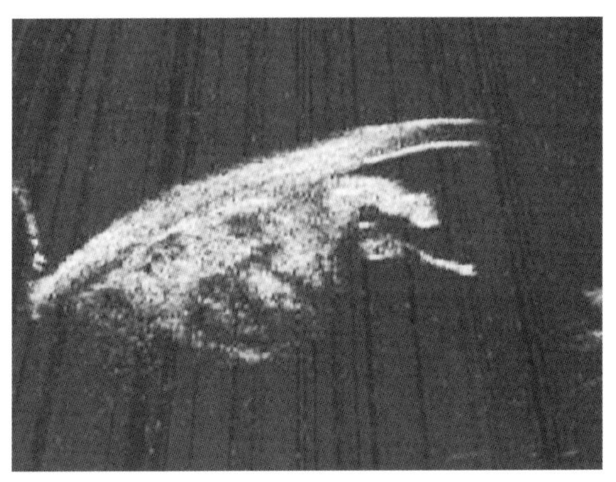

图 22.111　非裔美国女性患者,UBM 显示睫状体肿物。由于患者病变象限有皮质性白内障,未能获取彩照图片。首要的诊断考虑为睫状体色素上皮瘤

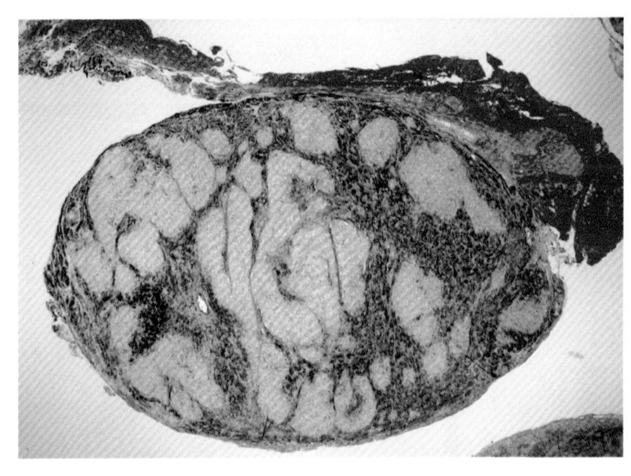

图 22.112　图 22.111 病灶经部分板层虹膜睫状体切除后的病理切片,注意此边界清楚的圆形肿块内不均匀的色素分布

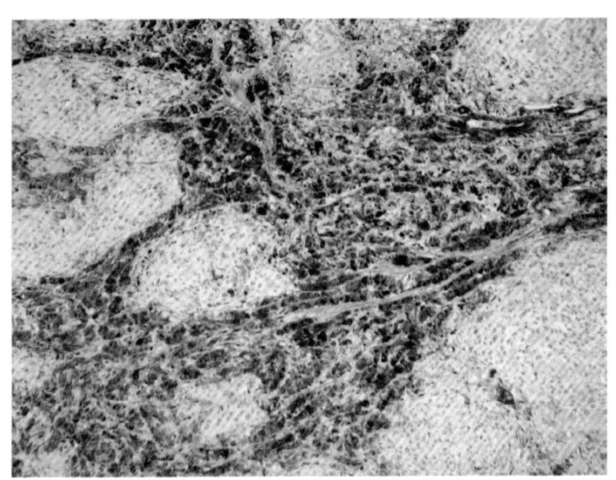

图 22.113　同一病灶的病理切片,显示色素细胞与非色素细胞间隔分布。(苏木精-伊红染色×50)

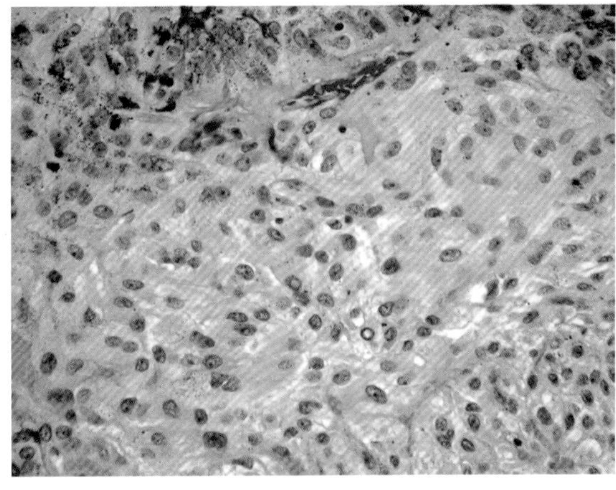

图 22.114　同一病灶的病理切片,显示轻微色素化的上皮细胞。(苏木精-伊红染色×100)

● 睫状体色素上皮瘤(腺瘤)向后延伸至视网膜色素上皮

某些上皮瘤(腺瘤)看似起源于睫状体色素上皮,并向后延伸至视网膜色素上皮。这样的肿瘤可予板层睫状体脉络膜切除术切除。以下我们通过一个病例展示其临床病理相关性。

Lieb WE, Shields JA, Eagle RC, et al. Cystic adenoma of the pigmented ciliary epithelium. Clinical, pathological and immunohistochemical findings. *Ophthalmology* 1990;97:1489-1493.

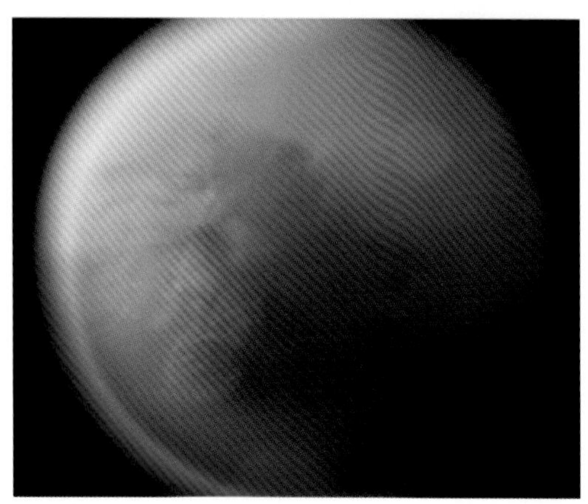

图 22.115 眼底照片显示一周边部、色素性肿块伴表面出血,患者为 52 岁男性

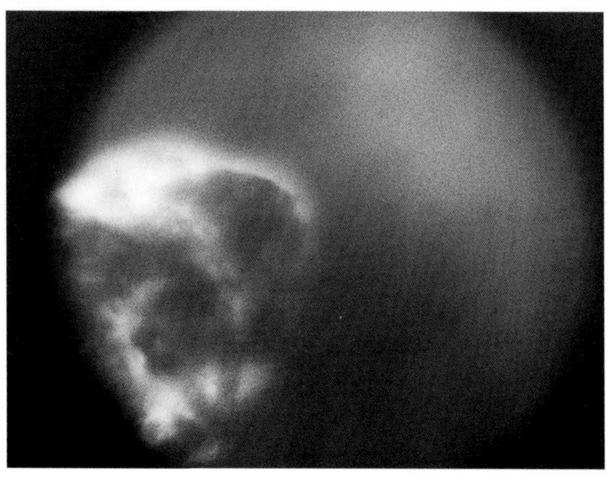

图 22.116 晚期荧光血管造影相显示境界模糊的斑驳状瘤体低荧光

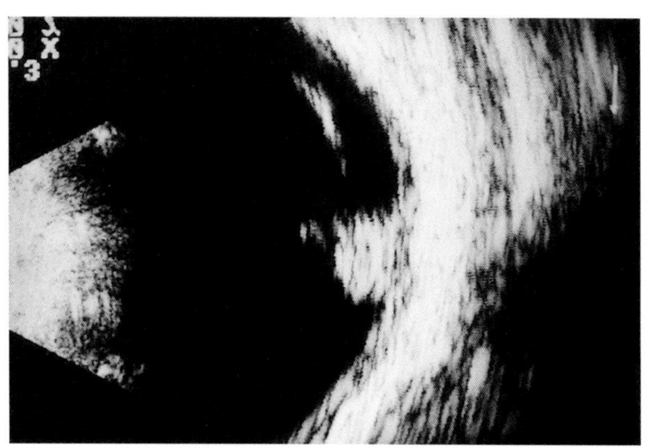

图 22.117 二维超声显示陡峭隆起的瘤体,内部实性回声

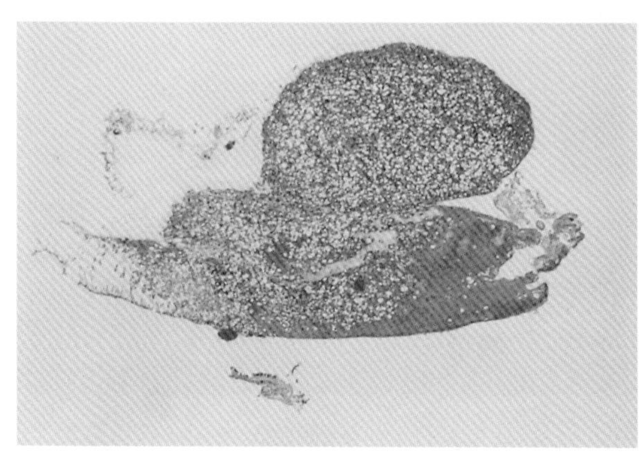

图 22.118 睫状体脉络膜切除术后病理切片在低倍镜下的表现

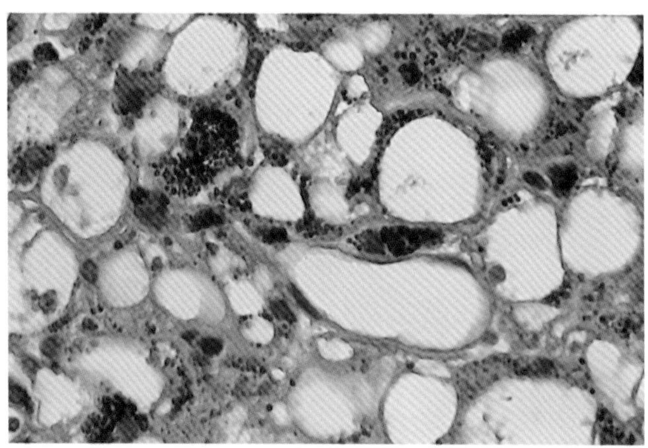

图 22.119 肿瘤病理切片的局部细节,显示细胞内的色素及多发微囊样改变。(苏木精-伊红染色×200)

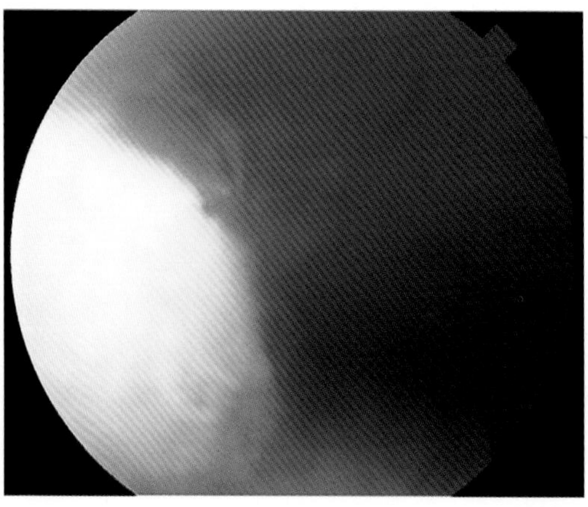

图 22.120 肿瘤切除两年后的眼底照片,脉络膜缺失的边界整齐清晰,未见肿瘤复发

视网膜色素上皮瘤（腺瘤）

总论

起源于视网膜色素上皮的获得性肿瘤通常与脉络膜黑色素瘤以及虹膜或睫状体色素上皮的肿瘤都有不同。可为良性或恶性，但即便是最恶性的亚型，也很少发生局部或远处的转移。良、恶性视网膜色素上皮瘤的表现及处理都很相似，所以我们把它们放在一起讨论。

临床特征

视网膜色素上皮瘤通常在成年期被诊断，平均年龄 53 岁（范围 28～79 岁）。这一肿瘤的发病率没有种族差异，这点异于脉络膜黑色素瘤。但视网膜色素上皮瘤或稍好发于女性（1）。患眼通常不伴其他病变，但也可见于曾遭受过炎症或外伤的患眼，这种情况下，上皮瘤可继发于 RPE 反应性增生。

视网膜色素上皮瘤通常表现为单眼、单发，早期为细小的视网膜深层黑褐色或黑色的肿瘤。可非常缓慢地生长，侵袭视网膜神经上皮层后可诱发迂曲扩张的视网膜滋养及引流血管，外观与视网膜毛细血管瘤的滋养动脉及引流静脉相似。黄色的视网膜内硬性渗出可缓慢堆积并最终沉入视网膜下腔，这一改变在脉络膜黑色素瘤中是极为罕见的。罕见情况下，未经治疗的视网膜色素上皮瘤可充满整个眼球并向外突出巩膜，侵入眼眶软组织（28）。视网膜色素上皮瘤有时还可以起源于孤立性的视网膜色素上皮肥大（4）。

诊断方法

在我们收集的病例序列中，所有患者的转诊诊断都为可疑脉络膜黑色素瘤（1）。透照检查下瘤体可部分或完全遮蔽光线。荧光血管造影可记录视网膜滋养及引流血管，并显示瘤体的造影早期低荧光及晚期的轻微高荧光着染。二维超声下可显示急剧隆起的瘤体以及内部中、高度实性回声。细针穿刺活检显示与视网膜色素上皮瘤相吻合的细胞学改变。

病理

视网膜色素上皮瘤在镜下的病理特征为 RPE 细胞增殖并形成细胞条索和小管。大部分病例显示高分化细胞，偶见可见低分化的病例。肿瘤经常侵入视网膜神经上皮层和下方的脉络膜。位于周边部的视网膜色素上皮瘤经常呈现与睫状体色素上皮瘤类似的微囊样改变。而位于后极部的肿瘤则经常出现腺状或结节状的特征。

治疗

视网膜色素上皮瘤的处理必须根据病例的具体情况而变。我们认为体积小的症状的肿瘤可以随诊观察。如果病灶位于赤道部以前而有生长的迹象，我们首选局部的板层巩膜脉络膜切除术（10）或放疗敷贴。如果肿瘤位于赤道以后并导致渗出性视网膜脱离，则可尝试激光光凝、透热疗法或冷冻治疗。中、大型体积的肿瘤而患眼视力良好时，可考虑放疗敷贴处理。如果继发视网膜玻璃体牵拉而导致视力受损，可行玻璃体切除、眼内注气术复位视网膜并联合上述手段治疗肿瘤。

参考文献

病例系列/综述

1. Shields JA, Shields CL, Gunduz K, et al. Neoplasms of the retinal pigment epithelium: the 1998 Albert Ruedemann, Sr, memorial lecture, Part 2. *Arch Ophthalmol* 1999;117:601–608.
2. Greer CH. Epithelial tumours of the retinal pigment epithelium. *Trans Ophthalmol Soc UK* 1952;72:265–277.
3. Laqua H. Tumors and tumor-like lesions of the retinal pigment epithelium. *Ophthalmologica* 1981;183:34–38.
4. Shields JA, Shields CL, Singh AD. Acquired tumors arising from congenital hypertrophy of the retinal pigment epithelium. *Arch Ophthalmol* 2000;118:637–641.
5. Shields JA, Shields CL, Gunduz K, et al. Adenoma of the ciliary body pigment epithelium: the 1998 Albert Ruedemann, Sr, memorial lecture, Part 1. *Arch Ophthalmol* 1999;117:592–597.
6. Shields JA, Mashayekhi A, Ra S, et al. Pseudomelanomas of the posterior uveal tract. The 2006 Taylor Smith Lecture. *Retina* 2005;25:767–771.
7. Shields CL, Manalac J, Das C, et al. Choroidal melanoma. Clinical features, classification, and top 10 pseudomelanomas. *Curr Opin Ophthalmol* 2014;25(3):177–185.

病理

8. Tso MO, Albert DM. Pathologic conditions of the retinal pigment epithelium. *Arch Ophthalmol* 1972;88:27–38.
9. Shields JA, Shields CL, Ehya H, et al. Fine needle aspiration biopsy of suspected intraocular tumors. The 1992 Urwick Lecture. *Ophthalmology* 1993;100:1677–1684.

治疗

10. Shields JA, Shields CL, Shah P, et al. Partial lamellar sclerouvectomy for ciliary body and choroidal tumors. *Ophthalmology* 1991;98:971–983.

病例报告

11. Theobald GD, Floyd G, Kirk HQ. Hyperplasia of the retinal pigment epithelium. Simulating a neoplasm: report of two cases. *Am J Ophthalmol* 1958;45:235–240.
12. Fair JR. Tumors of the retinal pigment epithelium. *Am J Ophthalmol* 1958;45:

视网膜色素上皮瘤(腺瘤)

495–505.
13. Blodi FC, Reuling FH, Sornson ET. Pseudomelanocytoma at the optic nervehead: an adenoma of the retinal pigment epithelium. *Arch Ophthalmol* 1965;73:353–355.
14. Garner A. Tumours of the retinal pigment epithelium. *Br J Ophthalmol* 1970;54: 715–723.
15. deHaan AB. Tumour of the pigment epithelium. *Ophthalmologica* 1971;163:26.
16. Font RL, Zimmerman LE, Fine BS. Adenoma of the retinal pigment epithelium. *Am J Ophthalmol* 1972;73:544–554.
17. Minckler D, Allen AW. Adenocarcinoma of the retinal pigment epithelium. *Arch Ophthalmol* 1978;96:2252–2254.
18. Chamot L, Zografos L. Tumeurs et pseudo-tumeurs de l'epithelium pigmentaire. *J Fr Ophthalmol* 1984;7:825–836.
19. Jampel HD, Schachat AP, Conway B, et al. Retinal pigment epithelial hyperplasia assuming tumor-like proportions: a report of two cases. *Retina* 1986;6:105–112.
20. Ramahefasolo S, Coscas G, Regenbogen L, et al. Adenocarcinoma of retinal pigment epithelium. *Br J Ophthalmol* 1987;71:516–520.
21. Shields JA, Eagle RC Jr, Shields CL, et al. Pigmented adenoma of the optic nerve head simulating a melanocytoma. *Ophthalmology* 1992;99:1705–1708.
22. Shields JA, Eagle RC Jr, Barr CC, et al. Adenocarcinoma of the retinal pigment epithelium arising from a juxtapapillary histoplasmosis scar. *Arch Ophthalmol* 1994;112: 650–653.
23. Fan JT, Robertson DM, Campbell RJ. Clinicopathologic correlation of a case of adenocarcinoma of the retinal pigment epithelium. *Am J Ophthalmol* 1995;119:243–245.
24. Finger PT, McCormick SA, Davidian M, et al. Adenocarcinoma of the retinal pigment epithelium: a diagnostic and therapeutic challenge. *Graefes Arch Clin Exp Ophthalmol* 1996;234:S22–S27.
25. Loeffler KU, Kivela T, Borgmann H, et al. Malignant tumor of the retinal pigment epithelium with extraocular extension in a phthisical eye. *Graefes Arch Clin Exp Ophthalmol* 1996;234:S70–S75.
26. Edelstein C, Shields CL, Shields JA, et al. Presumed adenocarcinoma of the retinal pigment epithelium in a blind eye with a staphyloma. *Arch Ophthalmol* 1998;116: 525–528.
27. Loose IA, Jampol LM, O'Grady R. Pigmented adenoma mimicking a juxtapapillary melanoma. A 20-year follow-up. *Arch Ophthalmol* 1999;117:120–122.
28. Shields JA, Shields CL, Eagle RC Jr, et al. Adenocarcinoma arising from congenital hypertrophy of the retinal pigment epithelium. *Arch Ophthalmol* 2001;119:597–602.
29. Shields JA, Melki T, Shields CL, et al. Epipapillary adenoma of retinal pigment epithelium. *Retina* 2001;21:76–78.
30. Shields JA, Materin M, Shields CL, et al. Adenoma of the retinal pigment epithelium simulating a juxtapapillary choroidal neovascular membrane. *Arch Ophthalmol* 2001;119:289–292.
31. Heegaard S, Larsen JN, Fledelius HC, et al. Neoplasia versus hyperplasia of the retinal pigment epithelium. A comparison of two cases. *Acta Ophthalmol Scand* 2001; 79:626–633.
32. Sommacal A, Campbell RJ, Helbig H. Adenocarcinoma of the retinal pigment epithelium. *Arch Ophthalmol* 2003;121:1481–1483.
33. Heindl LM, Naumann GO, Kruse FE, et al. Aggressive metastasizing adenocarcinoma of the retinal pigment epithelium with trisomy 21. *Br J Ophthalmol* 2008;92(3): 389–391.
34. Shields JA, Eagle RC Jr, Shields CL, et al. Malignant transformation of congenital hypertrophy of the retinal pigment epithelium. *Ophthalmology* 2009;116(11): 2213–2216.
35. Palamar M, Shields CL, Marr BP, et al. Retinal pigment epithelial tumor in a young Asian female. *Eur J Ophthalmol* 2009;19(3):487–489.
36. Wei W, Mo J, Jie Y, Li B. Adenoma of the retinal pigment epithelium: A report of 3 cases. *Can J Ophthalmol* 2010;45(2):166–170.
37. Cupp DG, McCannell TA. Macular pucker in association with RPE adenoma: A report of a case and review of the literature. *Semin Ophthalmol* 2013;29:199–201.

良性视网膜色素上皮瘤(腺瘤):荧光血管造影及超声影像

荧光血管造影和超声检查有助于鉴别视网膜色素上皮瘤与脉络膜黑色素瘤。在荧光素造影下,前者更常见视网膜滋养及引流血管而瘤体高荧光程度不及后者;在超声检查下,前者内部回声高于后者。

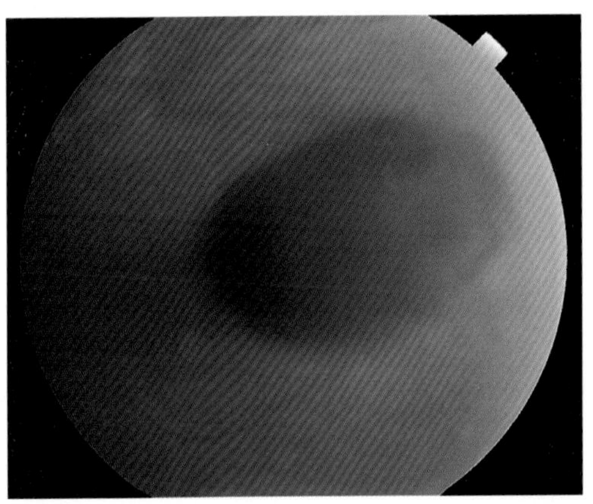

图 22.121　47 岁女性患者位于近赤道部的显著隆起、高度色素化、椭圆形病灶

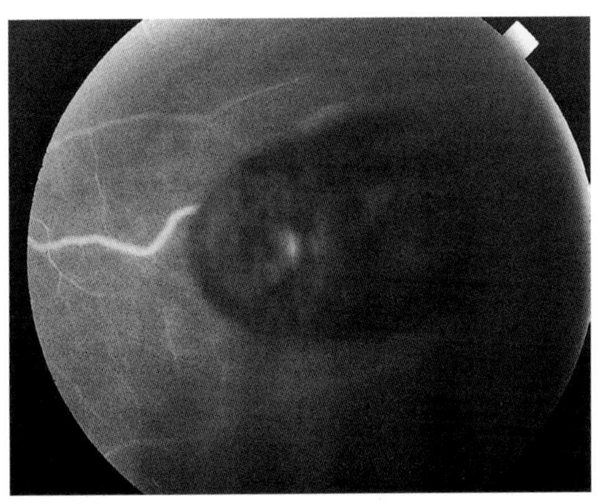

图 22.122　荧光造期早期图,显示肿块的低荧光以及轻重扩张的滋养动脉

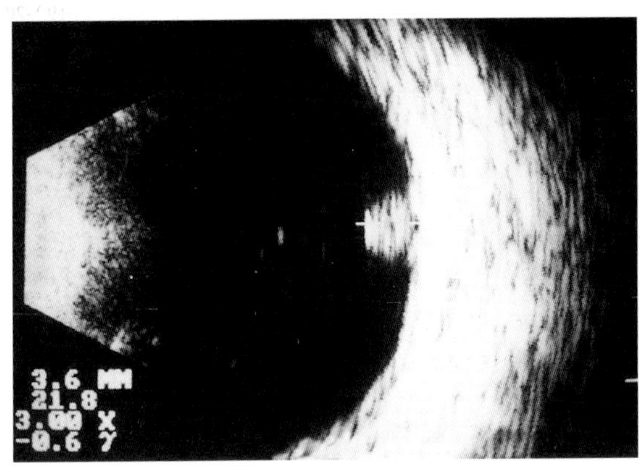

图 22.123　二维超声显示带蒂的肿块,内部实性回声,由于肿瘤进行性生长,最后进行了板层巩膜脉络膜切除

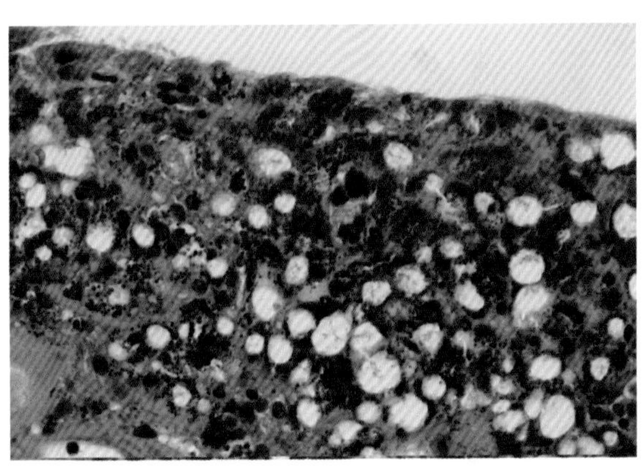

图 22.124　图 22.123 中病灶的病理切片显示色素上皮细胞增殖及微囊,这种改变是周边部视网膜色素上皮瘤及睫状体色素上皮瘤特征性的

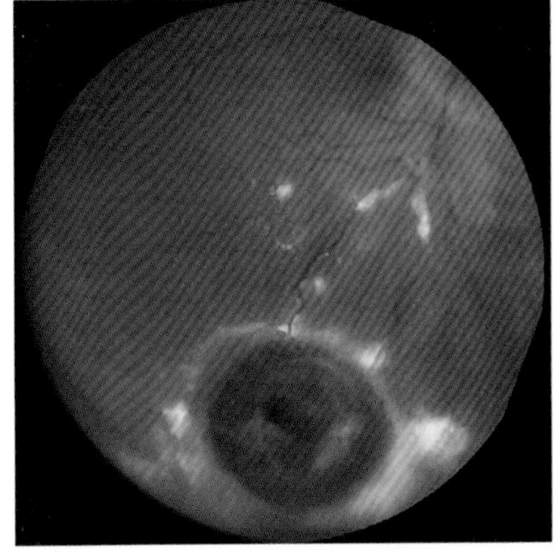

图 22.125　眼底照片显示视网膜黑色肿块伴视网膜滋养动脉以及肿块周围的黄色视网膜渗出。这些改变高度提示视网膜色素上皮瘤。而脉络膜黑色素瘤通常不会出现黄色渗出

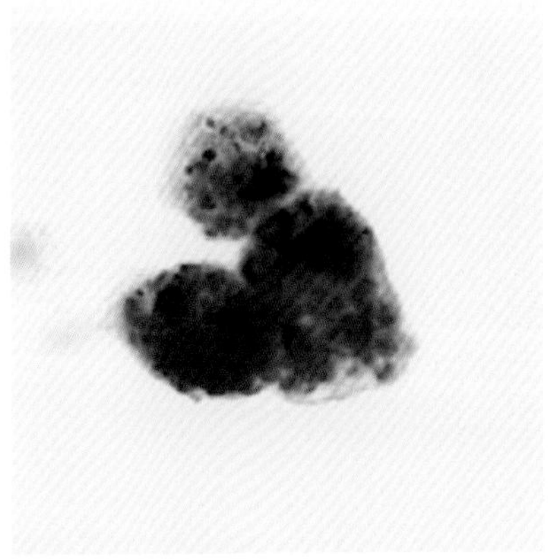

图 22.126　图 22.125 中同一病例的细针穿刺活检显示含丰富色素颗粒的上皮细胞。脱色素处理以及免疫组化检查都支持良性色素上皮瘤的诊断。患者接受观察处理,未予治疗

非裔美洲人的视网膜色素上皮瘤（腺瘤）

部分患者，尤其是非裔患者的视网膜色素上皮瘤可呈现非常显著的临床外观：高度隆起的瘤体、侵入视网膜而导致粗大的滋养、引流血管并导致大范围的渗出以及渗出性视网膜脱离。以下我们展示两个这样的病例，两个病例都接受过敷贴放疗但未能抑制肿瘤的生长，患者拒绝眼球摘除，最终都转归为眼球萎缩。

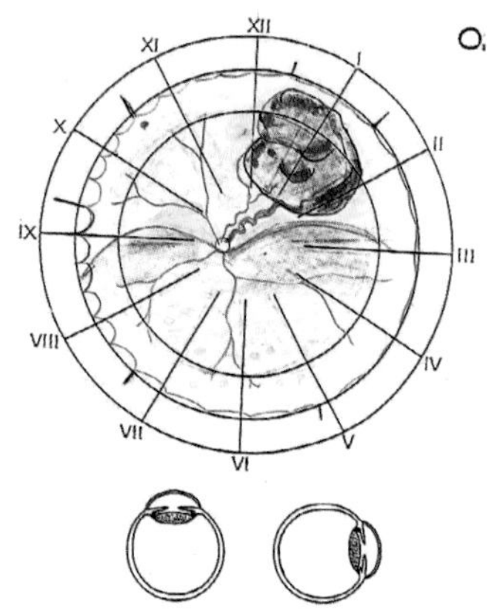

图 22.127　疑诊视网膜色素上皮瘤的 28 岁非裔男性患者的眼底绘图，蓝色区域描绘的是渗出性视网膜脱离

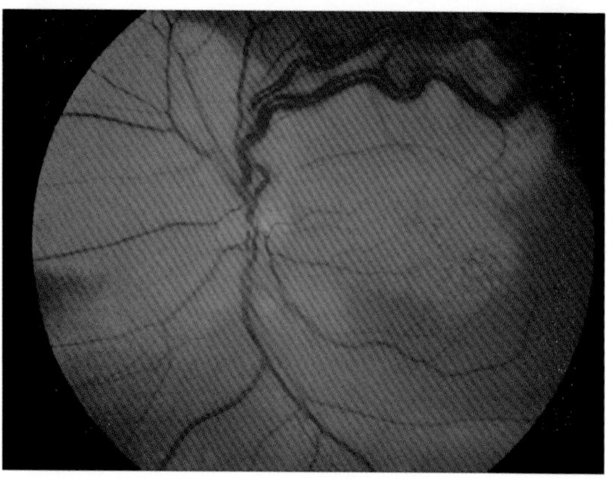

图 22.128　同一患眼的后极部眼底彩色照片显示高度扩张的视网膜血管和视网膜下的渗出

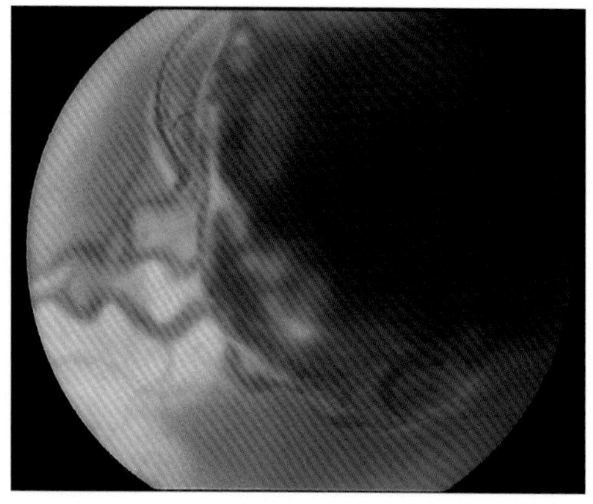

图 22.129　周边部的眼底照片显示带蒂黑色肿块，伴有粗大的滋养及引流血管以及显著的视网膜下渗出

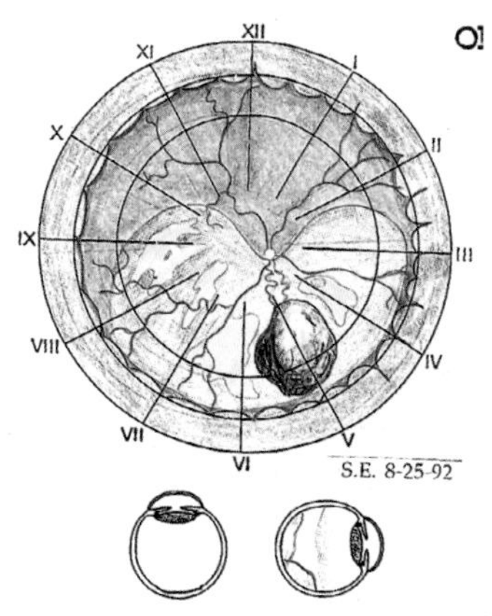

图 22.130　另一例 31 岁非裔女性视网膜色素上皮瘤患者的眼底绘图

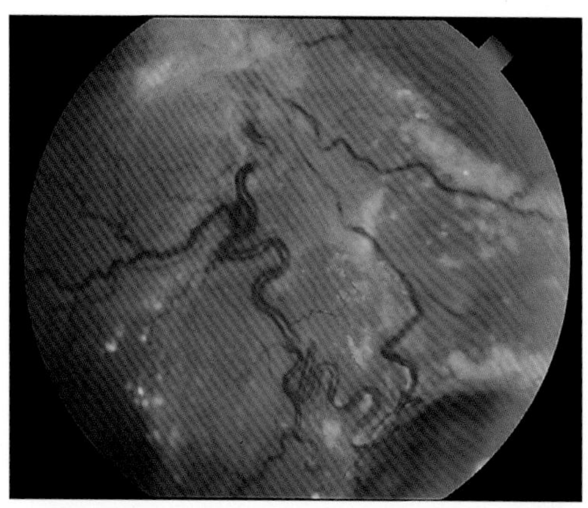

图 22.131　此患者的眼底照片显示深色素肿块、显著扩张的视网膜血管以及黄色渗出

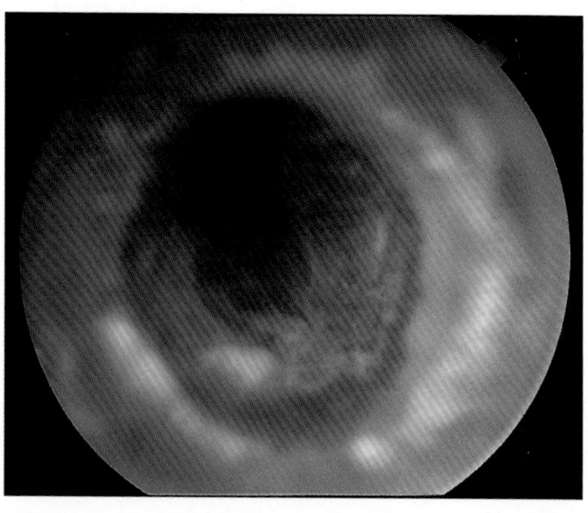

图 22.132　周边区的眼底照片显示黑色带蒂肿块，周围黄色渗出环绕

外观似黑色素细胞瘤的视网膜色素上皮瘤

一些病例的视网膜色素上皮瘤可发生在视盘而易与黑色素细胞瘤混淆。

Shields JA, Eagle RC Jr, Shields CL, et al. Pigmented adenoma of the optic nerve head simulating a melanocytoma. *Ophthalmology* 1992;99:1705-1708.

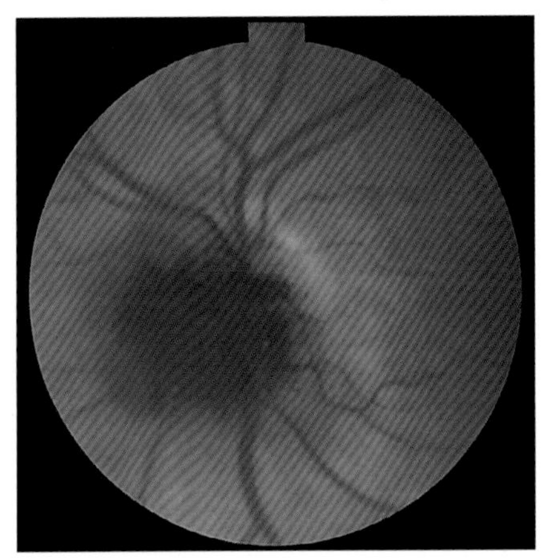

图 22.133　86 岁女性患者的眼底彩图显示视盘旁色素性病灶为。基于临床外观，此病灶多年前被疑诊为黑色素细胞瘤。而如今看来视网膜色素上皮瘤最为可疑

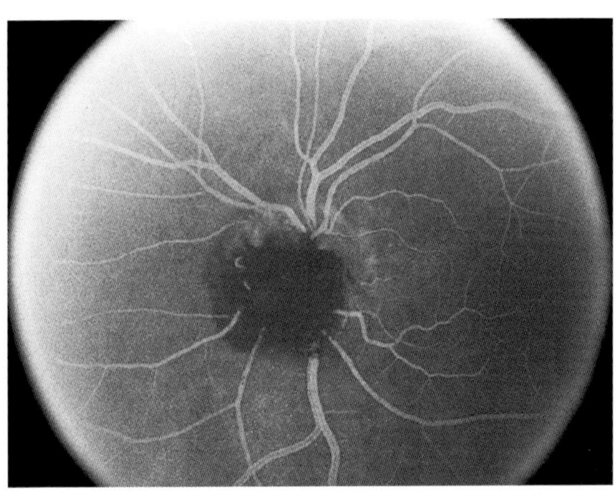

图 22.134　荧光血管造影静脉期的照片显示低荧光病灶

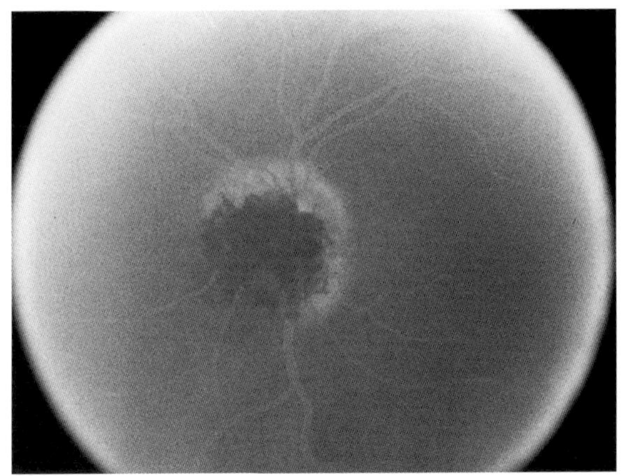

图 22.135　荧光血管造影晚期的照片显示病灶依然为低荧光

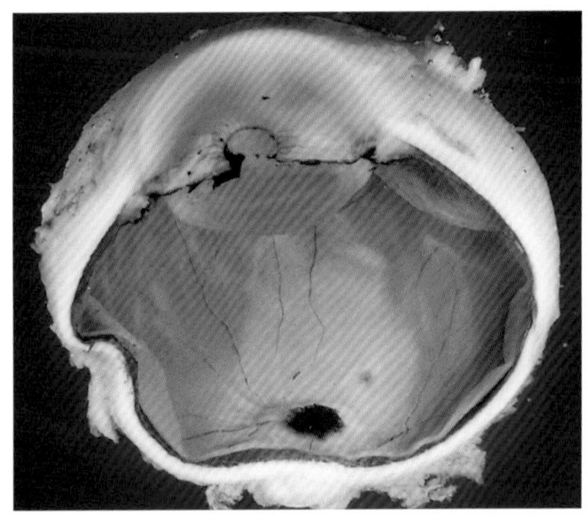

图 22.136　患者因故死亡后眼球的尸检图片显示视盘旁的色素病灶

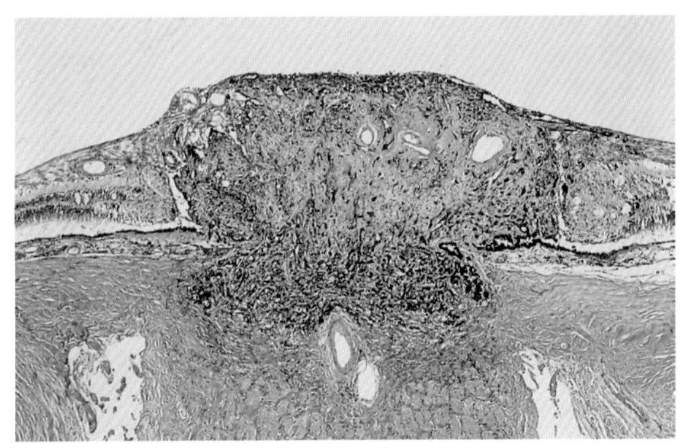

图 22.137　组织病理切片显示色素肿块导致视盘的隆起。（苏木精-伊红染色×20）

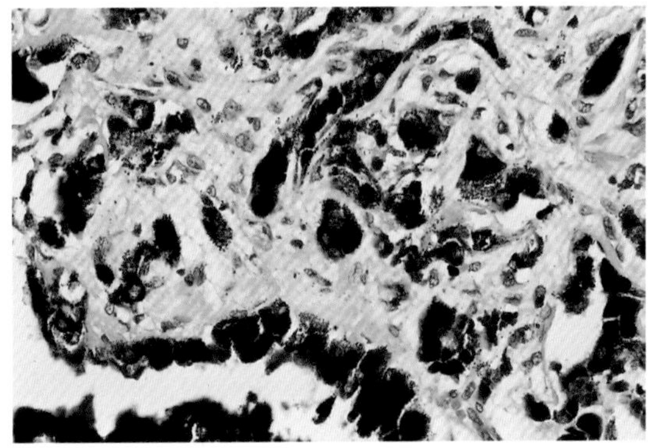

图 22.138　组织病理切片显示色素上皮细胞条索以及中度的结缔组织实质。（苏木精-伊红染色×100）

外观似脉络膜黑色素瘤的视网膜色素上皮瘤

以下展示一例疑诊为脉络膜黑素瘤的而接受眼球摘除的病例。回顾此病灶的外观：暗黑色肿块伴黄色渗出，更符合视网膜色素上皮源性肿瘤的特征。另一鉴别诊断黑色素细胞瘤的可能性也不大，因为此病亦极少出现围绕肿瘤的黄色渗出。

Shields JA, Melki T, Shields CL, et al. Epipapillary adenoma of the retinal pigmented epithelium. *Retina* 2001;21:76-78.

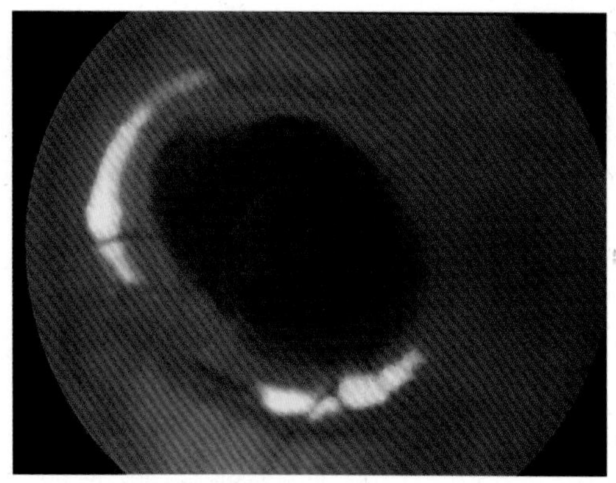

图 22.139 45 岁男性患者覆盖视盘的带蒂黑色肿块，患眼视力 20/30，患者 23 年前曾被告知其视盘旁有一"小痣"。请注意肿块周围的黄色渗出

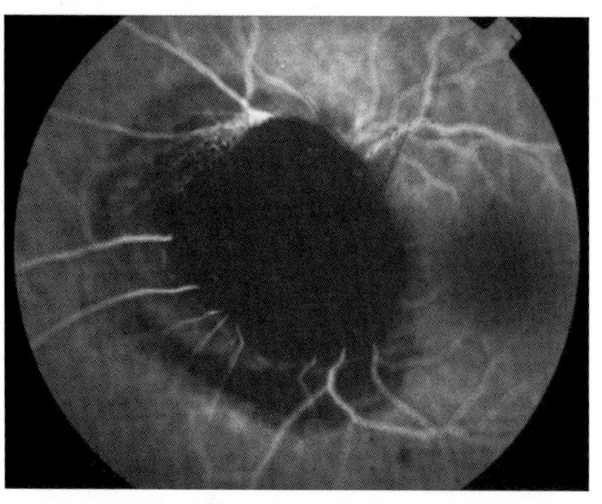

图 22.140 静脉期荧光血管造影显示病灶低荧光

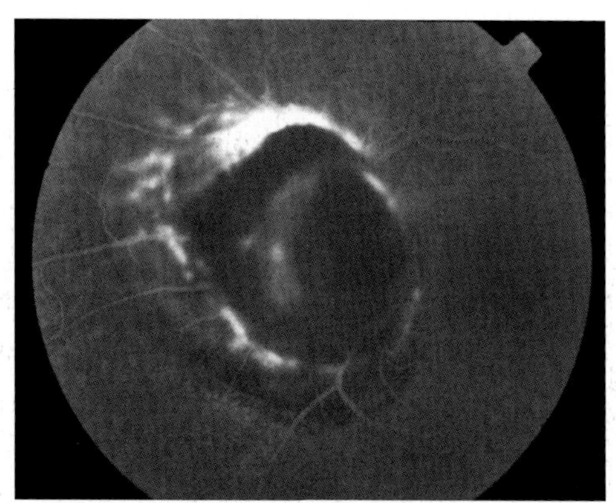

图 22.141 晚期荧光血管造影显示瘤体中央持续低荧光，表面渗漏导致的视网膜下液在造影下为高荧光积存。患者因忧虑黑色素瘤而拒绝细针穿刺活检的建议并要求眼球摘除

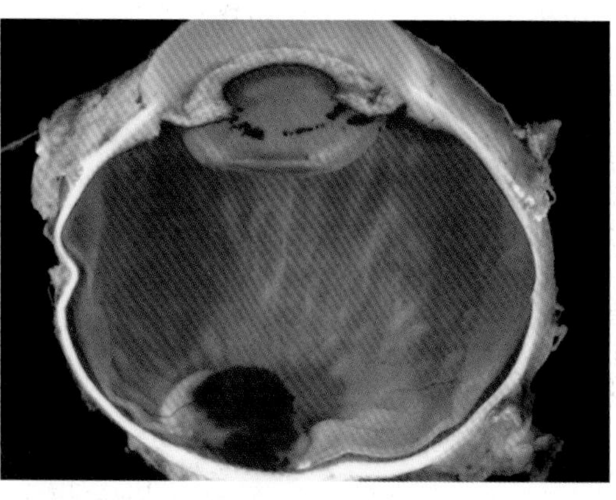

图 22.142 眼球摘除后的病灶大体外观，后极部黑色肿块伴周围黄色视网膜下渗出

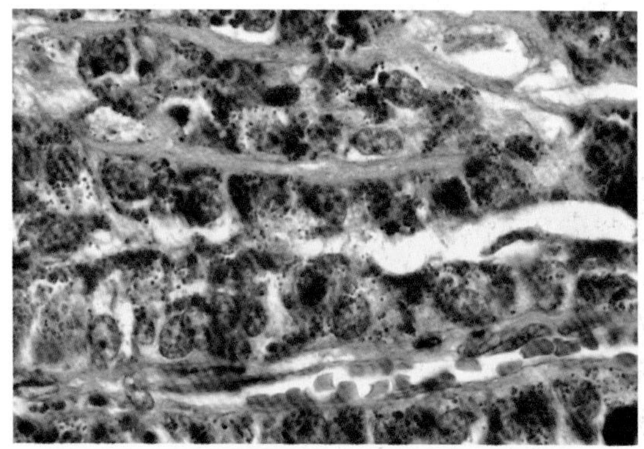

图 22.143 组织病理切片显示色素细胞条索附着在基底膜组织之上。（苏木精-伊红染色×200）

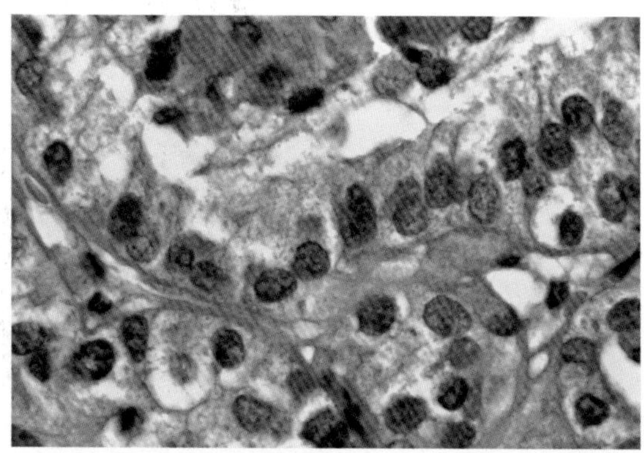

图 22.144 病理切片经脱色素处理，更好地展示了肿瘤细胞的上皮细胞属性，考虑为良性视网膜色素上皮瘤。（苏木精-伊红染色，脱色素处理×200）

类似脉络膜新生血管膜的视网膜色素上皮瘤

视网膜色素上皮瘤有时是非色素性的，因而貌似脉络膜新生血管膜。

Shields JA, Materin M, Shields CL, et al. Adenoma of the retinal pigment epithelium simulating a juxtapapillary choroidal neovascular membrane. *Arch Ophthalmol* 2001;119:289-292.

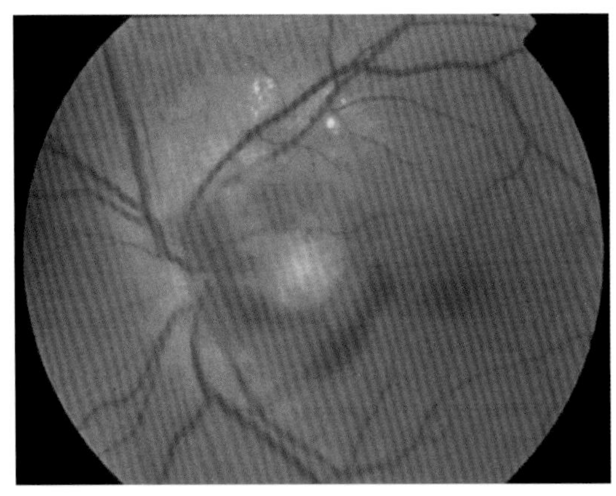

图 22.145　79 岁男性患者视盘颞侧非色素性的视网膜增厚伴轻度视盘充血。患者 13 年前曾被诊断为视盘旁脉络膜新生血管而接受激光光凝治疗

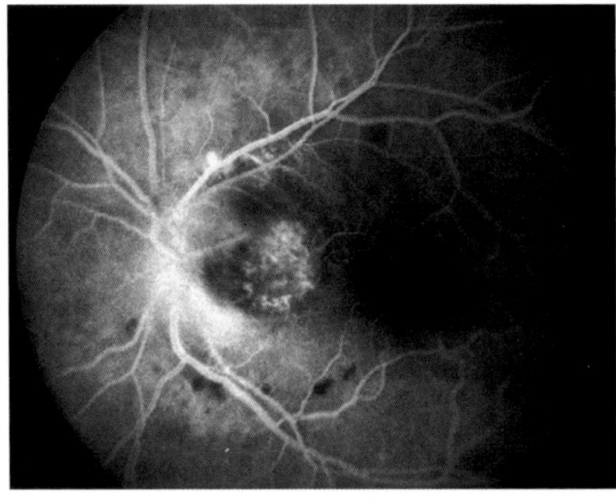

图 22.146　静脉期荧光血管造影显示病灶中央的网状高荧光及病灶周边的低荧光

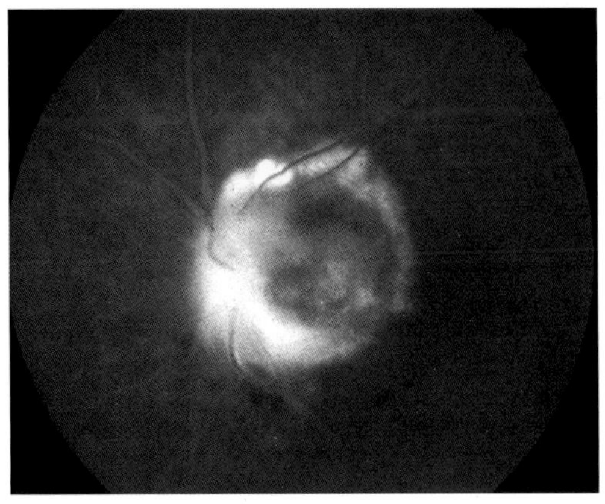

图 22.147　晚期荧光血管造影显示病灶高荧光渗漏

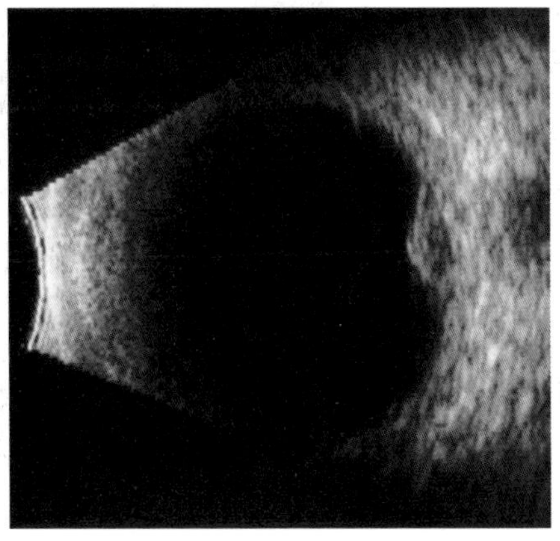

图 22.148　超声检查显示病灶隆起约 2mm，此时患眼视力已降至指数。患者被告知恶性肿瘤的可能性后选择接受眼球摘除术

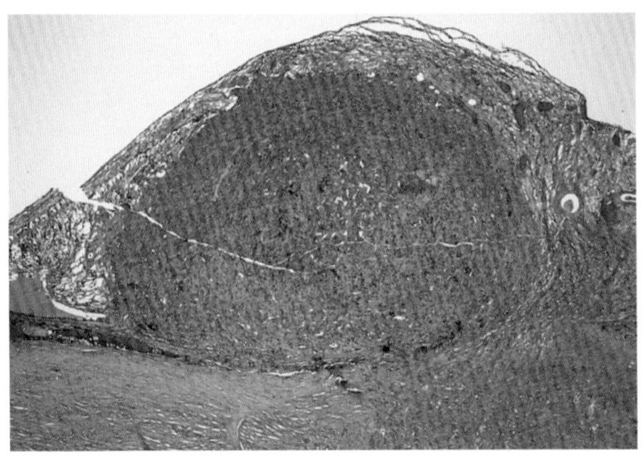

图 22.149　组织病理切片显示一球形隆起的病灶，其上方的视网膜萎缩。（苏木精-伊红染色×10）

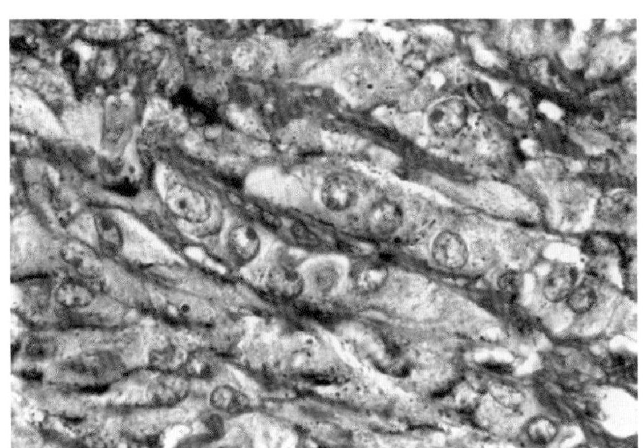

图 22.150　高倍镜下的病理切片显示上皮细胞条索附着在纤细的基底膜组织之上（PAS 染色×200）。免疫组化检查显示细胞角蛋白阳性、HMB-45 阴性，符合上皮瘤的诊断而非黑色素瘤

细针穿刺活检诊断恶性视网膜色素上皮瘤（腺癌）

下面展示另一例非色素性的恶性视网膜色素上皮瘤。

Shields JA, Eagle RC Jr, Barr CC, et al. Adenocarcinoma of the retinal pigment epithelium arising from a juxtapapillary histoplasmosis scar. *Arch Ophthalmol* 1994;112:650-653.

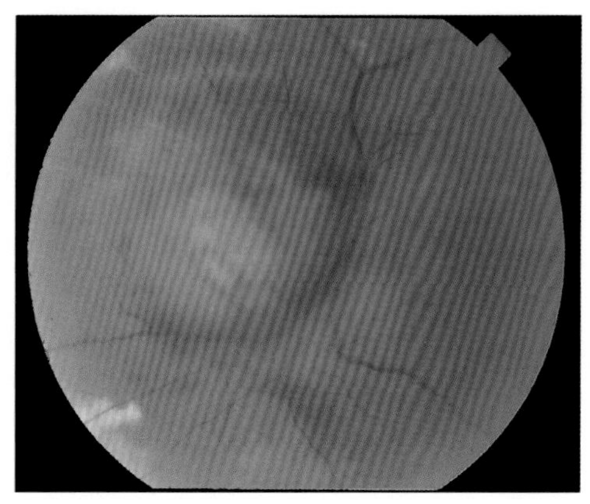

图 22.151 眼底照片显示非色素性穹窿样隆起，位于视盘旁并伴有渗出性的视网膜脱离，患者为 69 岁女性，同时患有眼部组织胞浆菌病。病灶有进行性生长的表现并被多位视网膜专科医生诊断为非色素性脉络膜黑色素瘤，因此施行细针穿刺活检

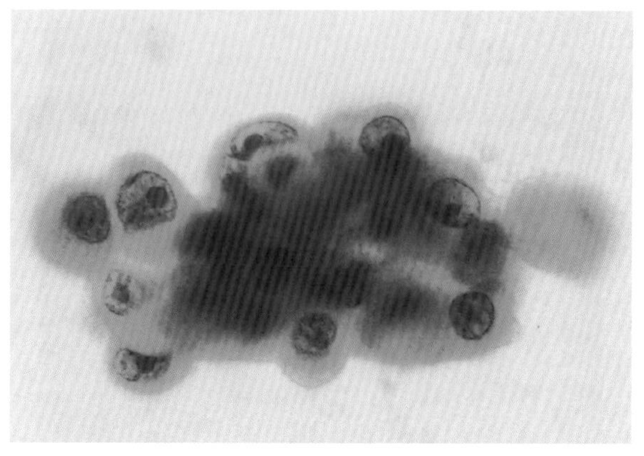

图 22.152 细针穿刺活检所获得的细胞学检查，显示肿瘤细胞团块。（巴氏染色×250）

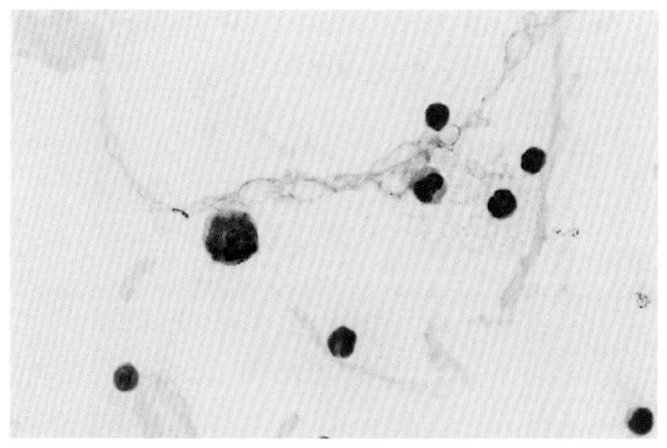

图 22.153 细胞角蛋白免疫组化染色检查。细胞病理学以及免疫组化都提示色素上皮恶性肿瘤。由于进行性的肿瘤生长以及视力受损，患者选择眼球摘除。（CAM 52 细胞角蛋白染色×200）

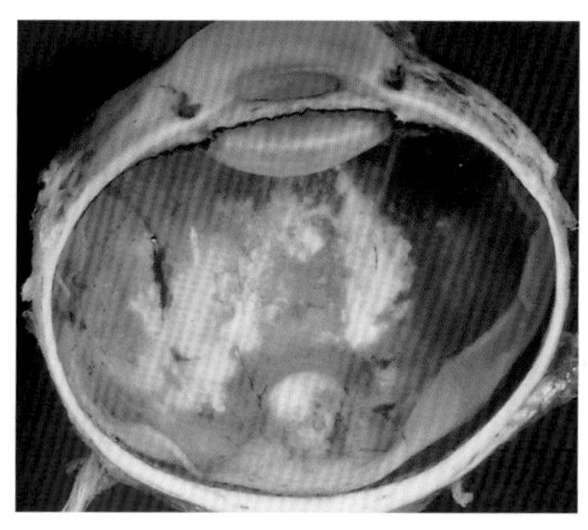

图 22.154 眼球病理标本的大体外观，照片显示后极部的隆起病灶，请注意大范围的视网膜下黄色渗出

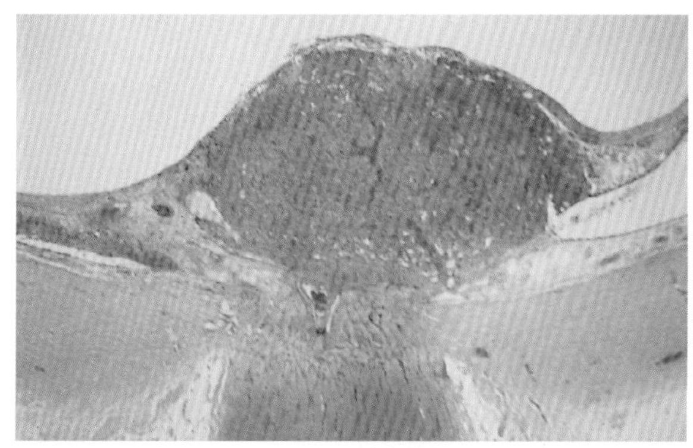

图 22.155 低倍镜下病理切片显示视盘旁的肿瘤占位，注意肿瘤并不累及脉络膜。（苏木精-伊红染色×25）

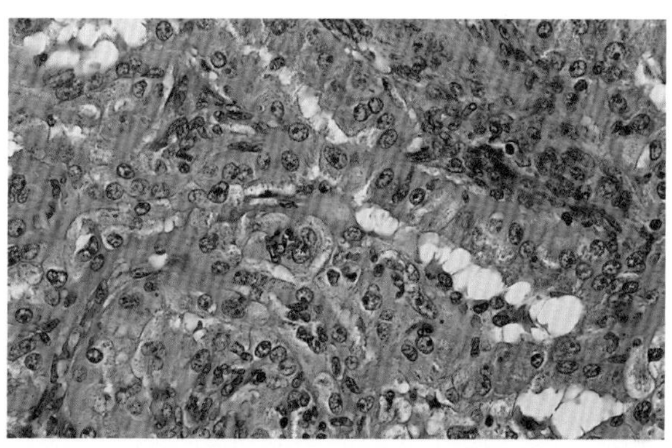

图 22.156 高倍镜下可见轻度未分化细胞组成的条索、中度的多形核以及显著的核仁。（苏木精-伊红染色×200）

起源于先天性色素上皮肥大的视网膜色素上皮瘤（腺瘤）

先天性色素上皮肥大虽然传统上被认为是静止病灶，但现在我们认识到这一病变可以缓慢生长并发生结节样隆起，我们相信这种隆起病灶为视网膜色素上皮瘤。

Shields JA, Shields CL, Singh AD. Acquired tumors arising from congenital hypertrophy of the retinal pigment epithelium. *Arch Ophthalmol* 2000;118:637-641.

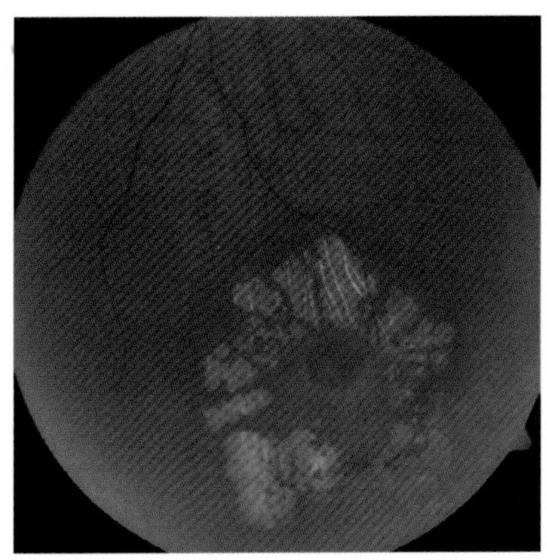

图 22.157　典型的孤立性先天性色素上皮肥大，见于 66 岁男性患者。注意病灶内的脱色素间隙以及位于中央的圆形黑色结节样病灶

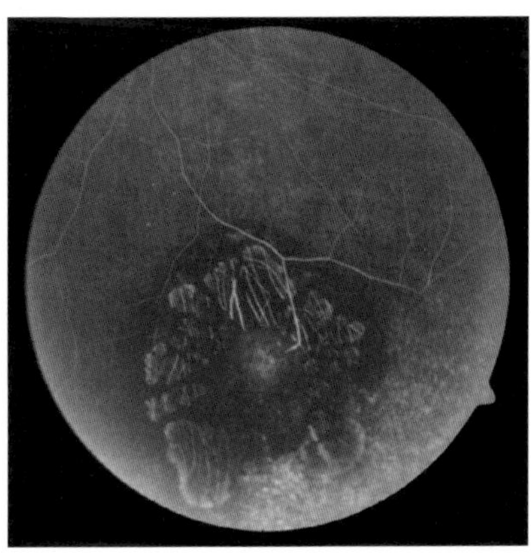

图 22.158　图 22.157 中病灶的荧光血管造影显示供应瘤体的滋养动脉

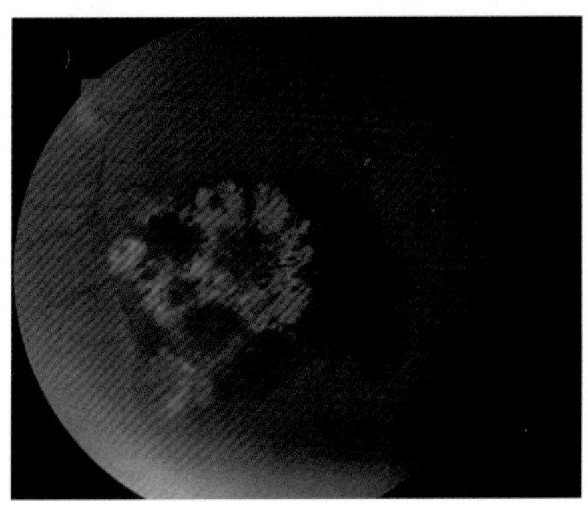

图 22.159　先天性色素上皮肥大病灶内发出结节性隆起，见于 54 岁女性。注意此时病灶已经伴有少许黄色渗出

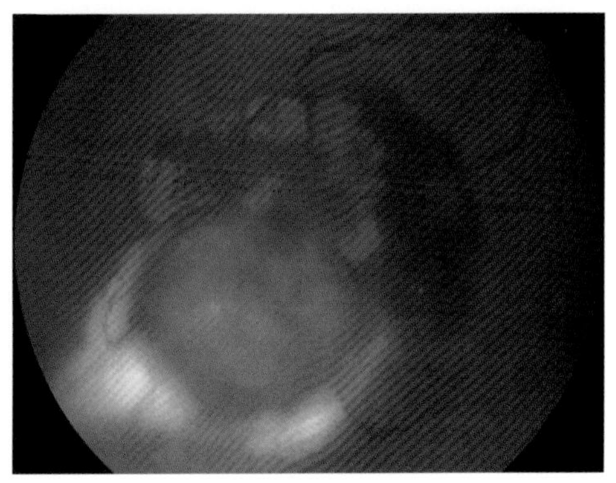

图 22.160　图 22.159 中所示病灶 8 年后的眼底照片显示结节明显增大，黄色渗出也显著增多。虽然此时患者仍无症状，我们还是给予了敷贴放疗。起初病灶对治疗反应良好，但随后患者失访

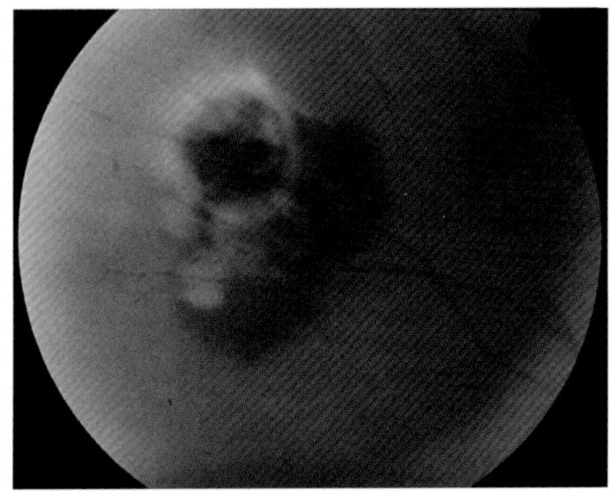

图 22.161　非裔美国女性赤道部先天性色素上皮肥大伴局部结节隆起

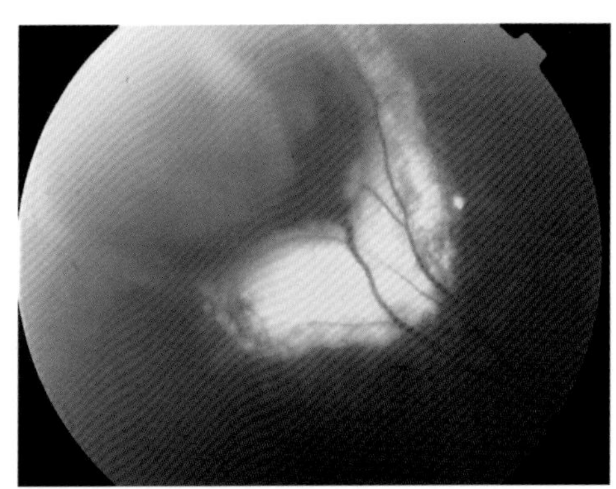

图 22.162　图 22.161 中所示病灶 8 年后的眼底照片，结节病灶显著增大，伴有黄色渗出以及视网膜滋养引流血管。10 年后病灶又有些许增大，但患者始终无症状

起源于先天性色素上皮肥大的恶性视网膜色素上皮瘤(腺癌)

罕见情况下，恶性视网膜色素上皮瘤可以继发于 CHRPE，通常恶性程度较低，未被观察到有转移的倾向。以下我们展示一个病例。

Shields JA, Shields CL, Eagle RC Jr, et al. Adenocarcinoma arising from congenital hypertrophy of the retinal pigment epithelium. *Arch Ophthalmol* 2001;119:597-602.

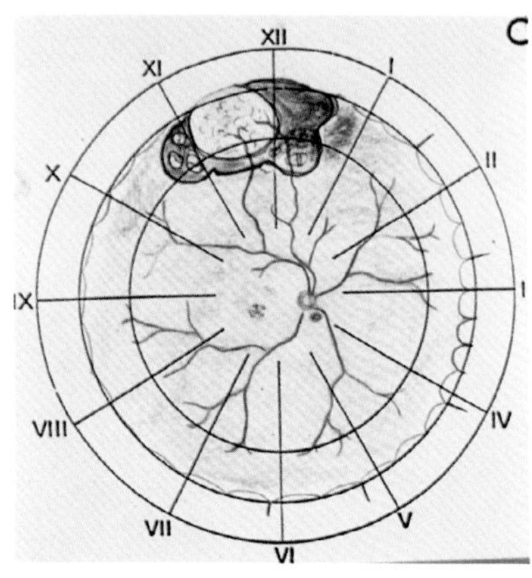

图 22.163 绘于 1997 年 1 月的眼底图，显示先天性色素上皮肥大病灶发出一肉黄色隆起肿块，患者为中年妇女

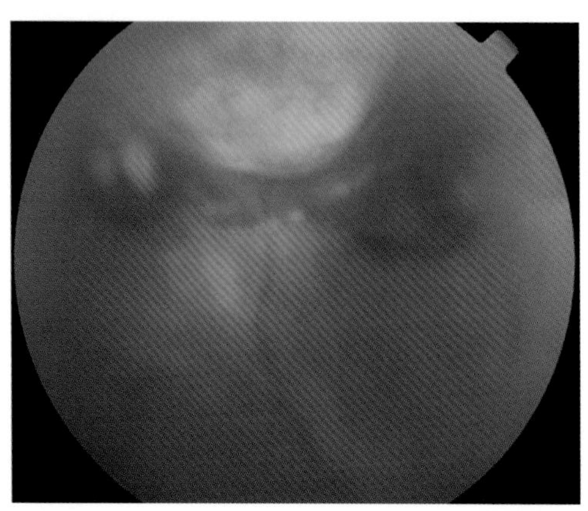

图 22.164 1997 年 1 月所拍摄的眼底照片

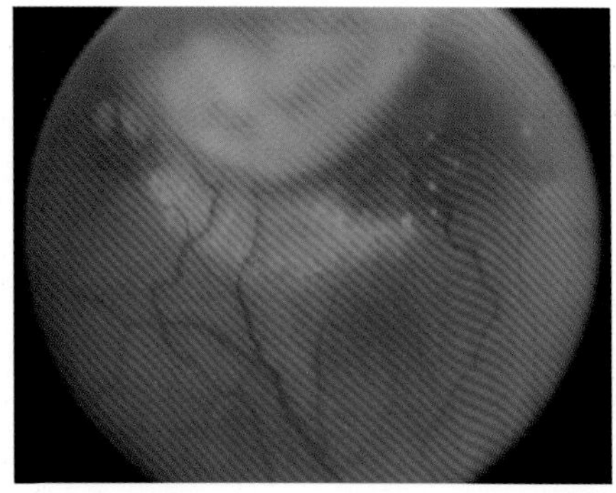

图 22.165 摄于 1999 年底的眼底照片显示发自先天性色素上皮肥大的肉黄色肿块高度隆起，并突于玻璃体腔，导致视网膜下渗出。对该病灶予以板层睫状体脉络膜切除术处理

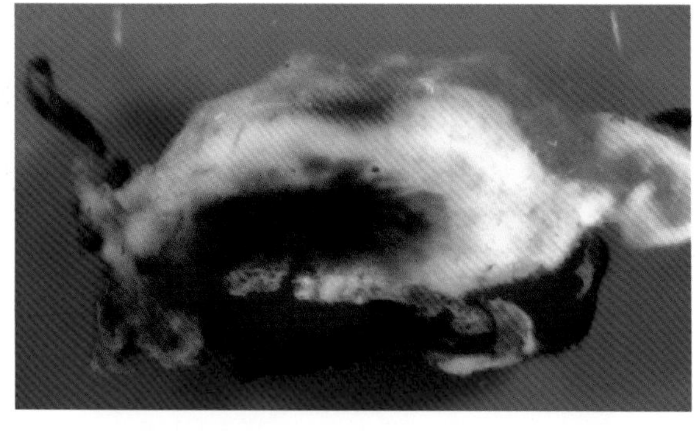

图 22.166 切除病灶的大体外观，显示病灶大致为非色素性，中央区域深色素性

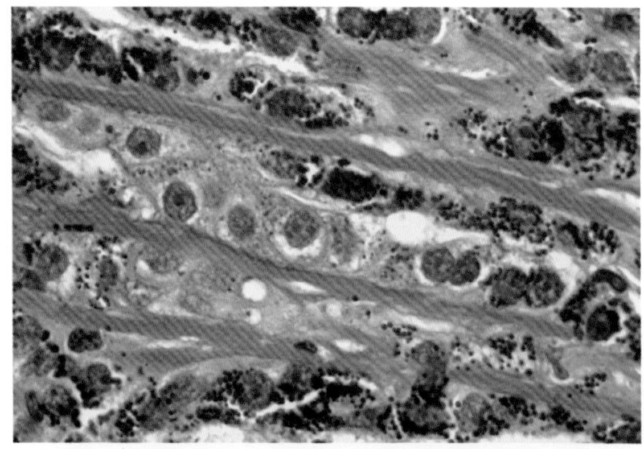

图 22.167 高倍镜下病理切片示肿瘤细胞的上皮样外观，胞浆内的色素以及厚实的基底膜。(苏木精-伊红染色×200)

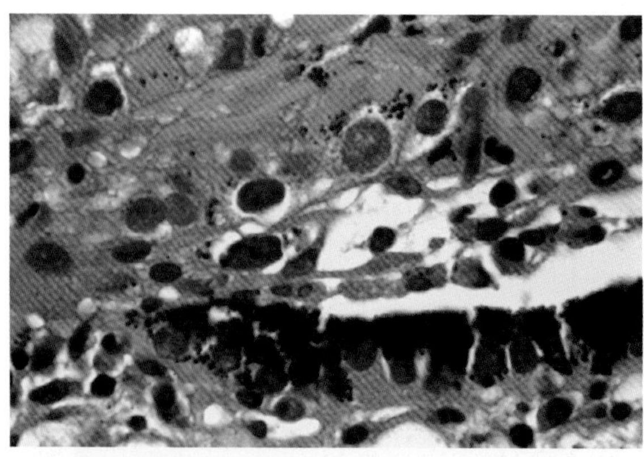

图 22.168 内含丰富色素的单层上皮细胞与先天性肥大的色素上皮细胞，注意肿瘤细胞与 CHRPE 细胞之间的急剧转变。(苏木精-伊红染色×200)眼病理专家将此病灶判读为源于 CHRPE 的低度腺癌

起源于激光瘢痕的可疑视网膜色素上皮瘤(腺瘤)

结节样肿瘤有时可以发自局灶性的 RPE 增生,这种罕见的肿瘤可以突破神经视网膜而导致特征性的"肿瘤致视网膜裂孔"改变。下面展示的这个病例初患中心性浆液性脉络膜视网膜病变并接受激光光凝治疗,随后出现由激光斑瘢痕发出的色素性肿瘤。后经细针穿刺活检细胞学检查诊断了 RPE 良性肿瘤。

Shields JA, Shields CL, Slakter J, et al. Locally invasive tumors arising from hyperplasia of the retinal pigment epithelium. A report of two cases. *Retina* 2001;21:487-492.

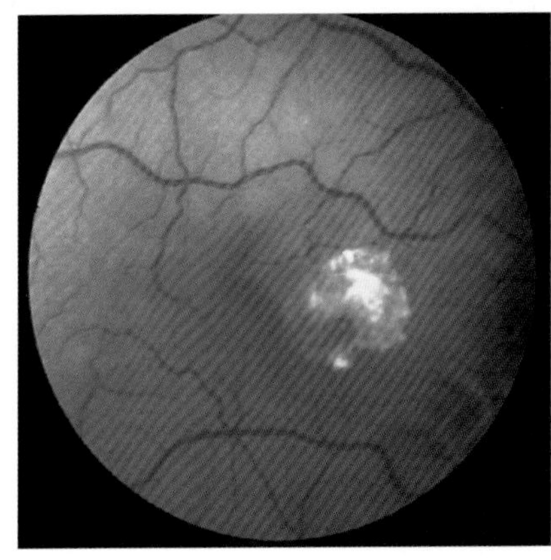

图 22.169　一名年轻男性患者在外院接受激光治疗中心性浆液性脉络膜视网膜病变后不久的眼底照片(摄于 1982 年)。经间接检眼镜的激光治疗打在了中心凹萎缩瘢痕的颞侧

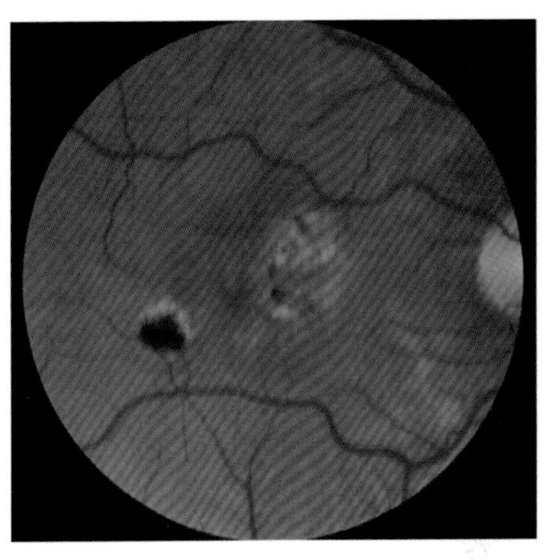

图 22.170　摄于 1984 年的眼底照片,显示小片视网膜色素上皮增生,考虑为激光光斑所致

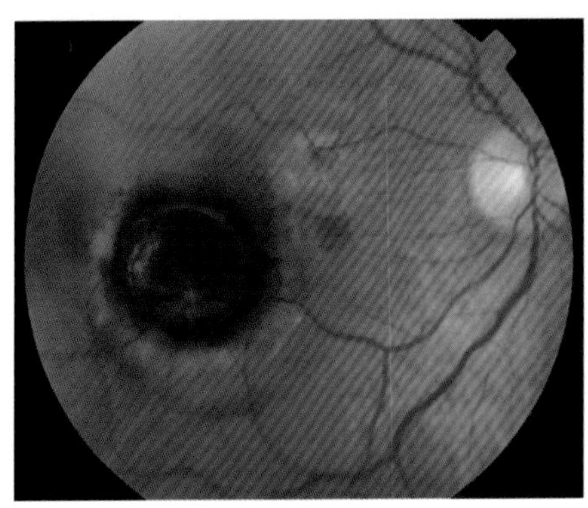

图 22.171　到 1996 年时眼底已经出现黑色肿块突破神经视网膜,导致了全层的视网膜裂孔。肿瘤直接与玻璃体后皮质相接,注意色素性结节周边出现 RPE 变性

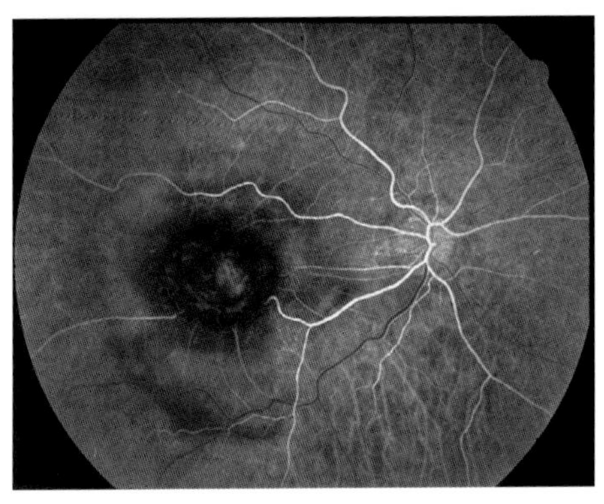

图 22.172　荧光造影晚期肿块总体呈荧光,由于视网膜色素上皮萎缩导致轻微的透见脉络膜高荧光

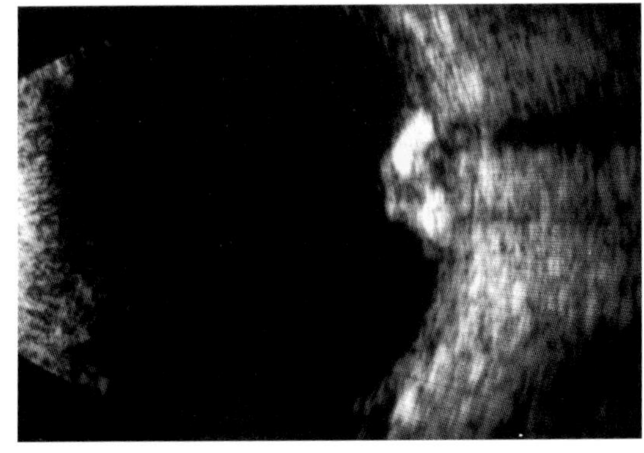

图 22.173　超声检查显示瘤体前表面的高回声,在后来的随诊检查中这一高回声进一步增强,考虑为视网膜色素上皮的骨化生

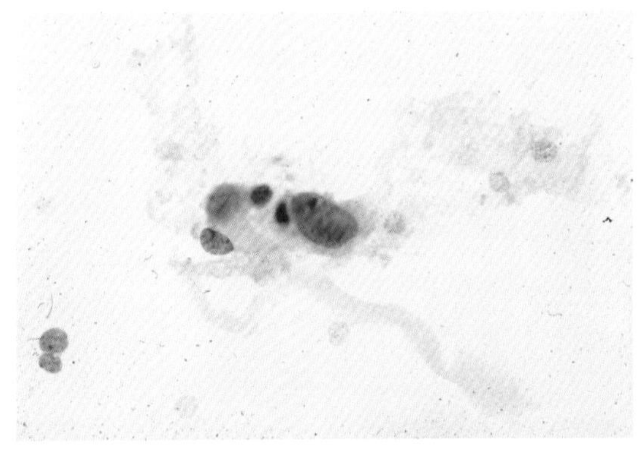

图 22.174　细针穿刺活检标本的细胞病理,特异性检查证实肿瘤细胞起源于色素上皮。此病例在 2006 时仍在随诊观察,视力指数,肿瘤生长非常缓慢,超声检查发现进行性钙化改变

起源于炎性瘢痕的可疑视网膜色素上皮瘤(腺瘤)

Shields JA, Shields CL, Slakter J, et al. Locally invasive tumors arising from hyperplasia of the retinal pigment epithelium. A report of two cases. *Retina* 2001;21:487-492.

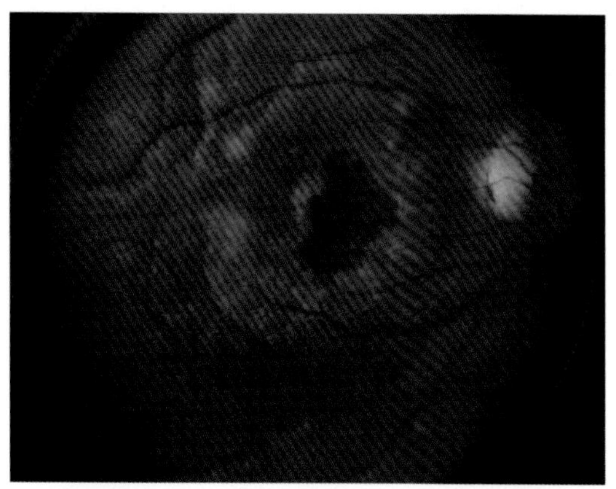

图 22.175 20 岁女性患者黄斑中心凹区不规则的扁平色素增殖病灶，视力受损，当时的眼科诊断为疑似弓形体视网膜炎

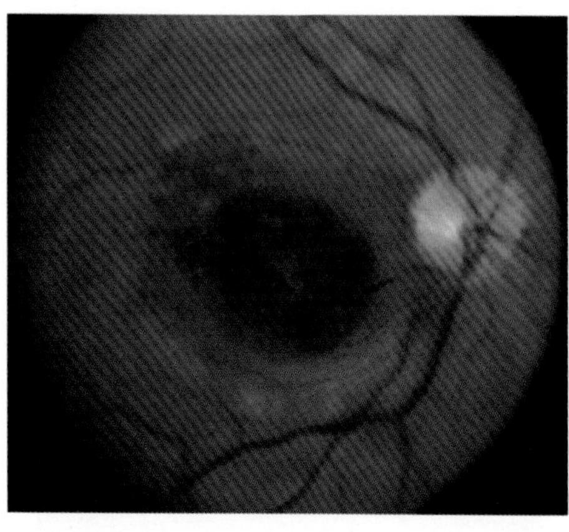

图 22.176 上图同一病灶 26 年后的外观，穹窿样隆起的黑色结节，如图 22.171 中的病灶一样，向前穿破了视网膜导致全层视网膜裂孔

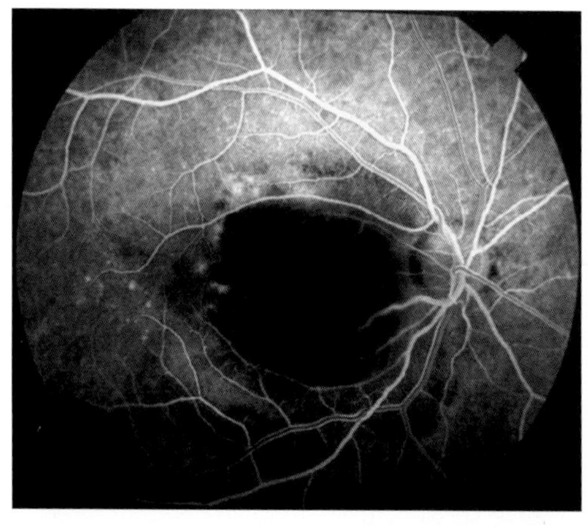

图 22.177 静脉期荧光血管造影显示瘤体均一低荧光，视网膜血管进入瘤体后便消失了，证明瘤体突出于视网膜前

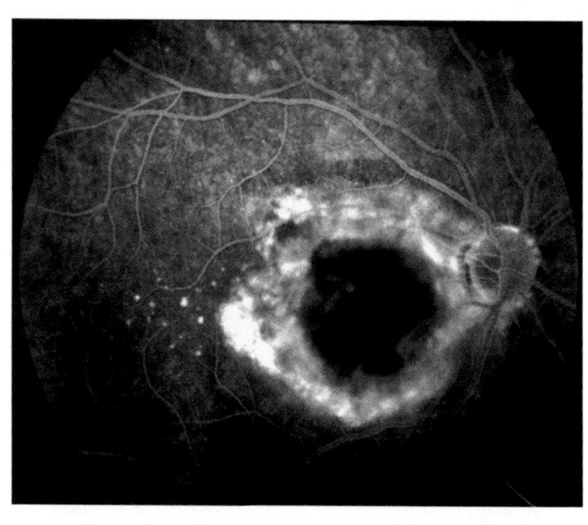

图 22.178 晚期荧光血管造影显示瘤体的持续低荧光以及瘤体周围由于色素上皮变性导致的透见高荧光，情况与图 22.179 相似

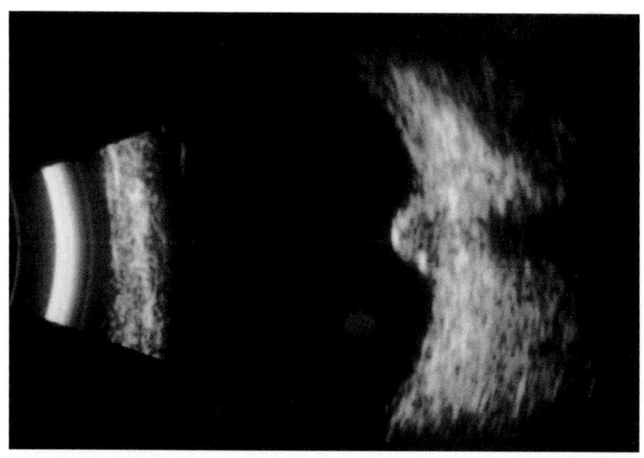

图 22.179 超声检查示半球形肿块，轻度的内部声学空洞，但无脉络膜挖空征

图 22.180 细针穿刺活检所获得的肿瘤细胞，特异性检查证实为色素上皮源性，符合色素上皮瘤

侵袭型恶性视网膜色素上皮瘤

恶性视网膜上皮瘤有时可表现高度的侵袭性，可充满整个眼球并侵入眼外组织。

Edelstein C, Shields CL, Shields JA, et al. Presumed adenocarcinoma of the retinal pigment epithelium in a blind eye with a staphyloma. *Arch Ophthalmol* 1998; 116: 525-528.

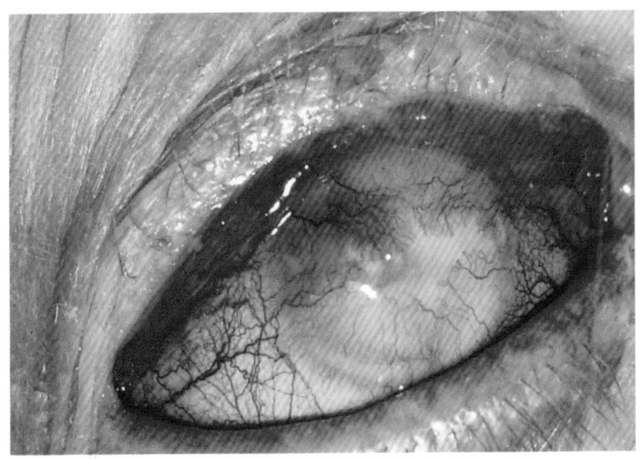

图 22.181　一位 77 岁女性患者的右眼眼部外观照片，角膜完全混浊并伴血管翳形成，患眼已失明多年

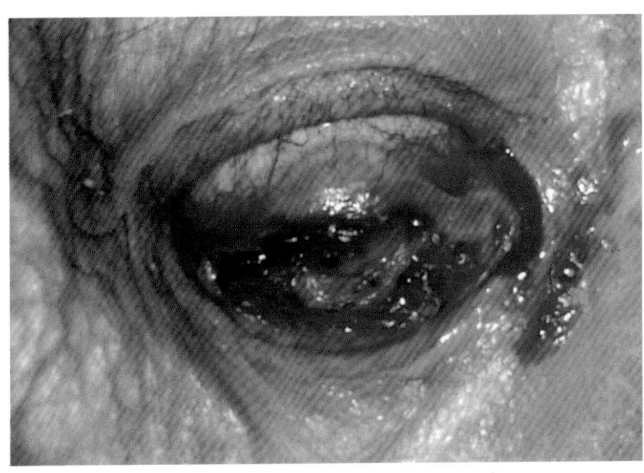

图 22.182　同一患者 1 年后的眼部照片显示右眼眼球突出，下方球结膜处出现突出眼外的出血性肿块

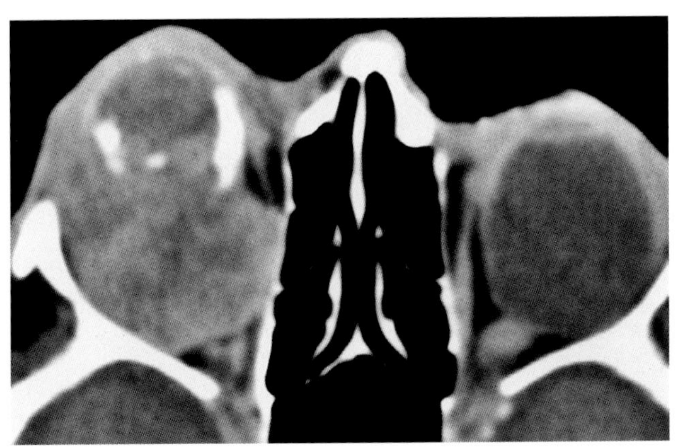

图 22.183　轴向眼眶 CT 扫描显示眼球突出、眼球壁的钙化、巨大的肿块充满眼球及眼眶、眼内亦出现骨性高密度影，提示视网膜色素上皮的骨化生

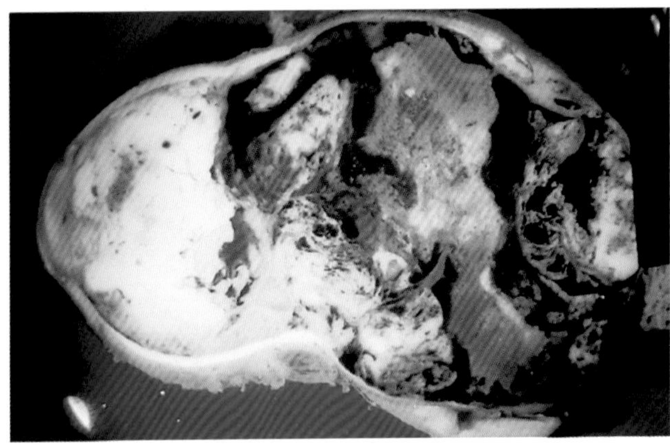

图 22.184　眼球摘除后的剖面大体照片显示球后葡萄肿充满了积血以及肿瘤组织的混合物（右侧），浅色的伴有坏死改变的眼内肿瘤充满玻璃体腔（左侧）

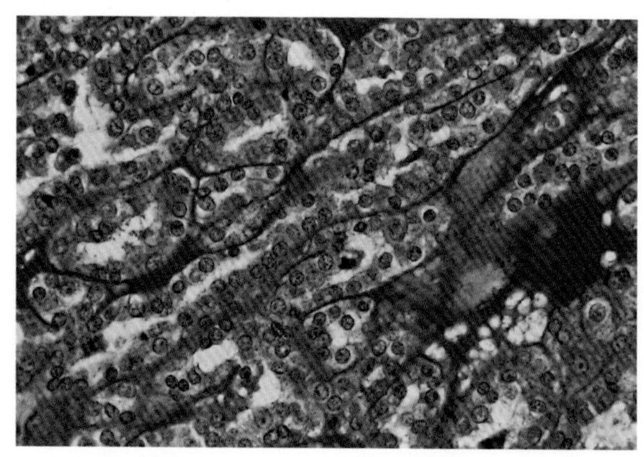

图 22.185　病理切片显示非色素性的肿瘤上皮细胞附着于线性的基底膜组织之上。（苏木精-伊红染色×200）

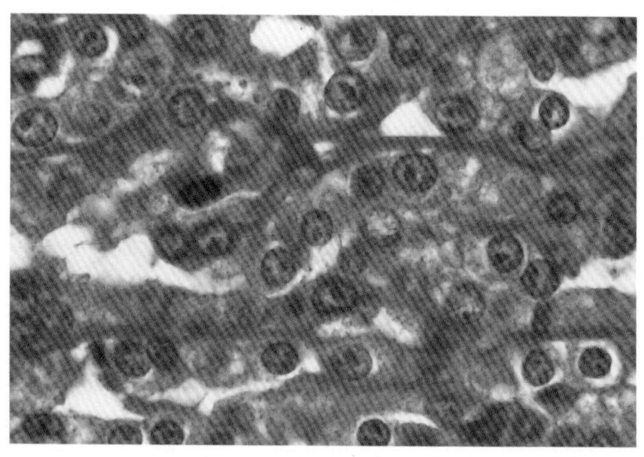

图 22.186　低度恶性细胞条索（苏木精-伊红染色×300）。虽有争议，但大多数眼病理专家认为肿瘤起源于视网膜色素上皮而不是非色素睫状体上皮

（雷少波　译）

第 23 章

睫状体无色素上皮肿瘤

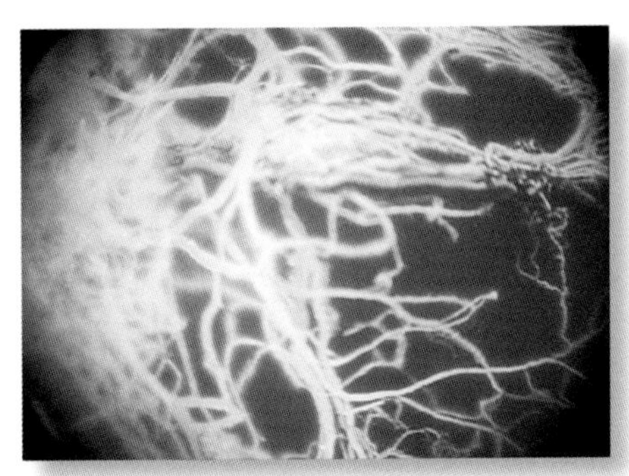

睫状体无色素上皮(non-pigmented ciliary epithelium,NPCE)可以发生多种肿瘤及肿瘤相关性病灶。Zimmerman 将这些病灶分为先天性及获得性(1,2)。我们对 Zimmerman 分类做了些许修改如下:

Ⅰ. 先天性
- A. 神经胶质瘤
- B. 非畸胎样髓上皮瘤(视网膜胚瘤)
  1. 良性
  2. 恶性
- C. 畸胎样髓上皮瘤
  1. 良性
  2. 恶性

Ⅱ. 获得性
- A. 假性上皮瘤样增生
  1. 反应性
  2. 年龄相关性(Fuchs 腺瘤;冠状腺瘤)
- B. 良性上皮瘤
  1. 实性
  2. 乳头状
  3. 多形性
- C. 恶性上皮瘤
  1. 实性
  2. 乳头状
  3. 多形性

其中一些如睫状体上皮胶质神经瘤极为罕见。我们只见过一例符合这一诊断的病人,本书中对这一罕见肿瘤不作讨论。获得性睫状体上皮肿瘤通常被称为"腺瘤",然而这些肿瘤其实起源于神经上皮层,因此我们更倾向称其为"神经上皮瘤"或简称为"NPCE 上皮瘤"。

睫状体无色素上皮先天性肿瘤(眼内髓上皮瘤)

总论

髓上皮瘤是最常见的 NPCE 失天性肿瘤,它是一种非遗传性胚胎肿瘤,常诊断于出生后十年之内(1-50)。偶见成年才发现的病例(40,50)。这一肿瘤起源于髓上皮,即胚胎视杯的内层。在髓上皮分化之前发生。肿瘤通常位于睫状体,可能自视杯的前唇发出。髓上皮瘤亦可偶见于视神经(30-33,41,43)。

临床特征

早期的表现之一为"晶状体缺损",其实是由肿瘤占位造成悬韧带先天性缺失,进而导致晶状体象限性的切迹。检查切迹附近的睫状体可发现典型的粉红-棕褐色肉质肿块。瘤体还经常出现透明的囊泡,这些

睫状体无色素上皮先天性肿瘤（眼内髓上皮瘤）

囊泡可以成为肿块的主要部分，甚至可以游离于瘤体之外漂浮于前房或玻璃体之中（12）。罕见情况下，睫状体髓上皮瘤可含色素（34-36）。

另一个特征性的改变是瘤性睫状膜的形成，有时会让人误诊为是永存性原始玻璃体增生（persistent hyperplastic primary vitreous，PHPV）（1）。60%的病例出现继发性青光眼，通常由虹膜新生血管以及房角关闭导致（1，5，6）。视网膜脱离也很常见。此病的诊断和治疗常被延误，经常出现患者接受了白内障、青光眼以及玻璃体视网膜手术之后，原发病灶仍未被发觉的情况。

眼外蔓延、侵袭眼眶是髓上皮瘤较少见的并发症（1）。侵入中枢神经系统的情况亦有报道，由此引起的进展性肿瘤颅内生长可致命。肿瘤突出眼外后可发生局部淋巴结或远处转移。

视神经的髓上皮瘤表现为视力下降以及隆起于后极部的非色素性肿块遮蔽视盘。这个部位的肿瘤可出现缓慢的生长并导致渗出和视网膜脱离（30-33，41，43）。

诊断方法

荧光素血管造影示早期高荧光并逐渐出现瘤体的着染。超声显示肿块实性声像以及内部的高回声（8）。瘤体内的软骨组织在超声下的表现与视网膜母细胞瘤内的钙化非常相似（8-10）。

病理

髓上皮瘤按组织病理学可分为非畸胎样和畸胎样两型，两者均可为良性或恶性。根据我们的经验，80%的眼内髓上皮瘤为细胞学恶性。非畸胎样的髓上皮瘤仅由类睫状体上皮细胞组成，有时被称为视网膜胚瘤（Diktyoma），这一词汇由希腊语的“鱼网”衍生而来。而畸胎样髓上皮瘤由多种增殖成分组成，例如软骨、横纹肌母细胞以及脑组织等。两型髓上皮瘤内都可以出现囊泡，内含对透明质酸酶敏感的黏多糖（与玻璃体无异），由肿瘤细胞分泌而成（1-3，14-19）。复发性的髓上皮瘤通常带有更多的恶性肿瘤的组织病理学特征。细胞内有时可见黑色素颗粒，这就是为什么有些髓上皮瘤临床表现为色素性肿块。髓上皮瘤经常伴有不同程度的永存玻璃体动脉（1，3）。

治疗

虽然大多数髓上皮瘤患眼需要眼球摘除处理，体积较小，境界清楚的肿瘤是可以由巩膜睫状体切除术治疗的。对于局部肿瘤或复发性肿瘤，放疗敷贴可以作为一个选择，但这一疗法在髓上皮瘤治疗中所扮演的角色仍不清楚（21，23）。高度进展的巩膜外浸润可导致患者死亡，因此肿瘤侵入眼眶的病例应考虑眶内容物剜除术。放疗及化疗对眼内髓上皮瘤的作用仍不清楚。

参考文献

大型病例系列

1. Kaliki S, Shields CL, Eagle RC Jr, et al. Ciliary body medulloepithelioma: analysis of 41 cases. *Ophthalmology* 2013;120(12):2552–2559.
2. Zimmerman LE. The remarkable polymorphism of tumors of the ciliary epithelium. The Norman McAlister Gregg Lecture. *Trans Aust Coll Ophthalmol* 1970;2:114–125.
3. Broughton WI, Zimmerman LE. A clinicopathologic study of 56 cases of intraocular medulloepitheliomas. *Am J Ophthalmol* 1978;85:407–418.
4. Canning CR, McCartney AC, Hungerford J. Medulloepithelioma (diktyoma). *Br J Ophthalmol* 1988;72:764–767.
5. Shields JA, Eagle RC Jr, Shields CL, et al. Congenital neoplasms of the nonpigmented ciliary epithelium (medulloepithelioma). *Ophthalmology* 1996;103:1998–2006.
6. Singh A, Singh AD, Shields CL, et al. Iris neovascularization in children as a manifestation of underlying medulloepithelioma. *J Pediatr Ophthalmol Strabismus* 2001;38:224–228.
7. Priest JR, Williams GM, Manera R, et al. Ciliary body medulloepithelioma: four cases associated with pleuropulmonary blastoma–a report from the International Pleuropulmonary Blastoma Registry. *Br J Ophthalmol* 2011;95(7):1001–1005.

影像学

8. Shields JA, Eagle RC, Shields CL, et al. Fluorescein angiography and ultrasonography of malignant intraocular medulloepithelioma. *J Pediatr Ophthalmol Strabismus* 1996;33:193–196.
9. Garcia-Feijoo J, Encinas JL, Mendez-Hernandez C, et al. Medulloepithelioma of the ciliary body: ultrasonographic biomicroscopic findings. *J Ultrasound Med* 2005;24:247–250.
10. Vajaranant TS, Mafee MF, Kapur R, et al. Medulloepithelioma of the ciliary body and optic nerve: clinicopathologic, CT, and MR imaging features. *Neuroimaging Clin N Am* 2005;15(1):69–83.
11. Sosinska-Mielcarek K, Senkus-Konefka E, Jaskiewicz K, et al. Intraocular malignant teratoid medulloepithelioma in an adult: clinicopathological case report and review of the literature. *Acta Ophthalmol Scand* 2006;84:259–262.
12. Zhou M, Xu G, Bojanowski CM, et al. Differential diagnosis of anterior chamber cysts with ultrasound biomicroscopy: ciliary body medulloepithelioma. *Acta Ophthalmol Scand* 2006;84:137–139.
13. Ayres B, Brasil OM, Klejnberg C, et al. Ciliary body medulloepithelioma: clinical, ultrasound biomicroscopic and histopathologic correlation. *Clin Experiment Ophthalmol* 2006;34(7):695–698.

病理

14. Kivela T, Tarkkanen A. Recurrent medulloepithelioma of the ciliary body. Immunohistochemical characteristics. *Ophthalmology* 1988;95:1565–1575.
15. Desai VN, Lieb WE, Donoso LA, et al. Photoreceptor cell differentiation in intraocular medulloepithelioma: an immunohistopathologic study. *Arch Ophthalmol* 1990;108:481–482.
16. Lloyd WC 3rd, O'Hara M. Malignant teratoid medulloepithelioma: clinical-echographic-histopathologic correlation. *JAAPOS* 2001;5:395–397.
17. Babu N, Dey P. Medulloepithelioma of ciliary body diagnosed by fine needle aspiration cytology. *Cytopathology* 2003;14:93–94.
18. Singh G, Gupta R, Kakkar A, et al. Fine needle aspiration cytology of metastatic ocular medulloepithelioma. *Cytopathology* 2011;22(5):343–345.
19. Kaliki S, Eagle RC, Grossniklaus HE, et al. Inadvertent implantation of aqueous tube shunts in glaucomatous eyes with unrecognized intraocular neoplasms: report of 5

睫状体无色素上皮先天性肿瘤（眼内髓上皮瘤）

cases. *JAMA Ophthalmol* 2013;131(7):925–928.

治疗

20. Davidorf FH, Craig E, Birnbaum L, et al. Management of medulloepithelioma of the ciliary body with brachytherapy. *Am J Ophthalmol* 2002;133:841–843.
21. Cassoux N, Charlotte F, Sastre X, et al. Conservative surgical treatment of medulloepithelioma of the ciliary body. *Arch Ophthalmol* 2010;128(3):380–381.
22. Ramasubramanian A, Shields CL, Kytasty C, et al. Resection of intraocular tumors (partial lamellar sclerouvectomy) in the pediatric age group. *Ophthalmology* 2012;119(12):2507–2513.
23. Papastefanou VP, Cohen VM. Ciliary-body adenoma of the non-pigmented epithelium with rubeosis iridis treated with plaque brachytherapy and bevacizumab. *Eye (Lond)* 2012;26(10):1388–1390.

病例报告

24. Shields JA, Shields CL, Schwartz RL. Malignant teratoid medulloepithelioma of the ciliary body simulating persistent hyperplastic primary vitreous. *Am J Ophthalmol* 1989;107:296–298.
25. Hennis HL, Saunders RA, Shields JA. Malignant teratoid medulloepithelioma of the ciliary body. *J Clin Neuroophthalmol* 1990;10:291–292.
26. Husain SE, Husain N, Boniuk M, et al. Malignant nonteratoid medulloepithelioma of the ciliary body in an adult. *Ophthalmology* 1998;105:596–599.
27. Quiones Tapia D, Serrano de la Iglesia JM. Malignant nonteratoid medulloepithelioma. *Ophthalmology* 1999;106:211.
28. Jumper MJ, Char DH, Howes EL Jr, et al. Neglected malignant medulloepithelioma of the eye. *Orbit* 1999;18:37–43.
29. Lumbroso L, Desjardins L, Coue O, et al. Presumed bilateral medulloepithelioma. *Arch Ophthalmol* 2001;119:449–450.
30. Reese AB. Medulloepithelioma (dictyoma) of the optic nerve. *Am J Ophthalmol* 1957;44:4–6.
31. Green WR, Iliff WJ, Trotter RR. Malignant teratoid medulloepithelioma of the optic nerve. *Arch Ophthalmol* 1974;91:451–454.
32. O'Keefe M, Fulcher T, Kelly P, et al. Medulloepithelioma of the optic nerve head. *Arch Ophthalmol* 1997;115:1325–1327.
33. Chavez M, Mafee MF, Castillo B, et al. Medulloepithelioma of the optic nerve. *J Pediatr Ophthalmol Strabismus* 2004;41:48–52.
34. Pe'er J, Hidayat AA. Malignant teratoid medulloepithelioma manifesting as a black epibulbar mass with expulsive hemorrhage. *Arch Ophthalmol* 1984;102:1523–1527.
35. Gopal L, Babu EK, Gupta S, et al. Pigmented malignant medulloepithelioma of the ciliary body. *J Pediatr Ophthalmol Strabismus* 2004;41:364–366.
36. Shields JA, Eagle RC Jr, Shields CL, et al. Pigmented medulloepithelioma of the ciliary body. *Arch Ophthalmol* 2002;120:207–210.
37. Font RL, Rishi K. Diffuse retinal involvement in malignant nonteratoid medulloepithelioma of ciliary body in an adult. *Arch Ophthalmol* 2005;123(8):1136–1138.
38. Kanavi MR, Soheilian M, Kamrava K, et al. Medulloepithelioma masquerading as chronic anterior granulomatous uveitis. *Can J Ophthalmol* 2007;42(3):474–476.
39. Al-Salam S, Algawi K, Alashari M. Malignant non-teratoid medulloepithelioma of ciliary body with retinoblastic differentiation: a case report and review of literature. *Neuropathology* 2008;28(5):551–556.
40. Pushker N, Khuraijam N, Sen S, et al. Medulloepithelioma of the ciliary body associated with massive intravitreal hemorrhage in an adult. *Can J Ophthalmol* 2008;43(2):253–254.
41. Lindegaard J, Heegaard S, Toft PB, et al. Malignant transformation of a medulloepithelioma of the optic nerve. *Orbit* 2010;29(3):161–164.
42. Alkatan H, Al-Amry M, Al-Hussain H, et al. Medulloepithelioma of the ciliary body: the delay in diagnosis and frequent initial mismanagement. *Can J Ophthalmol* 2011;46(5):431–438.
43. Corrêa ZM, Augsburger JJ, Spaulding AG. Medulloepithelioma of the optic disc. *Hum Pathol* 2011;42(12):2047–2051.
44. Sharma P, Shields CL, Turaka K, et al. Ciliary body medulloepithelioma with neoplastic cyclitic membrane imaging with fluorescein angiography and ultrasound biomicroscopy. *Graefes Arch Clin Exp Ophthalmol* 2011;249(8):1259–1261.
45. Lewis DA, Nehls S, Rowe J, et al. Ciliary body medulloepithelioma in a 10-year-old boy. *Arch Ophthalmol* 2012;130(7):881.
46. Saunders T, Margo CE. Intraocular medulloepithelioma. *Arch Pathol Lab Med* 2012;136(2):212–216.
47. Earl JB, Minckler DS, Lee TC, et al. Malignant teratoid medulloepithelioma with retinoblastic and rhabdomyoblastic differentiation. *J AAPOS* 2013;17(3):328–331.
48. Ramasubramanian A, Correa ZM, Augsburger JJ, et al. Medulloepithelioma in DICER1 syndrome treated with resection. *Eye (Lond)* 2013;27(7):896–897.
49. Laird PW, Grossniklaus HE, Hubbard GB. Ciliary body medulloepithelioma associated with pleuropulmonary blastoma. *Br J Ophthalmol* 2013;97(8):1079, 1086–1087.
50. Ali MJ, Honavar SG, Vemuganti GK. Ciliary body medulloepithelioma in an adult. *Surv Ophthalmol* 2013;58(3):266–272.

睫状体髓上皮瘤：临床表现及大体病理特征

睫状体髓上皮瘤的临床表现多样，取决于诊断时肿瘤的大小及累及的范围。

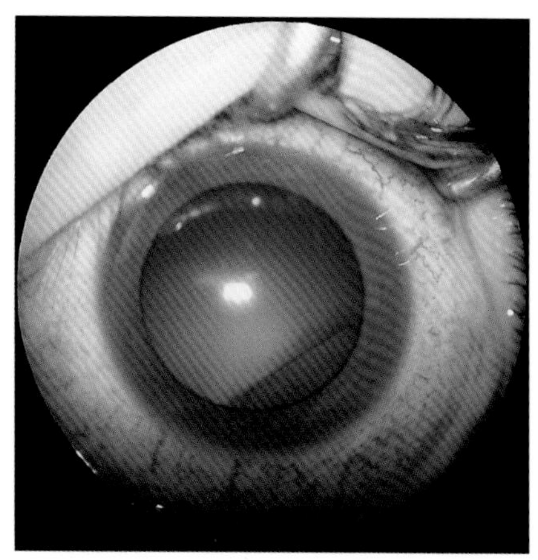

图 23.1 一例 4 岁女童典型的晶状体切迹或“缺损”

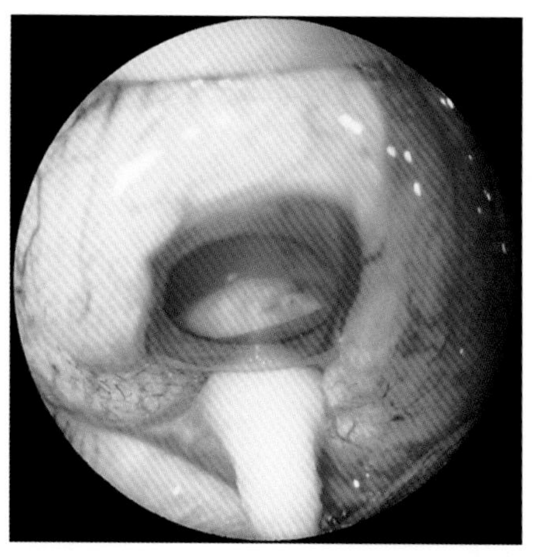

图 23.2 图 23.1 中同一病例在巩膜顶压下的表现，可见一白色肉质睫状体肿块。经巩膜睫状体切除术后，肿瘤被确诊断良性非畸胎性髓上皮瘤

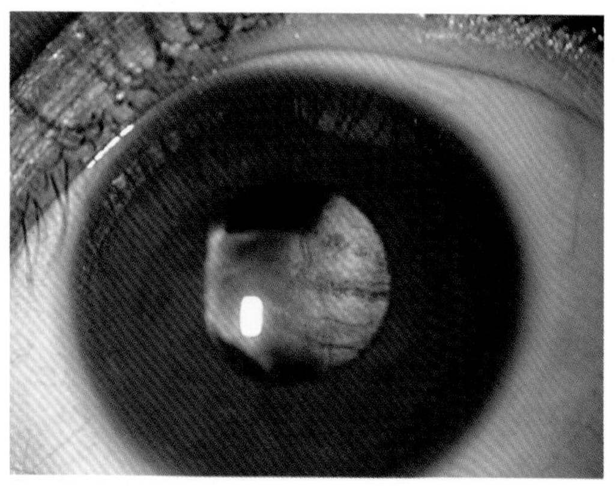

图 23.3 年轻女孩晶状体后方的肿瘤性增殖膜。颞侧发现睫状体髓上皮瘤

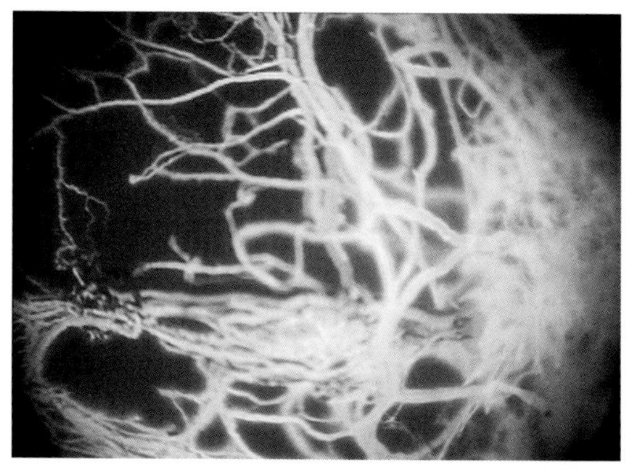

图 23.4 图 23.3 病例的荧光素血管造影显示增殖膜上有许多粗大的血管从肿瘤发出并沿玻璃体前界面生长

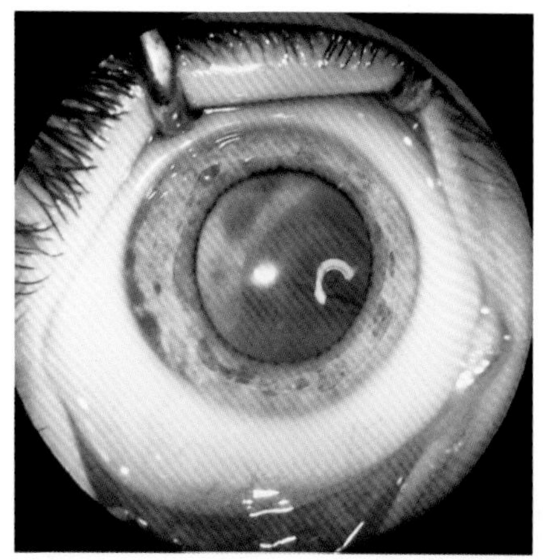

图 23.5 由睫状体髓上皮瘤诱导而成的睫状增殖膜的典型外观

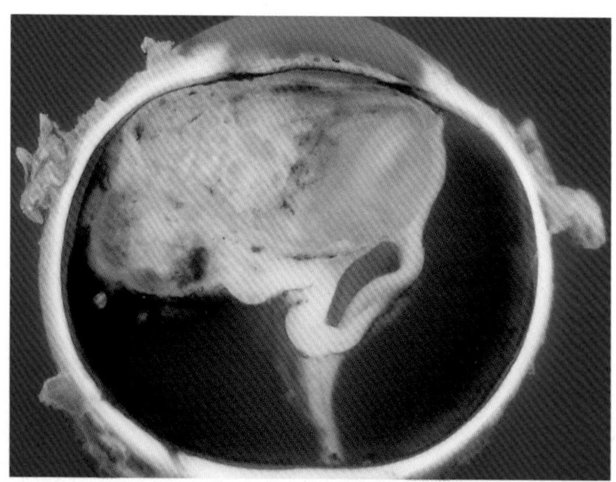

图 23.6 图 23.6 病例经眼球摘除术后的的大体病理外观。可见不规则、内含囊腔的睫状体肿块。晶状体脱位，以及继发性视网膜脱离

恶性畸胎瘤样睫状体髓上皮瘤：临床病理相关性

Hennis HL, Saunders RA, Shields JA. Malignant teratoid medulloepithelioma of the ciliary body. *J Clin Neuroophthalmol* 1990;10:291-292.

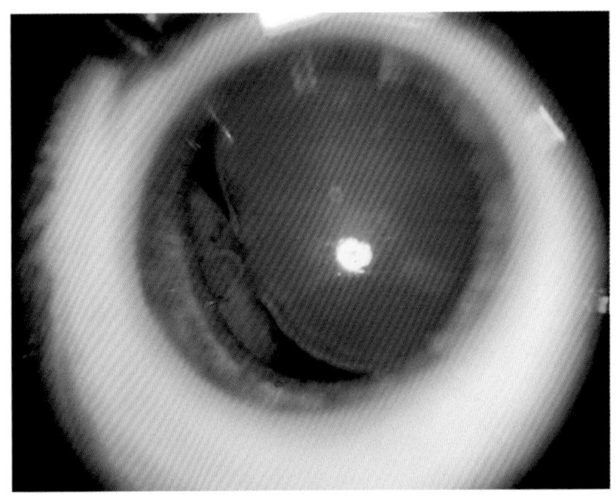

图 23.7　见于 6 岁男童的颞下方睫状体髓上皮瘤，注意白色肉质肿块，表面有小囊泡附着

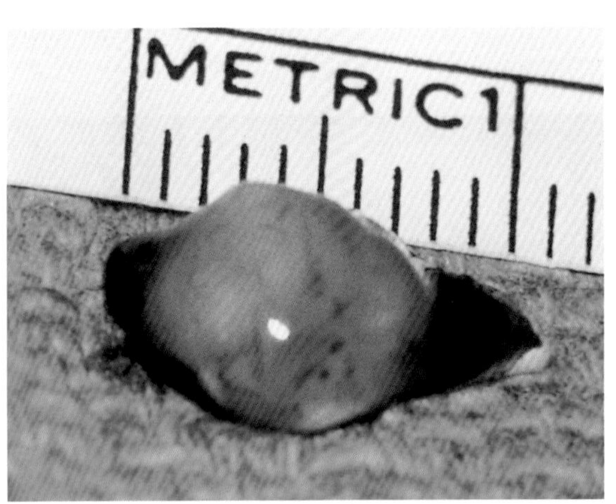

图 23.8　成功虹膜睫状切除术后的病灶大体外观

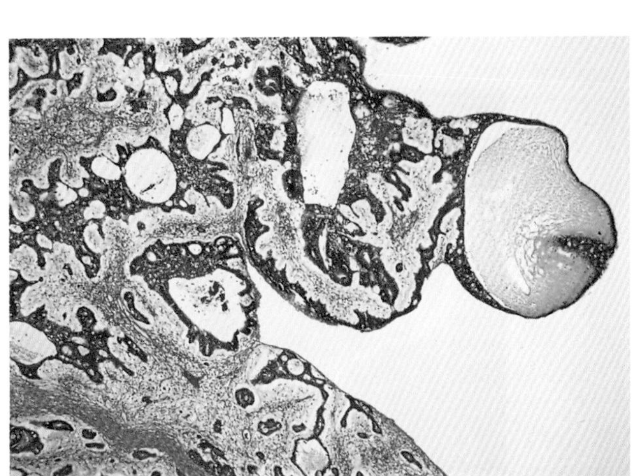

图 23.9　病理切片的细节图显示了病灶表面附着一内含类玻璃体物质的囊泡（苏木精-伊红染色×40）

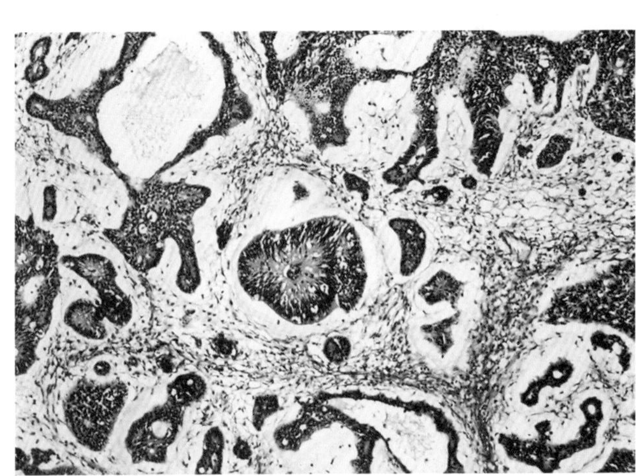

图 23.10　肿瘤某区域的细节图片显示上皮细胞组成的小管和腺泡样结构，以及细胞外间质样组织。（苏木精-伊红染色×15）

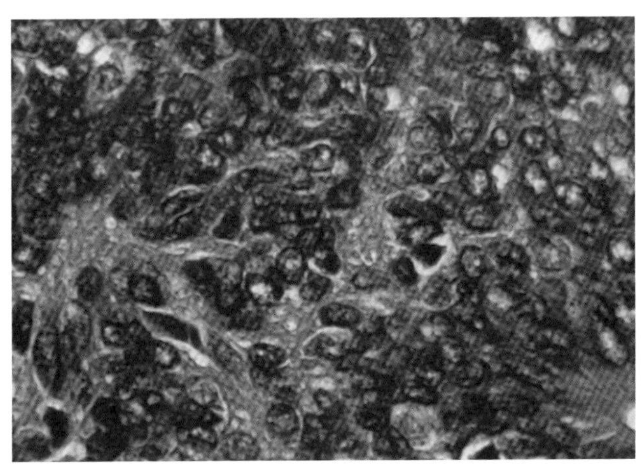

图 23.11　另一区域的肿瘤细织由致密的细胞团块构成，带明显恶性的特征。（苏木精-伊红染色×200）

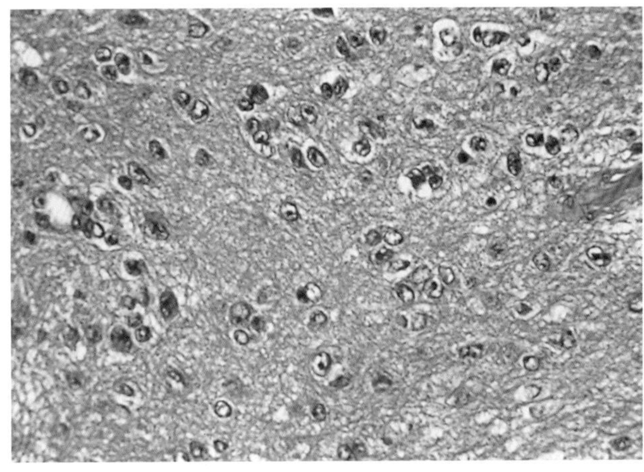

图 22.12　同一肿瘤的另一区域符合脑组织。此肿瘤病理诊断为恶性畸胎瘤样睫状体髓上皮瘤。（苏木精-伊红染色×150）

恶性畸胎瘤样髓上皮瘤：临床病理相关性

大部分睫状体髓上皮瘤的病例中，眼底照相和超声检查都是非常困难的，而以下这一病例则成功获取了这些检查的图像。其临床外观以及超声下的表现与视网膜母细胞瘤高度相似。

Shields JA, Eagle RC, Shields CL, et al. Fluorescein angiography and ultrasonography of malignant intraocular medulloepithelioma. *J Pediatr Ophthalmol Strabismus* 1996;33:193-196.

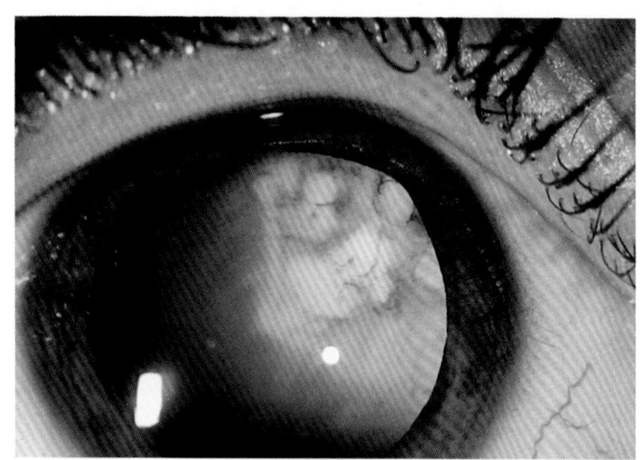

图 23.13　7 岁女童右眼临床眼部照相，显示鼻上方眼内肿块。注意灰白色白垩质区域以及灰色肿瘤性睫状增殖膜

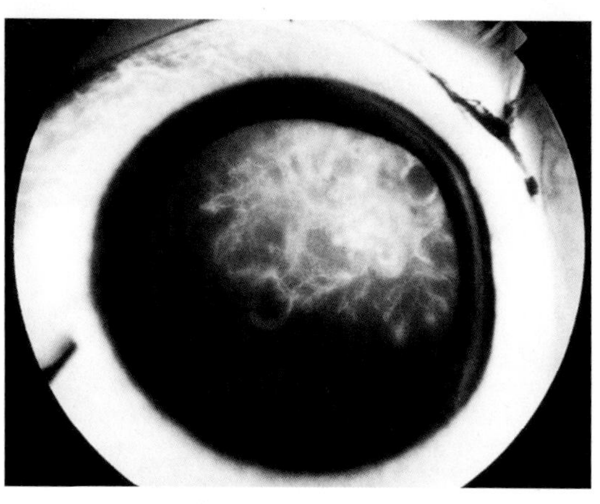

图 23.14　荧光血管造影显示肿瘤内细微的血管结构以及荧光渗漏

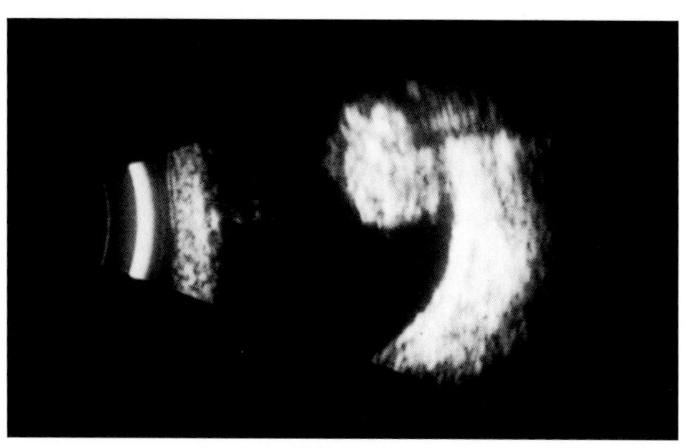

图 23.15　二维超声显示带蒂的团块，内部回声致密。虽然荧光血管造影和超声检查提示视网膜母细胞瘤，我们仍将其诊断为髓上皮瘤并行眼球摘除

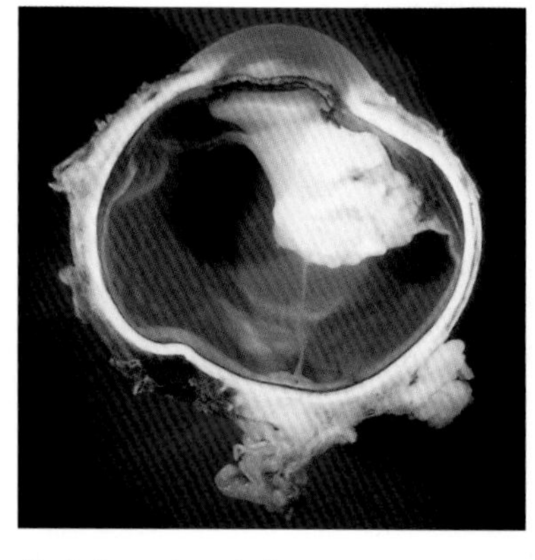

图 23.16　摘除术眼球的大体外观，显示白色的睫状体肿块、睫状增殖膜以及纤细的玻璃体血管由肿瘤延至视盘

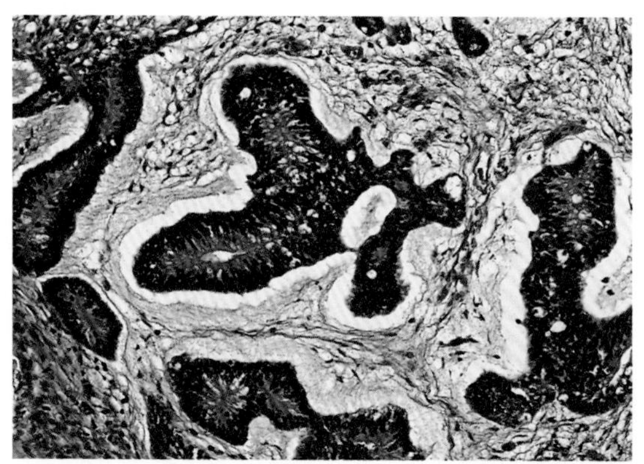

图 23.17　肿瘤部分区域示上皮细胞增殖形成的小管和腺泡。（苏木精-伊红染色×100）

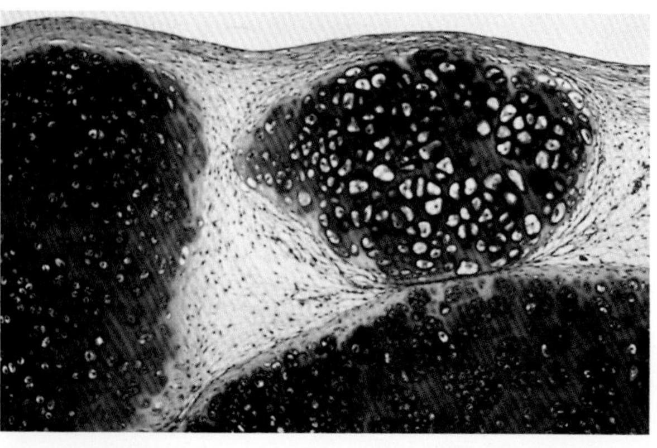

图 24.18　肿瘤另一区域内显示透明软骨组织，这些组织对应在眼底图下看到的白垩质部分、造影下的低荧光以及超声下的高回声区域

类似永存增殖原始玻璃体的睫状体髓上皮瘤

许多睫状体髓上皮瘤可伪装成或造成先天性白内障、青光眼或 PHPV。髓上皮瘤和 PHPV 经常互为合并症出现在同一患眼。

Shields JA, Shields CL, Schwartz RL. Malignant teratoid medulloepithelioma of the ciliary body simulating persistent hyperplastic primary vitreous. *Am J Ophthalmol* 1989;107:296-298.

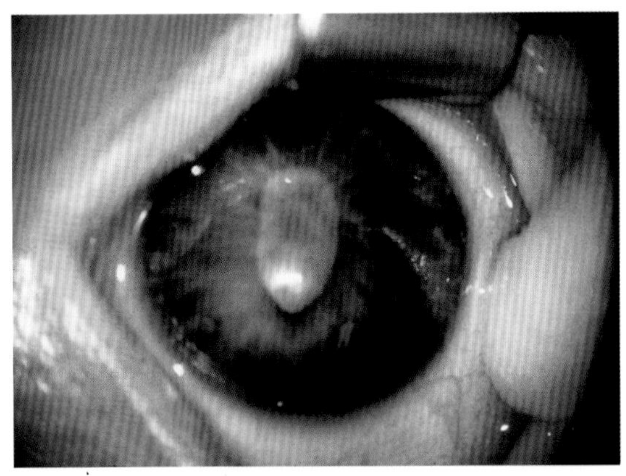

图 23.19 婴儿先天性白内障导致的白瞳症

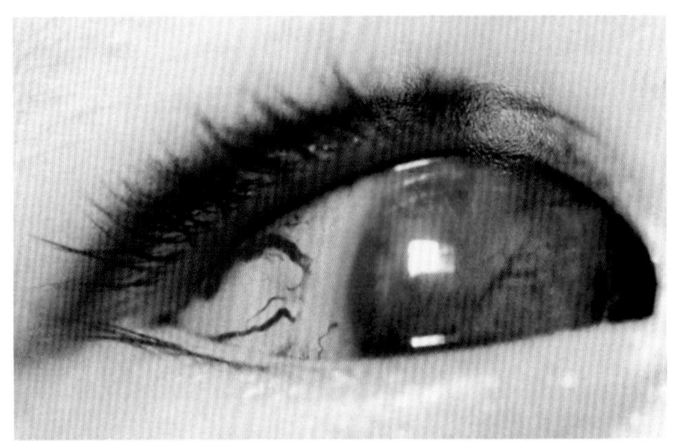

图 23.20 同一患眼疑诊 PHPV 并经过三次手术后的外观。前房充满红黄色物质。失明并疼痛的患眼随后被摘除

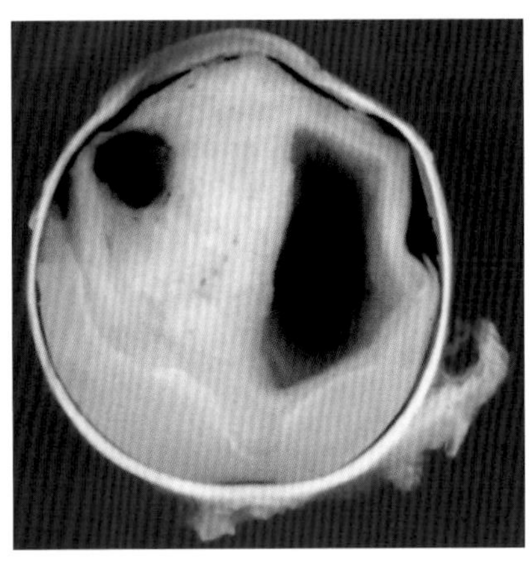

图 23.21 眼球摘除术后标本的切面图，显示不规则的睫状体肿块向后延伸到后节导致视网膜脱离。注意睫状体肿瘤内有一血肿

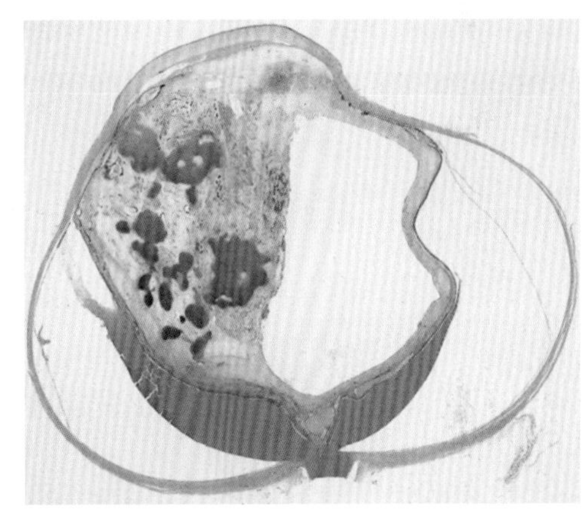

图 23.22 低倍镜图片显示三角形的睫状体肿瘤内有软骨组织灶，图中还显示了渗出性的视网膜脱离

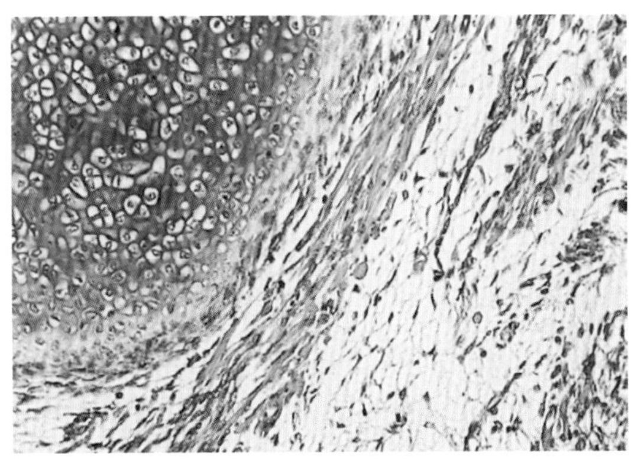

图 23.23 病理切片显示透明软骨组织，伴骨骼肌包绕。(苏木精-伊红染色×50)

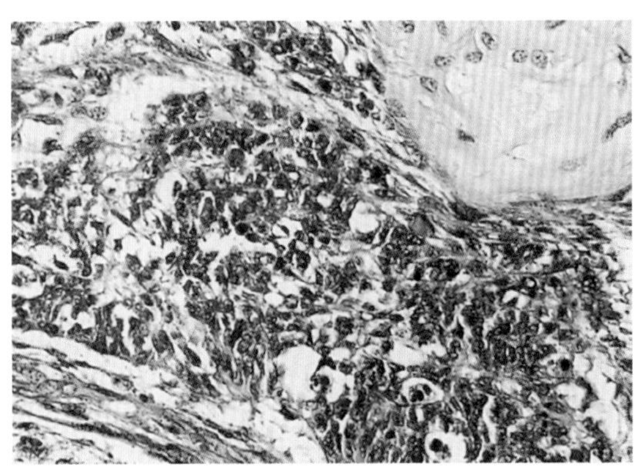

图 23.24 同一肿瘤的病理切片还显示致密的恶性细胞团块(苏木精-伊红染色×200)。最终诊断为恶性畸胎样髓上皮瘤

色素性恶性睫状体髓上皮瘤

在罕见情况下，髓上皮瘤的临床外观和病理表现可以是色素性的，如以下这个病例。

Shields JA, Eagle RC Jr, Shields CL, et al. Pigmented medulloepithelioma of the ciliary body. *Arch Ophthalmol* 2002;120:207-210.

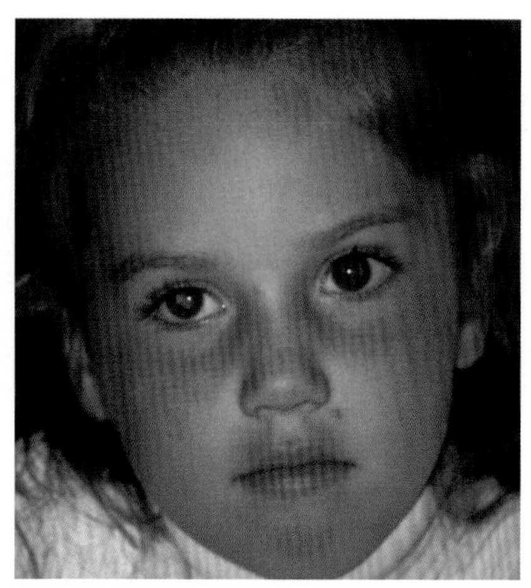

图 23.25　3 岁女童出现右眼白瞳症，注意颞下方瞳孔缘的黑色病灶

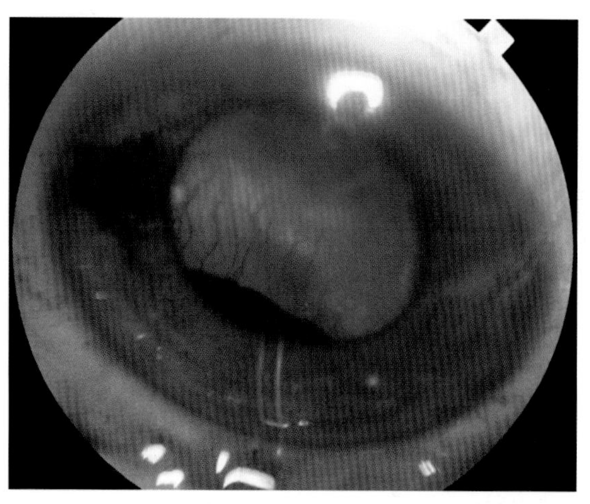

图 23.26　颞下方色素性睫状体肿瘤伴血管性睫状膜。图中还可以偶然伴发的虹膜色素痣。通过虹膜睫状体切除术切除肿块

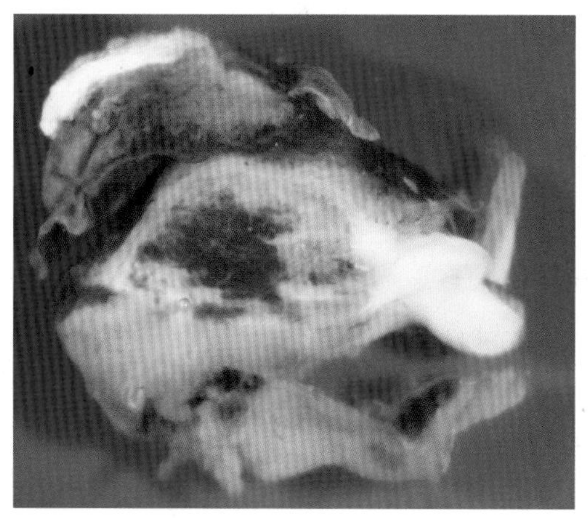

图 23.27　术后肿块标本的大体外观，图片上方是正常的虹膜和巩膜，肿块中央区域富含色素

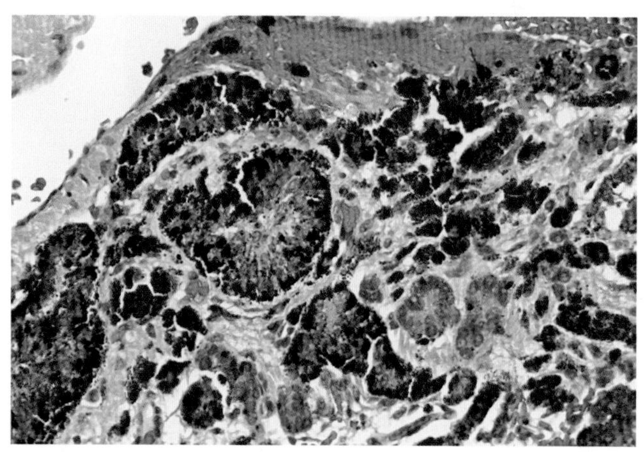

图 23.28　肿块中心色素上皮细胞组成假腺泡以及条索样结构。（苏木精-伊红染色×100）

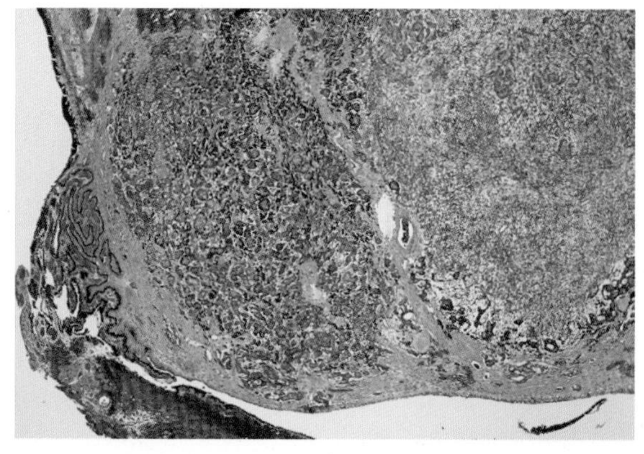

图 23.29　肿瘤的局部病理切片，显示肿瘤表浅面的色素神经上皮小管（左侧）以及非色素性的类肉瘤样区域。（苏木精-伊红染色×50）

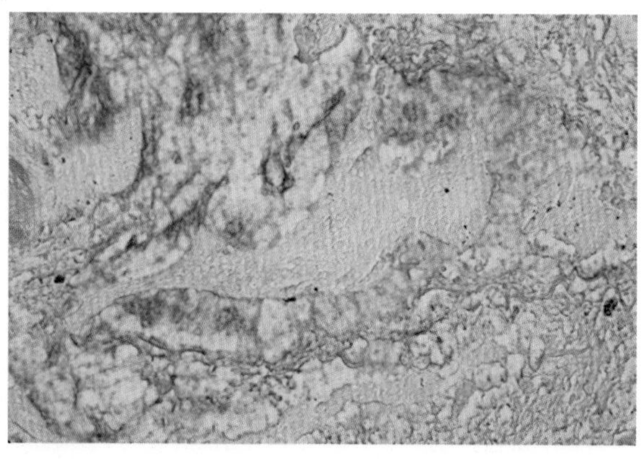

图 23.30　胶体铁染色显示大量黏多糖成分围绕着神经上皮组织（胶体铁染色×100）。这些类似玻璃体的成分可见于色素性髓上皮瘤但不会出现在原发性色素上皮瘤之中

成人急进性恶性睫状体髓上皮瘤

有一种亚型的胚胎性髓上皮瘤可表现为成年发病、快速进展，并迅速突出眼外，侵入眼眶。这种先天性髓上皮瘤与成年获得性睫状体无色素上皮瘤的区别在于其含有多种组织病理成分，类似先天性畸胎样髓上皮瘤。

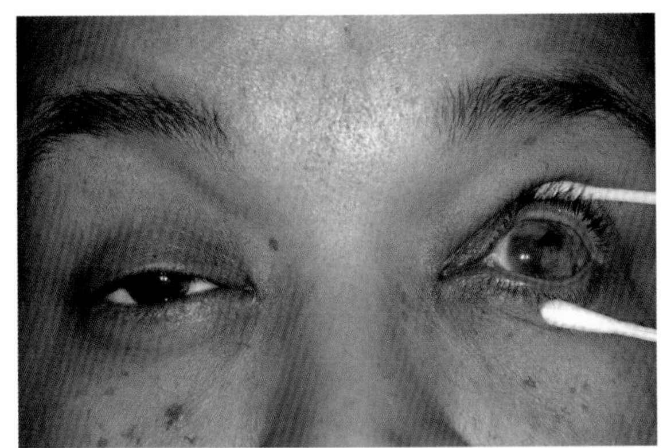

图 23.31　一位 54 岁非裔美国女性的面部照片显示左眼前节占位病变。在发现这一病灶之前患者接受了白内障手术，数月后因不明原因的青光眼而接受 Ahmed 引流阀植入术

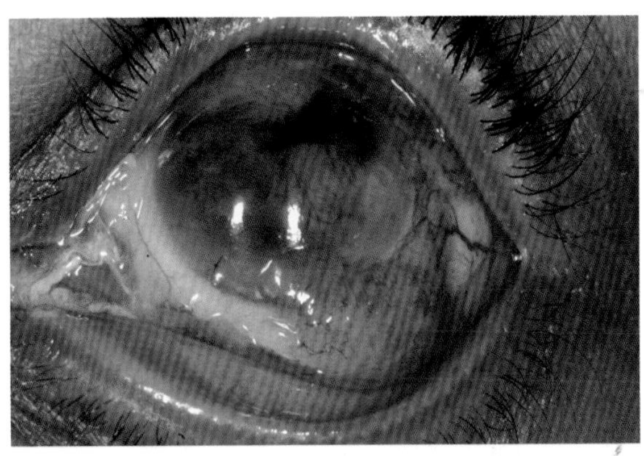

图 23.32　左眼的近距离观显示虹膜肿块以及眼球表面结节。外院活检显示为“粘液分泌性腺癌，符合转移癌”。但全身检查没有发现原发肿瘤，患者随后被转诊至我院接受眼球摘除

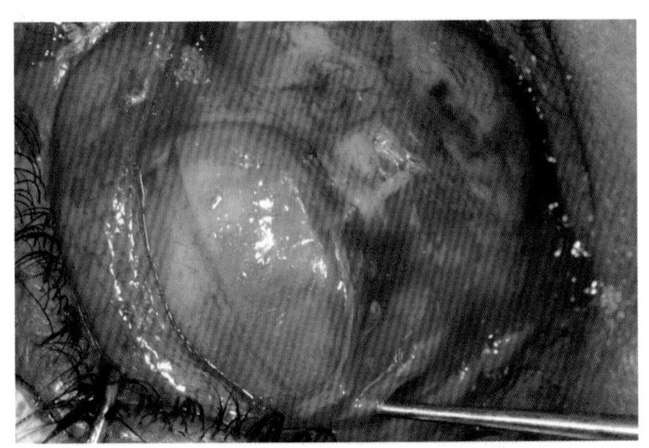

图 23.33　眼球摘除术中暴露的青光眼引流阀，角膜位于图片右侧

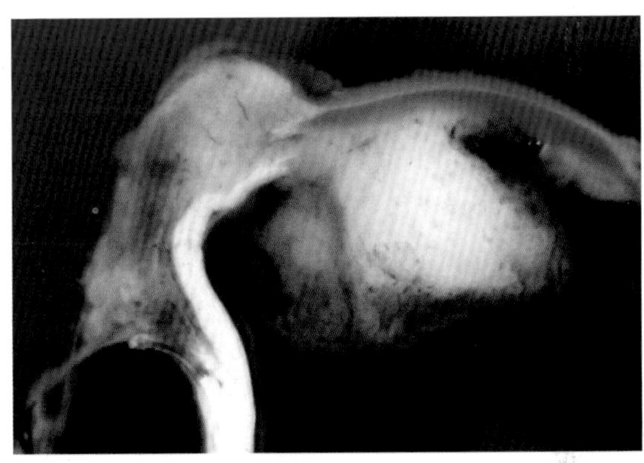

图 23.34　摘除眼前节切片的大体观，可见睫状体白色肿块，延伸至巩膜外（图左侧）。角膜位于图片上方

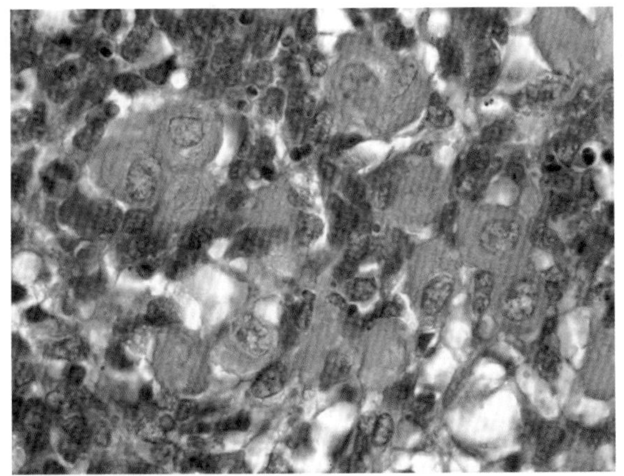

图 23.35　此病理切片显示了肿瘤的低分化区域，可见较大的圆形恶性细胞。这些细胞的肌间线蛋白以及肌动蛋白免疫反应阳性，证实了他们是横纹肌肌母细胞，这在胚胎髓上皮瘤中常见。（苏木精-伊红染色×250）

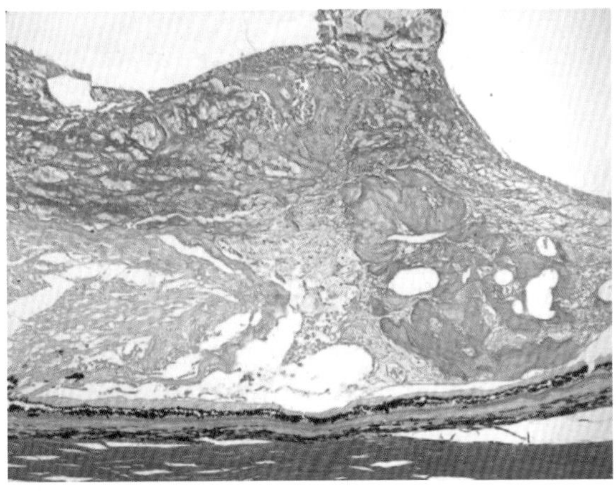

图 23.36　低倍镜下显示黏液素免疫组化染色阳性细胞，黏液素对透明质酸酶敏感。（阿尔新蓝染色，×20）

视神经髓上皮瘤以及与髓上皮瘤相关的综合征

罕见的情况下，髓上皮瘤可以累及视盘及球后视神经，由于这种肿瘤在组织病理学上与睫状体髓上皮瘤是一致的，所以放在这里讨论。髓上皮瘤还可以发生于胸膜肺母细胞瘤-家族性肿瘤综合征，这种肿瘤易感性综合征是由 DICER1 基因突变导致，可于肺、胸膜、睫状体无色素上皮等部位发生生殖细胞肿瘤。

1. O' Keefe M, Fulcher T, Kelly P, et al. Medulloepithelioma of the optic nerve. *Arch Ophthalmol* 1997;115:1325-1327.
2. Kramer G, Arepalli S, Shields CL, et al. Ciliary body medulloepithelioma association with pleuropulmonary blastoma in a familial tumor predisposition syndrome. *J Pediatri Ophthalmol Strabism* 2014;51:e48-e50.

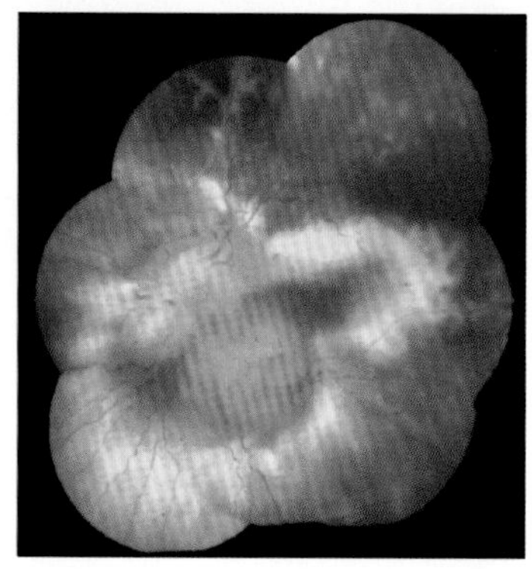

图 23.37 视盘髓上皮瘤的眼底拼图，肉质肿瘤累及视盘以及视盘旁的视网膜。注意视网膜下渗出以及广泛的渗出性视网膜脱离。（由 Deepark Edward 医师提供）

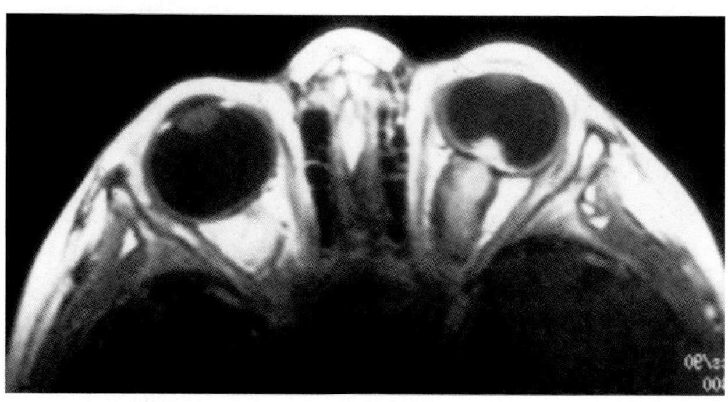

图 23.38 图 23.37 的病变的轴向核磁共振 T1 信号增强扫描，显示视盘肿瘤向后侵入视神经球后段约 25mm。（由 Deepark Edward 医师提供）

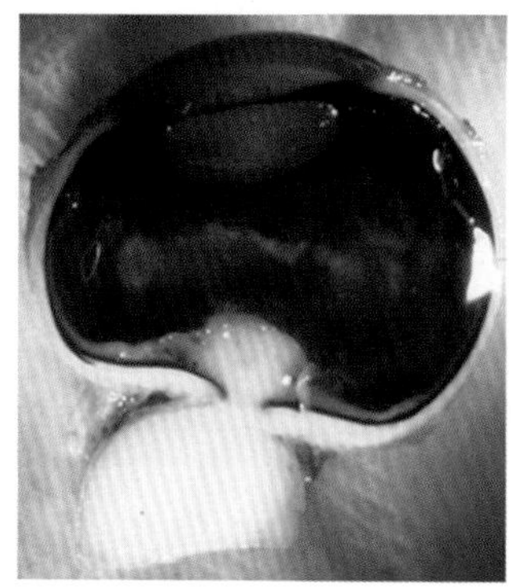

图 23.39 图 23.37 中眼球摘除术后眼球的标本剖面显示球眼内肿块并累及球后视神经。（由 Deepark Edward 医师提供）

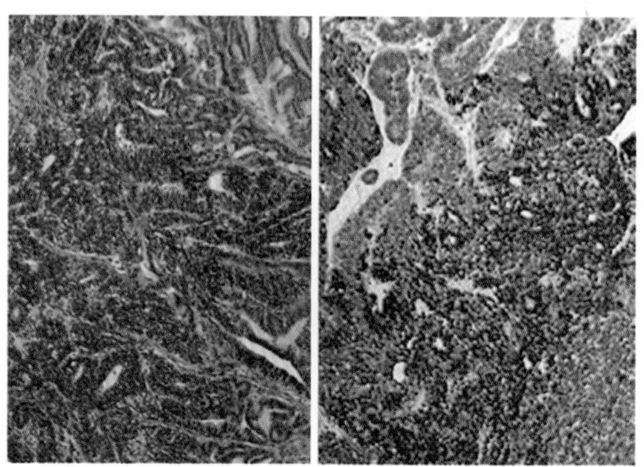

图 23.40 图 23.39 肿瘤的病理切片。左：苏木精-伊红染色（×100 倍）显示胚胎神经上皮条索，髓上皮瘤的典型表现之一。右：神经元特异性烯醇酶免疫组化染色，显示肿瘤内的低分化神经元细胞。（×100 倍，由 Deepark Edward 医师提供）

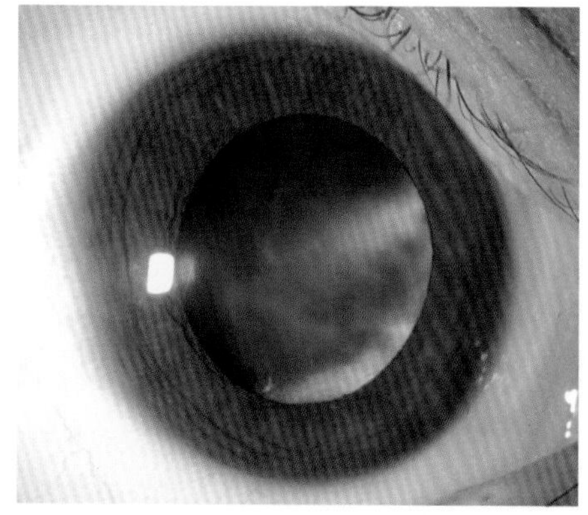

图 23.41 儿童髓上皮瘤患者，晶状体后出现白色纤维睫状膜

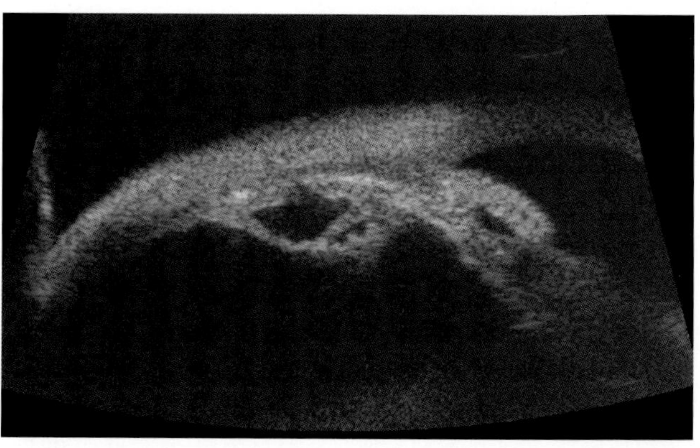

图 23.42 超声生物显微镜发现非常细小的睫状体肿块，特征符合髓上皮瘤。随后此患儿被诊断出患有胸膜肺母细胞瘤

年龄相关性睫状体无色素上皮增生(冠状腺瘤; Fuchs 腺瘤)

总论

年龄相关性睫状体无色素上皮增生(age-related hyperplasia of the nonpigmented ciliary epithelium, ARH-NPCE,又称冠状腺瘤; Fuchs 腺瘤)表现为奇特的细小眼内肿块,藏匿于睫状体冠部(1-7)。虽然这一病变极为常见,但大多数情况下因为没有临床意义而不被查觉。这一病变似乎是由睫状体老化而导致的 NPCE 异常增生(2)。

临床特征

ARH-NPCE 是一种临床上难以查觉的细小的睫状体病灶。但在个别病例中,可以通过间接检眼镜配合巩膜顶压或三面前房角镜等手段发现藏匿于睫状体冠部的细小团块,通常边界清晰,质地均一,呈黄白色。肿块可以是孤立性的,也可以呈多个分布,通常限于一个睫状突。如果肿块大到可以由临床检查发现时,很容易与睫状体黑色素瘤、NPCE 上皮瘤或其他肿瘤相混淆(7)。这一肿瘤偶尔可蚀穿虹膜面而表现为房角的占位,还可以导致象限性的皮质白内障(3)。

病理

ARH-NPCE 的大体病理特征为位于睫状体冠部境界分明的白色肿块。通常局限于一个睫状突。显微结构上由卷曲的片状或小管状睫状体无色素上皮构成,并以嗜酸性、PAS 染色(periodic acid-Schiff stain)阳性的细胞外间质分隔(7)。有的病例基底膜物质非常丰富,以至于肿瘤细胞看上去像孤立的上皮细胞团块或小岛。电镜下可见 NPCE 的典型特征,如细胞间的交错连接以及丰富的细胞桥粒。而细胞外间质含Ⅳ型胶原以及层粘连蛋白(Laminin),亦符合 NPCE 的特征。

诊断方法

如前所述,ARH-NPCE 甚少在常规眼部检查时被发现。就算被发现,根据前面提到的典型表现很容易得到诊断提示。白色的外观不大可能是睫状体黑色素瘤,但这一病灶或者无法跟真正的获得性 NPCE 上皮瘤相鉴别。高分辨率超声生物显微镜的应用或许会使这些病灶在临床上更易发现。某些病例中,穿刺细胞学检查可作为辅助诊断手段。

治疗

ARH-NPCE 通常无需治疗。体形较大并突破虹膜进入前房的肿块因其可与黑色素瘤或肿瘤相混淆而可予虹膜睫状体切除术治疗(7)。然而虹膜睫状体手术操作难度大而并发症多,不应作为常规治疗手段,特别是对细小的无自觉症状的稳定病灶,对于这样的病例,一段时间的观察随诊是比立刻手术更明智的选择。

参考文献

1. Zimmerman LE. The remarkable polymorphism of tumors of the ciliary epithelium. The Norman McAlister Gregg Lecture. *Trans Aust Coll Ophthalmol* 1970;2:114–125.
2. Iliff WJ, Green WR. The incidence and location of Fuch's adenoma. *Arch Ophthalmol* 1972;88:249–254.
3. Bronwyn-Bateman J, Foos RY. Coronal adenomas. *Arch Ophthalmol* 1979;97:2379–2384.
4. Zaidman GW, Johnson BL, Salamon SM, et al. Fuch's adenoma affecting the peripheral iris. *Arch Ophthalmol* 1983;101:771–773.
5. Brown HH, Glasgow BJ, Foos RY. Ultrastructural and immunohistochemical features of coronal adenomas. *Am J Ophthalmol* 1991;112:34–40.
6. Glasgow BJ. Intraocular fine needle aspiration biopsy of coronal adenomas. *Diagn Cytopathol* 1991;7:239–242.
7. Shields JA, Shields CL, Eagle RC, et al. Age-related hyperplasia of the nonpigmented ciliary body epithelium (Fuchs adenoma) simulating a ciliary body malignant neoplasm. *Arch Ophthalmol* 2009;127:1124–1125.

年龄相关性睫状体无色素上皮增殖（冠状腺瘤；Fuchs 腺瘤）

年龄相关性 NPCE 增殖是一种良性的上皮细胞伴基底膜物质的增殖，与睫状体的老化有关。临床上少见，但经常在老年人的眼病理检查中意外发现。

Zaidman GW, Johnson BL, Salamon SM, et al. Fuchs adenoma affecting the peripheral iris. *Arch Ophthalmol* 1983;101:771-773.

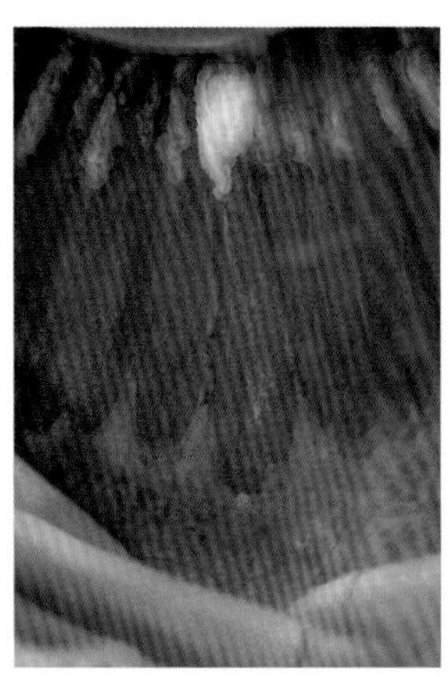

图 23.43　因脉络膜黑色素而摘除的眼球标本的睫状体大体近观照片，注意睫状突末端的白色肿块（图片上方）

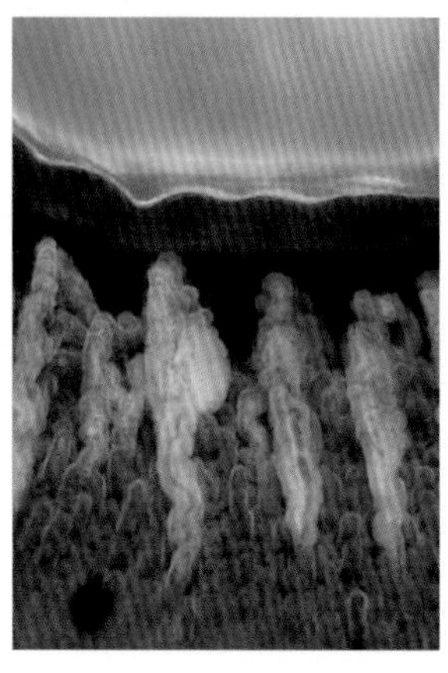

图 23.44　另一个类似的眼球标本显示睫状突边缘的白色结节

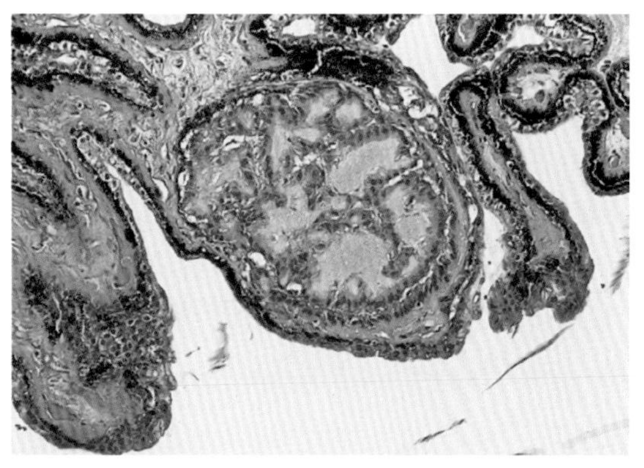

图 23.45　年龄相关性 NPCE 增殖的组织病理学切片，显示了条索状分布的上皮细胞以及其间丰富的基底膜物质。（苏木精-伊红染色×20）

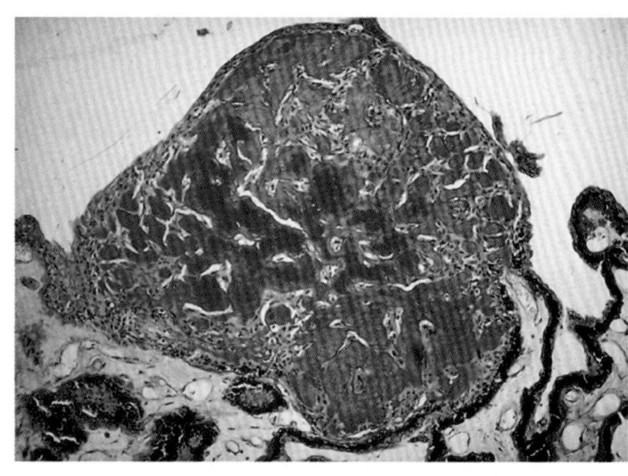

图 23.46　年龄相关性 NPCE 增殖的组织病理学切片，病理特征与图 23.45 相似，基底膜以过碘酸希夫（PAS）染色标记。（PAS 染色×25）

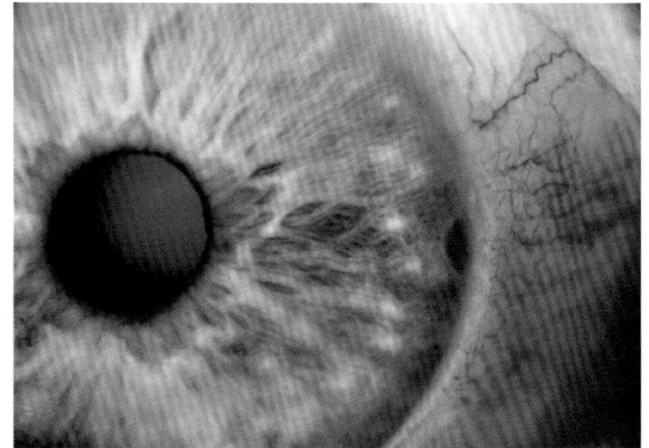

图 23.47　年龄相关性 NPCE 增殖，肿块突出于虹膜根部。（由 Gerald Zaidman 医师及 Bruce Johnson 医师提供）

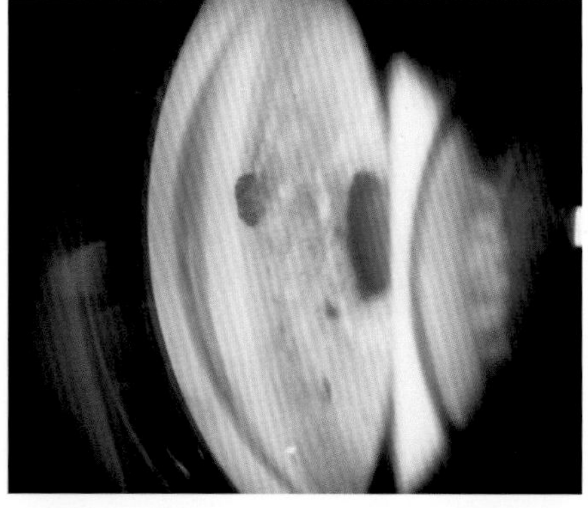

图 23.48　房角镜下可见房角的占位病灶，随后手术切除，病理诊断为年龄相关性 NPCE 增殖。有趣的是这个病灶看起来是色素性的，或许是因为病灶表面包裹着一层虹膜色素上皮。（由 Gerald Zaidman 医师及 Bruce Johnson 医师提供）

年龄相关性睫状体无色素上皮增生(冠状腺瘤;Fuchs 腺瘤)

睫状体无色素上皮的年龄相关性增生在临床上罕见。只有当瘤体大到一定程度时,才会导致临床可查觉的改变。下例临床病例相关的病例如下所示。

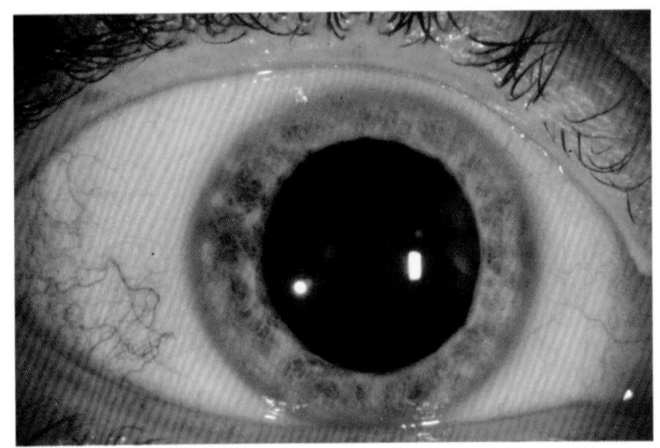

图23.49 54岁女性患者,眼前节照片中隐约可见的鼻侧虹膜根部(图片右侧)隆起病灶由后向前推挤虹膜

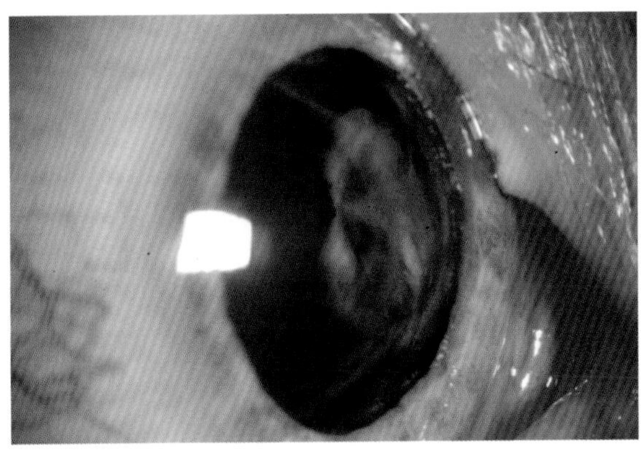

图23.50 同一患眼向左注视时的照片,可见睫状体肿瘤挤压导致的皮质白内障

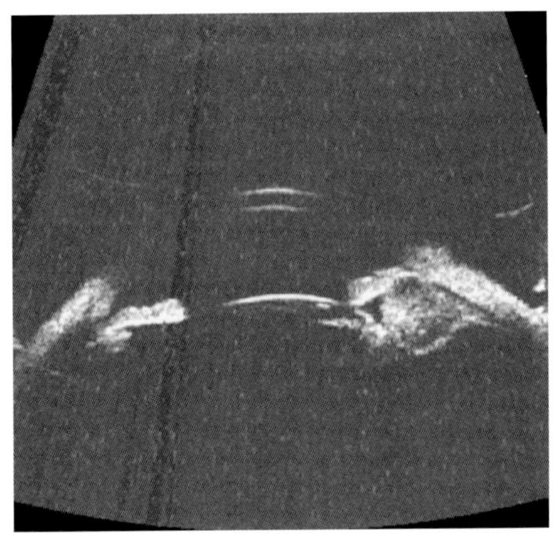

图23.51 超声检查显示睫状体实性肿物(图片右侧)

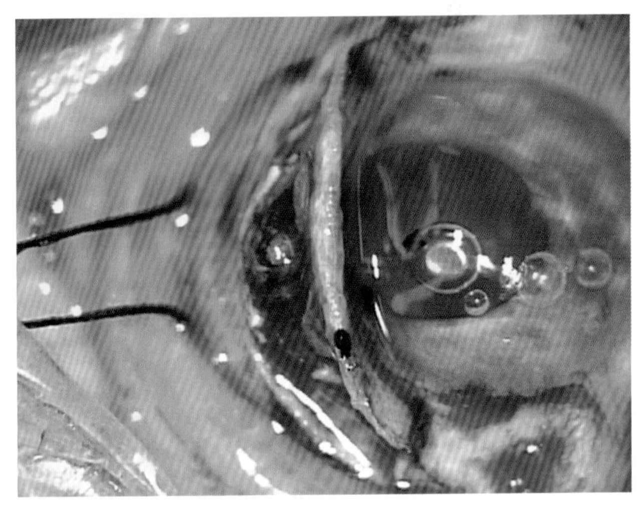

图23.52 虹膜睫状体切除术中,巩膜瓣提起后可直视瘤体

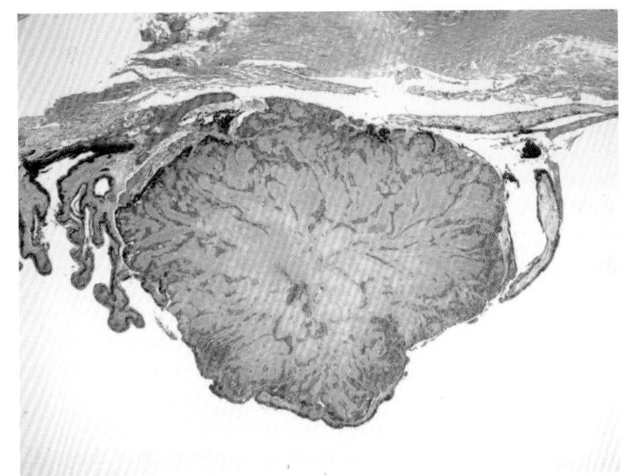

图23.53 病灶病理切片的低倍镜下图片,显示境界非常清晰的嗜酸性团块,正常的虹膜及巩膜在图片上方可见。(苏木精-伊红染色×10)

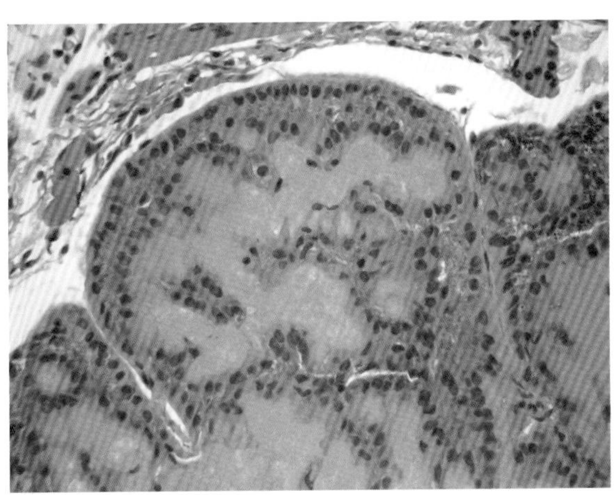

图23.54 病理切片显示成熟的非色素性睫状体上皮细胞条索以及丰富的细胞外基底膜。(苏木精-伊红染色×50)

获得性睫状体无色素上皮瘤

总论

与先天性的髓上皮瘤相反，获得性睫状体无色素上皮瘤(NPCE 上皮瘤)为成年发病，肿瘤起源于已分化的 NPCE 细胞(1-19)。这一肿瘤可有良性和恶性之分，但两者在临床表现相似，仅表现低度的局部侵袭，甚少转移。因此我们把两者作为获得性 NPCE 上皮瘤统一讨论。

临床特征

获得性 NPCE 上皮瘤通常为非色素性、黄色或浅褐色，表面不规则且毛糙，直接与玻璃体相嵌在一起(1-19)。肿瘤常出现细小的囊腔并导致轻微的眼内炎症，附近的晶状体皮质混浊也很常见。肿瘤可以高度血管化，并出现玻璃体的卫星沉积灶。偶尔可以玻璃体积血首诊。较大的肿瘤可导致显著的眼内炎症以及继发性青光眼(14,19)。罕见情况下肿瘤可向外突破巩膜(10)甚至导致眼球萎缩。

病理

NPCE 上皮瘤的组织病理学良恶性分型取决于细胞形态特征以及局部的侵袭性，许多病例具有交界性特征，使得准确分型非常困难(1,2,4,5)。我们报道的 9 个病例中，7 例为恶性，2 例良性(2)。

获得性 NPCE 肿瘤分为实性、乳头状，以及多形性(1)。大多数病例可以同时含有三种成分，只是每个病例的各种成分之间的比例不一而已(4)。最统一的特征为中度分化的上皮细胞位于 PAS 染色阳性的基底膜物质之上。有的瘤体的细胞间质内含大量对透明质酸酶敏感的酸性黏多糖，此成分类似玻璃体。罕见情况下 NPCE 上皮瘤还可出现平滑肌分化。

诊断方法

对于 NPCE 上皮瘤及其临床特征的认知是对其做出正确临床诊断的关键。近年来，依靠上述病变特征，我们对大多数遇到的 NPCE 上皮瘤都做出了正确的临床诊断(2)。辅助检查对确诊可疑的病例也是有帮助的。NPCE 上皮瘤的瘤体通常是透光的，这点与睫状体黑色素瘤不同。荧光血管造影下肿瘤表现高度血管化，渐进性的高荧光和晚期着染。二维超声影像显示肿瘤急剧隆起的边界以及内部实性回声。A 超下则显示肿瘤内部的高回声。超声生物显微镜(UBM)则对判断肿瘤的累及范围有特别的帮助(3)。

治疗

在 20 多年前，大多数 NPCE 获得性肿瘤患者都被施以眼球摘除，主要是因为当时人们以为它们是黑色素瘤。但目前来看，部分板层巩膜葡萄膜切除术是针对这些肿瘤有效的处理手段(2,6-8)。有时还可以考虑白内障联合肿瘤切除术。放疗的作用仍不太确定。本病通常视力预后良好，全身预后更佳(2)。

参考文献

病例系列/综述

1. Zimmerman LE. The remarkable polymorphism of tumors of the ciliary epithelium. The Norman McAlister Gregg Lecture. *Trans Aust Coll Ophthalmol* 1970;2:114–125.
2. Shields JA, Eagle RC Jr, Shields CL, et al. Acquired neoplasms of the nonpigmented ciliary epithelium (adenoma and adenocarcinoma). The 1995 F. Phinizy Calhoun Lecture. *Ophthalmology* 1996;103:2007–2016.

影像学

3. Bianciotto C, Shields CL, Guzman JM, et al. Assessment of anterior segment tumors with ultrasound biomicroscopy versus anterior segment optical coherence tomography in 200 cases. *Ophthalmology* 2011;118:1297–1302.

病理

4. Laver NM, Hidayat AA, Croxatto JO. Pleomorphic adenocarcinomas of the ciliary epithelium. Immunohistochemical and ultrastructural features of 12 cases. *Ophthalmology* 1999;106:103–110.
5. Shields JA, Eagle RC Jr, Shields CL. Adenoma of nonpigmented ciliary epithelium with smooth muscle differentiation. *Arch Ophthalmol* 1999;117:117–119.

治疗

6. Shields JA, Shields CL. Surgical approach to lamellar sclerouvectomy for posterior uveal melanomas. The 1986 Schoenberg Lecture. *Ophthal Surg* 1988;19:774–780.
7. Shields JA, Shields CL, De Potter P. Local resection of intraocular tumors. *Curr Opin Ophthalmol* 1993;4:62–67.
8. Ramasubramanian A, Shields CL, Kytasty C, et al. Resection of intraocular tumors (partial lamellar sclerouvectomy) in the pediatric age group. *Ophthalmology* 2012;119:2507–2513.

病例通告

9. Shields JA, Augsburger JJ, Wallar PH, et al. Adenoma of the nonpigmented epithelium of the ciliary body. *Ophthalmology* 1983;90:1528–1530.
10. Rodrigues M, Hidayat A, Karesh J. Pleomorphic adenocarcinoma of ciliary epithelium simulating an epibulbar tumor. *Am J Ophthalmol* 1988;106:595–600.
11. Grossniklaus HE, Zimmerman LE, Kachmer ML. Pleomorphic adenocarcinoma of the ciliary body. *Ophthalmology* 1990;97:763–768.
12. McGowan HD, Simpson ER, Hunter WS, et al. Adenoma of the nonpigmented epithelium of the ciliary body. *Can J Ophthalmol* 1991;26:328–333.
13. Grossniklaus HE, Lim JI. Adenoma of the nonpigmented ciliary epithelium. *Retina* 1994;14:452–456.
14. Biswas J, Neelakantan A, Rao BS. Adenoma of nonpigmented epithelium of the ciliary body presenting as anterior uveitis and glaucoma: a case report. *Ind J Ophthalmol* 1995;43:137–140.
15. Murphy MF, Johnston PB, Lyness RW. Adenoma of the non-pigmented epithelium of the ciliary body. *Eye* 1997;11:419–420.
16. Cursiefen C, Schlotzer-Schrehardt U, Holbach LM, et al. Adenoma of the nonpigmented ciliary epithelium mimicking a malignant melanoma of the iris. *Arch Ophthalmol* 1999;117:113–116.
17. Dinakaran S, Rundle PA, Parsons MA, et al. Adenoma of ciliary pigment epithelium: a case series. *Br J Ophthalmol* 2003;87:504–505.
18. Suzuki J, Goto H, Usui M. Adenoma arising from nonpigmented ciliary epithelium concomitant with neovascularization of the optic disk and cystoid macular edema. *Am J Ophthalmol* 2005;139:188–190.
19. Bae JH, Kwon JE, Yang WI, et al. Adenoma of the nonpigmented ciliar epithelium presenting with recurrent iridocyclitis: unique expression of glial fibrillary acidic protein. *Graefes Arch Clin Exp Ophthalmol* 2011;249:1747–1749.

良性睫状体无色素上皮瘤(腺瘤):临床特征

获得性 NPCE 上皮瘤通常表现为无色素的睫状体肿块,临床表现多变。经常导致附近的晶状体混浊,从而导致检查困难。由于病灶位置隐匿,很难获得清晰的荧光血管造影图像。以下展示的所有病例都无法根据临床表现判断良恶性,诊断需经手术切除后组织病理检查确认。

Shields JA, Eagle RC Jr, Shields CL. Adenoma of the nonpigmented ciliary epithelium with smooth muscle differentiation. *Arch Ophthalmol* 1999;117:117-119.

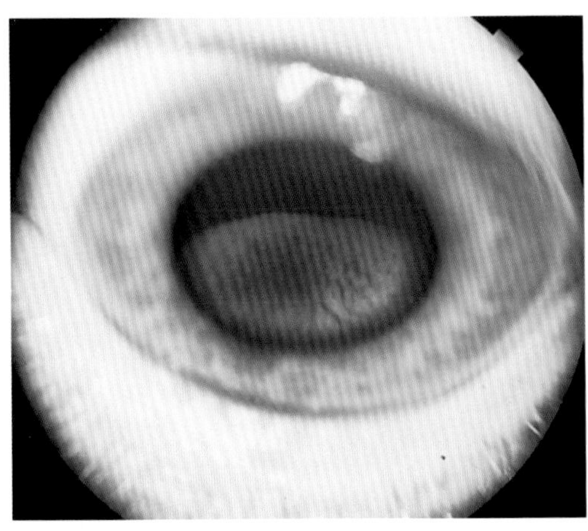

图 23.55　39 岁男性患者下方的睫状体无色素上皮瘤,本例病灶表面平滑,这并不典型

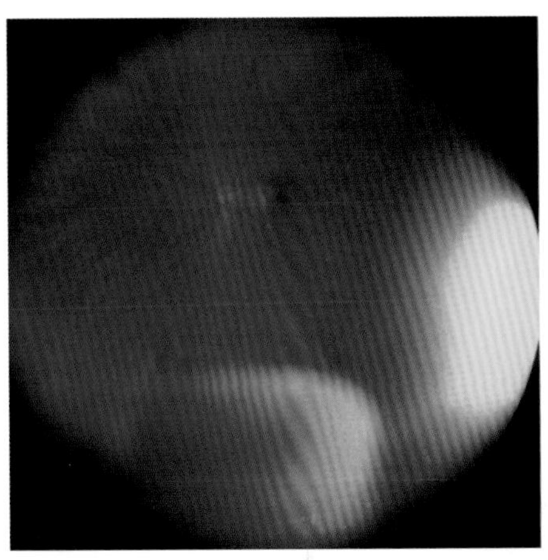

图 23.56　图 23.55 病灶在广角眼底镜下的表现,显示病灶透光,眼球摘除术后确诊

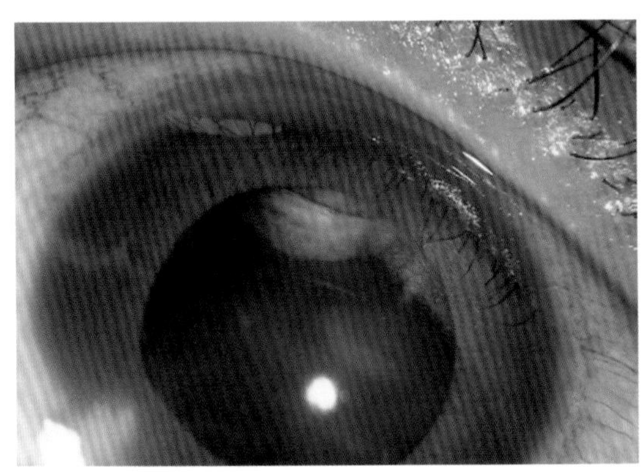

图 23.57　58 岁非裔美国患者上方的睫状体无色素上皮恶性上皮瘤,图中显示肿瘤的边缘、继发邻近处晶体混浊及半脱位

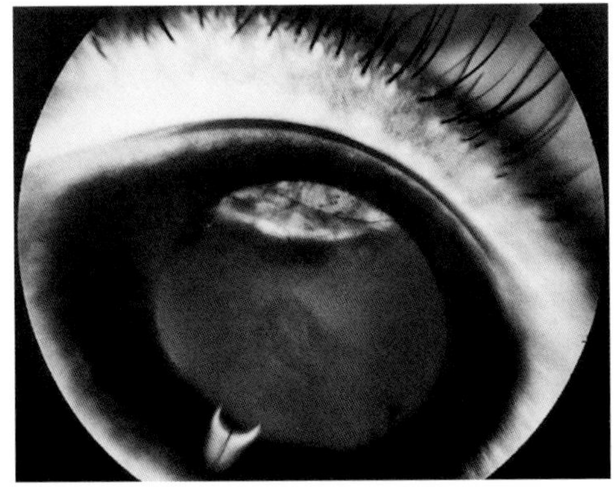

图 23.58　图 23.57 所示病灶的荧光素造影显示病灶的非特异性高荧光。虹膜睫状体切除术后经病理检查确诊为睫状体无色素上皮瘤伴罕见的平滑肌分化

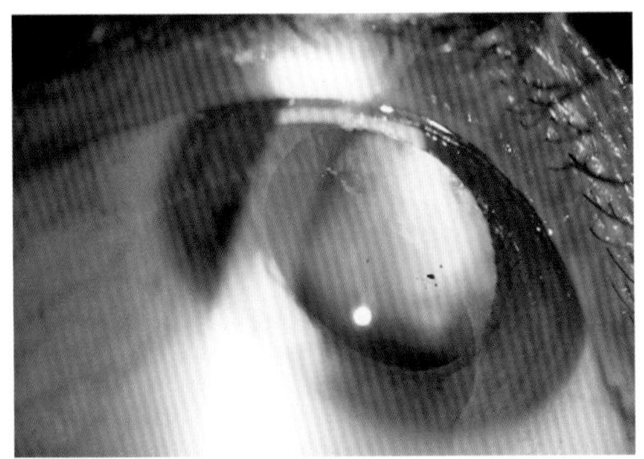

图 23.59　45 岁女性患者致密的晶状体混浊,其后方的睫状体无色素上皮瘤隐约可见

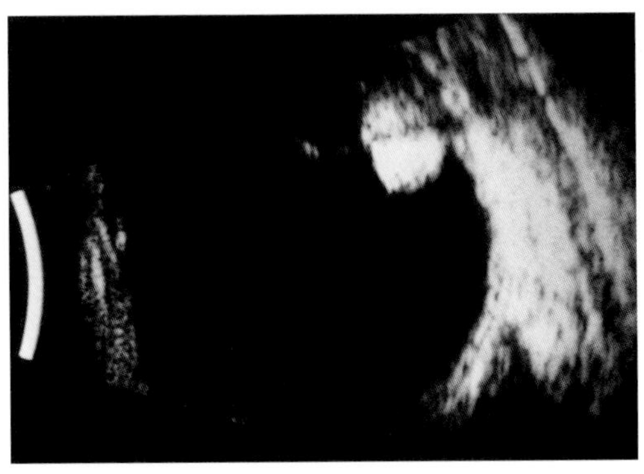

图 23.60　图 23.55 中病灶的二维超声显示病灶带蒂,且边缘陡峭隆起,术后病理证实为睫状体无色素上皮瘤

良性睫状体无色素上皮瘤（腺瘤）：临床病理相关性

NPCE 上皮瘤有时为白色，表面毛绒状的多囊样肿瘤，内含酸性黏多糖。下面展示的这个病例经手术局部切除肿瘤以及脱位的晶状体之后 7 年仍保留良好视力。

Shields JA, Eagle RC Jr, Shields CL, et al. Acquired neoplasms of the nonpigmented ciliary epithelium (adenoma and adenocarcinoma). *Ophthalmology* 1996;103:2007-2016.

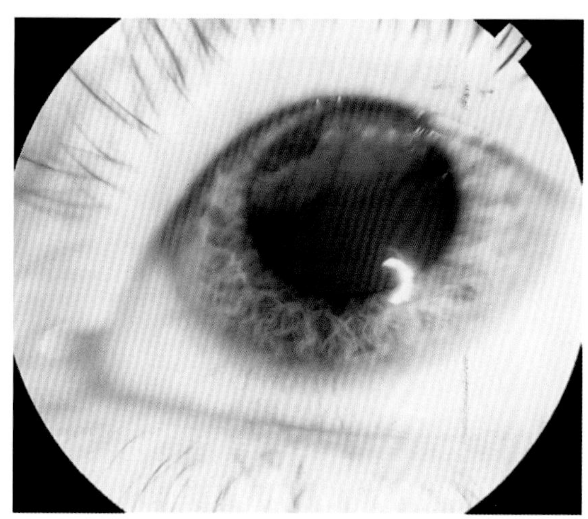

图 23.61 31 岁女性患者，上方睫状体肿块

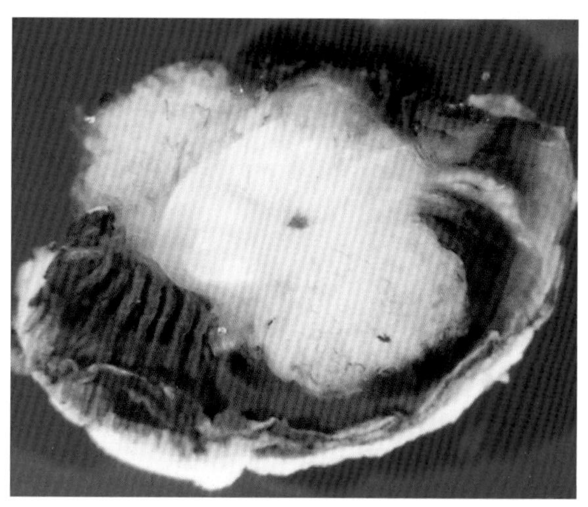

图 23.62 经板层巩膜虹膜睫状体切除术后的肿瘤标本大体外观

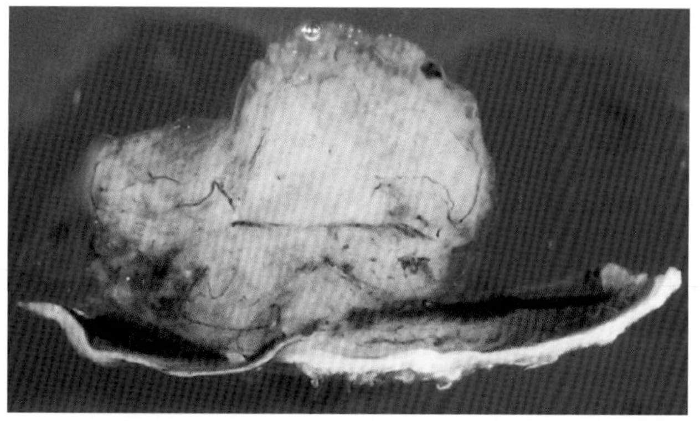

图 23.63 肿瘤标本的侧面观，显示下方的巩膜基底以及肿瘤疏松的外观

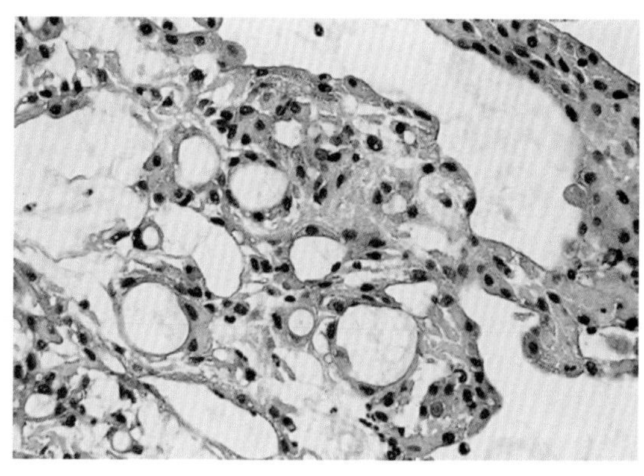

图 23.64 光学显微镜下病理切片无色素上皮细胞条索以及囊腔。（苏木精-伊红染色×150）

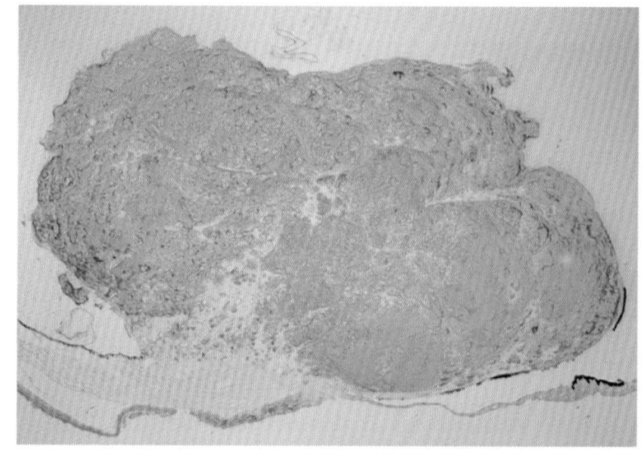

图 23.65 黏液素染色后病灶在低倍镜下的病理切片，显示多发囊腔以及大量对透明质酸酶敏感的黏多糖成分，与玻璃体相同。（阿尔新蓝染色×10）

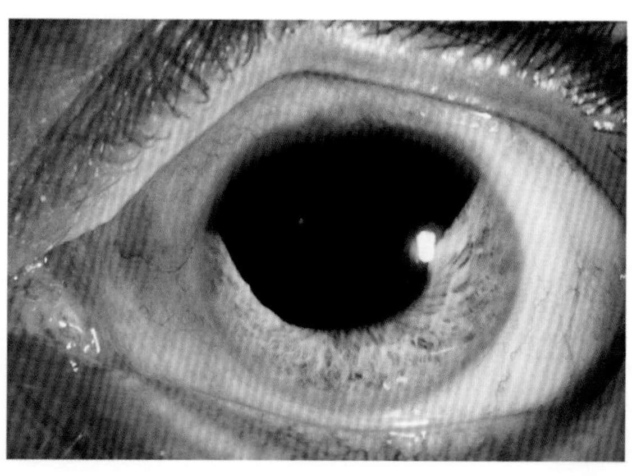

图 23.66 数年后的术眼前节照片，显示上方大范围的虹膜缺失，后极部眼底正常，患者配戴定制的角膜接触镜以掩盖虹膜的缺失

良性睫状体无色素上皮瘤(腺瘤):临床病理相关性以及治疗

晶体赤道部致密的皮质混浊是 NPCE 肿瘤常见的表现之一

Shields JA, Augsburger JJ, Shah H, et al. Adenoma of the nonpigmented epithelium of the ciliary body. *Ophthalmology* 1983;90:1528-1530.

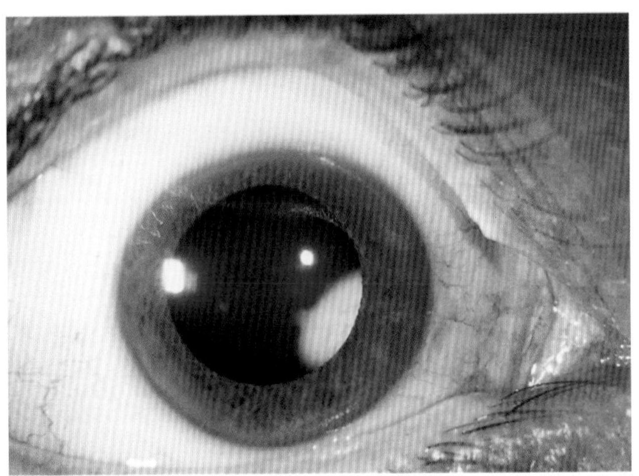

图 23.67　41 岁男性患者致密的皮质性白内障

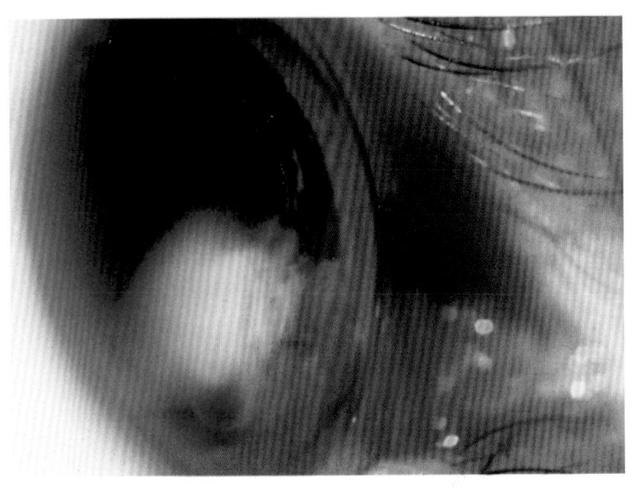

图 23.68　图 23.67 中同一病灶,眼球转向鼻侧后的照片,显示与白内障相邻的浅棕色睫状体肿块

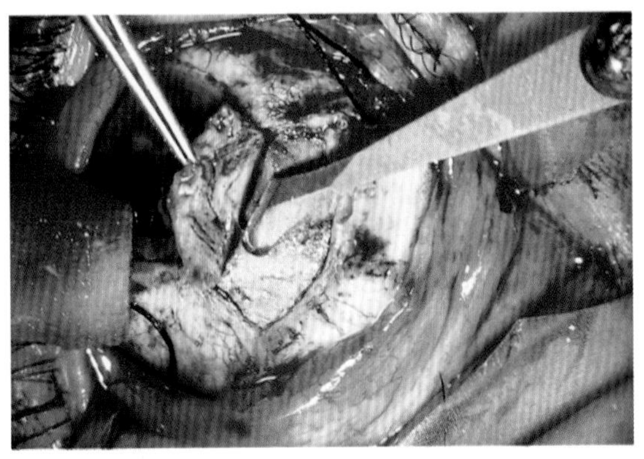

图 23.69　板层巩膜虹膜睫状体切除术中照片,正在制作以角膜缘为基底的巩膜瓣

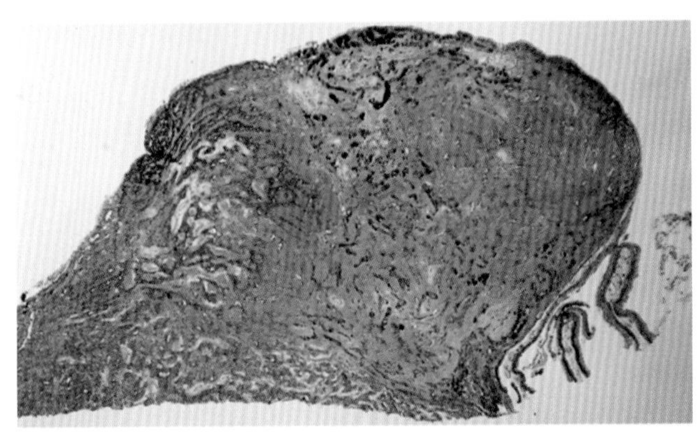

图 23.70　低倍光学显微镜病理图片,显示境界清晰的瘤体。(苏木精-伊红染色×10)

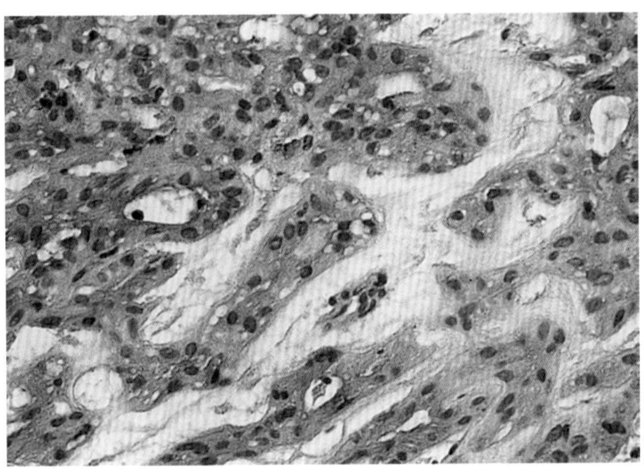

图 23.71　光学显微镜下,肿瘤显示特征性的睫状体无色素上皮细胞增殖条索。(苏木精-伊红染色×150)

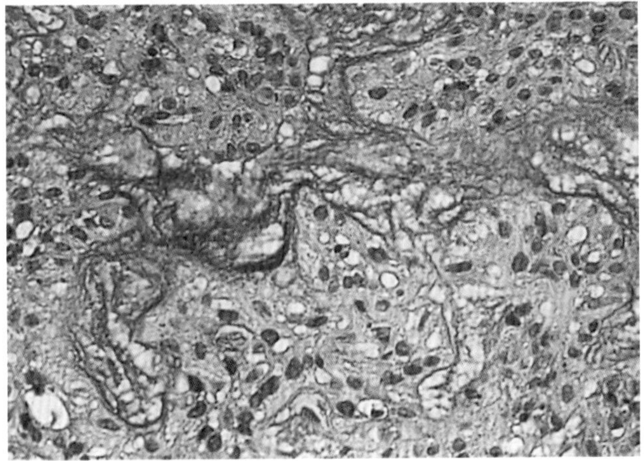

图 23.72　光镜下显示瘤体内特征性的黏液素染色阳性。(阿尔新蓝染色×150)

良性睫状体无色素上皮瘤(腺瘤)：超声生物显微镜检查

许多 NPCE 上皮瘤在临床上难以察觉，而超声生物显微镜技术有助于发现肿瘤。近来我们发现 LIBM 有助于确定病灶的定位是色素上皮的近玻璃体侧，这一点有别于睫状体黑色素瘤和其他基质肿瘤。

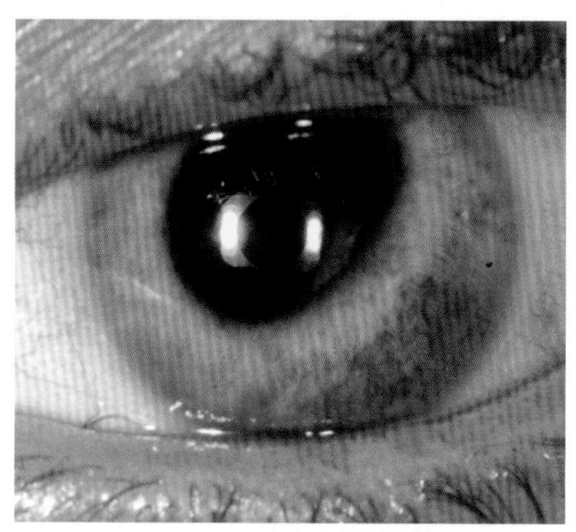

图 23.73　41 岁女性患者，颞下方虹膜由于睫状体肿块推挤而变薄

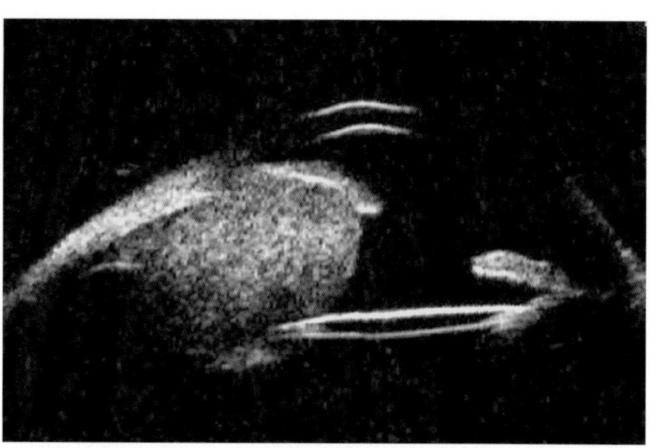

图 23.74　超声生物显微镜显示图 23.73 中病例的睫状体肿块以及轻度脱位的人工晶体

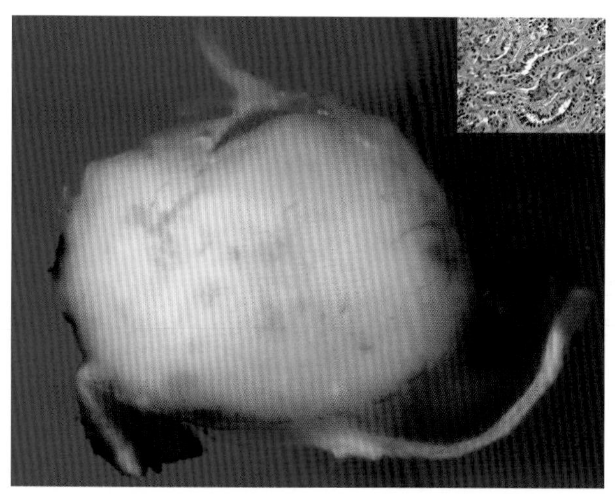

图 23.75　经板层巩膜虹膜睫状体切除术后的肿瘤标本大体外观。右上插图为组织病理，可见典型的睫状体无色素上皮细胞条索(苏木精-伊红染色×200)。1 年随诊视力 20/70

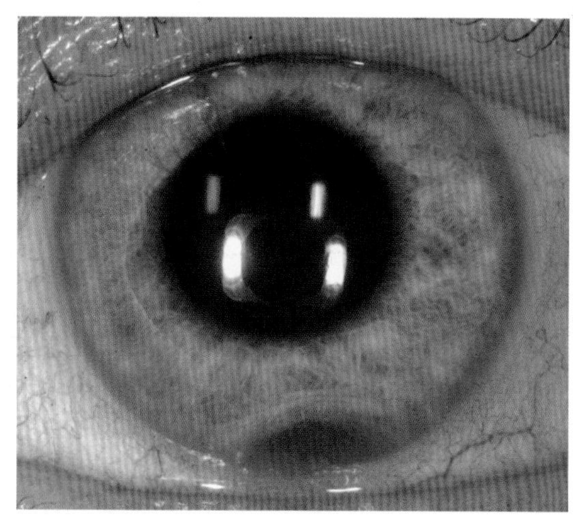

图 23.76　67 岁女性患者，睫状体肿块突破虹膜根部，进入前房

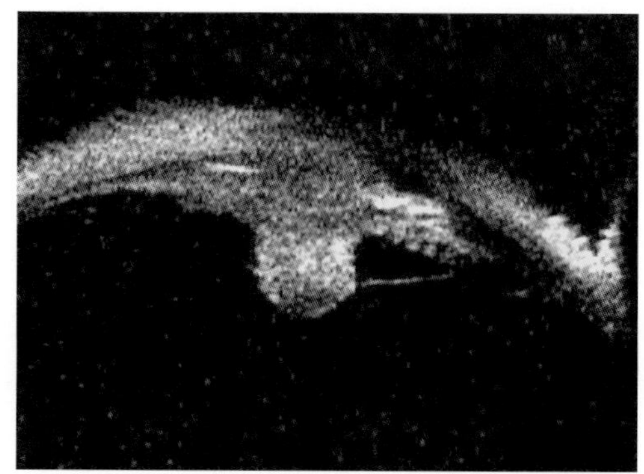

图 23.77　图 23.76 中病灶的超声生物显微镜，显示带蒂的睫状体肿块

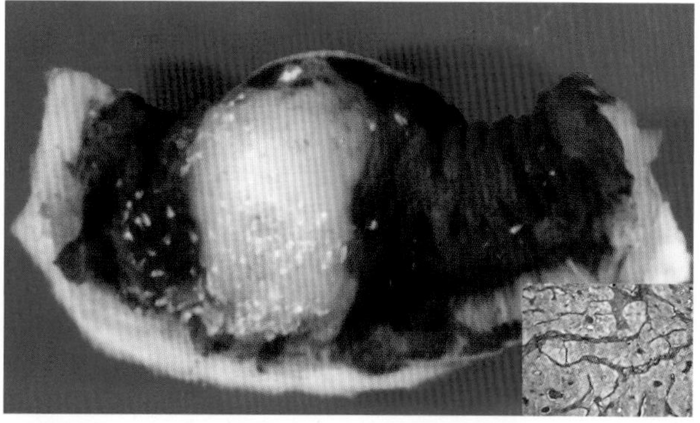

图 23.78　板层巩膜虹膜睫状体切除术后的肿瘤标本大体外观。注意手术切除的范围较大。右下插图为组织病理切片，显示睫状体无色素上皮细胞条索和大量的基底膜物质。(PAS 染色×200)术后 1 年的视力为 20/40

多形性睫状体无色素上皮腺癌:临床病理相关性

NPCE 多形性腺癌可局限于眼内或延伸至眼外。虽然细胞学上为恶性,并可表现出局部侵袭性,但没有远处转移的倾向。

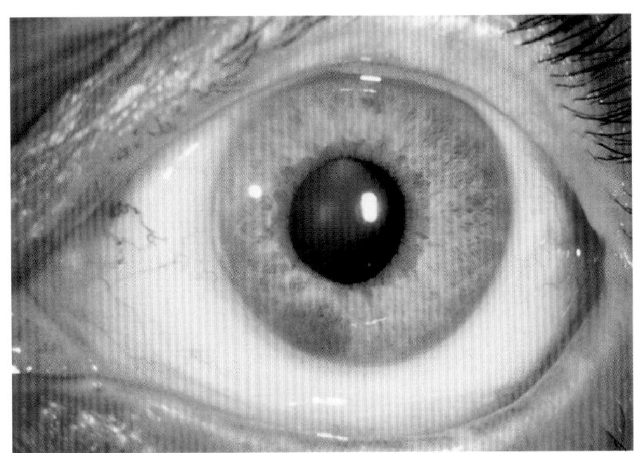

图 23.79 50 岁女性患者,睫状体肿瘤推挤虹膜实质层

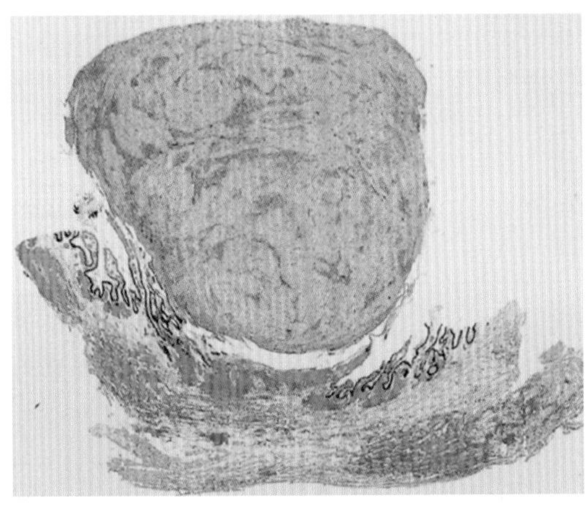

图 23.80 板层巩膜虹膜睫状体切除术后的低倍镜下病理切片显示了肿瘤的境界。(苏木精-伊红染色×5)

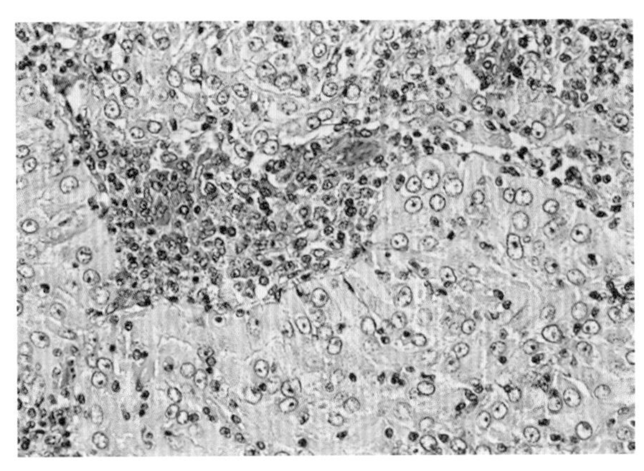

图 23.81 光学显微镜下的病理切片显示异常上皮细胞组成的实性瘤体。(苏木精-伊红染色×150)

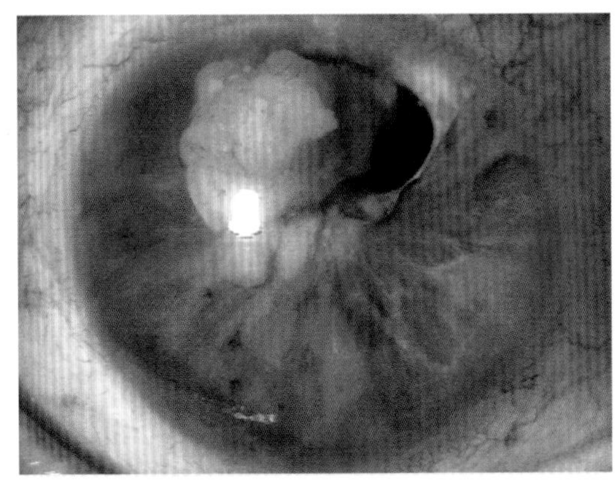

图 23.82 老年男性患者,无色素的虹膜肿块,疑似为转移瘤但未发现原发肿瘤

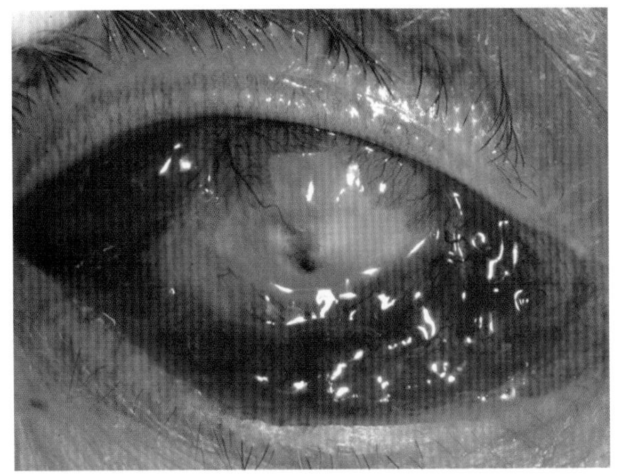

图 23.83 数年后,肿瘤充满整个眼球导致眼球萎缩、无光感及眼痛

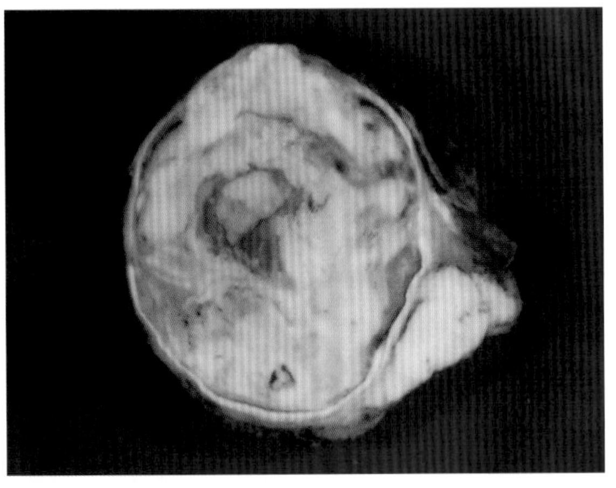

图 23.84 眼球摘除术后剖面照片显示黄白色的肿瘤充满整个眼球,病理检查显示为睫状体无色素上皮腺癌

(雷少波 译)

第 24 章

眼内淋巴组织肿瘤和白血病

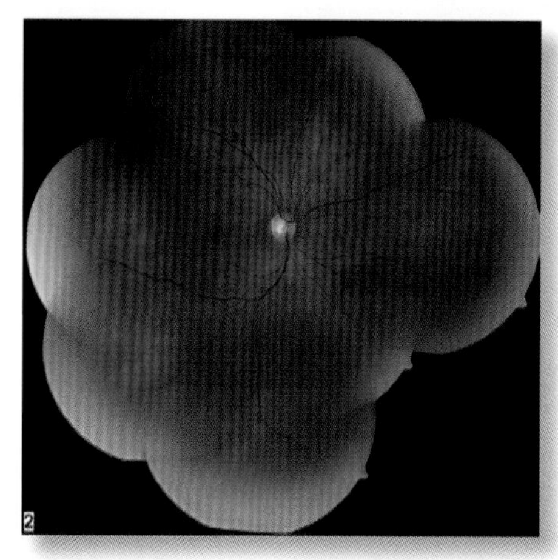

眼内淋巴病变概论

由淋巴细胞衍生而来的肿瘤有时可以发生在眼部，累及葡萄膜、视网膜、玻璃体或视盘(1-13)。近年发展出来的多套淋巴系恶性肿瘤分类方法超出了本书讨论的范畴。修定版的欧美淋巴瘤分类法(The Revised European American Lymphoma Classification)可用于眼内淋巴瘤且颇为流行(2)。眼内淋巴系肿瘤，包括从良性稳定性肿瘤到高度急进、可致盲甚至致命的恶性肿瘤，表现多样。本节中将讨论的眼内淋巴及淋巴浆细胞肿瘤包括良性反应性葡萄膜淋巴增生(Uveal benign reactive lymphoid hyperplasia，BRLH)，眼内恶性淋巴瘤以及浆细胞瘤。

BRLH 是一种特发性葡萄膜淋巴细胞及浆细胞浸润。其临床和组织病理学表现颇有特异性。大多数病例为良性免疫反应所致，进展为恶性淋巴瘤的病例非常罕见。

绝大多数眼内淋巴瘤为非霍奇金大细胞淋巴瘤，由恶性 B 淋巴细胞构成。眼内淋巴瘤可以分为两大类：葡萄膜型和视网膜玻璃体型。葡萄膜淋巴瘤通常与脏器或淋巴结淋巴瘤相关，但甚少与中枢神经系统(CNS)淋巴瘤相关。通常发生于免疫功能正常的患者。而视网膜玻璃体型则与原发性中枢神经系统淋巴瘤(primary CNS lymphoma，PCNSL)密切相关，可以继发于颅内病灶，而当这种淋巴瘤首发于眼内时，称为原发性眼内淋巴瘤(primary intraocular lymphoma，PIOL)。这个词汇并不十分严谨，因为淋巴瘤可以原发于葡萄膜，但原发性葡萄膜淋巴瘤并不属于 PCNSL。玻璃体视网膜淋巴瘤倾向发生于免疫功能不全的患者，但免疫功能健全的患者身上也可发生。所有眼内淋巴瘤中，约 60% 为 PCNSL，15% 为葡萄膜型，约 5% 同时具有两者的特征，而 20% 未见眼外病灶。

良性或恶性浆细胞瘤在罕见情况下可以发生于葡萄膜。两者都可以表现为无系统疾病的中立性病变，或者作为多发性骨髓瘤的组成部分之一。在罕见情况下可以累及眼内结构的淋巴系肿瘤还包括霍奇金氏病、嗜血管性大 B 细胞淋巴瘤、T 细胞淋巴瘤(蕈状肉芽肿 Mycosis Fungoides)，以及成人 T 细胞白血病/淋巴瘤。这些罕见的情况临床表现很相似，因此在本图谱中并不会全部都展示。

参考文献

小型病例系列

1. Chan CC, Buggage RR, Nussenblatt RB. Intraocular lymphoma. *Curr Opin Ophthalmol* 2002;13:411–418.
2. Nussenblatt RB, Chan CC, Wilson WH, et al. CNS and ocular lymphoma workshop group. International central nervous system and ocular lymphoma workshop: recommendations for the future. *Ocul Immunol Inflamm* 2006;14:139–144.
3. Grossniklaus HE, Martin DF, Avery R, et al. Uveal lymphoid infiltration. Report of four cases and clinicopathologic review. *Ophthalmology* 1998;105:1265–1273.
4. Coupland SE, Foss HD, Hidayat AA, et al. Extranodal marginal zone B cell lymphomas of the uvea: an analysis of 13 cases. *J Pathol* 2002;197:333–340.

病理

5. Elner VM, Hidayat AA, Charles NC, et al. Neoplastic angioendotheliomatosis. A variant of malignant lymphoma immunohistochemical and ultrastructural observations of three cases. *Ophthalmology* 1986;93:1237–1245.
6. Kohno T, Uchida H, Inomata H, et al. Ocular manifestations of adult T-cell leukemia/lymphoma. A clinicopathologic study. *Ophthalmology* 1993;100:1794–1799.
7. Cockerham GC, Hidayat AA, Bijwaard KE, et al. Re-evaluation of "reactive lymphoid hyperplasia of the uvea": an immunohistochemical and molecular analysis of 10 cases. *Ophthalmology* 2000;107:151–158.

病例报告

8. Keltner JL, Fritsch E, Cykiert RC, et al. Mycosis fungoides. Intraocular and central nervous system involvement. *Arch Ophthalmol* 1977;95:645–650.
9. Jensen OA, Johansen S, Kiss K. Intraocular T-cell lymphoma mimicking a ring melanoma. First manifestation of systemic disease. Report of a case and survey of the literature. *Graefes Arch Clin Exp Ophthalmol* 1994;232:148–152.
10. Towler H, de la Fuente M, Lightman S. Posterior uveitis in Hodgkin's disease. *Aust N Z J Ophthalmol* 1999;27:326–330.
11. Yahalom C, Cohen Y, Averbukh E, et al. Bilateral iridociliary T-cell lymphoma. *Arch Ophthalmol* 2002;120:204–207.
12. Levy-Clarke GA, Buggage RR, Shen D, et al. Human T-cell lymphotropic virus type-1 associated T-cell leukemia/lymphoma masquerading as necrotizing retinal vasculitis. *Ophthalmology* 2002;109:1717–1722.
13. Mori A, Deguchi HE, Mishima K, et al. A case of uveal, palpebral, and orbital invasions in adult T-cell leukemia. *Jpn J Ophthalmol* 2003;47:599–602.

葡萄膜良性反应性淋巴增生

总论

良性反应性葡萄膜淋巴增生（BRLH）是一种特发性葡萄膜良性淋巴细胞及浆细胞浸润。关于其是否良性是有争议的，部分起初定义为BRLH的病例最终被归类为高分化小细胞淋巴瘤（1-57）。我们的经验中，BRLH转归为淋巴瘤的例子是极为罕见的。还有罕见病例报道BRLH与Waldenstrom巨球蛋白血症相关。Castleman综合征可以出现多系统BRLH或低度恶性淋巴瘤，此综合征亦可累及葡萄膜。

临床特征

葡萄膜BRLH的患者主要是成人，通常为单眼（1-8）。可以发生在葡萄膜的任何部位，如虹膜、睫状体、或脉络膜，同时还可以累及结膜甚至眼眶。在虹膜上，病灶可以是境界清晰的肿块或者是弥漫的虹膜基底层非色素性增厚。在睫状体上，其表现为非色素性肿块并向前推挤虹膜，表现类似环状黑色素瘤，还可以导致闭角型青光眼。脉络膜BRLH则表现为境界清晰的黄-橙色局限性病灶，可以是多个，病灶的厚度可由扁平隆起到球形隆起不等（8）。脉络膜BRLH有时表现为多个细小的黄色病灶，与鸟枪弹样脉络膜病变、多灶性脉络膜炎或类肉瘤病导致的脉络膜病灶非常相似。这样浸润病灶最终可以融合在一起而导致脉络膜广泛的增厚。我们还遇到过表现为脉络膜弥漫性橘红色增厚的病例，极似在Sturge-Weber综合征中见到的弥漫性脉络膜血管瘤。玻璃体通常是清亮的，没有炎性或肿瘤细胞。继发性浆液性视网膜脱离常见，RPE的自发撕裂为少见并发症之一（34）。

与葡萄膜BRLH临床表现相似的疾病很多：淋巴瘤、转移瘤、弥漫无色素性黑色素瘤、葡萄膜渗漏综合征、后部巩膜炎、鸟枪弹样脉络膜病变、脉络膜类肉瘤病、弥漫性脉络膜血管瘤以及任何其他孤立、多灶或弥漫性脉络膜黄-橙色病灶。完整的临床病史、仔细的眼病检查、系统回顾再加上必要的实验室检查有助于把BRLH与这些疾病鉴别开来。

诊断方法

当遇到一个可能是BRLH或淋巴瘤的眼底病灶时，一个非常简单但却极为重要的诊断步骤是检查整个结膜看是否有典型的粉红色“三文鱼肉”样浸润病灶，通常位于结膜穹窿部，表现隐匿。不管是良性或是恶性的淋巴肿瘤都可以出现这样的结膜浸润，一旦发现，应立即对其活检。眼内病灶和眼外病灶的组织病理性质通常很相近或者完全一致。

葡萄膜BRLH的荧光血管造影改变并无特异性，与转移瘤或淋巴瘤或脉络膜炎无异，早期多为低荧光，而静脉期或再循环期开始为中度高荧光着染。

超声检查示脉络膜弥漫性增厚，中-低度内部回声与脉络膜黑色素瘤相似。超声下的典型改变为眼球外卵圆形透声肿块，通常在位于巩膜之后。这一改变高度提示淋巴系肿瘤，但非色素性的脉络膜黑色素瘤或其他肿瘤生长到眼外时，也可以出现类似的声像。

当眼内病灶难以定性，又没有眼外病灶可供活检时，可以考虑脉络膜活检（14-25）。操作可以采用细针穿刺抽吸活检（fine-needle aspiration biopsy，FNAB）、经玻璃体以环切手术活检或眼球壁外路活检。前两种方法取得的标本量非常小，不一定能获取有代表性的细胞成分。而眼球壁活检能获得病理组织，但手术难度大，并发症多。总的来说，FNAB最为简便安全，且常常可获得正确的诊断（15，16）。

病理

眼球摘除术后的大体标本可见弥漫性、非色素性的脉络膜肿块，如存在球外组分，在大体检查中也明显可见。葡萄膜BRLH的组织病理学特征为良性淋巴细胞或浆细胞弥漫性或局部浸润葡萄膜基质。病变可以累及葡萄膜的某一局部，甚至弥漫整个葡萄膜。但一般来说后极部脉络膜受累最严重。部分病灶可以出现类似淋巴结生长中心（germinal centre）的结构。核内包涵体（Dutcher body）也很常见。免疫组化以及PCR检查可以用于分辨低度B淋巴细胞增生。

葡萄膜良性反应性淋巴增生

治疗

疑似葡萄膜 BRLH 的治疗取决于临床表现。需对患者进行全面的系统检查以排除淋巴瘤或骨髓瘤。如果病灶细小而患者无症状，可以随诊观察。有时病灶可以保持稳定数月或数年。体积较大，继发视网膜脱离或其他并发症而导致症状的病灶可以给予一个标准疗程的口服激素-减量治疗。一般来说激素治疗能带来不同程度的改善。如果激素不能控制眼部疾病，可给予总量 20 ~ 25Gray 的外部射线全眼放疗。BRLH 对放疗的反应性似乎良好。

视力预后取决于疾病累及的范围，大多数早中期的患者视力预后良好。葡萄膜 BRLH 的全身系统性预后良好，进展成系统性淋巴瘤的可能性非常小。

参考文献

病例系列/综述

1. Ryan SJ, Zimmerman LE, King FM. Reactive lymphoid hyperplasia. An unusual form of intraocular pseudotumor. *Trans Am Acad Ophthalmol Otolaryngol* 1972;76: 652–671.
2. Coupland SE, Damato B. Understanding intraocular lymphomas. *Clin Experiment Ophthalmol* 2008;36(6):564–578.
3. Fuller ML, Sweetenham J, Schoenfield L, et al. Uveal lymphoma: a variant of ocular adnexal lymphoma. *Leuk Lymphoma* 2008;49(12):2393–2397.
4. Kanavi MR, Soheilian M, Bijanzadeh B, et al. Diagnostic vitrectomy (25-gauge) in a case with intraocular lymphoma masquerading as bilateral granulomatous panuveitis. *Eur J Ophthalmol* 2010;20(4):795–798.
5. Vosganian GS, Boisot S, Hartmann KI, et al. Primary intraocular lymphoma: a review. *J Neurooncol* 2011;105(2):127–134.
6. Arcinue CA, Hochberg F, Neumann R, et al. Diagnostic criteria for primary ocular lymphoma. *Ophthalmology* 2013;120(3):646–646.e2.
7. Davis JL. Intraocular lymphoma: a clinical perspective. *Eye (Lond)* 2013;27(2): 153–162.
8. Mashayekhi A, Shukla SY, Shields JA, et al. Choroidal lymphoma: Clinical features and association with systemic lymphoma. *Ophthalmology* 2014;121:342–351.

影像学

9. Desroches G, Abrams GW, Gass JD. Reactive lymphoid hyperplasia of the uvea. A case with ultrasonographic and computed tomographic studies. *Arch Ophthalmol* 1983;101:725–728.
10. Chang TS, Byrne SF, Gass JD, et al. Echographic findings in benign reactive lymphoid hyperplasia of the choroid. *Arch Ophthalmol* 1996;114:669–675.
11. Shields CL, Manquez ME, Mashayekhi A, et al. Fine needle aspiration biopsy of iris tumors in 100 consecutive cases. Technique and complications. *Ophthalmology* 2006;113:2080–2086.
12. Shields CL, Arepalli S, Pellegrini M, et al. Choroidal lymphoma appears with calm, rippled, or undulating topography on enhanced depth imaging optical coherence tomography in 14 cases. *Retina* 2014;34(7):1347–1353.
13. Shields CL, Pellegrini M, Ferenczy SR, et al. Enhanced depth imaging optical coherence tomography (EDI-OCT) of intraocular tumors. From placid to seasick to rock and rolling topography. The 2013 Francesco Orzalesi Lecture. *Retina* 2014; 34(8):1495–1512.

病理/细胞学

14. Scherfig E, Prause JU, Jensen OA. Transvitreal retinochoroidal biopsy. *Graefes Arch Clin Exp Ophthalmol* 1989;227:369–373.
15. Shields JA, Shields CL, Ehya H, et al. Fine-needle aspiration biopsy of suspected intraocular tumors. The 1992 Urwick Lecture. *Ophthalmology* 1993;100:1677–1684.
16. Cheung MK, Martin DF, Chan CC, et al. Diagnosis of reactive lymphoid hyperplasia by chorioretinal biopsy. *Am J Ophthalmol* 1994;118:457–462.
17. Rutzen AR, Ortega-Larrocea G, Dugel PU, et al. Clinicopathologic study of retinal and choroidal biopsies in intraocular inflammation. *Am J Ophthalmol* 1995; 119(5):597–611.
18. Grossniklaus HE, Martin DF, Avery R, et al. Uveal lymphoid infiltration. Report of four cases and clinicopathologic review. *Ophthalmology* 1998;105:1265–1273.
19. Gündüz K, Shields JA, Shields CL, et al. Transscleral choroidal biopsy in the diagnosis of choroidal lymphoma. *Surv Ophthalmol* 1999;43(6):551–555.
20. Cockerham GC, Hidayat AA, Bijwaard KE, et al. Re-evaluation of "reactive lymphoid hyperplasia of the uvea": an immunohistochemical and molecular analysis of 10 cases. *Ophthalmology* 2000;107:151–158.
21. Lim LL, Suhler EB, Rosenbaum JT, et al. The role of choroidal and retinal biopsies in the diagnosis and management of atypical presentations of uveitis. *Trans Am Ophthalmol Soc* 2005;103:84–91.
22. Coupland SE, Joussen A, Anastassiou G, et al. Diagnosis of a primary uveal extranodal marginal zone B-cell lymphoma by chorioretinal biopsy: case report. *Graefes Arch Clin Exp Ophthalmol* 2005;243(5):482–486.
23. Gonzales JA, Chan CC. Biopsy techniques and yields in diagnosing primary intraocular lymphoma. *Int Ophthalmol* 2007;27(4):241–250.
24. Levy-Clarke GA, Greenman D, Sieving PC, et al. Ophthalmic manifestations, cytology, immunohistochemistry, and molecular analysis of intraocular metastatic T-cell lymphoma: report of a case and review of the literature. *Surv Ophthalmol* 2008;53(3):285–295.
25. Lee BS, Frankfort BJ, Eberhart CG, et al. Diagnosis of intravascular lymphoma by a novel biopsy site. *Ophthalmology* 2011;118(3):586–590.

治疗

26. Nakauchi Y, Takase H, Sugita S, et al. Concurrent administration of intravenous systemic and intravitreal methotrexate for intraocular lymphoma with central nervous system involvement. *Int J Hematol* 2010;92(1):179–185.
27. Taoka K, Yamamoto G, Kaburaki T, et al. Treatment of primary intraocular lymphoma with rituximab, high dose methotrexate, procarbazine, and vincristine chemotherapy, reduced whole-brain radiotherapy, and local ocular therapy. *Br J Haematol* 2012;157(2):252–254.
28. Teckie S, Yahalom J. Primary intraocular lymphoma: treatment outcomes with ocular radiation therapy alone. *Leuk Lymphoma* 2013;55(4):795–801.

病例报告

29. Gass JDM. Retinal detachment and narrow angle glaucoma secondary to inflammatory pseudotumor of the uveal tract. *Am J Ophthalmol* 1967;64:612–621.
30. Shields JA, Augsburger JJ, Gonder JR, et al. Localized benign lymphoid tumor of the iris. *Arch Ophthalmol* 1981;99:2147–2148.
31. Jakobiec FA, Sacks E, Kronish JW, et al. Multifocal static creamy choroidal infiltrates. An early sign of lymphoid neoplasia. *Ophthalmology* 1987;94:397–406.
32. Gittinger JW Jr. Ocular involvement in Castleman's disease. Response to radiotherapy. *Ophthalmology* 1989;96:1646–1649.
33. Duker JS, Shields JA, Eagle RC. Ocular lymphoid hyperplasia. *Arch Ophthalmol* 1989;107:446–447.
34. Matsuo T, Matsuo N, Shiraga F, et al. Retinal pigment epithelial tear in reactive lymphoid hyperplasia of uvea. *Ophthalmologica* 1990;200:46–54.
35. Jensen OA, Johansen S, Kiss K. Intraocular T-cell lymphoma mimicking a ring melanoma. First manifestation of systemic disease. Report of a case and survey of the literature. *Graefes Arch Clin Exp Ophthalmol* 1994;232(3):148–152.
36. Verity DH, Graham EM, Carr R, et al. Hypopyon uveitis and iris nodules in non-Hodgkin's lymphoma: ocular relapse during systemic remission. *Clin Oncol (R Coll Radiol)* 2000;12(5):292–294.
37. Yahalom C, Cohen Y, Averbukh E, et al. Bilateral iridociliary T-cell lymphoma. *Arch Ophthalmol* 2002;120(2):204–207.
38. Lobo A, Larkin G, Clark BJ, et al. Pseudo-hypopyon as the presenting feature in B-cell and T-cell intraocular lymphoma. *Clin Experiment Ophthalmol* 2003;31(2):155–158.
39. Ahmed M, Androudi S, Brazitikos P, et al. 360 degrees iris-ciliary body B-cell lymphoma masquerading as post-cataract uveitis. *Semi Ophthalmol* 2004;19(3–4): 127–129.
40. Coupland SE, Anastassiou G, Bornfeld N, et al. Primary intraocular lymphoma of T-cell type: report of a case and review of the literature. *Graefes Arch Clin Exp Ophthalmol* 2005;243(3):189–197.
41. Fackler TK, Bearelly S, Odom T, et al. Acute lymphoblastic leukemia presenting as bilateral serous macular detachments. *Retina* 2006;26(6):710–712.
42. Candoni A, Simeone E, Bandello F, et al. Leukaemic infiltration of the retina at onset of Philadelphia-positive acute lymphoblastic leukaemia revealed by stratus optical coherence tomography. *Br J Haematol* 2006;133(5):455.
43. Gupta G, Larson RA, Jampol LM. Chronic lymphocytic leukemia masquerading as uveitis. *Retina* 2007;27(9):1311–1312.
44. Lin FC, Chen JT, Horng CT. Bilateral central retinal artery occlusion associated with leukemic optic neuropathy. *Can J Ophthalmol* 2007;42(5):759–760.
45. Calfa CJ, Lossos IS, Ruiz P, et al. Ocular involvement as the initial manifestation of T-cell chronic lymphocytic leukemia. *Am J Ophthalmol* 2007;144(2):326–329.
46. Huynh TH, Johnson MW, Hackel RE. Bilateral proliferative retinopathy in chronic myelogenous leukemia. *Retina* 2007;27(1):124–125.
47. Stacy RC, Jakobiec FA, Schoenfield L, et al. Unifocal and multifocal reactive lym-

phoid hyperplasia vs follicular lymphoma of the ocular adnexa. *Am J Ophthalmol* 2010;150(3):412–426.
48. Kim J, Chang W, Sagong M. Bilateral serous retinal detachment as a presenting sign of acute lymphoblastic leukemia. *Korean J Ophthalmol* 2010;24(4):245–248.
49. Almousa R, Nga ME, Sundar G. Marginal zone B-cell orbital lymphoma with intracranial involvement. *Ophthal Plast Reconstr Surg* 2010;26(3):205–206.
50. Sangave A, Faia LJ, Yeh S, et al. A case of rapid progression and vision loss in a patient with primary intraocular lymphoma. *Ocul Immunol Inflamm* 2010;18(2):99–100.
51. Angioi K, Bodaghi B, Kaminsky P, et al. Intravascular lymphoma mimicking a Vogt-Koyanagi-Harada disease. *Ocul Immunol Inflamm* 2011;19(2):132–134.
52. Gregory ME, Chadha V, Roberts F, et al. Bilateral central retinal artery occlusion in a patient with primary central nervous system lymphoma. *Graefes Arch Clin Exp Ophthalmol* 2011;249(8):1269–1270.
53. Chinta S, Rani PK, Manusani U. Bilateral exudative retinal detachment as a presenting sign of acute lymphoblastic leukemia. *Middle East Afr J Ophthalmol* 2012; 19(4):410–412.
54. Goel N, Pangtey B, Thakar M, et al. Chronic myeloid leukemia presenting with bilateral central retinal vein occlusion and massive retinal infiltrates. *J AAPOS* 2012;16(4):406–408.
55. Bajenova NV, Vanderbeek BL, Johnson MW. Change in choroidal thickness after chemotherapy in leukemic choroidopathy. *Retina* 2012;32(1):203–205.
56. Chan TS, Gill H, Leung AY, et al. Uveitis as the initial manifestation of diffuse large B-cell lymphoma. *Am J Hematol* 2012;87(2):198–200.
57. Salomão DR, Pulido JS, Johnston PB, et al. Vitreoretinal presentation of secondary large B-cell lymphoma in patients with systemic lymphoma. *JAMA Ophthalmol* 2013;131(9):1151–1158.

葡萄膜良性反应性淋巴增生

葡萄膜 BRLH 是一种良性病灶，由淋巴细胞和浆细胞浸润而形成。由于此病可以同时累及结膜，仔细的眼表检查对于诊断眼内病灶非常有帮助。

1. Shields CL, Shields JA, Carvalho C, et al. Conjunctival lymphoid tumors: Clinical analysis of 117 cases and relationship to systemic lymphoma. *Ophthalmology* 2001; 108: 979-984.
2. Mashayekhi A, Shukla SY, Shields JA, et al. Choroidal lymphoma: Clinical features and association with systemic lymphoma. *Ophthalmology* 2014; 121: 342-351.

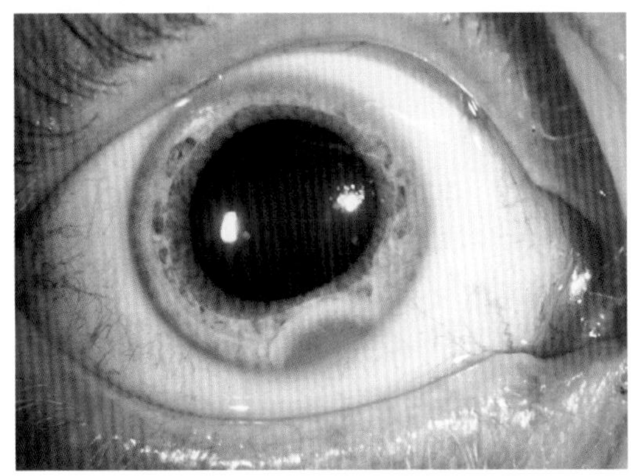

图 24.1　33 岁女性患者周边虹膜的局部肿块。病灶经虹膜睫状体手术切除后病理诊断为 BRLH

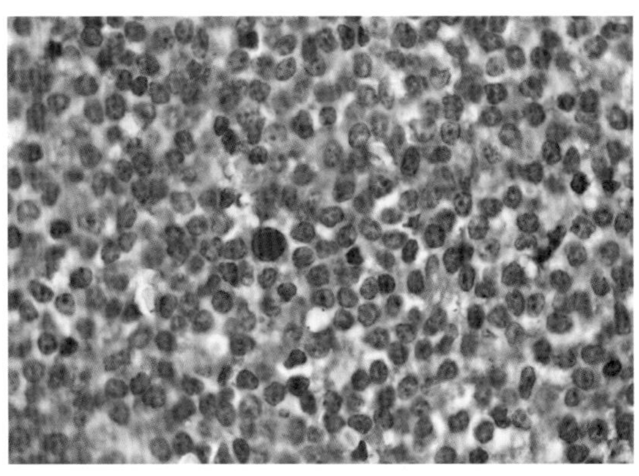

图 24.2　葡萄膜 BRLH 的组织病切片，肿瘤由成熟的淋巴细胞构成，靠近图片中央的一个细胞内含核内包涵体（Dutcher body）。（PAS 染色×200）

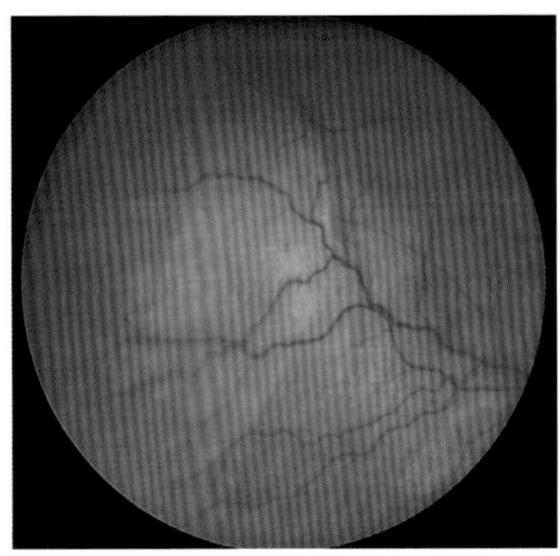

图 24.3　49 岁男性患者右眼颞侧近赤道部的脉络膜局灶性 BRLH

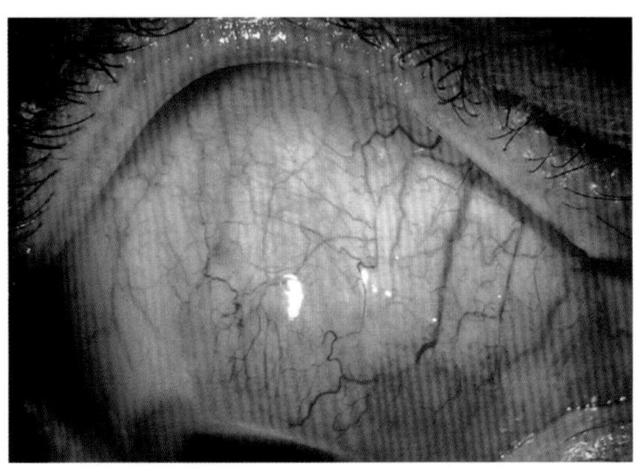

图 24.4　图 24.3 所示同一位患者的结膜出现典型的淋巴细胞浸润病灶，结膜活检证实良性淋巴细胞浸润

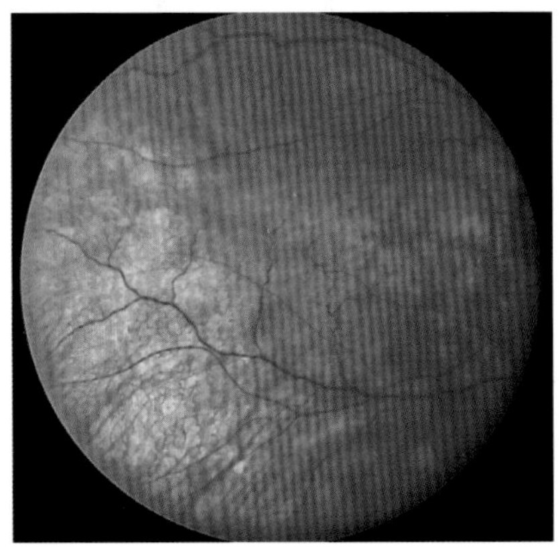

图 24.5　经 2000 cGY 眼部放疗后，病灶与治疗前（图 24.3）相比明显消退

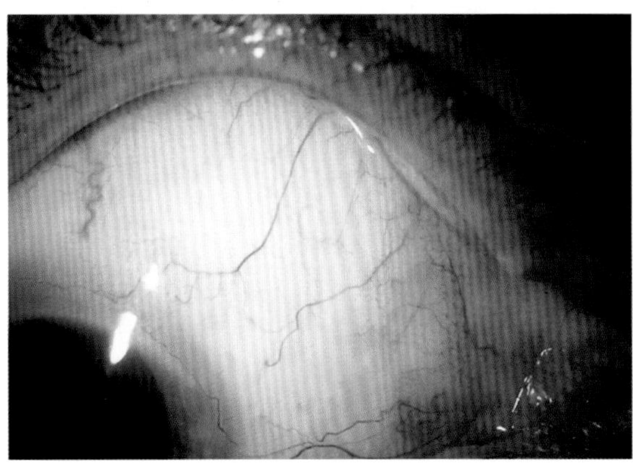

图 24.6　结膜病灶同样对放射治疗反应良好

葡萄膜良性反应性淋巴增生:临床与病理特征

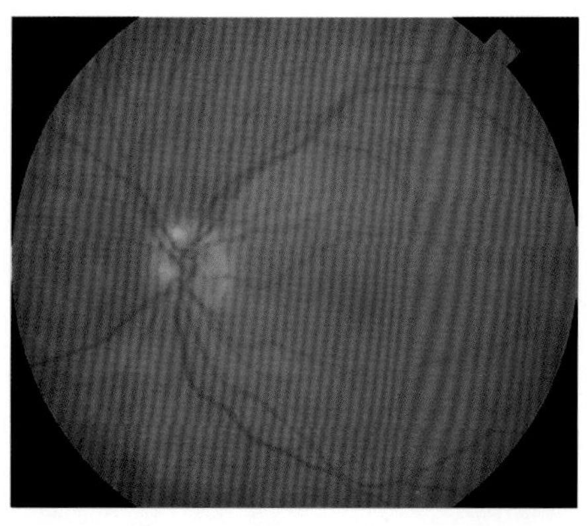

图24.7 65岁女性患者,左眼底出现多个隐匿的黄色脉络膜病灶,病灶在照片中难以显现。注意后段脉络膜呈红-黄色

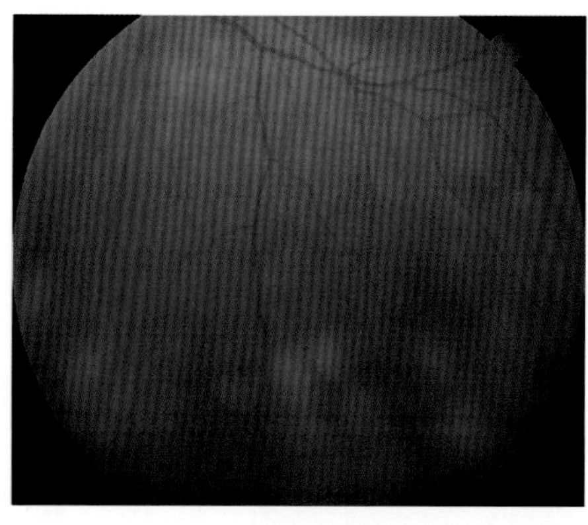

图24.8 与上图(图24.7)同一患眼的周边部脉络膜亦见多个黄色病灶,与鸟枪弹样脉络膜病变和类肉瘤病极为相似

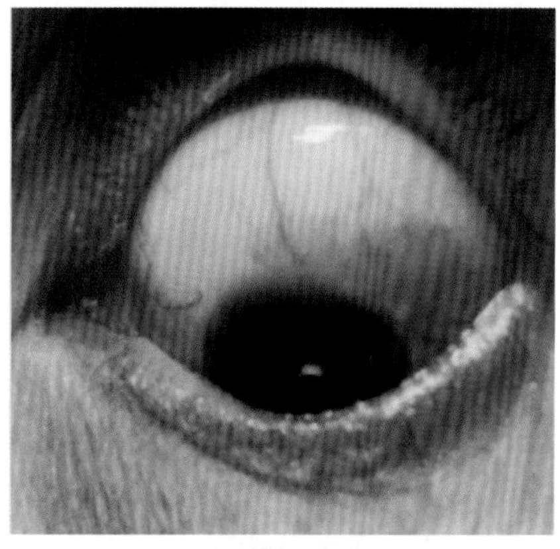

图24.9 图24.7中同一患眼的结膜上也出现"三文鱼"肉质的浸润灶,这样的病灶只出现在淋巴增生性疾病但不见于鸟枪弹样脉络膜病变,这对临床诊断非常有帮助

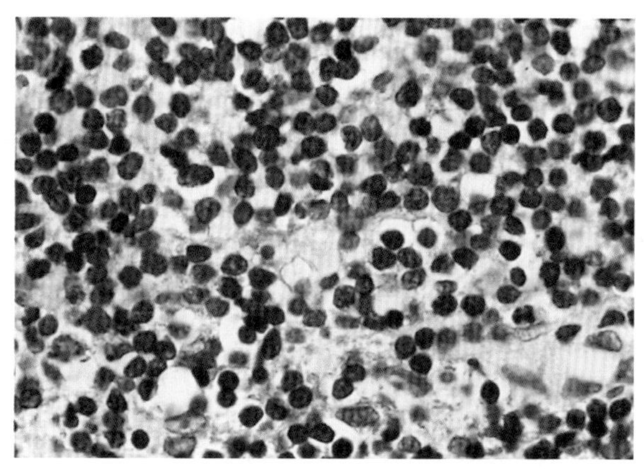

图24.10 结膜病灶的病理学活检证实增生组织由均一的小淋巴细胞构成

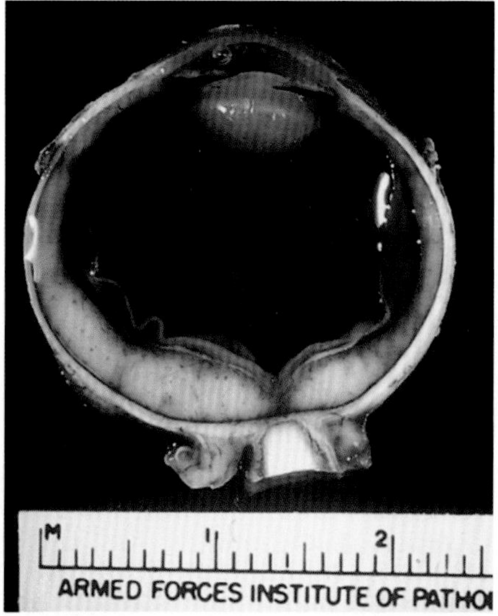

图24.11 葡萄膜BRLH摘除眼的大体剖面图,显示整个后极部脉络膜显著增厚,视神经周围亦有浸润病灶。(由Armed Forces Institute of Pathology,Washington,DC提供)

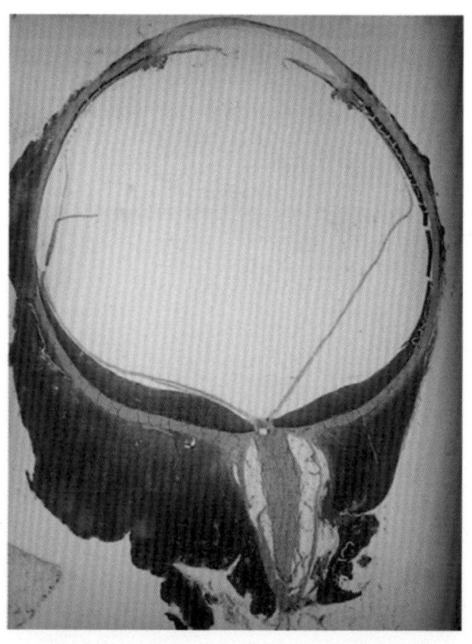

图24.12 低倍镜下的病理切片显示葡萄膜BRLH,病灶切片染色处理之后表现为淋巴组织典型的暗蓝色。(由Armed Forces Institute of Pathology,Washington,DC.提供)

葡萄膜良性反应性淋巴增生：诊断性检查及治疗

下面展示一个病例的眼底所见、荧光素血管造影、超声、MRI 以及对放射治疗的反应。

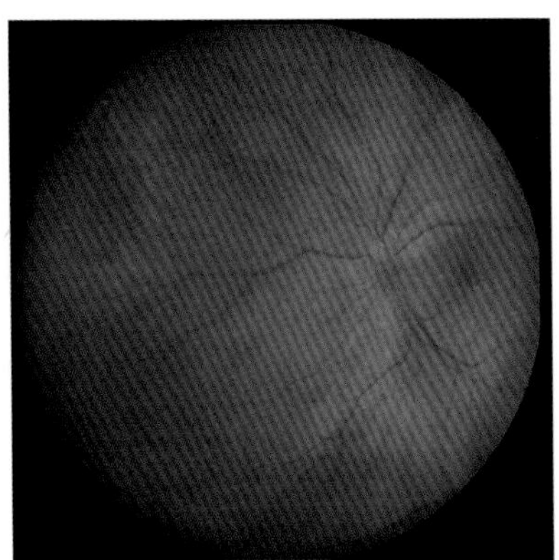

图 24.13　广角眼底照相显示左眼后极部弥漫性后部脉络膜增厚，在照片中病灶看起来不甚显著，但在双目间接检眼镜下可见隆起甚高，眼底呈弥漫性的橘红色，与弥漫性脉络膜血管瘤相似

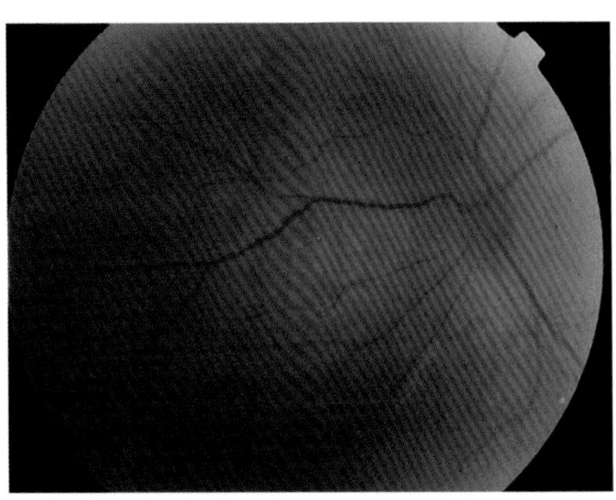

图 24.14　鼻侧眼底的局部照片（近距离观），显示脉络膜的桔红色增厚以及视盘充血

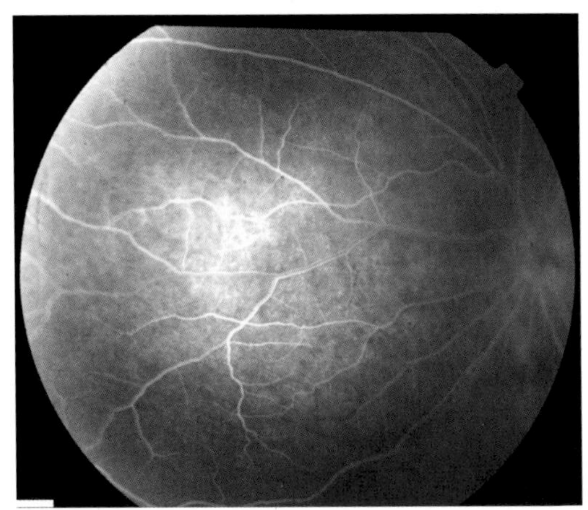

图 24.15　眼底荧光血管造影（视盘鼻侧区域）显示病灶脉络膜增厚病灶内的轻微高荧光，以及下方细微的脉络膜水平向皱折

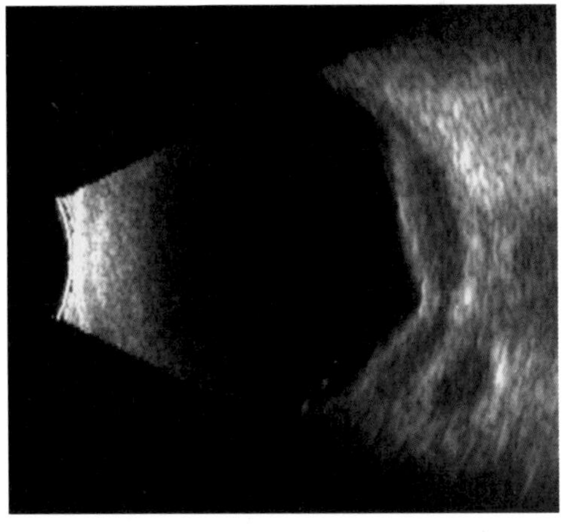

图 24.16　二维超声显示脉络膜增厚，中低度的内部回声，请注意巩膜后眶脂肪内有一卵圆形透声暗区，这一眶内结节样病灶是葡萄膜淋巴增生典型的眼外表现，还可以见于弥漫性脉络膜黑色素瘤眼外扩散以及恶性脉络膜淋巴瘤

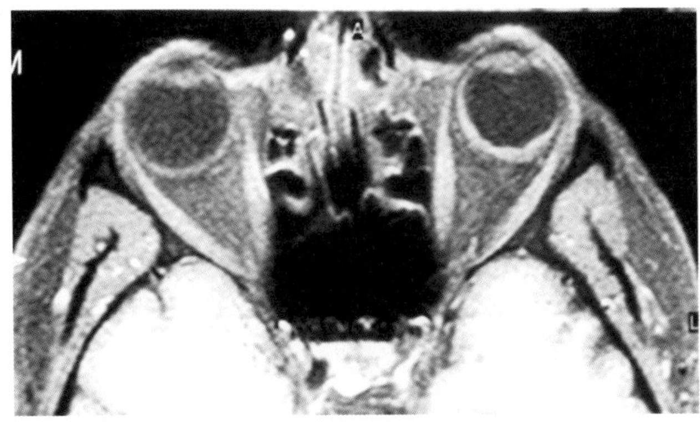

图 24.17　轴向 MRIT1 相增强扫描，显示左眼弥漫性、不规则脉络膜增厚

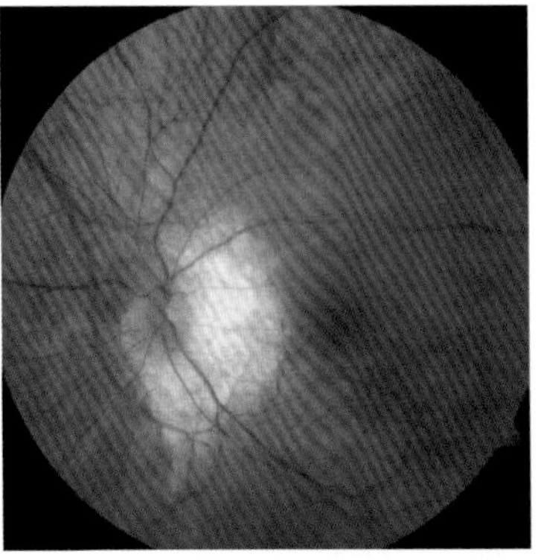

图 24.18　同一患眼经外放疗两年后的复诊图片，显示脉络膜浸润已消退，而视盘颞侧有些许视网膜下纤维化

伪装成鸟枪弹样脉络膜病变或类肉瘤病的良性反应性葡萄膜淋巴增生

反应性葡萄膜淋巴增生的临床外观可以与鸟枪弹样脉络膜病变或脉络膜类肉瘤病非常相似。如果在结膜上发现“三文鱼肉”样病灶则强烈提示反应性淋巴增生，对其进行活检可确诊，从而剔除类肉瘤病和鸟枪弹样脉络膜病变，下面展示一例双眼受累的病例。

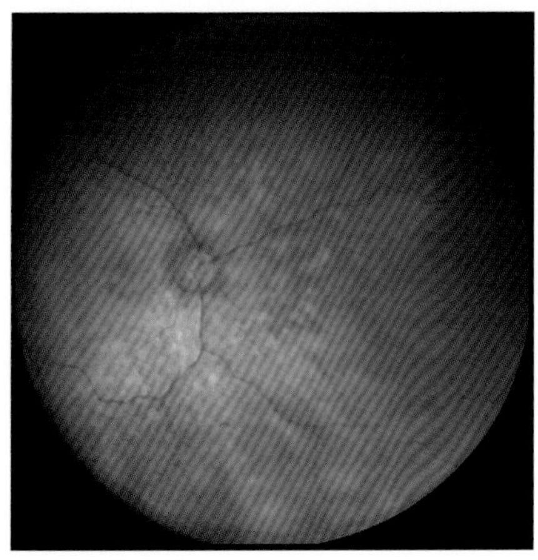

图 24.19 60 岁男性患者右眼广角眼底照相，显示眼底多发黄白色脉络膜点状病灶

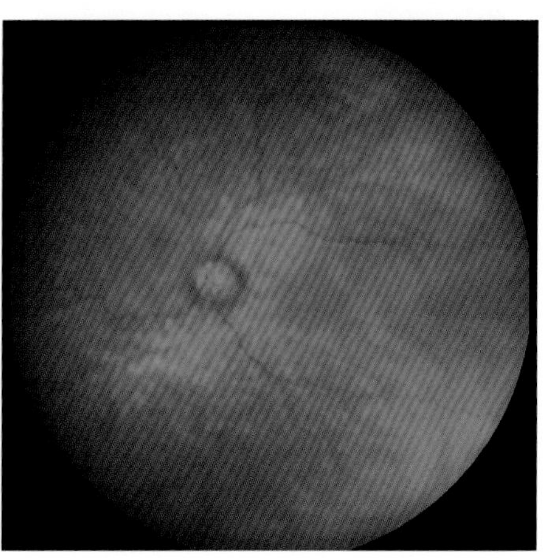

图 24.20 左眼同样的病灶

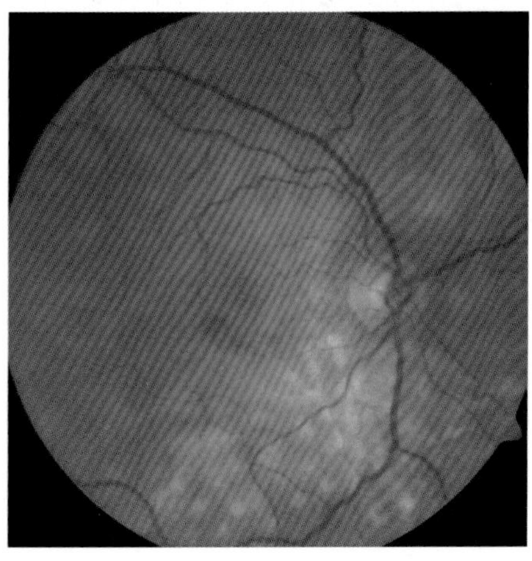

图 24.21 右眼放大的眼底照片(近距离观)，显示黄斑水肿以及视盘下方密集病灶

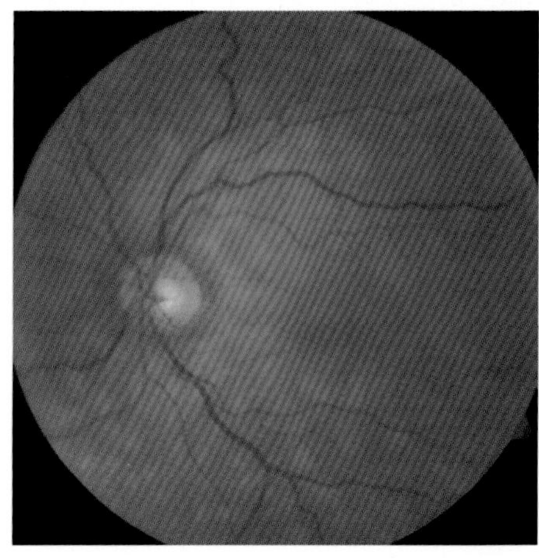

图 24.22 左眼后极部照片，显示类似的改变，患者转诊至我院拟行脉络膜活检以排除类肉瘤病以及鸟枪弹样脉络膜病变

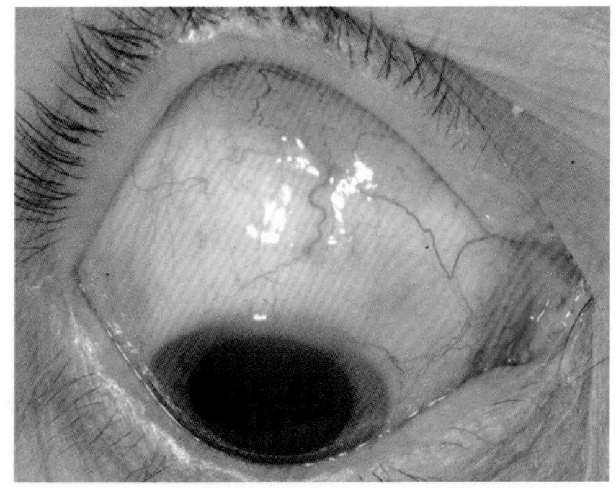

图 24.23 上方结膜穹窿处的三文鱼肉样粉红色病灶，进行了结膜活检而不是脉络膜活检，证实为反应性淋巴增生

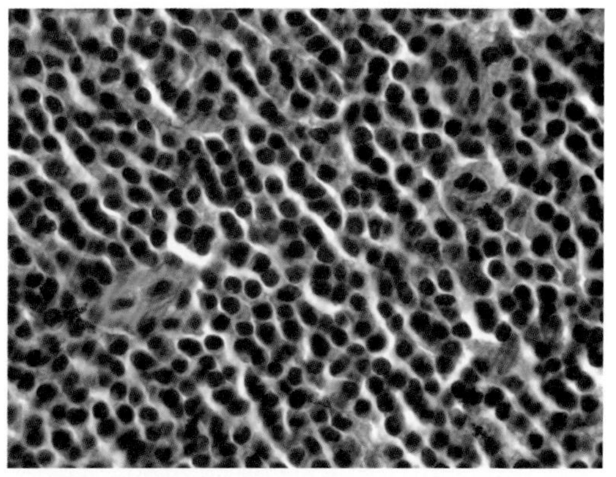

图 24.24 组织病理切片显示高分化淋巴细胞，符合黏膜相关性淋巴组织(MALT)淋巴瘤

葡萄膜良性反应性淋巴增生：广角眼底照相、超声及 MRI 检查

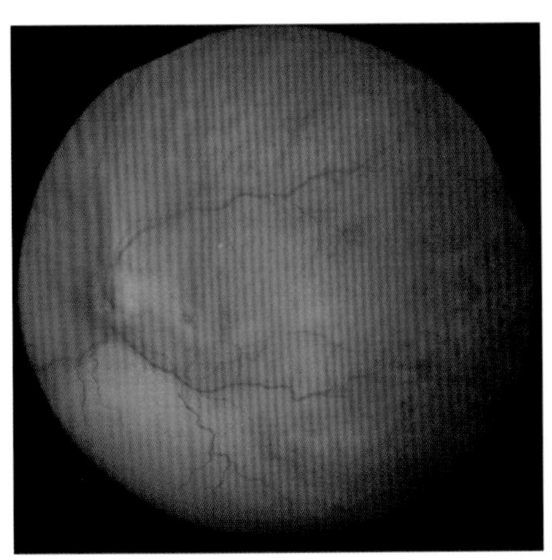

图 24.25 66 岁男性左眼反应性脉络膜淋巴增生患者的眼底照相，显示眼底弥漫性桔红色脉络膜增厚伴渗出性视网膜脱离及移动性视网膜下液

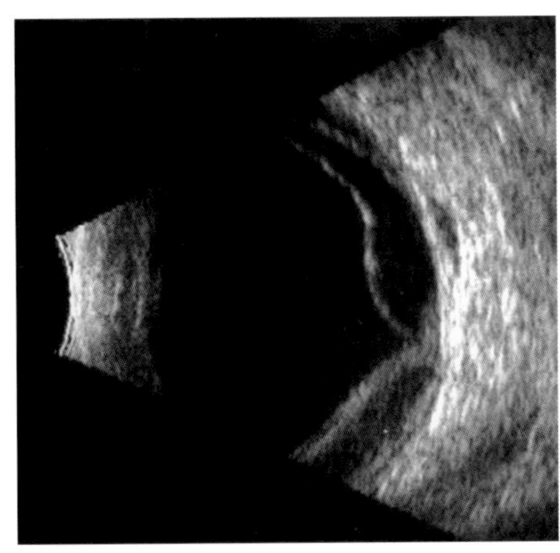

图 24.26 二维超声显示脉络膜弥漫性增厚以及继发性渗出性视网膜脱离，注意巩膜后有个小面积的低回声暗区，提示球外眶组织受累

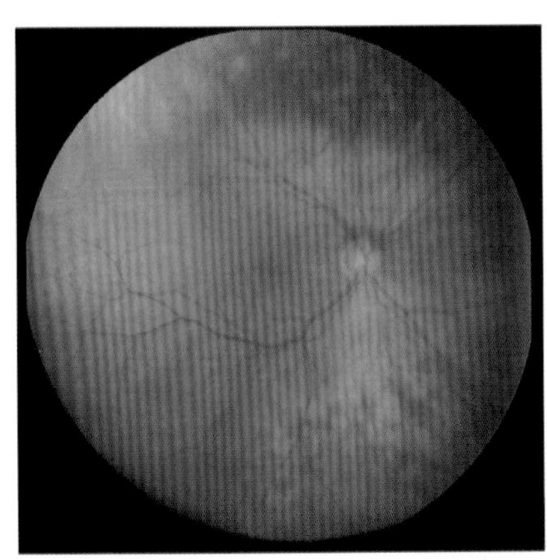

图 24.27 44 岁男性右眼良性反应性脉络膜淋巴增生。色素上皮的改变提示病灶以及渗出性视网膜脱离开始消退

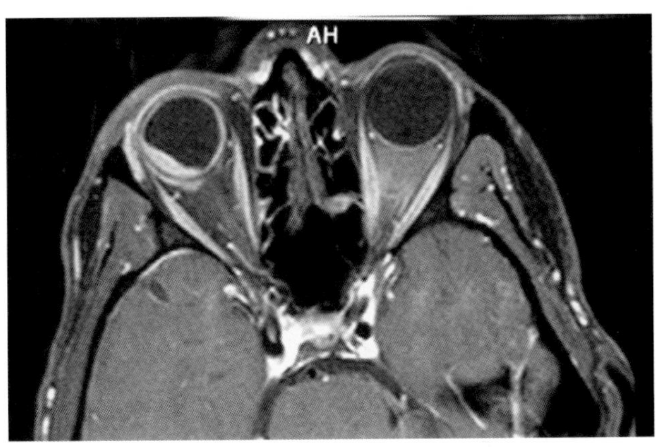

图 24.28 轴向磁共振 T1 相钆增强抑脂扫描显示脉络膜弥漫性增厚以及球后眶组织受累

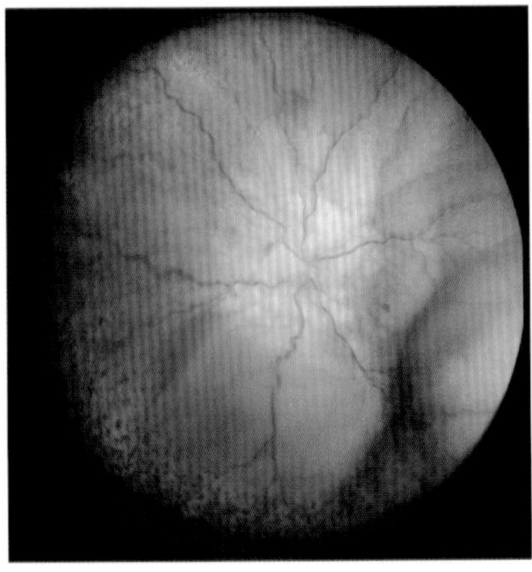

图 24.29 消退中的良性反应性脉络膜淋巴增生伴继发性色素上皮增殖。颞下方的隆起外观很像葡萄膜渗漏综合征，但其实为实性的周边部脉络膜及睫状体淋巴细胞浸润

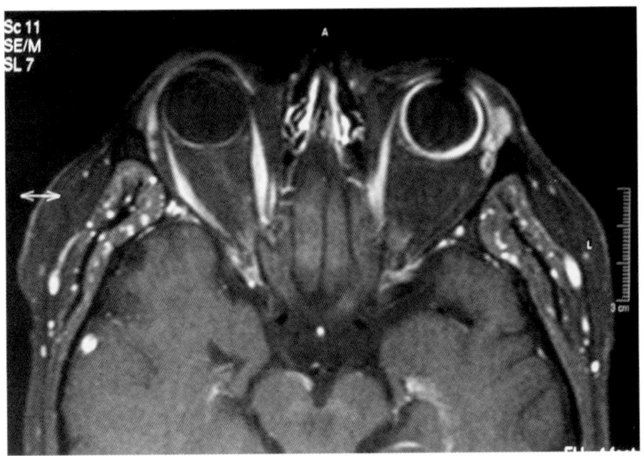

图 24.30 轴向核磁共振 T1 相钆增强抑脂扫描显示左眼脉络膜增厚并增强，病灶主要累及周边脉络膜和睫状体

葡萄膜淋巴瘤

总论

系统性淋巴瘤通常累及淋巴结及脏器，如肝、脾、胃肠道和肺，偶尔可累及葡萄膜(1-15)。本节中我们称之为葡萄膜淋巴瘤。葡萄膜淋巴瘤被怀疑是原发于他处的转移性淋巴瘤，尽管有的病例貌似原发于葡萄膜，而无系统受累的迹象。系统性淋巴瘤的诊断可以先于葡萄膜淋巴瘤，或在葡萄膜淋巴瘤发病之后再诊断出来。如前所述，孤立性的葡萄膜淋巴瘤有时并没有系统性淋巴瘤的迹象，因此需要细针穿刺活检或眼球壁活检以将其与无色素性脉络膜黑色素瘤或转移瘤鉴别开来(5-7)。大多数病例为非霍奇金B细胞淋巴瘤，罕见情况下也可以是T细胞淋巴瘤、霍奇金病或其他类型的淋巴瘤。

临床特征

葡萄膜淋巴瘤的临床表现与前面描述的葡萄膜BRLH非常接近甚至完全一致，在此不做赘述。总之它与玻璃体视网膜型淋巴瘤那种视网膜下融合成片的油腻黄色病灶有明显的区别，应注意区分这两种眼内淋巴瘤，因为两者的预后完全不同。葡萄膜淋巴瘤通常是单眼，但双眼发病的病例也不少见。并不一定为多灶，有时可以是单个孤立的病灶，这样的病灶的外观可以接近于无色素性的脉络膜痣、黑色素瘤、转移癌、骨瘤、血管瘤、后部巩膜炎、葡萄膜渗漏综合征、类肉瘤病、鸟枪弹样脉络膜病变，及其他肿瘤性或炎性病灶。与BRLH不同的是，累及葡萄膜的恶性淋巴瘤通常进展更快并可导致更广泛的葡萄膜受累。

虹膜淋巴瘤，不管是B细胞还是T细胞系，可以是不活跃的病灶，也可以表现为非常急进。急进型的病例可以出现显著的虹膜增厚、假性前房积脓或前房积血。有特殊的累及前节的倾向，部分病例出现显著的虹膜和睫状体病灶但后极部脉络膜受累轻微(3)。我们曾遇到过淋巴瘤浸润导致虹膜睫状体显著增厚而眼痛失明的患者。

葡萄膜淋巴瘤，特别是虹膜淋巴瘤的发生有可能是既往已受控制的系统性淋巴瘤复发的征象，因此需要彻底的全身检查以排除肿瘤复发。

诊断方法

如前所述，许多葡萄膜淋巴瘤患者有系统性非霍奇金B细胞淋巴瘤的病史。诊断和辅助检查的使用策略与BRLH相同。我们发现FNAB对于鉴别葡萄淋巴瘤很有帮助(7)。如果FNAB能获得足够的素材，可以通过免疫组化检查探明淋巴瘤的属性。眼球壁活检可以获得丰富的组织标本，一般只用于诊断非常困难的病例，而大多数患者只需要损伤更小的活检方法(5,6)。

病理

葡萄膜淋巴瘤在组织病理学上为恶性B淋巴细胞的增殖，分化程度不一。与BRLH不同的是，葡萄膜淋巴瘤更多为单形性和单克隆。免疫组化和流式细胞仪检查有助于病灶的分型。

治疗

如果眼部出现黄色脉络膜肿块，而患者身患系统性淋巴瘤并正在接受化疗，则眼部肿块无需额外处理，这样的病灶通常对化疗反应良好，随诊即可。眼部肿瘤对化疗的反应往往反映系统性肿瘤对化疗的反应。如果患者没有系统性淋巴瘤的病史，则需要对病灶进行相关的检查以排除前面提到的那些表现相似的肿瘤或炎性疾病。细针穿刺活检及细胞学检查可以确诊或排除淋巴瘤。局限于葡萄膜的淋巴瘤可以使用全眼放射治疗(3000～4000cGy)，如果病灶孤立或非常局限，可以考虑敷贴放疗治疗。预后决取于系统受累的程度。

参考文献

病例系列/综述

1. Chan CC, Buggage RR, Nussenblatt RB. Intraocular lymphoma. *Curr Opin Ophthalmol* 2002;13:411–418.
2. Coupland SE, Foss HD, Hidayat AA, et al. Extranodal marginal zone B cell lymphomas of the uvea: an analysis of 13 cases. *J Pathol* 2002;197:333–340.
3. Mashayekhi A, Shields CL, Shields JA. Iris involvement by lymphoma: a review of 13 cases. *Clin Experiment Ophthalmol* 2013;41(1):19–26.
4. Mashayekhi A, Shukla SY, Shields JA, Shields CL. Choroidal lymphoma: Clinical features and association with systemic lymphoma. *Ophthalmology* 2014;121:342–351.

病理/细胞学

5. Scherfig E, Prause JU, Jensen OA. Transvitreal retinochoroidal biopsy. *Graefes Arch Clin Exp Ophthalmol* 1989;227:369–373.
6. Rutzen AR, Ortega-Larrocea G, Dugel PU, et al. Clinicopathologic study of retinal and choroidal biopsies in intraocular inflammation. *Am J Ophthalmol* 1995;119:597–611.
7. Shields JA, Shields CL, Ehya H, et al. Fine-needle aspiration biopsy of suspected

葡萄膜淋巴瘤

intraocular tumors. The 1992 Urwick Lecture. *Ophthalmology* 1993;100:1677–1684.

病例报告

8. Leff SR, Shields JA, Augsburger JJ, et al. Unilateral eyelid, conjunctival, and choroidal tumors as initial presentation of diffuse large cell lymphoma. *Br J Ophthalmol* 1985;69:861–864.
9. Duker JS, Shields JA, Ross M. Intraocular large cell lymphoma presenting as massive thickening of the uveal tract. *Retina* 1987;7:41–45.
10. Jakobiec FA, Sacks E, Kronish JW, et al. Multifocal static creamy choroidal infiltrates. An early sign of lymphoid neoplasia.*Ophthalmology* 1987;94:397–406.
11. Gunduz K, Shields JA, Shields CL, et al. Transcleral choroidal biopsy in the diagnosis of choroidal lymphoma. *Surv Ophthalmol* 1999;43:551–555.
12. Verity DH, Graham EM, Carr R, et al. Hypopyon uveitis and iris nodules in non-Hodgkin's lymphoma: ocular relapse during systemic remission. *Clin Oncol (R Coll Radiol)* 2000;12:292–294.
13. Yahalom C, Cohen Y, Averbukh E, et al. Bilateral iridociliary T-cell lymphoma. *Arch Ophthalmol* 2002;120:204–207.
14. Lobo A, Larkin G, Clark BJ, et al. Pseudo-hypopyon as the presenting feature in B-cell and T-cell intraocular lymphoma. *Clin Exp Ophthalmol* 2003;31:155–158.
15. Mori A, Deguchi HE, Mishima K, et al. A case of uveal, palpebral, and orbital invasions in adult T-cell leukemia. *Jpn J Ophthalmol* 2003;47:599–602.

葡萄膜淋巴瘤：对放射治疗的反应

葡萄膜淋巴瘤可以发生在虹膜、睫状体、脉络膜或视网膜下，临床改变多样。可用细针穿刺活检或眼球壁活检对疾病进行诊断。葡萄膜淋巴瘤通常对放疗敏感。下面展示一例经细针穿制活检确诊的脉络膜淋巴瘤，不伴全身系统性淋巴瘤，对放射治疗反应良好。

Arias JD, Kumar N, Fulco EAM, et al. Seasick choroid: a finding on enhanced depth imaging spectral domain optical coherence tomography (EDI-OCT) of choroidal lymphoma. *Retina Cases and Brief Reports* 2013;7(1):19-22.

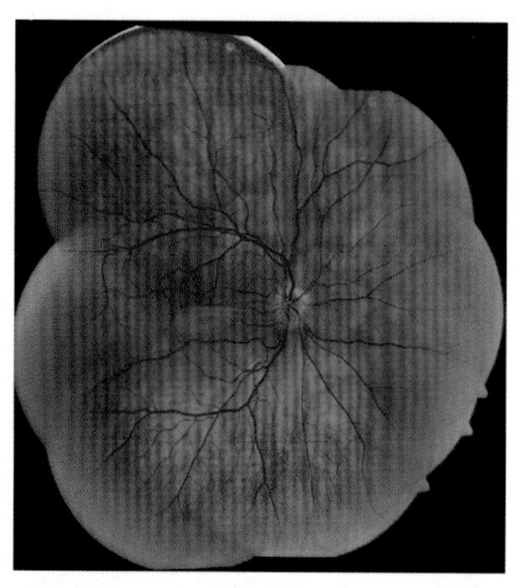

图 24.31　眼底拼图示脉络膜非霍奇金淋巴瘤导致的广泛的弥漫性葡萄膜增厚

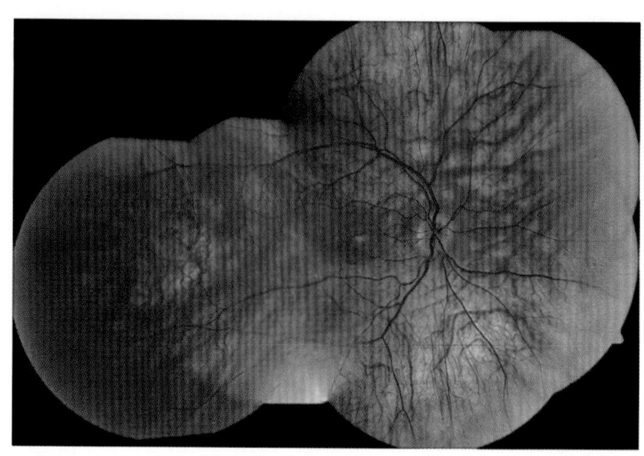

图 24.32　经细针穿刺活检确诊并接受放疗后，眼底肿瘤完全消退

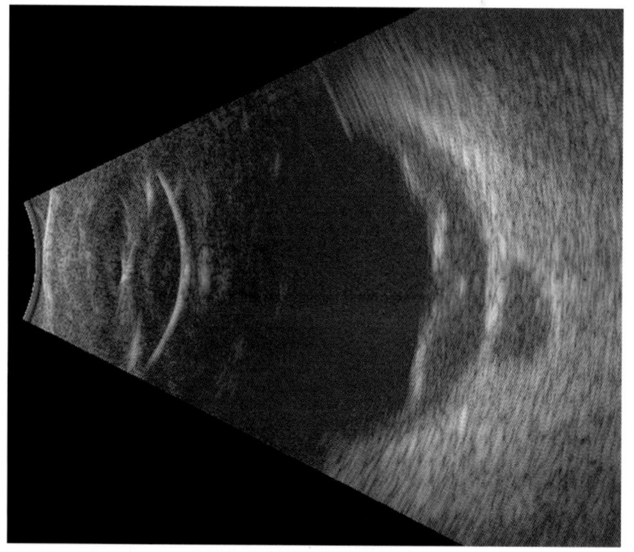

图 24.33　B 超显示脉络膜增厚以及巩膜外病灶

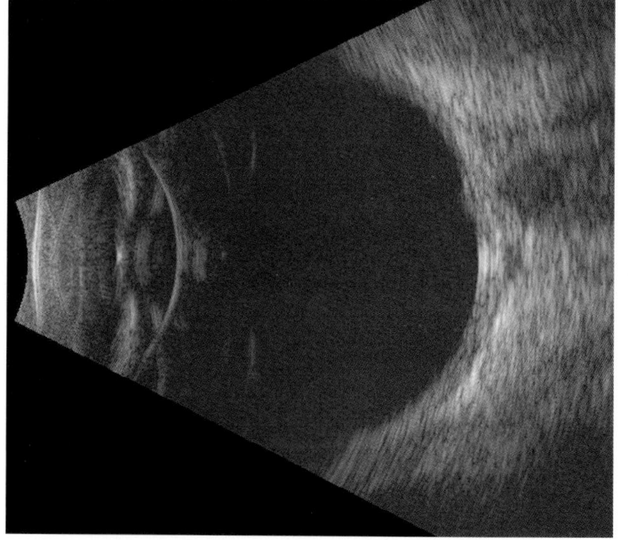

图 24.34　放疗后 B 超声像正常，未见肿块

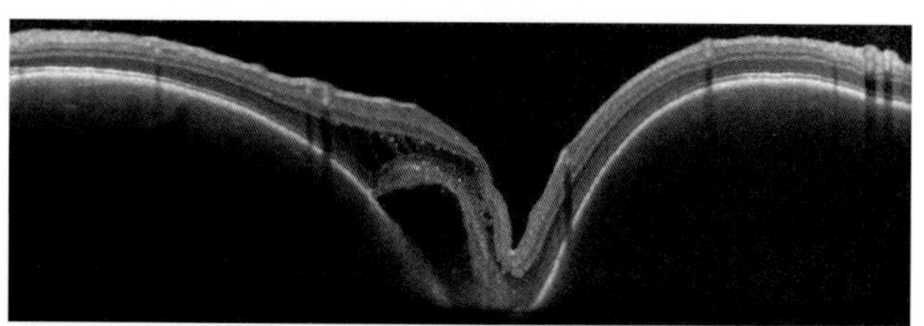

图 24.35　OCT 显示明显的"波浪"(Seasick)状外观，伴肿瘤导致的脉络膜显著增厚、视网膜下积液及视网膜层间水肿

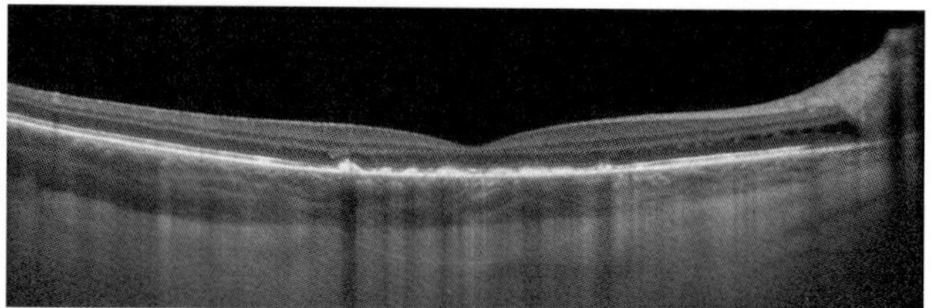

图 24.36　放疗后 OCT 表现恢复正常

葡萄膜淋巴瘤：OCT 影像中的“平湖”、“涟漪”与“波浪”

Shields CL, Arepalli S, Pellegrini M, et al. Choroidal lymphoma appears with calm, rippled, or undulating topography on enhanced depth imaging optical coherence tomography in 14 cases. *Retina* 2014;34:1347-1353.

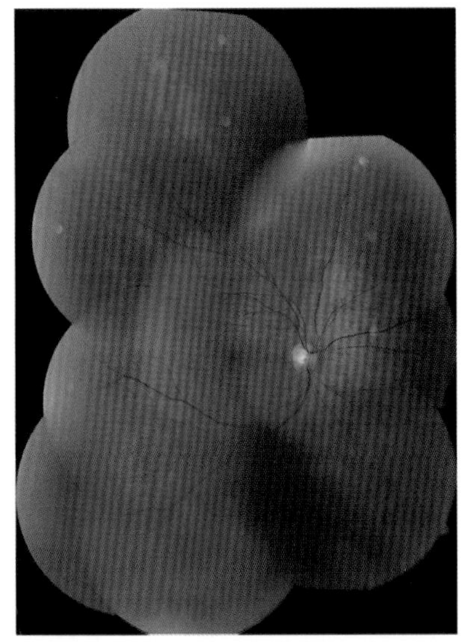

图 24.37　黄色扁平斑块样脉络膜淋巴瘤病灶

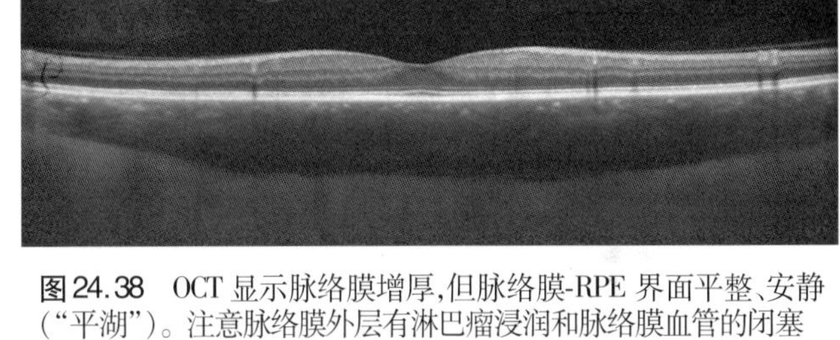

图 24.38　OCT 显示脉络膜增厚，但脉络膜-RPE 界面平整、安静（“平湖”）。注意脉络膜外层有淋巴瘤浸润和脉络膜血管的闭塞

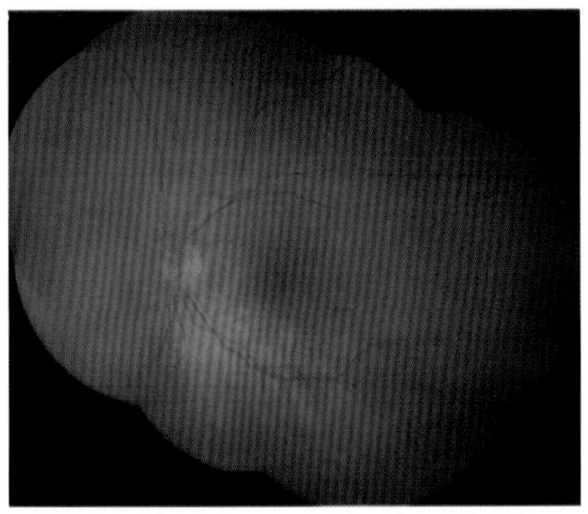

图 24.39　弥漫性的脉络膜淋巴瘤浸润病灶

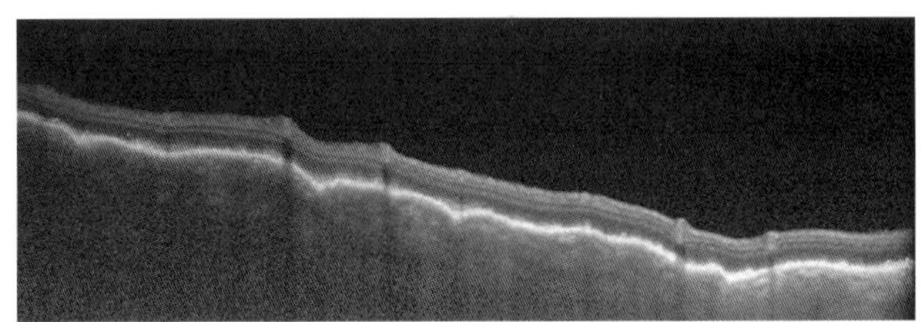

图 24.40　OCT 显示淋巴瘤浸润所致的脉络膜轻微增厚，表面有起伏（“涟漪”）

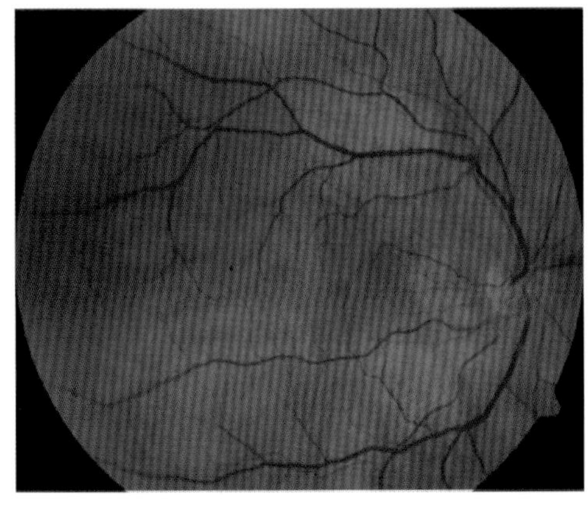

图 24.41　黄色弥漫性脉络膜淋巴瘤浸润以及视网膜皱折

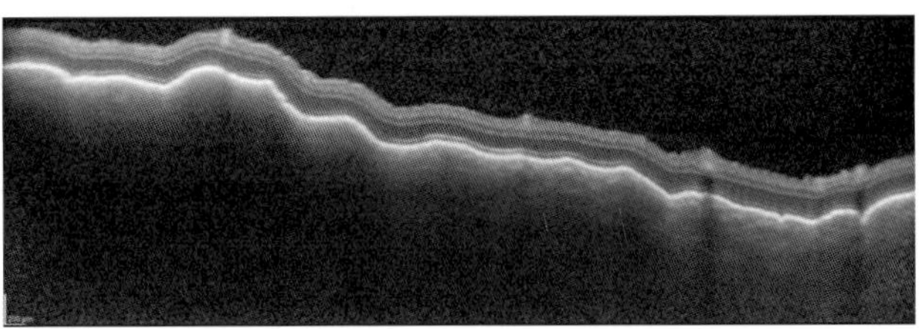

图 24.42　OCT 显示淋巴瘤浸润所致的脉络膜增厚，表面显著的凹凸不平（“波浪”）

葡萄膜淋巴瘤：急进型

部分淋巴瘤可以快速进展导致非常显著的脉络膜增厚以及眼痛失明。以下描述的是一例严重的虹膜睫状体非霍奇金 B 细胞淋巴瘤。

Duker JS, Shields JA, Ross M. Intraocular large cell lymphoma presenting as massive thickening of the uveal tract. *Retina* 1987;7:41-45.

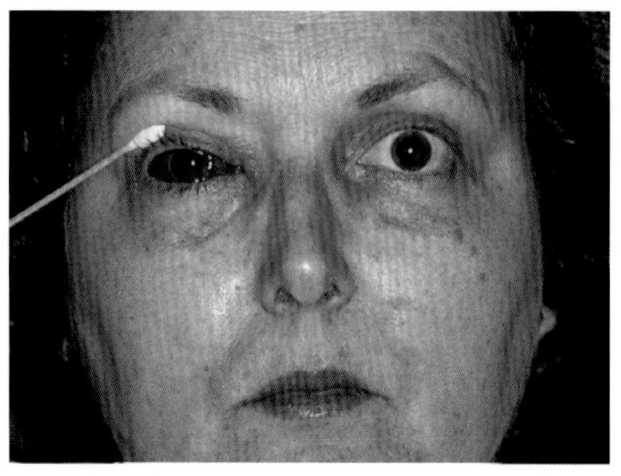

图 24.43 46 岁女性患者的脸部照片，数周前发现虹膜上有不明原因的增厚病灶，随后发生眼痛并失明

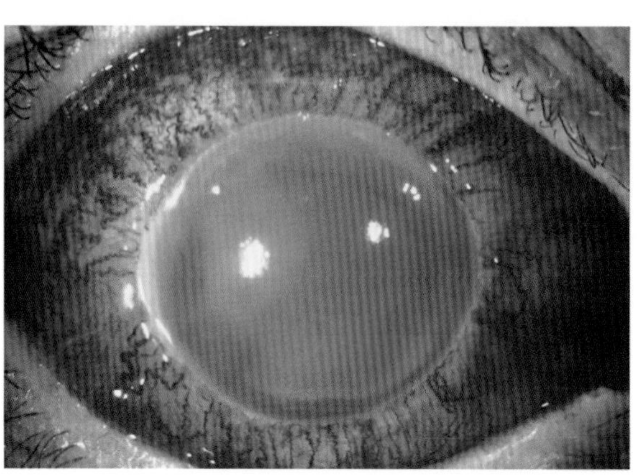

图 24.44 转诊至我院时的患眼外观照片显示明显的眼表充血、角膜水肿及弥漫性的前房积血（近观）

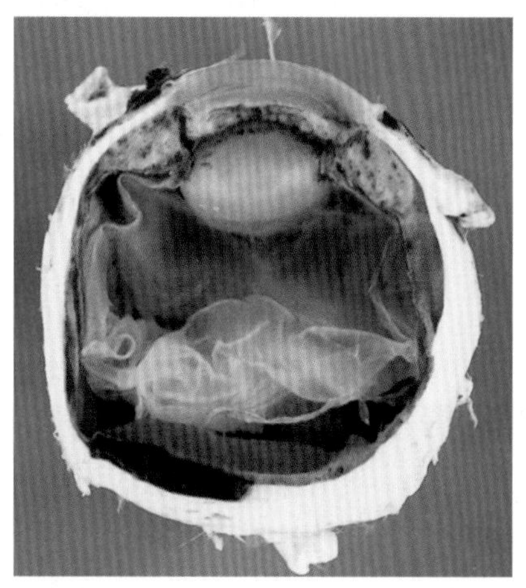

图 24.45 眼球摘除后的剖面图，葡萄膜显著的非色素性增厚，主要累及虹膜与睫状体

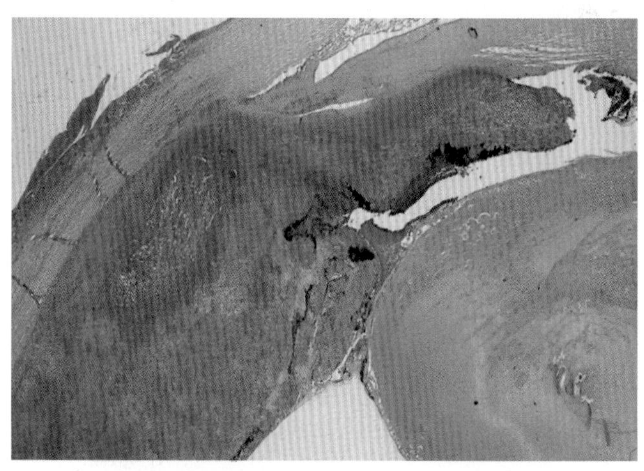

图 24.46 光学显微镜下虹膜与睫状体部的病理切片，弥漫肿物导致虹膜与睫状体增厚，紧贴晶状体赤道部。（苏木精-伊红染色×20）

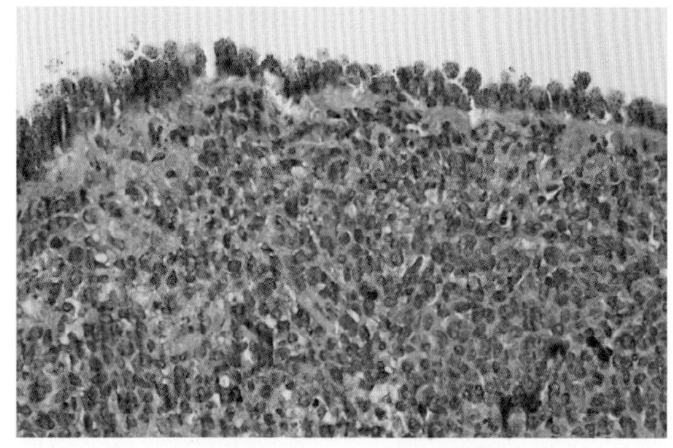

图 24.47 光学显微镜下周边部脉络膜的病理切片，淋巴瘤浸润取代正常脉络膜组织，表面的 RPE 细胞完整。（苏木精-伊红染色×100）

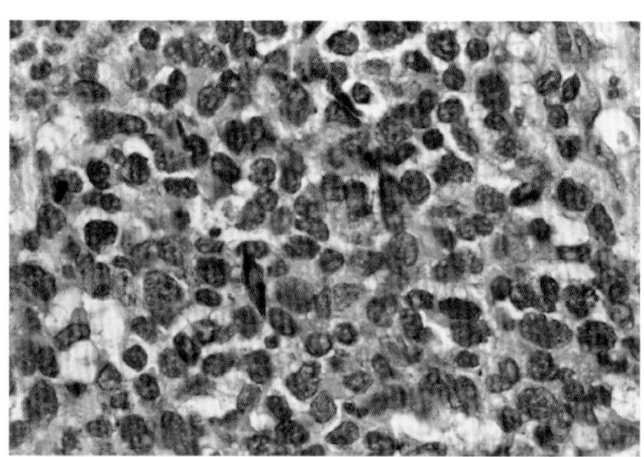

图 24.48 肿瘤的组织病理切片显示恶性淋巴细胞。（苏木精-伊红染色×200）

葡萄膜淋巴瘤：以眼痛的继发性青光眼首诊的急进型

部分淋巴瘤可以快速进展导致非常显著的脉络膜增厚以及眼痛失明。以下描述的是另一例严重的虹膜睫状体淋巴瘤。

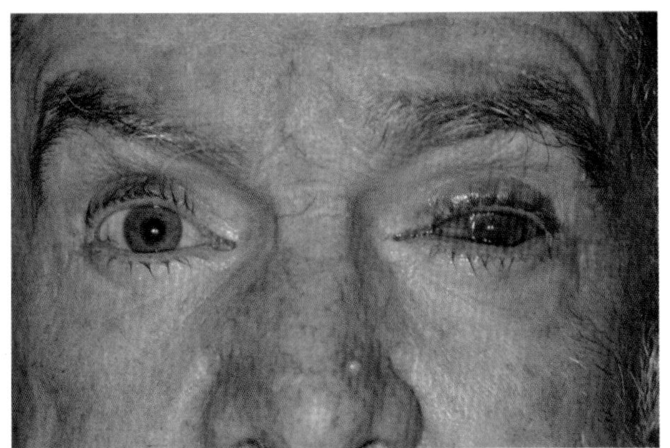

图 24.49　72 岁男性患者左眼突发性眼痛失明，既往史无特殊

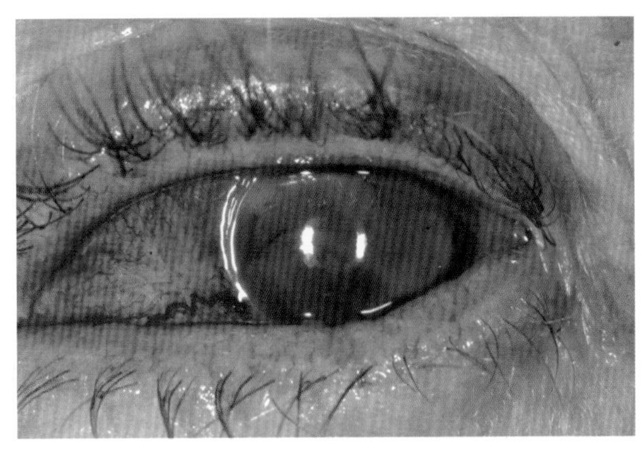

图 24.50　眼部外观照片，显示眼表充血及前房积血（近观）

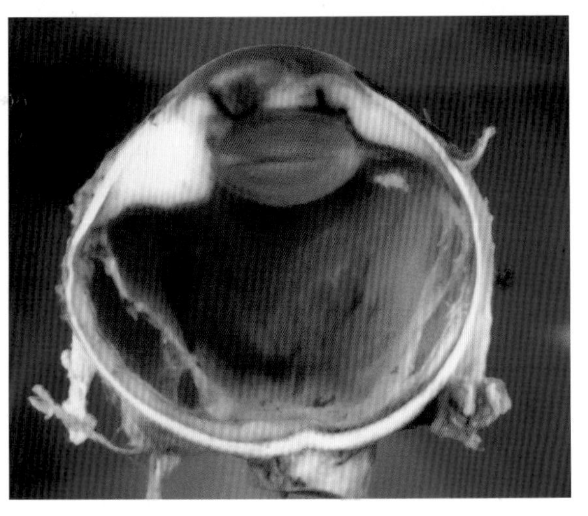

图 24.51　眼球摘除后的剖面照片显示虹膜及睫状体的占位病灶，半侧的脉络膜（图片左侧）也有增厚的改变

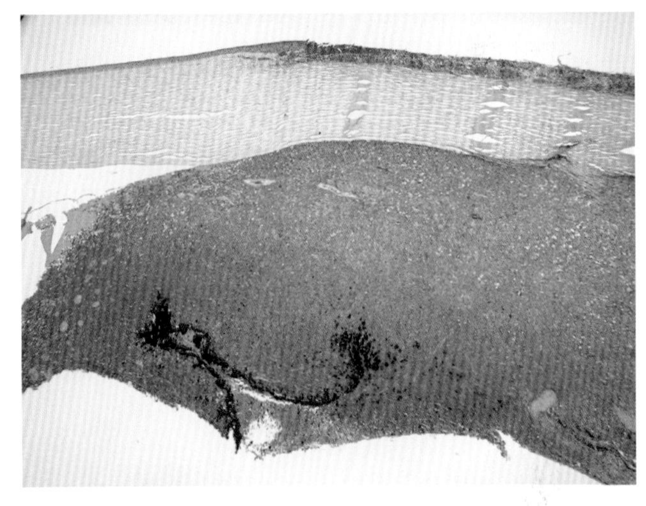

图 24.52　嗜碱性肿块占据了虹膜及睫状体，并且堵塞了前房角。（苏木精-伊红染色×25）

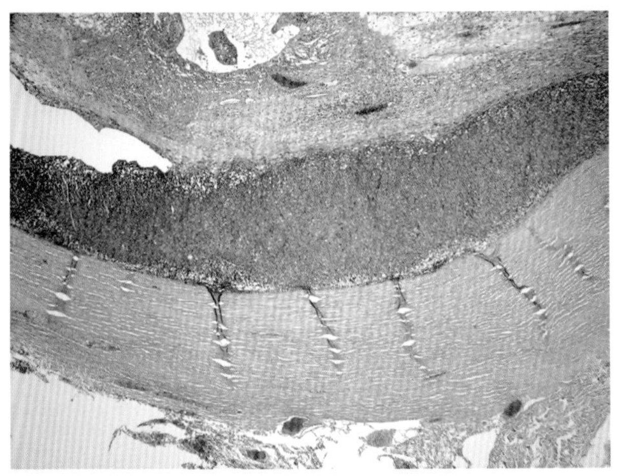

图 24.53　后极部脉络膜增厚、嗜碱性肿块浸润。（苏木精-伊红染色×20）

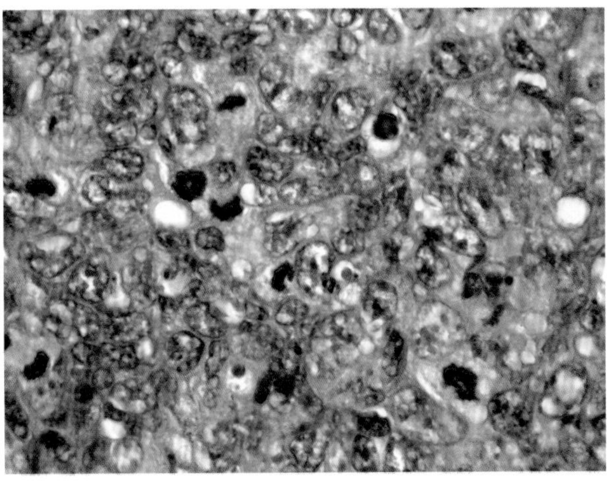

图 24.54　脉络膜肿块病理表现为高度间变性淋巴瘤。（苏木精-伊红染色×250）

葡萄膜淋巴瘤：伴眼眶受累的急进型

葡萄膜伴眼眶淋巴瘤有时会对诊断带来很大的困难，下面展示的这个病例先是被诊断视网膜脱离而接受了手术，但术中并没有找到视网膜裂孔。术后患者出现眼眶肿瘤的症状而引起了葡萄膜黑色素瘤眼外扩散的怀疑，因此被转诊至我院拟行眶内容物剜除术。最终确诊淋巴瘤为导致视网膜脱离和眼眶肿瘤的病因，以放射治疗成功处理了这一病例。

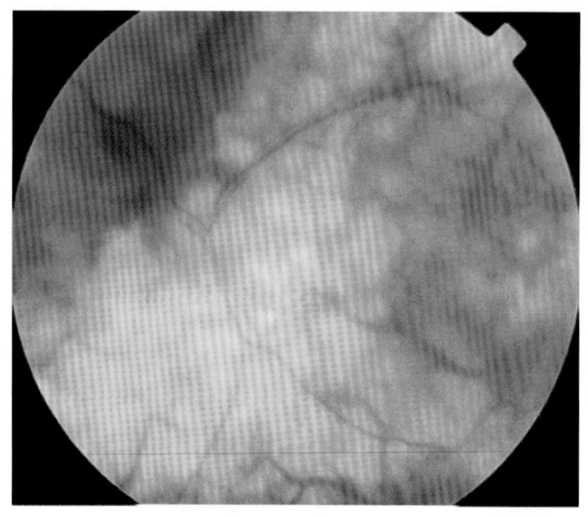

图 24.55 外院眼底照相显示脉络膜增厚以及视网膜脱离，并因此进行了手术治疗

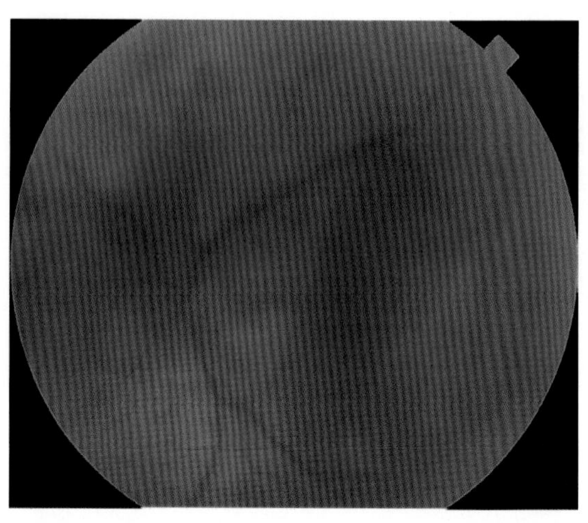

图 24.56 数月后的眼底照片，显示眼底肿瘤增大，混浊的玻璃体使得眼底视野不清

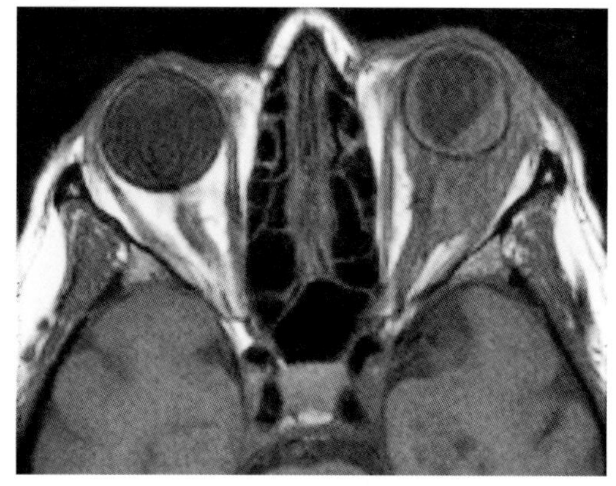

图 24.57 轴向磁共振 T1 相扫描显示葡萄膜与眼眶肿瘤互相延续

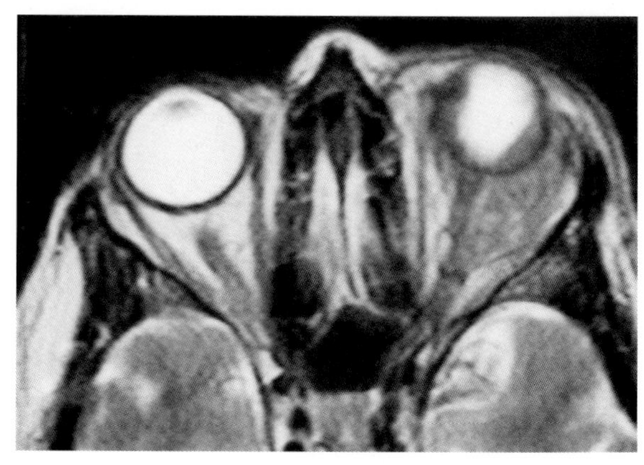

图 24.58 同一病灶磁共振 T2 相扫描图

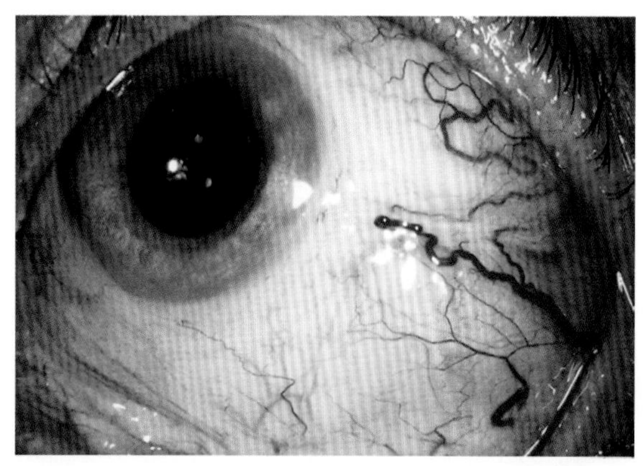

图 24.59 转来我院时的眼外检查发现球结膜弥漫性轻微隆起的病灶，符合淋巴瘤的表现

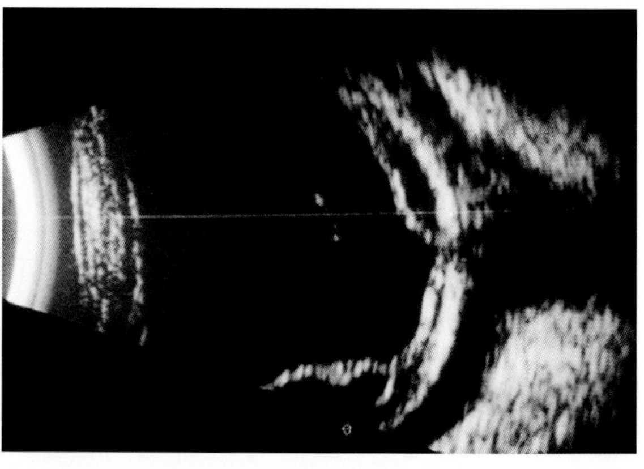

图 24.60 B 超扫描显示弥漫性的脉络膜增厚以及巩膜外肿瘤。巩膜外的淋巴瘤包绕视神经导致图像中视神经鞘的增粗

葡萄膜浆细胞瘤

总论

浆细胞瘤是由良性或恶性浆细胞异常增殖导致的肿瘤。它主要作为多发性骨髓瘤的一个组成部分而为人熟知,但有时也可以表现为孤立性髓外浆细胞瘤(solitary extramedullary plasmacytoma,SEMP)。眼内浆细胞瘤属于 SEMP 的一种类型,可以作为独立的葡萄膜肿瘤,也可以是多发性骨髓瘤的一部分。眼内浆细胞瘤可以发生在葡萄膜的任何部位。

临床特征

葡萄膜浆细胞瘤的临床表现可以跟淋巴瘤和转移瘤完全一致。可以发生在虹膜、睫状体或脉络膜。通常为黄-粉红色外观,经常发生继发性视网膜脱离。病灶可以是孤立或多灶性。

诊断方法

由于葡萄膜浆细胞瘤没有特异性的临床表现,诊断策略与其他葡萄膜非色素性肿块一样。荧光血管造影以及超声检查或有助于将其与无色素性黑色素瘤相鉴别,但这些表现又与淋巴瘤或转移瘤一致。如果怀疑病灶为浆细胞瘤,需对患者进行全面的全身检查以排除淋巴瘤、骨髓瘤或单克隆丙种球蛋白病。如果患者有多发性骨髓瘤的病史并出现疑为浆细胞瘤的眼内病灶,FNAB 可以确诊。也有患者出现独立性的眼内肿瘤,没有骨髓瘤的病史,最终亦通过 FNAB 获得细胞学诊断。

病理

葡萄膜浆细胞瘤在组织病理学与 BRLH 的不同之处在前者其主要由层状浆细胞组成,而后者混杂淋巴细胞与浆细胞。根据生化程度可以分为良性或恶性。

治疗

关于葡萄膜浆细胞瘤的治疗目前所知甚少。一般认为与葡萄膜淋巴瘤的处理方法相似,应排除多发性骨髓瘤或其他淋巴增生性疾病,然后淋巴瘤那样给予放疗或化疗。预后不一,一般来说伴多发性骨髓瘤者预后较差,而孤立性浆细胞瘤则较好。

参考文献

病例系列/综述

1. Adkins JW, Shields JA, Shields CL, et al. Plasmacytoma of the eye and orbit. *Int Ophthalmol* 1997;20:339–343.
2. Knapp AJ, Gartner S, Henkind P. Multiple myeloma and its ocular manifestations. *Surv Ophthalmol* 1987;31:343–351.
3. Orellana J, Friedman AH. Ocular manifestations of multiple myeloma, Waldenstrom's macroglobulinemia and benign monoclonal gammopathy. *Surv Ophthalmol* 1981;26:157–169.

病例报告

4. Maisel JM, Miller F, Sibony PA, et al. Multiple myeloma presenting with ocular inflammation. *Ann Ophthalmol* 1987;19:170–174.
5. Bowman Z, Peiffer RL Jr, Bouldin TW. Pathogenesis of ciliary-body cysts associated with multiple myeloma. *Ann Ophthalmol* 1988;20:292–295.
6. Sandberg HO, Westby RK, Arnesen K. Plasmacytoma of the uvea in a case of multiple myeloma. *Acta Ophthalmol (Copenh)* 1989;67:329–332.
7. Brody JM, Butrus SI, Ashraf MF, et al. Multiple myeloma presenting with bilateral exudative macular detachments. *Acta Ophthalmol Scand* 1995;73:81–82.
8. Wong VA, Wade NK. POEMS syndrome: an unusual cause of bilateral optic disk swelling. *Am J Ophthalmol* 1998;126:452–454.
9. Honavar SG, Shields JA, Shields CL, et al. Extramedullary plasmacytoma confined to the choroid. *Am J Ophthalmol* 2001;131:277–278.
10. Tranos PG, Andreou PS, Wickremasinghe SS, et al. Pseudohypopyon as a feature of multiple myeloma. *Arch Ophthalmol* 2002;120:87–88.
11. Morgan AE, Shields JA, Shields CL, et al. Presumed malignant plasmacytoma of the choroid as the first manifestation of multiple myeloma. *Retina* 2003;23:867–868.
12. Shields CL, Chong WH, Eyha H, et al. Sequential bilateral solitary extramedullary plasmacytoma of the ciliary body. *Cornea* 2007;26:759–761.

脉络膜浆细胞瘤

以下展示一例非典型性脉络膜肿块，经 FNAB 细胞学检查诊断为浆细胞瘤。肿瘤对放疗反应非常好。数年后患者出现单克隆丙种球蛋白病。

1. Adkins JW, Shields JA, Shields CL, et al. Plasmacytoma of the eye and orbit. *Internat Ophthalmol* 1977;20:339-343.
2. Honavar SG, Shields JA, Shields CL, et al. Extramedullary plasmacytoma confined to the choroid. *Am J Ophthalmol* 2001;131:277-278.

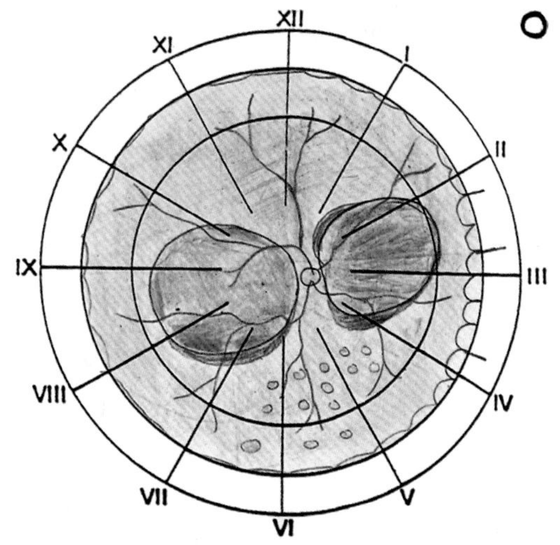

图 24.61　77 岁女性患者的眼底绘图，显示右眼两个脉络膜大肿块

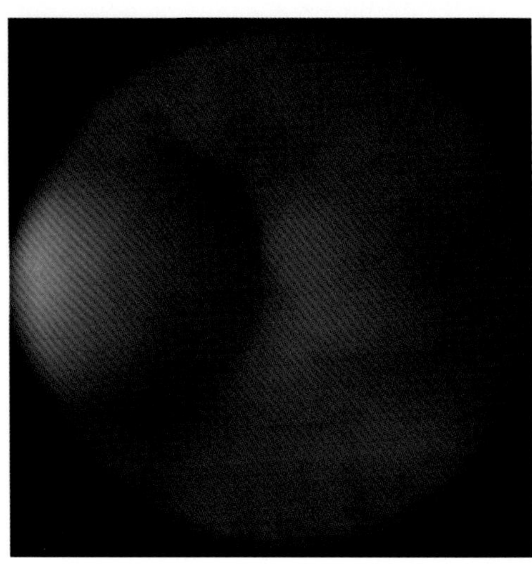

图 24.62　广角眼底照相图示眼底两个肿块，病灶的红-橘色改变与背景眼底颜色相似

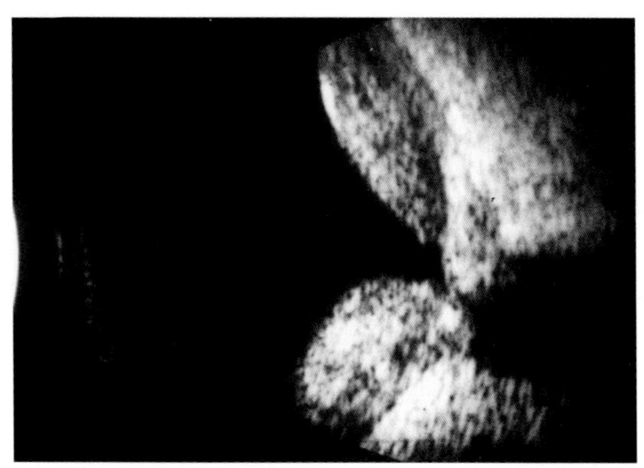

图 24.63　B 超显示两个实性声像的肿块

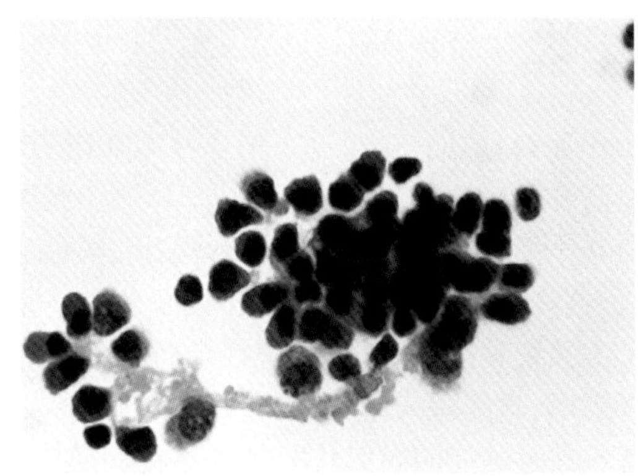

图 24.64　细胞穿刺活检获取的成熟浆细胞。（巴氏染色×300）

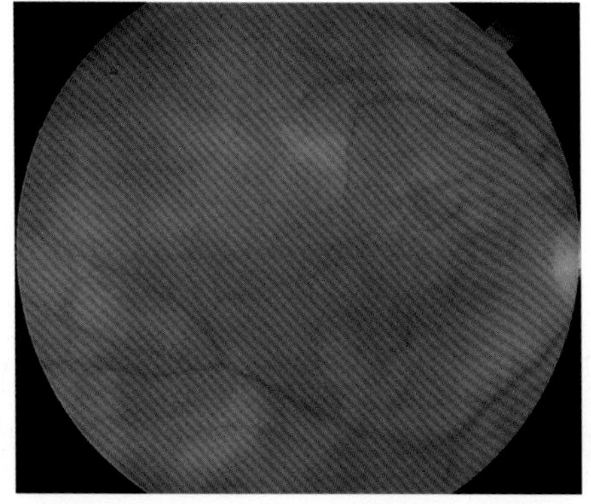

图 24.65　经 3000cGy 放疗后的眼底所见，肿块消失

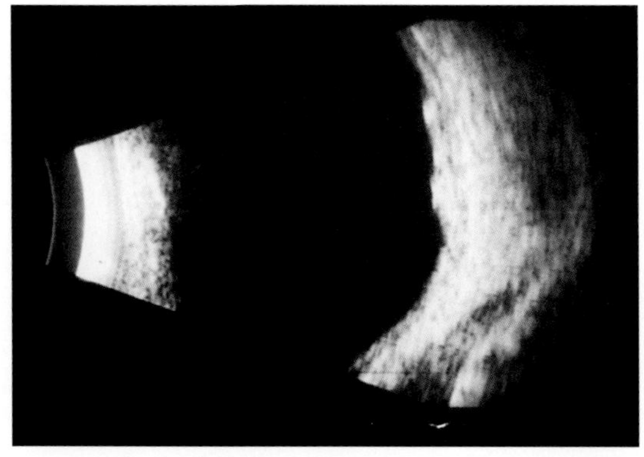

图 24.66　B 超显示原来隆起的肿块完全变平坦

睫状体浆细胞瘤

Shields CL, Chong WH, Ehya H, et al. Sequential bilateral solitary extramedullary plasmacytoma of the ciliary body. *Cornea* 2007;26:759-761.

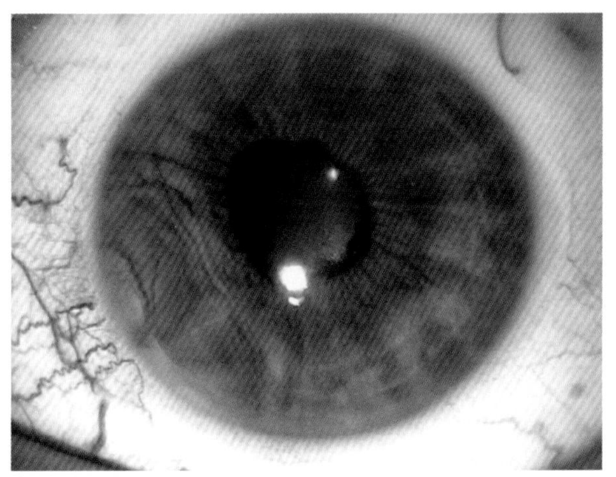

图 24.67　成年女性患者虹膜后肿瘤占位,侵入前房角

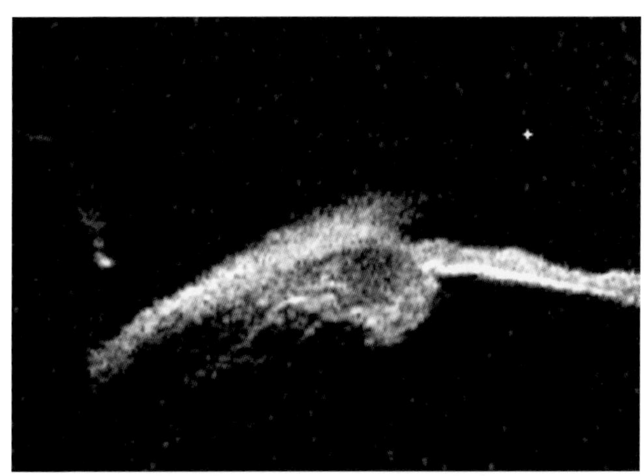

图 24.68　UBM 显示睫状体实性肿块

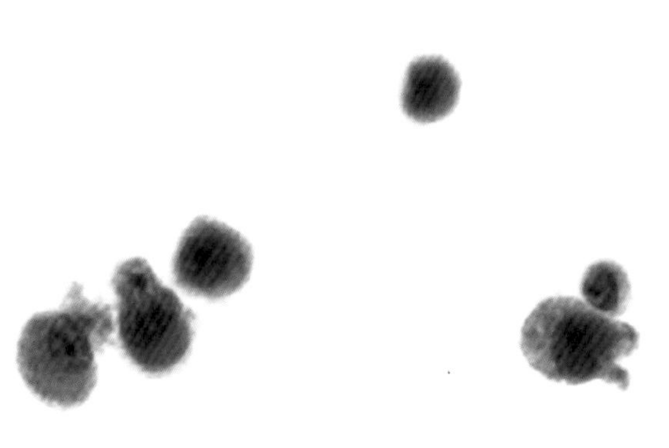

图 24.69　细胞穿刺活检获取的肿瘤浆细胞。(巴氏染色×200)

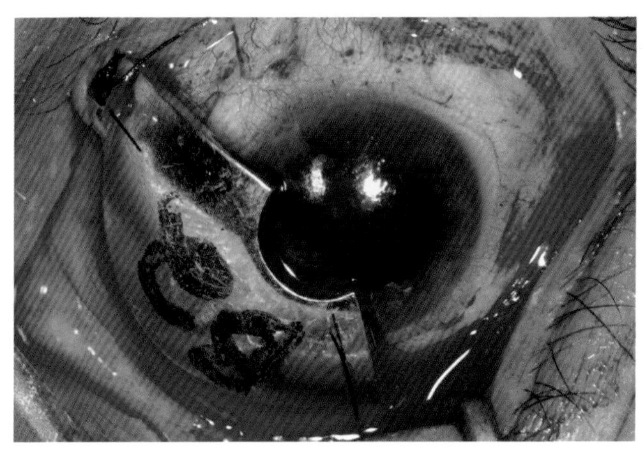

图 24.70　放射敷贴植入术中所见

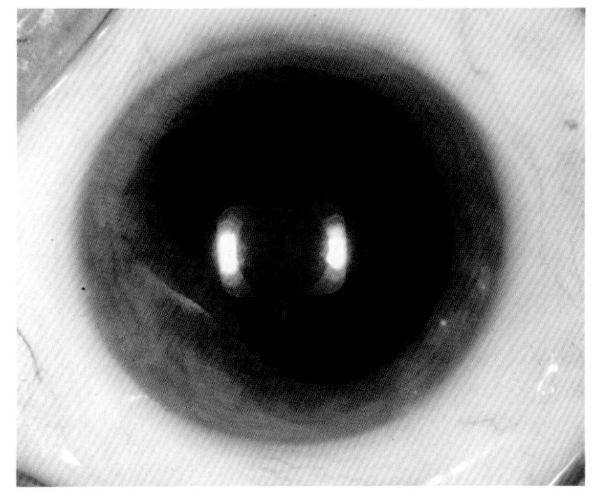

图 24.71　放射敷贴治疗后的眼前节情况,病灶消退,残留瞳孔缘后粘连

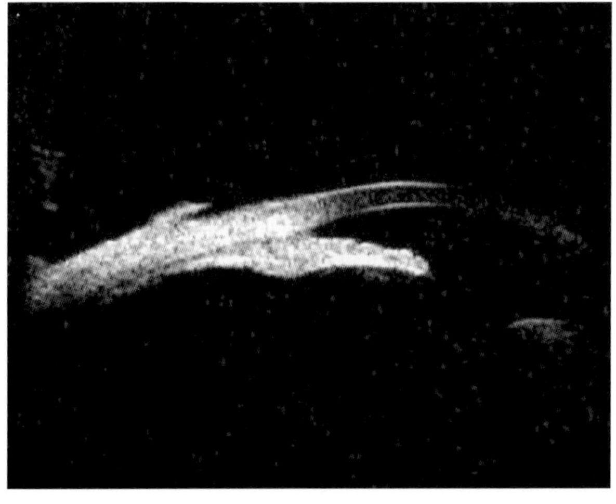

图 24.72　放射敷贴治疗后 UBM 示病灶完全消退

原发性玻璃体视网膜及中枢神经系统淋巴瘤

总论

原发性玻璃体视网膜及中枢神经系统淋巴瘤(primary vitreoretinal and central nervous system lymphoma，PVRCNSL)是中枢神经系统淋巴瘤的一种特殊类型，累及大脑、脑膜以及玻璃体与视网膜(1-39)，如果眼部首先受累，则称为玻璃体视网膜淋巴瘤(vitreoretinal lymphoma，VRL)，本节中我们将始终使用这一名称，不管中枢神经系统是否受累。

这一肿瘤在历史上曾被称为“小胶质细胞增生”，“网状细胞肉瘤”以及“组织细胞淋巴瘤”，因为过去对这一肿瘤的起源细胞一直有争论。而最终这一疾病被确认为B淋巴细胞增生，所以上述称谓都被废弃了。此疾病经常累及视神经、视网膜以及玻璃体(1-39)。它占所有眼内淋巴瘤的65%，而90%的病例为双眼(37)。80%的病例首先表现在眼部。VRL经常发生于免疫功能健全的老年人(平均年龄60岁)，但这一肿瘤越来越多地见于免疫缺陷患者，例如服用免疫抑制剂者或获得性免疫缺陷综合征的患者。此病在免疫缺陷患者中进展更迅速，预后也更差。

临床特征

VRL的临床表现有几种变异。此病通常先出现黄色的视网膜病灶随后出现玻璃体细胞。但在另一些病例中，玻璃体细胞为主要表现而视网膜病变临床不可见。典型的玻璃体细胞聚焦成团块，有时也可以是细小均匀分布的细胞。因为玻璃体细胞通常是眼内炎症的征象，所以此病经常被误诊为视网膜炎、玻璃体炎或葡萄膜炎，因此也被称为“伪装综合征(masquerade syndrome)”，这一名称用来描述恶性疾病伪装为良性的过程。具体说来，此病有时会被误诊为巨细胞病毒性视网膜炎、急性视网膜坏死、弓形体性视网膜炎等炎性疾病，有时又会与脉络膜转移瘤、无色素性脉络膜黑色素瘤及其他肿瘤混淆。

VRL主要累及视网膜和或视盘。视网膜病灶的特征为黄色视网膜浸润导致的视网膜增厚伴玻璃体细胞。有时可出现视网膜血管白鞘(血管中心性淋巴瘤)，貌似霜枝样视网膜血管炎。视神经的浸润可以导致视盘的充血和水肿。

最有特征性也最为人熟知的改变为圆形或地图状黄色油腻外观的视网膜色素上皮下病灶(8，10-35)。这些多发病灶可以融合而成为一个弥漫性的黄油状浸润病灶。这些病灶本质为坏死的恶性B淋巴细胞堆积而导致的RPE脱离。开始是均一黄色的，晚期病灶表面可以出现特征性的棕褐色RPE增殖。

诊断方法

当眼部的表现提示VRL时，应进行全面的神经系统体检、腰椎穿刺脑脊液检查，以及脑部的影像检查。通常为CT扫描或磁共振扫描。如能发现CNS淋巴瘤则可确诊VRL而排除炎性疾病。

必须强调的是诊断VRL的最好的方法依然是检眼镜检查，它比MRI或CT扫描更能发现早期的玻璃体视网膜受累。而常规的荧光素血管造影和超声检查对此病的诊断帮助有限，也无法将VRL与炎性疾病以及其他肿瘤鉴别开来。诊断通常依靠细针穿刺活检或玻璃体切除活检取得的细胞学证据(15-23)。当玻璃体细胞不明显时，FNAB对RPE下的病灶进去取样是更好地获得细胞学诊断的途径。标本需经标准的细胞病理学处理，而结果需由对眼部标本有经验的细胞病理医师或眼病理医师判读。对于有相关经验的专业人员而言，细胞学诊断并不困难，必要时还可以借助免疫组化进一步确定淋巴细胞的属性。

病理

就在几年前，我们对浸润视网膜、玻璃体的细胞属性还不太确实。前面曾提到此病过去曾被称为“小胶质细胞增生”，“网状细胞肉瘤”，以及“组织细胞淋巴瘤”。近年来通过流式细胞仪以及免疫组化技术确认了这一疾病大部分情况下为恶性B淋巴细胞导致(13-24)。

组织病理学上，此病表现为恶性大B淋巴细胞系弥漫性浸润视网膜，类似的细胞还可以累及RPE下腔、玻璃体，偶尔累及视网膜血管。一个在组织病理和细胞病理共同的特征性表现是肿瘤细胞的广泛坏死，尤其是在玻璃体以及视网膜下腔，因为细胞在这些部位得不到充足的血供。虽然大部分病例的肿瘤细胞为B淋巴细胞，但皮肤T细胞淋巴瘤(蕈状肉芽肿 Mycosis Fungoides)，以及其他罕见的淋巴系肿瘤偶尔也可以导致带有类似临床以及组织病理特征的眼部病变。

原发性玻璃体视网膜及中枢神经系统淋巴瘤

治疗

VRL 的诊断确立之后，应根据疾病的累及的范围选择治疗。如果肿瘤只局限于眼部而没有脑部病灶，可对眼部进行放射治疗，每次 200cGy，总放疗剂量 3500～4000cGy，或者玻璃体腔注射化疗药物（12，25-29）。因为此病绝大多数为双眼，所以根据病情，经常需要双眼同时治疗。如果合并脑部淋巴瘤，推荐使用相似剂量的颅脑放疗，通常合并全身化疗或硬膜内甲氨蝶呤化疗。没有临床受累的对侧眼是否需要治疗是有争议的，我们反对这样的预防性治疗，而主张严密随诊，观察到淋巴细胞浸润的证据时再给予眼部放疗。近年来有一些报道称玻璃体腔内注射甲氨蝶呤（methotrexate）或利妥昔单抗（Rituximab）治疗玻璃体视网膜淋巴瘤取得了不错的疗效。

尽管也有几个成功治愈的案例，但总的来说广泛 CNS 受累的病例预后比局限于眼部的病例差很多，严密随诊是关键。

参考文献

病例系列/综述

1. Nussenblatt RB, Chan CC, Wilson WH, et al. CNS and Ocular Lymphoma Workshop Group. International Central Nervous System and Ocular Lymphoma Workshop: recommendations for the future. *Ocul Immunol Inflamm* 2006;14:139–144.
2. Freeman LN, Schachat AP, Knox DL, et al. Clinical features, laboratory investigations, and survival in ocular reticulum cell sarcoma. *Ophthalmology* 1987;94:1631–1639.
3. Char DH, Ljung BM, Miller T, et al. Primary intraocular lymphoma (ocular reticulum cell sarcoma) diagnosis and management. *Ophthalmology* 1988;95:626–630.
4. Ridley ME, McDonald HR, Sternberg P Jr, et al. Retinal manifestations of ocular lymphoma (reticulum cell sarcoma). *Ophthalmology* 1992;99:1153–1160.
5. Buettner H, Bolling JP. Intravitreal large-cell lymphoma. *Mayo Clin Proc* 1993; 68:1011–1015.
6. Akpek EK, Ahmed I, Hochberg FH, et al. Intraocular–central nervous system lymphoma: clinical features, diagnosis, and outcomes. *Ophthalmology* 1999;106: 1805–1810.
7. Gill MK, Jampol LM. Variations in the presentation of primary intraocular lymphoma: case reports and a review. *Surv Ophthalmol* 2001;45:463–471.
8. Buggage RR, Chan CC, Nussenblatt RB. Ocular manifestations of central nervous system lymphoma. *Curr Opin Oncol* 2001;13:137–142.
9. Chan CC, Buggage RR, Nussenblatt RB. Intraocular lymphoma. *Curr Opin Ophthalmol* 2002;13:411–418.
10. Gass JD, Sever RJ, Grizzard WS, et al. Multifocal pigment epithelial detachments by reticulum cell sarcoma: a characteristic funduscopic picture. *Retina* 2003;23:135–143.
11. Chan CC, Wallace DJ. Intraocular lymphoma: update on diagnosis and management. *Cancer Control* 2004;11:285–295.
12. Sagoo MS, Mehta H, Swampillai AJ, et al. Primary intraocular lymphoma. *Surv Ophthalmol* 2013;59(5):503–516.

病理/细胞学

13. Kaplan HJ, Meredith TA, Aaberg TM, et al. Reclassification of intraocular reticulum cell sarcoma (histiocytic lymphoma). Immunologic characterization of vitreous cells. *Arch Ophthalmol* 1980;98:707–710.
14. Wilson DJ, Braziel R, Rosenbaum JT. Intraocular lymphoma. Immunopathologic analysis of vitreous biopsy specimens. *Arch Ophthalmol* 1992;110:1455–1458.
15. Shields JA, Shields CL, Ehya H, et al. Fine-needle aspiration biopsy of suspected intraocular tumors. The 1992 Urwick Lecture. *Ophthalmology* 1993;100:1677–1684.
16. Pavan PR, Oteiza EE, Margo CE. Ocular lymphoma diagnosed by internal subretinal pigment epithelium biopsy. *Arch Ophthalmol* 1995;113:1233–1234.
17. Davis JL, Viciana AL, Ruiz P. Diagnosis of intraocular lymphoma by flow cytometry. *Am J Ophthalmol* 1997;124:362–372.
18. Ciulla TA, Pesavento RD, Yoo S. Subretinal aspiration biopsy of ocular lymphoma. *Am J Ophthalmol* 1997;123:420–422.
19. Levy-Clarke GA, Byrnes GA, Buggage RR, et al. Primary intraocular lymphoma diagnosed by fine needle aspiration biopsy of a subretinal lesion. *Retina* 2001;21:281–284.
20. Levy-Clarke GA, Byrnes GA, Buggage RR, et al. Primary intraocular lymphoma diagnosed by fine needle aspiration biopsy of a subretinal lesion. *Retina* 2001;21:281–284.
21. Rao M. Primary intraocular lymphoma diagnosed by fine needle aspiration biopsy of a subretinal lesion. *Retina* 2002;22:512–513.
22. Coupland SE, Bechrakis NE, Anastassiou G, et al. Evaluation of vitrectomy specimens and chorioretinal biopsies in the diagnosis of primary intraocular lymphoma in patients with Masquerade syndrome. *Graefes Arch Clin Exp Ophthalmol* 2003; 241:860–870.
23. Pleyer U, Hummel M, Stein H. Evaluation of vitrectomy specimens and chorioretinal biopsies in the diagnosis of primary intraocular lymphoma in patients with masquerade syndrome. *Graefes Arch Clin Exp Ophthalmol* 2003;241:860–870.
24. Johnston RL, Tufail A, Lightman S, et al. Retinal and choroidal biopsies are helpful in unclear uveitis of suspected infectious or malignant origin. *Ophthalmology* 2004; 111:522–528.

治疗

25. Valluri S, Moorthy RS, Khan A, et al. Combination treatment of intraocular lymphoma. *Retina* 1995;15:125–129.
26. Fishburne BC, Wilson DJ, Rosenbaum JT, et al. Intravitreal methotrexate as an adjunctive treatment of intraocular lymphoma. *Arch Ophthalmol* 1997;115:1152–1156.
27. Velez G, Boldt HC, Whitcup SM, et al. Local methotrexate and dexamethasone phosphate for the treatment of recurrent primary intraocular lymphoma. *Ophthalmic Surg Lasers* 2002;33:329–333.
28. Smith JR, Rosenbaum JT, Wilson DJ, et al. Role of intravitreal methotrexate in the management of primary central nervous system lymphoma with ocular involvement. *Ophthalmology* 2002;109:1709–1716.
29. Levy-Clarke GA, Chan CC, Nussenblatt RB. Diagnosis and management of primary intraocular lymphoma. *Hematol Oncol Clin North Am* 2005;19:739–749.

病例报告

30. Gass JD, Weleber RG, Johnson DR. Non-Hodgkin's lymphoma causing fundus picture simulating fundus flavimaculatus. *Retina* 1987;7:209–214.
31. Gass JD, Trattler HL. Retinal artery obstruction and atheromas associated with non-Hodgkin's large cell lymphoma (reticulum cell sarcoma). *Arch Ophthalmol* 1991;109:1134–1139.
32. Brown SM, Jampol LM, Cantrill HL. Intraocular lymphoma presenting as retinal vasculitis. *Surv Ophthalmol* 1994;39:133–140.
33. Matzkin DC, Slamovits TL, Rosenbaum PS. Simultaneous intraocular and orbital non-Hodgkin lymphoma in the acquired immune deficiency syndrome. *Ophthalmology* 1994;101:850–855.
34. Cohen RG, Hedges TR 3rd, Duker JS. Central retinal artery occlusion in a child with T-cell lymphoma. *Am J Ophthalmol* 1995;120:118–120.
35. Dean JM, Novak MA, Chan CC, et al. Tumor detachments of the retinal pigment epithelium in ocular/central nervous system lymphoma. *Retina* 1996;16:47–56.
36. Oh KT, Polk TD, Boldt HC, et al. Systemic small noncleaved cell lymphoma presenting as a posterior choroidal mass. *Am J Ophthalmol* 1998;125:560–562.
37. Towler H, de la Fuente M, Lightman S. Posterior uveitis in Hodgkin's disease. *Aust N Z J Ophthalmol* 1999;27:326–330.
38. Shah GK, Kleiner RC, Augsburger JJ, et al. Primary intraocular lymphoma seen with transient white fundus lesions simulating the multiple evanescent white dot syndrome. *Arch Ophthalmol* 2001;119:617–620.
39. To KW, Thirkill CE, Jakobiec FA, et al. Lymphoma-associated retinopathy. *Ophthalmology* 2002;109:2149–2153.

原发性玻璃体视网膜淋巴瘤

原发性 VRL 主要累及视网膜、玻璃体及视神经。虽然有少数病例只有眼部受累，但此病绝大多数情况下，在眼部发病时，已经有或将会出现中枢神经系统的受累。VRL 的确诊主要依靠玻璃体活检获得的细胞学证据。

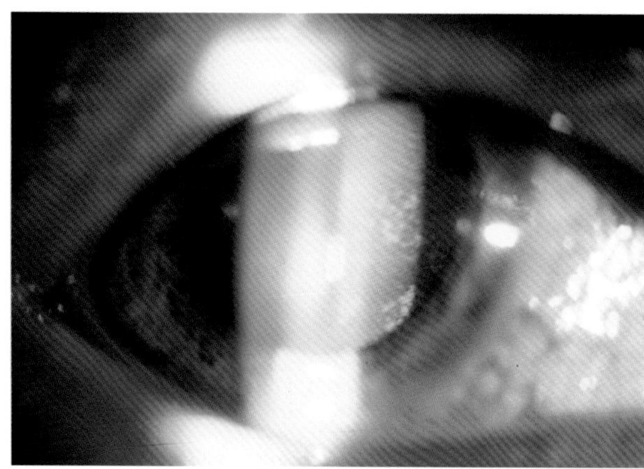

图 24.73 原发性玻璃体视网膜淋巴瘤患眼裂隙灯照片，注意前部玻璃体内黄白色肿瘤细胞团块。（图片由 Alan Cruess 馈赠）

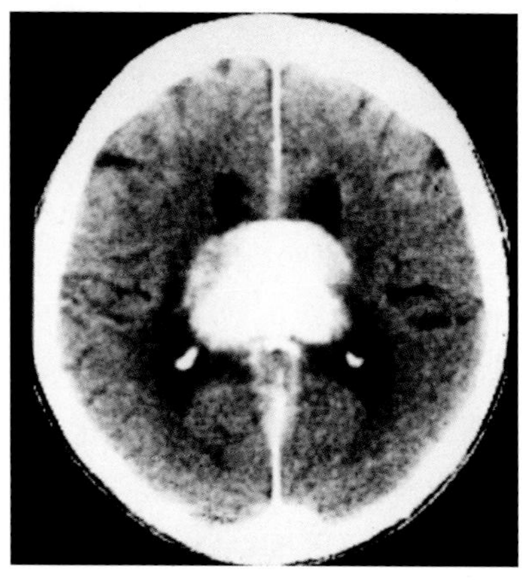

图 24.74 脑部 CT 扫描显示颅内巨大的淋巴瘤。疑诊眼内原发性玻璃体视网膜淋巴瘤的患者需定期行 CT 或 MRI 扫描。（由 Alan Cruess 提供）

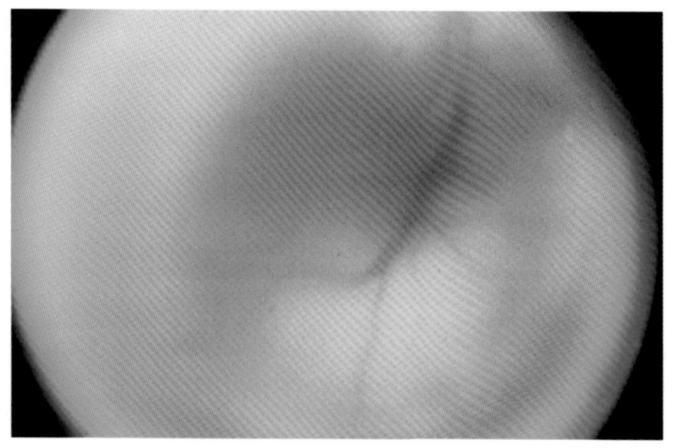

图 24.75 玻璃体视网膜淋巴瘤的眼底改变，典型的黄白色肿瘤病灶，视野因玻璃体细胞而模糊。（图片由 Alan Cruess 馈赠）

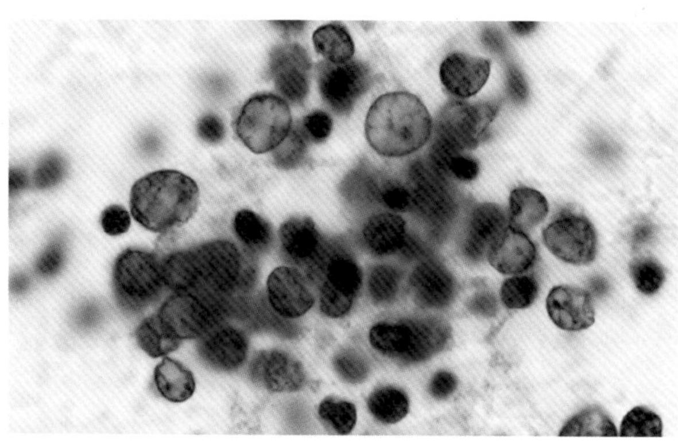

图 24.76 细胞学检查，恶性淋巴瘤细胞（苏木精-伊红染色 ×300）。（由 lan Cruess 提供）

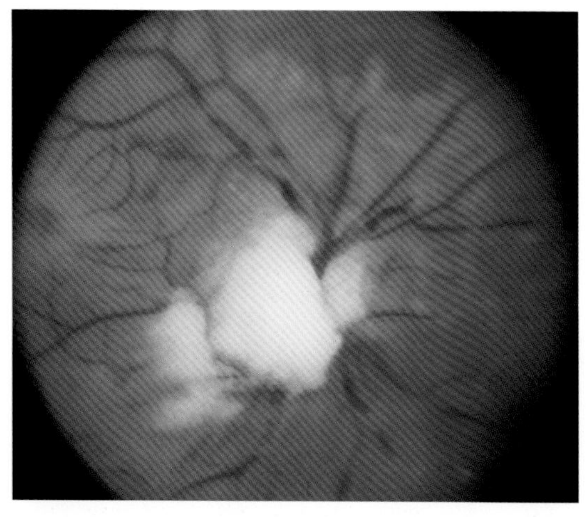

图 24.77 57 岁女性患者，非霍奇金淋巴瘤累及视神经。（由 Richard Green 医师提供）

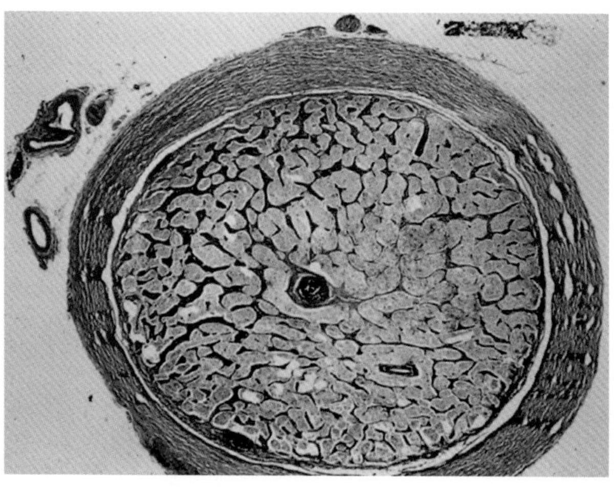

图 24.78 上图病例视神经的横切片病理图片，显示嗜碱性淋巴瘤细胞浸润软脑膜。（苏木精-伊红染色×20，由 Richard Green 医师提供）

原发性玻璃体视网膜淋巴瘤：广角眼底成像及治疗转归

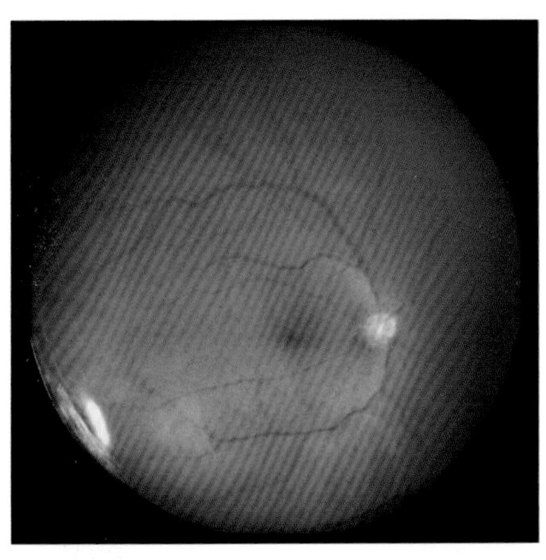

图 24.79　64 岁男性患者的右眼眼底照相，玻璃体内少数玻璃体细胞但未见视网膜病灶

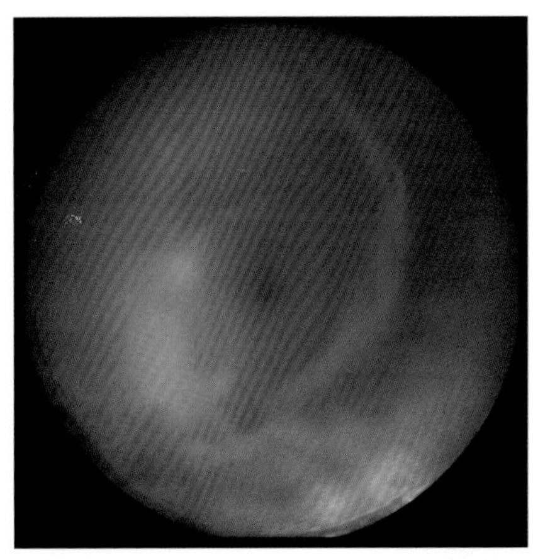

图 24.80　同一患者的左眼眼底照片，因淋巴瘤细胞广泛累及玻璃体而导致视野不清

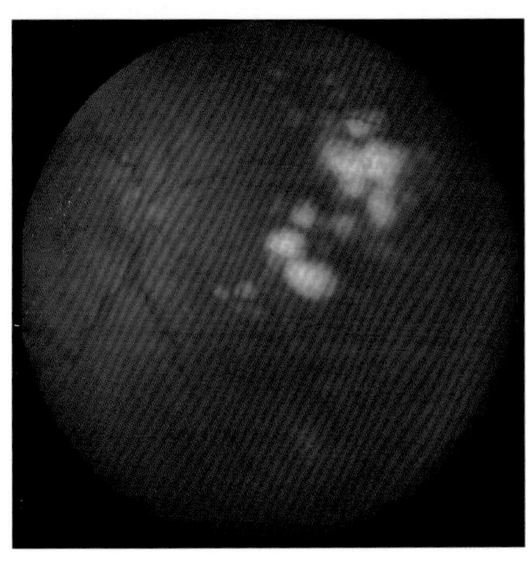

图 24.81　71 岁男性患者右眼鼻侧眼底照片，显示黄白色 RPE 下团块样病灶

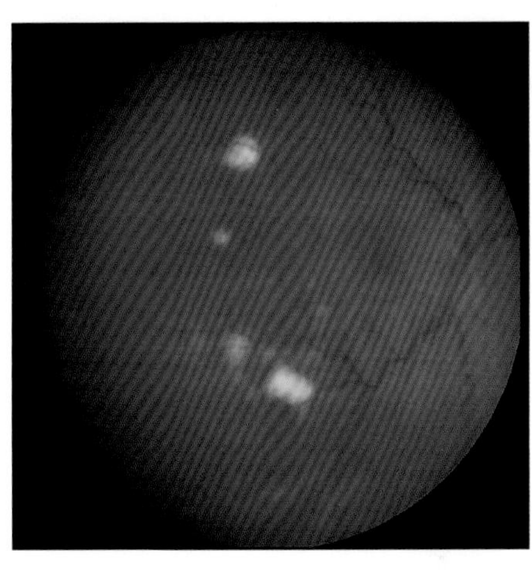

图 24.82　与前图(图 24.82)同一患者的颞侧眼底，显示类似的病灶

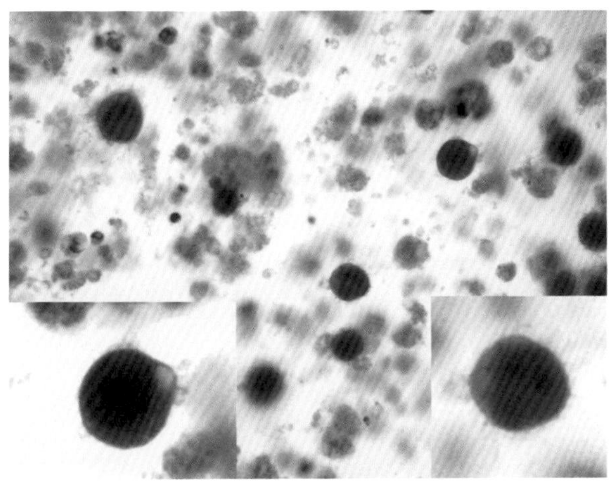

图 24.83　玻璃体细针穿刺活检获得的细胞学证据，显示恶性淋巴细胞伴广泛的坏死，典型的 VRL 细胞学改变(巴氏染色×200，插图×400)

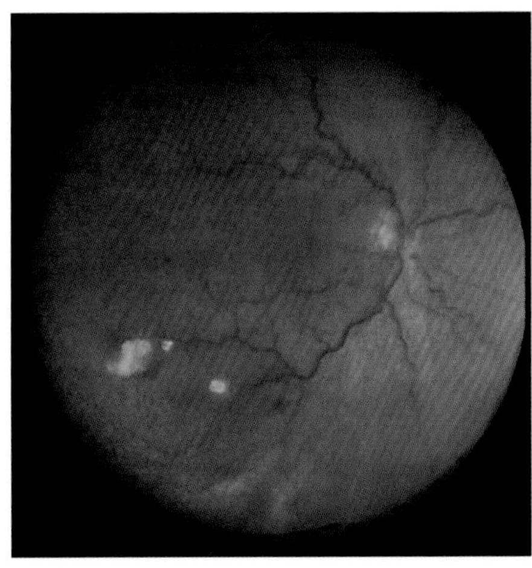

图 24.84　图 24.82 中右眼经外放射治疗后的眼底情况，病灶缩小，境界更清晰，提示病灶已静止

● 原发性玻璃体视网膜淋巴瘤：经细针穿刺活检确诊后自发消退

有的病例在做完眼底病灶的细针穿刺活检后可以出现病灶的自发性消退。我们不清楚这种现象的成因。下面这个病例在RPE下有多个黄白色团块样淋巴瘤病灶，经细针穿刺尖检后，所有病灶都自发消退了。但3个月后又重新复发，最终接受化疗。

Fenton G, Shields CL, Horgan N, et al. Partial spontaneous regression of vitreoretinal large cell lymphoma following fine needle aspiration biopsy. *Retina Cases and Brief Reports* 2008;2(2):163-166.

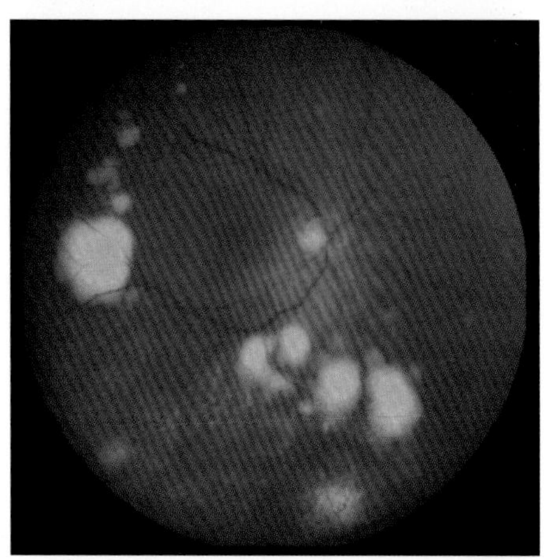

图24.85　72岁女性患者，广角眼底照相显示RPE下淋巴瘤病灶

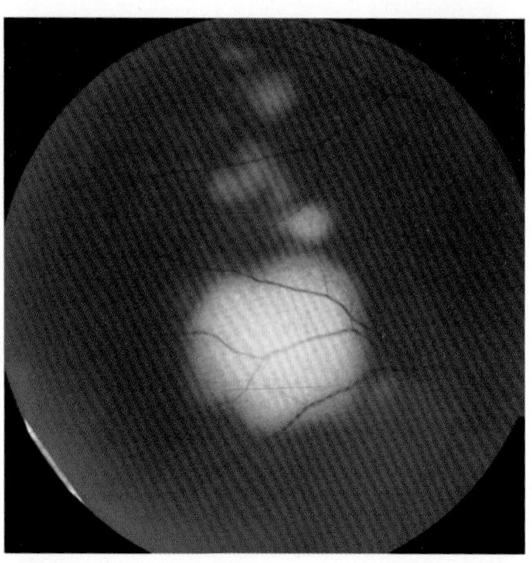

图24.86　颞侧淋巴瘤病灶的局部细节图

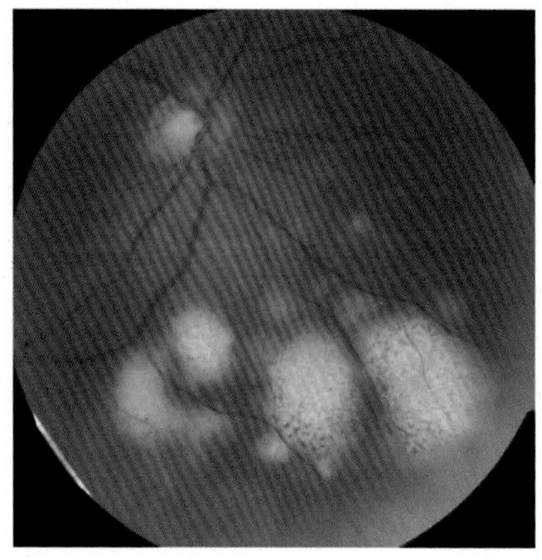

图24.87　下方大块的RPE下病灶，注意黄白色病灶表面的棕褐色斑点为RPE增殖

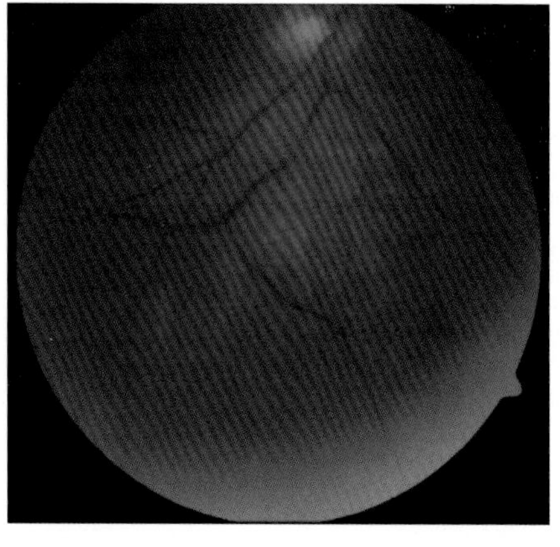

图24.88　对颞侧大块病灶进行细针穿刺活检后，1个月内所有病灶完全消失了。放疗计划被取消，随诊观察

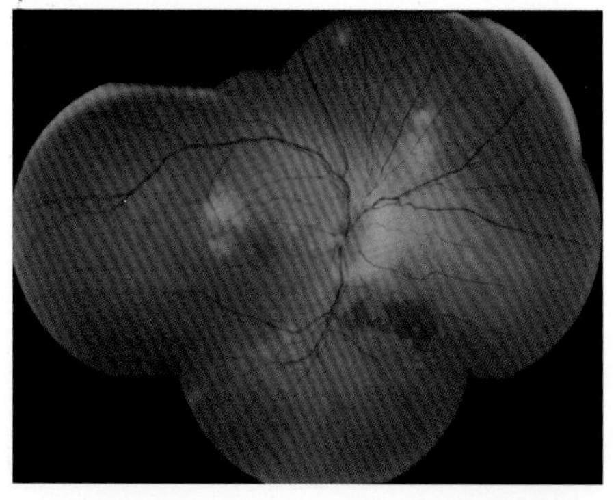

图24.89　另一患者RPE下淋巴瘤病灶以及视网膜出血

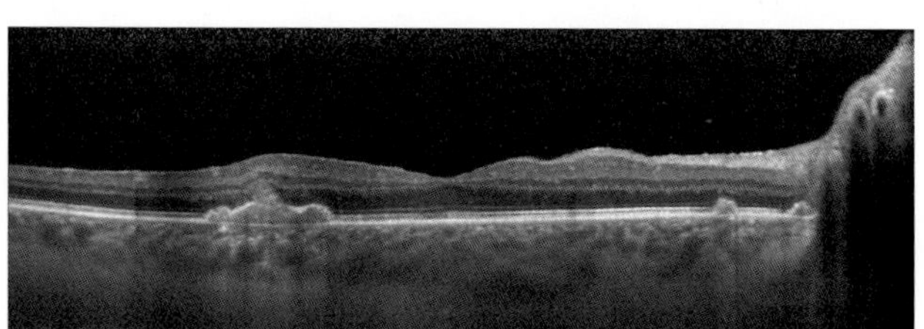

图24.90　图24.89中的黄斑病灶的OCT扫描，显示多发的RPE下肿瘤

眼内白血病

总论

大多数出现眼部受累的白血病患者已有全身性表现，但罕见的情况下眼部改变可以是白血病的首发体征(1-19)。超过 50% 的白血病患者会出现眼部的异常，但真正出现肿瘤细胞眼部浸润的不足 5%。白血病细胞眼部浸润最常发生于儿童急性淋巴细胞白血病。可累及虹膜、睫状体、脉络膜、视网膜、玻璃体或视神经。眼部的受累通常是病情严重的征象，也可以是病情消退后复发的首发体征。眼内白血病通常发生于儿童，成人 T 细胞白血病和其他白血病类型有时也可以累及眼内组织。

临床特征

虹膜白血病浸润可以表现为团块病灶或弥漫的虹膜增厚。肿瘤组织通常很疏松，容易导致细胞播散到房水，这些细胞沉积在下方前房则形成假性前房积脓。自发性前房积血也时有发生。此病容易被误诊为视网膜母细胞瘤、葡萄膜炎或眼内炎。在眼后节，白血病病灶可以是弥漫性或斑块样的视网膜或脉络膜增厚，通常伴广泛视网膜出血、视盘的湿润以及玻璃体瘤细胞。出现眼部白血病浸润的患者几无例外会有外周血液、骨髓以及中枢神经系统的白血病改变。白血病浸润导致的视盘水肿必须与中枢神经受累导致的视盘水肿以及放疗导致的视盘病变相鉴别。

诊断方法

当白血病患者眼部出现任何上述眼部改变时，都应该考虑白血病眼部浸润的诊断。荧光素血管造影和超声检查没有特异性的表现。FNAB 有助于诊断虹膜、前房、玻璃体、视网膜和脉络膜的病灶(6,7)。

病理

此病组织病理学的特征为白血病原始细胞浸润葡萄膜、视网膜以及视盘，并导致广泛的出血。肿瘤细胞经常充满视网膜和脉络膜血管，并有侵入视神经深部的倾向。

治疗

治疗以系统性白血病的治疗联合眼部放疗为主，尤其是当视神经受累并影响患者视力时，应及时给予眼部的放射治疗。虹膜和视盘受累时预后较差。

参考文献

病例系列/综述

1. Brown GC, Shields JA, Augsburger JJ, et al. Leukemic optic neuropathy. *Int Ophthalmol* 1981;3:111–116.
2. Guyer DR, Schachat AP, Vitale S, et al. Leukemic retinopathy. Relationship between fundus lesions and hematologic parameters at diagnosis. *Ophthalmology* 1989;96:860–864.
3. Schachat AP, Markowitz JA, Guyer DR, et al. Ophthalmic manifestations of leukemia. *Arch Ophthalmol* 1989;107:697–700.
4. Reddy SC, Jackson N, Menon BS. Ocular involvement in leukemia—a study of 288 cases. *Ophthalmologica* 2003;217:441–445.
5. Sharma T, Grewal J, Gupta S, et al. Ophthalmic manifestations of acute leukaemias: the ophthalmologist's role. *Eye* 2004;18:663–672.

治疗

6. Shields JA, Shields CL, Ehya H, et al. Fine-needle aspiration biopsy of suspected intraocular tumors. The 1992 Urwick Lecture. *Ophthalmology* 1993;100:1677–1684.
7. Shields CL, Manquez ME, Mashayekhi A, et al. Fine needle aspiration biopsy of iris tumors in 100 consecutive cases. Technique and complications. *Ophthalmology* 2006;113:2080–2086.

病例报告

8. Finger PT, Pro MJ, Schneider S, et al. Visual recovery after radiation therapy for bilateral subfoveal acute myelogenous leukemia (AML). *Am J Ophthalmol* 2004;138:659–662.
9. Kassam F, Gale JS, Sheidow TG. Intraocular leukemia as the primary manifestation of relapsing acute myelogenous leukemia. *Can J Ophthalmol* 2003;38:613–616.
10. Allione A, Montanaro M, Marmont F, et al. Fungal endophthalmitis in acute leukaemia. *Br J Haematol* 2004;124:257.
11. Mori A, Deguchi HE, Mishima K, et al. A case of uveal, palpebral, and orbital invasions in adult T-cell leukemia. *Jpn J Ophthalmol* 2003;47:599–602.
12. Patel SV, Herman DC, Anderson PM, et al. Iris and anterior chamber involvement in acute lymphoblastic leukemia. *J Pediatr Hematol Oncol* 2003;25:653–656.
13. Somervaille TC, Hann IM, Harrison, et al. Intraocular relapse of childhood acute lymphoblastic leukaemia. *Br J Haematol* 2003;121:280–288.
14. Hirata A, Miyazaki T, Tanihara H. Intraocular infiltration of adult T-cell leukemia. *Am J Ophthalmol* 2002;134:616–618.
15. Dadeya S, Malik KP, Guliani BP, et al. Acute lymphocytic leukemia presenting as masquerade syndrome. *Ophthalmic Surg Lasers* 2002;33:163–165.
16. O'Keefe JS, Sippy BD, Martin DF, et al. Anterior chamber infiltrates associated with systemic lymphoma: report of two cases and review of the literature. *Ophthalmology* 2002;109:253–257.
17. Wallace RT, Shields JA, Shields CL, et al. Leukemic infiltration of the optic nerve. *Arch Ophthalmol* 1991;109:1027.
18. Schachat AP, Jabs DA, Graham ML, et al. Leukemic iris infiltration. *J Pediatr Ophthalmol Strabismus* 1988;25:135–138.
19. Yi DH, Rashid S, Cibas ES, et al. Acute unilateral leukemic hypopyon in an adult with relapsing acute lymphoblastic leukemia. *Am J Ophthalmol* 2005;139:719–721.

白血病累及眼内及视神经

白血病的眼内表现包括由于血液系统异常导致的视网膜出血，偶尔可见肿瘤细胞直接浸润眼内组织，如虹膜、睫状体、脉络膜、视网膜以及玻璃体。

Wallace RT, Shields JA, Shields CL, et al. Leukemic infiltration of the optic nerve. *Arch Ophthalmol* 1991;109:1027.

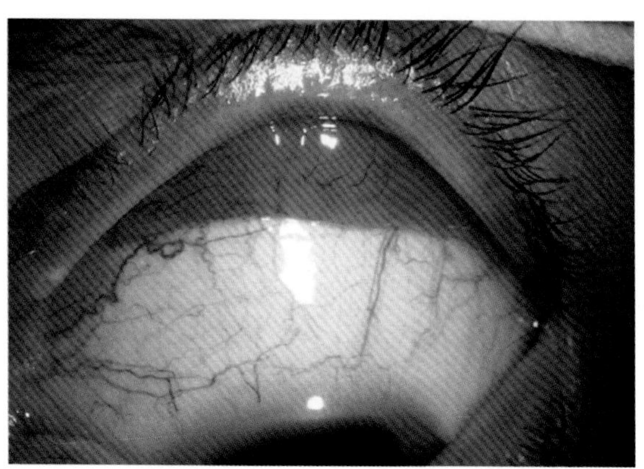

图 24.91 白血病患者出现上方结膜穹窿的三文鱼肉色浸润

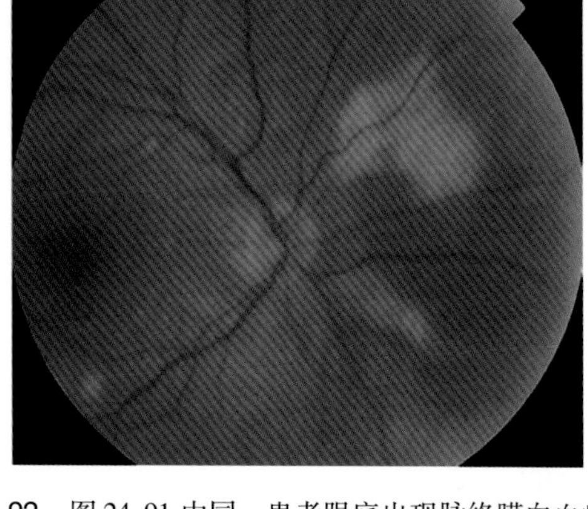

图 24.92 图 24.91 中同一患者眼底出现脉络膜白血病浸润

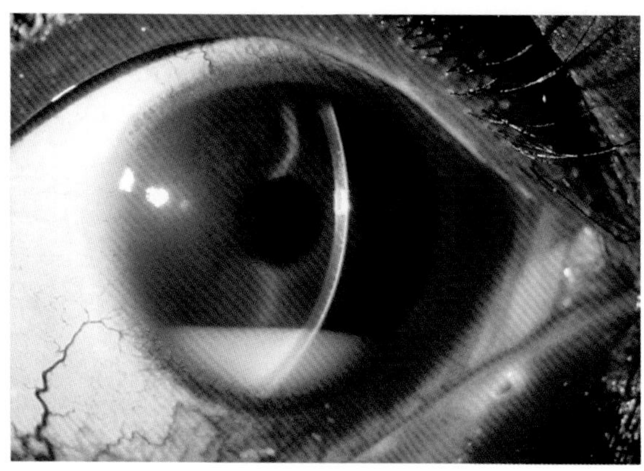

图 24.93 23 岁急性淋巴细胞白血病患者的自发性假性前房积脓。(由 Elise Torczynski 医师提供)

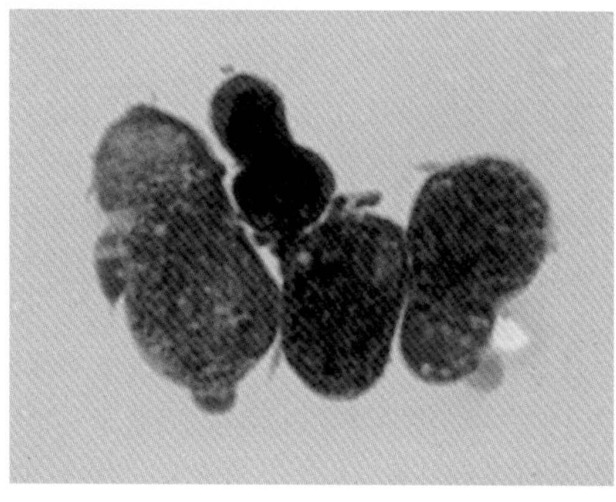

图 24.94 图 24.93 所示病例前房穿刺得到的细胞学检查显示白血病原始细胞。(由 Elise Torczynski 医师提供)(巴氏染色×400)

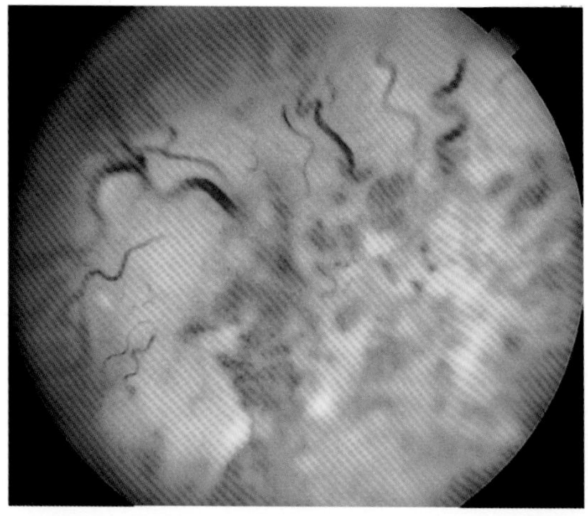

图 24.95 28 岁女性白血病患者出现显著的视盘及盘周部眼底病变，鉴别诊断为白血病浸润以及机会性感染。经细胞穿刺活检后确诊为白血病，予以眼部放射治疗

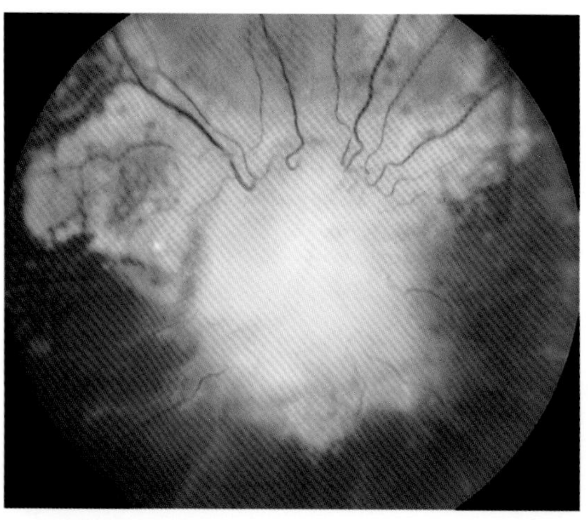

图 24.96 同一患眼放疗后的眼底图，眼底的浸润大部分消退，但是视盘萎缩明显，患者无有用视力

白血病累及眼内及视神经:临床病理相关性

Brown GC,Shields JA,Augsburger JJ,et al. Leukemic optic neuropathy. *Int Ophthalmol* 1991;3:111-116.

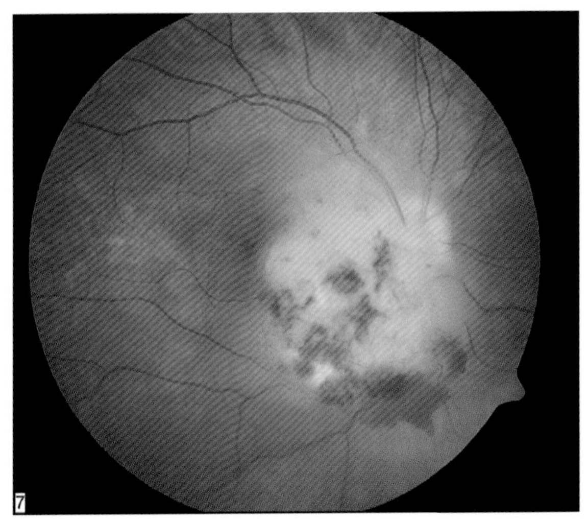

图 24.97 20 岁男性慢性淋巴细胞白血病患者,视盘旁黄白色、毛绒状出血性视网膜玻璃体肿块,视力手动。磁共振影像显示眼眶与大脑亦有受累。(图片由 Franco M. Recchia,MD 馈赠)

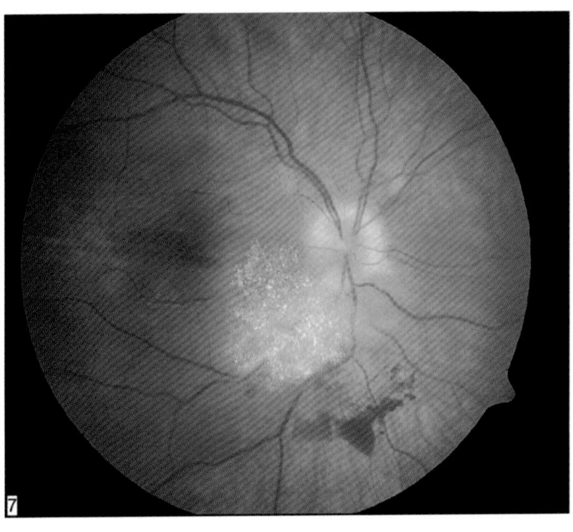

图 24.98 颅脑、眼部放疗及化疗 5 周后,病灶明显消退,视力为指数。(由 Franco M. Recchia 医师提供)

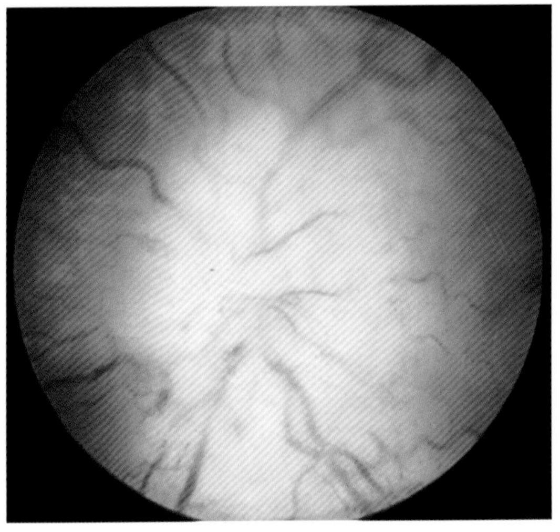

图 24.99 8 岁男童非典型性的视盘水肿,视力 20/20。他曾患白血病,此时复发,因此给予化疗

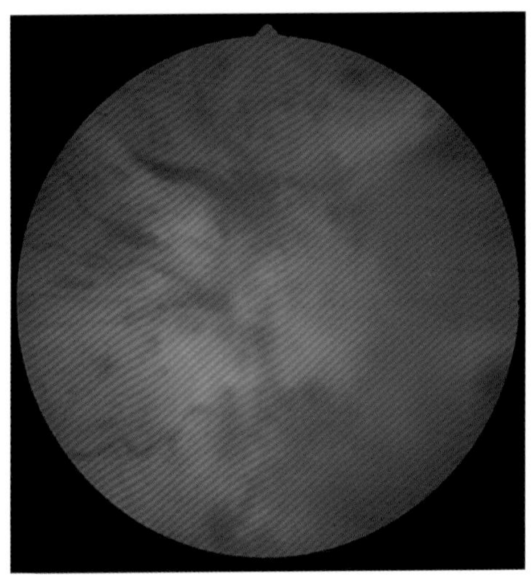

图 24.100 同一患者 3 月后突发急进性失明。给予眼部放疗,但视力未能恢复。不久后患者死亡

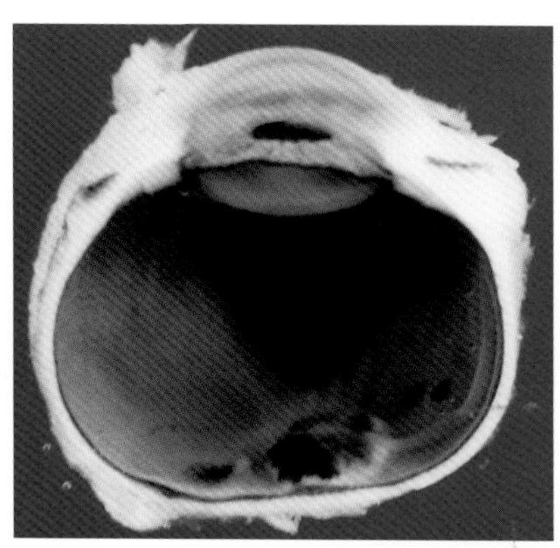

图 24.101 尸检眼球标本的剖面观，显示视盘及其周边组织出血性水肿

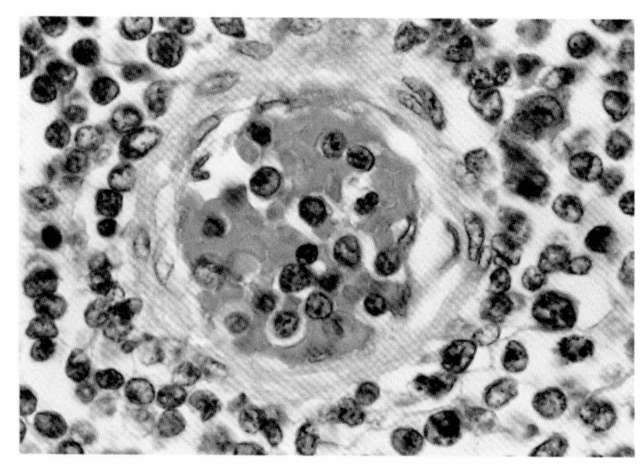

图 24.102 光镜下受累的视网膜，显示血管内及血管外白血病原始细胞浸润。（苏木精-伊红染色×200）

（雷少波 译）

第 25 章

眼内肿瘤的手术处理

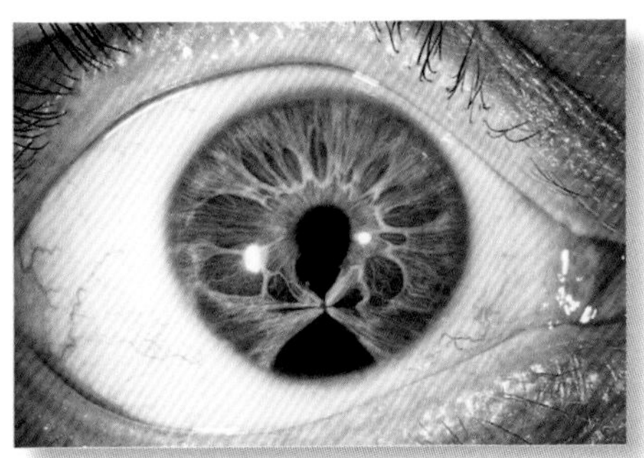

本书中多个章节都提到眼内肿瘤的手术处理，但具体的操作步骤还没有详细展示。本章中将以图片的方式描绘细针穿刺活检（FNAB）、放射敷贴的植入，以及切除肿瘤的各种术式，包括虹膜切除、板层巩膜葡萄膜切除、眼球摘除，以及眶内容剜除术（1-16）。激光光凝以及冷冻治疗肿瘤的操作在前面一些章节中已经介绍过。

眼内 FNAB 是一种针对眼内肿物的诊断方法，其创伤小但又能获得准确的诊断（1，2）。FNAB 还是有一定难度的，需要术者在获取病灶组织的同时避免并发症，同时还需要细胞病理医师的配合。只有当细胞诊断信息对治疗措施有明确指导意义时才可采用。具体方法是将细针刺入可疑肿块内抽取细胞组织用于病理诊断。如果是虹膜病灶，细针可通过角巩膜缘直接刺入肿块，在手术显微镜下操作，观察会更清晰（2）。对于后节的病灶，需由睫状体平坦部进针，经玻璃体刺入病灶。此操作通常在间接检眼镜的观察下完成（1），有时借助手术显微镜。这是一项颇为可靠的技术，绝大数情况下能获得准确的诊断结果。

部分虹膜肿瘤可以用局部虹膜切除术治疗，而部分睫状体或脉络膜肿瘤可行板层巩膜葡萄膜切除术。这一术式主要用于黑色素瘤、平滑肌瘤，以及色素性或非色素性睫状体上皮瘤（3-5）。而眼球摘除术则适用于无法用其他方法处理的晚期恶性肿瘤，如视网膜母细胞瘤和葡萄膜黑色素瘤（6-14）。这两种恶眼肿瘤的眼球摘除术式会有些许不同，但总的来说操作应尽可能轻柔。眼球摘除术后一般可取新鲜瘤组织用于基因诊断（15）。而保留眼睑的眶内容剜除术则适用于晚期恶性肿瘤（如葡萄膜黑色素瘤）扩散至眼眶的病例（16）。

下面我们一一描绘这些术式，在相关的参考文献中对这些术式有更详细的讨论。

参考文献

病理/细胞学

1. Shields JA, Shields CL, Ehya H, et al. Fine needle aspiration biopsy of suspected intraocular tumors. The 1992 Urwick Lecture. *Ophthalmology* 1993;100:1677–1684.
2. Shields CL, Manquez ME, Mashayekhi A, et al. Fine needle aspiration biopsy of iris tumors in 100 consecutive cases. Technique and complications. *Ophthalmology* 2006;113:2080–2086.

治疗

3. Shields JA, Shields CL. Surgical approach to lamellar sclerouvectomy for posterior uveal melanomas. The 1986 Schoenberg Lecture. *Ophthalmic Surg* 1988;19:774–780.
4. Shields JA, Shields CL, Shah P, et al. Partial lamellar sclerouvectomy for ciliary body

and choroidal tumors. *Ophthalmology* 1991;98:971–983.
5. Ramasubramanian A, Shields CL, Kytasty C, et al. Resection of intraocular tumors (partial lamellar sclerouvectomy) in the pediatric age group. *Ophthalmology* 2012;119:2507–2513.
6. Shields JA, Shields CL, De Potter P. Enucleation technique for children with retinoblastoma. *J Pediatr Ophthalmol Strabismus* 1992;29:213–215.
7. Shields CL, Shields JA, De Potter P. Hydroxyapatite orbital implant after enucleation. Experience with initial 100 consecutive cases. *Arch Ophthalmol* 1992;110:333–338.
8. Shields CL, Shields JA, De Potter P, et al. Lack of complications of the hydroxyapatite orbital implant in 250 consecutive cases. *Trans Am Ophthalmol Soc* 1993;91:177–189.
9. DePotter P, Shields CL, Shields JA, et al. Use of the orbital hydroxyapatite implant in the pediatric population. *Arch Ophthalmol* 1994;112:208–212.
10. Edelstein C, Shields CL, DePotter P, et al. Complications of motility peg placement for the hydroxyapatite orbital implant. *Ophthalmology* 1997;104:1616–1621.
11. Shields CL, Uysal Y, Marr BP, et al. Experience with the polymer-coated hydroxyapatite implant following enucleation in 126 patients. *Ophthalmology* 2007;114:367–373.
12. Shah SU, Shields CL, Lally SE, et al. Hydroxyapatite orbital implant in children following enucleation. Analysis of 531 sockets. *Ophthalm Plast Reconstr Surg* 2014;31(2):108–114.
13. Shields CL, Shah SU, Au A, et al. Long-term outcomes of hydroxyapatite orbital implant in 1185 consecutive cases. 2015; in press.
14. Shields CL, Shields JA. Retinoblastoma management: Advances in enucleation, intravenous chemoreduction, and intra-arterial chemotherapy. *Curr Opin Ophthalmol* 2010;21:203–212.
15. Shields JA, Shields CL, Lally SE, et al. Harvesting fresh tumor tissue from enucleated eyes. The 2008 Jack S. Guyton Lecture. *Arch Ophthalmol* 2010;128(2):241–243.
16. Shields JA, Shields CL, Suvarnamani C, et al. Orbital exenteration with eyelid sparing: indications, technique and results. *Ophthalmic Surg* 1991;22:292–297.

细针穿刺抽吸活检：器械与技巧

眼内肿瘤及炎性病灶的 FNAB 手术器械、操作技巧、局限性及并发症在以下文献中有详细讨论，本书中只用插图作简要描述。（绘图：Linda Warren）

Shields JA, Shields CL, Ehya H, et al. Fine needle aspiration biopsy of suspected intraocular tumors. The 1992 Urwick Lecture. *Ophthalmology* 1993; 100: 1677-1684.

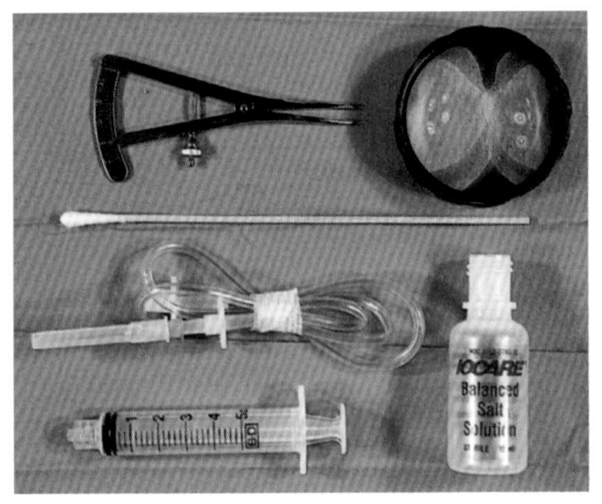

图 25.1　眼内细针穿刺活检所需要的器械

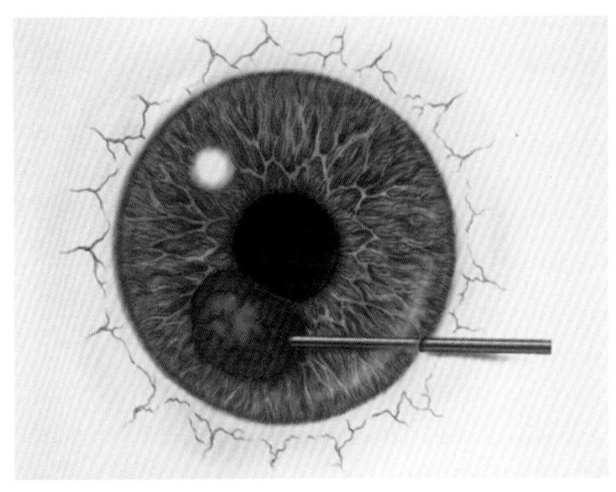

图 25.2　经角巩膜缘对虹膜病灶穿刺的前面观，通常在手术显微镜下进行

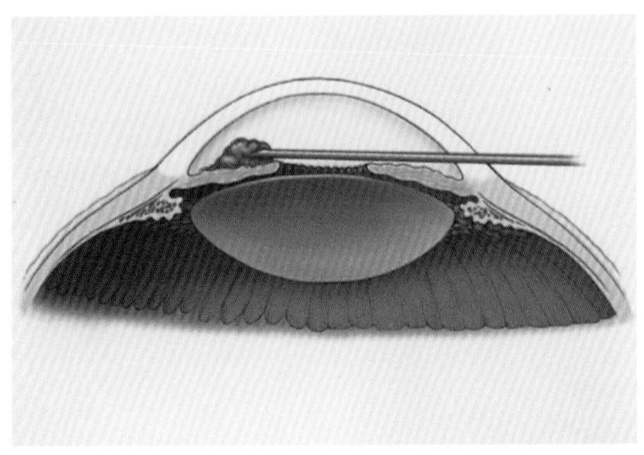

图 25.3　经角巩膜缘对虹膜病灶穿刺的侧面观

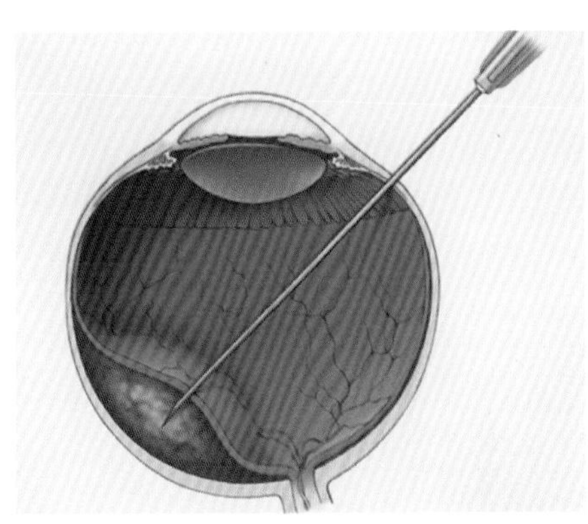

图 25.4　经平坦部、经玻璃体腔对脉络膜肿块进行穿刺活检。操作通常在间接检眼镜观察下进行，需要相当的经验

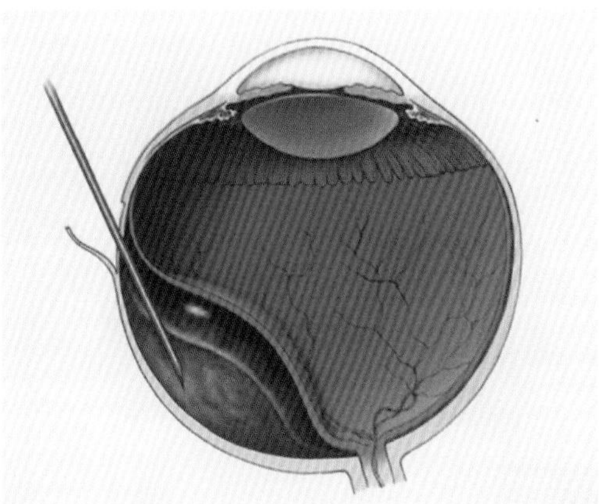

图 25.5　脉络膜肿块伴泡状视网膜脱离时的手术入路：做赤道部巩膜切开、电凝脉络膜、针尖斜刺入视网膜下腔。这一术式避免了医源性视网膜裂孔

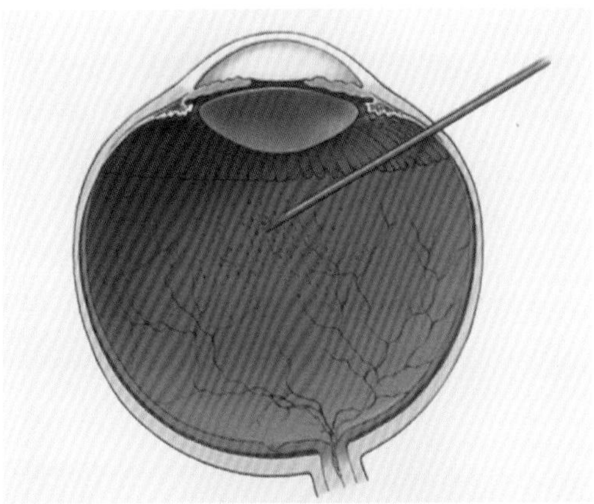

图 25.6　经睫状体玻璃体抽吸术。此术式适用于玻璃体淋巴瘤的诊断以及玻璃体黑色素瘤细胞或血细胞的鉴别。这些病例也可以用标准玻璃体切除术的方式进行诊断

前节病灶的细针穿刺抽吸活检

以下病例为肺癌虹膜转移以及原发性虹膜黑色素瘤。

Shields CL, Manquez ME, Mashayekhi A, et al. Fine needle aspiration biopsy of iris tumors in 100 consecutive cases. Technique and complications. *Ophthalmology* 2006;113:2080-2086.

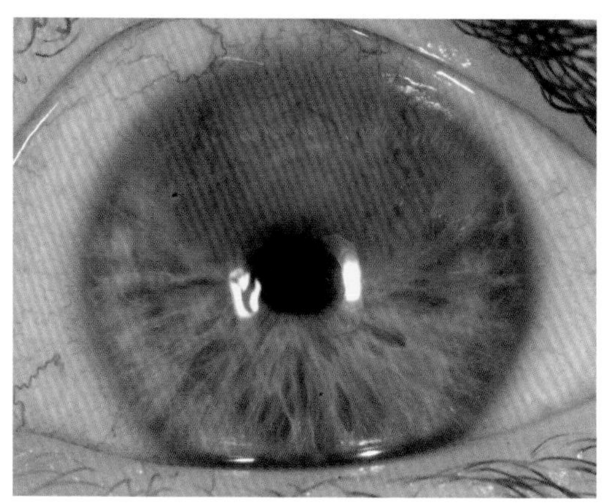

图 25.7　虹膜上方肿瘤，患者为 6 岁男童。对患儿进行了经细针穿刺抽吸活检

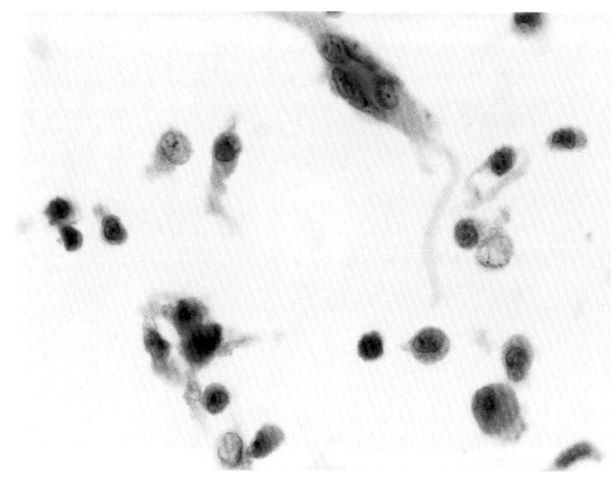

图 25.8　经细针穿刺抽吸活检，细胞病理显示组织细胞和巨细胞，符合幼年性黄色肉芽肿的表现

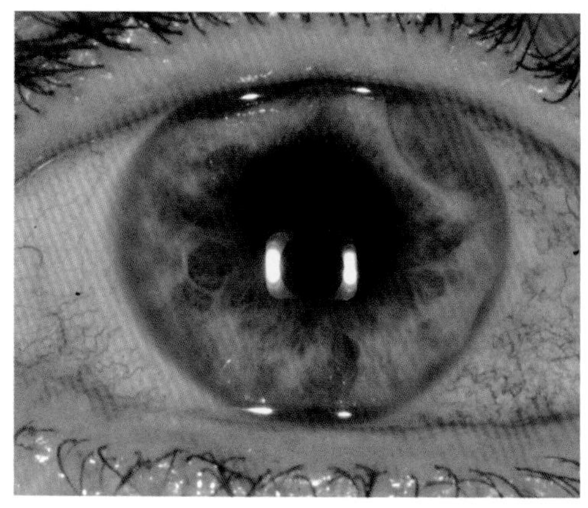

图 25.9　63 岁男性患者，颞上及鼻上周边部虹膜两个肿块

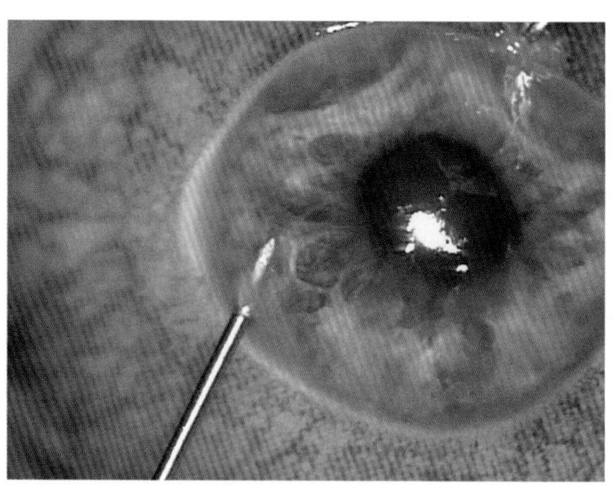

图 25.10　经角巩缘前的透明角膜对 11 点处的肿瘤穿刺。细胞病理检查显示与肺癌相符的恶性细胞，随后的全身检查发现隐匿的肺癌

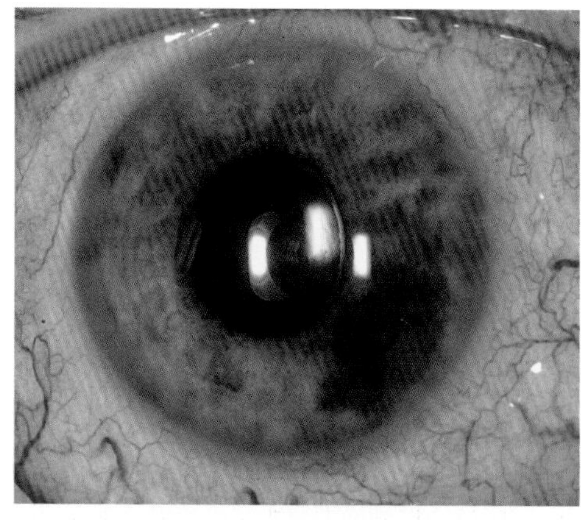

图 25.11　58 岁男性患者，虹膜色素性肿块伴虹膜面种植转移

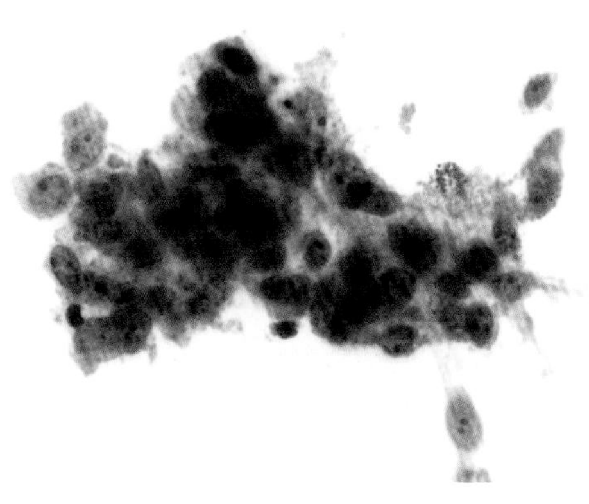

图 25.12　细针穿刺活检发现色素性梭形细胞以及类上皮黑色素瘤细胞（巴氏染色×200），予敷贴放疗治疗

后节病灶的细针穿刺抽吸活检

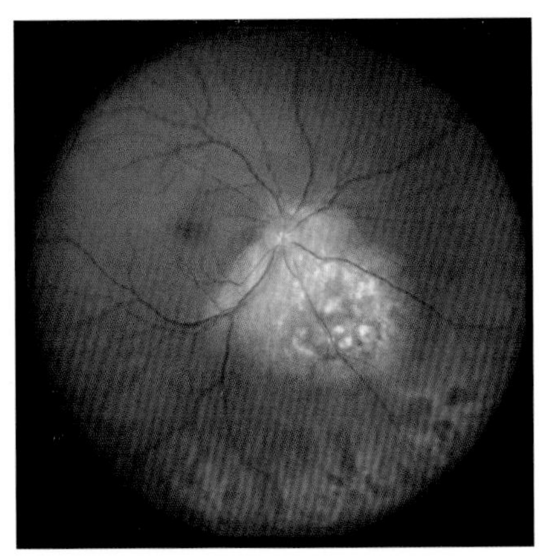

图 25.13　49 岁女性患者视盘下方出现脉络膜肿块，病灶似有色素基底，黑色素瘤不能排除，同时患者有乳腺癌病史，亦有转移癌的可能。最终细针穿刺活检结果符合肺癌转移

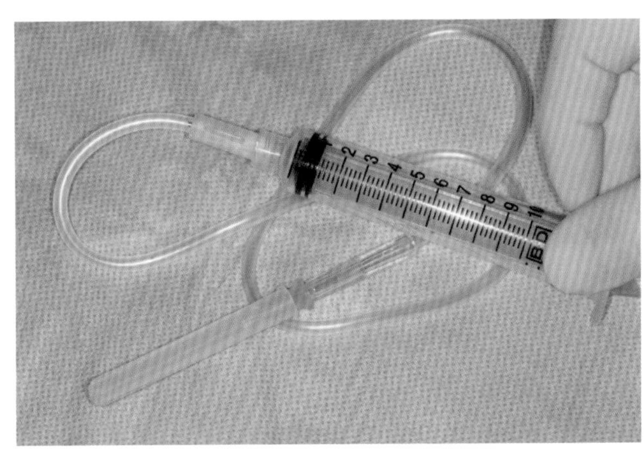

图 25.14　细针穿刺活检使用的注射器、针头以及连接管

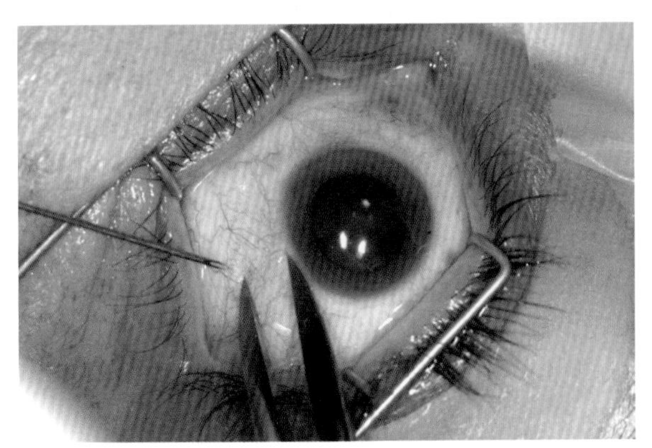

图 25.15　量规设为 4mm，确保睫状体平坦部进针（25G 针头）

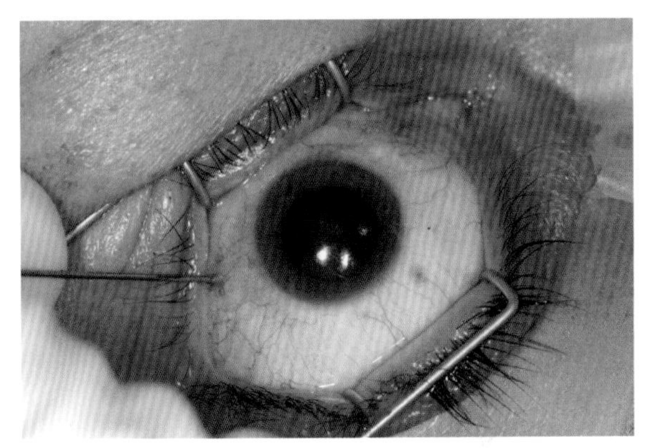

图 25.16　针头经结膜、巩膜、睫状体平坦部进入玻璃体，最后在间接检眼镜或手术显微镜观察下刺入肿瘤

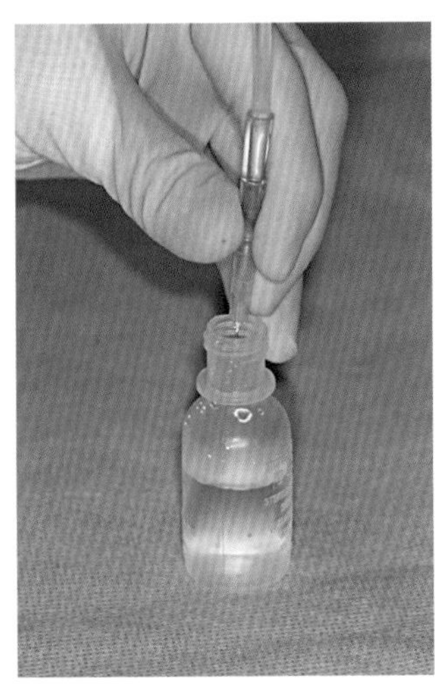

图 25.17　吸取肿瘤组织入针头之后，抽吸平衡盐液（balanced salt solution，BSS），将肿瘤组织与 BSS 一并吸入注射器。然后将标本提交细胞病理实验室，也有人喜欢将抽取的组织涂片，然后作细胞病理染色

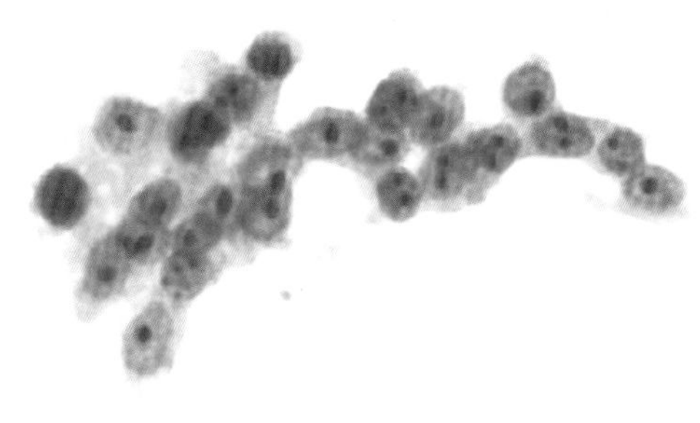

图 25.18　图 25.13 中病灶的细胞病理符合乳腺癌脉络膜转移的特征

眼内肿瘤的敷贴放疗治疗：敷贴放疗的设计与植入

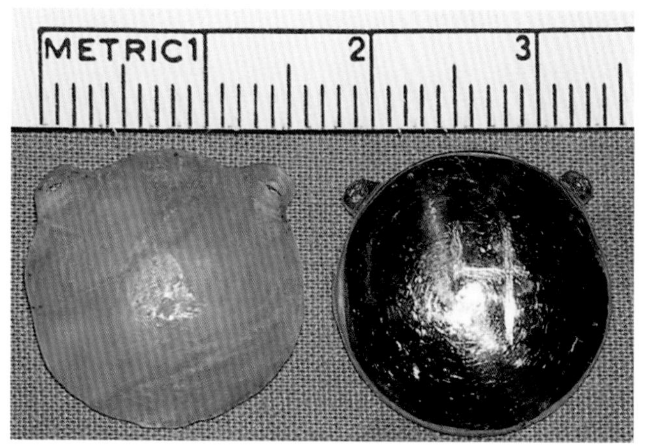

图 25.19　常规的圆形 15mm ^{125}I 放疗敷贴。左边为模拟贴片，右侧为放疗敷贴的金属护盾面

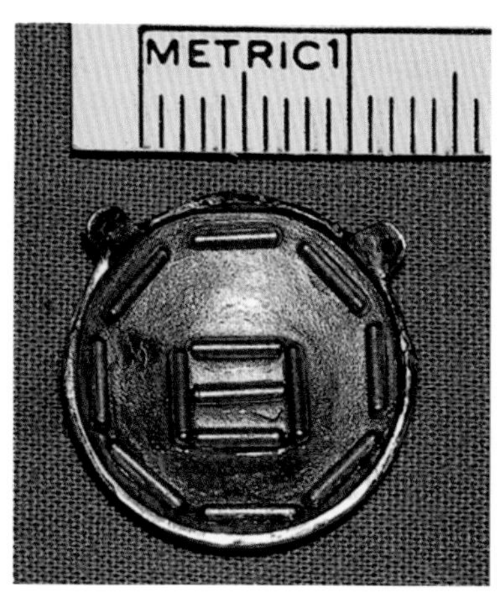

图 25.20　放射敷贴片放射护盾面的背面，显示贴伏其上的 ^{125}I 短棒。该面为放置敷贴片时面对巩膜的一面

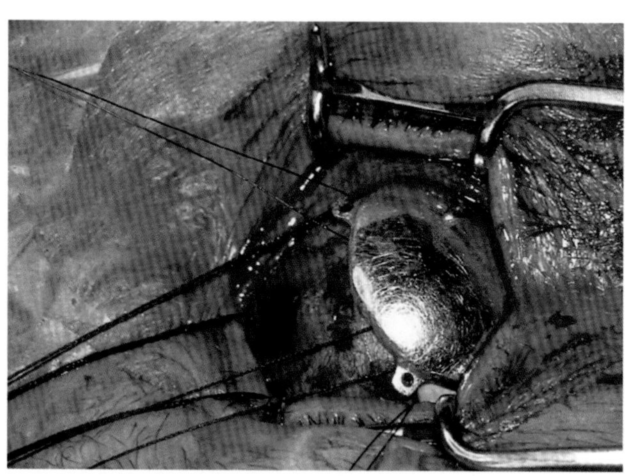

图 25.21　圆形放疗敷贴植入术中

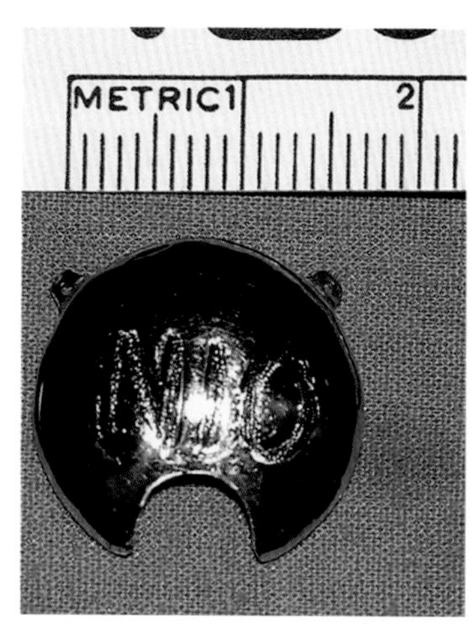

图 25.22　带切迹的放疗敷贴用于视盘周围病灶

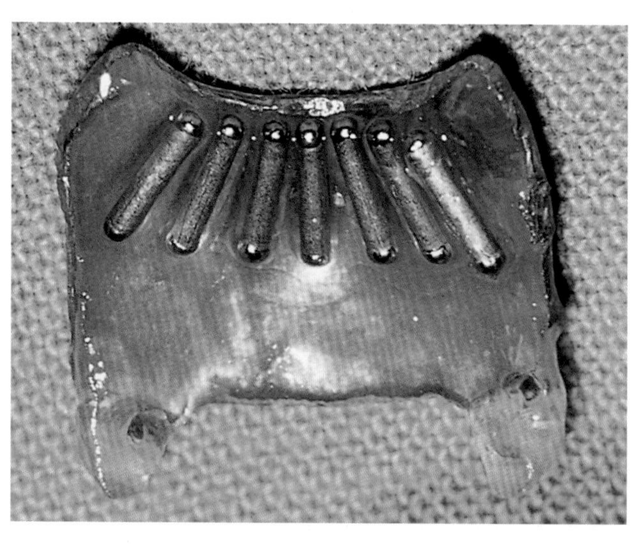

图 25.23　定制用于睫状体肿瘤的放疗敷贴

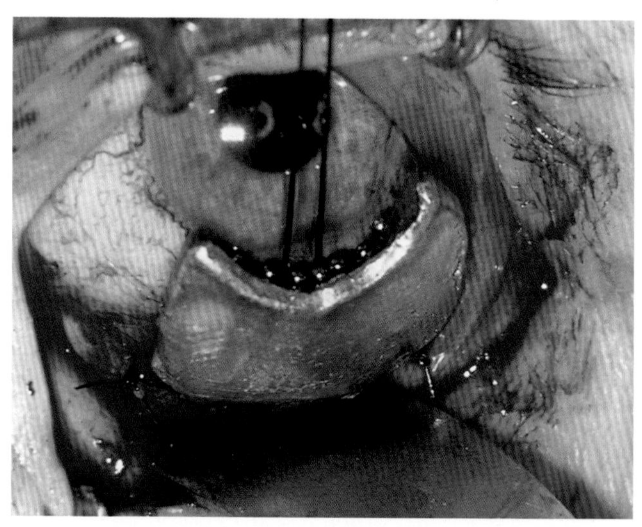

图 25.24　图 25.23 敷贴片植入术中

放射敷贴片植入手术技巧

敷贴放射治疗是将带放射性的金属块缝合固定于巩膜面用于定向治疗眼内肿瘤的技术。最常用于恶性肿瘤如葡萄膜黑色素瘤、视网膜母细胞瘤，以及葡萄膜转移瘤。亦适用于部分孤立性脉络膜血管瘤、视网膜血管瘤，以及其他眼内病灶。放疗敷贴的适应证在本书的相关章节中有讨论。

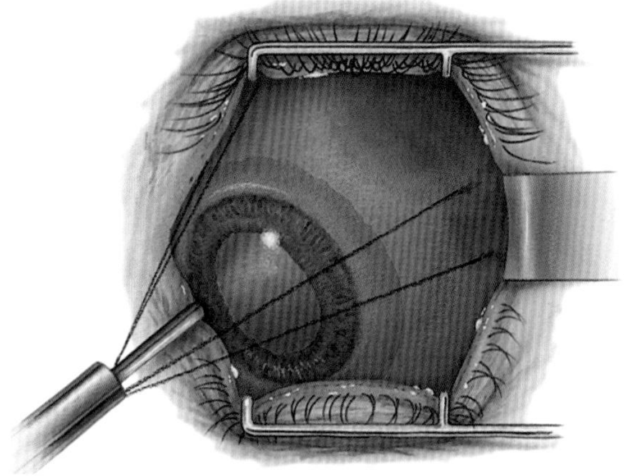

图 25.25　结膜切开后置入直肌的牵拉缝线，用巩膜透照术观察眼内肿瘤的阴影。然后用标记笔在巩膜面上画出肿瘤的边界

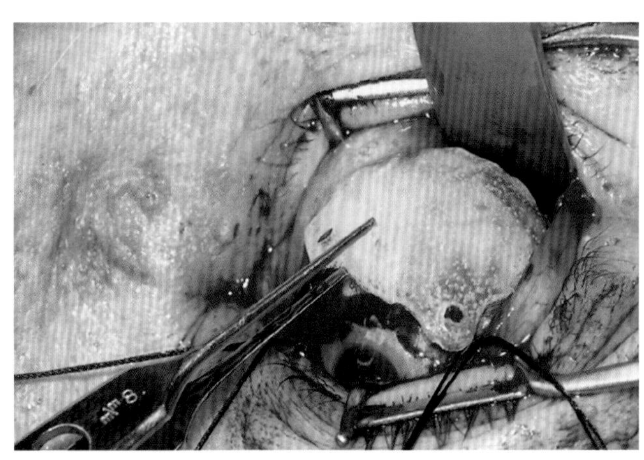

图 25.26　先用模拟贴片尝试定位，并预置巩膜缝线

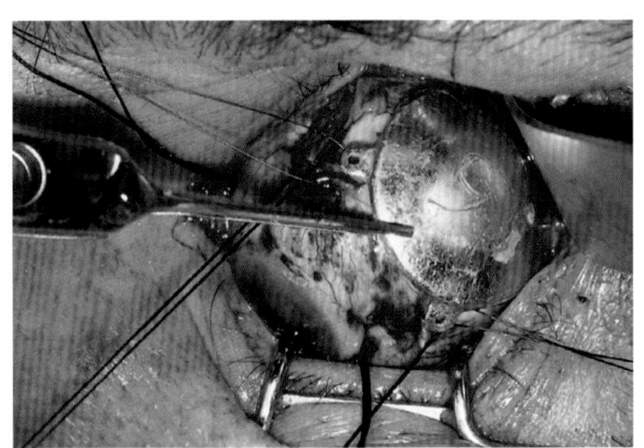

图 25.27　取出模拟贴片，放置放疗活性敷贴

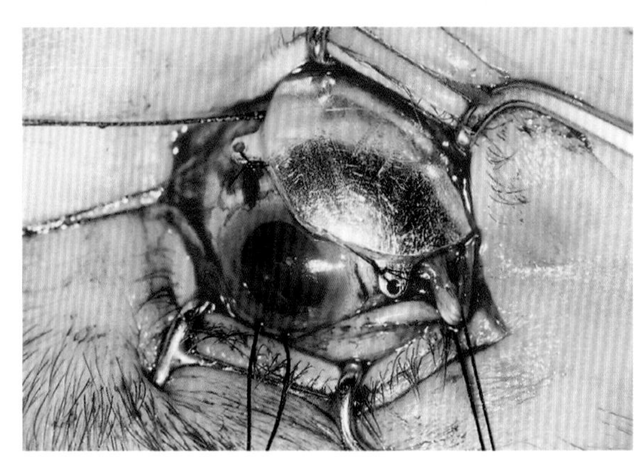

图 25.28　放疗敷贴被缝线固定于合适的位置

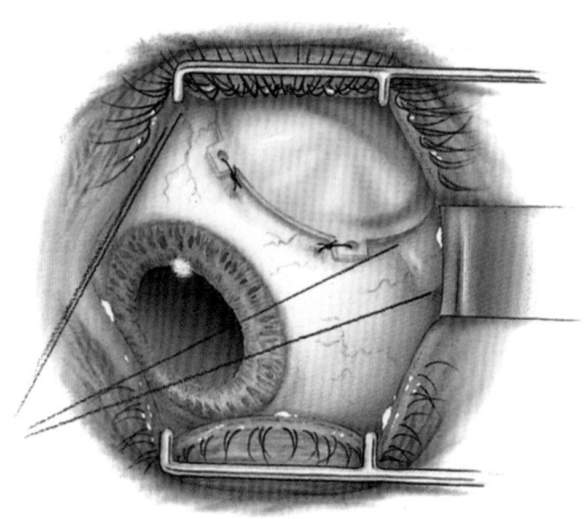

图 25.29　绘图显示金盾放疗敷贴固定于巩膜面的情形

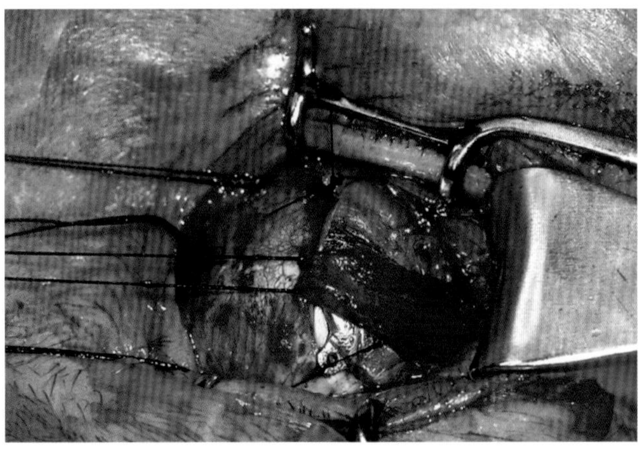

图 25.30　放疗敷贴的放置有多项特殊考虑，由于病灶位于颞侧赤道部，这个病例的放疗敷贴固定于外直肌之下

敷贴放射治疗用于巨大的睫状体黑色素瘤

患者需经彻底的眼部检查，包括眼底的详细绘图，并以检眼镜、透照法以及超声成像对肿瘤进行精确的测量。放疗敷贴由放疗医师及技术员制备。对于体积较大的肿瘤的放疗敷贴置入难度较大，术中应随时对照肿瘤的影像资料及绘图。

Shields CL, Naseripour M, Cater J, et al. Plaque radiotherapy for large posterior uveal melanoma (>8mm in thickness) in 354 consecutive patients. *Ophthalmology* 2002;109:1838-1849.

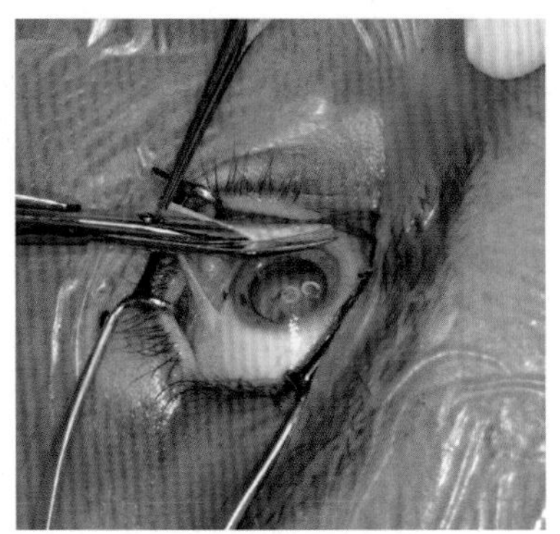

图 25.31 角巩缘结膜切开

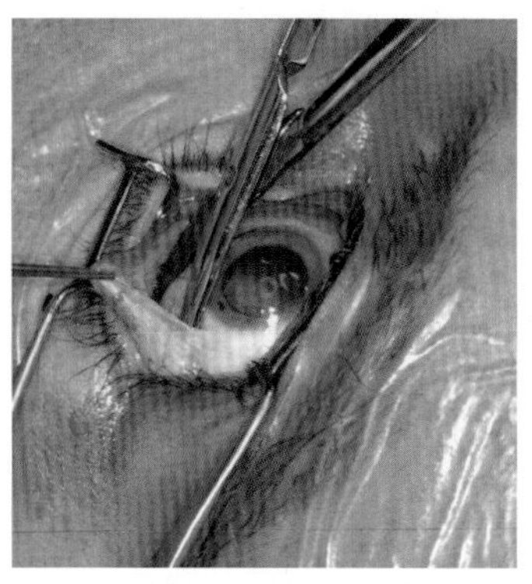

图 25.32 用结膜剪在四条直肌之间分离眼球筋膜，暴露巩膜

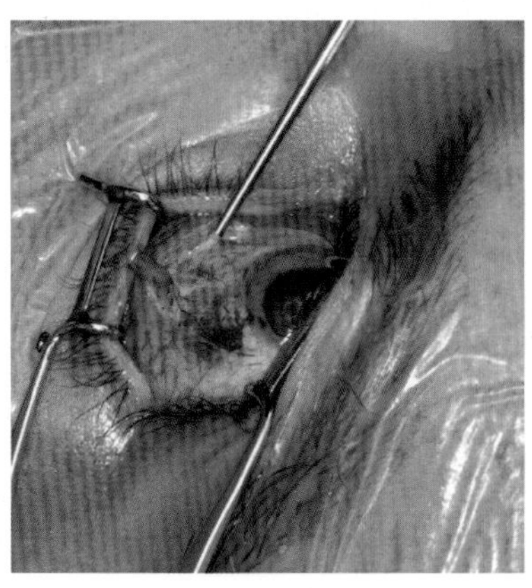

图 25.33 为了术中方便转动眼球，使用眼肌钩在 2～4 条直肌下穿过，置入牵拉线（4-0 丝线）

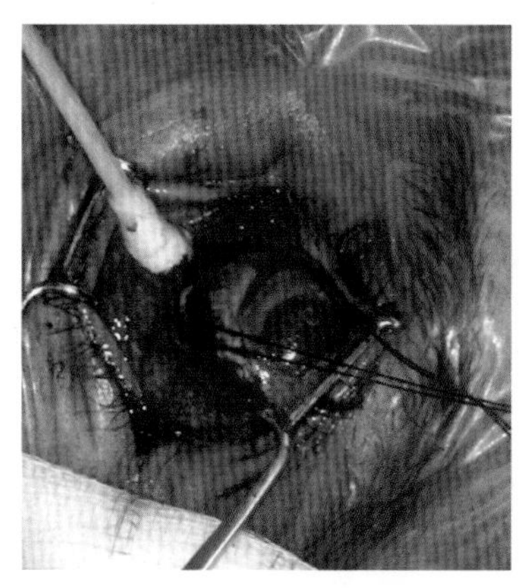

图 25.34 巩膜透照法定位肿瘤的边界，用标记笔在巩膜面上标记，肿瘤位置靠后的话，只标记前缘即可

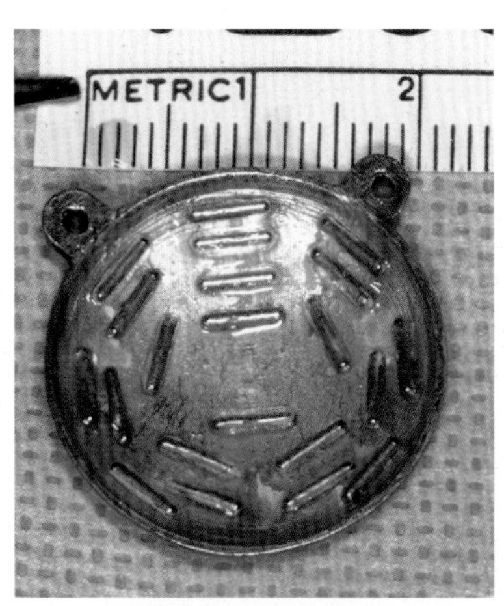

图 25.35 此为 20mm 敷贴的放射面，置入前应对 I-125 短棒进行记数，取出敷贴时再次记数

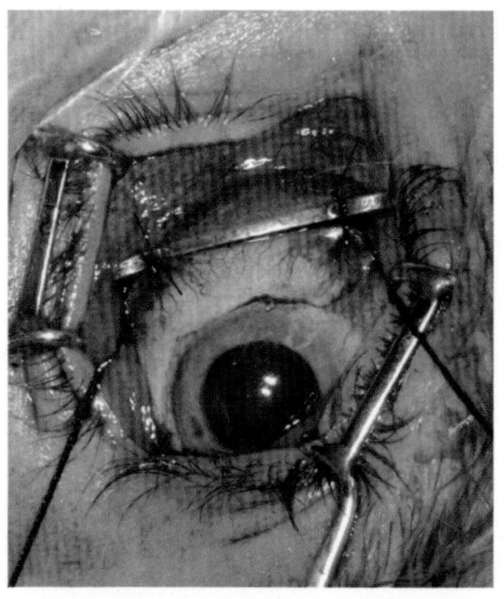

图 25.36 放射敷贴固定后的情形，此例的放射敷贴被缝在了 2 条直肌的节制韧带，而避免了用针穿过巩膜

敷贴放疗治疗虹膜肿瘤

虹膜肿瘤的敷贴放疗治疗只适用于体积较大或过于弥漫而难以局部切除的黑色素瘤病例。也可用于某些转移瘤和淋巴增生性肿瘤。

Shields CL, Shah S, Bianciotto CG, et al. Iris melanoma management with Iodine-125 plaque radiotherapy in 144 patients: Impact of melanoma-related glaucoma on outcomes. *Ophthalmology* 2013;120:55-61.

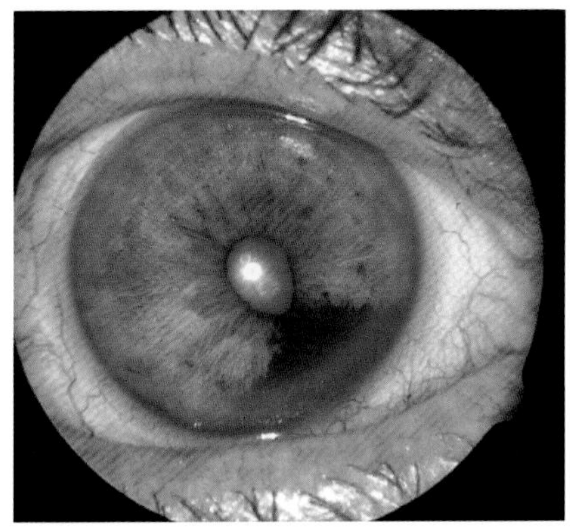

图 25.37　弥漫性虹膜黑色素瘤，下方 180°房角受累

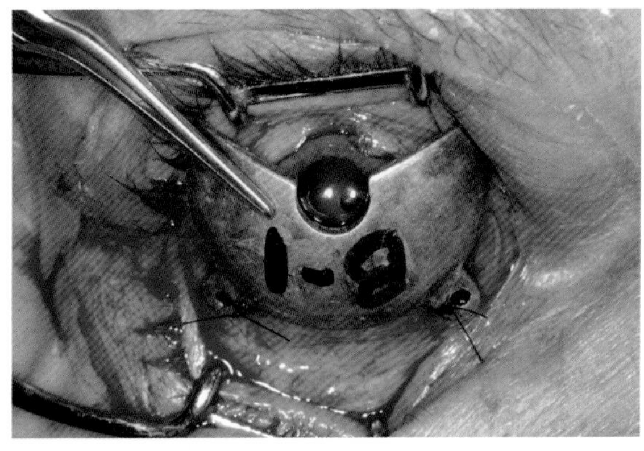

图 25.38　为图 25.37 中病例定制的扇形放疗敷贴

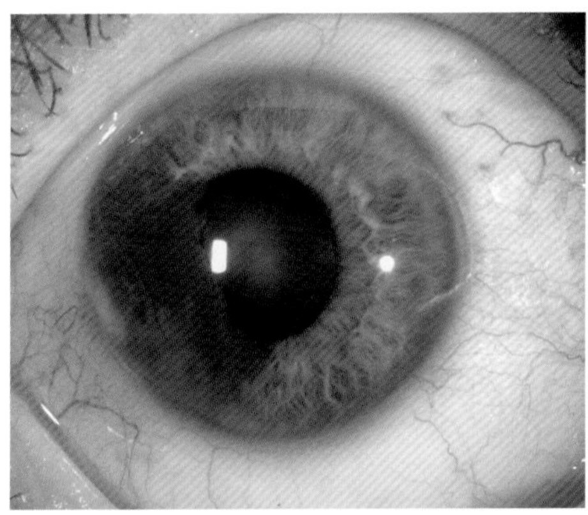

图 25.39　弥漫的虹膜黑色素瘤，范围过大，难以局部切除，肿瘤细胞 360°种植于房角以及晶状体表面，我们选择了放射敷贴治疗以避免眼球摘除

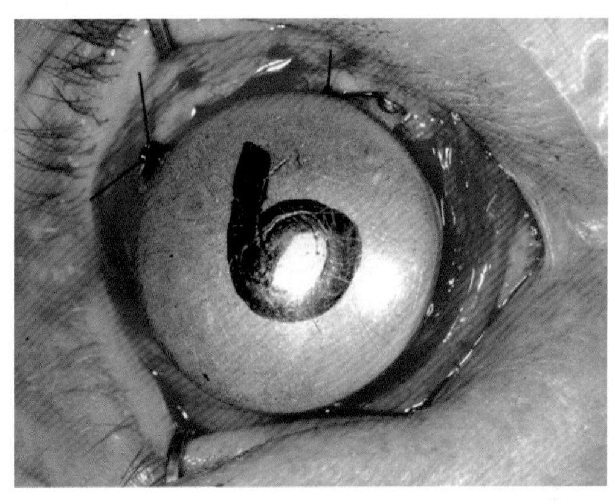

图 25.40　放射敷贴缝合在位，贴块完全遮蔽了角膜

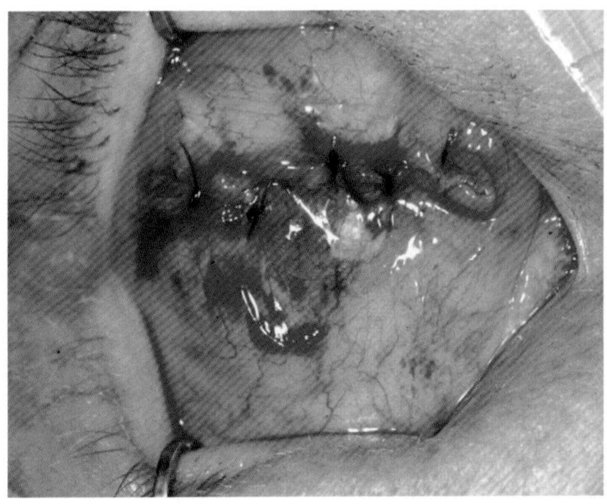

图 25.41　放射敷贴缝线固定后，游离球结膜覆盖贴片，以减轻不适，并用纱布遮盖术眼。术后使用抗生素\激素眼膏，一天两次。而对位置较后的睫状体或脉络膜肿瘤，可在角巩膜缘缝合结膜，且不需要遮盖角膜

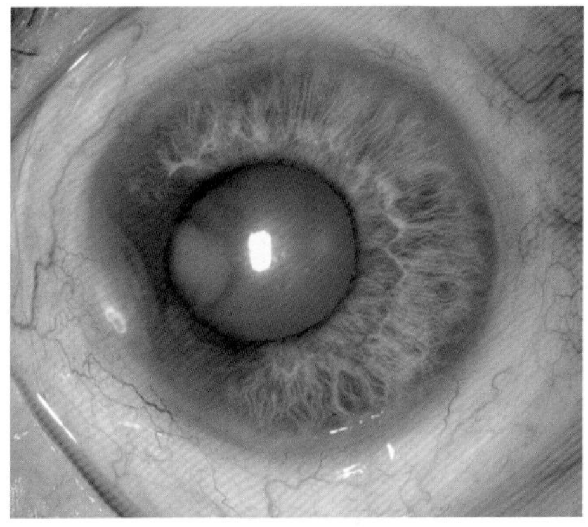

图 25.42　图 25.40 中所述病例 1 年后的情况，肿瘤萎缩平坦。早期的放射性白内障。数月后瘤体控制良好，行白内障摘除和人工晶体植入术

晚期虹膜黑色素瘤的敷贴放射治疗

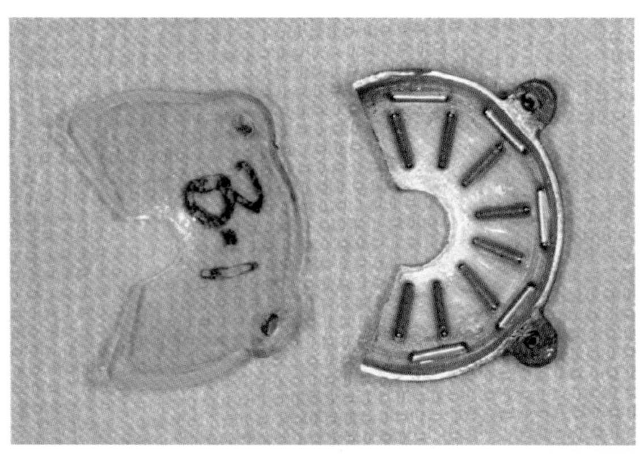

图 25.43 此敷贴放射设计用于范围超过 180°的虹膜黑色素瘤。透明的模拟贴片没有放射性，用于术中定位以及预置缝线，活性金属敷贴则含有^{125}I 放射种子

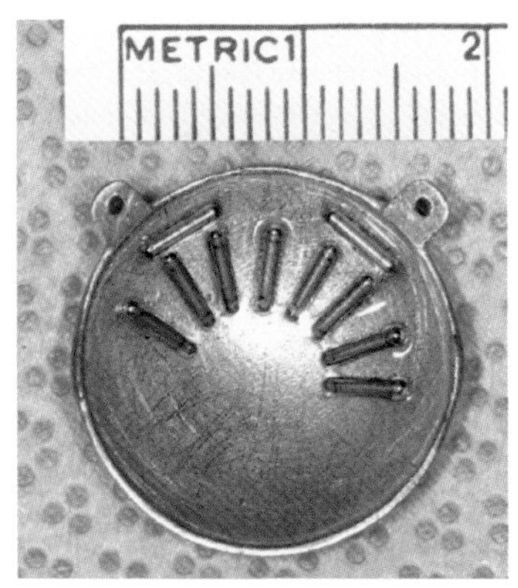

图 25.44 针对上述虹膜肿瘤的另一种敷贴设计。中央没有开孔，放射短棒应该直接放置在与肿瘤对应的角膜面。敷贴中央没有开孔。治疗期间应保持瞳孔的散大

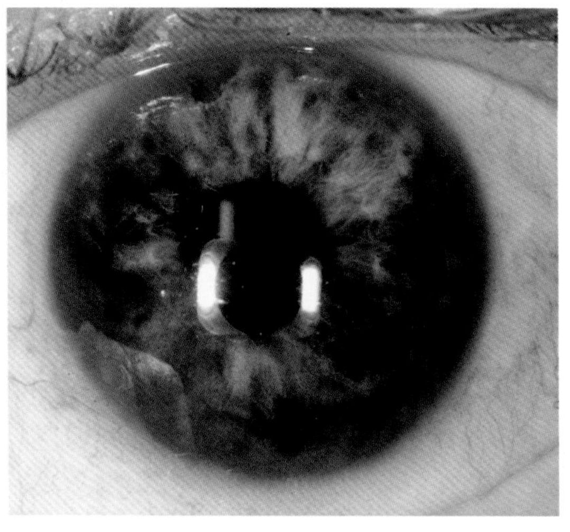

图 25.45 弥漫性的虹膜黑色素瘤，敷贴放疗是眼球摘除以外的另一个选择

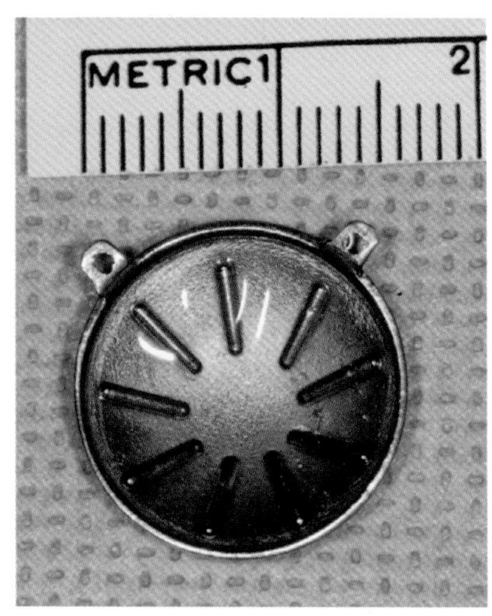

图 25.46 为图 24.45 中病灶设计（弥漫性虹膜黑色素瘤）的放疗敷贴

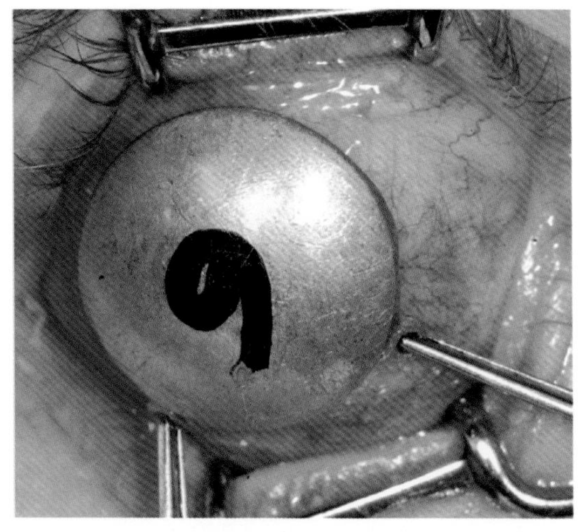

图 25.47 上述病例的放疗敷贴置入术中，该金属敷贴片被放置于角膜之上并用缝线固定于能遮盖病灶的合适位置

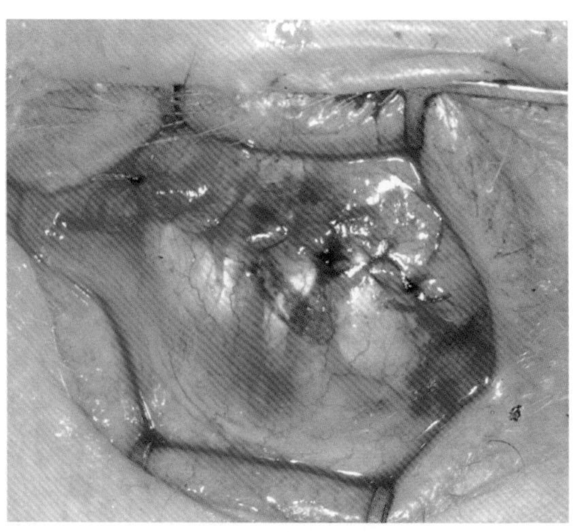

图 25.48 游离球结膜覆盖放疗敷贴，3～5 天后取出金属敷贴，并将结膜重新缝合于角巩缘

虹膜肿瘤的局部虹膜切除术

局部虹膜切除术(节段性切除或周边切除)主要用于较局限的虹膜黑色素瘤,也可选择性地用于其他良性或恶性肿瘤。(绘图:Linda Warren)

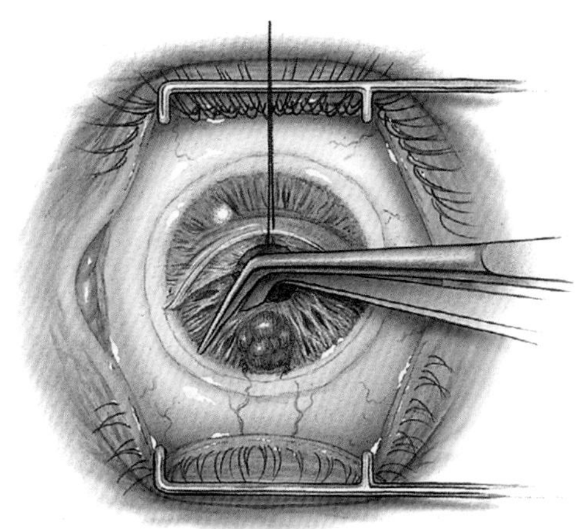

图 25.49　下方角膜缘切开进入前房,角膜瓣用缝线牵拉,对虹膜做放射状切开,切口离肿瘤约 3mm

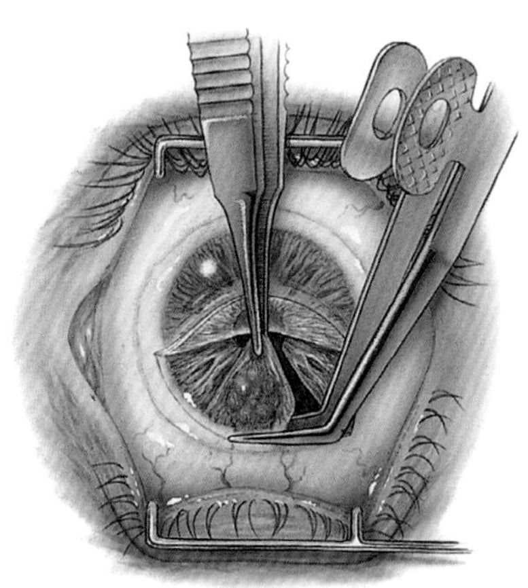

图 25.50　两侧放射状切开后,作虹膜根部的切除,从而完整切除肿块

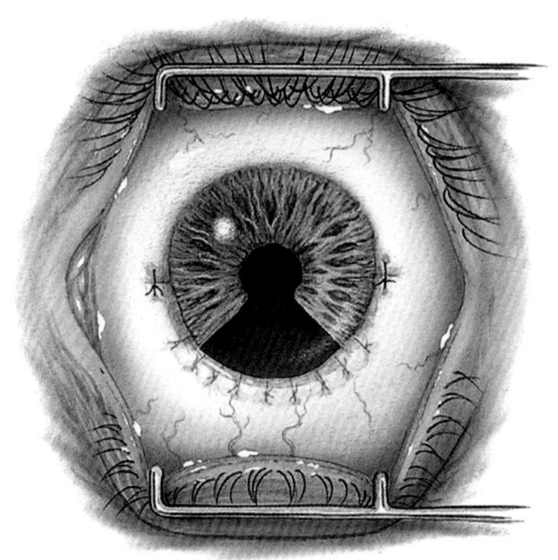

图 25.51　虹膜节段性切除完成后,以 9-0 或 10-0 尼龙线间断缝合角膜切口

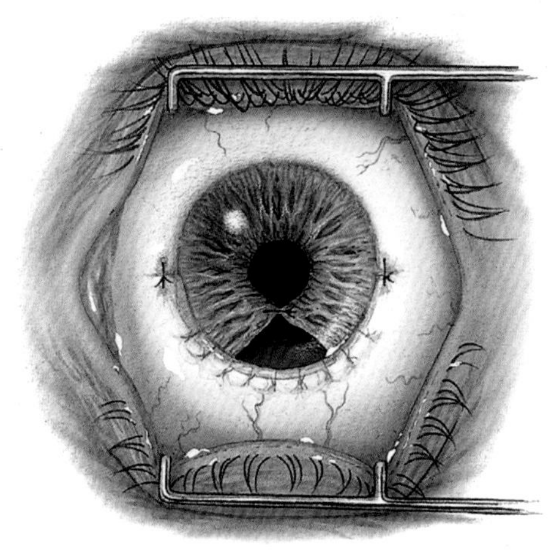

图 25.52　如果虹膜节段性切除范围不是太大,可以缝合瞳孔缘以恢复圆形瞳孔。这种瞳孔成形术一般用 10-0 聚丙烯线

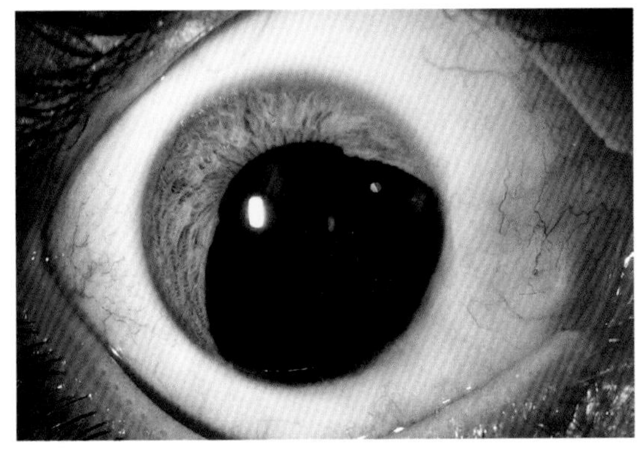

图 25.53　虹膜节段性切除术后的眼前节照片,这样大范围的虹膜缺失很难行瞳孔成形术

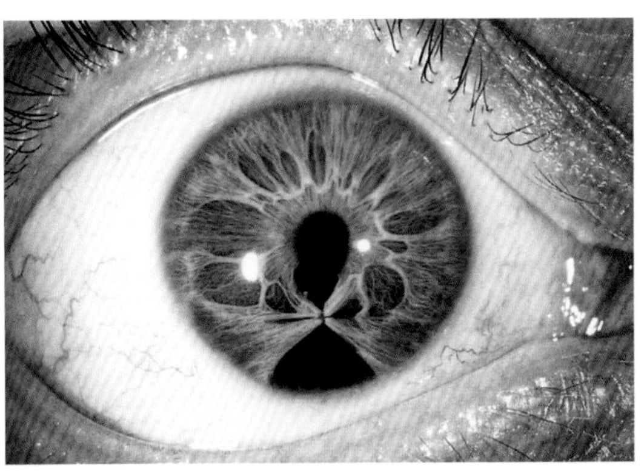

图 25.54　小范围的虹膜节段性切除合并瞳孔成形术后照片

虹膜睫状体肿瘤的部分板层虹膜睫状体切除术

这一术式可用于葡萄膜黑色素瘤、平滑肌肉瘤、睫状体上皮瘤等，也可以选择性地用于其他病灶。这种手术通常需要全身麻醉。（绘图：Linda Warren）

1. Shields JA, Shields CL. Surgical approach to lamellar sclerouvectomy for posterior uveal melanomas. The 1986 Schoenberg Lecture. *Ophthalmic Surg* 1988;19:774-780.
2. Shields JA, Shields CL, Shah P, et al. Partial lamellar sclerouvectomy for ciliary body and choroidal tumors. *Ophthalmology* 1991;98:971-983.

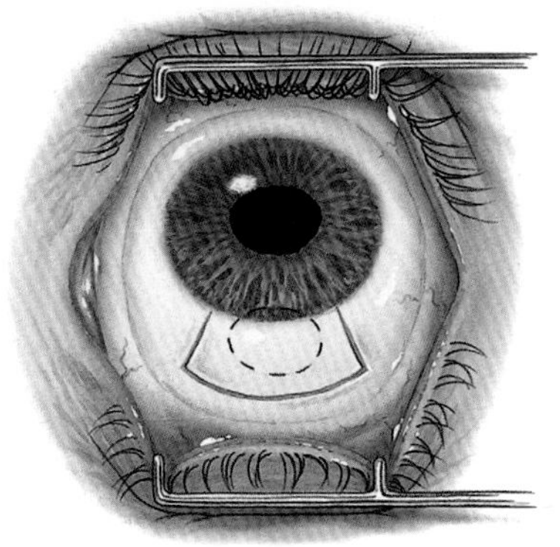

图 25.55　球结膜切开并暴露巩膜，必要进可悬吊眼外肌以方便固定眼球。虚线为透照法确定的肿瘤边界，实线是以角巩膜缘为基底的板层巩膜瓣的切口

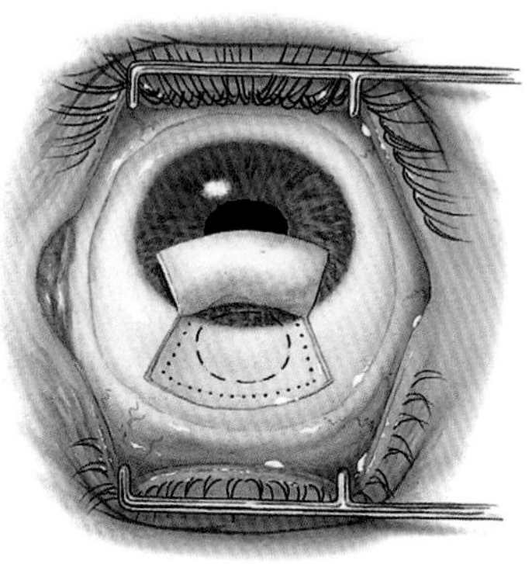

图 25.56　以角巩缘为基底的 80% 厚度板层巩膜瓣

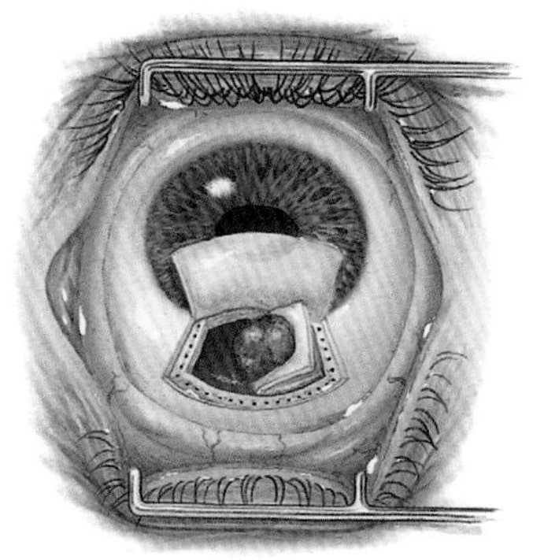

图 25.57　内层的板层巩膜被切开后暴露肿瘤

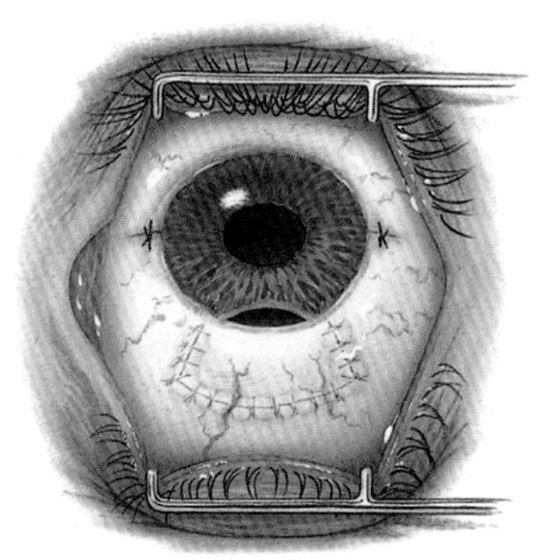

图 25.58　肿瘤切除后，周边虹膜也被部分切除以确保足够的边界。巩膜瓣以 9-0 尼龙线间断缝合。结膜以 7-0 可吸收缝线固定于角巩缘

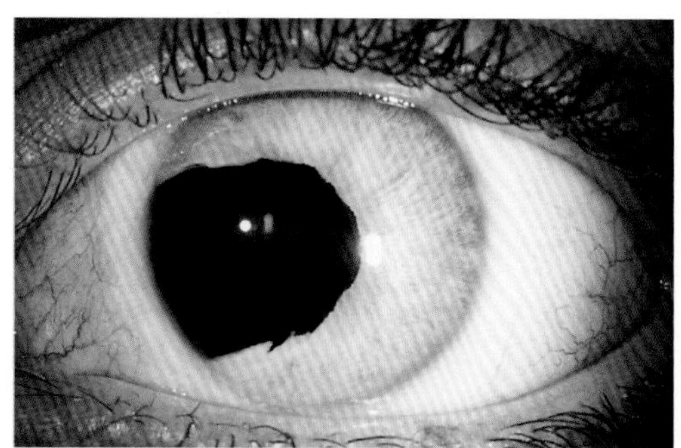

图 25.59　虹膜睫状体切除术后的虹膜节段性缺失

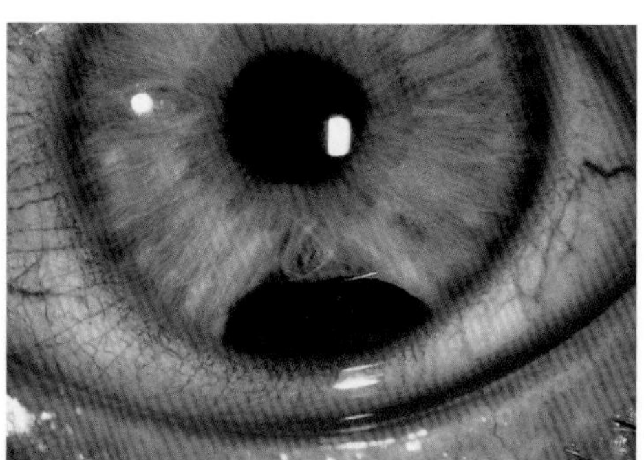

图 25.60　虹膜睫状体切除术后的周边虹膜缺失，此例由于病灶仅累及周边虹膜，故无需虹膜全节段切除

经部分板层睫状体脉络膜切除术切除的周边脉络膜肿瘤

这一术式更适用于位置更靠后的肿块，包括黑色素瘤、平滑肌瘤、施万细胞瘤，以及较大的睫状体或视网膜色素上皮肿瘤。此处只描绘有难度步骤的要点部分，而不做细节展示。

1. Shields JA, Shields CL. Surgical approach to lamellar sclerouvectomy for posterior uveal melanomas. The 1986 Schoenberg Lecture. *Ophthalmic Surg* 1988;19:774-780.
2. Shields JA, Shields CL, Shah P, et al. Partial lamellar sclerouvectomy for ciliary body and choroidal tumors. *Ophthalmology* 1991;98:971-983.

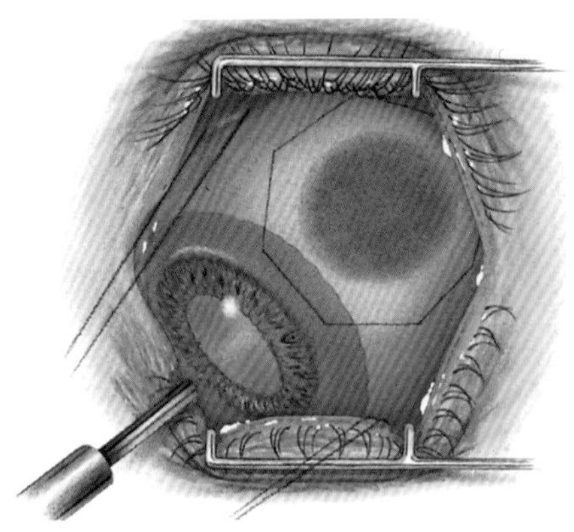

图 25.61　结膜切开，分离眼直肌并置入牵拉缝线，标记透照下显示的肿瘤边界，实线为板层巩膜瓣的切口，以后部为基底

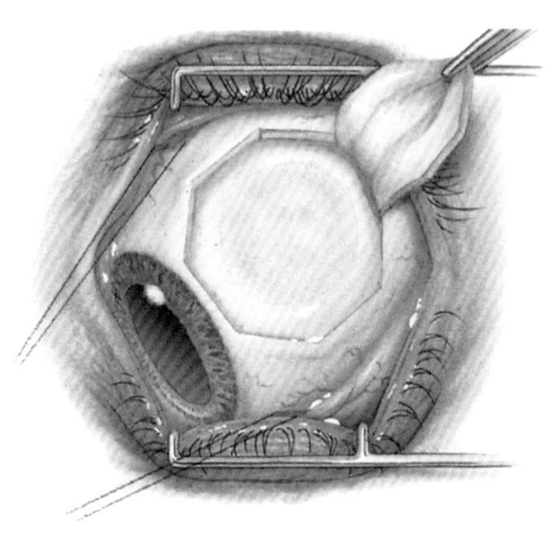

图 25.62　板层巩膜瓣制备完成，向后翻转，暴露内层巩膜床。距离肿瘤边界 5mm 电凝一周

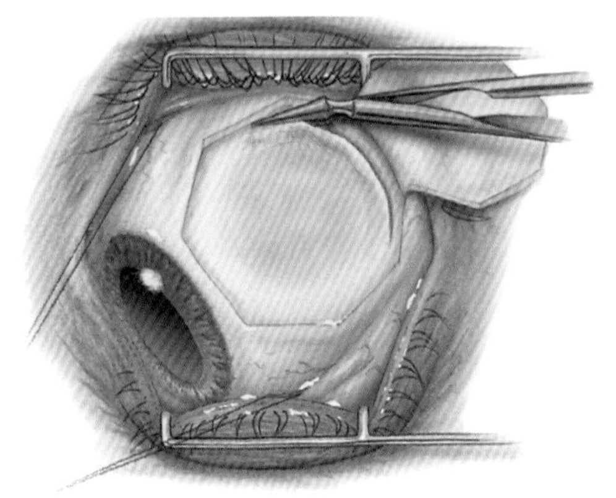

图 25.63　距离肿瘤边界 4mm，电凝线以内做圆形切除

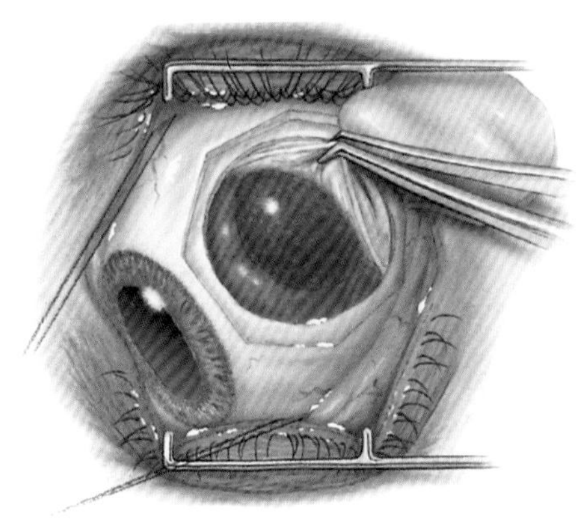

图 25.64　内层巩膜床切除后，显露出脉络膜肿瘤

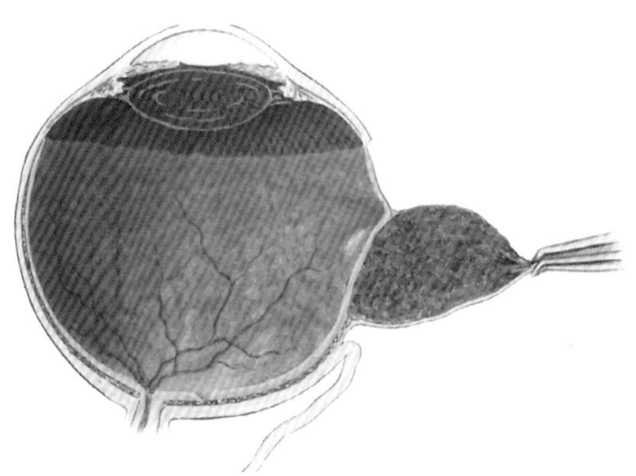

图 25.65　脉络膜肿瘤切除的侧面观，保留神经视网膜与玻璃体的完整

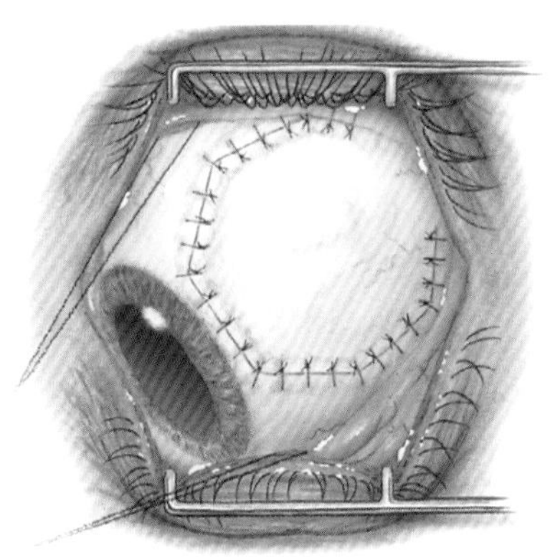

图 25.66　脉络膜肿瘤切除后，巩膜瓣复位并以 8-0 尼龙线间断缝合。然后缝合结膜

眼球摘除术

眼球摘除术主要适用于晚期的葡萄膜黑色素瘤和视网膜母细胞瘤，患眼无保留有用视力的希望，或者保守治疗无法控制肿瘤之时。有时可用于葡萄膜转移瘤导致眼痛失明的病例。眼内肿瘤的眼球摘除应以最小化创伤为原则，视网膜母细胞瘤的病例，眼摘时完整取出眼球并切除更长的球后视神经十分重要。（绘图：Linda Warren）

Shields CL, Shields JA, De Potter P. Hydroxyapatite orbital implant after enucleation. Experience with initial 100 consecutive cases. *Arch Ophthalmol* 1992;110:333-338.

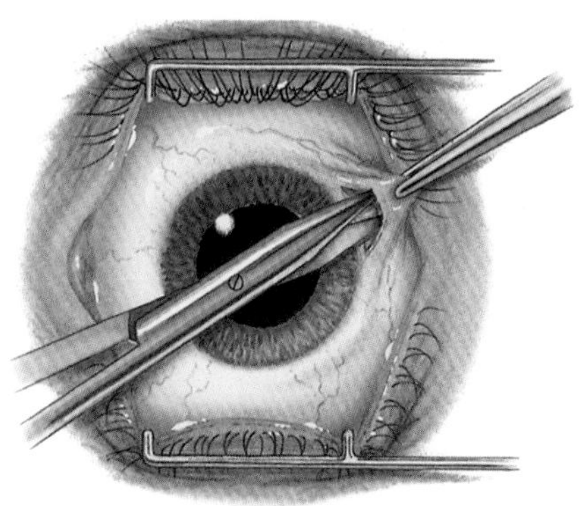

图 25.67 沿角膜缘 360°全周球结膜切开

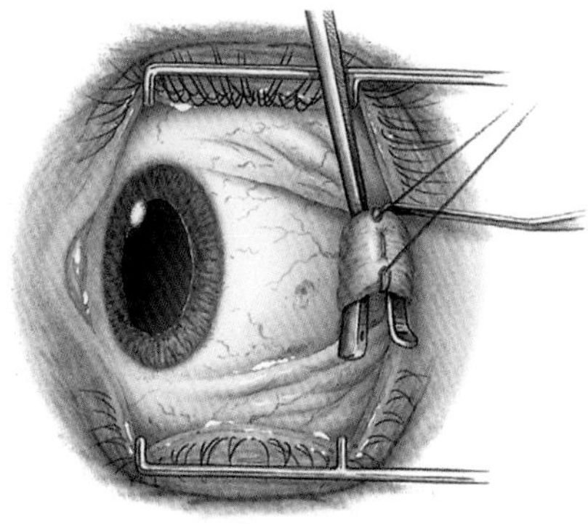

图 25.68 分离四条眼直肌，置结扎缝线后，从肌止点剪断肌肉

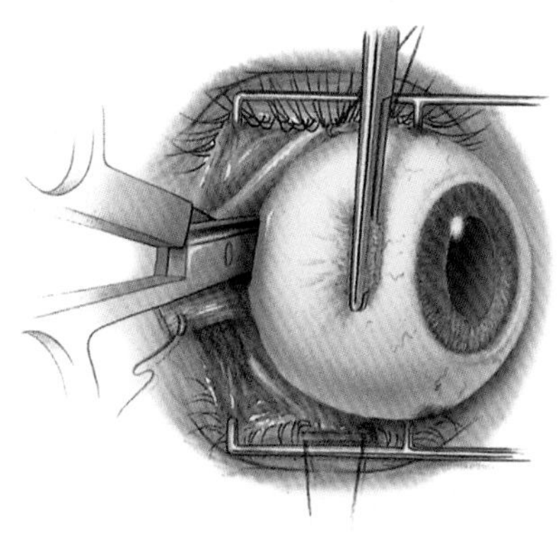

图 25.69 用止血钳夹住内直肌的残端，视神经剪沿巩膜壁滑向后方，剪断视神经

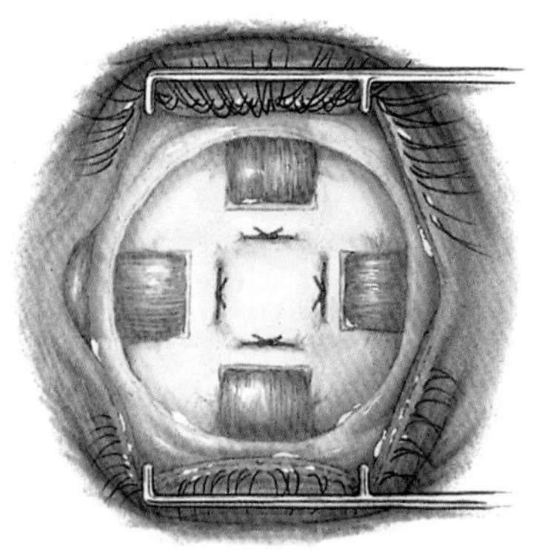

图 25.70 压迫止血后，将眼眶植入物填入眼眶，然后将四条直肌固定于植入物之上。眶植入物的材料种类有多种，最多人选用的是羟基磷灰石或 Medpore 材料。我们最近采用聚合物包裹的羟基磷灰石植入物

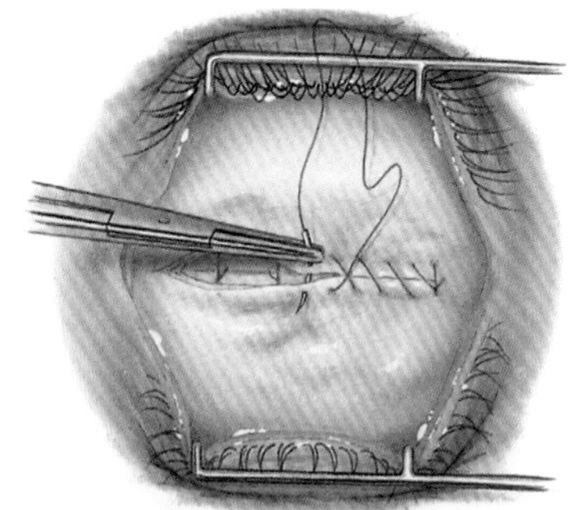

图 25.71 以可吸收缝线连续缝合球结膜。置入结膜囊成形片后加压包扎

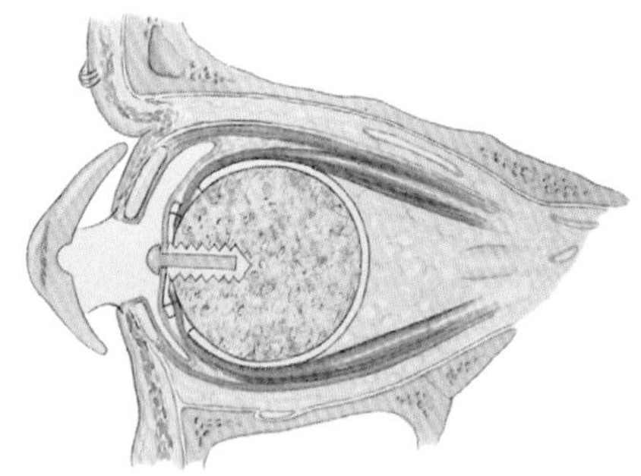

图 25.72 眼眶植入物与义眼片的侧面观。其中显示了连接眼眶植入物与义眼片的圆头金属桩，作用是增加义眼片的活动度。虽然这种做法在过去有段时间曾非常流行，但大多数病人宁愿不安装圆头桩，因为不用也能获得满意的外观以及活动度

眼眶植入物：常规及聚合物包裹

Shields CL, Uysal Y, Marr BP, et al. Experience with the polymer-coated hydroxyapatite implant following enucleation in 126 patients. *Ophthalmology* 2007;114:367-373.

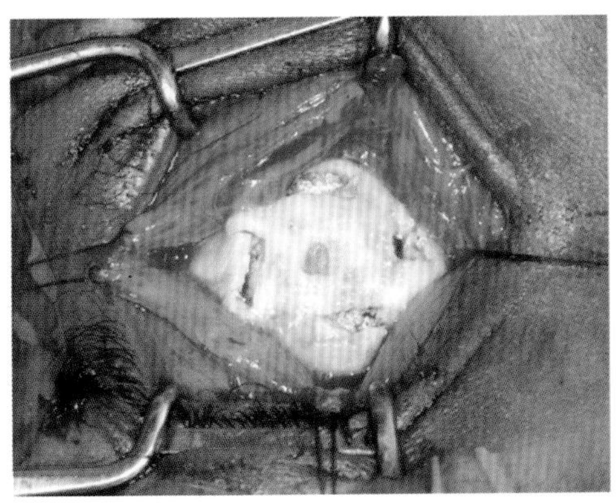

图 25.73　眼球摘除后即刻植入的异体巩膜壳包裹的羟基磷灰石植入物

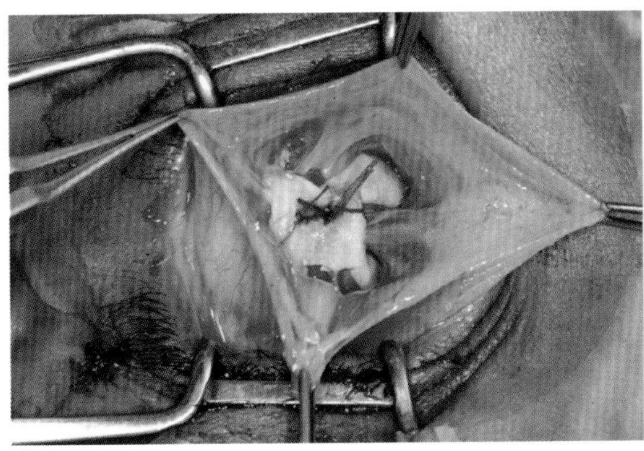

图 25.74　四条直肌已被缝合固定于植入物表面，眼筋膜与球结膜随后将被缝合

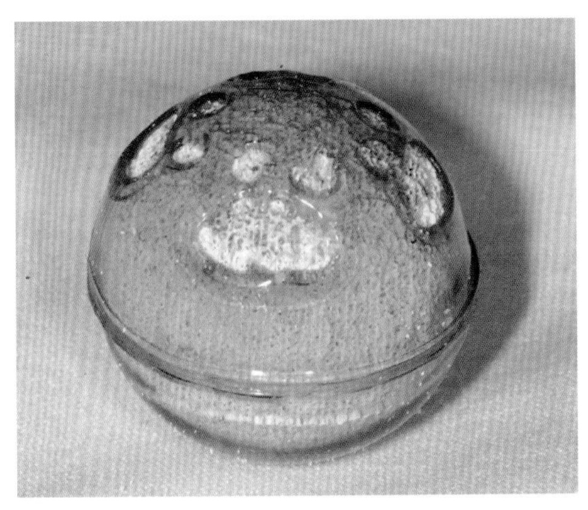

图 25.75　新型的聚合物包裹羟基磷灰石植入物。无需使用眼库的异体巩膜壳对羟基磷灰石进行包裹。表面的长方形孔用于缝合固定直肌小圆孔用以穿过直肌上的缝线。近来我们改用 4 孔而非原来的 8 孔，仍获得了良好的肌肉对位

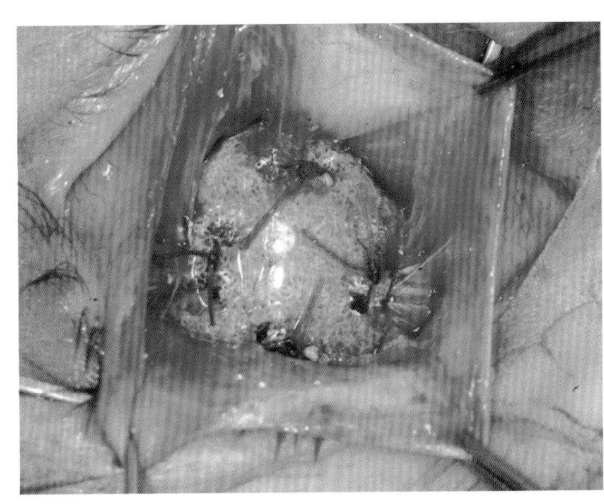

图 25.76　直肌被连接固定于植入物之上

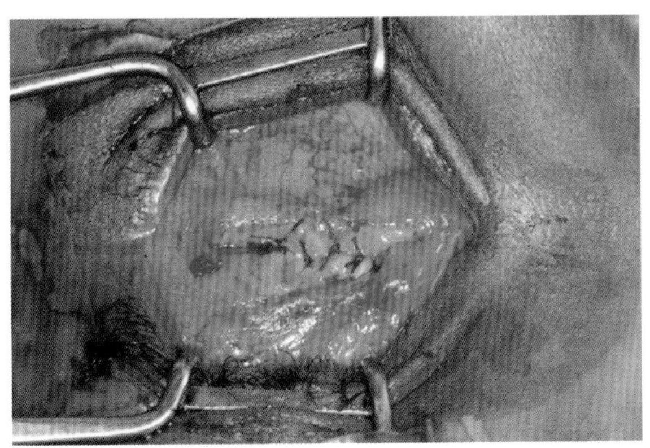

图 25.77　筋膜已用垂直方向的间接缝合关闭，但结膜切口尚未缝合

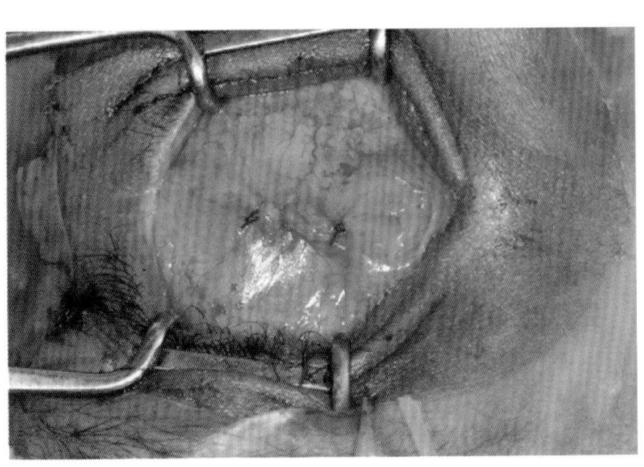

图 25.78　以 7-0 可吸收缝线连续缝合关闭球结膜，随后将置入结膜囊成形物（见下页）

结膜囊成形物以及义眼片

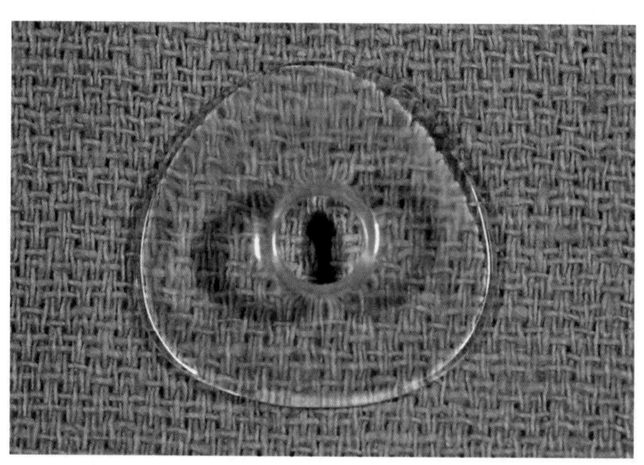

图 25.79 透明的结膜囊成形物，中央有一孔洞

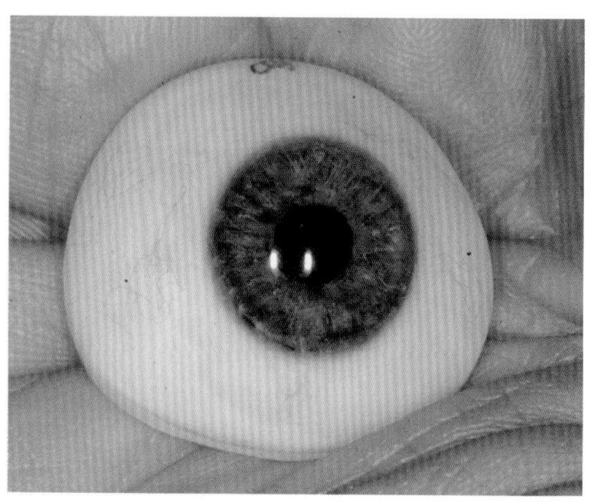

图 25.80 眼部手术切口完全愈合后（通常在 4～5 周后），用绘有虹膜及瞳孔的义眼片取代结膜囊成形物

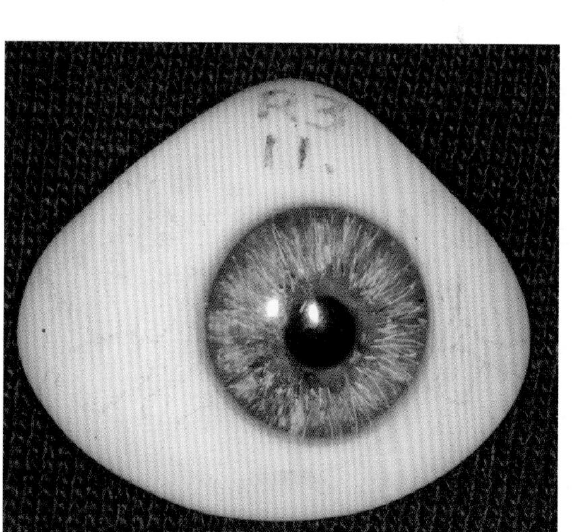

图 25.81 带坡度斜边的义眼片正面观，义眼师通常在义眼片的上方做标记以免配戴时弄反

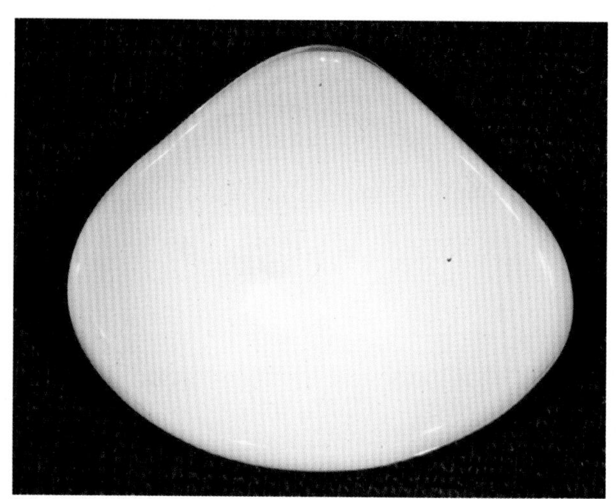

图 25.82 图 25.81 所示义眼片光滑的内表面

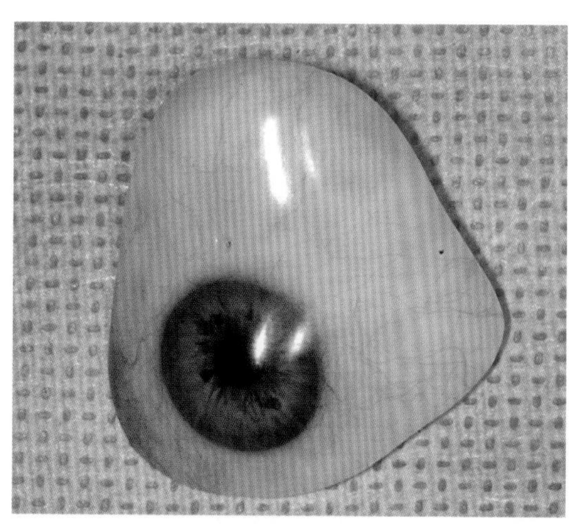

图 25.83 此义眼片有一特殊增宽的“上唇”设计，用于矫正上睑下垂以及上睑沟的凹陷

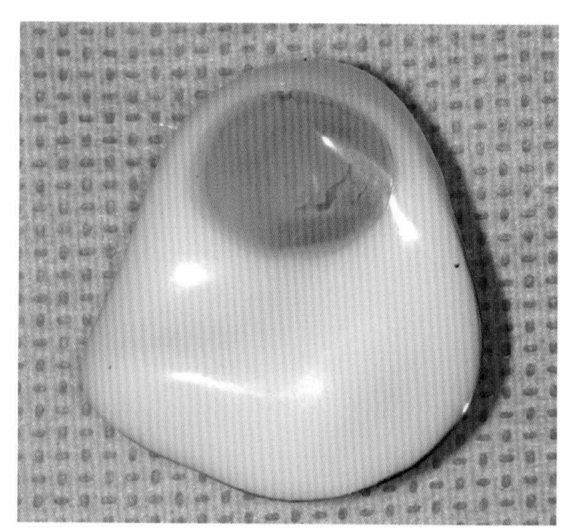

图 25.84 此义眼片（图 25.83 所示）的内面包埋了一个橡胶球囊，配戴时注入人工眼液可以给眼部提供持续的润滑以缓解干眼症状

眼球摘除术后配戴义眼

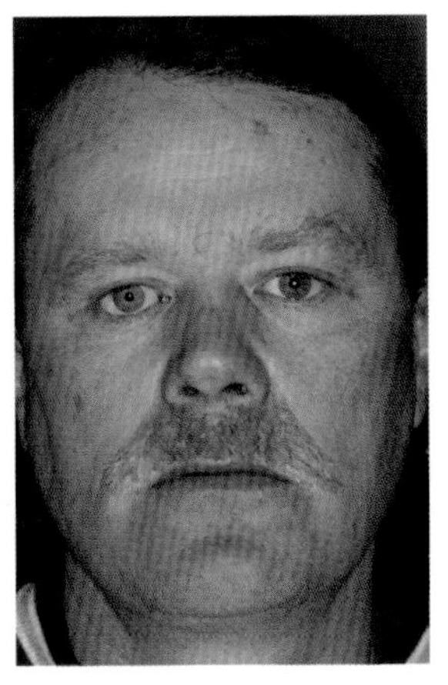

图 25.85　右眼义眼配戴者的脸部照片

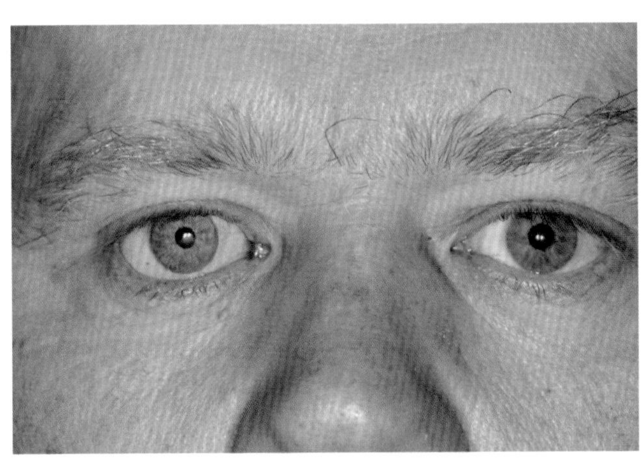

图 25.86　图 25.85 中同一患者的眼部特写照片，右眼为义眼

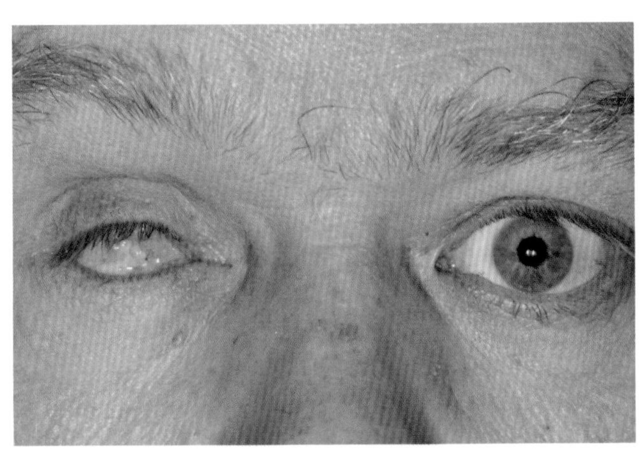

图 25.87　去除义眼后的眼部特写

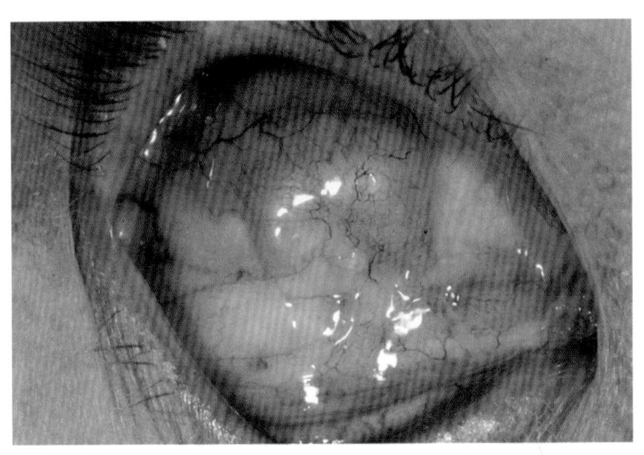

图 25.88　去除义眼后，右眼结膜囊的局部特写照片

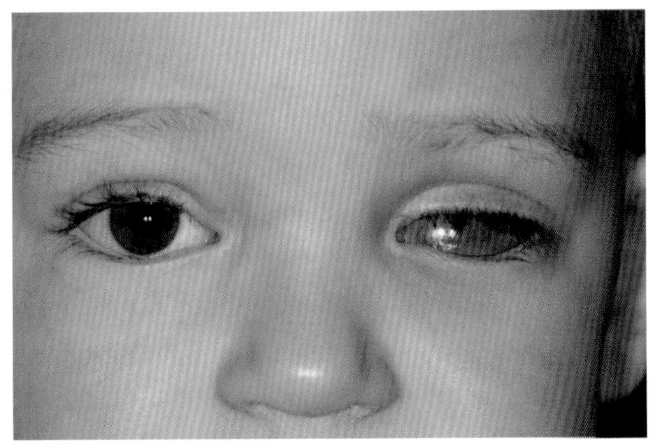

图 25.89　左眼球摘除术后的儿童，在配戴义眼之前的眼部外观

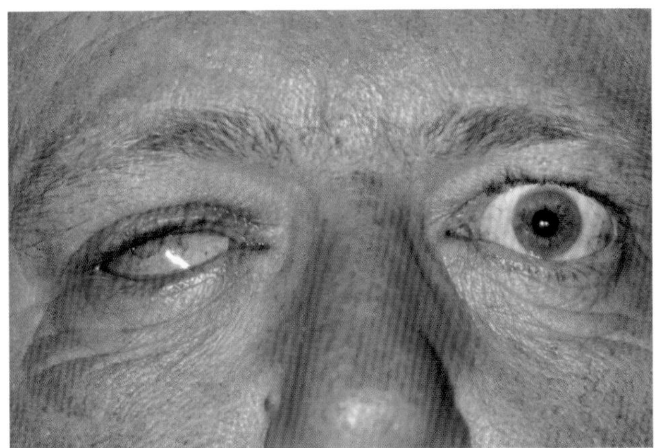

图 25.90　右眼摘除术后的患者，在配戴义眼之前的眼部外观

眼球摘除术后配戴义眼的青少年

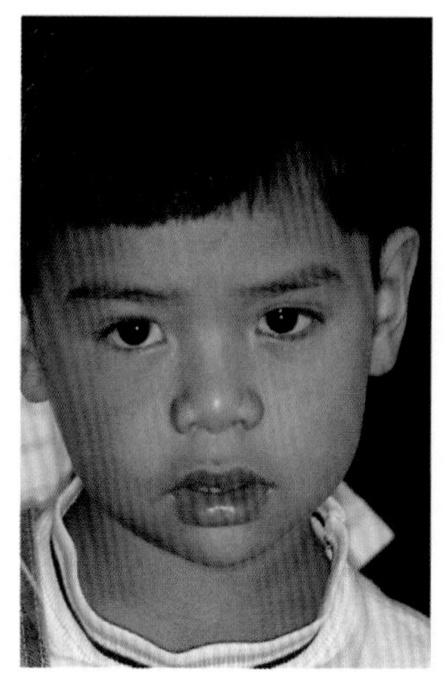

图 25.91 左侧为义眼

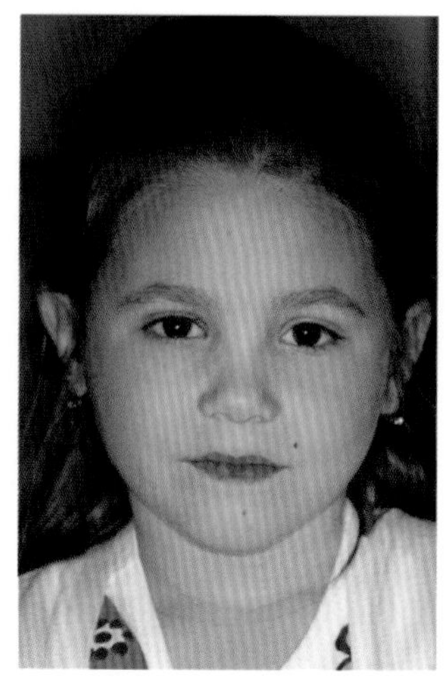

图 25.92 右侧为义眼

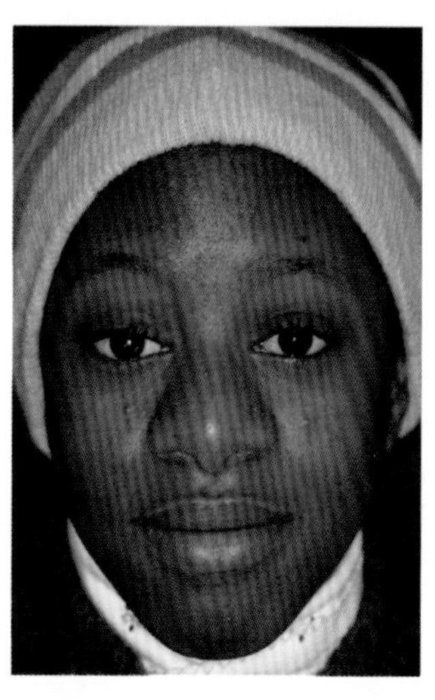

图 25.93 右侧为义眼

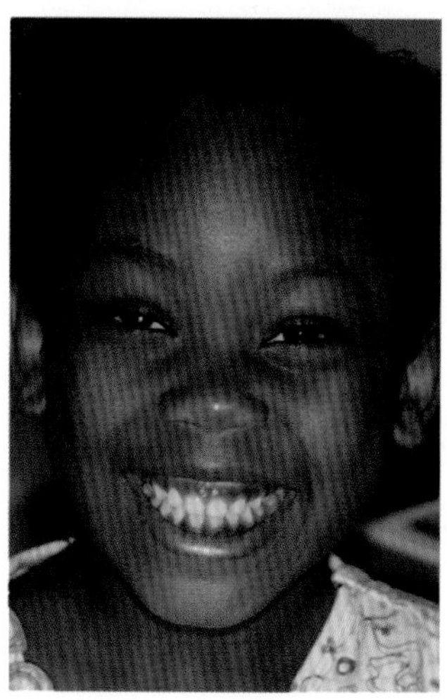

图 25.94 右侧为义眼

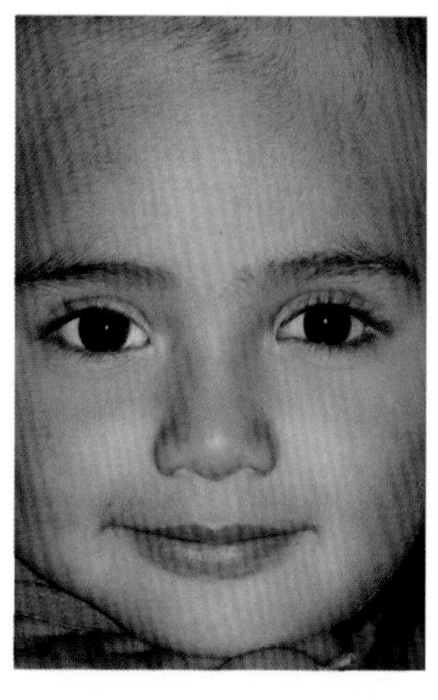

图 25.95 左侧为义眼

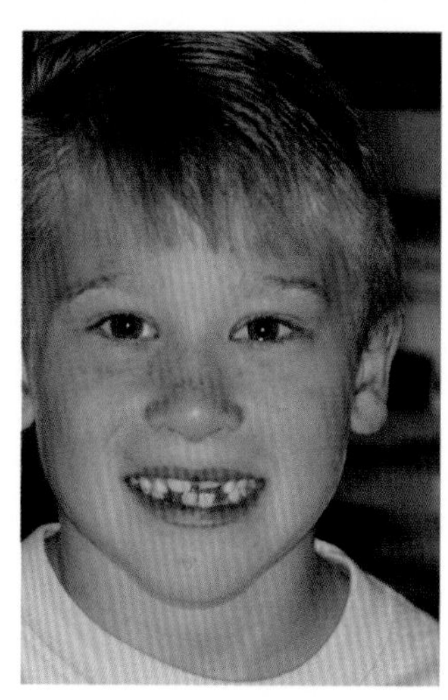

图 25.96 左侧为义眼

眼球摘除术后配戴义眼的成人

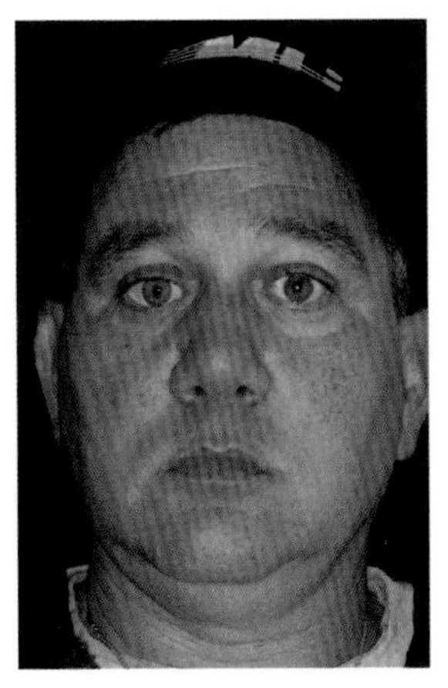

图 25.97　右侧为义眼

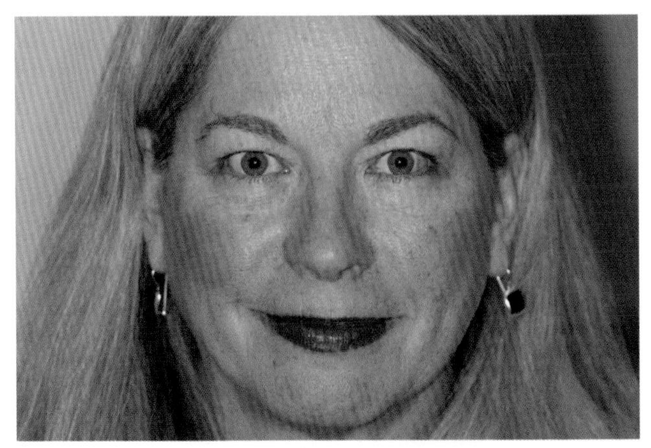

图 25.98　右侧为义眼

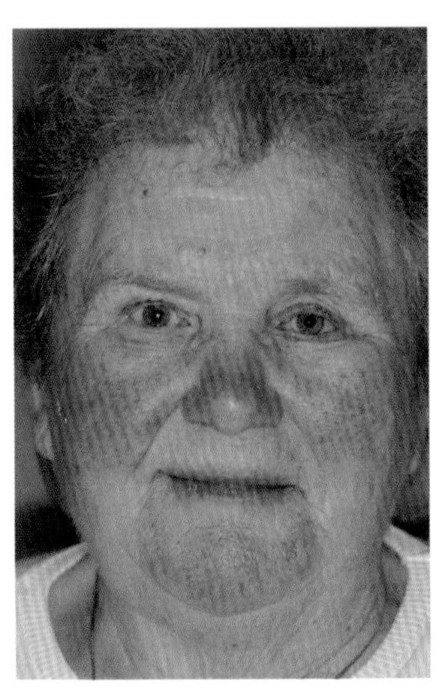

图 25.99　左侧为义眼

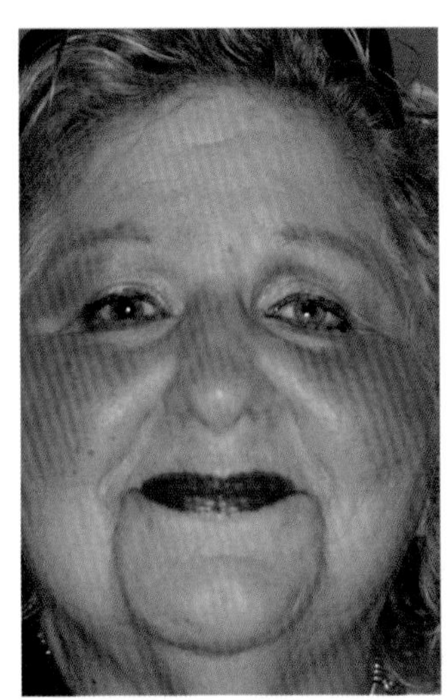

图 25.100　左侧为义眼

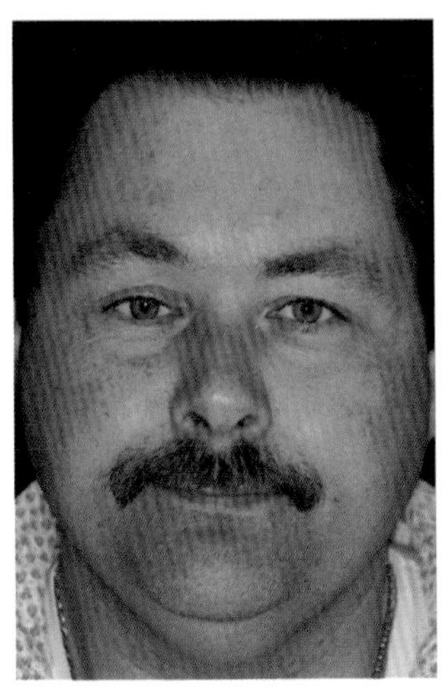

图 25.101　右侧为义眼

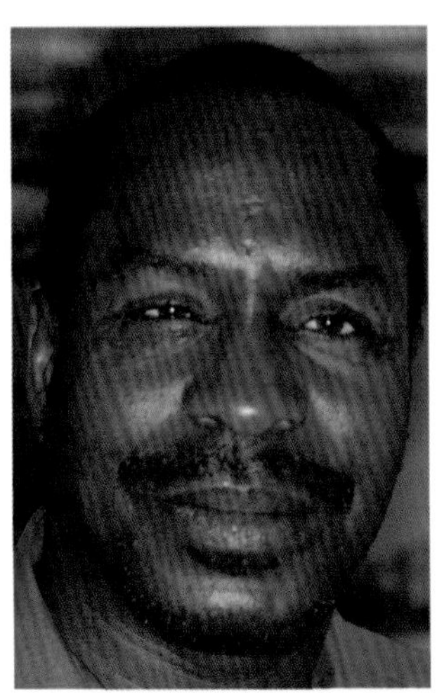

图 25.102　双侧义眼,患者因先天性青光眼导致双眼失明伴眼痛而行眼球摘除术

眼球摘除术后配戴义眼以及保护性聚碳酸脂眼镜

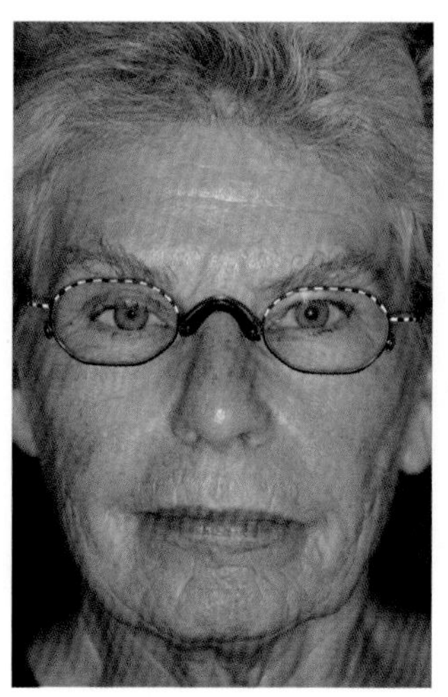

图 25.103 右侧为义眼

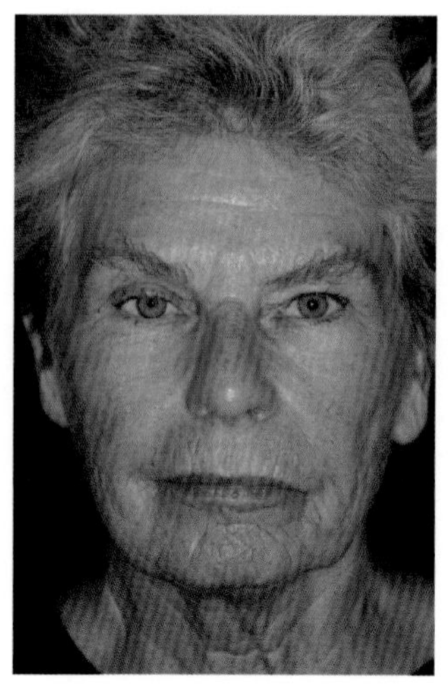

图 25.104 图 25.103 患者不戴眼镜时的外貌

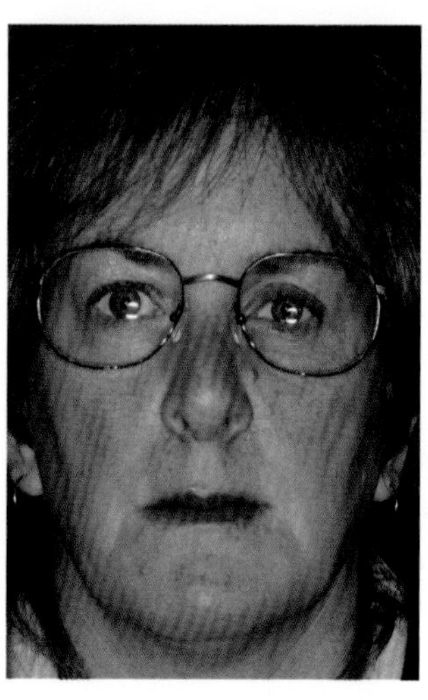

图 25.105 左侧为义眼

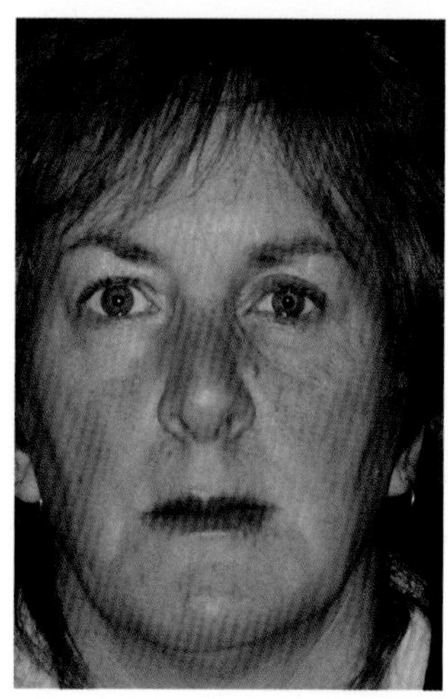

图 25.106 图 25.105 患者不戴眼镜时的外貌

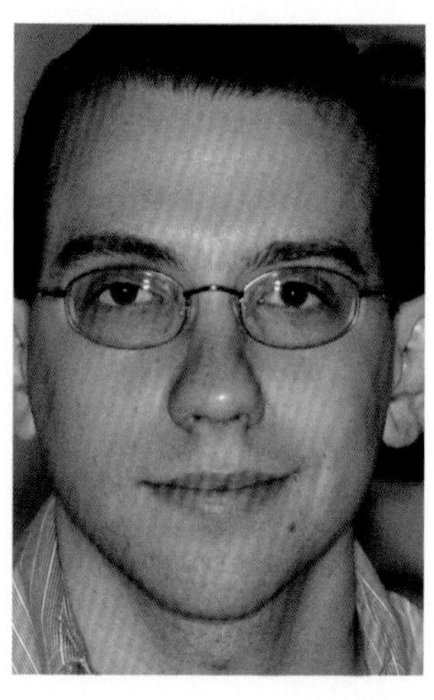

图 25.107 右侧为义眼

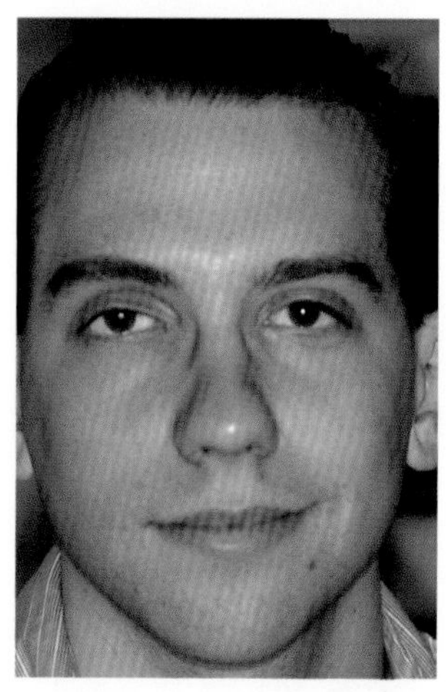

图 25.108 图 25.107 患者不戴眼镜时的外貌

眼眶剜除术

眼眶剜除术最常用于眼眶原发性恶性肿瘤或眼睑、眼内恶性肿瘤侵入眼眶者。而眼内肿瘤侵入眼眶的情况常见于葡萄膜黑色素瘤以及视网膜母细胞瘤,其他肿瘤罕见。因为大多数眼内肿瘤不会侵犯眼睑,所以此类病例常用保留眼睑的眼眶剜除术。(Linda Warren 绘图)

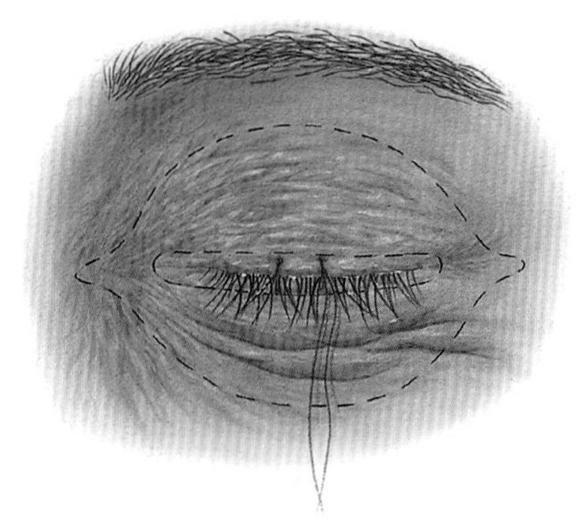

图 25.109　缝合眼睑,保留眼睑沿睫毛根部外缘切开皮肤(图中内虚线),不保留眼睑则沿眼睑中部做皮肤切口(图中外虚线)

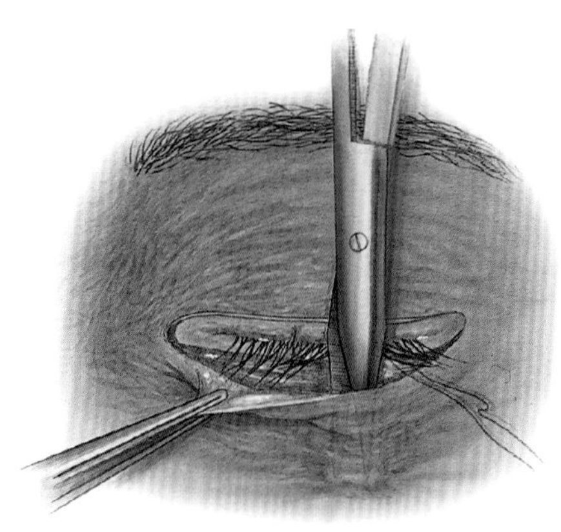

图 25.110　保留眼睑的眼眶剜除术,分离皮肤及眼睑轮匝肌至眶骨缘

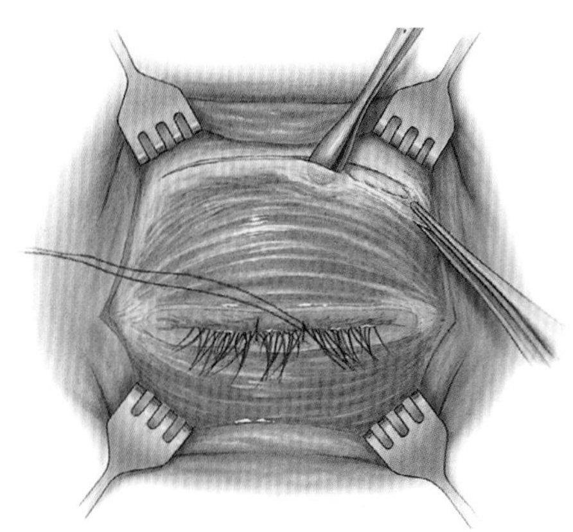

图 25.111　在眶骨缘外 3mm 切开骨膜,并用分离器将眶骨膜 360°游离

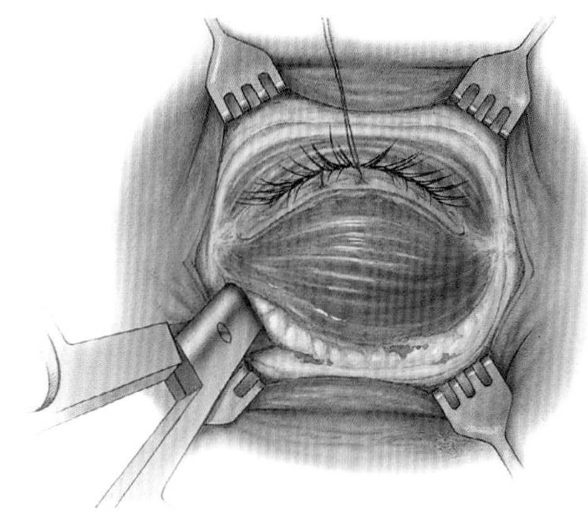

图 25.112　从鼻侧的眶骨膜外向后伸入视神经剪,剪刀的尖端是无法直视的,剪断视神经的操作只能靠手感

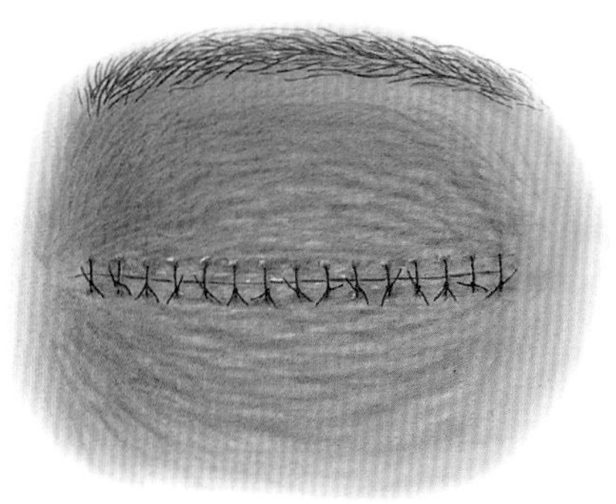

图 25.113　止血后用 5-0 尼龙缝线间断缝合上下眼睑皮瓣

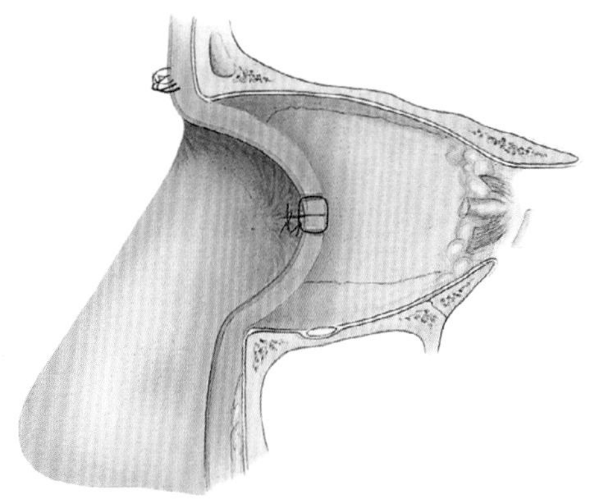

图 25.114　剜除术的侧面观,显示空洞的眼眶以及吻合的皮瓣

眼眶剜除术后配戴义眼

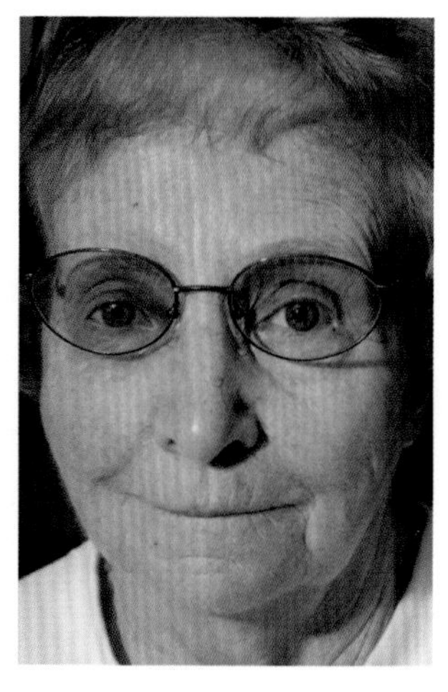

图 25.115　右侧为义眼

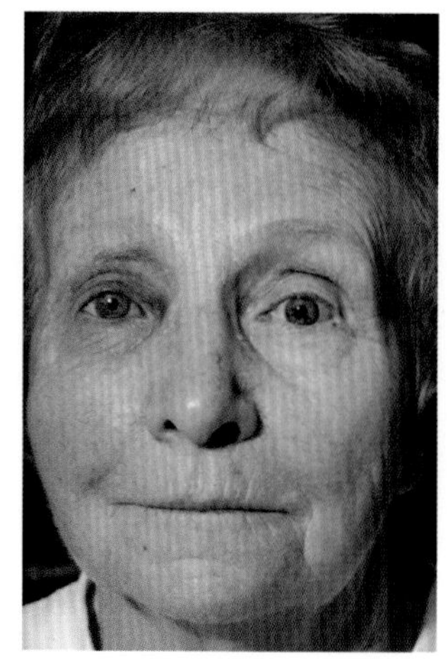

图 25.116　图 25.115 患者不戴眼镜时的外貌

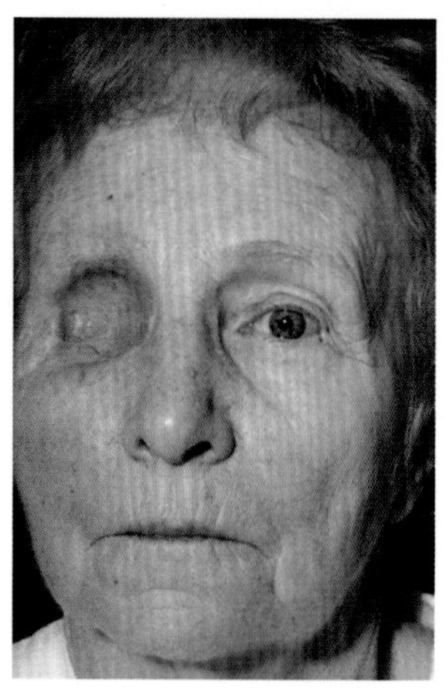

图 25.117　去除义眼后的外貌

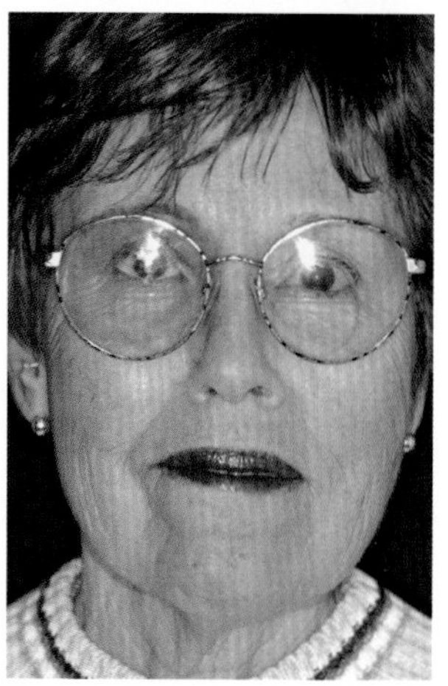

图 25.118　右侧为义眼

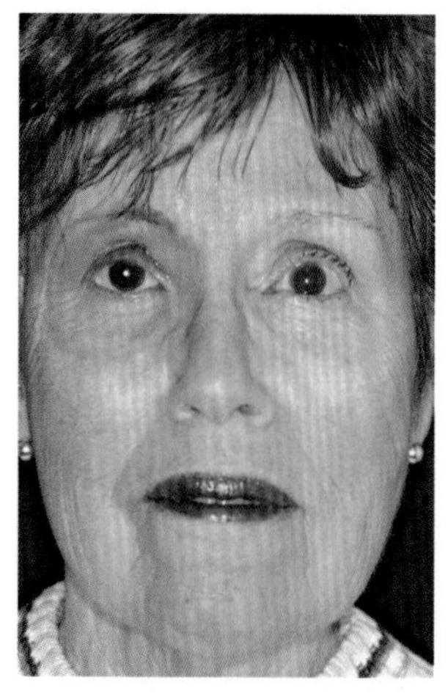

图 25.119　图 25.118 患者不戴眼镜时的外貌

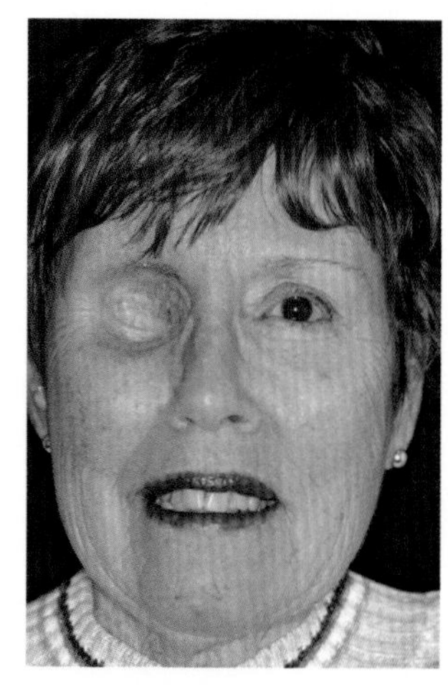

图 25.120　去除义眼后的外貌

（雷少波 译）